Boericke

HOMÖOPATHISCHE MITTEL UND IHRE WIRKUNGEN

Materia medica
und Repertorium

Verlag Grundlagen und Praxis, Leer

I

Titel der Originalausgabe:

Pocket Manual of Homoeopathic Materia medica

comprising
the characteristic and guiding symptoms of all remedies
by William Boericke, M.D.
First Professor of Homoepathic Materia Medica and Therapeutics
at the University of Califormia.

Autor von »A Compend of the Principles of Homoeopathy«;
Übersetzer der 6. Ausgabe von Hahnemanns Organon

---

9. Ausgabe

Revidiert und erweitert durch ein Repertorium von

Oscar E. Boericke, A.B., M.D.

Letzte amerikanische Ausgabe
bei Boericke & Runyon, Boericke & Tafel, Inc. Philadelphia, Pa.

ISBN - 3-921229-04-9

Deutsche Übersetzung
von **M. Harms,** Studienrätin a.D.
3. verbesserte Auflage, 1986   18. - 20. Tsd.
Unveränderter Nachdruck der 3. verbesserten Auflage von 1986

Verlag Grundlagen und Praxis - Wissenschaftl. Autorenverlag
Leer (Ostfriesl.), Postfach 1507

Satz: Verlag Grundlagen und Praxis, Leer
Druck: Graph. Ausbildungs-Werkstätten im Jugendheim Johannesburg, Surwold
Buchbinderische Verarbeitung: Großbuchbinderei Kuhlmann, Oldenburg

In unserem Verlag ist jeder Autor für den Inhalt seines Buches allein verantwortlich.

Das vorliegende Buch ist dem Andenken an meine Eltern gewidmet.

Carl Hermann Harms, Dr. phil.
1890 - 1971

Marie Harms, geb. Harms
1897 - 1985

»IN SERVIENDO CONSUMOR«

Vorwort zur 3. verbesserten Auflage

Die im Vorwort zur 1. Auflage des deutschen Boericke geäußerte Hoffnung, daß dieses international am weitesten verbreitete Handbuch in der deutschen Fassung seinen Weg auch machen würde, hat sich im ganzen erfüllt. Das Buch ist über die engere Fachwelt hinaus in weite Kreise vorgedrungen.
Aber preiswerte und umfangreiche Information auf diesem Gebiet der Medizin ist weiterhin dringend erforderlich. -

Auf Anregungen aus Benutzerkreisen wurden Kurzanmerkungen über in der Praxis bewährte Mittel aufgenommen, die sich im alten Boericke noch nicht finden.

Neu sind auch spezielle Angaben für Apotheker. Wertvolle Querverweise aus reicher Praxiserfahrung hat Dr. med. G. Repschläger, Marwede, zur Verfügung gestellt. Ihm sei an dieser Stelle dafür herzlich gedankt.

Herr Herbert Diedler, Billerbeck, hat sich um den neuen Boericke verdient gemacht durch die Bearbeitung der speziellen Angaben für Apotheker. Der Verlag begrüßt weitere Anregungen für Verbesserungen aus dem Interessentenkreis, um sie bei späteren Auflagen gegebenenfalls zu verwerten. Den Charakter eines praktischen Handbuches soll das vorliegende Werk aber bewahren.

Für Hilfe beim Korrekturlesen gebührt Frau Johanna Harms und Herrn Martin Stadtler besonderer Dank.

Leer, im Mai 1986 — Margarethe Harms

Vorwort zur neunten Auflage

Bei der Vorbereitung der neunten Ausgabe dieses Werkes bin ich den Richtlinien gefolgt, die für die vorangegangenen Ausgaben festgelegt worden sind, d.h. es sollte die homöopathische Materia medica für den praktischen Gebrauch in einer konzentrierten Form vorgelegt werden.

Das Buch enthält die wohlbekannten und bestätigten, charakteristischen Symptome aller unserer Medikamente neben anderen, weniger wichtigen Symptomen, die Hinweise geben zur Auswahl des heilenden Mittels. Alle neuen Mittel und wesentlichen Angaben der veröffentlichten klinischen Erfahrungen unserer Schule sind hinzugefügt worden. In der vorliegenden, kompakten Form enthält das Buch die größtmögliche Anzahl zuverlässiger Tatsachen der Materia Medica auf dem kleinstmöglichen Raume.

Ich habe versucht, eine bündige Zusammenfassung der Symptomatologie jedes in der Homöopathie angewandten Mittels zu geben, einschließlich der klinischen Empfehlungen vieler Drogen, die bis jetzt noch nicht durch Arzneiprüfungen begründet sind. Auf diese Weise biete ich die Möglichkeit, mit diesen zu experimentieren und durch künftige Prüfungen ihre gezielte Nutzanwendung zu entdecken und so unser Arsenal zu erweitern.

Ich weiß, daß es Meinungsverschiedenheiten gibt über die Frage, ob es ratsam sei, weitere Medikamente hinzuzunehmen, besonders solche, die altmodisch zu sein scheinen oder für einige Gemüter illusorisch. Aber es ist nicht Sache des Materialsammlers, Informationen wegzulassen über irgendwelche Substanzen, die klinisch zuverlässig bestätigt worden sind.

Unsere Materia Medica muß alle Substanzen enthalten, welche geprüft und mit offensichtlicher Wirkung angewandt worden sind. Der einzelne Benutzer seinerseits muß die Zuverlässigkeit und Genauigkeit dieser Beobachtungen beurteilen. In diesem Zusammenhang will ich mich auf die große Autorität Dr. Konstantin Herings stützen, jenes Meisters der Homöopathie, der die Einführung aller Medikamente befürwortete, die Reaktionen im Körper hervorrufen, welche zu ihrer medizinischen Anwendung führen können. »Die Homöopathie ist ihrem Wesen nach nicht nur vielseitig, sondern allseitig. Sie untersucht die Wirkung aller Substanzen, seien sie nun Nahrungsmittel, Getränke, Drogen oder Gifte. Sie untersucht ihre Wirkungen auf Gesunde, Kranke, Tiere und Pflanzen. Sie verleiht dem alten, oft zitierten Ausspruch des Paulus: 'Prüfet alle Dinge' einen neuen Sinn von allgemeinerer Bedeutung. Die Eliminierung des Nutzlosen mag sich allmählich vollziehen, Hand in Hand mit der Zunahme genauer physiologischer und pathologischer Kenntnisse«.

Auf der anderen Seite zwingen unvollständig geprüfte Medikamente zeitweise dazu, die Namen von Krankheiten anzuwenden, statt die Symptome insgesamt aufzuführen, die im Grunde allein zu der Wahl des heilenden Mittels führen können. Hier kann ich ebenfalls Hering als Pionier für die Berechtigung dieser Methode anführen, die er auch in seinem großen Werk über die Leitsymptome (Guiding Symptoms) befolgt hat. Er sagte, daß er die Krankheitsbezeichnungen nicht zu dem Zwecke brauche, um eine besondere Medizin für eine Krankheit zu empfehlen, sondern um die große Vielfahlt von Medikamenten darzulegen, die für verschiedene Krankheitsformen gebraucht werden können, wenn sie auch noch anderweitig indiziert sind.

Aus demselben Grunde habe ich nosologische Ausdrücke mit in die Symptomatologie und den therapeutischen Index hineingenommen, da dieses Buch ein praktisches Handbuch für den täglichen Gebrauch darstellt und jede Hilfe zur Auffindung des heilenden Mittels genützt werden sollte. Dr. J. Compton Burnett drückt das folgendermaßen aus:

»Tatsächlich brauchen wir jedwede Methode, um das richtige Mittel zu finden; das einfache Simile, das symptomatische Simillimum und das, was am weitesten reicht: das pathologische Simillimum. Dabei behaupte ich, daß wir uns noch sehr wohl innerhalb der Grenzen der Homöopathie befinden, die ja fortschreitet, sich weiter entwickelt, von der Wissenschaft angeregt wird und ihrerseits die Wissenschaft anregt«.

Die Angaben über die Dosierung bedürfen einer Entschuldigung. Sie stellen natürlich nur einen Vorschlag dar, der häufiger völlig unbeachtet bleiben sollte. In dieser Beziehung habe ich die Richtlinien der älteren Homöopathen befolgt und angegeben, was damals als der übliche Bereich der Potenzen angesehen wurde; hinzugefügt habe ich meine eigenen Erfahrungen und die vieler praktischer Ärzte, die ihre Beobachtungen anstellten. Jeder Lehrer der Materia Medica wird dauernd von Studierenden dringend gebeten, die Potenzen vorzuschlagen, mindestens etwas für den Anfang.

Das Buch ist in keiner Weise eine Abhandlung und muß nicht als solche betrachtet oder beurteilt werden. Es ist eine genaue, verläßliche Zusammenstellung und die vollständigste Sammlung von bestätigten Tatsachen der Materia Medica und Vorschlägen aus dem klinischen Bereich, die innerhalb der Grenzen dieses Buches fertigzustellung möglich war. So ergänzt es jedes andere Werk über die Materia Medica, und wenn es gebraucht wird als Handreiche zur Erinnerung an die wesentlichen Tatsachen unserer weitgespannten Symptomatologie und als Einführung zu größeren Werken und zu umfassenderem Prüfungsmaterial, wird es seinen Zweck erfüllen und sich als nützliche Hilfe für den Studierenden und den praktischen Arzt erweisen. Als solches wird es wieder den Berufsgenossen angeboten bei Anerkennung der guten Aufnahme in der Vergangenheit.

Mir hat bei der Durchsicht dieser Ausgabe für den Druck Mr. F.O. Ernesty in verständnisvoller Weise geholfen, er hat mir die Mühe erleichtert, das Manuskript für die Drucker vorzubereiten, und ich möchte meine herzliche Anerkennung für diesen freundlichen, hilfreichen Dienst aussprechen.

San Franzisko, Juni 1927 William Boericke, M.D.

Erläuterungen:

Dieses Buch ist als Nachschlagewerk für den täglichen Gebrauch gedacht. Auf einführende und weiterführende Literatur aus den entsprechenden Fachverlagen sowie Informationen der auf dieses Gebiet eingestellten Arzneimittelfirmen wird verwiesen.

Bei der Materia medica sind die Kentschen Mittelabkürzungen verwandt worden. Die eigentümlichen mg-Angaben bei den Dosierungen kommen durch die Umrechnung der amerikanischen Einheiten zustande.

Im Anhang finden sich Hinweise über Mittel, die sich in neuerer Zeit bewährt haben. Sie entstammen z.T. folgenden Arzneitmittellehren:
Jul = Julian, Le = Leeser, M = Mezger, St = Stephenson, V = Voisin.

Weitere Abkürzungen:
C = Centesimalpotenz; D = Dezimalpotenz; Ø = Urtinktur;
V = Schlimmer, Verschlimmerung durch ....
B = Besser, Verbesserung durch ....
DHU = Deutsche Homöopathie-Union;
AHZ = Allgemeine homöopathische Zeitschrift;
Arc. = Arcana-Mittelliste.

Über Dosierung und Potenzhöhe gibt es bei den Fachleuten verschiedene Meinungen, wobei man sich bewußt sein sollte, daß homöopathische Mittel dank ihres Signalcharakters eher qualitativ als quantitativ wirken.

So werden auch hier zur Rezeptur unterschiedliche Hinweise gegeben:

1. Die von Boericke original angegebenen Potenzen und Verordnungen. (Im Gegensatz zu anderen Homöopathen im englischsprachigen Ausland verwandte er eher niedere Potenzen, d.h. ≤ C 200.)

2. Die Angaben des homöopathischen Arzneimittelverzeichnisses der DHU über:

Mittelname	Spezifika	tiefste Verd.	herstellb. Globuli	Potenzen Trituration	als Amp.	gebr. Pot.
z.B. Ars. alb.	* tt	D2	D3	D1	D4	(D4,D6,D12)

Spezifika:

+ - vorsichtig aufzubewahren; + + - sehr vorsichtig aufzubewahren;
t - teure Urtinkturen; tt - sehr teure Urtinkturen; * Rezeptpflicht incl. D3.

Anmerkung zur alphabetischen Reihenfolge:

Bei den Säuren wurde weiterhin die im englischsprachigen Raum übliche Ordnung befolgt: acidum folgt auf den Namen der Ausgangssubstanz.

ABIES CANADENSIS - PINUS CANADENSIS - PICEA GLAUCA

(Kanadische Fichte - Schimmelfichte); Coniferae - Nadelholzgewächse
Nordamerika

Die Schleimhäute werden durch Abies canadensis beeinflußt, die gastrischen Symptome sind besonders deutlich, es bewirkt Magenkatarrh. Besondere Begierden u. frostige Gefühle treten auf, die sehr charakteristisch sind, besonders bei Frauen mit Uterus-Verlagerung, die wahrscheinlich durch mangelhafte Ernährung u. Schwäche verursacht ist. Atmung u. Herztätigkeit mühsam. Möchte sich dauernd hinlegen; Haut kalt u. feucht, Hände kalt; große Schwäche. Gefühl von Verkleinerung u. Härte in der rechten Lunge u. der Leber. Schleimiger Ausfluß.

KOPF. - Gefühl von Leichtigkeit u. Schwindel. Reizbar.
MAGEN. - Heißhunger bei torpider Leber. **Gefühl von nagendem Hunger u. Schwäche** im Epigastrium. Starker Appetit, Verlangen nach Fleisch, nach in Essig Eingelegtem, Radieschen, Rüben, Artischocken, derber Hausmannskost. **Neigung, weit mehr zu essen als bekömmlich ist.** Brennen u. **Dehnung des Magens u. des Abdomen** mit Herzklopfen. Blähsucht stört Herztätigkeit. Schmerz im rechten Schulterblatt, Verstopfung mit Brennen im Rektum.
WEIBL. G. - Gebärmutter-Verlagerung. Wundes Gefühl im Fundus uteri, Erleichterung durch Druck. Prostration; möchte dauernd liegen. Gefühl, als ob der Unterleib weich u. schwach sei.
FIEBER. - Kälteschauer, als ob das Blut Eiswasser wäre [**Acon**]. Kälteschauer laufen den Rücken hinunter. Kaltwassergefühl zwischen den Schulterblättern [**Am-m.**]. Haut feuchtkalt u. klebrig. Nachtschweiß [**China**].
DOS. - C 1 bis C 3.

Abies canadensis tt Ø; D1; D1; D6 [D3]

ABIES NIGRA - PICEA MARIANA

(Schwarzfichte); Coniferae - Nadelholzgewächse

Ein kräftiges u. langwirkendes Medikament bei verschiedenen Krankheitsformen, sofern die charakteristischen Magensymptome auftreten. Die meisten Symptome sind verbunden mit gastrischen Störungen. **Bei dyspeptischen Beschwerden älterer Personen** mit funktionellen Herzsymptomen; auch nach Tee oder Tabak. **Obstipation.** Schmerz im Darmausgang.

Kopf. - Heiß bei geröteten Wangen. Niedergeschlagen. Benommen während des Tages. Nachts wach. Unfähig zu denken.

MAGEN. - **Schmerz im Magen immer nach dem Essen.** Gefühl, als ob ein Klumpen da wäre, der schmerzt, **als ob ein hart gekochtes Ei sich in der Kardiagegend des Magens festgesetzt hätte;** dauernde, unangenehme Einschnürung gerade über der Magengrube, als ob etwas zusammengeknotet wäre. Völliger Appetitmangel am Morgen, aber großes Verlangen mittags u. nachts zu essen. Stinkender Atem. Aufstoßen.
BRUST. - Schmerzhaftes Gefühl, als ob etwas im Brustkorb läge u. hoch gehustet werden müßte; Lungen fühlen sich beengt. Können nicht voll ausgedehnt werden. V. - beim Husten; Sodbrennen folgt dem Husten. Erstickungsgefühl in der Kehle. Atemnot; V. - beim Hinlegen; scharfer, schneidender Schmerz im Herzen; **Herztätigkeit schwer u. langsam; Tachykardie wie Bradykardie.**
RÜCKEN. - Schmerz im Kreuz. Rheumatische Schmerzen u. Schmerzen in den Knochen.
SCHLAF. - Wach u. ruhelos nachts mit Hungergefühl. Schlechte Träume.
FIEBER. - Hitze u. Kälte wechseln; chronische, intermittierende Fieber bei Schmerzen im Magen.
MODALITÄTEN. - **V.** - nach dem Essen.

VGL. - (Klumpen im Magen - **Chin; Bry.; Puls.**); auch andere Koniferen - **Thuj.; Sabin.; Cupres.** (schmerzhafte Verdauungsbeschwerden), auch **Nux-v.; Calc.** .
DOS. - C 1 bis C 30.
Abies nigra tt D1 = ∅; D1; D2; D6 [D3]

ABROTANUM

(Eberraute); Compositae - Korbblütler; Südeuropa

Ein sehr nützliches Medikament bei **Marasmus**, besonders wenn nur die unteren Extremitäten betroffen sind, doch mit gutem Appetit. **Metastasierung.** Rheumatismus folgt unterdrückter Diarrhoe. Böse Folgen unterdrückter Symptome, besonders bei gichtischen Personen. **Tuberkulöse Peritonitis. Exsudative Pleuritis, Morbus Crohn** u. andere exsudative Prozesse. Nach Brustoperationen wegen Hydrothorax oder Empyem bleibt ein Druckgefühl zurück. Verschlimmerung der Hämorrhoiden, wenn sich der Rheumatismus bessert. Nasenbluten u. Hydrozele bei Knaben. Große Schwäche nach Grippe [**Kali-p.**].

GEMÜT. - Kurz angebunden, reizbar, ängstlich, deprimiert.
GESICHT. - Faltig, kalt, trocken, blaß. Blaue Ringe um trübe blickende Augen. Mitesser, bei Magerkeit. Nasenbluten. **Angiom des Gesichtes.**
MAGEN. - Schleimiger Geschmack. Appetit gut, dennoch fortschreitende Abmagerung. Die Speise geht unverdaut durch. Schmerz im Magen, V. - nachts; schneidender, nagender Schmerz. **Gefühl im Magen, als ob er im**

Wasser schwämme; Kältegefühl. Nagender Hunger u. pfeifendes Geräusch. Verdauungsbeschwerden mit Erbrechen von großen Mengen übelriechender **Flüssigkeit.**
ABDOMEN. - Harte Klumpen im Bauch. **Auftreibung.** Diarrhoe u. Obstipation abwechselnd. Hämorrhoiden; häufiger Drang; blutige Stühle; V. - während die rheumatischen Schmerzen abnehmen. Askariden. Nässen des Nabels. Gefühl, als ob Gedärme nach unten sänken.
ATEMWEGE. - Gefühl wie roh. Behinderte Atmung. Trockener Husten nach Diarrhoe. Schmerz quer durch die Brust, besonders stark im Herzbereich.
RÜCKEN. - Hals schwach, kann den Kopf nicht hochhalten. Rücken lahm, schwach, schmerzhaft. Schmerz in der Lumbal-Region u. den Samenstrang entlangziehend. Schmerz im Kreuzbein, mit Hämorrhoiden.

EXTREMITÄTEN. - Schmerz in den Schultern, Armen, **Handgelenken u. Enkeln.** Stechen u. Kälte in Fingern u. Füßen. **Beine** stark abgemagert. Gelenke steif u. lahm. Schmerzhafte Kontraktion der Glieder [**Am-m.**].
HAUT. - Ausschläge im Gesicht; purpurfarbene Haut von unterdrückten Hautausschlägen. Haut schlaff u. locker. Furunkel. Haarausfall. Juckende Frostbeulen.
MODALITÄTEN. - **V.** - kalte Luft, unterdrückte Sekretionen. **B.** - Bewegung. Vgl. **Skrophularia,; Bry.; Stellaria; Benzoesäure** bei Gicht; **Jod, Natr-m. bei** Marasmus.
DOS.- C 3 bis C 30.
Abrotanum Ø; D1; D1; D3 [Ø]

ABSINTHIUM - ARTEMISIA ABSINTHIUM

(Wermuth); Compositae - Korbblütler; Osteuropa

Das vollkommene Bild eines epileptischen Anfalles wird durch diese Droge hervorgerufen. Nervöses Zittern geht dem Anfall voran. Plötzlicher u. starker Schwindel. Delirium mit Halluzinationen, Bewußtseinsverlust. Nervöse Erregung u. Schlaflosigkeit. Zerebrale Reizung, hysterisch, u. Spasmen bei Kindern. Spasmen fallen in den Bereich dieses Mittels. Pilzvergiftung. Chorea. **Zittern.** Nervosität, Erregung u. Schlaflosigkeit bei Kindern. [**Tarantula**].
GEIST, GEMÜT. - Halluzinationen. Erschreckende Visionen. Kleptomanie [**Veratr. alb.**]. Gedächtnisverlust. Vergißt Kurz-Zurückliegendes. Will mit niemandem etwas zu tun haben. Brutalität.
KOPF. - **Schwindel mit der Neigung, nach hinten zu fallen.** Allgemeine Konfusion. Will flach liegen. Pupillen ungleichmäßig erweitert. Gesicht blau. **Spastisches Gesichtszucken.** Dumpfer, okzipitaler Kopfschmerz [**Gels.; Picr-ac.**].
MUND. - Kiefer fixiert. Beißt auf die Zunge; zittert, hat das Gefühl, als ob der Mund geschwollen u. zu groß wäre; Lippen vorgestülpt.

RACHEN. - Gefühl wie versengt. Kloßgefühl.
MAGEN. - Übelkeit; Würgen, Aufstoßen. Auftreibung im Taillen- u. **Bauchbereich.** Kolikartige Winde.
URIN. - Ständiger Harndrang. Sehr starker Geruch; tiefgelbe Farbe [**Kali-p.**].
SEXUALBEREICH. - Stechender Schmerz im rechten Ovar. Spermatorrhoe, bei schlaffem, geschwächten Organ. Frühzeitige Menopause.
BRUST. - Gefühl wie von einem Gewicht auf dem Brustkorb. Unregelmäßige, tumultuöse Herztätigkeit, die im Rücken gehört werden kann.
EXTREMITÄTEN. - Schmerz in den Gliedern, paralytische Symptome.
VGL. - **Art-v.; Hydr -ac.; Cina; Cicuta.**
DOS. - C 1 - C 6.
Absinthium ∅; D1; D1; D3 [**D2**]

ACALYPHA INDICA

(Indische Nessel - Brennkraut); Euphorbiaceae, Ostindien, Abessinien

Deutliche Wirkung auf Speiseröhre u. Atmungsorgane. Ist indiziert bei beginnender Phthisis mit hartem, erschütterndem Husten, blutigem Auswurf, arterieller Blutung, aber ohne Fieber. Sehr schwach am Morgen, Kräfte nehmen zu während des Tages, fortschreitende Abmagerung. Alle pathologischen Blutungen zeigen deutliche **Morgenverschlimmerung.**

BRUST. - **Husten trocken, hart, gefolgt von Haemoptysis,** V. - am Morgen u. in der Nacht. Dauernder, starker Schmerz in der Brust. Blut hellrot u. spärlich am Morgen; dunkel u. klumpig am Nachmittag. Puls weich u. wegdrückbar. Brennen in Pharynx, Ösophagus u. Magen.
ABDOMEN. - Brennen in den Eingeweiden. **Spritzende Diarrhoe mit mühsamen Herauspressen geräuschvoller Blähung,** nach unten ziehende Schmerzen u. Tenesmus. Leib aufgetrieben. Darmgeräusche, kneifender Bauchschmerz. Rektale Blutung; V. - am Morgen.
HAUT. - Gelbsucht. Jucken u. umschriebene, furunkelähnliche Schwellungen.
MODALITÄTEN. - **V.** - am Morgen.
VGL. - **Millefol.; Phos.; Acet-ac.; Kali-nit.**
DOS. - C 3 bis C 6.
Acalypha indica tt ∅; D1; D1; D3 [**D3**]

ACETANILIDUM

($C_6H_5NHC\ OCH_3$)

Verlangsamt u. verringert Herztätigkeit, Atmung, senkt Blutdruck u. Körpertemperatur. Zyanose u. Kollaps. Vermehrte Empfindlichkeit gegen Kälte. Zerstört rote Blutkörperchen; Blässe.

KOPF. - Gefühl von Vergrößerung. Ohnmacht. Moralische Schwäche.
AUGEN. - Blässe der Papillen, eingeengtes Gesichtsfeld u. Schrumpfung der Netzhautgefäße; Mydriasis.
HERZ. - Schwach, unregelmäßig, bei lividen Schleimhäuten, Albuminurie, Oedem der Füße u. Knöchel.
VGL.- Antipyrin.
DOS. - Allopathischer Gebrauch als Sedativum u. Antipyreticum für verschiedene Formen von Kopfschmerz u. Neuralgie in Dosen von 0,065 g bis 0,194 g. - Für die homöopathische Indikation C 3.

ACETICUM ACIDUM

(Essigsäure - Äthansäure; CH_3 - COOH)

Diese Droge ruft einen Zustand ausgesprochener Anämie hervor mit Wassersucht, großer Schwäche, häufigen Ohnmachten, Dyspnoe, schwachem Herz, Erbrechen, reichlichem Harnfluß u. Schweiß. Blutungen aus allen Körperteilen. Besonders indiziert bei blassen, mageren Personen mit schlaffen, schwachen Muskeln. **Abmagerung u. Schwäche.** Acet.ac. hat die Macht, **albuminöse u. fibrinöse Ablagerungen zu verflüssigen.** Epithelkarzinom, intern u. lokal (W. Owens). Sykosis mit Knoten u. Ablagerungen in den Gelenken. Harter Schanker. Die D 1 macht weich und verursacht Eiterbildung.
GEIST, GEMÜT. - Reizbar, besorgt wegen Geschäftsangelegenheiten.
KOPF. - Nervöser Kopfschmerz von Narkotika-Mißbrauch. Blutandrang zum Kopf mit Delirium. Schläfenadern erweitert. Schmerz quer über der Zungenwurzel.
GESICHT. - **Blaß, wachsartig, mager.** Augen eingesunken, umgeben von dunklen Ringen. Hellrot. Schweißbildung. Epitheliome auf der Lippe. Wangen heiß u. gerötet. Schmerzen links im Kiefergelenk.
MAGEN. - **Speichelfluß. Gärung** im Magen. Intensiver, brennender Durst. Kalte Getränke verursachen Beschwerden. Erbrechen nach jeder Art von Nahrung. Empfindlichkeit im Epigastrium. Brennender Schmerz wie von einem Geschwür. Magenkrebs. Saures Aufstoßen u. Erbrechen. Brennender Wasserkolk u. reichliche Speichelbildung. Hyperchlorhydrie u. Gastralgie. **Heftiger, brennender Schmerz im Magen u. Brustkorb, danach Kälte der Haut u. kalter Schweiß auf der Stirn.** Gefühl im Magen, als ob Patient eine Menge Essig zu sich genommen hätte.
ABDOMEN. - Gefühl, als ob der Bauch einsänke. Häufige, wässerige Stühle. V. - am Morgen. **Tympanie.** Aszites. Blutungen aus den Gedärmen.
URIN. - Große Mengen von blassem Urin. Diabetes mit großem Durst u. Schwäche [**Phos-ac**].
WEIBL. G. - Starke Menses. **Blutungen nach Wehen.** Übelkeit in der Schwangerschaft. Brüste schmerzhaft vergrößert, Milchstauung, bläulich, durchsichtig, sauer. Anämie nährender Mütter.

ATEMWEGE. - Heiseres, zischendes Atmen; **Atembeschwerden; Husten beim Einatmen.** Krupp mit Membranabsonderung. Reizung der Trachea u. der Bronchien. Pseudomembran im Rachen. Reichlich absondernde Bronchitis. Eitriger, schmerzhafter Rachen (gurgelndes Geräusch).
RÜCKEN. - Schmerz im Rücken, **erleichtert** nur **beim Liegen auf dem Bauch.**
EXTREMITÄTEN. - Abmagerung. Ödeme der Füße u. Beine.
HAUT. - Blaß, wachsartig, ödematös. Brennende, trockene, heiße Haut, oder in reichlichem Schweiß gebadet. Herabgesetzte Sensibilität der Oberfläche des Körpers. Nützlich nach Stichen, Bissen usw.. Variköse Ödeme, Skorbut; **Anasarka.** Quetschungen; Verstauchungen.
FIEBER. - **Hektisch, mit nässenden Nachtschweißen. Roter Fleck auf der linken Wange. Kein Durst beim Fieber.** Wallungen. **Schweiß reichlich, kalt.**
Acet-ac. wirkt als Gegenmittel auf alle anästhesierenden Dämpfe. Es wirkt gegen Fleischvergiftung.
VGL. - **Am.ac.** (reichlicher, zuckerhaltiger Urin, Patient in Schweiß gebadet). **Benzoin oderiferum** (Nachtschweiße). **Ars.**; **Chin.**; **Dig.**; **Liatris** [**allgemeines Anasarka bei Herz u. Nierenkrankheit, Wassersucht u. chronische Diarrhoe**].
DOS. - C 3 bis C 30. Nicht zu oft wiederholen, ausgenommen bei Krupp.
Acidum aceticum D1 = **Ø**; -; -; **D4** [D3]

ACID BUTYR. (St)

ACID. HIPPUR. (St)

ACONIT. FEROX (V)

ACONIT. LYCOTON. (V)

ACONITUM NAPELLUS

(Echter Sturmhut - Blauer Eisenhut); Ranunculaceae - Hahnenfußgewächse; Hoch- u. Mittelgebirge Europas

Zustand von Furcht, Angst; psychische u. physische Qual. **Psychische u. physische Unruhe,** Schrecken, das sind die charakteristischen Manifestationen von Aconitum. **Akutes, plötzliches u. heftiges Einsetzen von Beschwerden, mit Fieber,** verlangen das Mittel. Will nicht berührt werden. Plötzliches u. starkes Absinken der Kräfte. **Unbehagen u. Spannung** hervorgerufen durch **trockenes, kaltes Wetter,** kalte Zugluft, Unterdrückte Schweiße, Beschwerden von **sehr heißem Wetter,** besonders gastro-intestinale Störungen. Erstrangiges Mittel bei Entzündungen, entzündlichen Fiebern. Schleimhäute u. Muskelgewebe werden stark beeinflußt. Brennen in den Eingeweiden; **Vibrieren, Kälte u. Taubheit.** Influenza. **Gespanntheit** der Arterien; emotionale u. physische Spannungen erklären viele Symptome. Beim Verschreiben von Aconitum ist zu beachten, daß Aconitum nur funktionelle Störungen verursacht; das Bewirken von Gewebsveränderungen läßt sich nicht nachweisen - seine Wirkung ist kurz und **weist keine**

Periodizität auf. Sein Bereich liegt am Anfang einer akuten Krankheit; nicht damit fortfahren nach einer pathologischen Veränderung. Bei Hyperämie, Kongestion nicht, nachdem Exsudation eingesetzt hat. **Influenza [Influenzin]. Koronarinsuffizienz.**

GEIST, GEMÜT. - Große Furcht, Angst u. Sorge begleiten jede Beschwerde, mag sie noch so geringfügig sein. Das Delirium wird charakterisiert durch Gefühl von Unglück, Sorge, Furcht, wütendes Reden, seltener durch Bewußtlosigkeit. **Vorahnungen u. Angstgefühle. Fürchtet den Tod,** aber glaubt, daß er bald sterben werde, sagt den Tag voraus. **Fürchtet die Zukunft,** Menschenansammlungen, die Straße zu überqueren. **Unruhe,** Umherwerfen. Tendenz aufzuspringen. Ausgesprochene Phantasie, Clairvoyance. Schmerzen sind unerträglich; sie machen den Patienten verrückt. Musik ist unerträglich; macht ihn traurig [**Ambra**]. Denkt, daß seine Gedanken aus dem Magen kommen; daß Teile des Körpers unnätürlich dick sind. Hat das Gefühl, als ob er das, was er gerade getan hat, im Traum gemacht hat.

KOPF. - Fülle; **schwer,** pulsierend, **heiß, berstend,** brennend, Wellengefühl. Druck zum Scheitel hin [**Hedera Helix**]. Brennender Kopfschmerz, als ob kochendes Wasser im Gehirn walle [**Indigo**]. Schwindel;**V. - beim Aufstehen** [**Nux-v.; Op.**] u. beim Kopfschütteln. Gefühl auf dem Scheitel, als ob das Haar ausgezogen würde oder hochstände. Nächtliches, wildes Delirium.

AUGEN. - Rot, entzündet. **Trockenes u. heißes Gefühl,** als ob Sand in ihnen wäre. **Lider geschwollen, hart u. rot.** Abneigung gegen Licht. Reichlicher Tränenfluß ausgelöst durch trockene, kalte Winde, **Reflektion von Schnee,** nach Entfernung von **Asche** oder anderen Fremdkörpern.

OHREN. - Sehr sensibel gegen Geräusche; Musik ist unerträglich. Äußeres Ohr heiß, rot, schmerzhaft, geschwollen. Ohrenschmerz [**Cham.**]. Gefühl wie von einem Wassertropfen im linken Ohr.

NASE. - Geruch überempfindlich. Schmerzen an der Nasenwurzel. Schnupfen; viel Niesen, Pulsieren in den Nasenflügeln. Blutung von hellrotem Blut. **Schleimhaut trocken, Nase verstopft; trocken oder mit nur wenig wässerigem Schleim.**

GESICHT. - Rot, heiß, gerötet, geschwollen. Eine Wange rot, die andere blaß [**Cham.; Ip.**]. Beim Aufstehen wird das rote Gesicht tödlich blaß, oder der Patient wird schwindelig. **Vibrieren** in den Wangen u. Taubheit. **Neuralgie, besonders linksseitig, mit Unruhe, Vibrieren u. Taubheit.** Schmerz in den Kiefern.

MUND. - Taub, **trocken,** vibrierend. Zunge geschwollen; **Vibrieren in der Spitze.** Zähne empfindlich gegen Kälte. Bewegt ständig den Unterkiefer, als ob er kaue. **Zahnfleisch heiß u. entzündet. Zunge weiß belegt** [**Ant-c.**].

RACHEN. - Rot, trocken, eingeschnürt, benommen, prickelnd, brennend, stechend, Mandeln geschwollen u. trocken.

MAGEN. - Erbrechen mit Furcht, Hitze, reichlichem Schweiß u. vermehrtem Wasserlassen. Durst nach kaltem Wasser. **Bitterer Geschmack** von allem, abgesehen von Wasser. **Intensiver Durst.** Trinkt, erbricht u. erklärt, er werde sterben. Erbrochenes gallig, schleimig, blutig u. grünlich. Druck im Magen mit Dyspnoe. Hämatemesis. Brennen vom Magen bis zum Ösophagus.

ABDOMEN. - Heiß, gespannt, tympanitisch. **Empfindlich gegen Berührung. Kolik,** keine Stellung bringt Erleichterung. Bauchsymptome B. - nach warmer Suppe. Brennen im Nabelgebiet.
REKTUM. - Schmerz mit nächtlichem Jucken u. Stechen im Anus. Häufiger, kleiner Stuhl mit Tenesmus; **grün wie gehackte Kräuter.** Weißer Stuhl mit rotem Urin. Cholera-artige Absonderung mit Kollaps, Angstgefühl u. Rastlosigkeit. Blutende Hämorrhoiden [**Ham.**]. Wässerige Diarrhoe bei Kindern. Sie weinen u. klagen viel, sind schlaflos u. unruhig.
URIN. - Spärlich, rot, heiß, schmerzhaft. Tenesmus u. Brennen im Blasenhals. Brennen in der Urethra. Urinfluß gehemmt, blutig. Angstgefühl immer bei Beginn des Urinierens. **Verhalten mit Schreien u. Unruhe.** Befühlen der Genitalien mit der Hand. Nierengebiet empfindlich. Reichliches Wasserlassen mit reichlichem Schweiß u. Diarrhoe.
MÄNNL. G. - Krabbeln u. Stechen in der Eichel. Hoden wie geprellt, geschwollen, hart. Häufige Erektionen u. Ejakulationen. Schmerzhafte Erektionen.
WEIBL. G. - Vagina trocken, heiß, empfindlich. Menses zu reichlich, mit Nasenbluten, verlängert, spät. Wilde Erregung beim Aufkommen der Menses. **Ausbleiben der Menses nach Schreck u. Kälte** bei plethorischen Patientinnen. Ovarien kongestiert u. schmerzhaft. Scharfe, schießende Schmerzen im Uterus. **Nachwehen mit Furcht u. Unruhe.**
ATEMWEGE. - Dauernder Druck links im Brustkorb; **Atemnot** bei der geringsten Bewegung. **Heiserer, trockener, kruppöser Husten;** lautes, mühsames Atmen. Das Kind greift sich an den Hals, immer wenn es hustet. Ist sehr empfindlich gegen die eingeatmete Luft. **Kurzatmigkeit.** Larynx empfindlich. Stiche durch den Brustkorb. Husten trocken, kurz, hackend; **V. - nachts u. nach Mitternacht.** Heißes Gefühl in den Lungen. Blut kommt mit dem Räuspern hoch. Vibrieren im Brustkorb nach dem Husten.
HERZ. - **Tachykardie.** Herzbeschwerden mit Schmerzen in der linken **Schulter.** Stechender Schmerz im Brustkorb. **Palpitation mit Angstgefühl,** Ohnmacht u. **Vibrieren** in den Fingern. **Puls voll, hart; gespannt u. schnellend;** manchmal aussetzend. Schläfen u. Halsarterien werden gefüllt beim Sitzen.
RÜCKEN. - Taub, steif, schmerzhaft. Krabbeln u. Vibrieren, wie von Prellung. Steifheit im Nacken. Prellschmerz zwischen den Wirbeln.
EXTREMITÄTEN. - **Taubheit u. Vibrieren;** schießende Schmerzen; eisige Kälte u. Unempfindlichkeit von Händen u. Füßen. Gefühl von Lahmheit in den Armen wie von Prellung, schwere Taubheit. Schmerz den linken Arm hinunter [**Cact.**; **Crot.**; **Kalm.**; **Tab.**]. **Heiße Hände u. kalte Füße.** Rheumatische Entzündungen der Gelenke; V. - nachts; rote, glänzende Schwellung, sehr empfindlich. Hüftgelenke u. Oberschenkel wie lahm, besonders nach dem Hinlegen. Knie unsicher; Neigung des Fußes umzuknicken [**Aesc.**]. Schwache u. lockere Bänder aller Gelenke. Schmerzloses Knacken aller Gelenke. **Hellrote Kleinfinger-Ballen an beiden Händen.** Gefühl, als ob Wassertropfen an den Oberschenkeln hinuntertröpfelten.

SCHLAF. - Alpdrücken. Nächtliches Toben. **Ängstliche Träume.** Schlaflosigkeit mit Unruhe u. Umherwerfen [**C 30**]. Fährt hoch im Schlaf. Lange Träume mit Beklommenheit in der Brust. Schlaflosigkeit alter Leute.
HAUT. - Rot, heiß geschwollen, trocken, brennend. **Purpura miliaris.** Nesseln wie bei Masern. Gänsehaut. Ameisenkribbeln u. Taubheit. Frösteln u.Ameisenkribbeln den Rücken hinunter. Pruritus. B. - durch Stimulantien.
FIEBER. - Das Froststadium ist am deutlichsten. Kalter Schweiß u. eisige Kälte im Gesicht. Kälte u. Hitze wechseln. Abends Frösteln nach dem Zubettgehen. **Kältewellen gehen durch** den Körper. **Durst u. Unruhe** sind immer vorhanden. Frostig beim Aufdecken oder bei Berührung. Trockene Hitze, rotes Gesicht. Sehr wertvolles Fiebermittel bei Angstgefühlen, Unruhe ect. . Nässender Schweiß an den aufliegenden Körperteilen, alle Symptome erleichternd.
MODALITÄTEN. - **B.** - im Freien; **V.** - im warmen Raum, abends u. **nachts; V.** - Liegen auf der befallenen Seite, von Musik, von Tabakrauch, von kalten, trockenen Winden.

VERGLEICHSMITTEL U. SONSTIGE BEZIEHUNGEN. - Säuren, Wein u. Kaffee, Limonade u. saure Früchte modifizieren seine Wirkung. - Essig in großen Dosen wirkt als Gegenmittel bei Vergiftungserscheinungen.
Nicht indiziert bei malariaartigen u. ähnlichen Fiebern oder hektischen u. septischen Zuständen u. bei Entzündungen, wenn sie sich lokalisieren. Sulfur folgt oft. Vgl. **Cham.** u. **Coff.** bei **starkem Schmerz** u. Schlaflosigkeit. **Agrostis** wirkt wie **Acon.** bei Fieber u. Entzündungen, auch **Spiranthes.**
ERGÄNZEND: Coff., Sulf. Sulfur kann als ein chronisches Acon. angesehen werden. Oft vollendet es eine Kur, die mit Acon. angefangen wurde.
VGL. FERNER. - Cham.; Coff.; Ferr-p.;
Aconitine - (Schweregefühl wie von Blei; Schmerzen in den Supraorbitalnerven; Gefühl von Eiseskälte kriecht nach oben; Symptome wie bei Hydrophobie. Bei Ohrenklingen D 3. Gefühl des **Vibrierens**).
Aconitum Lycotonum. - (Schwellung der Drüsen; Hodgkinsche Krankheit. Durchfall nach dem Essen von Schweinefleisch. Jucken von Nase, Augen, Anus u. Vulva. Haut der Nase rissig; Blutgeschmack).
Aconitum Cammerum. - (Kopfschmerz mit Schwindel u. Ohrenklingen. Kataleptische Symptome. Ameisenkribbeln von Zunge, Lippen u. Gesicht).
Aconitum ferox. - Noch heftiger in seinen Wirkungen als **Acon-nap.** Es wirkt mehr diuretisch u. weniger antipyretisch. Hat sich als wertvoll erwiesen bei kardialer Atemnot, Neuralgie u. akuter Gicht. **Muß aufrecht sitzen. Beschleunigte Atmung**. Angst, mit Erstickungsgefühl infolge Lähmungsgefühl in den Atemmuskeln. Cheynes-Stokes-'sche Atmung. **Quebracho** (kardiale Dyspnoe). (**Achyranthes.** - eine mexikanische Droge - sehr ähnlich dem Aconit bei Fiebern, aber von breitem Wirkungsbereich, auch für typhoide Zustände u. intermittierende Fieber geeignet. Muskelrheumatismus. Ein großes Diaphoreticum. D 6).

Eranthis hiemalis - (Winter-Aconitum - wirkt auf den Solar-Plexus mit Auswirkungen auf die Atmung in Form von Dyspnoe. Schmerz im Hinterkopf u. Rachen).

DOS. - C 6 bei Störungen des Sensoriums; C 1 bis C 3 bei Zuständen von Blutandrang. Muß bei akuten Krankheiten häufig wiederholt werden. Acon. wirkt rasch. Bei Neuralgien ist die Urtinktur aus der Wurzel oft vorzuziehen, in der Dosierung von einem Tropfen (giftig), oder auch C 30 je nach Emfpindlichkeit des Patienten.

Aconitum napellus * + Ø; D1; D1; D3 [D3, 4, 6]

ACTEA SPICATA

(Christophskraut); Ranunculaceae - Hahnenfußgewächse;
Europa, nördl. Asien

Ist ein Rheuma-Heilmittel, besonders der **kleinen Gelenke**; reißende, vibrierende Schmerzen charakterisieren es. **Rheumatismus in den Handgelenken.** Pulsieren über den ganzen Körper hin, besonders im Leber- u. Nierengebiet. Kardiovaskuläre Spasmen. Schmerzen V. - von Berührung u. Bewegung.

KOPF. - Ängstlichkeit, fährt leicht hoch; Verwirrtheit. Plötzlicher Blutandrang zum Kopf, der durch Kaffeetrinken angeregt wird. Schwindel, reißender Kopfschmerz, B. - in der freien Luft, Pulsieren im Gehirn, Schmerz vom oberen Teil des Kopfes bis zur Stelle zwischen den Augenbrauen; Hitze in der Stirn, Schmerz im linken Stirnhöcker, als ob der Knochen zerschmettert wäre. Jucken der Kopfhaut wechselt mit Hitze; Nasenspitze rot, Laufschnupfen.

GESICHT. - Heftiger Schmerz im Oberkiefer, der von den Zähnen durch die Backenknochen zu den Schläfen läuft. Schwitzen im Gesicht u. am Kopfe.

MAGEN. - Reißende, stechende Schmerzen im Oberbauchgebiet, mit Erbrechen. Krampfartige Schmerzen in Magen u. Oberbauch mit Atembeschwerden; Erstickungsgefühl. Plötzliche Müdigkeit nach dem Essen.

ABDOMEN. - Spastische Retraktion. Stechender Schmerz u. Auftreibung im Unterbauch.

ATEMWEGE. - Kurzes, unregelmäßiges Atmen nachts, im Liegen. **Große Beklemmung. Atemnot bei kalter Luft.**

EXTREMITÄTEN. - Reißende Schmerzen in den Lenden. **Rheumatische Schmerzen in den kleinen Gelenken**, Handgelenken (**Ulmus**), Fingern, Enkeln, Zehen. **Anschwellen der Glieder bei leichter Ermüdung. Handgelenke geschwollen**, rot, V.-bei jeder Bewegung. Paralytische Schwäche in den Händen. Lahmes Gefühl in den Armen. Schmerzen im Knie. Plötzliche Müdigkeit nach Reden oder Essen.

VGL. - **Cimic.; Caul.; Led.**

DOS. - C 3.

Actea spicata + Ø; D1; D1; D3 [D2]

ACTH (M)

ADLUMIA FUNGOSA (Le)

Papaveraceae - Mohngewächse;
Nordamerika

vgl. Anhang

ADONIS VERNALIS

(Frühlingsteufelsauge); Ranunculaceae - Hahnenfußgewächse;
Mittel-, Südeuropa

Eine Herzmedizin nach Rheumatismus oder Influenza oder der Bright-schen Krankheit, bei fettiger Degeneration der Herzmuskeln, reguliert den Puls, bessert die Fähigkeit zur Herzkontraktionen u. vermehrt die Harnab-sonderung. Erstrangig bei Herzwassersucht. Niedrige Vitalität, mit schwachem Herzen u. langsamem, schwachem Puls. Hydrothorax, Aszites. Anasarka.

KOPF. - Gefühl der Leichtigkeit; Schmerzen vorne, vom **Hinterkopf um die Schläfen herum zu den Augen hin.** Schwindel beim Aufstehen, beim raschen Kopfwenden oder Sich-Hinlegen. Ohrenklingen. Spannungsgefühl in der Kopfhaut. Pupillen erweitert.

MUND. - Schleimig. Zunge dunkelgelb, wund, Gefühl wie versengt.

HERZ. - Mitralinsuffizienz, Aortenrückstauung. Chronische Aortitis. Perikarditis u. Herzverfettung. Rheumatische Endokarditis (**Kalm**). **Präkodialer Schmerz, Herzklopfen u. Atemnot.** Deutliche Venenstauung. Asthma cardiale (**Quebracho**), Fettherz, Myokarditis, irreguläre Herzaktion, Gefühl von Zusammenschnürung, Schwindel. Puls rasch, unregelmäßig.

MAGEN. - Gefühl eines schweren Gewichtes. Nagender Hunger. Schwächegefühl im Oberbauch. B. - draußen.

URIN. - Öliges Häutchen auf dem Urin. Harn spärlich, albuminös.

ATEMWEGE. - Möchte häufig tief einatmen. Gefühl eines Gewichtes auf der Brust.

SCHLAF. - Unruhig, mit schrecklichen Träumen.

EXTREMITÄTEN. - Schmerzen im Nacken. Wirbelsäule steif u. schmerzhaft. Ödeme.

SONSTIGE BEZIEHUNGEN. - **Adonidin** ist ein Herztonikum u. Diureticum. 0.0162 g täglich oder 0,13 g - 0,324 g der D 1 vermehren den arteriellen Druck u. verlängern die Diastole, begünstigen die Entleerung der stark gefüllten Adern. Ist ein hervorragender Ersatz für Digitalis u. wirkt nicht kumulativ.

VGL. - **Dig.; Crataeg; Conv.; Stroph.**

DOS. - Fünf bis zehn Tropfen der Urtinktur.

Adonis vernalis + **t Ø; D1; D1; D3** [**Ø, D2**]

ADRENALIN

(Ein Sekret der Nebennierenrinde) 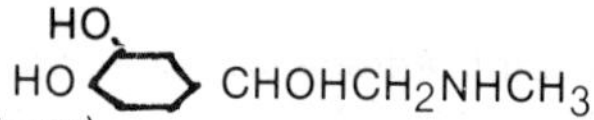
(Nur noch von historischer Bedeutung)

Adrenalin oder Epinephrin, der Wirkstoff des Marks der Nebennierenrinden (das Kortikal-Sekret war 1927 noch nicht isoliert) wird angewandt als chemisches Regulans der Aktivitäten des Körpers; sein Vorhandensein ist wesentlich für die Aktivität des Sympathicus. Die Adrenalinwirkung auf jeden Teil des Körpers führt zu dem gleichen Ergebnis wie die **Anregung der Nervenenden des Sympathicus.** Lokalanwendung (1:1000 in der Lösung) auf die Schleimhäute führt prompt eine vorübergehende Ischämie herbei, die man am Blaßwerden der Schleimhäute erkennen kann. Beim Einträufeln in den Konjunktivalsack hält sie mehrere Stunden an. Seine Aktion ist sehr prompt, durchschlagend, **flüchtig**, wegen der raschen Oxydation u. deswegen praktisch harmlos, - **aber nicht** bei wiederholter Anwendung; dabei sind Atherome u. Schäden am Herzmuskel im Tierversuch beobachtet worden. Arterien, Herz, Nebennieren-Rinde u. das vasomotorische System werden vor allem betroffen.

Adrenalin regt hauptsächlich die **Sympathicus-Endigungen an**, besonders im splanchnischen Gebiet; infolge **Zusammenziehung** der **peripheren Arteriolen** erhöht sich der **Blutdruck** besonders bei Magen und Eingeweiden; weniger betroffen sind Uterus u. Haut.; Hirn u. Lungen werden nicht beeinflußt. Außerdem wird **der Puls deutlich verlangsamt** (medulläre Vagus-Stimulation) u. **der Herzschlag verstärkt** (vermehrte Kontraktion des Herzmuskels), ähnlich wie bei Digitalis; vermehrte Drüsentätigkeit, Glykosurie; nachlassender Tonus des Atemzentrums; Zusammenziehung der Muskeln von Auge, Uterus, Vagina; Erschlaffung der Muskulatur des Magens, der Eingeweide, der Blase.

ANWENDUNG. - Die Hauptanwendung in der Therapie hängt von der Wirkung auf die **Vasokonstriktion** ab; darum ist Adrenalin ein sehr wirkungsvolles u. promptes **Adstringens u. Hämostatikum**; unvergleichlich bei der **Stillung** kapillärer Blutungen **aller** Körperteile, wo lokale u. direkte Anwendung möglich ist: Nase, Ohr, Mund, Hals, Larynx, Magen, Rektum, Uterus, Blase. Hämorrhagischer Zustand, der sich nicht auf mangelnde Koagulation des Blutes zurückführen läßt. Völlige Blutleere kann gefahrlos herbeigeführt werden. Lokal werden Lösungen (1:10.000, 1:1.000) gesprüht oder auf Watte angewandt bei unblutigen Operationen am Auge, an der Nase, in Rachen u. Kehlkopf.
Blutandrang in den Siebbein- u. in den Keilbeinhöhlen, auch Heufieber sind deutlich durch eine warme Sprühung von Adrenalinchlorid erleichtert worden, 1:5.000. Vgl. hier **Hepar** D 1, das die Sekretion anregt u. so das Trockenwerden erleichtert. Bei der Werlhoff'schen Krankheit subkutan 1:1.000, am Nervenstrang entlang, bei der Hautstelle nächstmöglich dem Ausgangspunkt der Schmerzen (H.G. Carlton).

Therapeutisch wird Adrenalin empfohlen bei akuter Kongestion in den Lungen, **Asthma**, der Graveschen u. der Addisonschen Krankheit, Arteriosklerose, chronischer Aortitis, Angina pectoris, Hämophilie, Chlorose, Heuschnupfen, Hautausschlag nach Serum-Injektionen, akuter Urtikaria etc. - Dr. P. Jousset berichtet von Erfolgen bei der homöopathischen Behandlung von Angina pectoris u. Aortitis, subakut u. chronisch, **per os** u. in infinitesimalen Dosen. Das Leitsymptom, das dazu führt, ist ein Gefühl von **Zusammenschnürung des Thorax mit Schmerz.** Außerdem bewirkt das Mittel Schwindel, Übelkeit u. Erbrechen. **Bauchschmerzen. Schock** u. Herzversagen während einer Anästhesie, infolge einer sehr raschen Erhöhung des Blutdruckes durch die Einwirkung auf die intravasalen Nervenendigungen.

DOS. - Subkutan 0.059 ml - 0,3 ml (1:1.000 als Chlorid) aufgelöst in Wasser. Innerlich in der Lösung 0,3 ml - 1,77 ml auf 1:1.000.

Vorsicht. - Wegen ihrer Affinität zum Sauerstoff zersetzt sich die Droge sehr leicht in wässerigen u. schwach sauren Lösungen. Die Lösung muß gegen Licht u. Luft geschützt werden. Das Medikament darf wegen kardialer u. arterieller Schäden nicht zu häufig wiederholt werden. Für die homöopathische Anwendung empfiehlt sich D 2 bis D 6.

Adrenalin * + + **D3** = **Ø; D5; D1; D6** [D4, 6]

AESCULUS HIPPOCASTANUM

(Roßkastanie); Hippocastanaceae - Roßkastaniengewächse;
Nord- Mittelasien, in Europa u. Amerika angebaut

Diese Droge wirkt besonders auf den unteren Darmteil, ruft verstärkte Blutfülle in den hämorrhoidalen Gefäßen hervor mit charakteristischen Rückenschmerzen. Venöse Stauung im allgemeinen, variköse Adern von purpurner Farbe; alles ist verlangsamt, Verdauung, Herz, Tätigkeit der Eingeweide etc.. Trägheit u. Kongestion der Leber u. des Pfortaderkreislaufs mit Verstopfung. Ermüdung u. Schmerzen des Rückens, die den Patienten arbeitsunfähig machen. Fliegende Schmerzen überall. **Völle in verschiedenen Körperteilen**; trockene, geschwollene Schleimhäute. Erweiterung der Rachenvenen.

KOPF. - Deprimiert u. **irritiert**. Kopf dumpf, konfus, schmerzend, wie von einer Erkältung. Druck in der Stirn mit Übelkeit, darauf Stiche im rechten Hypochondrium. Schmerzen vom Hinterkopf zum Stirngebiet, Prellungsgefühl in der Kopfhaut; V. - morgens. Neuralgische Stiche von rechts nach links durch die Stirn, darauf fliegende Schmerzen im Oberbauch. Schwindel beim Sitzen u. Spazierengehen.

AUGEN. - Schwer u. heiß, tränend, mit **erweiterten Blutgefäßen.** Augäpfel wund.

NASE. - Trocken; die eingeatmete Luft wird kalt empfunden, Nasengänge sind **dagegen empfindlich**. **Fließschnupfen**, Niesen. Druck an der Nasenwurzel. Obere Nasenmuscheln erweitert u. sackartig, was auf Leberstörung zurückzuführen ist.

MUND. - Gefühl wie versengt. Metallgeschmack. Speichelfluß. Zunge dick belegt, Gefühl wie versengt.

INN. HALS. - Heiß, **trocken**, rauh, stechender Schmerz zu den Ohren hin beim Schlucken [**Phyt.**]. Follikuläre Pharyngitis verbunden mit Leberkongestion. **Rachenvenen erweitert** u. geschlängelt. Rachen empfindlich gegenüber der eingeatmeten Luft; Gefühl von Verätzung u. Zusammenschnürung. Brennen wie Feuer beim Schlucken nachmittags. Frühe Stadien einer **atrophischen** Pharyngitis bei ausgetrocknet wirkenden Personen mit Gallenbeschwerden. Räuspern von fadenartigem Schleim mit süßlichem Geschmack.

MAGEN. - Gewicht eines Steines mit nagendem, anhaltendem Schmerz; sehr deutlich ungefähr drei Stunden nach den Mahlzeiten. Empfindlichkeit u. Völle in der Lebergegend.

ABDOMEN. - Dumpfer Schmerz in Leber u. Oberbauch. Schmerzen in der Nabelgegend. Gelbsucht; Pulsieren in Unterbauch u. Becken.

REKTUM. - Trocken, schmerzhaft. **Gefühl wie mit Stiften gefüllt**. Anus rauh, wund. Viel Schmerz nach dem Stuhlgang mit Prolaps. **Hämorrhoiden**, mit scharfen, schießenden Schmerzen den Rücken hinauf; blind u. blutend; V. - im Klimakterium. Trockene, große, harte Stühle. Schleimhaut scheint geschwollen u. die Passage zu behindern. Reizung durch Askariden fördert deren Ausstoßen. **Brennen im Anus mit Frösteln den Rücken hinauf u. hinunter.**

HARNWEGE. - Häufiger, spärlicher, dunkler, trüber, heißer Urin. Schmerz in den Nieren, besonders links, u. im Ureter.

MÄNNL. G. - Absonderung von Prostata-Flüssigkeit beim Stuhlgang.

WEIBL. G. - **Dauerndes Pulsieren hinter der Symphyse**. Leukorrhoe, mit **Lahmheit des Rückens quer über dem Sakroilioakalgelenk,** dunkelgelb, klebrig, ätzend; V. - nach den Menses.

BRUST. - Gefühl der Zusammenschnürung. Herztätigkeit voll u. schwer, manchmal Pulsieren im ganzen Körper. Laryngitis; Husten, der auf **Leberstörungen zurückzuführen ist**; heißes Gefühl im Brustkorb; Schmerz in der Herzgegend bei Patienten mit Hämorrhoiden.

EXTREMITÄTEN. - Schmerzen u. Wundheit in den Gliedern, im linken Akromion mit Einschließen in die Arme hinein; Fingerspitzen taub.

RÜCKEN. - Lahmheit im Nacken; Schmerzen zwischen den Schulterblättern; **Schwächegefühl** im Wirbelsäulenbereich; Rücken u. Beine geben nach. **Rückenschmerzen, Sakrum u. Hüften mitbefallend; V. - beim Spazierengehen oder Bücken**. Beim Spazierengehen drehen sich die Füße nach unten. Wundes, müdes Gefühl in den Sohlen, schwellen an. Hände u. Füße schwellen u. werden rot nach dem Waschen. Gefühl von Schwellung.

FIEBER. - Frösteln um 16.00. Frösteln in den Rücken hinauf u. hinunter. Fieber zwischen 19.00 u. 24.00. Abend-Fieber, Haut heiß u. trocken. Schweiß auch reichlich u. heiß beim Fieber.
MODALITÄTEN. - V. - morgens beim Erwachen u. von jeder Bewegung, vom **Spazierengehen; V.** - bei Darmbewegung; nach dem Essen, abends, beim Stehen [**Sulf.**]. **B.** - im Freien, in kühler Luft.
VGL. -**Aesculus glabra** - Ohio-Buckeye-Proktitis. Sehr schmerzhafte, dunkelpurpurne, äußere Hämorrhoiden, mit Verstopfung, Schwindelgefühl u. Pfortaderkongestion. Sprache heiser, Kitzeln im Hals, geschwächte Sehkraft, Parese.-**Phyt.** (Hals trocken, bei akuten Fällen). - **Negundium Americanum** (Kongestion in Rektum u. Hämorrhoiden mit starkem Schmerz, 10 Tropfen der Urtinktur alle zwei Stunden). - Vgl. auch: **Aloe.; Coll.; Nux-v.**
DOS. - Tinktur bis C 3.
Aesculus hippocastanum Ø; D1; D1; D3 [Ø - D4]

AESTUS (V)

AETHIOPS MERCURIALIS - MINERALIS
Schwefel-Quecksilberverbindung

Das Mittel ist nützlich bei **skrofulösen** Störungen, Ophthalmie, Otorrhoe, schmerzhaften, reizenden, verkrusteten Ausschlägen, kongenitaler Lues.

HAUT. - Ausschläge. Favusartig, skrofulös, herpesartig u. ekzematös.
VGL. - **Aethiops antimonalis** (Hydrargyrum stibiato-sulfuratum). (Oft wirkungsvoller als die obengenannte Droge bei skrofulösen Ausschlägen, Drüsenschwellungen, Otorrhoe u. **skrofulösen Augenbefunden**, bei Ulzera der Hornhaut. C 3). Vgl. **Calc.; Sil.; Psor.;**
DOS. - Die niederen Potenzen besonders D 2.
Aethiops Mercurialis - Mineralis * + D8; D1o; D2; -; [D4 Tbl.]

AETHUSA CYNAPIUM
(Hundspetersilie); Umbelliferae - Doldengewächse;
Europa, Sibirien

Die charakteristischen Symptome beziehen sich hauptsächlich auf das Gehirn u. das Nervensystem u. sind verbunden mit Magen-Darmstörung. Schmerz, Weinen, Ausdruck von Unbehagen u. Mißempfinden führen zu diesem Medikament, besonders bei Kinderkrankheiten, während der Zahnung, bei Sommerbeschwerden, wenn Durchfall, **deutliche Milchunverträglichkeit** u. Kreislaufschwäche bestehen. Die Symptome setzen mit **Heftigkeit** ein.

GEIST, GEMÜT. - Unruhig, **ängstlich, weinend.** Sieht Ratten, Katzen, Hunde etc.. Bewußtlos im Delirium. **Unfähig zum Denken, die Aufmerksamkeit auf etwas zu konzentrieren.** Hirnmüdigkeit, Idiotie kann wechseln mit Wutanfällen u. Reizbarkeit.
KOPF. - Wie zusammengebunden oder wie in einer Zange. **Hinterkopfschmerz,** ausstrahlend ins Rückgrat; B. - beim Hinlegen u. bei Druck. Kopfsymptome erleichtert durch Blähungsabgang [**Sanguin.**] u. Stuhlgang. **Gefühl, als ob an den Haaren gezogen würde. Schwindel mit Benommenheit, mit Herzklopfen; Kopf heiß nach Aufhören des Schwindels.**
AUGEN. - Photophobie; **Anschwellen der Meibomschen Drüsen.** Rollen der Augen beim Einschlafen. **Augen nach unten gerichtet.** Pupillen erweitert.
OHREN. - **Gefühl der Verstopfung.** Gefühl, als ob etwas Heißes aus den Ohren käme. Zischgeräusche.
NASE. - Verstopft durch viel dicken Schleim. **Herpesartiger Ausschlag** auf der Nasenspitze. Häufiger, erfolgloser Drang zum Niesen.
GESICHT. - **Gedunsen,** rotfleckig, erschöpft. Ausdruck ängstlich, schmerzlich; **Nasolabialfalte** deutlich gezeichnet.
MUND. - Trocken. Aphthen. Zunge wie zu lang. Brennen u. Pusteln im Rachen, Schlucken erschwert.
MAGEN. - **Milchunverträglichkeit;** Erbrechen, sobald sie geschluckt ist, oder in großen geronnenen Stücken. Hungrig nach dem Erbrechen. **Aufstoßen der Speise ungefähr eine Stunde nach dem Essen.** Heftiges Erbrechen von weißer, schaumiger Masse. Übelkeit beim Anblick von Nahrung. Schmerzhafte Zusammenziehung des Magens. Erbrechen **mit Schweiß u. großer Schwäche,** begleitet von Schmerz u. Beklemmung. Danach Schlaflosigkeit. Gefühl im Magen wie von oben nach unten gedreht u. Brennen bis zum Brustkorb hin. Reißende Magenschmerzen, ausstrahlend bis zur Speiseröhre.
ABDOMEN. - Kalt innerlich u. äußerlich, mit anhaltendem Schmerz in den Gedärmen. Kolik, danach Erbrechen. Schwindel u. Schwäche. Gespannt, gebläht u. empfindlich. Gefühl von Luftblasen im Nabelgebiet.
STUHLGANG. - **Unverdaut, dünn, grünlich,** vorher Kolik, mit Tenesmus, danach Erschöpfung u. Schläfrigkeit, Cholera infantum; Kind kalt, feucht, stupide, mit starrenden Augen u. erweiterten Pupillen. Hartnäckige Verstopfung, Gefühl, als ob die Darmtätigkeit aufgehoben sei. Cholera-artige Beschwerden im Alter.
HARNWEGE. - Schneidender Schmerz in der Blase mit häufigem Drang. Nierenschmerz.
WEIBL. G. Lanzinierende Schmerzen in den Sexualorganen. Stippchen bei Erwärmung juckend. Anschwellen der Brustdrüsen mit lanzinierenden Schmerzen. - Menses wässerig.
ATEMWEGE. - Schwierige, beklommene, ängstliche Atmung; krampfartige Zusammenschnürung. Patient leidet so stark, daß er nicht mehr sprechen kann.
HERZ. - Heftiges Herzklopfen mit Schwindel, Kopfschmerz u. Unruhe. Puls rasch, hart u. klein.

RÜCKEN U. EXTREMITÄTEN. - Hat nicht die Kraft, aufrechtzustehen oder den Kopf hochzuhalten. Rücken wie in einer Zange. Schmerzen im Kreuz. Schwäche der unteren Extremitäten. Finger u. Daumen zur Faust geballt. Taubheit der Hände u. Füße. Heftige Spasmen. Die Augen schielen nach unten.

HAUT. - Wundwerden der Oberschenkel beim Gehen. Neigung zu leichtem Schwitzen. **Oberfläche des Körpers kalt u. bedeckt mit feuchtkaltem Schweiß. Lymphknoten geschwollen.** Juckender **Ausschlag um die Handgelenke.** Haut der Hände trocken u. runzelig. Ekchymose: Anasarka:

FIEBER. - Große Hitze, kein Durst. Reichlicher, kalter Schweiß. **Muß während des Schwitzens zugedeckt sein.**

SCHLAF. - Gestört durch **heftiges Hochfahren;** kalter Schweißausbruch. Dahindösen nach Erbrechen oder Stuhlgang. **Das Kind ist so erschöpft, daß es sofort danach einschläft. Bedrohlicher Zustand!**

MODALITÄTEN. - V. - von 3 bis 4 Uhr morgens u. abends; Wärme, Sommer. **B. - im Freien** u. in Gesellschaft.

VGL. - Athamanta (benommener Kopf, Schwindel, B. - beim Hinlegen, **bitterer** Geschmack u. Speichel. Hände u. Füße eisig kalt); **Ant.**; **Calc.**; **Ars.**; **Cic.**; Ergänzend: **Calc.**

DOS. - C 3 bis C 30.

Aethusa cynapium 0; D1; D1; D3 [D2]

AGARICUS MUSCARIUS - AMANITA

(Fliegenpilz); Agaricaceae; nördl. Halbkugel

Der Pilz enthält verschiedene toxische Komponenten, von denen das bekannteste **Muscarin** ist. Die Vergiftungssymptome entwickeln sich nicht sofort, im allgemeinen vergehen zwischen 12 u. 14 Stunden vor dem ersten Anfall. Es gibt kein Gegenmittel, die Behandlung muß sich völlig nach den Symptomen richten (Schneider). Agaricus wirkt toxisch auf das Gehirn, verursacht mehr Schwindel u. Delirium als Alkohol, darauf folgt tiefer Sopor mit verminderten Reflexen.

Ruckweises Bewegen, Zucken, Zittern u. Jucken sind wichtige Indikationen. Beginnende Phtitis, hat Beziehung zur tuberkulinischen Diathese, Anaemie, **Chorea,** das Zucken hört während des Schlafes auf. In der Symptomatologie dieses Mittels erscheinen verschiedenartige, neuralgische u. spastische Beschwerden, ferner Störungen der Hautinnervation. Es entspricht eher zerebralen Erregungszuständen als Hirnkongestion. Also Fieberdelirien, Alkoholismus usw. . Allgemeine Paralyse. **Gefühl, als ob der Körper mit Eisnadeln durchstochen würde.** Empfindlich gegen Druck u. kalte Luft. **Heftige Schmerzen, die nach unten ziehen.** Die Symptome tauchen diagonal auf, z.B. **im rechten Arm u. im linken Bein.** Die Schmerzen werden begleitet von einem Gefühl von Kälte, Taubheit u. Vibrieren.

GEIST, GEMÜT. - Singt, spricht, aber antwortet nicht. **Redelust.** Abneigung gegen Arbeit. Gleichgültigkeit. **Furchtlosigkeit. Delirium** charakterisiert durch Singen, Schreien u. Murren; Reimen u. Prophezeihungen. Beginnt mit einem Paroxysmus von Gähnen.
Die Arzneimittelprüfungen weisen vier Phasen zerebraler Erregung auf.
1. Leichte Stimulation in Form von Heiterkeit, Couragiertheit, Redelust, übertriebener Phantasie.
2. Deutlichere Vergiftung. - Große geistige Erregung u. unzusammenhängendes Reden, übertriebene Heiterkeit wechseln mit Melancholie. Der Sinn für die relative Größe der Gegenstände geht verloren; macht lange Schritte u. Sprünge über kleine Gegenstände, als ob sie Baumstämme wären - eine kleines Loch erscheint wie ein schrecklicher Abgrund, ein Löffel voll Wasser wie ein ungeheurer See. Die körperliche Kraft ist vermehrt, kann schwere Lasten heben. Dabei viel Zucken.
3. Das dritte Stadium zeigt einen Zustand von wildem oder wütendem Delirium, Schreien, wütendem Reden, will sich selber etwas antun u. ähnliches.
4. Stadium-Depression, Lässigkeit, Gleichgültigkeit, Konfusion, Abneigung zu arbeiten ect. . Wir erreichen nicht die aktive zerebrale Kongestion von Belladonna, sondern eine allgemeine, nervöse Erregung, wie sie sich im Delirium tremens findet, Delirium von Fiebern ect. .
KOPF. - **Schwindel vom Sonnenlicht** u. beim Gehen. Kopf in dauernder Bewegung. Nach rückwärts fallend, als ob ein Gewicht im Hinterkopf wäre. Lateraler Kopfschmerz wie von einem Nagel [**Coff.**; **Ign.**]. Dumpfer Kopfschmerz von zu langer Schreibtischarbeit. Eisige Kälte wie von **Eisnadeln** oder Splittern. Neuralgie mit eiskaltem Kopf. Wunsch, den Kopf warm zu bedecken [**Sil.**]. Kopfschmerz mit **Nasenbluten** oder dicker Schleimabsonderung.
AUGEN. - **Lesen schwierig, da die Buchstaben sich zu bewegen scheinen, verschwimmen.** Vibrierende Erscheinungen. Doppelsehen [**Gels.**], Sicht trübe u. flackernd. Asthenopie von langer Anspannung, **Spasmen** bei der Akkomodation. **Zucken von Lidern u. Augäpfeln** [**Cod.**]. Ränder der Lider jucken; sind rot, brennend u. verkrustet. Die inneren Ecken sind sehr rot.
OHREN. - Brennen u. Jucken, als ob sie erfroren wären. Zucken der Muskeln um das Ohr herum, **Ohrgeräusche.**
NASE. - **Nervöse** Nasenbeschwerden. **Jucken** innerlich u. äußerlich. Spastisches Niesen nach dem Husten; Empfindlichkeit; wässerige, nichtentzündliche Absonderungen. Innere Nasenecken sehr rot. Fötide, blutige Absonderungen. **Nasenbluten bei alten Leuten** [**Secale**]. Gefühl der Wundheit in Nase u. Mund.
GESICHT. - **Gesichtsmuskeln** wie steif, **Zucken;** das Gesicht juckt u. brennt. Lanzinierende, reißende Schmerzen in den Wangen, wie von Splittern. Neuralgie, als ob kalte Nadeln durch die Nerven gingen oder scharfes Eis sie berührte.
MUND. - Brennen u. Schmerzen auf den Lippen. Herpes auf den Lippen. Zucken. Geschmack süß. Aphthen am Gaumendach. Splitterartige Schmerzen in der Zunge. Dauernd durstig. Zitternde Zunge [**Lach.**]. Zunge weiß.

INN. HALS. - Stiche entlang der eustachischen Röhre zum Ohr hin. Gefühl wie zusammengezogen. Kleine, feste Schleimklumpen werden hochgeschleudert. Trockenheit des Pharnyx, Schlucken schwierig. Kratzen im Hals; kann nicht einen Ton singen.

MAGEN. - Leeres Aufstoßen, Geschmack wie nach Äpfeln. Nervöse Störungen, mit spastischen Kontraktionen, Schluckauf. Unnatürlicher Hunger. Flatulente Auftreibung von Magen u. Abdomen. Reichlicher, geruchloser Flatus. Brennen im Magen ungefähr drei Stunden nach einer Mahlzeit, sich wandelnd zu einem dumpfen Druck. **Magenstörung mit scharfen Schmerzen in der Lebergegend.**

ABDOMEN. - Stechende Schmerzen in Leber, **Milz** **[Cean.]** u. Bauch. Stiche unter den kleinen Rippen links. Durchfall mit viel stinkendem Flatus. Stinkende Stühle.

HARNWEGE. - Stiche in der Urethra. Plötzlicher u. heftiger Harndrang. Häufiges Harnlassen.

WEIBL. G. - Menses verstärkt, zu früh. Jucken u. Reißen, drückender Schmerz in Genitalien u. Rücken. Spastische Dysmenorrhoe. Schwere, **nach unten ziehende Schmerzen, besonders nach der Menopause.** Sexuelle Erregung. Brustwarzen jucken, brennen. Beschwerden nach Entbindung u. Koitus. Leukorrhoe mit viel Jucken.

ATEMWEGE. - Heftige Hustenanfälle, die durch Willensanstrengung unterdrückt werden können, V. - beim Essen, Kopfschmerz beim Husten. Spastisches Husten nachts nach dem Einschlafen, **mit Auswurf von kleinen Schleimklumpen.** Mühsames, beklommenes Atmen. **Der Husten endet in Niesen.**

HERZ. - Irreguläres, tumultöses Herzklopfen nach Tabak. Puls intermittierend u. unregelmäßig. Herzgegend beklemmt, als ob Thorax verengt wäre. Herzklopfen mit Rötung im Gesicht.

RÜCKEN. - Schmerz mit **Berührungsempfindlichkeit der Wirbelsäule;** V. - in der Dorsal-Region. Lumbago; V. - im Freien. Plötzliche Steifheit im Rücken. **Zucken der Halsmuskeln.**

EXTREMITÄTEN. - Überall steif. Schmerz über den Hüften. Rheumatismus B. - bei Bewegung. Schwäche in den Lenden. Unsicherer Gang. Zittern. **Jucken von Zehen u. Füßen wie bei Erfrierung.** Krampf in den Fußsohlen. Schmerz im Schienbein. Neuralgie bei Ataxie. Paralyse der unteren Gliedmaßen mit spastischem Zustand der Arme. Taubheit der Beine beim Überkreuzen. Paralytischer Schmerz im linken Arm, danach Herzklopfen. Reißende, schmerzhafte Kontraktion in den Waden (M.S.).

HAUT. - Brennen, Jucken, Röte u. Schwellung wie von Frost. Stippen, hart, wie Flohbisse. Miliaria, mit unerträglichem Jucken u. Brennen, Frostbeulen. Angioneurotisches Ödem; Rosacea. Geschwollene Adern bei kalter Haut. Umschriebene, erythematöse, knötchenartige, pustuläre u. ödematöse Läsionen.

SCHLAF. - Gähnanfälle; ruhelos von heftigem Jucken u. Brennen. Fährt beim Einschlafen **hoch [Grin.], zuckt u. erwacht oft.** Lebhafte Träume. Schläfrig am Tage. Gähnen, danach unwillkürliches Lachen.

FIEBER. - Sehr empfindlich gegen kühle Luft, heftige Hitzeanfälle am Abend. Reichlicher Schweiß. Brennende Flecken.
MODALITÄTEN. - V. - in freier, kalter Luft, nach dem Essen, nach Koitus. Bei kaltem Wetter, vor Gewitter. V. - bei Druck auf die Dorsal-Wirbel, was unwillkürliches Gelächter erregt. **B.** - bei langsamer Bewegung.
VGL. - Muscarin, das Alkaloid von Agaricus (hat viel Einfluß auf die Sekretionen, indem es die Tränendrüsen, die Speicheldrüsen, die Leber anregt usw., aber vermindert Sekretion der Niere; die Wirkung erfolgt wahrscheinlich über das Nervensystem durch Stimulation der sekretorischen Innervation all' dieser Gewebe, daher **Speichelfluß, Tränenfluß u. reichlicher Schweiß,** Atropin wirkt **Muscarin** genau entgegen. Es ähnelt **Pilocarpin** in seiner Wirkung). **Amanita vernus.** Eine Abart von Agar. phalloides. Der Wirkstoff ist Phallin, welches wie Muscarin wirkt. **Amanita phalloides.** - Enthält ein Tox-Albumin, welches dem Gift der Klapperschlange sowie den Cholera- u. Diphtherietoxinen ähnelt. Wirkt auf die roten Blutkörperchen, indem es sie auflöst, dabei tritt Blut in den Verdauungskanal aus, u. die zirkulierende Blutmenge wird stark reduziert. Die Toxizität ist so groß, daß das Hantieren mit Pilzen u. das Einatmen von Sporen manche Menschen unangenehm beeinflußt. Die Giftwirkung entwickelt sich langsam. Zunächst fühlt sich der Patient 12 bis 20 Stunden nach der Einnahme in Ordnung; dann aber setzen Schwindel, heftige, choleraartige Symptome mit raschem Kräfteverlust ein, schließlich nach Stupor u. Spasmen erfolgt am zweiten oder dritten Tag der Exitus. Fettige Degenerationen von Leber, Herz u. Nieren; Blutungen in Lunge, Pleura u. Haut (Dr. J. Schier). Erbrechen u. Purgieren. Dauernder Stuhldrang, aber **weder** Magenschmerz, **noch** Abdominal- oder Rektal**schmerz.** Intensiver Durst auf kaltes Wasser, trockene Haut. Lethargisch, aber geistig klar. **Plötzlicher Wechsel** von raschem zu langsamem u. langsamem zu raschem Atmen, extremer Kollapszustand, Oligurie, aber **keine** kalten Extremitäten oder Krämpfe. - **Agaricus emeticus.** (Starker Schwindel; alle Symptome **B. - durch kaltes Wasser, Verlangen nach Eiswasser,** Gastritis, kalter Schweiß, beim Erbrechen Gefühl, als ob der Magen an einem Faden hinge). **Tamus** (Frostbeulen u. Sonnenbrand). **Cimic.; Cann-ind.; Hyos.; Tarant.**
ANTIDOTE: **Absin.; Coff.; Camph.**
DOS. - C 3 bis C 30 u. C 200. Bei Hautbeschwerden u. geistiger Ermüdung niedere Potenzen.

Agaricus muscarius + Ø; D1; D1; D3 [D4, 6]

AGAVE AMERICANA

(Amerikanische Agave); Amaryllidaceae sp., -Narzissengewächse
Mittel-, Südamerika, Südeuropa

Ist indiziert bei Magenschmerzen u. schmerzhaften Erektionen infolge Gonorrhoe, Strangurie, Hydrophobie. Skorbut; Gesicht blaß, Zahnfleisch geschwollen u. blutend, Beine bedeckt mit dunkelroten Flecken, geschwollen, schmerzhaft u. fest. Appetit gering; Darm verstopft.

VGL. - Anhal.; Lyssin.; Lach.
DOS. - Urtinktur
Agave americana 0; D1; D1; -; [D2]

AGNUS CASTUS - VITEX AGNUS CASTUS

(Mönchspfeffer-Keuschlamm); Verbenaceae; Südeuropa

Die Hauptwirkung des Mittels zielt auf die Sexualorgane. Es vermindert die sexuelle Vitalität, was mit Depression u. nervlicher Schwäche einhergeht. Dieser Einfluß zeigt sich deutlich bei beiden Geschlechtern, stärker jedoch bei Männern. Frühzeitiges Altern durch Mißbrauch der Sexualkraft. Auch bei Zuständen nach wiederholter Tripperinfektion. Ein hervorragendes Mittel für Verstauchungen u. Verrenkungen. **Hartnäckiges Jucken aller Körperteile, besonders der Augen.** Tachykardie, verursacht durch Tabak bei neurotischen jungen Männern.

GEIST, GEMÜT. - Durch Sexualstörungen verursachte Melancholie. Todesfurcht. **Ist niedergeschlagen, weil er an ein baldiges Ende glaubt.** Ist gedankenverloren, vergeßlich, mutlos. Geruchsillusionen von Heringsgeruch oder Moschus. Nervöse Depressionen u. Vorahnungen.
AUGEN. - **Pupillen erweitert [Bell.].** Jucken um die Augen herum; Lichtscheu.
NASE. - Empfindet den Geruch von Hering oder Moschus. Schmerzen im Rücken, B. - bei Gegendruck.
ABDOMEN. - Milz geschwollen wie wund. Stühle weich, zurückschlüpfend, schmierig. Tiefe Risse im Anus. Übelkeit mit dem Gefühl, **als ob die Gedärme nach unten gedrängt würden;** möchte die Gedärme halten.
MÄNNL. G. - Gelbe Absonderung aus der Urethra. Keine Erektionen. **Impotenz. Teile kalt, schlaff.** Verlust der Libido [**Selen.; Con.; Sabal.**]; Spermatorrhoe, fehlende Ejakulation. Abgang von Prostata-Sekret beim Pressen. Schleimige Absonderung. Hoden kalt, geschwollen, hart u. schmerzhaft.

WEIBL. G. - Spärliche Menses. Abscheu vor Sexual-Verkehr. Erschlaffung der Genitalien mit Leukorrhoe. **Agalaktie** mit traurigen Gefühlen. Sterilität. Leukorrhoe, gelbe Flecken verursachend; transparent. Hysterisches Herzklopfen mit Nasenbluten.
VGL. - Selen.; Phos-ac.; Camph.; Lyc.
DOS. - C 1 bis C 6
Agnus castus t D1 = Ø; D1; D2; D4; [D3]

AGRAPHIS NUTANS - SCILLA NON-SCRIPTA
(Sternhyazinthe); Liliaceae - Liliengewächse

Zustand allgemeiner Erschlaffung des Körpers u. Neigung, sich zu erkälten, bei Einwirkung von kalten Winden.
Katarrhalische Zustände; Verstopfung der Nase. **Adenoide Wucherungen, Taubheit, pharyngeal bedingt. Vergrößerte Mandeln.** Schleimiger Durchfall durch Kälteeinwirkung. Frösteln bei kalten Winden. Hals- u. Ohrenbeschwerden mit **Neigung zu reichlicher Absonderung von den Schleimhäuten.** Stummheit seit der Kindheit, nicht durch Taubheit bedingt.
VGL. - Hydr.; Cepa.; Calc-phos.; Sulf-j.; Calc-j.
DOS. - C 3. Einzelgabe der Urtinktur Dr. Cooper).
Agraphis nutans t Ø; D1; D1; -; [D2]

AILANTHUS GLANDULOSA - AILANTHUS ALTISSIMA
(Götterbaum); Simarubaceae; China

Durch seine besonderen Hautsymptome beweist das Mittel seine ausgesprochene Fähigkeit zur Blutzersetzung. Es verursacht Zustände, wie wir sie bei bösartigen Fieberkrankheiten, bei exanthematischen Erkrankungen, Diphtherie, **follikulärer Tonsillitis,** Streptokokken-Infektionen, hämorrhagischer Diathese etc. finden. **Die Haut scheint livide bis pupurn;** Gesicht dunkel wie Mahagoni, heiß; schmutzige Beläge; Rachen geschwollen, pupurn, livide. Bewußtsein getrübt, Delirium; schwacher Puls, allgemeiner Torpor, Prostration. Symptome bemerkenswert ähnlich dem bösartigen Scharlach. Durchfall, Dysenterie u. **große Schwäche** sind sehr deutlich. **Adynamie** charakterisiert alle seine Zustände. Livides Aussehen, Stupor u. bösartiger Krankheitsverlauf. Die Schleimhäute sind hämorrhagisch u. ulzerös [**Lach.; Ars.**].

KOPF. - Allgemeine Benommenheit mit Seufzen. Geistig verwirrt, deprimiert. **Kopfschmerz, in der Stirn,** mit Schläfrigkeit. Kopfschmerzen durch passive Kongestion. **Tränengefüllte Augen mit erweiterten Pupillen**; Lichtscheu. - Gesicht dunkelrot. Dünne, **reichliche, seröse,** blutige Absonderung aus der Nase.

INN. HALS. - Entzündet, ödematös, dunkelrot. Starke Schwellung, innerlich u. äußerlich. Gefühl von Trockenheit, Rauheit, Kratzen u. Würgen. **Hals empfindlich u. geschwollen.** Heisere, kruppöse Stimme. **Zunge trocken u. braun.** Zähne bedeckt mit schmutzigen Belägen. Schluckschmerz ausstrahlend zu den Ohren.
ATEMWEGE. - Atmung beschleunigt, unregelmäßig. Trockener, hackender Husten. Lungen schmerzhaft u. schwach.
SCHLAF. - Benommen, unruhig, schwer, unterbrochen, unerquicklich.
HAUT. - Miliaria, blaubraune Hitzblattern, die jährlich wiederkommen. Große Blasen gefüllt mit dunklem Serum. **Unregelmäßiger, fleckiger, livider Ausschlag,** der bei Druck verschwindet. Kälte der Haut. Raynaudsche Krankheit.
Antidote. - Rhus.; Nux.
VGL. - Am-c.; Bapt.; Arn.; Mur-ac.; Lach.; Rhus.
DOS. C 1 bis C 6
Ailanthus glandulosa t Ø; D1; D1; D3; [**D2**]

ALETRIS FARINOSA

(»Stargrass«); Liliaceae - Liliengewächse; Nordamerika

Anämischer, erschlaffter Zustand, besonders bei Frauen. Der Patient oder die Patientin ist **immer müde**, leidet an Prolapsus, Leukorrhoe, Rektalbeschwerden etc.. Deutliche Anämie. Bleichsüchtige Mädchen u. schwangere Frauen.

GEIST, GEMÜT. - Kraft u. Energie geschwächt. Verwirrte Gefühle. Kann sich nicht konzentrieren. Ohnmacht mit Schwindel.
MUND. - Viel schaumiger Speichel.
MAGEN. - Abneigung gegen Nahrung. Die geringste Nahrung verursacht Beschwerden. Ohnmachtsanfälle, mit Schwindelgefühl. Erbrechen während der Schwangerschaft. Nervöse Dyspepsie. Blähungskoliken.
REKTUM. - Vollgestopft mit Faeces - paretischer Zustand. Stühle groß, hart, schwierig, sehr schmerzhaft.
WEIBL. G. - **Frühzeitige u. reichliche Menses, mit wehenartigen Schmerzen** [**Bell.; Cham.; Kali-c., Plat.**]. Verzögerte u. spärliche Menses [**Senec.**]. Der Uterus erscheint schwer. Prolapsus mit Schmerz in der rechten Leistengegend. Leukorrhoe infolge von Schwäche u. Anämie. Habituelle Abortneigung. Muskelschmerzen bei der Schwangerschaft.
VGL. - Hel.; Hydr.; Tanac.; Chin.
DOS. — Urtinktur bis C 3.
Aletris farinosa tt Ø; D1; D1; D3; [**D2**]

ALFALFA - MEDICAGO SATIVA

(Amerikan. Schneckenklee-Luzerne); Leguminosae; Europa

Durch seine Wirkung auf den Sympathicus beeinflußt Alfalfa die Nutrition günstig. Das wird deutlich durch die Anregung von Appetit u. Verdauungstätigkeit, dadurch starke Besserung der geistigen u. physischen Leistungsfähigkeit mit Gewichtszunahme. Dysregulationen infolge trophischer Störungen sind vorherrschend in seinem therapeutischen Bereich, z.B. Neurasthenie, Schwermut infolge Störung des Nervus splanchnicus, Schlaflosigkeit, nervöse Verdauungsbeschwerden usw.. Es füllt die Fettdepots u. korrigiert Gewebsschwund. Milchmangel. Verbesserte Qualität u. Quantität der Milch bei nährenden Müttern. Seine ausgesprochene Wirkung auf die Harnwege empfehlen es klinisch bei Diabetes insipidus u. Phosphaturie, u. es soll hartnäckige Blasenreizung bei Prostata-Hypertrophie beseitigen. Bei rheumatischer Diathese scheint es besonders zu wirken.

GEIST, GEMÜT. - Heitert auf und ermuntert, d.h. führt zu einem allgemeinen Gefühl des Wohlseins; macht klar u. hell, so daß alle Schwermut zerstreut ist. Der Geist ist benommen, stupide [**Gels**]; mißgestimmt u. reizbar, V. - abends.
KOPF. - Gefühl von Dumpfheit und Schwere im Hinterkopf, in u. um die Augen herum, V. - gegen Abend. Schmerz in der linken Kopfseite. Heftiger Kopfschmerz.
OHREN. - Gefühl von Verstopfung in den eustachischen Röhren nachts [**Kali-m.**], morgens offen.
MAGEN. - Vermehrter Durst, Appetit beeinträchtigt, meistens jedoch vermehrt, sogar bis zur Gefräßigkeit. Patient muß häufig **essen**, so daß er also nicht auf die normale Mahlzeit warten kann; hungrig vormittags [**Sulf.**]. Viel Knabbern nebenbei u. Verlangen nach Süßem.
ABDOMEN. - Flatulenz mit Auftreibung. Den Ort wechselnder flatulenter Schmerz im Verlauf des Kolon mehrere Stunden nach den Mahlzeiten. Häufige, lockere, gelbe, schmerzhafte Stühle mit Brennen u. Blähungen. Chronische Appendizitis.
HARNWEGE. - Nieren träge; häufiger Drang zum Urinieren. Polyurie [**Phos-ac.**]. Vermehrte Ausscheidung von Harnstoff, Indikan u. Phosphaten.
SCHLAF. - Schläft besser als üblich, besonders früh am Morgen; macht einen ruhigen, erholsamen u. erfrischenden Schlaf.
VGL. - **Avena-sat.; Dipodium-punkt.; Gels.; Hydr.: Kali-phos.; Phos-ac.; Zinc..**
DOS. - Die besten Resultate werden mit materiellen Dosen erreicht. Fünf bis zehn Tropfen der Tinktur, mehrere Male täglich. Weiterzunehmen, bis die belebende Wirkung eintritt.
Alfalfa 0; D1; D1; -; [D1, 2]

ALLEXAN (St)

ALLIUM CEPA
(Sommerzwiebel, Küchenzwiebel); Liliaceae - Liliengewächse

Zustand von Fließschnupfen mit **scharfer Nasen**absonderung u. Larynx-Symptomen, Augen-Sekretion **milde**; Erkältung von Sängern. **V. - im warmen Zimmer** u. gegen Abend; V. - im Freien. Besonders passend für phlegmatische Patienten; Erkältungen bei **feuchtem, kaltem Wetter.** Neuralgische Schmerzen, die auf Amputationen oder Nerbenbeschädigungen folgen, **wie von feinen Fäden.** Traumatische, chronische Neuritis. Brennen in Nase, Mund, Rachen, Blase u. Haut. Gefühl von glühender Hitze in verschiedenen Körperteilen.

KOPF. - Katarrhalischer Kopfschmerz, meistens in der Stirn. **V. - im warmen Zimmer** gegen Abend. Fadenartige Schmerzen im Gesicht. Kopfschmerz hört während Menses auf; kehrt zurück, wenn Regelfluß aufhört.
AUGEN. - Rot. Viel **Brennen** u. schmerzhafte Tränen. **Lichtempfindlich.** Augen mit Bluterguß u. wässerig; reichliche, **milde** Tränensekretion. B. - im Freien. Brennen in den Augenlidern.
OHREN. - Ohrenschmerz, einschießend in die eustachische Röhre.
NASE. - Niesen, besonders beim Eintreten in ein warmes Zimmer. **Reichliche, wässerige u. äußerst scharfe Absonderung.** Gefühl eines Klumpens an der Nasenwurzel. Heufieber [**Sabad.**; **Sil.**; **Psor.**]. Fließschnupfen mit Kopfschmerz, Husten u. Heiserkeit. Polypen.
MAGEN. - Heißhunger, Schmerz im Pylorusgebiet. Durst. Aufstoßen. Übelkeit.
ABDOMEN. - Rumpelnde, riechende Flatulenz. Schmerzen im linken Unterbauch. Kolik beim Sitzen, Bewegen.
REKTUM. - Durchfall mit stinkendem Flatus. Stiche im Rektum, Jucken u. Rhagaden im Anus. Glühende Hitze im Rektum.
HARNWEGE. - Schwächegefühl in Blase u. Urethra. Vermehrte Urinsekretion mit Schnupfen. Urin rot, mit viel Druck u. Brennen in Urethra.
ATEMWEGE. - Heiserkeit. Hackender Hustem beim Einatmen kalter Luft. Kitzeln im Kehlkopf. Gefühl, als ob der Kehlkopf zersplittert oder zerrissen wäre. Atembeklemmung wegen Druck in der Mitte der Brust. Zusammenschnürungsgefühl im Bereich der Epiglottis. Schmerz zum Ohr ausstrahlend.
EXTREMITÄTEN. - Lahme Gelenke. Ulzera an der Ferse. Schmerzhafte Beschwerden an den Fingern um die Nägel herum. Stumpf-Neuralgien. Böse Folgen von Durchnässung der Füße. Schmerzhaftes u. müdes Gefühl in den Gliedern, besonders den Armen.
SCHLAF. - Gähnen mit Kopfschmerz u. Benommenheit. Mund weit offen im tiefen Schlaf. Träume. Wacht um 2 Uhr auf.
MODALITÄTEN. - **V.** - abends, im warmen Zimmer. **B.** - im Freien u. im kalten Zimmer.
VGL. - Gels.; Euph.; Kali-hyd.; Acon.; Ip.
ERGÄNZUNGSMITTEL: Phos.; Thuj.; Puls.
ANTIDOTE: Arn.; Cham.; Verat.
DOS. - C 3.
Allium cepa ∅; D1; D1; D3; [**D2**]

ALLIUM SATIVUM

(Knoblauch); Liliaceae - Liliengewächse; Zentralasien

Wirkt direkt auf die Eingeweideschleimhaut u. vermehrt die Peristaltik. Kolitis infolge pathologischer Flora. Hat vasodilatorische Eigenschaften. Absinken des Blutdrucks beginnt gewöhnlich 30 bis 40 Minuten nach der Einnahme von 20 bis 40 Tropfen der Tinktur.
Paßt für muskulöse Patienten mit Dyspepsie u. katarrhalischen Affektionen. Patienten, die gut leben, die erheblich mehr essen, **besonders Fleisch,** als sie trinken. Schmerz in der Hüfte. **Schmerz in den Psoas- u. Iliakalmuskeln. Lungentuberkulose.**
Husten u. Auswurf werden geringer, die Temperatur wird normal, das Körpergewicht nimmt zu, u. der Schlaf wird regelmäßig. **Haemoptysis.**

KOPF. - Schwer. Pulsieren in den Schläfen. Katarrhalische Taubheit.
MUND. - Viel süßlicher Speichel nach den Mahlzeiten u. nachts. Gefühl eines Haares auf der Zunge oder im Hals.
MAGEN. - Gieriger Appetit. Brennendes Aufstoßen. Der geringste Diätwechsel verursacht Beschwerden. Verstopfung mit dauernden, dumpfen Schmerzen in den Eingeweiden. **Zunge blaß, rote Papillen.**
ATEMWEGE. - Dauerndes Schleimrasseln in den Bronchien. Husten morgens, nach Verlassen des Schlafzimmers, mit schleimigem Auswurf, der zäh ist u. sich schwer löst. Empfindlich gegen kalte Luft. Erweiterte Bronchien mit fötidem Auswurf. Stechender Schmerz in der Brust.
WEIBL. G. - Schmerzhafte Brustschwellung. Ausschlag in der Vagina u. an Brust u. Vulva während Menses.
VGL. -Nach Dr. Teste gehört **All-s.** zu der Bryonia-Gruppe, einschließlich **Lac.; Nux-v.; Coloc.; Dig u. Ign.,** die alle fleischessenden Tiere stark beeinflussen u. kaum die Vegetarier. Daher ist das Mittel besonders bei Fleischessern anwendbar u. kommt kaum für ausgesprochene Vegetarier in Frage.
VGL. ferner. - Caps.; Ars.; Senega; Kali-nit.
ERGÄNZUNGSMITTEL: Ars.
ANTIDOTE: Lyc.
DOS. - C 3 bis C 6. Bei Tuberkulose 4 bis 6 g, mäßig getrocknet, täglich in aufgeteilten Dosen.
Allium sativum Ø; D1; D1; D3; [D2]

ALNUS - ALNUS GLUTINOSA

(Schwarz- oder Roterle); Betulaceae - Birkengewächse; Asien u. Europa

Hat einiges Ansehen als Mittel für Hautbeschwerden, Drüsenvergrößerungen u. Verdauungsbeschwerden infolge unvollständiger Absonderung von Magensäften. Es regt die Nutrition an u. wirkt so günstig bei strumösen Störungen, vergrößerten Drüsen etc.. Ulzerierte Schleimhäute von Mund u. Rachen. Pickelausschlag am Finger mit Krustenbildung u. unangenehmem Geruch. Verdauungsbeschwerden infolge unvollständiger Absonderung von Magensäften.

WEIBL. G. - Leukorrhoe mit Zervix-Erosion, leicht blutend. Amenorrhoe mit brennenden Schmerzen vom Rücken zum Schambein.
HAUT. - Chronischer Herpes. Vergrößerte Achseldrüsen. Ekzem, Prurigo. Purpura hämorrhagica. Poison Oak. Lokale Anwendung.
DOS. - Urtinktur bis C 3.

Alnus tt Ø; D1; D1; -; [D2]

ALOE - ALOE PERRYI

Liliaceae - Liliengewächse; Afrika, Indien

Ein ausgezeichnetes Mittel zur Wiederherstellung des physischen Gleichgewichtes nach arzneilichen Übertreibungen, wenn Krankheits- u. Arzneisymptome stark gemischt sind. Es gibt kein Mittel, das reicher ist an Symptomen von Pfortaderkongestion u. keines, das bessere klinische Resultate aufzuweisen hat, sowohl hinsichtlich der ursprünglich pathologischen Ausgangssituation als auch im Hinblick auf die Sekundär-Phänomene. Böse Folgen einer sitzhaften Lebensweise. Besonders passend für lymphatische u. hypochondrische Patienten. Die Rektalsymptome entscheiden gewöhnlich die Wahl. Paßt für müde Leute, alte Leute, Phlegmatiker u. alte Biertrinker. Unzufriedenheit u. Zorn über sich selbst, wechselnd mit Lumbago. Innere u. äußere Hitze. Verabreichung des reinen Saftes wirksam bei Schwindsucht.

KOPF. - Kopfschmerz wechselt mit Lumbago, mit Eingeweide- u. Uterusbeschwerden. Abneigung gegen geistige Arbeit. **Schmerzen über der Stirn mit Schwere in den Augen, muß sie teilweise schließen.** Kopfschmerz nach Stuhlgang. Dumpfer, pressender Schmerz; V. - von Hitze.
AUGEN. - Muß sie klein machen während des Stirnkopfschmerzes. Flackern vor den Augen. Röte der Augen mit **Gelbsehen** [**China**]. **Schmerz tief in Augenhöhlen.**
GESICHT. - Deutliche Lippenrötung [**Sulf.**].
OHREN. - Knacken beim Kauen. Plötzliche Explosion u. klatschendes Geräusch im linken Ohr. Klingeln wie von einer dünnen, zitternden, metallischen Kugel im Kopf.
NASE. Kälte der Nasenspitze. Bluten am Morgen beim Aufwachen. Voll von Krusten.
MUND. - Geschmack bitter u. sauer. Geschmackloses Aufstoßen. Lippen rissig u. trocken.
INN. HALS. - Dicke Klumpen von zähem Schleim. Variköser Zustand der Adern im Rachen. Gefühl von Trockenheit, wie abgeschabt.
MAGEN. - Abneigung gegen Fleisch. Verlangen nach saftigen Dingen. Nach dem Essen Flatulenz, **Pulsieren im Rektum** u. sexuelle Reizung. Übelkeit mit Kopfschmerz. Schmerz in der Magengrube bei Vertreten.
ABDOMEN. - Schmerz im Nabelgebiet, V. - bei Druck. Völle in der Lebergegend. Schmerz unter den rechten Rippen. Gefühl von Völle, **Schwere, Hitze und Blähung im Bauch.** Pulsierender Schmerz um den Nabel. Schwächegefühl wie von beginnendem Durchfall. Große Gasan-

sammlung, nach unten pressend, Beschwerden in den unteren Gedärmen verursachend. **Gefühl eines Pfropfens zwischen Symphyse u. Steißbein, mit Stuhldrang.** Kolik vorm u. beim Stuhl. Brennende, reichliche Blähung.
REKTUM. - Dauerndes Nach-unten-Ziehen. Rektum blutend, wund u. heiß; B. - durch kaltes Wasser. Gefühl von Schwäche u. Kraftlosigkeit im Schließmuskel. **Unsicherheitsgefühl im Rektum** beim Passieren von Blähungen. Weiß nicht, ob Gas oder Stuhl kommen wird. Der Stuhl passiert ohne Anstrengung, beinahe unbemerkt. Klumpiger, wässeriger Stuhl. Geléeartige Stühle mit Wundheit im Rektum nach Stuhlentleerung. **Viel Schleimabgang mit Schmerz im Rektum nach Stuhlentleerung.** Hämoorhoiden vorfallend wie Trauben; sehr wund u. empfindlich; B. - bei Anwendung von kaltem Wasser. **Brennen im Anus** u. Rektum. Verstopfung mit schwerem Druck im unteren Teil des Bauches. Durchfall nach Bier.
HARNWEGE. - Inkontinenz alter Leute, Gefühl des Nach-unten-Ziehens u. vergrößerte Prostata. Urin spärlich u. stark gefärbt.
WEIBL. G. - Gefühl des Nach-unten-Ziehens im Rektum. V. - beim Stehen u. bei Menses. Gefühl von Schwere der Gebärmutter, kann deswegen nicht viel gehen. Wehenähnliche Schmerzen im Kreuz; ausstrahlend in die Beine. Klimakterische Blutungen. Menses zu früh u. zu reichlich.
ATEMWEGE. - Winterhusten mit Jucken. Atembeschwerden mit Stichen von der Leber zur Brust.
RÜCKEN. - Schmerzen im Kreuz; V. - bei Bewegung, Stiche durchs Kreuzbein. **Lumbago wechselnd mit Kopfschmerz u. Hämorrhoiden.**
EXTREMITÄTEN. - Lahmheit in allen Gliedern. **Ziehende Schmerzen in den Gelenken.** Die Sohlen schmerzen beim Gehen.
MODALITÄTEN. - V. - frühmorgens; Sommer; Hitze; bei heißem, trockenem Wetter; nach Essen oder Trinken. **B.** - in kalter Luft draußen.
ERGÄNZUNGSMITTEL: Sulf.
VGL. - **Kali-bi.; Lyc.; All-s.**
ANTIDOTE: Op.; Sulf.
DOS. - C 6 u. höher. Bei rektalen Zuständen ein paar Dosen der dritten, dann abwarten.
Aloe D1 = ∅; D1; D1; D4; [D3, 4]

ALSTONIA SCHOLARIS

Apocynaceae - Oleandergewächse; Ostindien

Malaria-artige Krankheit mit Durchfall, Dysenterie, Anämie, schwacher Verdauung sind die allgemeinen Zustände, die dieses Mittel verlangen. Charakteristisch ist das Hinfälligkeitsgefühl im Magen u. das Gefühl des Absinkens im Bauch mit Schwäche. **Ein Tonikum nach sehr stark schwächenden Fiebern.**

ABDOMEN. - Heftiges Purgieren u. Krampf in den Eingeweiden. Hitze u. Reizung in den unteren Gedärmen. Lager-Durchfall, blutiger Stuhl; **Dysenterie;** Durchfall durch schlechtes Wetter u. Malaria. **Schmerzlose wässerige Stühle** [**Phos-ac.**]. Durchfall sofort nach dem Essen.

VGL. - Eine ähnliche Wirkung hat **Alstonia constricta,** die bittere Borke oder das Chinin der Eingeborenen von Australien. **Ditain** (Wirkstoff, ist antiperiodisch wie Chinin, aber ohne unliebsame Nebenwirkungen). **Cinchona** (ähnlich wie Durchfall, chronischer Syspepsie u. Schwäche). **Hydr.; Ferr-cit. et chin.**
DOS. - Urtinktur bis C 3. Lokal für Geschwüre u. rheumatische Schmerzen.
Alstonia scholaris t D1 = Ø; D1; D2; -; [D3]

ALUMEN

(Alaun - Kaliumaluminiumalaun); ($K_2Al_2(SO_4)_4 \cdot 24H_2O$)

Die klinische Anwendung dieses Mittels zielt auf seine Darmsymptome, einerseits hartnäckige Verstopfung, andererseits Blutungen aus den Eingeweiden im Verlaufe von Typhus - eine Phase der **paralytischen Muskelschwäche** in allen Teilen des Körpers. Es besteht eine bemerkenswerte Tendenz zur **Verhärtung,** ferner werden maligne Neubildungen begünstigt. Gewebsverhärtung an der Zunge, im Rektum, im Uterus etc.; Ulzera mit verhärteter Basis. Passend für alte Leute, besonders bei Bronchialkatarrhen. **Gefühl von Trockenheit u. Zusammenschnürung.** Geistige Erschlaffung; Dysphagie besonders für **Flüssigkeiten.** Verhärtung, Szirrhus der Zunge.

KOPF. - Brennender Schmerz wie von einem Gewicht in der Scheitelgegend, besser durch Druck mit der Hand. Schwindel mit Schwäche in der Magengrube. Alopezie.
INN. HALS. - Rachen erschlafft. Schleimhaut rot. u. geschwollen. Husten. Kitzeln im Rachen. Neigung zu Halserkältungen. **Vergrößerte u. verhärtete Mandeln.** Brennender Schmerz die Speiseröhre hinunter. Vollständige Aphonie. Jede Erkältung setzt sich im Hals fest. Konstriktion der Speiseröhre.
HERZ. - Herzklopfen bei **Rechtslage.**
REKTUM. - Hochgradige Verstopfung. Keinerlei Stuhldrang tagelang. Heftiger, erfolgloser Stuhldrang. Ist unfähig, Stuhl herauszupressen. **Marmelnartige Massen werden entleert, trotzdem Völlegefühl danach.** Jucken nach dem Stuhlgang. Jucken im Anus. Langanhaltender Schmerz u. Ziehen im Rektum nach dem Stuhl; auch Hämorrhoiden. Stuhl gelb wie von Kleinkindern. Darmblutung.
WEIBL. G. - Neigung zur Verhärtung des Gebärmutterhalses u. der Brustdrüsen [**Carb-an.; Con.**]. Chronische, gelbe Vaginalabsonderung. Chronische Gonorrhoe, gelb, mit kleinen Tumoren entlang der Urethra. Aphthöse Flecken in der Vagina [**Caul.**]. Menses wässerig.
ATEMWEGE. - Haemoptysis, große Schwäche der Brust; Schwierigkeiten beim Abhusten des Schleims. Starker, zäher Morgenauswurf bei alten Leuten. Asthma.
HAUT. - Ulzera mit verhärteter Basis. An Alumen ist zu denken bei verhärteten Drüsen, Epitheliomen, etc.. Die Adern werden varikös u. bluten. Verhärtungen, die von lang-anhaltenden entzündlichen Reizungen kommen. Drüsen entzünden sich u. verhärten. Alopezie, Ekzem am Skrotum u. auf dem Rücken des Penis.

EXTREMITÄTEN. - Schwäche aller Muskeln, besonders an Armen u. Beinen. Zusammenschnürungsgefühl um die Glieder **[Oenanthe]**.
MODALITÄTEN. - V. - Kälte, abgesehen von Kopfschmerz, der erleichtert wird durch Kälte.
DOS. - C 1 bis C 30. Die allerhöchsten Potenzen haben sich als wirksam erwiesen. Pulverisiertes Alumen, 0,648 g auf die Zunge gelegt, soll einen Asthma-Anfall beheben.
Alumen D1 = Ø; D3;, D1; D3; [D3]

ALUMINA

(Tonerde); Al_2O_3

Ein durchgehendes Charakteristikum dieses Mittels ist die **Trockenheit** der Schleimhäute u. der Haut u. eine **Tendenz zur Parese der Muskeln.** Alte Leute mit Mangel an vitaler Wärme oder vorzeitig gealterte mit Schwäche. Langsame Funktionen, Schwere, Taubheit der Sensibilität, stolperndes Gehen u. die charakteristische Verstopfung finden ein hervorragendes Mittel in Alumina. Neigung zu Erkältungen im Kopf u. Aufstoßen bei dürren, trockenen, dünnen Patienten. Empfindliche Kinder, Folgen künstlicher Baby-Nahrung.

GEIST, GEMÜT. - Niedergeschlagen; fürchtet, seinen Verstand zu verlieren. Verwirrt in bezug auf die persönliche Identität. **Hastig, eilig.** Die Zeit vergeht langsam. **Wechselnde Stimmung.** B. - im Laufe des Tages. Selbstmordtendenz beim Anblick von Messer oder Blut.
KOPF. - Stechender, brennender Schmerz im Kopf mit Schwindel, V. - morgens, aber erleichtert durch Nahrung. Druck in der Stirn wie von einem engen Hut. Kann nur mit offenen Augen gehen. Pulsierender Kopfschmerz mit Verstopfung. Schwindel mit Übelkeit; B. - nach dem Frühstück. Haarausfall; die Kopfhaut juckt u. ist taub.
AUGEN. - Gegenstände sehen gelb aus. Kältegefühl in den Augen. Lider trocken, brennen, schmerzen, verdickt. [**Aloe, Lina.**]. V. - morgens; chronische Konjunkivitis. Ptosis. Strabismus.
OHREN. - Summen; Dröhnen. Eustachische Röhre wie verstopft.
NASE. - Schmerz an der Nasenwurzel. Geruchssinn vermindert. Laufschnupfen. Spitze der Nase **rissig.** Nasenflügel wund, **rot;** V. - bei Berührung. **Borken mit dickem, gelbem Schleim.** Flechtenartige Röte. **Ozaena atrophica sicca.** Gedehnte, weiche Membranen.
GESICHT. - Gefühl, als ob eiweißartige Substanz darauf getrocknet wäre. Blutbeulen u. Stippen. Zucken des Unterkiefers. Blutandrang zum Gesicht nach dem Essen.
MUND. - Wund. Schlechter Mundgeruch. Zähne bedeckt mit schmutzigem Belag. Zahnfleisch wund, blutend. Ziehender Schmerz im Kiefergelenk beim Mundöffnen oder Kauen.
INN. HALS. - Trocken, wund; die Speisen rutschen nicht, Speiseröhre zusammengezogen. Splitter- oder Kloßgefühl im Rachen. Gereizte, erschlaffte Kehle. Pergamentartiges u. glasiertes Aussehen. Chronische

(berufsbedingte) Heiserkeit bei dünnen Patienten. Dicker, hartnäckiger Schleim tropft retronasal. Dauernde Neigung zu räuspern.
MAGEN. - Ungewöhnliche Gelüste - Kreide, Kohle, trockene Nahrung, Teesatz. Sodbrennen, Zusammenschnürungsgefühl. Abneigung gegen Fleisch [**Graph.**; **Arn.**; **Puls.**;]. **Kartoffeln werden nicht vertragen.** Mag nicht essen. **Kann jeweils nur kleine Bissen hinunterschlucken.** Zusammenschnürung der Speiseröhre.
ABDOMEN. - Kolik wie bei Malern (Bleikolik). Pressen in beiden Leisten in Richtung auf die Sexual-Organe. **Bauchbeschwerden links.**
STUHL. - **Hart,** trocken, knotig; **kein Drang.** Rektum wund, trocken, entzündet, blutend. Jucken u. Brennen am Anus. **Sogar weicher Stuhl wird schwer entleert. Starkes Pressen.** Verstopfung von Kindern [**Coll.**; **Psor.**; **Bry.**]. u. alten Leuten wegen Untätigkeit des Rektum, u. bei Frauen mit stark sitzender Lebensweise. Durchfall beim Wasserlassen. **Lange vor dem Stuhlgang schmerzhafter Drang, dann Pressen beim Stuhlgang.**
URIN. - Blasenmuskeln paretisch, **muß pressen wie zum Stuhlgang, um Wasser zu lassen.** Schmerz in den Nieren mit Konfusion. Häufiger Harndrang bei alten Leuten. Die Miktion kommt schwer in Gang.
MÄNNL. G. - Extrem starke Libido. Spermaabgang beim Pressen zum Stuhlgang. Prostatorrhoe.
WEIBL. G. - Menses zu früh, kurz, **spärlich, blaß, nachher große Erschöpfung** [**Carb-an.**; **Cocc.**]. Leukorrhoe **scharf, reichlich,** transparent, **fadenartig** mit Brennen; V. - Tagsüber u. nach den Menses. Erleichtert durch Waschungen mit kaltem Wasser.
ATEMWEGE. - Husten bald nach dem Aufwachen morgens. Heiserkeit, Aphonie, Kitzeln im Larynx, röchelndes, rasselndes Atmen. Husten beim Reden oder Singen **morgens.** Gefühl von Zusammenschnürung der Brust. Gewürze rufen Hunger hervor. Sprechen vermehrt das wunde Gefühl in der Brust.
RÜCKEN. - Stiche. Nagender Schmerz wie von heißem Eisen. Schmerz am Rückenmark entlang mit paralytischer Schwäche.
EXTREMITÄTEN. - Schmerz in Armen u. Fingern, wie durchbohrt von heißem Eisen. Arme wie gelähmt. Beine schlafen ein, **besonders beim Sitzen mit übereinandergeschlagenen Beinen. Stolpert beim Gehen.** Taubheitsgefühl in den Fersen. Sohlen empfindlich; beim Auftreten Gefühl von Weichheit und Schwellung. Schmerz in der Schulter u. Oberarm. Gefühl wie von Nagen unter den Fingernägeln. **Brüchige Nägel.** Unfähig zu gehen, kann nur gehen, wenn die Augen offen sind, oder bei Tageslicht. Rückgrat-Degeneration u. Paralyse der unteren Gliedmaßen. (M.S.)
SCHLAF. - Unruhig, ängstliche u. konfuse Träume. Schläfrigkeit am Morgen.
HAUT. - Rissig u. flechtenartig trocken Brüchige Nägel. **Unerträgliches Jucken beim Warmwerden im Bett.** Muß kratzen, bis die Haut blutet. Dann wird sie schmerzhaft. Schorfige Haut an den Fingern.
MODALITÄTEN. - Periodische **Verschlimmerung;** nachmittags; durch Kartoffeln. **V.** - morgens beim Aufwachen; im warmen Zimmer. **B.** - im Freien,

beim kalten Waschen; abends oder an jedem zweiten Tag. **B.** - bei feuchtem Wetter. [**Hepar s.**].
VGL. - Alum.-chloridum (Schmerzen durch motorische Ataxie. Niedere Triturationen in Wasser). **Slag Silico -** Sulfocalcid von Alumina, D 3 (anales Jucken, Hämorrhoiden, Verstopfung, flatulente Auftreibung); **Sec.**; **Lath.**; **Plb. - Aluminum-Azetat**-Lösung. (Äußerlich eine Lotion für eitrige Wunden u. Hautinfektionen. Stillt Blutung infolge Erschlaffung der Gebärmutter. Parenchymatöse Blutungen aus verschiedenen Organen, zwei- bis dreiprozentige Lösung. Blutung nach Tonsillektomie wird unter Kontrolle gebracht durch Ausspülen des Nasenrachenraumes; mit zehnprozentiger Lösung).
ERGÄNZUNGSMITTEL. - Bry.
ANTIDOTE. - Ip.; Cham.
DOS. - C 3 bis C 30 u. höher. Die Wirkung entwickelt sich langsam.
Alumina D8; D10, D1; D8; [**D3, 4, 6 Tbl**]

ALUMINA SILICATA
(Aluminiumsalz der Orthokieselsäure)

Medikament mit Tiefenwirkung bei chronischen Beschwerden des Gehirnes, der Wirbelsäule u. der Nerven. Konstriktion ist ein deutliches Allgemein-Symptom, auch im Bereich der Körperöffnungen. Erweiterung der Venen. Schwäche, besonders spinale Schwäche. Ziehen u. Brennen in der Wirbelsäule. Formikation, Taubheit, Schmerz in allen Gliedern, Epileptiforme Konvulsionen. Kältegefühl während der Schmerzen.

KOPF. - Hirnkongestion. Zusammenziehung der Kopfhaut. Schmerzen im Kopf, B. - durch Wärme u. Schwitzen. Schmerz in den Augen, Flackern. Häufiger Laufschnupfen. Schwellung u. Ulzeration der Nase.
ATEMWEGE. - Katarrh der Brust, Schmerz, Gefühl von Rauhheit. Gefühl von großer Schwäche im Brustkorb. Stechende Schmerzen. Spastischer Husten mit purulentem, fädigem Auswurf.
EXTREMITÄTEN. - Schwere, Zucken, Taubheit, Ziehen u. Schmerzen.
HAUT. - Ameisenlaufen entlang den Nerven, pralles, gespanntes Gefühl in den Venen. Berührungs- u. Druckempfindlichkeit.
MODALITÄTEN. - V. - kalte Luft, nach dem Essen, im Stehen. **B.** - Wärme, Fasten, Bettruhe.
DOS. - Höhere Potenzen.

AMBRA GRISEA
(Grauer Amber); krankhaftes Sekret des Pottwales
(Physeter macrocephalus.)

Passend für erregbare, nervöse Kinder u. dünne, nervöse Patienten. Extreme **nervliche Überempfindlichkeit**. Morgens Taubheit äußerlich am ganzen Körper u. Schwäche. Nervöses, galliges Temperament. Dünne, knochige Frauen. Passend für hysterische Patienten oder solche, die an spinalen Reizungen leiden, mit konvulsivem Husten, Aufstoßen etc.. Auch für Patienten, die durch **Alter** u. Überarbeitung **geschwächt** sind, die anämisch u. schlaflos sind. Großes Mittel für alte Leute mit Verminderung aller Funktionen. Schwäche, Kälte u. **Taubheit**, gewöhnlich von einzelnen Körperteilen, Fingern, Armen etc.. Einseitige Beschwerden. **Musik verschlimmert die Symptome.** Hitzeschauer u. Pulsieren nach Gehen im Freien.

GEIST, GEMÜT. - Scheu vor Menschen u. Wunsch, allein zu sein. Kann nichts tun in Gegenwart anderer. Große Schüchternheit, errötet leicht. **Musik erregt Weinen.** Verzweiflung, Lebensüberdruß. Phantastische Illusionen. Zaghaftigkeit. Mangel an Lebensmut. Unruhig, erregt, sehr gesprächig. Zeit vergeht langsam. Denken fällt morgens schwer bei alten Leuten. Vergräbt sich in unangenehme Dinge.

KOPF. - Langsames Begriffsvermögen. Schwindel mit Schwäche in Kopf u. Magen. Druck im vorderen Teil des Kopfes mit Depressionen. **Reißender Schmerz in der oberen Gehirnhälfte. Altersschwindel.** Blutandrang zum Kopf beim Hören von Musik. **Hörvermögen vermindert.** Epistaxis, besonders am Morgen. Starkes Zahnfleischbluten. Haarausfall.

MAGEN. - Aufstoßen, mit heftigem, konvulsivem Husten. Saures Aufstoßen wie Sodbrennen. **Auftreibung vom Magen u. Abdomen** nach Mitternacht. Kältegefühl im Bauch.

HARNWEGE. - Schmerz in Blase u. Rektum zugleich. Brennen in Harnröhrenmündung u. After. **Gefühl in Urethra, als ob ein paar Tropfen herausliefen.** Brennen u. Jucken in Urethra beim Harnlassen. **Urin trübe, sogar beim Wasserlassen,** bildet ein braunes Sediment.

WEIBL. G. - Nymphomanie, **Jucken der Vulva mit Wundheit u. Schwellung.** Menses zu früh. Reichliche, bläuliche Leukorrhoe. V. - nachts. **Absondern von Blut zwischen den Perioden, bei jedem kleinen Anlaß.**

MÄNNL. G. - Wollüstiges Jucken des Skrotum. Teile äußerlich taub u. gefühllos; innerliches Brennen. Heftige Erektionen ohne Wollustgefühle.

ATEMWEGE. - Asthmatische Atmung mit Luft-Aufstoßen. **Nervöser, spastischer Husten,** mit Heiserkeit u. **Aufstoßen**, beim Aufwachen morgens; V. - in Anwesenheit von Menschen. Kitzeln in Hals, Larynx u. Trachea; Brust beklemmt, kommt außer Atem beim Husten. **Hohler, spastischer, bellender Husten**, der tief aus der Brust kommt. Erstickungsgefühl beim Herausräuspern von Schleim.

HERZ. - **Herzklopfen mit kloßartigem Druck im Brustkorb, oder Gefühl, als ob die Brust verstopft wäre.** Fühlt den Puls. Herzklopfen im Freien bei blassem Gesicht.

SCHLAF. - **Kann nicht schlafen wegen Sorgen; muß aufstehen.** Ängstliche Träume. Kälte des Körpers u. Zucken der Glieder im Schlaf.

HAUT. - Jucken u. Wundheit, besonders um die Genitalien herum. Taubheit der Haut. Die Arme »schlafen ein«.

EXTREMITÄTEN. - **Krämpfe in Händen** u. Fingern, V. - beim Zufassen. Krämpfe in den Beinen.
MODALITÄTEN. - **V.** - bei Musik; Anwesenheit von Fremden; **bei allem Ungewohntem;** morgens im warmen Zimmer. **B.** - langsame Bewegung im Freien; Liegen auf der schmerzhaften Seite; kalte Getränke.
VGL. - Nicht verwechseln mit **Amber**, vgl. Succinum. **Moschus** folgt häufig vorteilhaft. Vgl. ferner: **Oleum succinum** (Schluckauf). **Sumb.**; **Cast-eq.**; **Asaf.**; **Croc.**; **Lil.-t.**
DOS. - C 2 u. C 3; Wiederholung ist von Vorteil.
Ambra grisea + D1 = 0; D1; D2; D6; [D3] **Sonderpreis**

AMBROSIA - ARTEMISIAE FOLIA

Compositae. - Korbblütler; Mittelmeer

Ein Mittel für Heufieber, **Tränen der Augen u. unerträgliches Jucken der Augenlider.** Einige Formen von Keuchhusten. Atemwege in der ganzen Länge verstopft. **Viele Formen von Durchfall,** besonders in den Sommermonaten, auch Dysenterie.

NASE. - Wässeriger Schnupfen; Niesen; wässerige Absonderung. **NASENBLUTEN.** Verstopftes Gefühl von Nase u. Kopf. Reizung von Trachea u. Bronchien mit asthmatischen Anfällen [**Aral; Eucal**], röchelnder Husten.
AUGEN. - Brennen u. Schmerzen, Tränenfluß.
VGL. - Bei Heuschnupfen **Sabad.**, **Wye.**; **Succin-ac.**; **Ar.-j.**; **Arund.**
DOS. - Urtinktur bis C 3; 10 Tropfen in Wasser während u. nach den Anfällen von Nasenbluten. Bei Heufieber höhere Potenzen.
Ambrosia tt 0; D1; **D1;** -; [D1, 2]

AMMONIACUM DOREMA

(Ammoniakgummi; Gummiharz von Dorema ammoniacum)
Umbelliferae - Doldengewächse; Iran

Ein Mittel für die Alten u. Schwachen, besonders bei chronischer Bronchitis. Schlechte Laune. Kälteempfindlichkeit. Gefühl von Brennen u. Kratzen in Hals u. Speiseröhre.

KOPF. - Katarrhalischer Kopfschmerz infolge von Verschluß der Stirnhöhlen.
AUGEN. - Trübe Sicht. Sterne u. feurige Punkte schwimmen vor den Augen. Leicht ermüdet durch Lesen.
INN. HALS. - Trockenheit; V. - beim Einatmen frischer Lust. Gefühl von Völle, Brennen u. Kratzen. Sofort nach dem Essen Gefühl, als ob etwas im Ösophagus festsäße, das dauerndes Schlucken verursacht.

ATEMWEGE. - **Schwierige Atmung.** Chronischer Bronchialkatarrh.. Große Ansammlung eitriger Massen u. schwacher Auswurf; V. - bei kaltem Wetter. Schleim zäh u. hart. Herzschläge verstärkt, bis in die Magengrube fortgeleitet. Rasselndes Geräusch im Brustkorb bei alten Leuten.

ANTIDOTE: Bry.; Arn.
VGL.: Senega; Tartar-emet.; Peru-Balsam.
DOS. - C 3 Trituration.
Ammoniacum **dorema D1** = **0**; **D2**; **D2**; -; [**D3**]

AMMONIUM BENZOICUM

(Ammoniumbenzoat); $C_6H_5COONH_4$

Eines der Mittel für Albuminurie, besonders bei Gichtikern. Gicht mit Ablagerungen in den Gelenken. Harn-Inkontinenz bei alten Leuten.

KOPF. - Schwer, stupide.
GESICHT. - Gedunsene, geschwollene Augenlider. Schwellung unter der Zunge wie Ranula.
URIN. - Rauchig, spärlich. Albuminöse u. dicke Ablagerungen.
RÜCKEN. - Schmerz über das Sakrum hin mit Stuhldrang. Wundheitsgefühl in der Gegend der rechten Niere.
VGL. - **Ter.**; **Benz-ac.**; **Ammonium**-Salze; **Caust.**. Bei Albuminurie vgl. **Kalm.**; **Helon.**; **Merc-c.**; **Berb.**; **Canth.**
DOS. - C 2 Trituration.
Ammonium **benzoicum D1** = **0**; **D2**; **D1**; -; [**D3**]

AMMONIUM BROMATUM

(Ammoniumbromid); NH_4Br

Ist indiziert bei chronischen Larynx- u. Pharynx-Katarrhen, neuralgischen Kopfschmerzen u. Fettleibigkeit. Zusammenschnürungsgefühl an Kopf, Brust, Beinen etc.. Reizgefühl unter den Fingernägeln; erleichtert nur durch Daraufbeißen.

KOPF. - Zerebrale Kongestion. Bandgefühl über den Ohren. Niesen; dicke Absonderung aus der Nase.
AUGEN. - Lidränder rot u. geschwollen. Schwellung der Meibomschen Drüsen. Augäpfel wie vergrößert, Schmerz um die Augen herum bis in den Kopf hinein.
INN. HALS. - Schmerzen im Mund. Kitzeln im Rachen, **mit Neigung zu trockenem, spastischem Husten, besonders nachts.** Brennen im Rachen. Weißer, klebtiger Schleim. Chronischer Redner-Katarrh.
ATEMWEGE. - Plötzlicher, kurzer Husten, zusammenschnürend. Kitzeln in der Trachea u. den Bronchien. Wacht um 3 Uhr nachts mit Husten auf.

Fühlt sich wie erstickt; ständiger Husten, beim Hinlegen nachts; scharfer Schmerz in den Lungen. Keuchhusten. - Trockner, spastischer Husten beim Hinlegen.
VGL. - **Hyos.; Con.; Arg-nit.; Kali-bi.**
DOS. - C 1.
Ammonium bromatum + D1 = Ø; D2; D2; D3; [D3, 4]

AMMONIUM CARBONICUM

(Hirschhornsalz); $(NH_4)_2 CO_3$, NH_4HCO_3

Die Krankheitserscheinungen, die durch dieses Mittel betroffen werden, finden wir oft bei ziemlich behäbigen Frauen, die immer müde u. matt sind, sich leicht erkälten, an choleraartigen Symptomen vor den Menses leiden, eine sitzende Lebensweise haben, allgemein langsam reagieren u. gerne häufig nach der Parfumflasche greifen. Zu häufige u. profuse Menses. Schleimhäute der Atemwege besonders betroffen. Fette Patienten mit schwachem Herzen, geräuschvoller Atmung, Erstickungsgefühl. Sehr empfindlich gegen kalte Luft. Große Abneigung gegen Wasser; mag es nicht berühren. Maligner Scharlach mit Somnolenz, geschwollenen Drüsen, dunkelrotem Hals, nur schwach entwickeltem Ausschlag. Urämie. **Schwere in allen Organen.** Unreinlichkeit in der Körperpflege. Schwellung von Körperteilen, Drüsen etc.. Saure Sekrete. Erschöpft von Kleinigkeiten.

GEIST, GEMÜT. - Vergeßlich, übellaunig, trübe bei **stürmischem Wetter. Unreinlichkeit.** Reden und andere reden hören greift sehr an. Ist traurig, weinerlich, unvernünftig.
KOPF. - Pulsieren in der Stirn; B. - bei Druck u. im warmen Zimmer. Gefühl von Stößen, die durch den Kopf gehen.
AUGEN. - Brennen der Augen mit Lichtscheu. Anstrengung der Augen [**Nat-m.**]. Asthenopie. Wunde Augenecken.
OHREN. - Schwerhörigkeit. Gefühl von Erschütterungen durch Ohren, Augen. u. Nase beim Zähneknirschen.
NASE. - Absonderung von scharfem, brennendem Wasser. **Verstopfung nachts, mit langsandauerndem Schnupfen. Kann nicht durch die Nase atmen. Schniefen** bei Kindern. **Epistaxis nach dem Waschen u. nach dem Essen.** Ozaena, schnaubt blutigen Schleim aus der Nase. Nasenspitze gerötet.
GESICHT. - Flechten um den Mund herum. Furunkel u. Pusteln während den Menses [**Dulc.**]. Mundecken wund, rissig u. brennend [**Ac. nitr.**].
MUND. - Starke Trockenheit von Mund u. Rachen. Zahnschmerzen. **Zähne Zusammenpressen verursacht Stöße durch Kopf, Augen u. Ohren.** Blasen auf der Zunge. Geschmack sauer; metallisch. Kiefer knacken beim Kauen.
INN. HALS. - Vergrößerte Mandeln u. Halsdrüsen. Brennender Schmerz den Rachen hinunter. Tendenz zu gangränartiger Ulzeration der Mandeln. **Diphtherie, wobei Nase verstopft ist** [**Angina Plaut Vencenti**].

MAGEN. - Schmerz in der Magengrube mit Sodbrennen, Übelkeit, Wasserkolk u. Frösteln. Starker Appetit, aber leicht gesättigt. Flatulente Dyspepsie.

ABDOMEN. - Geräusche u. Schmerz im Bauch. Geblähte Hernie. Stühle schwierig, hart u. knotig. **Blutende Hämorrhoiden; V. - während der Menses.** Jucken am Anus. Vorfallende Hömorrhoiden. V. - nach Stuhlgang, B. - beim Hinlegen.

URIN. - Häufiger Drang: unwillkürlich nachts. Tenesmus der Blase. Urin weiß, sandig, blutig, reichlich, trübe u. stinkend.

MÄNNL. G. - Jucken u. Schmerz in Skrotum u. Samenstrang. Erektionen ohne Verlangen. Ejakulation.

WEIBL. G. - Jucken, Schwellen u. Brennen der Scham. Leukorrhoe brennend, scharf, wässerig. Abneigung gegen das andere Geschlecht. Menses zu **häufig, profus**, früh, reichlich, klumpig, schwarz; kolikartige Schmerzen u. harte, schwierige Stühle mit **Ermattung**, besonders der Oberschenkel; Gähnen u. Frösteln.

ATEMWEGE. - Heiserkeit. Husten jeden Morgen ungefähr um 3 Uhr mit Atemnot, Herzklopfen, Brennen im Brustkorb; V. - beim Steigen. Brust müde. Emphysem. **Viel Beklemmung beim Atmen;** V. - nach jeder Anstrengung u. beim Betreten eines **warmen Zimmers** oder auch beim Steigen von nur wenigen Stufen. Asthenische **Pneumonie.** Langsames, mühsames, stertoröses Atmen; Blasengeräusch. Winterkatarrh mit schleimigem Sputum u. Blutflecken. Lungenödem.

HERZ. - Hörbares Herzklopfen mit Angst, kaltem Schweiß, Tränenfluß, Unfähigkeit zu sprechen, lautem Atmen u. zitternden Händen. **Herzschwäche**, wacht auf mit Atemnot u. Herzklopfen.

EXTREMITÄTEN. - Reißen in den Gelenken, erleichtert durch Bettwärme; Neigung, die Glieder auszustrecken. Hände kalt u. blau; erweiterte Venen. Die Finger schwellen, wenn der Arm herabhängt. Panaritium, tiefsitzender, periostealer Schmerz. Krämpfe in Waden u. Sohlen. **Große Zehe schmerzhaft u. geschwollen.** (Gicht)! Fingernagelgeschwür im Beginn. Ferse schmerzhaft beim Stehen. Reißen in den Enkeln u. Fußknochen. B. - in der Bettwärme.

SCHLAF. - **Schläfrigkeit** am Tage. Fährt hoch aus dem Schlaf mit dem Gefühl, stranguliert zu werden.

HAUT. - Heftiges Jucken u. brennende Blasen. Scharlachrote Hitzblatter. Miliaria. Maligner Scharlach. Schwach entwickelter Ausschlag infolge mangelnder Vitalität. Erysipel bei älteren Leuten mit Gehirnsymptomen. Ekzem in den Beugen der Extremitäten, zwischen den Beinen, um Anus u. Genitalien.

MODALITÄTEN. - **V.** - abends, von kaltem, nassem Wetter, nassen Anwendungen, Waschen, um 3 u. 4 Uhr früh, während der Menses. **B.** - Liegen auf der schmerzhaften Seite u. auf dem Magen; bei trockenem Wetter.

VGL. - Ist feindlich gegen **Lach.**, aber ähnlich in der Wirkung.

ANTIDOTE: Arn.; Camph.

VGL. - **Rhus-t.; mur-ac.; Tartar-emet.** Nützlich bei Vergiftung infolge von Kohlenrauch.
DOS. - Die niederen Potenzen zersetzen sich bei längerem Stehen. C 6 ist am besten für den allgemeinen Gebrauch.
Ammonium carbonicum + **D1** = **∅**; -; **D2**; **D2**; [D3]

AMMONIUM CAUSTICUM

(Ammoniumhydrat, Salmiakgeist) 9,94 bis 10% NH_3

Es ist ein starkes Herzstimulans. Wird als solches angewandt bei **Kollaps.** Thrombose, Hämorrhagie, Schlangenbissen, Chloroform-Narkose, kann durch Inhalation verabreicht werden. Das Ödem u. die Ulzeration der Schleimhäute, die durch dieses starke Mittel hervorgerufen werden, werden als Leitsymptome für seine Anwendung benützt; daher bei membranöser Krupp mit Brennen im Ösophagus. Aphonie. Vgl. **Caust.**

ATEMWEGE. - Atembeschwerden. Ansammlung von Schleim mit unaufhörlichem Husten. **Verlust der Stimme. Brennende Rauhheit im Hals.** Stimmritzenkrampf mit Erstickungsgefühl; der Patient ringt nach Luft. Schmerz im Ösophagus beim tiefen Atmen. Kratzen u. Brennen in Hals u. Ösophagus. Uvula bedeckt mit weißem Schleim. Nasen-Diphtherie, mit ätzender Absonderung.
EXTREMITÄTEN. - **Extreme Erschöpfung** u. Muskelschwäche. Rheumatismus der Schultern. Haut heiß u. trocken.
DOS. - C 1 bis C 3; oder 0,3 ml - 0,59122 ml gut aufgelöst in Wasser.
Ammonium causticum D1 = **∅**; -; -; -; [D3]

AMMONIUM JODATUM

(Ammoniumjodid); NH_4J

Indiziert, wenn Jod nur unvollständig gewirkt hat bei Laryngitis u. Bronchitis, sowie katarrhalischer Pneumonie u. Lungenödem.

KOPF. - Dumpfer Kopfschmerz, besonders bei jungen Leuten, schwerfälliger, stupider Gesichtsausdruck; Schwindel. Menièresche Krankheit.
DOS. - C 2 bis C 3
VGL. - **Am-tartaric.** (trockner, hackender Husten nach jeder Erkältung).
Ammonium jodatum + **D1** = **∅**; -; **D2**; **D4**; [D3]

AMMONIUM MURIATICUM

(Ammoniumchlorid, Salmiak); NH_4Cl

Ruft einen Zustand von Prostration hervor, der an Typhus erinnert. Alle Schleimhaut-Absonderungen sind vermehrt u. retiniert. Ist besonders passend für fette, langsame Patienten mit Atembeschwerden. Husten, verbunden mit Katarrhen u. Leberbeschwerden. Tendenz zu unregelmäßiger Zirkulation, das Blut scheint in dauerndem Aufruhr u. dauernden Pulsierungen zu sein etc.. Viele Symptom-Gruppen werden begleitet von Husten **u. reichlichen, eiweißhaltigen Sekretionen.** Seine Verschlimmerungsperioden sind eigentümlich geteilt hinsichtlich der betroffenen Körperregionen; so sind die Kopf- u. Brustsymptome schlimmer morgens, die Bauchsymptome nachmittags, die Gliederschmerzen, die Haut- u. Fiebersymptome abends. Gefühl des »Kochens«.

GEIST, GEMÜT. - Melancholisch, besorgt; wie innerlich bekümmert. **Möchte weinen**, kann aber nicht. Kummerfolgen.

KOPF. - Haarausfall mit Jucken u. Schuppen. Völle, Kompressionsgefühl; V. - morgens.

AUGEN. - Nebel vor den Augen, optische Illusionen bei beginnendem Star; Kapselstar.

NASE. - Freie, **scharfe, heiß-wäßrige Absonderung,** die Lippen wundmachend. Niesen. Nase berührungsempfindlich; geschwüriger Schmerz in den Nasenlöchern. **Geruchsverlust, Gefühl des Verstopftseins;** ständige, vergebliche Bemühungen, die Nase zu putzen, Jucken.

GESICHT. - Gesichtsschmerz durch Entzündung. Mund u. Lippen wund, exkoriiert.

INN. HALS. - Pulsieren in den Mandeln, Mandelschwellung, kann kaum schlucken. Wunde Stelle hinter der Uvula, erleichtert beim Essen. Innere u. äußere Halsschwellung mit **klebrigem Schleim.** So zäh, daß er nicht herausgeräuspert werden kann. Tonsillitis. Zusammenschnürung der Speiseröhre.

MAGEN. - Durst auf Limonade. Wiederaufstoßen von Nahrung, bitterer Wasserkolk. Übelkeit. Gefühl des Nagens im Magen. Oberbauchschmerz sofort nach dem Essen. Magenkrebs.

ABDOMEN. - Milzstiche, besonders morgens, mit Atembeschwerden. Schmerz im Nabelgebiet. Bauchsymptome tauchen auf während der Schwangerschaft. Chronische Leberkongestion. Übermäßige Fettablagerung in der Bauchgegend. Viel Flatus. Gespanntes Gefühl in den Lenden.

REKTUM. - Jucken u. Hämorrhoiden, Wundheit mit Pusteln. Harte, **krümelige** Stühle, oder bedeckt mit durchsichtigem Schleim. Stechen im Damm. Grüne, schleimige Stühle wechseln mit Verstopfung. Bei u. nach dem Stuhlgang Brennen u. Schmerzen im Rektum. Hämorrhoiden nach unterdrückter Leukorrhoe.

WEIBL. G. - Menses zu früh, zu reichlich, dunkel, klumpig; **Regelfluß stärker nachts.** Schmerz wie ausgerenkt in der linken Seite des Leibes bei Schwangerschaft. Durchfall, grünliche, schleimige Stühle u. Nabelschmerz **während Menses.** Leukorrhoe wie Eiweiß [**Alum.; Borax; Calc-p.**] mit Schmerzen im Nabelgebiet; braun, schleimig, **nach jedem Harnlassen.**

ATEMWEGE. - **Heiserkeit u. Brennen im Kehlkopf.** Trockener, kratzender, hackender Husten; V. - beim Liegen auf dem Rücken oder auf der rechten Seite. Stiche in der Brust. Lockerer Husten nachmittags, mit reichlichem Auswurf u. rasselndem Schleim. Brustbeklemmung. Brennen an umschrie-

benen Stellen in der Brust. Spärliche Absonderung. Husten mit reichlicher Absonderung.
RÜCKEN. - Eisige Kälte zwischen den Schultern; nicht erleichtert durch warme Bedeckung, danach Jucken. Prellungsschmerz im Steißbein beim Sitzen. Rückenschmerzen, wie in einer Zange, beim Sitzen.
EXTREMITÄTEN. - Schmerz in Fingerspitzen wie geschwürig. Schießen u. Reißen in den **Finger- u. Zehenspitzen.** Geschwüriger Schmerz in den Fersen. **Kontraktion der Kniebeugesehnen.** Ischias, **V. - beim Sitzen, B. - im Liegen.** Neuralgischer Schmerz in amputierten Gliedern. Stinkende Fußschweiße. Fußschmerzen bei Menses.
HAUT. - Jucken, gewöhnlich abends. Blasen an verschiedenen Stellen. Intensives Brennen. B. - kalte Anwendung.
FIEBER. - Frösteln abends nach dem Hinlegen u. beim Erwachen, ohne Durst. Hitze in den Handflächen u. Fußsohlen. Subakute, bösartige Fieber infolge ungesunden Klimas. Niedrigste Potenzen.
MODALITÄTEN. - B. - im Freien. **V.** - Kopf- u. Brustsymptome morgens. Bauchsymptome nachmittags.
VGL. - Antidote: **Coff.; Nux-v.; Caust.** Vgl. ferner **Calc.; Seneg.; Caust.**
DOS. - C 3 bis C 6
Ammonium muriaticum D1 = 0; D1; D2; D1; [D3]

AMMONIUM PHOSPHORICUM

(Ammoniumphosphat); $(NH_4)_2 HPO_4$

Ein Mittel für chronisch-gichtische Patienten, harnsaure Diathese, indiziert bei Bronchitis u. **Knotenbildungen** an den **Fingergelenken** u. am Handrücken. **Facialisparese**, Schmerz im Schultergelenk. Brust wie zusammengeschnürt. Schwere der Glieder, wackeliger, taumelnder Gang. Erkältung durch den geringsten Luftzug.

KOPF. - Niesen mit starker Absonderung der Nase u. der Augen **nur morgens.**
ATEMWEGE. - Tiefer, rauher Husten mit grünlichem Auswurf.
URIN. - Rosafarbenes Sediment.
DOS. - D 3 Trituration.
Ammonium phosphoricum D1 = 0; D3; D1; D6; [D3]

AMMONIUM PICRATUM

(Ammoniumpikrat); $NH_4O - C_6H_2(NO_2)_3$

Ein Mittel für Malaria-Fieber u. Neuralgien u. sogenannte biliöse Kopfschmerzen. Schmerzen im Hinterkopf u. beim Warzenfortsatz. Keuchhusten.

KOPF. - Periodische Neuralgie **rechts im Hinterkopf**, bohrend, ausstrahlend bis zum Ohr, den Augenhöhlen u. den Kiefern. Schwindel beim Aufstehen. Periodische, biliöse Kopfschmerzen [**Sang.**].
DOS. - C 3 Trituration.

AMMONIUM VALERIANICUM
(Ammoniumvalerianat)

Ein Mittel für nervöse, hysterische Leute, die an neuralgischen Kopfschmerzen u. Schlaflosigkeit leiden. Starke, nervöse **Erregbarkeit** ist stets vorhanden.
HERZ. - Schmerzen in der Herzgegend. Funktionelle Störungen. Tachykardie.
DOS. - Niedere Potenzen.
Ammonium valerianicum **D 1 = ∅; D2; D1; -;** [**D4**]

AMNII LIQUOR (St)

AMPELOPSIS
(Virginische Doldenrebenart); Vitaceae - Weinrebengewächse

Nierenwassersucht, **Hydrozele** u. chronische Heiserkeit bei skrofulösen Patienten sind vorteilhaft von diesem Mittel beeinflußt worden. Cholera-ähnliche Symptome. Gewöhnlich V. - gegen 18 Uhr. Erweiterte Pupillen. Linke Rippengegend wund u. empfindlich. Die Ellbogengelenke schmerzen. Schmerzhafter Rücken. Schmerzhaftigkeit aller Glieder. Erbrechen, Purgieren mit Tenesmus. Rumpeln im Bauch.

AMYGDALUS PERSICA
(Pfirsichbaum); Rosaceae-Rosengewächse; Nordchina

Ein sehr wertvolles Mittel beim Erbrechen verschiedenster Art; **Morgenübelkeit.** Reizung der Augen. Ischurie u. Hämaturie. Blutungen aus der Blase.
Magenreizung bei Kindern; keinerlei Speise wird vertragen. Geruchs- u. Geschmacksverlust. Reizung des Magens, der Eingeweide, wenn die Zunge lang u. spitz ist, Spitze u. Kanten gerötet sind u. dauernde Übelkeit u. Erbrechen bestehen.
VGL. - Amyg-amara. - Bittermandel - (Schmerzen Mandeln durchbohrend, Hals dunkel, schwieriges Schlucken, Erbrechen, Husten mit schmerzendem Brustkorb).
DOS. - Frischer Aufguß oder Urtinktur.
Amygdalus persica
vgl.: Amygdalus amara + D1 = ∅; D1; D2; -; [**D4**]

AMYLIUM NITROSUM

(Salpetrigsäureamylester); $(CH_3)_2$ -CH-CH_2-CH_2-ONO

Beim Inhalieren dieses Mittels erweitern sich rasch alle Arteriolen u. Kapillaren, dadurch stellen sich Gesichtsrötung, Hitze u. Pulsieren im Kopfe ein. - Arterielle Hyperämie der Haut, Herzklopfen u. ähnliche Zustände werden dadurch leicht kuriert, besonders der Blutandrang zum Kopf u. andere Beschwerden im Klimakterium. **Schluckauf u. Gähnen.** Erleichtert oft zeitweilig epileptische Konvulsionen. Seekrankheit.

KOPF. - Angstgefühl, als ob etwas passieren könnte; **muß frische Luft haben. Blutandrang zum Kopf u. Gesicht.** Gefühl, als ob das Blut durch die Haut sickern wollte, mit Hitze u. Röte. **Gesichtsrötung, danach Schweiß im Klimakterium.** Gerötete Ohren. Pulsieren.
INN. HALS. - Zusammenschnürung; der Kragen erscheint zu eng.
BRUST. - Atemnot u. asthmatische Gefühle. Große Beklemmung u. Fülle der Brust; spastischer, erstickender Husten. Präkordiale Angstgefühle. **Tumultuöse Herzaktion.** Schmerz u. Zusammenschnürung ums Herz. Flattern bei der leichtesten Erregung.
WEIBL. G. - Nachwehen; Hämorrhagie, verbunden mit Gesichtsrötung. **Klimakterische Kopfschmerzen u. Hitzewellen, mit Angstgefühl u. Herzklopfen.**
FIEBER. - Viel Hitzewellen; manchmal danach kalte, feuchte Haut u. reichlicher Schweiß. Pulsieren durch den ganzen Körper. **Abnormes Schwitzen nach Influenza.**
EXTREMITÄTEN. - **Dauerndes Recken** stundenlang. Venen der Hände erweitert; Pulsieren wird in den Fingerspitzen gefühlt.
VGL. - **Glon.; Lach.**
Antidote: **Cact.; Stry.; Ergot.**
DOS. - C 3
Für die **palliative Behandlung.** Bei allen Zuständen, wo die Blutgefäße **spastisch verengt** sind, wie bei Angina pectoris, epileptischen Anfällen, Migräne, mit Kälte, Blässe usw.; auch bei Anfällen von Asthma, Chloroform-Asphyxie wird Inhalation von **Amyl-n.** sofortige Erleichterung bringen. Für diese nicht-homöopathische Anwendung dürften zwei bis fünf Tropfen (aufgelöste Pillen) in ein Taschentuch getropft, inhaliert, erforderlich sein.
Amyl.nitrosum * + **D1** = **Ø**; -; -; **D4**; [D4]

ANACARDIUM - SEMECARPUS ANACARDIUM

(Elefantenlaus); Anacardiaceae - Sumachgewächse; Ostindien

Der Anacardium-Patient findet sich besonders unter den Neurasthenikern; er leidet an einer Art nervöser Dyspepsie, die durch Nahrungsaufnahme erleichtert wird; **geschwächtes Gedächtnis,** Depression u. Reizbarkeit;

Schwäche der Sinneswahrnehmungen (Geruch, Sehen, Hören). Syphilitische Patienten leiden oft an diesen Zuständen. Intermittierende Symptome. Examensfurcht bei Studenten. Schwächung aller Sinne, Sehen Hören, etc.. Abneigung gegen Arbeit; mangelndes Selbstvertrauen; unwiderstehlicher Wunsch zu fluchen. **Gefühl eines Pfropfens** in verschiedenen Teilen - Augen, Rektum, Blase etc.; auch wie von einem **Band.** Leeregefühl im Magen; **Essen erleichtert zeitweilig alles Mißbehagen,** ein sicherer, oft bestätigter Hinweis, Hautsymptome ähnlich denen von Rhus-t.; erprobt als wertvolles Gegenmittel gegen die Gifteiche.

GEIST, GEMÜT.- Fixe Ideen, Halluzinationen; **denkt er sei besessen von zwei Personen oder Willen.** Angst beim Gehen, als ob er verfolgt würde. Tiefe Melancholie u. Hypochondrie mit Neigung, **auffällig zu werden. Hirnmüdigkeit. Geschwächtes Gedächtnis. Mangel an Konzentration. Leicht beleidigt.** Boshaft; scheint auf Schlechtigkeiten aus zu sein. Mangel an Vertrauen zu sich selber u. anderen. Argwöhnisch **[Hyos.].** Gehör überempfindlich, hört Stimmen weit weg oder von Toten. Senile Demenz. Alle moralischen Hemmungen fallen.

KOPF. - Schwindel. Pressender Schmerz **wie von einem Pflock**, V. - nach geistiger Anstrengung - in Stirn, Hinterkopf, Schläfen, Scheitel; **B. - während einer Mahlzeit.** Jucken, kleine Furunkel auf der Kopfhaut.

AUGEN. - Druck **wie von einem Pflock** auf die obere Augenhöhle. Undeutliches Sehen. **Gegenstände scheinen wie weit entfernt.**

OHREN. - Druck in den Ohren wie von einem Tampon. Hört schwer.

NASE. - Häufiges Niesen. **Geruchssinn pervertiert.** Schnupfen mit Herzklopfen, besonders bei älteren Leuten.

GESICHT. - Blaue Ringe um die Augen. Gesicht blaß.

MUND. - Schmerzhafte Blasen; fötider Geruch. Zunge wie geschwollen. Sprechen u. Bewegung behindert. Speichel im Munde. Brennen um die Lippen herum wie von Pfeffer.

MAGEN. - Schwache Verdauung mit Völle u. Auftreibung. **Leeregefühl im Magen.** Aufstoßen, Übelkeit, Erbrechen. **Essen erleichtert die Anacardium-Dyspepsie.** Neigung, sich zu verschlucken beim Essen oder Trinken. Schlingt Nahrung u. Getränke hastig herunter.

ABDOMEN. - **Schmerz, als ob ein stumpfer Pflock in die Eingeweide gepreßt würde.** Rumpeln, Kneifen.

REKTUM. - Darm inaktiv. **Erfolgloser Drang; Rektum ohne Kraft, wie zugepfropft;** spastische Konstriktion des Sphinkter Ani, sogar weiche Stühle passieren mit Schwierigkeit. **After juckend; feuchtend.** Blutung bei der Stuhlentleerung. Schmerzhafte Hämorrhoiden.

MÄNNL. G. - Wollüstiges Jucken; vermehrte Libido; Samenergüsse ohne Träume. Prostata-Absonderung beim Stuhlgang.

WEIBL. G. - Weißfluß mit Wundheit und Jucken. Menses spärlich.

ATEMWEGE. - Druck in der Brust wie von einem stumpfen Pfropfen. Brustbeklemmung mit innerer Hitze u. Angstgefühlen, die ihn ins Freie treiben. Husten erregt durch Reden, bei Kindern, nach Wutausbrüchen. Husten nach dem Essen mit Erbrechen von Nahrung u. Schmerz im Hinterkopf.

HERZ. - Herzklopfen, schwaches Gedächtnis u. Schnupfen bei älteren Leuten; Stiche in der Herzgegend. Rheumatische Perikarditis mit Doppelstichen.
RÜCKEN. - Dumpfer Druck in den Schultern wie von einem Gewicht. Steifheit im Nacken.
EXTREMITÄTEN. - Neuralgie im Daumen. Paralytische Schwäche. Knie wie gelähmt oder bandagiert. Wadenkrämpfe. Druck wie von einem Pfropfen in den Glutei. Warzen auf den Handflächen. Finger geschwollen mit blasenartigen Ausschlägen.
SCHLAF. - Touren von Schlaflosigkeit mehrere Nächte anhaltend. Ängstliche Träume.
HAUT. - **Intensives juckendes** Ekzem bei geistiger Reizbarkeit; blasenartiger Ausschlag; **Schwellung.** Urtikaria; Ausschlag wie von der Gifteiche [**Xerophyl.**; **Grind.**; **Crot-t.**]. Lichen ruber planus; neurotisches Ekzem. Warzen an den Händen. Geschwürbildung am Unterarm.
MODALITÄTEN. - V. -bei Heißwasser-Anwendung. **B.** - durch Essen. Beim Liegen auf der Seite, durch Reiben.
ANTIDOTE: Grin.; Coff.; Jug.; Rhus-t.; Eucal.
VGL. - **Anac-occ.** - Kaschnuß - (Erysipel, blasenartige Gesichtsausschläge, schmerzlose Abart von Lepra; Warzen, Hühneraugen, Geschwüre, rissige Haut an den Fußsohlen). **Rhus-t.; Cypri.; Chel.; Xerophyll.**. Platina folgt gut darauf. **Cer-s.** (Fluchen).
DOS. - C 6 bis C 200.
Anacardium + D1 = Ø; D1; D2; D6; [**D4**]

ANAGALLIS

(Roter Gauchheil - Ackergauchheil - Rote Miere); Primulaceae - Primelgewächse

Deutliche Wirkung auf die Haut, charakterisiert durch starkes Jucken u. Kribbeln an verschiedensten Stellen. Begünstigt das Heraustreiben von Splittern. Eine alte Medizin für Hydrophobie u. Wassersucht. Besitzt die Kraft, Fleisch weich zu machen u. Warzen zu zerstören.

KOPF. - Lustige Stimmung; Kopfschmerz über den Supraorbitalwülsten, mit Rumpeln im Darm u. Aufstoßen; **B.** - von Kaffee. Kopfschmerzen mit Übelkeit. Schmerz in den Gesichtsmuskeln.
EXTREMITÄTEN. - Rheumatische u. gichtische Schmerzen. Schmerzen in den Schultern u. Armen. Krämpfe in den Daumen- u. Fingerballen.
URIN. - Mehr oder weniger starke Reizung in Urethra, dadurch Drang zum Koitus. Brennender Schmerz beim Urinlassen mit Verklebung der Harnröhrenmündung. Geteilter Harnstrahl; muß pressen, bevor der Harnstrahl kommt.
HAUT. - Jucken; trockner, spelzenartiger Ausschlag, besonders **an Händen u. Fingern. Handflächen** besonders befallen. Blasen in Gruppen. Geschwüre u. Schwellung an den Gelenken.
Anagallis enthält Saponin (s.u. Saponaria) **VGL.** - **Cycl.; Primula obconica**
DOS. - C 1 bis C 3
Anagallis Ø; D1; D1; D3; [**D2**]

ANATHERUM MURICATUM - ANDROPOGON MURICATUS

(Cuscus); Gramineae-Gräser; Indien

Eine Haut-Medizin hohen Ranges.
Schmerzhafte Schwellung verschiedener Teile, die sich weiterentwickelt haben bis zur Eiterung. Drüsenentzündung.

KOPF. - Schmerzen durchbohren das Gehirn wie zugespitzte Pfeile; V. - nachmittags. Herpes, Ulzera u. Tumoren auf der Kopfhaut. Warzenartige Auswüchse an den Augenbrauen. Furunkel u. Tumoren auf der Nasenspitze. Zunge rissig, an den Rändern wie eingeschnitten; reichlicher Speichelfluß.
URIN. - Trübe, dick, voll von Schleim. **Dauernder Drang**. Die Blase kann nicht die geringste Menge halten. Unwillkürlicher Harnabgang. Zystitis.
SEXUALBEREICH. - Schankerähnliche, wunde Stellen. Szirrhusähnliche Schwellung der Zervix. Brüste geschwollen, verhärtet. Brustwarzen wund.
HAUT. - Kranke u. deformierte Nägel. Übelriechender Fußschweiß. **Abszesse**, Furunkel, **Ulzera.** Erysipel. Pruritus, Herpes.
VGL. - **Staph.; Merc.; Thuj.**
DOS. - C 3.
Anatherum muricatum t D1 = ∅; D1; D2; D4; [D3]

ANEMOPSIS CALIFORNICA - YERBA MANSA

(Ilexart); Aquifoliaceae - Stechpalmengewächse

Ein Schleimhautmittel. Chronische Formen der Entzündung der Schneiderschen Membran mit beträchtlicher Erschlaffung u. reichlicher Absonderung. Besonders wertvoll bei **katarrhalischen Zuständen** mit Gefühl von Völle und Verstopfung in Rachen u. Kopf. Nützlich bei Schnittwunden, Prellungen u. Verstauchungen, als Diureticum u. bei Malaria. Noch nicht regulär geprüft, aber nützlich befunden bei reichlichen, schleimigen oder serösen Absonderungen, bei Nasen- u. Pharynx-Katarrhen, Durchfall u. Urethritis. Empfohlen bei Herzkrankheit als Beruhigungsmittel, bei unangebrachter Erregung. Auftreibung; fördert die Verdauung.
VGL. - **Piper meth.**
DOS. - Die Urtinktur innerlich u. lokal als Spray.

ANGUSTURA VERA

(Borke von Galipea Cusparia, einer Angosturaart); Rutaceae; Südamerika

Rheumatische u. paralytische Beschwerden - große Schwierigkeiten beim Gehen. Knacken in allen Gelenken. Das außerordentliche Verlangen nach Kaffee ist ein charakterisches Symptom. Karies der langen Knochen. Lähmung. Tetanus. Steifheit der Muskeln u. Gelenke. **Überempfindlichkeit.** Hauptwirkung auf die motorischen Spinalnerven u. auf die Schleimhäute.

KOPF. - Überempfindlichkeit. Kopfschmerz mit Hitze des Gesichtes. Akuter Schmerz in den Wangen. Ziehen in den Gesichtsmuskeln. Schmerzen in den Schläfenmuskeln beim Öffnen der Kiefer. Schmerzen im Kiefergelenk, in den Kaumuskeln, wie ermüdet durch zu viel Kauen. Krampfartiger Schmerz im Jochbogen.
MAGEN. - Bitterer Geschmack. **Unwiderstehliches Verlangen nach Kaffee.** Schmerz vom Nabel zum Sternum. Atonische Dyspepsie. Aufstoßen mit Husten (**Ambr.**).
ABDOMEN. - Durchfall u. Kolik. Tenesmus mit weichem Stuhl, chronische Diarrhoe mit Schwäche u. Schwund der Muskulatur. Brennen im Anus.
RÜCKEN. - Jucken den Rücken entlang. Schmerz in den Zervikal-Wirbeln. Ziehen im Nacken. Schmerz in Wirbelsäule. Nacken u. Kreuzbein, V. - bei Druck. Zucken u. Stoßen den Rücken entlang. Biegt sich nach hinten.
EXTREMITÄTEN. - Steifheit u. Spannung der Muskeln u. Gelenke. Schmerzen in den Gliedern beim Gehen. Arme müde u. schwer. Karies der langen Knochen. Kälte der Finger. **Schmerzen in den Knien.** Knacken in den Gelenken.
HAUT. - Karies, sehr schmerzhafte Ulzera, welche auf die Knochen übergehen.
VGL. - Nux-v.; Ruta; Merc.; Brucea. - Borke von Nux vomica oder Angustura falsa. (Tetanische Spasmen bei ungetrübtem Bewußtsein, V. - Geräusch, Flüssigkeiten; Lähmung der unteren Extremitäten, V. - geringste Berührung, **weint aus Angst, berührt zu werden.** Schmerzhaftes Zucken der Glieder; krampfartige Schmerzen in den Knien; starre u. lahme Glieder von Gelähmten. Gegen Schmerzen beim Steinabgang).
DOS. - C 6.
Angustura vera D1 = Ø; D1; D2; -; [D3]

ANHALONIUM - ANHALONIUM LEWINII

(Peyotl); Cactaceae - Echinocactusart; Mexiko

Meskalin ist ein stark giftiges, alkoholisches Destillat aus **Pulque fuerte.** Pulque wird aus der Agave Americana von Mexiko gemacht, ist örtlich bekannt als Maguey u. gilt als Nationalgetränk der Mexikaner. Die Indianer nennen es Peyotl. Es schwächt das Herz u. produziert eine Geisteskrankheit. Seine auffälligste Wirkung zeigt sich im Bereich der **Hörnerven,** denn es macht »jede Note auf dem Klavier zu einem Melodiezentrum, welches umgeben zu sein scheint von einem farbigen Hof, der im Rhythmus der Musik pulsiert« (Hom. World).
Es verursacht eine Art von Rauschzustand, der begleitet wird von wunderbaren Visionen, von bemerkenswert schönen u. verschiedenartigen, kaleidoskopartig wechselnden Bildern u. einem Gefühl gesteigerter physischer Kraft. Auch Visionen von Monstern u. schauerlichen Gebilden. Ein Herztonikum u. Atmungs-Stimulanz. Hysterie u. Schlaflosigkeit. Ein Mittel für Hirnmüdigkeit, Delirium, Migräne, Halluzinationen mit farbigen, strahlenden Visionen. Motorische Inkoordination. Extreme Muskelschwäche. Steigerung des Patellar-Reflexes. Paraplegie.

GEIST, GEMÜT. - Verlust des Zeitgefühls. Schwierigkeiten bei Ausdruck u. Aussprache. Mißtrauen u. Ablehnung. Faule Zufriedenheit.
KOPF. - Schmerz mit gestörtem Sehvermögen. Phantastische, strahlende, sich bewegende farbige Gegenstände. Beeinflußt durch Taktschlagen. Pupillen erweitert, Schwindel, Hirnmüdigkeit. **Polychrome Farbeindrücke.** Übertriebener Widerhall gewöhnlicher Geräusche.
DOS. - Urtinktur.
SONSTIGE BEZIEHUNGEN. - Vgl. **Agave.** Der Rauschzustand durch Anhalonium ähnelt dem von **Cann-i.** u. **Oena.**
Anhalonium + tt Ø; D1; D1; D4; [**D3**]

ANILINUM

(Anilin, Kohlenteerprodukt); $C_6H_5NH_2$

Deutliches Schwindelgefühl u. Schmerz im Kopf, **das Gesicht hat eine purpurne Farbe.** Schmerz im Penis u. Skrotum mit Schwellung. **Tumoren der Harnwege.** Tiefgreifende **Anämie** mit Verfärbung der Haut, blauen Lippen, Anorexie, gastrischen Störungen. Schwellung der Haut.
VGL. - Ars.; Antipyrin.

ANTHEMIS NOBILIS

(Römische Kamille); Compositae - Korbblütler

Das Mittel ist verwandt mit der gewöhnlichen Kamille. Magenstörung mit Kältegefühl. Empfindlich gegen kalte Luft u. kalte Dinge.

ATMUNG. - Schnupfen mit viel Tränenfluß, Niesen u. Absonderung von reinem Wasser aus der Nase. Symptome V. - im Hause. Zusammenschnürung u. Rauhheit der Kehle. Husten, Kitzeln; V. - im warmen Zimmer.
ABDOMEN. - Schmerz in der Lebergegend; Kneifen u. **Frösteln im Bauch** u. bis in die Beine hinein. Jucken des Anus mit weißen, mörtelartigen Stühlen.
HARNWEGE. - Blase wie gedehnt. Schmerz in den Samenleitern, die sich voll anfühlen wie varikös. Häufiges Wasserlassen.
HAUT. - Jucken der Sohlen wie von Frostbeulen. Gänsehaut.
DOS. - C 3.
Anthemis nobilis Ø; D1; D1; -; [**D2**]

ANTHRACINUM

Nosode aus Anthrax (Milzbrand)

Die Nosode hat sich als großes Medikament bei epidemischen Milzerkrankungen von Haustieren erwiesen u. bei septischen Entzündungen, **Karbunkeln u. malignen Ulzera, bei Furunkeln** u. furunkelähnlichen Ausschlägen, Akne. Schreckliches Brennen. Verhärtung des Zellgewebes, Abszeß, Bubo u. jede Entzündung des Bindegewebes, bei der ein Eiterherd vorhanden ist.

GEWEBE. - Blutungen, schwarz, dick, teerartig, sich rasch zersetzend, aus jeder Körperöffnung. Drüsen geschwollen, Zellgewebe **ödematös u. verhärtet.** Septikämie. Ulzeration. Schorfbildung mit **unerträglichem Brennen.** Erysipel. Schwarze u. blaue Blasen. Sektionsverletzungen, Insektenstiche. Böse Folgen nach dem Einatmen fauler Gerüche. Gangränöse Parotitis. **Rezidivierende Furunkel.** Gangräne. Faulriechende Ausscheidungen.
VGL. - Ähnelt **Arsenicum**, dem es oft folgt.
VGL. - Pyrog.; Lach.; Crot-h.; Hippoz.; Echi.. Sil. folgt gut. Bei der Behandlung von Karbunkeln soll man sich der Vorschrift des Propheten Jesaia für König Hesekiels Karbunkel erinnern. Da heißt es: Fruchtfleisch einer Feige, auf einen Umschlag gelegt, anwenden - **Tarant-c..**
DOS. - C 30.
Anthracinum ab D12 in Dil., Tbl. et Plv., Amp.

ANTHRAKOKALI
(Ätzkali u. Anthrazitkohle aus Bärlapp, Farnen, Schachtelhalmen)

Nützlich bei Hauterkrankungen, Scabies, Prurigo, chronischem Herpes, Rissen u. Ulzerationen. Papulöser Ausschlag mit Tendenz zur Bläschenbildung, besonders am Skrotum, auch an Händen, Schienbeinen, Schultern u. Fußrücken. Intensiver Durst. Chronischer Rheumatismus. Gallenanfälle, Erbrechen von Galle. Tympanitische Auftreibung des Bauches.
DOS. - Niedere Triturationen.

ANTIMONIUM ARSENICOSUM
(Antimonpentoxyd u. Arsentrioxyd zu gleichen Teilen)

Nützlich befunden bei **Emphysem mit extremer Dyspnoe,** Husten u. viel schleimiger Sekretion. V. - beim Essen u. Hinlegen. Katarrhalische Pneumonie bei Influenza. Myokarditis u. Herzschwäche. Pleuritis, besonders linksseitig, **mit Ergußbildung,** ferner Perikarditis, mit Erguß. Schwächegefühl. Entzündung der Augen u. Gesichtsödem.
DOS. - C 3
Antimonium arsenicosum * + + **D8; D10; D1; D8; [D3, 4 Tbl]**

ANTIMONIUM CRUDUM
(Grauspießglanzerz) Sb_2S_3

Für die homöopathische Anwendung bestimmen die geistigen u. gastrischen Symptome seine Wahl. **Extreme Reizbarkeit, Neigung zu Ärger u. weiße, dickbelegte Zunge** sind wichtige Leitsymptome für viele Krankheitsformen, die nach diesem Medikament verlangen. Alle Zustände verschlimmert durch **Hitze u. kaltes Baden.** Kann die Sonnenhitze nicht aushalten. Tendenz zur Fettsucht. Fehlen von Schmerz, wo er erwartet werden könnte, ist bemerkenswert. Gicht mit gastrischen Symptomen.

GEIST, GEMÜT. - Ist sehr beschäftigt mit seinem Schicksal, unfreundlich u. voll Widerspruch; was auch immer getan wird, befriedigt ihn nicht. Ist mürrisch; will nicht sprechen. Verdrießlich; verärgert ohne Grund. **Das Kind kann Berührung nicht ertragen, will nicht einmal angeblickt werden.** Ärgerlich über jede kleine Aufmerksamkeit. Sentimentale Stimmung.

KOPF. - Schmerzen, V. - am Scheitel, beim Steigen, **durch Baden, Magenstörungen,** besonders nach Süßigkeiten oder sauren Weinen. Unterdrückte Ausschläge. Schwere in der Stirn, mit Schwindel, Übelkeit u. Nasenbluten. Kopfschmerzen mit starkem Haarausfall.

AUGEN. - Trübe, eingesunken, rot juckend, entzündet, verklebt. **Augenwinkel rauh, rissig.** Chronische **Blepharitis.** Pusteln auf der Hornhaut u. an den Lidern.

OHREN. - Rötung; Schwellung; Schmerz in der eustachischen Röhre. Klingeln u. Taubheit. Feuchter Ausschlag ums Ohr herum.

NASE. - Nasenflügel **aufgesprungen u. bedeckt mit Krusten. Ekzem der Naseneingänge, wund, aufgesprungen u. schorfig.**

GESICHT. - Stippen, Pusteln u. Furunkel im Gesicht. **Gelber, verkrusteter Ausschlag an Wangen** u. Kinn. Eingefallen u. hager.

MUND. - Rissige Mundwinkel. Trockene Lippen. Salziger Speichel. Viel schleimige Absonderung; **Zunge dick weiß belegt, wie gekalkt.** Das Zahnfleisch weicht von den Zähnen zurück; blutet leicht. Zahnschmerzen bei hohlen Zähnen. Rauhheit des Gaumens mit Auswurf von viel Schleim. **Krebsschäden.** Pappiger Geschmack. Kein Durst. Subakutes Ekzem um den Mund herum.

INN. HALS. - Viel dicker, gelblicher Schleim aus dem Nasenrachenraum. Ausräuspern im Freien. Laryngitis. Rauhe Stimme von Überanstrengung.

MAGEN. - Appetitmangel. Verlangen nach Saurem, in Essig Eingelegtem. Durst abends u. nachts. **Das Aufgestoßene schmeckt nach Unverdautem.** Sodbrennen, Übelkeit, Erbrechen. Nach dem Stillen erbricht das Kind die Milch in geronnenen Klumpen, lehnt die Brust dann ab u. ist sehr mürrisch. Magen- u. Darmbeschwerden durch Brot u. Gebäck, Säuren, sauren Wein, kaltes Baden, Überhitzung, heißes Wetter. **Dauerndes Aufstoßen.** Gichtische Metastasierung in Magen u. Gedärm. Süßlicher Wasserkolk. Blähung nach dem Essen.

STUHLGANG. - Jucken am Anus [**Calc-sulf.; Alum.**]. **Durchfall wechselt mit Verstopfung,** besonders bei alten Leuten. Durchfall nach Säuren, saurem Wein, Bädern, Überessen; schleimige, flatulente Stühle. Schleimige Hämorrhoiden, **dauerndes Sickern von Schleim. Harte Klumpen, gemischt mit wäßriger Entleerung. Katarrhalische Proktitis.** Stühle nur aus Schleim bestehend.

URIN. - Häufiges Harnlassen mit Brennen u. Rückenschmerzen; trübe u. von fauligem Geruch.

MÄNNL. G. - Ausschlag auf Skrotum u. im Bereich der Genitalien. Impotenz. Atrophie von Penis u. Hoden.
WEIBL. G. - Sexuelle Erregung; Jucken der Teile. Vor den Menses Zahnschmerzen; Menses zu früh u. reichlich. Menses unterdrückt von kaltem Baden mit Druckgefühl im Becken u. Empfindlichkeit der Ovarialgegend. Leukorrhoe wäßrig; scharf, klumpig.
ATEMWEGE. - Husten V. - beim **Eintreten in ein warmes Zimmer,** mit brennendem Gefühl in der Brust, **Jucken der Brust,** Beklemmung. Stimmverlust bei Überhitzung. **Stimme hart u. schlecht moduliert.**
RÜCKEN. - Jucken u. Schmerz von Nacken u. Rücken.
EXTREMITÄTEN. - Zucken der Muskeln, ruckartiges Ziehen in den Armen. **Arthritische Schmerzen in den Fingern.** Nägel brüchig; deformieren sich. Hornige Warzen an den Händen u. Sohlen. Schwäche u. Zittern der Hände beim Schreiben, danach stinkende Flatulenz. **Füße sehr empfindlich,** bedeckt mit großen, hornigen Stellen. Entzündete Hühneraugen. Schmerz in den Fersen.
HAUT. - Ekzem mit gastrischen Störungen. Stippen, Blasen, Pusteln. Empfindlich gegen kaltes Baden. Dicke, harte, honigfarbene Borken. **Urtikaria,** masernartiger Ausschlag. Jucken in der Bettwärme. Trockene Haut. Warzen [**Thuj.**; **Sabin.**; **Caust.**]. Trockener Brand. Schuppiger, pustulärer Ausschlag, Brennen u. Jucken. V. - nachts.
SCHLAF. - Dauernde Schläfrigkeit bei alten Leuten.
FIEBER. - Frostig sogar im warmen Zimmer. Intermittierend mit Widerwillen, Übelkeit, Erbrechen, Aufstoßen, belegter Zunge, Durchfall. Heißer Schweiß.
MODALITÄTEN. - V. abends, durch Hitze, Saures, Wein, Wasser u. Waschen. Durch nasse Umschläge. **B.** im Freien, in der Ruhe. Bei feuchter Wärme.
VGL. - Ant-chl.. Antimonbutter. (Ein Mittel für Krebs. Zerstörung der Schleimhäute. Abrasionen. Haut kalt u. feucht. Starker Kräfteverlust. Dos. - Dritte Trituration).

Antimon-jodat. (Hyperplasie des Uterus; feuchtes Asthma. Pneumonie u. Bronchitis; Kräfte- u. Appetitverlust, gelbliche, schweißige Haut, ist trübe u. träumerisch). Bei subakuten u. chronischen Brusterkältungen, die sich vom Kopf aus nach unten ausgebreitet u. in den Bronchien festgesetzt haben, in Form eines harten, kruppartigen Hustens mit verstärktem Atemgeräusch **u. Unfähigkeit zum Abhusten besonders bei alten** u. schwachen Patienten (Bacmeister). Stadium der Krisis bei der Pneumonie langsam u. verzögert.
VGL. - Kermes mineral - Sulfur ruber stibiatus - (Bronchitis). Ebenso **Puls.; Ip.; Sulf..**
ERGÄNZUNGSMITTEL: Sulf..
ANTIDOTE: Hepar
DOS. - C 3 bis C 6
Antimonium crudum D8; D10; D2; D8; [D3, 4, 6 Tbl.]

ANTIMONIUM SULFURATUM AURATUM

(Goldschwefel) Sb_2S_5

Ein beachtliches Mittel für viele Arten chronischer Nasen- u. Bronchienkatarrhe, Akne. Amaurosis.

NASE U. INN. HALS. - Nasenbluten beim Waschen. Vermehrte Sekretion in Nase u. Rachen. Gefühl von Rauhheit u. Kratzen. Geruchsverlust. Metallischer, styptischer Geschmack.
ATEMWEGE. - Kitzeln im Kehlkopf. **Vermehrte Schleimabsonderung** mit Völle in den Bronchien. Atmung schwierig. Druck in den Bronchien mit Zusammenschnürung. Zäher Schleim in Bronchien u. Kehlkopf. Trockener, harter Husten. Kongestion des linken Oberlappens der Lunge. Winterhusten. Schmerzhaftigkeit überall. Pneumonie, wenn Hepatisation eingetreten ist u. die Krisis nicht stattgefunden hat.
HAUT. - Akne (pustuläre Art). Jucken der Hände u. Füße.
DOS. - Zweite oder dritte Trituration.
Antimonium sulfuratum auratum D8; D10; D2; D8; [D2, 3. 4 **Tbl]**

ANTIMONIUM TARTARICUM - TARTARUS EMETICUS

Doppelsalz der Weinsäure - Brechweinstein $(C_4H_4O_6(SbO)K)_2 + H_2O$

Hat viele Symptome gemeinsam mit Ant-c., aber auch viele besondere. Klinisch gesehen ist seine therapeutische Anwendung in besonderem Maße auf die Behandlung von Erkrankungen der Atemwege zugeschnitten; **Schleimrasseln mit geringem Auswurf** ist ein Leitsymptom. **Viel Benommenheit, Schwäche u. Schweiß** sind charakteristisch für das Medikament. Diese Kombination von Symptomen sollte immer mehr oder weniger vorhanden sein, wenn das Mittel verschrieben wird. Gastrische Beschwerden von Trinkern u. gichtischen Patienten. **Cholera.** Gefühl von Kälte in den Adern. **Bilharziose.** Ant-t. eignet sich homöopathisch für Dysurie, Strangurie. Hämaturie, Albuminurie, Blasenkatarrh u. Katarrh der Harnröhre. Brennen im Rektum, blutige, schleimige Stühle etc.. **Ant-t.** wirkt indirekt auf Parasiten, indem es den Oxydationsprozeß der Abwehrsubstanzen anregt. Nebenwirkungen, die der Injektionsbehandlung gegen Bilharziose folgen. Frösteln, **Kontrakturen** u. Muskelschmerzen. Zittern des ganzen Körpers, starke Prostration u. Schwäche. Lumbago, Frösteln, Kontrakturen u. Muskelschmerzen. Warzen auf der Glans.

GEIST, GEMÜT U. KOPF. - Schwindel wechselt mit Benommenheit. Große Niedergeschlagenheit. Furcht vorm Alleinsein. Murmeln, Delirium u. Stupor. Schwindel mit Benommenheit u. Konfusion. Bandartiges Gefühl über der Stirn. Gesicht blaß u. eingesunken. Man kann das Kind nicht berühren, ohne daß es wimmert. Kopfschmerz wie von einem eng geschnürten Band [**Nit-ac.**].

ZUNGE. - Belag pastenartig, dick, weiß, mit roten Rändern. Rot u. trocken besonders in der Mitte. Braun.

GESICHT. - Kalt, blau, **blaß, bedeckt mit kaltem Schweiß. Unaufhörliches Zittern von Kinn u. Unterkiefer** [**Gels.**].

MAGEN. - Schwieriges Schlucken von Flüssigkeiten. Erbrechen in jeder Lage, außer bei Rechtslage. **Übelkeit, Würgen, Erbrechen,** besonders nach dem Essen, mit tödlicher Schwäche u. Prostration. **Durst auf kaltes Wasser, trinkt wenig u. oft. Verlangen nach Äpfeln, Früchten u. Säuren im allgemeinen.** Übelkeit ruft Angst hervor; mit Druck im Präkordialgebiet, danach Kopfschmerz mit Gähnen, Tränenfluß u. Erbrechen.

ABDOMEN. - Spastische Kolik, viel Flatus. Druck im Bauch, besonders beim Bücken. Cholera. Durchfall bei Krankheiten mit Hautausschlägen.

HARNWEGE. - Brennen in der Harnröhre bei u. nach dem Wasserlassen. Die letzten Tropfen sind blutig mit Schmerz in der Blase. Vermehrter Drang. Katarrh von Blase u. Harnröhre. Striktur. Orchitis.

ATEMWEGE. - Heiserkeit. **Starkes Schleimrasseln, aber sehr geringer Auswurf.** Samtartiges Gefühl im Brustkorb. Gefühl des Brennens in der Brust, das zum Hals hinaufsteigt. Rasches, kurzes, schwieriges Atmen; der Patient scheint zu ersticken; muß aufrecht sitzen. Emphysem älterer Personen. **Husten mit nachfolgendem Gähnen.** Bronchien überladen mit Schleim. Husten erregt durch Essen, mit Schmerz in Brust u. Kehlkopf. **Ödem u. drohende Lähmung der Lungen.** Viel Herzklopfen, mit unangenehmem, heißem Gefühl. Puls rasch, schwach, zitternd. Schwindel mit Husten. Atemnot erleichtert durch Aufstoßen. Husten u. Atemnot, B. - durch Liegen auf der rechten Seite - (entgegengesetzt **Bad.**).

RÜCKEN. - Heftiger Schmerz in der Sakro-Lumbalregion. Die geringste Anstrengung, sich zu bewegen, kann Würgen u. feuchten, kalten Schweiß hervorrufen. **Gefühl eines schweren Gewichtes am Steißbein, das dauernd nach unten zerrt.** Zucken von Muskeln; Gliederzittern.

HAUT. - Pustulärer Ausschlag, der blaurote Flecken zurückläßt. Pocken. Warzen.

FIEBER. - Kälte, Zittern u. Frösteln, intensive Hitze. Reichlicher Schweiß. Kalter, feuchter Schweiß mit großer Schwäche. Intermittierendes Fieber mit lethargischem Zustand.

SCHLAF. - Große Benommenheit. Beim Einschlafen das Gefühl von elektrischen Stromstößen. Unwiderstehliche Schlafsucht bei fast allen Beschwerden.

MODALITÄTEN. - V. - abends; beim Liegen nachts, von Wärme; bei feuchtem, kaltem Wetter; von allen sauren Sachen u. Milch. **B.** - vom Aufrechtsitzen, vom Aufstoßen u. vom Abhusten.

ANTIDOTE: Puls.; Sep.

VGL. - Kali-sulf.; Ip.

DOS. - C 2 u. C 6 Trituration. Niedrigere Potenzen verschlimmern manchmal.

Antimonium tartaricum D2 = 0; D3; D2; D4; [D3, 4,6]

ANTIPYRINUM

(Analgesin; ein Kohlenteerderivat)

H_3 - C - C = C - H
　　　　 |　 /
H_3 - C - N - C = O
　　　　 |
　　　　 N - C_6H_5

Antipyrinum ist eine der Drogen, die Leukozytose hervorrufen, ähnlich dem Ergotin, den Salizylaten u. dem Tuberkulin. Es wirkt besonders auf die vasomotorischen Zentren, verursacht Erweiterung der Hautkapillaren u., dadurch bedingt, umschriebene Flecken von Hyperämie u. Schwellung. In großen Dosen verursacht es reichlichen Schweiß, Schwindel, Zyanose, Somnolenz, Eiweiß u. Blut im Urin. Akutes, multiformes Erythem.

GEIST, GEMÜT. - Furcht davor, geistesgestört zu werden; nervöse Angst, **optische u. akustische Halluzinationen.**

KOPF. - Pulsierender Kopfschmerz; Zusammenschnürungsgefühl. Hitzewellen. **Kopfschmerzen unter den Ohren mit Ohrenschmerzen.**

AUGEN. - Gedunsene Lider. Konjunktiva rot u. ödematös **mit Tränenfluß.** Rote Flecken [**Apis**].

OHREN. - Schmerzen u. Summen, **Tinnitus.**

GESICHT. - Ödematös u. gedunsen. Rot u. geschwollen.

MUND. - Schwellung der Lippen. Brennen von Mund u. Zahnfleisch. Ulzeration von Lippen u. Zunge; vesikulöse u. bullöse Veränderungen. Kleine Geschwulst in der Wange. Zunge geschwollen. Blutiger Speichel. Zahnschmerz entlang dem Unterkiefer.

INN. HALS. - Schmerz beim Schlucken. Auswurf von übelriechendem Eiter. Abszeß, weiße Pseudomembranen. Gefühl des Brennens.

MAGEN. - Übelkeit u. Erbrechen; Brennen u. Schmerz.

URIN. - Spärlich. Penis schwarz pigmentiert.

WEIBL. G. - Jucken u. Brennen in der Vagina. Menses unterdrückt. Wäßrige Leukorrhoe.

ATEMWEGE. - Fließschnupfen. Nasenschleimhäute geschwollen. Dumpfe Schmerzen in der Stirnhöhle. Aphonie. Beklemmung u. Atemnot. Cheyne-Stokes'sche Atmung.

HERZ. - Schwäche mit dem Gefühl, als wolle das Herz aussetzen. Pulsieren durch den ganzen Körper. Rascher, schwacher, unregelmäßiger Puls.

NERVEN. - Epileptiforme Anfälle, Kontraktionen, Zittern u. Krämpfe. Krabbeln u. Taubheit. Allgemeine Prostration.

HAUT. - Erythem, Ekzem, Pemphigus. **Intensiver Pruritus. Urtikaria,** Plötzlich auftauchend u. verschwindend, mit innerer Kälte. Angioneurotisches Ödem. Dunkle Flecken auf der Haut des Penis, manchmal mit Ödem.

DOS. - D 2.

Antipyrinum + D1 = 0; D2; D1; D3; [D4]

APIS MELLIFICA

(Honigbiene); Hymenopterae; Europa, Asien, Nord- u. Mittelamerika

Wirkt auf das Zellgewebe u. verursacht Ödem von Haut u. Schleimhäuten. Die charakteristischen Wirkungen des Bienenstiches gewähren einwandfreie Indikationen für die therapeutische Anwendung von Apis. Schwellung oder Gedunsensein verschiedener Teile. Ödeme von rosigroter Farbe, stechende Schmerzen, Schmerzhaftigkeit, Unverträglichkeit von Hitze u. leichtester Berührung bei Nachmittags-Verschlimmerung sind einige der allgemeinen Leitsymptome. Wundroseartige Entzündungen, wassersuchtartige Ergüsse u. Anasarka, akute Entzündung der Nieren u. anderer parenchymatösen Gewebe sind charakteristische, pathologische Zustände, die Apis entsprechen. Apis wirkt besonders auf die äußeren Teile, auf die Haut u. die Bekleidungen der inneren Organe sowie auf die Schleimhäute. Es ruft seröse Entzündungen mit Erguß hervor, hyaline Entartung von Gehirn, Herz, Pleuraergüsse etc.. Äußerste Empfindlichkeit gegen Berührung u. allgemeine Schmerzhaftigkeit sind kennzeichnend. **Zusammenschnürungsgefühle.** Gefühl der Steifheit u. von etwas Abgerissenem im Inneren des Körpers. Starke Prostration.

GEIST, GEMÜT. - Apathie, Gleichgültigkeit u. Bewußtlosigkeit. Ist **linkisch; läßt Dinge leicht fallen.** Stupor mit plötzlichem, schrillem Schreien u. Auffahren. Stupor wechselnd mit erotischer Manie. Gefühl zu sterben. Ist teilnahmslos; kann nicht klar denken. Ist eifersüchtig, unruhig in den Bewegungen, schwer zufrieden zu stellen, Plötzliche, schrille, durchdringende Schreie. **Winseln. Weinerlichkeit,** Eifersucht, Furcht, Wut, Sorge, Kummer. Kann sich nicht konzentrieren bei dem Versuch zu lesen oder zu studieren.

KOPF. - Gefühl, als sei das ganze Gehirn **sehr müde.** Schwindel beim Niesen. V. - beim Hinlegen oder Augenschließen. Hitze, Pulsieren, sich ausdehnende Schmerzen, B. - bei Druck u. V. - bei Bewegung. Plötzliche, durchbohrende Schmerzen. Gefühl von Dumpfheit und Schwere im Hinterkopf wie von einem Schlag, das in den Hals hinein ausstrahlt (B. - bei Druck), begleitet von sexueller Erregung. Bohrt Kopf ins Kissen u. schreit.

AUGEN. - Lider **geschwollen,** rot, **ödematös,** nach außen gewendet, entzündet; Brennen u. Stechen. Konjunktiva hellrot, gedunsen, **Heißer Tränenfluß.** Photophobie. **Plötzliche, durchdringende Schmerzen.** Schmerzen rund um die Augenhöhlen. **Seröse Exsudation, Ödeme u. scharfe Schmerzen. Eitrige Entzündung der Augen.** Keratitis mit **starker Bindehautschwellung.** Staphylom der Hornhäute nach eitriger Entzündung. **Gerstenkorn;** verhindert Rezidive.

OHREN. - Äußeres Ohr rot, entzündet, wund; stechende Schmerzen.

NASE. - Kälte der Nasenspitze. **Rot, geschwollen**, entzündet, Schmerzen.

GESICHT. - Geschwollen, rot, mit stechendem Schmerz. Wachsartig, blaß, ödematös, Erysipel mit stechendem, brennendem Ödem. Dehnt sich von rechts nach links aus.

MUND. - Zunge feurig rot, geschwollen, wund u. rauh mit Bläschenbildung. Mund u. Rachen wie verbrannt. Zunge wie verbrannt, rot, heiß, zitternd. Zahnfleisch geschwollen. Lippen geschwollen, besonders die obere, Schleimhaut von Mund u. Rachen glänzend, wie gelackt, **rot, glänzend u. gedunsen** wie bei Wundrose. Zungenkrebs.

INN. HALS. - Wie zugeschnürt, stechende Schmerzen. **Uvula geschwollen,** sackartig. Hals geschwollen, innen u. außen; Mandeln geschwollen, **gedunsen, feurig rot.** Geschwüre auf den Mandeln. **Feurigroter Rand** rund um die lederartige Membram. Gefühl einer Fischgräte im Hals.

MAGEN. - Gefühl von Wundheit. **Durstlosigkeit.** Erbrechen von Nahrung. **Verlangen nach Milch [Rhus].**

ABDOMEN. - **Wund wie geprellt** bei Druck u. beim Niesen. **Äußerst empfindlich.** Bauchwassersucht. Peritonitis. Schwellung in der rechten Leistengegend.

STUHL. - Unwillkürlich bei jeder Bewegung; **After scheint offen zu sein.** Blutig, schmerzlos. Gefühl der Rauhheit im After. Hömoorhoiden mit stechendem Schmerz nach der Niederkunft. Diarrhoe wässerig, gelb; wie bei **Cholera infantum.** Kann nur Wasser lassen bei gleichzeitigem Stuhlgang. Dunkel, stinkend. V. - nach dem Essen. Verstopfung; Gefühl, als ob etwas zerrisse beim Pressen.

URIN. - Brennen u. Schmerzhaftigkeit beim Wasserlassen. Unterdrückt, schlackenreich; häufig u. unwillkürlich; stechender Schmerz u. Strangurie; **spärlich, stark gefärbt.** Inkontinenz. Die **letzten Tropfen** brennen u. schmerzen.

WEIBL. G. - Ödeme der Labien; erleichtert durch kaltes Wasser. Wundheit u. stechende Schmerzen; Ovariitis; V. - im **rechten** Ovar. Menses unterdrückt, mit Zerebral- u. Kopfsymptomen, besonders bei jungen Mädchen. Dysmenorrhoe mit starker Ovarialgie, Metrorrhagie, mit schwerem Bauch, Schwäche, stechendem Schmerz. Gefühl der Enge. Nach-unten-Ziehen, als ob die Menses kommen würden. Ovarialtumoren, Metritis mit stechenden Schmerzen. Große Empfindlichkeit überall in Bauch u. Gebärmuttergegend.

ATEMWEGE. - Heiserkeit; Atemnot, Atmung beschleunigt u. schwer. Kehlkopfödem. Hat das Gefühl, **als ob er keinen weiteren Atemzug tun könnte.** Erstickungsgefühl; trockener, kurzer Husten, suprasternal. Hydrothorax.

EXTREMITÄTEN. - Ödematös. Synovitis. Nagelgeschwür im Beginn. Knie geschwollen, glänzend, empfindlich, schmerzhaft, mit stechendem Schmerz. Füße geschwollen u. steif. Gefühl wie vergrößert. Rheumatischer Schmerz in Rücken u. Gliedern. Gefühl von Ermüdung, Zerschlagenheit. Taubheit der Hände u. Fingerspitzen. Nesselausschlag mit unerträglichem Jucken. Ödematöse Schwellungen.

HAUT. - Schwellung nach Stich; **schmerzhaft, empfindlich.** Stechen. Erysipel, mit Empfindlichkeit, Schwellung, rosiger Farbe. Karbunkel mit brennendem, stechendem Schmerz [**Ars.**; **Anthr.**]. Plötzliche Aufgedunsenheit des ganzen Körpers.

SCHLAF. - Sehr **schläfrig.** Träume von Sorgen u. schwerer Arbeit. Schreie u. **plötzliches Hochfahren während des Schlafens.**

FIEBER. - **Nachmittags Frösteln mit Durst; V. - bei Bewegung u. Hitze.** Äußere Hitze, mit Erstickungsgefühl. Schweiß leicht kommend, mit Schläfrigkeit. Schweiß bricht aus u. trocknet häufig wieder. Schläft **nach** den Fieberattacken. Nach dem Schweißausbruch Nesselausschlag, auch mit Frösteln.

MODALITÄTEN. - **V.** - Hitze in jeder Form; Berührung; Druck; spät am Nachmittag; nach dem Schlaf; in geschlossenen u. geheizten Räumen. Rechte Seite. **B.** - in der freien Luft, beim Abdecken u. Kaltbaden.

ERGÄNZUNGSMITTEL: Nat-m. Das »chronische« **Apis;** auch **Bar.carb.,** wenn die Lymphdrüsen betroffen sind. - Feindlich: **Rhus.**

VGL. - **Apium-virus** (Autointoxikation, mit Eiterungen), - **Zinc.; Canth.; Vesp.; Lach..**

DOS. - Tinktur bis C 30. Bei ödematösen Zuständen die **niederen** Potenzen. Manchmal ist die Wirkung langsam; es können mehrere Tage vergehen, bevor die Wirkung zu sehen ist, dann vermehrte Harnabsonderung. **Apium-virus,** C 6 Trituration.

Apis mellifica + t D1 = ∅; D1; D2; D3; [**D3, 4 6**]

APIUM GRAVEOLENS

(Sellerie); Umbelliferae - Doldengewächse; Mediterrangebiet

Enthält ein einschläferndes Agens. Hartnäckige Urinverhaltung, pulsierende Kopfschmerzen u. Sodbrennen sind durch Sellerie verursacht worden. Schwellung des Rachens, des Gesichtes u. der Hände. Rheumatische Schmerzen in den Nackenmuskeln, im Kreuzbein. Zunehmende Schmerzen. Appetit auf Äpfel. Dysmenorrhoe mit scharfen, kurzen Schmerzen, B. - bei angezogenen Beinen.

KOPF. - Ist deprimiert; energisch; Gefühl von Zuckungen; kann nicht schlafen vor Gedanken. Kopfschmerz; B. - beim Essen. Augäpfel wie

eingesunken. Jucken in den Augen. Jucken u. Brennen in dem inneren Winkel des linken Auges.
ABDOMEN. - Schmerzhaftes Gefühl; scharfer stechender Schmerz, als ob Stuhlgang kommen würde; Diarrhoe, scharfer Schmerz im linken Iliakalgebiet, der nach rechts hinübergeht. Übelkeit, mit den Schmerzen zunehmend.
WEIBL. G. - Scharfe, stechende Schmerzen im Bereich beider Ovarien, links, B. - vom Überbeugen, durch Liegen auf der linken Seite, mit angezogenen Beinen; Brustwarzen empfindlich.
ATEMWEGE. - Kitzelnder, trockner Husten. **Heftiges Zusammenschnürungsgefühl oberhalb des Brustbeins,** mit Ziehen durch den Rücken beim Hinlegen. Rachen geschwollen, Atemnot.
HAUT. - Juckende Flecken; Brennen; Krabbelgefühl. Reichliche Absonderung granulierender Ulzera. Urtikaria mit Schaudern.
SCHLAF. - Nicht erfrischend, schlaflos. Ist wach von 1 - 3 Uhr nachts. Essen bessert den Schlaf nicht. Nicht ermüdet durch Schlafmangel.
DOS. - C 1 bis C 30.
Apium graveolens D1 = ∅; D1; D2; D3; [D3]

APOCYNUM ANDROSAEMIFOLIUM

(»Dogbane«); Apocynaceae - Hundsgiftgewächse; Nordamerika
Mückenwürger, Fliegenfalle

Die rheumatischen Symptome dieses Mittels versprechen starke Heilwirkungen. Seine Schmerzen sind wandernd bei starker Steifheit u. Ziehen. Alles riecht u. schmeckt wie Honig. Würmer. Zittern u. Prostration. Gefühl von Geschwollensein.
EXTREMITÄTEN. - Schmerz in allen Gelenken. Schmerz in den Zehen u. Sohlen. Schwellung der Hände u. Füße. Reichliches Schwitzen, mit viel Hitze in den Sohlen. Kribbelnder Schmerz in den Zehen. Krämpfe in den Sohlen. Große Hitze in den Sohlen [**Sulf.**].
DOS. - Tinktur u. C 1.
Apocynum androsaemif. + tt ∅; D1; D1; -; [D2]

APOCYNUM CANNABINUM

(Hanfartiger Hundswürger); Apocynaceae - Hundsgiftgewächse; Nordamerika

Vermehrt die Sekretion der Schleimhäute u. der serösen Häute, u. bewirkt im Zellengewebe Ödeme u. Wassersucht u. fördert die Diaphorese der Haut. Akuter Hydrozephalus. Verminderte Pulsfrequenz ist eine Hauptindikation. Es ist eines der wirksamsten Mittel bei **Wassersucht**, Aszites, Anasarka u. Hydrothorax, ferner bei Harnbeschwerden, besonders bei mangelhafter Harnabsonderung u. Strangurie. Bei den Verdauungsbeschwerden der Brightschen Krankheit, mit **Übelkeit**, Erbrechen, Benommenheit, Atemnot wird man es häufig hilfreich finden. Die Wassersucht ist charakterisiert durch großen Durst u. Magenreizung. Arhythmie. **Mitrale u. trikuspidale Insuffizienz. Akuter Alkoholismus.** Erschlaffung des Sphinkter.

GEIST, GEMÜT. - Ist verwirrt, mißgestimmt.

NASE. - Langanhaltendes Niesen. Schniefen bei Kindern [**Samb.**]. Chronischer Nasenkatarrh mit der Neigung zur verstopften Nase, bei dumpfem, langsamem Erinnerungsvermögen. Dumpfer Kopfschmerz. Erkältet sich leicht, Kongestion in Naseneingängen, die sich leicht verstopfen.

MAGEN. - Übelkeit mit Benommenheit. Durst beim Gehen. **Starkes Erbrechen.** Speisen oder Wasser werden sofort erbrochen. Dumpfes, schweres Gefühl, Übelkeit. Beklemmung im Oberbauch u. Brustkorb. Beklemmte Atmung [**Lob.**]. Gefühl des Absackens im Magen. Leib gebläht. Aszites.

STUHL. - **Wässerig,** mit viel Blähungen und Wundheit des Anus; V. - nach dem Essen. Gefühl, als ob der After offen stände u. die Stühle einfach hinausliefen.

URIN. - Blase sehr gespannt. Trüber, heißer Urin, mit dickem Schleim u. Brennen in der Harnröhre nach Wasserlassen. Geringe Preßkraft. Tröpfeln, Strangurie. **Renale Wassersucht.**

WEIBL. G. - Amenorrhoe, mit Blähung; Metrorrhagie mit Übelkeit; Ohnmacht, Herabsetzung der Vitalität. Blutungen im Klimakterium. Das Blut wird in großen Klumpen herausgepreßt.

ATEMWEGE. - Trockner, kurzer Husten, **Atmung kurz u. unzureichend.** Seufzend. Beklemmung in der Gegend von Oberbauch u. Brust.

HERZ. - Trikuspidale Insuffizienz; beschleunigte, schwache u. unregelmäßige Herztätigkeit, arterielle Hypotonie, pulsierende Jugularis, allgemeine Zyanose u. allgemeine Wassersucht.

SCHLAF. - Große Unruhe u. wenig Schlaf.

MODALITÄTEN. - V. - kaltes Wetter; kalte Getränke; Aufdecken.

VGL. - **Cymarin** ist der Wirkstoff von **Apocyn**, verringert die Pulsfrequenz, erhöht den Blutdruck. **Stroph.** (extreme Herzschwäche mit starker Magenstörung; Wassersucht). **Aral. hispida** - wilder Holunder - ein wertvolles Diuretikum, nützlich bei Wassersucht in den Körperhöhlen infolge Leber- oder Nierenerkrankung, mit Verstopfung. Harnstörungen, besonders mit Wassersucht. Scudder rät zu Dosierungen von 5 bis zu 30 Tropfen in gesüßtem Krem mit Weinstein.

VGL. - Apis; Ars.; Dig.; Hell..

DOS. - Urtinktur (10 Tropfen 3-mal täglich) u. bei akutem Alkoholismus 1,77 g des Dekoktes in 113,4 ccm Wasser.

Apocynum cannabinum + t Ø; D1; D1; D3; [Ø; D1, 2]

APOMORPHIA

(Apomorphin); $C_{17}H_{17}NO_2$

Die Hauptwirkung dieser Droge liegt im raschen, vollständigen Erbrechen, das sie hervorruft. Dies ist ein wichtiges Leitsymptom für ihre homöopathische Anwendung. Dem Erbrechen voran gehen Übelkeit, Schlappheit, vermehrte Schweißabsonderung. Speichel u. Schleimabsonderung, Tränen. Pneumonie mit Erbrechen. **Kombinierter Alkoholismus** mit dauernder Übelkeit, Verstopfung, Schlaflosigkeit.

KOPF U. MAGEN. - Schwindel. Erweiterte Pupillen. **Übelkeit u. Erbrechen.** Heftiger Brechreiz. Heißes Gefühl über den ganzen Körper, besonders im Kopf. Leeres Würgen u. Kopfschmerz; Sodbrennen; Schmerz zwischen den Schulterblättern. Reflex-Erbrechen - in der Schwangerschaft **Seekrankheit.**
NICHT-HOMÖOPATHISCHE ANWENDUNG. - Die subkutane Injektion von 0,004 g ruft bei einem Erwachsenen innerhalb von 5 - 15 Minuten vollständiges Erbrechen hervor, ohne irgendeine andere deutliche Wirkung. Ist kontraindiziert bei Opium-Vergiftung. **Apomorphin,** subkutan, 0,002 g oder weniger wirkt als schadloses u. sicheres Hypnotikum. Wirkt gut sogar im Delirium. Der Schlaf stellt sich innerhalb von einer halben Stunde ein.
DOS. - C 3 bis C 6.
Apomorphia * + **D2** = **Ø; D3; D2; D6;** [**D4**] **nicht haltbar, Sonderpreis**

AQUILEGIA

(Akelei); Ranunculaceae - Hahnenfußgewächse

Ein Mittel für Hysterie. Globus u. Clavus hystericus. Frauen im Klimakterium mit Erbrechen von grünen Massen, besonders morgens. **Schlaflosigkeit.** Nervöses Zittern des Körpers; empfindlich gegen Licht u. Geräusch. Dysmenorrhoe junger Mädchen.

WEIBL. G. - Menses spärlich, mit dumpfem, schmerzhaftem, in der Nacht anwachsendem Druck in der rechten Lendengegend.
DOS. - C 1
Aquilegia Ø; D1; D1; -; [**D2**]

ARAGALLUS LAMBERTI

Papilionaceae sp. - Schmetterlingsblütler

Wirkt hauptsächlich auf das Nervensystem, ruft verwirrten, konfusen Zustand hervor. Symptome von Inkoordination u. Paralyse. Motorische Ataxie. Müdigkeit morgens.

GEIST, GEMÜT. - Große Depression; V. - morgens oder abends. Kann nicht geistig arbeiten. Ist unfreundlich, gereizt, unruhig, **verwirrt.** Konfusion u. Apathie. Wünscht, allein zu sein. Konzentrationsschwäche, ist geistesabwesend. Interesselosigkeit. Mangelhafter Ausdruck beim Schrei-

ben. Rastloses u. zielloses Wandern. Muß sich auf das Gehen konzentrieren.
KOPF. - Diplopie. Brennen in den Augen. Risse in der Unterlippe.
INN. HALS. - Schmerzt. Völlegefühl. Schmerzhaftigkeit mit Übelkeit. Schlund dunkel, geschwollen, wie glasiert.
ATEMWEGE. - Lastgefühl auf der Brust im Gebiet des Schwertfortsatzes. Zusammenschnürung wie von einem breiten Band. Schmerzhaftigkeit der Brust unter dem Brustbein. Beklemmung.
EXTREMITÄTEN. - Schwäche der Glieder. Schmerz im linken Ischiasnerv. Muskelkrämpfe vorne im Bein beim Gehen.
VGL. - **Astragallus u. Oxytropis**, zwei Abarten von **Aragall.**; auch **Barium**.
DOS. - C 6 u. C 200.

ARALIA RACEMOSA

(Amerikan. Narde); Araliaceae; Nordamerika

Dies ist ein Mittel für asthmatische Zustände mit Husten, mit **V. - beim Hinlegen.** Schweißnässe während des Schlafes. Äußerste Empfindlichkeit gegen Zugluft. Diarrhoe, Prolaps des Rektum. Schmerzen im Rektum, die nach oben ausstrahlen; V. - an der aufliegenden Seite.

ATEMWEGE. - **Trockner Husten, nach dem ersten Schlaf,** ungefähr um Mitternacht. **Asthma nachts im Liegen** mit spastischem Husten; V. - nach dem ersten Schlaf, mit Kitzeln im Hals. Zusammenschnürung der Brust; **Gefühl eines Fremdkörpers im Hals.** Verstopfte Nase, V. - im Frühling. Heufieber; **häufiges Niesen.** Rauhheit u. Brennen hinter dem Brustbein. Der geringste Luftzug verursacht Niesen mit **reichlichem, wäßrigem, ätzendem Schleim aus der Nase, von salzigem, scharfem Geschmack.**
WEIBL. G. - Menses unterdrückt; schlecht riechende Leukorrhoe, scharf, mit nach unten pressendem Schmerz. Lochien unterdrückt mit aufgetriebenem Uterus.
MODALITÄTEN. - V. - um 23.00 (Husten).
VGL. - **Pecten-Scallop** (feuchtes Asthma. Rasches, mühsames Atmen. Zusammenschnürung der Brust, besonders auf der rechten Seite. Vor dem Asthma auch Schnupfen sowie Brennen in Rachen u. Brust. Der Anfall endet mit reichlichem Auswurf von zähem, schaumigem Schleim. V. - nachts). **Ars-j.**; **Naphthal.**; **Cepa**; **Rosa**, **Sabad.**; **Sinap.**
DOS. - Tinktur bis C 3.
Aralia racemosa tt Ø; D1; D1; D4; [D2]

ARANEA AVICULARIS (M)

ARANEA DIADEMA

(Kreuzspinnen sp.); Araneae - Spinnen; Araneidae - Kreuzspinnen; Europa

Alle Spinnengifte beeinflussen das Nervensystem stark (vgl. **Tarant.**, **Mygal.** etc.).

Alle Symptome von Aranea sind charakterisiert durch **Periodizität, Kälte** u. große Empfindlichkeit gegen Feuchtigkeit. Es ist das Mittel für die konstitutionell zur Malariavergiftung Prädisponierten, wo jeder feuchte Tag oder Ort das Frösteln begünstigt. Der Patient hat ein Kältegefühl bis in die Knochen. Kältegefühl durch nichts zu bessern. **Gefühl, als ob Teile vergrößert u. schwerer wären.** Wacht nachts auf mit dem Gefühl, als ob die Hände doppelt so groß wären. Geschwollene Milz. **Hydrogenoide** Konstitution, d.h. abnorme Empfindlichkeit gegen Feuchtigkeit u. Kälte, Unfähigkeit, am kühlen Wasser, an Seen u. Flüssen zu leben etc. oder an feuchten, kühlen Orten [**Nat-sulf.; Thuj.**].

KOPF. - Schmerz im rechten Trigeminus-Nerv, von der Peripherie nach innen gehend. Verwirrung; **B. - durch Rauchen im Freien.** Hitze u. Flackern in den Augen; V. - bei feuchtem Wetter. Plötzlicher, heftiger Zahnschmerz nachts, sofort nach dem Hinlegen.

WEIBL. G. - Menses zu früh, zu stark. Auftreibung des Bauches. Lumbalabdominale Neuralgie.

BRUST. - Schmerz der Interkostalnerven, von den Nervenendungen zur Wirbelsäule ziehend. Hellrote Blutung aus den Lungen [**Mill.; Ferr-phos.**].

MAGEN. - Krämpfe nach wenig Essen; Oberbauch schmerzhaft gegen Druck.

ABDOMEN. - Vergrößerte Milz, Kolik zur gleichen Stunde wiederkehrend. Schwere im Unterbauch wie von einem Stein. Diarrhoe. Arme u. Beine wie eingeschlafen.

EXTREMITÄTEN. - Knochenschmerzen in den Extremitäten. Schmerz im Kalkaneus. **Gefühl der Schwellung,** u. als ob Teile einschliefen.

SCHLAF. - Unruhig u. unterbrochen, als ob Hände u. Vorderarme geschwollen u. schwer wären.

FIEBER. - Kälte mit Schmerz in den langen Knochen u. Gefühl eines Steines im Bauch täglich zur selben Stunde. Frösteln bei Tag u. Nacht; immer V. - bei Regen.

MODALITÄTEN. - V. - feuchtes Wetter; spät am Nachmittag u. zur Mitternacht. **B.** - beim Tabakrauchen.

VGL. - Tela aranearum - Spinnennetz. - (Kardiale Schlaflosigkeit, vermehrte Muskelkraft, Erregung u. nervöse Unruhe bei fieberhaften Zuständen. Trockenes Asthma, quälende Hustenanfälle; periodische Kopfschmerzen mit **extremer, nervöser Erregung. Hartnäckige Wechselfieber.** Wirkt unmittelbar auf das arterielle System, Puls voll, stark, unterdrückbar.
Verringerte Pulsfrequenz. Maskierte, periodische Krankheiten, hektische, zusammengebrochene Patienten. Symptome setzen **plötzlich** ein mit kühler, **feuchter** Haut. Taubheit von Händen u. Beinen in der Ruhelage. **Dauerndes Frösteln**).

ARANEA SCINENCIA - graue Spinne - (dauerndes Zucken der unteren Augenlider. Schläfrigkeit. V. - im warmen Zimmer). **Heloderma; Cedron, Arsenicum.**
DOS. - Urtinkrur bis C 30.
Aranea diadema D1 = ∅; D1; D2; D4; [D4, 6] Sonderpreis

ARANEA IXOBOLA (M)

vgl. Anhang

ARBUTUS ANDRACHNE

(Erdbeerbaum); Ericaceae - Heidekrautgewächse; Mediterrangebiet

Ein Mittel für Ekzeme, verbunden mit gichtischen u. rheumatischen Symptomen. Arthritis; besonders der größeren Gelenke. Macht Urin klarer. Lumbago. Die Symptome wandern von der Haut zu den Gelenken. Bläschenbildung.
VGL. - Arbutin; Led.; Bry.; Kalm.
DOS. - Urtinktur bis C 3

ARECA - ARECU CATECHU

(Betelnußpalme); Palmae - Palmengewächse

Nützlich bei Helminthiasis. Sein Alkaloid **Areolin hydrobromicum** zieht die Pupillen zusammen u. wirkt prompter u. energischer, aber in der Dauer kürzer als **Eserin**. Nützlich bei Glaukom. Regt die Speichelbildung an wie **Pilocarpin**. Erhöht auch die Blutdruckamplitude u. fördert die Darmmotilität.

ARGEMONE MEXICANA

(Stachelmohn) - Papaveraceae - Mohngewächse; Mexiko

Kolikartiger Krampf u. Spasmen der Eingeweide. Schmerzhafte neuromuskuläre Zustände, den Schlaf hindernd. Rheumatische Erkrankung, verbunden mit der Brightschen Krankheit (D. Mac Farlan).

KOPF. - Pulsierender Kopfschmerz in den Augen u. Schläfen. Kopf heiß. Rachen sehr trocken, Schmerz beim Schlucken.
MAGEN. - Übelkeitsgefühl wie bei Erbrechen. Kneifender Schmerz in der Magengrube. Kein Appetit. Aufstoßen u. Gasabgang.
HARNWEGE. - Verminderung der Harnmenge. Wechselnde Farbe.
WEIBL. - G. - Menses unterdrückt. Verminderte Libido mit Schwäche.
EXTREMITÄTEN. - Linkes Knie steif u. schmerzhaft. Füße geschwollen.
MODALITÄTEN. - V. - mittags (Schwäche).
DOS. - C 6. - Der frische Saft wird bei Ulzera u. Warzen gebraucht.

ARGENTUM METALLICUM

(Silber) - Ag

Abmagerung, ein allmähliches Eintrocknen, Verlangen nach frischer Luft, Atemnot, Gefühl von Ausdehnung u. linksseitige Schmerzen sind charakteristisch. Die Hauptwirkung ist konzentriert auf die Gelenke u. die sie zusammensetzenden Elemente, wie Knochen, Knorpel u. Bänder. Hier werden die kleinen Blutgefäße verschlossen, oder sie verschrumpfen, u. kariöse Beschwerden sind die Folge. Sie beginnen schleichend, schleppen sich hin u. schreiten fort. Der Kehlkopf bietet auch ein besonderes Feld für dieses Mittel.

GEISTESZUSTAND. - Gefühl der Eile; Zeit vergeht zu langsam; ist melancholisch.

KOPF. - Dumpfe Neuralgie anfallartig über der linken Seite, allmählich zunehmend u. dann plötzlich aufhörend. Kopfhaut sehr berührungsempfindlich. Schwindel mit dem Gefühl der Trunkenheit beim Anblick von fließendem Wasser. Kopf wie **leer, hohl.** Augenlider rot u. dick. Erschöpfender Laufschnupfen mit Niesen. Schmerz in den Gesichtsknochen, zwischen dem linken Auge u. Stirnhöcker.

INN. HALS. - Rauh, Räuspern, grauer, gallertartiger Schleim; der Rachen wird wund beim Husten. **Reichlicher, leichter Auswurf** morgens.

ATEMWEGE. - **Heiserkeit,** Aphonie. Gefühl von Rauhheit u. Wundheit beim Husten. Totaler Stimmverlust bei professionellen Sängern. Kehlkopf wie wund u. rauh. **Leichter Auswurf, wie gekochte Stärke. Gefühl einer rauhen Stelle in der Suprasternalgegend. V. - vom Stimmgebrauch. Husten beim Lachen.** Hektisches Fieber mittags. Muß sich räuspern beim lauten Lesen. **Große Schwäche der Brust.** V. - linke Seite. Veränderung im Klang der Stimme. Schmerz in den linken unteren Rippen.

RÜCKEN. - Starke Rückenschmerzen; muß gebeugt gehen, mit Beklemmung der Brust.

URIN. - Duirese. Urin **reichlich, wolkig,** süß riechend. Häufiges Wasserlassen. Polyurie.

EXTREMITÄTEN. - Rheumatische Beschwerden der Gelenke, besonders im Ellbogen u. Knie. Beine schwach u. zitternd. V. - treppab. Unwillkürliche Kontraktion der Finger, teilweise Lähmung des Unterarms; Schreibkrampf, **Schwellung der Enkel.**

MÄNNL. G. - Quetschungsschmerz in den Hoden. **Samenergüsse ohne sexuelle Erregung.** Häufige Miktionen mit Brennen.

WEIBL. G. - Ovarien wie vergrößert. Nach unten ziehende Schmerzen. Prolapsus Uteri. **Erodierte, schwammige Zervix. Leukorrhoe,** übelriechend, ätzend. Palliativum beim Szirrhus Uteri. Schmerz im linken Ovar. **Klimakterische Blutung.** Gefühl von Wundheit im Bauch; V. - durch Schock. Uterus-Erkrankung mit Gliederschmerzen.

MODALITÄTEN. - V. - durch Berührung, gegen Mittag. **Besserung** im Freien, vom Husten nachts, im Liegen (entgegengesetzt **Hyos.**).

ANTIDOTE: Merc.; Puls.
VGL. - Selen.; Alum.; Plat.; Stann.; Ampelopsis. (Chronische Heiserkeit bei skrofulösen Patienten).
DOS. - C 6 Trituration u. höher. Nicht zu häufig wiederholen.
Argentum metallicum D8; D10; D1; D8; [D4 Tbl] Sonderpreis

ARGENTUM NITRICUM

(Silbernitrat - Höllenstein) $AgNO_3$

Bei diesem Medikament sind die Wirkungen auf das Nervensystem sehr deutlich, viele Gehirn- u. Wirbelsäulensymptome zeigen sich, die sichere Indikationen für seine Anwendung geben. Symptome der Inkoordination, Kontrollverlust u. Mangel an Balance überall, geistig u. physisch; **Zittern** in den befallenen Teilen. Es ist ein Reizmittel der Schleimhäute, produziert heftige Entzündungen des Rachens u. eine ausgesprochene Gastroenteritis. Das starke **Verlangen nach Süßigkeiten,** splitterartige Schmerzen u. die freie mukopurulente Absonderung bei den entzündeten u. ulzerierten Schleimhäuten, ferner das Gefühl, als ob ein Körperteil sich ausdehne, u. andere Sinnestäuschungen sind charakteristisch. Zusammengeschrumpfte u. eingetrocknete Konstitutionen bieten ein günstiges Feld für seine Wirkung, besonders wenn ein Zusammenhang besteht zu ungewöhnlichen oder langandauernden geistigen Anstrengungen. Kopfsymptome bestimmen oft die Wahl dieses Mittels. Die Schmerzen wachsen u. nehmen allmählich ab. Flatulenter Zustand u. frühzeitig gealtertes Aussehen. Explosives Aufstoßen, besonders bei Neurotikern. Oberbauchbeschwerden verursacht durch außergewöhnliche, geistige Anstrengungen. Paraplegia, Myelitis u. disseminierte Sklerose von Gehirn u. Rückenmark. **Hitzeunverträglichkeit.** Gefühl plötzlichen Kneifens (Dudgeon). Zerstört rote Blutkörperchen, ruft Anämie hervor.

GEIST, GEMÜT. - Denkt, sein Verstand wird u. muß versagen. Ist furchtsam u. **nervös;** Impulse, aus dem Fenster zu springen. Ist matt u. zitternd. Ist **melancholisch**; befürchtet eine schwere Krankheit. **Die Zeit vergeht zu langsam [Cann-i.].** Gedächtnis schwach. Sinnestäuschungen. Ist **impulsiv; will alle Dinge in Eile tun [Lil-t.]. Seltsame, geistige Impulse.** Befürchtungen, Ängste u. versteckte, irrationale Handlungsmotive.
KOPF. - Kopfschmerz mit Kälte u. Zittern. Emotionelle Störungen rufen Migräneanfälle hervor. Gefühl der **Ausdehnung**. Hirnmüdigkeit mit allgemeiner Schwäche u. Zittern. Kopfschmerz von geistiger Anstrengung, vom Tanzen. **Schwindel** mit Summen in den Ohren u. nervösen Beschwerden. Schmerzen im Stirnhöcker mit **Vergrößerungsgefühl im Auge der gleichen Seite.** Bohrender Schmerz; **B. - durch enges Bandagieren u. Druck.** Jucken der Kopfhaut. Migräne; Gefühl, als seien die Schädelknochen auseinander.
AUGEN. - Innere Ecken **geschwollen u. rot.** Flecken vor dem Gesichtsfeld. Verschwommenes Sehen. Photophobie im warmen Zimmer. **Eitrige Ophthalmie**. Chronische Ulzeration der Lidränder; letztere sind wund, dick,

geschwollen. Ist unfähig, die Augen ständig fixiert zu halten. Überanstrengung der Augen vom Nähen; V. - im warmen Zimmer. Schmerzen und Gefühl von Müdigkeit in den Augen, B. - beim Schließen der Augen oder bei Druck. Nützlich zur Wiederherstellung der Kraft der geschwächten Ziliarmuskeln. Paretischer Zustand der Ziliarmuskeln. Akute, granuläre Konjunktivitis. Getrübte Hornhaut. Ulzera auf der Hornhaut.

NASE. - Verlust des Geruchssinnes. Jucken. Ulzera im Septum. Laufschnupfen mit Frösteln, Tränenfluß u. Kopfschmerz.

GESICHT. - Eingefallen, alt, blaß u. bläulich. Greisenhaftes Aussehen; Haut eng über die Knochen gespannt.

MUND. - Zahnfleisch empfindlich u. leicht blutend. Die Zunge hat herausragende Papillen; die Spitze ist rot u. schmerzhaft. Schmerz in gesunden Zähnen. Kupfriger Geschmack oder wie von Tinte. Krebswunden.

INN. HALS. - Viel **dicker Schleim** in Rachen u. Mund verursacht Räuspern. Rauh u. wund. **Gefühl eines Splitters im Rachen** beim Schlucken. Dunkle Röte des Halses. Raucherkatarrh mit Kitzeln wie von einem Haar im Rachen. **Strangulationsgefühl.**

MAGEN. - **Aufstoßen** begleitet die meisten Magenbeschwerden. Übelkeit, Würgen, Erbrechen von eiweißartigem Schleim. Blähsucht; **schmerzhafte Schwellung der Magengrube.** Schmerzhafte Stelle über dem Magen, die in alle Teile des Bauches ausstrahlt. Nagender, geschwüriger Schmerz; Brennen u. Zusammenschnürung. Erfolglose Anstrengung, um aufzustoßen. **Großes Verlangen nach Süßigkeiten.** Gastritis der Trinker. Ulzerativer Schmerz in der linken Seite unter den Rippen. Zittern u. Pulsieren im Magen. Enorme Auftreibung. Ulzeration des Magens mit **ausstrahlendem Schmerz.** Verlangen nach Käse u. Salz.

ABDOMEN. - Kolik, mit **stark flatulenter Auftreibung.** Stichartiger, ulzerativer Schmerz in der linken Magenseite, unter den kurzen Rippen.

STUHL. - Wäßrig, geräuschvoll; flatulent; **grün wie gehackter Spinat,** mit faserigem Schleim u. enormer Auftreibung des Abdomen; sehr stark riechend. Diarrhoe sofort nach dem Essen oder Trinken. **Flüssigkeiten gehen unmittelbar** durch ihn hindurch; nach Süßigkeiten. Nach jeder Erregung, mit Flatulenz. Jucken des Anus.

HARNWEGE. - Der Harn geht unwillkürlich ab, bei Tag u. Nacht. Harnröhre entzündet, mit Schmerz, Brennen, Jucken; splitterartiger Schmerz. Urin spärlich u. dunkel. Nachtröpfeln einiger Tropfen nach dem Harnlassen [**Hep.-sulf.**]. Geteilter Harnstrahl. Frühes Stadium von Gonorrhoe; reichliche Absonderung u. schrecklich schneidende Schmerzen; blutiger Urin.

MÄNNL. G. - Impotenz. Die Erektion schwindet beim Koitusversuch. Krebsähnliche Geschwüre. Fehlende Libido. Die Genitalien werden kleiner. Schmerzen beim Koitus.

WEIBL. G. - Magenschmerz zu Beginn der Menses. Intensiver Spasmus der Brustmuskulatur. Orgasmen nachts. Nervöser Erregungszustand in den Wechseljahren. Reichliche Leukorrhoe mit Zervixerosion. Leichtes Bluten. Uterusblutung zwei Wochen nach den Menses; schmerzhafte Beschwerden des linken Ovars.

ATEMWEGE. - Singen hoher Töne verursacht Husten. Chronische Heiserkeit. Erstickender Husten, wie von einem Haar in der Kehle. Atemnot. Brustkorb wie von einem Reifen umklammert. Herzklopfen, Puls unregelmäßig u. intermittierend; **V. - bei Rechtslage** [**Alum-n.**]. Schmerzhafte Stellen im Brustkorb. Angina pectoris, nächtliche Verschlimmerung. Bekommt keine Luft in einem Raum voller Menschen.
RÜCKEN. - Viel Schmerzen. Wirbelsäule empfindlich mit nächtlichen Schmerzen [**Ox-ac.**]. Paraplegie; Sklerose der Rückenmarkshinterhörner.
EXTREMITÄTEN. - Kann nicht gehen mit geschlossenen Augen. Zittern mit allgemeiner Schwäche. Paralyse mit geistigen u. Abdominal-Symptomen. Rigidität der **Waden.** Schwäche, besonders in den Waden. Geht u. steht unsicher, besonders, wenn er unbeobachtet ist. Gefühllosigkeit der Arme. Lähmung nach Diphtherie (folgt nach **Gels.**).
HAUT. - Braun, gespannt u. hart. Ziehen in der Haut wie von Spinnengewebe oder getrocknetem Eiweiß. Haut geschrumpft u. ausgetrocknet. Unregelmäßige Flecken.
SCHLAF. - Schlaflos von Phantasiegebilden in seiner Vorstellung; schreckliche Träume von Schlangen, von sexueller Befriedigung. Schläfrige Benommenheit.
FIEBER. - Frösteln mit Übelkeit. Beim Aufgedecktsein Frösteln; hat jedoch beim Zugedecktsein das Gefühl, zu ersticken.
MODALITÄTEN. - V. - Wärme in jedweder Form; nachts; von kaltem Essen; **Süßigkeiten** nach dem Essen; bei den Menses; von Erregung, **linke Seite. B.** - Aufstoßen; frische Luft; Kälte; Druck.
ANTIDOTE: Nat-m.
VGL.: Ars.; Merc.; Phos.; Puls.; Arg-c. (Angina pectoris, Asthma, Spasmen des Ösophagus); **Arg-jodat.** (Halsbeschwerden, Heiserkeit, Drüsenbefall) - **Protargol** (Gonorrhoe nach dem akuten Stadium, 2-prozentige Lösung; syphilitische Schleimhautflecke, Schanker u. Schankroide, 10-prozentige Lösung zweimal den Tag angewandt; Konjunktivitis neonatorum, 2 Tropfen einer 10-prozentigen Lösung). **Arg-p.** (ein hervorragendes Diuretikum bei Wassersucht). - **Arg-oxyd.** (Chlorose mit Menorrhagie u. Diarrhoe).
DOS. - C 3 bis C 30. Die beste Form eine wäßrige Lösung 1:9, 2- oder 3-Tropfen-Gaben. Diese Lösung in Wasser ist den niederen Triturationen vorzuziehen; wenn sie nicht frisch sind, zersetzen diese sich leicht zum Oxyd.
Argentum nitricum * + D1 = Ø; D8; D2; D4; [D4, 6] Trit. sind nicht haltbar, Sonderpreis

ARISTOLOCHIA MILHOMENS - ARIST. GIGAS

Aristolochiaceae; Tropen, Subtropen

Stechende Schmerzen in verschiedenen Körperteilen. Schmerzen in den Fersen, Brennen u. häufige Reizung im Anus. Flatulenz im Magen u. Bauch. Schmerzen im Rücken u. in den Extremitäten. Steifheit der Beine.

Schmerz in der Achillessehne. Jucken u. Schwellen rund um die Knöchel.
VGL. - Aristolochia Serpentaria - (Symptome von Seiten des Verdauungstraktes; flüssige Diarrhoe, Meteorismus. Flatulente Dyspepsie. Blutandrang im Gehirn. Auftreibung u. schneidende Schmerzen im Bauch. Symptome wie von Poison-Oak.).
DOS. - Niedere Potenzen.
Aristolochia milhomens
Ergänzung: Clematis * Ø; D1, D1; D3; [D10, 12]

ARISTOLOCHIA ELEM. (M)

vgl. Anhang

ARNICA - ARNICA MONTANA

(Bergwohlverleih); Compositae - Korbblütler; Europa

Ruft Zustände im Körper hervor, die ähnlich denen sind, die von Verletzungen, Sturz, Schlag u. Kontusionen herrühren. Ohrensausen. **Eitrige Phänomene.** Septische Zustände; Prophylaktikum gegen Eiterinfektion. Apoplexie, rotes, volles Gesicht.
Paßt besonders für Fälle, wo irgendeine Verletzung, evtl. lange zurückliegend, die gegenwärtigen Beschwerden anscheinend hervorgerufen hat. Nach **traumatischen Verletzungen.** Überanstrengung eines Organs, Strapazen. Arnika neigt zu zerebraler Kongestion. Wirkt am besten bei Plethorikern, weniger bei Geschwächten mit schlechtem Blut, kardialer Wassersucht u. Atemnot. Ein Muskel-Tonikum. Leidet an Kummer, an Gewissensbissen oder durch die plötzliche Erkenntnis eines finanziellen Verlustes. Glieder- u. Körperschmerzen, wie geschlagen; Gelenke wie verstaucht. Das Bett scheint zu hart. Deutliche Wirkung auf das Blut. Beeinflußt das Venensystem, indem es Stasen verursacht. Ekchymose u. Hömorrhagien. Erschlaffte Blutgefäße, schwarze u. blaue Flecken. Neigung zu Blutung u. Zuständen mit bösartigen Fiebern. Neigung zu Gewebedegeneration, septischen Zuständen, Abszessen, die nicht reifen. Gefühl von Lahmheit, Prellung. Neuralgien, die von Störungen im Bereich des Vagus herrühren. Rheumatismus der Muskeln u. Sehnen, besonders von Rücken u. Schulter. Abneigung gegen Tabak. Influenza. Thrombose. Hämatozele.

GEIST, GEMÜT. - Fürchtet Berührung oder Annäherung, ist bewußtlos; antwortet korrekt, wenn man ihn anspricht, fällt aber sogleich in seinen Stupor zurück. Indifferenz; Unfähigkeit, eine länger dauernde, aktive Tätigkeit durchzuführen; mürrisch, wie im Delirium. Nervös; kann keinen Schmerz ertragen; der ganze Körper ist überempfindlich. Sagt, daß nichts mit ihm los wäre. Will allein gelassen werden, Platzangst. Folgen von geistiger Anstrengung oder Schock.
KOPF. - Heiß, mit kaltem Körper; ist verwirrt; Empfindlichkeit des Gehirnes mit scharfen, stechenden Schmerzen. Kopfhaut wie zusammengezogen. Kalte Stelle an der Stirn. Schwindel chronisch; die Gegenstände wirbeln herum, besonders beim Gehen.

AUGEN. - Traumatische Diplopie, Lähmung der Augenmuskeln. Netzhautblutung. Gefühl von Prellung, Wundheit in den Augen nach Arbeiten mit wenig Abstand. Muß die Augen offen halten. Schwindel beim Augenschließen. Gefühl von Müdigkeit u. Erschöpfung nach Besichtigungen, Filmen usw..

OHREN. - Geräusche im Ohr, verursacht durch Blutandrang zum Kopf. Schießen in u. um die Ohren herum. Blutung aus den Ohren. Dumpfes Gehör nach Gehirnerschütterung. Schmerz in den Knorpeln des Ohres, wie geprellt.

NASE. - Blutung nach jedem Hustenanfall, dunkles, flüssiges Blut. Gefühl von Wundheit in der Nase; **kalt.**

MUND. - **Stinkender Atem.** Trocken u. durstig. Bitterer Geschmack [**Coloc.**]. **Geschmack wie von faulen Eiern.** Verletzung des Zahnfleisches nach Zahnextraktion [**Sep.**]. Empyem der Oberkieferhöhlen.

GESICHT. - **Eingefallen**; sehr rot. Hitze in den Lippen. Herpes im Gesicht.

MAGEN. - Verlangen nach Essig. Ablehnung von Milch u. Fleisch. Heißhunger. Erbrechen von Blut. Magenschmerzen während des Essens. Ißt mit Widerwillen. Beklemmende Gase, die nach oben u. unten abgehen. Druck wie von einem Stein. **Gefühl, als ob der Magen sich gegen die Wirbelsäule presse. Stinkendes** Erbrechen.

ABDOMEN. - Stiche unter den falschen Rippen. Auftreibung; **stinkende** Flatus. Scharfe Stöße durch den Bauch.

STUHL. - **Anstrengender Tenesmus bei Durchfall. Stinkend,** braun, **blutig,** eitrig, unwillkürlich. Sieht wie braune Hefe aus. Muß sich nach jedem Stuhlgang hinlegen. Durchfall mit Auszehrung; V. - beim Liegen auf der linken Seite. Dysenterieartige Stühle mit Muskelschmerzen.

URIN. - Verhaltung infolge Überanstrengung. Dunkles, ziegelsteinrotes Sediment. Blasentenesmus mit sehr schmerzhafter Miktion.

WEIBL. G. - Verletzte Teile nach der Entbindung. Heftige Nachwehen. Uterus-Blutung infolge mechanischer Verletzung nach Koitus. Wunde Brustwarzen. Mastitis infolge Verletzung. Gefühl, als ob der Foetus schief läge.

ATEMWEGE. - Husten bei Herzschäden, anfallartig, nachts, während des Schlafes, V. - bei körperlicher Anstrengung. Akute Tonsillitis, Anschwellung des weichen Gaumens u. der Uvula. Pneumonie; drohende Lähmung. Heiserkeit infolge Überanstrengung der Stimme. Gefühl von Rauhheit, Wundheit morgens. Husten nach Weinen u. Lamentieren. Trocken, vom Kitzel tief unten in der Trachea. Blutiger Auswurf. Atemnot mit Hämoptoe. Alle Knochen u. Knorpel der Brust schmerzen. **Heftiger, spastischer Husten mit Herpes im Gesicht.** Keuchhusten, das Kind weint vor dem Anfall. **Pleurodynie [Ran.; Cimic.].**

HERZ. - **Angina pectoris;** Schmerz besonders stark im Ellbogen des linken Armes. Stiche im Herzen. Puls schwach u. unregelmäßig. Herzwassersucht mit beklemmender Atemnot. Extremitäten geschwollen, wie geprellt u. wund. Fettherz u. Herzhypertrophie.

EXTREMITÄTEN. - Gicht. Große Angst davor, berührt zu werden oder vor Annäherung. Schmerz in Rücken u. Gliedern, wie geprellt oder geschlagen. Gefühl von Verstauchung u. Verrenkung. Wundheit nach Überanstrengung. Alles, worauf er liegt, scheint zu hart zu sein. Leichenkälte des Unterarmes. Kann nicht aufrecht gehen wegen des Prellungsschmerzes in der Beckenregion. Rheumatismus tief unten beginnend, sich nach oben ausbreitend [**Led.**].

HAUT. - Schwarz u. blau. Jucken, Brennen, Ausschlag mit kleinen Stippen. **Entwicklung kleiner Furunkel [Ichthyol; Sil.**;] Ekchymosen. Wundliegen (**Bovinin** lokal). Akne indurata, charakterisiert durch **symmetrische Verteilung.**

SCHLAF. - Schlaflos u. unruhig trotz Übermüdung. Komaartige Benommenheit; erwacht mit heißem Kopf; Träume von Tod, verstümmelten Körpern, angsterfüllt u. schrecklich. Pavor nocturnus. Unwillkürliche Stühle während des Schlafes.

FIEBER. - Fieberhafte Symptome ähnlich wie bei Typhus. Zittern über den ganzen Körper hin. Hitze u. Röte des Kopfes mit Kühle des übrigen Körpers. Innerliche Hitze; Füße u. Hände kalt. Nächtliche, saure Schweiße.

MODALITÄTEN. - V. - geringste Berührung; Bewegung; Ruhe; Wein; feuchte Kälte. **B. - Liegen oder Kopftieflage.**

ANTIDOTE: Camph.; Vitex trifolia - Indisches Arnika (Verstauchungen u. Schmerzen, Schläfenkopfschmerz, Schmerz in den Gelenken; Schmerz im Bauch; Schmerz in den Hoden).

ERGÄNZEND: Acon.; Ip.

VGL. - Acon.; Bapt.; Bell-p.; Ham.; Rhus-t.; Hyper.

DOS. - C 3 bis C 30. - Lokal die Tinktur, sollte aber nie **heiß** angewandt werden oder überhaupt nicht, wenn Hautabschürfungen oder Schnitte vorhanden sind.

Arnica montana t D1 = Ø; D1; D2; D4; [**Ø - D4, 6**]

ARSENICUM ALBUM

(Weißarsenik) As_2O_3

Ein tiefwirksames Mittel für jedes Organ u. jedes Gewebe. Seine klar umrissenen, charakteristischen Symptome u. seine Entsprechung für viele schwere Krankheitsarten gestatten eine sichere u. verläßliche Anwendung in der Homöopathie. Seine allgemeinen Symptome führen oft schon allein zum Erfolg. Unter diesen sind am wichtigsten die stark ins Auge springende Schwäche u. Erschöpfung, die Unruhe u. die **nächtliche Verschlimmerung. Große Erschöpfung nach der leichtesten Anstrengung.** Diese in Verbindung mit einer besonderen Reizbarkeit der Muskelfaser ergeben das charakteristische Bild der **reizbaren Schwäche. Brennende Schmerzen.** Unstillbarer Durst. Brennen erleichtert durch Hitze. **Beschwerden an der See [Nat-m.; Aqua marina].** Obst macht krank, besonders wasserhaltige Sorten. Es spendet Ruhe u. Erleichterung für die Todesstunde, wenn man

es in hoher Potenz verabreicht. **Furcht, Schrecken, Sorge.** Grüne Absonderungen. Infantile Kala-azar (Dr. Neatby).
An **Ars.** sollte man denken bei Beschwerden infolge von Alkoholismus, **Vergiftung durch Leichengift,** Insektenstichen, Sektionswunden, Kautabak; böse Folgen von verdorbener Nahrung oder tierischer Substanz. **Fauliger** Geruch der Absonderungen; jährlich wiederkehrende Beschwerden. Anämie, Sklerose. Degenerative Veränderungen. Allmählicher Gewichtsverlust infolge schlechter Ernährung. Reduziert den Refraktionsindex des Blutserums (auch **Chin.** u. **Ferr-phos.**). Hilft gegen schwere Belastung durch bösartige Krankheiten ohne Rücksicht auf deren Lokalisation. Kachexie durch Malaria. **Septische Infektionen u. darniederliegende Vitalität.**

GEIST, GEMÜT. - Große Angst u. Unruhe. Ändert dauernd die Lage. Angst vor dem Tod u. alleingelassen zu werden. Große Angst mit kaltem Schweiß. Hält es für nutzlos, Medizin zu nehmen. Selbstmordtendenzen. Sinnestäuschungen von Geruch u. Gesicht. Verzweiflung treibt ihn von einer Stelle zur anderen. Geizig, boshaft, selbstsüchtig, feige. Gesteigerte allgemeine Empfindlichtkeit [**Hep.**]. Ist empfindlich gegen Unordnung u. Durcheinander.
KOPF. - Kopfschmerzen B. - durch Kälte, die übrigen Symptome V. - durch Kälte. Periodische, brennende Schmerzen, mit **Unruhe**; mit kalter Haut. Hemikranie, mit eisigem Gefühl der Kopfhaut u. großer Schwäche. Kopf empfindlich im Freien. Delirium tremens; Fluchen u. wütendes Reden; boshaft. Kopf in dauernder Bewegung. Kopfhaut **juckt** unerträglich; umgrenzte kahle Stellen; rauh, schmutzig, empfindlich u. bedeckt mit trockenen Schuppen; nächtliches Brennen u. Jucken; Schuppen. Kopfhaut sehr empfindlich; kann die Haare nicht bürsten.
AUGEN. - Brennen in den Augen mit scharfem Tränenfluß. Lider rot, geschwürig, borkig, schuppig, granuliert. Ödeme **um** die Augen herum. Äußere Entzündung mit äußerster Schmerzhaftigkeit. **Brennender, heißer** u. ätzender Tränenfluß. Hornhautulzeration. **Intensive Lichtempfindlichkeit;** B. - äußere Wärme. Ziliarneuralgie mit feinem, brennendem Schmerz.
OHREN. - Ohr innen rauh u. brennend. **Dünne, ätzende, stinkende** Otorrhoe. Tosendes Geräusch in den Ohren, während der Schmerzparoxysmen.
NASE. - Dünne, wässerige, ätzende Absonderungen. Gefühl von **Verstopfung** in der Nase. Niesen **ohne** Erleichterung. Heuschnupfen u. Fließschnupfen; V. - im Freien; V. - drinnen. **Brennen** u. Bluten. Akne der Nase. Lupus.
GESICHT. - Geschwollen, blaß, gelb, **kachektisch**, eingefallen, kalt u. bedeckt mit Schweiß [**Acet-ac.**]. Ausdruck der Agonie. Reißende, nadelstichähnliche Schmerzen; Brennen. Lippen schwarz, bläulich. Schmerzhafte umschriebene Rötung der Wangen.
MUND. - Ungesundes, leicht blutendes Zahnfleisch. Mund geschwürig mit Trockenheit u. brennender Hitze. Epitheliome der Lippen. Zunge trocken,

sauber u. rot; stechender u. brennender Schmerz in der Zunge, Ulzera mit blauer Farbe. Blutiger Speichel. Zahnneuralgie; Zähne wie zu lang u. sehr schmerzhaft. V. - nach Mitternacht; B. - Wärme; metallischer Geschmack. **Aufstoßen von brennendem Wasser.**

INN. HALS. - Geschwollen, ödematös, zusammengeschnürt, **brennend**; unfähig zu schlucken. Diphtherieartige Membram, sieht trocken u. faltig aus.

MAGEN. - **Kann nicht den Anblick oder Geruch von Speisen ertragen. Starker Durst; trinkt viel, aber wenig auf einmal.** Übelkeit, Würgen, Erbrechen nach dem Essen oder Trinken. Angstgefühl in Magengrube. **Brennender Schmerz.** Verlangen nach Saurem u. Kaffee. Sodbrennen; Aufstoßen von sauren u. bitteren Substanzen, die den Hals zu ätzen scheinen. Langanhaltendes Aufstoßen. Erbrechen von Blut, Galle, grünem Schleim oder braun-schwarzem Schleim, vermischt mit Blut. Magen äußerst reizbar; scheint rauh, wie aufgerissen. Gastralgie durch die geringste Nahrungs- oder Getränkeaufnahme. Dyspepsie durch Essig, Säuren, Eis, Eiswasser, Tabak. Schreckliche Angst u. Atemnot mit Gastralgie; auch Schwäche, eisige Kälte, große Erschöpfung. Symptome von Malignität. Alles Verschluckte scheint im Ösophagus festzusitzen, welcher wie verstopft erscheint; nichts will rutschen. **Böse Folgen von vegetarischer Nahrung, Melonen u. wäßrigen Früchten im allgemeinen.** Verlangt nach Milch.

ABDOMEN. - Nagende, brennende Schmerzen wie von feurigen Kohlen; erleichtert durch Wärme. **Leber u. Milz vergrößert u. schmerzhaft.** Aszites u. Anasarka. Abdomen geschwollen u. schmerzhaft. Schmerz wie von einer Wunde im Bauch beim Husten.

REKTUM. - Schmerzhafte, spastische Vorwölbung des Rektum. Tenesmus. **Brennender** Schmerz u. Druck in Rektum u. Anus.

STUHL. - **Kleinkalibrig, stinkend, dunkel, mit viel Erschöpfung. V. - nachts u. nach dem Essen u. Trinken**; von Magenerkältung, Alkoholmißbrauch, verdorbenem Fleisch. Dysenterie dunkel, blutig, stark stinkend. Cholera mit großer Todesangst, Prostration u. brennendem Durst. Körper kalt wie Eis [**Verat-v.**]. Hämorrhoiden brennend wie Feuer; erleichtert durch Hitze. Haut rauh um den Anus.

URIN. - Spärlich, brennend, unwillkürlich. Blase wie gelähmt. Harn enthält **Eiweiß**, Epithelien, zylindrische Klumpen von Fibrin u. Globuli von Eitor u. Blut. Nach dem Wasserlassen Gefühl der Schwäche im Bauch. Bright'sche Krankheit. Diabetes.

WEIBL. G. - Menses zu stark u. zu früh. Brennen in Gegend der Ovarien. Leukorrhoe scharf, brennend, stinkend, dünn. Schmerz wie von rotglühenden Drähten; V.- geringste Anstrengung; verursacht große Ermüdung; B. - im warmen Zimmer. **Menorrhagie.** Stechender Schmerz im **Becken, der bis in den Oberschenkel ausstrahlt.**

ATEMWEGE. - **Kann** nicht liegen; fürchtet zu ersticken. Luftwege wie zusammengeschnürt. Asthma, V. - um Mitternacht. Brennen im Brustkorb.

Erstickender Katarrh. Husten **V.** - nach Mitternacht; V. - in Rückenlage. Auswurf spärlich, **schaumig. Stechender Schmerz durch das obere Drittel der rechten Lunge.** Geräuschvolle Atmung. Hämoptoe mit Schmerz zwischen den Schultern; brennende Hitze überall. Husten trocken, wie von Schwefeldämpfen; **nach dem Trinken.**
HERZ. - Herzklopfen, Schmerz, Atemnot, Schwäche. Erregbares Herz bei Rauchern u. Tabakkauern. **Puls rascher am Morgen** [**Sulf.**]. Dilatation. Zyanose. Fettige Degeneration. Angina pectoris mit Schmerz im Nacken u. Hinterkopf.
RÜCKEN. - Schwäche im Kreuz. Eingezogene Schultern. Schmerz u. Brennen im Rücken [**Oxal-ac.**].
EXTREMITÄTEN. - Zittern, Zucken, Spasmen, Schwäche, Schwere, Unbehagen, Wadenkrämpfe. Schwellung der Füße. Ischias, brennende Schmerzen. Periphere Neuritis. Diabetischer Brand. Ulzera der Fersen [**All-c.**; **Lam.**]. Lähmung der unteren Gliedmaßen mit Atrophie.
HAUT. - Jucken, Brennen, Schwellung; Ödeme, Ausschlag, Papeln, **trokken, rauh, schuppig, V. - bei Kälte** u. Kratzen. Pustula maligna. Ulzera mit stinkender Absonderung. Anthrax. Vergiftete Wunden. Urtikaria mit Brennen u. Unruhe. **Psoriasis.** Szirrhus. Eisige Kälte des Körpers. Epitheliome der Haut. Gangränöse Entzündung.
SCHLAF. - Gestört, ängstlich, unruhig. Muß den Kopf durch Kissen erhöht haben. Erstickungsanfälle während des Schlafes. Schläft mit den Händen über dem Kopf. Puls. Träume voll von Sorge u. Angst. Benommenheit, Schlafkrankheit.
FIEBER.- Hohe Temperatur. **Deutliche Periodizität mit Adynamie.** Septische Fieber. **Intermittierend. Unvollständige Anfälle mit deutlicher Erschöpfung. Heufieber.** Kalte Schweißausbrüche. Bei Typhus nicht zu früh, oft nach **Rhus-t.**. Vollständige Erschöpfung. Delirium; V.- nach Mitternacht. Große Unruhe. Starke Hitze um 3 Uhr nachts. Schmutziger Zahnbelag.
MODALITÄTEN. - V. - feuchtes Wetter, nach Mitternacht; **von Kälte, kalten** Getränken oder kalter Nahrung. An der Seeküste. Rechte Seite. **B.** - von Hitze; durch erhöhten Kopf; warme Getränke.
ERGÄNZUNGSMITTEL: Rhus-t.; Carb.; Phos.; Thuj.; Sec.. Gegenmittel gegen Bleivergiftung.
ANTIDOTE: Op.; Carb-v.; Chin.; Hep.; Nux-v.. Chemische Antidote: Holzkohle; hydriertes Peroxyd von Eisen; Kalkwasser.

VGL. - **Ars-stibiatum** D 3 (Brustentzündung bei Kindern, Unruhe mit Durst u. Prostration, lockerer Schleimhusten, Beklemmungen, schnelle Atmung, Crepitatio). **Chen.**; **Jod.**; **Phos.**; **Chin.**; **Verat-a.**; **Carb.**; **Kalphos.**; **Epilobium** (hartnäckige Diarrhoe bei Typhus). **Hoang-Nan. Atoxyl.-Kali-ar.** D 3, Schlafkrankheit; beginnende Opticus-Atrophie. **Levico-Wasser** - (von Südtirol, enthält Arsen., Eisen u. Kupfer. Chronische u. dyskratische Hautkrankheiten, Chorea minor u. Spasmen bei skrofulösen u. anämischen Kindern. Begün-

stigt die Assimilation u. stärkt die Nutrition. Schwäche u. Hautkrankheiten, besonders nach der Benutzung von höheren Potenzen, wo der Heilungsprozeß zu stagnieren scheint. Dos. - 10 Tropfen in einem Weinglas voll warmen Wasser 3-mal tgl. nach den Mahlzeiten (Burnett). **Sarcol-ac.** (Influenza mit heftigem Erbrechen).
DOS. - C 3 bis C 30. Die höchsten Potenzen erzielen oft brillante Resultate. - Niedere Potenzen bei Erkrankungen des Magens, der Eingeweide u. der Nieren; höhere bei Neuralgien, nervösen Erkrankungen u. Hautkrankheiten. Aber wenn nur oberflächliche Zustände vorliegen, die niedrigsten Potenzen geben, D 2 - D 3 Trituration. Wiederholte Gabe ist ratsam.
Arsenicum album * + + **D2 = Ø; D3; D2; D4; [D4, 6,12]**

ARSENICUM BROMATUM
(NH_4Br)

Hat sich als großes Antipsoricum u. als antisyphilitisches Mittel erwiesen. Herpetische Ausschläge, syphilitische Auswüchse, Drüsentumoren u. Verhärtungen, Karzinome, motorische Ataxie, hartnäckige, intermittierende Fieber u. **Diabetes** werden sämtlich durch dieses Präparat stark beeinflußt.

GESICHT. - **Akne rosacea** mit violetten Knoten auf der Nase; V. - im Frühling. **Akne** bei jungen Leuten.
DOS. - Tinktur 2 bis 4 Tropfen täglich in Wasser. Bei Diabetes 3 Tropfen 3-mal tgl. in einem Glas Wasser.

ARSENICUM HYDROGENISATUM

Die allgemeine Wirkung des Arsens ist stärker akzentuiert. Anämie. Angst; Verzweiflung. **Hämaturie** mit allgemeiner Zersetzung des Blutes. Hämorrhagien aus den Schleimhäuten. Oligurie, danach Erbrechen. Vorhaut u. Glans bedeckt mit Pusteln u. runden Oberflächengeschwüren. Kollaps. Kälte; Prostration. Plötzliche Schwäche u. Übelkeit. Die Haut wird dunkelbraun.

KOPF. - Heftiger Schwindel beim Treppensteigen. Augen eingesunken mit breiten, blauen Rändern. Heftiges Niesen. Nase kalt. Muß eingehüllt werden in warme Kleidung.
MUND. - Zunge vergrößert; tiefes, unregelmäßiges Ulcus; knötchenartige Schwellung. Mund heiß u. trocken; wenig Durst.
DOS. - C 3.

ARSENICUM JODATUM

(Arsentrijodid); AsJ_3

Ist vorzuziehen bei hartnäckigen, reizenden, ätzenden Absonderungen. Die Absonderung reizt die Schleimhaut, **aus** der sie kommt u. **über** welche sie fließt. Die Absonderung kann stinkend u. wäßrig sein. Die Schleimhaut ist immer rot, gereizt, geschwollen; juckt u. brennt. Influenza, **Heufieber**, alte Nasenkatarrhe u. Katarrhe des Mittelohrs. Schwellung der Gewebe innerhalb der Nase. Hypertrophierter Zustand der eustachischen Röhre mit Taubheit. Altersherz, Myokarditis u. fettige Degeneration. Puls fadenartig. Chronische Aortitis. Epitheliome der Lippe. Brustkrebs, nachdem die Ulzeration begonnen hat.

Ars-j. ist wahrscheinlich sehr eng mit den Manifestationen der Tuberkulose verbunden. In den frühen Stadien der Tuberkulose, sogar wenn nachmittags die Temperatur steigt, ist **Ars-j.** sehr wirksam. Es indiziert bei tiefgreifender Prostration, schnellem, unregelmäßigem Puls, rezidivierendem Fieber u. Schweißen, Abmagerung; Durchfallneigung. Chronische Pneumonie mit Lungenabszeß. Hektisches Fieber; Schwäche; Nachtschweiße. Man soll an dieses Mittel denken bei Phthisis mit heiserem, rasselndem Husten u. reichlichem, eitrigen Auswurf, begleitet von Herzschwäche, Abmagerung u. allgemeiner Schwäche; chronische, wäßrige Diarrhoe bei Schwindsüchtigen; in Fällen von Abmagerung bei gutem Appetit; bei Amenorrhoe mit anämischem Herzklopfen u. Atemnot. Bei chronischer Pneumonie, wenn sich ein Abszeß bilden will. Starke Abmagerung. Arteriosklerose, Myokardschaden u. Altersherz. Drohende Pyämie. (**Pyrog.**; **Methylenblau**).

KOPF. - **Schwindel** mit dem Gefühl des Zitterns, besonders bei alten Leuten.

NASE. - **Dünne, wässerige, reizende, ätzende Absonderung aus der vorderen u. hinteren Nase; Niesen.** Heufieber. Reizung u. Kitzeln der Nase; dauerndes Verlangen zu niesen (**Pollanin**). **Chronischer Nasenkatarrh,** geschwollene Nase; reichliche, dicke, gelbe Absonderung; Ulzera; **Membran wund u. rauh.** Verschlimmerung durch Niesen.

INN. Hals. - Brennen im Schlund. Mandeln geschwollen. Verdickte Schleimhaut vom Schlund bis zu den Lippen. Stinkender Atem, Drüsenbeteiligung. Diphtherie. **Chronische, follikuläre Pharyngitis.**

AUGEN U. OHREN. - Skrofulöse Ophthalmie. Otitis mit stinkender, ätzender Absonderung. Verdickung des Trommelfells. **Brennender**, scharfer Schnupfen.

MAGEN. - Schmerz u. Pyrosis. Erbrechen eine Stunde nach dem Essen. Quälende Übelkeit. Schmerz im Oberbauch. Starker Durst; Wasser wird sofort erbrochen.

ATEMWEGE. - Leichter, hackender Husten mit trockener u. verstopfter

Nase. Exsudative Pleuritis. Chronische Bronchitis. Lungentuberkulose. Pneumonie, die nicht zur Krise kommt. Bronchopneumonie nach Grippe. Trockener Husten mit geringem, schwierigem Auswurf. Aphonie.

FIEBER. - Rezidivierende Fieber u. Schweiß. **Nässende Nachtschweiße.** Puls rasch, matt, schwach, unregelmäßig. Fröstelnd, kann keine Kälte vertragen.

HAUT. - Trocken, schuppig, juckend. **Deutliches Abblättern der Haut in großen Schuppen.** Eine rauhe, feuchtende Oberfläche bleibt darunter zurück. **Ichthyosis. Vergrößerte, skrofulöse Drüsen. Venerische Bubonen.** Schwächende Nachtschweiße. Ekzeme des Bartes. Wäßrig, nässend, juckend; V. - Waschen. Abmagerung. Psoriasis. Akne hart, streifig, verhärtete Basis mit Pustel auf der Spitze.

VGL. - **Tub.; Ant-jodat.** Bei Heufieber vgl.: **Aral.; Napht.; Rosa; Sang-n.**

DOS. - C 2 u. C 3 Trit. Sollte frisch bereitet u. vor Licht geschützt werden. Muß einige Zeit gegeben werden. Klinisch hat man bei Tuberkulose empfehlenswert gefunden, mit ungefähr der D 4 zu beginnen u. allmählich tiefer zu gehen bis zu D 2 Trit. 0,324 g 3-mal tgl.

Arsenicum jodatum * + + **D2 = 0; D3; D2; D4;** [**D4, 6**]

ARSENICUM METALLICUM

(Übergangselement, metallische u. nichtmetallische Züge); As

Weckt eine latente Syphilis. Sehr deutliche Periodizität; Symptome kehren alle 2 - 3 Wochen wieder. Schwäche. Gefühl der Schwellung bei den betroffenen Teilen.

KOPF. - Trübe gestimmt, Gedächtnisschwäche. **Wunsch, allein zu sein.** Wird belästigt durch Visionen, die sie zum Weinen bringen. Kopf wie zu groß. Linksseitiger Kopfschmerz zu den Augen hin u. in die Ohren ausstrahlend. Kopfschmerz V. - beim Vornüberneigen u. Sichhinlegen. Ödematöse Schwellung der Stirn.

GESICHT. - Rot, juckend, brennend u. gedunsen. Augen geschwollen u. wäßrig, brennend bei Schnupfen. Augen schwach, Tages- u. künstliches Licht sind unangenehm.

MUND. - Zunge weiß belegt, zeigt Zahneindrücke. Mund wund u. ulzeriert.

ABDOMEN. - Anhaltender Schmerz in der Leber durchgehend zu den Schultern u. zur Wirbelsäule. Schmerz in der Milz bis zu den Leisten hin. Schmerz in der Brust bis zur Hüfte u. Milz ausstrahlend. Diarrhoe, brennende, wäßrige Stühle mit Schmerzerleichterung.

DOS. - C 6.

Arsenicum metallicum + + **D8; D10; D2; D8;** [**D4 Tbl**]

ARSENICUM SULFURATUM FLAVUM

(Arsentrisulfid); As_2S_3

Nadelstiche von innen nach außen in der Brust; auch auf der rechten Stirnseite, Stechen hinter dem Ohr. Schwierige Atmung. Haut wundgescheuert um die Genitalien. - Leukoderm u. schuppenreiche Syphilide. Ischias u. Schmerz um die Knie.

VGL. - **Ars-sulfuratum-rubrum** (Influenza mit katarrhalischen Symptomen, großer Prostration u. hohem Fieber, eitrigen Absonderungen, Psoriasis, Akne u. Ischias, Frostigkeit, sogar vorm Feuer. Jucken in verschiedenen Teilen. Pellagra).

DOS. - C 3 Trituration.

Arsenicum sulfuratum flavum + + **D8; D10; D2; -; [D4 Tbl]**

ARTEMISIA VULGARIS

(Beifuß); Compositae - Korbblütler; Europa, Asien

Genießt einiges Ansehen als Mittel für epileptische Zustände u. konvulsive Krankheiten der Kindheit u. bei Mädchen in der Pubertät. Lokal u. intern angewandt, ist es schädlich für die Augen. **»Petit mal.«** Epilepsie ohne Aura, nach Schrecken u. anderen heftigen Erregungen, nach Masturbation. Mehrere Konvulsionen dicht aufeinander folgend. Somnambulismus. Steht nachts auf u. arbeitet, erinnert sich morgens an nichts [**Kali-phos.**].

KOPF. - Nach hinten gezogen durch spastisches Zucken. Mund nach links verzogen. Blutandrang im Gehirn.

AUGEN. - **Farbiges Licht ruft Schwindel hervor.** Schmerz u. Trübung des Gesichtsfeldes; B. - durch Reiben; V. - beim Gebrauch der Augen.

WEIBL. G. - Reichliche Menses. Heftige Uteruskontraktionen. Spasmen während der Menses.

FIEBER. - Reichlicher Schweiß, **nach Knoblauch riechend.**

VGL. - **Absin.; Cina; Cic.** .

DOS. - C 1 bis C 3. Soll besser wirken, wenn es mit Wein zusammen gegeben wird.

Artemisia vulgaris Ø; D1; D1; D3; [D2]

ARUM DRACONTIUM

(Aronstab); Araceae - Arongewächse

Ein Mittel für Pharyngitis mit wundem, rauhem u. empfindlichem Hals.

KOPF. - Schwer; schießender Schmerz in den Ohren, anhaltender Schmerz hinter dem rechten Ohr.

INN. HALS. - Trocken, wund, V. - beim Schlucken. Rauh u. empfindlich. Anhaltende Neigung zum Räuspern. Kruppaler, heiserer Husten mit wundem Rachen.

HARNWEGE. - Unwiderstehlicher Harndrang; Brennen u. Schmerz.
ATEMWEGE. - Heiserkeit; viel Schleim im Kehlkopf. Asthma nachts. Auswurf dick, schwer löslich.
VGL. - **Arum italicum.** (Hirnmüdigkeit mit Kopfschmerz im Hinterkopfbereich). - **Arum maculatum.** (Entzündung u. Ulzeration der Schleimhäute. Nasenreizung mit Polypenbildung).
DOS. - C 1.

ARUM TRIPHYLLUM - ARISAEMA ATRORUBENS

(Zehrwurzel); Araceae - Arongewächse; Nord- u. Südamerika, China

Arum maculatum, -italicum, -dracontium haben dieselbe Wirkung wie **A.-triphyllum.** Sie alle enthalten ein Reizgift, welches Entzündung der Schleimhäute u. Gewebszerstörung hervorruft. **Schärfe** ist das Kennzeichen der Wirkungsweise von Arum.

KOPF. - Bohrt den Kopf ins Kissen. Kopfschmerz von zu warmer Kleidung, von heißem Kaffee.
AUGEN. - Zittern der oberen Augenlider, besonders links.
NASE. - Wundheit der Naseneingänge. **Scharfe, ätzende Absonderung,** die rauhe Stellen verursacht. **Nase verstopft; muß durch den Mund atmen. Bohrt in der Nase.** Schnupfen; Absonderung blutgestreift, wäßrig. Nase völlig verstopft, mit flüssiger, scharfer Absonderung. Heufieber mit Schmerz über der Nasenwurzel. Große Borken oben auf der rechten Nasenseite. Gesicht wie rissig, wie von einem kalten Wind; Hitzegefühl. **Dauerndes Zupfen an der Nase, bis sie blutet.**
MUND. - **Gefühl von Rohheit am Gaumen.** Lippen u. weicher Gaumen sind wund u. brennen. Lippen rissig u. brennend. **Mundecken wund u. rissig.** Zunge rot, wund; der ganze Mund ist roh. Zupfen an den Lippen, bis sie bluten. Reichlicher Speichel, scharf, ätzend.
INN. HALS. - Schwellung der Unterkieferdrüsen. **Zusammengeschnürt u. geschwollen; brennt;** roh. Dauerndes Räuspern. **Heiserkeit.** Auswerfen von viel Schleim. Wundes Gefühl in den Lungen. Chronische Heiserkeit. Stimme unsicher, unkontrollierbar. V. - beim Reden, Singen.
HAUT. - Scharlachausschlag; **rohe, blutige Oberflächen** überall. Impetigo contagiosa.
MODALITÄTEN. - V. - Nord-West-Wind; beim Hinlegen.
VGL. - Am-c.; Ail.; All-c.
ANTIDOTE: Buttermilch; Acet-ac.; Puls.
DOS. - C 3 bis C 30.
Arum triphyllum + **tt Ø; D1; D1; D3;** [D2, 3]

ARUNDO

Gramineae sp. - Gräser; Mittelmeergebiet.

Ein Mittel für katarrhalische Zustände. Heufieber.

KOPF. - Jucken; Haarausfall; Haarwurzeln schmerzhaft. Pusteln. Schmerz im Hinterkopf, strahlt aus in die rechte Ziliargegend. Tief sitzender Schmerz in den Kopfseiten.
OHREN. - Brennen u. Jucken in den Gehörgängen. Ekzeme hinter den Ohren.
NASE. - Heufieber beginnt mit Brennen u. **Jucken des Gaumens** u. der Konjunktiva. **Störendes Jucken in den Naseneingängen u. am Gaumendach** [**Wye.**]. Laufschnupfen; Geruchsverlust [**Nat-m.**]. Niesen, **Jucken der Naseneingänge.**
MUND. - Brennen u. Jucken; Bluten des Zahnfleisches. Ulzera u. Exfoliationen an den Kommissuren. Risse in der Zunge.
MAGEN. - Kälte im Magen. Appetit auf Saures.
ABDOMEN. - Bewegung wie von etwas Lebendem. Flatulenzschmerz in der Gegend der Symphyse.
STUHL. - Grünlich. Brennen am After. Diarrhoe bei Kindern, die gestillt werden [**Cham.; Calc-p.**].
URIN. - Brennen. Rotes Sediment [**Lyc.**].
MÄNNL. G. - Schmerzen im Samenstrang nach Umarmung (Clematis).
WEIBL. G. - Menses zu früh u. zu reichlich. Neuralgische Schmerzen vom Gesicht zur Schulter u. zur Scham ziehend. Gesteigerte Libido bei Vaginalpruritus.
ATEMWEGE. - Atemnot; Husten; bläulicher Auswurf. Brennen u. Schmerz in den Brustwarzen.
EXTREMITÄTEN. - Jucken, Brennen; Ödeme von Händen u. Füßen. Brennen u. Schwellung der Sohlen. Reichlicher, übel riechender Fußschweiß.
HAUT. - Ekzeme; Jucken u. Kribbeln, besonders an der Brust u. den oberen Extremitäten. Risse in den Fingern u. Fersen.
VGL. - **Anthoxantum** - **Ruchgras** (ein populäres Mittel für Heufieber u. Schnupfen). **Lolium; All-c.; Sabad.; Sil.**
DOS. - C 3 bis C 6.

ARUNDO MAURETANIA (Le)

ASA FOETIDA - FERULA ASSA FOETIDA

(Gummiharz, Stinkasant); Umbelliferae - Doldengewächse; Iran

Die Flatulenz u. die spastische Kontraktion von Magen u. Ösophagus mit Retroperistaltik sind die deutlichsten Symptome. Bei seiner Wahl muß seine Beziehung zu hysterischen u. hypochondrischen Patienten beachtet werden. Außer diesen oberflächlichen Symptomen hat man es wirksam gefunden bei tiefen Ulzerationen, Karies der Knochen, besonders wenn der Körper von Syphilis befallen ist; hier führen die **große Empfindlichkeit,** das schreckliche Pochen, die nächtlichen Schmerzen zu seiner Anwendung.

KOPF. - Ist gereizt; klagt über Beschwerden, ist empfindlich. Bohren über den Augenbrauen. **Druckschmerz von innen nach außen.**

AUGEN. - Orbital-Neuralgie; B. - durch Druck u. Ruhe. Iritis u. intraokuläre Entzündungen mit bohrenden, pulsierenden Schmerzen nachts. Stiche unter dem linken Stirnhöcker. Bohrende Schmerzen in u. um die Augen. Syphilitische Iritis. Oberflächliche Hornhautgeschwüre mit grabenden Schmerzen; V. - nachts.

OHREN. - Stinkende Otorrhoe mit bohrenden Schmerzen im Mastoidknochen. Mastoiderkrankung mit Schmerz in der Schläfengegend u. dem **Gefühl des Auswärtsstoßens.** Stinkende, eitrige Absonderung.

NASE. - Syphilitische Ozaena mit stark riechender, eitriger Absonderung. **Karies der Nasenknochen** [**Aur.**].

INN. HALS. - **Globus hystericus.** Gefühl eines Balles, der im Schlund heraufsteigt. Gefühl, als ob Peristaltik umgekehrt verliefe u. der Ösophagus vom Magen zum Rachen hochgedrückt würde.

MAGEN. - Große Schwierigkeit, die Luft hochzubringen. **Flatulenz** mit **Aufstoßen von Flüssigkeit.** Hysterische Flatulenz. Starke Auftreibung. Gefühl von Leere u. Schwäche mit Auftreibung u. Pulsieren im Magen u. Bauch. Gewaltsames Aufstoßen von Luft. **Pulsieren in der Magengrube.** Heftige Gastralgie; Schneiden u. Brennen im Magen u. Zwerchfellbereich. Gurgeln u. Kollern von Gasen, die später mit lautem u. schwierigem Aufstoßen entweichen.

WEIBL. G. - Brüste gespannt von Milch bei Nichtschwangeren. **Mangelnde Milch** mit Überempfindlichkeit.

REKTUM. - Gespannt; kneifender Schmerz, mit Hunger. Hartnäckige Verstopfung. Schmerz am Damm, als ob etwas Stumpfes herausgepreßt würde. **Durchfall äußerst stinkend mit Meteorismus** u. Wiederhochkommen der Speisen.

BRUST. - **Spastische Enge**, als ob die Lungen nicht voll ausgedehnt werden könnten. Herzklopfen mehr wie ein Zittern.

KNOCHEN. - Stechender Schmerz u. Karies in den Knochen. Periost schmerzhaft, geschwollen, aufgetrieben. Ulzera, die die Knochen angreifen; dünner, jauchiger Eiter.

HAUT. - Jucken. B. - durch Kratzen; Ulzera schmerzhaft an den Rändern. Unterdrückung der Hautsymptome ruft nervöse Störungen hervor.

MODALITÄTEN. - **V.** - nachts; von Berührung; linke Seite, während der Ruhe, warme Anwendung. **B.** - im Freien; Bewegung, Druck.

ANTIDOTE: Chin.; Merc.

VGL. - Mosch.; Chin.; Merc.; Aur.

DOS. - C 2 bis C 6.

Asa foetida D1 = ∅; D1; D2; D6; [D4]

ASARUM EUROPAEUM

(Haselwurz); Aristolochiaceae; Europa

Ein Mittel für nervöse Beschwerden, Energieverlust mit extremer **Erregbarkeit. Kratzen auf Seide, Leinen oder Papier** ist unerträglich. Schmerzen u. spastische Muskelaktionen. Nervöse Taubheit u. Asthenopie. Kälteschauer von jeder Erregung. Gefühl, als ob Teile zusammengepreßt würden. Spannung u. Kontaktionsgefühle. **Fühlt sich immer kalt.**

GEIST, GEMÜT. - Gedankenflucht mit ziehendem Druck in der Stirn. **Sensibilität gesteigert, sogar von reiner Einbildung.**

KOPF. - Zusammenpressender Schmerz. Spannung der Kopfhaut; Haar schmerzhaft [**Chin.**]. Schnupfen mit Niesen.

AUGEN. - Steifes Gefühl; brennen; fühlen sich kalt an. B. - in kalter Luft oder Wasser; V. - Sonnenlicht u. Wind. Stechende Schmerzen in den Augen nach Operationen. Asthenopie.

OHREN. - Gefühl, als ob sie zugepfropft wären. Katarrh mit Taubheit. Hitze des äußeren Ohres. Geräusche.

MAGEN. - Appetitverlust, Flatulenz, Aufstoßen u. Erbrechen. **Verlangen nach alkoholischen Getränken.** Bitterer Geschmack beim Tabakrauchen. Übelkeit; V. - nach dem Essen. Reine Zunge. Große Schwäche. Ansammlung von kaltem, wäßrigem Speichel.

REKTUM. - **Streifen** von geruchlosem, gelbem Schleim gehen aus dem Darm ab. Durchfall mit zähem Schleim. **Unverdaute Stühle.** Prolaps.

WEIBL. G. - Menses zu früh, lang dauernd, schwarz. Heftiger Schmerz im Kreuz. Zähe, gelbe Leukorrhoe.

ATEMWEGE. - Nervöser, hackender Husten. Kurzatmigkeit.

RÜCKEN. - Paralytischer Schmerz in den Nackenmuskeln. Schwäche mit unsicherem Gang.

FIEBER. - Frösteln, einzelne Teile werden eiskalt. Leicht auslösbarer Schweißausbruch.

MODALITÄTEN. - V. - bei kaltem, trocknem Wetter; durchdringenden Geräuschen. B. - beim Waschen; in feuchtem, nassem Wetter.

VGL. - **Asarum Canadensa** - (Erkältungen, danach Amenorrhoe u. Gastroenteritis. Unterdrückte Erkältungen).

VGL. - **Ip.**, besonders bei Durchfall; **Sil.; Nux-v.; Chin.**

DOS. - C 3 bis C 6.

Asarum europaeum Ø; D1; D1; D3; [**D2**]

ASCLEPIAS SYRIACA CORNUTI

(Syrischer Schwalbenwurz - Syrische Seidenpflanze); Asclepiadaceae

Scheint besonders auf das Nervensystem u. die Harnwege zu wirken. Ein Mittel für Wassersucht, hepatischer, renaler oder kardialer Natur, u. nach Scharlach; erzeugt Schweiße u. vermehrt die Harnsekretion. Akute rheumatische Entzündung der großen Gelenke. Intermittierende nach unten ziehende Uterusschmerzen.

KOPF. - Gefühl, als ob ein **scharfes Instrument von Schläfe zu Schläfe durchgestoßen würde.** Zusammenschnürung quer über der Stirn. Nervöser Kopfschmerz nach unterdrücktem Schweiß, danach **vermehrtes Harnlassen,** mit **erhöhtem spezifischen Gewicht.** Kopfschmerz infolge Retention nekrotischen Materials im Körper.
VGL. - **Asc.-Vincetoxicum** - **Cynanchum** - **Moench** - Ein gastrointestinales Reizmittel, das Erbrechen u. Purgation herbeiführt. - Nützlich bei Wassersucht, Diabetes, starkem Durst, reichlichem Wasserlassen).
DOS. - Urtinktur.
Asclepias syriaca cornuti + **tt 0; D1; D1**; -; [D2]

ASCLEPIAS TUBEROSA

(»Pleuritiswurzel«); Asclepiadaceae - Nordamerika

Seine Hauptwirkung zielt auf die Brustmuskulatur; hier hat sich das Mittel am meisten bewährt. Kopfweh mit Übelkeit u. Flatulenz im Magen u. in den Eingeweiden. Dyspepsie. Bronchitis u. Pleuritis fallen in seinen Wirkungsbereich. Katarrhalische Zustände durch kaltes u. feuchtes Wetter. Reizung des Kehlkopfes mit Heiserkeit; Grippe mit pleuritischen Schmerzen.

ATEMWEGE. - Atmung schmerzhaft, besonders an der Basis der linken Lunge. Trockener Husten; Kehle zugeschnürt; verursacht Schmerzen im Kopf u. Bauch. Schmerz im Brustkorb; nach unten schießend von der linken Brustwarze aus. Wirkt allgemein sekretionsfördernd, besonders auf die Schweißdrüsen. Brustschmerzen erleichtert durch Vorwärtsbeugen. Interkostalräume nahe dem Sternum empfindlich. Lanzinierender Schmerz zwischen den Schultern, Katarrh mit Stirnkopfschmerzen u. klebrigem, gelbem Schleim.
MAGEN. - Völle, Druck, Schwere. Flatulenz nach den Mahlzeiten. Empfindlichkeit gegen Tabak.
REKTUM. - **Katarrhalische Dysenterie mit rheumatischen Schmerzen überall.** Der Stuhl riecht nach faulen Eiern.
EXTREMITÄTEN. - Beim Beugen rheumatischer Gelenke Gefühl, als ob Verwachsungen abrissen.
VGL. - **Asclepias-incarnata** - (chronischer Magenkatarrh u. Leukorrhoe. Wassersucht mit Dyspnoe). - **Periploca graeca** - eine der Asclepiadaceen (Herz-Tonikum, wirkt auf Kreislauf u. Atemzentrum, beschleunigt die Atmung unverhältnismäßig stärker als den Puls). **Bry.; Dulc.**
DOS. - Urtinktur u. 1. Potenz.
Asclepias tuberosa + **tt 0; D1; D1; D3**; [D1]

ASIMINA TRILOBA

(Flaschenbaum) Anonaceae - trop. Gegenden

Ruft eine Reihe von Symptomen hervor, die dem Scharlachfieber sehr ähnlich sind; wunder Rachen, Fieber, Erbrechen, scharlachartiger Ausschlag; Mandeln u. Unterkieferdrüsen vergrößert mit Durchfall. Schlund rot u. geschwollen, Gesicht geschwollen. Verlangen nach eisigkalten Dingen. **Heiserkeit.** Ist matt, benommen, reizbar. Akne. Jucken am Abend beim Ausziehen (Rumex).
VGL. - Caps.; Bell.

ASPARAGUS OFFICINALIS

(Spargel); Liliaceae - Liliengewächse

Seine deutliche u. unmittelbare Wirkung auf die Harnabsonderung ist gut bekannt. Es verursacht eine allgemeine u. kardiale Schwäche mit Wassersucht. Rheumatische Schmerzen. Besonders im Bereich der linken Schulter u. des Herzens.
KOPF. - Konfusion. Schnupfen mit reichlicher, dünner Flüssigkeit. Schmerzen in der Stirn u. an der Nasenwurzel. Migräneartige Morgenkopfschmerzen mit Skotom. Rachen wie rauh mit reichlichem Räuspern u. zähem Schleim.
URIN. - Häufiges Harnlassen mit feinen Stichen in der Harnröhrenöffnung; Harn brennend; von eigentümlichem Geruch. Zystitis mit Eiter, Schleim u. Tenesmus. Lithiasis.
HERZ. - Herzklopfen mit Brustbeklemmung. Puls aussetzend, schwach, Schmerz über der linken Schulter u. dem Herzen, verbunden mit Blasenstörungen. Große Beklemmung beim Atmen. Hydrothorax.
EXTREMITÄTEN. - Rheumatischer Schmerz im Rücken, besonders in der Nähe der Schultern u. in den Gliedmaßen. Schmerz am akromialen Vorsprung des linken Schulterblattes unter dem Schlüsselbein u. den Arm hinunter bei schwachem Puls.
ANTIDOTE: Acon.; Apis.
VGL. - Althaea - (enthält Asparagin; Reizung der Blase, des Rachens u. der Bronchien). **Physalis Alkekengi; Dig.; Sars.; Spig.**
DOS. - C 6.
Asparagus officinalis ∅; D1; D1; -; [D2]

ASPIDOSPERMA

(Quebracho); Apocynaceae - Hundsgiftgewächse

Das Digitalis der Lunge (Hale). Beseitigt zeitweilige Störungen in der Sauerstoffaufnahme des Blutes, indem es die Atmungszentren anregt, die Oxydation begünstigt u. die Ausscheidung von Kohlensäure verstärkt. Pulmonalstenose. Thrombose der Pulmonalarterie. Urämische Atemnot. Ein

wirksames Mittel bei vielen Fällen von Asthma. Es regt die Atmungszentren an u. führt zu vermehrtem O_2-Gehalt des Blutes. Atemnot bei Anstrengung ist das Leitsymptom. **Herzasthma.**
VGL. - **Coca; Ars.; Coff.**; - **Catalpa** (schwierige Atmung).
DOS. - C 1 Trit. oder Tinktur oder Aspidospherminhydrochlorid 0,065 g der C 1 Trit.. Einige Zeit lang stdl. eine Gabe.

ASTACUS FLUVIATALIS - CANCER ASTACUS

(Flußkrebsart); Astacidae sp. - Astacus potambius

Vor allem Hautsymptome. **Urtikaria.**

HAUT. - Nesselsucht über den ganzen Körper. Jucken. Milchschorf mit vergrößerten Lymphdrüsen. Erysipel u. **Leberbeschwerden mit Nesselsucht.** Schwellung der Halsdrüsen. Gelbsucht.
FIEBER. - Inneres Frösteln; sehr empfindlich gegen Luft, V. - beim Aufdecken; heftiges Fieber, mit Kopfschmerzen.
VGL. - **Bombyx** - Jucken des ganzen Körpers (Urtikaria). **Apis.; Rhus-v.; Nat-m.; Ho.**
Astacus fluviatalis ∅; D1; D1; D3; [D3]

ASTERIAS RUBENS

(Roter Seestern); Echinodermata; Nordsee, Atlantik

Ein Mittel für die sykotische Diathese; schlaffe, lymphatische Konstitution; schlaff, mit **gerötetem** Gesicht. Lanzinierende Schmerzen. Nervöse Störrungen, Neuralgien, Chorea u. Hysterie fallen in den Wirkungsbereich dieses Mittels. Ist bei Brustkrebs gebraucht worden u. hat fraglos Einfluß auf die Krebskrankheit. Sexuelle Erregung bei beiden Geschlechtern.

KOPF. - Kann Widerspruch nicht vertragen. Stöße im Gehirn; Pulsieren; **Hitze im Kopf, als ob er umgeben wäre von heißer Luft.**
GESICHT. - Rot. Pickel auf der Nase seitlich, an Kinn u. Mund. **Neigung zu Pickeln in der Jugend.**
WEIBL. G. - Kolik u. andere Beschwerden hören auf mit dem Beginn des Regelflusses. Brüste geschwollen u. schmerzhaft, V. - links. Ulzeration mit scharfen Schmerzen, bis zum Schulterblatt durchdringend. Schmerzen den linken Arm hinunter bis in die Finger hinein, V. - Bewegung. Erregung der Libido mit nervöser Unruhe. Knoten u. Verhärtung der Brustdrüse, dumpf schmerzend, neuralgischer Schmerz in diesem Gebiet [**Con.**].
BRUST. - Brüste geschwollen, verhärtet. Neuralgie der linken Brust u. des linken Armes [**Brom.**]. Schmerz unter dem Brustbein u. in den Muskeln der Präkordial-Gegend. **Gefühl der linken Brust, wie nach innen gezogen,** der Schmerz erstreckt sich innen am Arm bis in die Spitze des kleinen

Fingers. Taubheit von Hand u. Fingern linksseitig. **Brustkrebs, sogar im ulzerativen Stadium. Akuter, lanzinierender Schmerz. Achseldrüsen hart, geschwollen u. knotig.**
NERVENSYSTEM. - Gang unsicher; die Muskeln weigern sich, dem Willen zu gehorchen. Epilepsie; vorher Zucken über den ganzen Körper.
STUHL. - Verstopfung. Erfolgloser Drang. Stuhl olivenartig. Diarrhoe, wässerig braun, gußartig herausspritzend.
HAUT. - Ohne Geschmeidigkeit u. Elastizität. Juckende Stellen. Ulzera mit jauchigem Gestank. Akne. Psoriasis u. Herpes zoster, V. - am linken Arm u. am Thorax. Vergrößerte Achseldrüsen, V. - nachts u. bei feuchtem Wetter.
VGL. - ANTIDOTE. - Plb.; Zinc.
VGL. - Con.; Carb.; Ars.; Cond. Unverträglich: **Nux.; Coff.**
MODALITÄTEN. - V. - Kaffee, nachts; kaltes, feuchtes Wetter, linke Seite.
DOS. - C 6
Asterias rubens t D1 = Ø; D1; D2; D4; [D3]

ASTRAGALUS MOLLISSIMUS

Papilionaceae sp. - Schmetterlingsblütler; Vorderasien

Wirkt auf Tiere in der gleichen Weise wie Alkohol, Tabak u. Morphium auf den Menschen. Erstes Stadium: Periode der Halluzination oder Manie mit mangelhafter Sehfähigkeit, in der das Tier alle Arten von Possen ausführt. Nachdem es Geschmack an der Pflanze gewonnen hat, lehnt es jede andere Nahrung ab. Zweites Stadium: Abmagerung, eingesunkene Augäpfel, glanzloses Haar u. schwache Bewegungen. Nach ein paar Monaten stirbt es durch Verhungern (U. S. Dept. für Landwirtschaft). Unregelmäßigkeiten im Gang. Paralytische Beschwerden. Verlust der muskulären Koordination.

KOPF. - Völle in der rechten Schläfe u. im Oberkiefer. Schmerz über der linken Augenbraue. Gesichtsknochen schmerzhaft. Schwindel. Pressender Schmerz in den Schläfen. Schmerz u. Druck in den Kinnbacken
MAGEN. - Schwäche u. Leere. Brennen im Ösophagus u. Magen.
EXTREMITÄTEN. - Surrendes Gefühl im rechten Fuß an der Außenseite von der Ferse bis zur Zehe. Eisige Kälte der linken Wade.
VGL. - Aragallus Lamberti; Bar.; Oxyt.
DOS. - C 6.

ATRIPLEX

vgl. Anhang

ATROPINUM PURUM (Le)

ATROPINUM SULFURIC. (Le)

AURUM METALLICUM

(Gold); Aur.

Wenn Aurum ungehindert im Organismus wirken kann, entwickelt es durch seine Wirkung auf Blut, Drüsen u. Knochen Zustände, die eine auffallende Ähnlichkeit mit Quecksilbervergiftungen u. syphilitischen Infektionen haben, für eben solche Schädigungen der Körperflüssigkeiten u. Gewebe ist Aurum sehr wichtig als Heilmittel. Wie bei dem Opfer der Syphilis ruft es schwere Depressionszustände hervor. Hoffnungslosigkeit, Niedergeschlagenheit u. **starke Selbstmordneigung**. Jede Gelegenheit für die Selbstvernichtung wird gesucht. Exostose, Karies, nächtliche Knochenschmerzen, besonders im Kranial-Bereich, in der Nase u. am Gaumen, Drüsenschwellung bei skrofulösen Patienten. Herzklopfen u. Kongestionen. Aszites oft in Verbindung mit Herzbeschwerden. Ist häufig indiziert bei Sekundär-Syphilis u. Wirkungen von Mercur. Diese Benutzung des Goldes als eines antivenerischen u. antiskrofulösen Mittels ist sehr alt, aber beinahe durch die alte Schule vergessen worden, bis sie wieder entdeckt wurde u. durch die Homöopathie auf eine wissenschaftliche Basis gestellt wurde. Nun kann sie nicht wieder verloren gehen. Bei Infektion einer skrofulösen Konstitution mit Syphilis haben wir einen der hartnäckigsten Krankheitszustände vor uns, u. Gold scheint diesem scheußlichen Zustand besonders angepaßt zu sein. **Ennui.** Ozaena; sexuelle Hyperaesthesie. **Arteriosklerose,** hoher Blutdruck; nächtliche Schmerzanfälle hinter dem Brustbein. Sklerose der Leber, des arteriellen Systems, des Gehirns. Dahinsiechende Knaben; geringe Vitalität, mangelnde Lebendigkeit, schwaches Gedächtnis.

GEIST,GEMÜT. - Gefühl der Selbstverdammung u. äußersten Minderwertigkeit. Tiefe Niedergeschlagenheit mit erhöhtem Blutdruck, völligem **Lebensüberdruß** u. Gedanken an Selbstmord. **Spricht davon, Selbstmord zu begehen**. Große Todesfurcht. Ist mürrisch u. heftig bei dem geringsten Widerspruch. Menschenfurcht. Geistige Störungen, dauerndes, rasches Fragen, ohne auf Antwort zu warten. Kann die Dinge nicht schnell genug tun. **Überempfindlichkeit [Staph.] gegen Geräusch**, Aufregung; Verwirrung.

KOPF. - **Heftiger Kopfschmerz, V. - nachts**, nach außen drückend. Dröhnen im Kopf. Schwindel. Reißender Schmerz durch das Gehirn zur Stirn hin. Knochenschmerzen zum Gesicht ausstrahlend. Blutandrang zum Kopf. Furunkel auf der Kopfhaut.

AUGEN. - **Extreme Lichtscheu**. Große Schmerzhaftigkeit um die Augen herum u. in die Augäpfel hinein. Doppelsichtigkeit; **die obere Hälfte der Gegenstände wird nicht gesehen**. Spannungsgefühl. Sieht feurige Gegenstände. Heftige Schmerzen in den Knochen um das Auge herum [**Asaf.**]. Interstitielle Keratitis. **Vaskularisation der Hornhaut.** Schmerzen von außen nach innen. **Stechende Schmerzen innen**. Trachom mit Pannus.

OHREN. - Karies der Gehörknöchelchen u. des Mastoids. **Hartnäckige, stinkende Otorrhoe** nach Scharlach. Äußerer Gehörgang naß von Eiter. Chronische Nerventaubheit; Erkrankung des Labyrinths bei Syphilis.

NASE. - Ulzeriert, schmerzhaft, geschwollen, verstopft. Entzündung der Nase; Karies; stinkende, purulente, blutige Absonderung. Bohrende Schmerzen in der Nase; V. - nachts. **Eitergeruch** aus der Nase. Geruchsempfindlichkeit [**Carb-ac.**]. Schrecklicher Geruch aus Nase u. Mund. Knollige Nasenspitze.

MUND. - Stinkender Atem bei Mädchen in der Pubertät. Geschmack faulig oder bitter. Ulzeration des Zahnfleisches.

GESICHT. - Reißende Schmerzen in den Jochbeinen. Mastoid u. andere Gesichtsknochen entzündet.

INN. HALS. - Stiche beim Schlucken; Schmerz in den Drüsen. Karies des Gaumens.

MAGEN. - Appetit u. Durst vermehrt mit Übelkeit. Schwellung des Oberbauches. Brennen im Magen u. heißes Aufstoßen.

ABDOMEN. - Rechte Unterrippengegend heiß u. schmerzhaft. Festsitzende Blähungen. Schwellung u. Eiterung der Leistendrüsen.

URIN. - Trübe wie Buttermilch mit dickem Sediment. Schmerzhafte Verhaltung.

REKTUM. - Verstopfung, Stühle hart u. knotig. Nächtlicher Durchfall mit Brennen im Rektum.

MÄNNL. G. - Schmerz u. **Schwellung der Hoden**. Chronische Verhärtung der Hoden. Heftige Erektion. **Atrophie der Hoden bei Knaben**. Hydrozele.

WEIBL. G. - Große Empfindlichkeit der Vagina. Uterus vergrößert u. prolabiert. Sterilität; Vaginismus.

HERZ. - **Gefühl, als ob das Herz 2 oder 3 Sekunden lang aufhöre zu schlagen,** sofort danach tumultuöses Wiedereinsetzen mit dem Gefühl des Absackens im Oberbauch. Herzklopfen. Puls **rasch, schwach, unregelmäßig**. Herzhypertrophie. **Hoher Blutdruck** - Gefäßveränderungen arteriosklerotischer Natur (**Aur.** C 30).

ATEMWEGE. - Atemnot nachts. Häufiges, tiefes Atmen; Stiche im Brustbein.

KNOCHEN. - Zerstörung der Knochen wie bei Sekundärsyphilis. Schmerz in den Kopfknochen, Gefühl eines Klumpens unter der Kopfhaut, Exostose mit nächtlichen Schmerzen in den Knochen. Karies der Nasen-, Gaumen- u. Mastoidknochen. Wundheit der betroffenen Knochen, B. - im Freien, V. - nachts.

EXTREMITÄTEN. - Alles Blut scheint vom Kopf in die unteren Glieder zu strömen. Wassersucht der unteren Glieder. Zirkulatorischer Aufruhr, als ob das Blut in allen Adern koche. Paralytische, reißende Schmerzen in den Gelenken. Weiche Knie.

SCHLAF. - Schlaflos. Weint laut im Schlaf. Schreckliche Träume.

MODALITÄTEN. - **V**. - bei kaltem Wetter, durch Kaltwerden. Viele Beschwerden erscheinen nur im Winter; von Sonnenuntergang bis Sonnenaufgang.

VGL. - **Aur-ars**. (chronische Aortitis; Lupus, Phthisis mit syphilitischen Kopfschmerzen; auch bei Anämie u. Chlorose. Es verursacht rasche Zunahme des Appetits). - **Aur-brom**. (Kopfschmerz mit Neurasthenie, Migräne, Pavor nocturnus, Gefäßerkrankungen).

Aur-mur. (brennende, gelbe, scharfe Leukorrhoe; Herzsymptome, Drüsenbeschwerden; Warzen an Zunge u. Genitalien; sklerotische u. exsudative Degeneration des Nervensystems. Multiple Sklerose. Morvansche Krankheit. C 2 Trit. **Aur-mur**. ist ein sykotisches Mittel, das unterdrückte

Absonderungen wieder zum Vorschein bringt. Wertvoll bei klimakterischen Uterusblutungen. Krankheiten der Stirnhöhle. Stechender Schmerz in der linken Seite der Stirn. Müdigkeit. Abneigung gegen jegliche Arbeit. Ziehendes Gefühl im Magen. Krebs; Zunge so hart wie Leder, Verhärtung der Glossitis).
Aur-Kali-natrium - Doppelchlorid von Kalium u. Gold (bei Uterus-Verhärtung u. Blutung).
Aur-j. (Chronische Perikarditis, Gefäßerkrankungen, Arteriosklerose, Ozaena, Lupus, Osteitis, Ovarialzysten, Myome sind pathologische Veränderungen, die einen günstigen Boden für die Wirkung dieses stark wirkenden Medikamentes bieten. **Senile Parese**).
Aur-sulf. (Paralysis agitans; dauerndes Nicken des Kopfes; Beschwerden der Brüste; Schwellung, Schmerz, rissige Brustwarzen mit lanzinierenden Schmerzen). Ferner **Asa foetida** (bei Karies der Knochen des Ohres u. der Nase). **Syph.; Kali-j.; Hep.; Merc.; Mez.; Nit-ac.; Phos.**
ANTIDOTE: Bell.; Cinch.; Cupr.; Merc.
DOS. - C 3 bis C 30. Letztere besonders bei erhöhtem Blutdruck.
Aurum metallicum D8; D10; D2; D8; [D4, 6 Tbl] Sonderpreis

AURUM MURIATICUM NATRONATUM

(Natriumchloraurat)

Dieses Mittel hat eine sehr deutliche Wirkung auf die weiblichen Organe, u. seine klinische Anwendung hängt größtenteils damit zusammen. Wirkt stärker auf Uterus-Tumoren als irgendein anderes Medikament (Burnett). Psoriasis syphilitica. Periosteale Schwellung am Unterkiefer. Schwellung der Hoden. Hoher Blutdruck infolge nervaler Funktionsstörungen. Arteriosklerose. Syphilitische Ataxie.

ZUNGE. - Brennen; Stiche u. Verhärtung. Alte Fälle von Rheumatismus u. gichtischen Schmerzen. Leberzirrhose. Interstitielle Nephritis.
WEIB. G. - Verhärtete Zervix. Herzklopfen junger Mädchen. Kälte im Abdomen. Chronische Metritis u. Prolapsus. Der Uterus füllt das ganze Becken aus. Ulzeration des Gebärmutterhalses u. der Vagina. Leukorrhoe mit spastischer Kontraktion der Vagina. Ovarien verhärtet. Ovarialer Hydrops. Subinvolution. Verknöcherter Uterus.
DOS. - C 2 u. C 3 Trit.
Aurum muriaticum natronatum D1 = ∅; D8; D2; D4; [D4, 6] Sonderpreis

AVENA SATIVA

(Echter Hafer); Gramineae - Gräser; überall angebaut.

Hat eine selektive Wirkung auf Gehirn u. Nervensystem, indem es die Nutrition günstig beeinflußt.
Nervöse Erschöpfung, sexuelle Schwäche u. Morphiumsucht verlangen nach diesem Medikament in ziemlich materiellen Dosen. Hervorragendes Tonikum bei Schwäche nach erschöpfenden Krankheiten. Nervöses Zittern

der Alten; Chorea, Paralysis agitans, Epilepsie. Postdiphterische Lähmung. Herzrheumatismus. **Erkältungen.** Akuter Laufschnupfen (20 Tropfen - in heißem Wasser stündlich ein paar Gaben). Alkoholismus. Schlaflosigkeit, besonders bei Alkoholikern. Böse Folgen von **Morphiumsucht**. Nervöse Zustände bei Frauen.
GEIST, GEMÜT. - Konzentrationsunfähigkeit.
KOPF. - Nervöser Kopfschmerz bei den Menses mit Brennen auf dem Scheitel. Hinterkopfschmerz mit phosphatreichem Urin.
WEIBL. G. - Amenorrhoe u. Dysmenorrhoe mit schwacher Zirkulation.
MÄNNL. G. - Spermatorrhoe; Impotenz; nach übertriebener sexueller Befriedigung.
EXTREMITÄTEN. - Taubheit der Glieder wie von Lähmung. Verringerte Kraft in der Hand.
VGL. - **Alfalfa** (allgemeines Tonikum ähnlich Avena - auch bei spärlicher u. unterdrückter Harnsekretion).
DOS. - Urtinktur 10 bis 20 Tropfen, vorzugsweise in heißem Wasser zu nehmen.
Avena sativa Ø; D1: D1; D3; [Ø]

AZADIRACHTA INDICA

(Margosaborke); Meliaceae; Tropen

Verursacht **Nachmittagsfieber** u. rheumatische Schmerzen in verschiedenen Körperteilen. Schmerz in Brustbein u. Rippen, in Rücken, Schultern u. Extremitäten; Hitze; Prickeln u. Schmerzen in den Händen, besonders den Handflächen, den Fingern u. auch in den Zehen.

KOPF. - Ist vergeßlich; schwindlig beim Aufstehen; Kopfschmerzen, Kopfhaut empfindlich; die Augen brennen, Schmerz im rechten Augapfel.
FIEBER. - Leichtes Frösteln, nachmittags Fieber, glühende Hitze in Gesicht, Händen u. Füßen, reichlicher Schweiß in der oberen Körperhälfte.
VGL. - Ced.; Natr-m.; Ars.

BACILLINUM

(Mazeration einer regelrecht tuberkulösen Lunge); eingeführt von Dr. Burnett

Ist erfolgreich bei der Behandlung von Tuberkulose angewandt worden; seine guten Wirkungen werden in der Veränderung des Sputum gesehen; dies wird weniger, enthält mehr Luft u. weniger Eiter. Viele Arten chronischer, nicht tuberkulöser Krankheiten werden von **Bacill.** günstig beeinflußt, besonders wenn Bronchitis mit Auswurf u. Atemnot vorliegen. Eitriger Auswurf der Atemwege. **Der Patient hat weniger Auswurf.**
Bacill. ist besonders indiziert bei Lungen alter Leute mit chronischem,

katarrhalischem Zustand, geschwächtem Lungenkreislauf, Erstickungsanfällen nachts u. schlechtem Heraushusten. Katarrh mit Erstickungsanfällen. Tuberkulöse Meningitis. Begünstigt Zahnsteinablösung. Dauernde Erkältungsneigung.
KOPF. - Gereizt, deprimiert. Starke, tief innen liegende Kopfschmerzen, auch wie von einem engen Faßstreifen. Hautschwamm. Ekzem der Augenlider.
ABDOMEN. - Bauchschmerzen, vergrößerte Leistendrüsen, Tabes mesenterica. Plötzliche Diarrhoe vor dem Frühstück. Hartnäckige Verstopfung; mit übelriechenden Blähungen.
ATEMWEGE. - Beklemmung. Katarrhalische Atemnot. Feuchtes Asthma. Gurgelnde Atemzüge u. schleimig-eitriger Auswurf. Merke: Dieser schleimig-eitrige Auswurf enthält Mischflora; sie ist eine Mischung verschiedener dabei üblicher Stämme, u. daher ist Bacillinum wirklich indiziert (Cartier). Es erleichtert die Lungenstauung u. bahnt so den Weg für andere Heilmittel bei Tuberkulose.
HAUT. - Tropenringwurm (Tinia circinata u. -cruris). Pityriasis. Ekzem der Augenlider. Nackendrüsen vergrößert u. empfindlich.
MODALITÄTEN. - V. - nachts u. frühmorgens; bei kalter Luft.
VGL. - Ant-j.; Lach.; Ars-jod.; Myosotis. - Levico, 5-10 Tropfen, folgt als Zwischenbehandlung, wo große Schwäche vorliegt (Burnett).
ERGÄNZEND: Calc-p.; Kali-c.
VGL. - Seine Wirkungen scheinen identisch mit denen von Kochs Tuberculinum zu sein. Beide sind nützlich in der tuberkulösen Diathese, bevor sich Tuberkulose entwickelt. In den frühren Stadien von tuberkulösen Erkrankungen der Drüsen, Gelenke, der Haut u. der Knochen. - **Psor.** scheint sein chronisches Äquivalent zu sein. - **Bacillin.-testium** (wirkt besonders auf die untere Körperhälfte).
DOS. - Die Dosierung ist wichtig. Sollte nicht unter C 30 gegeben u. nicht zu häufig wiederholt werden. Eine Dosis in der Woche ist oft ausreichend, um eine Reaktion hervorzubringen. **Es wirkt rasch,** u. gute Resultate sollten bald auftreten, andernfalls braucht die Behandlung nicht wiederholt zu werden.
Bacillinum ab D12 in Dil., Tbl. + Trit., Amp.

BADIAGA - SPONGILLA FLUVIATILIS

(Süßwasserschwamm); Coelenterata; Europa; Nordasien.

Wundheit von Muskeln u. serösen Häuten; V. - bei Bewegung u. Reibung an der Bekleidung, dabei Kälteempfindlichkeit. Geschwollene Drüsen. Allgemeine Parese. Basedowsche Krankheit. Lues, Bubo, Roseola.

KOPF. - Gefühl von Vergrößerung u. Völle. Schmerz in Stirn u. Schläfen, **in die Augäpfel ausstrahlend**, V. - nachmittags. Blaue Schatten unter den Augen. Schuppen; Kopfhaut wund, trocken, wie von Flechten bedeckt. Gefühl von Dumpfheit u. Schwindel im Kopf. **Fließschnupfen**, Niesen,

wässerige Absonderung mit asthmatischem Atmen u. erstickendem Husten. Influenza. Geräuschüberempfindlichkeit.
AUGEN. - Zucken des **linken** oberen Lides; empfindliche Augäpfel; Schmerzen in den Augäpfeln. Zeitweise aussetzender, wunder Schmerz in den Augäpfeln, um 15.00 aufkommend.
ATEMWEGE. - Husten; B. - nachmittags, V. - im warmen Zimmer. Der **Schleim fliegt aus Mund- u. Nasenöffnung.** Keuchhusten, mit dickem, gelbem Auswurf; fliegt heraus. Heuschnupfen mit asthmatischer Atmung. Pleuritische Stiche in Brust, Hals u. Rücken.
MAGEN. - Mund heiß. Viel Durst. Lanzinierender Schmerz in der Magengrube, der sich zu Wirbeln u. Schulterblättern hinzieht.
WEIBL. G. - Metrorrhagie, V. - nachts, mit Gefühl der Vergrößerung des Kopfes [**Arg.**]. Brustkrebs [**Asterias; Con.; Carb-an.; Plb-jod.**].
HERZ. - Unbeschreibliches, übles Gefühl in der Herzgegend mit Wundheit u. Schmerzgefühl, fliegende Stiche überall.
HAUT. - Empfindlich gegen Berührung. **Sommersprossen. Rhagaden.**
RÜCKEN. - Stiche im Genick, in den Schulterblättern. Schmerzen im Kreuz, in den Hüften, den unteren Gliedern. Sehr steifer Nacken. **Muskeln u. Haut wund** wie nach Schlägen.
MODALITÄTEN. - V. - bei Abkühlung, **B.** - bei Hitze.
VGL. - Merc.; ähnlich, aber entgegengesetzte Modalitäten. **Spong.; Kali-hyd.; Phyt.; Con.**
ERGÄNZEND: Sulf.; Merc.; Jod.
DOS. - C 1 bis C 6
Badiaga D1 = Ø; D1; D2; D4; [D3]

BALSAMUM PERUVIANUM von MYROXYLON PEREIRAE

(Perubalsam); Papilionaceae - Schmetterlingsblütler;
Mittel- u. Südamerika

Nützlich bei Bronchialkatarrh mit reichlichem, eitrigem Auswurf. **Schwäche; auszehrendes Fieber.**

NASE. - Massenhafte, dickliche Absonderung. Ekzem mit Geschwürbildung; chronischer, stinkender Nasenkatarrh.
MAGEN. - Erbrechen von Nahrung u. Schleim. Magenkatarrh.
BRUST. - Bronchitis u. Phtisis, mit **dickem, eitrig-kremigem Auswurf.** Lautes Rasseln in der Brust [**Kali-s.; Ant-t.**]. Sehr lockerer Husten. Auszehrendes Fieber u. Nachtschweiße mit störendem, kurzem Husten u. spärlichem Auswurf.
URIN. - Spärlich; viel schleimiges Sediment. Blasenkatarrh [**Chimaph.**].
VGL. - Balsamum Tolutanum - der Balsam von Myroxylon toluifera - (chronische Bronchitis mit reichlichem Auswurf). **Oleum caryophyllum** - Gewürznelkenöl (bei **reichlichem**, septischem Auswurf. 0,177 - 0,3 ml in Milch oder Kapseln).

DOS. - C 1; D 6 (D 6 bei akuten Zuständen). - Außerhalb der homöopathischen Anwendung, lokal: als Stimulans bei rauhen Oberflächen, indolenten Ulzera, Krätze, rissigen Brustwarzen, Rhagaden, Jucken. Fördert Granulation, behebt Gestank. Eine einprozentige Lösung in Alkohol oder Äther kann im Zerstäuber gebraucht werden bei Beschwerden der Atemwege. Intern als Expektorans bei chronischer Bronchitis. Dos.: 0,3 ml - 0,9 ml zu einer Emulsion verarbeitet mit Pflanzenschleim oder Eigelb.

Balsamum peruvianum D1 = Ø; D1; D2; D6; [D3]

BAPTISIA - BAPTISIA TINCTORIA

(»Wilder Indigo«); Papilionaceae - Schmetterlingsblütler; Nordamerika

Die Symptome dieses Mittels zeigen, bösartigen Fiebern entsprechend, **septische** Zustände des Blutes, Malaria-Vergiftung u. äußerste Schwäche. Unbeschreiblich elendes Gefühl. **Große Schmerzhaftigkeit der Muskulatur u. eitrige Erscheinungen sind immer vorhanden.** Alle Sekretionen sind stinkend - Atem, Urin, Stuhl, Schweiß etc.. Epidemische Grippe. Chronische intestinale Autointoxikation bei Kindern mit stinkenden Stühlen u. Aufstoßen.

Baptisia in niedrigen Dilutionen produziert eine Art von Antikörpern zum Typhusbazillus, nämlich die Agglutinine [**Mellon**]. So hebt es die natürliche Widerstandskraft des Körpers gegen das Eindringen bazillärer Intoxikation, welche das Typhoidsyndrom hervorruft. Typhusträger. Nach Impfung mit Anti-Typhusserum. Intermittierender Puls, besonders bei älteren Leuten.

GEIST, GEMÜT. - Irrt wild umher (wild wandering feeling). Unfähigkeit zu denken. Schizoide Einbildungen. **Denkt, er ist auseinandergebrochen oder doppelt, wirft sich im Bett herum u. versucht, die Stücke zusammenzusetzen [Cajeput].** Delirium, Irrereden, Fieberwahn, Murmeln. Völlige Gleichgültigkeit. Schläft ein, während man zu ihm spricht. Melancholie mit Stupor.

KOPF. - Gefühl von Verwirrung und Schwimmen. Schwindel; Druck an der Nasenwurzel. Spannungsgefühl der Stirnhaut; Haut scheint zum Hinterkopf gezogen zu werden. Gefühl, Kopf sei zu groß, **schwer, taub.** Wundheit der Augäpfel. Frühe Taubheit bei typhoiden Zuständen. Schwere Augenlider. Hirn wie wund. Benommenheit; fällt in Schlaf, während man mit ihm spricht.

GESICHT. - Aussehen wie berauscht. Dunkelrot. Schmerz an der Nasenwurzel. Starre der Kiefermuskeln.

MUND. - Fader, bitterer Geschmack. Zähne u. Zahnfleisch wund, geschwürig. **Atem übelriechend, Gefühl von Verbrennung in der Zunge**; gelblichbraun; Kanten rot u. glänzend. Trocken u. braun in der Mitte, mit trockenen, glänzenden Kanten; Oberfläche rissig u. wund. **Kann nur Flüssigkeiten schlucken**, die geringste feste Nahrung bleibt stecken.

INN. HALS. - Dunkle Röte von Mandeln u. weichem Gaumen, Zusammenschnürung. **Krampf des Ösophagus [Cajeput].** Große Schwierigkeit beim Schlucken fester Nahrung. **Schmerzloser,** wunder Hals mit stinkender Absonderung. **Verkrampfung am Mageneingang.**

MAGEN. - Kann nur Flüssigkeiten schlucken. Erbrechen durch Ösophagospasmen. Gastrisches Fieber, kein Appetit. Dauerndes Verlangen nach Wasser, **Gefühl des Absackens beim Magen.** Schmerzen in der Magengegend. Gefühl eines harten Knollens [**Abies-n.**]. Alle Symptome V. - durch Bier [**Kali-bi.**]. Magenmund krampfartig zusammengezogen u. geschwürige Entzündung von Magen u. Darm.

ABDOMEN. - Rechte Seite bevorzugt befallen. Aufgetrieben u. kollernd. Schmerzhaftigkeit über dem Gallenblasengebiet mit Durchfall. **Stühle stinkend, dünn, dunkel, blutig.** Schmerzhaftigkeit des Bauches im Lebergebiet. Verdauungsschwäche alter Leute.

WEIBL. G. - Drohende Fehlgeburt wegen seelischer Depressionen, Schock. Nachtwachen, bösartigen Fiebern. Menses zu früh, zu reichlich. Lochien scharf, stinkend. Kindbettfieber.

ATEMWEGE. - Oppression in den Lungen. Atmung schwierig; sucht das offene Fenster. Fürchtet das Einschlafen wegen Alpdrücken u. **Erstickungsgefühl.** Einschnürung der Brust.

RÜCKEN U. EXTREMITÄTEN. - Müder Nacken. Steifheit u. Schmerz, Schmerzhaftigkeit u. Ziehen in Armen u. Beinen. Schmerz in Kreuz, Hüftgegend u. Beinen. **Gefühl wie wund u. zerschlagen.** Wundliegen.

SCHLAF. - Schlaflos u. ruhelos. Alpdrücken u. schreckliche Träume. Kann sich nicht »sammeln«, meint, im Bett in Teilen umhergestreut zu sein. Schläft ein bei Beantwortung einer Frage.

HAUT. - Livide Flecken an Körper u. Gliedern. Brennen u. Hitze in der Haut [**Ars.**]. Eitrige Geschwüre mit Stupor, tiefem Delirium u. Erschöpfung.

FIEBER. - Frösteln mit rheumatischen Schmerzen u. Schmerzhaftigkeit des ganzen Körpers. Hitze überall mit gelegentlichem Frösteln. Frösteln um 11.00. **Kraftlose Fieberzustände.** Fleckfieber. Bordfieber.

MODALITÄTEN. - V. - feuchte Hitze, bei Nebel; im Zimmer.

VGL. - Vielleicht sind **Bryonia, Arsen u. Gels.** noch nötig zur Ergänzung der günstigen Reaktion. **Ailanthus** unterscheidet sich durch größeren Schmerz. Bapt. ist schmerzloser. **Rhus-t.; Mur-ac.; Ars.; Bry.; Arn.; Echi.; Pyrog. Baptisia confusia** (Schmerz rechts im Kiefer u. Beklemmung im linken Hypochondrium, dadurch Atemnot u. **Zwang** zu aufrechter Stellung).

DOS. - Tinktur bis C 12. Hat sehr kurze Wirkungsdauer.

Baptisia + tt Ø; D1; D1; D3; [**D2**]

BAROSMA CRENATA

(Buchu); Rutacea - Rautengewächse; Südafrika

Deutliche spezifische Wirkung auf das Urogenital- u. Harnsystem; **schleimig-eitrige Absonderungen**. Reizblase mit Blasenkatarrh; Störungen seitens der Prostata. Harngries. Weißfluß.

VGL. - **Cop.**; **Thuj.**; **Pop.**; **Chim.** Vgl. auch: **Diosma**.
DOS. - Tinktur oder Tee von den Blättern.

BARIUM ACETICUM

(Bariumazetat); $(CH_3COO)_2$ Ba

Verursacht Lähmung, bei den Extremitäten anfangend u. sich rasch nach oben ausbreitend. Pruritus älterer Leute.

GEIST, GEMÜT. - Vergeßlich; lange schwankend zwischen extremen Entschlüssen. Mangel an Selbstvertrauen.
GESICHT. - Spinnwebgefühl im Gesicht.
EXTREMITÄTEN. - Ziehende Schmerzen das ganze linke Bein hinunter. Kribbeln mit brennenden Stichen. **Lähmung.** Lumbago u. Rheumaschmerzen in den Muskeln u. Gelenken.
DOS. - C 2 u. C 3 Trit. in oft wiederholten Gaben.

BARIUM CARBONICUM

(Bariumcarbonat); Ba CO_3

Besonders indiziert im **Kleinkindalter** u. im **Alter**. Dieses Mittel bringt skorfulösen Kindern Hilfe, besonders wenn sie geistig u. körperlich unterentwickelt, zwerghaft sind u. nicht wachsen, skrofulöse Ophthalmie haben u. einen geschwollenen Leib, sich leicht erkälten u. dann **immer an geschwollenen Mandeln leiden**. Patienten mit häufiger Angina, die kurz vor dem Eitern steht; Zahnfleisch blutet leicht. Erkrankungen bei alten Männern mit beginnenden degenerativen Veränderungen bei Herz, Gefäßen u. Gehirn, mit hypertrophierter Prostata oder verhärteten Hoden, großer Kälteempfindlichkeit, übelriechenden Fußschweißen, großer Schwäche u. Müdigkeit, Patienten müssen sitzen, liegen oder sich auf etwas stützen. Große Abneigung gegen neue Bekanntschaften. Retronasaler Katarrh, mit häufigem Nasenbluten. Oft nützlich bei Dyspepsie junger Leute, die onaniert haben u. an Pollutionen leiden mit Herzreizbarkeit u. -klopfen. Wirkt auf das Drüsengewebe, ist nützlich bei allgemein degenerativen Veränderungen, besonders der Aterienwände. Bei **Aneurysmen** u. Senilität. Barium ist ein kardial-vaskuläres Gift, das auf die Herz- u. Gefäßmuskeln wirkt. Fibröse Arterienentartung. Blutgefäße werden weich u. degenerieren, weiten sich, u. Aneurysmen, Rupturen u. apoplektische Insulte sind die Folge.

GEIST, GEMÜT. - Gedächtnisverlust, geistige Schwäche, Unentschlossenheit. Verlust des Selbstvertrauens. Senile Demenz. Verwirrtheit. **Schüchternheit,** Abneigung gegen Fremde, kindisch, Kummer über Kleinigkeiten.
KOPF. - Schwindel; durch den Kopf ausstrahlende Stiche beim Stehen in der Sonne. Lockeres Gefühl im Gehirn. Haarausfall. Verwirrung. **Fettgeschwülste**.
AUGEN. - Erweiterung u. Kontraktion der Pupillen wechseln. Lichtscheu. Schleier vor den Augen. Grauer Star (**Calc.; Phos.; Sil.**).
OHREN. - Schwerhörigkeit. **Knacken. Drüsen um Ohren schmerzhaft u. geschwollen**. Widerhall vom Naseputzen.
NASE. - Trockenheit; Niesen; **Schnupfen mit Schwellung von Oberlippe u. Nase**. Rauchgefühl in der Nase. Absonderung vom dickem gelbem Schleim. Häufiges Bluten. Borken um Nasenflügel.
GESICHT. - Blaß, gedunsen; Spinnwebgefühl [**Alum.**]. Oberlippe geschwollen.
MUND. - Wacht mit trockenem Mund auf. Zahnfleisch blutet u. weicht zurück. Zähne schmerzen vor der Menses. Mund mit entzündeten Bläschen gefüllt, fauliger Geschmack. Zungenlähmung. Anhaltender, brennender Schmerz in der Zungenspitze. Frühmorgens Speicheltropfeln. Ösophagospasmen beim Schlucken.
INN. HALS. - Unterkieferdrüsen u. Mandeln geschwollen. **Erkältet sich leicht. Dabei Stiche u. stechender Schmerz. Angina. Eiternde Mandeln bei jeder Erkältung**. Mandeln entzündet mit geschwollenen Adern. Stechender Schmerz beim Schlucken, V. - beim Leerschlucken. Kloßgefühl im Rachen. Kann nur Flüssigkeiten schlucken. Ösophagospasmen beim Schlucken. dadurch Knebel- u. Erstickungsgefühl (**Merc-c.; Graph.**). Halsbeschwerden durch Überanstrengung der Stimme. Stechender Schmerz in Mandeln, Rachen oder Kehlkopf.
MAGEN. - Wasserkolk, Schluckauf u. Aufstoßen, dabei Erleichterung von steinartigem Druckgefühl. Hungrig, lehnt aber Speise ab. Schmerz u. Schweregefühl gleich nach der Mahlzeit bei Oberbauchempfindlichkeit (**Kali-c.**). V. - nach warmer Nahrung. Magenschwäche bei alten Leuten, mit Verdacht auf Bösartigkeit.
ABDOMEN. - **Hart u. gespannt, aufgetrieben**. Neigung zu Koliken. Vergrößerte Mesenterialdrüsen. Schmerz im Bauch beim Essenschlucken. Habituelle Kolik mit Hunger, aber Nahrung wird abgelehnt.
REKTUM. - Verstopfung mit harten, knotigen Stühlen. Hämorrhoiden treten hervor beim Wasserlassen. Kribbeln im Rektum. Nässe am Anus.
HARNWEGE. - Die Hämorrhoiden öffnen sich immer beim Wasserlassen. Harndrang. Brennen in der Urethra beim Wasserlassen.
MÄNNL. G. - Verringerte Libido u. vorzeitige Impotenz. Vergrößerte Prostata. Verhärtete Hoden.
WEIBL. G. - Vor Menses Schmerzen in Magen u. Kreuz. Spärliche Menses.

ATEMWEGE. - Trockener, erstickender Husten besonders bei alten Leuten, viel Schleim, aber mangelnde Kraft zum Abhusten, V. - jeder Wetterwechsel [**Seneg.**]. Gefühl wie von eingeatmetem Rauch im Kehlkopf. Chronische Stimmlosigkeit. Stiche in der Brust; V. - beim Einatmen. Rauchgefühl in den Lungen.
HERZ. - Herzklopfen u. Beklemmung in der Herzgegend. Aneurysma [**Lyc.**]. Bewirkt zuerst beschleunigte Herztätigkeit, dann stark erhöhten Blutdruck, durch Kontraktion der Blutgefäße. Herzklopfen beim Liegen auf der linken Seite, besonders beim Darandenken; Puls voll u. hart. Herzsymptome nach unterdrücktem Fußschweiß.
RÜCKEN. - **Geschwollene Drüsen zwischen Nacken u. Hinterkopf.** Fettgeschwülste am Hals. Prellschmerz zwischen Schulterblättern. Steifheit im Kreuzbein. Schwäche der Wirbelsäule.
EXTREMITÄTEN. - Schmerz in den Achseldrüsen. Kalte, feuchte Füße [**Calc.**]. **Stinkende Fußschweiße.** Taubheit der Glieder. Taubes Gefühl von den Knien zum Skrotum; verschwindet beim Hinsetzen. Zehen u. Sohlen schmerzhaft; Sohlen schmerzhaft beim Gehen. Schmerz in den Gelenken; brennender Schmerz in den unteren Gliedmaßen.
SCHLAF. - Redet im Schlaf; wacht häufig auf; Hitzegefühl. Zucken im Schlaf.
MODALITÄTEN. - **V**. - beim Denken an die Symptome, vom Waschen, Liegen auf der schmerzhaften Seite. **B**. - Gehen im Freien.
VGL. - **Dig.**; **Rad.**; **Aragallus**; **Oxytrop.**; **Astrag.** Ergänzungsmittel: **Dulc.**; **Sil.**; **Psor.**.
UNVERTRÄGLICH: **Calc.** - Antidote bei giftigen Dosen: **Epsom-Salze.**
DOS. - C 3 bis 30, die letztere um Neigung zu Angina zu beseitigen. Barium ist langsam in der Wirkung, verträgt Wiederholung.
Barium carbonicum + D8; D10; D2; D8; [D3, 4, 6 Tbl]

BARIUM JODATUM

(Bariumjodid); $BaJ_2.2H_2O$

Wirkt auf das Lymphsystem, **vermehrte Leukozytose. Angina. Verhärtete Drüsen, besonders von Mandeln u. Brüsten.** Strumöse Ophthalmie mit Anschwellung der Zervikaldrüsen u. gehemmtem Wachstum. Tumoren.
VGL. - **Acon-lycotonum** (Schwellung der Hals-, Achsel- u. Brustdrüsen). **Lap-a.**; **Con.**; **Merc-jod.**; **Carb-an.**.
DOS. - C 2 u. C 3 Trit.
Barium jodatum + D1 = ∅; -; D2; D3; [D3, 4 6] Sonderpreis

BARIUM MURIATICUM

(Bariumchlorid); $Ba\ Cl_2.2H_2O$

Die verschiedenen Salze von Barium sind angebracht bei Organleiden bei **älteren Personen** u. solchen, die geistig u. körperlich zurückgeblieben

sind. Arteriosklerose u. Hirnschäden auf dieser Basis. Kopfschmerzen, aber ohne akute Krise, bei alten Leuten vorkommend; eher Schwere als Schmerz. Schwindel wegen Zerebralanämie u. Geräuschen in den Ohren. Wirkt gut den unteren Teil des Verdauungskanals, besonders das Rektum; auf Muskeln u. Gelenke, bewirkt Steifheit u. Schwäche, wie von zu vielem Gehen. Vermehrung der weißen Blutkörperchen. Bluthochdruck u. Dege**neration der Gefäße. Verstärkte Pulsspannung. Arteriosklerose [Aur.; Sec.],** wobei ein hoher systolischer Druck begleitet wird von einem verhältnismäßig niedrigen diastolischen, bei Zerebral- u. Kardialsymptomen.

Dieses Mittel hat Verhärtung u. **Verengung des Magenmundes mit Schmerzen** sofort nach dem Essen u. Oberbauch-Empfindlichkeit. Das ist wiederholt bestätigt, ebenso sein Gebrauch bei **Aneurysmen** u. chronischer Hypertrophie der Mandeln. Nymphomanie u. Satyriasis. Konvulsionen. Bei jeder Form von Manie mit vermehrter Libido. **Eisige Kälte des Körpers,** mit Lähmung. Multiple Sklerose des Gehirns u. des Rückenmarks. **Willkürliche Muskelbewegungen unmöglich, aber Sensibilität intakt**. Lähmung nach Influenza u. Diphtherie. Allgemeine Mattigkeit morgens, besonders Schwäche u. Muskelsteifheit der Beine. Kinder mit offenem Mund, die durch die Nase sprechen, mit törichtem Ausdruck, schwerhörig.

OHREN. - Surren u. Summen, Geräusche beim Kauen u. Schlucken oder Niesen. Ohrenschmerz; B. - Schlürfen von kaltem Wasser. Ohrspeicheldrüsen geschwollen. Stinkende Otorrhoe. Blähung des Mittelohrs beim Naseputzen.

INN. HALS. - Schwieriges Schlucken, **Mandeln vergrößert.** Lähmung des **Schlundes u. der Eustachischen Röhre, mit Niesen u. Geräuschen. Gefühl** des Zu-weit-Seins in den Gehörgängen.

ATEMWEGE. - Bronchialbeschwerden alter Leute bei Herzerweiterung. **Erleichtert das Abhusten.** Starke Schleimansammlung u. Rasseln, Auswurf **schwierig. Arteriosklerose der Lunge; lindert die arterielle Spannung bei** Altersasthma.

MAGEN. - Bei chronischen Beschwerden ist das **Gefühl der Hinfälligkeit im Oberbauch** ein gutes Leitsymptom. Würgen u. Erbrechen . Gefühl von zum Kopf aufsteigender Hitze.

URIN. - Starke Zunahme der Harnsäure. Abnahme der Chloride.

ABDOMEN. - Pulsieren (**Selen.**); **Verhärtung** des Pankreas. Aneurysma im Bauch. Leistendrüsen geschwollen. Spastischer Schmerz im Rektum.

VGL. - Bei sklerotischen Degenerationen, besonders vom Rückenmark, Leber u. Herz: **Plb-met.** u. **Plb-jod.**. Auch **Aur-m.** (wird bei sklerotischen u. exsudativen Degenerationen oft mehr erreichen als andere Mittel. Multiple Sklerose, blitzartige Schmerzen, Zittern, Morvansche Krankheit, Hypertrophie der Finger).

DOS. - C 3 Trit. Verträgt wiederholte Dosierung gut.

Barium muriaticum + D1 = ∅; D3; D2; D3; [**D4**]

BASILICUM (Le)

BELLADONNA - ATROPA BELLADONNA

(Tollkirsche); Solanaceae - Nachtschattengewächse;
Europa, in Teilen von Asien u. Südamerika

Bell. wirkt auf alle Gebiete des Nervensystems, bewirkt aktive Kongestion, wilde Erregung, Perversion bestimmter Sinnesempfindungen, Zucken, Konvulsionen u. Schmerz. Deutliche Wirkung auf Gefäße, Haut u. Drüsen. Immer kommt bei Belladonna heiße, rote Haut vor, ein gerötetes Gesicht, starrende Augen, pulsierende Schläfenadern, Erregungszustände. Hyperästhesie aller Sinne, Delirium, unruhiger Schlaf, konvulsive Bewegungen, Trockenheit von Mund u. Hals mit Abneigung gegen Wasser, **neuralgische Schmerzen**, die plötzlich kommen u. gehen (**Oxyt**.). **Hitze, Rötung, Pulsieren u. Brennen**. **Wirksames Kindermittel**. Übelkeit u. Erbrechen nach epileptischen Spasmen. Bei **Scharlach** u. auch als Prophylaktikum. Hierbei C 30 geben. **Exophthalmischer Kropf**. Entspricht den Symptomen von Luftkrankheit bei Fluggästen (als Vorbeugemittel geben). **Ohne Durst, Angst oder Furcht. Heftigkeit** des Anfalls u. **plötzlicher Beginn** sind kennzeichnend für **Bell.**. Bell. gegen sehr starke Schildrüsentoxikämie, D 1 geben (Beebe).

GEIST, GEMÜT. - Patient lebt in seiner eigenen Welt, beschäftigt mit Erscheinungen u. Visionen, vergißt die ihn umgebenden Realitäten. Während die Netzhaut unempfindlich ist gegenüber tatsächlichen Gegenständen, umdrängen ihn Gesichtshalluzinationen, die aus seinem Inneren kommen. Er ist hellwach u. wird verrückt gemacht durch eine Flut **subjektiver** Gesichtseindrücke, Halluzinationen u. phantastischer Illusionen. Halluzinationen; sieht Monstren, schreckliche Gesichter; Delirium; entsetzliche Bilder; **wütet**; rast; beißt; schlägt; **möchte entfliehen**. Verliert das Bewußtsein. Mag nicht sprechen. Halsstarrigkeit unter Tränen. **Überempfindlichkeit aller Sinne**. Wechselhaftigkeit.
KOPF. - Schwindel, fällt zur linken Seite oder auf den Rücken. Empfindlich gegen die geringste Berührung. Starkes Pulsieren u. Hitze. Herzklopfen, im Kopf widerhallend, bei mühsamer Atmung. Schmerz, Völle, **besonders in der Stirn,** auch im Hinterkopf u. in den Schlafen. Kopfschmerz wegen unterdrückten Katarrhs. Plötzliche Schreie. **Schmerzen V. - durch Licht, Geräusch, Stoß, Hinlegen u. nachmittags;** B. - bei Druck u. halbaufrechter Stellung. Bohrt den Kopf ins Kissen. Kopf nach hinten gezogen, rollt von einer Seite auf die andere. Dauerndes Stöhnen. Haar gespalten, trocken u. fällt aus. Kopfschmerz V. - rechtsseitig u. beim Hinlegen. Affektionen durch Erkältungen, Haarschneiden, usw..
GESICHT. - Rot, **bläulich-rot**, heiß, geschwollen, glänzend; Konvulsionen der Gesichtsmuskeln. Schwellung der Oberlippe. Gesichtsneuralgie mit Muskelzucken u. gerötetem Gesicht.
AUGEN. - Pulsieren tief in den Augen beim Hinlegen. **Pupillen erweitert,** [**Agnus**]. Augen hervortretend, **starrend, glänzend,** Gefühl von Schwellung;

Konjunktiva rot; **trocken**, brennend; Lichtscheu; Stechen in den Augen. Exophthalmus. Gesichtstäuschungen; feurige Erscheinungen. **Diplopie**, Schielen, Liderspasmen. Gefühl, als ob Augen halb geschlossen wären. Augenlider geschwollen. Kongestion im Augenhintergrund.

OHREN. - Reißender Schmerz im äußeren u. Mittelohr. Summgeräusche. Trommelfell injiziert u. ausgebeult. Ohrspeicheldrüse geschwollen. Empfindlich gegen laute Töne. Gehör sehr scharf. **Mittelohrentzündung. Schmerz verursacht Delirium. Kind schreit auf im Schlaf**; pulsierender, klopfender Schmerz tief im Ohr, gleichzeitig mit Herzschlag. Hämatom im Ohr. Akute u. subakute Zustände der eustachischen Röhre. Autophonie - hört die eigene Stimme im Ohr.

NASE. - Eingebildete Gerüche, Vibrieren in der Nasenspitze. Rot u. geschwollen, **Nasenbluten**, bei rotem Gesicht. Schnupfen; Schleim mit Blut vermischt.

MUND. - Trocken. Pulsierender Schmerz in den Zähnen. Zahngeschwür. Zunge rot an den Rändern, Erdbeerzunge. **Zähneknirschen**. Zunge geschwollen u. schmerzhaft. Stottern. [**Tram.**].

INN. HALS. - Trocken, wie glasiert; Kongestion wie bei Entzündung [**Gins.**]; **rot, V. - rechts.** Vergrößerte Mandeln. **Einschnürungsgefühl im Hals; schwieriges Schlucken;** V. - bei Flüssigkeiten. Kloßgefühl. Speiseröhre trocken; Zusammenschnürungsgefühl. **Spasmen** in der Kehle. Dauernde Neigung zu schlucken. Kratziges Gefühl. Schluckmuskeln sehr empfindlich. Schleimhauthypertrophie.

MAGEN. - Appetitverlust. Abneigung gegen Fleisch u. Milch. Spastischer Schmerz im Oberbauch. Krampf; Schmerz verläuft zur Wirbelsäule. Übelkeit u. Erbrechen. **Starkes Verlangen nach kaltem Wasser**. Magenkrämpfe. Leeres Würgen. **Abscheu vor Flüssigkeiten**. Spastischer Schluckauf. **Furcht vorm Trinken**. Starkes Erbrechen.

ABDOMEN. - Aufgetrieben, heiß. Querkolon tritt kissenartig hervor. Empfindlich; geschwollen. Gefühl, als ob es durch eine Hand zusammengedrückt würde; V. - durch Erschütterung. Druck. Schneidender Schmerz quer durch den Leib. Stiche in der linken Bauchseite, beim Husten, Niesen oder bei Berührung, Bettzeug usw. (**Lach.**).

STÜHLE. - Dünn, grün, dysterisch; in kreideartigen Klumpen. Schaudern während des Stuhles. Stechender Schmerz im Rektum; spastische Einschnürung. - Hämorrhoiden empfindlicher bei Rückenschmerz. Analprolaps (**Ign.**; **Podo.**).

URIN. - **Harnverhaltung**. Akute Infektionen der Harnwege. Gefühl von Bewegung in der Blase wie von einem Wurm. Urin spärlich mit Tenesmus; **dunkel, trübe, phosphathaltig**. Blasengebiet empfindlich. Inkontinenz, dauerndes Tröpfeln. Urinieren **häufig** u. **reichlich**. Hämaturie, ohne pathologischen Befund. Prostatahypertrophie.

MÄNNL. G. - Hoden hart, hochgezogen, entzündet. Nächtliches Schwitzen der Genitalien. Fließen der Prostataflüssigkeit. Verminderte Libido.

WEIBL. G. - Spürbares Nach-unten-Ziehen, **als ob die Eingeweide unten heraus kommen wollten.** Hitze u. Trockenheit der Vagina, Ziehen im Lendengebiet, Schmerz im Kreuz; verstärkte Menses; **hellrot, zu früh, zu reichlich. Heiße Blutung.** Schneidender Schmerz von Hüfte zu Hüfte. **Menses u. Lochien stinkend u. heiß.** Wehenschmerzen kommen u. gehen plötzlich. **Brustentzündung**; pulsierende Schmerzen; Röte, strichweise von der Brustwarze ausstrahlend. Brüste hart u. rot mit Schweregefühl. Brusttumoren, Schmerz V. - beim Hinlegen. Übelriechende Blutungen, heiße Blutgüsse. Spärliche Lochien.
ATEMWEGE. - Nase, Rachen, Kehle, Luftröhre trocken. **Kitzelnder, kurzer trockener Husten; V. - nachts.** Wundes Gefühl in der Kehle. Atmung beklemmt, rasch, ungleichmäßig. Cheyne-Stokes'sche Atmung (**Cocain; Op.**). **Heiser**: Verlust der Stimme. Schmerzlose Heiserkeit. Husten mit Schmerz in der linken Hüfte. Bellender Husten, Keuchhusten mit Magenschmerzen vor dem Anfall, mit blutigem Auswurf. Stiche in der Brust beim Husten. **Kehlkopf sehr schmerzhaft**, beim Husten Gefühl eines Fremdkörpers darin. **Hohe, pfeifende Stimme. Stöhnen bei jeden Atemzug.**
HERZ. - Heftiges Herzklopfen, nachvibrierend im Kopf, mit mühsamer Atmung. Herzklopfen bei der geringsten Anstrengung. Pulsieren im ganzen Körper. Dikroter Puls. Herz erscheint zu groß. Rascher, aber geschwächter Puls.
EXTREMITÄTEN. - Schießende Schmerzen die Glieder entlang. Gelenke geschwollen, rot, glänzend, mit roten, ausstrahlenden Streifen. Taumelnder Gang. Wandernde rheumatische Schmerzen. Phlegmasia alba dolens. Gliederzucken. Spasmen. Unwillkürliches Hinken. **Kalte Extremitäten.**
RÜCKEN. - Steifer Hals. **Schwellung der Halsdrüsen.** Schmerz im Nacken, als ob er brechen würde. Druck auf das Rückengebiet sehr schmerzhaft. Lumbago mit Schmerz in Hüften u. Oberschenkeln.
HAUT. - Trocken u. **heiß**; geschwollen, empfindlich. Brandwunden scharlachrot u. weich. Scharlachartiger Ausschlag, sich plötzlich ausbreitend. Erythem; Pusteln auf dem Gesicht. **Drüsen geschwollen, empfindlich,** rot, **Furunkel.** Akne rosacea. Eiternde Wunden. **Röte u. Blässe der Haut** im Wechsel. Verhärtungen nach Entzündungen. Erysipel.
FIEBER. - Ein hochfiebernder Zustand, beinahe ohne Toxikämie. **Brennende stechende, dampfende Hitze.** Füße eiskalt. Oberflächenblutgefäße erweitert. Schweiß trocknet nur auf dem Kopf. **Kein Durst beim Fieber**
SCHLAF. - Ruhelos, Aufschreie, Zähneknirschen. Wird wachgehalten vom Pulsieren der Blutgefäße. Schreit im Schlaf. Schlaflosigkeit mit Benommenheit. **Fährt hoch beim Augenschließen oder während des Schlafes.** Schläft mit Händen unter dem Kopf (**Ars.; Plat.**).
MODALITÄTEN. - **V.** - Berührung, Stoß, Geräusch, Zugluft, nach 12.00. Beim Hinlegen. **B.** - halb aufrecht.
VGL. - **Sanguisorba officinalis** 2 D - 6 D, gehört zu den Rosacaeen. (**Reichliche, langdauernde** Menses, besonders bei nervösen Patientinnen mit Kongestionssymptomen in Kopf u. Gliedern. Passive Blutungen beim

Klimakterium. Chronische Metritis. Blutung aus den Lungen. Varizen u. Ulzera). - **Mandragora**. - Ein Narkotikum der Alten. Rastlose Erregbarkeit u. körperliche Schwäche. Schlafverlangen. Hat antiperiodische Eigenschaften wie **Chin**. u. **Aran**. Nützlich bei Epilepsie u. Hydrophobie, auch **Cetonia** (A. E. Lavine). - **Hyos**. (weniger Fieber, mehr Erregung); - **Stram**. (größere Erregung der Sinne, Toben); - **Hoitzia** - eine mexikan. Droge, **Bell**. ähnlich in der Wirkung (nützlich bei Fieber, Scharlachausschlag, Masern, Urtikaria etc.. Hohes Fieber bei Fieber mit Ausschlag. Mund u. Kehle trocken, rotes Gesicht, injizierte Augen, Delirium). - **Calc**. ist oft nötig nach **Bell**. - **Atropin** - Alkaloid von Bell., wirkt mehr auf dem neurotischen Gebiet des Belladonnabereiches. (**Starke Trockenheit der Kehle**, Schlucken fast unmöglich. Chronische Magenbeschwerden mit starkem Schmerz u. Erbrechen aller Nahrung. Peritonitis. Alle Arten von Gesichtshalluzinationen. Alles erscheint vergrößert. **Plat. entgegengesetzt.** Hypochlorhydrie; Pyrosis. Überall Stäubchen. Beim Lesen laufen Wörter zusammen; Doppelt-Sehen, alle Gegenstände scheinen vergrößert. Kongestion der eustachischen Röhre u. des Trommelfells. Affinität zur Pankreas. **Hyperazidität** des Magens. Anfälle von Magenschmerzen; Ovarialgie).

NICHT-HOMÖOPATHISCHE ANWENDUNG. - **Atropin** u. seine Salze werden für ophthalmische Zwecke gebraucht, um die Pupillen zu erweitern u. die Akkomodation zu lähmen.
Innerlich oder subkutan gegeben ist es ein Gegenmittel zu Opium u. Morphium; Physostigma u. Zyanwasserstoff, Narkotika- u. Pilzvergiftung.
Nierenkolik: 0,324 mg subkutan.
Atropin subkutan injiziert in Dosen von 1 mg aufwärts für lebensbedrohenden Darmverschluß.
Subkutan 0,81 mg bei Nachtschweiß bei Schwindsucht.
Atropin 3,24 mg ist ein Gegenmittel für 64 mg Morphium. Wird auch als Lokalanaestheticum, Antispastikum u. zum Sistieren von Sekreten (Milch usw.) gebraucht.Súbkutan 0,81 mg bei Nachtschweiß bei Phthisis.

DOS. - **Atrop-sulf**., 0,54 - 1,08 mg.
GEGENMITTEL zu Bell. - **Camph.; Coff.; Op.; Acon.**
Ergänzungsmittel zu Bell. - **Calc**. (Bell. enthält Kalk). Besonders bei halbchronischen u. konstitutionellen Krankheiten.
Unverträglich: **Acet-ac**.
DOS. - C 1 - C 30 u. höher. Muß bei akuten Krankheiten häufig wiederholt werden.
Belladonna * + **0; D1; D1; D3;** [**D3, 4 6**]

BELLIS PERENNIS

(Gänseblümchen, Maßliebchen); Compositae - Korbblütler; Europa, Asien

Wirkt auf die Muskelfasern der Blutgefäße. Starke muskuläre Schmerzhaftigkeit. Lahmheit wie von Verstauchung. Blutandrang in den Adern wegen mechanischer Ursachen. Erstes Mittel bei Verletzungen tiefer liegender Gewebe nach größeren Operationen. Folgen von Nervenverletzungen mit starker Schmerzhaftigkeit u. Unverträglichkeit von kaltem Baden. Schwäche der Glieder nach Gicht.
Zustände der Beckenorgane nach Verletzung, nach Selbstbefleckung, Masturbation zeigen Symptome, die dieses Mittel verlangen. Hervorragendes Mittel für Verstauchung u. Prellungen. Beschwerden infolge kalter Nahrung oder Getränke, wenn der Körper erhitzt ist, u. Beschwerden von kaltem Wind. Äußerlich bei Muttermalen. Akne. **Furunkel überall. Gefühl von Wundheit u. Prellung im Beckengebiet**. Exsudationen, Stasis, Schwellung fallen in den Bereich dieses Mittels. Rheumatische Symptome. Hemmt nicht die Sekretion. »Ist ein hervorragendes Mittel für alte Arbeiter, besonders Gärtner«, (Burnett).

KOPF. - Schwindel bei älteren Leuten. Kopfschmerz vom Hinterkopf bis zum Scheitel. Zusammenschnürungsgefühl in der Stirn. **Schmerzhaftigkeit wie von Prellung.** Jucken auf der Kopfhaut u. über den Rücken hin, V. - von heißem Baden u. warmem Bett.
WEIBL. G. - Blutandrang in Brüsten u. Uterus. Krampfadern bei Schwangerschaft. **Unfähigkeit zu gehen während der Schwangerschaft.** Bauchmuskeln lahm. **Wundes Gefühl im Uterus, wie von Quetschung.**
SCHLAF. - Wacht früh morgens auf u. kann nicht wieder schlafen.
ABDOMEN. - **Wundheit der Bauch- u. Uteruswände.** Stiche in der Milz, schmerzhaft, vergrößert. Gelbe, schmerzlose Diarrhoe, fauliger Geruch, V. - nachts. Auftreibung; Poltern in den Gedärmen.
HAUT. - **Furunkel.** Ekchymose, Schwellung, sehr berührungsempfindlich. Blutandrang in den Adern wegen mechanischer Ursachen. Variköse Adern mit Gefühl von Prellung u. Schmerzhaftigkeit. Exsudate u. Schwellungen. Akne.
EXTREMITÄTEN. - Schmerzhafte Gelenke. Wundheitsgefühl der Muskulatur. Jucken auf dem Rücken u. an den Flexorenoberflächen der Oberschenkel. Schmerz an der Vorderseite der Oberschenkel hinuntergehend. Zusammenschnürungsgefühl am Handgelenk, wie von einem elastischen Band um das Gelenk. Verstauchungen mit großer Schmerzhaftigkeit. »Eisenbahnrückgrat.«
VGL. - **Arn.**; **Ars.**; **Staph.**; **Ham.**; **Bry.**; **Vanad.** (degenerative Zustände).
MODALITÄTEN. - **V.** - **linksseitig**; heißes Bad u. Bettwärme; vor Stürmen; kaltes Baden; kalter Wind.
DOS. - Tinktur bis C 3.
Bellis perennis Ø; D1; D1; D3 [**D2**]

BENZINUM

(Benzol); C_6H_6

Die auffallendste Tatsache bei der Prüfung von Benzol scheint sein Einfluß auf den Kreislauf zu sein. Es ruft Verlangsamung des Pulsstromes hervor, was bei Meerschweinchen zu einer Bildung von Infarkten führte. Bei den menschlichen Prüfern führte es zu **Verminderung der roten** u. **Vermehrung der weißen Zellen** (R.F. Rabe, M.D.).
Sollte nützlich sein bei Leukämie. Auffallende Augensymptome. Halluzinationen - epileptiforme Anfälle, Koma u. Anästhesie.

KOPF. - Gefühl, als ob Patient durch Bett u. Fußboden fiele. Schmerzen von unten nach oben. Müde u. nervös. Stirnkopfschmerz bis zur Nasenwurzel. Schwindlig. Gefühl des Pressens im Kopf. Rechtsseitiger Kopfschmerz.
AUGEN. - Gesichtstäuschungen bei weit offenen Augen. Zucken der Lider, Lichtscheu. Objekte unklar. Schmerzen in Augen u. Lidern. Deutliche Pupillenerweiterung. Mangelnde Reaktion auf Licht, besonders auf Tageslicht.
NASE. - Starker Fließschnupfen. Besonders nachmittags. Heftiges Niesen.
MÄNNL. G. - Schwellung des rechten Hodens. Starker Schmerz in den Hoden. Jucken im Skrotum. Reichlicher Harnfluß.
EXTREMITÄTEN. - Schwere Glieder, kalte Beine, gesteigerte Kniereflexe. Schmerzen von unten nach oben.
HAUT. - Ausschlag wie bei Masern. Schwitzen an der aufliegenden Seite. Jucken am ganzen Rücken.
MODALITÄTEN. - V. - nachts. V. - rechte Seite.
DOS. - C 6.
VGL. - **Benzin.** - Petroleum-Äther - keine so reine Zusammensetzung wie Benzol. Ist dasselbe, aber mit einer Beimischung von Hydrokarbonaten. - Scheint besonderen Einfluß auf Nervensystem u. Blut auszuüben. Oxyhämoglobinämie. Körperliche Schwäche, Krämpfe, gesteigerte Kniereflexe, Übelkeit, Erbrechen, Schwindel. **Schwere** u. Kälte der Glieder. Zittern von Augenlidern u. Zunge. **Benzin-dinitricum** - D.N.B. - (Die deutlichsten Vergiftungserscheinungen durch Hautabsorption sind Veränderungen in den roten Blutkörperchen u. Leberdegeneration bei Amblyopie, Farbblindheit, Retinitis. Gesichtsfeld eingeengt. Schwarzer Urin). **Benz-n.** - **Mirbanöl** - (Dunkles, schwarzes Blut, schwer koagulierend, Hyperämie in den Gehirnadern u. allgemeine Hyperämie. Geschmack wie von Verbrennung im Munde. Blaue Lippen, Zunge, Haut, Nägel u. Konjunktiva. Kalte Haut, Puls klein, schwach, Atmung langsam u. unregelmäßig, Bewußtlosigkeit, Symptome eines apoplektischen Komas. **Rollen der Augäpfel in ihrer Vertikal-Achse; Pupillen erweitert.** Nystagmus. Atmung sehr langsam, schwer, seufzend). **Trinitrotoluene** (T.N.T.), Trotyl ist durch Einnitrieren von Toluen hochexplosiv, ein Produkt der Teerkohlendestillation.

Bei Einwirkung von T.N.T. auf Haut oder Haar durch Kontakt wird eine charakteristische, gelbe oder braungelbe Farbe einige Wochen lang hervorgerufen. Indiziert in schweren Formen von perniziöser Anämie u. Gelbsucht. Löst gefährliche, toxische Gelbsucht aus.
DOS. - C 6.

BENZOICUM ACIDUM

(Phenylameisensäure); C_6H_5COOH

Das deutlichste Charakteristikum zeigt sich in Geruch u. Farbe des Urins. Hat deutliche Wirkung auf den Stoffwechsel. Löst aus u. kuriert Symptome von Harnsäure-Diathese mit starkfarbigem, stinkendem Urin u. gichtischen Erscheinungen. Niereninsuffizienz. Kind will in den Armen gehätschelt werden, will nicht hingelegt werden. Schmerzen wechseln plötzlich ihren Ort. Antisykotisches Mittel. Gicht- u. Asthmamittel.

GEIST, GEMÜT. - Neigt zum Brüten über unangenehme Dinge der Vergangenheit. Läßt Wörter beim Schreiben aus. Depression.
KOPF. - Schwindel, Neigung, nach seitwärts zu fallen. Pulsieren in den Schläfenarterien. Gedunsenheit um die Ohren. Geräusche beim Schlucken. Ulzeration der Zunge. Schwellung hinter den Ohren [**Caps**]. Kalter Schweiß auf der Stirn [**Veratr. a.**]. Stechende, »puckernde« Einschnürung des Mundes, bläuliches, blutendes Zahnfleisch. Fettgeschwülste.
NASE. - Jucken des Septum. Schmerz in den Nasenknochen.
GESICHT. - Kupferfarbene Flecken. Rot, mit kleinen Blasen. Umschriebene Röte der Wangen.
MAGEN. - Schwitzen beim Essen; Druck im Magen, Kloßgefühl.
ABDOMEN. - Schneiden um den Nabel. Stiche im Lebergebiet.
REKTUM. - Stiche u. **Einschnürungsgefühl.** »Puckernde« Konstriktion des Rektum. Jucken u. wässerige Hautauswüchse um den Anus.
STUHL. - Schaumig, **übelriechend, flüssig,** hellfarbig, wie Seifenschaum, Darmbewegungen meistens mit Windabgang.
URIN. - **Scheußlicher Geruch;** wechselnde Farbe; braun, sauer. **Enuresis,** tröpfelnder, **übelriechender Urin alter Männer.** Zu viel Harnsäure. Blasenkatarrh infolge unterdrückter Gonorrhoe. Zystitis.
ATEMWEGE. - Heiser morgens. Asthmatischer Husten; V. - nachts; beim Liegen auf der rechten Seite. Brust sehr empfindlich. Schmerz im Herzgebiet. Auswurf von grünem Schleim.
RÜCKEN. - Druck auf die Wirbelsäule. Kälte im Kreuzbein. Dumpfer Schmerz im Nierengebiet; V. - durch Wein [**Zinc.m.**].
EXTREMITÄTEN. - Gelenke knacken bei Bewegung. Reißen mit Stichen. **Schmerz in der Achillessehne.** Rheumatische Gicht; Knoten sehr schmerzhaft. Gichtische Ablagerungen. Überbein; Schwellung des Handgelenkes. Schmerz u. Schwellung in den Knien. Geschwür an der großen Zehe. Reißender Schmerz in der großen Zehe.

FIEBER. - Kalte Hände, Füße, Rücken, Knie. Frösteln; kalter Schweiß. Innere Hitze beim Aufwachen.
HAUT. - Rote Flecken, juckend.
MODALITÄTEN. - **V.** - im Freien; durch Aufdecken.
TIP. - Nützlich wenn **Colchic.** bei Gicht versagt; nach **Copaiva** bei Gonorrhoe.
VGL.: Nit-ac.; Am-be.; Sabin.; Tropaeolum - (stinkender Urin).
ANTIDOTE: Cop.. Unverträglich: **Wein.**
DOS. - C 3 bis C 6.
Benzoicum acidum D1 = Ø; D1; D1; D4; [D2, 3 6] **Sonderpreis**

BERBERIS AQUIFOLIUM

(Gewöhnliche Mahonie); Berberidaceae - Sauerdorngewächse; Pazifisches Nordamerika

Ein Mittel für die Haut, chronisch-katarrhalische Beschwerden, Sekundär-Syphilis. Hepatische Betäubtheit, Mattigkeit u. andere Zeichen gehemmten Stoffwechsels; regt alle Drüsen an u. verbessert die Ernährung.

KOPF. - Bandgefühl eben oberhalb der Ohren. Biliöser Kopfschmerz. Kopfgrind. Schuppiges Ekzem.
GESICHT. - Akne. Hautflecken u. Pickel. Reinigt die Gesichtshaut.
MAGEN. - Zunge dick belegt, gelblich-braun; Blasengefühl. Brennen im Magen. Übelkeit u. Hunger nach dem Essen.
URIN. - Stechende Krampfschmerzen, dicker Schleim u. hellrotes, mehliges Sediment.
HAUT. - **Pickelig, trocken, rauh, schuppig.** Ausschlag auf der **Kopfhaut**, sich **auf Gesicht** u. Hals **erstreckend.** Brusttumoren mit Schmerz. Psoriasis. Akne. Trocknes Ekzem. Pruritus. Drüsenverhärtung.
VGL. - Carb-ac.; Eunonym.; Berb-v.; Hydr.
DOS. - Urtinktur in ziemlich materiellen Dosierungen.
Berberis aquifolium t D1 = Ø; D1; D2; D4; [D1, 2]

BERBERIS VULGARIS

(Gewöhnliche Berberitze, Sauerdorn); Berberidaceae - Sauerdorngewächse; Europa, Westindien

Rascher Wechsel der Symptome [**Puls.**]. - Schmerzen wechseln bezüglich Ort u. Charakter - Durst wechselt mit Durstlosigkeit, Hunger mit Appetitmangel usw.. Wirkt kräftig auf die Adern, verursacht Blutandrang im Becken u. Hämorrhoiden.
Hepatische u. rheumatische Affektionen, besonders wenn Harn-, Hämorrhoidal- u. Menstrualbeschwerden vorliegen.
Alte, gichtische Konstitutionen. Schmerz im Nierengebiet ist besonders deutlich; daher seine Anwendung bei Nieren- u. Blasenbeschwerden,

Gallensteinen u. Blasenkatarrh. Verursacht Nierenentzündung mit Hämaturie. Die Schmerzen können im ganzen Körper gefühlt werden, sie gehen vom Kreuz aus. Hat auch deutliche Wirkung auf die Leber, fördert Gallenfluß. Oft ratsam bei arthritischen Beschwerden mit Harnstörungen. Wandernde, **ausstrahlende** Schmerzen. Wirkt gut bei korpulenten Personen, die gut leben, aber wenig Ausdauer haben. Reizung der Wirbelsäule. Alle Berberisschmerzen sind ausstrahlend, nicht V. - durch Druck, aber V. - bei verschiedenen Haltungen, besonders beim Stehen u. bei körperlicher Bewegung.

KOPF. - Unaufmerksam, apathisch, teilnahmslos. Gefühl der Gedunsenheit. Gefühl, als ob der Kopf größer würde. Schwindel mit Ohnmachtsanfällen. Stirnkopfschmerz. Frösteln in Rücken u. Hinterkopf. Reißender Schmerz im äußeren Ohr u. gichtische Verhärtungen. **Gefühl einer engen Kappe, die auf die ganze Kopfhaut preßt.**

NASE. - Trocken; hartnäckiger Katarrh der linken Nasenöffnung. Krabbeln in den Nasenflügeln.

GESICHT. - Blaß, kränklich. Eingesunkene Wangen u. Augen mit bläulichen Ringen.

MUND. - Klebriges Gefühl. Spärlicher Speichel. Klebriger, schaumiger Speichel wie Watte [**Nux-m.**]. Verbrühtes Gefühl der Zunge; Bläschen auf der Zunge.

MAGEN. - **Übelkeit vorm Frühstück.** Sodbrennen.

ABDOMEN. - Stiche im Gallenblasengebiet; V. - durch Druck, ausstrahlend bis zum Magen. Gallenblasenkatarrh mit Verstopfung u. gelber Gesichtshaut. Stechender Schmerz vor den Nieren, ausstrahlend zu Leber, Milz, Magen, Eingeweiden u. Leistenband. Stechen tief im Darmbein.

STUHL. - Dauernder Stuhldrang. Schmerzloser Durchfall, lehmfarbig, brennend, u. Schmerzhaftigkeit in Anus u. Darm. Reißender Schmerz um den Anus. **Analfistel.**

HARNWEGE. - Brennende Schmerzen. Gefühl, als ob etwas Urin zurückbliebe nach dem Wasserlassen. Urin mit dickem **Schleim** u. **hellrotem,** mehligem Sediment. Gefühl von Blasenbildung u. Wundheit in den Nieren. Schmerz im Blasengebiet. **Schmerzen in Oberschenkeln u. Lenden** beim Wasserlassen. Häufiges Wasserlassen; Urethra brennt, wenn nicht entleert wird.

MÄNNL. G. - Neuralgie des Samenstranges u. der Hoden. Schmerzen, Brennen, Stechen in Hoden, Vorhaut u. Skrotum.

WEIBL. G. - Kneifende Einschnürung im Mons Veneris, Vaginismus, Zusammenschnürung u. **Empfindlichkeit** der Vagina. Brennen u. Schmerzhaftigkeit in der Vagina. Verminderte Libido, schneidender Schmerz beim Koitus. Menses spärlich, grauer Schleim mit Schmerz in den Nieren u. Frösteln, Schmerz die Oberschenkel hinunter. Weißfluß, grauer Schleim mit schmerzhaften Harnsymptomen. Neuralgie der Ovarien u. Vagina.

ATEMWEGE. - Heiserkeit; Kehlkopfpolypen. Reißende Stiche in der Brust u. im Herzgebiet.
RÜCKEN. - Stiche im Hals u. Rücken; V. - durch Atmung. Stechender Schmerz im Nierengebiet, von da aus in den Bauch ausstrahlend, in die Hüften u. in die Lenden. Gefühl von Taubheit, Zerschlagenheit. Stiche von den Nieren in die Blase, Reißen, Stechen mit Steifheit, wodurch Aufstehen schwierig wird, Nates, Hüften, Glieder mitbetroffen, dabei Taubheit. Lumbago [**Rhus; Tart-em.**]. Mittelhand u. Mittelfuß wie verstaucht. Postoperativer Schmerz in der Lendengegend; Schmerzhaftigkeit mit starkem Schmerz, der dem Verlauf der Biegung des Iliakalnerven zur Blase hin folgt, bei häufigem Wasserlassen.
EXTRÄMITÄTEN. - Rheumatische, lähmungsartige Schmerzen in Schultern, Armen, Händen, Fingern, Beinen u. Füßen. **Neuralgie unter den Fingernägeln** mit Schwellung der Fingergelenke. Gefühl der Kälte an der Außenseite der Oberschenkel. Geschwüriger Fersenschmerz. Stechen zwischen den Mittelfußknochen wie von einem Nagel beim Stehen. Schmerz im Fußballen beim Auftreten. Starke Müdigkeit u. Lahmheit der Beine nach kurzer Wegstrecke.
HAUT. - Flache Warzen. **Jucken,** Brennen u. Schmerzen; **V. - Kratzen; B.** - kalte Anwendungen. Kleine Pusteln am ganzen Körper. Ekzem von **Anus u. Händen. Umschriebene Pigmentation** nach Entzündung mit Ekzem.
FIEBER. - Kältegefühl in verschiedenen Teilen, als ob sie mit kaltem Wasser bespritzt wären. Wärme in dem unteren Teil des Rückens, den Hüften u. Oberschenkeln.

MODALITÄTEN. - V. - Bewegung, **Stehen** [**Sulf.**]. Dabei Auftreten, bzw. Verstärkung von Harnbeschwerden.

VGL. - Ipomea - Convolvulus Duartinus - (Schmerz in den linken Lendenmuskeln beim Bücken. Nierenstörungen mit Rückenschmerz. Starke Blähsucht. Schmerzhaftigkeit oben in der rechten Schulter u. Nierenkolik; Schmerzen in Kreuz u. Extremitäten). **Aloe; Lyc.; Nux-v.; Sars. Xanthorrhoea aborea** (starker Schmerz in den Nieren, Zystitis u. Grieß. Schmerz vom Harnleiter zu Blase u. Hoden; Kreuzschmerz rezidivierend bei der geringsten Kälte oder Feuchtigkeit). - **Xanthorrhiza apifolia** - gelbe Staudenwurzel - enthält Berberin. Auftreibung von Magen u. Darm, Atonie, vergrößerte Milz.

ANTIDOTE: Camph.; Bell.
DOS. - Urtinktur bis C 6.
Berberis vulgaris D1 = **∅; D1; D2; D4;** [**D2 - 4**]

BERYLL. (M)

BETA VULGARIS

(Runkelrübe), Chenopodiaceae - Gänsefußgewächse

Beeinflußt chronische katarrhalische Zustände u. Tuberkulose. Das Salz **Betainum hydrochloricum**, das aus der Rübenwurzel selbst gewonnen wird, scheint für phtisische Patienten am besten zu passen. Kinder reagieren sehr rasch auf die Wirkung des Mittels. Etwa die 2 D Trit. benützen.

BETONICA

(Kreuzkrautart); Compositae - Korbblütler; Senecionaceae sp.

Bewirkt Schmerzen in verschiedenen Körperteilen.

KOPF. - Stiche in der rechten Schläfe. Unfähigkeit zur Konzentration.
ABDOMEN. - Schmerzen im Bauch, Lebergebiet u. Querkolon, auch in Gallenblase, rechtem Leistengebiet u. Samensträngen.
EXTREMITÄTEN. - Einschießender Schmerz in beiden Handgelenksrücken. Hängehand. Schmerz in der rechten Kniekehle, das Bein hinunter, lähmiges Gefühl im Bein.
Betonica ∅; D1; D1; D3; [**D2**]

BISMUTHUM

(Bismuthum nitricum, Wismutnitrat); Bi $(NO_3)_3+5\ H_2O$

Reizung u. katarrhalische Entzündung des Verdauungstraktes ist die Hauptwirkung dieser Verbindung.

GEIST, GEMÜT. - Einsamkeit unerträglich. **Verlangen nach Gesellschaft**. Klagt über seinen Zustand. **Angst.** Unzufriedenheit.
KOPF. - Kopfschmerz wechselt mit Gastralgie. Neuralgischer Schmerz, wie von Pinzetten zerrissen; Gesicht u. Zähne mitbetroffen; V. - Essen; B. - Kälte; wechselnd mit Gastralgie. Schneidender oder drückender Schmerz über der rechten Augenhöhle ausstrahlend in den Hinterkopf. Druck im Hinterkopf; V. - Bewegung; mit Schwere.
MUND. - Zahnfleisch geschwollen. Zahnschmerz; B. - kaltes Wasser im Munde [**Coff.**]. Zunge weiß. Geschwollen. Schwarze, grangränöse, keilförmige Flecken auf der Oberfläche u. an den Seiten der Zunge. Reichlicher Speichelfluß, Zähne locker. Durst auf kalte Getränke.
MAGEN. - Erbricht sich mit konvulsivischem Würgen u. Schmerz. **Wasser wird erbrochen, sobald es den Magen erreicht.** Aufstoßen nach Trinken. Erbricht alle Flüssigkeiten. **Brennen; Schweregefühl.** Pflegt ein paar Tage lang normal zu essen u. erbricht dann. Langsame Verdauung mit **stinkendem** Aufstoßen. Gastralgie; Schmerz vom Magen hindurch zur Wirbelsäule. Gastritis. **B. - kalte Getränke,** aber Erbrechen, wenn der Magen sich füllt. -

Zunge weiß belegt; süßlicher, metallischer Geschmack. Unbeschreiblicher Magenschmerz; muß sich nach hinten biegen. Druck wie von einer Last an einer Stelle, wechselnd mit brennendem, krampfartigem Schmerz u. Sodbrennen.
STUHL. - Schmerzloser Durchfall mit großem Durst, häufiges Wasserlassen u. Erbrechen. Kneifen im Unterbauch mit Kollern.
ATEMWEGE. - Kneifen in der Mitte des Zwerchfelles, ausstrahlend quer durch die Brust. Angina pectoris; Schmerz um das Herz herum, in den linken Arm hinein bis in die Finger.
EXTREMITÄTEN. - Krämpfe in Händen u. Füßen. Reißen im Handgelenk. Lähmige Schwäche, besonders im rechten Arm, Reißen in den Fingerspitzen unter den Nägeln [**Berb.**]. Juckende Erosion nahe dem Schienbein u. auf dem Fußrücken nahe den Gelenken. Kalte Gliedmaßen.
SCHLAF. - Ruhelos durch wollüstige Träume. Schläfrig morgens u. ein paar Stunden nach dem Essen.
ANTIDOTE: Nux-v.; Caps.; Calc.
VGL.: Ant.; Ars.; Bell.; Kreos.
DOS. - C 1 bis C 6.
Bismuthum D8; D10; D2; D8; [D3 Tbl]

BLATTA AMERICANA
(Amerikan. Schabe); Blattoidea - Geradflügler; Blattaria - Schaben

Aszites. Verschiedene Formen von Wassersucht. Gelbe Gesichtsfarbe. Äußerste Müdigkeit. Schmerz in der Urethra beim Wasserlassen. Müdigkeit beim Steigen.

DOS. - C 6.

BLATTA ORIENTALIS
(Küchenschabe, Kakerlake); Blattaria - Schaben

Ein Mittel für Asthma. Besonders, wenn es mit Bronchitis verbunden ist. Indiziert nach **Ars.**, wenn das nicht ausreicht. Husten mit **Atemnot** bei Bronchitis u. Tuberkulose. Wirkt am besten bei korpulenten u. stämmigen Patienten. Sehr viel eiterhaltiger Schleim.

DOS. - Die niedrigsten Potenzen während eines Anfalles. Nach den Spasmen, für den zurückbleibenden Husten, höhere gebrauchen. **Aufhören bei Besserung,** um neue Verschlimmerung zu vermeiden.
Blatta orientalis t D1 = Ø; D1; D2; D4; [D3]

BOLETUS LARICIS - POLYPORUS OFFICINALIS
(Agaricum albus, Lärchenschwamm); Agaricaceae; Sibirien

Tägliches Wechselfieber. Geringer Schweiß, ohne Erleichterung. Nachtschweiße bei Tuberkulose.

KOPF. - Leichtes u. hohles Gefühl mit tiefsitzendem Stirnkopfschmerz. Dicker, gelber Belag der Zunge; Zahneindrücke. Dauernde Übelkeit.
FIEBER. - Frösteln entlang der Wirbelsäule mit häufigen Hitzewellen. Gähnt u. streckt sich beim Frösteln. Starke Schmerzen in Schultern, den Gelenken u. im Kreuz. **Reichliches Schwitzen nachts** mit hektischem Frösteln u. Fieber.
HAUT. - Heiß u. trocken, besonders in den Handflächen. Jucken mehr zwischen den Schulterblättern u. auf den Unterarmen.
VGL. - **Agaricin** aktiver Bestandteil des Polyporus officinalis (phtisische u. andere entkräftende Nachtschweiße. Dos. - 16 - 32,4 mg auch bei Chorea, bei Herzerweiterungen mit Lungenemphysem, Herzverfettung, reichlichen Schweißen u. Erythem). **Boletus luridus** (Tiefsitzender Schmerz im Oberbauch. Urticaria tuberosa). - **Boletus satanus** (Dysenterie, Erbrechen, große Schwäche, kalte Extremitäten, Spasmen der Extremitäten u. des Gesichtes).
DOS. - C 1
Boletus laricis + **D1** = **Ø; D1; D2; -;** [**D3**]

BORICUM ACIDUM

(Borsäure); H_3BO_3

Wird gebraucht als antiseptisches Desinfektionsmittel, da es Fermentation u. Zersetzung aufhält. Schmerz im Gebiet der Urethra mit häufigem Harndrang. **Kälte** [**Helo**]. **Diabetes,** Zunge trocken, rot u. rissig. Kalter Speichel.

HAUT. - Multiformes Erythem des Rumpfes u. der oberen Extremitäten. Ödem um die Augen. Abschälende Dermatitis. Ödem der Gewebe um die Augen.
WEIBL. G. - Klimakterische Hitzewallungen [**Lach.**; **Amyl-nit.**]. Vagina kalt, als ob sie voller Eis wäre. Häufiges Wasserlassen mit Brennen u. Tenesmus.
DOS. - C 3.
NICHT-HOMÖOPATHISCHE ANWENDUNGEN. - Wenn der Diplococcus Weichselbaum im Sputum von Pharyngitis oder Bronchitis vorhanden ist, bei Pneumonie mit zähem Sputum, hackendem Husten u. Schmerzen, 324 mg Gaben 6-mal täglich. Eine Lösung von Borsäure als Injektion bei chonischer Zystitis oder teelöffelweise auf ein Glas heiße Milch, innerlich genommen, Boroglyzerit in der Lösung 1:40 ist ein kräftiges Antisepticum. **Gerstenkörner**, 324 mg auf 28,3 ccm Wasser äußerlich. Als Puder bei ulzerierten Oberflächen. Bei Zystitis als Instillationsflüssigkeit.

BORAX

(Natrium boracicum) - $Na_2B_4O_7+10\ H_2O$ oder $Na_2O+2B_2O_3+10H_2O$

Magen-Darmreizung. Speichelfluß, Übelkeit, Erbrechen, Kolik, Diarrhoe, Kollaps, Albuminurie, Zylinder u. Blasenspasmen. Delirium, Sehstörungen, Blutharnen u. Hautausschläge sind alle bei Überdosierung beobachtet worden. - **Furcht vor der Bewegung nach unten** bei fast allen Beschwerden. Für homöopathische Zwecke sind die besonderen Nervensymptome sehr charakteristisch; sie sind häufig bestätigt worden, besonders in der Kinderheilkunde. Wertvoll bei Epilepsie. Aphthöse Ulzeration der Schleimhäute.

GEIST, GEMÜT. - Äußerste Angst, besonders vor nach-unten-gehenden Bewegungen, Schaukeln, Treppen-hinunter-getragen-Werden, Hingelegt-Werden. Ängstlicher Gesichtsausdruck bei Bewegungen nach unten. Patient fährt auf u. wirft die Hände hoch, wenn er hingelegt wird, als ob er das Fallen fürchte. Sehr nervös; leicht erschreckt. **Empfindlich gegen plötzliche Geräusche.** Heftige Angst vor Gewehrschußgeräusch, auch in der Ferne. Fürchtet Donner.

KOPF. - Schmerz mit Übelkeit u. Zittern des ganzen Körpers. Haar verfilzt an den Spitzen, kann nicht entwirrt werden, wie bei Plica Polonica [**Vinc.**].

AUGEN. - Wimpern nach innen gedreht. Halluzinationen von hellen Wellen. Augenlider entzündet. Lider schneiden gegen die Augäpfel. Entropion.

OHREN. - **Sehr empfindlich gegen die leichtesten Geräusche,** nicht so sehr gestört durch lautere.

NASE. - Rote Nase junger Frauen [**Nat-c.**]. Rote u. glänzende Schwellung mit Pulsieren u. Spannungsgefühl. Nasenspitze geschwollen u. ulzeriert. Trockene Krusten.

GESICHT. - Blaß, fahl, mit Ausdruck des Leidens. Geschwollen mit Stippen auf der Nase u. den Lippen. Spinnwebgefühl.

MUND. - **Aphthen.** Weiße, fungoide Gewächse. Mund heiß u. empfindlich; Ulzera blutend bei Berührung u. beim Essen. Schmerzhaftes Zahngeschwür. Weint beim Nähren. Bitterer Geschmack [**Bry.**; **Puls.**; **Cupr.**]. Muffiger Geschmack.

MAGEN U. ABDOMEN. - Auftreibung nach dem Essen; Erbrechen. Gastralgie infolge Uterusbeschwerden. Schmerz, als ob Durchfall käme.

STUHL. - **Locker, breiig, stinkend bei Kindern.** Durchfall überriechend, vorher Kolik; Stühle schleimig mit aphthösem, wundem Mund.

URIN. - Heißer, brennender Schmerz in der Harnröhrenöffnung. Durchdringender Geruch. Kind fürchtet Wasserlassen, schreit vorher [**Sars.**]. Kleine, rote Partikel auf der Windel.

WEIBL. G. - Wehenschmerzen mit häufigem Aufstoßen. **Galaktorrhoe** [**Calc.**; **Con.**; **Bell.**]. Beim Nähren Schmerz **in der anderen Brust.** Leukorrhoe wie Hühnereiweiß, mit Gefühl, als ob warmes Wasser flösse. Menses zu früh, reichlich, mit kneifendem Gefühl, Übelkeit u. Schmerz im Magen, bis ins Kreuz austrahlend. **Membranöse Dysmenorrhoe.** Sterilität. Bewirkt

leichtere Empfängnis. Gefühl von Auftreibung in der Klitoris mit Stechen. Pruritus vulvae u. Ekzem.
ATEMWEGE. - Hackender, heftiger Husten; Auswurf von modrigem Geschmack u. Geruch. **Stiche in der Brust** bei Einatmung u. Husten. Husten mit modrigem Geschmack. Atem riecht modrig. Pleurodynie; V. - oberer Teil der rechten Brust. Hemmung der Atmung beim Liegen; muß aufspringen u. Atem holen, was rechtsseitig Schmerz verursacht. Kurzatmig beim Treppensteigen [**Calc. c.H.**].
EXTREMITÄTEN. - Spinnwebgefühl auf den Händen. Jucken auf den Finger- u. Handrücken. Pulsierender Schmerz in der Spitze des Daumens. **Stiche in der Fußsohle.** Schmerz in der Ferse. Brennender Schmerz in der großen Zehe; Entzündung der Zehballen. Ekzem von Zehen u. Fingern mit Verlust der Nägel.
HAUT. - **Psoriasis.** Erysipel im Gesicht. Jucken auf dem Rücken der Fingergelenke. Ungesunde Haut; leichte Verletzungen eitern. Herpes [**Rhus-t.**]. Erysipelartige Entzündung mit Schwellung u. Spannung. Frostbeulen erleichtert im Freien. Berufsekzeme auf Fingern u. Händen. Jucken u. Stechen. Haarenden verfilzt.
SCHLAF. - Wollüstige Träume. Kann nicht schlafen wegen Hitze, besonders im Kopf. Schreit auf beim Schlaf wie erschreckt [**Bell.**].
MODALITÄTEN. - **V.** - Bewegung nach unten, Geräusch, Rauchen, warmes Wetter, nach Menses. **B.** - Druck, abends, kaltes Wetter.
VGL. - **Acet-ac.; Essig** u. **Wein** sind unverträglich: **ein älterer Hinweis.**
ANTIDOTE: Cham.; Coff.
VGL. ferner: Calc.; Bry.; Sanic.; Sulf-ac.
DOS. - C 1 bis C 3 Trit.. Bei Hautkrankheiten Anwendung mehrere Wochen durchführen. Lokal bei Pruritus pudendi. Ein Stück Borax, von der Größe einer Erbse, im Mund aufgelöst, wirkt magisch bei der Wiederherstellung der Stimme bei plötzlicher Heiserkeit, durch Kälte verursacht, u. macht die Stimme häufig etwa eine Stunde lang silbern u. klar.
Borax D2 = Ø; D3; D1; D3; [D3]

BOTHROPS LANCEOLATUS - LACHESIS LANCEOLATUS

(Gelbe Buschmeister); Crotalinae - Grubenottern, Lochotter;
trop. Asien u. Amerika

Das Gift wirkt stark koagulierend (auch **Lach.**). Man sollte erwarten, unter diesen Mitteln die Symptomatologie von Thrombose zu finden, auch thrombotische Phänomene wie Hemiplegie, Aphasie u. Unfähigkeit zu artikulieren (Linn J. Boyd). - Zusammengebrochene, hämorrhagische Konstitutionen, septische Zustände. Große Mattigkeit u. Schlaffheit; Hämorrhagien aus jeder Körperöffnung; schwarze Flecken. Hemiplegie mit Aphasie. Unfähigkeit zu artikulieren, ohne irgendwelche Zungenbeschwerden. Nervöses Zittern, Schmerz in der rechten, großen Zehe. Diagonalverlauf der Symptome. Blutandrang in der Lunge.

AUGEN. - Amaurose; Blindheit wegen Blutung in der Netzhaut. Hemeralopie, Tagblindheit; kann nach Sonnenaufgang kaum den Weg erkennen; Konjunktivale Blutung.
GESICHT. - Geschwollen u. gedunsen. Törichter Ausdruck.
INN. HALS. - Rot, trocken, eingeschnürt; Schlucken schwierig, kann Flüssigkeiten nicht hinunterbringen.
MAGEN. - Beklemmung im Oberbauch. Erbrochenes ist schwarz; intensive Hämatemesis. Tympanie u. blutige Stühle.
HAUT. - Geschwollen, livide, kalt mit hämorrhagischer Infiltration. Gangrän. Lymphdrüsen geschwollen. Anthrax. Malignes Erysipel.
MODALITÄTEN. - V. - rechte Seite.
VGL. - Toxicophis - Mokassinschlange - (Schmerz u. Fieber **kehren jährlich wieder** nach dem Biß dieser Schlange, wechseln manchmal den Ort bei Verschwinden der Erstsymptome. Ungewöhnliche Trockenheit der Haut nach dem Biß. Ödematöse Schwellungen u. periodische Neuralgie. Schmerz wandert von einem Körperteil zum andern). Andere Schlangengifte, besonders **Lach.**.
Trachinus - Stechfisch - (unerträgliche Schmerzen, Schwellung, akute Blutvergiftung, Gangrän).
DOS. - C 6 - C 30.
Bothrops lanceolatus + + D2 = Ø; D8; D2; D6; [D10] Sonderpreis

BOTULINUM

(Nosode aus verseuchtem Schweinefleisch; Toxin des Bacillus Botulinum)

Speisevergiftungen von eingemachtem Spinat haben ein klinisches Bild hervorgerufen entsprechend Bulbärparalyse. - Augensymptome. Ptose, Doppelsichtigkeit, unklares Sehen. Schwierigkeiten beim Schlucken u. Atmen. Erstickungsgefühl; Schwäche u. Unsicherheit beim Gehen, taumelt wie blind, Schwindel, »Drehkrankheit«. Krampfartiger Schmerz im Magen - Maskenartiger Ausdruck wegen Schwäche der Gesichtsmuskeln. Starke Verstopfung.
DOS. - Höhere Potenzen.
Botulinum nur C 31 dil.

BOVISTA - LYCOPERDON BOVISTA

(Riesenbovist); Lycoperdaceae; Mitteleuropa

Hat deutliche Wirkung auf die Haut, einen Ausschlag wie Ekzem hervorrufend, auch auf den Kreislauf, indem es Neigung zu Blutungen fördert; deutliche Mattigkeit u. Kraftlosigkeit. Passend für stotternde Kinder, ältere, unverheiratete Frauen mit Herzklopfen, u. Patienten mit Neigungen zu Flechten. Stadium der Betäubung u. des Vibrierens bei Polyneuritis. Erstickung durch Kohlenrauch.

GEIST, GEMÜT. - Gefühl der Vergrößerung [Arg-n.]. Ungeschickt, **alles fällt aus den Händen.** Empfindlich.
KOPF. - Gefühl, **als ob der Kopf sich vergrößerte,** besonders der

Hinterkopf. Sich ausbreitender Kopfschmerz; V. - früh morgens, im Freien, beim Liegen. Absonderung aus der Nase, fadenziehend, zäh. Dumpfes Prellungsgefühl im Gehirn. **Stottern [Stram.; Merc.]**. Kopfhaut juckt; V. - Wärme; empfindlich; muß kratzen bis zum Wundwerden.

GESICHT. - Borken u. Krusten an den Nasenflügeln u. Mundecken. Lippen rissig. Blutung von Nase u. Zahnfleisch. Schwellungsgefühl in Wangen u. Lippen. **Akne,** V. - im Sommer; durch Gebrauch von Kosmetika.

MAGEN. - Gefühl eines Eisklumpens. Enge Kleidung um die Taille unerträglich.

WEIBL. G. - Diarrhoe vor u. während Menses. Menses zu früh u. reichlich; **V. - nachts.** Wollüstiges Gefühl. Leukorrhoe scharf, dick, zäh, grünlich nach Menses. **Kann keine enge Kleidung um die Taille ertragen [Lach. Lyc.]. Spuren von Menses zwischen den Menstruationen.** Wundheit der Pubes während Menses. Metrorrhagie; Parovarialzysten.

ABDOMEN. - Kolik mit rotem Urin, **B. - durch Essen.** Muß sich krümmen. Schmerz um den Nabel. Stiche durch das Perineum zum Rektum u. den Genitalien. Chronische Diarrhoe alter Leute; V. - nachts u. morgens früh.

EXTREMITÄTEN. - Große Schwäche aller Gelenke; Ungeschicktheit der Hände. Dinge fallen aus den Händen. Müdigkeit von Händen u. Füßen. Schweiß in den Achseln. **Zwiebelgeruch. Steißbeinende juckt unerträglich.** Feuchtes Ekzem auf dem Handrücken. Jucken von Füßen u. Beinen. Ödem in den Gelenken nach Bruch.

HAUT. - Stumpfe Instrumente hinterlassen eine tiefe Delle auf der Haut. **Urtikaria bei Erregung** mit rheumatischer Lähmigkeit, Herzklopfen u. Durchfall [**Dulc.**]. Jucken beim Warmwerden. Feuchtes Ekzem; Bildung dicker Krusten. Pusteln bedecken den ganzen Körper; Skorbut. herpetiforme Ausschläge. Pruritus ani. Urtikaria beim Aufwachen morgens, V. - beim Baden. Pellagra.

TIP: Bovista wirkt als Gegenmittel nach Teeranwendungen. Erstickung durch Gas. **Nach Rhus** bei chronischer Urtikaria.

VGL.: Calc.; Rhus-t.; Sep.; Cic.

DOS. - C 3 bis C 6

Bovista ł D1 = ∅; D1; D2; D4; [D3, 4]

BRACHYGLOTTIS

(Puka-Puka); Compositae - Korbblütler; Neuseeland

Flattergefühl [**Calad.**]. Nieren- u. Blasensymptome wiegen vor. Bewirkt Symptome von Albuminurie. Jucken in Ohren u. Nasenflügeln. **Bright'sche Krankheit.** Brustbeklemmung. Schreibkrampf.

ABDOMEN. - Gefühl, als ob etwas herumrollte, Flattergefühl im Ovarialgebiet.

HARNWEGE. - Druck im Blasenhals; Harndrang. Gefühl von sich bewegendem Wasser in der Blase. Wundheit in der Harnröhre; Gefühl, als könne der Urin nicht gehalten werden. Urin enthält Schleimklümpchen u. Epithelien, Albumin u. Zylinder.

EXTREMITÄTEN. - Krampf in Fingern, Daumen u. Handgelenk beim Schreiben. Wundheitsgefühl, das am Flexor carpi ulnaris entlangläuft.
VGL. - **Apis; Helon.; Merc-cor.; Plb.**
DOS. - C 3.
Brachyglottis tt 0; D1; D2; D4; [**D3, 4**]

BROMUM

(Brom); Br.

Sehr deutliche Wirkungen sind zu sehen bei den Symptomen der Atemwege, besonders in Trachea u. Larynx. Scheint besonders auf skrofulöse Kinder mit vergrößerten Drüsen zu wirken. **Blonder Typ.** Vergrößerte Ohrspeicheldrüsen u. Kropf. Neigung zu spastischen Anfällen. **Linksseitiger Mumps.** Erstickungsgefühl; wundmachende Absonderungen, reichliche Schweiße u. große Schwäche. Beschwerden von Überhitzung. **Neigung zur Infiltration der Drüsen; sie werden hart, aber eitern selten.**

GEIST, GEMÜT. - Einbildung, daß fremde Personen über die Schulter der Patientin blicken u. daß sie jemanden sehen würde beim Sich-um-Wenden. Streitsüchtig.
KOPF. - Migräne linksseitig. V. - beim Bücken, besonders nach Milchtrinken. Kopfschmerz; V. - durch Sonnenhitze u. rasche Bewegung. Starker Schmerz durch die Augen hindurch. Schwindlig beim Überqueren eines Flusses.
NASE. - Fließschnupfen mit ätzender Wundheit der Nase. Verstopfung des rechten Nasenflügels. Druck an der Nasenwurzel. **Kitzeln, Schmerzhaftigkeit wie von Spinnweben.** Fächerartige Bewegung der Nasenflügel [**Lyc.**]. Blutung aus der Nase erleichtert die Brust.
INN. HALS. - Rauhes Gefühl im Rachen abends, mit Heiserkeit. Mandeln schmerzend beim Schlucken, tiefrot, bedeckt mit einem Netzwerk erweiterter Blutgefäße. Kitzeln in der Trachea beim Einatmen. Heiserkeit kommt durch Überhitzen.
MAGEN U. ABDOMEN. - Starkes Brennen von der Zunge zum Magen. Druck wie von einem Stein. Gastralgie; B. - durch Essen. Tympanitische Auftreibung des Bauches. Schmerzhafte Hämorrhoiden mit schwarzem Stuhl.
ATEMWEGE. - Keuchhusten (10 Tage etwa dauernd gebrauchen). **Trockener Husten mit Heiserkeit u. brennendem Schmerz hinter dem Brustbein. Spastischer Husten u. Schleimrasseln im Kehlkopf,** erstickend. **Heiserkeit, Krupp,** nachdem Fiebersymptome sich **gelegt** haben. Schwierige u. schmerzhafte Atmung. Heftiges Verkrampfen der Brust. Brustschmerzen laufen nach oben hin. **Kaltes Gefühl beim Einatmen.** Jedes Einatmen verursacht Husten. **Larynxdiphtherie;** Membran beginnt im Larynx u. breitet sich nach oben aus. Spastische Konstriktion. Asthma; Luft **in** die Lunge zu bekommen, ist schwierig (**Chlorum,** beim Auspressen). B. - an der See,

bei Seefahrern, wenn sie an Land kommen. Hypertrophie des Herzens durch Sport [**Rhus-t.**]. Fibrinöse Bronchitis, starke Atemnot; Gefühl wie von Rauch in den Bronchien.
MÄNN. G. - Schwellung der Hoden. Verhärtet, mit Schmerzen, V. - bei leichtester Erschütterung.
WEIBL. G. - Schwellung der Ovarien. Menses zu früh, zu reichlich, mit membranösen Fetzen. Vor den Menses niedergeschlagen. Brusttumor mit stechenden Schmerzen, V. - links. Stichartige Schmerzen von der Brust zu den Achseln. Scharfer, schießender Schmerz in der linken Brust, V. - bei Druck.
SCHLAF. - Voll von Träumen u. Angst; Zucken u. Hochfahren während des Schlafes, voll von Phantasien u. Illusionen; schwierig, nachts einzuschlafen, kann morgens nicht genug schlafen; zitternd u. schwach beim Aufwachen.
HAUT. - Akne, Stippen u. Pusteln. Furunkel an Armen u. Gesicht. **Drüsen steinig, hart, besonders am Unterkiefer** u. Hals. Harter Kropf [**Spong.**]. **Gangrän.**
MODALITÄTEN. - V. - abends bis Mitternacht u. beim Sitzen im warmen Zimmer; **warmes, feuchtes Wetter entgegengesetzt** [**Acon.**] in der Ruhe u. beim Liegen auf der linken Seite. **B.** - jede Bewegung; körperliche Übung; an der See.
ANTIDOTE: Am-carb.; Camph. . Diät. Salz hemmt die Wirkung von Brom. Außer Salz auch Milch vermeiden.
VGL.: Con.; Spong.; Jod.; Aster.; Arg-nit.. Hydrobromic-acid. (Trockener Hals u. Puckern; Einschnürungen in Brust u. Kehlkopf; Hitzewellen über Gesicht u. Hals; pulsierender Tinnitus mit starker, nervöser Reizbarkeit (Houghton); Schwindel, Palpitation; Arme schwer. Gefühl, als ob Körperteile nicht zum Patienten gehörten. Scheint eine spezifische Wirkung auf das untere Zervix-Ganglion zu haben, vermehrt die tonische Wirkung des Sympahticus u. dadurch Zusammenziehung der Gefäße. Bessert Kopfschmerz. Tinnitus u. Schwindel, besonders bei vasomotorischer Magenstörung. Dos. - 1,18 ml.).
DOS. - C 1 bis C 3. Muß frisch zubereitet werden, da es sich rasch zersetzt.
Bromum + **D2** = **∅**; -; -; **D6**; [D4]

BRYONIA ALBA

(Weiße Zaunrübe); Cucurbitaceae - Kürbisgewächse; Nord- u. Westeuropa

Wirkt auf alle serösen Häute u. die Eingeweide, die sie bekleiden. Schmerzen in jedem Muskel. Der allgemeine Charakter des hier hervorgerufenen **Schmerzes ist ein Stechen, Reißen; V. - durch Bewegung. B. - durch Ruhe.** Die charakteristischen, stechenden Schmerzen, stark verschlimmert durch jede Bewegung, finden sich überall, aber besonders in der Brust. V. - , Druck. **Schleimhäute alle trocken.** Der Bryonia-Patient ist reizbar; hat Schwindel vom Heben des Kopfes, drückenden Kopfschmerz.

Lippen u. Mund trocken, pergamentartig; außerordentlichen Durst, bitterer Geschmack, empfindlicher Oberbauch u. Steingefühl im Magen; Stühle groß, trocken, hart; trockener Husten; rheumatische Schmerzen u. Schwellung; wassersüchtige Anschwellungen in den serösen u. Synovial-Häuten. Bryonia wirkt besonders bei Konstitutionen mit robuster, fester Faser u. dunkler Gesichtshaut, mit Neigung zu Magerkeit u. Reizbarkeit. Wirkt besonders rechtsseitig, abends u. im Freien, bei warmem Wetter nach kalten Tagen. - Kinder mögen nicht getragen oder hochgehoben werden. **Physische Schwäche,** stark vorwiegende Apathie. Tendenz zu langsamer Entwicklung bei den Beschwerden.

GEIST, GEMÜT. - Extrem **reizbar**; alles bringt ihn aus der guten Laune. Delirium; will nach Hause gehen; **redet von Geschäften.** Ist geizig.
KOPF. - Schwindel, Übelkeit. Schwäche beim Aufstehen, Verwirrtheit. **Berstender, zersplitternder Kopfschmerz,** als ob alles hinausgepreßt würde; wie von innen her mit einem Hammer getroffen; V. - Bewegung, Bücken, Öffnen der Augen; Kopfschmerz anhaltend im Hinterkopf. Ziehen in den Knochen zum Jochbein hin. Kopfschmerz V. - bei Bewegung, sogar nur der Augäpfel. Stirnkopfschmerz, Stirnhöhlen mitbetroffen.
NASE. - Häufig Nasenbluten, wenn Menses kommen sollten. Auch morgens, den Kopfschmerz erleichternd. Schnupfen mit schießendem, anhaltendem Stirnschmerz. Schwellung der Nasenspitze. Gefühl, als ob Geschwür sich bilden würde bei Berührung.
OHREN. - Schwindel vom Ohr her [**Aur.**; **Nat-salicyl.**; **Sil.**; **Chin.**]. Dröhnen, Summen (Menièrescher Symptomkomplex).
AUGEN. - Pressender, zerschmetternder, **anhaltender** Schmerz. Glaukom. Wundgefühl bei Berührung u. bei Bewegung.
MUND. - Lippen pergamentartig, trocken, rissig. Trockenheit von Mund, Zunge u. Hals mit extremem Durst. Zunge gelblich, dunkelbraun belegt; dick weiß bei Magenstörung. Bitterer Geschmack [**Nux**; **Coloc.**]. Brennen der Unterlippe bei alten Rauchern. Lippe geschwollen, trocken, schwarz u. rissig.
INN. HALS. - Trockenheit, Stechen beim Schlucken, abgeschabt u. eingeschnürt [**Bell.**]. **Zäher** Schleim in Larynx u. Trachea, gelöst nur nach viel Räuspern; V. - beim Betreten warmer Räume.
MAGEN. - Übelkeit u. Schwäche beim Aufstehen. Abnormer Hunger, Geschmacksverlust. Durst auf große Schlucke Wasser u. trinkt in langen Zügen. Galleerbrechen sofort nach dem Essen. V. - warme Getränke, werden erbrochen. **Magen berührungsempfindlich. Druck im Magen nach dem Essen wie von einem Stein.** Schmerzhaftigkeit im Magen beim Husten. Dyspeptische Beschwerden bei Sommerhitze. Berührungsempfindlichkeit des Oberbauchs.
ABDOMEN. - Lebergebiet geschwollen, schmerzhaft, gespannt. Brennender Schmerz, **Stiche; V. - Druck, Husten, Atmung.** Empfindlichkeit der Bauchdecke.

STUHL. - Verstopfung; Stühle hart, trocken wie verbrannt; scheinen zu groß zu sein. Stühle braun, dick, blutig; **V. - morgens, durch Bewegung,** heißes Wetter, nach Erhitzung, durch kalte Getränke, jede Heißwetterperiode.
URIN. - Rot, **braun,** wie Bier; spärlich, heiß.
WEIBL. G. - Menses zu früh, zu reichlich; V. - durch Bewegung, mit ziehenden Schmerzen in den Beinen; **bei Unterdrückung, variköse Absonderung oder zersplitternder Kopfschmerz.** Stechende Schmerzen in den Ovarien beim tiefen Einatmen; sehr berührungsempfindlich. Schmerz im rechten Ovar wie beim Zerreißen, zum Oberschenkel ausstrahlend [**Lil.**; **Croc.**]. Milchfieber. Drüsenschmerz bei Menses, **Brüste heiß u. schmerzhaft, hart.** Mammaabszesse. Häufiges Nasenbluten beim Aufkommen der Menses. Menstruelle Unregelmäßigkeiten mit Magensymptomen. Ovariitis. **Intermenstruelle Schmerzen mit starker Unterleibs- u. Beckenschmerzhaftigkeit** [**Ham.**]. »Mittelschmerz«.
ATEMWEGE. - Schmerzhaftigkeit in Kehlkopf u. Luftröhre. Heiserkeit V. - im Freien. Trockener, hackender Husten von Reizung in der oberen Luftröhre. Husten, trocken, nachts; **muß aufsitzen; V. - nach Essen oder Trinken,** mit Erbrechen, **Stichen in der Brust** u. Aushusten von rostfarbenem Sputum. Häufiges Verlangen, einen tiefen Atemzug zu machen; **muß** Lungen ausdehnen. Schwierige, rasche Atmung durch Stiche in der Brust, jede Bewegung verschlimmert. Husten mit Gefühl, als ob Brust in Stücke gehen würde; preßt seinen Kopf auf das Brustbein; muß die Brust festhalten. Kruppöse u. Pleuropneumonie. Auswurf ziegelrot, zäh, fällt nieder in gallertartigen Klumpen. Zäher Schleim in der Luftröhre, gelockert nur durch vieles Räuspern. **Betreten eines warmen Zimmers erregt Husten [Nat-c.; entgegengesetzt: Rumex].** Schwere unter dem Brustbein, strahlt aus zur rechten Schulter. Husten **V. -** beim Eintreten in warmes **Zimmer.** Stiche im Herzgebiet. Angina pectoris (Tinktur brauchen).
RÜCKEN. - Schmerzhafte Steifheit im Nacken. **Stiche u. Steifheit im Kreuz.** Von hartem Wasser, Kalttrinken bei heißem Wetter u. plötzlichem Wetterwechsel.
EXTREMITÄTEN. - Knie steif u. schmerzhaft. **Heiße** Schwellung der Füße. **Gelenke rot, geschwollen, heiß** mit Stichen u. Reißen, V. - bei leichtester Bewegung. Jede Stelle ist schmerzhaft bei Druck. Dauerndes Bewegen-Müssen des linken Armes u. Beines [**Helleb.**].
HAUT. - Gelb; blaß, geschwollen, wassersüchtig; heiß u. schmerzhaft. Seborrhoe, **Haar sehr fettig.**
SCHLAF. - Benommen; fährt hoch beim Einschlafen. Delirium; beschäftigt mit Geschäftsangelegenheiten u. dem, was er gelesen hat.
FIEBER. - Voller, harter, gespannter u. rascher Puls. Frösteln mit äußerer Kälte, trockenem Husten, Stichen. Innere Hitze. Saurer Schweiß nach leichter Anstrengung. Leichte, reichliche Schweißabsonderung. Rheumatische u. typhusartige Fieber, gekennzeichnet durch gastro-hepatische Komplikationen.

MODALITÄTEN. - V. - Wärme, jede Bewegung, morgens, Essen, heißes Wetter, Anstrengung, Berührung. Kann nicht aufsitzen; wird schwach u. übel. **B. - Liegen auf der schmerzhaften Seite, Druck, Ruhe, kalte Sachen.**

ERGÄNZUNGSMITTEL: Upas, wenn Bryonia versagt. **Rhus-t.; Alum. Illecebrum** - eine mexikanische Droge - (Fieber mit katarrhalischen Symptomen, gastrische u. Typhus-Symptome).

ANTIDOTE: Acon.; Cham.; Nux.

VGL. - Asc-t.; Kali-m.; Ptel.

DOS. - C 2 bis C 12

Bryonia alba + **∅; D1; D1; D3;** [**D2 - 4, 6**]

BUFO - BUFO RANA

(Gift von Bufonidae sp.); Krötengift; Europa, nördl. Asien, Japan

Wirkt auf Nervensystem u. Haut. Uterussymptome besonders betont. Lymphangitis septischen Ursprungs. Symptome von Paralysis agitans. Auffällige rheumatische Symptome. - Erregt die niedrigsten Begierden. Verursacht Verlangen nach berauschenden Getränken u. bewirkt Impotenz. Nützlich bei schwachsinnigen Kindern. Vorzeitige Senilität. Epileptische Symptome. Konvulsive Anfälle, nachts beim Schlaf auftretend, mehr oder weniger verbunden mit Störungen der Sexualsphäre, scheinen in den Bereich dieses Mittels zu fallen. Fingerverletzungen; Schmerz verläuft in Streifen den Arm hoch.

GEIST, GEMÜT. - Ängstlich wegen der Gesundheit. Traurig, ruhelos. Neigung zum Beißen. Heulen; ungeduldig; nervös; schwachgeistig. **Verlangen nach Einsamkeit. Schwachsinnig.**

KOPF. - Gefühl, als ob heißer Dampf zum Scheitel stiege. Benommenheit des Gehirns. Gesicht gebadet in Schweiß. Nasenbluten mit gerötetem Gesicht u. Stirnschmerz. B. - Nasenbluten.

AUGEN. - Kann den Anblick glänzender Gegenstände nicht vertragen. Kleine Blasen bilden sich auf den Augen.

OHREN. - Musik unerträglich [**Ambr.**]. Jedes kleine Geräusch unangenehm.

HERZ. - Gefühl, als ob zu groß. Herzklopfen. Einschnürungsgefühl um das Herz herum. Gefühl, als ob das Herz in Wasser schwämme.

WEIBL. G. - Menses zu früh u. reichlich; sonst auch Klumpen u. blutige Absonderungen; wässerige Leukorrhoe. Erregung mit epileptischen Anfällen. Epilepsie zur Zeit der Menses. Verhärtung der Brustdrüsen. Palliativum bei Brustkrebs. Brennen in Ovarien u. Uterus. Zervixgeschwüre. Übelriechende, blutige Absonderung. Schmerzen gehen in die Beine. Blutige Milch. Phlegmasia alba dolens. Venen geschwollen. Tumoren u. Uteruspolypen.

MÄNNL. G. - Pollutionen. **Impotenz,** Samenerguß zu rasch, Spasmen beim Koitus. **Bubonen.** Neigung, die Organe zu befühlen [**Hyos.; Zinc.**;]. Folgen von Onanie.
EXTREMITÄTEN. - Schmerzen in der Lendengegend, Taubheit der Glieder, Krämpfe, taumelnder Gang, Gefühl, als ob ein Stift durch die Gelenke getrieben wäre; Schwellung der Knochen.
HAUT. - Panaritium; **Schmerz läuft die Arme hoch.** Gefühllosigkeit mancher Hautstellen. Pusteln, Eiterung von jeder leichten Verletzung. Pemphigus. Bullae, die sich öffnen, rauhe Oberfläche hinterlassen u. jauchige Flüssigkeit absondern. Blasen auf Handflächen u. Sohlen, juckend u. brennend. Karbunkel.
VGL. - Bar-c.; Aster.; Salam. (Epilepsie u. Gehirnerweichung).
ANTIDOTE: Lach.; Seneg.
ERGÄNZUNGSMITTEL: Salamandra
MODALITÄTEN. - V. - im warmen Zimmer, beim Erwachen. **B.** - beim Baden oder in kalter Luft; durch Eintauchen der Füße in heißes Wasser.
DOS. - C 6 u. höher
Bufo rana + D8; D10; D2; D8; [D6, 10 Tbl]

BUTYRICUM ACIDUM

(Butansäure, Buttersäure); CH_3 - CH_2 - CH_2 - COOH

(Eine flüchtige Säure, hauptsächlich aus Butter gewonnen).

KOPF. - Macht sich Sorgen über Kleinigkeiten; plötzliche Gedanken an Selbstmord; dauernder Zustand von Angst u. Nervosität. Kopfschmerz macht den Patienten besorgt wegen Kleinigkeiten; V. - Steigen oder rasche Bewegung. Dumpfer, unbestimmter Kopfschmerz.
MAGEN. - Schlechter Appetit. Viel Gas in Magen u. Därmen. Krämpfe in der Magengrube, V. - nachts. Schweres, überladenes Gefühl im Magen. Krampf im Leib unter dem Nabel. Darmbewegung unregelmäßig. Stuhl begleitet von Schmerz u. Anstrengung.
RÜCKEN. - Müdes Gefühl u. dumpfer Schmerz im Kreuz, V. - Gehen. Schmerz in den Enkeln u. die Beugeseite des Beines hinauf. Schmerz tief unten in Rücken u. Extremitäten.
SCHLAF. - Ausgesprochene Schlaflosigkeit; schwere Träume beim Schlafen.
HAUT. - Schwitzen bei leichter Anstrengung. **Reichlicher, übelriechender Schweiß der Füße.** Wegkrümeln der Fingernägel.
MODALITÄTEN. - V. - nachts, rasches Gehen, Steigen.
DOS. - C 3

CACTUS GRANDIFLORUS - SELENICEREUS SPINULOSUS

(Königin der Nacht), bei Nacht blühender Cereus; Cactaceae - Kakteengewächse; Mittelamerika

Wirkt auf die Ringmuskeln der Kreislauforgane, bewirkt so Konstriktion. - Herz u. Arterien besonders sprechen unmittelbar auf Cactus an bei dem charakteristischen **Zusammenschnürungsgefühl** wie von einem eisernen Band. Dieses Gefühl findet sich an den verschiedensten Stellen, Speiseröhre, Blase etc.. Die typischen geistigen Symptome entsprechen denen bei Herzbeschwerden; Trauer u. Melancholie. **Blutungen, Konstriktionen, Periodizität u. spastische Schmerzen.** Der ganze Körper fühlt sich wie in einem Käfig, bei dem jeder Draht enger gezogen wird. Atheromatöse Arterien u. Herzschwäche. Kongestionen; unregelmäßige Blutverteilung. **Begünstigt die rasche Bildung von Blutklumpen.** Große Periodizität. Toxischer Kropf mit Herzsymptomen. Cactus ist pulslos, keuchend u. schwach.

GEIST, GEMÜT. - Melancholie, Schweigsamkeit, Trauer, schlechte Laune. Todesfurcht. Schreit vor Schmerz. Angst.
KOPF. - Kopfschmerz bei Übergehen der Hauptmahlzeit [**Ars.; Lach.; Lyc.**]. **Gewichtsgefühl auf dem Scheitel.** Rechtsseitiger, pulsierender Schmerz. **Kongestive Kopfschmerzen,** periodisch; drohende Apoplexie. Zum Kopf führende Gefäße erweitert. Gefühl, als ob der Kopf in einer Zange gepreßt würde. Pulsieren in den Ohren. Trübe Sicht. **Rechtsseitige Trigeminusneuralgie.** Zusammenschnürende Schmerzen, Wiederholung zur selben Stunde täglich [**Cedr.**].
NASE. - Reichliches Bluten aus der Nase. Fließschnupfen.
INN. HALS. - Zusammenschnürung des Ösophagus. Trockenheit der Zunge, wie verbrannt; braucht viel Flüssigkeit, um die Speise hinunterzuspülen. Erstickende Zuschnürung des Halses mit vollen, pulsierenden Karotiden bei Angina pectoris.
MAGEN. - **Konstriktion**, Pulsieren oder Schwere im Magen. Blutbrechen.
STÜHLE. - Harte, schwarze Stühle. Durchfall morgens. Hämoorhoiden geschwollen u. schmerzhaft. Gefühl wie von großem Gewicht im Anus. Blutung aus den Gedärmen bei malariaartigen Fieber, dabei Herzsymptome.
HARNWEGE. - Zuschnürung des Blasenhalses, dadurch Urinverhaltung. Blutung aus der Blase. Blutklumpen in der Harnröhre. Dauerndes Wasserlassen.
WEIBL. G. - Zusammenschnürung im Bereich von Uterus u. Ovarien. **Dysmenorrhoe**; pulsierender Schmerz in Uterus u. Ovarien. Vaginismus. Menses früh, dunkel, pechartig. [**Cocc.; Mag-c-**]; Aufhören der Blutung beim Hinlegen, mit Herzsymptomen.
BRUST. - Beklemmtes Atmen wie von einem Gewicht auf der Brust, **Zusammenschnürung der Brust wie gefesselt, die Atmung hindernd.**

Zwerchfellentzündung. **Zusammenschnürung des Herzens, wie von einem eisernen Band.** Angina pectoris. Herzklopfen; Schmerz den linken Arm hinabschießend. Hämoptyse, mit konvulsivem, spastischem Husten. Diaphragmitis mit starken Atembeschwerden.
HERZ. - Endokarditis mit Mitral-Insuffizienz verbunden mit heftiger, schneller Herztätigkeit. Wirkt sehr gut bei beginnender Herzdekompensation. Herzschwäche bei Arteriosklerose. Tabakherz. Heftiges Herzklopfen **V. - beim Liegen auf der linken Seite, kurz vor den Menses.** Angina pectoris mit Atemnot, kaltem Schweiß u. dem ständigen Gefühl eines eisernen Bandes. Schmerz in der Herzspitze, den linken Arm hinunterschießend. Herzklopfen mit Schwindel, Atemnot, Flatulenz. **Konstriktion**; sehr akute Schmerzen u. Stiche im Herzen; Puls schwach, unregelmäßig, rasch, ohne Kraft. Endokardiale Geräusche, stark bebender Spitzenstoß, verbreiterte Dämpfung, vergrößerter Ventrikel. Niedriger Blutdruck.
EXTREMITÄTEN. - Ödeme der Hände u. Füße. Hände weich; Füße vergrößert, Taubheit des linken Armes. Eiskalte Hände. Unruhige Beine.
SCHLAF. - Schlaflos wegen des Pulsierens in verschiedenen Körperteilen. Schreckliche Träume.
FIEBER. - Fieber täglich zur selben Stunde. Kälte im Rücken, eiskalte Hände. Intermittierend; Fieberattacken gegen Mittag (11 Uhr), unvollständig in den Stadien, begleitet von Blutungen. Kälte ist vorherrschend, kalter Schweiß mit großem Angstgefühl. Anhaltende Untertemperatur.
MODALITÄTEN. - V. - mittags, beim Liegen auf der linken Seite; Gehen, Treppen-Steigen, 11 u. 23 Uhr. **B.** - im Freien.
ANTIDOTE: Acon.; Camph.; Chin.
VGL. - Dig.; Spig.; Conv.; Kalm.; Naja.; Magnolia.
DOS. - Tinktur (am besten aus den Blüten), bis C 3. Höher bei nervösem Herzklopfen.
Cactus grandiflorus tt∅; D1; D1; D3; [∅ - D4, 6]

CADM. MET. (M)

CADMIUM SULFURICUM

(Schwefelsaures Cadmium; Kadmiumsulfat); 3 Cd SO_4 + 8 H_2O

Seine Pathogenese liefert Symptome, die sehr schlimmen Krankheitsformen entsprechen wie Cholera, **Gelbfieber**, die unter dem Bilde einer großen **Erschöpfung**, mit Erbrechen u. äußerster Prostration zum Exitus kommen. Wichtige Magensymptome. Magenkarzinom; hartnäckiges Erbrechen. - Der Magen wird ganz besonders angegriffen. Patienten müssen Ruhe einhalten. **Frösteln u. Kälte sogar** nahe am Feuer.

GEIST, GEMÜT, KOPF. - Bewußtlosigkeit, Schwindel; Zimmer u. Bett scheinen sich zu drehen. Hämmern im Kopf. Hitze im Kopf.
NASE. - Ozaena. Enge an der Nasenwurzel. Nase verstopft; **Polypen.** Karies der Nasenknochen. Furunkel auf der Nase. Nasenflügel ulzeriert.

AUGEN. - **Hornhauttrübung.** Blaue Ringe um die Augen. Eine Pupille ist erweitert. Nachtblindheit.
GESICHT. - Verziehung des Mundes. Zittern des Kiefers. **Gesichtslähmung;** mehr links (**Causticum** mehr rechts).
MUND. - Schluckbeschwerden. Ösophagus zusammengeschnürt [**Bapt.**]. Salziges Aufstoßen. Starke Übelkeit mit Schmerz u. Kälte. Fädige, stinkende Absonderung aus den Schleimhäuten. Salzgeschmack.
INN. HALS. - Wunder Rachen, dauerndes Kitzeln; Knebelgefühl u. Übelkeit, **V.** - bei tiefem Atmen; Frösteln u. Schmerzen.
MAGEN. - Schmerzgefühl in der Magengrube bei Druck. Heftige **Übelkeit;** Würgen. Schwarzes Erbrechen. Erbrechen von Schleim, grünem Schleim, Blut, mit großer Erschöpfung u. Empfindlichkeit über dem Magen. Brennende u. schneidende Schmerzen im Magen. Karzinom mit hartnäckigem Erbrechen. Erbrechen von »Kaffeesatz«.
ABDOMEN. - Wund, empfindlich, tympanitisch. Lebergegend wie wund, Kälte. Schwarze, stinkende Blutklumpen aus dem Darm. Bauchschmerz mit Erbrechen. Empfindlichkeit u. Geblähtheit.
STUHL. - Blutig, schwarz u. stinkend. Gelatineartig, gelblich grün; halbflüssig, dabei Harnverhaltung.
URIN. - Rauhheit u. Wundheit in der Harnröhre. Urin vermischt mit Eiter u. Blut.
HERZ. - Herzklopfen mit Zusammenschnürung der Brust.
FIEBER. - **Eisige Kälte** [**Camph.**; **Verat.**; **Helo.**]. **Gelbfieber,** [**Crot-h.**; **Carb.**].
HAUT. - Blau, gelb, fahl, schuppig, rissig. Jucken; B. - Kratzen. Chloasma, gelbliche Flecke auf Nase u. Wangen; V. - in Sonne u. Wind. Frostbeulen.
SCHLAF. - Der Atem setzt aus beim Einschlafen. Wacht auf mit Erstikkungsgefühl. Fürchtet sich vor dem Wieder-Einschlafen. Anhaltende Schlaflosigkeit.
MODALITÄTEN. - **V.** - beim Gehen oder Lastentragen; nach dem Schlaf; im Freien, durch Stimulantien. **B.** - Essen u. Ruhe.
VGL. - **Cadm-oxydat.; Cadm.-brom.** (Schmerz u. Brennen im Magen u. Erbrechen); **Cadm-jod.** (Jucken von Anus u. Rektum wird nur am Tage wahrgenommen; Verstopfung, häufiger Drang. Tenesmus, Abdomen gebläht); **Zinc.; Ars.; Carb.; Verat..**
DOS. - C 3 bis C 30
Cadmium sulfuricum + **D1** = **Ø; D4; D1; D3;** [**D4**]

CAHINCA - CAINCA

(Chiococca racemosa); Rubiaceae - Labkrautgewächse; Brasilien

Erwiesenermaßen nützlich bei Wassersucht. Deutliche Harnsymptome. Albuminurie mit Atemnot beim Liegen nachts. Aszites u. Anasarka mit trockner Haut.

HARNWEGE. - Dauernder Harndrang. Polyurie beim Reisen. Urin feurigheiß. Brennender Schmerz in der Urethra, besonders im Anfangsteil.
MÄNNL. G. - Einziehung der Hoden u. des Samenstranges. Schmerz V. - beim Harnfluß. Durchdringend riechender Harn.
RÜCKEN. - Schmerz in der Nierengegend; B. - Liegen mit Beugung nach hinten. Allgemeine Erschöpfung.
VGL. - **Apocyn.**; **Ars.**; **Coff.** (ist botanisch verwandt u. bessert ebenfalls Ermüdungserscheinungen).
DOS. - C 3 oder niedriger.
Cahinca D1 = ∅; D1; D2; D6; [D3]

CAJUPUTUM - CAJEPUTUM [OLEUM WITTNEBIANUM]
(Öl von Melaleuca Leucadendron, dem Cajeputbaum);
Myrtaceae - Myrtengewächse; Ostindien.

Wirkt wie Oleum caryophyll. Ein Mittel für **Flatulenz** u. Zungenbeschwerden. **Gefühl der Vergrößerung.** Verursacht reichliches Schwitzen. Nach innen schlagende Gicht. Neuralgische Beschwerden, nicht Entzündungen. Nervöse Atemnot.
KOPF. - Gefühl wie stark vergrößert. Als ob er sich nicht sammeln könne [**Bapt.**].
MUND. - Hartnäckiges Würgegefühl. **Spastische Ösophagusstriktur.** Zusammenschnürungsgefühl beim Schlucken fester Nahrung. **Zunge wie geschwollen,** als ob sie den ganzen Mund fülle.
MAGEN. - **Schluckauf** beim leichtesten Reiz.
ABDOMEN. - Blähungskolik; Tympanie [**Ter.**]. Nervöse Auftreibung des Darmes. Der Urin riecht wie Katzenharn. Spastische Cholera.
MODALITÄTEN. - **V.** - etwa um 5 Uhr früh; nachts.
VGL. - **Bov.**; **Nux-m.**; **Asaf.**; **Ign.**; **Bapt.**
DOS. - C 1 bis C 3 (5 Tropfen des Öles).
Cajuputum D1 = ∅; -; D2; D3; [D3]

CALADIUM SEGUINUM
(Dieffenbach Seguine, Schweigrohr); Araceae-Arongewächse;
trop. Amerika, Ostindien

Dieses Mittel hat deutliche Wirkung auf die Genitalorgane u. auf Juckreiz in dieser Gegend. Kälte der einzelnen Teile. Neigung sich hinzulegen mit Verschlimmerung beim Linksliegen. Das leiseste Geräusch läßt ihn aus dem Schlafe hochfahren. **Furcht vor Bewegung.** Es modifiziert das Verlangen nach Tabak. Tabakherz. Asthmatische Beschwerden.

KOPF. - Kopfschmerzen u. geistige Zustände bei Rauchern. Ist sehr vergeßlich, weiß nicht, was vorgeht. Konfuser Kopfschmerz mit Schmerz in der Schulter, Druck in Augen u. Stirn; ist äußerst empfindlich gegen Geräusch, Pulsieren im Ohr.

MAGEN. - Gefühl des Nagens im Mageneingang, welches am tiefen Durchatmen hindert. Aufstoßen. **Magen wie gefüllt mit trockener Nahrung. Gefühl des Flatterns.** Bitteres Erbrechen, kein Durst; verträgt nur warme Getränke. Seufzatmung.
MÄNNL. G. - Pruritus. Eichel sehr rot, die Organe scheinen vergrößert, sind gedunsen, schlaff, kalt, schwitzen; Haut des Skrotum dick. Erektionen im Halbschlaf; hören auf bei vollem Erwachen. **Impotenz;** Erschlaffung des Penis während der Erregung. Kein Erguß u. kein Orgasmus während des Beischlafes.
WEIBL. G. - **Pruritus der Vulva** [**Ambr.**; **Kreos.**], u. Vagina während der Schwangerschaft (Hydrogenium peroxydum 1 : 12 örtlich). Lüsternheit. Krampfartige Schmerzen im Uterus nachts.
HAUT. - Süßer Schweiß zieht die Fliegen an. Insektenstiche brennen u. jucken sehr stark. Juckender Ausschlag, alternierend mit Asthma. **Gefühl des Brennens,** erysipelartige Entzündung.
ATEMWEGE. - Der Kehlkopf erscheint wie zugeschnürt. Behinderte Atmung. Katarrhalisches Asthma; der Schleim kommt schwer. Der Patient fürchtet sich vorm Einschlafen.
MODALITÄTEN. - **B.** - nach einem Schweißausbruch, nach einem Schlaf am Tage. **V.** - Bewegung.
VGL. - Unpassend: **Arum-triph.**
ERGÄNZUNGSMITTEL: Nit-ac.
VGL. ferner: Caps.; **Phos.**; **Caust.**; **Sel.**; **Lyc.**; **Tribulus terrestris** (sexuelle Schwäche, Spermatorrhoe, Prostatahypertrophie).
DOS. - C 3 bis C 6
Caladium segunium + tt Ø; D1; D1; D3; [D2]

CALCIUM ACETICUM

(Kalziumazetat, essigsaurer Kalk, Graukalk); Ca $(CH_3COO)_2H_2O$

Bringt hervorragende klinische Resultate bei Entzündungen der Schleimhäute, die durch **membranöse Exsudation** charakterisiert sind; sonst gleicht seine Wirkung u. Anwendung dem Karbonat. Krebsschmerzen.

KOPF. - Schwindel im Freien. **Sinne getrübt beim Lesen.** Migräne mit großer Kälte im Kopf u. saurem Geschmack.
WEIBL. G. - Membranöse Dysmenorrhoe [**Bor.**].
ATEMWEGE. - Rasselnde Ausatmung. Husten locker, **mit Auswurf von großen, wurmartigen Stücken** aus den Bronchien. Atembeschwerden; B. - beim Zurücknehmen der Schultern. Gefühl des Zusammenschnürens und der Angst in der Brust.
VGL. - **Brom.**; **Bor.**; auch **Calc-oxal.** für quälende Schmerzen bei Krebsgeschwüren.
DOS. - C 3 Trit.
Calcium aceticum D1 = Ø; D3; D1; -; [D4 Tbl]

CALCIUM ARSENICOSUM

(Kalziumarsenit); $Ca_3(AsO_4)_2 + 3H_2O$

Epilepsie mit Blutandrang zum Kopf vor dem Anfall; die Aura wird in der Herzgegend gefühlt. Gefühl des Fliegens. Beschwerden im Klimakterium bei dicken Frauen. Chronische Malaria. Vergrößerte Leber u. Milz bei Kindern. **Nephritis** mit großer Empfindlichkeit der Nierengegend. Trinkerbeschwerden während der Abstinenz [**Carb-s.**]. Dicke Frauen im Klimakterium, **die geringste Erregung verursacht Herzklopfen.** Atemnot bei schwachem Herzen. **Frösteln.** Albuminurie. Wassersucht. Beschwerden von Milz u. Mesenterialdrüsen. Hämoglobin u. Zahl der roten Blutkörperchen vermindert.

GEIST, GEMÜT. - Zorn, Angst. Verlangt nach Gesellschaft. Verwirrung, Selbsttäuschungen, Illusionen. Schwere Depression.
KOPF. - Heftiger Blutandrang zum Kopf mit Schwindel. Schmerzen im Kopf, **B. - beim Liegen auf der schmerzhaften Seite.** Wöchentlicher Kopfschmerz. Betäubende Kopfschmerzen meist im Ohrbereich.
MAGEN. - Magengegend aufgetrieben. Vergrößerte Leber u. Milz bei Kindern. Pankreaserkrankung; erleichtert brennenden Schmerz bei Pankreaskrebs. Aufstoßen mit Speichelfluß u. Herzklopfen.
HARNWEGE. - **Nierengegend druckempfindlich.** Albuminurie, Harnlassen jede Stunde.
HERZ. - Zusammenschnürung u. Schmerz in der Herzgegend. Erstickungsgefühl, **Herzklopfen**, Beklemmung, Pulsieren u. Schmerz im Rücken, in die Arme ausstrahlend.
WEIBL. G. - Stinkende, blutige Leukorrhoe. Gebärmutterkrebs; brennender Schmerz in Uterus u. Vagina.
RÜCKEN. - Schmerz u. Steifheit im Genick. Heftiger Rückenschmerz, pulsierend, aus dem Bett treibend.
EXTREMITÄTEN. - Entfernt Entzündungsprodukte aus den Venen der unteren Extremitäten. Müdigkeit u. Lahmheit der unteren Gliedmaßen.
MODALITÄTEN. - V. - durch die leichteste Anstrengung.
DOS. - C 3 Trit.
Calcium arsenicosum * + + **D8; D10; D2; -; [D4 Tbl]**

CALCIUM CARBONICUM

Hahnemanni - Calcarea carbonica ostrearum
(Kohlensaurer Kalk); $Ca\ CO_3$

Dieses große Hahnemannische Antipsoricum ist ein konstitutionelles Heilmittel **ersten Ranges.** Seine Hauptwirkung konzentriert sich auf die vegetative Sphäre, wobei eine Verlangsamung der Nutrition der Schlüssel zu seiner Wirkung ist; die Drüsen, die Haut u. die Knochen sind aktiv an den bewirkten Veränderungen beteiligt. Vermehrte örtliche u. allgemeine Schweiße. Drüsenschwellungen, skrofulöse u. rachitische Zustände im allgemeinen bieten zahlreiche Wirkungsmöglichkeiten für **Calc-c.**. Begin-

nende Phthisis [**Ars-j.**; **Tub.**]. Es wirkt auf kitzelnden Husten, flüchtige Brustschmerzen, Übelkeit, Hyperazidität u. Abneigung gegen Fett. Gerät leicht außer Atem. **Erschöpfungszustand, geistig oder physisch, wegen Überarbeitung. Abszesse in den tiefen Muskeln; Polypen u. Exostosen,** Hypophysen- u. Schilddrüsen-Dysfunktion.
Erhöhte Blutgerinnung [**Stront.**]. Deutliches Stimulans für das Periost. Wirkt als Hämostypticum u. ist wahrscheinlich an der blutstillenden Wirkung der Gelatine-Injektionen beteiligt.
Leichte Rückfälle bei Krankheiten, unterbrochene Rekonvaleszenz. Personen skrofulösen Typs, die sich leicht erkälten, mit vermehrten Schleimhautabsonderungen; Kinder, die fett werden, dickbäuchig sind, mit großem Kopf, blasser Haut, kalkigem Aussehen, dem sogenannten leukophlegmatischen Temperament; Beschwerden, die durch Arbeiten im Wasser verursacht werden. Große Kälteempfindlichkeit; partielle Schweiße. Kinder verlangen nach Eiern, essen Schmutz u. andere unverdauliche Dinge; sind anfällig für Durchfall. Calcium-Patienten sind fett, blond, schlaff, leicht schwitzend, kalt, feucht u. sauer.

GEIST, GEMÜT. - **Befürchtungen**; V. - gegen Abend; **Furcht, den Verstand zu verlieren,** vor Unglück, ansteckenden Krankheiten. Ist **vergeßlich,** konfus, mißgestimmt. Angst mit Herzklopfen. Dickköpfigkeit; die leichteste geistige Anstrengung verursacht einen heißen Kopf. Abgeneigt gegen Arbeit oder Anstrengung.
KOPF. - Gefühl eines Gewichtes oben auf den Kopf. Kopfschmerz mit kalten Händen u. Füßen. Schwindel beim Steigen, beim Drehen des Kopfes. Kopfschmerz vom Schwerheben, von geistiger Anstrengung, mit Übelkeit, Hitze- u. Schweregefühl im Kopf, bei blassem Gesicht. **Eisige Kälte in u. auf dem Kopf,** besonders rechtsseitig. Offene Fontanellen; Kopf vergrößert; **viel Schwitzen, das Kissen feucht machend.** Jucken der Kopfhaut, kratzt den Kopf beim Erwachen.
AUGEN. - Empfindlich gegen Licht, Tränenfluß im Freien u. früh morgens. **Flecken u. Ulzera auf der Hornhaut.** Tränengänge verstopft durch Kälteeinwirkung. Leichte Ermüdung der Augen. Weitsichtigkeit. Lider juckend, geschwollen, borkig. **Chronische Pupillenerweiterung.** Katarakt. Trübes Sehen, wie durch Nebel. Tränenfistel; skrofulöse Ophthalmie.
OHREN. - Pulsieren, Knacken in den Ohren; Stiche; pulsierender Schmerz, nach außen pressend. Taubheit vom Arbeiten im Wasser. Polypen, leicht blutend. Skrofulöse Entzündung mit schleimig-eitriger **Otorrhoe u. vergrößerten Drüsen.** Hörstörungen. Schwerhörigkeit. Ausschlag hinter den Ohren [**Petr.**]. Knackende Geräusche im Ohr. Empfindlichkeit gegen Kälte um die Ohren u. im Nacken.
NASE. - Trocken, **Nasenlöcher wund, ulzeriert.** Verstopfung der Nase, auch mit übelriechender, gelber Absonderung. Stinkender Geruch in der Nase. **Polypen.** Schwellung an der Nasenwurzel. Nasenbluten, Schnupfen. **Erkältet sich bei jedem Wetterwechsel.** Katarrhalische Symptome mit Hunger; Schnupfen wechselt mit Kolik.

GESICHT. - Schwellung der Oberlippe. Blässe, tiefliegende Augen, umgeben von dunklen Ringen. Milchschorf; Jucken, Brennen nach dem Waschen. Unterkieferdrüsen geschwollen. Juckende Pickel im Backenbart. Schmerz vom rechten Foramen mentalis den Unterkiefer entlang zum Ohr hin.
MUND. - Anhaltend **saurer Geschmack**. Der Mund füllt sich mit saurem Wasser. Trockenheit der Zunge nachts. Blutendes Zahnfleisch. Schwierige u. verzögerte Zahnung. Zahnschmerzen; ausgelöst durch Luftzug, irgendetwas Heißes oder Kaltes. Stinkender Geruch aus dem Munde. Brennender Schmerz an der Zungenspitze; V. - wenn irgendetwas Warmes in den Magen kommt.
INN. HALS. - **Schwellung der Mandeln** u. Unterkieferdrüsen; Stiche beim Schlucken. Hochräuspern von Schleim. Schwieriges Schlucken. **Kropf.** Parotisfistel.
MAGEN. - Abneigung gegen Fleisch, Gekochtes; **Verlangen nach unverdaulichen Dingen - Kalk, Kohle, Bleistiften;** auch nach Eiern, Salz u. Süßigkeiten. Milch bekommt nicht. **Häufiges saures Aufstoßen; saures Erbrechen, Abneigung gegen Fett. Appetitverlust bei Überarbeitung.** Sodbrennen u. lautes Aufstoßen. Krämpfe im Magen; V. - Druck, kaltes Wasser. Heißhunger. Anschwellung über der Magengrube wie eine umgekehrte Untertasse. Abneigung gegen heiße Speise. Schmerz im Oberbauch bei Berührung. Durst; Verlangen nach **kalten** Getränken. V. - beim Essen. Übersäuerung [**Phos.**].
ABDOMEN. - Empfindlichkeit gegen den leichtesten Druck. Lebergegend schmerzhaft beim Bücken. Schneidender Schmerz im Bauch; geschwollener Bauch. Festsitzende Blähungen. **Inguinal- u. Mesenterialdrüsen geschwollen** u. schmerzhaft. Kann enge Kleidung um die Taille nicht ertragen. Leib **aufgetrieben** u. hart. **Gallensteinkolik**. Verfettung des Bauches. Nabelhernie. Zittern; Schwäche wie bei Verstauchung. Kinder lernen spät laufen.
STUHL. - Krabbeln u. Zusammenschnürung im Rektum. Stühle großkalibrig u. hart [**Bry.**]; weißlich, wässerig, sauer. Prolapsus ani u. brennende, stechende Hämorrhoiden. Durchfall durch unverdaute Nahrung, stinkend, mit Heißhunger. **Durchfall bei Kinden.** Verstopfung; Stuhl zuerst hart, dann pastenartig, dann flüssig.
URIN. - Dunkel, braun, sauer, stinkend, reichlich mit weißem Sediment, blutig. Reizblase. Enuresis (C 30, dazu eine Gabe **Tuberculin**).
MÄNNL. G. - **Häufige Spermatorrhoe.** Vermehrte Libido. Vorzeitige Ejakulation. Nach Koitus Schwäche u. Reizbarkeit.
WEIBL. G. - Vor den Menses Kopfschmerz, Kolik, Frösteln u. Leukorrhoe. Schneidende Schmerzen im Uterus während der Menstruation. Menses **zu früh, zu reichlich, zu lang,** mit Schwindel, Zahnschmerz, **Erkältung, feuchten Füßen;** die geringste Aufregung läßt die Blutung wieder erscheinen. Neigung zu Gebärmutterverlagerung. Leukorrhoe, **milchig** [**Sep.**].

Brennen u. Jucken der Teile vor u. nach Menstruation; bei kleinen Mädchen. Vermehrte Libido; leichte Empfängnis. Heiße, geschwollene Brüste. Brüste empfindlich u. geschwollen vor den Menses. Milch zu **reichlich; unangenehm für den Säugling. Milchmangel mit gespannten** Brüsten bei lymphatischen Frauen. Viel Schweiß um die äußeren Genitalien. Sterilität mit reichlichen Menses. Uterus-Polypen.

ATEMWEGE. - Kitzelnder Husten, störend in der Nacht, trocken, leichter Auswurf morgens. Husten beim Klavierspielen oder beim Essen. Anhaltender, störender Husten durch arsenhaltige Tapeten (Clarke). Extreme Atemnot. **Schmerzlose Heiserkeit;** V. - morgens. Auswurf nur tagsüber; dicker, gelber, saurer Schleim. Blutiger Auswurf mit saurem Gefühl in der Brust. **Erstickungsanfälle,** Enge, Brennen u. Wundheit in der Brust; **V. - beim Treppensteigen** oder leichtesten Bergaufgehen, muß sich hinsetzen. Scharfe Schmerzen in der Brust von vorne nach hinten. **Brust sehr empfindlich gegen Berührung, Perkussion oder Druck.** Verlangen nach frischer Luft. Spärlicher, salziger Auswurf [**Lyc.**].

HERZ. - Herzklopfen nachts u. nach dem Essen. Herzklopfen mit Kältegefühl u. Brustbeklemmung. Unruhe nach unterdrücktem Ausschlag.

RÜCKEN. - Schmerz wie verstaucht; kann sich kaum erheben; vom Verheben. Schmerz zwischen den Schulterblättern, den Atem behindernd. Rheumatismus in der Lendengegend; Schwäche im Kreuz. Vermehrte Krümmung der Brustwirbelsäule. Nacken steif u. unbeweglich, **Nierenkolik.**

EXTREMITÄTEN. - Rheumaartige Schmerzen wie nach Feuchtigkeitseinwirkung. Scharfes Stechen, als ob Teile verrenkt oder verstaucht wären. **Kalte, feuchte** Füße, Gefühl, als ob feuchte Strümpfe getragen würden. Kalte Knie. Wadenkrämpfe. Saurer Fußschweiß. Schwäche der Extremitäten. Schwellung der Gelenke, besonders der Knie. Brennen der Fußsohlen. Schweißige Hände. Arthritische Knotenbildungen. **Fußsohlen rauh.** Füße nachts kalt u. wie abgestorben. Alte Verstauchungen. Reißende Schmerzen in den Muskeln.

SCHLAF. - Gedankenzudrang hindert am Schlafen. Schreckliche Visionen beim Öffnen der Augen. Fährt hoch bei jedem Geräusch; fürchtet, daß sie verrückt wird. Benommenheit früh am Abend. Häufiges Aufwachen nachts. **Derselbe unangenehme Gedanke läßt ihn immer wieder aus leichtem Schlaf hochfahren.** Pavor nocturnus [**Kali-p.**]. Träume von Toten.

FIEBER. - Schüttelfrost um 14 Uhr, beginnt innerlich im Magengebiet. Fieber mit Schweiß, Puls voll u. beschleunigt. Frösteln u. Hitze. Partielle Schweiße. **Nachtschweiße, besonders auf Kopf,** Hals u. Brust. Hektische Fieber. Hitze nachts während der Menstruation bei unruhigem Schlaf, **Schweiß am Kopf bei Kindern, so daß das Kissen naß wird.**

HAUT. - Ungesund; leicht ulzerierend; schlaff. Kleine Wunden wollen nicht heilen. Drüsen geschwollen. Nesselsucht. B. - in kalter Luft. Warzen im Gesicht u. an den Händen. **Petechiale Ausschläge.** Frostbeulen. Furunkel.

MODALITÄTEN. - V. - durch Anstrengung, geistige oder körperliche; beim Steigen; **Kälte** in jeder Form; Wasser, Waschen, feuchte Luft, feuchtes Wetter; bei Vollmond; beim Stehen. **B. -** trockenes Klima u. Wetter; Liegen auf der schmerzhaften Seite. Niesen (Schmerz im Kopf u. Nacken).
ANTIDOTE: Camph.; Ip.; Nit-ac.; Nux.
ERGÄNZUNGSMITTEL: Bell.; Rhus-t.; Lyc.; Sil. - Calc. ist nützlich nach Sulfur, wenn die weiten Pupillen bestehen bleiben, wenn **Puls.** bei Schulmädchen versagt hat.

UNPASSEND. - Bry.; TIP: Sulf sollte nicht **nach** Calc. gegeben werden.
VGL. FERNER: Aqua-calcar. - Kalkwasser - (ein halber Teelöffel voll in Milch; als Klystier gegen Oxyuren); u. **Calcarea caust.** - (Schmerz in Rücken u. Fersen, Kiefern u. Backenzähnen; auch Symptome von Influenza). **Calc-brom.** (entfernt entzündliche Produkte aus dem Uterus; Kinder von schlaffer Muskelfaser, nervös u. reizbar mit gastrischen u. zerebralen Reizerscheinungen. Neigung zu Hirnerkrankungen. Schlaflosigkeit u. zerebraler Kongestion. D 1 Trit.). **Sulfur** (unterscheidet sich durch seine Wärmeverschlimmerung, heiße Füße etc.).

Calcar-calcinata - gebrannte Austernschale - ein Mittel für Warzen. C 3 Trit. - **Calcarea ovorum. - Ova tosta.** - Geröstete Eierschalen - (**Rückenschmerzen u. Leukorrhoe.** Gefühl, als ob der Rücken zerbrochen wäre; Erschöpfungsgefühl. Auch wirksam zur Beeinflussung von Krebsbeschwerden). **Calcarea lactica** (Anämie, Hämophilie, Urtikaria, bei herabgesetzter Blutgerinnungsfähigkeit; nervöse Kopfschmerzen, Ödeme der Augenlider, Lippen oder Hände; 0,972 g dreimal täglich, niedere Potenzen sind jedoch oft ebenso wirksam).
Calcium lactophosphaticum (0,972 g dreimal täglich bei zyklischem Erbrechen u. Migräne).
Calcium muriaticum - Calcium chloratum, Rademachers Lösung - (ein Teil auf zwei Teile destilliertes Wasser, davon 15 Tropfen auf eine halbe Tasse Wasser, fünfmal täglich. Furunkel. **Prurigo capitis. Erbrechen jeglicher Nahrung u. aller Getränke,** mit Magenschmerzen. Impetigo, Drüsenschwellungen, angioneurotisches Ödem. Pleuritis mit Erguß. Ekzeme bei Kindern).
Calcium picratum (perifollikuläre Entzündung; ein Mittel ersten Ranges bei **rezidivierenden oder chronischen** Furunkeln, besonders wenn sie an Stellen sitzen, die nur dünn mit Muskelgewebe bedeckt sind wie vor dem Schienbein, am Steißbein, in den Gehörgängen, mit trockenen, schuppigen Massen u. Abblättern von Epithelschuppen etc., Gerstenkörner, Phlyktänen D 3 Trit.). Vgl. auch mit Calcarea: **Lyc.; Sil.; Puls.; Cham.**
DOS. - C 6 Trit. C 30 u. höhere Potenzen. Sollte bei älteren Leuten nicht zu häufig wiederholt werden.
Calcium carbonicum D8; D10; D1; D8; [D3, 4, 6, 12 Tbl]

CALCIUM FLUORATUM

(Flußspa'); Ca F_2

Ein starkes Gewebemittel für steinharte Drüsen, variköse u. vergrößerte Venen u. osteoporotische Knochen. Harte Knoten in der weiblichen Brust. Kropf. Kongenitale Syphilis. **Verhärtung mit drohender Vereiterung.** Viele Fälle von Katarakt sind zweifellos günstig davon beeinflußt worden. Kongenitale Syphilis, die sich durch Ulzerationen von Mund u. Hals zeigt, Karies u. Nekrose mit bohrenden Schmerzen u. Hitze in den Teilen. Arteriosklerose; drohende Apoplexie. Tuberkulose. Nach Operationen vermindert es die Tendenz zu Adhäsionen.

GEIST, GEMÜT. - Schwere Depressionen; grundlose Furcht vor dem finanziellen Ruin.
KOPF. - Knackendes Geräusch im Kopf. Hämangiome der Neugeborenen. Harte Auswüchse auf der Kopfhaut. Ulzera auf der Kopfhaut mit kallösen, harten Rändern.
AUGEN. - Flackern u. Funkeln vor den Augen, Flecke auf der Hornhaut; Konjunktivitis; Katarakt. **Skrofulöse, phlyktänuläre Keratitis. Subkutane Lidzysten.**
OHREN. - Kalkablagerungen auf dem Trommelfell; Sklerose der Gehörknöchelchen u. des Felsenbeines mit Taubheit, Klingeln u. Dröhnen. **Chronische Eiterung des Mittelohres.**
NASE. - Erkältung des Kopfes; Stockschnupfen; trockener Schnupfen; Ozaena. Reichliche, stinkende, dicke, grünliche, klumpige, gelbe Nasenabsonderung. Atrophische Rhinitis, besonders wenn aufragende Krusten vorhanden sind.
GESICHT. - Harte Schwellung der Wangen mit Schmerzen oder Zahnschmerz, harte Schwellung am Kieferknochen.
MUND. - Zahngeschwür mit harter Schwellung des Kieferknochens. Rissiges Aussehen der Zunge mit oder ohne Schmerz. Verhärtung der Zunge, Verhärtung nach Entzündung. Unnatürliche Lockerheit der Zähne mit oder ohne Schmerz; die Zähne werden locker in ihren Fächern. Zahnschmerz bei jeder Nahrung, die den Zahn berührt.
INN. HALS. - Follikulärer, wunder Rachen; ständige Bildung von Schleimpfropfen in den Mandelkrypten. Schmerz u. Brennen im Rachen; B. - durch warme Getränke; V. - kalte Getränke. Hypertrophie der Rachenmandeln. Schlaffe Uvula, Kitzeln zum Kehlkopf ausstrahlend.
MAGEN. - Erbrechen bei Kleinkindern. Erbrechen von unverdauter Nahrung. Schluckauf [**Caj.**; **Sulf-ac.**]. Flatulenz. Schwacher u. wählerischer Appetit, Übelkeit u. Unpäßlichkeit nach dem Essen bei kleineren Kindern,

die zu viel lernen müssen. **Akute Verdauungsstörung durch Erschöpfung u. Hirnmüdigkeit;** viel Flatulenz.

STUHL U. ANUS. - Durchfall bei gichtischen Patienten. Jucken des Anus. Analfissur u. stark schmerzhafter Riß nahe dem unteren Darmende. Blutende Hämorrhoiden. Jucken des Anus wie von Oxyuren. Häufig innere oder blinde Hämorrhoiden, mit Schmerzen im Rücken, gewöhnlich weit unten im Kreuzbein mit Verstopfung. Viel Wind in den unteren Gedärmen. V. - in der Schwangerschaft.

MÄNNL. G. - Hydrozele; Verhärtung der Hoden.

ATEMWEGE. - Heiserkeit. **Krupp.** Husten mit Auswurf von kleinen, gelben Schleimklumpen mit Kitzelgefühl u. Reizung im Liegen. Spastischer Husten. **Calc-fluor.** entfernt fibroide Ablagerungen auf dem Endokard u. stellt eine normale Endokard-Struktur wieder her (Eli G. Jones, MD).

KREISLAUFORGANE. - Hauptmittel für Gefäßtumoren mit erweiterten Blutgefäßen u. **varikösen oder erweiterten Venen.** Aneurysma. Herzklappenfehler. Wenn die Tuberkeltoxine das Herz u. die Blutgefäße angreifen.

NACKEN U. RÜCKEN. - Chronischer **Lumbago**; V. - bei Bewegungsbeginn, B. - bei fortgesetzter Bewegung. Knochentumoren. **Rachitische Verdickung bei Kindern.** Schmerz im unteren Rückenteil mit Brennen.

EXTREMITÄTEN. - Ganglien oder zystische Tumoren auf den Handgelenksrücken. Gichtische Verdickung der Fingergelenke. Exostosen an den Fingern. Chronische Synovitis des Kniegelenkes.

SCHLAF. - Lebhafte Träume mit dem Gefühl einer drohenden Gefahr. Nicht erfrischender Schlaf.

HAUT. - Auffällig weiße Farbe der Haut. Narben; Adhäsionen nach Operationen. Sprünge u. Risse. Fissuren oder Risse in den Handflächen oder in harter Haut. Analfissur. Eiterstellen mit kallösen, harten Rändern. Panaritium. Indolente, fistelnde Ulzera, die dicken, gelben Eiter absondern. Harte, erhabene Geschwürsränder, umgebende Haut purpurrot u. geschwollen. Knoten, verhärtete Drüsen in der weiblichen Brust. **Schwellungen oder** verhärtete Verdickungen, die ihren Sitz in den Faszien, Kapseln oder Bändern der Gelenke oder in den Sehnen haben. **Verhärtungen von steinerner Härte.**

MODALITÄTEN. - V. - in der Ruhe, Wetterwechsel, **B.** - Hitze, warme Anwendungen.

VGL. - Con.; Lap-a.; Bar-m.; Hekla.; Rhus-t.; Kalium-cacodylat (Tumoren). **Calcar-sulf-stibiat.** (wirkt als Hämostypticum u. Absorbens bei Uterusmyomen).

Mangifera indica (variköse Venen).

DOS. - C 3 bis C 12 Trit. Ein »chronisches« Mittel. Braucht einige Zeit, bevor sich seine Wirkungen zeigen. Sollte nicht zu häufig wiederholt werden.

Calcium fluoratum + D8; D10; D1; D8; [D3, 4, 6, 12 Tbl]

CALCIUM JODATUM

(Calciumjodid); Ca J_2

Bei der Behandlung von skrofulösen Beschwerden, besonders bei vergrößerten Drüsen, Mandeln etc. hat dieses Medikament günstige Resultate gezeigt. Vergrößerung der Schilddrüse zur Pubertätszeit. Dickliche Kinder, empfindlich gegen Erkältungen. Die Sekretionen neigen dazu, reichlich u. gelb zu sein. Adenoide Wucherungen. Uterus-Fibroide. **Krupp.**

KOPF. - Kopfschmerz beim Fahren gegen kalten Wind. Gefühl der Leichtigkeit im Kopf. Katarrh; V. - an der Nasenwurzel; Niesen; geringes Geruchsvermögen. Polypen von Nase u. Ohr.
INN. HALS. - Vergrößerte Mandeln mit vielen kleinen Krypten.
ATEMWEGE. - Chronischer Husten; Brustschmerz, erschwerte Atmung nach Syphilis u. Quecksilberbehandlung (Grauvogl.). Hektische Fieber; grüner, eitriger Auswurf. Krupp. **Pneumonie.**
HAUT. - **Schmerzlose Ulzera, bei Varikosis.** Schweißneigung. Kupferfarbene u. papulöse Ausschläge. Tinea, Favus, Milchschorf. Drüsenschwellungen, Haut rissig, Haarausfall.
TIP: - **Agraph.** (Adenoide Vegetationen mit vergrößerten Mandeln). Hier folgt **Sulf-j.** auf **Agraph. u. Calc-j.** - **Acon-lycoton.** (Drüsenschwellung, Hodgkinsche Krankheit).
VGL. - **Calc-fluor.; Sil.; Merc-jodat.**
DOS. - C 2 u. C 3 Trit.
Calcium jodatum + **D1 = Ø; -; D2; D4; [D3, 4, 6]**

CALCIUM PHOSPHORICUM

(Calciumphosphat); $CaHPO_4 + 2H_2O$

Eines der wichtigsten Gewebeheilmittel. Während es viele Symptome mit **Calc-carb.** gemeinsam hat, weist es einige Unterschiede u. charakteristische eigene Merkmale auf. Besonders indiziert bei langsamer Zahnung u. Beschwerden dieser Entwicklungsstufe. Knochenmarkerkrankung. Schlechte Frakturenheilung u. Anämien nach akuten u. chronischen, schwächenden Krankheiten. **Bei anämischen Kindern, unzufrieden, dicklich, mit kalten Extremitäten u. schwacher Verdauung.** Besondere Affinität zu Knochensuturen u. Symphysen; alle Symptome V. - bei jeder Wetteränderung. **Taubheit u. Krabbeln** sind charakteristische Empfindungen; Schweißneigung u. Drüsenvergrößerung sind Symptome, die es mit dem Karbonat teilt. Skrofulose, Chlorosis u. Phthisis.
GEIST, GEMÜT. - Mürrisch, vergeßlich; nach Kummer u. Ärger [**Ign.; Phos-ac.**]. Will immer irgendwo hingehen.
KOPF. - Kopfschmerz, **V. - bei den Schädelnähten, durch Wetterwechsel,** bei Schulkindern um die Pubertät. Fontanellen bleiben zu lange offen. Schädelknochen weich u. dünn. Hörstörungen. Kopfschmerz mit Blähsucht. Kopf heiß, Schmerzen an den Haarwurzeln.

AUGEN. - Diffuse Trübung in den Hornhäuten nach Abszeß.
MUND. - Geschwollene Mandeln; kann Mund nicht öffnen ohne Schmerz. Beschwerden bei der Zahnung; Zähne entwickeln sich langsam; rascher Zahnverfall. **Adenoide Vegetationen.**
MAGEN. - Kind will dauernd genährt werden u. erbricht leicht. **Verlangen nach Speck, Schinken, gesalzenen oder geräucherten Fleischwaren. Starke Blähsucht.** Starker Hunger mit Durst, Blähsucht zeitweilig erleichtert durch saures Aufstoßen. Sodbrennen. Leichtes Erbrechen bei Kindern.
ABDOMEN. - **Bei jedem Versuch** zu essen, kolikartiger Bauchschmerz. **Eingesunken u. schlaff.** Nabelkolik, Wundheit u. Brennen am Nabel.
STUHL. - Blutung nach hartem Stuhl. Durchfall durch saftige Früchte oder Apfelwein; bei der Zahnung. Grün, schleimig, **heiß**, spritzend, unverdaut, mit **stinkendem Flatus**. Analfistel, wechselnd mit Brustsymptomen.
URIN. - Vermehrt mit Schwächegefühl. Schmerz im Nierengebiet beim Heben oder Nase-Putzen.
WEIBL. G. - Menses zu früh, sehr stark u. hell bei Mädchen. Bei verzögerten Menses ist das Blut dunkel; manchmal erst hell, dann dunkel, mit **heftigen Rückenschmerzen.** Bei der Laktation sexuelle Erregung. Nymphomanie mit pressenden Schmerzen oder Schwäche im Unterleibgebiet [**Plat.**]. Nach langem Stillen. Weißfluß wie **Eiweiß.** V. - morgens. Kind lehnt Brust ab; Milch schmeckt salzig. Prolaps bei geschwächten Patientinnen.
ATEMWEGE. - Unwillkürliches Seufzen. Brust schmerzhaft. Erstickender Husten; B. - Hinlegen. Heiserkeit. Schmerz durch untere linke Lunge.
HALS U. RÜCKEN. - Rheumatischer Schmerz von Zugluft, mit Steifheit u. Dumpfheit des Kopfes. Schmerzhaftigkeit der Sakro-Iliakalgelenke, wie gebrochen [**Aesc.**].
EXTREMITÄTEN. - Steifheit u. Schmerz **mit kaltem, taubem** Gefühl, V. - jede Wetteränderung. Kribbeln u. Kälte. Gesäß, Rücken u. Glieder eingeschlafen. Schmerzen in Gelenken u. Knochen. Müde beim Steigen.

KOMPLEMENTÄR: Ruta; Hepar.
TIP: Calc-hypophos. (ist vorzuziehen, wenn der Organismus offenbar reichlich Phosphor braucht, nach Schwächung der Vitalität durch dauernde Abszesse. D 1 u. D 2 Trit. Appetitlosigkeit, leichte Erschöpfung. Nachtschweiße; Akne pustulosa. - Hautblässe, gewöhnlich **kalte Extremitäten.** Phthisis.- Durchfall u. Husten; akute Brustschmerzen. Mesenteriallymphknotentuberkulose. Blutung aus den Lungen; Angina pectoris; Asthma; Beschwerden der Arterien. Adern herausmodelliert wie Peitschenstränge. **Schmerzattacken zwei Stunden nach den Mahlzeiten, (erleichtert durch eine** Tasse Milch oder leichte Nahrung). - **Cheiranth.** - (Folgen vom Durchbruch der Weisheitszähne). - **Calc-renalis - Lapis-renalis -** (arthritische Nodositäten. Rigg'sche Krankheit; vermindert Neigung zu Zahnstein, Grieß u. Nierensteinen). - **Conchiolin** - Perlmutter (Osteitis. - Weiter Wirkungsbe-

reich bei Knochenbeschwerden, besonders bei Wachstum-Schmerzen. **Petechien**]. **Sil.; Psor.; Sulf.**
MODALITÄTEN. - V. - Wirkung von feuchtem, kaltem Wetter, schmelzendem Schnee. **B. - im Sommer**; warme, trockne Atmosphäre.
DOS. - C 1 bis C 3 Trit. Höhere Potenzen oft wirksamer.
Calcium phosphoricum D8; D10; D1; D8; [D2 - 4, 6, 12 Tbl]

CALCIUM SILICICUM

(Calciumsilicat); $CaSiO_3$

Ein **tief** u. lange wirkendes Mittel für langsam aufkommende Beschwerden mit langer Entwicklung bis zur endgültigen Ausprägung. Hydrogenoide Konstitution [**Nat-sulf.**]. Sehr kälteempfindlich. **Patient ist schwach, abgemagert, kalt u. fröstelnd, aber schlechter bei zu starker Erhitzung**; allgemein empfindlich. Atrophie bei Kindern.

GEIST, GEMÜT. - Unaufmerksam, reizbar, unentschlossen, mangelndes Selbstvertrauen. **Furchtsam.**
KOPF. - Schwindel, Kopf kalt, besonders am Scheitel; Nasen- u. Nasenrachenraumkatarrh, Absonderung dick, gelb, harte Krusten. Hornhautexsudat.
MAGEN. - Kältegefühl, besonders bei Nüchternheit. Senkungsgefühl in der Magengrube. Starker Durst. Blähsucht u. Auftreibung nach dem Essen. Erbrechen u. Aufstoßen.
WEIBL. G. - Uterus schwer, vorgefallen. Weißfluß, schmerzhafte u. irreguläre Menses. Zwischenblutungen.
ATEMWEGE. - Empfindlich gegen kalte Luft. Erschwertes Atmen. Chronische Reizung der Luftwege. Reichlicher, gelbgrüner Schleim. Husten. mit Kälte, Schwäche, Abmagerung, Empfindlichkeit u. Unzufriedenheit, V. - durch kalte Luft. Interkostalschmerz.
HAUT. - Jucken, Brennen, kalt u. blau, sehr empfindlich. Stippen, schwarze Mitesser, Grützbeutel. Psorische Ausschläge.
VGL. - Ars.; Tub.; Bar-c.; Jod..
DOS. - Alle Potenzen, von der tiefsten zur höchsten.

CALCIUM SULFURICUM

(Gips, Gipsspat, Alabaster); $Ca\ SO_4 \cdot 2\ H_2O$

Ekzem u. schlaffe Drüsenschwellungen. Zystische Geschwülste. Fibroide. Eiterprozesse fallen in den Bereich dieses Mittels, nach Abfluß des Eiters. **Die Schleimhautabsonderungen sind gelb, dick u. klumpig.** Lupus vulgaris.

KOPF. - Grindkopf bei Kindern mit eitriger Absonderung oder gelben, eitrigen Krusten.

AUGEN. - Augenentzündung mit Absonderung dicken, gelben Eiters. Sieht nur eine Objekthälfte. Hornhaut rauchfarbig. Ophthalmia neonatorum.
OHREN. - Taubheit mit Eiterabsonderung aus dem Mittelohr, manchmal gemischt mit Blut. Stippen um das Ohr.
NASE. - Kopferkältung mit dicker, **gelblicher, eitriger Absonderung,** häufig blutfarbig. Einseitige Absonderung aus der Nase. **Gelbliche Absonderung** aus dem Nasenrachenraum. Ränder der Nasenflügel wund.
GESICHT. - Stippen u. Pusteln auf dem Gesicht. Herpes.
MUND. - Lippeninnenseite wund. Zunge schlaff, ähnelt einer trockenen Lehmschicht. Saurer, seifiger, bitterer Geschmack. Gelber Belag auf der Zungenbasis.
INN. HALS. - Letztes Stadium der eitrigen Halsentzündung mit Absonderung gelben Eiters. Eiterungsstadium der Tonsillitis, wenn der Abszeß absondert.
ABDOMEN. - Schmerz im Lebergebiet, in der rechten Beckenhälfte, danach Schwäche, Übelkeit u. Magenschmerz.
STUHL. - Eitriger Durchfall vermischt mit Blut. Durchfall nach Ahornzucker u. bei Wetterwechsel. Eiterartige, schleimige Absonderung aus den Eingeweiden. **Schmerzhafte Abszesse am Anus** bei Fisteln.
WEIBL. G. - Menses spät, langanhaltend, mit Kopfschmerz, Zucken, großer Schwäche.
ATEMWEGE. - Husten mit eitrigem, jauchigem Sputum u. hektischem Fieber. Empyem, Eiterbildung in Lunge u. Pleurahöhlen. Eitriger, jauchiger Auswurf. Katarrh mit dicker, klumpiger, weißgelber oder eiterartiger Absonderung.
EXTREMITÄTEN. - Brennen u. Jucken der Fußsohlen.
FIEBER. - Hektische Fieber, verursacht durch Eiterbildung. Mit Husten u. Brennen in den Sohlen.
HAUT. - Schnitte, Wunden, Prellungen etc., ungesund, Eiter absondernd; schwer heilend. Gelbe, eitrige Krusten oder Absonderungen. Eitrige Exsudate in oder auf der Haut. Hautbeschwerden mit gelblichen Krusten. Viele, kleine, eiterlose Stippen auf der Schädelhaut, blutend beim Kratzen. Trockenes Ekzem bei Kindern.
VGL. - Hepar; Sil.
DOS. - C 2 oder C 3 Trit., C 12 bei **Lupus** wirksam.
Calcium sulfuricum D3 = 0; D4; D1; D4; [**D6**]

CALENDULA OFFICINALIS

(Gartenringelblume); Compositae - Korbblütler; Südeuropa, in Deutschland angebaut.

Ein sehr wichtiges Mittel; lokal angewandt. Nützlich für offene Wunden, die nicht heilen sollen. Ulzera etc.. Fördert gesunde Granulationen u. erzielt Primärheilung. Blutstillungsmittel nach Zahnextraktion. Taubheit. Katarrhalische Zustände. Neurome. Konstitutionelle Neigung zum Erysipel.

Unverhältnismäßig starker Schmerz bei Verletzung. **Starke Erkältungsneigung, besonders bei feuchtem Wetter.** Lähmung nach Schlaganfall. Bei Krebs, als Zwischenmittel. Beachtlich zur Erzielung lokaler Exsudation; hilft, scharfe Absonderungen gesund u. frei werden zu lassen. Kalte Hände.

KOPF. - Äußerst nervös; leicht erschreckt; reißender Kopfschmerz; Gefühl von Gewicht auf dem Gehirn. Unterkieferdrüsen geschwollen, schmerzhaft bei Berührung. Schmerz rechts im Nacken. Rißwunden in der **Kopfhaut.**

AUGEN. - Augenverletzungen, mit Eiterungstendenz; nach Operationen; Blenorrhoe des Tränensackes.

OHREN. - Taubheit; V. - in **feuchter** Umgebung u. bei ekzemartigen Zuständen. Hört am besten im Zuge u. entfernte Geräusche.

NASE. - Schnupfen in einer Nasenöffnung mit viel grüner Absonderung.

MAGEN. - Hunger sofort nach dem Nähren. Heißhunger. **Sodbrennen mit Gänsehaut.** Übelkeit in der **Brust.** Erbrechen. Senkungsgefühl. **Auftreibung** im Oberbauch.

ATEMWEGE. - Husten mit grünem Auswurf. Heiserkeit; mit Erweiterung des Leistenringes.

WEIBL. G. - **Warzen auf dem äußeren Muttermund.** Menses unterdrückt, mit Husten. Chronische Endozervizitis. Uterushypertrophie, Gefühl eines Gewichtes mit Völle im Becken; Strecken u. Ziehen in den Leisten; **Schmerz bei plötzlichen Bewegungen. Os uteri tiefer als üblich. Menorrhagie.**

HAUT. - **Gelb;** Gänsehaut. Fördert günstige Narbenbildung, mit ganz wenig Eiter. Schorf, wildes Fleisch, erhöhte Ränder. Oberflächliche Brandwunden, Versengungen. Erysipel (örtlich gebrauchen).

FIEBER. - **Kälte, große Empfindlichkeit gegen frische Luft;** Frösteln im Rücken. Haut fühlt sich warm an bei Berührung. Hitze abends.

MODALITÄTEN. - V. - bei feuchtem, **drückendem, wolkigem** Wetter.
VGL. - Ham.; Hyper.; Symph.; Arn. - Vgl. bei Taubheit: **Ferr-pic.; Kali-j.; Calc.; Mag-c.; Graph..**
ANTIDOTE: Chel.; Rheum.
KOMPLEMENTÄR: Hepar.

DOS. - Lokal. Wässerige Lösung [**Calendula**]. Für alle Wunden das stärkste Heilungsagens. Auch als Injektion bei Weißfluß; innerlich: Tinktur bis C 3. Für Brandwunden, wunde Stellen, Risse u. Abrasionen etc. **Calendula**-Salbe verwenden.
Calendula officinalis Ø; D1; D1; D3; [**D2**]

CALOTROPIS

(Madar-Rinde); Asclepiadaceae sp.; Westafrika, Hinterindien

Ist mit deutlichem Erfolg bei der Behandlung von **Syphilis** nach Mercur. angewandt worden; auch bei Elephantiasis, Lepra u. akuter Dysenterie. Lungenschwindsucht. Tuberkulose. - Verstärkt die Zirkulation in der Haut, wirkt stark schweißtreibend. Bei Sekundärsymptomen von Syphilis nach Anwendung von Mercur., wenn weitere Anwendung nicht ungefährlich ist, stärkt es die Körperverfassung rasch, heilt Geschwüre u. Hautflecken u. vollendet die Kur. **Primäre Anämie bei Syphilis. Hitze im Magen** ist ein gutes Leitsymptom. **Fettleibigkeit,** wobei das Fleisch weniger wird, die Muskeln härter u. fester werden.

VGL. - Merc.; Kali-j.; Berb-aquifol.; Sars.; Ip..
DOS. - Tinktur ein bis fünf Tropfen; dreimal täglich.
Calotropis D1 = ∅; D1; D2; -; [D3]

CALTHA PALUSTRIS

(Dotterblume); Ranunculaceae - Hahnenfußgewächse

Bauchschmerz, Erbrechen, Kopfschmerz. Singen in den Ohren, Dysurie u. Durchfall. Hautwassersucht.

HAUT. - Pemphigus. Bullae umgeben von einem Ring. Viel Jucken. Gesicht stark geschwollen, besonders um die Augen herum. Juckender Ausschlag auf den Oberschenkeln. Pusteln. **Uterus-Krebs.**
DOS. - Tinktur.
Caltha pulustris ∅; D1; D1; -; [D2]

CAMPHORA - CINNAMOMUM CAMPHORA

(Kampferbaum); Lauraceae; ($C_{10}H_{16}O$)

Hahnemann sagt: »Die Wirkung dieser Substanz ist sehr verwirrend u. schwierig für die Untersuchung, sogar beim gesunden Organismus, weil ihre **Erstwirkung**, häufiger als bei irgendeinem anderen Mittel, wechselt u. sich vermischt mit den Vitalreaktionen (Nachwirkungen) des Organismus. Deswegen ist es oft schwierig zu entscheiden, was zu den Vitalreaktionen des Körpers gehört u. **was zu den Wechselwirkungen infolge der Erstwirkung von Kampher.«**
Das Bild eines Kollapszustandes. **Eisige Kälte** des ganzen Körpers; plötzliches Schwächegefühl; Puls klein u. schwach. Nach Operationen bei unternormaler Temperatur u. niedrigem Blutdruck, 3 Dos. Camph. D 1 im Abstand von 15 Minuten. Dieser Zustand findet sich bei Cholera, u. hier hat Camph. seinen klassischen Ruhm errungen. **Anfangsstadien einer Erkältung mit Frösteln u. Niesen.** Sehnenhüpfen u. äußerste Ruhelosigkeit. Knacken der Gelenke. Epileptiforme Konvulsionen. Camph. hat direkte Beziehung zu Muskeln u. Faszien. Bei lokalen, rheumatischen Beschwerden in kalten Klimazonen erforderlich. Erweiterung der Adern. Als Herz-

stimulans für den Notfall ist Camph. das wirksamste Mittel. Tropfen auf Zucker häufig, z.B. alle 5 Minuten.
Charakteristisch für Campher, daß der Patient **nicht bedeckt sein will** trotz eisiger Kälte des Körpers. Eines der Hauptmittel bei Schock. **Schmerz B. - beim Darandenken.** Sehr empfindlich gegen Kälte u. Berührung. Folgezustände von Masern. **Heftige Konvulsionen** mit Umherwandern u. hysterischer **Erregung.** Tetanische Spasmen. Skrofulöse Kinder u. reizbare, **schwächliche Blonde** besonders beeinflußbar.

KOPF. - Schwindel, Neigung zu Bewußtlosigkeit, Gefühl wie von Todesnähe. Influenza; Kopfschmerz mit katarrhalischen Symptomen, Niesen etc.. Klopfender Schmerz im Kleinhirn. Kalter Schweiß. **Nase kalt u. eingekniffen.** Zunge kalt, schlaff, zitternd. **Wandernde Stiche in Schläfenbereich u. Augenhöhlen.** Kopf schmerzhaft. **Im Hinterkopf Pulsieren, synchron mit dem Puls.**
AUGEN. - Fixiert, starrend; Pupillen erweitert. Gefühl, als ob alle Gegenstände zu hell u. glitzernd wären.
NASE. - Verstopft; Niesen. Laufschnupfen bei plötzlichem Wetterwechsel. Kalt u. eingekniffen. **Hartnäckiges Nasenbluten,** besonders bei Gänsehaut.
GESICHT. - Blaß, hager, **ängstlich**, verzerrt; **bläulich**, kalt. Kalter Schweiß.
MAGEN. - Pressender Schmerz in der Magengrube. **Kälte**, danach Brennen.
STUHL. - Schwärzlich; unwillkürlich. **Asiatische Cholera,** mit Wadenkrämpfen. Kälte des Körpers, Angst, große Schwäche, **Kollaps.** Zunge u. Mund kalt.
URIN. - Brennen u. **Strangurie** mit Tenesmus des Blasenhalses. Verhaltung bei voller Blase.
MÄNNL. G. - Vermehrtes Verlangen. Chordée. **Priapismus.** Nächtliche Ergüsse.
ATEMWEGE. - **Präkordiale** Beklemmung. Erstickende Atemnot, Asthma. Heftiger, trockener, hackender Husten. Herzklopfen. **Atem kalt.** Unterbrochene Atmung.
SCHLAF. - **Schlaflosigkeit** mit kalten Gliedern. Sehnenküpfen u. extreme Ruhelosigkeit.
EXTREMITÄTEN. - Rheumatischer Schmerz zwischen den Schultern. Erschwerte Bewegung. Taubheit, Vibrieren u. **Kälte**, Knacken in den Gelenken. Wadenkrämpfe. Eiskalte Füße, Schmerzen wie von Verstauchung.
FIEBER. - Puls klein, schwach, langsam. **Eisige Kälte des ganzen Körpers.** Kalte Perspiration. **Kongestives Frösteln. Zunge kalt,** schlaff, zitternd.
HAUT. - **Kalt,** blaß, blau, livide. Mag nicht zugedeckt werden [**Sec.**].
MODALITÄTEN. - **V.** - Bewegung, Nacht, Kontakt, kalte Luft. **B.** - Wärme.
VGL. - Camph. wirkt entgegen oder modifiziert die Wirkung fast jedes botanischen Mittels, von Tabak, Opium, Wurmmitteln usw. - **Laffa acutangula** (der ganze Körper eiskalt mit Ruhelosigkeit u. Angst; brennen-

der Durst). - **Campher-Säure** - (ein Prophylaktikum gegen Katheterfieber; Zystitis, 0,972 g dreimal am Tag; auch zur Verhinderung von Nachtschweißen).
UNVERTRÄGLICH: Kali-nit.
ERGÄNZUNGSMITTEL: Canth.
ANTIDOTE: Op.; Nit-s-d-.; Phos.
VGL. FERNER: Carb.; Cupr.; Ars.; Verat-v.
DOS. - Tinktur, in Tropfendosen, häufig wiederholt, oder Riechen an Campherspiritus. Potenzen sind gleich wirksam, aber ungiftig.
Camphora D1 = **0**; -; **D1**; **D4**; [D2, 3]

CAMPHORA MONO-BROMATA

(Monobromkampfer)

Nervöse Erregbarkeit ist das Leitsymptom. Unterdrückung der Milch. Nächtliche Ergüsse. Schmerzhafte Erektionen, Paralysis agitans. Cholera infantum u. infantile Konvulsionen. Verstärkt die Wirkung von Chinin u. macht sie anhaltender.

GEIST, GEMÜT. - Richtungen erscheinen umgekehrt, d.h. Norden scheint Süden, Osten scheint Westen. Hysterie; Weinen u. Lachen im Wechsel. Trance-ähnlicher Zustand.
DOS. - D 2 Trit.
Camphora monobromata D2 = **0**; -; **D1**; -; [D3]

CANCHALAGUA

(Tausendgüldenkraut); Gentianaceae - Enziangewächse; Amerika

Verbreiteter Gebrauch als Fiebermittel u. bitteres Tonikum [**Gentiana**], gegen Malaria u. antiseptisch. Nützlich bei schweren, intermittierenden Fiebern in heißen Ländern; auch bei Influenza. Schmerzhaft, wie zerschlagen überall. Gefühl des Tropfens von u. auf verschiedenen Stellen.

KOPF. - Blutandrang. Engegefühl in der Kopfhaut; Gefühl wie von Verband; Brennen in den Augen, Summen in den Ohren.
FIEBER. - Frösteln überall; V. - im Bett nachts. Empfindlich gegen kalte Passat-Winde an der Pazifikküste. Allgemein Gefühl von Wundheit u. Zerschlagenheit; Übelkeit u. Würgen.
HAUT. - Runzelig wie bei einer Waschfrau. Engegefühl wie zusammengezogen durch Gummi.
DOS. - Tinktur in Tropfen-Gaben. Muß von der frischen Pflanze gemacht werden. Die medizinischen Eigenschaften gehen bei der Trocknung verloren.
Canchalagua t D1 = **0**; **D1**; **D2**; -; [D3]

CANNABIS INDICA

(Haschisch; Hanfblätter); **Cannabaceae - Maulbeergewächse; Zentralasien**

Hemmt die höheren Fähigkeiten u. regt die Phantasie auffällig an, ohne deutliche Anregung der unteren oder animalischen Instinkte. Ein Zustand **starker Exaltation,** bei welchem alle Wahrnehmungen u. Ideen alle Empfindungen u. Emotionen bis zum äußersten gesteigert sind. - Unterbewußter Zustand oder **Zwei-Naturen-Zustand.** Deutlich unter Kontrolle des zweiten Selbst, aber das ursprüngliche Selbst hindert die Durchführung von Tätigkeiten, die unter der Herrschaft des zweiten Selbst stehen. Offensichtlich können die zwei Naturen nicht unabhängig voneinander wirken, da die eine die andere hemmt (Wirkungen von 1,77 g Dosen nach Dr. Albert Schneider).
Der Experimentierende fühlt immer wieder, daß er sich von dem Subjekt der Haschischträume unterscheidet u. rational denken kann.
Die ungewöhnlichsten Halluzinationen u. Vorstellungen werden bewirkt. **Übertreibungen von Zeitdauer u. Raumausdehnung sind am charakteristischsten.** Vorstellung von Zeit, Raum u. Ort sind verschwunden. Äußerst glücklich u. zufrieden, denn nichts beunruhigt. Ideen häufen sich. Stark beruhigend bei vielen Nervenstörungen wie Epilepsie, Manie, Demenz, Delirium tremens u. übersteigerten Reflexen. Exophthalmischer Kropf. Katalepsie.

GEIST, GEMÜT. - Außerordentliche Redelust; **Überschwenglichkeit. Zeit scheint zu lange; Sekunden scheinen Zeitperioden,** einige zehn Meter eine unendliche Entfernung. Dauerndes Theoretisieren. Ängstliche Depression; dauernde Furcht, verrückt zu werden. Manie; muß sich dauernd bewegen. **Sehr vergeßlich; kann Satz nicht zu Ende führen.** Verliert sich in angenehmen Gedanken. **Unkontrollierbares Lachen.** Delirium tremens. Clairvoyance. Emotionelle Erregung; rascher Stimmungswechsel. Kann sich eigene Identität nicht klarmachen; chronischer Schwindel, als ob Patient weggetrieben würde.
KOPF. - Gefühl, **wie von Öffnen u. Schließen des Scheitels u. als ob das Schädeldach hochgehoben würde,** Schockwellen durch das Gehirn [**Aloe; Coca**]. Urämischer Kopfschmerz. Pulsieren u. Gewicht im Hinterkopf. Kopfschmerz mit Blähsucht. **Unwillkürliches Kopfschütteln.** Vor Migräneanfällen ungewöhnliche Erregung mit Redelust.
AUGEN. - Fixiert. Buchstaben laufen beim Lesen zusammen. Clairvoyance. Gesichtstäuschungen ohne Schreckgefühl.
OHREN. - Pulsieren, Summen u. Klingeln. Geräusche wie bei kochendem Wasser. Äußerste Geräuschempfindlichkeit.
GESICHT. - Ausdruck schläfrig u. stupide. Lippen zusammengeklebt. **Zähneknirschen im Schlaf.** Mund u. Lippen trocken. Speichel dick, schaumig u. klebrig.
MAGEN. - Vermehrter Appetit. Schmerz an der Kardia; B. - Druck.

Auftreibung. Pylorusspasmen. Gefühl äußerster Spannung in den Bauchgefäßen. Gefühl von Dehnung bis zum Platzen.
REKTUM. - Gefühl im Anus wie vom Sitzen auf einem Ball.
HARNWEGE. - Harn stark schleimig. Muß pressen; **Tröpfeln;** muß einige Zeit auf den Urinfluß warten. Stiche u. Brennen im Harnleiter. Dumpfer Schmerz im Gebiet der rechten Niere.
MÄNNL. G. - Nach Geschlechtsverkehr **Rückenschmerzen.** Sickern von weißem, eiweißartigem Schleim aus der Eichel. Satyriasis. Anhaltende Erregung. Schmerzhafte Erektion. Chordee. Gefühl der Schwellung im Damm oder am Anus wie vom Sitzen auf einem Ball.
WEIBL. G. - Menses **reichlich,** dunkel, schmerzhaft, ohne Klumpen. Rückenschmerz bei den Menses. Uteruskolik mit starker, nervöser Erregung u. Schlaflosigkeit. Sterilität [**Bor.**]. Dysmenorrhoe bei Libido.
ATEMWEGE. - Feuchtes Asthma. Brustbeklemmung mit tiefem, mühsamem Atem.
HERZ. - Herzklopfen weckt ihn auf. **Durchdringender** Schmerz mit starker Beklemmung. **Puls sehr langsam** [**Dig.**; **Kalm.**; **Apoc.**].
EXTREMITÄTEN. - **Schmerz über Schultern u. Wirbelsäule; muß sich bücken; kann nicht aufrechtgehen.** Gefühl des Vibrierens durch Arme u. Hände u. von den Knien nach unten. **Völlige Lähmung der unteren Extremitäten.** Schmerz in Sohlen u. Waden; starke Schmerzen in Knien u. Enkeln; **sehr erschöpft nach kurzem Gang.**
SCHLAF. - Sehr schläfrig, aber unfähig zu schlafen. Hartnäckige, schwer zu behandelnde Formen von Schlaflosigkeit. Katalepsie. Träumt von Leichen; prophetisch. Alpdrücken.
MODALITÄTEN. - **V.** - morgens von Kaffee, Likör u. Tabak; Liegen auf der rechten Seite. **B.** - von frischer Luft, kaltem Wasser, Ruhe.
VGL. - **Bell.**; **Hyos.**; **Stram.**; **Lach.**; **Agar.**; **Anhal.** (Zeitsinn verdreht; Zeitperioden werden enorm überbewertet, Minuten scheinen wie Stunden etc.).
DOS. - Tinktur u. tiefe Potenzen.
Cannabis indica : Betäubungsmittelgesetz

CANNABIS SATIVA

(Hanf); Cannabaceae
Persien, Ostindien, angebaut in allen Kulturländern.

Scheint besonders die Harn-, Sexual- u. Atemorgane zu beeinflussen. Hat charakteristische Gefühle wie von tropfendem Wasser. Starke Ermüdung wie con Überanstrengung; müde nach Mahlzeiten. Erstickungsgefühl beim Schlucken; Nahrung geht den falschen Weg nach unten. **Stottern.** Verwirrung von Gedanken u. Sprache. Sprache unschlüssig, hastig, unzusammenhängend.

KOPF. - Lektophobie. Schwindel; Gefühl von tropfendem Wasser auf dem Kopf. Druck an der Nasenwurzel.

AUGEN. - Hornhauttrübung. Katarakt durch nervöse Störungen, Alkohol- u. Tabakmißbrauch; Patient fühlt tief die nahende Erblindung. Verwischtes Sehen, Druck vom Augenhintergrund nach vorn. Gonorrhoische Augenentzündung. Augäpfel schmerzen. Skrofulöse Augenbeschwerden [**Sulf.**; **Calc.**].

HARNWEGE. - Verhaltung mit hartnäckiger Verstopfung. Schmerzhafter Drang. Miktion in gespaltenem Strahl. Stiche in der Harnröhre. Gefühl von Entzündung mit Berührungsempfindlichkeit. **Brennen beim Wasserlassen, ausstrahlend in die Blase.** Urin »sengend« mit spastischem Sphinkterverschluß. Gonorrhoe, akutes Stadium; Urethra sehr empfindlich. Geht mit gespreizten Beinen. Ziehen in den Hoden. Zickzackschmerz entlang der Harnröhre. Sexuelle Übererregung. Harnröhrenkarunkel [**Eucal.**], Phimose. Verstopfung der Harnröhre durch Schleim u. Eiter.

WEIBL. G. - Amenorrhoe bei Überbeanspruchung der physischen Kräfte, auch mit Verstopfung.

ATEMWEGE. - Atembeklemmung u. Herzklopfen; **muß aufstehen.** Gewicht auf der Brust. Rasselnder, pfeifender Atem. **Husten** mit grünem, fädigem, auch blutigem Auswurf.

HERZ. - Gefühl, als ob Tropfen vom Herzen fielen. Schmerzhafte Schläge mit Spannungen u. Herzklopfen. Perikarditis.

SCHLAF. - Schreckliche Träume. Morgens müder. Schläfrig tagsüber.

EXTREMITÄTEN. - Kontraktion von Fingern nach Verstauchung. Luxation der Kniescheibe beim Steigen. Schweregefühl in den Füßen beim Steigen. Paralytische, reißende Schmerzen. Beschwerden am Ballen u. unter Teilen der Zehen.

MODALITÄTEN. - V. - Hinlegen; Steigen.

ANTIDOTE: Camph.; Zitronensaft.

VGL. FERNER: Hedysarum - (Gonorrhoe u. Entzündung des Penis). - **Canth.; Apis; Cop.; Thuj.; Kali-nit.**

DOS. - Tinktur bis C 3.

Cannabis sativa : Betäubungsmittelgesetz

CANTHARIS - LYTTA VESICATORIA

(Spanische Fliege); Coleoptera, Kanthariden - Blasenkäfer; Mittel- u. Südeuropa

Dieses kräftige Mittel ruft eine heftige Störung im Animalbereich hervor, indem es die Harn- u. Sexualorgane besonders angreift, ihre Funktion pervertiert, heftige Entzündungen u. wildes Delirium verursacht, welches Tollwutsymptome vortäuscht [**Anag.**]. Kindbettkrämpfe. Bewirkt heftigste Entzündungen des gesamten Magen-Darmtraktes, besonders des Mastdarms. Überempfindlichkeit aller Körperteile. Reizung. **Schmerzen mit Rauhheit u. Brennen.** Blutungen. **Unerträglicher, dauernder Harndrang ist** am charakteristischsten. Magen-, Leber- u. Bauchbeschwerden **V. - durch**

Kaffeetrinken. Magenstörungen bei Schwangerschaft. Dysurie mit anderen Beschwerden. Verstärkte Schleimhautabsonderungen, zäher Schleim. Die durch Cantharis bewirkten Entzündungen (Blase, Nieren, Ovarien, Meningen, Pleura u. Perikard) sind gewöhnlich verbunden mit Blasenreizung.

GEIST, GEMÜT. - Wildes Delirium. Ängstliche Ruhelosigkeit, die in Wut endet. Schreien; Bellen; V. - Berühren der Kehle oder Wassertrinken. Versucht dauernd, etwas zu tun, aber bringt nichts fertig. **Akute Manie, gewöhnlich sexueller Art; amouröse Verrücktheit; wildes sexuelles Verlangen.** Anfälle von Wut, Schreien, Bellen. **Plötzlicher** Bewußtseinsverlust mit rotem Gesicht.

KOPF. - Brennen im Gehirn. Gefühl von kochendem Wasser im Gehirn. Schwindel; V. - im Freien.

AUGEN. - Gelbsehen [**Santon; China**]. **Feuriger, funkelnder, starrender** Blick. Brennen in den Augen.

OHREN. - Gefühl, als ob Wind aus dem Ohr käme oder heiße Luft. Knochen in Ohrnähe schmerzhaft [**Caps.**].

GESICHT. - Blaß, elend, totenähnliches Aussehen. Juckende Blasen auf dem Gesicht, brennend bei Berührung. Gesichtserysipel mit brennender, beißender Hitze mit Harnsymptomen. Heiß u. rot.

INN. HALS. - Zunge bedeckt mit Blasen; tief gefurcht; Kanten rot. **Brennen im Mund, Schlund u. Rachen;** Blasen im Mund. **Starke Schluckbeschwerden bei Flüssigkeiten.** Sehr zäher Schleim [**Kali-bi**]. Heftige Spasmen durch Berührung der Kehle. Halsentzündung; Gefühl wie von Feuer. Zusammenschnürung; aphthöse Ulzeration [**Hydrastin-muriatic.; Nit-ac.**]. Gefühl des Versengens. Verbrannt nach zu heißem Essen.

BRUST. - Pleuritits, sogleich nach dem Erguß. Intensive Atemnot; Herzklopfen; häufiger, trockner Husten. **Neigung zu tiefer Ohnmacht.** Kurzer, hackender Husten, zäher Schleim, blutgestreift. Brennende Schmerzen.

MAGEN. - Brennendes Gefühl in Speiseröhre u. Magen [**Carb.**] Abneigung gegen alles - Trinken, Nahrung, Tabak. Brennender Durst mit Widerwillen gegen alle Flüssigkeiten. Sehr empfindlich, **heftiges Brennen.** Erbrechen von blutgestreifter **Membran** u. heftiges Würgen. **V. - Kaffeetrinken**; Trinken der kleinsten Menge verstärkt Blasenschmerz, wird erbrochen. Unstillbarer Durst.

STUHL. - Zittern mit Brennen. Dysenterie; schleimige Stühle, **wie Abgeschabtes aus den Eingeweiden.** Blutig, mit **Brennen, Tenesmus u. Schaudern nach dem Stuhl.**

URIN. - Unerträglicher Drang u. Tenesmus. Nephritis mit blutigem Urin. Heftige Anfälle mit Schneiden u. Brennen im ganzen Nierengebiet, mit schmerzhaftem Harndrang; blutiger Urin **tropfenweise.** Unerträglicher Tenesmus; schneidende Schmerzen vor, bei u. nach dem Harnabgang. **Harnbrennen, tropfenweiser Abgang. Dauernder Harndrang.** Hautige Schuppen, wie Spreu, im Wasser. Urin gallertartig, hautig.

MÄNNL. G. - **Starke Libido**; schmerzhafte Erektionen. Schmerz in der Eichel [**Prun.**; **Pareir.**]. Priapismus bei Gonorrhoe.

WEIBL. G. - Plazentaverhaltung [**Sep.**] mit schmerzhaftem Wasserlassen. Treibt Molen, abgestorbene Föten, Membranen usw. heraus. **Nymphomanie** [**Plat.**; **Hyos.**; **Lach.**; **Stram.**]. Kindbett-Metritis, mit Blasenentzündung. Menses zu früh u. zu reichlich; schwarze Schwellung der Vulva mit Reizung. Dauernde Absonderung aus dem Uterus; V. - Vertreten. Brennender Eierstockschmerz; äußerst empfindlich. Schmerz im Steißbein, lanzinierend u. reißend.

ATEMWEGE. - Stimme leise; Schwächegefühl. Stiche in der Brust [**Bry.**; **Kali-c.**; **Squilla**]. Pleuritis mit **Exsudation.**

HERZ. - Herzklopfen; schwacher, unregelmäßiger Puls; Neigung zu tiefer Ohnmacht. **Perikarditis, mit Erguß.**

RÜCKEN. - Lendenschmerz mit dauerndem Harndrang.

EXTREMITÄTEN. - Reißen in den Gliedern. Ulzerativer Schmerz in den Sohlen; kann nicht auftreten.

HAUT. - Dermatitis venenata mit Blasenbildung. Ekzem um Skrotum u. Genitalien nach starkem Schweiß. Gangrän-Neigung. Ausschlag mit mehligen Schuppen. **Bläschen-Ausschläge** mit Brennen u. Jucken. Sonnenbrand. **Verbrennungen, Versengungen,** mit Rauhheit u. Schmerzen, erleichtert durch kalte Anwendungen, danach plötzliche Entzündung. **Erysipel, bläschenförmige Art,** mit großer Ruhelosigkeit. Nachts Brennen in den Sohlen.

FIEBER. - Kalte Hände u. Füße; kalter Schweiß. Sohlen brennen. Frösteln, als ob Wasser über den Patienten gegossen würde.

MODALITÄTEN. - **V.** - Berührung, Annäherung, beim Wasserlassen, durch Trinken von kaltem Wasser oder Kaffee. **B.** - Reiben.

ANTIDOTE. - **Acon.**; **Camph.**; **Puls.**

VGL. - **Cantharidin** (Glomerulonephritis). Unmittelbare pharmakologische Wirkung von Cantharidin ist Empfindlichkeit der Kapillaren, dadurch Erleichterung des Durchgangs nährender Flüssigkeiten. Besonders deutlich bei den Kapillaren der Nieren. Die Beobachtung von Blutzuckerzunahme - gleichzeitig mit der Glomerulonephritis scheint wichtig zu sein. - **Vesicaria** (Harn- u. Nierenmittel. Gefühl von Schmerzen u. Brennen entlang der Harnröhre u. in der Blase mit häufigem Harndrang, oft mit Strangurie. Zystitis, Reizblase. Tinktur 5- bis 10-Tropfen-Gaben). - **Fuchsina,** eine Farbsubstanz, benützt bei der Weinfälschung. (Entzündung der Nieren u. Nebennierenrinden mit Albuminurie, C 6 bis C 30. Rötung der Ohren, des Mundes, geschwollenes Zahnfleisch; tiefroter Urin; roter, reichlicher Durchfall mit starken Bauchschmerzen). - **Androsace lactea** (Harnbeschwerden, Diureticum; Wassersucht). **Apis**; **Ars.**; **Merc-cor.**.

ERGÄNZUNGSMITTEL: Camph.

DOS. - C 6 bis C 30. Verträgt wiederholte Dosen gut. Örtlich bei Verbrennungen u. Ekzemen, D 1 u. D 2 in Wasser oder als Salbe.

Cantharis + D1 = Ø; D1; D2; D4; [D4, 6]

CAPSICUM

(Cayenne Pfeffer); Solanaceae - Nachtschattengewächse; Mittelamerika

Scheint besonders passend für Personen mit lockerer Gewebebildung, schwach; verringerte vitale Wärme. Schlaffheit, Plethora, Trägheit, Kälte. Mangelnde Reaktionsfähigkeit. Fettleibige Menschen, träge, abgeneigt gegen körperliche Anstrengungen, mögen nicht von der Routine abweichen, leicht heimwehkrank. **Allgemeine Unreinlichkeit der Körpers.** Abstinenzler, frühere Gewohnheitstrinker. - Beeinflußt die Schleimhäute, bewirkt **Einschnürungsgefühl.** Felsbeinentzündung. Brennende Schmerzen u. allgemeines Frösteln. Ältere Leute mit erschöpfter Vitalität infolge geistiger Arbeit u. dürftiger Ernährung; Triefäugigkeit; Reaktionslosigkeit. Furcht vor der leichtesten Zugluft. Deutliche Vereiterungsneigung bei jeder Entzündung. Erschöpfung u. schlechte Verdauung bei Alkoholikern. Myalgie, Schmerzen u. Zucken der Muskeln.

GEIST, GEMÜT. - Außerordentliche Verdrießlichkeit. **Heimweh** mit Schlaflosigkeit u. Selbstmordneigung. Will allein gelassen werden. »Hitzige« Disposition. **»Delirium tremens«.**

KOPF. - Berstender Kopfschmerz; V. - Husten. Heißes Gesicht. Rote Wangen. Gesicht rot, obwohl kalt [**Asaf.**].

OHREN. - Brennen u. Stechen in den Ohren. **Schwellung u. Schmerz hinter den Ohren. Mastoiditis. Empfindlichkeit über dem Felsenbein;** außerordentlich schmerzhaft u. berührungsempfindlich [**Onos.**]. Otorrhoe u. Mastoidbeschwerden vor der Vereiterung.

INN. HALS. - Gefühl von Hitze in der Rachenenge. Subakute Entzündung der eustachischen Röhre mit starkem Schmerz. **Schmerz u. Trockenheit** im Rachen, auf die Ohren ausstrahlend. **Halsschmerz bei Rauchern u. Trinkern.** Zusammenschnürung. Brennende Einschnürung; V. - zwischen den Schluckbewegungen. Entzündete Uvula u. Gaumen; geschwollen u. erschlafft.

MUND. - Herpes labialis (ein Tropfen der Urtinktur). **Stomatitis.** Unangenehmer Mundgeruch. **Stinkender Mundgeruch.**

MAGEN. - Brennen in der Zungenspitze. Atonische Dyspepsie. Starke Blähsucht, besonders bei geschwächten Patienten. Intensives Verlangen nach Stimulantien. Erbrechen, Senkungsgefühl in der Magengrube. **Viel Durst; aber Trinken verursacht Schaudern.**

STUHL. - Blutiger Schleim mit Brennen u. Tenesmus; ziehender Schmerz im Rücken nach Stuhlgang. **Durstig nach Stuhl, dabei Zittern. Blutende Hämorrhoiden** mit Wundheit des Anus. Stechender Schmerz beim Stuhl.

URIN. - Strangurie, häufiger, fast erfolgloser Drang. **Brennen in der Harnröhrenmündung.** Urin kommt zuerst tropfenweise, dann in Güssen; Blasenhals spastisch eingeschnürt. Ektropion der Harnröhre.

MÄNNL. G. - Kälte des Skrotum mit Impotenz, atrophierten Hoden; Gefühlsverlust in den Hoden mit Erschlaffung u. Verkümmerung. Gonorrhoe mit Chordee, starkem Brennen, Prostataschmerz.
WEIBL. G. - Klimakterische Störungen mit Brennen der Zungenspitze [**Lathy.**]. Uterusblutung in der Menopause mit Übelkeit. Gefühl des Stechens im linken Ovargebiet.
ATEMWEGE. - Zusammenschnürung der Brust; Atmung gehemmt; Heiserkeit. Schmerz in der Herzspitze oder im Rippengebiet, V. - bei Berührung. Trockener, hackender Husten, übelriechenden Atem aus den Lungen treibend. Atemnot. Gefühl, als ob Brust u. Kopf in Stücke gingen. Explosiver Husten. Drohender Lungenbrand. **Beim Husten Schmerz in entfernten Körperteilen** - Blase, Beinen, Ohren usw..
EXTREMITÄTEN. - Schmerz von den Hüften zu den Füßen. Ischias V. - Nachhintenbeugen; **V. - Husten.** Spannungsschmerz im Knie.
FIEBER. - Kälte mit schlechter Laune. **Zittern nach dem Trinken.** Frösteln beginnt im Rücken, B. - Hitze. Muß etwas Heißes im Rücken haben. Durst vor dem Frösteln.
MODALITÄTEN. - B. - Essen, Hitze. **V.** - im Freien, Aufdecken, Zugluft.
ANTIDOTE: Cina; Calad.
VGL.: Puls.; Lycop.; Bell.; Centaurea (Blutandrang; Heimweh, Wechselfieber).
DOS. - C 3 bis C 6. Bei Delirium tremens 1 - 2 g-Gaben der Tinktur in Milch oder Orangenschalentinktur.
Capsicum D1 = Ø; D1; D2; D4; [D3]

CARBO ANIMALIS
Tierkohle

Scheint besonders passend für skrofulöse u. venöse Konstitutionen, alte Leute u. Zustände nach schwächenden Krankheiten mit schwachem Kreislauf u. verminderter Vitalität. **Drüsen verhärtet,** Adern erweitert, Haut blau. **Nach Pleuritis zurückgebliebene Stiche.** Leicht überanstrengt vom Heben. Schwäche bei nährenden Frauen. Ulzeration u. Zersetzung. Alle Ausscheidungen übel riechend. Kongestion **ohne** Hitze.

GEIST, GEMÜT. - Wunsch, allein zu sein, traurig u. nachdenklich, **vermeidet Unterhaltung.** Angst nachts, mit Blutandrang.
KOPF. - Kopfschmerz, als ob der Kopf explodiert wäre. Blutandrang mit Verwirrungsgefühl, als ob etwas über den Augen läge, so daß sie nicht hochblicken kann. Bläuliche Wangen u. Lippen. Schwindel, danach Nasenbluten. Nase geschwollen, Spitze bläulich, kleiner Tumor darauf. Hören verwirrt; **kann Ursprung eines Klanges nicht angeben.**
MAGEN. - Essen ermüdet den Patienten. Gefühl von Schwäche u. Leere im Magen. Brennen u. Kneifen. **Schlechte Verdauung. Blähsucht.**
Ptomainvergiftung. Abneigung gegen fette Nahrung. Saures Wasser aus dem Munde. Pyrosis.

WEIBL. G. - Schwangerschaftsübelkeit V. - nachts. Lochien übelriechend [**Kreos.**; **Rhus.**; **Sec.**]. Menses zu früh, häufig, langanhaltend, **danach starke Erschöpfung**, so schwach, kann kaum sprechen (Cocc.). Fluß nur morgens [**Bor.**; **Sep.**]. Brennen in Vagina u. Labien. Stechen in der Brust; **schmerzhafte Verhärtungen in der Brust**, besonders rechts. Uteruskrebs, brennender Schmerz die Oberschenkel hinunter.
ATEMWEGE. - Pleuritis, typhoider Art, nachbleibender Stich. Ulzeratiôn der Lunge mit Kältegefühl im Brustkorb. Husten mit Absonderung von grünlichem Eiter.
HAUT. - Schwammige Ulzera, kupferfarbiger Ausschlag. Akne rosacea. Frostbeulen, V. - abends im Bett, von Kälte. Warzen auf Händen u. Gesicht alter Leute, bei bläulicher Farbe der Extremitäten. **Drüsen verhärtet**, geschwollen, schmerzhaft an Hals, Achseln, Leisten, Brust; Schmerzen lanzinierend, schneidend, brennend [**Con.**; **Merc-j-r.**]. Brennen, Rauhheit u. Fissuren; Feuchtigkeit. **Bubo.**
EXTREMITÄTEN. - Schmerz im Steißbein; brennt bei Berührung. Enkel drehen sich leicht. Anstrengung u. Überheben bewirken große Schwäche. Gelenke schwach. Leichte Verfärbung. Schmerz in den Hüftgelenken nachts. **Nachtschweiß** stinkend u. reichlich. Handgelenke schmerzend.
MODALITÄTEN. - V. - nach Rasieren, Verlust von Körpersäften.
VGL. - Die Carbo-Gruppe hat insgesamt eitrige Absonderungen u. Ausdünstungen. Alle wirken auf die Haut, bewirken Intertrigo u. Wundreiben. Drüsenvergrößerungen u. katarrhalische Zustände, Blähsucht u. Asphyxie. **Tetrachlorkohlenstoff** soll Fettleber verursachen [**Phos.**; **Ars.**; **Chlf.**]. Paralyse der Interosseusmuskeln von Füßen u. Händen. Wunderbare klinische Resultate bei der Behandlung von Hakenwurmerkrankungen. Vgl. **Thymol** (Vergleichsmittel).
ERGÄNZUNGSMITTEL: Calc-p.
ANTIDOTE: Ars.; Nux-v.
VGL. - Bad.; Sep.; Sulf.; Plb-j.
DOS. - C 3 bis C 30. C 3 zum Durchblasen bei Ohrenpolypen.
Carbo animalis D8; D10; D2; D8; [D3, 4, 6 **Tbl**]

CARBO VEGETABILIS

(Holzkohle)
Abbau u. **mangelhafte Oxydation** sind der Grundtenor dieses Mittels. Der typische Carbo-Patient ist untätig, fett, faul u. hat Neigung zu Chronizität bei seinen Beschwerden. Das Blut scheint in den Kapillaren zu stagnieren, verursacht so Bläue, Kälte u. Ekchymosen. Der Körper wird blau, eiskalt. Bakterien finden reichen Boden in dem fast bewegungslosen Blutstrom; Sepsis u. typhoider Zustand folgen.
Verminderte Lebenskraft durch Verlust von Flüssigkeiten, nach Drogen; nach anderen Krankheiten; bei alten Leuten mit Blutandrang in den Adern; Kollapszustände bei Cholera, Typhus. Diese Zustände erfordern besonders die Wirkung von Carbo. Der Patient kann fast leblos scheinen, aber der Kopf ist heiß; Kälte, Atem kühl, Puls nicht spürbar, beklemmte u.

beschleunigte Atmung; er muß Luft haben; sie muß ihm zugefächelt werden, alle Fenster müssen offen sein. Ein typischer Zustand für **Carb-v.**. Der Patient wird leicht ohnmächtig, ist erschöpft u. muß frische Luft haben. Blutungen aus jeder Schleimhautoberfläche. Sehr geschwächt. Patient scheint zu schwach zu sein, um durchzuhalten. **Personen, die sich nie völlig von den Wirkungen einer vorangegangenen Krankheit erholt haben.** Gewichtsgefühl, z. B. in Kopf (Hinterkopf), Augen u. Augenlidern, vor den Ohren, im Magen u. sonstwo im Körper; eitriger (septischer) Zustand aller Beschwerden, verbunden mit Gefühl des Brennens. Allgemeine Venenstauung, blaue Haut, Glieder kalt.

GEIST, GEMÜT. - Abneigung gegen Dunkelheit. Geisterfurcht. Plötzlicher Gedächtnisverlust.
KOPF. - **Schmerz von jedem Überessen.** Gefühl von Schmerzhaftigkeit im Haar, **fällt leicht aus;** Kopfhaut juckt beim Warmwerden im Bett. Hut drückt auf den Kopf wie ein schweres Gewicht. Schwere u. Einschnürungsgefühl im Kopf. Schwindel mit Übelkeit u. Ohrenklingen. Stippen auf Stirn u. Gesicht.
GESICHT. - Gedunsen, zyanotisch. Blaß, hippokratisch, kalt mit kaltem Schweiß; blau [**Cupr.**; **Op.**]. Mit Flecken übersäte Wangen u. rote Nase.
AUGEN. - Erscheinungen von schwarzen, schwimmenden Flecken. Asthenopie. Brennen in den Augen. Muskelschmerzen.
OHREN. - Otorrhoe nach Krankheit mit Exanthemen. Ohren trocken. Ohrpfropfbildung mit abschilferndem Epithel des Gehörgangs.
NASE. - **Epistaxis in täglichen Anfällen bei blassem Gesicht.** Blutung nach **Anstrengung** mit blassem Gesicht. Nasenspitze rot u. schuppig. Jucken an den Nasenöffnungen. Variköse Adern auf der Nase. Ausschlag am Nasenflügelwangenrand. Schnupfen mit Husten, besonders bei feuchtem, warmem Wetter. Erfolglose Versuche zu niesen.
MUND. - Zunge belegt, weiß oder gelbbraun, **bedeckt mit Aphthen.** Zähne sehr empfindlich an den Kauflächen; Zahnfleisch hochgezogen, leicht blutend. Blut aus dem Zahnfleisch sickernd beim Zähneputzen. Parodontose.
MAGEN. - **Aufstoßen, Schwere, Völle u. Schläfrigkeit;** gespannt von Blähsucht mit Schmerzen; V. - Hinlegen. Aufstoßen nach Essen u. Trinken. Zeitweilige Erleichterung durch Aufstoßen. Ranziges, saures oder fauliges Aufstoßen. Wasserkolk, asthmatische Atmung wegen Meteorismus. Übelkeit morgens. Brennen im Magen, ausstrahlend zum Rücken u. die Wirbelsäule entlang. **Zusammenziehender Schmerz zur Brust ausstrahlend mit Auftreibung des Bauches.** Gefühl von Schwäche u. Hinfälligkeit im Magen, nicht erleichtert durch Essen. Krampfartige Schmerzen zwingen den Patienten, sich zu krümmen. Aufkommende Beschwerden eine halbe Stunde nach dem Essen. Empfindlichkeit im Oberbauch. **Langsame Ver-**

dauung; Speisen faulen, bevor sie verdaut werden. Gastralgie nährender Frauen mit übermäßiger Blähsucht, saurem, ranzigen Aufstoßen. Widerwille gegen Milch, Fleisch u. **fette Sachen. Das einfachste Essen verursacht Beschwerden.** Oberbauchgebiet sehr empfindlich.

ABDOMEN. - Schmerz wie vom Gewichtheben; Kolik vom Autofahren, Abgang von viel stinkenden Winden. Kann enge Kleidung um Taille u. Bauch nicht ertragen. Beschwerden von Darmfisteln. **Bauch stark aufgetrieben;** B. - durch Windabgang. **Blähungskolik.** Leberschmerz.

REKTUM U. STUHL. - Blähung heiß, feucht, übelriechend. Gefühl von Jucken, Nagen u. Brennen im Mastdarm. **Scharfe, ätzende Nässe aus dem Rektum.** »Muffiges«, klebriges Exkret sickert aus. Wundheit, juckende Feuchtigkeit am Damm nachts. Blutabsonderung aus dem Rektum. Brennen am Anus, brennende Varizen [**Mur-ac.**]. Schmerzhafter Durchfall alter Leute. Häufige, unwillkürliche, nach Kadaver riechende Stühle, danach Brennen. Weiße Hämorrhoiden; Wundheit am Anus. **Bläuliche,** brennende Hämorrhoiden. **Schmerz** nach Stuhlgang.

MÄNNL. G. - Absonderung von Prostataflüssigkeit beim Stuhl. Jucken u. Feuchtigkeit am Oberschenkel beim Skrotum.

WEIBL. G. - Zu frühe u. reichliche Menses. Blasses Blut. Geschwollene Vulva; Aphthen; Varizen auf den Schamteilen. Leukorrhoe vor Menses, dick, grünlich milchig, wundmachend [**Kreos.**]. Bei Menstruation Brennen in Händen u. Sohlen.

ATEMWEGE. - Husten mit Jucken in der Kehle; spastisch mit Knebelgefühl u. Schleimbrechen. Keuchhusten, besonders am Anfang. Tiefe, rauhe Stimme, bei leichter Anstrengung versagend. **Heiserkeit; V. - abends,** beim Sprechen; abends Atembeklemmung, wunde, rauhe Brust. Pfeifendes Atmen u. Schleimrasseln in der Brust. Gelegentlich lange Hustenanfälle. **Husten mit Brennen in der Brust;** V. - abends, im Freien, nach dem Essen u. Sprechen. Spastischer Husten, bläuliches Gesicht, übelriechender Auswurf, vernachlässigte Pneumonie. Atem kalt; **muß gefächelt werden.** Blutung aus den Lungen. **Asthma bei alten Leuten mit blauer Haut.**

EXTREMITÄTEN. - Schwer, steif; Lähmungsgefühl, **Glieder schlafen ein;** Mangel an Muskelkraft. Gelenke schwach. Schmerz in Schienbeinen. Krampf in den Sohlen; Füße taub u. schweißig. **Kälte von den Knien nach unten.** Zehen rot, geschwollen. Brennender Schmerz in Knochen u. Gliedern.

FIEBER. - Kälte mit Durst. Frösteln beginnt im Unterarm. Brennen an verschiedenen Stellen. Schweißausbruch beim Essen. Hektische Fieber, erschöpfende Schweiße.

HAUT. - Blau, kalt mit Ekchymosen. Marmorisiert mit Teleangiektasien. Jucken; V. - abends bei Erwärmung im Bett. Feuchte Haut; **heißer Schweiß.** Altersbrand, in den Zehen beginnend; Wundliegen; leicht blutend.

Haarausfall durch allgemein geschwächten Zustand. Indolente Ulzera, brennender Schmerz; seröse, stinkende Absonderung; Neigung zu Brand an den Rändern. Purpura. **Variköse Ulzera,** Karbunkel [**Ars.**: **Anthr.**].
MODALITÄTEN. - V. - abends; nachts u. im Freien; Kälte; fettes Essen, Butter, Kaffee, Milch, warmes, feuchtes Wetter; Wein. **B.** - Aufstoßen, **Fächeln,** Kälte.
ANTIDOTE: Spiritus-Glonoinnitrat; Camph.; Ambr.; Ars.
VGL. - Carboneum - (Spasmen, von der Zunge aus, Speiseröhre u. Extremitäten hinuntergehend. Gefühl des Vibrierens) **Lyc.; Ars.; Chin.**
ERGÄNZEND. - Kali-c.; Dros.
DOS. - C 1 bis C 3 Trit. bei Magenstörungen. C 30 u. höher bei chronischen Zuständen u. Kollaps.
Carbo vegetabilis D8; D10; D2; D8; [**D3, 4, 6 12 Tbl**]

CARBOLICUM ACIDUM

(Karbolsäure); aromatische Hydroxylverbindung

Ist ein kräftiges Reizmittel u. Anästhetikum. Ein Mittel für kraftlose, faulige, schmerzlose Zustände mit Zersetzung. Stupor, Lähmung von Gefühl u. Bewegung, schwacher Puls u. beklemmtes Atmen, Tod durch Lähmung der Atmungszentren. Wirkt hauptsächlich auf das zentrale Nervensystem. **Vermehrte Geruchsempfindlichkeit.** - Bewirkt geistige u. körperliche Schwäche, Abneigung gegen das Studieren, mit bandartigen Kopfschmerzen. **Deutliche Feinheit des Geruchsempfindens** ist ein starkes Leitsymptom. Magensymptome auch wichtig. Schreckliche Schmerzen; kommen u. gehen plötzlich. Körperliche Anstrengung führt zu Abszessen irgendwo. Eitrige Absonderung [**Bapt.**]. Scharlach mit deutlicher Neigung zur Gewebszerstörung innerlich u. stinkendem Geruch. Spastisches Husten. Arthritis. (Vgl. Dros.).

KOPF. - Abgeneigt gegen geistige Arbeit. Gefühl von Enge, wie zusammengepreßt von einem Gummiband [**Gels.; Berb-aqu.**]. Orbitalneuralgie über dem rechten Auge. Kopfschmerz, B. - von grünem Tee; beim Rauchen.
NASE. - Sehr feines Geruchsempfinden. Eitrige Absonderung. Ozaena mit Gestank u. Ulzeration. Influenza u. nachher Schwäche.
INN. HALS. - Geschwürige Flecken an Wangenschleimhaut u. Lippen. **Brennen vom Mund** bis zum Magen. Rachen gerötet u. mit Exsudat bedeckt. Uvula weiß u. faltig. **Eitrige Absonderung.** Schlucken fast unmöglich. **Diphtherie, stinkender Atem, Regurgitation** beim Schlucken von Flüssigkeiten, aber wenig Schmerz [**Bapt.**]. Gesicht dunkelrot; weiß um Mund u. Nase. Rascher Verfall der Lebenskräfte.

MAGEN. - Appetitlosigkeit. **Verlangen nach Stimulantien u. Tabak.** Dauerndes Aufstoßen. Übelkeit, **Erbrechen,** dunkel-olivgrün. Hitze steigt die Speiseröhre hinauf. Flatulente Auftreibung von Magen u. Bauch. Schmerzhafte Blähsucht oft in einem Darmabschnitt spürbar [**Sulfur-Carbolat von Soda**]. **Dyspepsie mit Gärung** u. üblem Geschmack u. Atem.
STUHL. - Verstopfung mit **stark stinkendem Atem.** Blutig, wie Abschabsel von Eingeweiden. Starker Tenesmus. Durchfall; Stühle dünn, schwarz, eitrig.
URIN. - Fast schwarz. Diabetes. Reizblase bei alten Männern mit häufigem Urinabgang nachts, wahrscheinlich prostatischen Ursprungs. D 1 gebrauchen.
WEIBL. G. - Absonderungen immer stinkend [**Nit-ac.**; **Nux-v.**; **Sep.**]. Um Vulva herum Pusteln mit blutigem Eiter. Quälende Rückenschmerzen über die Lenden hin abwärts ziehend in die Oberschenkel. Schmerz im linken Ovar; V. - Gehen im Freien. Erosion der Zervix; stinkende, scharfe Absonderung. Weißfluß bei Kindern [**Cann-s.**; **Merc.**; **Puls.**; **Sep.**]. Kindbettfieber mit übelriechender Absonderung. Quälender Weißfluß, Jucken u. Brennen verursachend [**Kreos**].
EXTREMITÄTEN. - Krämpfe vorne im Bein, nahe dem Schienbein **beim Gehen.** Nagende Schmerzen in den Schienbeinen. Arthritis.
HAUT. - Juckende Blasen mit brennendem Schmerz. Verbrennungen neigen zur Ulzeration.
VGL. - **Chrysarobin** (örtlich bei Herpes tonsurans der Kopfhaut 5 - 10%ige Lösung in Glyzerin u. Alkohol zu gleichen Teilen). **Ars.**; **Kreos.**; **Carb.**; **Guano.** (Hef iger Kopfschmerz mit Bandgefühl. Jucken von Nasenlöchern, Rücken, Oberschenkeln, Genitalien. Symptome wie Heufieber).
ANTIDOTE: Alkohol; Essig; Kreide; Jod. Glaubersalz in Wasserlösung.
UNVERTRÄGLICH: Glyzerin u. pflanzliche Öle.
DOS. - C 3 bis C 30. **Phenol** bei Arthritis nach **Goodno.** Muß völlig rein sein. Kristallische Lösung (25 %ig) zu gleichen Teilen Wasser u. Glyzerin, Dos. 1,18 ml gut verdünnt 3-mal täglich (Bartlett).
Carbolicum acidum + **D1** = **∅**; **D2**; **D4**; -; [D4]

CARBONEUM HYDROGENISATUM

(Hydrogencarbonat); $MIHCO_3$ oder $MII(HCO_3)_2$

Symptome ähneln einem Schlaganfall. Spasmen wie bei Kiefersperre. Trismus. Stühle u. Urin unwillkürlich.

GEIST, GEMÜT. - Benommenheit. Außerordentliches Gefühl der Zufriedenheit. Alle Gedanken erscheinen in einem Augenblick wie auf einem inneren Spiegel.
AUGEN. - Lider halb geschlossen. Oszillieren der Augäpfel. Pupillen unempfindlich gegen Licht.

CARBONEUM OXYGENISATUM

Herpes zoster, Pemphigus u. Trismus werden durch diese Droge hervorgerufen. Kälte, **Schläfrigkeit,** Bewußtlosigkeit sind deutliche Symptome. Schwindel.

KOPF. - Zerebrale Kongestion; Halluzinationen von Gesichts-, Gehör- u. Gefühlssinn. Neigung, sich im Kreis zu drehen. **Kiefer fest geschlossen.** Trismus. Schwere im Kopf. Stechender Schmerz in den Schläfen. Dröhnen in den Ohren.
AUGEN. - Augenlähmung, Hemianopsie, gestörte Pupillenreaktion, Sehnervenentzündung u. Atrophie. Blutungen subkonjunktival u. retinal.
HAUT. - Anästhesie; Blasenbildung entlang Nervensträngen. **Herpes zoster;** Pemphigus mit großen u. kleinen Blasen. Hände eisigkalt.
SCHLAF. - Tief. **Sehr lang;** Schläfrigkeit mehrere Tage lang.
DOS. - C 1.

CARBONEUM SULFURATUM
(Schwefelkohlenstoff)

Diese Droge hat tiefe, desorganisierende Wirkung u. breite Wirkung von der Symptomatologie her. Sehr nützlich bei Zusammenbruch durch Alkoholmißbrauch. Empfindliche Patienten, V. - bei Kälte; schwache Muskulatur, Haut u. Schleimhäute gefühllos. Besondere Affinität zu den Augen. Chronischer Rheumatismus, sensibel u. kalt. Mangel an vitaler Hitze. Durchfall alle 4 bis 6 Wochen. Lähmung mit starker Kongestion der Nervenzentren. Tabes. Sensorische Beschwerden in den Gliedern. **Impotenz,** Ischias fallen in den therapeutischen Bereich dieses Mittels. Chronischer Bleischaden. **Verringerte Sensibilität** in Armen, Händen u. Füßen. Periphere Neuritis.

GEIST, GEMÜT. - Reizbar, ängstlich, intolerant; **Stupor.** Geistig-seelische Schwerfälligkeit. Gesichts- u. Gehörshalluzinationen. Wechselnde Stimmung. Demenz wechselnd mit Erregung.
KOPF. - Kopfschmerz mit Schwindel. Schmerzen wie von einer engen Kappe. Gefühl von Verstopfung in den Ohren. **Geräusche im Kopf.** Ulzeration der Lippen, Anästhesie von Mund u. Zunge.
AUGEN. - Myopie, Asthenopie u. gestörtes Farbsehen, wolkige u. atrophische Papille u. Zentralskotom für hell, rot u. grün, nicht aber für weiß. Optische Neuritis zur Atrophie fortschreitend. Arterien u. Adern kongestiert. Kongestion der Retina; Papille blaß. Alles scheint im Nebel. Sehvermögen stark geschwächt. Farbblindheit.
OHREN. - Gehör geschwächt. Summende u. singende Geräusche wie bei einer äolischen Harfe. **Ohrenklingen. Menière.**

ABDOMEN. - Schmerz mit **wandernden Schwellungen** wie von Flatus. Auftreibung mit Schmerzhaftigkeit u. Kollern.
MÄNNL. G. - Libido verloren. Teile atrophiert. Häufige, reichliche Ergüsse.
EXTREMITÄTEN. - Herpes am Handrücken. Schmerzhafte Glieder, wie geprellt; Anästhesie von Armen u. Händen. Krämpfe in den Gliedern. Blitzartige Schmerzen mit Krämpfen. Finger geschwollen, **gefühllos,** starr, steif. Gang unsicher, taumelnd; V. - im Dunkeln. Füße gefühllos. **Ischias. Fliegende Schmerzen, lange regelmäßig wiederkehrend.** Schmerz in den unteren Gliedmaßen mit Krämpfen u. Ameisenlaufen. **Neuritis.**
SCHLAF. - Tiefer Morgenschlaf mit ängstlichen, quälenden Träumen.
HAUT. - Anästhesie; Brennen; Jucken; Ulzera; kleine Wunden schwären. Nützlich zur Hemmung von Krebswucherung. Furunkulose. Chronische Hauterkrankungen mit viel Jucken.
MODALITÄTEN. - B. - im Freien, **V. -** nach dem Frühstück; Baden. Empfindlich gegen feuchtwarmes Wetter.
VGL. - Potass. Xantate (Ähnlich in der Wirkung. Wirkt auf die Rindensubstanz; Gedächtnisverlust, deutliche Blutzersetzung. Impotenz u. Senilität). **Tub.; Rad.; Carb.; Sulf.; Caust.; Sal-ac.; Cinch.**. Bei Augensymptomen vgl. **Benz-dinitric.; Thyroidin** (fortschreitendes Nachlassen des Sehvermögens mit Zentralskotom.).
DOS. - C 1. Lokal bei Gesichtsneuralgie u. Ischias.
Carboneum sulfuratum + D1 = Ø; -; -; -; [D4]

CARCINOSIN ADENOS. (M)

CARDIOSPERMUM (AHZ 1972, 147 ff.)

vgl. Anhang

CARDUUS MARIANUS - SILYBUM MARIANUM

(Mariendiestel); Compositae - Korbblütler; Südeuropa

Die Wirkung dieser Droge ist konzentriert auf die Leber u. das Pfortadersystem. Wundheit, Schmerz u. Gelbsucht bewirkend. Hat besondere Beziehung zu den Gefäßen. Mißbrauch von alkoholischen Getränken, besonders Bier. **Variköse Adern** u. Ulzera. Erkrankungen von Bergleuten, verbunden mit Asthma. Wassersuchtartige Zustände bei Leberkrankheit, u. wenn sie zurückzuführen sind auf Blutfülle im Becken u. Lebererkrankung. Stört den Zuckerstoffwechsel. Influenza, wenn Leber angegriffen ist. Schwäche. Hämorrhagien, besonders bei Lebererkrankung.

GEIST, GEMÜT. - Niedergeschlagen; vergeßlich, apathisch.
KOPF. - Gefühl von Zusammenziehung über den Augenbrauen. Dumpf, schwer, stupide mit unreiner Zunge. Schwindel mit Neigung, nach vorne zu fallen. Brennen u. Druck in den Augen. Nasenbluten.
MAGEN. - Geschmack bitter. Widerwille gegen gesalzenes Fleisch. Appetit gering; Zunge belegt; **Übelkeit; Würgen; Erbrechen von grüner** saurer

Flüssigkeit. Stiche in der linken Magenseite nahe der Milz [**Cean.**]. Gallensteinerkrankung mit vergrößerter Leber.
ABDOMEN. - Schmerz im Lebergebiet. Linker Lappen sehr empfindlich. Völle u. Wundheit mit feuchter Haut. Verstopfung; **Stühle hart, schwierig, knotig;** wechselnd mit Durchfall. Stühle hellgelb. Schwellung der Gallenblase mit schmerzhafter Empfindlichkeit. Hyperämie der Leber mit Gelbsucht. Zirrhose mit Wassersucht.
REKTUM. - Blutende Hämorrhoiden, Darmvorfall, brennender Schmerz in Anus u. Rektum, harte, knotige, lehmige Stühle. Reichlicher Durchfall bei Darmkrebs. 10 Tropfen-Gaben (Wapler).
URIN. - Wolkig; goldfarben.
BRUSTKORB. - Stechende Schmerzen in den unteren rechten Rippen; vorn. V. - bei Bewegung beim Gehen usw.. **Asthmatische Atmung.** Schmerz im Brustkorb, zu Schultern, Rücken, Lenden u. Bauch ausstrahlend, mit Harndrang.
HAUT. - Jucken beim Hinlegen nachts. Variköse Ulzera [**Clem-vitalba**]. Ausschlag am unteren Teil des Brustbeins.
EXTREMITÄTEN. - Schmerz im Hüftgelenk, sich ausbreitend zum Gesäß u. hinunter in die Oberschenkel; **V. - Bücken.** Schwieriges Aufstehen. Schwächegefühl in den Füßen, besonders nach dem Sitzen.
VGL. - **Card-b.** (starke Wirkung auf die Augen u. Zusammenschnürungsgefühl in vielen Teilen; Magensymptome ähnlich); **Chel.**; **Chion.**; **Merc.**; **Podo.**; **Bry.**; **Aloe.**
DOS. - Tinktur u. niedrige Potenzen.
Carduus marianus t Ø; D1; D1; D4; [**Ø**; D2, 4]

CARLSBAD
(Quellwasser)

Berühmt für seine Wirkung auf die Leber u. für die Behandlung von Fettleibigkeit, Diabetes u. Gicht. In homöopathischen Potenzen nützlich bei Schwäche aller Organe, Verstopfung, starker Erkältungsneigung. Periodizität, wiederholte Wirkungen im Zeitraum von 2 bis 4 Wochen [**Ox-ac.**; **Sulf.**]. **Allgemeine Wallungen.** Jucken verschiedener Teile.

GEIST, GEMÜT. - Entmutigt u. ängstlich wegen häuslicher Pflichten.
KOPF. - Schmerz mit geschwollenen Schläfenadern [**Sang.**]; B. - Bewegung, im Freien.
GESICHT. - Gelb, fahl, rot u. heiß; Schmerz im Jochbein; Spinnwebgefühl.
MAGEN. - Zunge weiß belegt. Stinkender Geruch aus dem Mund. Pelziges Gefühl. Saurer oder salziger Geschmack. Schluckauf u. Gähnen. Sodbrennen [**Carb.**].
URIN. - **Harnstrahl schwach u. langsam;** passiert nur beim Pressen der Bauchmuskeln.
REKTUM. - **Stuhlverhaltung.** Stuhl langsam, passiert nur bei starkem Bauchpressen. Brennen in Rektum u. Anus. Blutende Hämorrhoiden.
VGL. - **Nat-sulf.**; **Nux-v.**
DOS. - Niedere Potenzen

CASCARA SAGRADA - RHAMNUS PURSHIANA

(Rinde vom amerikan. Faulbaum); Rhamnaceae - Kreuzdorngewächse

Eingeführt als Palliativum für Verstopfung (nicht-homöopathisch), 15 Tropfen des Flüssigkeitextraktes, stellt normale Funktionen durch seine tonischen Wirkungen wieder her, hat aber breitere Wirkung, wie sorgfältige Prüfungen zeigen werden. Chronische Verdauungsstörungen, Zirrhose u. Gelbsucht. Hämorrhoiden u. Verstopfung. Gastrischer Kopfschmerz. Breite, schlaffe Zunge; übelriechender Atem.
URIN. - Muß einige Minuten warten, bis Urin kommt, zuerst tropfenweise.
EXTREMITÄTEN. - **Rheumatismus von Muskeln u. Gelenken mit hartnäkkiger Verstopfung.**
VGL. - **Hydr.**; **Nux.**; **Rhamnus Californica** (Tinktur bei Verstopfung; Auftreibung u. Appendizitis u. besonders **Rheumatismus**).
DOS. - Tinktur bis C 6.
Cascara sagrada D1 = ∅; D1; D2; -; [D3]

CASCARILLA

(Rinde von Croton eluteria); Euphorbiaceae - Wolfsmilchgewächse; Bahamainseln

Wirkt auf den Verdauungskanal; Verstopfung. Abneigung gegen **Tabakgeruch. Neigung zum Erbrechen sehr deutlich.**
MAGEN. - Hunger nach den Mahlzeiten. Verlangen nach heißen Getränken. **Übelkeit u. Erbrechen.** Magenschmerz wie von einem Schock. Pressende Kolik.
REKTUM. - Verstopfung; Stühle hart, schleimbedeckt [**Graph.**]. Helles Blut beim Stuhlgang. Durchfall wechselnd mit hartem, klumpigem Stuhl, mit Rückenschmerz u. Mattigkeit, vorher kneifender Schmerz. Nagender Schmerz hoch oben im Rektum.
DOS. - C 1 bis C 3.
Cascarilla D1 = ∅; D1; D2; -; [D3]

CARCINOSIN

(Nosode aus einem Karzinom).

Es wird behauptet, daß Carcinosin günstig u. modifizierend auf Fälle wirke mit Karzinom in der Vorgeschichte oder dort, wo Symptome dieser Krankheit selber auftreten (J.H. Clarke, M.D.). - Karzinome der Brustdrüsen mit starkem Schmerz u. Drüsenverhärtung. Übelriechende Absonderung; Blutung u. Schmerz des Uterus werden sehr erleichtert. - Verdauungsbeschwerden, Gasansammlung in Magen u. Eingeweiden; Rheumatismus. - Kanzeröse Kachexie.
VGL. - **Bufo; Con.; Phyt.; Asterias.**
DOS. - C 30 u. C 200, eine Gabe nachts oder weniger häufig.
Carcinosin nur in D12 dil.; Tbl.; Amp.

CASTANEA VESCA - CASTANEA SATIVA

(Eßkastanie); Fagaceae - Buchengewächse;

Ein nützliches Mittel bei **Keuchhusten,** besonders im Frühstadium, mit trockenem, klingendem, heftigem, spastischem Husten. Verlangen nach warmen Getränken. Sehr durstig. Appetitlosigkeit. Durchfall. Trüber Urin. - Lumbago, schwacher Rücken, kann sich kaum aufrichten.
VGL. - Pertussin - Keuchhusten (bei Wiederauftreten von Symptomen nach vorangegangener Erleichterung). **Dros.; Meph.; Napht.; Am-br.**.
DOS. - Tinktur.
Castanea vesca ∅; D1; D1; -; [D2]

CASTOR EQUI

(Rudimentäre Pferdezehe, warzenähnlich, an Beininnenseite).

Allgemeine Wirkung auf Verdickung der Haut u. des Epithels. **Psoriasis linguae.** Die klinische Erfahrung Herings u. seiner Mitprüfer hat es als sehr wirkungsvolles Mittel bei **rissigen u. ulzerierten Brustwarzen** ausgewiesen. Beeinflußt besonders die weiblichen Organe. Wirkt auf Nägel u. Knochen. Schmerz im rechten Schienbein u. im Steißbein. Warzen an der Stirn. Warzen an der Brust. **Rissige Hände.**

BRUST. - Rissige, wunde Brustwarzen, extrem empfindlich. Schwellung der Brüste. Heftiges Jucken in der Brust; Areola gerötet.
VGL. - Graph.; Hipp.; Calc-ox.
DOS. - C 6 u. C 12.
Castor equi t D1 = **∅; D1; D2; D4;** [D3, 4]

CASTOREUM

(Bibergeil; tier. Stoffwechselprodukt vom Biber).

Ein großes Mittel für Hysterie. Prostration deutlich. - Hysterische Symptome. Tagblindheit; kann das Licht nicht ertragen. Nervöse Frauen, die sich nicht völlig erholen, **sondern** dauernd reizbar sind u. an schwächenden Schweißen leiden. Spastische Beschwerden nach schwächenden Krankheiten. Dauerndes Gähnen. Ruheloser Schlaf mit schrecklichen Träumen u. Hochfahren.

ZUNGE. - Geschwollen. Runde Erhebungen in Erbsengröße in der Mitte mit Gefühl des Ziehens vom Zentrum zum Zungenbein.
WEIBL. G. - Dysmenorrhoe; Blut wird tropfenweise **abgesondert,** mit Tenesmus. Schmerz beginnt in der Mitte der Oberschenkel. Amenorrhoe mit schmerzhaftem Blähleib.

FIEBER. - Vorwiegend Frösteln. Anfälle von Frösteln mit eisiger Kälte im Rücken.
VGL. - Ambr.; Moschus; Mur-ac.; Valer.
ANTIDOTE: Colch.
DOS. - Tinktur u. tiefere Potenzen.
Castoreum tt D1 = Ø; D1; D2; D4; [D4]

CATARIA NEPETA

(Katzenminze); Labiatae - Lippenblütler

Ein Kindermittel für **Kolik**, auch für nervösen Kopfschmerz u. Hysterie, Bauchbeschwerden, Schmerz, Spannung der Oberschenkelmuskeln, Aufbäumen des Körpers, Weinen. Ähnlich **Cham.** u. **Magn.-p.**

DOS. - 5-10 Tropfen der Tinktur.

CAULOPHYLLUM - LEONTICE THALICTROIDES

(Blauer Cohosch, Frauenwurzel); Berberidaceae - Sauerdorngewächse; Nordamerika

Ein Frauenmittel. Mangel an gesunder Muskelelastizität des Uterus. Bei den Wehen, wenn Schmerzen weitgehend fehlen u. Patientin erschöpft u. aufgeregt ist. Außerdem hat es eine besondere Affinität für die kleineren Gelenke. **Mundfäule,** lokal u. innerlich.

MAGEN. - **Kardialgie, Magenspasmen,** Dyspepsie mit spastischen Symptomen.
WEIBL. G. - Außerordentliche Starrheit des Muttermundes [**Bell.; Gels.; Ver-v.**]. Spastische, schwere Schmerzen, die in alle Richtungen strahlen; Zittern ohne Geburtsfortschritt; falsche Wehen. Bewirkt wieder Wehenschmerzen u. fördert Fortschreiten der Wehen. Nachwehen, Leukorrhoe, mit Muttermalen an der Stirn. Habitueller Abort wegen Uterusschwäche [**Helo.; Puls.; Sabin.**]. Nadelartige Schmerzen in der Zervix. Dysmenorrhoe, dabei Schmerzen, die in andere Körperteile ziehen. Persistierende Lochien; schwere Atonie. Menses u. Leukorrhoe reichlich.
HAUT. - Verfärbung der Haut bei Frauen mit Menstrual- u. Uterusbeschwerden.
EXTREMITÄTEN. - Schwerer, ziehender, wandernder Schmerz u. Steifheit in den kleinen Gelenken, Fingern, Zehen, Enkeln usw.. Schmerz in den Handgelenken. Schneidende Schmerzen beim Händeschließen. Unregelmäßige Schmerzen, alle paar Minuten den Ort wechselnd.
UNVERTRÄGLICH: Coff.
VGL. - **Viola-o.** (rheumatische Karpal- u. Metakarpal-Gelenke); **Cimic.; Sep.; Puls.; Gels.**
DOS. - Tinktur bis C 3
Caulophyllum tt Ø; D1; D1; D4; [D2, 3]

CAUSTICUM

(Hahnemanns Ätzstoff ohne Kalium)

Beweist seine Wirkung hauptsächlich bei chronischen, rheumatischen, arthritischen u. paralytischen Beschwerden, ist indiziert bei zerrenden, ziehenden Schmerzen in den Muskel- u. Bindegeweben mit Gelenkdeformationen; fortschreitende Abnahme der Muskelkraft, Sehnenkontrakturen. Zusammengebrochene Greise. Bei katarrhalischen Beschwerden der Luftwege, scheint besonders geeignet für Menschen mit dunklerer Gesichtsfarbe u. fester Muskulatur. Ruhelosigkeit nachts mit reißenden Schmerzen in den Gelenken u. Knochen u. ohnmachtartigen, schwindenden Kräften. Die Schwäche schreitet fort, bis wir eine allmählich zunehmende Paralyse haben. Lokalisierte Paralyse, Stimmbänder, Schluckmuskeln, Zunge, Augenlider, Gesicht, Blase u. Extremitäten. Kinder, die langsam gehen lernen. Die Haut eines Caust.-Patienten ist **schmutzig-weiß** u. fahl, mit Warzen, besonders im Gesicht. Abmagerung durch Krankheiten, Sorge usw., die schon seit langem bestehen. **Brennen, Rauhheit u. Wundheit** sind charakteristisch.

GEIST, GEMÜT. - Kind will nicht alleine zu Bett gehen. Geringste Kleinigkeit erregt Weinen. Traurig, hoffnungslos. **Starkes Verlangen nach Sympathie.** Beschwerden durch langanhaltenden Kummer, plötzliche Erregungen. Denken an die Beschwerden verschlimmert, besonders bei Hämorrhoiden.

KOPF. - Gefühl eines leeren Raumes zwischen Stirn u. Gehirn. Schmerz im rechten Stirnhöcker.

GESICHT. - Rechtsseitige Paralyse. Warzen. Schmerz in den Gesichtsknochen. Zahnfistel. Schmerz in den Kiefern mit Beschwerden beim Mundöffnen.

AUGEN. - Katarakt mit motorischen Störungen. Entzündung der Augenlider; Ulzeration. Funken u. dunkle Flecken vor den Augen. **Ptose** [**Gels.**]. Vermindertes Sehvermögen wie von einem Film vor den Augen. Lähmung der Augenmuskeln nach Kälteeinwirkung.

OHREN. - Klingeln, Dröhnen, Pulsieren, mit Taubheit. Widerhallen von Worten u. Schritten; chronischer Mittelohrkatarrh; Ansammlung von Ohrenschmalz.

NASE. - Schnupfen mit Heiserkeit. Schuppige Nase. Nasenlöcher ulzeriert. **Stippen u. Warzen.**

MUND. - Bisse in der Wange vom Kauen. Zungenlähmung mit undeutlicher Sprache. Rheumatismus des unteren Kiefergelenkes. Zahnfleisch blutet leicht.

MAGEN. - Fettiger Geschmack. Widerwille gegen Süßigkeiten. Gefühl, als ob Kalk im Magen verbrannt würde. V. - nach dem Essen von frischem Fleisch; geräuchertes Fleisch bekommt. Gefühl eines im Rachen aufsteigenden Balles. **Saure** Dyspepsie.

STUHL. - Weich u. klein. Größe von Gänsedaunen [**Phos.**]. Hart, zäh, bedeckt mit Schleim; glänzt wie Fett; kleine Stücke; Entleerung mit starkem Pressen oder nur beim Stehen. Pruritus. Teilparalyse des Rektum. Rektum wund u. brennend. Fistel u. große Hämorrhoiden.

URIN. - Unwillkürlich beim Husten, Niesen [**Puls.**]. Langsame Entleerung u. manchmal Verhaltung. Unwillkürlich im ersten Nachtschlaf; auch durch leichteste Erregung. Verhaltung nach Operationen. Verlust des Empfindungsvermögens für Urinabgang.

WEIBL. G. - **Uterusschwäche bei den Wehen.** Menses hören nachts auf; **Fluß nur tagsüber** [**Cycl.**; **Puls.**]. Nachts Weißfluß mit großer Schwäche [**Nat-m.**]. Menses verzögert, zu spät [**Con.**; **Graph.**; **Puls.**].

ATEMWEGE. - **Heiserkeit** mit Brustschmerzen; **Aphonie.** Kehlkopf schmerzhaft. **Husten mit rauher Wundheit in der Brust.** Spärlicher Auswurf; **muß verschluckt werden.** Husten mit **Schmerzen in der Hüfte,** besonders links, V. - abends; **B. - Trinken von kaltem Wasser**; V. - Bettwärme. Wunder Streifen die Luftröhre hinunter. Schleim unter dem Brustbein, **nicht ganz erreichbar für den Patienten.** Schmerz in der Brust mit Herzklopfen. Kann sich nachts nicht hinlegen. Stimme hallt wider. Eigene Stimme dröhnt in den Ohren, verursacht Unbehagen. Stimmbeschwerden bei Sängern u. öffentlichen Rednern (Royal).

RÜCKEN. - Steifheit zwischen den Schultern. Dumpfer Nackenschmerz.

EXTREMITÄTEN. - Linksseitige Ischias mit Benommenheit, Lähmung einzelner Teile. Dumpfer, ziehender Schmerz in Händen u. Armen, Schwere u. Schwäche. Reißen in den Gelenken. Unsicherheit der **Muskeln in Unterarm** u. Hand. Taubheit; Verlust des Gefühls in den Händen. **Zusammenziehung der Sehnen.** Schwache Enkel. Kann nicht ohne Beschwerden gehen. **Rheumatisches Reißen in den Gliedmaßen; B. - durch Wärme, besonders Bettwärme.** Brennen in den Gelenken. Langsam beim Gehenlernen. Unsicheres Gehen u. leichtes Fallen. **Unruhige Beine nachts.** Knacken u. Spannung in den Knien; Steifheit in der Kniekehle. Jucken auf den Fußrücken.

HAUT. - Wundheit in Hautfalten, hinter den Ohren, zwischen den Oberschenkeln. **Warzen** groß, zackig, leicht blutend, an Fingerspitzen u. Nase. Alte, nicht heilende Brandwunden oder böse Folgen von Verbrennungen. Schmerz von Brandwunden. Wieder aufbrechende Narben; alte, wieder aufbrechende Verletzungen. Haut neigt zu Intertrigo beim Zahnen.

SCHLAF. - Sehr benommen; kann sich kaum wachhalten. Nächtliche Schlaflosigkeit mit trockner Hitze. Unruhe.

TIP. - Nach sorgfältigen Untersuchungen von Dr. Wagner-Basel entspricht **Caust.** dem **Am-caust.** D 4. **Caust.** paßt nicht zu **Phos.**; die Mittel sollten nicht nacheinander gebraucht werden. **Diphtherotoxin** folgt auf Caust. bei chronischer Bronchitis.

ANTIDOTE: Lähmung nach Bleivergiftung.
ERGÄNZUNGSMITTEL: Carb v.; Petrosel.; Colocynthis.
VGL. - Rhus.; Ars.; Am-phos. (Fazialislähmung).
MODALITÄTEN. - V. - trockne, kalte Winde, bei **schönem, klarem** Wetter, **kalte** Luft; vom Schütteln beim Fahren. **B. - feuchtes, nasses Wetter; Wärme,** Bettwärme.
DOS. - C 3 bis C 30. Bei chronischen Beschwerden u. besonders bei paralytischen Zuständen die höheren Potenzen 1- oder 2-mal die Woche.
Causticum t ∅; D1; D1; D2; [D4, 6]

CEANOTHUS - AMERICANUS

(Seckelblume; »Jersey-Tee«); Rhamnaceae; Nordamerika, Ostküste

Dieses Mittel scheint eine besondere Beziehung zur Milz zu besitzen. Vergrößerung von Milz oder Leber durch Malaria. Ein allgemein linksseitiges Mittel. Anämische Patienten mit Milz- u. Leberschaden. Chronische Bronchitis mit reichlicher Absonderung. Verdächtig hoher Blutdruck, der die Kräfte mindert. Wirksames Styptikum, spürbar verminderte Blutgerinnung.

ABDOMEN. - Enorme Milzvergrößerung. **Splenitis; Schmerz die ganze linke Seite hinauf.** Tiefsitzender Schmerz in der linken Rippenbogengegend, Milzhypertrophie. Leukämie. Heftige Atemnot. Menses reichlich, gelber, **schwächender Ausfluß. Unfähig, auf der linken Seite zu liegen. Schmerz** in Leber u. Rücken.
REKTUM. - Durchfall; Nach-unten-Ziehen in Bauch u. Rektum.
URIN. - Dauernder Harndrang. Grün; schaumig; enthält Galle, Zucker.
TIP. - Tinospora-cordifolia (ein Hindumittel für chronische Fieberfälle mit vergrößerter Milz). - **Polymnia uvedalia** (akute Splenitis mit Empfindlichkeit über dem linken Rippenbogengebiet; vergrößerte Milz. Malariamilz. Gefäßschwäche. Gewebe voll Wasser, schlaff, unelastisch. Vergrößerte Drüsen; beeinflußt alle endrokrinen Drüsen). - **Ceanothus trysiflorus** - (Pharyngitis, Tonsillitis, Nasenkatarrh, Diphtherie. Tinktur innerlich u. zum Gurgeln).
VGL. FERNER. - Berb.; Myric.; Cedr.; Agar.; [Milz].
MODALITÄTEN. - V. - Bewegung. Liegen linksseitig.
DOS. - C 1. Lokal als Haartonikum.
Ceanothus D1 = ∅; D1; D2; D4; [D1, 2]

CEDRON SIMARUBA FERROGINEA

(Same von Simaruba Cedron); Simarubaceae; tropisches Neu-Granada

Periodizität ist das deutlichste Kennzeichen dieser Droge. Besonders nützlich in tropischen oder in feuchten, warmen, sumpfigen Ländern. **Nachweislich heilend bei malariaartigen Beschwerden, besonders bei Neuralgie.** Passend für Leute mit sinnenfroher Disposition, erregbarem, nervösem Temperament. Gegenmittel bei Schlangenbissen u. Insektenstichen. Tinktur der reinen Bohne auf die Wunden verstrichen. Manie.

KOPF. - Schmerz von Schläfe zu Schläfe über die Augen hin. Schmerz über die ganze rechte Gesichtsseite, ungefähr um 9 Uhr aufkommend. Schmerzen quer über die Stirn zum Verrücktwerden; V. - bei Arbeit mit schwarzer Farbe. Dröhnen in den Ohren hervorgerufen durch **Cinchona.** Der ganze Körper scheint wie taub von Kopfschmerz.
AUGEN. - Einschießender Schmerz über dem linken Auge. Heftiger **Schmerz im Augapfel mit ausstrahlenden Schmerzen um das Auge,** in die Nase schießend. Sengender Tränenfluß. **Periodische Supraorbital-Neuralgie. Iritis, Chorioiditis.**
EXTREMITÄTEN. - Lanzinierender Schmerz in den Gelenken; V. - Füße u. Hände. Plötzlicher Schmerz im rechten Daumenballen, in Arm u. Schulter ausstrahlend. Schmerz im rechten Fußballen, zum Knie ausstrahlend. Gürtelrose mit ausstrahlenden Schmerzen. Wassersucht des Kniegelenks.
FIEBER. - Frösteln gegen Abend; dann Stirnkopfschmerz, in das Scheitelbeingebiet ausstrahlend. Gerötete Augen. Hitze mit Jucken der Augen, reißende Gliederschmerzen. **Taubheit der Glieder.**
VGL. - Antidote: **Lach.**
VGL. FERNER. - Ars.; China.
DOS. - Tinktur bis C 3.
Cedron + t D1 = Ø; D1; D2; D4; [D4]

CENCHRIS CONTORTRIX - ANCISTRODON - ANCISTRODON CONTORTRIX

(Mokassinschlange); Crotalinae - Grubenottern; Südamerika

Wie die anderen Schlangengifte wirkt es tief auf den Körper. Wie **Ars.** hat es Atemnot u. geistige u. körperliche Ruhelosigkeit, Durst auf kleine Mengen Wasser, Notwendigkeit, Kleidung locker zu tragen wie **Lach.**. Deutliche Stimmungsschwankungen; lebhafte Träume. Ist ein wunderbar restauratives u. tief wirkendes Mittel. Vermehrte Libido bei beiden Geschlechtern. Erfolglose Bemühungen, sich hinzulegen. Rechte Eierstockgegend schmerzhaft.

KOPF. - Vergeßlich, geistesabwesend, wechselnde Stimmungen. Anhaltender Schmerz im linken Stirnhöcker u. in den Zähnen links. Schwellung um die Augen herum. Schmerzen u. Jucken in den Augen.
HERZ. - Dehnungsgefühl, füllt den ganzen Brustraum, als ob es in den Bauch fiele. Scharfe Stiche, Flattern unter dem linken Schulterblatt.
SCHLAF. - Träumt schrecklich u. lebhaft. Geil.
MODALITÄTEN. - V. - Druck; Hinlegen; nachmittags u. nachts.
VGL. - Ars.; Lach.; Clotho-Arictans. - Sollte breite Wirkung haben bei vielen Zuständen mit außerordentlicher Schwellung als Leitsymptom (John H. Clarke MD).
DOS. - C 6

CEREUS BONPLANDII

(Nachts blühender Cereus); Cactaceae

GEIST, GEMÜT. - Starkes Verlangen zu arbeiten u. etwas Nützliches zu tun.
KOPF. - Hinterkopfschmerz u. Schmerz in **Augäpfeln** u. Augenhöhlen [**Cedr.**; **Onos.**]. Schmerz im Gehirn von links nach rechts. Schmerz entlang dem rechten Backenknochen, zur Schläfe wandernd.
BRUST. - Konvulsive Herzschmerzen; Gefühl, als ob es durchbohrt würde. Schmerz in der Brust durch das Herz zur Milz ausstrahlend. Schmerz in linkem Brustmuskel u. den Knorpeln der linken, unteren Rippen. Gefühl eines großen Gewichtes auf dem Herzen u. stechender Schmerz. Herzhypertrophie. Schwierige, seufzende Atmung wie bei Zusammenpressen der Brust.
HAUT. - Hautjucken [**Dol.**; **Sulf.**].
EXTREMITÄTEN. - Schmerz in Nacken, Rücken, Schultern, die Arme hinunter bis in die Hände u. Finger. Schmerz in den Knien u. Gelenken der unteren Extremitäten.
VGL. - **Cact.**; **Spig.**; **Kalm.**; **Cer-s.** (Sehr reizbar mit Neigung zum Fluchen; wilder Zorn u. niedrige Moral. Sprachstörungen; läßt beim Schreiben die letzte Silbe weg. Gefühl von Lähmung. Herzschmerzen u. Verkümmerung der Geschlechtsorgane. Ergüsse, danach Schmerzen in den Hoden).
DOS. - C 3 bis C 6.

CERIUM OXALICUM

(Cerooxalat); $Ce_2(C_2O_4)_3$

Spastisches, reflexartiges Erbrechen u. spastischer Husten liegen im Bereich dieses Mittels. **Schwangerschaftserbrechen** u. von halbverdauter Nahrung. Keuchhusten mit Erbrechen u. Blutung. Dysmenorrhoe bei fleischigen, robusten Frauen, B. - beim Auftreten der Periode.

VGL. - **Ingluvin** (aus dem Muskelmagen eines Vogels gemacht). Schwangerschaftserbrechen; gastrische Neurasthenie. Erbrechen u. Durchfall bei Kleinkindern. D 3 Trit. **Amyg.**; **Lact-ac.**; **Ip.**
DOS. - C 1 Trit.
Cerium oxalicum + D8; D10; D1; D8; [D4 Tbl]

CHAMOMILLA - MATRICARIA CHAMOMILLA

(Echte Kamille); Compositae - Korbblütler; Europa, Vorderasien

Die Hauptleitsymptome sind geistiger u. emotioneller Art. Sie führen zu diesem Mittel bei vielen Krankheiten. Besonders häufige Anwendung bei Kinderkrankheiten, wo Übellaunigkeit, Ruhelosigkeit u. Kolik die nötigen Indikationen geben. Eine milde, sanfte Disposition, sowie Stuhlverstopfung kontraindizieren **Cham.**. -**Cham. ist empfindlich, reizbar, durstig, heiß u. taub.** ,Überempfindlichkeit durch Kaffeemißbrauch u. Narkotika-Abusus. **Unerträgliche Schmerzen,** mit Taubheit. Nachtschweiße.

GEIST, GEMÜT. - Jämmerlich u. unruhig. Das Kind will viele Dinge, lehnt sie aber wieder ab. Bemitleidenswertes Stöhnen, weil es nicht bekommt, was es haben will. Kind kann nur beruhigt werden durch dauerndes Umhertragen u. Streicheln. **Ungeduldig,** unduldsam beim Angesprochen- oder Unterbrochen-Werden; äußerst schmerzempfindlich; immer klagend. Trotzig, **schnippisch.** Beschwerden durch Zorn u. Ärger. **Gemütsruhe kontraindiziert Cham.**.

KOPF. - Pulsierender Kopfschmerz in einer Gehirnhälfte. Neigung, den Kopf nach hinten zu biegen. Heiß; feuchtkalter Schweiß auf Stirn u. Kopfhaut.

OHREN. - Klingeln in den Ohren. **Ohrenschmerz** mit Wundheit; **Schwellung u. Hitze machen den Patienten verrückt.** Stechender Schmerz. Gefühl von Verstopfung in den Ohren.

AUGEN. - Lider schmerzen. Gelbe Sklera. Spastisches Schließen der Lider.

NASE. - Empfindlich gegen alle Gerüche. Schnupfen, dadurch unfähig einzuschlafen.

GESICHT. - Eine Wange rot u. heiß; die andere blaß u. kalt. Stiche im Kiefer, ausstrahlend ins innere Ohr u. in die Zähne. **Zahnschmerzen, V. - nach warmen Getränk;** V. - Kaffee, nachts. Treibt zur Verrücktheit. Zucken der Zunge u. Gesichtsmuskeln. Beschwerden zahnender Kinder. [**Calc-p.**; **Ter.**].

INN. HALS. - Ohrspeichel- u. Unterkieferdrüsen geschwollen. Zusammenschnürung u. Schmerz wie von einem Kloß.

MUND. - Zahnschmerz, wenn etwas Warmes genommen wird, durch Kaffee, in der Schwangerschaft. Nächtlicher Speichelfluß.

MAGEN. - Fauliges Aufstoßen. Übelkeit nach Kaffee. Schweiße nach Essen oder Trinken. Widerwille gegen warme Getränke. Zunge gelb; bitterer Geschmack. Galliges Erbrechen. Saures Aufstoßen; Regurgitation von Nahrung. Bitteres, galliges Erbrechen. Drückender Magenschmerz wie von einem Stein [**Bry.**; **Abies-n.**].

ABDOMEN. - Aufgetrieben. Kneifender Schmerz im Nabelgebiet u. Kreuzschmerzen. Blähungskolik nach Ärger, mit **roten Wangen u. heißem** Schweiß. Gallenkolik. Akute Duodenitis [**Kali-bi., chronisch**].

STUHL. - Heiß, **grün,** wässerig, stinkend, **schleimig** mit Kolik. Wie gehackt aussehender weißer u. gelber Schleim, ähnlich gehackten Eiern mit Spinat. Wundheit des Anus. Durchfall bei der Zahnung. Hämorrhoiden mit schmerzhaften Fissuren.

WEIBL. G. - Uterusblutungen. Reichliche Absonderung von klumpigem, **dunklem Blut mit wehenartigen Schmerzen.** Wehenschmerzen spastisch; nach oben pressend [**Gels.**]. Patientin findet Schmerzen unerträglich [**Caul.**; **Caust.**; **Gels.**; **Hyos.**; **Puls.**]. Brustwarzen entzündet; berührungs-

empfindlich. Brust bei Kleinkindern empfindlich. Gelber, scharfer Weißfluß. [**Ars.; Sep.; Sulf.**].
ATEMWEGE. - Heiserkeit, Räuspern, **Rauhheit des Kehlkopfes. Trockner, kitzelnder Reizhusten;** erstickende Enge der Brust mit bitterem Auswurf tagsüber. Rasselnder Schleim in der Brust des Kindes.
RÜCKEN. - Unerträgliche Schmerzen in Kreuz u. Hüften. **Lumbago.** Steifheit der Nackenmuskeln.
EXTREMITÄTEN. - Heftige rheumatische Schmerzen treiben ihn nachts aus dem Bett; muß umhergehen. Brennen der Sohlen nachts [**Sulf.**]. **Enkel geben nachmittags nach.** Lähmungsartige Kraftlosigkeit in den Füßen nachts, unfähig aufzutreten.
SCHLAF. - Benommenheit mit Stöhnen, Weinen u. Wimmern im Schlaf; ängstliche, erschreckende Träume, bei halbgeöffneten Augen.
MODALITÄTEN. - V. - Hitze, Ärger, im Freien, Wind, **Nacht.** B. - Umhergetragen-Werden, warmes, feuchtes Wetter.
VGL. - Cypr.; Anth.; Acon.; Puls.; Coff.; Bell.; Staph.. - Ign. folgt auf **Bell.** bei Kinderkrankheiten u. Opium-Mißbrauch. - **Rubus villosus**-Brombeere- (Durchfall bei Kindern; Stühle wässrig u. lehmfarbig).
ANTIDOTE: Camph.; Nux.; Puls.
ERGÄMZUNGSMITTEL: Bell.; Mag-c.
DOS. - C 3 bis C 30
Chamomilla Ø; D1; D1; D4; [D3, 4, 6]

CHAPPARO AMARGOSO

(Amerikan. Hartlaubgewächs - immergrüne Zwergeiche)

Chronischer Durchfall. Empfindlichkeit über der Leber. Stühle mit geringen Schmerzen, aber viel Schleim. Dysenterie. Wirkt tonisch u. gegen periodische Fieberanfälle.
VGL. - Kali-c.; Cupr.-ar.; Caps.
DOS. - C 3

CHELIDONIUM MAJUS

(Schöllkraut); Papaveraceae - Mohngewächse; Europa

Ein hervorragendes Lebermittel, wirkt auf viele direkte Reflexsymptome von Erkrankungen dieses Organs. Ikterische Haut u. besonders der **dauernde Schmerz unter dem unteren Winkel des rechten Schulterblattes** sind sichere Indikationen. Paralytisches Ziehen u. Lahmheit in einzelnen Teilen. Die starke, allgemeine Lethargie u. mangelnde Neigung zu irgendwelchen Anstrengungen sind auch deutlich. Beschwerden herbeigeführt oder erneuert durch Wetterwechsel. **Seröse Ergüsse. Hydrozele. Gallenkomplikationen bei der Schwangerschaft.**

KOPF. - Eisige Kälte des Hinterkopfes vom Nacken aus; **Schweregefühl wie von Blei.** Schwer, lethargisch; Benommenheit sehr deutlich bei allgemeiner Taubheit; Schwindel, verbunden mit Leberstörung. Neigung, nach vorne zu fallen. Rechtsseitiger Kopfschmerz hinter den Ohren in die Schulterblätter ausstrahlend. **Neuralgie über dem rechten Auge,** im rechten Jochbein u. rechten Ohr mit **übermäßigem** Tränenfluß; vorher Leberschmerz.
NASE. - Flatternde Bewegung der Nasenflügel. [**Lyc.**].
AUGEN. - Schmutziggelbe Farbe der Lederhaut. Wundes Gefühl beim Hochblicken. Tränen stürzen beinahe heraus. Orbital-Neuralgie des rechten Auges mit reichlichem Tränenfluß; Pupillen kontrahiert, B. - durch Druck.
GESICHT. - **Gelb;** V. - Nase u. Wangen. Welke Haut.
MAGEN. - Zunge gelb, Zahnabdrücke, groß u. schlaff [**Merc.**; **Hydr.**]. Geschmack bitter, pappig. Schlechter Mundgeruch. **Zieht heiße Nahrung u. Getränke vor.** Übelkeit, Erbrechen; B. - **sehr heißes Wasser.** Schmerz durch den Magen zum Rücken u. rechten Schulterblatt. Gastralgie. **Essen erleichtert zeitweilig,** besonders bei Lebersymptomen.
ABDOMEN. - Gelbsucht durch Leberschaden u. Gallenblasenschluß.Gallenkolik. Auftreibung. Gärung u. träge Darmtätigkeit. Zusammenschnürung quer wie von einem Band. Lebervergrößerung. Gallensteine [**Berb.**].
URIN. - Reichlich, schäumend, gelb, wie Bier [**Chenop.**]. Dunkel, hefeartig.
STUHL. - Verstopfung; Stühle harte, runde Bälle wie Schafdung, hellgelb, teigig, lehmfarben; Stühle schwimmen auf dem Wasser; **Wechsel zwischen Durchfall u. Verstopfung.** Brennen u. Jucken des Anus [**Rat.**; **Sulf.**].
WEIBL. G. - Menses zu spät u. zu reichlich.
ATEMWEGE. - Sehr rasches u. kurzes Einatmen; Schmerz beim tiefen Einatmen. Atemnot. Kurzer, erschöpfender Husten; Gefühl von Staub, nicht erleichtert durch Husten; Keuchhusten; spastischer Husten; lose, rasselnd; Auswurf schwierig. Schmerz rechts in Brust u. Schulter mit gehemmter Atmung. Kleine Schleimklumpen fliegen aus dem Mund beim Husten. Heiser nachmittags. Zusammenschnürung der Brust.
RÜCKEN. - Nackenschmerz. Steifer Nacken, Kopf nach links gezogen. **Fixierter Schmerz unter dem unteren, tieferen Winkel des rechten Schulterblattes.** Schmerz an dem tieferen Winkel des linken Schulterblattes.
EXTREMITÄTEN. - Schmerz in Armen, Schultern, Händen, Fingerspitzen. **Eisige Kälte der Fingerspitzen;** Handgelenke schmerzhaft. Reißen in den Metakarpalknochen. Weichteile berührungsempfindlich. Rheumatische Hüft- u. Oberschenkelschmerzen. Unerträgliche Schmerzen in den Fersen, wie eingeschnürt durch zu enge Schuhe; V. - rechts. Gefühl von Lähmung. Parese der unteren Gliedmaßen mit Härte der Muskeln.
HAUT. - Trockne Hitze der Haut; juckt, **gelb**. Schmerzhafte, rote Stippen u. Pusteln. Alte, sich ausbreitende, stinkende Ulzera. Welke Haut. Fahl, kalt, feucht.
MODALITÄTEN. - **V.** - rechte Seite, Bewegung, Berührung, Wetterwechsel, sehr früh morgens. **B.** - nach dem Essen, durch Druck.

TIP. - Chelidonin - (Spasmen der glatten Muskeln überall, Darm-, Uteruskolik, Bronchialspasmen, Tachykardie etc.). - **Boldo.** - (Blasenatonie; Cholezystitis u. Gallensteine. Bitterer Geschmack, kein Appetit; Verstopfung, Hypochondrie, Mattigkeit, Blutanschoppung in der Leber; brennendes Schweregefühl in Leber u. Magen. Schmerzhafte Lebererkrankungen. Leberstörung nach Malaria). - **Elemuy Gauteria** (Nieren- u. Blasensteine; Milligrammdosen von Borkenpulver in Wasser oder 5 Tropfen der Tinktur. Pellagra). **Sulf.** vollendet oft die Wirkung.
ERGÄNZUNGSMITTEL: Lyc.; Bry.
ANTIDOTE: Cham.
VGL. - Nux; Sulf.; Bry.; Lyc.; Op.; Podo.; Sang.; Ars.
DOS. - Tinktur u. untere Potenzen.
Chelidonium majus + Ø; D1; D1; D4; [Ø - D4, 6]

CHENOPODIUM ANTHELMINTICUM

(Wurmkraut); Chenopodiaceae - Gänsefußgewächse; Amerika

Der charakteristische Schmerz im Schulterblatt ist sehr deutlich. Symptome von Apoplexie, rechtsseitiger Hemiplegie u. Aphasie. Röchelnde Atmung [**Op.**]. Plötzlicher **Schwindel**. Menièresche Krankheit.. Affektionen des Hörnerven [**Nat-salicylicum**]. Cheonopodium-Öl für Haken- u. Rundwurm.

OHREN. - Betäubung des Hörnerven. **Hören hochliegender Töne B. -** Relative Taubheit gegenüber dem Stimmklang, aber **große Empfindlichkeit gegen Geräusche wie von vorbeifahrenden Fahrzeugen,** auch Scheu vor tiefen Tönen. Summen in den Ohren. Vergrößerung der Mandeln. **Menièrescher Schwindel.**
RÜCKEN. - Intensiver Schmerz in dem Winkel des rechten Schulterblattes nahe der Wirbelsäule u. durch die Brust.
URIN. - Reichlich, gelb, schäumend, mit stechendem Gefühl in der Harnröhre. Gelbliches Sediment [**Chel.**].

VGL. - Op.; Chin.; Chel.

DOS. - C 3. Chenopod. - Öl für Hakenwurm, 0,59 ml Gaben alle 2 Stunden, dreimal; auch **Carbo-Tectrachlorid.**
Chenopodium tt Ø; D1; D1; D3; [**D2**]

CHENOPODI GLAUCI APHIS

(»Läuse« von Chenopodium); Aphidae sp.

Hat weithin dieselben Eigenschaften wie die Pflanze, auf der es lebt.

KOPF. - Traurig; schmerzhaft, V. - durch Bewegung. Gehirn erscheint hin u. her zu schwappen. Schnupfen mit Brennen u. Beißen in den Nasenlöchern. Krach in den Ohren wie von einer Kanone. Gelbes Gesicht. Orbital-Neuralgie rechts, mit reichlichem Tränenfluß. **Zahnschmerzen, B. - bei allgemeinem, warmem Schweiß** [**Cham.**]. Zahnschmerzen strahlen aus in Ohr, Schläfe u. Wangenbein [**Plan.**].
MAGEN. - Kein Appetit auf Fleisch u. Brot. Blasenbildung an der Zungenspitze. Viel Schleim, Kolik mit viel Kollern u. erfolglosem Stuhldrang.
STÜHLE. - Hart u. knotig. Durchfall morgens mit schmerzhaftem Drang u. Brennen im Anus, Druck in Rektum u. Blase.
URIN. - Wollüstiges Gefühl in der Eichel. Brennen in der Harnröhre. Harn reichlich, häufig, schaumig.
RÜCKEN. - Starke Schmerzen in der Gegend **des unteren inneren Winkels des linken Schulterblattes,** zur Brust strahlend.
FIEBER. - Schaudern überall; Brennen in den Handflächen; heißer Schweiß im Bett.
VGL. - Nat-s.; Nux.
DOS. - C 6 bis C 30.

CHELONE

(»Schlangenkopf«, Marmorlilie, Schachblume); Skrophulariaceae - Rachenblütler; Nordamerika

Ein Mittel bei Leberbeschwerden mit Schmerz oder Wundheit des linken Leberlappens, nach unten ausstrahlend. Malaria subacuta. Schmerzhaftigkeit der äußeren Teile, wie bei abgescheuerter Haut; Schwäche. Unpäßlichkeit nach intermittierenden Fiebern. Dyspepsie mit Leber-Torpor. Gelbsucht. **Spul- u. Fadenwürmer.** Gegenmittel gegen jede Wurmart, die den menschlichen Körper befällt.

DOS. - Tinktur in 1- bis 5-Tropfen-Gaben.
Chelone tt Ø; D1; D1; -; [D2]

CHIMAPHILA UMBELLATA

(Winterlieb, Wintergrün); Pirolaceae;
Nördl. Europa, Asien, Nordamerika

Wirkt hauptsächlich auf die Nieren u. die Urogenitalorgane; wirkt auch auf Lymph- u. Mesenterial-Drüsen. Frauen mit großen Brüsten. Wassersucht durch Leber- u. Nierenstörungen. Chronische Alkoholiker. Beginnende u.

fortschreitende Katarakte. - Eines der Mittel mit Symptomen von Blasenbeschwerden, besonders Katarrh, akuter u. chronischer. **Spärlicher Urin, voll von fädigem, schleimig-eitrigem Sediment. Prostatavergrößerung.**

KOPF. - Schmerz im linken Stirnhöcker. Hof um das Licht. Jucken der Augenlider. Bohrender Schmerz im linken Auge mit Tränenfluß.
MUND. - Zahnschmerzen, V. - nach Essen u. Anstrengung, B. - von kaltem Wasser. Schmerz, als ob sacht an einem Zahn gezogen würde.
HARNWEGE. - Harndrang. Urin trübe, stinkend, mit fädigem oder blutigem Schleim, reichlich Sediment ablagernd. Brennen u. Sengen bei Harnabgang u. Pressen nachher. **Muß pressen,** bevor der Urin kommt. Spärlicher Urin. Akute Prostatitis. Verhaltung u. **Ball-Gefühl im Damm** [**Cann-i.**]. Flattergefühl im Nierengebiet. **Zucker im Urin.** Unfähig, Wasser zu lassen, ohne zu stehen, die Füße weit auseinander, den Kopf vorgeneigt.
WEIBL. G. - Labien entzündet, geschwollen. Schmerz in der Vagina. Wallungen. Schmerzhafte **Brusttumoren**, nicht ulzeriert, mit unzeitiger Milchabsonderung. Rasche Atrophie der Brüste. Frauen mit **sehr großen Brüsten** u. Tumor in der Brustdrüse mit **heftigem** Schmerz darin.
MÄNNL. G. - Schmerzen vom Blasenhals durch die Harnröhre. Harnröhrenausfluß. Abgang von Prostataflüssigkeit. Prostatavergrößerung u. -reizung.
HAUT. - Skrofulöse Ulzera. Drüsenvergrößerungen.
EXTREMITÄTEN. - Bandgefühl über dem linken Knie.
MODALITÄTEN. - **V.** - bei feuchtem Wetter; durch Sitzen auf kalten Steinen oder Pflaster; linke Seite.
VGL. - **Chim-m.** (intensiver, nagender Hunger; brennendes Fieber; Schwellungsgefühl in den Achselhöhlen); **Uva; Led.; Epig.**
DOS. - Urtinktur bis C 3.
Chimaphila umbellata tt Ø; D1; D1; D3; [D2]

CHINA-CINCHONA OFFICINALIS-CINCHONA SUCCIRUBA

(Chinabaum); Rubiaceae - trop. Amerika, Hinterindien; ($C_{20}H_{24}N_2O_2$)

Schwäche durch erschöpfende Ausscheidungen, durch Verlust vitaler Flüssigkeiten, zusammen **mit nervöser Reizbarkeit** verlangt nach diesem Mittel. Periodizität sehr deutlich. Empfindlichkeit gegen Zugluft. Selten indiziert in den früheren Stadien einer akuten Krankheit. Chronische Gicht. Chronische, eitrige Pyelitis. Postoperative Blähungsschmerzen, keine Erleichterung durch Windabgang.

GEIST, GEMÜT. - Apathisch, gleichgültig, ungehorsam, schweigsam, niedergeschlagen. Ideenfülle; verhindert Schlaf. Neigung, anderer Leute Gefühle zu verletzen. Plötzliches Weinen u. Sich-Umherwerfen.
KOPF. - Als ob der Schädel bersten wollte. Gefühl wie von Hin- u. Herbalancieren des Gehirns, Schlagen gegen den Schädel u. davon her-

rührendem starkem Schmerz [**Sulf.**; **Sulf-ac.**]. Intensives **Pulsieren** von **Kopf-** u. Schläfenadern. Spastischer Kopfschmerz im Scheitel u. nachher Schmerz, wie von Prellung, in den Seiten des Kopfes. Gesicht gerötet nach Blutungen oder sexuellen Exzessen oder Verlust von vitalen Flüssigkeiten. B. - Druck u. warmes Zimmer. Kopfhaut empfindlich; V. - beim Haarekämmen. Schmerz V. - im Freien, von Schläfe zu Schläfe. V. - durch Berührung, Luftzug, Auftreten. Schwindelig beim Gehen.

AUGEN. - Blaue Farbe um die Augen. Hohle Augen. Gelbliche Sklera. Schwarze Flecken, hellglänzende Gesichtstäuschungen; Nachtblindheit bei anämischer Retina. Flecken vor den Augen. Lichtscheu. Verdrehung der Augäpfel. Aussetzende Ziliarneuralgie. **Druck in den Augen.** Amaurose; sengender Tränenfluß.

OHREN. - Klingeln in den Ohren. Äußeres Ohr berührungsempfindlich. Gehör geräuschempfindlich. Ohrläppchen rot u. geschwollen.

NASE. - Stockschnupfen. Leichtes Nasenbluten, besonders beim Aufstehen. Schnupfen, Niesen, wässerige Absonderung. Heftiges, **trockenes** Niesen. Kalter Schweiß um die Nase.

GESICHT. - Gelbliche Gesichtshaut. Gesicht gedunsen; rot.

MUND. - Zahnschmerzen; B. - festes Zusammenpressen der Zähne u. Wärme. Zunge dick belegt, schmutzig; Spitze brennt, nachher Speichelfluß. Bitterer Geschmack. Nahrung schmeckt zu salzig.

MAGEN. - Empfindlich, kalt. Erbrechen von unverdauter Nahrung. Langsame Verdauung. Druck nach dem Essen. Böse Folgen von Tee. Hungrig ohne Appetit. Schaler Geschmack. Stechender Schmerz kreuzweise im Unterbauch. Milchunverträglichkeit. Hungriges Verlangen nach Nahrung, die dann unverdaut liegen bleibt. **Blähsucht. Aufstoßen** bitterer Flüssigkeit oder Aufstoßen von Nahrung **gibt keine Erleichterung**; V. - von Obst-Essen. **Schluckauf.** Auftreibung, B. - Bewegung.

ABDOMEN. - Viel Blähungskolik; B. - Bücken. **Aufgetriebener Leib.** Schmerz in der rechten Unterrippengegend. **Gallensteinkolik.** [**Triumfetta Semitriloba**]. Leber u. Milz geschwollen u. vergrößert. Gelbsucht. Innere Kälte des Magens u. Bauches. Gastroduodenitis.

STUHL. - Unverdaut, schaumig, gelb; **schmerzlos**; V. - nachts, nach Mahlzeiten, bei heißem Wetter, durch **Obst**, Milch, Bier. Sehr schwächend mit starker Blähsucht. Schwierig, sogar wenn er weich ist [**Alum.**; **Plat.**].

MÄNNL. G. - Erregte, geile Phantasie. Häufige Ergüsse, nachher große Schwäche. Orchitis.

WEIBL. G. - Menses zu früh. **Dunkle Klumpen u. Auftreibung des Leibes.** Reichliche Menses mit Schmerz. Zu starkes Verlangen. Blutiger Weißfluß, scheint an Stelle der üblichen Menstrualblutung zu treten. Schmerzhafte Schwere im Becken.

ATEMWEGE. - Influenza mit Schwäche. Kann nicht atmen bei gesenktem Kopf. Mühsame, langsame Atmung; dauerndes Erstickungsgefühl. **Erstickender Katarrh; Rasseln in der Brust;** heftiger, hackender Husten **nach jeder Mahlzeit.** Blutung aus den Lungen. Atemnot, scharfer Schmerz in der linken Lunge. Asthma; V. - feuchtes Wetter.

HERZ. - Unregelmäßig mit schwachen, raschen Schlägen, darauffolgend starke, harte Schläge. Erstickungsanfälle, tiefe Ohnmacht; Anämie u. Wassersucht.
RÜCKEN. - Scharfe Schmerzen in der Nierengegend, V. - bei Bewegung u. nachts. Messerartige Schmerzen in der Rückengegend (D. Mac Farlan).
EXTREMITÄTEN. - Schmerzen in Gliedern u. Gelenken wie verstaucht; **V. - leichte Berührung;** B. - starker Druck. Gefühl wie von einer Schnur um die Glieder. Gelenke geschwollen; sehr empfindlich mit Furcht vor frischer Luft. Große Schwäche, Zittern, mit Taubheitsgefühl. Widerwille gegen körperliche Bewegung; berührungsempfindlich. Müdigkeit der Gelenke; V. - morgens u. beim Sitzen.
HAUT. - Äußerste Empfindlichkeit gegen Berührung, aber starker Druck **erleichtert. Kälte;** viel Schweiß. Eine Hand eiskalt, die andere warm. Anasarka [**Ars.; Apis.**]. **Dermatitis;** Erysipel. Verhärtete Drüsen, skrofulöse Ulzera u. Karies.
SCHLAF. - Schläfrigkeit. Nicht erfrischt oder dauernd benommen. Wacht früh auf. Anhaltende Schlaflosigkeit. Ängstliche, schreckliche Träume mit verwirrtem Bewußtsein beim Aufwachen, so daß keine Lösung vom Traum eintritt u. die Furcht des Traumes nachbleibt. Schnarchen, besonders bei Kindern.
FIEBER. - Intermittierend, Anfälle vorgreifend; Fieber kehrt jede Woche wieder. Alle Stadien sehr deutlich. Frösteln im allgemeinen vormittags, auf der Brust beginnend; Durst vor dem Frösteln oder wenig u. oft. Schwächende Nachtschweiße. Freier Schweiß durch jede kleine Anstrengung, besonders an einzelnen Körperteilen. Heufieber, wässeriger Schnupfen. Schmerz in den Schläfen.
MODALITÄTEN. - V. - leichteste Berührung, Luftzug; jeden 2. Tag; Verlust vitaler Flüssigkeiten; nachts; **nach dem Essen;** Sich-Bücken. **B.** - Sich-Krümmen; starker Druck; im Freien, Wärme.

ANTIDOTE: Arn.; Ars.; Nux-v.; Ip.
VGL. - Quinidin - (anfallartige Tachykardie u. Vorhofflimmern. Herz ist verlangsamt u. die Überleitungszeit verlängert. Dos. 32,5 mg dreimal täglich). **Cephalanthus - occidentalis** (Rubiaceae) - Intermittierendes Fieber, Halsschmerz, rheumatische Symptome, lebhafte Träume). - **Ars.; Cedron.; Nat-s.; Cydonia vulgaris** (soll nützlich sein zur Stärkung von Sexual-Organen u. Magen).

ERGÄNZUNGSMITTEL: Ferr.; Calc-p.; Ac. acetic..
DOS. - Urtinktur bis C 30.
China D1 = Ø; D1; D2; D4; [D2 - 4, 6]

CHININUM ARSENICOSUM

(Chininarsenit); $3(C_{20}H_{24}N_2O_2)+H_3AsO_3+4\ H_2O$

Die Symptome allgemeiner **Müdigkeit u. Entkräftung,** die dieses Mittel bewirkt, geben den Hinweis zur homöopathischen Verordnung als allgemeines Tonikum, oft mit sehr deutlich wohltuendem u. raschem Erfolg. Bei Diphtherie mit großer Entkräftung, in langwierigen Fällen u. bei malariaartigen Beschwerden, Neuralgie etc. hat es seine Heilwirkung gezeigt. Asthmaanfälle, periodisch wiederkehrend, mit großer Schwäche. Eiskalte Haut. Druck im Solarplexus mit Empfindlichkeit der Wirbelsäule dahinter.

KOPF. - Ermüdungsgefühl. Gefühl zu großer Fülle im Kopf. Pulsieren. Große Angst. Starke Reizbarkeit. Schwindel; V. - Nach-oben-Sehen. Dumpfer, schwerer Kopfschmerz, in Stirn u. Hinterkopf. Stechende Schmerzen im Kopf nach oben verlaufend.

AUGEN. - Intensive Lichtscheu u. Ringmuskel-Spasmen; heißer Tränenfluß. Flackern bei Schmerz u. Tränenfluß.

MUND. - Zunge dick belegt; gelber, schleimiger Belag, bitterer Geschmack. Appetitlosigkeit.

MAGEN. - Wechsel zwischen Hyperazidität u. Säuremangel. Hyperchlorhydrie [**Rob.**; **Arg-n.**; **Orexine-tannate**]. Durst auf Wasser, was jedoch belästigt. **Anorexie. Eier bewirken Durchfall.**

HERZ. - Herzklopfen. Gefühl, als ob das Herz anhielte. Erstickungsanfälle, periodisch auftretend. Muß frische Luft haben. Atemnot beim Steigen; kardiale Atemnot; Kreislaufschwäche nach akuten Infektionen; frühe Myokard-Degeneration.

SCHLAF. - Schlaflosigkeit aus nervlichen Gründen (Einzelgabe von C 5 oder C 6).

EXTREMITÄTEN. - Schwache Gliedmaßen. **Kälte von Händen u. Füßen, Knien, Armen u. Beinen.** Reißende Schmerzen.

FIEBER. - Anhaltend, mit Schwäche. Körper erschöpft.

VGL. - **Chininum;** auch **Ferr-citric.** (bei Nephritis mit starker Anämie; saure Dyspepsie bei Chlorosis. Pseudohämophilie). **Chin-mur.** (bei schweren, neuralgischen Schmerzen um die Augen, mit Frösteln; außerordentliche Empfindlichkeit gegen Alkohol u. Tabak; Prostration u. Ruhelosigkeit). **Oenothera** (müheloser Durchfall bei nervöser Erschöpfung; beginnendes Hydrozephaloid). **Macrozamia spiralis** (äußerste Schwäche nach Krankheit; Kollaps).

DOS. - C 2 u. C 3 Trit.

Chininum arsenicosum * + + **D2 = 0; D2; D2; D4;** [**D3, 4, 6**] **Sonderpreis**

CHININUM SULFURICUM

(Chininsulfat); $(C_{20}H_{24}N_2O_2)_2+H_2SO_4 + 2H_2O$

Eine Gabe von Chin-s. in Hochpotenz löst manchmal unterdrückte Malaria mit den Anfällen wieder aus. Abgesehen von seinem unbestrittenen Einfluß auf Malaria ist es homöopathisch indiziert bei merklicher Periodizität u. Empfindlichkeit der Wirbelsäule. **Akuter Gelenkrheumatismus.** Polyartikuläre Gicht. Pruritus u. Blutandrang im Rektum. Symptome **chronischer interstitieller Nephritis. Retrobulbäre** Neuritis mit plötzlicher Erblindung. Fadenförmige Gefäße. Schluckauf.

BLUT. - Plötzliche u. rasche Abnahme der roten Blutzellen u. Absinken des Hämoglobingehaltes bei verstärkter Chlorid-Ausscheidung. Tendenz zu polynukleärer Leukozytose.
KOPF. - Schmerz in Stirn u. Schläfen, mittags allmählich zunehmend, von Malaria herrührend, mit Schwindel u. Pulsation. V. - linke Seite. Fallen auf der Straße. Unfähigkeit, stehen zu bleiben. Amaurose.
OHREN. - Heftiges Klingeln, Summen u. **Dröhnen in den Ohren mit Taubheit.**
GESICHT. - Neuralgie beginnt unter dem Auge; strahlt aus in dasselbe u. die Umgebung. Schmerzen kehren mit großer Regelmäßigkeit wieder; **Erleichterung durch Druck.**
WIRBELSÄULE. - Große Empfindlichkeit der Rückenwirbel; Druck schmerzhaft. Letzter Halswirbel empfindlich. Schmerz strahlt aus in Kopf u. Nacken.
URIN. - Blutig. Wolkig, schleimig, lehmfarben, fettiges Sediment. Geringe Menge von Harnstoff u. Phosphorsäure bei Übermaß von Harnsäure u. Chloriden, mit Untertemperatur. Reichlicher Harnabgang. Albuminurie.
HAUT. - Jucken; Erythem; Urtikaria, Ikterus, Blasenbildung, Pusteln, Purpura. Große Empfindlichkeit. Runzelige Haut.
FIEBER. - Frösteln täglich um 15 Uhr. Schmerzhafte Schwellung verschiedener Adern beim Fieberschauer. Zittern, sogar im warmen Zimmer. Seelen- u. Körperpein. Untertemperatur.
VGL. - Chin-salicylic. (Taubheit, Ohrenklingen u. Menièresche Krankheit). - **Ars.; Eupat.; Methylen-blau. Camph-monobromid** (soll die Chininwirkung verstärken u. beständiger machen). **Baja,** eine ostindische Droge, (soll recht zuverlässig bei intermittierenden Fiebern des Quartantyps sein; pulsierender Kopfschmerz, injizierte Augen, gerötetes Gesicht. Leber u. Milz vergrößert. Ödem). Auch **Pambotano,** ein mexikanisches Mittel für intermittierende u. Tropenfieber.
ANTIDOTE: Parthen; Nat-m.; Lach.; Arn.; Puls.
DOS. - C 1 bis C 3; auch C 30 u. höher.
Chininum sulfuricum D2 = 0; D2; D1; D4; [D3, 4] **Sonderpreis**

CHIONANTHUS

(Virginischer Schneeflockenstrauch); Oleaceae - Ölbaumgewächse; Atl. Nordamerika, in Europa kultiviert.

Ein bei vielen Arten von Kopfschmerzen oft nützliches Mittel, neurasthenisch, durch **periodische Übelkeit**, menstrual- u. biliös-bedingte Kopfschmerzen. Tropfen-Gaben, mehrere Wochen hindurch, werden oft die Neigung zu **Übelkeitskopfschmerz** beseitigen. Stirnkopfschmerz, hauptsächlich über den Augen. Augäpfel sehr schmerzhaft, mit Druck über der Nasenwurzel. Leberstörungen. **Gelbsucht.** Vergrößerte Milz [**Cean.**]. Gelbsucht, bei Stockung der Menses. Ein hervorragendes Lebermittel. **Gallensteine** [**Berb.**; **Cholest.**; **Calc.**]. **Diabetes mellitus.** Anfallartiger Bauchschmerz.

KOPF. - Unaufmerksam, apathisch. Dumpfer Stirnkopfschmerz über der Nasenwurzel, über den Augen, durch die Schläfen, V. - Bücken, Bewegung, Stoß. **Gelbe Konjunktiva.**
ZUNGE. - Breit, mit dickem, gelbem Belag.
MUND. - Trocknes Gefühl, nicht B. - durch Wasser, auch reichlicher Speichel.
ABDOMEN U. LEBER. - Schmerzen im Nabelgebiet. Kneifen. Gefühl, als ob eine Schnur, in einem Gleitknoten um die Eingeweide geschlungen, plötzlich eng gezogen u. dann allmählich gelockert würde. Leber schmerzhaft; **vergrößert, mit Gelbsucht** u. Verstopfung. Lehmfarbiger Stuhl, auch weich, gelb u. pastenartig. Zunge stark belegt. Appetitlosigkeit. Gallenkolik. Lebergebiet empfindlich. Pankreas-Erkrankung u. andere Drüsenstörungen.
URIN. - Große Menge, von hohem spezifischem Gewicht; häufiges Wasserlassen; Galle u. Zucker im Urin. Urin sehr dunkel.
HAUT. - Gelb; deutliche Feuchtigkeit der Haut. Gelblich, grünlich, Jucken.
VGL. - China.; Cean.; Chel.; Card.; Podo.; Lept.
DOS. - Tinktur u. C 1.
Chionanthus Ø; D1; D1; D3; [**D2, 3**]

CHLORALUM

(Trichloraldehyd); CCl_3 CHO

Diese Droge, in physiologischen Dosen benützt, ist ein starkes Hypnotikum u. Herzberuhigungsmittel. Sie hat deutliche Wirkung auf die Haut, bewirkt Erythem, Ekchymosen usw.. Diese Symptome sind homöopathisch erfolgreich genutzt worden, besonders bei der Behandlung von Nesselsucht. Emotionelle Erregbarkeit. Halluzinationen. Alpdrücken bei Kindern, große Muskelschwäche.

KOPF. - Morgenkopfschmerz; V. - in der Stirn, auch im Hinterkopf bei Bewegung; B. - im Freien. Passive, zerebrale Hyperämie (C 30). Gefühl,

als ob ein heißes Band von Schläfe zu Schläfe gezogen würde. Hört Stimmen.
AUGEN. - Augen blutunterlaufen u. wässerig. Lichtringe, schwarze Flekken. Gesichtstäuschungen bei geschlossenen Augen oder nachts. Trübes Sehen. Konjunktivitis, Brennen in Augen u. Lidern; Augäpfel wie zu groß; alles sieht **weiß** aus.
HAUT. - Rote Flecken wie bei Masern. **Urtikaria V. - alkoholische Getränke,** heiße Getränke. Erythem V. - durch alkoholische Getränke, mit Herzklopfen; verursacht Schmerz in Sehnen u. Streckmuskeln. Intensives Jucken. Oberfläche des Körpers **eiskalt.** Pusteln erscheinen durch Fieberschauer; V. - Wärme. Purpura [**Phos.; Crotal.**].
ATEMWEGE. - Extreme Atemnot mit Gefühl von Gewicht u. Zusammenschnürung der Brust. Asthma mit Schlaflosigkeit.
SCHLAF. - Schlaflosigkeit. Halluzinationen, schreckliche Träume. Somnolenz.
MODALITÄTEN. - V. - nach heißen Getränken, Stimulantien, Nahrungsaufnahme, nachts.
ANTIDOTE. - Am.; Atrop.; Dig.; Mosch..
VGL. - Bell.; Op.; Apis.; Veronal (eine gefährliche Droge wegen der Wirkung von Alkohol auf Harnstoff; sie enthält chemisch dasselbe Radikal wie Alkohol, macht einen Menschen genauso betrunken wie reiner Alkohol. Er taumelt, kann nicht aufstehen (Dr. Varney). Zusammenfließende, rötliche Flecken; Dermatitis, Jucken von Eichel u. Vorhaut; umschriebene Dermatitis auf dem ersten Mittelhandfingergelenk). - **Luminal** - (Schlaflosigkeit mit Hautsymptomen bei Migräne; Lethargie wie bei epidemischer Enzephalitis) - (Dr. Royal).
DOS. - C 1 bei Nesselausschlag, sonst die höheren Potenzen. Lokal bei übelriechendem Fußschweiß in 1%iger Lösung baden. Für physiologische Wirkungen 0,324 g - 1,3 g. Vorsichtig anwenden.

CHLOROFORMUM

(Trichlormethan); $CHCl_3$

Allgemeines Anästhetikum, Spasmolytikum. Völlige Muskelerschlaffung. Schwacher u. schneller Puls, flache oder röchelnde Atmung. Konvulsionen, Nieren- u. Gallenkolik, Gastralgie.
Symptome ermittelt von Dr. D. Mac Farlan mit C 6. - Große Schwäche, besonders rechts. Glieder von den Knien nach unten sehr müde. Viel Schweiß auf dem ganzen Gesicht u. der Brust; benommen u. schwindlig; trockne Lippen u. trockner Rachen; trockner Kitzelhusten nachts. Blähsucht; Aufstoßen von Nahrung; Gefühl von Prellungsschmerz u. Wundheit im Magen; festsitzender Schmerz in der Herzgegend. Scharfer Schmerz rechts in der Brust beim tiefen Einatmen; Kurzatmigkeit bei Anstrengung.

KOPF. - Delirium, vorwiegend mit Erregung u. Gewalttätigkeit. Kopf nach unten zwischen die Schultern gezogen. Augen rasch geöffnet u. geschlos-

sen, Pupillen kontrahiert; rasche, krampfartige Bewegungen des Gesichts, der Muskeln u. der Extremitäten.
VGL. - **Äther** bei postoperativer Bronchitis (Professor Bier). **Spiritus aetheris compositus** - (Hoffmans Anodyne) - (Blähsucht; Angina pectoris; Dos. 0,3 ml auf 1,77 ccm Wasser).
DOS. - Höhere Potenzen oder C 6. **Phos.** ist das Mittel bei Chloroformnarkose.

CHLORUM

(In destilliertem Wasser gelöstes Chlorgas); Cl_2

Deutliche Wirkung auf die Atmungsorgane durch Erzeugung von Stimmritzenkrampf ist das Hauptsymptom der Droge. Bei Asthma, zur Erleichterung des Stimmritzenkrampfes. Äußerlich u. innerlich nützlich bei Gangrän.

GEIST, GEMÜT. - Furcht, verrückt zu werden. Deutlicher Gedächtnisverlust, **besonders für Namen.**
ATEMWEGE. - Rauch- u. rußfarbene Nasenöffnungen. Triefschnupfen, mit plötzlichen Strömen scharfer, ätzender Flüssigkeit, die Nase innen u. an den Nasenflügeln wund machend. **Zusammenschnürung mit Erstickungsgefühl. Stimmritzenkrampf.** Reizung von Kehldeckel, Kehlkopf u. Bronchien. Bei feuchter Luft Verlust der Stimme. **Plötzliche Atemnot durch Stimmbandkrampf,** mit starren, herausquellenden Augen, blauem Gesicht, kaltem Schweiß, kleinem Puls. **Einatmung frei bei behinderter Ausatmung [Meph.].** Bläuliches Gesicht. Anhaltend laute, pfeifende Atemzüge. Äußerste Trockenheit der Zunge.
DOS. - Chlorinwasser, falls in voller Kraft erforderlich, muß frisch bereitet werden. C 4 bis C 5.

CHOLESTERINUM

(Cholesterin); $C_{27}H_{46}OH$

Für Leberkrebs. **Hartnäckiger Blutandrang in der Leber.** Brennender Schmerz auf der Seite; hält beim Gehen seine Hand auf die Seite wegen der Schmerzen. Glaskörpertrübungen. Gelbsucht; Gallensteine. Cholesterin ist der physiologische Gegenspieler von Lecithin. Beide scheinen eine unbekannte Rolle beim Wachstum von Tumoren zu spielen. Gallensteine u. Schlaflosigkeit.

VGL. - **Taurocholat von Soda** in der Homöopathie. - Dr. I. P. Tessier analysiert in einer interessanten Studie über die Wirkung der Galle u. ihrer Salze bei Leberbeschwerden einige Experimente führender Autoritäten zur Bestimmung dieser Wirkung u. folgert, daß die Homöopathie in **Taurocholat von Soda** ein nützliches Mittel gegen gewisse Formen von Polyzythämie besitze. Es heißt, daß seine Pathogenese u. Toxikologie deutlich seinen

Wert indizieren u. daß es uns auch als Mittel in Fällen von Milzhypertrophie u. bei Ganglien dienen sollte. Er weist auf die Tatsache, daß es Atemnot hervorruft, das Cheyne-Stokessche Atemsymptom, akutes Lungenödem u. intensive Steigerung des Herzpulses. So bietet sich ein gutes Feld für klinische Studien u. interessante Experimente mit möglicherweise wesentlichen u. fruchtbaren Resultaten.

DOS. - C 3 Trit.
Cholesterinum ∅; D2; D1; D6; [D3, 4]

CHROMICUM ACIDUM

Cr_2O_3 oder CrO_3

Diphtherie, Tumoren im Nasenrachenraum u. Epithel der Zunge sind gut von dieser Droge beeinflußt worden. Blutige, übelriechende Lochien. Symptome kommen u. gehen **plötzlich** u. erscheinen periodisch wieder; übel riechende Absonderungen.

NASE. - Ulzera u. Borken in der Nase. Stinkender Geruch. Schmerzen durch Rauhwerden. Stinknase [**Aur.**].
INN. HALS. - Diphtherie; Halsschmerz. Zäher Schleim mit Neigung, ihn hinunterzuschlucken; dadurch V. - Räuspern. Retronasale Tumoren.
EXTREMITÄTEN. - Unsicherheit in den Gliedern. Schmerz in Schulterblättern u. Nacken. Schmerz in Knien u. Fußballen. Ziehender Schmerz in den Sohlen beim Gehen.
STUHL. - Wässerig, häufig, reichlich mit Übelkeit u. Schwindel. Hämorrhoiden, innerlich, blutend. Schwäche im Kreuz.
VGL. - **Kali-bi.; Rhus-t.; Chromium-Sulfat** (bei motorischer Ataxie, Kropf, **Prostata-Hypertrophie.** Herpes präputialis. Schiefhals. Auch bei Exophthalmus, hemmt den Vagus, erleichtert Tachykardie. Wirkt wie ein Nerventonikum bei mangelnder nervlicher Spannkraft. Fibroide Tumoren. Kinderlähmung. Dos. für Erwachsene 0,194 g bis 0,324 g nach Mahlzeiten u. zur Schlafenszeit).
DOS. - Homöopathisch C 3 bis C 6 Trit.
Chromicum acidum D1 = ∅; D8; D2; D3; [D3]

CHRYSAROBINUM

Andira araroba; Papilionaceae - Schmetterlingsblütler; Südamerika

Wirkt als starkes Hautreizmittel u. wird erfolgreich bei Hautkrankheiten angewandt, besonders bei **Ringelflechte, Psoriasis,** Herpes tonsurans, Akne rosacea. Bläschen u. Schuppenbildung bei Verletzungen, mit schlechtriechender Absonderung u. Krustenbildung, mit Tendenz zum Zusammenfluß u. zur Bildung einer einzigen Borke, das ganze Gebiet bedeckend (Bernstein). **Heftiges Jucken,** Oberschenkel, Beine u. **Ohren.** Trockener, schuppiger Ausschlag, besonders um Augen u. **Ohren,** Krusten mit Eiter darunter [**Mez.**].

AUGEN. - Blepharitis, Konjunktivitis, Keratitis. Starke Lichtscheu. Überempfindlichkeit des Sehnerven.
OHREN. - Ekzeme hinter den Ohren. Schmutziger, schuppiger Zustand mit Neigung zur Bildung einer dicken Kruste. Ohr u. umgebendes Gewebe scheinen eine Borke zu sein.
VGL. - **Chrys.** enthält Chrysophan, das rasch zu Chrysophansäure oxydiert. Diese befindet sich auch in Rhabarber u. Senna.
DOS. - Lokal als Salbe, 0,26 g bis 0,52 g auf 28,3 ccm Vaselin. Innerlich C 3 bis C 6. Äußerlich vorsichtig gebrauchen, weil es Entzündungen bewirken kann.
Chrysarobinum D3 = Ø; D3; D1; -; [D4]

CICUTA VIROSA

(Wasserschierling); Umbelliferae - Doldengewächse; Europa, Nordamerika

Wirkung auf das Nervensystem, wo spastische Beschwerden hervorgerufen werden. Schluckauf. Trismus, Tetanus u. Konvulsionen ergeben das pathologische Bild, das speziell dieses Mittel verlangt, bei Vorhandensein der weiteren, besonders charakteristischen Merkmale dieses Mittels. Z.B. **Nachhinten-Beugen von Kopf, Hals u. Wirbelsäule;** im allgemeinen **heftige** Reaktion des Patienten mit schrecklichen Verzerrungen. Heftige, seltsame Begierden. Gefühl inneren Frösteln. Stöhnen u. Heulen. Tut absonderliche Dinge. Deutliche Wirkung auf die Haut.

GEIST, GEMÜT. - Delirium mit Singen, Tanzen u. seltsamen Gesten. Alles scheint absonderlich u. schrecklich. Verwechselt Gegenwart mit Vergangenheit; fühlt sich als Kind. Gefühl von Stumpfheit. Melancholie mit Gleichgültigkeit. Mißtrauen. Epilepsie; Stöhnen u. Winseln. Lebhafte Träume.
KOPF. - **Kopf auf eine Seite gebogen oder verdreht. Zerebro-spinale Meningitis. Halsmuskeln kontrahiert.** Schwindel mit Gastralgie u. Muskelspasmen. Plötzliche, heftige Schockwellen durch den Kopf. Starrt anhaltend auf Gegenstände. **Konvulsionen** nach Gehirnerschütterung. Dicke, gelbe Krusten auf dem Kopf. Kopfsymptome erleichtert durch Blähungsabgang.
AUGEN. - Beim Lesen verschwinden die Buchstaben. **Pupillen erweitert, Strabismus, der nicht empfunden wird.** Objekte weichen zurück, nähern sich u. erscheinen doppelt. Augen starr. Pupillen geraten hinter die Oberlider bei Neigung des Kopfes. Folgen von Schneewirkung. Spastische Beschwerden der Augen u. ihrer Umgebung. Strabismus; periodisch, spastisch nach einem Fall oder Schlag.
OHREN. - Hörbeschwerden. Plötzliche Detonationen, besonders beim Schlucken. **Blutung aus den Ohren.**
GESICHT. - Pusteln, zusammenlaufend, dadurch dicke, gelbe Krusten auf Gesicht u. Kopf, an Mundecken u. Kinn, mit brennendem Schmerz. **Gerötetes Gesicht.** Trismus; Neigung zum Zähneknirschen.

INN. HALS. - Trocken. Gefühl wie zusammengewachsen. Ösophagospasmen; kann nicht schlucken. Folgen vom Verschlucken eines scharfen Knochenstückes in der Speiseröhre.

MAGEN. - Durst; brennender Druck; **Schluckauf.** Pulsieren in der Magengrube, die sich hochgehoben hat bis zu Faustgröße. Verlangen nach ungewöhnlichen Dingen **wie Kohle** [**Alum.**; **Calc.**]. Verdauungsbeschwerden mit Unempfindlichkeit, Schaumbildung am Mund.

ABDOMEN. - Blähsucht mit Angst u. Verdrießlichkeit. Kollern. Auftreibung u. Schmerzhaftigkeit. Kolik mit Konvulsionen.

REKTUM. - Durchfall mit unwiderstehlichem Harndrang. Jucken im Rektum.

ATEMWEGE. - Engegefühl in der Brust; kann kaum atmen. Tonischer Krampf in den Brustmuskeln, Hitze im Brustkorb.

RÜCKEN U. EXTREMITÄTEN. - Spasmen u. Krämpfe in den Nackenmuskeln, spastisches Nach-hinten-Ziehen des Kopfes. Gekrümmte Glieder können nicht gestreckt, noch gestreckte gebeugt werden. **Rücken zurückgebeugt wie ein Bogen.** Zucken, Reißen im Steißbein, besonders bei den Menses.

HAUT. - Ekzem; kein Jucken; Exsudat wandelt sich zu **zitronenfarbener, harter Borke.** Unterdrückter Ausschlag verursacht Gehirnerkrankung. Erhöhte Exantheme so groß wie Erbsen. Chronische Impetigo.

MODALITÄTEN. - V. - Berührung. Zugluft, Erschütterung, Tabakrauch.

ANTIDOTE. - Op.; Arn.

VGL. : Cic-maculata (Wirkungen sehr ähnlich; die wichtigsten Symptome sind: Fällt bewußtlos hin, tetanische oder klonische Konvulsionen. Körper schweißbedeckt. Erwägenswert bei Epilepsie u. Tetanus. Urtinktur u. niedere Potenzen). **Hydr-ac.; Con.; Oena.; Stry.; Bell.**

DOS. - C 6 bis C 200.

Cicuta virosa + ∅; D1; D1; D3; [**D4**]

CIMEX ACANTHIA

(Haus-, Haut-, Plattwanze); Hemipteroida, Cimicidae

Nützlich bei Wechselfieber mit Müdigkeit u. Neigung zum Ausstrecken. Die Schenkelsehnen scheinen zu kurz [**Am-m.**]. Beugemuskeln besonders betroffen. Gefühl der Verkürzung in den Armsehnen. Strecken.

KOPF. - Heftiger Kopfschmerz durch Trinken verursacht. Wutanfall; **Gewalttätigkeit zu Beginn des Schüttelfrostes. Möchte alles kaputtreißen.** Schmerz unter dem rechten Stirnbein.

WEIBL. G. - Schießender Schmerz von der Vagina nach oben ins linke Ovar.

FIEBER. - Frösteln des ganzen Körpers: Gefühl, als ob Wind auf die Knie bliese. **Schmerzen in allen Gelenken, wie bei Sehnenverkürzung,** besonders in den Kniegelenken. Frösteln; V. - Hinlegen. Durst im fieberlosen Zustand, aber nur wenig beim Schüttelfrost; noch weniger im Hitzestadium u. keiner beim Schwitzen. Modrig-übelriechender Schweiß.

DARM. - Verstopfung. Fäkalien trocken, kleine Kotballen [**Op.**; **Plb.**; **Thuj.**], hart. Mastdarmgeschwür.
DOS. - C 6 bis C 200.

CIMICIFUGA - ACTAEA RACEMOSA - MACROTYS

(Wanzenkraut); Ranunculaceae - Hahnenfußgewächse; Nordamerika, Kanada

Hat weitreichende Wirkung auf den zerebro-spinalen, den Bewegungsapparat, wie auch auf Uterus u. Ovarien. Besonders nützlich bei rheumatischen, nervösen Patientinnen mit Ovarreizung, Uteruskrämpfen u. schweren Gliedern. Die Muskel- u. Krampfschmerzen, besonders neurotischen Ursprungs, in fast allen Körperteilen auftretend, sind charakteristisch. **Erregung u. Schmerz** indizieren das Mittel. Schmerzen wie elektrische Schockwellen an verschiedenen Stellen. Migräne. Symptome, die auf die Beckenorgane zurückzuführen sind, wiegen vor. »Verringert Pulsfrequenz u. -intensität, beruhigt Schmerz u. Reizbarkeit«.

GEISTIGE SYMPTOME. - Hat das Gefühl, von einer Wolke eingewickelt zu sein. Starke Depression mit **Träumen von bevorstehendem Unheil.** Fürchtet sich vorm Fahren in geschlossener Kutsche, gezwungen zu sein herauszuspringen. Unaufhörliches Reden. Erscheinungen von Ratten, Mäusen usw.. Delirium tremens; versucht, sich zu verletzen. Manie nach Verschwinden der Neuralgie.
KOPF. - Gefühl wilder Erregung im Gehirn, Schießende u. pulsierende Schmerzen im Kopf nach Sorge, zu viel Studium oder als Reflex von Uteruserkrankung. Wogengefühl oder **Gefühl von Öffnen u. Schließen** im Gehirn. Gefühl von Vergrößerung im Gehirn. **Nach außen pressender** Schmerz. Ohrenklingen. Ohren empfindlich gegen das geringste Geräusch.
AUGEN. - Asthenopie verbunden mit Beckenbeschwerden. Tiefsitzendes Pulsieren u. **schießende Schmerzen** in den Augen mit Lichtscheu vor künstlichem Licht. **Intensive Schmerzen des Augapfels. Schmerzen von den Augen zur Scheitelhöhe.**
MAGEN. - Übelkeit u. Erbrechen durch Druck auf Wirbelsäulen- u. Halsgebiet. Schwäche im Oberbauch [**Sep.**; **Sulf.**]. **Nagender Schmerz.** Zunge spitz u. zitternd.
WEIBL. G. - Amenorrhoe (**vorzugsweise Macrotin** benutzen). Schmerz im Ovargebiet; schießt nach oben u. vorne an der Oberschenkeloberfläche hinunter. Prämenstrueller Schmerz. Menses reichlich, dunkel, **klumpig**, übelriechend mit Rückenschmerz, Nervosität; immer unregelmäßig. Ovarialgie. **Schmerz quer durch das Becken von Hüfte zu Hüfte.** Nachwehen mit großer Empfindlichkeit u. **Schmerzunverträglichkeit.** Schmerzen in der Brust, V. - links. Flecken im Gesicht bei jungen Frauen.
ATEMWEGE. - Kitzeln im Rachen. Trockner, kurzer Husten, **V. - beim**

Sprechen u. nachts. Husten bei spärlicher Sekretion - spastisch, trocken mit Schmerzhaftigkeit der Muskeln u. nervöser Reizung.
HERZ. - Unregelmäßiger, langsamer, zitternder Puls. Zitternde Herzaktion. Angina pectoris. Taubheit des linken Armes; Gefühl wie zur Seite gebunden. Herzaktion hört plötzlich auf, drohendes Ersticken. Links Schmerz unter der Brust.
RÜCKEN. - Wirbelsäule sehr empfindlich, besonders der obere Teil. **Steifheit u. Zusammenziehung in Nacken u. Rücken.** Interkostaler Rheumatismus. Rheumatischer Schmerz in Rücken- u. Nackenmuskeln. Schmerzen im Lenden- u. Kreuzgebiet, die Oberschenkel hinunter u. durch Hüften gehend. Hexenschuß im Rücken.
EXTREMITÄTEN. - Unbehagliches, ruheloses Gefühl in den Gliedern. Gliederschmerzen u. **Schmerzhaftigkeit der Muskeln.** Rheumatismus in den Bauchmuskeln, besonders den großen Muskeln. Bewegungen wie bei Veitstanz mit Rheumatismus. Gliederzucken. Steifheit der Achillessehne. Schwere in den unteren Extremitäten. Schwerer, anhaltender, gespannter Schmerz.
SCHLAF. - Schlaflosigkeit. Gehirnreizung bei Kindern während des Zahnens.
HAUT. - Lokal u. innerlich bei Efeu-Vergiftung.
MODALITÄTEN. - V. - morgens, Kälte, abgesehen von Kopfschmerz, bei den Menses; je reichlicher der Fluß, desto stärkere Beschwerden. **B.** - Wärme, Essen.
VGL. - **Rhamnus Californica** (**Muskelschmerzen,** Lumbago, Pleuralgie, akuter Rheumatismus). - **Derris pinnata** (Neuralgische Kopfschmerzen rheumatischen Ursprungs). - **Aristol-milhomens** (Schmerz in der Achillessehne; Diabetes). - **Caul.; Puls.; Lil-t.; Agar.; Macrotin** (besonders für Lumbago).
DOS. - C 1 bis C 30, meistens C 3.
Cimicifuga + tt ∅; D1; D1; D3; [D4]

CINA - ARTEMISIA CINA

(Zitwerblüten, -samen); Compositae - Korbblütler; Turkestan

Ein Kindermittel, große, fette, rosige, skrofulöse Kinder - entspricht vielen Zuständen, von Darmreizung herrührend, wie z.B. Würmer u. Begleitsymptome. Reizbares Temperament, wechselnder Appetit, Zähneknirschen, sogar Konvulsionen mit Schreien u. heftigen Zuckungen von Händen u. Füßen fallen alle in den Wirkungsbereich. Der Cina-Patient ist hungrig, ärgerlich, böse, will geschaukelt werden. **Schmerz in Schockwellen**. Haut berührungsempfindlich.

GEIST, GEMÜT. - Schlechte Laune. Kind **sehr ärgerlich u. trotzig;** will nicht berührt oder getragen werden, verträgt keinen Widerspruch. Verlangt viele Dinge, aber lehnt alles Angebotene ab. Abnormer Bewußtseinszustand, als ob Patient eine böse Tat getan hätte.

KOPF. - Kopfschmerz wechselnd mit Bauchschmerz. Erleichtert durch Bücken [**Mez.**]. Schmerz im Kopf beim Gebrauch der Augen.
AUGEN. - Erweiterte Pupillen; Gelbsehen. Schwachsichtigkeit durch Masturbation. Strabismus durch Reizung im Bauch. Überanstrengung der Augen, besonders bei beginnender Alterssichtigkeit. **Zucken des Augenbrauenmuskels.**
OHREN. - Bohrt u. kratzt in den Ohren.
NASE. - Dauerndes Nasenjucken. **Will sie reiben** u. zupft daran. **Bohrt in der Nase,** bis sie blutet.
GESICHT. - Intensive, umschriebene Rötung der Wangen. **Blaß,** heiß, **mit dunklen Ringen um die Augen.** Kalter Schweiß. **Weiß u. bläulich um den Mund.** Zähneknirschen im Schlaf. **Choreaartige Bewegungen von Gesicht** u. Händen.
MAGEN. - Wird hungrig bald nach dem Essen. **Hungriges,** grabendes, nagendes Gefühl. Oberbauchschmerz; V. - beim Aufwachen morgens u. vor den Mahlzeiten. Erbrechen u. Durchfall unmittelbar nach Essen oder Trinken. Erbrechen mit sauberer Zunge. Verlangen nach vielem Verschiedenartigem; nach Süßigkeiten.
ABDOMEN. - **Drehender Schmerz um den Nabel** [**Spig.**]. Aufgetriebener u. harter Bauch.
STUHL. - Weißer Schleim wie kleine Stücke von Platzkorn (Zea mays everta), vorher kneifende Kolik. **Jucken am Anus** [**Teucr.**]. Würmer [**Sabad.**; **Napht.**; **Nat-p.**].
URIN. - Wolkig, weiß; wird milchig beim Stehen [**Ac.phos.**]. Nachts unwillkürlicher Harnabgang.
WEIBL. G. - Uterusblutung vor der Pubertät.
ATEMWEGE. - Krampfartiger Husten morgens. Keuchhusten. Heftige, sich wiederholende Anfälle, wie tief aus dem Rachen. Husten endet in Spasmus. Husten so heftig, daß er Tränen u. Brustbeinschmerzen bringt; Gefühl, als ob etwas abgerissen wäre. Periodisch, im Frühling u. Herbst wiederkehrend. Schluckt nach dem Husten. **Gurgeln vom Rachen bis zum Magen nach dem Husten.** Kind fürchtet sich, zu sprechen oder sich zu bewegen aus Angst, Hustenanfälle zu erregen. Nach dem Husten stöhnend, ängstlich, keucht nach Luft u. wird blaß.
EXTREMITÄTEN. - **Zuckende** u. schlagende Verdrehung der Glieder, Zittern. Lähmige Anfälle; Patient will plötzlich hochspringen, wie im Schmerz. Kind wirft die Arme von einer Seite zur anderen. Nächtliche Konvulsionen. **Plötzliches Nach-innen-Zucken mit den Fingern der rechten Hand. Spastisches Strecken der Füße bei Kindern.** Linker Fuß in dauernder spastischer Bewegung.
SCHLAF. - Kind stützt sich im Schlaf auf Hände u. Füße, liegt auf dem Bauch. Alpdrücken bei Kindern; Kind weint auf, schreit, wacht erschreckt auf. **Beschwerden beim Gähnen.** Schreien u. Reden im Schlaf. Zähneknirschen.

FIEBER. - Leichtes Frösteln. Viel Fieber, dabei saubere Zunge. Viel Hunger, kolikartige Schmerzen; Frösteln mit Durst. Kalter Schweiß an Stirn, Nase u. Händen. Bei dem Cina-Fieber ist das Gesicht kalt, u. die Hände sind warm.
MODALITÄTEN. - V. - beim Fixieren eines Gegenstandes, durch Würmer, nachts, in der Sonne, im Sommer.
VGL. - Santonin - (oft vorzuziehen bei Wurmbeschwerden; dieselben Symptome wie bei **Cina**; hat auch den »Schmerz in Schockwellen«, wie er durch Cina bewirkt wird. Sehtäuschungen. **Gelbsehen**; violettes Licht wird nicht erkannt, Farben nicht unterscheidbar. Urin tief **safranfarben.** Spasmen u. Zuckungen, chronische Magen- u. Darmschmerzen manchmal durch eine einzige (physiologische) Gabe von Santonin beigelegt (Dahlke)). **Helmintochortos** - Wurmmoos - (wirkt sehr kräftig auf Eingeweidewürmer, besonders **die Lumbrikoiden). Teuc.; Ign.; Cham.; Spig.**
ANTIDOTE: Camph.; Caps.
DOS. - C 3. Für nervöse, reizbare Kinder sind C 30 u. C 200 vorzuziehen. Santonin in C 1 (Vorsicht!) u. C 3.
Cina t D1 = Ø; D1; D2; D4; [D2]

CINERARIA

(Kreuzkrautsorte); Compositae - Korbblütler, Senecionae - Kreuzkraut

Wird benützt für die Kur von Katarakt u. Hornhauttrübungen. Wird äußerlich angewandt, Hineinträufeln in das Auge, ein Tropfen, 4- oder 5-mal den Tag. Einige Monate durchzuführen. Sehr wirksam nach Verletzungen. Vgl. bei Katarakt **Phos.; Platan.; Cann.; Caust.; Napht.; Led.; Nat-m.; Sil.**
Cineraria t Ø; D1; D1; -; [**Ø**; **D2**]

CINNABARIS - MERCURIUS SULFURATUS RUBER

(Zinnober, Korallenerz, rotes Quecksilbersulfid); HgS

Bei gewissen Fällen von Ziliarneuralgie u. Ulzera auf syphilitischer Basis ist dieses Mittel sehr wirksam. Nachts schlaflos.

KOPF. - Blutandrang zum Kopf; Gesicht pupurrot.
AUGEN. - Schmerz vom Tränenkanal um die Augen herum zur Schläfe, vom inneren Winkel über die Brauen zum Ohr. Heftiger, schießender Schmerz in den Augenhöhlenknochen, besonders vom inneren zum äußeren Winkel im Knochen laufend. Rötung des ganzen Auges. Lider granuliert; Winkel u. Lider gerötet.
NASE. - Druckgefühl wie von einer schweren **Brille.** Schmerz um die Nasenwurzel, in die Knochen an jeder Seite ausstrahlend [**Aur.; Kali-hyd.**].
INN. HALS. - Fädiger Schleim durch den Nasenrachenraum in die Kehle gehend. Trockenheit von Mund u. Rachen; muß Mund ausspülen. Feurig aussehende Ulzera in Mund u. Rachen.

MÄNNL. G. - Vorhaut geschwollen; **Warzen** darauf, die leicht bluten; Hoden vergrößert; Bubonen; bösartig aussehender Schanker. Syphilide, schuppig u. bläschenförmig.
WEIBL. G. - Weißfluß. Druckgefühl in der Vagina.
EXTREMITÄTEN. - Schmerz im Unterarm vom Ellenbogen nach unten bis in die Hände. Schmerz in den Langknochen, wenn Barometer fällt; Kälte der Gelenke.
HAUT. - **Sehr feurig-rot** aussehende Ulzera. Knoten auf den Schienbeinen. Bubonen. Kondylome, leicht blutend.
MODALITÄTEN. - V. - Liegen auf der rechten Seite (hat das Gefühl, als würde der Körperinhalt zu der Seite hinübergezogen).
VGL. - Hepar; Nit-ac.; Thuj.; Sep.
ANTIDOTE: Hepar; Sulf.
DOS. - C 1 bis C 3.
Cinnabaris * D8; D10; D2; D8; [D3, 4, 6 Tbl]

CINNAMOMUM - CINNAMOMUM CEYLANICUM

(Ceylon-Zimt); Lauraceae; China, Sundainseln

Krebs, wenn Schmerz u. Gestank vorliegen. Am besten bei intakter Haut. Die Anwendung bei Blutungen ist klinisch häufig nachgewiesen. Nasenbluten. Blutungen aus dem Darm, Hämoptyse, usw.. Anspannung in den Lenden oder Vertreten bewirken starken, hellroten Blutfluß. **Blutung post partum.** Blähsucht u. Durchfall. Schwache Patienten mit mattem Kreislauf.

WEIBL. G. - Gefühl des Nach-unten-Ziehens. **Menses früh, reichlich, anhaltend, hellrot.** Schläfrig. Kein Verlangen nach irgendetwas. Finger scheinen geschwollen. Uterusblutungen durch Verheben, im Kindbettstadium; Menorrhagie.
VGL. - Ip.; Sil.; Trill.
ANTIDOTE: Acon.
DOS. - Tinktur bis C 3. Für Krebs starke Abkochung 0,28 l den Tag. **Cinnamom-Öl in Wasserlösungen ist das beste lokale Desinfektionsmittel,** 3 - 4 Tropfen auf 2,25 l Wasser als Spülung, wo Antisepsis u. Desinfektion gebraucht werden. 3 Tropfen auf Zucker gegen Schluckauf.
Cinnamomum D1 = Ø; D1; D2; D4; [D2]

CISTUS CANADENSIS - HELIANTHEMUM CANADENSE

(Ziströschen); Cistaceae - Zistrosen; Nordamerika

Ein tief wirkendes Antipsorikum mit deutlichem Einfluß bei Drüsenbeschwerden, herpesartigem Ausschlag, chronischen Schwellungen, wenn der Patient äußerst **kälteempfindlich** ist. **Kältegefühl in verschiedenen Teilen.** Skrofulöse Augenentzündung. Vergiftete Wunden, Bisse, phagedänische Ulzera. **Bösartige Halsdrüsenerkrankungen.** Cistus hat Affinität für den Nasen-Rachenraum; verhindert Erkältungen, die retronasal liegen. Schniefen.

GESICHT. - Jucken, Brennen, Krusten auf dem rechten Jochbein. Lupus, Karies; offener, blutender Krebs. Nasenspitze schmerzhaft.
MUND. - Skorbutartig geschwollenes Zahnfleisch. **Kältegefühl im Mund;** eitriger, unreiner Atem. **Eitriger Ausfluß** [**Merc-cor.; Caust.; Staph.; Kreos.**]. **Schmerzen beim Herausstrecken der Zunge.**
OHREN. - Wässerige Absonderung; auch übelriechender Eiter. Flechte auf u. um die Ohren, sich ausbreitend auf die äußere Ohröffnung.
INN. HALS. - Schwammgefühl; **sehr trockene, kalte Luft, verursacht Schmerz beim Durchgang.** Kältegefühl in Atem, Zunge u. Rachen. Uvula u. Mandeln geschwollen. Kleine, trockne Stelle im Rachen; muß häufig Wasser schlürfen. Herausräuspern von Schleim. Schwellung u. Eiterung der Halsdrüsen. Kopf auf eine Seite gezogen durch Halsschwellungen. Halsschmerz vom Einatmen geringster Mengen **kalter Luft.** Hitze u. Jucken im Rachen.
MAGEN. - **Kältegefühl** im Magen vor u. nach dem Essen. **Kältegefühl** im ganzen Bauch. Verlangen nach Käse.
STUHL. - Durchfall durch Kaffee u. Obst, dünn, gelb, drängend; V. - morgens.
BRUST. - Kälte in der Brust, Nacken voll von Tumoren. Verhärtung der Brustdrüsen. Hämorrhagie aus den Lungen.
EXTREMITÄTEN. - Verstauchungsschmerz im Handgelenk. Fingerspitzen kälteempfindlich. Flechte auf den Händen. Kalte Füße. Syphilitische Ulzera auf den unteren Gliedmaßen mit harter Schwellung darum. Weiße Schwellung.
SCHLAF. - Kann vor Kälte im Hals nicht schlafen.
WEIBL. G. - Verhärtung u. Entzündung der Brustdrüsen. Empfindlich gegen kalte Luft. Übelriechender Weißfluß.
ATEMWEGE. - Asthmatisch nach dem Hinlegen (Engegefühl in der Luftröhre), vorher Ameisenlaufen.
HAUT. - Jucken überall. Kleine, schmerzhafte Stippen; Lupus. **Drüsen entzündet u. verhärtet.** Mercurio-syphilitische Ulzera. Haut an den Händen hart, dick, trocken, rissig; tiefe Risse. Jucken der geschwollenen Hände u. Arme; allgemeines Jucken, das Schlaf hindert. Hemikranie.
MODALITÄTEN. - V. - bei geringster Menge kalter Luft; geistige Anstrengung, Erregung. **B.** - nach dem Essen.
ANTIDOTE: Rhus-t.; Sep.
VGL. FERNER: Con.; Carb.; Calc.; Arg-n.
DOS. - C 1 bis C 30. Lokal als Waschung zur Hemmung übelriechender Absonderungen.
Cistus canadensis tt Ø; D1; D1; D3; [**D2, 3**]

CITRUS VULGARIS - PONCIRUS TRIFOLIATA

(Bitterorange); Rutaceae - Rautengewächse

Kopfschmerzen mit Übelkeit, Erbrechen u. Schwindel. Gesichtsneuralgien, meist rechtsseitig. Thoraxbeklemmung. Häufiges u. unwiderstehliches Gähnen. Gestörter Schlaf.

VGL. - Citrus decumana - Pampelmuse - (Tinnitus, **Kopfgeräusche** u. Klingeln in den Ohren. Druckgefühl im Schläfengebiet). **Aurantium** - Orange - (Neuralgische u. Hautsymptome, Jucken, Rötung u. Handschwellungen. Krankheiten alter Leute mit Kälte u. Frösteln. Getrocknete, gekochte **Orangenschale** regt den Darm an, ähnlich wie andere Arten von Zellulose oder Agar.. Vermehrter Gallenfluß, stundenlang anhaltend. Vereinigt eine cholagogische Wirkung mit mechanischem Reiz auf die Peristaltik). Vgl. : **Citrus limonum** - (Skorbut, Halsschmerz u. Krebsschmerzen; hemmt zu reichliche Menstruation). - **Citric-acid.** - Zitronensäure - (Nützlich bei **Skorbut,** chronischem Rheumatismus u. Blutungen. Alle Formen von **Wassersucht** werden von Citric-acid. u. Zitronensaft günstig beeinflußt, teelöffelweise alle 3 bis 4 Stunden. Schmerz durch Zungenkrebs. Lokal u. als Mundspülung gebraucht, 1,77 g auf 228 ccm Wasser. Für Krebsschmerzen allgemein, oft wirksam).

CLEMATIS RECTA

(Aufrechte Waldrebe); Ranunculaceae - Hahnenfußgewächse
Mittel- u. Südeuropa

Skrofulöse, rheumatische, gonorrhoische u. syphilitische Patienten. Wirkt speziell auf die Haut, die **Drüsen** u. die Urogenitalorgane, besonders die Hoden. Ein Mittel von großer Bedeutung bei Schlafstörung u. neuralgischen **Schmerzen** in verschiedenen Körperteilen. Viele dieser Schmerzen erleichtert durch Schwitzen. Muskeln erschlafft oder zuckend. Starke Abmagerung. **Große Schläfrigkeit.** Unklares Pulsieren im ganzen Körper.

KOPF. - Bohrender Schmerz in den Schläfen. **Gefühl von Verwirrung; B. - im Freien.** Ausschlag am Hinterkopf, am Haaransatz, feucht pustulär, empfindlich, juckend.
AUGEN. - Hitze in den Augen u. **Empfindlichkeit gegen Luft;** muß sie schließen. Chronische Blepharitis mit wunden, geschwollenen Meibaumschen Drüsen. Iritis, **große Kälteempfindlichkeit.** Flackern vor den Augen. Pustuläre Konjunktivitis mit Tinea capitis; Augen entzündet u. hervortretend.
GESICHT. - Weiße Bläschen auf Gesicht u. Nase, wie bei Sonnenbrand. Schwellung der Unterkieferdrüsen mit harten Knötchen; Pulsieren, V. - Berührung. Schmerzen in der rechten Gesichtshälfte bis zu Augen, Ohr u. Schläfe hin; B. - beim Halten kalten Wassers im Munde.
ZÄHNE. - Schmerzen; V. - nachts u. von Tabak. Gefühl zu großer Länge in den Zähnen.
MAGEN. - Nach dem Essen Schwäche in allen Gliedern u. Pulsieren in den Arterien.

MÄNNL. G. - Ileo-Skrotalneuralgie. **Hoden verhärtet mit Prellungsgefühl.** Schwellung des Skrotum (Orchitis). Nur rechte Hälfte. Beschwerden durch unterdrückte Gonorrhoe. Heftige Erektionen mit Stichen entlang dem Samenstrang; V. - rechts.

HARNWEGE. - Kribbeln in der Harnröhre, einige Zeit nach dem Wasserlassen anhaltend. Häufiger, spärlicher Harnfluß; Brennen an der Harnröhrenöffnung. **Unterbrochener Fluß.** Einschnürungsgefühl in der Harnröhre. Harn wird tropfenweise entleert. Unfähig, völlig zu entleeren; Nachtröpfeln. Schmerz V. - nachts, Schmerz entlang dem Samenstrang. Beginnende Striktur.

HAUT. - Rot, brennend, blasenförmig, schuppig, verkrustet. Juckt schrecklich; V. - Waschen mit kaltem Wasser; V. - Gesicht, Hände u. **Hinterkopfhaut. Drüsen** heiß: schmerzhaft, **geschwollen;** V. - Leistendrüsen. Drüsenverhärtungen u. Brusttumoren. Variköse Ulzera.

MODALITÄTEN. - **B.** - im Freien. **V.** - nachts u. Bettwärme (Waschen in kaltem Wasser; Neumond - monatliche Verschlimmerung).

VGL. - **Clem-vitalba** (variköse u. andere Ulzera); **Sil.; Staph.; Petrol.; Ole.; Sars.; Canth.; Phos-ac.; Puls.**

ANTIDOTE: Bry.; Camph.

DOS. - C 3 bis C 30.

Clematis recta + t ∅; D1; D1; D3; [D2, 3]

COBALT NITR. (M)

COBALTUM

(Kobalt); Co

Passend für neurasthenische Rückenbeschwerden. Sexuelle Störungen. Ermüdung, Erregung u. Knochenschmerzen, V. - morgens.

GEIST, GEMÜT. - Alle Gemütserregungen vermehren Beschwerden. Dauernder Stimmungswechsel.

KOPF. - Schmerz; V. - **Vorwärts**beugen. Jucken der haarigen Kopfhaut u. der Bartgegend.

ZÄHNE. - Gefühl des Zu-lang-Seins. Schmerz in den Zähnen. Risse quer über der Zunge; weiß belegt [**Ant-c.**].

ABDOMEN. - Einschießender Schmerz in der Leber. Milzschmerz.

REKTUM. - Dauerndes Tröpfeln von Blut aus dem Anus, kein Blut durch Stuhlgang.

MÄNNL. G. - Schmerz im rechten Hoden; B. - Wasserlassen. **Ergüsse** ohne Erektionen. Impotenz. Rückenschmerz im Lendengebiet u. schwache Beine. Unzüchtige Träume. Schmerz am Harnröhrenausgang, grünliche Absonderung; braune Flecken auf Genitalien u. Bauch.

RÜCKEN. - **Schmerz in Rücken u. Kreuz; V. - Sitzen;** B. - Gehen u. Liegen. Schwäche in den Beinen u. Rückenschmerzen nach Ergüssen.

EXTREMITÄTEN. - Schmerzen in den Handgelenken. Schießende Schmerzen in die Oberschenkel von der Leber her. **Schwache Knie.** Zittern in den Gliedern. Kribbeln in den Füßen. Fußschweiß, hauptsächlich zwischen den Zehen.
SCHLAF. - Nicht erfrischend; **gestört durch lüsterne Träume.**
HAUT. - Trocken u. stippig. Stippen am Gesäß, Kinn, auf der Kopfhaut.
VGL. - **Cann-i.; Sep.; Zinc.; Agn.; Selen.**
DOS. - C 6 bis C 30.
Cobaltum D8; D10; D2; D8; [D3, 4 Tbl]

COCA - ERYTHROXYLON COCA

(Kokastrauchblätter; göttl. Pflanze der Inkas); Erythroxylaceae;
Peru, Bolivien, Chile

Das Bergsteiger-Mittel. Nützlich bei verschiedenen Beschwerden, die mit Bergsteigen zusammenhängen, wie Herzklopfen, Atemnot, Angst u. Schlaflosigkeit. Erschöpftes Nervensystem durch körperliche u. geistige Anspannung. Karies der Zähne. **Stimmverlust.** - 5 bis 6 Tropfen alle halbe Stunde geben, 2 Stunden vor der erwarteten Stimmbeanspruchung. Nächtliche Enuresis, Emphysem [**Quebracho**].

GEIST, GEMÜT. - Melancholisch; schüchtern, unfrei in Gesellschaft, reizbar, findet Gefallen an Einsamkeit u. Verborgenheit. Sinn für Recht u. Unrecht verloren.
KOPF. - Ohnmachtsanfall durch Bergsteigen. Schockwellen vom Hinterkopf her mit Schwindel. **Ohrengeräusche.** Kopfschmerz mit Schwindel, vorher Lichtblitze. Bandgefühl über der Stirn. Diplopie. Zunge belegt. **Kopfschmerz durch große Höhen.** Tinnitus.
MAGEN. - Pfeffriges Gefühl im Mund. Verlangen nach Alkoholika u. Tabak. Starkes Sättigungsgefühl, lange anhaltend. Festgesetzte Blähung; kommt mit Geräusch u. Heftigkeit hoch, als wollte sie die Speiseröhre zerreißen. Tympanitische Auftreibung des Bauches. Kein Appetit, nur für Süßigkeiten.
HERZ. - **Herzklopfen** bei Herzschwäche u. Atemnot.
MÄNNL. G. - Diabetes mit Impotenz [**Phos-ac.**].
ATEMWEGE. - Hochräuspern von kleinen, durchsichtigen Schleimstücken. Schwache Stimmbänder. **Heiserkeit;** V. - nach Sprechen. **Atemnot, Kurzatmigkeit,** besonders bei älteren Sportlern u. Alkoholikern. Hämoptyse. **Asthma,** spastischer Art.
SCHLAF. - Kann nirgends Ruhe finden, aber schläfrig. Nervosität u. nächtliche Ruhelosigkeit während des Zahnens.
MODALITÄTEN. - V. - Wein; Fahren, schnelle Bewegung im Freien. **B.** - beim Hochsteigen, in großen Höhen.
VGL. - **Ars.; Paul.; Cypr.; Cham.**
DOS. - Urtinktur C 3.
ANTIDOTE: Gels.
Coca Betäubungsmittelgesetz

COCAINA - COCAINUM

(Alkaloid von Erythroxylon Coca); - ($C_{17}H_{21}NO_4$)

Neben seinem speziellen Nutzen als Lokalanästheticum hat Cocaina seine besonderen homöopathischen Anwendungen, obgleich die Symptome hauptsächlich nur klinisch sind. - **Gefühl, als ob kleine Fremdkörper oder Würmer unter der Haut wären.**

GEIST, GEMÜT. - Redselig. Dauernder Wunsch, etwas Großes zu tun, **Heldentaten an Stärke zu vollbringen.** Zerebrale Aktivität. Schrecklicher Verfolgungswahn; **sieht u. fühlt Käfer u. Würmer. Moralisches Gefühl abgestumpft.** Persönliche Erscheinung wird vernachlässigt. Denkt, er höre unfreundliche Bemerkungen über sich. Hörtäuschungen. **Unvernünftige Eifersucht.** Schlaflosigkeit.
KOPF. - Gefühl von Pulsieren u. Bersten. **Pupillen erweitert.** Hörvermögen stark vermehrt. Dröhnen u. Geräusche im Kopf.
AUGEN. - Glaukom. Vermehrte Spannung, verminderte Hornhautempfindlichkeit. Augen starrend, ausdruckslos.
INN. HALS. - Trocken, brennend, kitzelnd, eingeschnürt. Schluckmuskeln gelähmt. Sprechen schwierig.
MAGEN. - Appetit auf feste Nahrung verloren. **Liebt Süßigkeiten. Blutungen** aus den Därmen, dem Magen.
NERVENSYSTEM. - Chorea; Paralysis agitans; alkohol- u. altersbedingtes Zittern. Lokale sensorische Parese. Ameisenkribbeln u. Taubheitsgefühl in Händen u. Unterarmen.
SCHLAF. - Ruhelos, kann stundenlang nach dem Ins-Bett-Gehen nicht schlafen.
FIEBER. - Kälte mit intensiver Blässe.
VGL. - **Stovain** (als Analgeticum; Gefäßerweiterungsmittel). Gegenmittel gegen unangenehme Nebenwirkungen, die gelegentlich auftauchen bei Kokain-Injektionen in die Haut oder das Zahnfleisch, tropfenweise Dosierung von Nitroglyzerin, 1 %ige Lösung.
DOS. - Niedere Potenzen. Bei Lokalanwendung auf Schleimhäute 2- bis 4 %ige Lösung.
Cocaina Betäubungsmittelgesetz

COCCINELLA SEPTEMPUNCTATA

(»Siebenpunkt«); Coccinellidea - Marienkäfer; Europa

Dieses Mittel sollte beachtet werden bei Neuralgien, bei den Zähnen, dem Zahnfleisch, dem Munde usw.. Verursacht durch reichliche Speichelansammlung. Gefühl, als sei Uvula zu lang. Symptome von Hydrophobie; V. - durch jeden glänzenden Gegenstand.

KOPF. - Schmerz in der Stirn über dem rechten Auge, berührungsempfindlich; von den oberen Backenzähnen zur Stirn hin. Schmerzen in den

Schläfen u. im Hinterhaupt. Blutandrang zum Gesicht. **Pulsierender Zahnschmerz. Kaltes Gefühl in Zähnen** u. Mund **[Cist.]**. Periodische Anfälle von Stirnneuralgie. Kann die Augen während der Anfälle nicht öffnen. Schmerz V. - durch jeden hellen Gegenstand. B. - Schlaf.
MAGEN. - Schluckauf u. Brennen im Magen.
RÜCKEN. - Schmerz in Nieren- u. Lendengegend. Eiskalte Extremitäten.
VGL. - Canth.; Mag-c.
DOS. - C 3
Coccinella septempunctata t D2 = 0; D2; D3; -; [D4]

COCCULUS - ANAMIRTA COCCULUS
COCCULUS PENDULUS - COCCULUS LEAEBA
(Indische Kockelskörner); Menispermaceae, Indien

Innerhalb des Aktionsbereiches von Cocculus liegen viele spastische u. paretische Affektionen, besonders bei Betroffenheit einer Körperhälfte. Beeinflußt das Cerebrum, kuriert nicht konvulsive Anfälle, die vom Rükkenmark herkommen (A.E. Hinsdale). **Schmerzhafte Kontraktur** von Gliedern u. Rumpf; Tetanus. Viele unangenehme **Folgen von Nachtwachen** werden dadurch erleichtert. Hat eine besondere Affinität zu **hellhaarigen Frauen,** besonders in der Schwangerschaft. Verursacht viel Übelkeit u. Rückenschmerzen. Unverheiratete u. kinderlose Frauen, empfindliche u. romantische Mädchen etc.. Alle seine Symptome sind schlimmer beim Fahren im Wagen oder auf dem Schiff; daher seine Anwendung bei Seekrankheit. Gefühl von **Hohlheit** oder Leere, als ob Teile eingeschlafen wären. Fühlt sich zu schwach, um laut zu sprechen.

GEIST , GEMÜT. - Launisch. Schwer u. stupide. **Zeit vergeht zu rasch;** in Träumereien versunken. Unwiderstehliche Neigung zu singen. Langsames Begriffsvermögen. Geistig betäubt. **Tiefe Traurigkeit.** Kann Widerspruch nicht vertragen. Spricht hastig. Sehr besorgt um die Gesundheit anderer.
KOPF. - Schwindel, Übelkeit, **besonders beim Fahren** oder Reiten. Gefühl von Leere im Kopf. Kopfschmerz **im Hinterkopf** u. Nacken. V. -, beim Liegen auf dem Hinterkopf. Kopfschmerz mit Übelkeit vom Fahren, kann nicht auf Hinterkopf liegen. Pupillen kontrahiert. Gefühl von Öffnen u. Schließen, besonders im Hinterkopf. Zittern des Kopfes. Schmerz in den Augen, als ob sie ausgerissen würden.
GESICHT. - Lähmung der Gesichtsnerven. Krampfartiger Schmerz im Masseter-Muskel; **V. - beim Mundöffnen.** Trigeminusneuralgie nachmittags mit weit ausstrahlenden Schmerzen.
MAGEN. - Übelkeit vom Fahren in Autos, Booten usw. oder beim Anblick eines Schiffes in Bewegung; V. - beim Kaltwerden oder Sich-Erkälten. Übelkeit mit Schwäche u. Erbrechen. **Abneigung gegen** Getränke, Tabak.

Metallischer Geschmack. Lähmung der Schluckmuskeln, die das Schlucken verhindert. Trockenheit im Schlund. Seekrankheit [**Resorcin** D 1]. Krampf im Magen während u. nach der Mahlzeit. Schluckauf u. spastisches Gähnen. Appetitverlust. Verlangen nach kalten Getränken, besonders Bier. Gefühl im Magen, als ob man zu lange ohne Speise gewesen wäre, über den Hunger hinaus. Geruch von Nahrung erregt Übelkeit [**Colch.**].

ABDOMEN. - Aufgetrieben, mit Wind, u. bei Bewegung mit dem Gefühl **wie angefüllt mit scharfen Steinen;** B. - beim Liegen auf der einen oder anderen Seite. **Schmerz im Leistenring,** als ob etwas hindurchgezwängt würde. **Bauchmuskeln schwach;** ein Bruch scheint zu entstehen.

WEIBL. G. - Dysmenorrhoe mit reichlichen, dunklen Menses. Zu frühe Menses, klumpig, mit spastischer Kolik. Schmerzhaftes Pressen in der Uterusgegend, nachher Hämorrhoiden. Eitriger, gußartiger Weißfluß zwischen Menses; **sehr schwächend,** kann kaum sprechen. So schwach während der Menstruation, kann kaum stehen.

ATEMWEGE. - Gefühl der Leere u. des Krampfes in der Brust. Atemnot wie von Einschnürung der Luftröhre, wie gereizt durch Rauch. Erstickende Konstriktion im oberen Teil des Ösophagus, den Atem beklemmend u. zum Husten reizend.

RÜCKEN. - Knacken der Halswirbel beim Kopfbewegen. **Lähmiger Schmerz im Kreuz, Schmerz in Schultern u. Armen wie bei Prellung.** Druck in Schulterblatt u. Nacken. Steifheit beim Bewegen der Schultern.

EXTREMITÄTEN. - Lahmheit; V. - beim Beugen. **Zittern** u. Schmerz in den Gliedern. Arme schlafen ein. Einseitige Lähmung; V. - nach dem Schlaf. Hände wechselnd heiß u. kalt; Taubheit u. kalter Schweiß einmal der einen, dann der anderen Hand. Taub u. unsicher. **Knie knacken bei Bewegung.** Untere Gliedmaßen schwach. Entzündliche Schwellung des Knies. Äußerst schmerzhaftes, paralytisches Ziehen. Hält Glieder ausgestreckt, schmerzhaft bei Beugung.

SCHLAF. - Spastisches Gähnen. Koma vigil. Dauernde Benommenheit. Nach Schlafmangel, Nachtwachen, Nähren.

FIEBER. - Frösteln mit flatulenter Kolik, Übelkeit, Schwindel, Kälte der unteren Extremitäten u. Hitze des Kopfes. Allgemeiner Schweiß. Nervöse Form bösartiger Fieber. **Frösteln mit Schwitzen u. Hitze der Haut.**

MODALITÄTEN. - V. - beim Essen, nach Schlafverlust, im Freien; beim Rauchen, Fahren, Schwimmen, bei Berührung, Geräusch, Stoß; nachmittags, bei den Menses. Nach emotioneller Störung.

ANTIDOTE: Coff.; Nux-v.

VGL. - **Picrotoxin** - Alkaloid von Cocculus - (Epilepsie, Anfälle morgens beim Sich-Erheben aus der Horizontallage, Hernie, motorische Ataxie, Nachtschweiße); **Symphoricarpus** (Morgenübelkeit); **Petr.; Puls.; Ign.**

DOS. - C 3 bis C 30

Cocculus + **D1** = **∅; D1; D2; D6;** [**D3, 4, 6**]

COCCUS CACTI - DACTYLOPIUS COCCUS - COCCINA

(Cochenillelaus - Nepal-Schildläuse); Homoptera - Gleichflügler

Die klinische Auswertung der Symptome dieses Mittels reihen es ein unter die Mittel für spastischen Husten, Keuchhusten u. für katarrhalische Zustände der Blase; spastische Schmerzen in den Nieren mit Eingeweide-Tenesmen. Harnverhaltung. Anasarka, Aszites.

GEIST, GEMÜT. - Frühmorgens oder nachmittags niedergeschlagen.
KOPF. - Subokzipitale Schmerzhaftigkeit; V. - nach Schlaf u. Anstrengung. Kopfschmerz V. - von Rückenlage, B. - bei hochliegendem Kopf. Dumpfer Schmerz über dem rechten Auge morgens. **Gefühl eines Fremdkörpers zwischen dem oberen Lid u. dem Augapfel.** Beschwerden wie von Asche im Auge.
ATEMWEGE. - Dauerndes Räuspern wegen vergrößerter Uvula; Schnupfen mit entzündeter Schlundenge; **Ansammlung von dickem, zähem Schleim,** der mit großer Schwierigkeit ausgeworfen wird. **Kitzeln im Kehlkopf.** Gefühl eines Krumens dahinter, muß dauernd schlucken; Zähnebürsten verursacht Husten. Schlund sehr empfindlich. Erstickender Husten; V. - beim ersten Aufwachen, mit zähem, weißem Schleim, der würgt. Spastischer Morgenhusten. **Keuchhustenanfälle enden mit Erbrechen dieses zähen, glasigen Schleims.** Chronische Bronchitis, kompliziert durch Harngrieß; große Mengen von albuminösem, zähem Schleim werden ausgeworfen. Gehen gegen den Wind benimmt den Atem.
HERZ. - Gefühl, als ob alles gegen das Herz gepreßt würde.
HARNWEGE. - Harndrang; **Ziegelmehlsediment. Harnsteine, Hämaturie, Urate** u. Harnsäure; lanzinierende Schmerzen von Niere zu Blase. Starkfarbiger, dicker Urin. Dysurie.
WEIBL. G. - Menses zu früh, reichlich, **schwarz** u. dick; **dunkle Klumpen,** mit Dysurie. Intermittierende Menstruation; fließt nur abends u. nachts. **Große Klumpen** kommen heraus beim Wasserlassen. **Labien** entzündet.
MODALITÄTEN. - V. - linksseitig, nach dem Schlaf, bei Berührung, durch Kleiderdruck, Zähnebürsten, leichteste Anstrengung. **B.** - beim Gehen.
VGL. - Canth.; Cact.; Sars.
DOS. - Tiefere Triturationen.
Coccus cacti D1 = 0; D1; D2; D4; [D3]

COCHLEARIA ARMORACIA - ARMORACIA SATIVA

(Meerrettich); Cruciferae - Kreuzblütler

Stirnknochen u. Sinus, Antrum u. Speicheldrüsen werden besonders durch diese Droge beeinflußt. Blähungsgefühl. Weckt die Vitalkräfte. Wird zum Gurgeln bei von Skorbut befallenem Zahnfleisch u. wehem Hals benutzt. Bei Heiserkeit u. bei erschlafftem Zustand des Rachens. Innerlich bei

Gonorrhoe. Nützlich als Gewürz bei Schwächezuständen des Magens. Extrakt der Wurzel in Apfelwein bei Wassersucht bewirkt reichliche Diurese. Lokal kuriert es Kopfschuppen.

KOPF. - Denken ist schwierig. Ängstlichkeit; zur Verzweiflung getrieben durch den Schmerz. Pressender, bohrender Schmerz, als ob der Stirnknochen herausfallen wollte. Heftiger Kopfschmerz mit Erbrechen. Hörvermögen vermindert.
AUGEN. - Wund u. skrofulös; traumatische Augenentzündung, getrübte Sicht u. grauer Star. Stark triefende Augen.
MAGEN. - Schmerz zum Rücken hin; V. - bei Druck auf die Brustwirbel. Aufstoßen u. Krämpfe. Kolik mit Rückenschmerz. **Heftiger Krampf vom Magen durch beide Seiten zum Rücken hin.** Kneifen um den Nabel herum.
RÜCKEN. - Schmerz im Rücken wie von festgesetzter Blähung, **vom Bauch hindurch zum Rücken u. hinunter ins Kreuz.**
ATEMWEGE. - Trockener, hackender Kehlkopfhusten, auch Husten nach Grippe, trocken oder locker, V. - beim Hinlegen. Brust schmerzhaft gegen Berührung. Schnupfen mit Heiserkeit. Schleimreiches Asthma. Lungenödem. Hals rauh u. heiser.
HARNWEGE. - Brennen u. Schneiden in Eichel u. Penis vor, beim u. nach dem Wasserlassen. Häufiges Wasserlassen.
MODALITÄTEN. - V. - abends u. nachts.
VGL. - Cann.; Sin-n.; Caps.
DOS. - C 1 bis C 3.
Cochlearia armoracia 0; D1; D1; -; [D2]

CODEINUM

(Ein Opiumalkaloid); $C_{17}H_{17}NO(OH)_2$

Zittern des ganzen Körpers. Unwillkürliches Zucken der Muskeln, der Arme u. unteren Gliedmaßen. **Jucken** mit Wärmegefühl, Taubheit u. Prickeln. Diabetes.

KOPF. - Schmerz vom Hinterkopf zum Nacken. Gesichtshaut u. Kopfhaut schmerzhaft nach Neuralgie.
AUGEN. - Unwillkürliches Liderzucken [**Agar.**].
MAGEN. - Spastischer Schmerz in der Magengrube. Aufstoßen. Großer Durst mit Verlangen nach bitteren Dingen.
ATEMWEGE. - Kurzer, irritierender Husten; V. - nachts. Reichlicher, eitriger Auswurf. Nachthusten bei Phthisis.
VGL. - Op.; Agar.; Hyos.; Am-br.
DOS. - 16 mg Dos. bis C 3 Trit.
Codeinum phos.* + D1 = 0; D2; D1; D3; [D3, 4] Sonderpreis

COFFEA CRUDA

(Rohkaffee); Rubiaceae - Labkrautgewächse; Afrika, Südamerika

Regt die funktionelle Aktivität aller Organe an, indem es die Nerven u. Gefäßaktivität vermehrt. Kaffeetrinken verstärkt bei älteren Personen leicht die Harnsäureproduktion u. verursacht so Nierenreizung; Muskel- u. Gelenkschmerzen; bei vermehrter Empfindlichkeit alter Leute für die Reizwirkung von Kaffee u. Tee sollte der Gebrauch dieser Genußgifte eingeschränkt oder sorgfältig beobachtet werden. Große nervliche Erregung u. Ruhelosigkeit. Äußerste Empfindlichkeit charakterisiert dieses Mittel. Neuralgie in verschiedenen Teilen; immer mit großer, nervöser Erregbarkeit u. **Schmerzunverträglichkeit,** die zur Verzweiflung treibt. **Ungewöhnliche Aktivität von Geist u. Körper.** Böse Folgen plötzlicher **Erregung,** Überraschungen, Freude usw.. Nervöses Herzklopfen. **Coff.** paßt besonders für hochgewachsene, schlanke, vornübergeneigte Personen mit dunkler Gesichtsfarbe, cholerischem u. sanguinischem Temperament. Überempfindlichkeit der Haut.

GEIST, GEMÜT. - Fröhlichkeit, leichtes Begriffsvermögen, Reizbarkeit, leicht erregt. Sinne geschärft. Eindrucksfähig, besonders für angenehme Eindrücke. Ideenfülle, schnell handlungsbereit. Wälzt sich hin u. her vor Pein u. Qual [**Acon.**].

KOPF. - »Enger« Schmerz, V. - durch Geräusch, Geruch, Narkotika. Es scheint, als ob Gehirn in Stücke gerissen würde, als ob ein **Nagel in den Kopf getrieben würde.** V. - im Freien. **Empfindliches Gehör.**

GESICHT. - Trockne Hitze mit roten Wangen. Trigeminusneuralgie, die sich zu Backenzähnen, Ohren, Stirn u. Kopfhaut hinzieht.

MUND. - Zahnschmerz; zeitweilig B. - durch Eiswasser-im-Munde-Halten (**Mang.** engegengesetzt). Hastiges Essen u. Trinken. Empfindlicher Geschmack.

MAGEN. - Außerordentlicher Hunger. Kann enge Kleidung nicht ertragen. Nach Wein u. Likör.

WEIBL. G. - Menses zu früh u. lange anhaltend. Dysmenorrhoe, große Klumpen schwarzen Blutes. **Überempfindliche Vulva u. Vagina.** Wollüstiges Jucken.

SCHLAF. - Wachend; dauernd in Bewegung. Schläft bis 3 Uhr nachts, nachher nur dösend. Fährt hoch beim Aufwachen. Schlaf durch Träume gestört. **Schlaflos infolge geistiger Aktivität.** Ideenfülle mit nervöser Reizbarkeit. Gestört durch Jucken im Anus.

ATEMWEGE. - Kurzer, trockner Husten bei Masern bei nervösen, empfindlichen Kindern.

HERZ. - Heftiges, unregelmäßiges Herzklopfen, besonders nach extremer Freude oder Überraschung. Beschleunigter Hochdruckpuls u. Urinunterdrückung.

EXTREMITÄTEN. - Kruralneuralgie; V. - Bewegung, nachmittags u. nachts; B. - durch Druck.

MODALITÄTEN. - V. - außerordentliche Erregungen (Freude), Narkotika, starke Gerüche, Lärm, im Freien, Kälte, nachts. **B. - Wärme,** vom Hinlegen; beim Halten von Eis im Munde.
UNPASSEND: Camph.; Cocc. ERGÄNZEND: Acon.
VGL. - Coff-t. (Rösten entwickelt gewisse vitaminähnliche Substanzen (P.T. Mattei). Tauben, welche Defiziensneuritis u. Lähmung bei einer Diät von poliertem Reis entwickelten, verloren ihre Beschwerden bei Zufügung von 8 ccm eines 5 %igen Kaffeeextraktes zu ihrer Nahrung. Ungerösteter Kaffee war nutzlos). - **Coffein -** (ein kristallenes Alkaloid - direktes Herzstimulans u. Diureticum. Wassersucht infolge von Kardialinsuffizienz. Myokarddegeneration. Kardialinsuffizienz bei Pneumonie u. anderen infektiösen Erkrankungen. Erhöht den Blutdruck, vermehrt Pulsfreqüenz u. stimuliert den Herzmuskel; daher eine Unterstützung bei äußerster Schwäche u. drohender, schwerer Kreislaufstörung. Regt Atemzentrum, Nervenzentrum u. **Diurese** an. Eines der besten Stimulantien der Vasomotorenzentren. Akutes Lungenödem. Brachialgie u. andere Neuralgien, charakterisiert durch **nächtliche Verschlimmerungen.** Jousset braucht gleiche Teile von Coffein u. Sacharium-lact. 194 mg in geteilten Dosen jeden zweiten Tag eingenommen. Subkutan 16 mg. Sehr quälende Gesichtsneuralgie infolge verdorbener Zähne); **Acon.; Cham.; Nux.; Cypr.; Coffein** u. Pflanzen, die es enthalten, wie **Kola, Thea** etc.. Starker, schwarzer Kaffee, so heiß wie möglich getrunken, ist unersetzlich als Gegenmittel für viele Gifte, besonders Narkotika. Heißer Kaffee rektal in Fällen von extremem Kollaps.
ANTIDOTE: Nux.; Tab.
DOS. - C 3 bis C 200.
Coffea cruda D1 = ∅; D2; D3; D1; [D3, 4]

COLCHICUM

(Herbstzeitlose); Liliaceae - Liliengewächse; Mittel- u. Südeuropa

Beeinflußt deutlich das Muskelgewebe, das Periost u. die serösen Gelenkhäute. Speziell wirksam zur Erleichterung gichtischer Anfälle. Scheint mehr zu wirken bei **chronischen** Beschwerden dieser Teile. Körperteile sind rot, heiß, geschwollen. Reißende Schmerzen; V. - abends u. nachts u. bei Berührung. Stoßen der Zehen schmerzt sehr. **Immer große Erschöpfung, innere Kälte** u. Kollapsneigung. Wirkungen von Nachtwachen u. intensivem Studium. Schockwellen wie von Elektrizität durch eine Körperhälfte. Nachwirkungen von unterdrücktem Schweiß. Träumt von Mäusen.

KOPF. - Kopfschmerz hauptsächlich in Stirn u. Schläfen, aber auch im Hinterkopf u. Nacken, V. - nachmittags u. abends.
AUGEN. - Pupillen ungleich; linke Pupille kontrahiert. Wechselnde Sehschärfe. Tränenfluß V. - im Freien; heftige, reißende Schmerzen in den Augen. Verwischtes Sehen nach dem Lesen. Flecken vor den Augen.

OHREN. - Jucken in den Ohren; scharfe, schießende Schmerzen unter dem rechten Tragus.

GESICHT. - Schmerz in den Gesichtsmuskeln, herumwandernd. Vibrieren u. ödematöse Schwellung; Wangen rot, heiß, schweißig. Sehr reizbar bei den Schmerzen [**Cham.**]. Schmerz hinter dem rechten Unterkieferwinkel.

MAGEN. - Trockner Mund, Zunge brennt, Zahnfleisch u. Zähne schmerzen. **Durst;** Schmerz im Magen u. Blähsucht. **Der Geruch von Nahrung erregt Übelkeit bis zur Ohnmacht,** besonders Fischgeruch. Reichlicher Speichelfluß. Erbrechen von Schleim, Galle u. Nahrung; V. - bei jeder Bewegung; **große Kälte im Magen. Verlangen nach verschiedenen Dingen,** aber Widerwillen beim Riechen, dann Übelkeit. Gichtische Gastralgie. Brennen oder **eisige Kälte im Magen** u. Bauch. Verlangen nach brennenden, alkoholischen Getränken. Schmerz im Kolon transversum.

ABDOMEN. - **Auftreibung** des Bauches mit Gas, Unfähigkeit, Beine auszustrecken. Kollern. Leberschmerz. Zökum u. Querkolon sehr aufgetrieben. Völle u. dauerndes Kollern. Aszites.

STUHL. - Schmerzhaft, spärlich, transparent, gallertartiger Schleim; Schmerz, als ob Anus aufgerissen würde, mit Prolaps. Herbstruhr; Stühle enthalten **weiße, fädige Partikel** in großen Mengen. Erfolgloser Drang; fühlt Kot im Rektum, kann aber nicht entleeren.

WEIBL. G. - Jucken der Genitalien. Kältegefühl im Oberschenkel nach der Periode. Gefühl von Schwellung in Vulva u. Klitoris.

URIN. - Dunkel, spärlich oder unterdrückt; blutig, braun, schwarz, tintig; enthält Klumpen fauligen, zersetzten Blutes, Albumin, Zucker.

HERZ. - Angst in der Herzgegend. Herzstoß wird nicht gefühlt. Perikarditis mit starkem Schmerz, Beklemmung u. Atemnot, Puls fadenförmig. Herzgeräusch wird schwächer, Puls von geringer Spannung.

EXTREMITÄTEN. - Scharfer Schmerz den linken Arm hinunter. Reißen in den Gliedern bei warmem, Stechen bei kaltem Wetter. Ameisenlaufen in den Händen u. Handgelenken. Fingerspitzen taub. Schmerz vorne am Oberschenkel. Rechter Plantarreflex verschwunden. Glieder lahm, schwach, kribbelnd. Schmerz V. - abends u. bei warmem Wetter. Gelenke steif u. fieberhaft; wandernder Rheumatismus; Schmerzen V. - nachts. Entzündung der großen Zehe, Gicht in der Ferse, **kann Berührung u. Bewegung nicht** ertragen. Vibrieren in den Fingernägeln. Knie schlagen zusammen, kann kaum gehen. Ödematöse Schwellung u. Kälte der Beine u. **Füße.**

RÜCKEN. - Schmerzen im Lumbal- u. Lumbosakral-Gebiet. Dumpfer Schmerz quer über der Lendengegend. Rückenschmerzen, B. - bei Ruhe u. Druck.

HAUT. - Fleckige, papuläre Hitzblatter auf dem Gesicht. Rosa Stellen auf Rücken, Brust u. Bauch. Urtikaria.

MODALITÄTEN. - V. - Sonnenuntergang bis Sonnenaufgang; Bewegung, Schlafverlust, Geruch von Nahrung, abends, geistige Anstrengung. **B.** - Bücken.

ANTIDOTE: Thuj.; Camph.; Cocc.; Nux-v.; Puls.
VGL. - Colchicin (Darmkatarrh mit Gewebsfetzen; konvulsives Zucken der rechten Hand; rheumatisches Fieber, Gicht, Endo- u. Perikarditis, Pleuritis, Arthritis deformans in den frühen Stadien; **intensiver Schmerz bei Rheumatismus,** D 3 Trit.), auch **Carbo; Arn.; Lil.; Ars.; Verat..**
DOS. - C 3 bis C 30.
Colchicum * = ∅; D1; D1; D3; [D4, 6]

COLIBACILIN (Jul)

COLLINSONIA CANADENSIS

(Grießwurzel); Labiatae - Lippenblütler; Nordamerika

Stauung im Becken- u. Pfortadergebiet, daher Hämorrhoiden u. Verstopfung, besonders bei Frauen. Verminderter arterieller Druck, allgemeine Atonie des Muskelgewebes. **Chronischer Katarrh der Nase, des Magens u. des Kehlkopfes** infolge Pfortaderstauung. Wassersucht infolge Herzkrankheit. Pruritus bei Schwangerschaft, mit Hämorrhoiden. **Verstopfung bei Kindern infolge Atonie der Eingeweide.** Soll von besonderem Wert sein vor Operationen wegen Rektumerkrankungen. Gefühl von Gewicht u. Einschnürung. Blutandrang in den Venen.
KOPF. - Dumpfer Stirnkopfschmerz; von unterdrückten Hämorrhoiden. Chronischer Katarrh. Gelb belegte Zunge. Bitterer Geschmack [**Coloc.; Bry.**].
REKTUM. - Gefühl wie von scharfen Holzstücken im Rektum. Einschnürungsgefühl. Blutandrang in den Darmgefäßen. Trockener Kot. **Sehr hartnäckige Verstopfung** mit austretenden Hämorrhoiden. Schmerzen in Anus u. Unterbauch. Verstopfung während der Schwangerschaft; mit membranöser Dysmenorrhoe nach Wehen [**Nux-v.**]. Schmerzhaft blutende Hämorrhoiden. Verdauungsstörung mit Tenesmus. **Wechsel zwischen Verstopfung u. Durchfall,** große Blähsucht. Jucken des Anus [**Teucr.; Rat.**].
WEIBL. G. - Dysmenorrhoe; **Pruritus der Vulva,** Uterusprolaps; Schwellung u. dunkle Röte der Genitalien; Schmerz beim Hinsetzen. Membranöse Dysmenorrhoe. Pruritus. Kältegefühl in den Oberschenkeln nach Menstruation. Gefühl der Schwellung von Labien u. Klitoris.
ATEMWEGE. - Husten durch Überanstrengung der Stimme, chronische Heiserkeit (vom Reden); scharfer Schmerz im Kehlkopf. Heiserkeit. Quälender, trockener Husten.
HERZ. - Herzklopfen, rasch, aber schwach. Wassersucht. Nach Erleichterung der Herzsymptome kehren Hämorrhoiden oder Menses zurück. Brustschmerzen wechseln mit Hämorrhoiden. Beklemmung, Schwäche u. Atemnot [**Acon-fer.**].
MODALITÄTEN. - V. - durch leichteste Erregung oder Aufregung; Kälte. **B.** - Hitze.

ANTIDOTE: Nux-v.
VGL. - **Aesc.; Aloe.; Ham.; Lyc.; Negundo; Sulf.; Nux-v.**
DOS. - Tinktur bis C 3. Höhere Potenzen, bei organbedingten Herzbeschwerden.
Collinsonia canadensis tt Ø; D1; D1; D3; [D2]

COLOCYNTHIS - COLOCYNTHIS VULGARIS-CITRULLUS COLOCYNTHIS

(Koloquinte); Cucurbitaceae - Kürbisgewächse; Nordafrika, Vorderasien

Oft angezeigt in der Übergangszeit, wenn die Luft kalt ist, aber die Sonne noch kräftig genug, um das Blut zu erhitzen. - Entwickelt die meisten Symptome im Bauch u. im Kopf, wo es intensive Neuralgien hervorruft. Besonders passend für reizbare Personen, die leicht verärgert sind; böse Folgen dadurch. Frauen mit reichlicher Menstruation u. sitzender Lebensweise. Patienten mit Korpulenzneigung. Erleichterung der neuralgischen Schmerzen fast immer durch Druck. Krämpfe, Zucken u. Muskelverkürzungen. Ein- u. Zusammenschnürungen. Zystospasmen nach Operationen an Orificia [**Hyper**]. Harngeruch des Schweißes [**Berb.; Nit-ac.**]. Sehr charakteristischer, **quälender Bauchschmerz,** so daß Patient sich krümmt. Gefühle: Schneiden, Verdrehen, »Mahlen«; Einschnürung u. Prellung; **wie gefesselt mit eisernen Bändern.**

GEIST, GEMÜT. - Äußerst reizbar. Wird ärgerlich bei Fragen. Kränkung durch Beleidigung. Ärger mit Empörung [**Cham.; Bry.; Nux.**].
KOPF. - Schwindel beim Kopfdrehen **nach links.** Seitlich schneidender Kopfschmerz mit Übelkeit, Erbrechen. Schmerzen (B. - Druck u. Hitze) mit Schmerzhaftigkeit der **Kopfhaut.** Brennende Schmerzen, grabend, reißend u. zerrend. Stirnkopfschmerz; V. - Bücken, Auf-dem-Rücken-Liegen u. Bewegung der Augenlider.
AUGEN. - Scharfe, bohrende Schmerzen, **B. - Druck.** Beim Bücken Gefühl, als ob das Auge herausfallen wollte. Gichtische Beschwerden der Augen. Heftiger Schmerz in den Augäpfeln vor Glaukomentwicklung.
GESICHT. - Zerrender, schießender Schmerz u. Gesichtsschwellung; links große Schmerzhaftigkeit. B. - durch Druck [**Chin.**]. Neuralgie **mit Frösteln;** Zähne scheinen zu lang. **Töne hallen wider in den Ohren.** Magenschmerz, immer mit Zahnschmerzen oder Kopfschmerzen.
MAGEN. - **Sehr bitterer Geschmack.** Zunge rauh wie von Sand u. Versengungsgefühl. Heißhunger. Gefühl im Magen, als ob etwas nicht nachgeben wollte; ziehender Schmerz.
ABDOMEN. - Quälender, schneidender Schmerz im Bauch, **so daß Patient sich krümmt.** Druck auf den Bauch. Gefühl von mahlenden Steinen im Bauch, u. als ob er platze. Quetschungsgefühl in den Eingeweiden, Kolik mit Krämpfen in den Waden. Schneiden im Abdomen, besonders nach Ärger. Jeder Anfall begleitet von allgemeiner Erregung u. Frösteln in den Wangen, vom Unterbauch aufsteigend. Schmerz an einer kleinen Stelle

unterhalb des Nabels. **Dysenterische Stühle jedesmal nach der geringsten Nahrung oder etwas Getränk. Geléeartige** Stühle. Muffiger Geruch. Auftreibung.
WEIBL. G. - Brennender Schmerz im Ovar. Muß sich krümmen, mit großer Ruhelosigkeit. Runde, kleine zystische Tumoren in den Ovarien oder breiten Mutterbändern. Möchte den Bauch durch Druck unterstützt haben. Nach unten ziehende Krämpfe, so daß Patientin sich krümmt [**Op.**].
URIN. - Intensives Brennen entlang der Urethra beim Stuhl. Blasenkatarrh, Absonderung wie frisches Eiweiß. **Klebrig** [**Phos-ac.**]. Stinkend; kleine Mengen, häufiger Drang. Jucken an der Harnöffnung. Rote, harte Kristalle, fest am Gefäß haftend. Blasentenesmus. **Schmerzen beim Wasserlassen im ganzen Bauch.**
EXTREMITÄTEN. - Zusammenschnürung der Muskeln. Alle Glieder werden zusammengezogen. Schmerz im rechten Deltoideus [**Guaco**]. **Krampfartiger Schmerz in der Hüfte;** liegt auf der betroffenen Seite; Schmerz von der Hüfte zum Knie. Spontane Luxation der Hüftgelenke. Steifheit der Gelenke u. Sehnenverkürzung. Ischiasschmerz, linksseitig, ziehend, reißend; B. - Druck u. Hitze; V. - leichte Berührung. Zusammenschnürung der Muskeln. Schmerz den rechten Oberschenkel hinunter; Muskeln u. Sehnen scheinen zu kurz; Taubheit mit Schmerzen [**Gnaph.**]. Schmerz im linken Kniegelenk.
MODALITÄTEN. - V. - durch Ärger u. Empörung. **B.** - Sich-Krümmen, starker Druck, Wärme, Liegen mit Beugung des Kopfes nach vorne.
ANTIDOTE: Coff.; Staph.; Cham.; Coloc. ist das beste Gegenmittel gegen Bleivergiftung (Royal).
VGL. - Lobelia erinus (heftige, schraubenzieherartige Schmerzen im Bauch). - **Dipodium punctatum** (**Zucken.** Sich-Drehen wie eine sterbende Schlange. Unbeeinflußbare Schlaflosigkeit). **Dios.; Cham.; Cocc.; Merc.; Plb.; Mag-p.**
DOS. - C 6 bis C 30.
Colocynthis * + D1 = Ø; D1; D1; D3; [**D3, 4, 6**]

COMOCLADIA DENTATA

(Guao); Anacardiaceae - Sumachgewächse; Westindien, Südamerika

Wichtige Augen- und Hautsymptome. Beschwerden des Antrum (Kieferhöhle). Sacro-Iliakal- u. Bauchschmerz. **Pulsierende Schmerzen, V. - durch Hitze.** Schmerz in Gelenken u. Enkeln.

AUGEN. - Ziliar-Neuralgie mit dem Gefühl, als ob die Augen zu groß wären u. vorständen, besonders **rechts. V. - beim warmen Ofen;** mit dem Gefühl, nach außen gepreßt zu werden. Sieht nur einen Lichtschimmer mit dem linken Auge. Glaukom, Völlegefühl. **Gefühl, als sei Augapfel zu groß.** Bewegung der Augen verschlimmert.
GESICHT. - Geschwollen, mit vorstehenden Augen.

HAUT. - Juckt, rot, mit Stippen. **Röte überall** wie bei Scharlach. Erysipel. Tiefe Ulzera mit harten Kanten. Lepra. Rote Streifen auf der Haut [**Euph.**]. Papuläres Ekzem von Rumpf u. Extremitäten; auch pustulärer Art.
BRUST. - Akuter Schmerz in der linken Brustdrüse. Schmerz von der rechten Seite der Brust in Arm u. Finger hinunter. Husten mit Schmerz unter der linken Brust durchgehend zum linken Schulterblatt.
MODALITÄTEN. - **B.** - im Freien, Kratzen; Bewegung. **V.** - Berührung, Wärme, Ruhe; nachts.
VGL. - **Rhus-t.**; **Anac.**; **Eup.**
DOS. - C 1 bis C 30
Comocladia dentata ∅; D1; D1; D4; [D4] **Sonderpreis**

CONDURANGO - MARSDENIA

Asclepiadaceae - Schwalbenwurzgewächse; Ecuador, Peru

Regt die Verdauungsfunktion an u. bessert so die allgemeine Gesundheit. Erleichtert den Schmerz bei Gastralgie durch Magenkrebs. Modifiziert die Sekretion der Verdauungsdrüsen. Variköse Ulzera. Lupus. - **Schmerzhafte Risse in den Mundecken** sind ein Leitsymptom dieser Droge. Chronischer Magenkatarrh, Syphilis u. Krebs, Tumoren; Ösophagusstriktur. Der Wirkstoff [**Condurangin**] ruft motorische Ataxie hervor.

MAGEN. - Schmerzhafte Beschwerden des Magens; Ulzeration. Erbrechen von Nahrung u. Verhärtungen, dauernder, brennender Schmerz. Ösophagusstriktur mit brennenden Schmerzen hinter dem Brustbein, wo Nahrung festzusitzen scheint. Erbrechen von Nahrung u. Verhärtungen im linken Unterrippengebiet mit dauerndem Brennschmerz.
HAUT. - Risse bei den Schleimhautgrenzen der Körperöffnungen. Epitheliome an Lippen oder Anus. Ulzeratives Stadium des Hautkrebses, wenn sich Fissuren bilden.
VGL. - **Aster.**; **Con.**; **Hydr.**; **Ars.**
DOS. - Tinktur oder Borke, 324 mg-Gaben vor den Mahlzeiten in Wasser. Auch C 30 bei Tumoren.
Condurango D1 = ∅; D1; D2; D4; [D2, 3]

CONIUM

(Schierling); Umbelliferae - Doldengewächse; Europa, Asien

Ein altes Mittel, klassisch dargestellt in seiner Wirkung durch Platons Beschreibung vom Tode des Sokrates. Die **aufsteigende Lähmung,** die es hervorruft u. die durch Versagen des Atemzentrums mit dem Tode endet, zeigt die endgültige Tendenz vieler Symptome, die bei den Prüfungen hervorgerufen wurden. So ist **Con.** ein hervorragendes Mittel z.B. für Schwierigkeiten oder plötzlichen Kräfteverlust beim Gehen, Zittern, schmerzhafte Steifheit der Beine usw.. Solch ein Zustand entspricht oft Alterszuständen wie Schwächeperioden, Müdigkeit, lokalen Kongestionen,

Langsamkeit. Hier liegt der spezielle Wirkungsbereich von **Con.**. So zeigt es Schwäche, Hypochondrie, Harnbeschwerden, geschwächtes Gedächtnis u. sexuelle Schwäche. Beschwerden der Wechseljahre von älteren, unverheirateten Frauen u. Junggesellen. Bei Tumorenbildung empfehlenswert. Allgemeines Prellungsgefühl, wie durch Schläge. Große Schwäche morgens im Bett. **Schwäche von Körper u. Geist, Zittern** u. Herzklopfen. Kanzeröse Diathese. Arteriosklerose. Karies des Sternum. Vergrößerte Drüsen. Wirkt auf das Drüsensystem, das sich mit Blut anfüllt u. verhärtet, seine Struktur verändernd, wie bei skrofulösen u. kanzerösen Zuständen. Tonikum nach Grippe. Schlaflosigkeit bei Polyneuritis.

GEIST, GEMÜT. - Erregung verursacht Depression. Deprimiert, furchtsam, abgeneigt gegen Gesellschaft, aber ängstlich beim Alleinsein. Keine Neigung zum Geschäft oder Studium; interessiert sich für nichts. Schwaches Gedächtnis; unfähig zu irgendeiner geistigen Anstrengung.
KOPF. - Schwindel beim Hinlegen u. beim Sich-Umdrehen im Bett, beim Drehen des Kopfes zur Seite oder Drehen der Augen; V. - beim Kopfschütteln, bei leichtem Geräusch oder bei Unterhaltung anderer, besonders nach links hin. Kopfschmerz bis zur Benommenheit, mit Übelkeit u. Erbrechen von Schleim, mit dem Gefühl eines Fremdkörpers unter dem Schädel. Gefühl der Versengung am Scheitel. Enge-Gefühl an beiden Schläfen wie von Druck; V. - **nach einer Mahlzeit** [**Gels.**; **Atro.**]. Prellungsschmerz halbseitig. Dumpfer Hinterkopfschmerz beim Aufstehen morgens.
AUGEN. - Photophobie u. starker Tränenfluß. Hornhaut-Pusteln. Verschwommenes Sehen; V. - durch künstliches Licht. Beim Augenschließen schwitzt Patient. Lähmung der Augenmuskeln [**Caust.**]. Bei Oberflächenentzündungen wie bei phlyktänulärer Konjunktivitis u. Keratitis. **Die leichteste Ulzeration oder Abschürfung verursacht intensivste Lichtscheu.**
OHREN. - Mangelhaftes Hören; Absonderung aus dem Ohr dunkelfarben.
NASE. - Blutet leicht, wird wund. Polypen.
MAGEN. - Wundheit an der Zungenwurzel. Schreckliche Übelkeit, **scharfes Sodbrennen** u. saures Aufstoßen; **V. - beim Zu-Bett-Gehen.** Schmerzhafte Magenspasmen. B. - durch Essen u. V. - ein paar Stunden nach den Mahlzeiten; Hyperazidität u. Brennen; schmerzhafte Stelle in Brustbeinhöhe.
ABDOMEN. - Starke Schmerzen in der u. um die Leber. Chronische Gelbsucht u. Schmerzen im rechten Unterrippengebiet. Empfindlichkeit, Prellungsgefühl, geschwollen, schneidend-stechende Schmerzen. Schmerzhafte Enge.
STUHL. - Häufiger Drang, hart, mit Tenesmus. **Zitternde Schwäche nach** jedem Stuhl [**Verat.**; **Ars.**; **Arg-nit.**]. Hitze u. Brennen im Rektum während des Stuhles.
URIN. - Sehr schwierige Entleerung. **Fließt u. hört wieder auf** [**Led.**]. **Unterbrochene Entleerung** [**Clem.**]. Tröpfeln bei alten Männern [**Cop.**].

MÄNNL. G. - Vermehrte Libido; verminderte Kraft. Sexuelle Nervosität mit schwacher Erektion. **Folgen unterdrückter Libido.** Hoden hart u. vergrößert.
WEIBL. G. - Dysmenorrhoe mit Schmerzen die Oberschenkel hinunter. Brüste schlaff u. geschrumpft, **hart,** schmerzhaft bei Berührung. **Stiche in Brustwarzen.** Möchte Brust stark mit der Hand pressen. Verzögerte u. spärliche Menses; Teile empfindlich. **Brüste vergrößert u. schmerzhaft** vor u. während Menses [**Calc-c.; Lac-c.**]. Ausschlag vor Menses. Jucken um Schamgegend. Mangelnde Empfängnisbereitschaft. Verhärtung von Os u. Zervix. Ovariitis; Ovarien vergrößert, verhärtet; lanzinierender Schmerz. Böse Folgen von **unterdrückter Libido,** unterdrückten Menses oder Überessen. Weißfluß nach Harnlassen.
ATEMWEGE. - Trockner Husten, fast dauernd, hackend; V. - abends u. nachts; **verursacht durch eine trockne Stelle im Kehlkopf** mit **Jucken** in Brust u. Kehle, **beim Hinlegen.** Sprechen oder Lachen u. bei der Schwangerschaft. Auswurf nur nach langem Husten. Atemnot bei der geringsten körperlichen Anstrengung; beklemmte Atmung, Einschnürung der Brust; Brustschmerzen.
RÜCKEN. - Dorsalschmerz zwischen den Schultern. Böse Folgen von Prellungen oder Stoß auf die Wirbelsäule. Kokzygodynie. Dumpfer Schmerz im Lenden- u. Kreuzbeingebiet.
EXTREMITÄTEN. - Schwer, müde, gelähmt; Zittern, Hände unstet; Finger u. Zehen taub. **Muskelschwäche** besonders der unteren Extremitäten. **Schwitzen der Hände. Füße-auf-einen-Stuhl-Stellen erleichtert Schmerz.**
HAUT. - Schmerz in den Achseldrüsen mit taubem Gefühl den Arm hinunter. Verhärtung nach Quetschungen. Gelbe Haut mit papulärem Ausschlag; gelbe Fingernägel. **Drüsen vergrößert u. verhärtet,** auch die Mesenterialdrüsen. Fliegende Stiche durch die Drüsen. Tumoren; stechende Schmerzen; V. - nachts. Chronische Ulzera mit stinkender Absonderung. **Schweiß, sobald Patient schläft** oder sogar beim Augen-Schließen. Nachts Schweiß u. morgens Schweiß mit üblem Geruch u. Schmerzen in der Haut.

MODALITÄTEN. - V. - beim Sich-Niederlegen, beim **Umdrehen** oder Sich-Aufrichten im Bett; durch Zölibat; vor u. bei Menses, durch Erkältung, körperliche oder geistige Anstrengung. **B. -** Fasten, in der Dunkelheit, vom Herunterhängenlassen der Glieder, durch Bewegung u. Druck.
VGL. - Scirrhinum - Ca. - Nosode - (Kanzeröse Diathese; vergrößerte Drüsen; Brustkrebs; Würmer); **Bar.; Hydr.; Jod.; Kali-p.; Hyos.; Cur.**
DOS. - Am besten höhere Potenzen in seltenen Gaben besonders bei Tumoren, paretischen Zuständen usw., sonst C 6 bis C 30.
Conium * + **∅; D1; D1; D3;** [**D3, 4, 6**]

CONVALLARIA MAJALIS

(Maiglöckchen); Liliaceae - Liliengewächse; Europa, Asien, Nordamerika

Ein Herzmittel. Verstärkt die Kraft der Herzarbeit, macht sie regelmäßiger. Nützlich bei Überdehnung der Ventrikel u. Beginn der Erweiterung, mangelnder kompensatorischer Hypertrophie u. deutlicher Venenstauung. Atemnot, Wassersucht, Aneurysmaneigung. **Anasarka.**

GEIST, GEMÜT U. KOPF. - Dumpfer Intellekt. Macht sich leicht Sorgen. Dumpfer Kopfschmerz; V. - beim Steigen, Räuspern. Kopfhaut empfindlich. Reizbarkeit. Zeichen von Hysterie.

GESICHT. - Schwitzbläschen in Nase u. Lippen; rauh u. wund. Nasenbluten. Sieht einen eingebildeten grauen Flecken ungefähr einen qdm groß.

MUND. - Zähneknirschen morgens. Kupfergeschmack. Gefühl von Versengtheit u. Wundheit in der Zunge; breit u. dick mit schwerem, schmutzigem Belag.

INN. HALS. - Gefühl von Rauhheit hinten im Hals beim Einatmen.

ABDOMEN. - Empfindlich. Beengtes Gefühl durch die Kleidung. Gurgeln u. Schmerz beim tiefen Einatmen. Bewegung im Bauch wie von der Faust eines Kindes. Kolikartige Schmerzen.

HARNWEGE. - Schmerzen in der Blase; Gefühl der Auftreibung. Häufiges Wasserlassen; übel riechender, spärlicher Urin.

WEIBL. G. - Große **Schmerzhaftigkeit im Uterusgebiet mit sympathetischem Herzklopfen.** Schmerz in den Sakroiliakalgelenken, in die Beine ausstrahlend. Jucken am Harnröhrenende u. Scheideneingang.

ATEMWEGE. - Blutandrang in der Lunge. Höchste Atemnot. **Atemnot** beim Gehen. Hitzegefühl im Hals.

HERZ. - Gefühl, als ob das Herz überall in der Brust schlüge. Endokarditis mit äußerster Atemnot. **Gefühl, als ob das Herz mit dem Schlagen aufhöre, dann plötzlich wieder anfinge.** Herzklopfen durch die geringste Anstrengung. Tabakherz besonders bei Zigarettenrauchern. Angina pectoris. Äußerst rascher u. unregelmäßiger Puls.

RÜCKEN U. EXTREMITÄTEN. - Schmerz u. Schmerzhaftigkeit im Lumbalgebiet, Schmerzen in den Beinen, im großen Zeh. Zittern der Hände. Schmerzen in Handgelenken u. Enkeln.

FIEBER. - Frösteln im Rücken u. die Wirbelsäule hinunter, danach Fieber. Wenig Schweiß. Durst u. Kopfschmerz beim Frösteln. Kurzatmigkeit beim Fieber.

VGL. - **Dig.**; **Crat.**; **Lil-t.**; **Adon.** (schwache Herztätigkeit nur wegen Funktionsstörung).

MODALITÄTEN. - **B.** - im Freien. **V.** - im warmen Zimmer.

DOS. - C 3, u. bei Symptomen von Herzversagen Tinktur, 1 bis zu 10 Tropfen.

Convallaria majalis + **Ø**; **D1**; **D1**; **D3**; [**Ø**; **D2**]

COPAIVA

(Harz von Copaifera officinalis); Leguminosen, spez. Mimosoideae; Venezuela

Wirkt stark auf die Schleimhäute, besonders die der Harn- u. Atemwege u. auf die Haut, wo es deutlichen Nesselausschlag verursacht. Erkältungen u. Katarrhe.

KOPF. - Äußerste Empfindlichkeit; Schmerz im Hinterkopf. Dumpfer Stirnkopfschmerz, zum Hinterkopf u. wieder zurückgehend, mit Pulsieren, V. - rechte Seite u. Bewegung. Kopfhaut empfindlich. Empfindlich gegen scharfe Geräusche.
NASE. - Rauheit u. Schmerzhaftigkeit der Nasenflügel mit Verstopfungsgefühl; Trockenheit im Nasenrachenraum. Reichliche, dicke, stinkende Absonderung aus den Nasengängen, nachts in den Rachen laufend. **Brennen u. Trockenheit,** Borken auf den Nasenmuscheln. Deutliche katarrhalische Zustände in den oberen Luftwegen.
MAGEN. - Nahrung erscheint zu salzig. Magenbeschwerden bei Menstruation u. nach Nesselfieber. Winde u. Blähsucht in den Därmen, Stuhldrang u. schwierige, schmerzhafte Entleerung.
HARNWEGE. - Brennender Druck. Schmerzhafte Miktion tropfenweise. Verhaltung mit Schmerz in Blase, Anus u. Rektum. **Blasenkatarrh.** Dysurie. Schwellung des Harnröhrenendes. Dauernder Harndrang. Veilchengeruch des Urins. Grünliche, trübe Farbe; eigenartig durchdringender Geruch.
REKTUM. - **Schleimige Kolitis.** Stühle bedeckt mit Schleim; Kolik u. Frösteln. Brennen u. Jucken des Anus durch Hämorrhoiden
MÄNNL. G. - Hoden empfindlich u. geschwollen.
WEIBL. G. - Jucken von Vulva u. Anus mit blutig-eitriger Absonderung. Reichliche, stark riechende Menstrualabsonderung mit Schmerzen, in die Hüftknochen ausstrahlend, dabei Übelkeit.
ATEMWEGE. - Husten mit reichlichem, grauem eitrigem Auswurf. Kitzeln in Kehlkopf, Trachea u. Bronchien. Bronchialkatarrh mit reichlicher, grünlicher, übelriechender Absonderung.
HAUT. - **Nesselsucht** mit Fieber u. Verstopfung. Roseola. Erysipelartige Entzündung, besonders am Bauch. Umschriebene, linsenförmige Flecken mit Jucken; fleckiges Aussehen. Chronische Nesselsucht bei Kindern. Ausschlag mit Blasen.
ANTIDOTE: Bell.; Merc.
VGL. - **Santalum** - (Nierenschmerzen); - **Cann.; Canth.; Barosma; Cub.; Apis.; Vespa.; Erig.; Senec.; Sep.**
DOS. - C 1 bis C 3
Copaiva D1 = **∅; D1; D2; D6;** [D3]

CORALLIUM

(Rote Koralle); Zölenteraten; Mittelmeer

Die Prüfungen von Koralle zeigen viel Schnupfen u. Nasenbluten u. sogar Ulzeration in den Nasenöffnungen. Man soll an Koralle denken bei Keuchhusten u. spastischen Hustenanfällen, besonders bei **sehr raschem** Husten bei Beginn u. rascher Folge der Anfälle aufeinander, so daß sie fast ineinander übergehen. Oft vorher Erstickungsgefühl, danach Erschöpfung. Blutandrang im Gesicht nach dem Essen. Patient wird purpurrot im Gesicht. **Heftigkeit des Anfalls,** sogar mit blutigem **Auswurf.** Gefühl, als ob kalte Luft durch Schädel u. Atemwege ginge. Patient ist zu kalt, wenn er aufgedeckt wird, zu heiß, wenn er bedeckt wird; Erleichterung durch künstliche Hitze.

KOPF. - Gefühl, als ob zu groß; heftiger Schmerz, als ob die Parietal-Knochen auseinandergezwängt würden; V. - Bücken. Augen heiß u. schmerzhaft. Tief sitzender Stirnkopfschmerz mit heftigen Schmerzen im hinteren Teil der Augäpfel. Schmerz V. - durch Einatmen kalter Luft durch die Nase.

NASE. - Geruchsempfindungen von Rauch, Zwiebeln usw.. Schmerzhafte Ulzera in den Nasenflügeln. **Retronasaler Katarrh. Reichliche Schleimabsonderung, durch den Nasenrachenraum tropfend;** Luft erscheint kalt. Trockner Schnupfen; Nase verstopft u. ulzeriert. Nasenbluten.

MUND. - Nahrung schmeckt wie Sägemehl. Brot schmeckt wie Stroh. Bier schmeckt süß. Schmerz im linken Unterkiefergelenk. Verlangt nach Salz.

ATEMWEGE. - Räuspern von reichlichem Schleim. Rachen sehr empfindlich, **besonders gegen Luft.** Reichlicher Nasenkatarrh. Eingeatmete Luft erscheint kalt [**Cist.**]. **Reichliche Schleimsekretion, durch** die Choanen tropfend. Trockner, **spastischer,** erstickender Husten; sehr rascher Husten, kurz, bellend. Husten mit großer Empfindlichkeit der Atemwege; **Kältegefühl beim tiefen Einatmen.** Dauernder, hysterischer Husten. Erstickungsgefühl u. große Erschöpfung nach Keuchhusten.

MÄNNL. G. - Ulzera auf Eichel u. innerer Vorhaut mit gelblicher Absonderung. Pollutionen u. geschwächte Sexualkraft. Reichlicher Schweiß der Genitalien.

HAUT. - Rote, flache Ulzera. Korallenfarbige, dann dunkelrote Stellen, die sich in kupferfarbige Flecken wandeln. Psoriasis von Handflächen u. Fußsohlen.

MODALITÄTEN. - V. - im Freien, beim Wechsel vom warmen in kaltes Zimmer.

ERGÄNZEND: Sulf.

VGL. - Bell.; Dros.; Meph.; Caust.

DOS. - C 3 bis C 30

Corallium D8; D10; D1; D8; [D3 Tbl] Sonderpreis

CORALLORHIZA
Orchidaceae sp.

Hektisches Fieber, beginnend zwischen 9 u. 10 Uhr, anhaltend bis Mitternacht. Außerordentlich nervös u. ruhelos. Brennen von Handflächen u. Sohlen; kein Durst, Frösteln oder Schweiß. Kann nur ganz leichte Decke ertragen.

CORNUS CIRCINATA - CORNUS RUGOSA
(Rundblättriger Hartriegel); Cornaceae - Hartriegelgewächse; Nordamerika

Chronische Malaria, Hepatitis, Gelbsucht. Schwäche morgens. Schmerz in der Magengrube mit aufgetriebenem Leib. Bläschenausschlag, verbunden mit chronischer Lebererkrankung oder aphthöser Stomatitis.

MUND. - Ulzeration von Zunge, Zahnfleisch u. Mund; Aphthen. Brennen in Mund, Rachen u. Magen.
STUHL. - Locker, spritzend, dunkel, sofort nach dem Essen. Brennen im Anus. Dunkle, gallige, riechende Diarrhoe bei gelblicher **Gesichtsfarbe.**
HAUT. - Ekzem mit Bläschen im Gesicht von kleinen Kindern, mit wundem Mund vom Genährtwerden.
VGL. - **Corn-alternifolia** - Sumpf-Walnuß - (schwach u. müde; gestörter Schlaf, Fieber, Ruhelosigkeit, Ekzem; rissige Haut; Kältegefühl in der Brust, als ob sie voll von Eis wäre); **Corn-f.** (chronische Malaria; Verdauungsstörung u. quälendes, saures Sodbrennen; allgemeine Schwäche durch Verlust von Flüssigkeiten durch Nachtschweiße; neuralgische Schmerzen in Armen, Brust u. Rumpf u. Gefühl des Entzweigebrochen-Seins; Wechselfieber **mit Benommenheit;** Kältegefühl, aber ist warm bei Berührung; zeitweise große Erschöpfung; allgemeiner, feucht-kalter Schweiß. Dem Schüttelfrost geht Schläfrigkeit voraus; Hitze ist mit Schläfrigkeit verbunden. Kopfschmerz nach Chinin).
DOS. - Tinktur bis C 6

CORTICOTROPIN = ACTH (M)

CORTISON (St)

CORYDALIS - DICENTRA CANADENSIS
(Lärchensporn); Scrophalariaceae; Nordamerika

Syphilitische Beschwerden. Ulzera von Mund u. Rachen. Krebs, ausgesprochene Kachexie. Gummata u. nächtliche Schmerzen. Chronische Krankheiten mit Atonie. Zunge sauber, breit u. voll. Gewebe schlaff, teigig, kalt. Magenkatarrh [**Hydr.**].

HAUT. - Trockene, schuppige Krusten auf dem Gesicht alter Leute. Lymphdrüsen geschwollen.
VGL. - Nit-ac.; Kali-j.; Fl-ac.
DOS. - Tinktur, 20 Tropfen 3-mal täglich.
Corydaliscava Ø; D1; D1; D2; [D2]

COTYLEDON UMBILICUS

(Nabelkraut); Crassulaceae - Dickblattgewächse

Deutliche Wirkungen auf das Herz; Brustbeklemmung; Völle im Rachen. Epilepsie. Dumpfe Schmerzen in den Muskel- u. Bindegeweben. Ischias. Deutliche Schmerzen durch die Brust zu den Schulterblättern. Katarrh von Kehlkopf u. Luftröhre. Gelenke geben leicht nach.

GEIST, GEMÜT. - Gefühl von Verlorenheit u. Verwirrung. Kann nach dem Erwachen einige Zeit nicht sprechen. Auf den Scheitel pressender Kopfschmerz. Beschwerden durch unterdrückte Erregung. **Gefühl, als ob ein Teil des Körpers fehle.**
BRUST. - Schmerz unter der linken Brustwarze u. Schmerzen in der rechten Brust. Schmerz durch die Brust hindurch zum Schulterblatt aus der Gegend der linken Brust. Schmerz an den Schulterblattwinkeln. Gefühl von Völle u. Bersten, wie bei Angina pectoris. Erstickendes Völlegefühl im Rachen. Beengte Atmung.
EXTREMITÄTEN. - Schmerz in Rücken u. Oberschenkeln. Schmerzen in allen Gelenken. Haut empfindlich, Reiben der Hose verursacht akutes Stechen. Gefühl von Wundheit u. Schwere in Beinen u. Armen.
VGL. - Ambr.; Asaf.; Hepatica; Ign.; Lach.
DOS. - Tinktur bis C 3.
Cotyledon umbilicus tt Ø; D1; D1; -; [D4]

CRATAEGUS OXYACANTHA

(Weißdorn); Rosaceae - Rosengewächse; Europa, Asien

Bewirkt Schwindel, verringert die Pulsfrequenz, verursacht Lufthunger u. Blutdrucksenkung. Wirkt auf den Herzmuskel u. **ist ein Herztonikum.** Kein Einfluß auf das Endokard. - Myokarditis. Mangelnde Kompensation. **Unregelmäßigkeit der Herzaktion.** Schlaflosigkeit von Patienten mit Aortenbeschwerden; Anämie; Ödeme; Kälte der Haut. Hoher arterieller Druck. Ist ein Sedativum bei querköpfigen, reizbaren Patienten mit Herzsymptomen. - Chronische Herzkrankheit mit äußerster Schwäche. Sehr schwache u. unregelmäßige Herztätigkeit. Allgemeine Hautwassersucht. Sehr nervös, mit Schmerz in Hinterkopf u. Nacken. Kollaps bei Typhuszuständen. Blutung aus den Eingeweiden. Kalte Extremitäten, Blässe; unregelmäßiger Puls u. unregelmäßige Atmung. Schmerzhaftes Druckgefühl in der linken Brustseite unter dem Schlüsselbein. Dyspepsie u. nervöse Schwäche bei Herzversagen. Zu Beginn von Herzbeschwerden nach Rheumatismus. **Arteriosklerose. Soll krustenartige u. kalzeröse Ablagerungen in den Arterien auflösen können.**

KOPF. - Besorgt, niedergeschlagen. Sehr nervös u. reizbar mit Schmerzen in Hinterkopf u. Nacken. Geistige Stumpfheit, Reizung der Bindehaut, Nasenabsonderungen.

HARNWEGE. - Diabetes, besonders bei Kindern.
HERZ. - Herzwassersucht. Fettige Degeneration. Aorten-Erkrankung. **Äußerste Atemnot bei der leichtesten Anstrengung,** ohne nennenswerte Pulsbeschleunigung. Schmerz in der Herzgegend u. **unter dem linken Schlüsselbein.** Herzmuskeln erscheinen schlaff, abgenutzt. Husten. Herzerweiterung, **erster Herzton schwach.** Puls beschleunigt, **unregelmäßig, schwach, aussetzend.** Herzgeräusche, Angina pectoris. Frösteln der Haut, Blaufärbung von Fingern u. Zehen, alles verschlimmert durch Anstrengung oder Aufregung. Ist Herzstütze bei ansteckenden Krankheiten.
HAUT. - Außerordentliches Schwitzen. Hautausschläge.
SCHLAF. - Schlaflosigkeit von Aorten-Patienten.
MODALITÄTEN. - V. - im warmen Zimmer. **B.** - frische Luft, Ruhe u. Ausruhen.
VGL. - Stroph.; Dig.; Iber.; Naja.; Cact.
DOS. - Flüssiger Extrakt oder Tinktur 1 bis 15 Tropfen. Muß einige Zeit gebraucht werden zur Erzielung guter Resultate.
Crataegus oxyacantha Ø; D1; D1; D4; [**Ø; D2,** 4, 6]

CROCUS SATIVUS

(Safran); Iridaceae - Schwertliliengewächse, Vorderasien

Ein Mittel, das oft bei dunklen u. fädigen Blutungen nützlich ist. Kitzeln in verschiedenen Körperteilen. Chorea u. hysterische Beschwerden. Häufiger u. extremer Wechsel in Gefühlen u. Geisteszuständen. Ärger mit Heftigkeit, danach Reue. **Lachende** Manie. Schläfrigkeit u. **Mattigkeit;** B. - bei literarischer Arbeit.

GEIST, GEMÜT. - Sehr wechselnd; vergnügte Manie; singt u. lacht. Glücklich u. liebevoll; dann zornig. Plötzliche Übergänge von Heiterkeit zu Melancholie. Lebhafte Erinnerung an Musik, die Patient gehört hat [**Lyc.**].
KOPF. - Hämmert, pulsiert, im Klimakterium; V. - bei den Menses.
AUGEN. - Erscheinung wie von elektrischen Funken. Muß die Augen wischen, als ob Schleim oder Wasser darin wäre. **Gefühl in den Augen wie nach heftigem Weinen;** wie nach Benutzung zu scharfer Brillengläser; **als ob die Augen im Rauch wären.** Pupillen vergrößert, reagieren langsam. Schwere der Lider. Ziliarneuralgie, Schmerz von den Augen zum Scheitel. **Gefühl, als ob kalte Luft durch das Auge ströme** [**Fl.-ac.; Syph.**]. Asthenopie mit äußerster Lichtempfindlichkeit. Drohendes Glaukom; Embolie der Zentralarterie der Retina.
NASE. - Nasenbluten. **Dunkel, fädig, klumpig. Fäden dunklen Blutes** hängen von der Nase.
ABDOMEN. - Hartnäckige Verstopfung durch Pfortaderstauung. Verstopfung bei Kindern. Krabbeln u. Stiche im Anus. **Gefühl von etwas Lebendigem im Abdomen, im Magen usw.,** besonders links [**Calend.**]. Bauch geschwollen. Gefühl wie von etwas Schwerem.

WEIBL. G. - Drohender Abort besonders bei **dunkler, fädiger** Blutung. Blutandrang in den Genitalien. Menses stark, klebrig, zu häufig u. reichlich, **dunkel u. schleimig.** Uterusblutung; **Klumpen mit langen Fäden;** V. - durch die geringste Bewegung. Zuckender Schmerz im Innern der linken Brust, als ob sie durch eine Schnur zurückgezogen würde [**Crot-t.**]. Gefühl wie von Hüpfen, wie von etwas Lebendigem in der rechten Brust.
ATEMWEGE. - Keuchender Husten mit schaumigem Auswurf, Fäden wie feines Garn enthaltend; V. - Hinlegen. Stinkender, kranker Geruch des Atems. Gefühl wie von Verlängerung der Uvula bei hysterischen Patienten.
RÜCKEN. - Plötzliches Kältegefühl im Rücken, wie von einem kalten Wasserguß; eiskalte Extremitäten.
EXTREMITÄTEN. - Spastische Kontraktionen u. Zucken einzelner Muskelgruppen. Chorea u. Hysterie mit starkem Wechsel der Gefühle. Die oberen Extremitäten schlafen leicht ein. Knacken in Hüftgelenk u. **Knien.** Schwäche in Knien u. Beinen. Schmerz in Enkeln u. Sohlen.
MODALITÄTEN. - V. - beim Niederlegen, bei heißem Wetter, im warmen Zimmer, morgens, beim Fasten, vor dem Frühstück, beim Starren auf einen Gegenstand. **B.** - im Freien.
ANTIDOTE: Op.; Bell.
VGL. - Ip.; Tril.; Plat.; China.; Sabin.
DOS. - Tinktur bis C 30.
Crocus sativus D1 = Ø; D1; D2; D4; [**D3, 4**] **Sonderpreis**

CROTALUS HORRIDUS - CROTALUS DURISSUS

(Gift der Klapperschlange); Crotalidae; Nordamerika

Schlangengifte sollen chemisch den **Cyanhydraten** von Soda u. anderen Salzen entsprechen. Alkohol ist das natürliche Lösungsmittel dieser Salze u. ein Gegenmittel. **Crot.** hat tiefgreifende trophische Wirkung. Ernährungsbeschwerden des Alters. - Zustände tiefer Sepsis. Allgemeine Blutzersetzung. Blutungen u. Gelbsucht. Eine Crotalininjektion vermindert die Gerinnnungsgeschwindigkeit des Blutes. Bei Epilepsie ist die durchschnittliche Gerinnungsgeschwindigkeit des Blutes viel höher als bei normalen Zuständen. Blutzersetzung, **Blutungen** (dunkle Flüssigkeit, ohne Klumpenbildung). Tendenz zu Karbunkeln; maligner Scharlach, **Gelbfieber,** Pest, Cholera iegen die Anwendung dieses Mittels nahe. **Hämorrhagische Diathese.** Wirkt als Sedativum. Schläft in seine Symptome hinein. Mehr rechtsseitig in seiner Wirkung.

GEIST, GEMÜT. - Weinerliche Stimmung; geschwächtes Gedächtnis, getrübte Wahrnehmung; ungeduldig. Redselig, möchte fliehen. Depression. Wahnideen als Folge geistigen Verfalls.
KOPF. - Schwindel mit Schwäche u. Zittern. Dumpfer, schwerer Hinterkopfschmerz auf der rechten Seite u. im rechten Auge. Kopfschmerz mit Herzschmerzen bei Linkslage. Kopfschmerz; muß auf Zehenspitzen gehen, um Erschütterung zu vermeiden.

AUGEN. - Sehr lichtempfindlich, besonders gegen **Lampenlicht.** Gelbfärbung der Augäpfel. Illusionen; blaue Farben. **Ziliarneuralgie;** reißender, bohrender Schmerz wie von einem Schnitt um das Auge herum. **Zur Absorption intraokulärer Blutungen** in den Glaskörper hinein, aber besonders für nicht entzündliche Retinablutungen. Diplopie.
OHREN. - Ohrschwindel. Blut sickert aus den Ohren. Gefühl der Verstopfung im rechten Ohr.
NASE. - Nasenbluten, **schwarzes, fädiges Blut,** Stinknase nach Exanthem oder Syphilis.
GESICHT. - Akne. Lippen geschwollen u. taub. Bleifarbenes u. gelbes Gesicht. Kieferstarre.
MUND. - Zunge rot u. klein, aber Gefühl von Schwellung. Zunge feurig rot, trocken in der Mitte, glatt u. wie poliert. Modriger Geruch des Atems. Speichelfluß. Zunge weicht beim Vorstrecken nach rechts ab. Spastisches Zähneknirschen nachts. Zungenkrebs mit Blutung.
INN. HALS. - Trocken, geschwollen, dunkelrot. Ösophagospasmus; kann nichts Festes hinunterschlucken. Enge Einschnürung. Gangränos, mit viel Schwellung.
MAGEN. - Unerträglichkeit von Kleiderdruck auf den Magen. Unfähig, etwas bei sich zu behalten. Heftiges Erbrechen von Nahrung; Gallebrechen, Blutbrechen. Dauernde Übelkeit u. Erbrechen jeden Monat nach Menstruation. Kann nicht auf der rechten Seite liegen, ohne dunkelgrüne Substanz zu erbrechen. Erbrochenes schwarz oder wie Kaffeesatz. Magenkrebs mit Erbrechen von blutigem, schleimigem Inhalt. Zittern, Flattergefühl unterhalb des Oberbauchs. Unerträglichkeit von Kleidung am Oberbauch. Schwäche u. Gefühl der Senkung in der Magengegend. Ulzeration des Magens. Atonische Dyspepsie. Gastritis bei chronischem Alkoholismus. Hungrig, verlangt nach Stimulantien, nach Zucker; Widerwille gegen Fleisch.
ABDOMEN. - Aufgetrieben, heiß u. empfindlich. Schmerz in der Lebergegend.
STUHL. - Schwarz, dünn, stinkend, wie Kaffeesatz. Darmblutung. Blut dunkel, flüssig, nicht gerinnend. Blut sickert aus dem Rektum beim Stehen oder Gehen.
WEIBL. G. - Verlängerte Menses. Dysmenorrhoe; Schmerz strahlt aus die Oberschenkel hinunter, dabei Schmerzen in der Herzgegend. Uterusblutung mit Schwächegefühl am Magen. Kindbettfieber; stinkende Lochien. Phlegmasia alba dolens. Gefühl, als ob der Uterus herausfiele. Schmerzhaftes Ziehen in den Uterus-Bändern. Kann die Beine nicht stillhalten.
HARNWEGE. - Dunkler, blutiger Urin. Zylinder. Entzündete Niere. Harn albuminös, dunkel, spärlich [**Merc-c.**].
HERZ. - Herztätigkeit schwach, Puls zitternd. Herzklopfen z. Zt. der Menses. Gefühl des Zitterns im Herzen.

ATEMWEGE. - Husten mit blutigem Auswurf. Kitzeln wie von einer trocknen Stelle im Kehlkopf.
EXTREMITÄTEN. - Hände zittern, sind geschwollen. Untere Extremitäten schlafen leicht ein. **Rechtsseitige Lähmung.**
FIEBER. - Bösartige Fieber mit **Blutungen u. Eiterungen.** Remittierende Gallenfieber. Gelbes Fieber. Blutiger Schweiß. Zerebro-spinale Meningitis [**Cic.**; **Cupr-ac.**]. Kalte Schweiße.
HAUT. - Schwellung u. Verfärbung. Haut gespannt, zeigt jede Farbschattierung, quälende Schmerzen. Bläschenbildung. **Gelblich.** Gelbliche Farbe des ganzen Körpers. Große Empfindlichkeit der Haut der **rechten Körperhälfte. Purpura haemorrhagica.** Blutung aus jedem Körperteil. Blutiger Schweiß. Frostbeulen, Fingernagelgeschwüre. Sektionswunden. Pustuläre Ausschläge. Insektenstiche. Ausschläge nach Impfung. Impffolgen. Lymphangitis u. Septikämie. Furunkel, Karbunkel u. Ausschläge sind von purpurner, fleckiger Haut u. Ödemen umgeben. Anthrax. Wundes Gefühl, erleichtert durch Druck.
SCHLAF. - Träumt von Toten. Fährt auf im Schlaf. Gähnen. Erstickungsgefühl beim Aufwachen.
MODALITÄTEN. - V. - rechtsseitig; im Freien; abends u. morgens; im Frühling, beim Aufkommen warmen Wetters, mit jährlicher Periodizität, beim Aufwachen; bei Nässe u. Feuchtigkeit; durch **Erschütterung.**
VGL. - Both. Naja (stärker die nervösen Phänomene); **Lach.** (deutlich V. - auf der linken Seite); **Elaps.** (vorzuziehen bei Otorrhoe u. Beschwerden der rechten Lungenseite); **Crot-c.** (denkt u. träumt vom Tod. Sprechlähmung, erschwertes, stertoröses Atmen u. halbe Bewußtlosigkeit. Ein Zustand wie hypnotisiert wird hervorgerufen; schneidendes Gefühl ganz um den Augapfel herum). **Bungarus-Krait** - (Poliomyelitis).
ANTIDOTE: Lach.; Alco. Strahlungshitze; **Camph.**
DOS. - C 3 bis C 6.
Crotalus horridus * + + D2 = Ø; D8; D2; D6; [D8, 10 Tbl] Sonderpreis

CROTON TIGLIUM

(Purgierbaum); Euphorbiaceae - Wolfsmilchgewächse; Ostindien, China

Crot-t. ist ein wertvolles Mittel bei Durchfall, Sommerbeschwerden u. **Hautaffektionen.** Diese können miteinander wechseln. Allgemeines Gefühl der Beengung. Als Gegenmittel gegen Rhusvergiftung erkennbar an seiner breiten, intensiven Wirkung auf Haut- u. Schleimhautflächen, wo es Reizung u. Entzündung mit Bläschenbildung u. Schleimabsonderungen hervorruft. Hat besondere Affinität zur Haut des Gesichtes u. der äußeren Genitalien. **Brennen im Ösophagus.**

KOPF. - Pressender Schmerz in der Stirn, besonders in den Augenhöhlen.
AUGEN. - Granulationen der Lider; Hornhautpusteln. Rotes, rauhes Aussehen. **Gefühl wie nach hinten gezogen.** Ausschläge um die Augen herum. **Spannungsschmerz über der rechten Augenhöhle.**

STUHL. - Reichliche, wässerige Stühle mit starkem Drang; **immer gewaltsame Entleerungen,** mit Gurgeln in den Eingeweiden; V. - beim Trinken der geringsten Menge oder sogar beim Essen. Dauernder Stuhldrang, dann plötzliche Entleerung. Gurgelndes Gefühl in den Eingeweiden.
URIN. - Nachturin schäumend; dunkel-orange-farben; getrübt beim Stehen; Fettpartikel schwimmen oben auf. Tagurin blaß, mit weißem Sediment.
BRUST. - **Ziehender Schmerz durch die linke Brust in den Rücken hinein. Asthma** mit Husten; kann die Brust nicht ausdehnen. Nährende Frauen: Jedes Saugen des Kindes bewirkt **Schmerz vom Warzenhintergrund.** Brustentzündung. Husten; sobald Patient das Kissen berührt, muß er hochkommen. Empfindlich gegen tiefes Atmen.
HAUT. - **Engegefühl in der Haut. Intensives Jucken; aber Kratzen ist schmerzhaft.** Pustuläre Ausschläge, besonders auf Gesicht u. **Genitalien,** mit schrecklichem Jucken, danach schmerzhaftes Brennen. Bläschenbildung; zusammenfließendes Aussickern. Erysipel mit Blasenbildung, außerordentlich juckend, Herpes zoster; stechende, anhaltende Schmerzen durch den Ausschlag.
MODALITÄTEN. - **V.** - bei der geringsten Nahrungs- oder Getränkaufnahme; im Sommer; bei **Berührung,** nachts u. morgens, beim Waschen.
VGL. - **Mormordica charantia** - (hat deutlich drastische Eigenschaften, bewirkt Kolik, Übelkeit, Erbrechen, choleraartige Symptome; Bauch scheint voll von Flüssigkeit, die explosionsartig entleert wird, dünn, wässerig u. gelb ist. Starker Durst). **Rhus-t.; Anag.; Anac.; Sep.**
ANTIDOTE: Ant-t.
DOS. - C 6 bis C 30.
Croton tiglium + D1 = Ø; D1; D2; D4; [D4]

CUBEBA - PIPER CUBEBA

(Cubebenpfeffer); Piperaceae - Pfeffergewächse; Indisches Archipel

Die Schleimhäute im allgemeinen, aber besonders die der Harnwege, werden durch dieses Mittel beeinflußt. Häufiges Wasserlassen nervösen Ursprungs. Weißfluß bei kleinen Mädchen.

HARNWEGE. - Urethritis mit viel Schleim besonders bei **Frauen.** Schneidender Schmerz nach dem Wasserlassen mit Zusammenschnürung. Hämaturie. Prostatitis mit dicker, gelber Absonderung. Zystitis.
ATEMWEGE. - Katarrh von Nase u. Hals mit stinkendem Geruch u. Auswurf. Schleim sickert aus den hinteren Nasenöffnungen. Rauhheit des Halses u. Heiserkeit.
VGL. - Cucurbita; Cop.; Pip-m.; Ol-santali.
DOS. - C 2 u. C 3.
Cubeba D1 = Ø; D1; D2; D4; [D3]

CUCUMA (M)

CUCURBITA PEPO

(Gartenkürbis); Curcurbitaceae - Kürbisgewächse

Intensive Übelkeit sofort nach dem Essen. Schwangerschaftserbrechen. Seekrankheit. Eines der wirkungsvollsten u. harmlosesten Bandwurmmittel.

VGL. - Filix.; Cupr-oxyd-nig.
DOS. - Tinktur. Die Kerne sind ein wertvolles Bandwurmmittel. Samen überbrühen u. äußere Haut abpellen nach dem Weichwerden, das grüne, innere Fruchtfleisch wird gebraucht. Dos.: 56,6 ccm von den Kernen ergeben 28,3 ccm Fruchtfleisch. Kann mit Sahne vermischt u. wie Haferbrei genommen werden. Morgens nach 12-stündigem Fasten, dann nach 2 Stunden Castor-Öl.
Cucurbita pepo Ø; D1; D1; -; [D2]

CUCURBITA CITRULLUS

(Wassermelonensamen); Cucurbitaceae - Kürbisgewächse

Aufguß (Tee) bei schmerzhaftem Wasserlassen mit Einschnürungsgefühl u. Rückenschmerz.

CUPHEA

(Lythraceae - Weiderichgewächse); Tropen, Subtropen

Erbrechen unverdauter Nahrung. **Cholera infantum,** starke Hyperazidität; häufige, grüne, wässerige, saure Stühle. Tenesmus u. starker Schmerz. Hohes Fieber; Ruhelosigkeit u. Schlaflosigkeit. Hartnäckige Verstopfung.

VGL. - Aeth. - (Darm-Katarrh; chronischer, reichlicher, erschöpfender Durchfall u. Dysenterie; erschöpfende Schweiße durch Phthisis u. chronischen Durchfall). - **Typha latifolia -** (Durchfall, Dysenterie, Sommerbeschwerden von Kindern. Tinktur u. C 1).
DOS. - Tinktur.

CUPRUM ACETICUM

(Kupferazetat; essigsaurer Kupfer; metall. Grünspan); Cu $(C_2H_3O_2)_2 + 5H_2O$

Heufieber mit brennender Wundheit u. anfallartigem Husten; zäher, hartnäckiger Schleim u. Erstickungsfurcht. **Sich hinziehende Wehen.** Chronische Psoriasis u. Lepra.

KOPF. - Heftiges Pulsieren u. lanzinierende Schmerzen in der Stirn. Linksseitiger Stirnschmerz. Gehirn erscheint wie leer. Zum Gähnen u. Weinen geneigt. Verliert das Bewußtsein; **taumelt in Räumen mit hoher Decke.** Dauerndes Vor- u. Zurückschnellen der Zunge [**Lach.**]. Neuralgie u. Schwere des Kopfes, Brennen, Stechen u. »Pieken« in Schläfen u. Stirn.

GESICHT. - Wie nach Kollaps, hippokratisch. Gesichtsneuralgie in Wangenbeinen, Oberkiefer u. hinter dem rechten Ohr. B. - durch Kauen. Druck u. äußere Wärme.
MAGEN. - Heftige, spastische Schmerzen in Magen u. Bauch. Erbrechen. Schleimiger, brauner Durchfall. Heftiger Tenesmus. Cholera.
ATEMWEGE. - Anfälle von Angina pectoris infolge von Aufregung. Heftiger, spastischer Husten. Kurze, erschwerte Atmung. Spastische Einschnürung des Brustkorbs. Atemnot.
HAUT. - Lepraartiger Ausschlag ohne Jucken über den ganzen Körper hin, mit Flecken verschiedener Größe.
MODALITÄTEN. - **V.** - Erregungen, Berührung. **B.** - Kauen, bei Druck, nachts, beim Liegen auf der befallenen Seite, bei Wärme.
VGL. - Ähnlich wie **Cupr-m.**, aber heftiger in seiner Wirkung.
DOS. - C 3 bis C 6.
Cuprum aceticum + D2 = 0; D3; D1; D4; [D3, 4, 6]

CUPRUM ARSENICOSUM

(Kupferarsenit, Schwedisch Grün); $Cu_3(AsO_3)_2$

Ein Mittel für Symptome infolge mangelhafter Nierentätigkeit, verschiedenartige Darmbeschwerden. Cholera morbus u. infantum; Enterokolitis, Durchfall u. Dysenterie. Magen-Darmstörungen durch Influenza u. Typhus. **Urämische Konvulsionen.** Kopfschmerz, Schwindel u. Ohnmachtsanfälle durch Ödem im Gehirn. Schwangerschafts-Nephritis. Konvulsionen, vorher Magen-Darm-Symptome. Chlorose. Bronchialasthma mit Emphysem. Eitrige Endokarditis (Royal). Schmerzhafte Nervenaffektionen. Enteroptose. Delirium u. Herzflattern.

MUND. - Zunge dick belegt, schmutzig-braun, weiß, metallischer Geschmack. Durst. Trockner Mund.
HERZ. - Herzrhythmus u. -kraft verändert wegen mangelhafter Ausscheidung durch die Nieren.
ABDOMEN. - Gastroenteritis. Heftiger Bauchschmerz. Durchfall bei Phthisis. Cholera [**Ars.**; **Verat.**; **Camph.**]. Kollern u. scharf schneidender Schmerz. Dunkle, flüssige Stühle.
RÜCKEN. - Anhaltende Lahmheit. Schmerz in der Lumbalregion u. in der unteren Hälfte des linken Schulterblattes; Gefühl von Enge des Brustkorbs.
HARNWEGE. - Mangelhafte Nierentätigkeit u. Urämie. **Knoblauchartiger Geruch.** Diabetes. Urin von hohem, spezifischem Gewicht; Azetongehalt u. Azetylessigsäure vermehrt.
MÄNNL. G. - Schweiß am Hodensack; dauernde Nässe u. Feuchtigkeit. Furunkel am Hodensack. Eitrige, weißliche Absonderung aus der Harnröhre; Vibrieren u. Brennen in derselben; Schmerz in der Prostata; Schmerzen im Penis.
EXTREMITÄTEN. - **Wadenkrämpfe,** V. - nach Mitternacht, nur Erleichterung durch Aufstehen u. Stehen. Ulzera; Gangrän.

HAUT. - Eisigkalte Haut, Schweißperlen, Haut sonst trocken. Zeitweise feuchter, kalter Schweiß. Akne; Pusteln auf dem Gesicht u. in der Urogenitalregion; schankerartig aussehende Ulzera. Gangrän; Karbunkel.
DOS. - C 3.
Cuprum arsenicosum * + + **D8; D10; D2; D8;** [**D4 Tbl**]

CUPRUM METALLICUM

(Kupfer); Cu

Spastische Beschwerden, Krämpfe, Konvulsionen, in den Fingern u. Zehen beginnend, heftiger Kontraktions- u. intermittierender Schmerz sind einige der hervorstechenden Erscheinungen der Wirkung von **Cupr.;** sein Wirkungsbereich umschließt deshalb tonische u. klonische Spasmen, Konvulsionen u. epileptische Anfälle. Chorea infolge von Furcht. Stärkere Übelkeit als bei irgendeinem anderen Medikament. Bei Epilepsie beginnt die Aura in den Knien u. steigt zum Unterbauch; dann Bewußtlosigkeit, Schaum vor dem Mund u. Hinfallen. Neigung der Symptome, periodisch u. in Gruppen anzufangen. Beschwerden beginnen links [**Lach.**]. Bandwurm (Colloidal-Cuprum C 3).
Wo Ausschläge herauskommen, wie bei Scharlach, können Beschwerden wie starkes Erbrechen, Stupor u. Konvulsionen auftreten, die in den Bereich dieses Mittels fallen. Vermehrte Schmerzen durch Bewegung u. Berührung.

KOPF. - Fixe Ideen, boshaft u. mürrisch. Braucht Wörter, die nicht gemeint sind. Ängstlich. Gefühl von Leere. Purpurrote Schwellung des Kopfes mit Konvulsionen. Prellungsschmerz in Gehirn u. Augen beim Drehen derselben. Meningitis. Gefühl, als ob Wasser über den Kopf gegossen würde. Schwindel begleitet viele Beschwerden, der Kopf fällt nach vorne auf die Brust.
AUGEN. - Schmerzen über den Augen. Augen starr, eingesunken, glitzernd, nach oben gewandt. Schielen. Rasches Rollen der Augäpfel bei geschlossenen Augen.
GESICHT. - Verzerrt, blaß, **bläulich,** mit blauen Lippen. **Verkrampfung der Kiefer** mit Schaum vor dem Mund.
NASE. - Gefühl heftigen Blutandrangs zur Nase [**Meli.**].
MUND. - **Stark metallischer, schleimiger Geschmack** mit Speichelfluß. Dauerndes Vor- u. Zurückschnellen der Zunge wie bei einer Schlange [**Lach.**].. Zungenlähmung, stammelnde Sprache.
MAGEN. - Schluckauf vor den Spasmen. **Übelkeit.** Erbrechen, erleichtert durch Trinken von kaltem Wasser; mit Kolik, Durchfall, Spasmen. Stark metallischer Geschmack [**Rhus-t.**]. **Beim Trinken geht die Flüssigkeit mit gurgelndem Geräusch hinunter** [**Laur.**]. Verlangt nach kaltem Getränk.

ABDOMEN. - Gespannt, heiß u. berührungsempfindlich; **kontrahiert.** Neuralgie der Baucheingeweide. **Kolik,** heftig u. intermittierend. Invagination.
STUHL. - Schwarz, schmerzhaft, blutig mit Tenesmus u. Schwäche. Cholera; mit Krämpfen in Bauch u. Waden.
WEIBL. G. - Menses zu spät, sich hinziehend. Krämpfe, in die Brust ausstrahlend, vor, bei oder nach unterdrückten Menses. Auch von unterdrückten Fußschweißen [**Sil.**]. Blutwallungen, Herzklopfen, Chlorose. **Nachwehen.**
HERZ. - Angina pectoris. Langsamer Puls; oder harter, voller u. rascher Puls. Herzklopfen, Präkordialangst u. -schmerz. Fettige Degeneration [**Phyt.**].
ATEMWEGE. - Husten mit Gurgelgeräusch, V. - durch Trinken von kaltem Wasser. Erstickungsanfälle, V. - 3 Uhr nachts [**Am-c.**]. **Spasmen u. Zusammenschnürung** der Brust; spastisches Asthma wechselnd mit spastischem Erbrechen. Keuchhusten, B. - beim Wasser-Schlucken, mit Erbrechen, Spasmen u. purpurnem Gesicht. Spasmen der Stimmritze, Atemnot mit Unbehagen im Oberbauch. Spastische Atemnot vor Menstruation. Angina mit asthmatischen Symptomen u. Krämpfen (Clarke).
EXTREMITÄTEN. - Ruckartige Bewegungen u. Muskelzucken. Kälte der Hände. Krämpfe in den Handtellern. Große Müdigkeit in den Gliedern. **Krämpfe in Waden u. Sohlen.** Epilepsie; Aura beginnt in den Knien. Eingeschlagene Daumen. Klonische Spasmen, in Fingern u. Zehen beginnend.
HAUT. - **Bläulich,** marmoriert. Ulzera, juckende Stellen u. Stippen in den Falten der Gelenke. Chronische Psoriasis u. Lepra (Hughes).
SCHLAF. - Tief, mit Schockwellen durch den Körper. Im Schlafe dauerndes Rumoren im Bauch.
MODALITÄTEN. - **V.** - vor Menses; durch Erbrechen, Berührung. **B.** - bei Schweißausbrüchen, beim Trinken von kaltem Wasser.

ANTIDOTE: Bell.; Hep.; Camph.; Kupfer wird in **Dulc.; Staph.; Con.** u. einigen anderen Pflanzen gefunden. Auch in der Königskrabbe [**Limulus**]. - Ergänzend: **Calc.**

VGL. **Cupr-c.** (**Brennen am Scheitel;** unaufhörlicher spastischer Husten; V. - nachts; Zunge u. Lippen bläulich; lokal angewandt **Cupr-s.** in 1- bis 3-prozentiger Lösung bei inoperablem Sarkom). - **Cupr-cyanat.** (Meningitis basilaris); **Cholas terrapina** (Krämpfe in Waden u. Füßen; Rheumatismus mit krampfartigen Schmerzen); **Plb.; Nux-v.; Verat.; Cupr-oxyd-nigr.** D 1 (alle Arten von Würmern, einschließlich Bandwürmern u. Trichinosis nach Zopfys 60-jähriger Erfahrung).

DOS. - C 6 bis C 30.
Cuprum metallicum D8; D10; D2; D8; [D3, 4, 6 Tbl]

CURARE

(Pfeilgift aus der Rinde von Strychnos toxifera u. anderer Arten); Loganiaceae; Nördl. Südamerika

Muskellähmung ohne Verminderung von Gefühl u. Bewußtsein. Lähmung der Atemmuskulatur. **Reflexe verringert.** Schwäche bei alten Leuten [**Bar.**] u. durch Verlust von Flüssigkeiten. Katalepsie. Nervöse Schwäche. Trismus. Glykosurie mit motorischer Lähmung. **Cur.** vermindert Adrenalin-Absonderung. Gallebrechen bei Leberzirrhose. Diabetes mellitus. C 4 Dil. (Dr. Barkhard).

GEIST, GEMÜT. - Unentschlossenheit; will nicht mehr denken oder für sich selber handeln.
KOPF. - Lanzinierende Schmerzen durch den ganzen Kopf. Kopf nach hinten gezogen. Haarausfall. Gehirn scheint voll von Flüssigkeit.
AUGEN. - Scharfe, stechende Schmerzen über dem rechten Auge. Schwarze Flecken vor dem Gesichtsfeld. Ptosis rechts.
OHREN. - Geräusche; unerträgliche Ohrenschmerzen. Lanzinierende Schmerzen, die von den Ohren her anfangen; strahlen aus bis in die Beine. Schwellung der Ohrläppchen.
NASE. - Stinknase. Knötchen auf der Nase; stinkende Eiterklumpen.
GESICHT. - Lähmung von Gesicht u. Wangen. Zunge u. Mund verzogen. Rotes Gesicht. Zunge u. Mund nach rechts verzogen.
WEIBL. G. - Dysmenorrhoe. Menses zu früh, bei den Menses Kolik, Kopfschmerz, Nierenschmerzen. Leukorrhoe, dick, eitrig, stinkend.
ATEMWEGE. - **Drohende Atmungslähmung** beim Einschlafen. Kurzatmigkeit. Kurzer, trockner Husten, ruft Erbrechen hervor, danach Ohnmacht. **Brust schmerzhaft bei Druck. Sehr quälende Atemnot.**
EXTREMITÄTEN. - Ermüdungsschmerz die Wirbelsäule hinauf u. hinunter. **Arme schwach, schwer.** Kann die Finger nicht heben. Schwäche von Händen u. Fingern bei Pianisten. Beine zitternd, geben nach beim Gehen. Schwäche; Lähmung, Katalepsie. Neigung zu Hühneraugen. Reflexe vermindert oder erloschen.
HAUT. - Aussatz. Schmutzig aussehende Haut. Furunkel. Knötchen auf der Nase. Leberflecken. Blutsickern. Jucken.

MODALITÄTEN. - V. - Feuchtigkeit, kaltes Wetter, kalter Wind; 2 Uhr früh, rechtsseitig.

VGL. - **Cystisin** (motorische Paralyse); **Con.**; **Caust.**; **Crot.**; **Nux.**; **Cur.** wirkt **Strychnin** entgegen.

DOS. - C 6 bis C 30.
Curare * + + **D2 Tb1./ D1 Verreibung [D4, 6 Tbl., Verr.]**
flüssige Potenzen sind nicht haltbar! Sonderpreis

CYCLAMEN

(Alpenveilchen); Primulaceae - Primelgewächse; Süd- u. Mitteleuropa

Große Dosen rufen heftiges Abführen u. Erbrechen hervor, gestörte Verdauung mit sehr salzigem Speichel. Anämische u. chlorotische Zustände. Uterusaffektionen. Magen-, Darm- u. Urogenitaltrakt sind betroffen, dadurch sekundäre Anämie u. verschiedene Reflexe. **Schläfrigkeit, Verdrossenheit u. Mattigkeit.** Husten nachts beim Schlafen, ohne aufzuwachen, besonders bei Kindern [**Cham.**; **Nit-ac.**].

KOPF. - Schreckliche Gewissensbisse. Bekümmert über vernachlässigte Pflicht. Depression, mit Weinen u. Verlangen nach Einsamkeit. Schmerzen morgens mit **Flackern vor den Augen:** Niesen mit Jucken im Ohr. Schwindel; Dinge drehen sich im Kreis; B. - im Zimmer; V. - im Freien. Einseitiger Kopfschmerz. Häufiges Niesen mit Jucken in den Ohren.
AUGEN. - Verschwommenes Sehen, V. - beim Aufwachen, mit Flecken vor den Augen. **Flackern, mit verschiedenen Farben.** Strabismus convergens. **Sieht zahllose Sterne.** Diplopie. Sehstörungen verbunden mit Magenstörungen.
MAGEN. - Salziger Geschmack; Aufstoßen wie beim Schluckauf; V. - fette Nahrung. Diarrhoe nach jeder Tasse Kaffee; **Schluckauf.** Sättigung nach ein paar Bissen. Abneigung gegen Fleisch, besonders Schweinefleisch. Verlangen nach Limonade. Kein Durst den ganzen Tag lang.
REKTUM. - Schmerz um Anus u. Perineum, als ob eine Stelle eitere, beim Gehen oder Sitzen.
WEIBL. G. - Reichliche Menses, **schwarz, membranös, klumpig, zu früh, mit wehenartigen Schmerzen** vom Rücken zum Schambeln. Fluß geringer beim Sichherumbewegen. Unregelmäßigkeiten der Menses mit Migräne u. Blindheit oder feurigen Flecken vor den Augen. **Schluckauf bei Schwangerschaft.** Nachgeburtsblutung mit kolikartigen, nach unten ziehenden Schmerzen, mit Erleichterung nach Blutschwall. Nach Menses Schwellung der Brüste mit milchiger Sekretion.
EXTREMITÄTEN. - Schmerzen in Teilen mit Knochen nahe den Oberflächen. Brennender, **wunder Schmerz in den Fersen.** Krampfartige Kontraktion des rechten Daumens u. Zeigefingers. Schmerzen im Periost. Frostbeulen.
HAUT. - Akne bei jungen Frauen, Jucken, B. - bei Kratzen u. auftretenden Menses.
MODALITÄTEN. - V. - im Freien, abends, beim Sitzen, Stehen u. im kalten Wasser. **B.** - bei Menses, Sich-Bewegen, Reiben der Teile; im warmen Zimmer, bei Limonade.
VGL. - Ambr.; Puls.; Cinch.; Ferr-cit et chinin.
DOS. - C 3.
Cyclamen + t Ø; D1; D1; D3; [D2, 3]

CYNOBATUS (Le)

CYPRIPEDIUM PUBESCENS

(Frauenschuh, Nervenwurzel); Orchidaceae - Orchideengewächse; Nordamerika

Die Hautsymptome entsprechen denen bei Rhus-Vergiftung; ist dafür ein wirkungsvolles Gegenmittel. Nervosität bei Kindern; durch Zahnen u. Beschwerden des Magen-Darm-Kanals. Schwäche nach Gicht. Symptome von **Hydrozephalus** als Folge langen, erschöpfenden Durchfalls. **Schlaflosigkeit. Zerebrale Hyperästhesie bei kleinen Kindern, oft als Folge von** Überreizung des Gehirns.

KOPF. - Kind weint nachts; wacht u. beginnt zu lachen u. zu spielen. Kopfschmerz älterer Leute u. im Klimakterium.
VGL. - **Ambr.; Kali-br.; Scut.; Valer.; Ign.** Vgl. für die Hautsymptome: **Grin.; Anac.**
DOS. - Tinktur bis C 6. Für Rhus diversiloba-Vergiftung 5 Tropfen der Tinktur pro Dos., auch lokal.
Cypripedium pubescens tt Ø; D1; D1; D3; [**D2**]

DAPHNE INDICA

(Indischer Seidelbast); Thymelaeaceae - Seidelbastgewächse

Wirkt auf die tiefer liegenden Gewebe, Muskeln, Knochen u. auf die Haut. Plötzliche, blitzartige Zuckungen in verschiedenen Körperteilen. **Verlangen nach Tabak.** Brennen im Magen. Gefühl, als ob Teile des Körpers abgetrennt seien [**Bapt.**]. **Stinkender** Atem. Urin, Schweiß.
KOPF. - Gefühl, als ob der Schädel bersten wollte; **als ob der Kopf abgetrennt wäre vom Körper.** Hitze im Kopf, besonders am Scheitel. **Zunge nur auf einer Seite belegt** [**Rhus-t.**], faul riechend; heißer Speichelfluß.
URIN. - Dick, wolkig, gelblich, wie verfaulte Eier.
EXTREMITÄTEN. - Rechte Zehe geschwollen, schmerzhaft. Schmerzen schießen nach oben in Bauch u. Herz. Rheumatische Schmerzen in Oberschenkel u. Knien. Kältegefühl im Gesäß. Schießende, rasch wandernde Schmerzen, V. - kalte Luft.
SCHLAF. - Anhaltende Schlaflosigkeit; manchmal wegen Knochenschmerzen. Träume mit Alpdrücken. Träumt von Katzen, schwarzen Katzen. Hochfahren beim Einschlafen mit Frösteln u. feuchter Kälte.
ANTIDOTE: Bry.; Rhus-t.
VGL. - Fl-ac.; Aur.; Mez.; Staph.
DOS. - C 1 bis C 6.

DARMNOSODEN NACH PATERSON, BACH

(Dtsch. hom. Monatsschrift 1957, S. 247 ff.)

DATISCA (AHZ 1980, S. 218)

vgl. Anhang

DICHA PETALUM (AHZ 5, 1980)
vgl. Anhang

DIGITALIS
(Fingerhut); Skrophulariaceae - Rachenblütler; Europa, Westasien

Kommt in Frage bei allen Erkrankungen, wo vornehmlich das Herz betroffen u. der Puls **schwach, unregelmäßig, intermittierend u. abnorm langsam** ist, bei Wassersucht in den äußeren u. inneren Teilen. **Schwäche u. Dilatation des Myokards.** Stärkste Indikation bei mangelnder Kompensation u. besonders bei **Beginn von Vorhofflimmern.** Langsamer Puls beim Liegen, aber unregelmäßig u. dikrot beim Aufrichten. Vorhofsflattern u. -flimmern, besonders nach Gelenkrheumatismus. Herzblock, sehr langsamer Puls. Andere Symptome organischer Herzerkrankung wie große Schwäche, Kräfteverfall, Mattigkeit, Kälte der Haut u. unregelmäßige Atmung; Herzneurosen u. Augenbeschwerden nach Tabak; Gelbsucht durch Verhärtung u. **Hypertrophie der Leber** verlangt häufig Digitalis. Gelbsucht mit Herzerkrankung. Schwach wie sterbend. **Bläuliches** Aussehen des Gesichtes. **Herzmuskelversagen** bei Asystolie. Stimuliert die Herzmuskeln, verstärkt die Kraft der Systole, verlängert ihre Dauer. Hinfälligkeit durch leichte Anstrengung. Kollaps.

GEIST, GEMÜT. - Niedergeschlagenheit; angstvoll; **ängstlich** wegen der Zukunft. Stumpfheit der Sinne. Jeder Schock schlägt auf den Oberbauch. Melancholie, stumpf, phlegmatisch mit **langsamem** Puls.
KOPF. - Schwindel beim Gehen oder beim Aufstehen bei Herzbeschwerden u. hepatischen Affektionen. Scharfer, schießender Stirnschmerz, in die Nase ausstrahlend, nach dem Trinken von kaltem Wasser oder Essen von Eiskrem. Schwere des Kopfes mit dem Gefühl des Nachhinten-Fallens. Gesicht bläulich. Verwirrung. Völlegefühl. Geräusche im Kopf. Knackende Geräusche während eines kurzen Schlafes. Blaue Zunge u. Lippen.
AUGEN. - Bläue der Augenlider. Dunkle Erscheinungen wie Fliegen vor den Augen. **Wahrnehmungsschärfe von Grünschattierungen** verändert. Objekte erscheinen grün u. gelb. Mydriasis; Lidränder geschwollen, rot, morgens verklebt. Netzhautablösung. Verwischtes Sehen, unregelmäßige Pupillen, Doppeltsehen.
MAGEN. - Süßer Geschmack mit dauerndem Speichelfluß. **Äußerste Übelkeit,** nicht erleichtert durch Erbrechen. Mattigkeit, **große Schwäche im Magen.** Brennen im Magen, zum Ösophagus ausstrahlend. Nach kaltem Wasser oder Eiskrem scharfer Schmerz in der Stirn, in die Nase ausstrahlend. **Schwäche** u. Erbrechen durch Bewegung. Unbehagen sogar nach geringer Nahrungsmenge oder vom bloßen Anblick oder Geruch. **Empfindlichkeit des Oberbauchs.** Reichliche Speichelbildung. **Neuralgischer Magenschmerz** auch ohne Nahrungsaufnahme.
ABDOMEN. - Schmerz offenbar links im herabsteigenden Kolon u. unter den falschen Rippen. Schwere Bauchschmerzen, Pulsationen in der Bauch-

aorta u. Einschnürung im Oberbauch. **Vergrößerte, wunde, schmerzhafte Leber.**

STÜHLE. - Weiße, kalkartige, aschenartige, pastöse Stühle. Durchfall bei Gelbsucht.

URIN. - Dauernder Drang, in Tropfen, dunkel, heiß, brennend, mit scharfem, schneidendem oder **pulsierendem** Schmerz im Blasenhals, **als ob ein Strohhalm hin- u. hergezogen würde.** V. - nachts. Harnsekretion unterdrückt. Ammoniakhaltig u. trübe. **Urethritis,** Phimose, Strangurie. Völlegefühl nach dem Wasserlassen. Zusammenschnürung u. Brennen, als ob die Urethra zu eng wäre. Ziegelmehlsediment.

WEIBL. G. - Wehenartige Schmerzen im Bauch u. Rücken vor Menses. Uterusblutung.

MÄNNL. G. - Nächtliche Pollution [**Digitalin**], mit großer Schwäche der Genitalien nach Koitus. Hydrozele; Skrotum vergrößert wie eine Blase. Gonorrhoe, Balanitis [**Merc.**], mit Vorhautödem. Wassersüchtige Schwellung der Genitalien [**Sulf.**]. Vergrößerte Prostata.

ATEMWEGE. - Verlangen, tief einzuatmen. Atmung unregelmäßig, schwierig; tiefes Seufzen. Husten. Gefühl von Rauhheit u. Wundheit in der Brust. Auswurf süßlich. Pneumonie des Alters. Große Schwäche in der Brust. **Atemnot,** dauerndes Verlangen, tief einzuatmen, Gefühl des Gepreßtseins der Lungen. Chronische Bronchitis; passive Anschoppung der Lungen bewirkt blutiges Sputum wegen Versagen des Herzmuskels. **Kann Sprechen nicht ertragen.** Bluthusten mit schwachem Herzen.

HERZ. - Die geringste Bewegung verursacht heftiges Herzklopfen u. das Gefühl, Herzschlag würde bei Körperbewegung aufhören (entgegengesetzt **Gels.**). Häufige Herzstiche. **Unregelmäßige Herzaktion besonders bei Mitralklappenaffektion. Sehr langsamer Puls. Setzt aus; ist schwach.** Zyanose. Ungleichmäßigkeit des Pulses; Puls ist verschieden. **Plötzliches Gefühl von Herzstillstand. Puls schwach u. beschleunigt durch die geringste Bewegung.** Perikarditis, reichliches, seröses Exsudat. Erweitertes, müdes Herz, unregelmäßig, mit schwachem u. langsamem Puls. Hypertrophie mit Herzerweiterung. Herzversagen nach Fiebern. Herzwassersucht.

EXTREMITÄTEN. - Schwellung der Füße. Finger schlafen leicht ein. Kälte von Händen u. Füßen. Rheumatischer Schmerz in den Gelenken. Glänzende, weiße Schwellung der Gelenke. Muskelschwäche. Nächtliche Schwellung der Finger. Gefühl in den Beinen von einem plötzlich durchschießenden, **glühenden Draht** (Dudgeon).

SCHLAF. - Fährt aus dem Schlaf aufgeregt hoch, mit dem Gefühl, von einer Höhe zu fallen. Dauernde Schläfrigkeit.

FIEBER. - Plötzliche Wallungen, danach große, nervöse Schwäche.

HAUT. - Erythem, dunkelrot, V. - auf dem Rücken, wie bei Masern. Blaue, erweiterte Adern auf Lidern, Ohren, Lippen u. Zunge. **Wassersucht.** Jucken u. von Gelbsucht befallen.

MODALITÄTEN. - V. - beim Aufrechtsitzen, nach Masern u. von Musik. **B.** - bei leerem Magen, im Freien.

ANTIDOTE: Camph.; Sep. Unverträglich: **China.**
VGL. - Nerium odorum (ähnelt in den Herzwirkungen Digitalis, aber wirkt auch wie Strychnin auf das Rückenmark. Spasmen mehr in der oberen Körperhälfte. Herzklopfen; schwaches Herz wird durch **Ner-o.** gestärkt. Kieferstarre). - **Adonis; Crat.** (ein wahres Herztonikum); **Kalm.; Spig.; Liatris;** Vgl. auch: **Digitoxinum** (Digitalis aufgelöst in Chloroform; sehr deutliches Gelbsehen u. beunruhigende Übelkeit, **verschlimmert durch Champagner u. sprudelartige Getränke**]. - **Nitri-spir-dulcis** vermehrt die Wirkung von Digitalis. - **Ichthyotoxin** - Aalserum - (Experimente zeigen starke Analogie zwischen dem Serum u. Schlangengift. Indiziert bei ungenügender Herz-Systole, nicht kompensierter Klappenerkrankung, unregelmäßigem Puls durch Vorhofflimmern. Asystolie, schwacher, häufiger, unregelmäßiger Puls, Atemnot u. spärlicher Urin. Vergrößerte Leber, Atemnot, Albuminurie. Kein Ödem). - **Conv.** (Herzkrankheit mit Schwindel u. Verdauungsstörungen). - **Quinidin** - isomerische Methoxylverbindung. - (Stellt bei Vorhofflimmern normalen Rhythmus wieder her, ergänzt auch die Digitalis-Wirkung. 2 Dosen von 194 mg im Zwischenraum von 3 Stunden - wenn keine Symptome von Chininvergiftung sich entwickeln, 4 Dosen von 389 mg täglich (C. Harlan Wells). Anfallartige Tachykardie. Stellt normalen Herzrhythmus wenigstens zeitweise wieder her, weniger bei Klappenschädigungen).
DOS. - C 3 bis C 30 bewirken Reaktionen bei homöopathischer Indikation des Mittels, aber für palliative Zwecke ist eine physiologische Dosierung nötig. Zu diesem Zweck die Tinktur von der **frischen Pflanze** in Gaben von 5 bis 20 Tropfen zur Herzstimulation, falls erforderlich, oder die Infusion von 1 1/2-prozentiger Lösung. Dos., 14,2 ccm bis 28,3 ccm zur Diurese, falls erforderlich. Tinktur mit Zucker oder Brot geben, keine Flüssigkeit 20 Minuten vor oder nach der Einnahme trinken. Von dem pulverisierten Blättern 32 mg bis 130 mg in Kapseln. Digitoxin 0,206 mg. Bei jeder Form von Digitalisgaben sollte die Dosis reduziert werden nach Verminderung der Pulsfrequenz auf 80 Schläge in der Minute u. teilweiser oder völliger Wiederherstellung des normalen Rhythmus. Dabei gilt als gute Regel, die Dosis zu halbieren oder noch mehr zu reduzieren bei plötzlich verringerter Urinabsonderung.
Digitalis * + Ø; D1; D1; D3; [D2, 4, 6]

DIOSCOREA VILLOSA

(Yamswurzel); Dioscoreaceae; Nordamerika

Ein Mittel für viele Arten von **Schmerz**, besonders Koliken, u. bei schmerzhaften, heftigen Beschwerden der Bauch- u. Beckeneingeweide; eines der Polychreste der Materia medica. Personen mit schwacher Verdauung; Teetrinker mit viel Blähsucht. **Gallensteinkoliken.**

GEIST, GEMÜT. - Bezeichnet Dinge mit falschem Namen.

KOPF. - Dumpfer Schmerz in beiden Schläfen; B. - Druck, aber V. - nachher. Summen im Kopf.
MAGEN. - Mund trocken u. bitter morgens, Zunge belegt, kein Durst. Aufstoßen von viel übel riechenden Winden. Magenneuralgie. **Senkungsgefühl in der Magengrube;** Sodbrennen. **Schmerz am Brustbein entlang u. in die Arme ausstrahlend.** Aufstoßen von sauren, bitteren Winden **mit Schluckauf.** Scharfer Schmerz im Oberbauch. B. - durch Aufrechtstehen.
ABDOMEN. - Schmerzen verlagern sich plötzlich in verschiedene Körperteile; **erscheinen in entfernten Gegenden, wie Fingern u. Zehen.** Kollern mit Abgang von viel Blähungen. Kneifender, schneidender Schmerz im Magen u. Dünndarm. Kolik; B. - beim Herumgehen; Schmerzen strahlen vom Bauch in Rücken, Brust u. Arme; V. - beim Bücken u. Liegen. **Scharfe Schmerzen von der Leber, nach oben in die rechte Brustwarze schießend.** Schmerzen von der Gallenblase in Brust, Rücken u. Arme. Nierenkolik mit Schmerzen in den Extremitäten. Plötzlicher Stuhldrang.
HERZ. - Angina pectoris; Schmerz hinter dem Brustbein in die Arme hinein; mühsame Atmung; **schwache Herzaktion.** Besonders mit Blähsucht u. Schmerz durch die Brust hindurch u. Engegefühl querüber.
REKTUM. - Hämorrhoiden mit stechenden Schmerzen bis zur Leber hin; sehen aus wie Trauben von Wein oder roten Beeren; treten nach dem Stuhl hervor mit Schmerzen im After, Durchfall (V. - morgens), gelblich, danach Erschöpfung, als ob Flatus u. Faeces heiß wären.
MÄNNL. G. - Erschlaffung u. Kälte der Organe. Schmerzen aus der Nierengegend schießen in die Hoden. **Stark riechender Schweiß** auf Hodensack u. Schamgegend. **Entleerung** im Schlaf oder infolge sexueller Atonie, **mit schwachen Knien.**
WEIBL. G. - Uteruskolik; Schmerzen strahlen aus vom Uterus. Lebhafte Träume.
ATEMWEGE. - Engegefühl am Brustbein entlang. Brust scheint sich beim Atmen nicht auszudehnen, kurzatmig.
EXTREMITÄTEN. - Lahmheit im Rücken; V. - Bücken. Schmerzen u. Steifheit in den Gelenken. Ischias; Schmerzen schießen den Oberschenkel hinunter; V. - rechtsseitig; B. - völlige Ruhe. Zu Beginn von **Panaritien,** wenn das Stechen zuerst gefühlt wird. Nägel brüchig. Krämpfe in den Beugemuskeln der Finger u. Zehen.
MODALITÄTEN. - V. - abends u. nachts, beim **Sich-Niederlegen** u. **Sich-Krümmen. B.** - Aufrecht-Stehen, bei Bewegung im Freien; Druck.
ANTIDOTE: Cham.; Camph.
VGL. - Coloc. (unterscheidet sich in den Modalitäten); **Nux-v.; Cham.; Bry.**
DOS. - Tinktur bis C 3.
Dioscorea villosa + tt ∅; D1; D1; D3; [D2]

DIOSGENIN (AHZ 5, 1980)
vgl. Anhang

DIOSMA LINCARIS

(Buku); Rutaceae - Rautengewächse; Kap der Guten Hoffnung

Pathogenisch ruft es hervor: Schlafsucht; nervöse Schlaflosigkeit; Nachtschweiße. Wandernde Schmerzen mit schlechter Stimmung, Neigung zum Weinen oder Furcht vor Krankheit. Heftiger Schwindel. Kopfschmerz, hauptsächlich in der Stirn, in den Hinterkopf ausstrahlend. Augen glänzend mit Tränenfluß oder Jucken; Zustände begleitet von einer Art Abstumpfung mit Schwerhörigkeit oder Geräuschen bei Druck auf den Ohren. Fahles Gesicht mit verstreutem, rosazea-artigem Ausschlag. Übelkeit, stinkender Atem mit Leeregefühl. **Gefühl von Meteorismus mit stechenden Schmerzen in der Milz.** Schmerzhaftes Gefühl im Bauch mit Druck auf die Schamgegend - Kleiderdruck wird unerträglich; Abgang von stark-farbigem, blutigem Urin. Häufiger, gelber Durchfall, V. - nachts. Menses reichlich, verfrüht, manchmal in der Art nicht-menstrueller Blutungen wie Metrorrhagie; krampfartige Schmerzen bei Verdauung. Gefühl von Hitze oder Kälte in den Händen mit zuckenden Fingerbewegungen. Schwäche in den Beinen, V. - Hinsetzen.
Klinisch sollte diese Pathogenese nützlich sein bei zerebralen Affektionen **mit Teilnahmslosigkeit u. Betäubung; bei konvulsiven oder epileptiformen** Anfällen; bei **Hysterie;** bei **Hepatitis** (Zirrhose oder Atrophie); bei Hämaturie des Uterus.
Bei Milzentzündung, wo es Ceanothus übertreffen sollte. Geistesstörungen bei nervösen oder asketischen Individuen, besonders wenn dauernde Todesfurcht oder erotische oder manieartige Anfälle vorliegen. **Gastralgie. Gastroenteritis.** Plötzlicher Schrecken mit Zittern u. Schwäche der Beine (Dr. C. Leal La Rota).

DIPHTHERINUM

(Nosode; potenzierte Diphtheriemembran)

Passend für Patienten mit Neigung zu katarrhalischen Beschwerden der Atmungsorgane, für Skrofulose. Diphtherie, Kehlkopf-Diphtherie, **postdiphtherische Paralyse.** Bösartigkeit von Anfang an. Drüsen geschwollen; Zunge rot, geschwollen; Atem u. Absonderung sehr übelriechend. Diphtherische Membran dick, dunkel. Nasenbluten; große Hinfälligkeit. Schluckt ohne Schmerzen, aber Flüssigkeiten werden erbrochen oder gehen aus der Nase wieder ab.

VGL. - Diphtherotoxin (Cahis). (Chronische Bronchitis mit Rasseln. Cartier schlägt es vor bei vago-paralytischer Form von Bronchitis älterer Personen oder toxischer Bronchitis nach Grippe).
DOS. - C 30, C 200 oder CM. Darf nicht zu häufig wiederholt werden.
Diphtherinum nur ab D15 in dil., Tabl., Verr., Amp.

DOLICHOS PRURIENS

(Juckbohne); Papilionaceae - Schmetterlingsblütler; Tropen, trop. Afrika

Eine rechtsseitige Medizin mit deutlichen Leber- u. Hautsymptomen. Allgemeines **intensives Jucken** ohne Ausschlag. Extreme nervöse Empfindlichkeit. Seniler Pruritus. Hämorrhoidal-Diathese.

INN. HALS. - Schmerz im Rachen, V. - beim Schlucken, unter dem rechten Kieferwinkel, wie von einem senkrecht eingebetteten Splitter. Schmerz im Zahnfleisch hindert am Schlaf.
ABDOMEN. - Kolik vom Naßwerden der Füße. **Verstopfung mit intensivem Jucken; aufgetriebener Bauch.** Weiße Stühle. Leberschwellung. **Hämorrhoiden** mit Brenngefühl.
HAUT. - Intensives Jucken ohne Schwellung oder Nesselsucht; V. - quer über die Schultern, auch an Ellbogen, Knien u. haarbedeckten Körperteilen. Gelbsucht. Gelbfarbig, stellenweise; Jucken intensiv nachts. Herpes zoster [**Ars.**].
MODALITÄTEN. - V. - nachts, Kratzen, rechts.
VGL. - Rhus.; Bell.; Hep.; Nit-ac.; Fago.
DOS. - C 6. Tinktur, Tropfengaben bei Hämorrhoiden.
Dolichos pruriens + **tt Ø; D1; D1; D3;** [**D2**]

DORYPHORA - LEPTINOTARSA DECEMLINEATA

(Koloradokäfer; amerikan. Kartoffelkäfer); Coleoptera; Nordamerika

Das Wirkungszentrum dieses Mittels scheint in den Harnorganen zu liegen, daher seine Anwendung bei Gonorrhoe u. Harnröhrenausfluß. Urethritis bei Kindern durch lokale Reizung u. Harnröhrenausfluß. Starkes Zittern in den Gliedmaßen. Hinfälligkeit. Schwellung des Körpers. **Gefühl des Brennens.**

HARNWEGE. - Schwieriges Wasserlassen. Harnröhre entzündet mit quälendem Schmerz beim Wasserlassen. Schmerz im Rücken u. Kreuz. Starkes Zittern in den Gliedern.
ANTIDOTE: Stram.
VGL. - Agar.; Apis.; Canth.; Lach.; Coccion.
DOS. - C 6 bis C 30.
Doryphora D1 = **Ø; D1; D2; D4;** [**D3**]

DROSERA ROTUNDIFOLIA

(Sonnentau); Droseraceae - Sonnentaugewächse; Europa, Nordamerika

Beeinflußt deutlich die Atmungsorgane u. wurde von Hahnemann als das Hauptheilmittel für Keuchhusten herausgestellt. Drosera kann die Widerstandskraft gegen Tuberkeln beseitigen u. sollte sie deshalb auch erhöhen können (Dr. Tyler). Kehlkopfschwindsucht wird günstig davon beeinflußt.

Lungenschwindsucht; Erbrechen von Nahrung durch Husten mit Magenreizung u. reichlichem Auswurf. Schmerzen um das Hüftgelenk. Tuberkulöse Drüsen.

KOPF. - Schwindel beim Gehen im Freien mit Neigung, nach **links** zu fallen. Kälte der linken Gesichtshälfte mit stechenden Schmerzen u. trockener Hitze der **rechten Hälfte.**

MAGEN. - Übelkeit. Abneigung gegen u. böse Folgen von Säuren.

ATMUNGSORGANE. - Spastischer, trockener, quälender Husten wie Keuchhusten; **die Anfälle folgen sehr rasch aufeinander;** kann kaum atmen; Erstickungsanfälle. Husten sehr tief u. heiser; V. - nach Mitternacht; gelber Auswurf mit **Blutung** aus Nase u. Mund; **Würgen. Tiefe, heisere Stimme; Heiserkeit;** Laryngitis. Gefühl von Rauhheit u. Kratzen tief im Schlund u. im weichen Gaumen. Gefühl, als ob Krümel im Hals wären oder eine Feder im Kehlkopf. Kehlkopftuberkulose mit rascher Entkräftung. **Quälender, kitzelnder Husten bei Kindern - überhaupt nicht am Tage, aber** beginnt, sobald der Kopf abends das Kissen berührt. Chronische Heiserkeit vom vielen Reden, mit Gefühl von Rauhheit, Kratzen u. Trockenheit tief im Schlund; Stimme heiser, tief, tonlos, knackend, Sprechen erfordert Anstrengung. **Asthma beim Reden** mit Zusammenschnürung des Rachens beim Sprechen jedes Wortes.

EXTREMITÄTEN. - Paralytische Schmerzen im Hüftgelenk u. in Oberschenkeln. Steifheit in den Fußgelenken. Lähmigkeitsgefühl aller Glieder. Bett wird als zu hart empfunden.

FIEBER. - Inneres Frösteln; Zittern, mit heißem Gesicht, kalten Händen; kein Durst. Ist immer zu kalt, auch im Bett.

MODALITÄTEN. - **V.** - nach Mitternacht, beim Hinlegen, beim Warmwerden im Bett, beim Trinken, Singen, Lachen.

ANTIDOTE: Camph.

VGL. - **Fluoroform** (2-prozentige, wässerige Lösung, 2 bis 4 Tropfen, nach Anfällen, gilt als Spezifikum für Keuchhusten). - **Quabain** aus Blättern von Carissa schimperi - Pfeilgift - (Spasmen der Atemwege - kupiert Keuchhusten im ersten Stadium, reduziert die Anfallhäufigkeit, beschleunigt die Besserung). **Chel.; Cor-v.; Cupr.; Cast-v.; Arg.; Meny.**

DOS. - C 1 bis C 12.

Drosera rotundifolia Ø; D1; D1; D4; [D3, 4] Sonderpreis

DUBOISIA MYOPOROIDES

Solanaceae - Nachtschattengewächse; Australien, New South Wales

Wirkt hauptsächlich auf das Nervensystem, die Augen, die oberen Atemwege. Empfohlen bei Pharyngitis sicca mit schwarzem, fädigem Schleim. Erweitert die Pupillen, trocknet den Mund, hemmt die Schweißbildung, verursacht Kopfschmerz u. Benommenheit. Auf das Auge wirkt es rascher als Atropin u. viel stärker pupillenerweiternd. **Rote Flecken schwimmen im**

Gesichtsfeld. Gefühl, ins Leere zu treten. **Schwindel mit blassem Gesicht;** kein Magenschwindel. Scharlach; motorische Ataxie. Palliativum bei exophthalmischem Kropf.

GEIST, GEMÜT. - Geistig abwesend, zerfahren, **töricht u. unsinnig,** geschwächtes Gedächtnis.
KOPF. - Unfähigkeit, mit geschlossenen Augen zu stehen, Tendenz, nach hinten zu fallen.
AUGEN. - **Konjunktivitis,** akute u. chronische. **Pupillenerweiterung.** Akkomodationslähmung. Hyperämie der Netzhaut mit Akkomodationsschwäche, Fundus rot, Blutgefäße voll u. geschlängelt; Pupillen erweitert, mit trübem Sehen. **Schmerzen über dem Auge,** zwischen Auge u. Augenbrauen.
ATEMWEGE. - Kehlkopf trocken. Stimme heiser, Stimmbildung schwierig. Trockner Husten mit Atembeklemmung.
EXTREMITÄTEN. - Mangelnde Kraft in den Gliedern, taumelt; Gefühl, ins Leere zu treten. Zittern. Benommenheit u. Schwäche.
VGL. - Gegenmittel zu **Muscarin. Duboisin-sulf.** 0,65 mg **Sedativum bei Manie.** 2 bis 4 mg den Tag. Hysteroepilepsie. Motorische Unruhe bei Geistesgestörten. (Wird als Ersatz für Atropin in Dosen von 3,24 mg subkutan gebraucht).
ANTIDOTE: Morphin; Pilocap.
VGL. : Bell.; Stram.; Hyos.
DOS. - C 3 bis C 12.
Duboisia myoporoides + tt Ø; D1; D1; -; [D3]

DULCAMARA

(Bittersüß); Solanaceae - Nachtschattengewächse;
Europa, nördl. Indien, China, Nordafrika

Heiße Tage u. kalte Nächte gegen Ende des Sommers sind besonders günstig für die Wirkung von Dulcamara; es ist eines der Mittel mit Symptomen u. Zuständen, die von feuchtem Wetter herrühren. Erkältungen durch feuchte Witterung, besonders Durchfall. Hat besondere Beziehung zu **Haut, Drüsen** u. Verdauungsorganen bei reichlicher **Schleimhautabsonderung,** während die Haut überwiegend trocken bleibt. Die **rheumatischen Beschwerden** bei feuchter Kälte, mit Verschlimmerung bei jedem Wechsel zu kalter Witterung, werden etwas erleichtert durch Bewegung. Folgen vom Sitzen auf kaltem, feuchtem Boden. Eisige Kälte. Einseitige Spasmen mit Stimmlosigkeit. Lähmung einzelner Teile. Kongestiver Kopfschmerz mit Neuralgie u. trockner Nase. Patienten leben oder arbeiten in feuchten, kalten Erdgeschossen [**Nat-s.**]. Ausschläge an Händen, Armen oder im Gesicht bei den Menses.

KOPF. - Geistige Verwirrung. Hinterkopfschmerz vom Nacken hochsteigend. Kopfschmerz erleichtert durch Unterhaltung. Lehnt Dinge ab, um die er zuvor gebeten hat. Hinterteil des Kopfes kühl, schwer, schmerzend bei

kaltem Wetter. Herpes tonsurans der Kopfhaut. **Grindkopf, dicke, braune Krusten,** blutend beim Kratzen. Summen im Kopf.
NASE. - Trockner Schnupfen. Völlige Verstopfung der Nase. **Verstopft bei kaltem Regen.** Dicker, gelber Schleim, blutige Krusten. Reichlicher Schnupfen. Will die Nase warm halten, damit kalte Luft nicht die Nase verstopft. Schnupfen bei Neugeborenen.
AUGEN. - Jede Erkältung geht auf die Augen. Dicke, gelbe Absonderung; granuläre Lider. Heufieber; reichliche, wässerige Absonderung, V. - im Freien.
OHREN. - Ohrenschmerz, Summen, Stiche, Schwellung der Parotiden. Mittelohrkatarrh [**Merc-d.; Kal-m.**].
GESICHT. - Reißen in den Wangen, ausstrahlend in Ohren, Augenhöhlen u. Kiefer, **vorher Kälte von Teilen des Gesichts, dabei Heißhunger.** Feuchter Ausschlag allgemein auf Wangen u. Gesicht.
MUND. - Speichel zäh, seifig. Trockene, rauhe Zunge, rauhes Kratzen im Halse nach Erkältung bei feuchtem Wetter. Wunde Stellen auf den Lippen durch Kälte. Fazialneuralgie; V. - **leichteste Kälteeinwirkung.**
MAGEN. - Erbrechen von weißem, zähem Schleim. **Widerwille gegen Nahrung. Brennender Durst auf kalte Getränke.** Sodbrennen. Übelkeit, dabei Stuhldrang. Frösteln beim Erbrechen.
ABDOMEN. - Kolik durch Kälte. Wirkt hauptsächlich auf die Nabelgegend. **Schneidender Schmerz um den Nabel.** Schwellung der Leistendrüsen [**Merc.**].
STUHL. - Grüner, wässeriger, schlüpfriger, blutiger **Schleim,** besonders im Sommer bei plötzlich kaltem Wetter; durch **feuchtes, kaltes Wetter** u. Unterdrückung von Ausschlägen.
URIN. - Muß Wasser lassen **bei Abkühlung.** Strangurie, schmerzhafte Miktion. Blasenkatarrh von Erkältung. Urin hat dickes, **schleimiges,** eitriges Sediment. Harnverhaltung vom Waten in kaltem Wasser mit bloßen Füßen.
WEIBL. G. - Unterdrückung der Menses durch Kälte oder Feuchtigkeit. Vor Auftreten der Menses **Ausschlag auf der Haut** oder sexuelle Erregung. Dysmenorrhoe mit Flecken überall; Blutandrang in den Brüsten, wund, empfindlich, kälteempfindlich.
ATEMWEGE. - Husten V. - bei kaltem, nassem Wetter mit freiem Auswurf. Kitzeln im Kehlkopf. Husten, heiser, spastisch. Keuchhusten mit übermäßiger Schleimabsonderung. Winterhusten, trocken, quälend. Asthma mit Atemnot. Lockerer, rasselnder Husten; V. - durch feuchtes Wetter. Muß lange husten, um Schleim auszuwerfen. Husten **nach körperlicher Anstrengung.**
RÜCKEN. - Steifer Nacken. **Schmerz im Kreuz** wie nach langem Bücken. Steifheit u. Lahmheit über Nacken u. Schultern nach Feucht- u. Kaltwerden.

EXTREMITÄTEN. - Lähmung; paralysierte Glieder. **Füße eiskalt.** Warzen an den Händen. Schwitzen in den Handflächen. Schmerz in den Schienbeinen. Rheumatismus wechselt mit Durchfall. Rheumatische Symptome nach akuten Hautausschlägen.
HAUT. - Adenitis. Jucken immer V. - bei kaltem, feuchtem Wetter. Herpes zoster, Pemphigus. Schwellung u. verhärtete Drüsen durch Kälte. Bläschenausschlag. Empfindliche, blutende Ulzera. Kleine Furunkel. Rote Stellen, **Urtikaria** durch Kältewirkung oder Säure im Magen. Feuchter Ausschlag an Gesicht, Genitalien, Händen usw.. Warzen, groß, glatt, in Gesicht, Handflächen. Anasarka. Dicke, braungelbe Krusten, blutend beim Kratzen.
FIEBER. - Trockne, brennende Hitze überall. Frösteln gegen Abend, meistens im Rücken. Eisige Kälte mit Schmerzen. Trockne Hitze u. brennende Haut. Frösteln mit Durst.
MODALITÄTEN. - V. - nachts; von **Kälte** allgemein, durch **feuchtes, regnerisches Wetter. B.** - Bewegung, äußere Wärme.
ANTIDOTE: Camph.; Cupr.
ERGÄNZUNGSMITTEL: Bar-c. - UNPASSEND: Bell.; Lach.
VGL. - Pimpinello - Schleimhäute der Atemwege empfindlich gegen Zugluft, Schmerz u. Kälte im Hinterkopf u. Nacken. Der ganze Körper schwach; schwerer Kopf u. Schläfrigkeit; Lumbago u. steifer Nacken. Schmerz vom Nacken zu den Schultern; Frösteln. **Rhus-t.; Cimic.; Calc.; Puls.; Bry.; Nat-s.**
DOS. - C 2 bis C 30.
Dulcamara + Ø; D1; D1; D2; [D3, 4]

ECHINACEA ANGUSTIFOLIA - RUDBECKIA

Compositae - Korbblütler; Nordamerika

Wir sind der eklektischen Schule Dank schuldig für dieses bemerkenswerte Mittel als »Korrigens für Blutdyskrasie«. Akute Autoinfektion. Symptome von **Blutvergiftung, septische Zustände im allgemeinen.** Durchfall bei Typhus. Gonorrhoe. Furunkel. **Erysipel** u. faule Ulzera. **Gangrän.** Kropf mit exophthalmischen Symptomen; volle Dosen, auch Injektionen von 5 bis 10 Tropfen in die Schilddrüse. Tendenz zur Bösartigkeit bei akuten u. subakuten Störungen. Letzte Stadien von Krebs, zur Schmerzlinderung. **Infektion durch Tiergifte.** Zerebrospinale Meningitis. Kindbettinfektionen. **Gefühl von Müdigkeit.** Hämorrhoiden. Pusteln. Wirkt auf den Wurmfortsatz des Blinddarms u. wird daher für Appendizitis benützt; man soll aber bedenken, daß es Eiterung fördert u. dadurch eine vernachlässigte Appendizitis mit Eiterbildung wahrscheinlich eher aufbrechen würde. Lymphdrüsenentzündung; schwere Verletzungen. **Schlangenbisse** u. Bisse u. Stiche im allgemeinen. Übel riechende Absonderungen mit Entkräftung u. großer Schwäche.

KOPF. - Verwirrt, deprimiert. Schmerz mit eigenartigem, periodischem Erröten des Gesichtes bis zum Hals hin; Schwindelgefühl u. starke Hinfälligkeit.
NASE. - Übel riechende Absonderung, Membranbildungen treten hervor. Retronasaler Katarrh mit Ulzeration u. Gestank. Gefühl der Verstopfung in der Nase. Rechter Nasenflügel rauh, blutend.
MUND. - Krebsgeschwür; Zahnfleisch weicht zurück u. blutet leicht; Mundwinkel u. Lippen reißen auf; Zunge trocken u. geschwollen; wunde Stellen; schmutzig, bräunlich. Zunge, Lippen u. Schlundenge **vibrieren** mit Angstgefühl im Herzen [**Acon.**]. Zunge weiß belegt mit roten Kanten. Verstärkter Speichelfluß.
INN. HALS. - Mandeln purpurn oder schwarz, graues Exsudat, sich bis in die hinteren Nasengänge u. Luftwege ausbreitend. Ulzerierter, wunder Rachen.
MAGEN. - Saures Aufstoßen u. Sodbrennen. Übelkeit; B. - Hinlegen.
BRUST. - Schmerz wie von einem Klumpen in der Brust u. unter dem Brustbein. Schmerz in den großen Brustmuskeln [**Arist.**].
URIN. - Albuminös, spärlich, häufig u. unwillkürlich.
WEIBL. G. - **Septikämie im Kindbett;** Absonderung unterdrückt. Bauch überempfindlich u. tympanitisch; stinkender, wundmachender Weißfluß.
EXTREMITÄTEN. - **Gliederschmerzen** u. allgemeine Müdigkeit.
HAUT. - Wiederholte Furunkulose. Karbunkel. Reizungen durch Insektenstiche u. giftige Pflanzen. Lymphdrüsen vergrößert. Alte Schienbeingeschwüre. Gangrän.
FIEBER. - **Frösteln mit Übelkeit.** Kälteschauer über den ganzen Rücken. **Malariafieber.**
VGL. - **Cench.; Both.; Ars.; Lach.; Bapt.; Rhus-t.; Cist.; Hep.; Calend.**
DOS. - Tinktur 1 bis 10 Tropfen alle 2 Stunden u. größere Dosen. Lokal als reinigende, antiseptische Waschung.
Echinacea angustifolia tt Ø; D1; D1; D3; [Ø, D6]

EICHHORNIA (AHZ 5, 1980)
vgl. Anhang

ELAPS CORALLINUS - MICRURUS CORALLINUS
(Korallenotter, Korallennatter); Viperidae, Amerika

Den Schlangengiften im allgemeinen ähnlich. Hat sehr deutliche **schwarze Absonderungen. Kalte Dinge bekommen nicht.** Verlangen nach gesüßter Buttermilch. Übelkeit u. Erbrechen. Schwächender Durchfall der Schwindsüchtigen. Vermehrte Magensäure mit Schwächegefühl. Plötzlicher Magenschmerz. Speiseröhrenspasmus; Pharynxkonstriktion; Nahrung u. Flüssigkeiten werden plötzlich aufgehalten u. fallen dann schwer in den Magen. Erst Spasmen, danach Lähmung. **Kältegefühl im Magen.** Früchte u. Eiswasser liegen sehr kalt im Magen. **Rechtsseitige Lähmung.** Muß oszillatorische Bewegung haben. Rheumatische Konstitutionen. Ohr-, Nase- u. Halssymptome wichtig.

GEIST, GEMÜT. - Deprimiert; bildet sich ein, jemand sprechen zu hören; fürchtet, allein gelassen zu werden. **Furcht vor Regen.** Kann sprechen, aber Sprache nicht verstehen. Fürchtet Schlaganfall.
KOPF. - Heftiger Kopfschmerz, strahlt aus von der Stirn **zum Hinterkopf;** erst ein Auge, dann das andere. Schmerz in den Ohren. Schwindel mit Tendenz zum Nach-vorne-Fallen. Schwere u. Schmerz in der Stirn. Völle im Kopf.
AUGEN. - Abneigung gegen Licht; Buchstaben laufen beim Lesen zusammen. Schleier vor den Augen. Brennen der Lider. Gedunsen um die Augen herum morgens. Großer, feuriger Fleck vor den Augen.
OHREN. - Cerumen **schwarz** u. hart mit Schwerhörigkeit oder seröse, **grünliche** Absonderung, übel riechend; Summen u. Gehörstäuschung. Plötzlicher Anfall von nächtlicher Taubheit mit Dröhnen u. Knacken in den Ohren. Knacken in den Ohren beim Schlucken. Unerträgliches Jucken im Ohr.
NASE. - **Chronischer Nasenkatarrh mit stinkendem Geruch u. grünlichen Krusten.** Ozaena; gelblich-grüne Absonderung. Schleimhäute faltig; **Nasenausgänge verstopft** mit trocknem Schleim. Schmerzen von der Nase zu den Ohren beim Schlucken. Blutung aus der Nase. Schmerz an der Nasenwurzel. Ausschlag um die Nase herum.
INN. HALS. - Dicke, sehr übel riechende, trockne, grünlich-gelbliche Krusten auf den hinteren Schlundwänden u. äußerst fauliger Atem. Spastische Zusammenschnürung der **Speiseröhre;** Flüssigkeiten werden aufgehalten.
BRUST. - **Kälte im Brustkorb nach dem Trinken.** Hämorrhagie aus den Lungen schwarz wie Tinte u. wässerig; Stiche in **der rechten Lungenspitze.** Ohnmacht vom Bücken. Beklemmung beim Steigen. Abpellen der Haut von Handflächen u. Fingern. **Husten** mit schrecklichem Schmerz durch die Lungen, V. - rechts u. Auswurf von schwarzem Blut. Gefühl wie von einem Schwamm in der Speiseröhre.
MAGEN. - **Kältegefühl.** Gefühl beim Schlucken, als ob sich Nahrung korkenzieherartig dreht; Verlangen nach gesüßter Buttermilch. Erhöhte Azidität nach jedem Mundvoll Nahrung.
WEIBL. G. - Dysmenorrhoe mit schwarzem Blut. Absonderung von schwarzem Blut zwischen den Menses. Jucken von Vulva u. Vagina.
SCHLAF. - Träumt von Toten.
HAUT. - Drüsen u. Haut der Achseln betroffen; Jucken mit Flechte. Fingerspitzen pellen ab. Juckender Ausschlag in den Achseln.
EXTREMITÄTEN. - Eiskalte Füße. Bläschenausschlag an den Füßen. Arme u. Hände geschwollen, bläulich. Kniegelenke wie verstaucht. Stechen unter den Nägeln.
FIEBER. - Kalter Schweiß überall. Typhus, mit fressenden Geschwüren u. Absonderung schwarzen Blutes.
MODALITÄTEN. - V. - Obstessen, kalte Getränke; **feuchtes Wetter.**

VGL. - **Kino** von **Pterocarpus** - (Bluthusten u. Blutung aus den Eingeweiden). **Eucalyptus rostrata** (übelriechende, dunkle Absonderung aus dem rechten Ohr). **Crot.**; **Alum.**; **Carb.**; **Ars.**; **Lach.**
DOS. - C 6 bis C 30.
Elaps corallinus * + + **D2** = **0; D8; D2; D8; [D8, 10 Tbl] Sonderpreis**

ELATERIUM - ECBALIUM ELATERIUM

(Springgurke); Cucurbitaceae - Kürbisgewächse; Mittelmeergebiet

Unvergleichlich bei heftigem Erbrechen u. Durchfall, besonders bei reichlichen, wässerigen Entleerungen. Ein sehr wirksames Mittel bei bestimmten Wassersuchtformen. Viel Gähnen u. Strecken. **Beriberi;** choleraartige Zustände; Urtikaria u. Geistesstörungen als Folge von unterdrückter Malaria. Unwiderstehliches Verlangen, nachts aus dem Hause zu gehen. Folgen feuchten Wetters.
MAGEN. - Übelkeit u. Erbrechen mit großer Schwäche. Kneifende Schmerzen in den Eingeweiden.
STUHL. - **Wässerig, reichlich, drängend. Spritzender Durchfall;** schaumig, oliv-grün, mit schneidendem Schmerz im Bauch.
EXTREMITÄTEN. - Scharfe Schmerzen in den Fingern u. Daumen, Knien, Zehen u. im Fußrücken. Gichtischer Schmerz in den großen Zehen. Schmerz strahlt aus in die Extremitäten; Schmerz in den Hüftgelenken mit Durchfall. Gichtknoten.
HAUT. - Schmerzt, sticht u. brennt. Wassersucht. Urtikaria durch unterdrücktes Wechselfieber. Haut orangefarbig.
FIEBER. - **Viel Gähnen u. Strecken** zu Beginn des Schüttelfrostes, dann anhaltend im Fieberschauer. Schmerz in den Extremitäten, in Finger u. Zehen schießend. Frösteln u. Fieber mit spritzendem Durchfall.
MODALITÄTEN. - V. - durch feuchten Untergrund.
VGL. - **Bry.**; **Crot.**; **Gamb.**
DOS. - C 3 bis C 30. Als abführendes Hydragogum für freie Absonderungen bei Wassersucht. 3,24 mg Elaterin. Nur Palliativum.
Elaterium + **tt 0; D1; D1; -; [D3]**

EOSIN

(Kalium- oder Natriumsalz des Tetrabromfluorescein); $C_{20}H_6Br_4O_5Na_2$

Ein Mittel für Krebs, Polyarthritis. In den Potenzen geprüft durch Dr. B. C. Woodbury.

ZUSAMMENFASSUNG DER SYMPTOME: **Brennen** unter den Finger- u. Zehennägeln, an den Sohlen. **Jucken** u. Röte der Kniescheiben. **Rötung** der Handflächen. Röte, Brennen u. Gefühl der **Taubheit** der Zunge. Eigentümliches Gefühl, sehr groß zu sein mit Schwindelneigung. Brennen an verschiedenen Hautstellen. Wechselt die Stelle nach Kratzen, das erleichtert.
DOS. - D 2 (1 %ige Lösung).

EPIGEA REPENS
Ericaceae sp.; Atlant. Nordamerika

Chronische Zystitis mit **Dysurie**; Tenesmus nach Miktion; **eitriger Schleim u. Harnsäuresediment,** Grieß, Nierenstein. Feiner, **braunfarbiger** Sand im Urin. Brennen am Blasenhals beim Wasserlassen u. nachher Tenesmus. Pyelitis. Urin-Inkontinenz. Quakendes Geräusch u. Kollern in den Eingeweiden.

VGL. - Uva; Chim.; Lyc.; Pareir.; Epigea enthält Arbutin, auch Formalin.
DOS. - Tinktur u. 5-Tropfendosen alle 3 Stunden.
Epigea repens tt Ø; D1; D1; -; [D2]

EPIPHEGUS - OROBANCHE
Orobanchaceae - Sommerwurzgewächse

Ein Mittel für Kopfschmerzen neurasthenischer, nervöser Art mit Übelkeit, besonders bei Frauen, hervorgerufen oder verschlimmert durch Anstrengung, Einkaufen usw.. Zunge gelb belegt; bitterer Geschmack. Benommen nach den Mahlzeiten. Dünne Stühle. Subinvolution mit schmerzhafter Menstruation u. Blutandrang.

KOPF. - Pressende Schmerzen in den Schläfen **von außen nach innen, V. - links. Zäher Speichel,** dauernde Neigung auszuspeien. Kopfschmerzen mit Übelkeit, entstehend bei anderen als den üblichen **Beschäftigungen.** Kopfschmerzen durch nervliche Ermüdung infolge geistiger oder physischer Erschöpfung, **vorher Hunger.**
MODALITÄTEN. - V. - Arbeiten im Freien. **B. -** durch Schlaf.
VGL. - Iris; Meli.; Sang.; Fagus (Kopfschmerzen u. Speichelfluß; Schwellung des Mundes, Wasserscheu).
DOS. - C 1 bis C 30.

EQUISETUM
(Schachtelhalm); Equisetaceae sp. - Schachtelhalmgewächse

Hauptwirkung auf die Blase. Ein Mittel für Enuresis u. Dysurie.

HARNWEGE. - Starker, dumpfer Schmerz u. Völlegefühl in der Blase, nicht erleichtert durch Wasserlassen. Häufiger Drang mit starkem Schmerz am **Schluß der Miktion.** Urin fließt nur tropfenweise. Scharfer, **brennender**, schneidender Schmerz in der Harnröhre bei Urinabgang. Inkontinenz bei Kindern mit Träumen oder Alpdrücken bei Urinabgang. Inkontinenz bei alten Frauen, auch begleitet von unwillkürlichem Stuhl. Verhaltung u. Dysurie bei Schwangerschaft u. nach Entbindung. Viel Schleim im Urin. Albuminurie. Unwillkürlicher Harnabgang.

NIERE. - Tiefer Schmerz in der rechten Nierengegend, in den Unterbauch ausstrahlend, mit dringendem Verlangen, Wasser zu lassen. Rechte Lumbalgegend schmerzhaft.
MODALITÄTEN. - **V.** - rechtsseitig; Bewegung, Druck, Berührung, beim Hinsetzen; **B.** - nachmittags, beim Hinlegen.
VGL. - **Hydrang.; Ferr-p.; Apis.; Canth.; Linaria.; Chim.;** Equisetum enthält Sil. in spürbarer Menge.
DOS. - Tinktur bis C 6. Eine Abkochung, teelöffelweise genommen, oder Tinktur in heißem Wasser nützlich zur Beseitigung von Reizbarkeit der Harnwege, bei Steinen, Dysurie usw.. Auch für pleuritischen Erguß u. Wassersucht.
Equisetum Ø; D1; D1; D3; [D1, 2]

ERECHTHITES

Compositae - Korbblütler; Senecioneae sp.

Ein Mittel für Hämorrhagie. Nasenbluten mit hellrotem Blut. Blutungen aus allen Teilen, besonders den Lungen; immer begleitet von Reizung des Kreislaufs. Hitze- u. Kältewellen. Spärlicher Urin. Ödeme der Extremitäten.

HAUT. - Symptome wie bei Rhusvergiftung.
VGL. - Erig.; Mill.; Ham.; Rhus-t.
DOS. - Tinktur. Lokal für Gifteiche.
Erechthites tt Ø; D1; D1; -; [D2]

ERIGERON - LEPTILON CANADENSE

(Kanadisches Berufskraut); Compositae - Korbblütler; jetzt überall

Blutungen werden verursacht u. kuriert durch dieses Mittel. Anhaltende Blutung aus der Blase. Blutung aus dem Uterus mit schmerzhaftem Urinabgang. **Reichliches, hellrotes Blut.** Schmerz im linken Ovar u. in der Hüfte. Chronische Gonorrhoe mit brennendem Harnabgang; dauerndes Tröpfeln. **Dysenterie** mit Wundheit u. brennender Blase. **Blähsucht.**

WEIBL. G. - Metrorrhagie mit heftiger Reizung von Rektum u. Blase u. Prolapsus Uteri. Hellroter Fluß. Menorrhagie, reichlicher Weißfluß; **blutige Lochien, nach der geringsten Bewegung wieder auftretend,** in Güssen; zwischen den Perioden **Weißfluß mit Reizung der Harnwege;** schwangere Frauen mit »schwachem Uterus«; blutige Absonderung bei leichter Anstrengung. Blutende Hämorrhoiden; Nasenbluten statt Menses **[Bry.]**.
MODALITÄTEN. - **V.** - linksseitig.
VGL. - Terebinthina ähnlich.
DOS. - Tinktur bis C 3. Öl von **Erigeron** D 1, innerlich für **Meteorismus.** Ein Einlauf von 1,8 g des Öles mit Eigelb u. etwa 1/2 l Milch lindert die stärkste Blähsucht.
Erigeron Ø; D1; D1; D3; [D2]

ERIODICTYON CALIFORNICUM
- ERIODICTYON GLUTINOSUM
(Santakraut); Hydrophyllaceae; Nord- u. Mittelamerika

Ein Mittel für asthmatische u. bronchiale Affektionen. Bronchiale Phthisis mit Nachtschweißen u. Abmagerung. Asthma erleichtert durch Auswurf. **Husten nach Influenza.** Fördert Absorption von Erguß in der Brusthöhle. Appetit schlecht u. mangelhafte Verdauung. Keuchhusten.

KOPF. - Schwindlig, fühlt sich wie beschwipst. Druck nach außen; V. - Hinterkopf. Ohrenschmerz, Schnupfen, Brennen im Rachen. Fauliger Mundgeruch morgens. Schnupfen mit Schwindel u. Niesen.
ATEMWEGE. - Keuchen, Asthma mit Schnupfen u. **Schleimsekretionen.** Dumpfer Schmerz in der rechten Lunge. Brennen im Schlund. Chronische Bronchitis, Bronchialtuberkulose mit reichlichem, leicht herausgehusteten Bronchialsekret, dadurch Erleichterung.
MÄNNL. G. - Wundes Gefühl. Ziehen in den Hoden, kann keinerlei Druck vertragen; B. - leichte Unterstützung.
VGL. - Grin.; Aral.; Eucal.; Ip.
DOS. - Tinktur in Gaben von 2 bis zu 20 Tropfen u. Potenzen.
Eriodictyon californicum tt Ø; D1; D1; D4; [D2, 3]

ERYNGIUM AQUATICUM
(Mannestreu); Umbelliferae - Doldengewächse; Nord- u. Mittelamerika

Ein Mittel für Störungen der Harnwege. Strangurie etc. mit nervösem Erethismus. **Dicke, gelbe, schleimige Absonderungen.** Influenza. Urhidrosis. Schweiß mit Uringeruch abends.

ATEMWEGE. - Husten mit Gefühl der Zusammenschnürung. Brennen im Rachen u. Kehlkopf.
HARNWEGE. - Tenesmus von Blase u. Harnröhre. Schwieriger u. häufiger Harnabgang. Schmerz hinter dem Schambein. Spastische Striktur. **Nieren-Kolik [Pareir; Calc-c.].** Blutandrang in den Nieren mit dumpfem Schmerz im Rücken, die Harnleiter auf u. nieder u. in die Glieder verlaufend. Reizblase durch vergrößerte Prostata oder durch Druck des Uterus.
MÄNNL. G. - Absonderung von Prostataflüssigkeit ohne besonderen Anlaß. Samenergüsse ohne Erektionen, mit Mattigkeit [**Dios.**; **Phos-ac.**].
VGL. - Con.; Cann.; Dios.; Oci.; Clem.
DOS. - Tinktur bis C 3.
Eryngium aquaticum tt Ø; D1; D1; -; [D2, 3]

ESCHSCHOLTZIA CALIFORNICA

(Kaliforn. Mohn); Papaveraceae - Mohngewächse

Experimente bei Tieren haben gezeigt, daß das Mittel kräftiger wirkt als Morphin, das in der Pflanze enthalten ist. Verursacht allgemeine Schwäche, Torpor, beschleunigte Atmung, völlige Gliederlähmung. Verlangsamung des Kreislaufs. Ein harmloses Schlafmittel. Tinktur.

Eschscholtzia californica ∅; D1; D1; D4; [D4, 6]

ESPELITIA GRAND. (AHZ 5, 1980)

vgl. Anhang

EUCALYPTUS GLOBULUS

(Fieberbaum); Myrtaceae - Myrtengewächse;
Australien, angebaut in Mittelmeerländern.

Eucalyptus ist ein kräftiges Antiseptikum, das niedere Lebensformen zerstört, ein gutes Schleimlösemittel u. wirkt schweißtreibend. Atonische Dyspepsie, Magen- u. Darmkatarrh. Ein Mittel mit deutlichem Einfluß auf katarrhalische Prozesse, Malaria u. Darmstörungen. **Influenza. Rückfallfieber**artige Zustände. Verursacht Diurese u. starke Zunahme von Harnstoff. Blutungen innerlich u. lokal [**Ham.**]. **Typhus.** Symptome von Erschöpfung u. Toxikämie. Krankhafte Zustände der Schleimhäute der Luftwege, der Urogenital-Organe u. des Magen- u. Darmtraktes. Ein Magen-Darm-Reizmittel mit Schmerz im Magen u. Dünndarm mehrere Stunden nach dem Essen.

KOPF. - Heiterkeit. Verlangen nach körperlicher Bewegung. Dumpfer, kongestiver Kopfschmerz. **Schnupfen;** Halsschmerz. Augen schmerzen u. brennen.

NASE. - Gefühl von Verstopfung; dünner, wässeriger Schnupfen; Nase hört nicht auf zu laufen; Enge über dem Nasenrücken. **Chronische, katarrhalische, eitrige u. stinkende Absonderung.** Siebbeinhöhlen u. Stirnhöhlen mitbetroffen.

INN. HALS. - Erschlaffter, aphthöser Zustand von Mund u. Hals. Außerordentliche Schleimabsonderung. Brennen; Völlegefühl. Dauernd Gefühl von Schleim im Rachen. Vergrößerte, eitrige Mandeln u. Halsentzündung (Tinktur lokal anwenden).

MAGEN. - Langsame Verdauung. Viel stinkende Winde. Klopfen u. Gefühl von Hinfälligkeit mit Pulsationen in den Oberbauch-Arterien. Milz hart u. zusammengeschnürt. Schmerz in der Oberbauchgegend, B. - durch Nahrung. Bösartige Magenerkrankung mit Erbrechen von Blut u. saurer Flüssigkeit.

ABDOMEN. - Akuter Durchfall. Anhaltende Schmerzen in den Eingeweiden mit dem Gefühl drohenden Durchfalls. **Dysenterie** mit Hitze im Mastdarm; Tenesmus; Hämorrhagie. Durchfall; Stühle dünn, wässerig, vorher scharfe Schmerzen. Typhus-Durchfall.

HARNWEGE. - Akute Nephritis, als Komplikation von Influenza. Hämaturie. Eitrige Nierenentzündung. Urin enthält Eiter u. zu wenig harnsaure Salze. Gefühl, als sei Spannkraft der Blase verloren gegangen. Brennen u. Tenesmus; **Blasenkatarrh;** Diurese; Harnröhrenkarunkel. Spastische Striktur; Gonorrhoe.

ATEMWEGE. - Asthma mit starker Atemnot u. Herzklopfen. Feuchtes Asthma. Auswurf von weißem, dickem Schleim. Bronchitis bei älteren Personen. Bronchorrhoe [**Bals.**]. Massenhafter Auswurf von übel riechendem Schleim mit Eiter. Störender Husten. Keuchhusten bei rachitischen Kindern. Fötide Form der Bronchitis, Bronchienerweiterung u. Emphysem.

WEIBL. G. - Weißfluß, scharf, übelriechend. Geschwür an der Harnröhrenöffnung.

EXTREMITÄTEN. - Rheumatische Schmerzen; V. - nachts, beim Gehen oder beim Tragen. Gefühl von Steifheit u. Müdigkeit. **»Pieken«, Stechen, danach Schmerzen.** Knotenartige Schwellungen über den Mittelfuß- u. Mittelhandgelenken.

HAUT. - Drüsenvergrößerungen u. knotenartige Schwellung über den Gelenken. Faulige u. schmerzlose Geschwüre. Herpetische Ausschläge.

FIEBER. - Temperaturerhöhung. Anhaltende Fieber u. Typhus. Scharlach (vorbeugend u. heilend). Absonderungen zeigen Tendenzen zur Fäule; hohe Temperatur, beschleunigter, aber nicht kräftiger Puls. Tinktur benutzen.

VGL. - Eucalyptus-Öl. - (Bewirkt deutliche körperliche Erschöpfung, kein Verlangen nach Bewegung, Unfähigkeit für geistige Arbeit, Studium usw.. Das flüchtige Öl kann, wie andere Terpene, Wasser, bei Luft u. Sonnenlicht, in Hydrogenperoxyd verwandeln oder Oxygen in Ozon, was die übliche Erklärung für seine desodorierenden u. antiseptischen Eigenschaften ist (Merrel). Lokal bei katarrhalischen Beschwerden, besonders eitriger, fauliger Art). - **Eucal.-tereticoris** (Husten bei Menses u. **Erschöpfung**]. - **Eucalyptol** (senkt Körpertemperatur des gesunden Körpers stärker als Chinin; wirkt auf die Nieren wie **Ter.**]; **Anac.; Hydr.; Kali-s.; Eucal.** neutralisiert böse Folgen von **Strychnin. Angophora -** (Dysenterie, Schmerzen, Tenesmus; B. - beim Liegen flach auf dem Gesicht; hartnäckige Verstopfung). **Eucal-rostrata; Kino.**

DOS. - Tinktur in 1 - 20-Tropfen-Gaben u. niedere Potenzen. Auch Eucalyptus-Öl in 5-Tropfen-Gaben.

Eucalyptus globulus D1 = Ø; D1; D2; D4; [D2]

EUGENIA JAMBOS - JAMBOSA BULGARIS

(Jambuse, Rosenapfel); Myrtaceae - Myrtengewächse; Molukken

Eug. ruft einen Zustand von Trunkenheit wie von Alkohol hervor. Alles scheint schön u. größer; Erregung, bald in Depression übergehend. Akne vulgaris u. indurata. Stippen u. umgebende Haut schmerzhaft. Akne rosacea. **Übelkeit, B. - Rauchen. Mitesser.**

KOPF. - Kopfschmerz, als ob ein Brett rechts aufläge. Geschwätzig. **Heißer Tränenfluß.**

EXTREMITÄTEN. - Nächtlicher Krampf in den Fußsohlen [**Cupr.; Zing.**]. Zehenhaut rissig. Risse zwischen den Zehen. Haut weicht von den Nägeln zurück, Eiterbildung.

VGL. - **Eugenia chekon** - Myrtus chekon (chronische Bronchitis); **Ant.**; **Berb. aquifolium.**

EUPATORIUM AROMATICUM

(Weiße Schlangenwurzel); Compositae - **Korbblütler; Nordamerika**

Nervöser Erethismus; Ruhelosigkeit u. krankhafte Wachheit. Hysterie u. Cholera. Bösartige Fieber mit extremer Ruhelosigkeit. Aphthöse Erkrankung. **Wunde Brustwarzen.** Wunder Mund bei Kindern. Erbrechen von Galle, Magenschmerz, Kopfschmerz u. Fieber.

VGL. - **Lapsana communis** - nützlich bei Hämorrhoiden u. wunden Brustwarzen. **Hyos.; Passiflora; Hydrastinum-mur.**
DOS. - Tinktur, lokal, bei wundem Mund u. wunden Brustwarzen. Innerlich Tinktur bis C 3.

EUPATORIUM PERFOLIATUM

(Wasserhanf); Compositae - Korbblütler; Nordamerika

Bekannt als »Knochenrenker« wegen der prompten Erleichterung für Glieder- u. Muskelschmerzen bei einigen fieberhaften Erkrankungen wie Malaria u. Influenza. Eup-per. wirkt hauptsächlich auf Organe im Magen-Lebergebiet u. die Schleimhäute der Bronchien. Hilfreich in miasmatischen Gegenden, an Flüssen entlang, in Sumpfgebieten usw., bei Zuständen mit viel **Knochenschmerzen.** Kachexie durch alte, chronische, intermittierende Gallenfieber. Erschöpfte Konstitutionen durch Trunksucht. Schlaffheit aller Organe u. Funktionen. Knochenschmerzen, allgemein u. heftig. Schmerzhaftigkeit. Deutliche Periodizität [**Ars.**; **Chin.**; **Cedr.**].

KOPF. - Pulsierender Schmerz. Druck wie von einer Bleikappe auf den ganzen Schädel. Schwindel; Gefühl, nach links zu fallen. Gallebrechen. Schmerz in Scheitel u. Hinterkopf u. **Schmerzhaftigkeit der Augäpfel.** Periodischer Kopfschmerz, jeden 3. oder 7. Tag. **Hinterkopfschmerz nach dem Hinlegen mit Schweregefühl.**
MUND. - Risse in Mundecken, gelb-belegte Zunge, Durst.
MAGEN. - Zunge gelb, Geschmack bitter. Lebergebiet schmerzhaft. Starker Durst. Erbrechen u. Purgieren von Galle, von grüner Flüssigkeit, mehrere Liter auf einmal. Erbrechen, vorher Durst. **Schluckauf** [**Sulf-ac.**; **Hydr-ac.**]. Vermeidet enge Kleidung.
STUHL. - Häufig, grün, wässerig. Krämpfe. Verstopfung bei schmerzhafter Leber.
ATEMWEGE. - Schnupfen mit Niesen. **Heiserkeit u. Husten mit Empfindlichkeit in der Brust;** muß sie festhalten. **Influenza,** mit großer Empfindlichkeit von Muskeln u. Knochen. **Chronischer,** lockerer Husten, Brustkorb empfindlich; **V. - nachts.** Husten erleichtert durch Sich-Niederlassen auf Hände u. Knie.
FIEBER. - Schwitzen erleichtert alle Symptome, ausgenommen den Kopfschmerz. Schüttelfrost zwischen 7 u. 9 Uhr, **vorher Durst mit starker**

Reizbarkeit u. Knochenschmerzen. Übelkeit, Gallebrechen nach dem Schüttelfrost oder dem Hitze-Stadium; pulsierender Kopfschmerz. Unstillbarer Durst des Patienten weist auf beginnenden Schüttelfrost.
EXTREMITÄTEN. - Anhaltender Rückenschmerz. Anhaltende Schmerzen in den Gliederknochen mit Schmerzhaftigkeit der Muskeln. Schmerzen in Armen u. Handgelenken. Schwellung der linken großen Zehe. Gichtische Schmerzhaftigkeit u. entzündete Knötchen an den Gelenken, gleichzeitig Kopfschmerz. Wassersuchtartige Schwellung.

MODALITÄTEN. - V. - periodisch. **B. -** Unterhaltung, Niederlassen auf Hände u. Knie.
VGL. - Bry.; Sep.; Nat-m.; Chel.; Nyctanthes arbor-tristis (Gallenfieber; unstillbarer Durst; B. - bitteres Erbrechen am Schluß des Schüttelfrostes; auch Verstopfung bei Kindern).
DOS. - Tinktur bis C 3.
Eupatorium perfoliatum tt 0; D1; D1; D3; [D2, 3]

EUPATORIUM PURPUREUM
(Roter Wasserhanf); Compositae - Korbblütler; Nordamerika

Albuminurie, Diabetes, Strangurie, **Reizblase,** vergrößerte Prostata sind ein besonderes Feld für dieses Mittel. Hervorragend bei Nierenwassersucht. Frösteln u. Schmerzen laufen nach oben. Impotenz u. Sterilität. Heimweh.

KOPF. - Linksseitiger Kopfschmerz mit Schwindel. Schmerz von der linken Schulter zum Hinterkopf. Kopfschmerz mit Übelkeit morgens beginnend, V. - nachmittags u. abends, V. - in kalter Luft.
HARNWEGE. - Tiefer, dumpfer Schmerz in den Nieren. Brennen in Blase u. Harnröhre beim Wasserlassen. Gestörter Harnabgang. Milchig. Strangurie. Hämaturie. Dauernder Drang; dumpfes Gefühl in der Blase. Dysurie. **Reizblase bei Frauen. Diabetes insipidus.**
RÜCKEN. - Gewicht u. Schwere in Kreuz u. Rücken.
WEIBL. G. - Schmerz im linken Ovar. Drohender Abort. Gefühl, als ob die äußeren Genitalien feucht wären.
FIEBER. - Kein Durst beim Schüttelfrost, aber viel Stirnkopfschmerz. **Frösteln beginnt im Rücken.** Heftiges Zittern bei verhältnismäßig geringem Kaltsein. Knochenschmerzen.
VGL. - Senec.; Cann-s.; Helon.; Phos-ac.; Triticum; Epig.
DOS. - C 1.
Eupatorium purpureum tt 0; D1; D1; D3; [D2]

EUPHORBIA LATHYRIS
(Kreuzblättrige Wolfsmilch); Euphorbiaceae - Wolfsmilchgewächse

Der frische, milchige Saft ist außerordentlich scharf, wenn er die Haut berührt, u. die Frucht ist stark abführend u. giftig. Der Saft verursacht

Röte, Jucken, Stippen, manchmal Gangrän. Die Symptome weisen auf Verwendung bei Erysipel, Rhus diversiloba etc.. Rheumatische Schmerzen bei Ruhe. Lähmige Schwäche in den Gelenken.

GEIST, GEMÜT. - Delirium u. Halluzinationen. Stupor, Koma.
AUGEN. - Fast geschlossen **durch Lidödeme.**
NASE. - Nasenspitze äußerlich sehr stark entzündet. Sehr **empfindliche u. ödematöse** Schleimhäute mit Ulzeration.
GESICHT. - Zuerst rötliches Glühen auf den Wangen, nachher tödliche Blässe. Kalter Schweiß in Perlen auf der Stirn. Rot. gedunsen stellenweise eiternd. Erythem, auf dem Gesicht beginnend, allmählich sich in die haarigen Teile ausbreitend u. dann über den ganzen Körper, etwa 8 Tage dauernd; Ausschlag glänzend, rauh, ödematös mit Brennen u. Schmerzen, V. - durch Berührung u. kalte Luft; B. - im geschlossenen Raum u. bei Anwendungen von süßem Öl. Feine, kleieförmige Abschilferung. Spinnwebgefühl. Stechen, Schmerzen u. Brennen des Gesichtes bei Berührung.

MUND. - Zunge belegt, schleimig, scharfer Geschmack. Atem kalt, muffiger Geruch.
MAGEN. - Übelkeit u. Erbrechen von viel klarem Wasser, vermischt mit weißen, durchsichtigen, **gelatineartigen** Klumpen.
STUHL. - Drastisches Abführen durch große Dosen; kleine Dosen wirken als mildes Laxativ, danach mehrere Wochen hartnäckige Verstopfung. Stühle von weißem, transparentem, gallertartigem Schleim; später mit Blut vermischt
URIN. - Reichlicher Urinfluß.
MÄNNL. G. - Entzündung des Skrotum, dadurch tiefe, scharfe Ulzera mit intensivem Jucken u. Brennen; V. - Berührung der Teile beim Waschen.
ATEMWEGE. - Mühsame Atmung. Atem kalt, muffiger Geruch. Husten; erst hackend, wie beim Einatmen von Schwefel; später anfallartig wie Keuchhusten, in regulären Paroxysmen, endend in Durchfall u. Erbrechen mit Schläfrigkeit zwischen den einzelnen Anfällen.
HERZ. - Schwache, flatternde Herztätigkeit. Puls 120, voll, springend, etwas unregelmäßig.
SCHLAF. - Ruhelosigkeit nachts. Schlaf gestört, ängstliche Träume.
FIEBER. - Erhöhte Temperatur. Körper gebadet in profusem Schweiß, Schweißperlen auf der Stirn; später feuchtkalter Schweiß auf der Stirn.
HAUT. - Erythem beginnend an unbedeckten Körperteilen, im Gesicht, sich ausbreitend über den ganzen Körper; glänzend, rauh, ödematös, mit Brennen u. Schmerzen. Feine, kleieartige Abschuppung im Gefolge von Erythem. Ausschlag rauh, schuppig, schmerzend u. brennend; beim Kratzen bilden sich tiefe, rissige Ulzera; Haut bleibt rot, wo sie geschwürig war.

MODALITÄTEN. - **V.** - Berührung u. kalte Luft; **B.** - geschlossener Raum u. Anwendung von Süßöl.

VGL. - Als Antidot wirkt **Rhus-t.** (Hautsymptome); **Verat.** (Erbrechen, Durchfall, Husten u. Koma).

DOS. - C 3 bis C 30.

Euphorbia lathyris + t D1 = Ø; D1; D2; D4; [D3]

EUPHORBIUM - EUPHORBIA RESINIFERA

(Erhärteter Milchsaft); Euphorbiaceae - Wolfsmilchgewächse; Nordamerika, Kanar. Inseln

Ein Reizmittel für Haut u. Schleimhäute. Brennender Knochenschmerz. Gliederschmerzen u. paralytische Gelenkschwäche. Atmungs- u. Hautsymptome wichtig. Schreckliche, brennende Schmerzen. **Krebsschmerzen.** Alles erscheint größer als in Wirklichkeit.

KOPF. - Akute Manie. Heftiger, pressender Kopfschmerz.
GESICHT. - Erysipel; gelbe Blasen. Brennen in der Wange; V. - links. Augen entzündet u. morgens verklebt. Rote Wangenschwellung. Nasenjucken mit Schleimsekretion aus Nasenrachenhöhle.
MAGEN. - Starker Hunger. Speichelfluß (massenhafter, salziger Speichel). Wasserkolk. Verlangen nach kalten Getränken.
ABDOMEN. - Eingesunken; spastische, blähungsreiche Kolik. Stühle gegoren, reichlich, lehmig. Gefühl wie ausgehöhlt.
ATEMWEGE. - Atmung beklemmt, als ob Brustkorb nicht weit genug wäre. Spastischer, trockner Husten, Tag u. Nacht, mit Asthma. Heftiger Laufschnupfen mit Brennen u. Husten. Dauernder Husten mit Stichen von der Magengrube zu den Seiten des Brustkorbs. Krupp; trockner, hohler Husten. Warmes Gefühl in der Brust wie vom Schlucken heißer Nahrung.
EXTREMITÄTEN. - Paralytische Schmerzen. Schmerz im Hüftgelenk u. im Steißbein.
HAUT. - Erysipelartige Entzündung, besonders der Wangen. Beißen, Stechen, Rötung, Schwellung. **Erysipel mit Bläschen.** Karbunkel; alte, schlaffe, indolente Ulzera mit beißenden, lanzinierenden Schmerzen. Alte, schlaffe Ulzera, Pusteln; **Gangrän** [**Echi.**; **Sec.**]. Ulzerierendes Karzinom u. Epitheliome der Haut.
VERWANDT. - Vgl.: **Euph-amygdaloides** (Schmerzen in der Oberkieferhöhle, Geruchstäuschungen, **Geruch von Mäusen.** Geschmackssinn abgestumpft. Durchfall; Stuhlgang-Beschwerden mit schmerzhaften Analspasmen).
Euphorbia corollata - (ein schweißtreibendes Husten- u. Abführungsmittel der alten Schule bei Magen-Darmstörungen, Erbrechen von Nahrung, Wasser u. Schleim u. massenhaften Entleerungen. Wiederauftreten der Anfälle nach kurzen Unterbrechungen. Heftig kneifende Magenschmerzen; kalter Schweiß; sterbensübel); [**Verat.**].

Euph.-marginata - (Honig der Blumen ist giftig, spürbar an dem heißen, scharfen Geschmack. Der milchige Saft bewirkt Hautsymptome wie bei **Rhus.**).
Euph.-pilulifera - (feuchtes Asthma, kardiale Atemnot, Heufieber, Bronchitis. Urethritis mit intensivem Schmerz beim Wasserlassen u. viel Drang. Scharfer Weißfluß; V. - geringste Bewegung. Blutungen durch Sonnenstiche u. Verletzungen).
VGL. auch: Psoralea - (Krebsschmerz, Ulzera. Scharf riechender Weißfluß. Jucken. Uterus-Tumoren). **Crot-t.; Jatr.; Colch.**
ANTIDOTE: Camph.; Op.
DOS. - C 3 bis C 6.
Euphorbium + D1 = Ø; D1; D2; D6; [D4]

EUPHRASIA

(Augentrost); Scrophulariaceae - Rachenblütler; außerhalb der Tropen

Besonders bei Entzündung der Augenbindehäute mit reichlichem Tränenfluß. Patient befindet sich besser im Freien. Katarrhalische Schleimhautbeschwerden, besonders von Augen u. Nase. Reichlicher, **beißender** Tränenfluß u. milder Schnupfen; V. - abends. Hochräuspern von übelriechendem Schleim.

KOPF. - Berstender Kopfschmerz mit Gefühl des Geblendetseins in den Augen. **Katarrhalischer Kopfschmerz** mit starker Absonderung aus Augen u. Nase.
NASE. - **Starker Fließschnupfen** mit heftigem Husten u. massenhaftem Auswurf.
AUGEN. - **Katarrhalische** Konjunktivitis; Absonderung von scharfem Eiter. **Die Augen schwimmen dauernd.** Scharfer Tränenfluß, milder Schnupfen (entgegengesetzt **Cepa.**). Absonderung dick u. wundmachend (**Merc.**: dünn u. scharf). Brennen u. Anschwellen der Lider. Häufige Neigung zum Blinzeln. Laufende Absonderung scharfen Eiters. Klebriger Schleim auf der Hornhaut; muß blinzeln, um ihn zu entfernen. Druck in den Augen. Kleine Blasen auf der Hornhaut. Hornhauttrübungen. Rheumatische Iritis. Ptosis [**Gels.; Caust.**].
GESICHT. - Rötung u. Hitze der Wangen. Steifheit der Oberlippe.
MAGEN. - Erbrechen durch Hochräuspern von Schleim. Übelkeit u. Bitterkeit nach Rauchen.
REKTUM. - Dysenterie (Aftervorfall). Druck nach unten im Darm beim Sitzen. **Verstopfung.**
WEIBL. G. - Menses **schmerzhaft; Fluß dauert nur 1 Stunde oder 1 Tag,** zu spät, spärlich, kurz. **Amenorrhoe mit Ophthalmie.**
MÄNNL. G. - Spastische Retraktion der Genitalien mit Druck über dem Schambein. Kondylome u. sykotische Auswüchse. **Prostatitis.** Nachts Blasenreizung; tröpfelnder Urin.

ATEMWEGE. - Häufiges Gähnen beim Gehen im Freien. Reichlicher Laufschnupfen morgens mit viel Husten u. Auswurf. Influenza. Knebelgefühl beim Räuspern morgens. Keuchhusten nur am Tage, mit reichlichem Tränenfluß.
HAUT. - Erstes Stadium der Masern; Augensymptome deutlich. Folgen äußerer Verletzungen.
SCHLAF. - Gähnen beim Gehen im Freien. Schläfrig am Tage.
FIEBER. - Fröstelnd u. kalt. Schweiß meistens auf der Brust, nachts im Schlaf.
MODALITÄTEN. - V. - abends, im Hause, bei Wärme; Südwinde; Licht, **B.** - von Kaffee, in der Dunkelheit.
VGL. - Antidote: Camph.; Puls. Vgl. - **Hydrophyllum** - (katarrhalische Augenentzündung, heißer Tränenfluß mit Jucken, geschwollenen Lidern, dumpfem Kopfschmerz; auch für Folgen von Rhus diversiloba); **Cepa; Ars.; Gels.; Kali-hydrojod.; Sabad.**
DOS. - C 3 bis C 6.
Euphrasia 0; D1; D1; D3; [D2]

EUPION
(Ein Holzteerdestillat)

Ausgesprochenes Frauenmittel u. für Rückenschmerz. Ein Mittel für **Uterusverlagerungen.** Rückenschmerzen, danach milder Weißfluß. Menses zu früh u. reichlich; Fluß dünn. **Starker Schweiß durch leichteste Anstrengung.** Unangenehme Träume. Gefühl, als sei der ganze Körper aus Gallert gemacht.

KOPF. - Schwindel; alles dreht sich beim Aufrichten im Bett. Hitze am Scheitel; Stiche vom Scheitel die Glieder hinunter, in Bauch u. Genitalien. Wunde, schmerzhafte Stellen auf dem Kopf. Schmerzhaftes Pulsieren in der Stirn.
WEIBL. G. - Brennen im rechten Ovar. Fließende Leukorrhoe. Chronische Tubenerkrankung. Uterusverlagerungen. Menses zu früh u. reichlich. Während Menses reizbar u. wortkarg; Brennen u. Stechen in Brust u. Herz. Nach den Menses gelber **Ausfluß mit starken Rückenschmerzen.** Bei Aufhören des Rückenschmerzes gußartige Absonderung. Wundheitsschmerz zwischen den Schamlippen beim Wasserlassen. Pruritus pudendi; Schamlippen geschwollen.
EXTREMITÄTEN. - Wadenkrämpfe; B. - nachts.
RÜCKEN. - Kreuzschmerzen, als ob es gebrochen wäre. Heftige Rückenschmerzen; muß sich zur Unterstützung gegen etwas lehnen. Schmerzen strahlen aus ins Becken.
VGL. - Kreos.; Graph.; Lach.
DOS. - C 3.
Eupion D2 = 0; D2; D3; -; [D6]

EVONYMUS ATROPURPUREA

(»Brennender Busch«, Wahoo); Celastraceae - Spindelstrauchgewächse; Nordamerika

Brünette dadurch leichter beeinflußt; bewirkt Kopfschmerz, Geistesstörung u. viel Beschwerden im Leber- u. Nierengebiet; Albuminurie. Migräne. Passive Kongestion u. Erschlaffung der Leber; chronische, katarrhalische Beschwerden von Magen u. Darm. Herzschwäche. Chronischer Rheumatismus u. Gicht.

GEIST, GEMÜT. - Verwirrung, Niedergeschlagenheit, Reizbarkeit; Gedächtnislücken, bekannte Namen sind entfallen.
KOPF. - Schwerer Stirnkopfschmerz. Schmerzhaftes, müdes Gefühl; Prellungsgefühl in der Kopfhaut. Schmerz über dem rechten Auge, ausstrahlend nach hinten durch den Kopf. Kopfschmerz durch Gallenbeschwerden; belegte Zunge, schlechter Geschmack. Verstopfung. Schwindel, Sehfelddefekt u. Magenstörung, dabei Albuminurie. Kopfschmerz über den Augenbrauen.
MAGEN. - Mund trocken, pappiger Geschmack, durstig, Magen voll, dabei Mißbehagen.
ABDOMEN. - Blähung u. Schmerz. After sehr wund u. brennend. Verstopfung mit Hämorrhoiden u. heftigen Rückenschmerzen. Durchfall; Stühle unterschiedlich u. reichlich, blutig. Schmerz um den Nabel herum.
HARNWEGE. - Harn spärlich, starkfarbig, verstärkte Azidität; rasche Entleerung.
RÜCKEN. - Dumpfer Schmerz zwischen den Schultern u. in Nieren- u. Milzgegend. Schmerz in Lumbalgegend, B. - Hinlegen.
EXTREMITÄTEN. - Schmerzen in allen Gelenken, besonders den Enkeln. Gefühl von Schwellung u. Müdigkeit in den Füßen.
MODALITÄTEN. - B. - kühle Zugluft, Druck. V. - abends.
VGL. - **Evonymus europaea** - Pfaffenhütchen - (Leberstörungen, Gallenstörungen, Lumbago, Magenstörungen mit Albuminurie. Schneidende Schmerzen in den Backenknochen, der Zunge, vom Penis zur Blase); **Podo.**; **Am-pic.**; **Chel.**; Evonymin in D 1. Verreibung (Albuminurie).
DOS. - Tinktur u. niedere Verreibungen.

EVONYMUS EUROPAEA (V)

EYSENHARDTIA POLYST. (St)

FABIANA IMBRICATA

(Pichi); Solanaceae - Nachtschattengewächse; Südamerika

Eine südamerikanische Staude, in Südkalifornien angebaut. Ist ein Diureticum wie Terebinthina. Hat auch tonische u. galletreibende Eigenschaften, wird gebraucht bei Behandlung von Nasenkatarrh, Gelbsucht, Dyspepsie u. als Gallenmittel (Albert Schneider). Nützlich bei Harnsäurediathese,

Zystitis, Gonorrhoe, **Prostatitis,** Dysurie, Blasenkatarrh mit eiternden Prostatazuständen; postgonorrhoischen Zuständen der Harnwege, Cholelithiasis u. Lebererkrankungen. Blasentenesmus u. Brennen nach Harnabgang. Wundmachender Urin u. **Steinbildung. - Wirbelsäulenbeschwerden.**

DOS. - 10 bis 20 Tropfen der Tinktur.
Fabriana imbricata D1 = Ø; D1; D2; D4; [**D2**]

FAGOPYRUM ESCULENTUM

(Buchweizen); Polygonaceae - Knöterichgewächse;
Europa, Mittel- u. Ostasien.

Seine Wirkung auf die Haut, wo es Jucken hervorruft, ist sehr deutlich. Sichtbares Pulsieren der Arterien. Fließschnupfen. Übel riechende Absonderungen. Juckendes Erythem. **Altersjucken.** Retronasaler Katarrh; trockene Krusten, granuläre Bildungen im Nasenrachenraum mit Jucken.

KOPF. - Unfähigkeit zu studieren oder sich etwas einzuprägen. Deprimiert u. reizbar. Jucken von Augen u. Ohren. Schmerzen tief im Kopf **mit Druck nach oben.** Jucken in u. um die Augen u. Ohren. Kopf heiß, B. - beim Beugen nach hinten, mit müdem Hals. Hinterkopfschmerz. Berstende Schmerzen. Zerebrale Hyperämie.
NASE. - Wund, rot, entzündet. Fließschnupfen mit Niesen, danach Trockenheit u. Krustenbildung.
AUGEN. - Jucken u. Schmerzen, Schwellung. Hitze u. Schmerzhaftigkeit.
INN. HALS. - Wundheit u. Gefühl von Rauhheit tief unten im Schlund. Zäpfchen verlängert, Mandeln geschwollen.
MAGEN. - Aufstoßen von **brühendheißer,** saurer, wässeriger Substanz; B. - Kaffee. Übler Geschmack morgens. Anhaltende Morgenübelkeit. Speichelfluß aus dem Munde.
HERZ. - Schmerz im Herzgebiet, ausstrahlend in linke Schulter u. Arm. B. - Rückenlage. **Pulsieren in allen Arterien** nach dem Hinlegen. Herzklopfen mit Beklemmung. Puls unregelmäßig, aussetzend, sehr schnell. Gefühl von Leichtigkeit in der Brust.
WEIBL. G. - Pruritus Vulvae, mit gelbem Ausfluß, V. - Ruhe. Brennen im rechten Ovar.
EXTREMITÄTEN. - Steifheit u. Prellschmerz in den Nackenmuskeln mit dem Gefühl, als könne der Nacken den Kopf nicht tragen. Schulterschmerz, mit Schmerzen an den Fingern entlang. **Heftiges Jucken in Armen u. Beinen;** V. - gegen Abend. Füße taub u. prickelnd. In Streifen verlaufende Schmerzen in Armen u. Beinen.
HAUT. - Jucken; B. - Baden in kaltem Wasser; V. - Kratzen, Berührung u. Hinlegen. Wunde, rote Stellen. Furunkel ohne Eiterpfropf. Jucken von Knien, Ellenbogen u. behaarten Teilen. **Jucken der Hände tief innen.** Dermatitis mit Bläschenbildung, Pusteln u. Phlegmonen. Haut heiß, geschwollen.

MODALITÄTEN. - B. - kaltes Wasser, Kaffee; **V.** - nachmittags; durch Sonnenlicht, Kratzen.
VGL. - Dol.; Bov.; Urt.u.
DOS. - C 3 u. C 12.
Fagopyrum esculentum Ø; D1; D1; D3; [D2]

FEL TAURI

(Rindergalle)

Vermehrt die Duodenal-Sekretion, emulgiert Fette u. verstärkt die Peristaltik der Eingeweide. Macht die Galle flüssig u. wirkt als Abführ- u. Gallenmittel. Verdauungsstörungen, Durchfall u. Nackenschmerz sind unter den Hauptsymptomen. Verstopfung der Gallengänge. Gallensteine. Gelbsucht.

MAGEN. - Aufstoßen, Gurgeln im Magen u. Oberbauch. Heftige, peristaltische Bewegungen. **Schlafneigung nach dem Essen.**
VGL. - Merc-dulc.; Chol.. Bei Cholelithiasis, **China. Calculobili** - Gallenstein-Trit. - Verreibung von D 10 bis D 12.
DOS. - Niedere Potenzen. Gereinigte Ochsengalle 64 - 640 mg.
Fel tauri D1 = Ø; D2; D1; D4; [D3]

FERRUM JODATUM

(Eisenjodid); FeJ

Skrofulöse Beschwerden, Drüsenvergrößerungen u. Tumoren verlangen dieses Mittel. Furunkulose. Akute Nephritis nach exanthematischen Krankheiten. Uterusverlagerungen. Körper abgezehrt. Anämie. Exophthalmischer Kropf nach unterdrückten Menses. Schwäche nach Auslaugen der Lebenskräfte. Impetigo an der Wange.

MAGEN. - Nahrung scheint im Rachen hochzustoßen, als ob sie nicht geschluckt wäre.
ABDOMEN. - Völle, sogar nach wenig Nahrung; vollgestopftes Gefühl, als ob Bücken unmöglich sei.
INN. HALS. - Schmerzhaft, wie von einem Splitter, in verschiedene Richtungen schießend. Heiser.
ATEMWEGE. - Schnupfen; Absonderung von Schleim aus Nase, Luftröhre u. Kehlkopf. Druck unterm Brustbein. Skrofulöse Schwellung der Nase. Gefühl von Beklemmung in der Brust. Bluthusten.
URIN. - Urin dunkel; süßlicher Geruch. **Gefühl des Krabbelns in Urethra u. Rektum.** Gefühl, als ob Urin an der Fossa navicularis aufgehalten würde. Beschwerden beim Zurückhalten des Urins. Inkontinenz bei anämischen Kindern.

WEIBL. G. - Beim Sitzen **Gefühl, als ob etwas in der Vagina nach oben presse.** Viel Hinunter-Ziehen. Retroversion u. Uterusprolaps. Weißfluß wie gekochte Stärke. Menses unterdrückt oder spärlich. Jucken u. Wundheit von Vulva u. Vagina.
DOS. - C 3. Hält sich nicht lange.
Ferrum jodatum + D8; D10; D2; D8; [D3 Tbl]

FERRUM MAGNETICUM

(Magneteisenstein)

Deutliche Symptome im Darmkanal, Nackenschmerz. Paralytische Schwäche. Kleine Warzen auf den Händen.

MAGEN. - Blähsucht bei der Mahlzeit; nachher Mattigkeit; schweigsam u. heiß; Schmerz im Oberbauch, besonders beim Atmen.
ABDOMEN. - Bewegungen u. Kollern im Bauch. Dünne Stühle mit viel Blähsucht, besonders links, mit Ziehen in den Beinen. Häufiger, reichlicher Abgang stinkender Blähung.
DOS. - C 3.

FERRUM METALLICUM

(Eisen); Fe

Am passendsten für junge, schwächliche Personen, anämisch u. chlorotisch, mit Pseudoplethora, die leicht erröten; kalte Extremitäten; **Überempfindlichkeit;** V. - nach jeder aktiven Anstrengung. **Schwäche** vom bloßen Sprechen oder Gehen trotz kräftigen **Aussehens. Blässe** der Haut, der Schleimhäute, des Gesichtes, wechselnd mit Erröten. Blutandrang zu Kopf, Gesicht, Brust, Lungen usw. Unregelmäßige Blutverteilung. Pseudoplethora. Muskeln schlaff u. ohne Spannung.

GEIST, GEMÜT. - Reizbarkeit. **Leichte Geräusche unerträglich.** Erregt durch leichtesten Widerspruch. Sanguinisches Temperament.
KOPF. - Schwindel beim Anblick fließenden Wassers. Stechender Kopfschmerz. Ohrenklingen vor Menses. **Hämmernder,** pulsierender, kongestiver Kopfschmerz; Schmerz erstreckt sich in die Zähne bei kalten Extremitäten. Schmerz im **Hinterkopf** mit Dröhnen in der Nackengegend. Kopfhaut schmerzhaft. Muß das Haar herunterlassen.
AUGEN. - Schwimmend, trüb-rot; Lichtscheu; Buchstaben laufen zusammen.
GESICHT. - Feuerrot u. **erhitzt beim geringsten Schmerz, bei Erregung oder Anstrengung. Rote Teile werden weiß,** blutleer u. gedunsen.
NASE. - Schleimhäute schlaff, schwammig, anämisch, blaß.
MUND. - **Zahnschmerz; B. - durch eiskaltes Wasser.** Erdiger, pappiger Geschmack, wie von verfaulten Eiern.

MAGEN. - Gieriger Appetit oder absoluter Appetitmangel. Widerwillen gegen saure Sachen. Versuche zu essen führen zu Durchfall. **Speit Nahrung mundvollweise aus** [**Phos.**]. Aufstoßen von Nahrung nach dem Essen ohne Übelkeit. Übelkeit u. Erbrechen nach dem Essen. **Erbrechen sofort nach dem Essen. Erbrechen nach Mitternacht. Unverträglichkeit von Eiern.** Auftreibung u. Magendruck nach dem Essen. Hitze u. Brennen im Magen. Schmerzhaftigkeit der Bauchwände. Dyspepsie mit Blähung.

STUHL. - Unverdaut, nachts, beim Essen oder Trinken, schmerzlos. Erfolgloser Drang; Stuhl hart, danach Rückenschmerzen oder krampfartiger Schmerz im Rektum; Prolapsus recti; Jucken im Anus, besonders bei kleinen Kindern.

URIN. - Unwillkürlich; V. - am Tage. Kitzeln in der Harnröhre, in die Blase ausstrahlend.

WEIBL. G. - Menses setzen ein oder zwei Tage aus, treten dann wieder auf. Absonderung langer Stücke aus dem Uterus. Schwache, empfindliche, chlorotische Frauen, jedoch mit feurigrotem Gesicht. Menses zu früh, zu reichlich, dauern zu lange; **blaß, wässerig**. Empfindliche Vagina. Tendenz zum Abort. Prolapsus der Vagina.

ATEMWEGE. - Brustbeklemmung, Atmungsbeschwerden, Blutandrang zur Brust. Heiserkeit, Husten trocken, spastisch. Bluthusten [**Mill.**]. Beim Husten Hinterkopfschmerz.

HERZ. - Herzklopfen; V. - Bewegung. Beklemmungsgefühl. Anämisches Geräusch. **Puls voll, aber weich u. nachgiebig; auch klein u. schwach. Herz pumpt plötzlich Blut in die Blutgefäße,** saugt ebenso plötzlich den Rückfluß an, allgemeine Hautblässe hinterlassend.

EXTREMITÄTEN. - Rheumatismus in den Schultern. Wassersucht nach Verlust von Körpersäften. Lumbago; B. - langsames Gehen. Schmerz in Hüftgelenk, Schienbein, Sohlen u. Fersen.

HAUT. - Blaß; errötet leicht; Dellen beim Eindrücken.

FIEBER. - Allgemeine Kälte der Gliedmaßen; Kopf u. Gesicht heiß. **Schüttelfrost um 4 Uhr.** Hitze in Handflächen u. Sohlen. Reichlicher, schwächender Schweiß.

MODALITÄTEN. - B. - langsamens Umhergehen; nach dem Aufstehen; **V.** - beim Schwitzen; beim Stillsitzen. Nach kaltem Waschen u. Überhitzen. **Mitternachtsverschlimmerung.**

ANTIDOTE: Arс.; Hepar.

ERGÄNZUNGSMITTEL: China.; Alum.; Ham.

VGL. - Rumex (ähnlich in der Atmungs- u. Verdauungssphäre, enthält organisches Eisen).

FERR-AC. (Alkalischer Urin bei akuten Krankheiten. Schmerz im rechten Deltoideus. Nasenbluten; besonders passend für dünne, blasse, schwache Kinder, die rasch wachsen u. leicht erschöpft sind. **Varizen der Füße,** reichliches Aushusten von grünlichem Eiter; Asthma; V. - Stillsitzen u. Liegen; Phthisis, dauernder Husten, Erbrechen von Nahrung nach dem Essen, Bluthusten).

FERR-AR. (vergrößerte Leber u. Milz, mit Fieber; unverdaute Stühle; Albuminurie. Einfache u. perniziöse Anämie u. Chlorosis. Haut trocken. Ekzem, Psoriasis, Impetigo. D 3 Trit.).
FERR-BROMATUM (klebriger, wundmachender Weißfluß; Uterus schwer, prolabiert, Taubheitsgefühl der Kopfhaut).
FERR-CYANATUM (Neurosen mit reizbarer Schwäche u. Überempfindlichkeit, besonders periodischer Art; **Epilepsie,** Magenschmerz mit Übelkeit, Blähsucht, Verstopfung, wechselnd mit Durchfall; Chorea).
FERR-MA. (kleine Warzen auf den Händen).
FERR-M. (aufgehaltene Menstruation; Tendenz zu Samenfluß oder reichlichem Harnabgang bei der Pubertät; sehr dunkle, wässerige Stühle; Diphtherie; phlegmonöses Erysipel; Pyelitis; Bluthusten von dunklem, klumpigem Blut; Dyspareunie; Schmerz in der **rechten Schulter,** dem rechten Ellenbogen, ausgesprochene Tendenz zu Krämpfen u. runden, roten Flecken auf den Wangen; helle Kristalle im Urin. Anämie; D 3 nach den Mahlzeiten. Tinktur, 1 bis 5 Tropfen 3-mal täglich für chronische, interstitielle Nephritis).
FERR-S. (Wässerige, schmerzlose Stühle; Menorrhagie; Pressen, Pulsieren zwischen den Perioden mit Blutandrang zum Kopf. Basedowsche Krankheit. Erethismus. Schmerz in der Gallenblase; Zahnschmerz; Hyperazidität; Aufstoßen von Nahrung mundvollweise); - **FERR-PERNITRICUM** (Husten mit stark geröteter Gesichtshaut); - **FERR-TARTARICUM** (Magenschmerz, Hitze am Magenmund); - **FERR-PROTOXALATUM** (Anämie. - 1 D Trit.) Vgl. auch: **Graph.; Mang.; Cupr.**
DOS. - Schwächezustände bei Eisenmangel im Blut erfordern materielle Dos.; bei plethorischen, hämorrhagischen Zuständen kleine Dos. von C 2 bis C 6.
Ferrum metallicum D8; D10; D2; D8; [D4, 6 Tbl]

FERRUM PHOSPHORICUM
(Eisenphosphat); $Fe_3(PO_4)_2 + 8H_2O$

In den Anfangsstadien fieberhafter Zustände steht es zwischen der sthenischen Aktivität von **Acon.** u. **Bell.** u. der asthenischen Langsamkeit u. Benommenheit von **Gels.** Der typische **Ferr-p.**-Patient ist nicht vollblütig u. robust, sondern nervös, empfindlich, anämisch mit falscher Plethora u. dem leichten Erröten von Ferrum. Ausgesprochene Schwäche; Gesicht beweglicher als bei **Gels.** Die Oberflächenröte nimmt nie die dunkelrote Farbe von **Gels.** an. Puls weich u. fließend, nicht die ängstliche Ruhelosigkeit von **Acon.**. **Empfindlichkeit** gegen Brustaffektionen. Bronchitis kleiner Kinder. Bei akuter Tuberkulose-Verschlimmerung **ein** gutes Palliativum von wunderbarer Kraft. Entspricht Grauvogls oxygenoider Konstitution, dem für Entzündungen empfindlichen, fiebernden, abmagernden, siechenden Schwindsüchtigen. - Das Mittel für das 1. Stadium aller fieberhaften Störungen u. Entzündungen vor Beginn der Exsudation;

besonders für katarrhalische Beschwerden der Atemwege. **Ferr-p.** D 3 vermehrt Hämoglobin. Bei blassen, anämischen Patienten mit heftigen lokalen Kongestionen. Hellrote Hämorrhagien aus jeder Körperöffnung.

KOPF. - Schmerzhaftigkeit bei Berührung. Kälte, Geräusch, Stoß, Blutandrang zum Kopf. Böse Folgen von Sonnenhitze. Gefühl des Pulsierens. Schwindel. Kopfschmerz, **B. - bei kalten Anwendungen.**
AUGEN. - Rot, entzündet, mit dem Gefühl des Brennens. Gefühl wie von Sand unter den Lidern. Hyperämie der Pupille u. der Retina mit verwischtem Sehen.
OHREN. - Geräusche. Pulsieren. Erstes Stadium von Otitis. Trommelfell rot u. sich ausbeulend. Akute Otitis; wenn **Bell.** versagt, verhindert es die Eiterung.
NASE. - Erstes Stadium von Erkältungen im Kopf. Neigung zu Erkältungen. **Nasenbluten,** hellrotes Blut.
GESICHT. - Gerötet; Wangen wund u. heiß. Stark gerötete Gesichtshaut. Fazialneuralgie; V. - Kopfschütteln u. Bücken.
INN. HALS. - Mund heiß; Schlundenge gerötet, entzündet. Ulzerierter, wunder Hals. Mandeln rot u. geschwollen. Eustachische Röhren entzündet. Halsschmerz bei Sängern. Subakute Laryngitis mit entzündeter, roter Schlundenge (D 2). Nach Hals- u. Nasenoperationen, um Blutung zu stillen u. Schmerzhaftigkeit zu erleichtern. Erstes Stadium von Diphtherie. Unterzungengeschwulst bei gefäßreichen, sanguinischen Konstitutionen.
MAGEN. - Widerwille gegen Fleisch u. Milch. Verlangen nach Stimulantien. **Erbrechen unverdauter Nahrung,** Erbrechen von hellrotem Blut. **Saures Aufstoßen.**
ABDOMEN. - Erstes Stadium von Peritonitis. Hämorrhoiden. Stühle wässerig, blutig, unverdaut. Erstes Stadium von Dysenterie mit viel Blut in den Absonderungen.
HARNWEGE. - Urin spritzt bei jedem Husten heraus. Inkontinenz. Reizung am Blasenhals. Polyurie. **Enuresis tagsüber.**
WEIBL. G. - Menses alle 3 Wochen mit Gefühl des Nach-unten-Ziehens u. Schmerz oben auf dem Kopf. Vaginismus. Vagina trocken u. heiß.
ATEMWEGE. - Erstes Stadium aller entzündlichen Affektionen. Kongestion der Lungen. Hämoptysis. Kurzer, schmerzhafter, kitzelnder Husten. Krupp. Harter, trockener Husten mit wunder Brust. Heiserkeit. **Auswurf von reinem Blut bei Pneumonie** [**Mill.**]. Husten nachts besser.
HERZ. - Herzklopfen; Puls rasch. Erstes Stadium von Herzkrankheiten. **Kurzer, rascher, weicher Puls.**
EXTREMITÄTEN. - Steifer Nacken. Gelenkrheumatismus. Verkrampfung im Rücken. Rheumatischer Schulterschmerz; Schmerzen erstrecken sich in Brust u. Handgelenke. Nagelgeschwüre. Handflächen heiß. Hände geschwollen u. schmerzhaft.

SCHLAF. - Ruhe- u. schlaflos. Ängstliche Träume. Nachtschweiße von Anämie.
FIEBER. - Schüttelfrost täglich um 13 Uhr. Alle katarrhalischen u. entzündlichen Fieber im ersten Stadium.
MODALITÄTEN. - **V.** - nachts u. von 4 bis 6 Uhr; Berührung, Stoß, Bewegung, rechte Seite. **B.** - kalte Anwendungen.
VGL. - (Oxygenoide Konstitution. **Acon.**; **Chin.**; **Ars.**; **Graph.**; **Petr.**). - **Ferr-pyrophosph.** (Kongestion des Gehirnes u. Kopfschmerz nach starkem Blutverlust; Tarsalzysten); **Acon.**; **Gels.**; **Chin.**
DOS. - C 3 bis C 12.
Ferrum phosphoricum D8; D10; D1; D8; [D3, 4, 6, 12 Tbl]

FERRUM PICRINICUM

(Eisenpikrat, Eisensalz der Pikrinsäure); $C_6H_2(OH)\ (NO_2)_3\ Fe + 5H_2O$

Gilt als großes Mittel zur Vollendung der Wirkungen anderer Medikamente. Das Hauptleitsymptom ist das Versagen einer Organfunktion bei Anstrengung, z.B. Versagen der Stimme nach öffentlichem Sprechen. Wirkt am besten bei dunkelhaarigen, plethorischen Patienten mit empfindlicher Leber. Warzen u. Epithelial-Gewächse; Hühneraugen mit gelblicher Verfärbung. **Senile Prostata-Hypertrophie. Nasenbluten.** Chronische Taubheit u. Ohrgeräusche durch Gicht. Äußerer Gehörgang trocken. Pseudoleukämie.

OHREN. - Taubheit vor Menses. Knacken in den Ohren u. tiefliegende Stimme. Gefäßbedingte Taubheit. Neuralgische Zahnbeschwerden ausstrahlend in Ohren u. Augen. Summen in den Ohren wie von Telegrafendrähten. Ohrenklingen.
MAGEN. - Verdauungsstörung, belegte Zunge, Kopfschmerz nach Mahlzeiten, besonders bei galligen, dunkelhaarigen Personen.
HARNWEGE. - Schmerz entlang der ganzen Harnröhre. **Häufiger Harnabgang nachts mit Völlegefühl u. Druck im Rektum. Schmerzen am Blasenhals** u. im Penis [**Barosma**]. Urinverhaltung.
EXTREMITÄTEN. - Schmerz in der rechten Halsseite u. den rechten Arm hinunter. Motorische Ataxie. Pupillenstörungen. Hände bedeckt mit Warzen.
DOS. - C 2 u. C 3.
Ferrum picrinicum + D2 = ∅; D4; D3; D4; [D3, 4]

FICUS RELIGIOSA

(Feigenart); Moraceae - Maulbeergewächse; Ostindien

Dieses ostindische Medikament verursacht u. kuriert Blutungen vieler Arten. Blutbrechen, Menorrhagie, Hämoptysis etc.. Blutiger Urin.

KOPF. - Stille Melancholie. Brennen der Scheitelgegend u. leichter Kopfschmerz.
MAGEN. - Übelkeit, Erbrechen hellroten Blutes; Schmerz u. Gefühl der Übelkeit im Magen.
ATEMWEGE. - Erschwerte Atmung; Husten mit Blutbrechen; Puls sehr schwach.
VGL. - Aca.; Mill.; Burs.; Ip.
DOS. - C 1.
Ficus religiosa + tt ∅; D1; D1; -; [D3]

FILIX MAS - ASPIDIUM - DRYOPTERIS FILIX MAS

(Wurmfarn); Polypodiaceae; Europa, Asien, Nordamerika

Ein Mittel für Wurmsymptome, besonders bei Verstopfung. Bandwurm. Narkotische Zustände. **Torpide Lymphdrüsenentzündungen** (Mazeration der frischen Wurzel). Lungentuberkulose bei jungen Patienten, ohne Fieber, mit begrenzten, ulzerierten Schädigungen, früher als Skrofeln bezeichnet.

AUGEN. - Blindheit, einseitige Sehschwäche.
ABDOMEN. - Gebläht. Nagender Schmerz; V. - Essen von Süßigkeiten. Durchfall u. Erbrechen. Wurmkolik mit Nasenjucken; blasses Gesicht, blaue Ringe um die Augen. Schmerzloser Schluckauf.

VGL. - **Aspidium Alharmanticum.** - 3 Gaben, jede zu 2 g, alle halbe Stunde, beim Fasten, in einem Glas Milch. Geschmacklos; wird den Bandwurm entfernen. **Cina.; Granat.; Kousso.**
DOS. - C 1 bis C 3. Für das Herausstoßen des Bandwurmes, eine volle Dosis von 0,89 g - 1,77 g des Öls beim Fasten.
Filix mas * + ∅; D1; D1; -; [D3, 4]

FLOR DE PIEDRA (M)

vgl. Anhang

FLUORICUM ACIDUM

(Fluoressigsäure); CH_2FCOOH

Besonders passend für chronische Erkrankungen mit Vorgeschichte von Syphilis u. Quecksilbergebrauch. **Glabellagebiet geschwollen.** Wirkt besonders auf die tieferliegenden Gewebe u. ist angezeigt bei tiefgehenden, zerstörenden Prozessen, Wundliegen, Ulzerationen, varikösen Adern u. Ulzera. Patient muß sich energisch bewegen. Beschwerden des Alters oder vorzeitig gealterter Patienten mit schwachen, erweiterten Blutgefäßen. Schrumpfleber bei Alkoholikern. **Kropf** (Dr. Woakes). (Kalium fluorid. hat Bronchozele bei Hunden hervorgerufen). Vorzeitiger Verfall der Zähne. Alte Fälle von nächtlichen Fiebern, periodisch auftretend.

GEIST, GEMÜT. - Gleichgültigkeit gegen die geliebtesten Personen; Unfähigkeit, Verantwortung wahrzunehmen; Sprunghaftigkeit. In gehobener Stimmung u. lustig.
KOPF. - Alopezie. Trockener Schwund der Haut. Druck auf den Seiten des Kopfes von innen nach außen. Karies der Gehörknöchelchen u. des Mastoids mit reichlicher Absonderung; V. - Wärme (**Sil.**; V. - Kälte). Exostose.
AUGEN. - Gefühl, als ob ein Wind durch die Augen bliese. Tränenfistel. Heftiges Jucken des inneren Winkels.
NASE. - Chronischer Nasenkatarrh mit Septumulzeration; Nase verstopft u. dumpfer, schwerer Schmerz in der Stirn.
MUND. - Zahnfistel mit hartnäckiger, blutiger, salziger Absonderung. Syphilitische Ulzeration des Rachens bei großer Kälteempfindlichkeit. Wärmegefühl an den Zähnen. Zähne u. Knochen des Oberkiefers befallen.
MAGEN. - Schwere u. Gewicht im Magen. Hitze im Magen vor den Mahlzeiten. Saures Aufstoßen. Widerwille gegen Kaffee, Verlangen nach ausgefallenen Gerichten u. Speisen. Magensymptome erleichtert durch enge Kleidung. Verlangen nach stark gewürzter Nahrung. Verlangt kaltes Wasser, hungrig. Warme Getränke verursachen Durchfall.
ABDOMEN. - Schmerzhaftigkeit über der Leber. Blähungen u. Aufstoßen.
STUHL. - Biliöser Durchfall mit Widerwille gegen Kaffee.
MÄNNL. G. - Brennen in der Harnröhre, Leidenschaft u. Verlangen vermehrt, Erektionen nachts im Schlaf. **Geschwollenes Skrotum.**
URIN. - Spärlich, dunkel. Bei Wassersucht wird häufige, freie Entleerung bewirkt mit großer Erleichterung.
WEIBL. G. - Menses reichlich, häufig, zu lang. Ulzeration von Gebärmutter u. Muttermund. Reichlicher, wundmachender Weißfluß. Nymphomanie.
ATEMWEGE. - Brustbeklemmung, erschwerte Atmung, große Atemnot. Hydrothorax.
EXTREMITÄTEN. - Entzündung der Fingergelenke. Splittergefühl unter den Nägeln. Nägel brechen ab. Karies u. Nekrose, besonders der langen Knochen. Steißbeinschmerzen. Ulzera über dem Schienbein.
HAUT. - Varizen. Naevi. Ulzera; rote Ränder u. Bläschen. Wundliegen; V. - Wärme. Syphilitische Rupia. Jucken von Narben. Gefühl, als ob brennender Dampf aus den Poren abgelassen würde. **Jucken, besonders der Körperöffnungen** u. an einzelnen Stellen; V. - Wärme. Nägel wachsen rasch. Periostealer Abszeß. Massenhafte, saure, übelriechende Schweißabsonderung. Syphilitische Warzen. **Wassersucht der Glieder** bei alten schwachen Konstitutionen. Atonie der Kapillaren u. der Venen. Aufgeschwemmtes Gewebe.

MODALITÄTEN. - V. - Wärme, morgens, warme Getränke. **B.** - Kälte beim Gehen.
VGL. - Thiosinaminum (Wirkung auf Narbengewebe; Adhäsionen, Strikturen, Tumoren); **Calc-fl.; Sil.**
ERGÄNZEND: Sil.
DOS. - C 6 bis C 30.

FORMALIN

(Ameisensäurealdehyd in Wasser); CH_2O

Ein kräftiges Desinfiziens u. Deodorans; ein starkes Gift. Verhindert Wachstum u. tötet fast jeden pathogenischen Mikroorganismus. Scheint die besondere Eigenschaft zu haben, sich in maligne Tumoren hineinzufressen, das umgebende, gesunde Gewebe unverletzt u. unverändert lassend. Ein Bausch Watte, getränkt mit einer 20-%igen Formaldehyd-Lösung, einige Stunden aufgelegt, ruft nekrotische Abhäutung hervor, welche vor der nächsten Anwendung abgekratzt werden muß; sonst verhärtet sie. **Formalin in heißem Wasser zur Inhalation ein sehr wertvolles therapeutisches Agens** bei Keuchhusten, Phthisis, katarrhalischen Beschwerden der oberen Luftwege.

GEIST, GEMÜT. - Vergeßlichkeit. Ängstlichkeit. Bewußtlosigkeit.
KOPF. - Schnupfen, schwimmende Augen, **Schwindel.**
MUND. - Speichelfluß, dickflüssig, Geschmacksverlust.
MAGEN. - Nahrung verursacht Ballgefühl im Magen. Brennen in Magen u. Mund.
ABDOMEN. - Intensiver Stuhldrang, wässerige Stühle.
HARNWEGE. - Anurie; eiweißhaltiger Urin.
ATEMWEGE. - Atemnot. Stimmritzenkrampf bei Kindern. Keuchhusten.
FIEBER. - Schüttelfrost vormittags, darauf langes Fieber. Knochenschmerzen während des ganzen Anfalls. Vergißt im Fieber, wo er ist.
HAUT. - Falten in der Haut wie bei Leder; Runzeln; Abschuppen. Ekzem in der Umgebung einer Wunde. Feuchter Schweiß, besonders deutlich im rechten Oberarm.

ANTIDOTE. - Ammoniakwasser.
VGL. - Am-formaldehyd, kommerziell bekannt als **Cystogen.** (Dos. 324 mg - 454 mg, 2 - 4 mal täglich, aufgelöst in heißem Wasser, nach den Mahlzeiten. Verhindert Urinzersetzung in Blase, Nieren u. Harnleitern. Trüber Urin wird klar gemacht u. die Reizung beseitigt; Phosphate werden aufgelöst u. das Wachstum pyogener Bakterien aufgehalten). Auch **Urotropin** (ein Diureticum u. Lösemittel von Harnsäure-Kristallen; erleichtert bei Zystitis verbunden mit Eiterung. 194 mg - 324 mg gut aufgelöst. Bei Anwendung erscheint es ausnahmslos in der Zerebrospinalflüssigkeit u. ist deshalb angezeigt bei drohender meningealer Infektion).

DOS. - Als Dampf in heißem Wasser bei Beschwerden der Atemwege; 1 %-iger Spray, sonst D 3.

FORMICA RUFA (MYRMEXINE)

(Ameise); Formicaria - Ameisen; Europa, Nordamerika, Asien

Ein **Arthritis**-Mittel. Gicht u. Gelenkrheumatismus; Schmerzen V. - bei Bewegung; B. - bei Druck. Rechte Seite am meisten betroffen. Chronische Gicht u. Steifheit der Gelenke. Akutes Hervorbrechen gichtischer Gifte, besonders bei den neuralgischen Formen. Tuberkulose, Karzinome u. Lupus; chronische Nephritis. Beschwerden durch Überheben. Apoplektische Erkrankungen. **Hindert deutlich Polypenbildung.**

KOPF. - Schwindel. Kopfschmerz mit Knacken im linken Ohr. Gefühl von Größe u. Schwere im Gehirn. Gefühl, als ob eine Blase in der Stirn geplatzt sei. Vergeßlich abends. **Erheitert.** Schnupfen mit **Verstopfungsgefühl** in der Nase. Rheumatische Iritis. **Nasenpolypen.**
OHR. - Klingeln u. Summen. Knacken im linken Ohr mit Kopfschmerz. Teile um das Ohr scheinen geschwollen. Polypen.
MAGEN. - Dauernder Druck am Mageneingang u. brennender Schmerz. Übelkeit mit Kopfschmerz u. Erbrechen von gelblichem, bitterem Schleim. Schmerz wandert von Magen zum Scheitel. Kann nicht aufstoßen.
ABDOMEN U. STUHL. - Morgens schwieriger Abgang von kleinen Blähungen; nachher durchfallartiger Drang im Rektum. Schmerz im Darm vor dem Stuhl, mit Zittern u. Frösteln. Zusammenschnürung des Anus. Ziehender Schmerz um den Nabel vor Stuhl.
URIN. - Blutig, albuminös, mit viel Drang; Mengen von Uraten.
ATEMWEGE. - Heiserkeit mit trocknem, wehem Hals; Husten V. - nachts mit Stirnkopfschmerz u. einschnürendem Schmerz in der Brust; pleuritische Schmerzen.
SEXUALSPHÄRE. - Samenergüsse; Schwäche. »Geschlechtstrieb inaktiv.«
EXTREMITÄTEN. - Rheumatische Schmerzen; Steife u. kontrahierte Gelenke. Muskeln überanstrengt u. wie aus ihren Ansätzen gerissen. **Schwäche der unteren Extremitäten.** Paraplegie. Schmerz in den Hüften. **Rheumatismus kommt plötzlich u. mit Unruhe. Schweiß erleichtert nicht.** Erleichterung nach Mitternacht u. durch Reiben.
HAUT. - **Gerötet, juckend u. brennend.** Nesselfieber. Knoten an den Gelenken [**Am-phos.**]. Reichlicher Schweiß ohne Erleichtung.
MODALITÄTEN. - **V.** - Kälte u. kaltes Waschen, Feuchtigkeit, vor Schneesturm. **B.** - Wärme, **Druck,** Reiben. Haarekämmen.
VGL. - **Formic-acid.** (Chronischer Muskelschmerz. Muskelschmerzen u. Schmerzhaftigkeit. Gicht u. Gelenkrheumatismus, plötzlich auftretend. Schmerzen gewöhnlich V. - rechts, bei Bewegung, B. - durch Druck. **Versagen des Sehvermögens.** Formic-acid. verstärkt Muskelkräfte u. Widerstand gegen Ermüdung. Gekräftigt u. besser »in Form« beim gewöhnlichen Gehen. Deutliche diuretische Wirkung, stärkere Ausscheidung von Abbau-

produkten, besonders Harnstoff. **Zittern.** Tuberkulose, chronische Nephritis u. Karzinome, Lupus usw. werden erfolgreich mit Injektionen von Formic-acid. behandelt in einer Lösung entsprechend der C 3 u. C 4. Dr. J. H. Clarke verordnet für variköse Adern, Polypen u. Katarrhe, 28,3 ccm - 56,6 ccm einer Lösung Formic-acid. in dem Verhältnis 1 : 11 (Säure: destilliertes Wasser). Ein Teelöffel davon in einem Eßlöffel Wasser nach dem Essen 1- oder 2mal den Tag. Schmerz der Sehnenhaut u. Muskeln von Kopf, Hals u. Schultern vor Schneesturm). **Rhus-t.**; [**Dulc.**, **Urt-u.** u. **Juni.** enthalten **Formic-acid.**]. **Methylalkohol,** als Bestandteil eines Getränkes benützt, was häufig während der Prohibition vorkam, wird schwer ausgeschieden; langsam zu **Formic-acid.** verwandelt, greift er das Gehirn an u. verursacht Tod oder Blindheit.

Dr. Sylvestrowicz vom Hering-Forschungslabor des Hahnemann **College** in Philadelphia formuliert seine Erfahrung mit **Formic-acid.** wie folgt:

»Das beste Feld für die Behandlung mit Formic-acid. sind Fälle atypischer Gicht. Unter dieser Bezeichnung sind aufzuführen Muskelstörungen wie z. B. Myositis, periostitische Prozesse der Knochen in Form teigiger Schwellungen, Veränderungen der Faszien wie bei der Dupuytrenschen Kontraktur, Hautbeschwerden wie chronische Ekzeme, Psoriasis u. Haarausfall, Nierenstörungen wie subakute u. chronische Nephritis. In diesen Fällen ist **Formic-acid.** indiziert in D 12 u. D 30 subkutan 1 ml in Intervallen von 2 **bis 4 Wochen. 8 bis 12 Tage nach der ersten Injektion wird oft eine** Verschlimmerung bemerkt.

Bei akutem Gelenkrheumatismus u. akuter **gonorrhoischer** Arthritis zeigt **Formic-acid.** D 6 alle 6 Tage ein 1 ml, manchmal D 12 bei empfindlichen Patienten, oft blendende Resultate, beseitigt die Schmerzen u. verhindert Wieder-Auftreten.

Die chronische Arthritis muß gesondert dargestellt werden. Klinische Experimente des Hering-Forschungslabors des Hahnemannschen medizinischen Kollegs von Philadelphia mit Formic-ac. zeigten in vielen Arthritis-Fällen, daß Formic-acid. vornehmlich auf die Sehnen, die Gelenkkapseln u. Schleimbeutel wirkt. Solche Fälle reagieren sehr leicht auf die Behandlung. Die Prognose hängt weitgehend von der Ätiologie des Falles ab. Die am meisten befriedigenden Fälle sind chronische Arthritis in Verbindung mit gichtischer Diathese. Chronische Arthritis nach einem Anfall von akutem Gelenkrheuma zeigt auch bemerkenswerte Resultate, obgleich oft Schmerzen mit neuralgischem Charakter an einigen Stellen sehr hartnäckig bestehen bleiben. **Schließlich** kann auch chronische Arthritis traumatischer Art durch **Formic-acid.** kuriert werden. In dem letzteren Fall zeigte **Formic-acid.** D 6 raschere u. bessere Resultate als D 12 oder D 30, die in den oben erwähnten Fällen angezeigt sind. Im allgemeinen ist das Verschwinden der Gelenk-Steifheit das erste Zeichen von Besserung. Dann hören Schmerz u. Schwellung allmählich nach 1 bis 6 Monaten auf.

Die Prognose der **Formic-acid**-Behandlung ist nicht so günstig bei chronischer Arthritis mit Deformans-Prozessen schon auf den Gelenk-Oberflächen. Solche Prozesse können am Anfang völlig aufgehalten werden, fortgeschrittene Fälle zeigen häufig eine Besserung. Aber die Möglichkeit nur kurzfristiger Besserung besteht immer. Besonders in den Fällen der sogenannten Arthritis deformans mit schon fortschreitenden Entzündungen der Sehnen u. Kapseln ist das zu erwarten.«
DOS. - C 6 bis C 30.
Formica rufa t D1 = 0; D1; D2; D4; [D3]

FRAGARIA VESCA

(Walderdbeere); Rosaceae - Rosengewächse

Wirkt auf Verdauung u. mesenterische Drüsen. Hindert Steinbildung, entfernt Zahnstein u. verhütet Gichtanfälle. Die Frucht hat kühlende Eigenschaften. Erdbeeren bewirken bei einigen empfindlichen Patienten Vergiftungssymptome wie z.B. Nesselsucht (Erdbeer-Allergie). Hier Fragaria in hoher Potenz geben.
Frostbeulen; V. - bei heißem Wetter. Mangelnde Brustdrüsen-Sekretion. **Haarausfall.**
MUND. - Zunge **geschwollen; Erdbeerzunge.**
HAUT. - Nesselsucht; petechielle u. erysipelartige Ausschläge. Schwellung des ganzen Körpers.
VGL. - Apis.; Calcar.
Fragaria vesca 0; D1; D1; -; [D2]

FRANCISCEA UNIFLORA

(Manaca, Manioca); Solanaceae - Nachtschattengewächse; Brasilien

Chronische Muskelsteifheit. Gonorrhoischer Rheumatismus. Syphilis u. Rheumatismus, starke Hitze im ganzen Körper, viel Schmerzen, B. - Schweiß. Schmerz in Hinterkopf u. Wirbelsäule; bandartiges Gefühl um den Kopf. Perikarditis mit Rheumatismus. Rheumatische Schmerzen in Füßen u. Unterschenkeln. Urin enthält Harnsäure.

DOS. - Urtinktur oder Fluidextrakt, 0,59 - 3,55 ml.

FRAXINUS AMERICANA

(Weißesche); Oleaceae - Ölbaumgewächse; Nordamerika

Uterusvergrößerung. Fibrome, Subinvolution u. Prolaps. Uterus-Tumoren mit Gefühl des Nach-unten-Ziehens. Von Fieber aufgesprungene Lippen. Krämpfe in den Füßen. Kriechende Kälte u. Wallungen. Ekzeme bei Kleinkindern.

KOPF. - Pulsierender Hinterkopfschmerz. Depression mit nervöser Ruhelosigkeit, Angst. **Heiße Stelle** oben auf dem Kopf.
WEIBL. G. - Uterus vergrößert u. offenstehend. Wässeriger, nicht reizender Weißfluß. Fibroide mit Gefühl des Nach-unten-Ziehens, Verkrampfungen in den Füßen, V. - nachmittags u. nachts. Dysmenorrhoe.
ABDOMEN. - Empfindlichkeit in der linken Leistengegend; nach unten ziehender Schmerz, in den Oberschenkel ausstrahlend.
VGL. - Fraxinus excelsior - europäische Esche (**Gicht;** Rheumatismus. Infusion der Fraxinusblätter. Rademacher). - **Galega** (»Geißenraute«) - (Rückenschmerzen; Schwäche; Anämie u. schlechte Ernährung. Vermehrt die Quantität u. Qualität der Milch bei stillenden Frauen, auch den Appetit). **Epiphegus; Sep.; Lil.**
DOS. - 10 bis 15 Tropfen der Urtinktur, 3-mal täglich.
Fraxinus americana t ∅; D1; D1; D3; [D2]

FULIGO LIGNI
(Holzruß)

Wirkt auf das Drüsensystem, die Schleimhäute, hartnäckige Ulzera, die Epidermis, Flechten, Ekzeme. Chronische Reizungen der Mundschleimhäute; Pruritus vulvae; Uterusblutung; Krebs, besonders des Skrotum - Schornsteinfegerkrebs; Epitheliome; Uteruskrebs mit Metrorrhagie; Depression, Selbstmordneigung.

VGL. - Kreos.
DOS. - C 6.

FUCUS VESICULOSUS
(Blasentang); Fucaceae

Ein Mittel für Fettleibigkeit u. **nicht-toxischen Kropf;** auch exophthalmischen Kropf. Verdauung wird gefördert u. Blähsucht vermindert. Hartnäckige Verstopfung; Gefühl in der Stirn wie zusammengepreßt von einem eisernen Ring. Schilddrüsenvergrößerung bei fettleibigen Patienten.

VGL. - Phyt.; Thyroidin; Bad.; Jod.
DOS. - Urtinktur, 5 bis 60 Tropfen 3-mal den Tag vor den Mahlzeiten.
Fucus vesiculosus D1 = ∅ D1; D2; D4; [∅]

FUCHSINA - MAGENTA
(Farbstoff für Weinfälschung)

Verursacht Rötung der Ohren, tiefrote Verfärbung des Mundes, geschwollenes Zahnfleisch mit Brennen u. Neigung zu Speichelbildung; tiefroter Urin, albuminös u. hellrot, reichlicher Durchfall mit Bauchschmerzen. Nierenrinden-Substanz-Degeneration. Nützlich bei Kortikal-Nephritis mit Albuminurie.
DOS. - D 6 bis C 30.

GALANTHUS NIVALIS

(Schneeglöckchen); Amaryllidaceae - Narzissengewächse

Prüfung durch Dr. A. Whiting, Vancouver. - Schwäche, Senkungsgefühl. Wunder, trockner Hals mit dumpfem Kopfschmerz. Halbbewußtsein u. Sorgen im Schlaf. Herz schwach u. Kollapsgefühl, als ob sie fallen müßte. Puls sehr unregelmäßig, rasch u. ungleich, heftiges Herzklopfen. Systolisches Geräusch an der Spitze. Therapeutisch gesehen deutlich wohltuend in Fällen von Mitralregurgitation bei gestörter Herzkompensation. **Myokarditis** bei leichter Mitral-Insuffizienz.

DOS. - C 1 bis C 5.
vgl. Anhang

GALIUM APARINE

(Klebkraut); Rubiaceae - Labkrautgewächse; nördl. Europa

Galium wirkt auf die Harnorgane, ist ein Diureticum u. nützlich bei Wassersucht, Grieß u. Steinen. Dysurie u. Zystitis. Hat die Macht; Weiterentwicklung eines Karzinoms zeitweise aufzuheben oder zu mäßigen. Klinische Bestätigung seiner Anwendung bei kanzerösen Ulzera u. knötchenartigen Tumoren der Zunge. Alte Hautbeschwerden u. Skorbut. Begünstigt gesunde Granulationen ulzerierter Oberflächen.

DOS. - Extrakt der Flüssigkeit; 886 mg-Gaben in einer Tasse Wasser oder Milch 3-mal den Tag.
Galium aparine Ø; D1; D1; D3; [D2]

GALLICUM ACIDUM

(Gallensäure); $C_{23}H_{39}COOH$

Sollte als Mittel für **Phthisis** beachtet werden. Hemmt die krankhaften Sekretionen, kräftigt den Magen u. stärkt den Appetit. Passive Blutungen, bei schwachem Puls, erschlafften Kapillaren, kalter Haut. Hämaturie. Hämophilie. Hautjucken. **Sodbrennen.**

GEIST, GEMÜT. - Wildes Delirium nachts; sehr unruhig, springt aus dem Bett; schwitzt; hat Angst vorm Alleinsein; ist grob u. schilt jeden.
KOPF. - Schmerz im Hinterkopf u. im Nacken. Dicke fädige Absonderung aus der Nase; Lichtscheu bei brennenden Lidern.
ATEMWEGE. - Schmerz in den Lungen; **Lungenblutung;** reichlicher Auswurf. Morgens viel Schleim im Rachen. Nachts trocken.
HARNWEGE. - Nieren schmerzhaft. Beschwerden an den Harnleitern entlang bis in die Blase hinein. Dumpfer, schwerer Blasenschmerz direkt über dem Schambein. Urin enthält viel dicken, kremfarbigen Schleim.

REKTUM. - Reichlicher Stuhl; Zusammenschnürungsgefühl im Anus. Schwächegefühl nach Stuhlgang. Chronische, schleimige Absonderungen.
VGL. - Ars.; Jod.; Phos.
DOS. - C 1 Trituration u. reine Säure, 130 - 323 mg Gaben.

GALPHIMIA GLAUCA (AHZ 12, 1967)

vgl. Anhang

GAMBOGIA - GARCINIA MORELLA

(Orange-braunes Gummiharz); Garcinia, Guttiferae sp.; Südost-Asien

Die Anwendung dieser Droge in der Homöopathie ist auf ihre Wirkung auf den Verdauungstrakt beschränkt. Ruft Durchfall hervor, sehr ähnlich dem bei **Crot-t.**. Von der Pathogenese her ist ihre intensive, bestimmte Wirkung besonders auf den Verdauungstrakt ersichtlich.

KOPF. - Schwer mit Schwäche u. Schläfrigkeit. Jucken u. Brennen in den Augen; Lider kleben zusammen; **Niesen.**
MAGEN-DARM-SYMPTOME. - Kältegefühl an den Zahnrändern. Starke Reizbarkeit des Magens; Brennen, Schmerzhaftigkeit u. Trockenheit von Zunge u. Hals. Magenschmerz nach dem Essen. Empfindlichkeit im Oberbauch. Schmerz u. Auftreibung des Leibes durch Blähsucht, nach Stuhlgang. **Rumpeln u. Kollern.** Dysenterie mit zurückgehaltenen Kotballen bei Schmerz im Kreuzbein. Durchfall mit **plötzlichem, gewaltsamem Herausstoßen** galliger Stühle. **Tenesmus nachher, mit Brennen am Anus.** Ileo-Zökal-Gebiet druckempfindlich. Reichlicher, wässeriger Durchfall bei heißem Wetter, besonders bei alten Leuten. Schmerz im Steißbein.

MODALITÄTEN. - V. - gegen Abend u. nachts.
VGL. - Crot.; Aloe.; Pod.
DOS. - C 3 bis C 30. **Gamb.** auf den Brustkorb gestrichen bei Lungentuberkulose wird von Abrams als Spezifikum angesehen, u. Frühfälle werden ihren Symptomen gemäß innerhalb einiger Wochen kuriert.
Gambogia * + D1 = ∅; D1; D2; D6; [D4]

GAULTHERIA - GAULTHERIA PROCUMBENS

(Wintergrün); Ericaceae - Heidekrautgewächse; Nordamerika

Entzündlicher Rheumatismus, Pleurodynie, **Ischias** u. andere Neuralgien fallen in den Bereich dieses Mittels. Blasen- u. Prostatareizung, unangemessene sexuelle Erregung u. Nierenentzündung.

KOPF. - Neuralgie von Kopf u. Gesicht.
MAGEN. - Akute Gastritis, heftiger Oberbauchschmerz; **anhaltendes Erbrechen.** Zügelloser Appetit, ungeachtet der Magenempfindlichkeit. Gastralgie durch nervöse Depression (5 Tropfen von D 1 des Öles).
HAUT. - Schmerzhaftigkeit u. Brennen. Intensives Erythem, V. - kaltes Baden; B. - Olivenöl u. Wirkung kalter Luft auf den Körperteil.

VGL. - **Spiraea.** Gaultheria enthält Arbutin. - **Sal-ac.** - **Methylium salicylicum** (ein künstliches Gaultheriaöl für Rheumatismus, besonders bei Nicht-Anwendbarkeit der Salizylate. Pruritus u. Epididymitis, örtlich).
Nach **Cantharis** bei Verbrennungen.
DOS. - Urtinktur u. niedere Potenzen.
Gaultheria t D1 = ∅; D1; D2; D3; [**D3**]

GELSEMIUM

(Wilde, gelbe Jasminart); Loganiaceae; Nordamerika, China

Konzentriert seine Wirkung auf das Nervensystem, ruft verschiedene Grade **motorischer Lähmung** hervor. Allgemeine Entkräftung, **Schwindel, Benommenheit, Betäubung u. Zittern.** Langsamer Puls, **Ermüdungsgefühl,** Apathie, **Lähmung** verschiedener Muskelgruppen bei den Augen, von Hals, Brustkorb, Kehlkopf, Schließmuskeln, Extremitäten usw.. Postdiphtherische Paralyse. **Muskelschwäche.** Völlige Erschlaffung u. Entkräftung. Mangelnde Koordination der Muskeln. Allgemeine Depression durch Sonnenhitze. Empfindlich gegen Fallen des Barometers; Kälte u. Feuchtigkeit bewirken viele Beschwerden. Kinder fürchten das Hinfallen, greifen nach der Schwester oder dem Bett. Matter Kreislauf. Nervöse Beschwerden von Zigarrenmachern. **Influenza.** Masern. Pellagra.

GEIST, GEMÜT. - Wunsch in Ruhe, allein gelassen zu werden. **Dumpfheit, Mattigkeit, Apathie.** »Die Wahrnehmungen sind verlangsamt.« **Apathie die eigene Krankheit betreffend.** Absoluter Mangel an Furcht. Delirös beim Einschlafen. Erregungszustände, Furcht usw. führen zu körperlichen Leiden. **Böse Folgen von Schrecken, Furcht, aufregenden Neuigkeiten. Lampenfieber. Kind fährt hoch, greift nach der Schwester u. schreit wie aus** Angst vorm Hinfallen [**Bor.**].
KOPF. - **Schwindel** vom Hinterkopf her sich ausbreitend. Schwere des Kopfes; **Bandgefühl** um den Kopf u. **Hinterkopf**schmerz. Dumpfer, schwerer Schmerz mit Schwere der Augenlider; Prellungsgefühl; B. - Druck u. Liegen mit erhöhtem Kopf. **Schläfenschmerz ins Ohr,** in die Nasenflügel, ins Kinn **ausstrahlend.** Kopfschmerz mit Schmerzhaftigkeit der Nacken- u. Schultermuskeln. Kopfschmerz, vorher Blindheit; B. - reichliches Wasserlassen. Kopfhaut schmerzhaft bei Berührung. Delirien beim Einschlafen. Möchte Kopf hoch auf dem Kissen haben.
AUGEN. - Ptosis; **Augenlider** schwer; Patient kann sie kaum öffnen. Doppelsichtigkeit. Störung der Muskulatur. **Gels.** korrigiert Unklarheit u. Unbehagen in den Augen, zurückgeblieben nach genau angepaßten Brillengläsern. Verschwommenes, rauchiges Sehen [**Cycl.**; **Phos.**]. **Trübsichtig;** Pupillen erweitert u. lichtunempfindlich. **Orbitalneuralgie mit Kontraktion u. Zucken der Muskeln.** Prellschmerz hinten in den Augenhöhlen. Eine Pupille erweitert, die andere verengt. Tiefliegende Entzündungen mit Unklarheit des Glaskörpers. **Seröse Entzündungen.** Retinitis nephritica albuminurica. Netzhautablösung, Glaukome u. Entzündung der Descemetschen Membran. **Hysterische Amblyopie.**

NASE. - Niesen; Völlegefühl an der Nasenwurzel. Trockenheit der Nasengruben. Schwellung der Nasenmuscheln. Wässerige, wundmachende Absonderung. Akuter Fließschnupfen mit dumpfem Kopfschmerz u. Fieber.
GESICHT. - **Heiß, schwer, gerötet, berauscht aussehend** [**Bapt.**; **Op.**]. Gesichtsneuralgie. Dunkelrote Gesichtsfarbe mit Schwindel u. trübem Sehen. Gesichtsmuskeln zusammengezogen, besonders um den Mund. Kinn zittert. Unterkiefer gesenkt.
MUND. - Fauliger Geschmack u. Atem. Zunge taub, dick, belegt, gelblich, **zitternd,** gelähmt.

INN. HALS. - Schluckbeschwerden, besonders bei warmen Speisen. Jucken u. Kitzeln im weichen Gaumen u. in der Nasenrachenhöhle. Schmerz im Nick-Muskel hinter den Ohrspeicheldrüsen. Mandeln geschwollen. Gefühl von Rauhheit u. Brennen im Rachen. **Postdiphtherische Lähmung.** Mandelentzündung, schießender Schmerz bis in die Ohren. **Gefühl eines Kloßes** im Hals, kann nicht geschluckt werden. Aphonie. Schlucken verursacht Ohrenschmerz [**Hep.**; **Nux-v.**]. Schluckbeschwerden. **Schmerz vom Rachen zum Ohr.**
MAGEN. - Gewöhnlich hat der Gels.-Patient keinen Durst. Schluckauf; V. - abends. Leere- u. Schwächegefühl in der Magengrube oder von Beklemmung wie von einer schweren Last.
STUHL. - Durchfall **durch Gefühlserregung,** Schrecken, schlechte Nachricht [**Phos-ac.**]. Stuhl schmerzlos oder unwillkürlich. **Kremfarbig** [**Calc.**], **Teegrün.** Teilweise Lähmung von Rektum u. Schließmuskel.
URIN. - **Reichlich, klar, wässerig,** mit Frösteln u. Zittern. Dysurie. Teilweise Blasenlähmung; Fluß setzt aus [**Clematis**]. **Verhaltung.**
WEIBL. G. - Starrer Muttermund [**Bell.**]. Vaginismus. Falsche Wehenschmerzen; Schmerzen gehen den Rücken hinauf, **Dysmenorrhoe** mit spärlichem Fluß; Menses verzögert. Schmerz strahlt aus in Rücken u. Hüften. Aphonie u. Halsschmerz bei den Menses. Gefühl, wie von Quetschung des Uterus [**Cham.**; **Nux-v.**; **Ust.**].
MÄNNL. G. - Spermatorrhoe **ohne Erektionen.** Genitalien kalt u. erschlafft [**Phos-ac.**]. Skrotum dauernd schwitzend. Gonorrhoe im ersten Stadium; Absonderung spärlich, ätzende Tendenz; geringer Schmerz, aber starke Hitze; Schmerzen am Harnröhrenausgang.
ATEMWEGE. - Langsames Atmen mit großer Entkräftung. Beklemmung der Brust. Trockner Husten mit wunder Brust u. Fließschnupfen. **Stimmritzenkrampf.** Aphonie; akute Bronchitis, Atmung beschleunigt, spastische Beschwerden von Lunge u. Zwerchfell.
HERZ. - **Gefühl, als ob es nötig wäre, in Bewegung zu bleiben, andernfalls die Herztätigkeit aufhören würde.** Langsamer Puls [**Dig.**; **Kalm.**; **Apoc.**]. Herzklopfen; Puls weich, schwach, voll u. fließend. Puls langsam in der Ruhe, aber stark beschleunigt bei Bewegung. **Schwacher, langsamer Puls der Alten.**

RÜCKEN. - Dumpfer, schwerer Schmerz. Völlige Erschlaffung der gesamten Muskulatur. Mattigkeit; Prellungsgefühl in den Muskeln. Jede kleine Anstrengung verursacht Ermüdung. Schmerz im Nacken, besonders in den oberen Sternokleid-Muskeln. Dumpfe Schmerzen im Lumbal- u. Sakralgebiet, nach oben steigend. Schmerz in den Muskeln von Rücken, Hüften u. unteren Extremitäten, meistens tief sitzend.
EXTREMITÄTEN. - Verlust der Muskelkraft u. -kontrolle. Krampf in den Vorderarmmuskeln. Berufsneurosen. Schreibkrampf. Extremes **Zittern** u. Schwäche aller Glieder. Hysterische Konvulsionen. Ermüdung nach leichter, körperlicher Anstrengung.
SCHLAF. - Kann nicht fest schlafen. Delirös beim Einschlafen. Schlaflosigkeit durch Erschöpfung; durch unkontrollierbares Denken; Tabakgenuß. Gähnen. Schlaflos durch nervöse Erregung [**Coff.**].
FIEBER. - **Will festgehalten werden, weil er so zittert.** Puls langsam, voll weich, unterdrückbar. Frösteln auf und nieder im Rücken. Hitze- u. Schweißzustände lang u. erschöpfend. Malaria subacuta mit starker Schmerzhaftigkeit der Muskeln, großer Entkräftung u. heftigem Kopfschmerz. **Nervöses Frösteln.** Remittierendes Gallenfieber mit Stupor, Schwindel. **Ohnmacht; durstlos, Entkräftung. Schüttelfrost ohne Durst an** der Wirbelsäule entlang; wehenartig sich nach oben vom Sakrum bis zum Hinterkopf ausdehnend.
HAUT. - Heiß, trocken, juckend, masernartiger Ausschlag. Erysipel. **Masern, katarrhalische Symptome; hilft zum Herbeiführen des Ausschlags.** Beim Zurückgehen livide Stellen. Scharlach mit Stupor u. gerötetem Gesicht.
MODALITÄTEN. - **V.** - feuchtes Wetter, Nebel, vor Gewitter, bei Erregung oder Aufregung, **schlechten Neuigkeiten,** Tabakrauchen, beim Denken an die Beschwerden; 10 Uhr. **B.** - Bücken, reichliches Wasserlassen, frische Luft, dauernde Bewegung, Stimulantien.
VGL. - **Ign.** (Magenbeschwerden der Zigarrenmacher); **Bapt.**; **Ip.**; **Acon.**; **Bell.**; **Cimic.**; **Mag-p.** (Gels. enthält etwas Mag-p.). **Culex** - **[Schwindel beim Naseputzen mit Völlegefühl in den Ohren].**
ANTIDOTE: Chin.; **Coff.**; **Dig.**. Alkoholische Stimulantien erleichtern alle Beschwerden, wo **Gels.** nützlich ist.
DOS. - Urtinktur bis C 30. C 1 bis C 3 werden am meisten gebraucht.
Gelsemium* + tt Ø; D1; D1; D4; [D3, 4, 6]

GENTIANA LUTEA

(Gelber Enzian); Gentianaceae - Enziangewächse; Europäische Alpen

Magensymptome deutlich. Wirkt als Tonikum, stärkt den Appetit.

KOPF. - Schwindel, V. - Aufstehen oder Bewegung; B. - im Freien, Stirnkopfschmerz, B. - Essen u. im Freien. Gehirn wie lose, Kopf empfindlich. Augenschmerzen.
INN. HALS. - Trocken. Trüber Speichel.

MAGEN. - Saures Aufstoßen, Heißhunger, Übelkeit, Gewicht u. Schmerzhaftigkeit im Magen. Auftreibung u. Spannung von Magen u. Bauch [**Poth.**]. Kolik, Nabelgebiet berührungsempfindlich. Blähsucht.
VGL. - **Gent-quinque flora** (intermittierendes Fieber; Dyspepsie, Cholera infantum, Schwäche); **Gent-cruciata** (Halssymptome außer den ähnlichen Magensymptomen; Dysphagie; Schwindel mit Kopfschmerz; Gefühl des Nach-innen-Pressens in den Augen; Zusammenschnürung in Rachen, Kopf u. Bauch. Auftreibung, Völle u. Enge im Bauch. Krabbeln über den Körper hin wie von Flöhen). **Hydrast.**; **Nux-v.**
DOS. - C 1 bis C 3.
Gentiana lutea ∅; D1; D1; D4; [D2]

GERANIUM MACULATUM

(Gefleckter Storchschnabel); Geraniaceae - Storchschnabelgewächse; Nordamerika

Gewohnheitsmäßige Kopfschmerzen mit Unbehagen. **Reichliche Blutungen,** aus der Lunge u. anderen Organen. Blutbrechen. **Magengeschwür. Schlaffe u. schmierige Ulzera.** Sommerbeschwerden.

KOPF. - Schwindel mit Doppeltsehen; B. - Augen schließen. Ptosis u. erweiterte Pupillen. Kopfschmerz mit Unbehagen.
MUND. - Trocken; Zungenspitze brennend. Pharyngitis.
MAGEN. - Katarrhalische Gastritis mit reichlicher Sekretion, Neigung zu Ulzeration u. passiver Blutung. **Vermindert Erbrechen bei Magengeschwür.**
STUHL. - Dauernder Stuhldrang, mit zeitweilig völlig unterbrochener Entleerung. Chronischer Durchfall mit übelriechendem Schleim. Verstopfung.
WEIBL. G. - Menses zu reichlich. Blutung post partum. Wunde Brustwarzen [**Eup-arom.**].
VGL. - **Geranin.** D 1. Dauerndes Räuspern u. Spucken bei älteren Leuten. - **Erodium** - (ein volkstümliches Blutstillungsmittel in Rußland, besonders gebraucht für Metrorrhagie u. Menorrhagie); **Hydrastin; Chin.; Sabin.**
DOS. - Tinktur, 886 mg-Gaben bei Magengeschwüren. In der Regel Urtinktur bis C 3. Lokal, bei Ulzera, zerstört es den Wundbelag.
Geranium maculatum tt ∅; D1; D1; D3; [D2]

GETTYSBURG-WASSER

Fädiger Schleim aus Rachen u. Nasenrachenraum. **Rauhheit.** Halsmuskeln starr. Gelenke schwach. Kann Dinge nicht heben. **Sehnen steif.** Subakuter, gichtischer Zustand. Verdampfen des Wassers u. Verreibung des Restes zu D 6. Nützlich bei subakutem u. chronischem Rheumatismus. Weiß belegte **Zunge.** **Stark-gefärbter** Urin mit rotem, sandigem Sediment. Gefühl von Steifheit, **V. - Bewegung,** besonders im Lendengebiet u. den Hüft-, Schulter- u. Handgelenken. **Schmerz wird nicht in der Ruhe gespürt.** V. -

morgens. Kann nicht lange in einer Lage bleiben. Muskelsteifheit beim Bewegen. Schmerz in den Sehnen. B. - Ruhe.

VGL. - **Lyc.**; **Phos.**; **Rhus-t.**; **Puls.**, aber die Modalitäten sind anders.
MODALITÄTEN. - **V.** - Muskelsteifheit bei Bewegung. **B.** - Ruhe (Sehnen- u. Muskelsteifheit).
DOS. - Niedere Potenzen. Auch C 30.

GINGKO BILOBA (V)

GINSENG - PANAX GINSENG - ARALIA QUINQUEFOLIA

(Ginseng); Araliaceae; China, Korea.

Soll ein Stimulans für die sekretorischen Drüsen sein, besonders für die Speicheldrüsen. Wirkt auf den unteren Teil des Rückenmarks. **Lumbago, Ischias u. Rheumatismus.** Paralytische Schwäche. **Schluckauf.** Hautsymptome, juckende Stippen auf Brust u. Hals.

KOPF. - Schwindel mit grauen Flecken vor den Augen; halbseitiger Kopfschmerz; auch im Hinterkopf; Öffnen der Augenlider fällt schwer. Gegenstände erscheinen doppelt.
INN. HALS. - Mandelentzündung genau wie bei **Bell.**, aber bei dunkleren Typen.
ABDOMEN. - Gespannt, schmerzhaft, kollernd. Schmerz rechts. Lautes Gurgeln in der Ileozökal-Gegend. **Perityphlitis.**
MÄNNL. G. - Rheumatische Schmerzen nach häufigen Ergüssen. Schwäche der Genitalien. Wollüstiges Kitzeln am Harnröhrenende. Sexuelle Erregung. Druck in den Hoden.
EXTREMITÄTEN. - Schwellungsgefühl in den Händen. Kontraktion. Kälte im Rücken u. in der Wirbelsäule. Prellungsschmerz in Kreuz u. Oberschenkeln; nächtliches Graben vom rechten Unterschenkel bis in die Zehen. Brennende Hitze in den Fingerspitzen. Ausschlag innen an den Oberschenkeln. **Steife, kontrahierte Gelenke,** Schwere der unteren Gliedmaßen. Knacken in den Gelenken. Steifheit im Rücken.
VGL. - **Aral.**; **Coca.** - **Hedera** - Efeu - Depression u. Hautreizung, Schießpulver wirkt als Antidot.
DOS. - Urtinktur bis C 3.
Ginseng tt D1 = ∅; D1; D2; D3; [∅]

GLONOINUM - (GLYZERIN - OXYGEN - NITROGEN)

(Nitroglyzerin); $C_3H_5(NO_3)_3$

Kürzliche deutsche Prüfungen von Glonoin bestätigen die ursprünglichen amerikanischen Prüfungen u. klinischen Indikationen u. zeigen sehr deutliche, nervliche Störungen. Große Mattigkeit, keine Lust zur Arbeit; äußerste Reizbarkeit, leicht erregt durch die geringste Opposition, dadurch

Blutandrang zum Kopf u. entsprechende Symptome. Nur C 6 hat Jucken **am ganzen** Körper hervorgerufen, später Akne u. Furunkulose, auch **Heißhunger.**
Wichtiges Mittel für Kopfschmerz durch Blutandrang, Hyperämie des Gehirns durch zu viel Hitze oder Kälte. Hervorragend für interkraniale, klimakterische Störungen oder Störungen durch unterdrückte Menses. Kindern wird übel beim Sitzen vor offenem Feuer. **Hochsteigen des Blutes zu Kopf u. Herz.** Tendenz zu plötzlichen, heftigen Unregelmäßigkeiten des Kreislaufs. Heftige Konvulsionen, dabei Blutandrang zum Gehirn. **Gefühl von Pulsieren im ganzen Körper. Pulsierende Schmerzen.** Kann Gegenden nicht wiedererkennen. Ischias bei atheromatösen Patienten, mit kalten, runzeligen Gliedern; Seekrankheit.

KOPF. - Verwirrung mit Schwindelgefühl. Sonnenstichfolgen; Hitze auf dem Kopf wie bei Buchdruckern u. Leuten, die bei Gas oder elektrischem Licht arbeiten. **Kopf schwer, aber kann ihn nicht aufs Kissen legen. Kann keine Hitze am Kopf vertragen.** B. - ohne Kopfbedeckung. **Pulsierender** Kopfschmerz. Angiospastische Neuralgie von Kopf u. Gesicht. Sehr reizbar. Schwindel beim Einnehmen einer aufrechten Stellung. Zerebraler Blutandrang. Enormes Vergrößerungsgefühl des Kopfes, als ob der Schädel zu klein für das Gehirn wäre. Kopfschmerz durch Sonne; nimmt zu u. ab mit der Sonne. Schockwellen im Kopf, synchron mit dem Puls. Kopfschmerz an Stelle von Menses. Blutandrang zum Kopf bei schwangeren Frauen. Drohender Schlaganfall. Meningitis.
AUGEN. - Sieht alles halb hell, halb dunkel. Buchstaben erscheinen kleiner. Funken vor den Augen.
MUND. - Pulsierender Zahnschmerz.
OHREN. - Pulsieren; jeder Herzschlag wird in den Ohren gehört; Völlegefühl.
GESICHT. - Gerötet, heiß, fahl, blaß; schweißig; Schmerzen in der Nasenwurzel; Gesichtsschmerz. Dunkelrotes Gesicht.
INN. HALS. - Völlegefühl im Hals. Kragen muß geöffnet werden. Erstikkungsgefühl u. Schwellung unter den Ohren.
MAGEN. - Gastralgie bei anämischen Patienten mit schwachem Kreislauf. Übelkeit u. Erbrechen. Gefühl von Schwäche, Nagen u. Leere in der Magengrube. Abnormer Hunger.
ABDOMEN. - Verstopfung mit juckenden, schmerzhaften Hämorrhoiden, mit Kneifen im Leib vor u. nach dem Stuhl. Durchfall; reichliche, schwärzliche, klumpige Stühle.
WEIBL. G. - Menses verzögert oder plötzliches Aufhören mit Blutandrang zum Kopf hin. Klimakterisches Erröten.
HERZ. - Mühsame Tätigkeit. Flattern. Herzklopfen mit Atemnot. Kann keinen Hügel besteigen. Jede Anstrengung bringt Blutandrang zum Herzen u. Ohnmachtsanfälle. Pulsieren im ganzen Körper bis in die Fingerspitzen.
EXTREMITÄTEN. - Jucken überall, V. - in den Extremitäten. Schmerz im

linken Bizeps. Ziehender Schmerz in allen Gliedern. Rückenschmerzen.
MODALITÄTEN. - B. - Branntwein. **V.** - in der Sonne; Wirkung von Sonnenstrahlen, Gas, offenem Feuer; Stoß, Bücken, Haareschneiden; Pfirsiche, Stimulantien; Hinlegen; von 6 Uhr bis **mittag**. Links.
VGL. - Antidote: **Acon.**
VGL. FERNER: Amyl-nit.; Bell.; Op.; Stram.; Verat-v.
DOS. - C 6 bis C 30. - Für palliative, nicht-homöopathische Zwecke bei Angina pectoris, Asthma, Herzversagen usw. müssen physiologische Dosen - d.h. 1 - 100 Tropfen gegeben werden. Hier ist es das große Mittel für den Notfall. Die Zustände, die danach verlangen, sind: kleiner, drahtiger Puls, Blässe, Spasmen der Arterien, Anämie des Gehirns, **Kollaps,** schwaches Herz, tiefe Ohnmacht, dikrotischer Puls, Schwindel - das Gegenteil derjenigen, die einen homöopathischen Gebrauch anzeigen. Daher oft gebraucht, um den Blutdruck bei chronisch-interstitieller Nephritis zu senken.
Glonoinum * + + **D2** = **0**; -; -; **D4**; **[D4, 6]**

GLYCERINUM

(Glyzerin); CH_2OH - CHOH - CH_2OH

Homöopathisch angewandt scheint dynamisiertes Glycerin tief u. lange zu wirken, Gewebe aufzubauen, daher von großem Nutzen bei Marasmus, geistiger u. körperlicher Schwäche, Diabetes, usw.. Es stört die Ernährung in seiner Erstwirkung, u. dann scheint es den allgemeinen Ernährungszustand zu bessern (Dr. W.B. Griggs).

KOPF. - Völlegefühl, pulsierend; verwirrt. Starker Kopfschmerz zwei Tage vor Menses. Völlegefühl im Hinterkopf.
NASE. - Verstopft, Niesen, irritierender Schnupfen. Gefühl von Krabbeln auf der Schleimhaut. Retronasales Tröpfeln.
BRUST. - Hackender Husten mit Schwächegefühl. Brust scheint voll zu sein. Grippepneumonie.
MAGEN. - Gärung, Brennen in Magen u. Speiseröhre.
HARNWEGE. - Reichliches, häufiges Wasserlassen. Vermehrtes spezifisches Gewicht u. Zucker. Diabetes.
WEIBL. G. - Reichlicher, lang anhaltender Fluß mit nach-unten-ziehender Schwere im Uterus. Allgemeines Erschöpfungsgefühl.
EXTREMITÄTEN. - Rheumatische Schmerzen remittierender Art. Füße schmerzhaft u. heiß. Vergrößerungsgefühl.
VGL. - Lactic-ac.; Gels.; Calc.
DOS. - C 30 u. höhere Potenzen. Reines Glyzerin teelöffelweise dreimal den Tag mit Zitronensaft für perniziöse Anämie.

GNAPHALIUM - POLYCEPHALUM

(Ruhrkraut); Compositae - Korbblütler; Nordamerika

Ein Mittel von eindeutig wohltätigem Einfluß bei Ischias, wenn Schmerz verbunden ist mit **Taubheit** des befallenen Körperteils. Rheumatismus u. Morgendurchfall. Polyurie.

GESICHT. - Intermittierende Schmerzen des Oberkiefers an beiden Seiten.
ABDOMEN. - Kollern. Kolik; Schmerz in verschiedenen Teilen des Bauches. Prostatareizung. Erstes Stadium von Cholera infantum; Erbrechen u. Durchfall.
WEIBL. G. - Gewicht u. Völle im Becken. **Dysmenorrhoe** mit spärlichen, schmerzhaften Menses.
RÜCKEN. - Chronischer Rückenschmerz im Lendengebiet; B. - Liegen auf dem Rücken. Lumbago mit Taubheit im unteren Teil des Rückens u. Gewicht im Becken.
EXTREMITÄTEN. - Krämpfe in den Waden u. Füßen beim Liegen im Bett. Rheumatische Schmerzen in den Enkeln u. Beinen. **Intensiver Schmerz am Ischiasnerv entlang; Taubheit wechselt mit Schmerz.** Häufige Schmerzen in den Waden u. Füßen. Gichtische Schmerzen in den großen Zehen. B. - Hochziehen der Beine u. Beugen der Oberschenkel gegen den Leib. Gichtische Ablagerungen [**Am-be.**]. Schienbeinneuralgie [**Staph.**]. Schmerz in den Gelenken, als ob es ihnen an Öl fehlte. Chronischer Muskelrheumatismus von Rücken u. Hals.
VGL. - **Xan.**; **Cham.**; **Puls.**
DOS. - C 3 bis C 30.
Gnaphalium tt Ø; D1; D1; D3; [**D3**]

GOLONDRINA - EUPHORBIA POLYCARPA

Euphorbiaceae - Wolfsmilchgewächse

Ein Gegenmittel gegen Schlangengift. Seine Anwendung macht auch den Körper immun gegen Schlangengiftwirkungen, daher dient es als Prophylaxe [**Ind.**].

VGL. - Die **Euphorbien. Euph. prostata** - (von den Indianern als zuverlässiges Mittel für die Bisse giftiger Insekten u. Schlangen gebraucht, besonders für die Klapperschlange). - **Plumeria cellinus.** Tinktur innerlich u. lokal alle 15 Minuten bei Schlangenvergiftung (Dr. Correa). **Cedron. Micania guacho,** eine brasilianische Schlangenmedizin. - **Selaginella** - (Mazerisiert in Milch, lokal u. innerlich gegen Schlangen- u. Spinnenbisse). - **Jod.** (Tinktur gegen Klapperschlangenbisse äußerlich u. Ein-Tropfen-Gaben alle 10 Minuten). - **Gymnema sylvestre** (beseitigt den Geschmack bitterer Sachen; **Geschmackssinn verändert;** pulverisierte Wurzel gegen Schlangenbisse); - **Sisyrinchium** - 10 bis 15 Tropfen-Dosen der Tinktur (Klapperschlangenbisse).

GOSSYPIUM HERBACEUM

(Baumwollstaude); Malvaceae; Ostindien, Nordamerika, Afrika

Ein kräftiges Mittel zur Menstruationsförderung in physiologischen Gaben. **Homöopathisch gesehen entspricht es vielen Reflexzuständen infolge** gestörter Uterusfunktion u. Schwangerschaft. Gossypium hilft bei verzögerten Menses, besonders mit dem Gefühl, daß die Regel kommt, aber doch nicht auftritt. Große, blutleere Patientinnen mit nervösem Frösteln.

KOPF. - Schmerz im Halsgebiet mit der Neigung des Kopfes, sich nervös nach hinten zu biegen.

MAGEN. - Übelkeit mit Neigung zum Erbrechen vorm Frühstück. Anorexie mit unbehaglichem Gefühl in der Herzgrube bei den Menses.
WEIBL. G. - Labien geschwollen u. juckend. **Intermittierender Schmerz in den Ovarien.** Nicht gelöste Plazenta. Brusttumor mit Schwellung der Achseldrüsen. Morgenübelkeit mit empfindlicher Uterusregion. Unterdrückte Menstruation. Menses zu wässerig. Rückenschmerzen, Gewicht u. Ziehen im Becken. Subinvolution des Uterus u. Fibroide mit Magenschmerz u. Schwäche.
VGL. - Wirkung ähnlich **Secale** bei Bereitung aus der frischen, grünen Wurzel. **Lilium-t.; Cimic.; Sabin.**
DOS. - Urtinktur bis C 6.
Gossypium herbaceum tt Ø; D1; D1; -; [D2]

GRANATUM

(Granatapfelbaum); Punicaceae; Tropen, Subtropen

Als Wurmmittel für das Austreiben von Bandwürmern u. homöopathisch für die folgenden, symptomatischen Indikationen: **Speichelfluß** mit Übelkeit u. Schwindel. Stimmritzenkrampf.

KOPF. - Leeregefühl. Eingesunkene Augen; Pupillen erweitert; Schwachsichtigkeit. **Anhaltender Schwindel.**
MAGEN. - **Dauernder Hunger.** Schlechte Verdauung. Abmagerung. Erbrechen nachts.
ABDOMEN. - Schmerz im Magen u. Bauch; V. - **um den Nabel [Cocc.; Nux-m.; Plb.]**; erfolgloser Drang. Jucken am Anus. Ziehen im Vaginal-Gebiet, als ob ein Bruch austreten würde. Schwellung ähnelt einem Nabelbruch.
BRUST. - Beklemmt mit Seufzen. Schmerz zwischen den Schultern; sogar Kleidung beengt.
HAUT. - **Jucken in den Handflächen.** Gefühl, als ob Stippen aufbrechen würden. Gesichtshaut wie bei Gelbsucht.

EXTREMITÄTEN. - Schmerz um die Schultern wie vom Tragen einer schweren Last. Schmerz in allen Fingergelenken. Reißen im Kniegelenk. Konvulsive Bewegungen.
VGL. - **Pelletierine** (eines der Bestandteile - ein Anthelminticum, besonders gegen Bandwurm); **Cina; Kousso.**
DOS. - C 1 bis C 3.
Granatum D1 = ∅; D1; D2; -; [D3]

GRAPHITES

(Reißblei, metallisch glänzende Abart des Kohlenstoffes)

Wie alle Kohlenstoffe ist dieses Mittel ein Antipsorikum von großer Kraft, aber besonders aktiv bei ziemlich **beleibten** Patienten mit heller Gesichtsfarbe, Neigung zu Hautaffektionen u. Verstopfung, **fett, frösteInd, hartleibig,** Vorgeschichte von verzögerten Menses, Erkältungsneigung. Freche, ungezogene Kinder, die bei Tadel lachen. Graph. hat besondere Tendenz zur Entwicklung der Hautphase bei inneren Störungen. **Beseitigt Erysipel-Tendenz.** Anämie mit Gesichtsrötung. Neigung zu Fettleibigkeit. Geschwollene Genitalien. Gußartiger Weißfluß. Unterstützt Absorption von Narbengewebe. Gewebeverhärtung. Pförtnerkrebs. Duodenalulkus.

GEIST, GEMÜT. - Große Neigung hochzufahren. Furchtsamkeit. Unentschlossenheit. Mangelnder Arbeitswille. Unruhig beim Sitzen an der Arbeit. **Musik bringt sie zum Weinen.** Besorgt, niedergeschlagen, unentschieden.
KOPF. - Blutandrang zum Kopf mit gerötetem Gesicht, auch mit Nasenbluten, Auftreibung u. Blähsucht. Kopfschmerzen morgens beim Aufwachen, meistens einseitig, mit Neigung zum Erbrechen. Spinnwebgefühl auf der Stirn. Taubes u. gedrücktes Gefühl. Rheumatische Schmerzen auf einer Kopfseite, in Zähne u. Nacken ausstrahlend. **Brennen am Scheitel.** Feuchter, juckender Ausschlag auf der behaarten Kopfhaut mit üblem Geruch. Kataleptischer Zustand.
AUGEN. - Augenentzündung, künstliches Licht unerträglich. **Augenlider rot u. geschwollen.** Blepharitis. Trockenheit der Lider. **Ekzeme der Lider; Rißbildung.**
OHREN. - **Trockenheit des inneren Ohres.** Knacken in den Ohren beim Essen. **Feuchtigkeit u. Ausschlag hinter den Ohren. Hören B. - bei Geräusch.** Hörbeschwerden. Zischen in den Ohren. Detonation im Ohr wie von einem Gewehrschuß. Dünne, weiße, schuppige Membran, das Trommelfell bedeckend wie abblätterndes Epithel. Risse in u. hinter dem Ohr.
NASE. - Schmerzhaft beim Putzen; schmerzhaft innerlich. Geruch abnorm scharf; kann Blumen nicht ertragen. Schuppen u. Risse in den Nasenlöchern.
GESICHT. - Spinnwebgefühl. Nasenekzem. Juckende Stippen. Feuchtes Ekzem um Mund u. Kinn. Erysipel, Brennen u. Stechen.

MUND. - Fauliger Mundgeruch. Atem riecht wie Urin. Brennende Blasen auf der Zunge, Speichelfluß. Saures Aufstoßen.
MAGEN. - Widerwille gegen Fleisch. Süßigkeiten erregen Übelkeit. **Heiße Getränke bekommen nicht.** Übelkeit u. Erbrechen nach jeder Mahlzeit. Morgenübelkeit bei der Menstruation. Magendruck. Brennen im Magen, dadurch **Hunger.** Aufstoßen schwierig. **Einschnürender Magenschmerz.** Wiederauftretende Gastralgie. Blähsucht. Magenschmerz zeitweilig erleichtert durch Essen, heiße Getränke, besonders Milch, Hinlegen.
ABDOMEN. - Gefühl von Übelkeit im Bauch. Völle u. Härte im Bauch, wie von festgesetzter Blähung; **muß Kleidung lockern;** schmerzhaftes Pressen am Leistenring. Quakendes Geräusch im Bauch. Leistengebiet empfindlich, geschwollen. Schmerz durch Gasbildung gegenüber der aufliegenden Seite. Chronischer Durchfall, Stühle bräunlich, flüssig, unverdaut, **stinkend.** Stark stinkende Winde, vorher Kolik.
STUHL. - Verstopfung; große, schwierige, knotige Stühle in fädigem Schleim. Brennende Hämorrhoiden. Prolaps, Durchfall; Stühle von bräunlicher Flüssigkeit gemischt mit unverdauter Substanz, **stark stinkender,** saurer Geruch. Schmerzender, wunder Anus, juckend. Klumpige Stühle mit Schleimfäden. Varizen des Rektum. Anusfissur [**Rat.**; **Paeon.**].
URIN. - Trübe, mit Sediment. Saurer Geruch.
WEIBL. G. - Menses **zu spät,** mit Verstopfung, blaß u. spärlich, mit reißendem Schmerz im Oberbauch, **vorher** Jucken. Heiserkeit, Schnupfen, Husten, Schweiße u. Morgenübelkeit bei der Menstruation. **Weißfluß, blaß,** dünn, **reichlich, weiß, ätzend,** mit großer Schwäche im Rücken. Brüste geschwollen u. hart. Verhärtung der Ovarien, des Uterus u. der Brüste. Brustwarzen wund, rissig, mit Blasen. Entschiedene Abneigung gegen Koitus.

MÄNNL. G. - Sexuelle Schwäche bei vermehrter Libido; Abneigung gegen Koitus; zu früher oder kein Erguß; herpesartiger Ausschlag an den Organen.
ATEMWEGE. - Zusammenschnürung des Brustkorbs; spastisches Asthma, Erstickungsanfälle wecken auf vom Schlaf. Muß etwas essen. Schmerz in der Mitte der Brust, mit Husten, Kratzen u. Schmerzhaftigkeit. Chronische Heiserkeit mit Hautausschlägen. Unfähigkeit, die Stimmbänder zu kontrollieren; Heiserkeit bei Beginn des Singens u. bei Stimmbruch.
EXTREMITÄTEN. - Schmerz in Nacken, Schultern, Rücken u. in den Gliedern. Wirbelsäulenschmerzen. Schmerz im Kreuz mit großer Schwäche. Wundreiben zwischen den Oberschenkeln. Linke Hand taub; Arme wie eingeschlafen; Fingernägel **dick,** schwarz u. rauh, entzündete Matrix [**Psor.**; **Fl-ac.**]. Ödem der unteren Gliedmaßen. Zehnägel verkrüppelt. Steifheit u. Kontraktion der Zehen. Nägel brüchig u. krümelnd. Nägel deformiert, schmerzhaft, wund, dick u. verkrüppelt. Risse u. Rissigkeit der Fingerspitzen. Übelriechender Fußschweiß.
HAUT. - Rauh, hart, anhaltende Trockenheit von Teilen der Haut ohne Ausschlag. Frühes Stadium von Keloiden u. Fibromen. Stippen u. Akne.

Ausschläge mit Absonderung klebriger Flüssigkeit. Rauhheit an den Gliederbeugen, Lenden, am Hals, hinter den Ohren. **Ungesunde Haut; jede kleine Verletzung eitert.** Ulzera, mit Absonderung **glutinöser** Flüssigkeit, dünn u. klebrig. Drüsenschwellung u. -verhärtung. Gichtische Knotenbildung. Risse in den Brustwarzen, am Mund, zwischen den Zehen, am Anus. Phlegmonöses Erysipel im Gesicht; brennender u. stechender Schmerz. Schwellung der Füße. **Fettgeschwulst.** Chronischer Ausschlag von Gifteiche.
MODALITÄTEN. - V. - Wärme, nachts, bei u. nach der Menstruation. **B. -** in der Dunkelheit beim Sich-Einhüllen.
VGL. - Komplementär: **Arg-nit.** (folgt gut bei Magenstörungen); **Caust.; Hep.; Lyc.; Ars.; Tub.**
VGL. FERNER: Petr.; Sep.; Sulf.; Fl-ac. Die auftretende Verstopfung mit schleimbedeckten Stühlen u. Magenblähung ist zu beachten zur Unterscheidung des Mittels von **Petr. u. Lyc.** (Raue).
ANTIDOTE: Nux; Acon.; Ars.
DOS. - C 6 bis C 30. Lokal als Salbe bei wunden Brustwarzen.
Graphites D8; D10; D2; D8; [D3, 4, 6, 12 Tbl]

GRATIOLA OFFICINALIS

(Gottesgnadenkraut); Scrophulariaceae - Rachenblütler; Mitteleuropa, Asien

Wirkt besonders auf den Magen-Darmtrakt. Chronisch-katarrhalische Zustände, Weißfluß u. Gonorrhoe. Hartnäckige Ulzera. Nützlich bei geistigen Störungen durch anmaßenden Stolz. Besonders nützlich bei Frauen. Nux-Symptome bei Frauen sind oft durch Gratiola zu behandeln.

KOPF. - Kopfschmerz mit Unbehagen. **Blutandrang** bei vermindertem Sehvermögen. Gefühl wie von Zusammenziehung des Gehirnes u. Verkleinerung des Kopfes. Enge in der Stirn mit Hautfalten. Augen trocken, brennen. Myopie.
MAGEN. - Schwindel bei u. nach Mahlzeiten; Hunger u. Leeregefühl nach dem Essen. Dyspepsie mit starker Auftreibung des Magens. Krämpfe u. Kolik nach dem Abendessen u. in der Nacht mit Schwellung des Leibes bei Verstopfung. Schluckbeschwerden bei Flüssigkeiten.
STUHL. - Durchfall; **grünes, schaumiges Wasser,** danach Brennen am Anus, **gewaltsame Entleerung ohne Schmerz. Verstopfung** mit Hyperazidität bei Gichtneigung. Hämorrhoiden mit Hypochondrie. Rektum eingeschnürt.
SCHLAF. - Schlaflosigkeit.
WEIBL. G. - Nymphomanie. Menses zu reichlich, frühzeitig u. zu lang.
MODALITÄTEN. - V. - zu viel Wasser trinken.
VGL. - Dig.; Euph.; Tab.; Cham.; Am-pic.; Nux-v.
DOS. - C 2 bis C 3.
Gratiola officinalis + t Ø; D1; D1; D3; [D2, 3]

GRINDELIA ROBUSTA u. GRINDELIA SQUARROSA

Compositae; Kalifornien

Beide, sowohl **Grindelia robusta** als auch **Grindelia squarrosa,** werden für die hier genannten Symptome benützt. Es gibt praktisch keinen Unterschied in ihrer Wirkung, obwohl Grindelia squa. mehr **Milz-**Symptome zugesprochen werden; dumpfe Schmerzen u. Völle im linken Hypochondrium; chronische Malaria; Magenschmerzen verbunden mit Blutandrang in der Milz. Bewirkt Lähmung, ausgehend von den Extremitäten. Seine Wirkung zeigt sich beim Herzen, wo es erst den Puls beschleunigt, dann verzögert.
Wirkt auf die pneumokardiale Regulation des Vagus bei trocknem Katarrh (**Tartar-emet.** bei schleimig-eitrigen Katarrh). Bewirkt Vaguslähmung, die die Atmung behindert. **Ersticken nach dem Einschlafen.** Asthmatische Zustände, chronische Bronchitis. Bronchorrhoe mit zähem Schleim, schwer ablösbar. Erhöht den Blutdruck. Übelkeit u. Würgen bei Magengeschwüren. Zucker im Urin. Ein wirksames Gegenmittel gegen Rhusvergiftung, lokal u. innerlich; auch bei Verbrennungen, Blasen, Katarrh der Vagina u. Herpes zoster. **Hyperchlorhydrie, bei gleichzeitigen asthmatischen u. anderen** neurotischen Symptomen. Hyperämie der Magenschleimhaut mit Atembeschwerden.

KOPF. - Völlegefühl wie bei Chinin. **Schmerz in den Augäpfeln,** nachts hinten in das Gehirn ziehend; V. - Bewegen der Augen. Pupillen erweitert. Eitrige Augenentzündung u. Iritis.
ATEMWEGE. - Ein wirksames Mittel für Rasseln u. Beklemmung bei bronchitischen Patienten. Pfeifende Atemzüge bei schaumigem Schleim, schwer ablösbar. Wirkt auf den Lungenkreislauf. Asthma mit reichlichem, zähem Auswurf, der erleichtert. **Hört auf zu atmen beim Einschlafen; fährt hoch** beim Aufwachen u. keucht nach Atem. Muß aufrecht sitzen, um zu atmen. **Kann nicht atmen beim Liegen.** Keuchhusten mit reichlicher Schleimabsonderung [**Coccus**]. Bronchorrhoe mit zähem, weißlichem, schleimigem Auswurf. Pfeifende Atemzüge. Herz u. Atmung schwach. Cheyne-Stokessche Atmung.
MILZ. - Schneidender Schmerz in der Milzgegend, zu den Hüften ausstrahlend. Vergrößerte Milz [**Cean.; Card.**].
HAUT. - Hitzblattern, wie Roseola, mit starkem Brennen u. Jucken. Ausschläge mit Bläschen u. Papeln. Herpes zoster. Jucken u. Brennen. Ausschlag von **Gifteiche** (lokal als Waschung). Ulzera mit geschwollener, purpurfarbener Haut.
VGL. - Tartarus emeticus. Eriodictyon; Lach.; Sang.
DOS. - Tinktur in 1 bis 15-Tropfen-Gaben, auch niedere Potenzen.
Grindelia D1 = Ø; D1; D2; D4; [D3]

GUACO - MIKANIA SCANDENS
Compositae - Korbblütler; meist Brasilien

Wirkt auf das Nervensystem u. die weiblichen Organe. Antidot gegen Skorpion- u. Schlangenbisse (Golondrina). Cholera. **Bulbärparalyse. Syphilis.** Krebs. Taubheit - Zunge schwer u. schwer zu bewegen. **Reizung der Wirbelsäule.** Wirbelsäulensymptome sehr deutlich u. gut bestätigt. Biertrinker, die vom Schlaganfall bedroht sind. **Durchfall u. Dysenterie mit Schmerzen in Kreuzbein u. Lenden.** - Kopfschmerz, gerötetes Gesicht. Schweregefühl u. Schwierigkeit beim Bewegen der Zunge.

INN. HALS. - Kehlkopf u. Luftröhre eingeschnürt; Schluckbeschwerden. Schweregefühl in der Zunge, schwer zu bewegen.
WEIBL. G. - Reichlicher Weißfluß, wundmachend, eitrig, schwächend. Jucken u. Schmerzen nachts, als ob Feuer aus den Teilen käme.
URIN. - Vermehrt, wolkig; Phosphate. Schmerz in der Blasenregion.
RÜCKEN. - Schmerz zwischen den Schulterblättern, in die Unterarme ausstrahlend. Brennen in den Brustwirbeln. **Schmerz entlang der Wirbelsäule;** V. - Beugen. Müdigkeit in den Hüften u. im Lendengebiet.
EXTREMITÄTEN. - Schmerz in Deltamuskel, Schultern, Ellbogen, Armen u. Fingern. Schmerz in der Hüftgelenkgegend. Beine schwer, Schmerz in Fußgelenken u. Sohlen. **Paralyse der unteren Extremitäten.**
MODALITÄTEN. - V. - Bewegung.
VGL. - Ox-ac.; Lath.; Caust.
DOS. - C 3 bis C 6.
Guaco t D1 = ∅; D1; D2; -; [D2]

GUAJACUM - GUAJACUM OFFICINALE
(Harz des Guajakbaumes); Zygophyllaceae; Zentral- u. Südamerika

Hauptwirkung auf das Bindegewebe, besonders passend für arthritische, rheumatische u. Tonsillitis-Diathese. Syphilis, Sekundär-Stadium. Erstranggiges Mittel bei akutem Rheumatismus. **Freie, faulige Absonderungen. Allgemein unreiner Körpergeruch.** Fördert Eiterung von Abszessen. Empfindlichkeit u. Verschlimmerung durch lokale Hitze. Kontrakturen der Glieder, Steifheit u. Unbeweglichkeit. Gefühl, sich recken zu müssen.

GEIST, GEMÜT. - Vergeßlich; gedankenlos; starrblickend. Langsames Begriffsvermögen.
KOPF. - **Gichtischer u. rheumatischer Schmerz in Kopf** u. Gesicht, **ausstrahlend zum Nacken.** Reißender Schmerz im Schädel; V. - kaltes, feuchtes Wetter. Gefühl von Schwellung, erweiterte Blutgefäße. Schmerzen im linken Ohr. **Schmerz endet oft mit Stich,** besonders im Kopf.
AUGEN. - Pupillen erweitert. Augenlider erscheinen zu kurz. Stippen um die Augen.

INN. HALS. - Rheumatischer, schmerzhafter Hals, mit schwacher Halsmuskulatur. Rachen trocken, brennend, geschwollen, Stiche zum Ohr hin. **Akute Tonsillitis.** Syphilitischer, weher Hals.
MAGEN. - Zunge belegt. **Verlangen nach Äpfeln** u. anderen Früchten. Widerwille gegen Milch. Brennen im Magen. Zusammenschnürung im Oberbauchgebiet.
ABDOMEN. - Gärung im Gedärm. Viel Wind in den Eingeweiden. Durchfall, Cholera infantum.
HARNWEGE. - Scharfe Stiche nach Urinabgang. Dauernder Drang.
ATEMWEGE. - **Erstickungsgefühl.** Trockener, enger Husten. Stinkender Atem nach dem Husten. **Pleuritische Stiche.** Brustschmerzen in den Gelenkverbindungen der Rippen mit Kurzatmigkeit, bis Auswurf beginnt.
WEIBL. G. - Ovariitis bei rheumatischen Patientinnen mit unregelmäßiger Menstruation, Dysmenorrhoe u. Reizblase.
RÜCKEN. - Schmerz vom Kopf zum Nacken. **Schmerzen im Nacken. Steifer Nacken mit schmerzhaften Schultern.** Stiche zwischen Schulterblättern bis zum Hinterkopf hin. Zusammenziehender Schmerz zwischen den Schulterblättern.
EXTREMITÄTEN. - Rheumatischer Schmerz in Schultern, Armen u. Händen. **Zunehmende Schmerzen** [**Phos-ac.**]. Prickeln im Gesäß. Ischias u. Lumbago. Gichtisches Reißen mit Kontraktionen. Unbewegliche Steifheit. Fußgelenkschmerz ausstrahlend ins Bein, Lahmheit verursachend. Gelenke geschwollen, schmerzhaft, Druck unerträglich; Hitze unerträglich. Stechender Gliederschmerz. Arthritische, lanzinierende Schmerzen, danach Kontraktion der Glieder. **Hitzegefühl** in den befallenen Gliedern.
MODALITÄTEN. - **V.** - Bewegung, Hitze, kaltes, feuchtes Wetter; Druck, Berührung, von 18 Uhr bis 4 Uhr früh. **B.** - äußerer Druck.
VGL. - **Guaiacol** (bei der Behandlung von Epididymitis bei Gonorrhoe, 2 Teile auf 30 Teile Vaselin lokal).
ANTIDOTE: Nux. folgt auf **Sep.**
VGL. FERNER: Merc.; Caust.; Rhus-t.; Mezer.; Rhod.
DOS. - Tinktur bis C 6.
Guajacum D1 = ∅; D1; D2; D6; [D3]

GUAREA TRICHILOIDES

(»Ballwood«); Meliaceae - Zederachgewächse; trop. Amerika u. Afrika

Die Augensymptome sind bestätigt. Chemosis u. Pterygium werden damit geheilt. Lupus von ocker-roter Farbe.

AUGEN. - Konjunktiva entzündet, geschwollen. Reißender Schmerz in den Augäpfeln; Spannung, Gefühl, nach außen gedrängt zu werden. Objekte erscheinen grau, umgedreht. Augensymptome wechseln mit vermindertem Hörvermögen, Tränenträufeln.

KOPF. - Gefühl, als ob das Gehirn nach vorne fiele; wie von einem Schlag auf den Kopf.
ATEMWEGE. - Husten mit Schweiß, Enge u. Brustschmerz; Kehlkopf gereizt.
DOS. - Tinktur.

GUATTERIA GUAM. (St)

GYMNOCLADUS

(Amerikan. »Kaffeebaum«); Leguminosen - Hülsenfrüchtler; Nordamerika, China

Wunder Hals, dunkel-livide Rötung der Schlundenge, Schwellung des Gesichtes wie bei Erysipel sind am deutlichsten. Nesselsucht. Verlangen nach Hitze u. Ruhe. Kopfschmerz, Pulsieren in Stirn, Schläfen u. über den Augen mit **bläulich-weißem Zungenbelag.** Brennen in den Augen.

GESICHT. - Gefühl, als ob Fliegen über das Gesicht krabbeln. Erysipel. Große Empfindlichkeit der Zähne.
INN. HALS. - Wund; dunkle, livide Rötung von Rachenenge u. Mandeln. Stechender Schmerz. Schleim im Rachen u. Räuspern. Kitzeln mit trocknem Husten.
VGL. - Lachn.; Lach.; Ail.; Rhus-t.
DOS. - Niedere Potenzen.
Gymnocladus tt 0; D1; D1; -; [D2]

HAEMATOXYLON

(Blauholz, Campecheholz, Westindisches Rotholz); Leguminosen - Hülsenfrüchtler; Zentralamerika

Gefühl der Zusammenschnürung ist charakteristisch. **Gefühl wie von einem Balken quer über der Brust.** Angina pectoris.

KOPF. - Einschnürungsgefühl; heiß, schwer. Augenlider schwer.
MAGEN. - Schmerzhaftes Gefühl des Grabens vom Bauch zum Rachen, dadurch Schmerz im Herzgebiet mit Beklemmung. Kolik, Blähsucht. Kollern u. Durchfall. Schwellung u. Schmerzhaftigkeit.
BRUST. - Zusammenschnürung, bis zum Oberbauch sich erstreckend. Gefühl eines Balkens quer über der Brust. Konvulsiver Schmerz in der Herzgegend mit Beklemmung. Starke Schmerzhaftigkeit im Herzgebiet. Herzklopfen.
WEIBL. G. - Schmerz im Unterbauch, dabei schleimiger, weißlicher Weißfluß. **Schwächegefühl mit schmerzhaftem Nach-unten-Ziehen bei den Menses.**
VGL. - Cact.; Coloc.; Naja.
DOS. - C 3.
Haematoxylon D1 = 0; D1; D2; -; [D3]

HAMAMELIS VIRGINICA oder HAMAM. VIRGINIANA

(Virginische Zaubernuß); Hamamelidaceae; Nordamerika

Blutandrang, Blutungen, variköse Adern u. Hämorrhoiden mit **Prellungsschmerz der befallenen Teile** scheint die spezielle Sphäre dieses Mittels zu sein. Wirkt auf die Aderwände, indem es Erschlaffung mit folgendem Blutandrang hervorruft. Passive Blutungen aus allen Körperteilen. Erstrangig bei offenen, schmerzhaften Wunden mit Schwäche infolge von Blutverlust. Nach Operationen übertrifft es Morphium in der Anwendung (Helmuth).

KOPF. - Verlangt den ihm »schuldigen Respekt«. Gefühl wie von einem Bolzen von Schläfe zu Schläfe. Völle, danach Nasenbluten. Taubheit über dem Stirnknochen.

AUGEN. - Schmerzhafte Schwäche. **Wunder** Augenschmerz; blutunterlaufenes Aussehen; entzündete Gefäße, stark injiziert. Befördert die Absorption von Blutungen im Auge. Gefühl des Herauspressens in den Augen.

NASE. - Reichliche Blutung aus der Nase; venöses Fließen, nicht gerinnend, mit Stauungsgefühl über dem Nasensteg. Schlechter Geruch aus der Nase.

INN. HALS. - Schleimhaut gedehnt u. bläulich; variköse Adern im Rachen.

MAGEN. - Gefühl von Verbrennung auf der Zunge. Durst. Blasen an der Seite. Blutbrechen von schwarzem Blut. Pulsieren u. Schmerzen im Magen.

STUHL. - Wundes, rauhes Gefühl im Anus. **Hämorrhoiden, reichlich blutend, mit Schmerzhaftigkeit.** Dysenterie. Pulsation im Rektum.

URIN. - Hämaturie mit verstärktem Drang.

WEIBL. G. - Blutandrang u. Neuralgie in den Ovarien; sehr wundes Gefühl. Vikariierende Menstruation. Uterusblutung, nach unten ziehender Schmerz im Rücken. Menses dunkel, **reichlich, mit Schmerzhaftigkeit im Bauch. Metrorrhagie, zwischen den Perioden auftauchend.** Mittelschmerz (Jas. W. Ward). Sehr empfindliche Vagina. Reichlicher Weißfluß. Juckende Vulva. Phlegmasia alba dolens, Hämorrhoiden, wunde Brustwarzen nach der Niederkunft. Metrorrhagie; venöses Fließen. Vaginismus, Ovariitis, Schmerzhaftigkeit im ganzen Bauch. Phlegmasia alba.

MÄNNL. G. - Schmerz im Samenstrang, ausstrahlend in die Hoden, Varikozele. Schmerz in den Hoden. Orchitis. Hoden vergrößert, heiß u. schmerzhaft. Epididymitis.

ATEMWEGE. - Bluthusten; kitzelnder Husten. Brustkorb schmerzhaft u. wie eingeschnürt.

RÜCKEN. - Wunder Schmerz die Halswirbel hinunter. Starker Schmerz im Lenden- u. Unterbauchgebiet, in die Beine ausstrahlend.

EXTREMITÄTEN. - Müdes Gefühl in Armen u. Beinen. Sehr schmerzhafte Muskeln u. Gelenke. Variköse Adern. Frösteln in Rücken u. Hüften, in die Beine ausstrahlend. Neuralgie des inneren Beinnerven.

HAUT. - Bläuliche Frostbeulen. Phlebitis. Purpura. Variköse Adern u. Ulzera; sehr schmerzhaft. Verbrennungen. Ekchymosis. Traumatische Entzündungen [**Arn.**].

MODALITÄTEN. - V. - warme, feuchte Luft.
VGL. - Bei Hämorrhoiden: **Calc-f.; Aloe; Mur-ac.** bei varikösen Adern. **Mangifera indica.**
VGL. FERNER: Arn.; Calend.; Tril.; Bell-p.; Sulf-ac.; Puls..
ANTIDOTE: Arn.
ERGÄNZUNGSMITTEL: Ferr.
DOS. - Tinktur bis C 6. Destillierter Extrakt lokal.
Hamamelis virginica Ø; D1; D1; D4; [Ø, D2]

HAPLOPAPPUS (AHZ 5, 1980)

vgl. Anhang

HARONGA (AHZ 5, 1980)

vgl. Anhang

HARPAGOPHYTUM (AHZ 5, 1980)

vgl. Anhang

HEDEOMA (PULEGIOIDES)

Verbenaceae - Eisenkrautgewächse; Mittelmeergebiete

Weibliche Symptome am deutlichsten; gewöhnlich verbunden mit nervösen Störungen. Roter Sand im Urin. **Schmerz am Harnleiter entlang.** Blähungskolik. Antidot gegen Rhus diversiloba [**Grin.**].

KOPF. - Dumpfes, schweres Gefühl morgens. Schwerer Kopfschmerz wie von einem Schnitt. Schwach, matt; B. - Hinlegen.
MAGEN. - Gastritis. **Alles, was in den Magen kommt, verursacht Schmerz.** Zunge dünn weiß belegt. Übelkeit.
ABDOMEN. - Aufgetrieben, wund u. empfindlich.
URIN. - Häufiger Drang, schneidende Schmerzen. Schmerz am linken Harnleiter entlang. Ziehender Schmerz von der Niere zur Blase. Dumpfer, brennender Schmerz über der linken Niere. Brennende Reizung am Blasenhals, häufigen, intensiven Harndrang verursachend. Unfähigkeit, Harn mehr als wenige Minuten zurückzubehalten, B. - Wasserlassen.
WEIBL. G. - Nach unten ziehende Schmerzen mit viel Rückenschmerz; V. - geringste Bewegung. Weißfluß mit Jucken u. Brennen. Ovarien mit Blutandrang u. schmerzhaft; nach unten ziehende, spastische Kontraktionen.
EXTREMITÄTEN. - Schmerz im Daumengelenk. Schmerz, Kälte u. paretischer Zustand. Zucken, Hin- u. Herschlagen, Schmerzhaftigkeit. Achillessehne schmerzhaft, wie bei Verstauchung u. Schwellung; Gehen schmerzhaft.
VGL.- Mentha; Sep.; Lil-t.; Ocl. (Harnsäure-Diathese, Schmerz in den Harnleitern). **Hedera Helix** - Efeu - (Delirium u. chronische Zuckungen. Chronischer Wasserkopf, zerebrospinales Nasenbluten. Katarakt. Wirkt auf die Blutgefäße, Menorrhagie). - **Glechoma Hederacea** - »Kriechender Efeu« - (Hämorrhoiden mit **Reizung des Rektum** u. Blutung. Durchfall. Wundes

u. rauhes Gefühl am Anus. Husten mit Reizung von Kehlkopf u. Luftröhre. Unterkinndrüsen entzündet).
DOS. - C 1.
Hedeoma tt Ø; D1; D1; -; [D3]

HEKLA LAVA

(Lava vom Heklavulkan, Island)

Deutliche Wirkung auf die **Kiefer.** Sehr nützlich bei Knochenauswüchsen, Zahnfleisch-Abszessen, schwierigem Zahnen. Knötchenbildung, Karies der Knochen usw.. Osteitis, Periostitis, Osteosarkom; Rachitis. **Tumoren** im allgemeinen. Knochennekrose. Nekrose u. Höhlenbildung nach Operation am Mastoid.

GESICHT. - Geschwürbildung an den Nasenknochen. **Gesichtsneuralgie durch kariöse Zähne** u. nach Zahnextraktionen. Zahnschmerz mit Schwellung an den Kiefern. Zahnfleischabszeß. **Vergrößerung des Kieferknochens.** Halsdrüsen vergrößert u. verhärtet.
VGL. - **Sil.**; **Merc.**; **Phos.**; **Conchiolinum** - Perlmutter - (Mittelstück der Röhrenknochen befallen; äußerste Berührungsempfindlichkeit).
Amphisbaena - schneckenähnliche Eidechse - (große Affinität für die Kieferknochen, V. - Luft u. Feuchtigkeit). **Slag.** - (Starkes Jucken der Körperteile).
DOS. - Niedere Potenzen.
Hekla lava D8; D10; D2; D8; [D3 Tbl]

HELLEBORUS NIGER

(Christwurzel, schwarze Nießwurzel); Ranunculaceae - Hahnenfußgewächse; Gebirge Mitteleuropas

Ruft **Schwächezustand** der **Sinneswahrnehmungen** hervor. Kann nicht richtig sehen, hören, schmecken; allgemeine **Muskelschwäche,** die fortschreiten kann bis zur völligen Lähmung, dabei wassersüchtige Ergüsse. Daher ein Mittel bei Zuständen schwacher Vitalität u. schwerer Erkrankung. Charakteristische Verschlimmerung von 16.00 bis 20.00 [**Lyc.**]. **Gefühl des Sinkens.** Effusion beim Wasserkopf. Manie melancholischer Art.

GEIST, GEMÜT. - Langsam beim Antworten. Gedankenlos; starrend. **Unwillkürliches Seufzen. Völlige Bewußtlosigkeit. Zupfen an den Lippen u. am Zeug.**
KOPF. - Stirn sehr faltig, kalter Schweiß. Benommenheit verursachender Kopfschmerz. **Rollt den Kopf** Tag u. Nacht hin u. her; Stöhnen, plötzliches Schreien. **Bohrt den Kopf in das Kissen;** schlägt ihn mit den Händen. Dumpfer Hinterkopfschmerz, mit Gefühl von hin- u. herschaukelndem Wasser im Kopf. Kopfschmerz steigert sich bis zum Erbrechen.
AUGEN. - Augenbälle nach oben gedreht; schielender, leerer Blick. Pupillen erweitert. Augen weit offen, eingesunken, Nachtblindheit.
NASE. - Schmutzige, trockne Nasenlöcher. Reibt die Nase. Geruchssinn vermindert. Nase spitz zulaufend.

GESICHT. - Blaß, eingesunken. Kalter Schweiß. Falten. Neuralgie links; Teile so empfindlich, daß Kauen unmöglich ist.
MUND. - Schrecklicher Mundgeruch. Lippen trocken u. rissig. Zunge rot u. trocken. **Unterkiefer herabgefallen.** Unsinniges Zupfen an den Lippen. Zähneknirschen. **Kaubewegung.** Schluckt gierig kaltes Wasser, obwohl bewußtlos. Kind trinkt gierig, dabei Widerwille gegen Nahrung. Speichelfluß mit wunden Mundecken.
ABDOMEN. - Gurgeln, als ob Gedärme voll von Wasser wären. Geschwollen, schmerzhaft bei Berührung.
STUHL. - Gallertartiger, weißer Schleim; unwillkürlich.
URIN. - Unterdrückt; spärlich, dunkel; Kaffeesatzsediment. Häufiger Drang. Kind kann nicht Wasser lassen. Blase überdehnt.
ATEMWEGE. - Häufiges Seufzen. Atmung unregelmäßig. Brust eingeschnürt; keucht nach Atem. Hydrothorax [**Merc-sulf.**].
EXTREMITÄTEN. - Automatische Bewegung eines Armes u. eines Beines. Glieder schwer u. schmerzhaft. Recken der Glieder. Daumen in die Handfläche gepreßt [**Cupr.**]. Bläschenförmiger Ausschlag zwischen Fingern u. Zehen.
SCHLAF. - Plötzliches Schreien im Schlaf. Tiefer Schlaf. **Cri encéphalique.** Kann nicht völlig wach werden.
HAUT. - Blaß, ödematös, juckend. Livide Flecken auf der Haut. Plötzliche, wässerige Schwellung der Haut. Ausfallen von Haar u. Nägeln. Angioneurotisches Ödem.
MODALITÄTEN. - V. - abends bis morgens, vom Aufdecken.
VGL. - Hell. foetidus oder **Polymnia** - (Wirkt besonders auf die Milz [**Cean.**].; auch auf Darm u. Ischiasnerv. Milzschmerzen strahlen aus auf Schulterblatt, Nacken u. Kopf, V. - linke Seite u. abends; chronische Malariamilz; hypertrophierter Uterus; Drüsenvergrößerung; Haar u. Nägel fallen aus; Haut pellt ab). **Hell-orientalis** (Speichelfluß).
ANTIDOTE: Camph.; Chin.
VGL. - Drohender Erguß: **Tub.; Apis.; Zinc.; Op.; China; Cic.; Jodof.**
DOS. - Tinktur bis C 3.
Helleborus niger + D1 = Ø; D1; D2; D4; [D4]

HELIANTHUS - SONNENBLUME

(Sonnenblume); Compositae - Korbblütler

Alte Fälle von intermittierendem Fieber. Schnupfen, Katarrh, Nasenbluten u. dicke Borken in der Nase. Rheumatische Schmerzen im linken Knie. Erbrechen, schwarze Stühle, Blutandrang u. Trockenheit von Mund u. Rachen, Rötung u. Hitze der Haut. Symptome V. - durch Hitze u. B. - durch Erbrechen. Milz-Mittel. Deutliche Wirkungen auf den Magen, bei Übelkeit u. Erbrechen. Stühle schwarz [**Lept.**]. Trockener Mund. Äußerlich als Wundmittel wie **Arn.** u. **Calend.**
Helianthus D1 Ø; D1; D2; D4; [D3]

HELODERMA HORRIDUM

(Gilatier, Krustenechse); Reptilia, Helodermatidae; Arizona, Neumexiko

Die Folge eines Bisses ist Paralyse mit Benommenheit wie bei Paralysis agitans oder motorischer Ataxie. Es gibt keine tetanische Phase - ein Zustand, der fast umgekehrt ist in seinen objektiven Symptomen wie bei **Hydroc-acid.** oder **Strychnia.** Die ungewöhnlichste Wirkung dieser Droge läßt sich feststellen bei dem Auge der Maus. **Der Augapfel tritt stärker hervor,** die Hornhaut zeigt Trübungen. Der Exophthalmus ist zurückzuführen auf den Blutdruck hinter dem Augapfel (Boyd). Homöopathisch ist die Droge indiziert bei vielen Krankheitsformen, die durch **starke Kälte** charakterisiert sind - »arktische« Kälte. Kältewellen vom Hinterkopf zu den Füßen aufsteigend.

KOPF. - Sehr deprimiert. Gefühl, als ob er nach rechts fallen würde. **Kaltes** Band um den Kopf; kalter Druck innerhalb des Schädels. Augenlider schwer. Schmerz im rechten Ohr beginnend, ausstrahlend durch den Hinterkopf ins linke Ohr.

GESICHT. - Gefühl kalten Krabbelns, als ob die Gesichtsmuskeln zu eng wären.

MUND. - Zunge kalt, weich, trocken. Sehr durstig. Schlucken schwierig. Atem kalt.

BRUST. - Kältegefühl in Lunge u. Herz. Langsames, mühsames Hämmern des Herzens.

RÜCKEN. - Kälte quer über die Schulterblätter. Brennen an der Wirbelsäule entlang.

EXTREMITÄTEN. - Taubheit u. Zittern. Zyanose der Hände. Kälte, Gefühl wie vom Gehen auf einem Schwamm oder von Schwellung der Füße. Taumelnder Gang. Hahnenschritt. Beim Gehen Heben der Füße höher als üblich, dann hartes Aufsetzen des Absatzes. Füße kalt wie Eis oder brennen. Strecken erleichtert die Schmerzen in Muskeln u. Gliedern.

FIEBER. - **Innere Kälte,** Gefühl, sich zu Tode zu frieren. Kalte Ringe um den Körper. Kältewellen [**Abies-c.**; **Acon.**]. **Kalte Stellen.** Arktische Kälte. Temperatur unternormal, 35,6 Grad [**Camph.**].

VGL. - **Lacerta** - grüne Eidechse - (Hautausschläge. Blasen unter der Zunge. Geschärfte geistige Wahrnehmungsfähigkeit. Schluckbeschwerden. Dauernde Speichelansammlung im Munde. **Übelkeit;** heftiger Druck im Magen). **Camph.**; **Lach.**.

DOS. - C 30.

Heloderma horridum D2 = 0; D8; D2; D6; [D12] Sonderpreis

HELONIAS BOLATA

(»Einkornwurzel«); Liliaceae - Liliengewächse; atlant. Nordamerika

Gefühle von Schwäche, Ziehen u. Gewicht im Kreuz u. Becken, mit großer Mattigkeit u. Hinfälligkeit, sind hervorragende Anzeichen für dieses Mittel.

Empfindlichkeit, die sich zeigt im Fühlen der Gebärmutter. Müde Frauen mit Rückenschmerzen. Die Schwäche zeigt sich auch in Prolaps-Neigung u. anderen Uterusverlagerungen. Menses häufig unterdrückt, Blutandrang in den Nieren. Der monatliche Blutandrang, statt sich durch den Uterus einen Ausweg zu verschaffen, scheint sich auf die Nieren erstreckt zu haben. Dazu schwere Melancholie. Patientin muß etwas tun, um den Geist zu beschäftigen. Erwägenswertes Mittel bei Frauen mit Prolaps infolge Erschlaffung, erschöpft durch Trägheit u. Luxus (B. - bei Beanspruchung der Aufmerksamkeit, also wenn der Arzt kommt), oder bei durch harte Arbeit erschöpften Frauen; müde, angespannte Muskeln, brennend u. schmerzend; Schlaflosigkeit. Diabetes mellitus u. insipidus. Dauernde Schmerzen u. Empfindlichkeit über den Nieren.

GEIST, GEMÜT. - Schwere Melancholie. **Patient B. - bei Geschäftigkeit,** bei geistiger Inanspruchnahme, Tätigkeit. Reizbar; der geringste Widerspruch unerträglich.
KOPF. - Gefühl des Brennens auf dem Scheitel. Kopfschmerz, B. - geistige Anstrengung.
RÜCKEN. - **Schmerz u. Gewicht im Rücken;** Müdigkeit u. Schwäche. Schmerzen u. Brennen im Lendengebiet. **Nierenumrisse spürbar wegen dauernden Brennens.** Bohrender Schmerz im Lendengebiet, in die Beine ausstrahlend. Große Mattigkeit, B. - Bewegung.
WEIBL. G. - Ziehen im Kreuz mit Prolaps, besonders nach Fehlgeburt, **Pruritus vulvae.** Rückenschmerzen nach Fehlgeburt **[Kali-c.].** Gewicht u. Schmerzhaftigkeit im Uterus; **Uterus wird gefühlt. Menses zu häufig u. zu reichlich.** Weißfluß, Brüste geschwollen, Brustwarzen schmerzhaft u. empfindlich. Teile heiß, rot, geschwollen; brennen u. jucken schrecklich. Albuminurie in der Schwangerschaft. Schwäche in der Menopause.
URIN. - **Eiweißhaltig;** phosphatisch; reichlich u. klar. Zucker. Diabetes.
EXTREMITÄTEN. - Gefühl, als ob kalter Wind auf Waden u. Beine bliese. Taubes Gefühl in den Füßen beim Sitzen.
MODALITÄTEN. - B. - Beschäftigung (geistige Ablenkung). **V.** - Bewegung, Berührung.
VGL. - **Agrimonia** - (Xanthium-Art) - (Schmerzende Nieren, schlechte Verdauung u. Mensesbeschwerden; Bronchorrhoe u. Blasenkatarrh. Husten mit reichlichem Auswurf, dabei Harnabgang. Tinktur 1 bis 10 Tropfen). **Aletris; Lil-t.; Puls.; Senec.; Stann.**
DOS. - Tinktur bis C 6.
Helonias + tt Ø; D1; D1; D3; [D2]

HEPAR SULFURIS CALCAREUM

(Kalkschwefelleber, Hahnemanns Calciumsulfid)

Besonders passend für skrofulöse u. lymphatische Konstitutionen mit Neigung zu Ausschlägen u. Drüsenschwellungen. Ungesunde Haut. Blonde mit schlaffem Charakter u. schwachen Muskeln. **Große Empfindlichkeit**

gegen alle Eindrücke. Schwitzender Patient, der die Decke um sich zieht. Lokal hat es eine besondere Affinität zur Schleimhaut der Atemwege, bewirkt kruppartige, katarrhalische Entzündungen mit reichlicher Sekretion; auch leichte Schweißausbrüche. Nach Quecksilber-Mißbrauch. Infizierter Sinus mit Eiterbildung. **Eiterungsneigung** besonders deutlich, ein starkes Leitsymptom in der Praxis. Ausbreitung der Schädigungen durch Bildung kleiner Papeln neben der alten Läsion. Frösteln, Überempfindlichkeit, splitterartige Schmerzen, Verlangen nach sauren, starken Sachen sehr charakteristisch. **Gefühl, als ob Wind auf ein Körperteil bliese.** Die Körperseite, auf der der Patient nachts liegt, wird allmählich unerträglich schmerzhaft; er muß sich umdrehen. **Pellagra** (materielle Dos. nötig). Syphilis nach grober, antispezifischer Medikation.

GEIST, GEMÜT. - Qualvolle Pein abends u. nachts mit Selbstmordneigung. **Der leichteste Anlaß irritiert.** Niedergeschlagen u. traurig. Wild. Hastige Redeweise.

KOPF. - Schwindel u. Kopfschmerz beim Kopfschütteln oder Fahren. Jeden Morgen bohrender Schmerz in der rechten Schläfe u. an der Nasenwurzel. Kopfhaut empfindlich u. schmerzhaft. Feuchter Grind mit Jucken u. Brennen. Kalter Schweiß auf dem Kopf.

AUGEN. - **Hornhautgeschwüre.** Iritis mit Eiter in der Vorkammer; eitrige Konjunktivitis mit deutlicher Bindehautschwellung, starke Absonderung, große Empfindlichkeit gegen Luft u. Berührung. Augen u. Lider rot u. entzündet. Augenschmerz, als ob sie in den Kopf zurückgezogen würden. Bohrender Schmerz in den oberen Augenhöhlenknochen. Augäpfel schmerzhaft gegen Berührung. Objekte erscheinen rot u. zu groß. Sicht verschleiert beim Lesen; Gesichtsfeld auf die Hälfte reduziert. Helle Ringe vor den Augen. **Hypopion.**

OHREN. - Borken auf u. hinter den Ohren. Stinkende Eiterabsonderung aus den Ohren. Pfeifen u. Pulsieren in den Ohren mit Hörstörungen. Taubheit nach Scharlach. Pusteln im Gehörgang u. äußeren Ohr. Mastoiditis.

NASE. - Wund, ulzeriert. Wundheit der Nasenlöcher mit katarrhalischen Beschwerden. Dauerndes Niesen in kaltem, trocknem Wind mit laufender Nase, später dicke, übelriechende Absonderung. Verstopfung jedesmal in kalter Luft draußen. **Geruch wie von altem Käse. Heufieber** (Hepar D 1 erregt oft Sekretionen u. reichliche Absonderung bei verstopften Erkältungen).

GESICHT. - Gelbliche Gesichtsfarbe. Unterlippe in der Mitte rissig. Erysipel mit Blasen u. Stechen in Gesichtsteilen. Neuralgie rechts, streifenartig bis in Schläfe, Ohr, Nasenflügel u. Lippen ausstrahlend, Schmerzen in den Gesichtsknochen, besonders bei Berührung. Ulzera in den Mundwindeln. Schießender Schmerz im Kiefer beim Mundöffnen.

MUND. - Speichelfluß. Zahnfleisch u. Mund schmerzhaft gegen Berührung u. leicht blutend.

INN. HALS. - Beim Schlucken Kloß- oder **Splitter**gefühl im Rachen. Angina mit **drohender Eiterung.** Stiche in der Kehle bis zum Ohr strahlend beim Schlucken. Hochräuspern von Schleim.

MAGEN. - Verlangen nach Säuren, Wein u. kräftig schmeckender Nahrung. Widerwille gegen fette Nahrung. Häufiges Aufstoßen ohne Geschmack oder Geruch. Auftreibung des Magen, die zwingt, die Kleidung zu lockern. Brennen im Magen. Schwere u. Druck im Magen nach leichter Mahlzeit.

ABDOMEN. - Stiche im Lebergebiet beim Gehen, Husten, Atmen oder bei Berührung [**Bry.**; **Merc.**]. Hepatitis, Leberabszeß; Bauch aufgetrieben, gespannt; chronische Bauchbeschwerden.

STUHL. - Lehmfarbig u. weich. **Sauer,** weiß, unverdaut, **stinkend.** Sogar weicher Stuhl kann nicht entleert werden.

URIN. - Langsame Entleerung, ohne Kraft - tropft senkrecht herunter, Blase schwach. Scheint dauernd etwas zurückzubleiben. Fetthaut auf dem Urin. Blasenbeschwerden alter Männer [**Phos.**; **Sulf.**; **Cop.**].

MÄNNL. G. - Herpes, empfindlich, leicht blutend. Ulzera äußerlich auf der Vorhaut ähnlich wie bei Schanker [**Nit-ac.**]. Erregung u. Erguß ohne amouröse Phantasien. Jucken von Eichel, Frenulum u. Skrotum. Eiternde Leistendrüsen. Feigwarzen mit stinkendem Geruch. Feuchte Wundheit auf den Genitalien u. zwischen Skrotum u. Oberschenkel. Hartnäckige Gonorrhoe, die »nicht heilt«.

WEIBL. G. - Blutabsonderung aus dem Uterus. Jucken von Scham u. Brustwarzen, V. - bei den Menses. Menses spät u. spärlich. **Abszesse der Labien mit großer Empfindlichkeit.** Äußerst übel riechender Weißfluß. Riecht wie alter Käse [**Sanic.**]. Reichliches Schwitzen im Klimakterium [**Til.**; **Jab.**].

ATEMWEGE. - Verliert die Stimme u. hustet bei trockenem, kaltem Wind. Heiserkeit mit Verlust der Stimme. Beschwerlicher Husten beim Gehen. Trockner, heiserer Husten. Husten erregt **immer bei Kälte oder Blöße eines Körperteils** oder beim Essen kalter Speisen. Krupp mit lockerem, rasselnden Husten; V. - morgens. **Erstickender Husten.** Rasselnder, krächzender Husten; Erstickungsanfälle; muß aufstehen u. den Kopf nach hinten beugen. Ängstliches, rasselndes, feuchtes Atmen, Asthma V. - in trockner, kalter Luft; B. - in feuchter. Herzklopfen.

EXTREMITÄTEN. - Fingergelenke geschwollen; Neigung zu leichter Verrenkung. Nagel der großen Zehe schmerzhaft bei leichtem Druck.

HAUT. - Abszesse; eiternde, sehr empfindliche Drüsen. Leicht eiternde u. sich ausbreitende **Papeln.** Akne in der Jugend. Eiterung mit prickelndem Schmerz. Leichtes Bluten. Angioneurotisches Ödem. **Ungesunde Haut; jede kleine Verletzung eitert.** Rissige Haut, mit **tiefen Rissen an Händen u. Füßen.** Ulzera mit blutiger Eiterung, nach altem Käse riechend. **Ulzera sehr berührungsempfindlich,** brennend, stechend, leicht blutend. Schwitzt Tag u. Nacht ohne Erleichterung. **»Kälte-Herpes« sehr empfindlich.** Kann Bloßliegen nicht ertragen; **will warm eingepackt sein.** Stechen u. Prickeln in den befallenen Teilen. Eiternde Ulzera, **umgeben von kleinen Stippen.**

Große Empfindlichkeit gegen die leichteste Berührung. **Chronische u. wiederkehrende Nesselsucht.** Pocken. Herpes circinatus. Dauernde, übel riechende Ausdünstung aus dem Körper.
FIEBER. - Frösteln im Freien oder vom **leichtesten Zug.** Trockne Hitze nachts. **Reichlicher Schweiß;** sauer, klebrig, stinkend.
MODALITÄTEN. - V. - trockene, kalte Winde; kalte Luft; leichtester Zug; von Quecksilber, Berührung; Liegen auf der schmerzhaften Seite. **B.** - feuchtes Wetter, Einpacken des Kopfes, Wärme, nach dem Essen.
ANTIDOTE: Bell.; Cham.; Sil.
VGL.: Acon.; Spong.; Staph.; Sil.; Sulf.; Calc-s.; Myristica. Hepar wirkt **Quecksilber**-Folgen entgegen, ebenso von **Jod, Kalium u. Lebertran.** Beseitigt schwächende Wirkungen von Äther.
DOS. - C 1 bis C 200. Die höheren Potenzen können Eiterung hemmen, die niederen sie fördern. Falls Eiterung beschleunigt werden soll, D 2.
Hepar sulfuricum D8; D10; D1; D8; [D3, 4, 6, 12 Tbl]

HEPATICA TRILOBA - ANEMONE HEPATICA

(Windröschen); Ranunculaceae - Hahnenfußgewächse

Rachenkatarrh mit reichlichem, serösem Sputum u. Heiserkeit. Kitzeln u. Reizung des Rachens. **Gefühl von Kratzen u. Rauhheit.** Bewirkt freien u. leichten Auswurf. Fädiger, dicker, zäher Schleim, dauerndes Räuspern verursachend. Wundheit der Nasenlöcher. Gefühl von **zurückbleibenden Nahrungsteilchen** am Kehldeckel. Sputum süßlich, reichlich, kremig.

DOS. - C 2.
Hepatica triloba 0; D1; D1; D3; [D2]

HERACLEUM - BRANCA URSINA

(Bärenklau); Umbelliferae - Doldengewächse

Empfohlen als Stimulans der Wirbelsäule; bei Epilepsie mit Blähsucht, gichtischen u. Hautsymptomen.

KOPF. - Schmerz mit Benommenheit, V. - Bewegung im Freien; B. - Kopf mit Tuch einhüllen. **Viel fettiger Schweiß auf dem Kopf** u. heftiges Jucken. Seborrhoe des Kopfes. Kopfschmerz mit Unbehagen.
MAGEN. - Schmerz mit Brechneigung. Bitteres Aufstoßen u. bitterer Geschmack. Hunger, aber Essen unmöglich. Bauch- u. Milzschmerzen.
DOS. - C 3.
Heracleum 0; D1; D1; -; [D2]

HEROIN (V)

HEUSTAUB (nach Vögeli; Arc.)

HIPPOMANES
(Allantoishaut des Pferdeembryo)

Das berühmte, alte Aphrodisiakum der griechischen Autoren.

MAGEN. - Eisige Kälte im Magen.
MÄNNL. G. - Sexuelles Begehren vermehrt. Prostatitis. Ziehender Schmerz in den Hoden.
EXTREMITÄTEN. - Heftiger Schmerz im Handgelenk. Lähmung der Handgelenke. **Verstauchungsgefühl im Handgelenk.** Große Schwäche der Hände u. Finger. Schwäche der Fuß- u. Kniegelenke u. der Sohlen. **Chorea.** Große Schwäche nach zu raschem Wachstum.
VGL. - Caust.
DOS. - C 6 bis C 30.
Hippomanes + **tt ∅; D1; D1; D3;** [D2]

HIPPOZAENIUM
(Behandelter Rotzbazillenkulturextrakt)

Diese kräftige Nosode, eingeführt durch Dr. J. J. Garth Wilkinson, weist Symptome auf, die auf Schwindsucht, Krebs u. Syphilis weisen. Scheint nützlich zu sein bei der Behandlung von Ozaena, skrofulösen Schwellungen, eitriger Blutvergiftung u. Erysipel. Chronische Rhinitis; blutige Absonderung.

NASE. - Rot, geschwollen. **Katarrh, Ozaena,** Ulzeration. Absonderung scharf, ätzend, blutig, stinkend. **Knötchen** auf den Nasenflügeln. Papeln u. Ulzeration in Stirnhöhle u. Rachen.
GESICHT. - Alle Drüsen geschwollen; schmerzhaft; Abszeßbildung.
ATEMWEGE. - Heiserkeit. Bronchialasthma. Geräuschvolles Atmen; kurz, unregelmäßig. Husten mit Dyspepsie. Außerordentlich starke Sekretion. Drohende Erstickung. **Altersbronchitis** mit drohender Erstickung durch starke Sekretion. Tuberkulose.
HAUT. - Lymphdrüsenschwellungen. Gelenkschwellungen, nicht fluktuierend. Knötchen im Arm. Bösartiges Erysipel. Pusteln u. Abszesse. Ulzera. Schmutzflechte. Ekzeme.
VGL. - **Muco-toxin** (Cahis' Präparat mit dem Mikrococcus catarrhalis, Friedländers Lungenentzündung-Bazillus u. der Mikrococcus tetragenius - gegen akuten u. chronischen, schleimigen Katarrh bei Kindern u. alten Leuten); **Aur.; Kali-bi.; Psor.; Bacill.**
DOS. - C 30.
Hippozaenium alles D 12

HIPPURICUM ACIDUM
(Geprüft durch Dr.Wm.B. Griggs); (Hippursäure); C_6H_5-CO-NH-CH_2COOH

Wirkt hauptsächlich auf die äußeren Gewebe der Augen u. des Nasen-Rachengebietes, die Gelenkoberflächen, die Leber u. die Schleimhäute.

Rechte Seite besonders befallen, allgemeine Schmerzhaftigkeit der Muskeln.

KOPF. - Schmerz über dem rechten Auge, dumpf, anhaltend. V. - im warmen Zimmer. Augenlider entzündet u. geschwollen.
INN. HALS. - Wund, rauh, trocken, Schlucken schwierig, fauliger Geruch, gummiges Exsudat; Dicklichkeit u. Infiltration aller Gewebe um den Rachen.
MAGEN. - Saures Aufstoßen. Klumpen in der Magengrube. Schmerzhaftigkeit u. Druck über der Leber.
WEIBL. G. - Mensesfluß 3 Wochen lang, dabei völlig ohne Muskel- u. Gelenkschmerzen.
EXTREMITÄTEN. - Rückenschmerz, in die Hüften ausstrahlend. Schmerz in Schultern u. Extremitäten, wunde, geschwollene Gelenke. Schmerz in der Mitte des Oberschenkels nach schießendem Schmerz das rechte Bein hinunter. Gefühl von Müdigkeit u. Knirschen in den Gelenken.
HAUT. - Jucken, Brennen. Papeln wie Gänsehaut auf der Brust.
VGL. - **Benz-ac.** scheint zu entsprechen.
DOS. - Niedere Potenzen.

HIRUDO MED. (M)
(Syn. Sanguisuga)

HISTAMINCHLORID (M)

HOANG NAN - STRYCHNOS GAULTHERIANA
Loganiaceae sp.; Tropen

Erschöpfung mit Schwindel; Benommenheit u. Vibrieren in den Händen u. Füßen; unwillkürliche Bewegung des Unterkiefers. Pusteln u. Furunkel; tertiäre Syphilis u. Lähmung, Ekzem, Prurigo, alte Ulzera, Lepra, Krebs von Drüsengeweben u. Schlangenbisse. Beseitigt Geruch u. Blutung bei Krebs, erleichtert den Heilungsprozeß. Folgt auf Arsen.

DOS. - 5 Tropfen der Urtinktur. Erhöhung bis auf 20 möglich.

HOMARUS VULGARIS
(Verdauungssaft von Hummer); Crustaceae - Krusten-, Krebstiere

Dyspepsie, schmerzhafter Hals u. Kopfschmerzen scheinen eine Kombination zu sein, die durch dieses Mittel beeinflußt werden kann. Stirn- u. Schläfenschmerz hauptsächlich, mit Schmerzhaftigkeit in den Augen. Rachen wund, **rauh,** brennend, mit zähem Schleim. Schmerz in Magen u. Bauch, B. - nach dem Essen. Aufstoßen. Frösteln u. Schmerz überall. Hautjucken.

MODALITÄTEN. - V. - Milch, nach Schlaf. **B.** - Bewegung, nach dem Essen.
VGL. - Sep.; Aster.; Astac.; Aeth.
DOS. - C 6.

HURA BRAZILIENSIS

(Assacu); Euphorbiaceae - Wolfsmilchgewächse; Brasilien

Wird bei Lepra gebraucht bei trockenem u. starkem Engegefühl in der Haut. Gespannte Blasen; Splittergefühl unter den Daumennägeln. Stirnhaut wie straff gespannt. Steifer Nacken, Rückenschmerz. Pulsieren in den Fingerspitzen. Jucken, Stippen, an allen vorragenden Knochenteilen, Wangenknochen usw..

DOS. - C 6.
VGL. - **Calotropis** oder **Madura album** - (Lepra; livide, gangränöse Knötchen; Hautverdickung).

HYDRANGEA ARBORESCENS

(Hortensie); Saxifragaceae - Steinbrechgewächse; Virginien

Ein Mittel für Grieß, reichliche Ablagerung von weißen, amorphen Salzen im Urin. Steinbildungen, Nierenkolik, blutiger Urin. Wirkt auf dieHarnleiter. Schmerz im Lendengebiet. Schwindelgefühl. Brustbeklemmung.

URIN. - Brennen in der Harnröhre u. häufiger Drang. Wasserlassen zu Beginn schwierig. Starker Schleimniederschlag. **Scharfer Schmerz in den Lenden,** besonders links. Großer Durst mit Bauchsymptomen u. Prostata-Vergrößerung [**Ferr-pic.**; **Sabal.**]. Grießartige Ablagerungen. Spastische Einschnürung. Reichliche Ablagerung von weißen, amorphen Salzen.
VGL. - Lyc.; Chim.; Berb.; Par.; Uva; Sabal; Oxydendron; Geum - (starke, zuckende Schmerzen tief aus dem Leib bis zum Ende der Urethra; Blasenbeschwerden mit Schmerzen im Penis; V. - Essen; schlaffe Schleimhäute mit starken, fauligen Absonderungen; unvollständige Verdauung u. Assimilation). - **Polytrichum** - (nach Dr. A. M. Cushing in der Urtinktur oder als Infusion bei vergrößerter Prostata - Prostatitis).
DOS. - Tinktur.
Hydrangea arborescens tt 0; D1; D1; D4; [D2]

HYDRASTIS CANADENSIS

(Kanadische Gelbwurz); Berberidaceae - Sauerdorngewächse; Nordamerika

Wirkt besonders auf die Schleimhäute, macht sie nachgiebig u. bewirkt **dicke, gelbe, fädige** Absonderung. Der Katarrh kann irgendwo sein, - Hals,

Magen, Uterus, Urethra - immer ist er charakterisiert durch diese besondere Schleimabsonderung. Hydrastis ist besonders wirksam bei alten, leicht ermüdeten Leuten, kachektischen Patienten mit großer Schwäche. Wirkungen auf das Gehirn wiegen vor, Patient fühlt seinen Verstand geschärft, den Kopf klar, ist wendig im Ausdruck. Schwache Muskelkraft, schlechte Verdauung u. hartnäckige Verstopfung. Lumbago. Abmagerung u. große Schwäche. Wirkung auf die Leber deutlich. Krebs u. krebsartiger Zustand, vor der Ulzeration, wenn Schmerz das Hauptsymptom ist. **Kropf** bei Pubertät u. Schwangerschaft. **Pocken** innerlich u. äußerlich. Die Wirkung von Hydrastis auf Pocken läßt sich beobachten in der Milderung der Krankheit, der Beseitigung der Beschwerden verursachenden Symptome, der Verkürzung der Krankheitsdauer, der Verringerung der Gefahr u. Milderung der Folgen (J. J. Garth Wilkinson).

GEIST, GEMÜT. - Deprimiert; hält den Tod für sicher u. wünscht ihn.
KOPF. - Dumpfer, pressender Stirnkopfschmerz, besonders verbunden mit Verstopfung. Myalgischer Schmerz in Kopfhaut u. Nackenmuskeln [**Cimic.**]. Ekzem auf der Stirn am Haaransatz entlang. **Sinusitis,** nach Schnupfen.
OHREN. - Dröhnen. Eitrig-schleimige Absonderung. Taubheit. **Katarrh der eustachischen Röhre** mit erhöhter Stimmlage.
NASE. - **Dickes, hartnäckiges Sekret retronasal** zum Rachen hin. Wässerige, **ätzende** Absonderung. Ozaena mit Ulzeration des Septum. Neigt dazu, dauernd die Nase zu putzen.
MUND. - Pfefferiger Geschmack. Zunge weiß, geschwollen, groß, schlaff, schleimig; **zeigt Eindruck der Zähne** [**Merc.**]; wie versengt; Stomatitis. Ulzeration der Zunge, Risse zu den Kanten hin.
INN. HALS. - Follikuläre Rachenentzündung. Rauh, schmerzend, wundes Gefühl. Hochräuspern von gelbem, zähem Schleim [**Kali-bi.**]. Kind wacht plötzlich vom Schlaf auf wegen des hartnäckigen Tropfens im Nasen-Rachenraum. Kropf bei Pubertät u. Schwangerschaft.
MAGEN. - Wundes Gefühl im Magen, mehr oder weniger anhaltend. Schwache Verdauung. **Bitterer Geschmack.** Schmerz wie von einem harteckigen Gegenstand. Gefühl von Hinfälligkeit. Pulsieren im Oberbauch. Kann weder Brot noch Gemüse essen. Atonische Dyspepsie. Ulzera u. Krebs. Gastritis.
ABDOMEN. - Gastroduodenitis. Schlaffe, empfindliche Leber. Gelbsucht. Gallensteine. Dumpfes Ziehen in der rechten Weichengegend mit schneidendem Schmerz in den rechten Hoden hinein.
RÜCKEN. - Dumpfer, schwerer, ziehender Schmerz u. Steifheit, besonders **über dem Lendengebiet, muß Arme gebrauchen, um sich vom Sitz zu erheben.**
REKTUM. - Prolaps; Anus rissig. **Verstopfung** mit Gefühl des Absinkens im Magen u. dumpfem Kopfschmerz. Bei Stuhlgang anhaltender Schmerz im Rektum. Nach Stuhl langanhaltender Schmerz [**Nit-ac.**]. Hämorrhoiden; sogar leichtes Fließen bewirkt Erschöpfung. Kontraktion u. Spasmen.

URIN. - Schleimige Absonderung. Urin riecht nach Zersetzung.
MÄNNL. G. - Gonorrhoe, zweites Stadium; Absonderung trübe u. gelb.
WEIBL. G. - Abschürfung u. Wundreiben der Zervix. Weißfluß, V. - nach Menses. [**Bov.**; **Calc-c.**]; scharf u. korrodierend, faserig, zäh. Menorrhagie. Pruritus vulvae mit reichlichem Weißfluß [**Calc-c.**; **Kreos.**; **Sep.**]. Sexuelle Erregung. Brusttumor; eingezogene Brustwarze.
ATEMWEGE. - Brust rauh, wund, brennend. Trockner, harter Husten. Bronchialkatarrh, spätere Stadien. Bronchitis bei alten, erschöpften Personen **mit dickem, gelbem, zähem Auswurf.** Häufige Schwächeanfälle mit kaltem Schweiß überall. Erstickungsgefühl beim Liegen auf der linken Seite. Schmerz von der Brust zur linken Schulter.
HAUT. - Ausschlag wie Pocken. Lupus; Ulzera, kanzeröse Bildungen. Allgemeine Neigung zu reichlichem Schweiß u. ungesunder Haut [**Hepar**].
VGL. - Antidote. - **Sulf. -** Nützlich nach zuviel Kaliumchlorat gegen Halsschmerzen.
VGL. - Xanthorrhiza apifolia; Kali-bi.; Con.; Ars-j.; Phyt.; Galium (Krebs - knotiger Tumor der Zunge); **Aster.; Stann.; Puls.** - Auch **Manzanita** (Durchfall, Gonorrhoe, Schleim, Weißfluß, katarrhalischer Zustand). **Hydrastinum muriatic.** (Lokal bei aphthösem, wundem Mund, Ulzera, ulzeriertem, wundem Hals, Ozaena usw.. Innerlich, D 3. Ist ein Styptikum des Uterus u. Vasokonstriktor; Metrorrhagie, besonders von fibroiden Tumoren; Blutungen; bei Magenauftreibung u. chronischen Verdauungsstörungen). - **Hydrastinum-sulf.** D 1 (Blutung der Därme bei Typhus). **Marrubium -** (ein Stimulans der Schleimhäute, besonders von Kehlkopf u. Bronchien; chronische Bronchitis, Dyspepsie u. Leberstörungen; Erkältungen u. Husten).
DOS. - Tinktur bis C 30. Lokal, farblose Hydrastis-Urtinktur oder Fluid-Extrakt.
Hydrastis canadensis * + **t D1 = Ø; D1; D2; D4; [Ø - D4]**

HYDROCOTYLE ASIATICA

(Wassernabel); Umbelliferae - Doldengewächse;
hauptsächlich südliche Hemisphäre

Heilend bei Störungen, die auf interstitielle Entzündungen u. Zellwucherungen irgendwo im Körper hinweisen. Hypertrophie u. Verhärtung des Bindegewebes. Gilt als gutes Mittel bei **Lepra u. Lupus** ohne Ulzeration. Hautsymptome sehr wichtig. Sehr nützlich bei Uterusulzeration. Aufrechte Stellung schwer beizubehalten. Sehr reichliche Perspiration. Schmerzen durch Zervixkrebs.

GESICHT. - Schmerz in den linken Wangenknochen u. um die Augenhöhlen.
WEIBL. G. - Pruritus der Vagina. Blasenhalsentzündung. **Hitze in der Vagina. Granuläre Ulzeration des Uterus.** Reichlicher Weißfluß. Dumpfer Schmerz im Ovargebiet. Rötung der Zervix.

HAUT. - Trockene Ausschläge. **Starke Verdickung der Epidermisschicht u. Abblätterung von Schuppen.** Psoriasis **kreisförmig** an Rumpf u. Extremitäten, Handflächen u. Sohlen. Pusteln auf der Brust. Zirkuläre Flecken mit schuppigen Rändern. **Unerträgliches Jucken, besonders der Sohlen.** Reichlicher Schweiß. Syphilitische Beschwerden. **Akne.** Lepra. **Elephantiasis** [**Ars.**]. Lupus non-exedens.
VGL. - **Elaeis** - südamerikanische Palme - (Sklerodermie, Elephantiasis, Lepra, verdickte Haut, juckend u. verhärtet **Anästhesie). Hura; Strychnos Gaultheriana** (Schlangenbisse, Ulzera u. Hautbeschwerden im allgemeinen); **Hoang-Nan. Chaulomoogra**-Öl aus Samen von **Taraktogenos; Hydrast.; Ars.; Aur.; Sep.**
DOS. - C 1 bis C 6.
Hydrocotyle asiatica t D1 = Ø; D1; D2; D4; [**D3**]

HYDROCYANICUM ACIDUM

(Preußisch-Blau; Cyanwasserstoff; Nitril der Ameisensäure); HCN

Eines der giftigsten Agentien, die bekannt sind. Konvulsionen u. Paralyse zeigen die Wirkung dieser Droge. Spastische Zusammenschnürung des Kehlkopfes, Erstickungsgefühl, Schmerz u. Enge in der Brust. Herzklopfen; Puls schwach, unregelmäßig. **Gefühl des Absinkens im Oberbauch.** Hysterische u. epileptische Konvulsionen. Zyanose. Kollaps wegen eines Zustandes der Lunge, kein Herzkollaps. Katalepsie. Cholera, Kollaps-Zustand [**Ars.; Verat-v.**]. Kälte. Tetanus. Narkolepsie.

GEIST, GEMÜT. - Bewußtlos. Wildes Delirium. Fürchtet eingebildete Nöte. **Fürchtet** alles, Pferde, Wagen, zusammenfallende Häuser usw.
KOPF. - Heftiger, benommen machender Kopfschmerz. Gehirn wie im Feuer. Pupillen bewegungslos oder erweitert. Supraorbital-Neuralgie mit Rötung auf derselben Gesichtsseite.
GESICHT. - Kiefer verkrampft in starren Spasmen. Schaum am Mund. Blasse, bläuliche Lippen.
MAGEN. - Zunge kalt. **Getränk kollert durch Rachen u. Magen.** Gastralgie, V. - bei leerem Magen. **Starkes Senkungsgefühl bei der Magengrube.** Pulsierender Schmerz im Präkordialgebiet.
ATEMWEGE. - Geräuschvolles u. erregtes Atmen. Trockener, spastischer, erstickender Husten. Asthma mit Zusammenschnürung des Rachens. Keuchhusten. Paralyse der Lungen [**Aspido.**]. Deutliche Zyanose; venöser Blutandrang in den Lungen.
HERZ. - Heftiges Herzklopfen. Puls **schwach, unregelmäßig.** Kalte Extremitäten. Quälender Schmerz in der Brust. Angina pectoris [**Spig.; Ox-ac.**].
SCHLAF. - Gähnen mit Zittern. Unwiderstehliche Benommenheit. Lebhafte, unzusammenhängende Träume.
ANTIDOTE. - Am.; Camph.; Op.
VGL. - Cic.; Oena.; Camph.; Laur.
DOS. - C 6 u. höhere Potenzen.
Hydrocyanicum acidum * + + **D2 = Ø; -; -; D4;** [**D6**]

HYDROPHOBINUM - LYSSIN

(Nosode aus dem Speichel eines tollwütigen Hundes)

Wirkt besonders auf das Nervensystem; Schmerzen in den Knochen. Beschwerden durch abnorme Libido. Konvulsionen, hervorgerufen durch blendendes Licht oder den Anblick laufenden Wassers.

KOPF. - Lyssophobie; Furcht davor, verrückt zu werden. Erregung u. schlechte Nachrichten verschlimmern. Auch das Denken an Flüssigkeiten. **Überempfindlichkeit aller Sinne.** Chronischer Kopfschmerz. Bohrender Schmerz in der Stirn.
MUND. - Dauerndes Spucken; Speichel zäh, klebrig. Halsschmerz; dauerndes Verlangen zu schlucken, dabei Beschwerden; Knebelgefühl beim Schlucken von Wasser. Schaum am Mund.
MÄNNL. G. - Geil; Priapismus mit häufigen Ergüssen. Kein Erguß beim Koitus. Atrophie der Hoden. Beschwerden durch abnorme Libido.
WEIBL. G. - Uterus sehr empfindlich; Gefühl vom Vorhandensein des Uterus [**Helo.**]. Prolaps-Gefühl. Vagina empfindlich, macht Koitus schmerzhaft [**Berb.**]. Uterusverlagerungen.
ATEMWEGE. - Stimmlage verändert. Atmung zeitweilig gehemmt. Spastische Kontraktion der Atemmuskeln.
STUHL. - Stuhldrang beim Hören oder Sehen von laufendem Wasser. Reichliche, wässerige Stühle mit Schmerz in den Därmen; V. - abends. Dauernder Harndrang beim Anblick von laufendem Wasser.
MODALITÄTEN. - V. - Anblick oder Geräusch von laufendem oder stürzendem Wasser oder sogar beim Denken an Flüssigkeiten; blendendes oder reflektiertes Licht; Sonnenhitze; Bücken.
VGL. - Xanthium spinosum - (gilt als Spezifikum für Hydrophobie u. wird empfohlen für chronische Zystitis bei Frauen). **Canth.; Bell.; Stram.; Lach.; Nat-m.**
DOS. - C 30.
Hydrophobinum alles D15

HYOSCYAMUS NIGER

(Bilsenkraut); Solanaceae - Nachtschattengewächse;
Asien, Europa, Nordafrika

Stört das Nervensystem gründlich. Eine diabolische Kraft scheint das Gehirn in Besitz genommen zu haben u. seine Funktionen zu verhindern. Zeigt ein perfektes Bild von **Manie einer streitsüchtigen u. obszönen Art.** Tendenz zu unpassendem Verhalten u. Schamlosigkeit in Handlungen, Gesten u. Ausdrücken. Sehr redselig, besteht darauf, sich auszuziehen oder die Genitalien zu entblößen. Ist eifersüchtig, hat Angst davor, vergiftet zu werden usw.. Die Symptome deuten auch auf Schwäche u.

nervöse Erregung; daher Typhus u. andere Infektionen mit Koma vigilans. Zitternde Schwäche u. Zucken der Sehnen. Sehnenhüpfen. Zucken der Muskeln, spastische Beschwerden, allgemein mit Delirium. Zerebrale Aktivität nicht-entzündlicher Art. **Toxische Gastritis.**

GEIST, GEMÜT. - **Sehr argwöhnisch.** Redselig, obszöne, geile Manie, entblößt den Körper; eifersüchtig, **töricht.** Große Lustigkeit; **geneigt, über alles zu lachen.** Delirium mit dem Versuch wegzulaufen. Leise, murmelnde Sprache; **dauerndes »Flockenlesen«, tiefer Stupor.**
KOPF. - Gefühl von Leichtigkeit u. Verwirrung. Schwindel wie bei Trunkenheit. Gehirn wie locker, schwankend. Gehirnentzündung mit Bewußtlosigkeit; Kopf wird hin- u. hergeschüttelt.
AUGEN. - Pupillen erweitert, funkelnd, fixiert. Augen offen, aber unaufmerksam; niedergeschlagen u. dumpf, fixiert. Strabismus. Spastisches Liderschließen. Doppeltsehen. Objekte haben farbige Ränder.
MUND. - Zunge trocken, rot, rissig, steif u. unbeweglich. Herausstrecken erschwert; Sprache behindert. Schaum am Mund. Zähne bedeckt mit schmutzigem Belag. Unterkiefer sinkt herab.

INN. HALS. - Stechende Trockenheit. Konstriktion. Kann Flüssigkeiten nicht schlucken. **Uvula verlängert.**
MAGEN. - Schluckauf, Aufstoßen leer, bitter. Übelkeit mit Schwindel. Erbrechen mit Konvulsionen; Blutbrechen; heftige Krämpfe, erleichtert durch Erbrechen; Brennen im Magen; Oberbauch empfindlich. **Nach Nahrung, die reizt.**
ABDOMEN. - Kolik, als ob der Bauch bersten wollte. Auftreibung. Kolik mit Erbrechen. Aufstoßen, Schluckauf, Schreien. Meteorismus. Rote Flekken auf dem Bauch.
STUHL. - Durchfall, kolikartige Schmerzen; **unwillkürlich,** V. - durch geistige Erregung oder im Schlaf. Durchfall im Kindbett. Unfreiwillige Defäkation.
URIN. - **Unwillkürliche** Miktion. Blase gelähmt. Will nicht Wasser lassen [**Caust.**].
MÄNNL. G. - Impotenz. Geil; exhibiert seine Person; spielt mit Genitalien im Fieber.
WEIBL. G. - Vor Menses hysterische Spasmen. Erregtes Sexualverlangen. Bei den Menses konvulsive Bewegungen, Harnfluß u. Schweiß. Lochien unterdrückt. Spasmen schwangerer Frauen. Kindbettmanie.
BRUST. - Erstickungsanfälle. Spasmen zwingen zum Vorbeugen. **Trockener, spastischer Husten nachts (V. - Hinlegen;** B. - Hinsetzen), durch Jucken im Rachen wie von zu langer Urula. Bluthusten.
EXTREMITÄTEN. - **Zupfen am Bettzeug;** spielt mit den Händen; greift nach Dingen. Epileptische Anfälle, in tiefem Schlaf endend. Spasmen u. Konvulsionen. Krämpfe in Waden u. Zehen. Kind weint u. schreit ohne aufzuwachen.

SCHLAF. - Intensive Schlaflosigkeit. Sopor mit Konvulsionen. **Fährt mit Schrecken hoch.** Koma vigilans.
NERVEN. - Große Ruhelosigkeit; **jeder Muskel zuckt.** Will nicht zugedeckt werden.
MODALITÄTEN. - V. - nachts, bei den Menses, nach dem Essen, beim Hinlegen. **B. -** Bücken.
ANTIDOTE. - Bell.; Camph.
VGL. - Bell.; Stram.; Agar.; Gels. - Hyoscyamus hydrobromidum - Scopolamin-hydrobromid (Parlaysis agitans; **Zittern bei multipler Sklerose.** Schlaflosigkeit u. nervöse Erregung. Trockener Husten bei Phthisis. In seinen Wirkungen Alkohol ähnlich sowohl akut als auch chronisch. Entspricht den Wirkungen starker Gifte, die in den Körper eingeführt oder dort erzeugt werden. Symptome von Urämie u. akuter nervlicher Erschöpfung. Ein Mittel für Schock. D 3 u. D 4. In physiologischer Dos. (0,324 mg) bei Manie u. Chorea; Schlaflosigkeit.) - **Scopola -** chemisch identisch mit Hyoscin. (Fröhliches Delirium, Lecken der Lippen u. Schmatzen des Mundes; schlaflos; versucht, aus dem Bett zu kommen; sieht Katzen, zupft eingebildete Haare, wärmt Hände vor eingebildetem Feuer usw.).
DOS. - C 6 bis C 200.
Hyoscyamus niger * + Ø; D1; D1; D3; [D3, 4, 6]

HYPERICUM PERFORATUM

(Johanniskraut); Guttiferae; Europa, Mittelasien

Das große Mittel für Nervenverletzungen, besonders der Finger, Zehen u. Nägel. Gequetschte Finger, besonders Fingerspitzen. Außerordentliche Schmerzhaftigkeit ist ein Leitsymptom für seine Verwendung. Verhindert Kieferstarre. **Punktionswunden.** Erleichtert Schmerz nach Operationen. Übertrifft Morphium in der Anwendung nach Operationen (Helmuth). Spasmen nach jeder Verletzung. Wichtig in seiner Wirkung auf das Rektum; Hämorrhoiden. **Steißbeinschmerz.** Spastische Asthmaanfälle bei Wetterwechsel oder vor Stürmen. B. - durch reichlichen Auswurf. Durch Tierbisse verletzte Nerven. Tetanus. Neuritis, Vibrieren, Brennen u. Taubheit. Dauernde Benommenheit.

GEIST, GEMÜT. - Hat das Gefühl, hoch in die Luft gehoben zu werden oder Angst, von der Höhe zu fallen. Fehler beim Schreiben. Schockwirkungen. Melancholie.
KOPF. - Schwer; Gefühl, wie von Berührung von **einer eiskalten Hand. Pulsieren im Scheitel;** V. - im geschlossenen Zimmer. Gehirn scheint zusammengedrückt. Rechte Gesichtsseite schmerzt. Hirnmüdigkeit u. Neurasthenie. Gesichtsneuralgie u. Zahnschmerz ziehender, zerrender Art, mit Depression. **Gefühl von Verlängerung des Kopfes,** bis zu einer Spitze hin. Bei Schädelbruch, Knochensplittern. Gefühl von Leben im Gehirn. Schmerzen in Augen u. Ohren. Haarausfall.

MAGEN. - Verlangen nach Wein. Durst; **Übelkeit.** Zunge an der Basis weiß belegt, Spitze sauber. Kloßgefühl im Magen [**Abies-n.**; **Bry.**].
REKTUM. - Drängender, trockener, dumpfer, pressender Schmerz. **Hämorrhoiden,** mit Schmerz, Blutung u. Empfindlichkeit.
RÜCKEN. - Nackenschmerz. **Druck über dem Kreuz.** Erschütterung der Rückenwirbel. Verletzung des Steißbeins durch Fall, mit Schmerz, ins Rückgrat ausstrahlend u. in die Beine. Zucken u. Schlagen der Muskeln.
EXTREMITÄTEN. - Stechender Schmerz in den Schultern. Druck entlang der Ellenseite des Armes. Wadenkrampf. Schmerz in Zehen u. Fingern, besonders in den Spitzen. **Kribbeln in Händen u. Füßen.** Lanzinierender Schmerz in den oberen u. unteren Gliedmaßen. **Neuritis** mit vibrierendem, brennendem Schmerz, Taubheit u. seidenweicher Haut. Prellungsgefühl in den Gelenken. Hysterische Gelenke. Tetanus [**Phys.**; **Kali-br.**]. Traumatische Neuralgie u. Neuritis.
ATEMWEGE. - Asthma, **V.** - nebliges Wetter, erleichtert durch reichliches Schwitzen.
HAUT. - Übermäßiges Schwitzen, Schwitzen der Kopfhaut V. - morgens nach dem Schlaf; Haarausfall durch Verletzung; Ekzem an Händen u. Gesicht, intensives Jucken, Ausschlag scheint unter der Haut zu sein. Herpes zoster. Alte Ulzera u. Verletzungen im Mund, wenn sie sehr empfindlich sind. Rißwunden mit großer Schwäche wegen Blutverlust.
MODALITÄTEN. - **V.** - Kälte; Feuchtigkeit; **Nebel;** in geschlossenen Räumen; bei der geringsten Kälteeinwirkung; Berührung. **B.** - Kopf nach hinten beugen.
VGL. - **Led.** (Stichwunden u. Tierbisse); **Arn.**; **Staph.**; **Calend.**; **Ruta**; **Coff.**
ANTIDOTE. - **Ars.**; **Cham.**
DOS. - **Tinktur bis C 3.**
Hypericum perforatum Ø; D1; D1; D4; [D2, 4]

IBERIS AMARA

(Schleifenblume); Cruciferae - Kreuzblütler; Mittel- u. Südeuropa

Zustand nervöser Erregung. Hat deutlichen Einfluß auf das Herz. Besitzt große Wirkungskraft bei Herzerkrankungen. Dämmt Gefäßerregung ein, bei Hypertrophie mit Verdickung der Herzwände. Herzschwäche nach Influenza. Lebergebiet voll u. schmerzhaft. Weiße Stühle.

GEIST, GEMÜT. - Traurig u. seufzend; furchtsam u. zitternd. Reizbar.
KOPF. - Schwindel u. Schmerzen in der Herzgegend. Dauerndes Hochräuspern von dickem, fädigem Schleim bis nach den Mahlzeiten. Heißes, gerötetes Gesicht. Schwindel, **als ob der Hinterkopf sich herumdrehe;** Gefühl des Nach-außen-Drängens in den Augen.
HERZ. - Fühlt die Herztätigkeit. Beim Drehen nach links stechender Schmerz, als ob bei jeder Systole Nadeln durch die Ventrikel gefühlt würden. Herzklopfen mit **Schwindel u. Erstickungsgefühl im Rachen.**

Stechende Schmerzen im Herzgebiet. **Puls voll, unregelmäßig intermittierend.** V. - geringste Bewegung u. warmes Zimmer. Gefühl von Gewicht u. Druck, mit gelegentlichen, scharfen, stechenden Schmerzen. Wassersucht mit Herzvergrößerung. Heftiges Herzklopfen bei **geringster Anstrengung oder durch Lachen oder Husten. Stechende Schmerzen durchs Herz. Herz-Atemnot.** Herzerweiterung. Wacht auf mit Herzklopfen um ungefähr 2 Uhr. Rachen u. Luftröhre füllen sich mit Schleim. Husten verursacht Rötung des Gesichtes. **Tachykardie.**
EXTREMITÄTEN. - Benommenheit u. Vibrieren in der linken Hand u. dem Arm. Der ganze Körper schmerzhaft, lahm u. zitternd.
MODALITÄTEN. - V. - Liegen auf der linken Seite; Bewegung, Anstrengung; warmes Zimmer.
VGL. - Cact.; Dig.; Aml-n; Bell.
DOS. - Tinktur C 1.
Iberis amara D1 = 0; D1; D2; D4; [D2]

ICHTHYOLUM

(Verschwelter Ölschiefer aus Seefeld, Tirol, 10 % Schwefel enthaltend)

Wirkung auf Haut, Schleimhäute u. Nieren ist rasch u. nützlich. Ein starkes Antiparasiticum; Rötung, Schmerz u. Entzündung; verringert Spannung. Hervorragend bei Winterhusten alter Leute. Polyarthritis. Chronischer Rheumatismus. **Harnsäure-Diathese.** Heufieber. **Chronische Nesselsucht. Tuberkulose, unterstützt Ernährung.** Alkoholismus, wenn nichts im Magen bleiben will.

GEIST, GEMÜT. - Reizbar u. deprimiert. Vergeßlich, Mangel an Konzentration.
KOPF. - Dumpf, schmerzhaft; B. - Kälte, Druck. Dumpfer Kopfschmerz in der Stirn u. über den Augenhöhlen; V. - Bewegung der Augen, kalte Luft; B. - Wärme.
GESICHT. - Trockenes Gefühl in der Haut u. Jucken. Akne auf dem Kinn.
INN. HALS. - Gereizt; Schmerz bis zu den Ohren; wund, trocken mit Räuspern u. Auswurf.
AUGEN. - Brennen, rot; B. - irgendwelche Temperaturänderung.
NASE. - Milder Schnupfen; Gefühl von Verstopfung; von Wundheit innen. Unwiderstehlicher Drang zum Niesen.
MAGEN. - Unangenehmer Geschmack, Gefühl des Brennens, sehr durstig. **Übelkeit. Verstärkter Appetit.**
ABDOMEN. - Neigung zu weichen, formlosen Stühlen. Kneifen im Nabelgebiet u. links im Unterbauch. Durchfall früh morgens.
URIN. - Größere Menge u. Häufigkeit. Brennender Schmerz im Harnröhrenausgang. Harnsäureniederschlag.

WEIBL. G. - Völle im Unterbauch. Übelkeit zur Zeit der Menses.
ATEMWEGE. - Schnupfen; **trockner Reizhusten.** Bronchiektasie u. Phthisis. Bronchitis, besonders von alten Leuten.
HAUT. - Hitze u. Reiz; **Jucken.** Schuppiges, juckendes Ekzem. **Furunkulose.** Pruritus bei Schwangerschaft. Psoriasis. Akne rosacea. Erysipel.
EXTREMITÄTEN. - Lahmheit in der rechten Schulter u. rechts in den unteren Gliedmaßen.
VGL. - Hepar; Calc.; Sil.; Sulf.; Ars.; Petr.
DOS. - Niedere Potenzen. - Äußerlich wird es als Salbe verwandt, mit Lanolin 20 - 50 %; für chronisches Ekzem u. Psoriasis, auch Akne rosacea u. gichtische Gelenke. Frostbeulen, Skabies. Rektal-Suppositorien für senile Prostata.
Ichthyolum D1 = ∅; D2; D1; D4; [D3]

IGNATIA

(Ignatiusbohne) - Von **Strychnos** ignatius; Loganiaceae; Philippinen

Ruft deutliche Hyperästhesie aller Sinne hervor u. Neigung zu klonischen Spasmen. **Psychisch wiegt das emotionale Element vor, die Koordination der Funktion wird beeinflußt.** Daher ist es eines der Hauptmittel der Hysterie. Paßt besonders für nervöse Temperamente - Frauen von empfindlicher, leicht erregbarer Natur, dunkel, bei milder Art; raschem Auffassungsvermögen, rascher Handlungsweise. Schnelles Umschlagen des geistigen u. körperlichen Zustandes ins Gegenteil. Große Widersprüche. Wache, nervöse, besorgte, verkrampfte, zitternde Patienten, die intensiv seelisch oder körperlich leiden, gleichzeitig Verschlimmerung durch Kaffeegenuß. Die **oberflächliche u. reizbare Art** der Symptome ist sehr charakteristisch. **Folgen von Kummer** u. Sorge. Kann Tabak nicht vertragen Schmerz an kleinen, umschriebenen Stellen [**Ox-ac.**]. **Pest.** Schluckauf mit hysterischem Erbrechen.

GEIST, GEMÜT. - Wechselnde Stimmung; introvertiert; schweigsam brütend. Melancholisch, traurig, tränenreich. Verschlossen. **Seufzen u. Schluchzen.** Nach Schock, Kummer, Enttäuschung.
KOPF. - Hohles, schweres Gefühl; **V. - Vorneigen.** Kopfschmerz, als ob ein Nagel von innen durch die Seite herausgetrieben würde. Krampfartiger Schmerz über der Nasenwurzel. Blutandrang mit Kopfschmerz nach Zorn oder Kummer; **V. - Rauchen oder Tabakdunst**, neigt den Kopf nach vorne.
AUGEN. - Asthenopie mit Spasmen der Lider u. neuralgischen Schmerzen über den Augen [**Natr-m.**]. Flackernde Zickzack-Linien.
GESICHT. - Muskelzucken in Gesicht u. Lippen. Wechselt die Farbe, wenn er zur Ruhe kommt.

MUND. - Saurer Geschmack. Beißt leicht auf die Wangeninnenseite. Dauernd reichlich Speichel. Zahnschmerzen; V. - nach Kaffeegenuß u. Rauchen.

INN. HALS. - Kloßgefühl im Rachen, kann nicht weggeschluckt werden. Neigung zum Ersticken, zum Globus hystericus. Halsschmerz; Stiche auch ohne zu schlucken; B. - feste Nahrung. Stiche zwischen den Schluckbewegungen - Stiche strahlen bis zum Ohr aus [**Hep.**]. Mandeln entzündet, geschwollen, mit **kleinen Ulzera. Follikuläre Tonsillitis.**

MAGEN. - Saures Aufstoßen. Hinfälligkeit in der Magengegend; **starke Verblähtheit,** Schluckauf. Krämpfe im Magen; V. - bei leichtester Berührung. Abgeneigt gegen gewöhnliche Nahrung; verlangt nach sehr verschiedenartigen, unverdaulichen Gegenständen. Verlangt nach sauren Sachen. **Gefühl des Absinkens im Magen. B. - durch tiefes Einatmen.**

ABDOMEN. - Rumpeln in den Gedärmen. Schwaches Gefühl im Oberbauch. Pulsieren im Bauch [**Aloe; Sang.**]. Kolikartige, kneifende Schmerzen in einer oder beiden Bauchseiten.

REKTUM. - Jucken u. Stechen das Rektum hinauf. **Prolaps.** Stühle passieren mit Schwierigkeit; **schmerzhafte Einschnürung des Anus nach Stuhl.** Stiche in den Hämorrhoiden während des Hustens. Durchfall aus Angst. Stiche vom Anus tief ins Rektum hinein. Hämorrhagie u. Schmerz; V. - bei lockerem Stuhl. **Druck wie von einem scharfen Instrument von innen nach außen.**

URIN. - Reichlich, wässerig [**Phos-ac.**].

ATEMWEGE. - Trockener, spastischer Husten in rasch aufeinander folgenden Stößen. Stimmritzenkrampf [**Calc.**]. Reflex-Husten. Husten vermehrt das Bedürfnis zu husten. **Viel Seufzen.** Hohler, spastischer Husten, V. abends, geringer Auswurf. Schmerz bleibt in der Luftröhre.

WEIBL. G. - Menses **schwarz,** zu früh, zu reichlich, oder spärlich. Während Menses große Mattigkeit mit spastischen Schmerzen in Magen u. Abdomen. Unterdrückung durch Kummer. Frigidität.

EXTREMITÄTEN. - Zucken der Glieder. Schmerz in Achillessehne u. Waden. Geschwüriger Schmerz in den Sohlen.

SCHLAF. - Sehr leicht. Zucken der Glieder beim Einschlafen. Schlaflosigkeit durch Kummer, Sorgen, mit Jucken der Arme u. heftigem Gähnen. Träume dauern lange an; beschweren ihn.

FIEBER. - Frösteln mit Durst; nicht erleichtert durch äußere Hitze. Jucken beim Fieber; Nesselfieber über den ganzen Körper.

HAUT. - Jucken, Nesselfieber. Sehr empfindlich gegen Zugluft. Wundheit, besonders um Vagina u. Mund.

MODALITÄTEN. - V. - morgens, im Freien, nach den Mahlzeiten, nach **Kaffee,** Rauchen, Flüssigkeiten, durch äußere Wärme. **B.** - beim Essen, Lageveränderung.

VGL. - Zinc.; Kali-phos.; Sep.; Cimic.; Panacea arvensis - (Quecksilber der

armen Leute - Empfindlichkeit über dem Magengebiet mit Hunger, aber Abneigung gegen Nahrung).
ERGÄNZUNGSMITTEL: Natr-m.
UNVERTRÄGLICH: Coff.; Nux-v.; Tab.
GEGENMITTEL : Puls.; Cham.; Cocc.
DOS. - C 6 bis C 200.
Ignatia * + D1 = ∅; D1; D2; D4; [D3, 4, 6]

ILLICIUM VERUM - ANISUM STELLATUM

Magnoliaceae - Magnoliengewächse; China

Sollte beachtet werden bei der Behandlung von Blähungszuständen. Sogenannte 3-Monatskolik, besonders bei Wiederkehr zu bestimmten Stunden; viel Kollern im Bauch. Ein Symptom ist sehr bemerkenswert - Schmerz **im Gebiet der dritten Rippe,** ungefähr 2 bis 5 cm vom Brustbein entfernt, gewöhnlich rechtsseitig, aber gelegentlich auch links. Häufiger Husten bei diesem Schmerz. Eitriger Katarrh von Luftröhre u. Magen bei alten Trinkern. Alte Asthmatiker. Erbrechen, epilepsieartige Konvulsionen mit Beißen auf die Zunge.

NASE. - Scharfe Stiche unter der Lippe. Akuter Katarrh. Brennen u. Taubheit der inneren Unterlippe.
ATEMWEGE. - Atemnot. Schmerz nahe dem 3. Rippenknorpel ((Anmerk.: Tietzesyndrom)). Husten mit eiterartigem Schleim, Herzklopfen, Aphthen. Hämoptysis.
DOS. - C 3.
Illicum verum D1 = ∅; D1; D2; -; [D2]

ILEX AQUIFOLIUM

(Amerikanischer Ilex, Stechpalme); Aquifoliaceae - Stechpalmengewächse

Intermittierendes Fieber. Deutliche Augensymptome, Milzschmerz. Alle Symptome B. - im Winter.

AUGEN. - Infiltrierte Hornhaut; Staphylome; nächtliches Brennen in den Augenhöhlen, rheumatische Augenentzündung; Psilosis.
VGL. - **Ilex paraguayensis** - (anhaltender Schmerz im Oberbauch; Gefühl von Trockenheit in Mund u. Kehle, Anorexie, Pyrose, Depression, Neurasthenie. Schlafsucht; Unfähigkeit zur Arbeit, Verminderung der Harnabsonderung, Kopfschmerz u. Pruritus. Hemikranie. Nierenkolik. Soll ein Prophylakticum gegen Sonnenstich sein, da es ein sicheres Stimulans für Kreislauf, Diaphorese u. Diurese ist).

Ilex vomitoria - (Wirkt wie ein Emeticum - auch wirksam als Tonikum u. für die Verdauung, verursacht keine Schlaflosigkeit. Hat einen Wirkstoff, der als kräftiges Diureticum gilt - wird angewandt bei Nephritis u. Gicht).
Ilex Cassine - hervorragendes Diureticum u. Ersatz für Tee.
Ilex aquifolium Ø; D1; D1; D3; [D2]

ILEX PARAGUENSIS (Le)

INDIGO

(Farbstoff aus Indigofera tinctoria) - Papilionaceae - Schmetterlingsblütler trop. Afrika

Deutliche Wirkung auf das Nervensystem u. zweifellos hilfreich bei der Behandlung von Epilepsie mit starker Depression. Erregte Stimmung u. Verlangen, sich zu beschäftigen. Neurasthenie u. Hysterie. Reines, pulverisiertes Indigo, auf eine Wunde gelegt, heilt Schlangen- u. Spinnengift [**Kali-permanganat; Golondrina; Cedr.**]. Ösophagusstriktur; Zyanose [**Cupr.**].

KOPF. - Schwindel mit Übelkeit. Konvulsionen. Gefühl eines Bandes um die Stirn. Wellengefühl durch den ganzen Kopf. Gefühl, als ob das Gehirn gefroren wäre. Trübe; weint nachts. Gefühl, als ob Haar vom Scheitel gezogen würde. Erfrierungsgefühl im Kopf.
NASE. - Starkes Niesen u. Bluten aus der Nase.
OHREN. - Druck u. Dröhnen.
MAGEN. - Metallischer Geschmack. **Aufstoßen.** Blähung. Anorexie. Wallungen vom Magen zum Kopf.
REKTUM. - Aftervorfall. Wacht nachts auf mit schrecklichem Jucken am Anus.
HARNWEGE. - Dauernder Harndrang. Urin trübe. Blasenkatarrh.
EXTREMITÄTEN. - Ischias. Schmerz von der Mitte des Oberschenkels zum Knie hin. Bohrender Schmerz im Kniegelenk; B. - Gehen. **Schmerz in den Gliedern, V. - nach jeder Mahlzeit.**
NERVEN. - Hysterische Symptome, wo der Schmerz vorwiegt. Außerordentliche nervliche Reizbarkeit. Epilepsie; Wallungen vom Bauchraum zum Kopf; Anfall beginnt mit Schwindelgefühl. Aura von einer schmerzhaften Stelle zwischen den Schultern her. Reflex-Spasmen infolge von Würmern.
MODALITÄTEN. - V. - während Ruhe u. beim Sitzen, **B.** - Druck, Reiben, Bewegung.
VGL. - Cupr.; Oestrus cameli, ein indisches Mittel für Epilepsie.
DOS. - C 3 bis zur C 30.
Indigo D8; D10; D2; D8; [D3 Tbl]

INDIUM

(Indium metallicum); In

Kopfschmerz u. Migräne. Samenergüsse, **Rückenschmerzen.**

KOPF. - Schmerz im Kopf beim Pressen zum Stuhlgang. Gefühl des Berstens im Kopf während des Stuhles. Dumpfe Schmerzen in Schläfen u. Stirn mit **Übelkeit,** Schwäche, **Schläfrigkeit.** Elendsgefühl im Magen um 11 Uhr. Heftiger Niesanfall. Sexuelle Psychopathie.
GESICHT. - Schmerzhafte, eiternde Stippen. Mundecken rissig u. wund [**Cond.**].
MÄNNL. G. - Scheußlicher Geruch des Urins, wenn er eine kurze Weile gestanden hat. Ergüsse zu häufig. Verminderte Kraft. Hoden empfindlich; ziehende Schmerzen am Samenleiter entlang.
INN. HALS. - Vergrößerte Uvula, ulzeriert; dicker, zäher Schleim hinten in der Kehle. V. - abends.
EXTREMITÄTEN. - Steifheit in Nacken u. Schultern. Schmerz, besonders im linken Arm. Beine unruhig u. müde. Zehen jucken [**Agar.**].
DOS. - C 6 bis C 200.
VGL. - Selen.; Titanium (männliches Genitale).

INDOL

(Ein kristallisches Derivat von Indigo, aber auch ein Zersetzungsprodukt von Proteiden;) C_8H_7N

Die Hauptwirkung besteht in verstärkter Indikanausscheidung. Autointoxikation. Vgl. **Skatol.** - Dauerndes Schlafverlangen; dumpfer, unzufriedener Geisteszustand. Selbsttäuschungen u. Nervosität, dauernde Bewegung von Fingern u. Füßen. Fäulnis im Darm.

KOPF. - Dumpfer Hinterkopf- u. Stirnkopfschmerz nachmittags. Dumpfes Gefühl über den Augen. Augäpfel heiß u. schmerzend bei Bewegung. Pupillen erweitert bei Kopfschmerz.
MAGEN. - Gefühl der Verblähtheit. Hungergefühl nach größerer Mahlzeit. Starker Durst. Verstopfung.
EXTREMITÄTEN. - Sehr müde u. schmerzhaft in den unteren Gliedmaßen. Füße brennen. Kniegelenke schmerzhaft.
SCHLAF. - Schläfrigkeit. Dauerndes Träumen.
DOS. - C 6.

INFLUENZINUM (Arc.)

INSULIN
(Aktiver Pankreaswirkstoff, der den Zuckerstoffwechsel beeinflußt)

Außer der Behandlung von Diabetes, wo Insulin die verlorengegangene Fähigkeit zur Oxydation von Kohlehydraten wiederherstellt u. Glykogen in der Leber wieder sammelt, ist es auch gelegentlich von Dr. W. F. Baker homöopathisch angewandt worden u. hat sich bei der Behandlung von Akne, Karbunkeln u. Erythem mit juckendem Ekzem bewährt. Bei vorübergehender, gichtischer Glykosurie, wenn die Hautmanifestationen hartnäckig sind, 3mal den Tag nach dem Essen geben. Es ist indiziert bei hartnäckiger Hautreizung, Furunkeln oder variköser Ulzeration mit Polyurie.

DOS. - D 3 bis D 30.
Insulin alles D8

INULA-HELENIUM ALANT
Compositae - Korbblütler; Europa, Persien

Ein Schleimhautmittel. Gefühl des Nach-unten-Ziehens in den Beckenorganen u. Bronchialsymptome sind besonders deutlich. Schmerz unter dem Brustbein. Diabetes.

KOPF. - Schwindel beim Bücken; Pulsieren nach dem Essen. Druck in Schläfen u. Stirn.
ATEMWEGE. - Trockener Husten; V. - nachts u. beim Hinlegen; schmerzhafter Kehlkopf. Chronische Bronchitis; Husten mit viel dickem Auswurf, Mattigkeit u. schwacher Verdauung. Stiche hinter dem Brustbein. Reizhusten mit reichlichem, freiem Auswurf. Palliativum bei tuberkulöser Kehlkopfentzündung.
WEIBL. G. - Menses zu früh u. schmerzhaft. Wehenartige Schmerzen; Stuhldrang; Ziehen in den Genitalien mit heftigem Rückenschmerz. Jucken der Beine während Menses. Zähneklappern vor Kälte während Menstruation. Bewegung im Bauch. Stiche in den Genitalien. Chronische Metritis.
REKTUM. - Pressen zum Rektum wie von etwas, das durchstoßen will.
HARNWEGE. - Häufiger Harndrang; Entleerung nur tropfenweise. Veilchengeruch [**Ter.**].
EXTREMITÄTEN. - Schmerz in der rechten Schulter u. im Handgelenk; Reißen in der linken Handfläche; unfähig, Finger zu beugen; Schmerz in den unteren Gliedmaßen, Füßen u. Enkeln.
VGL. - **Croc.**; **Ign.**; **Arum-d.** (lockerer Husten. V. - nachts beim Hinlegen).
DOS. - C 1 bis C 3.
Inula 0; D1; D1; -; [D1, 2]

IPECACUANHA

(Brechwurzel); von Cephaelis Ipecacuanha, Rubiaceae - Labkrautgewächse; Brasilien

Die Hauptwirkung erstreckt sich auf die Verzweigung des Vagus, dadurch spastische Reizung in Brust u. Magen. Morphiumsucht. Die Hauptkennzeichen u. -leitsymptome von Ipecacuanha sind **dauernde Übelkeit** u. Erbrechen. Indiziert nach schwerverdaulicher Nahrung, Rosinen, Kuchen usw.. Besonders indiziert bei dicken Kindern u. Erwachsenen, die schwach sind u. sich erkälten bei milder Witterung; warmes, feuchtes Wetter. Spastische Beschwerden. Blutungen **hellrot** u. **reichlich.**

GEIST, GEMÜT. - Reizbar; verachtet alles. Voll von unklaren Wünschen.
KOPF. - Gefühl von Prellung u. Quetschung in den Kopfknochen. Schmerzen erstrecken sich auf die Zähne u. die Zungenwurzel.
AUGEN. - Entzündet, rot. Schmerzen durch die Augäpfel. Reichlicher Tränenfluß. Hornhaut trübe. Augen ermüden vom Nahesehen. Sehfähigkeit dauernd wechselnd. Akkomodationsspasmen wegen Schwäche des Ziliarmuskels. Übelkeit beim Anblick von sich bewegenden Gegenständen.
GESICHT. - Blaue Ringe um die Augen. Periodische Orbitalneuralgie mit Tränenfluß, Lichtscheu u. schmerzhaften Augenlidern.
NASE. - Schnupfen mit Nasenverstopfung u. Übelkeit. Nasenbluten.
MAGEN. - Zunge gewöhnlich sauber. Mund feucht; **viel Speichel. Dauernde Übelkeit** u. Erbrechen mit blassem, zuckendem Gesicht. Erbricht Nahrung, Galle, Blut, Schleim. Schlaffheitsgefühl im Magen, wie niederhängend. Schluckauf.
ABDOMEN. - Amöbendysenterie mit Tenesmus; beim Pressen starker Schmerz, zur Übelkeit führend; wenig Durst. Schneiden, Umklammerungsgefühl; **V. - um den Nabel.** Körper versteift; steif ausgestreckt.
STUHL. - Pechartig, grün wie Gras, **wie schaumige Melasse,** mit Kneifen am Nabel, dysenterisch, schleimig.
WEIBL. G. - Uterusblutung, **reichlich, hell,** gußartig mit Übelkeit. Schwangerschaftserbrechen. **Schmerz vom Nabel zum Uterus.** Menses zu reichlich u. zu früh.
ATEMWEGE. - Atemnot; dauernde **Einschnürung in der Brust.** Asthma. Jährliche Anfälle von schwerer Kurzatmigkeit. Dauerndes Niesen; Schnupfen; pfeifender Husten. **Husten unaufhörlich u. heftig mit jedem Atemzug.** Brust scheint voll von Schleim zu sein, kann aber nicht abgehustet werden. Atemzüge mit Gluckergeräusch. Erstickender Husten; Kind wird steif u. blau im Gesicht. Keuchhusten mit Nasenbluten u. Bluten aus dem Mund. Bluten aus den Lungen **mit Übelkeit;** Einschnürungsgefühl; rasselnder Husten. Krupp. Bluthusten durch die leichteste Anstrengung **[Mill.]. Heiserkeit,** besonders zum Schluß bei Erkältungen. Völlige Aphonie.
FIEBER. - Intermittierendes Fieber, ungewöhnliche Fälle, nach Chinin.

Auch leichteste Schauder mit viel Hitze, Übelkeit, Erbrechen u. Atemnot. Rückfälle bei unpassender Nahrung.
SCHLAF. - Augen halb offen. Schockwellen durch alle Glieder beim Einschlafen [**Ign.**].
EXTREMITÄTEN. - Körper steif ausgestreckt, danach spastisches Schlagen der Arme gegeneinander.
HAUT. - Blaß, schlaff, blau um die Augen. Frieselausschlag.
MODALITÄTEN. - V. - periodisch; durch Kalbfleisch, feuchten, warmen Wind, beim Hinlegen.
VGL. - Emetine - das Hauptalkaloid von Ipecacuanha (ein starkes Amöbizid, aber nicht ein Bakterizid. Ein **Spezifikum** für Amöbenruhr; von beachtlichem Wert bei der Behandlung von Amöben-Dysenterie; auch ein Mittel bei Eiterfluß, 32,4mg täglich 3 Tage lang, dann weniger. **Emetin** 32,4 mg subkutan, bei Psoriasis. - **Emetin-hydrochloricum** D 2, Durchfall mit kolikartigen Bauchschmerzen u. Übelkeit. Emetin für Entamöben-Dysenterie. Bei physiologischer Dosierung Vorsicht geboten. Hepatisation der Lungen kann hervorgerufen werden, rasche Herztätigkeit. Neigung des Kopfes, nach vorne zu fallen, u. Lobärpneumonie). Bei Hämatemesis u. anderen Blutungen vgl.: **Gelatine** (hat deutliche Wirkung auf die Gerinnfähigkeit des Blutes. Subkutan; oder oral, ein 10-prozentiges Gelée, ungefähr 113 g, 3mal den Tag). - **Ars.**; **Cham.**; **Puls.**; **Tar-emeticum; Squilla Convolvulus** (Kolik u. Durchfall). - **Typha latifolia** (Dysenterie, Durchfall u. Sommerkrankheit). - **Euph. hypericifolia -** (sehr ähnlich dem Ip.. Reizung der Atem- u. Verdauungswege u. des weiblichen Genitales). **Lippia mexicana -** (anhaltender, trockener, harter Bronchialhusten - Asthma u. chronische Bronchitis). Bei Asthma vgl.: **Blatta orientalis.**
ANTIDOTE: Ars.; China; Tab.
VGL. - Cupr.; Arn.
DOS. - C 3 bis C 200.
Ipecacuanha + **D1** = **∅; D1; D2; D4; [D3, 4, 6]**

IPOMEA STANS (St)

IRIDIUM

(Iridium metallicum); Ir.

Fäulnis in den Eingeweiden u. Septikämie. Anämie; vermehrt die roten Blutkörperchen. Epilepsie; Lupus; Rheumatismus u. Gicht. Uterustumoren. Spinalparese. **Erschöpfung nach Krankheit.** Schwächliche Kinder, mit schwachen Gliedern, die rasch wachsen. Nephritis bei Schwangerschaft.

KOPF. - Konzentration schwierig. Gefühl, als ob der Kopf »leer« wäre. Gleichwohl verwirrt. »Hölzernes« Gefühl in der rechten Kopfseite. Kopfhaut rechtsseitig empfindlich. Reichlicher, wässeriger Schnupfen, V. - drinnen. Ozaena.
ATEMWEGE. - Heiserer Husten, V. - Sprechen; Nasenrachenraum rauh, entzündet, reichliche, dicke, gelbliche Absonderung. Chronischer Kehlkopfkatarrh.

RÜCKEN U. EXTREMITÄTEN. - Schwäche im Nierengebiet. Spinalparese besonders bei älteren Leuten u. nach Krankheit. Preßgefühl in den Lenden u. im linken Oberschenkel. Spannung in beiden Oberschenkeln, besonders links. Gefühl der Verrenkung im linken Hüftgelenk, dumpfer Schmerz bis in das linke Gluteusgebiet.
VGL. - **Iridium-chlorid** (ruft Speichelfluß hervor u. Steifheit der Kiefer, danach Kopf- u. Nervensymptome. Blutandrang in den Nasenhöhlen u. Bronchien. Ziehender Schmerz im unteren Rückenteil. Kopfschmerz V. - rechtsseitig. Schweres Gefühl wie von flüssigem Blei).
VGL. - **Plat.; Pall.; Osm.**
DOS. - C 6 u. höher.

IRIS VERSICOLOR

(Schwertlilie); Iridaceae - Schwertliliengewächse; Nordamerika, Kanada

Wirkt besonders auf Schilddrüse, **Pankreas,** Speicheldrüsen, Eingeweidedrüsen u. die Schleimhaut des Verdauungstraktes. Vermehrt den Gallenfluß. Kopfschmerz mit Übelkeit u. Cholera sind ein besonderes therapeutisches Wirkungsgebiet.

KOPF. - Stirnkopfschmerz mit Übelkeit. Einschnürungsgefühl in der Kopfhaut. Rechte Schläfe besonders befallen. Kopfschmerz mit Übelkeit, V. - Ruhe; fängt an mit einem Schleier vor den Augen bei Entspannung nach geistiger Anstrengung. Ausschlag mit Pusteln auf der Kopfhaut.
OHREN. - Dröhnen, Summen, **Klingeln** in den Ohren mit Taubheit. Schwindel von den Ohren her mit starken Geräuschen in den Ohren.
GESICHT. - Neuralgie nach dem Frühstück, fängt an beim Infraorbitalnerven u. befällt das ganze Gesicht.
INN. HALS. - Versengungsgefühl in Mund u. Zunge. Hitze u. Schmerzen im Hals. **Brennen.** Reichlicher Speichelfluß; fädig. **Kropf.**
MAGEN. - **Brennen im ganzen Verdauungskanal. Erbrechen** sauer, blutig, gallig. Übelkeit. Reichlicher Speichelfluß [**Merc.**; **Ip.**; **Kali-j.**] **Mangelnder Appetit.**
ABDOMEN. - Schmerzhafte Leber. Schneidender Schmerz. Blähungskolik. Durchfall; Stühle wässerig mit **Brennen am Anus** u. im Verdauungskanal. Periodischer Nachtdurchfall mit Schmerz u. grünen Absonderungen. **Verstopfung** (C 30).
EXTREMITÄTEN. - Ziehende Schmerzen, Ischias, als ob das linke Hüftgelenk ausgerenkt wäre. Schmerz geht bis in die Kniekehlen. Rheumatismus durch Gonorrhoe (**Irisin** geben).
HAUT. - Herpes zoster verbunden mit Magenstörungen. Ausschlag mit Pusteln. Psoriasis; unregelmäßige Flecken mit glänzenden Schuppen. Ausschlag mit nächtlichem Jucken.

MODALITÄTEN. - V. - abends u. nachts, bei Ruhe. **B.** - bei dauernder Bewegung.
ANTIDOTE. - Nux-v.
VGL. - Ir-florentina - (Delirium, Konvulsionen, Paralyse); - **Ir-factissima** (Kopfschmerz u. Hernie); **Ir-germanica** - (Wassersucht u. Sommersprossen); - **Ir-tenax.**; **Ir-minor** - (trockner Mund; tödliches Gefühl an der Magenspitze, **Schmerz im Ileozökalgebiet,** Appendizitis. Schmerz durch Adhäsionen danach). - **Pankreatinum** - eine Kombination verschiedener Enzyme. - (Indiziert bei Verdauungsbeschwerden im Darm, Schmerz eine Stunde oder länger nach dem Essen. Unverdaute Durchfälle. Dos. - 194 - 334 mg, besser nicht geben zur Zeit der Magenverdauung). - **Pepsinum** - (unvollständige Verdauung mit Schmerz im Magengebiet. Marasmus von Kindern, die künstlich genährt werden. Durchfall wegen Verdauungsbeschwerden. Dos. - 194 - 259 mg (Erkrankungen des Pankreas, Gicht, Diabetes: **Ip.**; **Podph.**; **Sang.**; **Ars.**; **Ant-c.**).
DOS. - Tinktur bis C 30. Günstige Berichte über die höchsten Potenzen.
Iris tt Ø; D1; D1; D3; [D3]

JACARANDA CAROBA

Bignoniaceae; Westindien, Brasilien

Genießt Ansehen als Mittel für venerische Krankheiten u. Rheumatismus. Morgenübelkeit. Die Harn- u. Sexualsymptome sind wichtig. Rheumatische Symptome.

KOPF. - Schwindel beim Aufstehen mit schwerer Stirn. Schmerz in den Augen; sind entzündet u. wässerig. Laufschnupfen mit schwerem Kopf.
INN. HALS. - Wund, trocken, eingeschnürt. Bläschenbildung in der Rachenhöhle.
HARNWEGE. - Entzündete Urethra; Absonderung gelben Eiters.
MÄNNL. G. - Hitze u. Schmerz im Penis; schmerzhafte Erektionen; Phimose. Vorhaut schmerzhaft u. geschwollen. Schankerartige Geschwüre. Chordée. Juckende Stippen auf Eichel u. Vorhaut.
EXTREMITÄTEN. - Rheumatischer Schmerz im rechten Knie. Schwäche im Lendengebiet. Morgens Schmerzhaftigkeit u. Steifheit der Muskeln. Rheumatismus wegen Gonorrhoe. Juckende Stippen auf den Händen. Arthritis nach Gonorrhoe u. Syphilis.
VGL. - Thuj.; **Cor-r.**; **Jac - Gualandai** (bei syphilitischen Symptomen, besonders von Augen u. Hals. Schankerartige Geschwüre, atonische Ulzera. Dunkle, schmerzlose Durchfälle).
DOS. - Tinktur bis C 3.

JALAPA - EXOGONIUM PURGA

(Jalapenknolle); Convolvulaceae - Windengewächse; Mexiko, Tropen

Verursacht u. heilt Leibkrämpfe u. Durchfälle. Das Kind fühlt sich den ganzen Tag gut, aber ist ungebärdig nachts, schreit u. ist unruhig.

MAGEN-DARMTRAKT. - Zunge glatt, wie glasiert, trocken, schmerzhaft. Schmerz am rechten Rippenbogen. Flatulenz u. Übelkeit. Gefühl des Umklammerns u. Kneifens. Wässerige Durchfälle; dünne, schmutzige Stühle. Bauch aufgetrieben. Gesicht kalt u. blau. Anus wund.
EXTREMITÄTEN. - Schmerzen in Armen u. Beinen. Schmerz im Großzehengrundgelenk. Schmerzen an den Nagelwurzeln. Brennen der Sohlen.
ANTIDOTE. - Elat.; Cann-s.
VGL. - Camph.; Coloc.
DOS. - C 3 bis C 12.
Jalapa * + D1 = Ø; D1; D2; -; [D3, 4]

JATROPHA CURCAS

(Purgiernußbaum); Euphorbiaceae - Wolfsmilchgewächse; trop. Amerika

Nützlich bei Cholera u. Durchfall. Die Bauchsymptome sind sehr wichtig. Unterdrückte Masern (H. Farrington).

MAGEN. - Schluckauf, danach starkes Erbrechen. Übelkeit u. Erbrechen, verursacht durch Trinken, mit Gefühl des Ätzens vom Rachen her. Starker Durst. **Sehr leichtes Erbrechen.** Hitze u. Brennen im Magen mit krampfartigen Einschnürungsschmerzen im Oberbauch.
ABDOMEN. - Aufgetrieben mit Gurgelgeräuschen. Schmerz an den Rippenbögen. Schmerz in der Lebergegend u. unter dem rechten Schulterblatt zur Schulter hin. Heftiger Harndrang.
STUHL. - Plötzlich, reichlich, wässerig, wie Reiswasser. **Durchfall, gewaltsame Entleerung; lautes Geräusch im Bauch wie Wassergurgeln aus einem Spundloch,** dabei Kälte, Krämpfe, Übelkeit u. Erbrechen.
EXTREMITÄTEN. - Muskelkrämpfe, besonders der Waden, Beine u. Füße. **Kälte** im ganzen Körper. Schmerz in den Enkeln. Füßen u. Zehen. Fersen empfindlich.
MODALITÄTEN. - B. - beim Tauchen der Hände in kaltes Wasser.
VGL. - Camph.; Verat.; Gamb.; Crot-t.; Jatr-urens; - (Ödem u. kardiale Parese).
DOS. - C 3 bis C 30.
Jatropha curcas + t D1 = Ø; D1; D2; -; [D3]

JEQUIRITY - ARBRUS PRECATORIUS

Leguminosae sp. - Hülsenfrüchtler; Ostindien

Epitheliom, Lupus, Ulzera, schorfige Lidränder.

AUGEN. - Eitrige Konjunktivitis; Entzündung breitet sich auf Gesicht u. Hals aus. Granuläre Ophthalmie, Keratitis.
VGL. - **Jequiritol** (in Fällen von Trachom u. Pannus, um eine neue eitrige Entzündung beizulegen. Die Proteingifte in den Jequiritysamen sind in ihren physiologischen u. giftigen Eigenschaften fast identisch mit den entsprechenden Wirkstoffen, die man im Schlangengift findet).
DOS. - Urtinktur verdünnt lokal, u. D 3 innerlich.

JODOFORMUM

(Formyltrijodid); CHJ_3

Sollte nicht vergessen werden bei der Behandlung tuberkulöser Meningitis, in der Lokalanwendung am Kopf u. innerlich [**Bacill.**]. **Tuberkulöse Zustände.** Subakuter u. chronischer Durchfall bei Kindern.

KOPF. - Scharfer, neuralgischer Schmerz. Schweregefühl im Kopf, als ob er nicht vom Kissen gehoben werden könnte. Jucken des Hinterkopfes. **Meningitis.** Schlaf unterbrochen durch Seufzen u. Schreien. Sehr benommen.
AUGEN. - Pupillen **erweitert;** ziehen sich ungleichmäßig zusammen, reagieren schlecht. Diplopie. Versagendes Sehvermögen wegen retrobulbärer Neuritis, Zentralskotom, partielle Atrophie der Papille.
BRUST. - Wunder Schmerz an der rechten Lungenspitze. Gewichtsgefühl auf der Brust, als ob Patient ersticke. Husten u. keuchendes Atmen beim Ins-Bett-Gehen. Schmerz in der linken Brust wie von einer Hand, das Herz unten umklammernd. Bluthusten. Asthmatische Atmung.
ABDOMEN. - Kahnförmiger Bauch. Chronischer Durchfall mit Tuberkulose-Verdacht. Bauch aufgetrieben; Mesenterialdrüsen vergrößert. **Cholera infantum. Chronischer Durchfall; Stühle grünlich, wässerig, unverdaut, bei reizbarem Temperament.**
EXTREMITÄTEN. - Beine schwach; kann mit geschlossenen Augen nicht stehen u. gehen. Schwäche der Knie beim Treppensteigen.
DOS. - C 2 Trit. 194 mg, auf die Zunge gelegt, erleichtern Asthmaanfall.

JODUM

(Das nicht-metallische Element Jod); J

Rascher Stoffwechsel; **magert** ab bei starkem Appetit. Hungrig mit viel Durst. V. - nach dem Essen. **Große Schwäche, die leichteste Anstrengung führt zu Schweißausbruch.** Der Jod-Patient ist außerordentlich dünn, von dunkler Gesichtshaut, mit vergrößerten Lymphdrüsen, hat gierigen Appetit, aber magert ab. Tuberkulöser Typ. - Alle Drüsengewebe, die Atmungsorgane, das Kreislaufsystem sind besonders betroffen; sie atrophieren. Jod regt die Abwehrkräfte des Körpers an, sammelt die mononuklearen

Leukozyten, dann deutlich einsetzende Phagozytose. Bleivergiftung. Tumor. Jod verlangt nach kalter Luft.
Akute Verschlimmerung einer chronischen Entzündung. Arthritis deformans. **Wirkt vornehmlich auf das Bindegewebe. Pest. Kropf.** Abnorme Gefäßverengung. Blutandrang in den Kapillaren, danach Ödeme, Ekchymose, Blutungen u. Ernährungsstörungen sind die pathologischen Vorbedingungen seiner Symptomatologie. Langsame Vitalreaktion, daher Chronizität vieler Erscheinungen. Akuter Katarrh aller Schleimhäute, rasche Abmagerung trotz guten Appetits u. Drüsenatrophie verlangen nach diesem Medikament bei zahlreichen Krankheiten mit Entkräftung u. bei skrofulösen Patienten. Akute Beschwerden der Atmungsorgane. **Pneumonie,** rasche Ausdehnung. Jod ist warm u. will kühle Umgebung. Schwäche u. Atemnot beim Steigen. **Adenoide Vegetationen.** Tinktur innerlich u. lokal bei geschwollenen Drüsen u. Klapperschlangenbissen.

GEIST, GEMÜT. - Angst **in der Ruhe.** Angst u. Depression in bezug **auf die Gegenwart,** nicht auf die Zukunft. Plötzlicher Impuls zu rennen u. einen Gewaltakt zu tun. Vergeßlich. Muß beschäftigt sein. Angst vor Menschen, scheut jeden. Melancholie. Selbstmordneigung.
KOPF. - Pulsieren; **Blutandrang** u. Gefühl eines engen Bandes. Schwindel; V. - durch Bücken, V. - im warmen Zimmer. Chronischer, kongestiver Kopfschmerz bei alten Leuten [**Phos.**].
AUGEN. - Heftiger Tränenfluß. Schmerz in den Augen. Pupillen erweitert. Dauernde Bewegung der Augäpfel. Akute Tränensackentzündung.
NASE. - Niesen. Plötzliche, heftige Influenza. Trockner Schnupfen wird zum Laufschnupfen im Freien, auch **heißer Laufschnupfen** mit allgemeiner Hitze der Haut. Schmerz an der Nasenwurzel u. in der Stirnhöhle. Nase verstopft. Neigung zur Ulzeration. Geruchsverlust. **Akute Hyperämie der Nase,** verbunden mit hohem Blutdruck.
MUND. - Zahnfleisch locker u. leicht blutend. Faulige Ulzera u. Speichelfluß. Reichlicher, stinkender Speichel. Zunge dick belegt. Stinkender Geruch aus dem Mund.
INN. HALS. - Einschnürungsgefühl im Kehlkopf. **Taubheit von der eustachischen Röhre** her. Vergrößerte Schilddrüse. Kropf mit Einschnürungsgefühl. Geschwollene Unterkieferdrüsen. Zäpfchen geschwollen.
MAGEN. - Pulsieren in der Magengrube. **Heißhunger** u. viel Durst. Leeres Aufstoßen, als ob jedes Nahrungsteilchen sich in Gas verwandelte. Ängstlich u. besorgt, nur nicht beim Essen [**Cina.**; **Sulf.**]. Magert ab, obwohl hungrig u. gut essend [**Abrot.**].
ABDOMEN. - Leber u. Milz schmerzhaft u. vergrößert. Gelbsucht. Mesenterialdrüsen vergrößert. Pankreaserkrankung. Schneidender Schmerz im Leib.
STUHL. - Blutung bei jedem Stuhl. Durchfall weißlich, schaumig, fettig. Verstopfung mit erfolglosem Drang; B. - Trinken von kalter Milch. Verstopfung wechselnd mit Durchfall [**Ant-c.**].

URIN. - Häufig u. reichlich, **dunkel, gelbgrün** [**Bov.**], dick, scharf, mit Häutchen auf der Oberfläche.
MÄNNL. G. - Hoden geschwollen u. verhärtet. Hydrozele. Verlust der Sexualkraft mit atrophierten Hoden.
WEIBL. G. - Große Schwäche während Menses [**Alum.**; **Carb-an.**; **Cocc.**; **Haem.**]. Menses unregelmäßig. Uterusblutung. **Ovariitis** [**Apis**; **Bell.**; **Lach.**]. **Schmerz wie von einem Keil von den Ovarien zum Uterus. Verkümmerung der Brustdrüsen.** Knötchenbildung in der Brusthaut. Scharfe Leukorrhoe, dick, schleimig, das Bettzeug zerfressend. **Schmerz wie von einem Keil im rechten Ovargebiet.**
ATEMWEGE. - Heiser. **Rauhes,** kitzelndes Gefühl bewirkt trockenen Husten. **Schmerz im Kehlkopf.** Laryngitis mit schmerzhafter Rauhheit; V. - beim Husten. Kind greift beim Husten nach dem Hals. Rechtsseitige Pneumonie mit hoher Temperatur. Ausdehnung des Brustkorbes schwierig. Sputum mit Blutstreifen; innerlich, trockene Hitze; äußerlich, Kälte. Heftige Herztätigkeit. Pneumonie. Hepatisation breitet sich rasch aus, bei anhaltender hoher Temperatur; Schmerz fehlt trotz schlechten Zustandes, V. - Wärme; verlangt nach kalter Luft. Krupp bei skrofulösen Kindern mit dunklem Haar u. dunklen Augen (**Brom.** entgegengesetzt). Einatmung schwierig. Trockener Morgenhusten durch Kitzeln im Hals. **Kruppöser Husten** mit schwieriger Atmung; pfeifend. **Kälte dehnt sich aus** vom Kopf **nach unten** durch Hals u. Bronchien. Große Schwäche in der Brust. Herzklopfen durch die geringste Anstrengung. Pleuritischer Erguß. Kitzeln im ganzen Brustkorb. Der Jodumhusten ist V. - im Hause, bei warmem, feuchtem Wetter u. bei Rückenlage.
HERZ. - Gefühl von Zusammenschnürung des Herzens. Myokarditis, schmerzhafte Kompression um das Herz. Gefühl wie von Quetschung durch eine eiserne Hand [**Cact.**], danach große Schwäche u. Mattigkeit. Herzklopfen durch die geringste Anstrengung. Tachykardie.
EXTREMITÄTEN. - Gelenke entzündet u. schmerzhaft. Schmerz in den Knochen nachts. Weiße Schwellung. Tripperrheumatismus. Rheumatismus von Nacken u. oberen Extremitäten. Kalte Hände u. Füße. Scharfer Schweiß der Füße. Pulsieren in den großen Arterien. Rheumatische Schmerzen, nächtliche Gelenkschmerzen; Einschnürungsgefühle.
HAUT. - Heiß, trocken, gelb u. welk. Drüsen vergrößert, Knötchenbildung. Anasarka bei Herzkrankheit.
FIEBER. - Hitzeschauer über den ganzen Körper. Deutliches Fieber, Unruhe, rote Wagen, Apathie. Reichlicher Schweiß.
MODALITÄTEN. - V. - in der Ruhe, im warmen Zimmer, rechtsseitig. **B.** - Herumgehen im Freien.
VGL. - Yatren. Die Jodpathogenese ist ähnlich der von **Carb-ac.**.
ANTIDOTE: Hep.; Sulf.; Grat.
ERGÄNZUNGSMITTEL: Lyc.; Bad.
VGL. FERNER: Brom.; Hep.; Merc.; Phos.; Abrot.; Natr-m.; Sanic.; Tub.

DOS. - Die rohe Droge in saturierter Lösung kann erforderlich sein. C 3 bis C 30. Jodorierte Lösung von **Kali-j.** (2,28 g Kali u. 0,26 g Jodin auf 30 ccm Wasser, 10 Tropfen 3mal den Tag) treibt den Bandwurm tot heraus.
Lokal angewandt das kräftigste, am wenigsten harmlose u. am leichtesten anzuwendende Mikrobizid. Ein ideales Mittel, um Wunden sauber u. desinfiziert zu halten. Schlangenbisse u. Insektenstiche. Schußwunden u. komplizierte Brüche, dafür hervorragend. Stark desinfizierendes Mittel für die Haut.
Jodum * + **D1** = **∅**; -; -; **D6**; [**D4**]

JONOSIA ASOCA

(Borke eines indischen Baumes, eingeführt durch Dr. N. D. Ray, Kalkutta)

Wirkt allgemein auf die weiblichen Organe. Amenorrhoe u. Metrorrhagie.

KOPF. - Einseitiger Kopfschmerz; Reflexkopfschmerz, kongestiv, beeinflußt durch den Uterus, B. - im Freien u. durch freien Regelfluß. Schmerz in den Augäpfeln; supraorbitale Schmerzen, Lichtscheu. Schnupfen, reichliche, wässerige Absonderung. Geruchsverlust.
MAGEN. - Verlangen nach Süßigkeiten, auch nach sauren Sachen. Durst, außerordentliche Übelkeit; hartnäckige Verstopfung, Hämorrhoiden.
WEIBL. G. - Verzögerte u. unregelmäßige Menses; Menstrualkolik; Amenorrhoe, Schmerz in den Ovarien vorm Fluß; Menorrhagie, Reizblase; Leukorrhoe.
SCHLAF. - Gestört. Träumt vom Reisen.
RÜCKEN. - Schmerz an der Wirbelsäule entlang, ausstrahlend in Bauch u. Oberschenkel.
DOS. - Urtinktur.

JUGLANS CINEREA

(Butternuß, amerikanische Walnuß); Juglandaceae - Walnußgewächse; Amerika

Mangelhafte Ausscheidung, die Gelbsucht u. verschiedene Hautausschläge hervorruft, zeigt sich im Arzneimittelbild. Der starke **Hinterkopfschmerz,** gewöhnlich verbunden mit Leberbeschwerden, ist sehr charakteristisch. Schmerz in der Brust, den Achseln, den Schulterblättern, mit Gefühl des Erstickens. Gefühl, als ob alle inneren Organe zu groß wären, besonders die auf der linken Seite. Cholelithiasis.

KOPF. - Dumpfer, voller Kopf. Ausschlag auf der Kopfhaut. **Heftiger Hinterkopfschmerz.** Gefühl der Vergrößerung des Kopfes. Pusteln auf Lidern u. um die Augen herum.

NASE. - Kitzeln in der Nase; Niesen. Schnupfen, **vorher Schmerz unter dem Brustbein** mit drohender Erstickung. Später reichliche, milde, dickschleimige Absonderung.
MUND. - Scharfes Gefühl in Mund u. Hals. Schmerzhaftigkeit äußerlich in der Mandelgegend. Trockenheit der Zungenwurzel u. der Schlundenge.
MAGEN. - Atonische Dyspepsie mit starkem Aufstoßen u. Auftreibung. Wundheit im Lebergebiet.
RÜCKEN. - Nackenmuskeln starr u. lahm. Schmerz zwischen Schulterblättern u. unter dem rechten Schulterblatt. Schmerz in den Lendenwirbeln.
HAUT. - Rot, wie Scharlachröte. Gelbsucht mit Schmerz in Leber u. rechtem Schulterblatt. **Jucken** u. Prickeln bei Hitze. **Pusteln.** Ekzem, besonders an den unteren Extremitäten, Kreuzbein u. Händen. Erythem u. Röte, wie bei Erysipel.
STUHL. - Gelblichgrün mit Tenesmus u. Brennen am Anus. Lagerdurchfall.
MODALITÄTEN. - B. - Heißwerden, körperliche Übung, Kratzen, Aufstehen morgens. **V.** - Gehen.
VGL. - Juglandin (Duodenalkatarrh; galliger Durchfall); **Chel.; Bry.; Iris.**
DOS. - Urtinktur bis C 3.
Juglans cinerea tt Ø; D1; D1; D3; [D2, 3]

JUGLANS REGIA

(Walnuß); Juglandaceae - Walnußgewächse; Mediterrangebiet, Ostasien

Hautausschläge sehr auffallend.

KOPF. - Verwirrt; hat das Gefühl, als ob der Kopf in der Luft schwämme. **Starker Hinterkopfschmerz. Gerstenkörner.**
WEIBL. G. - Menses früh, schwarz, pechartig gerinnend. Bauch aufgetrieben.
HAUT. - Mitesser u. Akne des Gesichtes. Crusta lactea mit Wundheit um die Ohren. Jucken u. Ausschlag von kleinen, roten Pusteln. Kopfhaut rot u. juckt nachts heftig. Schankerartige Ulzera. Achseldrüsen eitern.
VGL. - Juglans cinerea.
DOS. - Urtinktur u. niedere Potenzen.
Juglans regia Ø; D1; D1; D3; [D2]

JUNCUS EFFUSUS

(Binse); Juncaceae - Binsengewächse

Ein Diuretikum. Harnbeschwerden. Dysurie, Strangurie u. Ischurie. **Asthmatische Symptome bei Hömorrhoidariern.** Gefühl der Blasenbildung. Gasbildung im Bauch. Arthritis u. Lithiasis.
DOS. - Urtinktur u. C 1.
Juncus effusus Ø; D1; D1; -; [D2]

JUNIPERUS COMMUNIS

(Beeren vom gemeinen Wacholder); Dupressaceae - Zypressengewächse

Katarrhalische Entzündung der Nieren. Wassersucht bei unterdrücktem Harn. Alte Leute mit schlechter Verdauung u. spärlicher Urinabsonderung. Chronische Pyelitis.

URIN. - Strangurie; blutiger, spärlicher Urin, Veilchengeruch [**Ter.**]. Druck in der Nierengegend. Prostataabsonderung. Renale Hyperämie [**Eu.**].
ATEMWEGE. - Husten mit spärlichem, konzentriertem Urin.
VGL. - **Sabin.**; **Jun-virginianus** - rote Zeder - (heftiger Blasentenesmus. Dauerndes Ziehen im Rücken; Hyperämie der Nieren; Pyelitis u. Zystitis; Wassersucht älterer Leute mit unterdrücktem Harn. Dysurie, Brennen, schneidender Schmerz in der Urethra beim Wasserlassen. Dauernder Harndrang, Apoplexie, Konvulsionen, Strangurie, Uterusblutung). **Ter.**
DOS. - Die beste Form ist die Infusion. 30 ccm auf 0,56 l kochendes Wasser. Dos. - 15 - 60 ccm oder Urtinktur ein bis 10 Tropfen.
Juniperus communis Ø; D1; D1; D6; [D2]

JUSTICIA ADHATODA BASAKA - ADHATODA BASAKA

(Indischer Nußbaum); Acanthaceae; Ostindien

Ein sehr wirksames Mittel für akute, katarrhalische Zustände der Atemwege (bei Gebrauch bei Beginn der Beschwerden).

KOPF. - Reizbar, empfindlich gegen äußere Eindrücke; heiß, voll u. schwer; Tränenfluß mit **Schnupfen, reichlich, fließend,** mit dauerndem Niesen; Geschmacks- u. Geruchsverlust; **Schnupfen mit Husten.**
INN. HALS. - Trocken, schmerzt beim leeren Schlucken, zäher Schleim. Mund trocken.
ATEMWEGE. - Trockener Husten aus dem Brustbeingebiet über die ganze Brust hin. Heiserkeit. Kehlkopf schmerzhaft. **Anfallartiger Husten** mit erstickender Verstopfung der Atemwege. **Husten mit Niesen.** Schwere Atemnot mit Husten. **Enge der Brust.** Asthmaanfälle, kann geschlossenes, warmes Zimmer nicht ertragen. **Keuchhusten.**
VGL. - Scheint zwischen **All-c.** u. **Euph.** zu stehen, damit vergleichen.
DOS. - C 3 u. höher. Starke Verschlimmerung ist bei den niederen Potenzen beobachtet worden.
Justicia adhatoda tt Ø; D1; D1; -; [D2, 3]

KALIUM ARSENICOSUM

(Kaliumarsenat, Fowlersche Lösung). $KH_2As\ O_4$

Der **Kali-ar.**-Patient neigt zu bösartigen Erkrankungen u. alten Hautkrankheiten. Er ist unruhig, nervös u. anämisch.

HAUT. - Unerträgliches Jucken, V. - Ausziehen. **Trocken,** schuppig, runzelig. Akne; Pusteln, V. - bei Menses. Chronisches Ekzem; Jucken V. - **durch Wärme**, vom Gehen, beim Ausziehen. **Psoriasis,** Flechte. Weiterfressende Ulzera. Risse in den Armen u. Kniebeugen. Gichtische Knotenbildungen. V. - Wetterwechsel. Hautkrebs, wo plötzlich ohne äußere Anzeichen alarmierende Bösartigkeit einsetzt. Zahlreiche kleine Knötchen unter der Haut.
WEIBL. G. - Blumenkohlartige Absonderung u. Druck unterhalb des Schambeines.
VGL. - Radium.
DOS. - C 3 bis C 30.
Kalium arsenicosum * + + **D2 = 0; D3; D2; D4;** [D4]

KALIUM BICHROMICUM

(Kaliumdichromat, Kaliumbichromat); $K_2Cr_2O_7$

Diese Droge hat eine besondere Affinität für die Schleimhäute von Magen, Eingeweiden u. Luftwegen; für Knochen u. Bindegewebe. Nieren, Herz u. Leber sind auch betroffen. Beginnende parenchymatöse Nephritis. Nephritis mit Magenbeschwerden. Leberzirrhose. Anämie u. Fieberlosigkeit sind charakteristisch. Allgemeine Schwäche, an Lahmheit grenzend. Besonders indiziert für fleischige, fette, hellhäutige Personen, die leicht Katarrhe bekommen mit Vorgeschichte von Syphilis oder Skrofulose. Symptome V. - morgens; **Schmerzen wandern rasch,** Rheuma u. Magensymptome wechseln miteinander. Passender für den subakuten als für den stark akuten Zustand. Schleimhäute überall betroffen. Katarrh von Rachen, Kehlkopf, Bronchien u. Nase. Ein **zähes, fädiges, klebriges Sekret** wird hervorgerufen; das ist ein starkes Leitsymptom für diese Droge. **Septum-Perforation.** Chronischer, atonischer Katarrh. Polypen. Erweiterung von Magen u. Herz.

KOPF. - Schwindel mit Übelkeit beim Aufstehen vom Sitz. Kopfschmerz **über den Augenbrauen,** vorher verschwommenes Sehen. **Schmerzen u. Völle in der Glabella.** Halbseitiger Kopfschmerz an kleinen Stellen u. durch unterdrückten Katarrh. Stirnkopfschmerz; gewöhnlich über einem Auge. **Schmerzhaftes Gefühl in Knochen u. Kopfhaut.**
AUGEN. - Supraorbital-Neuralgie rechts. Augenlider brennen, sind geschwollen u. ödematös. Absonderung **fädig** u. gelb. Ulzera auf der Hornhaut; weder Schmerz noch Lichtscheu. **Descemetitis** mit nur mäßiger Reizung des Auges. Kruppöse Konjunktivitis; schorfige Lider mit Pannus.
Iritis mit punktartigen Ablagerungen auf der inneren Oberfläche der Hornhaut. Leichter Schmerz bei starker Ulzeration oder Entzündung (**Con.** entgegengesetzt).

OHREN. - Geschwollen, mit reißenden Schmerzen. Dicke, gelbe, fädige, übelriechende Absonderung. Scharfe Stiche im linken Ohr.
NASE. - Schniefen von Kindern, **besonders von fetten, pausbäckigen Babys. Druck u. Schmerz an der Nasenwurzel**, stechender Schmerz in der Nase. **Septum ulzeriert;** ausgestanztes Ulkus. **Stinkender Geruch. Dicke, fädige, grünlichgelbe Absonderung. Zähe, elastische Schleimklumpen** aus der Nase; nachher rauhe Oberfläche. Entzündung dehnt sich auf die Stirnhöhlen aus mit Beschwerden u. Völle an der Nasenwurzel. Tröpfeln retronasal [**Hydr.**]. **Geruchsverlust.** Viel Räuspern. Unfähigkeit, durch die Nase zu atmen. Trockenheit. **Schnupfen mit Verstopfung** der Nase. **Heftiges Niesen.** Reichliche, wässerige Absonderung aus der Nase. Chronische Stirnhöhlenentzündung mit dem Gefühl der Verstopfung.
GESICHT. - Blühendes Aussehen. Rotes, fleckiges Aussehen. Akne [**Jug.**; **Kali-ar.**]. Knochen empfindlich, besonders unter den Augenhöhlen.
MUND. - Trocken; klebriger Speichel. Landkarten-Zunge, **rot, glänzend, glatt u. trocken** bei Dysenterie; breit, flach, mit Zahneindrücken, dick belegt. Gefühl eines Haares auf der Zunge.
INN. HALS. - Schlundenge rot u. entzündet. Trocken u. rauh. Ohrspeicheldrüsen geschwollen, Uvula erschlafft, **ödematös, blasenartig.** Pseudomembranöse Ablagerung auf den Mandeln u. dem weichen Gaumen. Brennen strahlt in den Magen aus. Aphthae. Diphtherie mit starker Prostration u. weichem Puls. Absonderung aus Mund u. Hals, zäh u. fädig.
MAGEN. - Übelkeit u. Erbrechen nach Bier. Schweregefühl sofort nach dem Essen. Gefühl, als ob die Verdauung aufgehört habe. Magenerweiterung. Gastritis. **Rundes Magenulkus.** Stiche in Leber u. Milzgegend u. hindurch zur Wirbelsäule. Abscheu gegen Wasser. Kann Fleisch nicht vertragen. Verlangen nach Bier u. Säuren. Gastrische Symptome B. - nach dem Essen, die rheumatischen Symptome kommen wieder. Erbrechen von hellgelbem Wasser.
ABDOMEN. - Schneidender Schmerz im Bauch gleich nach dem Essen. Chronische Ulzeration in den Gedärmen. Schmerzhaftigkeit unter den rechten Rippenbögen, fettige Leberinfiltration u. Zunahme von weichem Bindegewebe. Schmerzhafte Retraktion, Wundheit u. Brennen.
STUHL. - Geleeartig, gelantineartig; **V. - morgens.** Dysenterie; Tenesmus, Stühle, braun, schaumig. Gefühl eines Pfropfens im Anus. Periodische Verstopfung mit Schmerz durch die Lenden u. braunem Urin.
HARNWEGE. - Brennen in Urethra. **Nach dem Wasserlassen scheint ein Tropfen zurückzubleiben, der nicht entleert werden kann.** Fädiger Schleim im Urin. Urethra wird verstopft. Nierenkongestion; Nephritis mit spärlichem, albuminösem Urin u. Harnzylindern. Pyelitis; Urin vermischt mit Epithelialzellen, Schleim, Eiter oder Blut. **Hämatochylurie.**
MÄNNL. G. - Jucken u. Schmerz im Penis, mit Pusteln. Ulzera mit paroxysmenartigen Stichen; V. - nachts. Einschnürung an der Peniswurzel nachts beim Erwachen. Syphilitische Ulzera mit käsiger, zäher Exsudation. Erektionen [**Pic-ac.**].

WEIBL. G. - Gelber, zäher Ausfluß. Pruritus der Vulva, mit starkem Brennen u. Erregung. Prolapsus uteri; **V. - bei heißem Wetter.**
ATEMWEGE. - Heisere Stimme; V. - abends. Metallischer, hackender Husten. **Reichlicher, gelber Auswurf, stark leimartig u. klebrig,** in langer fädiger u. sehr zäher Masse herauskommend. Kitzeln im Kehlkopf. Katarrhalische Laryngitis, Husten hat einen metallischen Klang. Echter, membranöser Krupp, breitet sich aus auf Kehle u. Nasenhöhlen. Husten mit Schmerz im Brustbein, sich auf die Schultern ausbreitend; V. - beim Ausziehen. Schmerz an der Bifurkation der Trachea beim Husten; von der Mitte des Brustbeins zum Rücken.
HERZ. - Erweiterung, besonders bei schon existierendem Nierenschaden. Kaltes Gefühl um das Herz [**Kali-nit.**].
RÜCKEN. - Schneiden durch die Lenden; kann nicht gehen; erstreckt sich bis in die Weichen. Schmerz im Steißbein u. Kreuzbein, nach oben u. unten ausstrahlend.
EXTREMITÄTEN. - Schmerzen fliegen rasch von einer Stelle zur anderen [**Kali-sulf.; Puls.**]. Wandernde Schmerzen an den Knochen entlang; V. - Kälte. Linksseitige Ischias; B. - Bewegung. Gefühl von Wundheit u. Prellung in den Knochen. **Sehr schwach.** Reißende Schmerzen im Schienbein; syphilitischer Rheumatismus [**Mez.**]. Schmerz, Schwellung, Steifheit u. Knacken in allen Gelenken. Schmerzhaftigkeit der Fersen beim Gehen. Achillessehnen geschwollen u. schmerzhaft. Schmerz an kleinen Stellen [**Ox-ax.**].
HAUT. - Akne. Papulärer Ausschlag. **Ulkus mit ausgestanzten Kanten,** Neigung zum Einwachsen u. zäher Exsudation. Pustulärer Ausschlag, Pocken ähnelnd, mit brennenden Schmerzen. Jucken mit bläschenartigem Ausschlag.
MODALITÄTEN. - B. - durch Hitze. **V. -** Bier, morgens, heißes Wetter, Ausziehen.
VGL. - Tart-emet.; Brom.; Hep.; Ind.; Calc.; Ant-c. - Beim Auftreten von falschen Membranen.
VGL. - Brom.; Am-caust.; Sulf-ac.; Ip.
ANTIDOTE: Ars.; Lach.
DOS. - C 3, auch C 30 u. höher.
Die niederen Präparationen dieses Salzes sollten nicht zu lange aufbewahrt werden.
Kalium bichromatum * + D2 = 0; D5; D1; D3; [D3, 4, 6]

KALIUM BROMATUM

(Kaliumbromid;) KBr

Wie alle Kalium-Salze wirkt auch dieses schwächend auf das Herz u. senkt die Temperatur. Brominismus wird dadurch hervorgerufen. Allgemeines Versagen der Geisteskraft, Gedächtnisverlust, Melancholie, Anästhesie der Schleimhäute, besonders von Augen u. Hals, u. Anästhesie der Haut;

Akne; Verlust des Sexualverlangens, Lähmung. Führendes Mittel bei Psoriasis. Chronische Gicht mit Knötchenbildung. **Symptome von Schlaganfällen,** Urämie oder ähnlichem; Somnolenz u. röchelndes Atmen, Konvulsionen, Aphasie, Albuminurie. Epilepsie (bei salzfreier Diät).

GEIST, GEMÜT. - Tiefe Melancholie mit Wahnideen; Gefühl tödlichen Versagens; religiöse Depressionen; Einbildung von Verschwörungen gegen die eigene Person. Bildet sich ein, ausgesucht zu sein zum Gegenstand göttlichen Zornes. Gedächtnisverlust. Muß etwas tun - sich herumbewegen; wird unruhig mit den Händen [**Tarant.**]. Angst davor, vergiftet zu werden [**Hyos.**]. Amnesische Aphasie; kann alles nachsprechen, was ihm gesagt wird, aber sonst nicht reden. **Alpdrücken.** Schreckliche Illusionen. Aktives Delirium.

KOPF. - Manie mit Selbstmordgedanken u. Zittern. Gerötetes Gesicht. **Taubes Gefühl im Kopf.** Hirnmüdigkeit. Schnupfen mit Neigung des Übergreifens auf den Rachen.

INN. HALS. - Blutandrang in Uvula u. Schlundenge. **Anästhesie** von Schlundenge, Rachen u. Kehlkopf. Dysphagie, besonders von Flüssigkeiten [**Hyos.**].

MAGEN. - Erbrechen mit **intensivem Durst** nach jeder Mahlzeit. **Anhaltender Schluckauf** [**Sulf-ac.**].

ABDOMEN. - Gefühl, als ob die Gedärme herausfielen. **Cholera infantum** mit Reflexreizung des Gehirnes, Schlagen u. Zucken der Muskeln. Grüne, wässerige Stühle mit intensivem Durst, Erbrechen, eingesunkenen Augen. Prostration. **Innere Kälte** des Bauches, Durchfall mit viel Blut. Grüne, wässerige Stühle, **Retraktion** des Bauches.

HARNWEGE. - Verringerte Empfindlichkeit der Urethra; Urin reichlich, mit Durst. Diabetes [**Phos-ac.**].

MÄNNL. G. - Schwäche u. Impotenz. Wirkungen sexueller Ekzesse, besonders Gedächtnisverlust, verringerte Koordination, Taubheit u. Vibrieren in den Gliedern. Sexuelle Erregung im Halbschlaf.

WEIBL. G. - Pruritus. Ovarialgie mit starkem, nervösem Unbehagen. **Übertriebene Libido.** Zystische Tumoren der Ovarien.

ATEMWEGE. - Spastischer Krupp. Reflexhusten in der Schwangerschaft. Trockner, ermüdender, hackender Husten nachts.

EXTREMITÄTEN. - **Unruhige Hände;** heftiges Zucken der Finger. Ruckartiges Zucken von Muskeln.

HAUT. - **Akne** des Gesichtes, Pusteln. Jucken; V. - auf Brust, Schultern u. Gesicht. Anästhesie der Haut. **Psoriasis.**

SCHLAF. - Unruhiger Schlaf. Extreme Benommenheit. Schlaflosigkeit durch Sorge, Kummer u. sexuelle Ekzesse. Alpdrücken. Zähneknirschen im Schlaf. Schreckliche Träume. Somnambulismus.

MODALITÄTEN. - B. - bei geistiger u. körperlicher Beschäftigung.

DOS. - Einige Milligramm des rohen Salzes bis zur C 3 Trituration. Die Unbeständigkeit dieses Salzes ist zu beachten. Soll viel wirksamer sein bei salzloser Diät.

Kalium bromatum D1 = Ø; D2; D1; D2; [D3]

KALIUM CARBONICUM

(Kaliumkarbonat); K_2CO_3

Die für alle Kalium-Salze charakterische Schwäche ist besonders deutlich bei diesem zu erkennen, mit weichem Puls, Kälte, allgemeiner Depression u. sehr charakteristischen **Stichen,** fühlbar in allen Körperteilen oder jede Beschwerde begleitend. Alle Kalium-Schmerzen sind **heftig u. schneidend;** fast alle B. - bei Bewegung. Niemals ein Kaliumsalz bei Fieber geben (T. F. Allen). Empfindlich gegen jede atmosphärische Änderung u. **intolerant gegen kaltes Wetter.** Eines der besten Mittel nach Wehen. Fehlgeburt u. folgende Schwächezustände. Sehr charakteristisch ist Verschlimmerung morgens früh. Beleibte ältere Leute, mit Neigung zu Wassersucht u. Lähmungen. **Schweiß, Rückenschmerz u. Schwäche.** Pulsierende Schmerzen. Wassersuchtneigung. Tuberkulöse Diathese. Schmerzen von innen nach außen u. stechender Art. Gefühl des Erlahmens. Fettige Degenerationen. Stechende Schmerzen in Muskeln u. inneren Teilen. Zucken der Muskeln. Schmerz an einer kleinen Stelle linksseitig. Hypothyreose. Koxitis.

GEIST, GEMÜT. - Niedergeschlagen. Wechselnde Stimmungen. **Sehr reizbar.** Voll von Furcht u. Einbildungen. Angstgefühl im Magen. Gefühl, als ob das Bett herabsänke. Will niemals allein gelassen werden. Nie ruhig u. zufrieden. Störrisch u. **überempfindlich** gegen Schmerz, Geräusch, Berührung.
KOPF. - Schwindel beim Drehen. Kopfschmerz **durch Fahren im kalten Wind.** Kopfschmerz beginnt mit Gähnen. Stiche in den Schläfen; Schmerz im Hinterkopf, einseitig, mit Übelkeit beim Fahren im Wagen. Lockeres Gefühl im Kopf. Starke **Trockenheit** des Haares, Haar fällt aus [**Fl-ac.**].
AUGEN. - Stiche in den Augen, gazeartige Flecken u. schwarze Punkte vor den Augen. Lider kleben morgens zusammen. **Schwellung über dem Oberlid, wie kleine Beutel.** Schwellung der Glabella zwischen den Brauen. Asthenopie. Schwachsichtigkeit wegen sexueller Ekzesse. Beim Augenschließen Schmerzhaftigkeit, als ob Licht in das Gehirn dränge.
OHREN. - Stiche in den Ohren, Jucken, Knacken, Klingeln u. Dröhnen.
NASE. - Nase wird **verstopft im warmen Zimmer.** Dicke, flüssige, gelbe Absonderung. Retronasales Tröpfeln [**Spig.**]. Wunde, borkige Nasenflügel; blutiger Nasenschleim. Verkrustete Nasenlöcher. Nasenbluten beim Gesichtwaschen morgens. **Ulzerierte Nasenöffnungen.**
MUND. - Zahnfleisch weicht von den Zähnen zurück; Eiter sickert aus. Pyorrhoe. Aphthen. Zunge weiß. Viel Speichel dauernd im Mund. Schlechter, schleimiger Geschmack.
INN. HALS. - Trocken, pergamentartig, rauh. Stechende Schmerzen wie von einer Fischgräte. Schlucken schwierig. Nahrung geht langsam die Speiseröhre hinunter. Schleimansammlung morgens.

MAGEN. - Gasbildung. Verlangen nach Süßigkeiten. Kloßgefühl in der Magengrube. Knebelgefühl. Dyspepsie alter Leute; Sodbrennen, Blähung. Magenbeschwerden durch Eiswasser. **Saures Aufstoßen. Übelkeit;** B. - durch Hinlegen. Dauerndes Gefühl von **Wasserfülle im Magen.** Saures Erbrechen; Pulsieren u. schneidender Schmerz im Magen. Ekel gegen Nahrung. **Angstgefühl im Magen.** Oberbauch äußerlich empfindlich. Leichtes Erstickungsgefühl beim Essen. Oberbauchschmerz zum Rücken hin.
ABDOMEN. - Stiche im Lebergebiet. Alte chronische Leberbeschwerden mit Schmerzhaftigkeit. Gelbsucht u. Wassersucht. Auftreibung u. Kälte des Bauches. Schmerz vom linken Unterrippengebiet durch den Bauch; muß sich vor dem Aufstehen nach rechts drehen.
REKTUM. - **Große,** schwierige Stühle mit stechendem Schmerz eine Stunde vorher. Hämorrhoiden, groß, geschwollen, schmerzhaft. Juckende, ulzerierte Stippen am Anus. Starke Blutabsonderung bei natürlichem Stuhl. Schmerz in den Hämorrhoiden beim Husten. Brennen im Rektum u. Anus. Leichter Prolaps [**Graph.**; **Podo.**]. Jucken [**Ign.**].
URIN. - Muß mehrmals nachts aufstehen, um Wasser zu lassen. Druck auf der Blase, lange bevor der Urin kommt. Unwillkürliches Wasserlassen beim Husten, Niesen usw..
MÄNNL. G. - Beschwerden durch Koitus. Mangelnder Sexualinstinkt. Starke Ergüsse, **danach Schwäche.**
WEIBL. G. - Menses früh, reichlich [**Calc-c.**] oder **zu spät, blaß u. spärlich** mit Schmerzhaftigkeit um die Genitalien; Schmerzen vom Rücken her gehen durch die Glutealmuskeln, mit Schneiden im Bauch. Schmerz geht durch linkes Labium u. Bauch bis zur Brust. Verzögerte Menses bei jungen Mädchen mit Brustsymptomen oder Aszites. Schwierige erste Menses. **Beschwerden nach einer Geburt.** Uterusblutung; dauerndes Tröpfeln nach reichlichem Fluß mit heftigen Rückenschmerz, B. - beim Sitzen u. bei Druck.
ATEMWEGE. - Schneidender Schmerz in der Brust; V. - Liegen rechts. Heiserkeit u. Verlust der Stimme. Trockner, harter Husten ungefähr um 3 Uhr mit **stechenden Schmerzen** u. Trockenheit im Rachen. Bronchitis, **ganze Brust sehr empfindlich.** Auswurf spärlich u. zäh, aber **stärker** morgens u. nach dem Essen; V. - rechte untere Brustseite u. Liegen auf der schmerzhaften Seite. **Hydrothorax.** Vorwärtslehnen erleichtert die Brustsymptome. Auswurf muß verschluckt werden; käsiger Geschmack; dicker, riechender Klumpen. **Kälte der Brust. Pfeifendes Geräusch.** Husten mit **erschlaffter Uvula.** Tuberkuloseneigung; dauernde Erkältungen; **B. - im warmen Klima.**
HERZ. - Gefühl, als ob das Herz aufgehängt wäre. Herzklopfen u. **Brennen im Herzgebiet. Schwacher, rascher Puls; setzt aus** wegen Verdauungsstörung. Drohendes Herzversagen.
RÜCKEN. - Große Erschöpfung. Stiche im Nierengebiet u. rechtem Schulterblatt. **Schwächegefühl im Kreuz.** Steifheit u. lahmes Gefühl im Rücken. Brennen in der Wirbelsäule [**Guaco**]. Starker Rückenschmerz in der Schwangerschaft u. nach Fehlgeburt. Hüftleiden. Schmerz im Gesäß,

in den Oberschenkeln u. im Hüftgelenk. Lumbago mit plötzlichen, scharfen Schmerzen, die sich nach oben u. unten erstrecken bis in die Oberschenkel u. den Rücken.

EXTREMITÄTEN. - Rücken u. Beine geben nach. Unsicherheit, Schwere, Reißen u. Zucken in den Gliedern. Reißender Schmerz in den Gliedern mit Schwellung. Glieder druckempfindlich. Weiße Schwellung des Knies. Reißen in den Armen von der Schulter bis zum Handgelenk. Folternder Schmerz in den Handgelenken. Lähmung alter Leute, Beschwerden durch Wassersucht. Glieder schlafen leicht ein. Zehen u. Fingerspitzen schmerzhaft. **Sohlen sehr empfindlich.** Jucken der großen Zehe mit Schmerz. **Schmerz von der Hüfte bis zum Knie. Schmerz in den Knien.**

HAUT. - Brennen wie von einem Senfpflaster.

SCHLAF. - Benommen nach dem Essen. Wacht ungefähr um 2 Uhr auf u. kann nicht wieder schlafen.

MODALITÄEN. - V. nach Koitus; bei kaltem Wetter; von Suppe u. Kaffee; morgens um ungefähr 3 Uhr; beim Liegen links u. auf der schmerzhaften Seite. **B.** - bei warmem Wetter, sogar trotz Feuchtigkeit. Am Tage, beim Herumbewegen.

VGL. - Ergänzungsmittel: **Carb.** (Geringe Vitalität kann die Einnahme von **Carb.** als Anfangsmittel nahelegen bis zu dem Punkte der Genesung, daß **Kali-c.** helfen kann). Folgt oft auf **Nux** bei Magen- u. Blasenbeschwerden.

VGL. - Kali-s. (Erbrechen, besonders bei Schwangerschaft; Arteriosklerose mit chronischem Rheumatismus); **Kali-silicum** (gichtische Knotenbildung); **Kali-ac.** (Diabetes, Durchfall, Wassersucht, alkalischer Urin in stark vermehrter Quantität); **Kali-citricum** (Brightsche Krankheit - 64 mg auf ein Weinglas voll Wasser); **Kali-fer.** - (Physische u. geistige Erschöpfung nach Infektion. Unfähigkeit, Routinearbeit auszuhalten. Neuralgische Beschwerden wegen schlechten Blutes u. erschöpfter Nervenzentren, besonders des Rückenmarks. Fettherz u. Herzfunktionsstörung. Schwacher Puls, klein, unregelmäßig. Uterussymptome wie bei Sepia, Gefühl des Nach-unten-Ziehens u. des Absinkens im Magen; reichliche, eiterähnliche Leukorrhoe u. passive Blutung; D 6); **Kali-ox.** (Lumbago, Konvulsionen); **Kali-pic-nit. u. Kali-picricum** (Gelbsucht, heftiges Aufstoßen); **Kali-tartaricum** (Paraplegie); **Kali-telluricum** (knoblauchartiger Geruch des Atems, Speichelansammlung, geschwollene Zunge).

VGL. AUCH: Calc.; Am-phosphoricum; Phos.; Lyc.; Bry.; Nat.; Stann.; Sep.

ANTIDOTE: Camph.; Coff.

DOS. - C 30 u. höhere Trituration. Nicht zu oft wiederholen. Vorsichtig anwenden bei alten Gichtfällen, fortgeschrittener Bright'scher Krankheit u. bei Tuberkulose.

Kalium carbonicum D1 = Ø; D3; D3; D4; [D3, 4, 6]

KALIUM CHLORICUM

(Kaliumchlorat); $KClO_3$

Wirkt stark zerstörend auf die Nieren, indem es eine kruppöse Nephritis hervorruft; Hämoglobinurie usw.. Parenchymatöse Nephritis mit Stomatitis. Bewirkt sehr akute, ulzerative u. follikuläre Stomatitis. **Koma. Toxämische Zustände bei Schwangerschaft** (Urinsymptome). **Chronische Nephritis;** Hepatitis. Septikämie. Anämie.

MUND. - Reichliche Sekretion sauren Speichels. Die gesamte Schleimhaut rot, geschwollen, mit Ulzera mit grauer Basis. Zunge geschwollen. **Stomatitis** - aphthös u. **gangränös.** Stinkender Geruch. Merkuriale Stomatitis (als Mundspülung).
MAGEN. - Gewichtsgefühl in Oberbauch u. Nabelgebiet. Flatulenz. Erbrechen von grün-schwarzer Materie.
STUHL. - Durchfall; reichlicher, grünlicher Schleim.
URIN. - Albuminös, spärlich, unterdrückt. Hämaturie; Diurese. Nukleo-Albumin u. Galle, hoher Phosphorsäuregehalt bei geringen festen Bestandteilen insgesamt.
HAUT. - Gelbsucht. Jucken infolge von Malaria oder papulären Ausschlägen. Verfärbung; Schokoladenfarbe.
DOS. - C 2 bis C 6. Da es giftig ist, lokal vorsichtig anwenden.
Kalium chloricum D2 = Ø; D3; D1; D2; [D4, 6]

KALIUM CYANATUM

(Kaliumcyanid); K-N=C=O

Plötzliches Gefühl des Sinkens, Zungenkrebs u. quälende Neuralgie sind günstig von dieser Droge beeinflußt worden. Kopfschmerz mit Übelkeit; Ischias; Epilepsie.
ZUNGE. - Ulkus der Zunge mit verhärteten Rändern. Sprechen schwierig. Sprechfähigkeit verloren, aber Intelligenz intakt.
GESICHT. - Schwere Neuralgie im Schläfengebiet, die täglich zur selben Stunde wiederkommt. Schmerz im Orbital- u. Oberkiefergebiet mit Schreien u. Bewußtlosigkeit.
ATEMWEGE. - Husten hindert am Schlafen; Atmung schwach; kann nicht tief einatmen.
MODALITÄTEN. - V. - 4 Uhr bis 16 Uhr.
VGL. - Plat.; Stann.; Cedr.; Mez.; Mur-ac.
DOS. - C 6 u. C 200.
Kalium cyanatum * + + **D2** = **Ø**; -; **D2**; -; [**D4**]

KALIUM HYDRIODICUM - KALIUM JODATUM

(Kaliumjodid); KJ

Der reichliche, wässerige, scharfe Schnupfen, den diese Droge hervorruft, gilt als sicheres Leitsymptom, besonders wenn er verbunden ist mit Schmerz in der Stirnhöhle. Wirkt vornehmlich auf die Faser- u. Bindegewebe, ruft Infiltration u. Ödeme hervor usw. **Drüsenschwellungen.** Diathese für Purpura u. Hämorrhagie. Kann bei **Syphilis** in allen Stadien indiziert sein; 1. In der akuten Form bei remittierendem Fieber abends, das mit nächtlichen Schweißausbrüchen endet. 2. Sekundär-Stadium, Ulzeration der Schleimhäute u. der Haut. 3. Tertiär-Symptome: Knotenbildung. - Massive Dosierung geben. - **Diffuse Empfindlichkeiten** - (Drüsen, Kopfhaut usw.. Rheumatismus im **Nacken, Rücken,** in den Füßen, besonders in den Fersen u. Sohlen; V. - Kälte u. Feuchtigkeit). Kaliumjodid in massiven Dosierungen wirkt bei verschiedenen Formen fungoider Erkrankungen (Mundfäule, Ringwurm usw.), dabei oft Pseudosyphilis u. bakterielle Erkrankungen wie Tuberkulose stimulierend. Symptome wie Gewichtsverlust, Blutspeien, usw.. Husten von Teeschmeckern, wegen des Einatmens von Pilzsporen. Führt oft zu günstigen Reaktionen bei vielen chronischen Krankheiten, sogar wenn es symptomatisch nicht klar indiziert ist.

GEIST, GEMÜT. - Traurig, ängstlich; unfreundliches Temperament. Reizbar; Blutandrang zum Kopf, Hitze u. Pulsieren.

KOPF. - Schmerz in den **Seiten** des Kopfes. Heftiger Kopfschmerz. Kopfschwarte schwillt in einer harten Beule. Intensiver Schmerz über den Augen u. der **Nasenwurzel.** Vergrößerungsgefühl im Gehirn. Harte Knoten mit starkem Schmerz. **Gesichtsneuralgie.** Lanzinierender Schmerz im Oberkiefer.

NASE. - Rot, geschwollen. Nasenspitze rot; **reichliche, scharfe, heiße, wässerige, dünne Absonderung. Ozaena mit perforiertem Septum.** Niesen. Nasenkatarrh, Stirnhöhle mitbetroffen. Verstopfung u. Trockenheit der Nase ohne Absonderung. Reichliche, **kühle,** grünliche, nicht reizende Absonderungen.

AUGEN. - Konjunktiva rot, injiziert; reichlicher Tränenfluß. **Syphilitische Iritis.** Pustuläre Keratitis u. Chemosis. Knochentumoren der Augenhöhlen.

OHREN. - Geräusche im Ohr. Bohrender Schmerz in den Ohren.

MAGEN. - Speichelfluß vermehrt. Schwäche im Oberbauch. Kalte Nahrung u. Getränke, besonders Milch, verschlimmern. Viel Durst. Pulsieren, schmerzhaftes Brennen. Flatulenz.

WEIBL. G. - Menses spät, reichlich. Bei Menses Gefühl der Quetschung im Uterus. Wundmachender Weißfluß mit subakuten Entzündungszuständen des Uterus bei jungen, verheirateten Frauen. Fibroide Tumoren, Metritis, Subinvolution. Hypertrophie, D 1 oder 64 mg roh, 3-mal den Tag.

ATEMWEGE. - Heftiger Husten; V. - morgens. Lungenödem. **Rauhes Gefühl im Kehlkopf.** Kehlkopfödem. Wacht mit Erstickungsgefühl auf. **Auswurf wie Seifenschaum, grünlich.** Pneumonie, wenn die Hepatisation beginnt. **Pneumokokken-Meningitis.** Stechende Schmerzen durch die Lungen zum Rücken hin. Asthma. Atemnot beim Steigen mit Schmerz im Herzen. Hydrothorax [**Merc-sulf.**]. **Pleura-Ergüsse. Kälte nach unten in die Brust ziehend.**
EXTREMITÄTEN. - Starke Knochenschmerzen. Periost verdickt, besonders das Schienbein; berührungsempfindlich [**Kali-bi.**; **Asaf.**]. Rheumatismus; Schmerzen nachts u. bei feuchtem Wetter. Kontraktion der Gelenke. **Rheumatismus der Knie mit Erguß. Schmerz im Kreuz u. Steißbein.** Schmerz in der Hüfte, zum Hinken zwingend. **Ischias;** kann nicht im Bett bleiben; V. - nachts u. Liegen auf der befallenen Seite. Ameisenkribbeln der unteren Extremitäten beim Sitzen, B. - Niederlegen.
HAUT. - Purpurne Flecken; V. - an den Beinen. Akne, Hitzebläschen. Kleine Furunkel. **Drüsen** vergrößert, verhärtet. Ausschlag, **rauhe Knötchen** überall, V. - Zudecken; intensive Körperhitze. Rissiger Anus bei Kindern. Tendenz zu ödematösen Schwellungen, Augenlider, Mund, Uvula etc. **Akne rosacea.**
MODALITÄTEN. - V. - warme Kleidung, warmer Raum, nachts, feuchtes Wetter. B. - Bewegung, freie Lust.
ANTIDOTE: Hep.
VGL. - Jod.; **Merc.**; **Sulf.**; **Mez.**; **Chopheenee,** ein Hindu-Mittel für syphilitische Ausschläge, Ulzerationen u. Knochenschmerzen. Urtinktur.
DOS. - Die rohe Droge in der offizinellen materiellen Dosierung, aber Dr. Meyhoffers Ausführungen in seiner Schrift »Chronische Erkrankungen der Atemwege« sind zu beachten: »Sobald die Droge beginnt, pathogenetische Symptome hervorzurufen, übersteigert sie die Gewebefunktion, vermindert die schon erschöpfte Vitalität u. schwächt so, statt die Lebenskraft der Zelle anzuregen, ihre Kontraktionskraft oder beseitigt sie. Wir benützen in der Regel C 1, 6 bis 20 Tropfen den Tag; bei Ausbleiben eines deutlichen Fortschritts nach einer Woche wird ein Tropfen Jodtinktur auf 100 Tropfen der C 1 hinzugefügt. So machen bei Kehlkopfsyphilis die Schleimhautwarzen, die gummigen Ablagerungen u. die daher rührenden Ulzerationen im Kehlkopf eine Wandlung zum besseren durch«. Bei strikter homöopathischer Indikation wie bei akuten Beschwerden der Atemwege C 3.
Kalium hydriodicum + D1 = Ø; D2; D1; D3; [D2 - 4, 6]

KALIUM MURIATICUM

(Kaliumchlorid); KCl

Obgleich nicht geprüft, wird dieses Mittel nach seiner Einführung durch Schüssler weitgehend klinisch angewandt. Es nützt ganz offenbar bei katarrhalischen Beschwerden, bei subakuten Entzündungsstadien, fibrinösen Ausschwitzungen u. Drüsenschwellungen. **Weißer oder grauer Belag auf der Zungenbasis** u. Auswurf von dickem, weißem Schleim scheinen besondere Leitsymptome zu sein. Schleimbeutelentzündung vor der Kniescheibe.

KOPF. - Bildet sich ein, er müsse verhungern. Kopfschmerz mit Erbrechen. Milchschorf. Grind.

AUGEN. - Weißer Schleim, eitrige Borken. Oberflächenulkus. Trachom. Trübungen der Hornhaut.

OHREN. - **Chronische, katarrhalische Zustände des Mittelohrs.** Drüsen um das Ohr herum geschwollen. **Schnappen u. Geräusche im Ohr.** Drohende Mastoiditis. Ekzematische Ausschwitzung in der Ohrmuschelgegend.

NASE. - Katarrh; weißer, dicker Schleim. Rachenhöhle bedeckt mit anhaftenden Borken. Erkältung verstopft die Nase. Nasenbluten [**Arn.**; **Bry.**]

GESICHT. - Wange geschwollen u. schmerzhaft.

MUND. - Aphthae; Mundfäule. Weiße Ulzera im Munde. Geschwollene Drüsen in Kiefer- u. Halsgegend. Zungenbelag **grau-weiß,** trocken oder schleimig.

INN. HALS. - **Follikuläre Tonsillitis.** Mandeln entzündet; so stark vergrößert, kann kaum atmen. Gräuliche Flecken oder Stellen im Hals u. auf den Mandeln. Haftende Borken in der Rachenhöhle. Krankenhausrachenkatarrh. Katarrh der eustachischen Röhre.

MAGEN. - **Fette oder reichhaltige Nahrung verursacht Verdauungsstörung.** Erbrechen von weißem, undurchsichtigem Schleim; Wasser sammelt sich im Munde. Magenschmerz mit Verstopfung. Heißhunger. Hunger verschwindet beim Wassertrinken.

ABDOMEN. - Empfindlichkeit des Bauches u. Schwellung. Flatulenz. Jucken am Anus durch Fadenwürmer.

STUHL. - Verstopfung; hellfarbige Stühle. Durchfall nach fetter Nahrung; lehmfarbige weiße oder schleimige Stühle. Dysenterie; Purgieren bei schleimigen Stühlen. **Hämorrhoiden,** blutend; Blut dick u. dunkel; fibrinös, klumpig.

WEIBL. G. - Menstruation zu spät oder unterdrückt, gehemmt oder zu früh; starke Absonderung; **dunkles u. klumpiges** oder zähes, schwarzes Blut wie Teer [**Plat.**]. Weißfluß; Absonderung von milchig-weißem Schleim, dick, nicht reizend, milde. Morgenübelkeit mit Erbrechen von weißem Schleim. Höcker in der Brust, sich ganz weich anfühlend u. **empfindlich.**

ATEMWEGE. - Verlust der Stimme; Heiserkeit. Asthma mit Magenbeschwerden; weißer Schleim, schwer abzuhusten. Lauter, geräuschvoller Husten aus dem Magen; kurzer, akuter u. spastischer Husten, wie Keuchhusten; dicker, weißer Auswurf. Rasselnde Geräusche durch Luft, die durch dicken, zähen Schleim in den Bronchien geht; schwieriges Abhusten.

RÜCKEN u. EXTREMITÄTEN. - Rheumafieber; Exsudation u. **Schwellung um die Gelenke.** Rheumatische Schmerzen, nur bei Bewegung spürbar oder dadurch verstärkt. Nächtliche rheumatische Schmerzen; V. - durch Bettwärme; blitzartig vom Kreuz hin zu den Füßen; muß aus dem Bett aufstehen u. sich hinsetzen. Hände werden beim Schreiben steif.
HAUT. - Akne, Erythem u. Ekzem mit **Blasen,** die dickliche, weiße Flüssigkeit enthalten. Trockene, mehlartige Schuppen auf der Haut [**Ars.**]. Bursitis.
MODALITÄTEN. - V. - reichhaltige Nahrung, Fette, Bewegung.
VGL. - Bell.; worauf **Kali-m.** gut folgt bei katarrhalischen u. hypertrophischen Zuständen. - **Kino** (Othorrhoe mit Stichen im rechten Ohr); **Bry.**; **Merc.**; **Puls.**; **Sulf.**

DOS. - C 3 bis C 12. Äußerer Gebrauch bei Hautbeschwerden mit Gefühl des Brennens.
Kalium muriaticum = Kalium chlorid D2 = Ø; D3; D1; D2; [**D4, 6**]

KALIUM NITRICUM

(Kaliumnitrat, Kalisalpeter); KNO_3

Oft indiziert bei Asthma, auch nützlich bei Herz-Asthma; erstrangig bei **plötzlichen, ödematösen Schwellungen über den ganzen Körper hin.** Gastrointestinale Entzündung mit viel Schwäche u. Rückfall bei Schwindsucht verlangen nach diesem Mittel. Eitrige Nephritis.

KOPF. - Kopfhaut sehr empfindlich. Kopfschmerz mit Schwindel, als ob der Kopf zur rechten Seite u. nach hinten fiele; V. - Vorneigen. Ennui. (Langeweile).
AUGEN. - Sehkraft wird umwölkt. Trüber Glaskörper [**Arn.; Ham.; Sol-n.; Phos.**]. Sich wandelnde Farbringe vor den Augen. Brennen u. Tränenfluß.
NASE. - Niesen. Geschwollenes Gefühl; **V. - rechter Nasenflügel.** Spitze rot u. juckend. Polypen [**Sang-n.**].
MUND. - Zunge rot mit brennenden Stippen; brennt an der Spitze. Hals eingeschnürt u. wund.
STUHL. - Dünn, wässerig, blutig. Membranöse Schleimfetzen mit Tenesmus. **Durchfall durch Kalbfleisch.**
WEIBL. G. - Menses zu früh, reichlich, **schwarz;** vorher u. dabei heftige Rückenschmerzen. Weißfluß. Brennende Schmerzen im Ovargebiet nur während den Menses (bei **Zinc.** danach).
ATEMWEGE. - Heiserkeit. Trockener Morgenhusten mit Schmerz in der Brust u. blutigem Auswurf. Bronchitis mit scharfem, kurzem, trockenem, hackendem Husten. **Asthma** mit extremer Atemnot, Übelkeit, dumpfen Stichen u. Brennen in der Brust. Atemnot so groß, daß Atem nicht lange genug angehalten werden kann, um trinken zu können, trotz Durstes.

Einschnürungsgefühl in der Brust, Beklemmung V. - am Morgen. Sauer schmeckender Auswurf. Auswurf von klumpigem Blut, nach Herausräuspern von Schleim. Akute Verschlimmerung bei Schwindsucht; Blutandrang in den Lungen. **Spastischer Krupp,** zwischendurch »Krächzen«, Kehlkopfdiphtherie.

HERZ. - Schwacher Puls, **klein,** dünn. Heftige Stiche im Präkordialgebiet u. beim Herzschlag.

EXTREMITÄTEN. - Stiche zwischen den Schulterblättern. Reißen u. Stechen in Schultern u. Gelenken. Hände u. Füße scheinen geschwollen.

MODALITÄTEN. - V. - Kalbfleischessen; gegen Morgen u. nachmittags. **B.** - Schlürfen von Wasser.

ANTIDOTE: Op.; Nit-s-d.

Gegenmittel gegen Opium- u. Morphiumvergiftung, 528 - 648 mg auf 1 Glas Wasser.

VGL. - **Gunpowder** (Nitrium mit Sulfur u. Holzkohle - D 2 Trit. »Blutvergiftung«. Septische Vereiterung. Wirkt schützend bei Wundinfektionen. Gegenmittel gegen Nesselsucht von Efeu u. Primeln (Clarke). **Herpes facialis;** Furunkulose. Karbunkeln. Osteomyelitis). - **Cann-s.** (enthält viel **Kali-nit.**). **Lyc.; Sang.; All-s.; Anti-j.**

DOS. - C 3 bis C 30.

Kalium nitricum D2 = Ø; D3; D1; D2; [D3]

KALIUM PERMANGANICUM

(Übermangansaures Kalium); $KMnO_4$

Intensive Reizung von Nase, Rachen u. Kehle. Diphtherie. Dysmenorrhoe. Gegen Schlangenbisse u. andere Tiergifte. Septische Zustände; Gewebe infiltriert mit Neigung zur Ablösung von Hautfetzen.

ATEMWEGE. - Nasenbluten. Nasenabsonderung schmerzhaft u. irritierend. Einschnürendes, schmerzendes Gefühl im Hals. Rauhes Gefühl im Kehlkopf. Kurzer, hackender Husten.

INN. HALS. - Geschwollen u. schmerzhaft. Alles Hochgeräusperte blutgestreift. Schmerzen retronasal. Schmerzhaftes Gefühl in den Halsmuskeln. Geschwollene Uvula. Stinkender Atem.

DOS. - Lokal 1,77 g auf 0,95 l Wasser, um dem Gestank bei Krebs, Ulkus, Ozaena u.ä. entgegenzuwirken. Auch als Injektion bei Weißfluß u. Gonorrhoe. Innerlich D 2 in Wasser. Gesättigte Lösung lokal bei Pockenausschlag.

Kaliumpermanganat gegen Morphiumvergiftung. - Kaliumpermanganat ist anerkannt als wirksamstes chemisches Gegenmittel bei Morphium- oder Opiumvergiftung, da es direkt auf das Morphium wirkt u. es zu einer weniger giftigen Substanz oxydiert. Um wirken zu können, muß das

Permanganat in unmittelbaren Kontakt mit dem Opium oder Morphium im Magen kommen; subkutane oder intravenöse Injektionen sind völlig nutzlos, da das Salz durch das Blutserum sofort zersetzt würde. Die erprobte **Behandlung ist die orale Gabe** von 0,13 - 0,324 g von Kaliumpermanganat in wässeriger Verdünnung sobald wie möglich nach Einnahme des Giftes; die Gabe ist zu vergrößern nach sehr großen Giftdosen. Magenausspülung mit einer Lösung von 1 : 500 **Kaliumpermanganat** wird auch empfohlen; dabei sind wenigstens 1/2 Liter der Lösung mit einer Magenpumpe oder zum zwangsweisen Erbrechen zu nehmen. **Kaliumpermanganat** wirkt durch seine Oxydationskraft als Gegenmittel bei den Alkaloiden vieler giftiger Pflanzen bei Verabreichung vor Absorption des Alkaloides (Dr. Chestnut im Department für Landwirtschaft).

KALIUM PHOSPHORICUM

(Kaliumphosphat); KH_2PO_4 [Näheres Chemiebuch von Hofmann]

Eines der größten Nervenmittel. **Hinfälligkeit.** Schwäche u. Erschöpfung. Besonders passend für junge Leute. Deutliche Störung des Sympathikussystems. Zustände infolge **mangelnder Nervenkraft,** Neurasthenie, geistiger u. physischer Schwächung werden erheblich gebessert durch dieses Mittel. Die Ursachen sind gewöhnlich Erregung, Überarbeitung u. Sorgen. Außerdem **entspricht es Zuständen von Adynamie u. Verfall,** Gewebszerfall. In diesen beiden Richtungen hat es klinisch viel Ansehen gewonnen. Beachtenswert bei der Behandlung von möglicherweise bösartigen Tumoren. Nach der Entfernung von Krebs beim Heilungsprozeß, wenn die Haut zu stramm über die Wunde gezogen ist. Verzögerte Wehen.

GEIST, GEMÜT. - Ängstlichkeit, **nervöse Furcht,** Lethargie. Abneigung gegen Gesellschaft. Extreme Mattigkeit u. Depression. Sehr nervös, fährt leicht hoch, ist **reizbar.** Hirnmüdigkeit; Hysterie; **Alpdrücken.** Schlafwandeln. Gedächtnisverlust. **Die leichteste Arbeit scheint eine schwere Aufgabe.** Recht mutlos in Geschäftsangelegenheiten. Schüchtern; abgeneigt gegen Unterhaltung.

KOPF. - Hinterkopfschmerz; B. - nach dem Aufstehen. Schwindel beim Liegen, beim Aufstehen, beim Sitzen u. beim Hochblicken [**Gran.**]. **Zerebrale Anämie.** Kopfschmerz bei Studenten u. von Müdigkeit Erschöpften. Kopfschmerzen erleichtert durch leichte Bewegung. Kopfschmerz mit müdem, leerem Gefühl im Magen u. Gefühl der Hinfälligkeit [**Ign.; Sep.**].

AUGEN. - Sehschwäche; Verlust der Wahrnehmungskraft; nach Diphtherie; durch Erschöpfung. Augenlider hängend [**Caust.**].

OHREN. - Summen u. Brummen in den Ohren.

NASE. - Nasenerkrankung mit stinkendem Geruch; übelriechende Absonderung.
GESICHT. - Livide u. eingesunken mit hohlen Augen. Rechtsseitige Neuralgie, B. - durch kalte Anwendungen.
MUND. - **Atem übelriechend, stinkend.** Zunge braun belegt wie von Senf. **Äußerst trocken** morgens. Zahnschmerz bei leicht blutendem Zahnfleisch, mit hellrotem Saum. Zahnfleisch schwammig u. zurückweichend [**Caps.**; **Ham.**; **Lach.**].
INN. HALS. - Grangränöser wunder Hals. Paralyse der Stimmbänder.
MAGEN. - Nervöses Gefühl von Hinfälligkeit in der Magengrube [**Ign.**; **Sep.**; **Sulf.**]. Gefühl von Seekrankheit ohne Übelkeit.
ABDOMEN. - Durchfall; fauliger, **eitriger Geruch;** hervorgerufen durch Furcht, mit Depression u. Erschöpfung. Durchfall beim Essen. Dysenterie; Stühle bestehen aus reinem Blut; Patient wird verwirrt; Bauch schwillt an. Cholera; Stühle sehen aus wie Reiswasser [**Verat.**; **Ars.**; **Jatr.**]. **Prolapsus recti** (Ign.; Pod.).
WEIBL. G. - Menses **zu spät oder zu spärlich** bei blassen, reizbaren, empfindlichen, weinerlichen Frauen. Zu reichliche Absonderung, tiefrot oder schwärzlich rot, dünn u. nicht gerinnend; manchmal von stinkendem Geruch. Schwache, wirkungslose Wehenschmerzen.
MÄNNL. G. - Nächtliche Ergüsse; Sexualkraft vermindert; äußerste Erschöpfung nach Koitus [**Kali-c.**].
HARNORGANE. - Enuresis. Inkontinenz des Urins. Blutung aus der Urethra. **Sehr gelber Urin.**
ATEMWEGE. - Asthma; die geringste Nahrung verschlimmert. Kurzatmig beim Treppensteigen. Husten; **gelbe** Absonderung.
EXTREMITÄTEN. - Paralytische Lahmheit im Rücken u. in den Extremitäten. Anstrengung verschlimmert. Schmerzen mit Schwäche u. folgender Erschöpfung.
FIEBER. - Untertemperatur.
MODALITÄTEN. - **V.** - Aufregung, Sorge, geistige u. physische Anstrengung; Essen, Kälte, morgens früh. **B.** - Wärme, Ruhe, Nahrung.
VGL. - **Kali-hypophosphoricum** (**Schwäche mit Muskelschwund.** Phosphaturie mit allgemeiner Anämie oder Leukämie. Wirkungen von sehr starkem Teegenuß. Chronische Bronchitis mit **dickem, übelriechendem** Auswurf, manchmal **spärlich u. zäh.** Dos. - 333 mg des rohen Mittels bis D 3) - **Genista** (enthält Skopolamin; Stirnkopfschmerz u. Schwindel, V. - Bewegung, B. - im Freien u. Essen. Trockener Rachen, wacht mit Wasserkolk auf. Juckender Ausschlag an Ellbogen, Knien u. Enkeln. Fördert Diurese bei Wassersuchtzuständen). - **Macrozamia Spiralis.** (Äußerste Schwäche nach schwerer Krankheit; Kollaps. Ermüdung aus keinem erkennbaren Grunde, keine Schmerzen. Bohrender Schmerz am Scheitel; Erbrechen u. Würgen die ganze Nacht; unfähig, die Augen zu öffnen, Schwindel u. Kälte). **Zinc.**; **Gels.**; **Cimic.**; **Lach.**; **Mur-ac.**

DOS. - C 3 bis C 12. Die höchsten Potenzen scheinen in einigen Fällen angezeigt zu sein.
Kalium phosphoricum D1 = 0; D3; D2; D3; [D3, 4, 6]

KALIUM SILICATUM

(Kaliumhexafluorsilikat); $K_2Si F_6$

Ein tiefwirkendes Mittel. Mattigkeit sehr deutlich. Wünscht dauernd zu liegen. Abmagerung.

KOPF. - Geistesabwesend, ängstlich, träge, furchtsam. Schwache Willenskraft. Blutandrang im Kopf. Blut drängt aus dem Körper in den Kopf. Schwindel, Kälte des Kopfes; Lichtscheu. Nasenkatarrh, Absonderung **blutig**, wundmachend; übelriechende Nase, geschwollen, ulzeriert.
MAGEN. - Gewicht im Magen nach dem Essen, Übelkeit, Schmerz, Flatulenz. Schmerz im Lebergebiet. Verstopfung. Konstriktion des Anus während des Stuhles.
EXTREMITÄTEN. - Steifheit in Körper u. Gliedern. Krabbelgefühl in den Gliedern. Zucken der Muskeln. Schwach u. müde.
MODALITÄTEN. - V. - im Freien, Zugluft, Kälte, Anstrengung, Bewegung, Aufdecken, Baden.
DOS. - Höhere Potenzen.

KALIUM SULFURICUM

(Kalium-sulfat); K_2SO_4

Beschwerden begleitet von starker Abschilferung. Anwendbar in den späteren Stadien von Entzündungen. **Gelbe**, schleimige u. seröse Absonderungen, zeitweise reichlich. Ist bei Oxalurie sehr nützlich gefunden worden.

KOPF. - Rheumatischer Kopfschmerz abends anfangend. Kahle Stellen. Kopfgrind u. Schuppen.
OHREN. - Taubheit von der eustachischen Röhre her. Absonderung von **gelbem** Eiter [**Hydr.**].
NASE. - Erkältungen mit **gelblicher**, schleimiger Absonderung. Nase verstopft; Geruchsverlust [**Nat-mur.**]. **Blutandrang in der Nasen- u. Rachenschleimhaut**. Mundatmung, Schnarchen usw. zurückbleibend nach Entfernung von Wucherungen.
GESICHT. - Schmerzt in geheiztem Zimmer. Epitheliom.
MAGEN. - Zunge gelb und schleimig belegt. Fader, pappiger Geschmack. Zahnfleisch schmerzhaft. Brennender Durst, Übelkeit u. Erbrechen. Gefühl eines Gewichtes. Angst vor heißen Getränken.
ABDOMEN. - Kolikartige Schmerzen; Abdomen fühlt sich kalt an bei Berührung; aufgetrieben, gespannt. Gelbe, schleimige Durchfälle. Verstopfung mit Hämorrhoiden [**Sulf.**].

MÄNNL. G. - Gonorrhoe; schleimige, gelblich-grünliche Absonderung Orchitis. Weißglasiger Harnröhrenausfluß.
WEIBL. G. - Zu späte, spärliche Menses mit Gewichtsgefühl im Abdomen. Metrorrhagie.
ATEMWEGE. - Starke Rasselgeräusche. **Schleimrasseln im Brustkorb [Tart-emeticus]**. Husten nach Grippe, besonders bei Kindern. Bronchialasthma mit gelblicher Absonderung. Husten; V. - abends u. bei heißem Wetter. Kruppige Heiserkeit [**Hep.**; **Spong**].
EXTREMITÄTEN. - Schmerz im Nacken, Rücken u. in den Gliedern, V. - im warmen Zimmer. **Umherziehende, wandernde Schmerzen.**
FIEBER. - Temperaturanstieg nachts. Intermittierendes Fieber mit gelber, schleimiger Zunge.
HAUT. - Psoriasis [**Ars.**; **Thyroidea**]. Ekzem; brennender, juckender, papulärer Ausschlag. Nesselfieber. Polypen. Epitheliome. Seborrhoe. Grind. Ringwurm der Kopfhaut oder des Bartes mit reichlichen Schuppen.
MODALITÄTEN. - **V.** - abends, im heißen Zimmer. **B.** - kühle, freie Luft.
VGL. - **Kali-sulf-chromicum** - D 3. (Erzeugt in den Nasengängen sehr feine Fäden vom Septum zur äußeren Wand; Beschwerden der Nasengruben u. Heufieber. Chronische Erkältungen. Niesen, rote, wässerige Augen. Reizung der Schleimhäute). **Puls.**; **Kali-bi.**; **Nat-mu.** .
DOS. - C 3 bis C 12.
Kalium sulfuricum D1 = 0; D3; D1; D2; [D6]

KALMIA LATIFOLIA

(Berglorbeer); Ericaceae - Heidekrautgewächse; Nordamerika

Ein Rheumamittel. Die Schmerzen wandern rasch hin u. her. Übelkeit u. häufig dabei langsamer Puls. Wirkt auch stark auf das Herz. In kleinen Dosen beschleunigt es die Herztätigkeit; in größeren mäßigt es sie sehr. Neuralgie; **Schmerzen schießen nach unten, mit Taubheit. Blitzartige Schmerzen bei motorischer Ataxie.** Sich hinziehende u. anhaltende **Fieber** mit Auftreibung. Paralytische Gefühle; Schmerzen u. Schmerzhaftigkeit in den Gliedern begleiten fast jede Symptomgruppe. **Albuminurie.**

KOPF. - **Schwindel**; V. - Bücken. Verwirrung. Schmerz in Stirn u. Schläfengegend, vom Kopf zum Nacken u. zu den Zähnen; kardial bedingt.
AUGEN. - Verminderte Sehkraft. **Starres, ziehendes Gefühl bei Augenbewegung.** Rheumatische Iritis. Skleritis, **stärkerer Schmerz bei Augenbewegung.**
GESICHT. - Neuralgie; V. - **rechts**. Stiche in der Zunge. Stiche u. Ziehen in den Kiefern u. Gesichtsknochen.
MAGEN. - Warmes, glühendes Gefühl im Oberbauch. Übelkeit; Erbrechen. **Schmerz in der Magengrube; V. - Bücken; B. - Aufrechtsitzen.** Gallenanfälle mit Übelkeit, Schwindel u. Kopfschmerz. - Gefühl, als ob etwas unter den Oberbauch gepreßt würde.

HARNWEGE. - Häufiges Wasserlassen mit starken Schmerzen im Lendengebiet. Nephritis nach Scharlach.
HERZ. - Schwacher, **langsamer Puls** [**Dig.**; **Apoc.**]. Flattern des Herzens mit Angstgefühl. Herzklopfen; **V.** - **Bücken.** Gichtische u. rheumatische Herz - »Metastasen«. Tachykardie mit Schmerz [**Thyroidea**]. Tabakherz. Atemnot u. Druck vom Oberbauch zum Herzen. **Starke Schmerzen benehmen den Atem.** Einschießende Schmerzen durch den Brustkorb oberhalb des Herzens in die Schulterblätter. Häufiger Puls. Herztätigkeit tumultuös, rasch u. sichtbar. Schmerzanfälle in der Herzgegend.
WEIBL.G. - Menses zu früh oder unterdrückt mit Schmerz in den Gliedern, im Rücken u. an der Innenseite der Oberschenkel. Weißfluß folgt auf Menses.
RÜCKEN. - Schmerz vom Hals den Arm hinunter; in den oberen drei Halswirbeln, auf das Schulterblatt ausstrahlend. Schmerz den Rücken hinunter, als ob er brechen würde; in umschriebenen Gebieten der Wirbelsäule; durch die Schultern hindurch. **Lendenschmerzen nervösen Ursprungs.**
EXTREMITÄTEN. - Rheumatismus des Deltoides, besonders rechts. Schmerzen von den Hüften zu den Knien u. Füßen. **Schmerzen befallen einen großen Teil** eines Gliedes oder verschiedene Gelenke u. gehen rasch hindurch. Schwäche. Taubheit, Prickel- u. Kältegefühl in den Gliedern. **Schmerzen entlang dem Ulnarnerven** zum Zeigefinger. Gelenke rot, heiß, geschwollen. Vibrieren u. Taubheit des linken Armes.
SCHLAF. - Schlaflos, **wacht sehr früh am Morgen auf.**
MODALITÄTEN. - **V.** - beim Vorwärtsneigen [**entgegengesetzt Kali-c.**]. Hinuntersehen; Bewegung im Freien.
VGL. - **Kalmia** enthält Arbutin (vgl.). **Derris Pinuta** (sehr nützlich bei neuralgischen Kopfschmerzen rheumatischen Ursprungs).
VGL. - **Spig.**; **Puls.**
ERGÄNZUNGSMITTEL: **Benz-ac.**
DOS. - Urtinktur bis C 6.
Kalmia latifolia tt ∅; D1; D1; D6; [D3, 4]

KAOLIN

(Porzellanerde); Al_2O_3. 2 SiO_2. $2H_2O$
= Kaolinit, Hauptbestandteil von Kaolin

Ein Mittel für Krupp u. Bronchitis.

NASE. - Jucken u. Brennen. **Gelbe** Absonderung. **Wund, schorfig,** verstopft.
ATEMWEGE. - **Schmerzhaftigkeit der Brust** entlang der Luftröhre; kann Perkussion nicht aushalten. Graues Sputum. Bronchitis der Kapillaren. Kehlkopf u. Brust schmerzhaft. Membranöser Krupp bis zur Speiseröhre hin.
DOS. - Niedere Triturationen.

KOUSSO - BRAYERA

(Hagenia Abyssinica-Floreskoso); Rosaceae-Rosengewächse; Nordafrika

Ein **Vermifugium.** - Übelkeit u. Erbrechen, Schwindel, Präkordialbeklemmung u. unregelmäßiger Puls, leichtes Delirium u. Kollaps. Rasche, sehr starke Erschöpfung. Zur Austreibung eines Bandwurmes.

DOS. - 15 ccm. Mit warmem Wasser vermischen u. 15 Minuten stehen lassen, gut umrühren u. verabreichen. Vorher kann man etwas Zitronensaft geben (Merrell).
VGL. - **Mallotus** - Kamala - Ein wirksames Bandwurmmittel, 1, 85 - 3,7 ccm der Tinktur in Cinnamom-Wasser.
Kousso-Brayera D1 = Ø; D1; D2; -; [D2]

KREOSOTUM

(Buchenholzkreosot, Methylguajacol); Destillprodukt von **Guajachharz** mit Methyl; Guajacol = C_6H_4 (OH). OCH_3 (1,2)

Kreosot ist eine Phenolmischung, die aus dem Destillat gewonnen wird. Pulsieren durch den ganzen Körper u. reichliches Bluten kleiner Wunden. Sehr starke, alte, neuralgische Beschwerden; eher V. - durch Ruhe. **Ätzende**, brennende, übelriechende Absonderungen, Blutungen, Geschwüre, kanzeröse Beschwerden. Rasche Zersetzung von Flüssigkeiten u. Sekreten, brennende Schmerzen. Zu rasch gewachsene, schlecht entwickelte Kinder. Post-klimakterische Krankheiten. Schwellung, Gedunsenheit, Gangräne. Beschwerden zahnender Kinder.

GEIST, GEMÜT. - Musik verursacht Weinen u. Herzklopfen. Vergißt den Gedankenzusammenhang; stupide, vergeßlich, launisch, reizbar. Kind verlangt alles Mögliche, wirft es aber dann weg.
KOPF. - Dumpfer Schmerz wie von einem gegen die Stirn drückenden Brett. Kopfschmerz bei Menses. Hinterkopfschmerz [**Gels.**; **Zinc-pic.**].
AUGEN. - Salziger Tränenfluß. Lider rot u. geschwollen.
OHREN. - Ausschlag um die Ohren, Stippen innen. Hören erschwert, Summgeräusch.
GESICHT. - Ausdruck krank u. leidend; heiße, rote Wangen.
MUND. - Lippen rot, blutend. **Sehr schmerzhaftes Zahnen;** Kind kann nicht schlafen. **Sehr rascher Zahnverfall mit schwammigem, blutendem Zahnfleisch;** Zähne dunkel und krümelnd [**Staph.**; **Ant-c.**]. Fauliger Geruch u. bitterer Geschmack.
NASE. - Geruch u. Absonderung übelriechend. Chronischer Katarrh bei alten Leuten. Haut wie roh durch scharfe Absonderung. Lupus [**Ars.**].
INN.HALS. - Brennen, Erstickungsgefühl. **Fauliger Geruch.**
MAGEN. - Übelkeit; Erbrechen der Nahrung einige Zeit nach dem Essen; morgens von süßlichem Wasser. Kältegefühl wie von Eiswasser im Magen.

Schmerzhaftigkeit; B. - Essen. Schmerzhafte, harte Stelle. Blutbrechen. Bitterer Geschmack nach einem Schluck Wasser.
ABDOMEN. - Aufgetrieben. Brennende Hämorrhoiden. Durchfall, sehr übelriechend; dunkelbraun. Blutige, fötide Stühle. **Cholera infantum** bei schmerzhafter Zahnung, grünen Stühlen, Übelkeit, trockener Haut, Erschöpfung etc. .
URIN. - **Übelriechend.** Heftiges Jucken in Vulva u. Vagina. V. - beim Wasserlassen. Kann nur im Liegen Wasser lassen; kann beim ersten Schlaf nicht schnell genug aus dem Bett kommen. Träumt vom Wasserlassen. Enuresis früh in der Nacht. **Muß sich beeilen beim Harndrang.**
WEIBL.G. - Ätzendes Jucken in der Vulva, Brennen u. Schwellen der Labien; heftiges Jucken zwischen Labien u. Oberschenkeln. Während Menses **Schwerhörigkeit;** Summen u. Dröhnen, nachher Ausschlag. Brennen u. Schmerzhaftigkeit der äußeren u. inneren Teile. **Ausfluß gelb,** scharf; Geruch von grünem Getreide; V. - zwischen den Perioden. Blutungen nach Koitus. Menses zu früh u. ausgedehnt. Schwangerschaftserbrechen mit Speichelfluß. **Regelfluß unterbrochen** [**Puls.**]; hört auf beim Sitzen oder Gehen; tritt wieder auf beim Niederlegen. Schmerz V. - nach Menses. Lochien übelriechend, aussetzend.
ATEMWEGE. - **Heiser mit Schmerz in der Kehle.** Husten; V. - abends, mit Würgen, Brustschmerz. Rauhes Brennen in der Brust; Schmerzen u. Beklemmung. Husten nach Influenza [**Eriodyction**]. Winterhusten alter Leute **mit starkem Druck auf das Brustbein.** Gangrän der Lungen. Nach jedem Husten **eitriger, reichlicher Auswurf.** Bluthusten; periodische Anfälle. Gefühl des Eindrückens im Brustbein.
RÜCKEN. - Nach unten ziehender Rückenschmerz, auf Genitalien u. Oberschenkel ausstrahlend. Große Schwäche.
EXTREMITÄTEN. - Schmerz in Gelenken, Hüften u. Knien. Bohrender Schmerz in den Hüftgelenken. Halswirbel schmerzhaft.
HAUT. - Jucken, V. - gegen Abend. Brennen in den Sohlen. Altersbrand. Kleine Wunden bluten leicht [**Crot-h.; Lach.; Phos.**]. Pusteln und Herpes. Ekchymosis; Hand- u. Fingerrücken ekzembedeckt.
SCHLAF. - Gestört, mit Umherwerfen. Lähmungsgefühl in den Gliedern beim Aufwachen. Ängstliche Träume von Verfolgungen, Feuer, Aufregungen usw. .
MODALITÄTEN. - **V.** - im Freien, Kälte, Ruhe, beim Liegen; nach Menses. **B.** - Wärme, Bewegung, warme Nahrung.
ANTIDOTE: Nux-v. Unverträglich. - **Carbo.**
Ergänzungsmittel bei bösartigen Krankheiten: **Ars.; Phos.; Sulf. Guaiacol** (ist der Hauptbestandteil von Kreosot u. von ähnlicher Wirkung. Wird gebraucht bei Lungentuberkulose. Dos. 0,061 - 0,308 ml.).
Matico - Artanthe oder **Piper angustifolia** (Gonorrhoe, Lungenblutung; katarrhalische Zustände der Urogenitalorgane u. des Magen-Darmkanals. Lokales Styptikum. Schwerer, trockener, tiefer Winterhusten. Urtinktur).
VGL. - **Fuligo ligni; Carb-ac.; Jod.; Lach.**
DOS. - C 3 bis C 30. C 200 bei empfindlichen Patienten.
Kreosotum * + D1 = 0; -; D2; D6; [**D4, 6**]

KRESOL (M)

LABURNUM ANAGYROIDES - CYSTISUS LABURNUM

(Gemeiner Goldregen); Papilionaceae - Schmetterlingsblütler

Alle Teile des Strauches sind giftig, rufen Entzündung von Magen u. Eingeweiden hervor mit Erbrechen, Durchfall, Kopfschmerz, Blässe des Gesichtes u. kalter Haut. Stark verbreitete Empfindungslosigkeit u. Zuckungen gehören zu den Hauptwirkungen dieses Mittels. Zerebrospinale Meningitis. Starke Erschöpfung. Zusammenschnürungsgefühl im Rachen, Nackensteifheit, Reißen vom Nacken zum Hinterkopf, glanzlose Augen.

KOPF. - Betäubung; Gleichgültigkeit [**Phos-ac.**]. Ungleichmäßig erweiterte Pupillen; **Schwindel;** Zucken der Gesichtsmuskeln [**Agaric.**]. Hydrozephalus. Dauernder Schwindel, starke Schläfrigkeit.
MAGEN. - Extremer Durst. Dauernde Übelkeit, Erbrechen; brennender Schmerz im Oberbauch. Tenesmus u. Erektionen. Grasgrüner Urin.
EXTREMITÄTEN. - Taubheit u. Schmerz in den Händen. Erschwerung der Bewegung.
VGL. - **Nux-v.; Gels.; Cystine** (ruft hysterische Lähmung ähnlich wie Curare hervor u. Tod durch Atemlähmung).
DOS. - C 3.
Laburnum anagyroides + **∅; D1; D1; -; [D4]**

LAC CANINUM

(Hundemilch)

Dieses Mittel läßt sich gut anwenden bei bestimmten Formen von Halsschmerzen u. Diphterie u. bei Rheumatismus. Entspricht dem Zustand einer einschleichenden, fieberlosen Krankheit. Die Schlüsselsymptome sind **warnende Schmerzen, die Seiten wechselnd.** Gefühl von Gehen in der Luft, oder ohne Gefühl für das Bett beim Hinlegen. Große Mattigkeit. Stinknase. Deutlich wirksam zum Abstillen bei Frauen, die nicht nähren können. **Starke Schwäche u. Erschöpfung.** Drohende Ohnmachten jeden Morgen. Brustentzündung.

GEIST, GEMÜT. - Sehr vergeßlich, macht Fehler beim Schreiben. **Niedergeschlagen;** hält ihre Krankheit für unheilbar. Wutanfälle. **Glaubt Schlangen zu sehen.** Hält sich für unwichtig.
KOPF. - Gefühl von Gehen oder Treiben in der Luft [**Sticta**]. Schmerz erst an der einen, dann an der anderen Seite. Verschwommenes Sehen, Übelkeit u. Erbrechen beim Höhepunkt des Kopfschmerzanfalles. Hinterkopfschmerz mit einschließendem Stirnschmerz. Gefühl von Zusammen-

ziehung, dann von Erschlaffung im Gehirn. Ohrengeräusche. Nachhallen der Stimme.

NASE. - Schnupfen; ein Nasenloch verstopft, das andere frei; abwechselnd. Nasenöffnungen u. Mundecken rissig. Nasenknochen druckempfindlich. Absonderung von blutigem Eiter.

MUND. - Weißer Zungenbelag mit hellroten Rändern; reichlicher Speichelfluß, Speicheltröpfeln bei Diphterie. **Kieferknacken beim Essen [Nit-ac.; Rhus.]**. Vermehrter fauliger Geschmack bei Süßigkeiten.

INN. HALS. - **Berührungsempfindlich.** Schmerzhaftes Schlucken. Schmerz strahlt zu den Ohren aus. Halsschmerz u. Husten bei Menses. **Tonsillitis- u. Diphtheriesymptome wechseln rasch von einer Seite auf die andere.** Ablagerung wie **glänzend lackiert, perlweiß** oder wie reinweißes Porzellan. **Nacken u. Zunge steif.** Rachen wie rauh gebrannt. Kitzelgefühl verursacht dauernden Husten. Halsschmerz bei Beginn u. Ende der Menses.

WEIBL. G. - Menses zu früh, reichlich, **gußartiger Fluß, Brüste geschwollen. Schmerzhaft vorher [Calc-c.; Con.; Puls.;]**, B. - beim Auftreten der Menses. Mastitis; **V. - leichtester Stoß. Fördert Austrocknung der Milch.** Gefühl des Absinkens im Oberbauch. Sexualorgane leicht erregt. Rückenschmerz, Wirbelsäule sehr empfindlich gegen Berührung oder Druck. **Galaktorrhoe.**

EXTREMITÄTEN. - Rechtsseitige Ischias. Taubes, steifes Gefühl in den Beinen, Krämpfe in den Füßen. Rheumatische Schmerzen in Extremitäten u. Rücken, von einer Seite zur anderen wechselnd. Schmerz in den Armen bis zu den Fingern. Brennen in Handflächen u. Sohlen.

SCHLAF. - Träume von Schlangen.

MODALITÄTEN. - V. - den einen Tag morgens, den nächsten Tag abends, **B.** - Kälte, kalte Getränke.

VGL. - Lach.; Con.; Lac-felinum - Katzenmilch (Ziliarneuralgie; Augensymptome. Lichtscheu; **Asthenopie;** Dysmenorrhoe); **Lac-vaccinum** - Kuhmilch - (Kopfschmerz, Rheuma, Verstopfung); **Lac-vaccinum coagulatum** - Sauermilch - (Schwangerschaftsübelkeit); **Lactis vaccini floc** - Sahne - (Diphtherie, Leukorrhoe, Menorrhagie, Dysphagie); **Lactic-ac.**

DOS. - C 30 u. die höchsten Potenzen.

Lac caninum ∅; D1; D1; D6; [D3]

LAC DEFLORATUM

(Entrahmte Milch)

Ein Mittel für Krankheiten mit Ernährungsstörungen. Kopfschmerzen mit Übelkeit bei reichlichem Harnfluß **während** des Schmerzes. **Reisekrankheit.**

KOPF. - Niedergeschlagen. Schmerz geht von der Stirn zum Hinterkopf, morgens beim Aufstehen. **Starkes Pulsieren** mit Übelkeit, Erbrechen, Blindheit u. hartnäckiger Verstopfung; V. - Geräusch, Licht, Bewegung, bei

Menses, mit starker Erschöpfung, B. - durch Druck u. enges Bandagieren des Kopfes.
STUHL. - Verstopfung. Stühle hart, groß, bei starkem Pressen; schmerzhafter, rissiger After.
VGL. - Colostrum (Durchfall bei Kleinkindern. Der ganze Körper riecht sauer. Kolik.) **Nat-mur.**
DOS. - C 6 bis C 30 u. höher.
Lac defloratum Ø; D1; D1; D3; [**D2**]

LACHESIS MUTA

(Surucucu, Buschmeister); Crotalidae - giftige Grubenottern, Lochottern; Mittel- u. Südamerika

Wie alle Schlangengifte zersetzt Lachesis das Blut u. macht es flüssiger; daher ist eine Neigung zu Blutungen deutlich. Purpura, septische Zustände. Diphtherie u. andere Formen starker Erkrankung, wenn der Körper völlig vergiftet ist bei weitgehender Erschöpfung. Die Modalitäten sind sehr wichtig zur Indikation bei diesem Mittel. Delirium tremens mit starkem Zittern u. Verwirrung. Sehr wichtig im Klimakterium u. bei Patienten melancholischer Gemütsart. Böse Folgen unterdrückter Absonderungen. Diphtherische Lähmung [**Botulinum**]. Diphtherieüberträger. Gefühl der Spannung in verschiedenen Körperteilen. Kann nichts Enges irgendwo ertragen.

GEIST, GEMÜT. - Große **Redelust.** Verliebt. Traurig morgens; kein Verlangen, sich mit der Welt abzugeben. Unruhig u. unsicher; will nicht seinen Geschäften nachgehen; möchte dauernd irgendwohin. **Eifersüchtig** [**Hyos.**]. Geistige Arbeit wird am besten nachts durchgeführt. Euthanasie. Argwöhnisch; nachts Illusionen von Feuer. Religiöser Wahn [**Ver.**; **Stram.**]. Störung des **Zeitsinnes.**
KOPF. - Schmerz im Kopf beim Aufwachen. Schmerz an der Nasenwurzel. Druck u. Brennen am Scheitel. Schmerzwellen; V. - nach Bewegung. Kopfschmerzen durch Sonneneinwirkung. Bei Kopfschmerzen Flackern, getrübte Sicht, sehr blasses Gesicht. Schwindel. Erleichtert durch Einsetzen einer Absonderung (Menses oder Schnupfen).
AUGEN. - Mangelhaftes Sehen nach Diphtherie, Augenmuskel zu schwach zum Fixieren. Gefühl, als ob die Augen zusammengezogen würden durch Bänder, mit Verknotung an der Nasenwurzel.
OHREN. - Reißender Schmerz vom Jochbein in das Ohr hinein; auch mit wundem Rachen. Ohrwachs hart und trocken.
NASE. - Blutend, Nasenflügel empfindlich. Laufschnupfen, vorher Kopfschmerz. Heuasthma; Niesanfälle [**Sil**; **Sabad.**].
GESICHT. - Blaß. Trigeminusneuralgie linksseitig. Hitze läuft hinauf in den Kopf [**Phos.**]. Reißender Schmerz in den Kieferknochen [**Amphis.**; **Phos.**]. Purpurn, fleckig, gedunsen; sieht geschwollen aus, gedunsen, gelbsüchtig, chlorotisch.

MUND. - Zahnfleisch geschwollen, schwammig, blutend. Zunge geschwollen, brennt, zittert, rot, trocken u. rissig an der Spitze, haftet an den Zähnen. **Aphthöse u. abgeschabte Flecken** mit Brennen u. Rauhheit. Widerlicher Geschmack. Zahnschmerz, **Schmerz strahlt aus zu den Ohren.** Schmerz in den Gesichtsknochen.

INN. HALS. - Wund, **V. - links, Schlucken von Flüssigkeiten. Angina.** Septische Parotitis. Trocken, stark geschwollen, äußerlich u. innerlich. Diphtherie; Membran dunkel, schwärzlich; **Schmerz V. - durch heiße Getränke;** chronisch wunder Hals mit viel Räuspern; Schleim haftet u. **kann weder hinauf-, noch hinuntergebracht werden. Sehr schmerzhaft; V. - leichtester Druck, Berührung sogar noch unangenehmer.** Bei Diphtherie usw. **beginnt** der Schmerz links. Mandeln purpurfarben. Purpurne, livide Farbe des Halses. Gefühl von Schwellung, die hinuntergeschluckt werden müßte; **V. - Schlucken von Speichel oder Flüssigkeiten. Schmerz ins Ohr gehend. Kragen u. Kleidausschnitt müssen sehr locker sein.**

MAGEN. - Verlangen nach Alkohol, Austern. Jede Nahrung verursacht Beschwerden. Magengrube schmerzhaft gegen Berührung. Hungrig, kann nicht auf Nahrung warten. Nagender Druck, **B. - durch Essen,** aber nach einigen Stunden wiederkehrend. Spürbare Zitterbewegung im Oberbauch. Leeres Schlucken schmerzhafter als bei fester Nahrung.

ABDOMEN. - Lebergebiet empfindlich, **kann nichts um die Taille vertragen.** Besonders passend für Trinker. Bauch aufgetrieben, empfindlich, schmerzhaft [**Bell.**].

STUHL. - Verstopfter, **übelriechender Stuhl.** Enges Gefühl am Anus, als ob nichts hindurchkommen könnte. Schmerz, Rektum hinaufschießend, jedesmal beim Niesen oder Husten. Blutung aus dem Darm wie verkohltes Stroh, **schwarze Teilchen.** Hämorrhoiden treten hervor, werden **eingeschnürt, purpurfarben.** Stiche darin beim Niesen oder Husten. Dauernder Drang im Rektum, nicht für Stuhlgang.

WEIBL. G. - Klimakterische Beschwerden, Herzklopfen, Wallungen, Blutungen, Kopfschmerz am Scheitel, Ohnmachtsanfälle; V. - Kleiderdruck. Menses zu kurz, zu schwach; **Schmerzen alle B. - durch Regelfluß [Eupion].** Linkes Ovar sehr schmerzhaft u. geschwollen, verhärtet, Brüste entzündet, bläulich. Steißbein- u. Kreuzschmerzen, besonders beim **Aufstehen** aus der Sitzhaltung. Wirkt besonders gut bei Anfang u. Ende der Menses.

MÄNNL.G. - Starke Erregung der Sexualorgane.

ATEMWEGE. - Oberer Teil der Luftröhre sehr empfindlich gegen Berührung. Gefühl des Erstickens u. der Strangulation beim Hinlegen, besonders wenn **etwas den Hals** umschließt; zwingt Patienten aus dem Bett zu springen u. zum offenen Fenster zu stürzen. Stimmritzenkrampf; Gefühl als ob etwas vom Nacken in die Kehle liefe. Hat das Gefühl, **tief einatmen zu müssen.** Krampfartige Beklemmung im Präkordialgebiet. Husten; trockene Erstickungsanfälle, Kitzeln. Wenig Absonderung u. große Empfindlichkeit; V. - Druck auf Kehlkopf, **nach dem Schlaf,** im Freien. **Atmung hört**

ungefähr auf beim Einschlafen [Grln.]. Kehlkopf schmerzhaft bei Berührung. Kloßgefühl **[Anac.]**, sich auf u. nieder bewegend, mit kurzem Husten.
HERZ. - Klopfen mit Schwächeanfällen, besonders im Klimakterium. Einschnürungsgefühl mit Angst, Herzklopfen verursachend. Zyanose. Unregelmäßige Schläge.
RÜCKEN. - Steißbeinschmerz. **V. - Aufstehen aus Sitzhaltung;** muß völlig ruhig sitzen. Schmerz im Nacken, V. - Halsgebiet. Gefühl von Fäden, die vom Rücken aus in Arme, Beine u. Augen usw. gehen.
EXTREMITÄTEN. - Ischias rechts, B. - Hinlegen. **Schmerz im Schienbein** (kann auf Halsschmerzen folgen). Sehnenverkürzung.
SCHLAF. - Patient **schläft in die Verschlimmerung hinein.** Plötzliches Hochfahren beim Einschlafen. Schläfrigkeit, aber kann nicht schlafen [**Bell.**; **Op.**]. Hellwach am Abend.
FIEBER. - Frösteln im Rücken; Füße eisigkalt; Wallungen u. heißer Schweiß. Anfälle erscheinen wieder nach Säuren. Intermittierendes Fieber jeden Frühling.
HAUT. - Heißer Schweiß, **bläuliches, purpurfarbenes Aussehen.** Furunkel, Karbunkel, Ulzera, mit bläulicher purpurner Umgebung. Dunkle Blasen. Wunde Stellen vom Liegen, mit schwarzen Rändern. Blauschwarze Schwellungen. Pyämie; Sektionswunden. Purpura mit starker Erschöpfung. **Seniles Erysipel.** Fettgeschwülste. Zellulitis. Variköse Ulzera.
MODALITÄTEN. - V. - nach dem Schlaf [**Kali-bi.**]. Lachesis; schläft **in** seine Verschlimmerung **hinein**; Beschwerden, die im Schlaf aufkommen [**Calc.**] links, im Frühling, bei warmem Baden, Druck oder Einschnürung, heißen Getränken. Augenschließen. **B.** - Auftreten von Absonderungen, warme Anwendungen.
ANTIDOTE: Ars.; Merc.; Hitze; Alkohol; Salz.
ERGÄNZUNGSMITTEL: Crotalus cascavella vollendet oft die Heilwirkung von Lachesis [**Murx**]. **Lyc.; Hep.; Salam.**
UNVERTRÄGLICH: Acet-ac.; Carb-ac.
VGL. Cotyledon (klimakterische Beschwerden); **Nat-m.; Nit-ac.; Crot-h.; Amph.** - (rechte Kieferseite geschwollen u. schmerzhaft, lanzinierende Schmerzen, Ausschlag mit Blasen u. Stippen); **Naja; Lepi.**
DOS. - C 8 bis C 200. Die Gaben sollten nicht zu häufig wiederholt werden. Bei guter Indikation sollte man eine einzelne Gabe sich erst auswirken lassen.
Lachesis muta * + + **D2 = 0; D8; D2; D6; [D6, 8, 10, 12] Sonderpreis**

LACHNANTES - LACHNANTHES TINCTORIA

(Wollnarzisse); Haemodoraceae - Nordamerika

Kopf, Brust u. Kreislauf werden beeinflußt. Gefühl des Kneifens auf der Nasenbrücke. Ein Mittel für Tortikollis, rheumatische Symptome im Halsgebiet. **Tuberkulose** - Menschen mit heller Gesichtshaut. Frühstadien u.

manifeste Brusttuberkulosefälle, mit viel Kälte. Ruft Redelust hervor - einen Redefluß u. den Mut, eine Rede zu halten.

KOPF. - Rechtsseitiger Schmerz in den Kiefer ausstrahlend; **Gefühl der Vergrößerung** im Kopf; V. - das geringste Geräusch. Schlaflos. Umschriebene Wangenröte; Kopfhaut schmerzhaft, als ob das Haar hochstände; Brennen in Handflächen u. Sohlen. Gefühl des Kneifens auf der Nasenbrücke.
BRUST. - Hitzegefühl - Gefühl von Blasenbildung u. Kochen im Herzgebiet, zum Kopf hochsteigend.
RÜCKEN. - Frösteln zwischen den Schulterblättern; Schmerz u. Steifheit im Rücken.
HALS. - Bei Halsschmerz **zu einer Seite hinübergezogen.** Rheumatismus im Nacken. Nackensteifheit. Nackenschmerz wie bei Verrenkung.
HAUT. - Körper eiskalt; Gesicht gelb, Neigung zum Schwitzen.
VGL. - Dulc.; Bry.; Puls.; auch Fel tauri (Schmerz im Nacken mit starker Spannung).
DOS. - C 3. Urtinktur bei Phthisis, **Einheitsdosen** ein- oder zweimal die Woche, oder 3 Tropfen alle 4 Stunden.
Lachnanthes tt Ø; D1; D1; D4; [D2]

LACTICUM ACIDUM

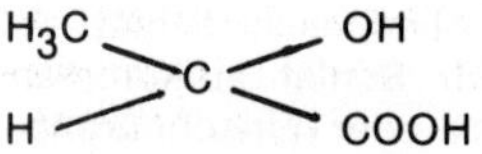

Morgenübelkeit, **Diabetes** u. Rheumatismus bieten ein Wirkungsfeld für dieses Mittel. **Beschwerden in den Brüsten.** Lokal angewandt bei tuberkulöser Ulzeration der Stimmbänder.

MAGEN. - Zunge trocken, pergamentartig. Durst; gieriger Hunger. Krebsgeschwüre, **reichliche Speichelbildung u. Wasserkolk. Übelkeit;** Morgenübelkeit, besonders bei **blassen, blutarmen Frauen.** Heißes, scharfes Aufstoßen. **Übelkeit; B. - Essen.** Brennendes, heißes Gas vom Magen bis in den Hals, reichliche Schleimabsonderung hervorrufend, **V. - Rauchen.**
INN.HALS. - Völle oder Kloßgefühl wie von einem Staubschwamm. Schluckt dauernd. In der Tiefe zusammengeschnürt.
BRUST. - Schmerz in den Brüsten mit **Vergrößerung der Achseldrüsen, Schmerz strahlt aus bis in die Hände.**
EXTREMITÄTEN. - Rheumatischer Schmerz in den Gelenken, Schultern, Handgelenken, **Knien,** mit viel Schwäche. Zittern des ganzen Körpers beim Gehen. Frösteln in den Gliedern.
URIN. - Große Mengen gehen häufig ab. Zucker.
VGL. - Sarcolacticum acidum; Lith.; Phos-ac.
DOS. - C 3 bis C 30. 6 bis 10 Tropfen auf ein kleines Glas Wasser bei akutem Magen-Darmkatarrh (Cartier).
Lacticum acidum + D1 = Ø; D3; D2; D2; [D3]

LACTUCA VIROSA

(Giftlattich); Compositae - Korbblütler; Europa

Dieses Mittel wirkt hauptsächlich auf Gehirn u. Kreislaufsystem. Delirium tremens mit Schlaflosigkeit, Kälte u. Zittern. Hydrothorax u. Aszites. Impotenz. Gefühl von Leichtigkeit u. **Enge,** den ganzen Körper befallend, besonders die Brust. Scheint ein wirkliches **Galaktagogum** zu sein. Deutliche Wirkung auf die Extremitäten.

GEIST, GEMÜT. - Benommenheit der Sinne. Große Ruhelosigkeit.
KOPF. - Dumpf, schwer, verwirrt, schwindelig. Hitze des Gesichtes u. Kopfschmerz bei allgemeiner Kälte. Kopfschmerz mit Beschwerden der Atemwege.
ABDOMEN. - Gefühl von Gewicht, Völle; Kollern; reichlicher Windabgang. Kolik morgens, Bauch gespannt, etwas erleichtert durch Entleerung u. Windabgang.
BRUST. - Schwierige Atmung, erstickende Atmung durch Wassersucht in der Brust. Dauernder, kitzelnder Husten. Unaufhörlicher, spastischer Husten, als ob die Brust in Stücke ginge. Quetschungsgefühl im unteren Teil des Brustkorbes.
WEIBL.G. - Fördert Menses. **Vermehrung der Milch** in den Brüsten [**Asaf.**].
SCHLAF. - Unruhig; unfähig einzuschlafen. Tiefer, komaartiger Schlaf.
EXTREMITÄTEN. - Linke Hüfte lahm. V. - Gehen. Kälte u. Taubheit von Füßen u. Beinen. Zittern der Hände u. Arme. Krämpfe in der Tibiamuskulatur, bis in die Zehen u. die Seite des Beines ausstrahlend, auch in die Waden.
ANTIDOTE: - Acet-ac.; Coff.
VGL. - **Nabalus**-Prenanthes Serpentaria - weißer Lattich, ähnlich wie Lactuca (chronischer Durchfall, V. - nach dem Essen, nachts u. gegen Morgen. Schmerz im Bauch u. Rektum; Abmagerung. Verstopfung u. Schläfrigkeit; empfindlich für die Aura anderer. Dyspepsie mit saurem, brennendem Aufstoßen. **Verlangen nach saurer Nahrung.** Weißfluß mit Pulsieren im Uterus); **Lach.; Kali-c.; Spiranthes** (Galaktagogum).
DOS.- Urtinktur.
Lactuca virosa * + 0; D1; D1; -; [D2, 3]

LAMIUM

(Weiße Taubnessel); Labiatae - Lippenblütler; extratropisch

Hat besondere Affinität für das weibliche Genitale u. die Harnorgane. - Kopfschmerz mit **Rück- u. Vorwärtsbewegung des Kopfes.** Leukorrhoe u. Menses zu früh u. spärlich. Hämorrhoiden; harter Stuhl mit Blut. Gefühl in Urethra, als ob ein Tropfen Wasser hindurchflösse. Reißen in den Extremitäten. Hämoptysis. Blasen an der Ferse bei leichtem Reiben. Ulzera an der Ferse [**Cepa**].

DOS. - C 3.
Lamium ∅; D1; D1; D4; [D2]

LAPIS ALBUS

(Kalksilikat aus der Gasteiner Gegend); Calciumfluorosilicat;
$Ca\ SiF_6 \cdot 2H_2O$

Drüsenbeschwerden, **Kropf,** präulzeratives Stadium von Karzinomen. Brennender, stechender Schmerz in der Brust, im Magen u. Uterus. Bindegewebe um die Drüsen herum besonders befallen. Fette, anämische Babys mit Bedarf an Jod. Heißhunger. Bemerkenswert erfolgreich bei skrofulösen Beschwerden, abgesehen von Malariafällen. **Uterus-Karzinome.** Fibroide Tumoren mit **stark brennenden** Schmerzen in dem Körperteil u. **reichlicher Blutung.** Drüsen haben eher eine besondere Elastizität u. Knetbarkeit als die steinige Härte von **Calc-fluor** u. **Cistus.**

OHREN. - Otitis media suppurativa. Wo Silicea indiziert ist, wird der Fortschritt beschleunigt durch **Lapis** (Bellows).
BRUST. - Anhaltende Schmerzen im Drüsengebiet. Drüsenverhärtung.
HAUT. - Skrofulöse Abszesse u. wunde Stellen. Vergrößerung u. Verhärtung der Drüsen, **besonders der Halsdrüsen.** Lipome, Sarkome, Karzinome. Pruritus.
VGL. - Sil.; Bad.; Ars-j.; Calc-j.; Con.; Kali-j.; Aster.
DOS. - C 1 bis C 6.
Lapis albus D8; D10; D1; D8; [D3, 4 Tbl]

LAPPA - ARCTIUM

(Klette); Compositae - Korbblütler

Sehr wichtig bei der Haut-Therapie. Ausschläge an Kopf, Gesicht u. Hals; Stippen; Akne. Stiegen u. Ulzerationen am Rande der Augenlider. Reichliches, häufiges Wasserlassen. Furunkulose u. Gerstenkörner [**Anthr.**].

EXTREMITÄTEN. - Schmerz in Händen, Knien u. Enkeln, nach unten in die Finger u. Zehen ausstrahlend. Schmerz in allen Gelenken. Ausschlag an den Extremitäten.
WEIBL.G. - Uterusverlagerungen. Äußerst wundes, gequetschtes Gefühl im Uterus mit großer Erschlaffung der Vaginalgewebe; offensichtlich völliger Mangel an Tonizität der Beckenorgane. Diese Symptome werden alle verschlimmert durch Stehen, Gehen, Vertreten oder plötzlichen Stoß.
DOS. - Urtinktur bis C 3.
Lappa arctium [major] ∅; D1; D1; -; [D2]

LATHYRUS SATIVUS

(Platterbse); Papilionaceae - Schmetterlingsblütler; Mittelmeerländer

Beeinflußt die seitlichen u. Vorderstränge des Rückenmarks, ruft keinen Schmerz hervor. **Die Reflexe sind immer gesteigert.** Paralytische Beschwerden der unteren Extremitäten; spastische Paralyse; Lateralsklerose; Beri-Beri. Athetose. Kinderlähmung. Nach Influenza u. entkräftenden, erschöpfenden Krankheiten mit viel Schwäche u. Schwere, langsamer Erholung der Nerven. Schläfrig, dauerndes Gähnen.

GEIST, GEMÜT. - Deprimiert; hypochondrisch. Schwindel beim Stehen mit geschlossenen Augen.
MUND. - Brennender Schmerz in der **Zungenspitze;** mit Prickeln u. Taubheit von Zunge u. Lippe, als ob sie versengt wären.
EXTREMITÄTEN. - Fingerspitzen taub. Zitternder, torkelnder Gang. Extreme Steifheit der Beine; spastischer Gang. Knie schlagen gegeneinander beim Gehen. Krämpfe in den Beinen, V. - Kälte u. kalte Füße. Kann die Beine nicht ausstrecken oder kreuzen beim Sitzen. Myelitis mit deutlichen spastischen Symptomen. Rheumatische Lahmheit. Gluteus-Muskeln u. untere Gliedmaßen abgemagert. Beine blau; geschwollen, wenn sie herunterhängen. Steifheit u. Lahmheit der Enkel u. Knie, Zehen werden nicht vom Boden abgehoben, Fersen berühren nicht den Boden. Wadenmuskeln sehr gespannt. Patient sitzt nach vorne gebeugt, streckt sich mühsam.
URIN. - Vermehrter Blasenreflex. Häufig, muß eilen, Entleerung sonst unwillkürlich.
VGL. - **Oxyt.**; **Sec.**; **Petl.**, eine südamerikanische Pflanze (Lähmung, Paraplegie mit Taubheit. Gefühl von innerer Kälte). - **Agrostema githago** - Kornrade - (Gefühle des Brennens im Magen, durch die Speiseröhre gehend in den Rachen u. im Unterbauch u. Anus; Übelkeit, bitteres Erbrechen, verminderte Bewegungsfähigkeit; Schwierigkeit beim Aufrechtstehen; Schwindel u. **Kopfschmerz, Brennen vom Unterkiefer zum Scheitel**].
DOS. - C 3.
Lathyrus sativus D1 = ∅; D1; D2; D4; [**D3, 4**]

LATRODECTUS MACTANS

(Schwarze Witwe); Araneidea; Amerika

Der Biß ruft tetanische Effekte hervor, die mehrere Tage andauern. Bei der Wirkung dieser Droge zeigt sich ein Bild von **Angina pectoris.** Das Präkordialgebiet scheint das Zentrum des Angriffs zu sein. Zusammenschnürung der Brustmuskeln mit Ausstrahlung in Schultern u. Rücken. Verringerte Koagulation.

KOPF. - Angstgefühl. Schreit vor Schmerz. Schmerz im Nacken bis zum Hinterkopf. Hinterkopfschmerz.

ATEMWEGE. - Extreme Atemnot. Keuchende Atmung. Fürchtet, atemlos zu werden.
BRUST. - Heftiger Präkordialschmerz, in den Achseln, die Arme hinunter in den Unterarm u. die Finger ausstrahlend, mit Taubheit des Armes. Puls schwach u. rasch. Bei dem krampfartigen Schmerz von der Brust zum Bauch Gefühl drohender Ohnmacht.
EXTREMITÄTEN. - Schmerz im linken Arm, Lähmungsgefühl. Schwäche der Beine, danach Krämpfe in den Bauchmuskeln. Parästhesie der unteren Gliedmaßen.
HAUT. - Kälte der gesamten Oberfläche. Haut so kalt wie Marmor.
VGL. - **Latrodectus Hasselti** - australische Spinne - (langdauernde Wirkungen scheinen es zu indizieren als »chronisches« Mittel bei Blutvergiftung. Hemmt den intensiven Schmerz bei Pyämie. Großes Ödem in der Nachbarschaft der Wunde; Gliederlähmung, mit starkem Muskelschwund. Heftige, stechende, brennende Schmerzen vor der Lähmung. Schwindel, Neigung nach vorne zu fallen; septikämische Zustände; dauernde Illusion des **Fliegens.** Gedächtnisverlust. Dröhnende Geräusche). - **Aranea; Mygale; Theridion; Lat-Kalipo** - Neuseeland-Spinne - (Lymphangitis u. nervöses Zucken, scharlachartiger, brennender Ausschlag). - **Triatema** -(Schwellung mit heftigem Jucken von Fingern u. Zehen. Erstickungsgefühl u. Atembeschwerden, danach Ohmacht u. rascher Puls).
DOS. - C 6.
Latrodectus mactans + D1 = 0; D1; D2; D4; [D6, 8, 10] Sonderpreis

LAUROCERASUS - PRUNUS LAUROCERASUS

(Kirschlorbeer); Rosaceae - Rosengewächse; Persien, Kaukasusländer

Spastischer, kitzelnder Husten, besonders bei Herzpatienten, wird oft magisch beeinflußt durch dieses Mittel. **Mangel an Reaktion,** besonders bei Brust- u. Herzaffektionen. **Getränke rollen hörbar durch die Speiseröhre u. Eingeweide.** Allgemeine Kälte, nicht besser durch Wärme. Heftiger Magenschmerz mit Verlust der Sprache. Spasmen der Gesichtsmuskeln u. der Speiseröhre. Asphyxie Neugeborener.

FIEBER. - Kälte; Frösteln u. Hitze wechseln. Durst, mit trockenem Mund nachmittags.
ATEMWEGE. - Zyanose u. Atemnot; V. - Aufrechtsitzen. Patient legt Hände aufs Herz. Husten bei Herzklappenfehler. Körperliche Übung verursacht Schmerz in der Herzgegend. Kitzelnder, **trockener Husten.** Atemnot. Zusammenschnürungsgefühl in der Brust. Husten mit reichlichem, gallertartigem oder blutigem Auswurf. Kleiner, schwacher Puls. Drohende Lähmung der Lungen. **Keucht nach Atem;** greift nach dem Herzen.
HERZ. - Rückstrom des Blutes bei Mitralinsuffizienz. Umklammerungsgefühl am Herzen. Herzklopfen. Zyanose Neugeborener.
SCHLAF. - Anfälle tiefen Schlafes mit Schnarchen u. stertorösem Atmen.

EXTREMITÄTEN. - Zehen u. Fingernägel werden knotig. Haut blau. Gefühl der Verrenkung in den Hüften, Oberschenkeln u. Fersen. Kalte, klamme Füße u. Beine. Klumpenbildung bei den Fingern. Erweiterung der Handadern.
VGL. - **Hydr-ac.; Camph.; Sec.; Am-c.; Ambr.**
DOS. - Urtinktur bis C 3. Laurocerasus-Wasser in 2 bis 5 Tropfen-Gaben.
Laurocerasus + t Ø; D1; D1; D4; [Ø]

LECITHIN

(Komplexe, phosphorhaltige, organische Substanz aus Eidotter u. Tierhirnen)

Lecithin ist wichtig bei den Lebensprozessen pflanzlicher u. tierischer Organismen. Lecithin wirkt günstig auf den Ernährungszustand u. besonders auf das Blut, daher seine Anwendungen bei Anämie u. Genesung, Neurasthenie u. Schlaflosigkeit. Vermehrt die Zahl der roten Blutkörperchen u. den Hämoglobingehalt. Ein hervorragendes Galaktagogum, macht die Milch nahrhafter, vermehrt die Qualität.
Verursacht unmittelbare Abnahme der Ausscheidung von Phosphaten. Geistige Erschöpfung u. Impotenz. Tuberkulose; bewirkt deutliche Besserung der Ernährung u. allgemeine Besserung. Müde, schwach; kurzatmig, Abmagerung; Symptome allgemeinen Zusammenbruchs. Sexuelle Schwäche.

GEIST, GEMÜT. - Vergeßlich, dumpf, verwirrt.
KOPF. - Schmerzhaft, besonders im Hinterkopf; - Pulsieren u. Klingeln in den Ohren. Schmerz im Jochbein; Gesicht blaß.
MAGEN. - Appetitsverlust, durstig, verlangt nach Wein u. Kaffee; aufgetrieben, wunder Schmerz im Magen, bis zur Kehle gehend.
URIN. - Spärlich mit Phosphaten, Zucker oder Eiweiß.
SEXUALTRIEB. - Manneskraft verloren oder geschwächt. Anaphrodisie u. Ovarial-Insuffizienz.
EXTREMITÄTEN. - Schmerzhaftigkeit, wehes Gefühl, Mangel an Energie. Müde u. schwach.
VGL. - **Phos.**
DOS. - 32,4 mg - 130 mg des roten Lecithins u. Potenzen. C 12
Lecithin D2 = Ø; D2; D2; D4; [D3]

LEDUM PALUSTRE

(Sumpfporst); Ericaceae - Heidekrautgewächse;
Nördl. Europa, Asien, Amerika

Beeinflußt besonders die rheumatische Diathese, begleitet alle Änderungen vom Schmerz bei der Funtionsausübung bis zu den veränderten Sekreten u. Ablagerungen fester, kalkiger Substanz in den Geweben. Der Ledum-

Rheumatismus beginnt in den Füßen u. geht nach oben hin. **Led.** beeinflußt auch die Haut u. ruft einen Ausschlag wie bei Gifteiche hervor, wirkt dabei als Gegenmittel, ebenso bei Insektenstichen. **Allgemeiner Mangel an tierischer Wärme,** u. doch ist Bettwärme unerträglich. Für Stichwunden durch sehr spitze Instrumente oder Bisse, besonders bei **Kälte der verwundeten Teile,** ist dies das Mittel. Tetanus mit Zucken der Muskeln nahe der Wunde.

KOPF. - Schwindel beim Gehen mit Neigung, zu einer Seite zu fallen. Beklemmung, wenn der Kopf bedeckt ist. Nasenbluten [**Meli.; Bry.**].
AUGEN. - Schmerzen in den Augen. Extravasate von Blut in den Lidern. Bindehäuten, der Augenflüssigkeit oder im Glaskörper. Prellungswunden. Katarakt bei Gicht.
GESICHT. - Rote Stippen auf Stirn u. Wangen; stechend bei Berührung. Krustenartiger Ausschlag um Nase u. Mund.
MUND. - Trocken, Würgen mit Aufstoßen. Muffiger Geschmack mit katarrhalischen Beschwerden.
ATEMWEGE. - Brennen in der Nase. Husten mit blutigem Auswurf. Atemnot; Einschnürungsgefühl in der Brust. Erstickende Atemhemmung. Schmerz entlang der Trachea. Bronchitis mit Emphysem bei älteren Leuten. Beklemmende Einschnürung der Brust, Kitzeln in der Kehle; spastischer Husten. Hämoptysis wechselnd mit Rheumatismus. Brust schmerzend bei Berührung. Keuchhusten; spastische, **doppelte Einatmung** mit Schluchzen.
REKTUM. - Analfissuren. Schmerzen von Hämorrhoiden.
EXTREMITÄTEN. - Gichtische Schmerzen schießen durch den ganzen Fuß u. das Bein in die Gelenke hinein, aber besonders in die kleinen Gelenke. Geschwollen, heiß, blaß. Pulsieren in der rechten Schulter. Druck in der Schulter, V. - bei Bewegung. Knacken in den Gelenken; V. - Bettwärme. Gichtische Knotenbildungen. Ballen der großen Zehe geschwollen [**Both.**]. Rheumatismus beginnt in den unteren Gliedmaßen u. **steigt nach oben** [**Kalm.** entgegengesetzt]. Enkel geschwollen. Sohlen schmerzhaft, kann kaum auftreten [**Ant-c.; Lyc.**]. Leichtes Verstauchen der Enkel.
FIEBER. - Kälte, Mangel an vitaler Hitze. Gefühl, als ob kaltes Wasser über die Körperteile liefe; allgemeine Kälte mit Hitze des Gesichtes.
HAUT. - Akne auf der Stirn, stechender Schmerz darin. Ekzem im Gesicht. Jucken von Füßen u. Enkeln; V. - Kratzen u. Bettwärme. Ekchymosis. Anhaltende Verfärbung nach Verletzungen. **Karbunkel** [**Anthr.; Tarant-c.**]. Gegenmittel gegen Rhusvergiftung [**Grin.; Cypr.; Anac.**].
MODALITÄTEN. - B. - durch Kälte, durch Stellen der Füße in kaltes Wasser. **V.** - Nachts u. durch Bettwärme.
VGL. - Ledum wirkt als Gegenmittel gegen Spinnengifte. **Ruta; Ham.; Bell-p.; Arn.**
DOS. - C 3 bis C 30.
Ledum palustre D1 = Ø; D1; D2; D4; [D2]

LEMNA MINOR
(Entengrütze, Wasserlinse); Lemnaceae - Wasserlinsengewächse

Ein Mittel für Katarrhe. Wirkt besonders auf die Nasenöffnungen. **Nasenpolypen; geschwollene Nasenmuscheln. Atrophische Rhinitis.** Asthma durch Nasenverstopfung; V. - in feuchtem Wetter.

NASE. - Eitriger Geruch; Geruchsverlust. Krusten u. eitrig-schleimige Absonderung, sehr reichlich. Retronasale Absonderungen. Schmerz wie von einem Band von den Nasenflügeln zum Ohr hin. Vermindert die Verstopfung der Nase, wenn Ödem vorliegt. Trockenheit von Nasen-Rachenhöhle.
MUND. - Eitriger Geschmack beim Aufstehen morgens. Rachen u. Kehle trocken.
ABDOMEN. - Neigung zu kollerndem Durchfall.
MODALITÄTEN. - V. - in feuchtem, regnerischem Wetter, besonders bei **schweren Regenfällen.**
VGL. - Dulc. (feuchte Umgebung u. nebeliges Wetter). **Calc.; Teucr.; Calend.; Nat-s.**
DOS. - C 3 bis C 30.
Lemna minor Ø; D1; D1; D3; [D2, 3]

LEONURUS CARDIACA (AHZ 5, 1980)
vgl. Anhang

LEPIDIUM BONARIENSE
(Brasilianische Kresse); Cruciferae - Kreuzblütler

Beschwerden von Brust, Herz, lanzinierende Schmerzen. Bei Herzsymptomen Taubheit u. Schmerz im linken Arm, Gefühl des Sinkens in der Magengrube. Die linke Seite von Kopf, Gesicht, Brust, Hüfte, Knie hat überall den lanzinierenden Schmerz.
Der Schmerz erstreckt sich wie ein Streifen von der Stirn bis zum Kinn, als ob das Gesicht mit einem Rasiermesser geschnitten wäre. Brennen im Hals, Dröhnen in den Ohren. Gefühl eines engen Gürtels um die Brust, als ob ein Messer das Herz durchbohrte. Schmerz in Nacken, Rücken u. Extremitäten.

VGL. - Arn.; Lach.

LEPTANDRA
Virginischer Ehrenpreis; Scrophulariaceae; Nordamerika, Kanada

Ein Lebermittel mit Gelbsucht u. **schwarzen, teerartigen Stühlen.** Gallige Zustände. Schwacher Pfortaderkreislauf. Malariaartige Zustände.

KOPF. - Dumpfer Stirnkopfschmerz; Schwindel, Benommenheit u. Depression. Schmerzen u. Schmerzhaftigkeit in den Augen.

MAGEN. - Zunge **gelb** belegt. Große Beklemmung in Magen u. Eingeweiden mit Stuhldrang. Schmerzhaftigkeit im Lebergebiet, bis zur Wirbelsäule ausstrahlend. Frösteln im Wirbelsäulengebiet. Blutende **Magenulzera.**
STUHL. - Reichliche, **schwarze, stinkende Stühle** mit Schmerz am Nabel. Blutende Hämorrhoiden. Typhusartige Stühle, die schwarz werden u. wie Teer aussehen. Lehmfarbige Stühle mit Gelbsucht. Rektumprolaps mit Hämorrhoiden. Rektalblutung.
VGL. - **Podo.; Iris; Bry.; Merc.; Ptel.; Myric.**
DOS. - Urtinktur bis C 3.
Leptandra tt Ø; D1; D1; D3; [**D2, 3**]

LESPEDEZEA (M)

LIATRIS SPICATA-SERRATULA

(Prachtscharte); Compositae - Korbblütler; Europa, Asien, Nordafrika

Ein Stimulans der Gefäße. Vermehrt die funktionelle Aktivität der Haut u. der Schleimhäute.
Nützlich bei Wassersucht durch Leber- u. Milzerkrankung, auch infolge Nierenerkrankung. Dabei wird die Urinverhaltung sehr günstig beeinflußt. **Allgemeines Anasarka** wegen Herz- u. Nierenerkrankung. **Durchfall** mit heftigem Drang u. Schmerz im unteren Teil des Rückens. Kolik. In der Lokalanwendung bei Ulzera u. ungesunden Wunden.
Ein promptwirkendes Diureticum.

DOS. - 1,77 - 7,1 g der Urtinktur oder mit Wasser.
Liatris spicata tt Ø; D1; D1; -; [**D2**]

LILIUM TIGRINUM

(Tigerlilie); Liliaceae - Liliengewächse; Ostasien

Zeigt starken Einfluß auf die Beckenorgane u. paßt für viele Reflexstadien, die zurückgehen auf einen pathologischen Zustand von Uterus u. Ovarien. Häufiger indiziert bei unverheirateten Frauen. Deutliche Wirkung auf das Herz. Schmerz an kleinen Stellen [**Oxal-ac.**]. Rheumatische Arthritis.

GEIST, GEMÜT. - Quält sich wegen der eigenen Seelenrettung. Trösten verschlimmert. **Tiefe, geistige Niedergeschlagenheit.** Dauernde Neigung zu weinen. Ängstlich; befürchtet, **unheilbare, organische Erkrankung** zu haben. Neigung zum Fluchen, Schlagen, zu obszönen Gedanken. **Ziellose, hastige Art;** muß immer beschäftigt sein.
KOPF. - Heiß, dumpf, schwer. Ohnmachtsneigung im warmen Zimmer. Wildes Gefühl im Kopf.
AUGEN. - Hyperästhesie der Netzhaut. Schmerz nach hinten in den Kopf ausstrahlend; Tränenfluß; Sehstörung. **Astigmatismus mit Kurzsichtigkeit.** Nützlich bei der Wiederherstellung des geschwächten Ziliarmuskels [**Arg-n.**].
MAGEN. - Flatulenz; Übelkeit, mit Klumpengefühl im Magen. Hungrig;

Verlangen nach Fleisch. Durstig, trinkt oft u. viel u. vor schweren Symptomen.

ABDOMEN. - Abdomen schmerzhaft, aufgetrieben; Zittergefühl im Abdomen. Druck nach unten u. nach hinten gegen Rektum u. Anus; V. - Stehen; B. - Gehen im Freien. Gefühl des Nach-unten-Ziehens im unteren Teil des Bauches.

HARNWEGE. - Häufiger Harndrang. Urin milchig, spärlich, **heiß.**

STUHL. - Dauernder Stuhldrang, **wegen des Druckes im Rektum,** V. - Stehen. Druck in den Anus hinein. Morgens früh starker Stuhldrang. Dysenterie; Schleim u. Blut mit Tenesmus besonders bei plethorischen, nervösen Frauen im Klimakterium.

HERZ. - Gefühl, als ob das Herz mit einer Zange gegriffen würde [**Cact.**]. Völlegefühl bis zum Bersten. Pulsieren über den ganzen Körper hin. Herzklopfen; unregelmäßiger Puls; sehr rasch. Schmerz in der Herzgegend mit Gewichtsgefühl auf der Brust. Kältegefühl in der Herzgegend. Erstickungsgefühl in einem warmen Raum voller Menschen. Angina pectoris mit Schmerz im rechten Arm.

WEIBL.G. - Menses früh, spärlich, **dunkel, klumpig, übelriechend; Fluß nur bei Bewegung. Gefühl des Nach-unten-Ziehens mit dringendem Stuhldrang, als ob alle Organe heraussträten. Hört auf bei Ruhe** [**Sep.**; **Lac-c.**; **Bell.**]. **Blutandrang im Uterus,** Prolaps u. Anteversion. Dauerndes Verlangen, die Beckenteile äußerlich zu stützen. Schmerz in den Ovarien u. die Oberschenkel hinunter. Scharfe, braune Leukorrhoe; Schmerzen in den Labien. Sexuelles Verlangen gereizt. Aufgetriebenes Gefühl im Uterusgebiet. Subinvolution. Pruritus pudendi.

EXTREMITÄTEN. - Kann nicht auf unebenem Boden gehen. Schmerz in Rücken u. Wirbelsäule mit Zittern, aber öfters dabei Gefühl des Nach-unten-Pressens. Prickeln in den Fingern. Schmerz im rechten Arm u. in der Hüfte. Beine schmerzen; kann sie nicht ruhig halten. Schmerz im Enkel. Brennen in Handflächen u. Sohlen.

SCHLAF. - Unerfrischend mit unangenehmen Träumen. Unfähig zu schlafen, mit wildem Gefühl im Kopf.

FIEBER. - Starke Hitze u. Mattigkeit nachmittags mit Pulsieren im ganzen Körper.

MODALITÄTEN. - V. - Trost, warmes Zimmer. **B.** - frische Luft.

VGL. - Cact.; Helon.; Murx.; Sep.; Plat.; Pall.

ANTIDOTE: Helon.

DOS. - Die mittleren u. höheren Potenzen scheinen am besten zu nützen. Heilwirkung manchmal erst allmählich.

Lilium tigrinum t 0; D1; D1; D3; [D2]

LIMULUS

(Königskrabbe); Xiphosura-Pfeilschwanzkrebse

Limulus wurde durch Hering eingeführt u. teilweise von ihm u. Lippe geprüft. Hering sah mit Überraschung bei der Sektion einer Königskrabbe,

daß ihr Blut blau war. Seiner Vermutung entsprechend fand man bei Nachforschung, daß es Kupfer enthielt, u. so glaubte er, Limulus könne ein weiteres Cholerамittel sein. Weitere Prüfungen zur Bestätigung sind notwendig, obgleich die beobachteten Symptome dies nahelegen. Herings fruchtbarer Geist führte ihn immer auf Pionierpfaden in die praktische Therapeutik.
Körperliche u. geistige Erschöpfung; **Benommenheit nach Baden im Meer;** Magen-Darm-Symptome. Schmerzhafte Völle der gesamten rechten Körperseite.

KOPF. - Depression. Erinnerung an Namen schwierig. Verwirrung mit Hitze im Gesicht, Blutandrang zum Kopf, V. - beim Nachdenken. Schmerz hinter dem linken Augapfel.
NASE. - Laufschnupfen. Niesen, V. - beim Wassertrinken. Dauerndes Tröpfeln der Nase. Druck über der Nase u. hinter den Augen.
ABDOMEN. - Kolik mit Hitze. Krampfartiger Schmerz mit wässerigen Stühlen. Abdomen heiß u. zusammengeschnürt. Hämorrhoiden, Zusammenschnürung des Anus.
ATEMWEGE. - Heisere Stimme. Atemnot nach Wassertrinken. Brustbeklemmung.
EXTREMITÄTEN. - Kruralneuralgie. Sohlen der Füße schmerzen, wie taub. Schmerz im rechten Hüftgelenk. Fersen schmerzhaft.
HAUT. - Juckende Stellen u. Blasen auf Gesicht u. Händen. Brennen in den Handflächen.
VGL. - **Aster.; Ho.; Cupr.**
DOS. - C 6.

LINARIA VULGARIS

(Leinkraut; Frauenflachs); Scrophulariaceae-Rachenblütler; Europa, Sibirien

Wirkt vornehmlich auf das pneumogastrische Gebiet. Aufstoßen, Übelkeit, Speichelfluß, Druck auf den Magen, Gelbsucht, Milz- und Leberhypertrophie. Darmsymptome u. **starke Benommenheit** sehr deutlich. **Bewußtlosigkeit** wegen Herzversagen. Enuresis. Rektalsymptome. Zunge rauh, trocken; Hals zusammengeschnürt. Kälte. Verwirrung im Kopf, Unwiderstehliche Schläfrigkeit. Symptome V. - beim Gehen im Freien.

DOS. - C 3.
Linaria vulgaris Ø; D1; D1; -; [D2]

LINUM USITATISSIMUM

(Echter Leinflachs); Linaceae-Leingewächse

Die Anwendung von Leinsamenumschlägen hat bei empfindlichen Patienten schwere Atemstörung hervorgerufen, wie Asthma, Nesselfieber usw.. In solchen Fällen wird die Wirkung deutlich an der **starken Reizung.** Es enthält, wie nachgewiesen, in geringem Maße Hydrocyanicum acidum, was vielleicht die Reizwirkung erklärt. Die Abkochung ist nützlich bei Entzündung der Harnpassagen, Zystitis, Strangurie usw.. Auch bei Krankheiten des Magen-Darmtraktes. Anwendung auch bei Asthma, Heufieber u. Nesselfieber. Trismus u. Paralyse der Zunge.

VGL. - Linum Catharticum - (ähnliche Atemsymptome, aber auch Kolik u. Durchfall).
DOS. - Niedere Potenzen.
Linum usitatissimum Ø; D1; D1; -; [**D2**]

LITHIUM CARBONICUM

(Lithiumkarbonat); $Li_2 CO_3$

Chronischer Rheumatismus verbunden mit Herzschädigungen u. Asthenopie bieten ein Wirkungsfeld für dieses Mittel. Rheumatische Knoten. Harnsäure-Diathese. Der ganze Körper ist **schmerzhaft.** Knotengicht.

KOPF. - Spannungsgefühl, als ob er verbunden wäre; B. - Sitzen u. Hinausgehen. Äußerlich empfindlich. **Kopfschmerz hört auf beim Essen.** Zittern u. Pulsieren. Schmerz im Herzen; strahlt aus bis zum Kopf. Schwindelzustände mit Klingeln in den Ohren. Beide Wangen bedeckt mit trockenen, spelzenartigen Schuppen.
AUGEN. - Halbsichtigkeit; rechte Hälfte nicht sichtbar. Lichtscheu. Schmerz über den Augen. Trockene Lider. Augenschmerzen nach dem Lesen.
MAGEN. - Säure, Übelkeit, **nagender Schmerz, erleichtert beim Essen** [**Anacard.**]. Kann nicht den leichtesten Kleiderdruck vertragen [**Lach.**].
URIN. - Tenesmus. Trüber Urin mit Schleim u. rotem Satz. Schmerz in der Gegend der rechten Niere. Frei u. farblos. Beim Wasserlassen Druck im Herzen. Zystitis, subakute u. chronische.
ATEMWEGE. - Einschnürung der Brust. Heftiger Husten beim Hinlegen. Luft erscheint kalt beim Einatmen. Schmerz in den Brustdrüsen, **in Arme u. Finger ausstrahlend.**
HERZ. - Rheumatische Schmerzhaftigkeit im Herzgebiet. Plötzlicher Schock im Herzen. Pulsieren, dumpfe Stiche im Herzgebiet. Herzschmerzen vor Menses, auch mit Blasenschmerzen u. vorm Wasserlassen; B. - danach. Zittern u. Flattern im Herzen, in den Rücken ausstrahlend.
HARNWEGE. - Schmerzhaftigkeit der Blase; Schmerz in der rechten Niere u. im Harnleiter. Trüber Urin mit Schleim, spärlich, dunkel, scharf; sandiger Niederschlag.
EXTREMITÄTEN. - Paralytische Steifheit überall. Jucken um die Gelenke herum. Rheumatische Schmerzen durch Schultergelenke, in Armen u. Fingern u. allgemein in den kleinen Gelenken. Schmerz in der Fußhöhlung, zum Knie ausstrahlend. Schwellung u. Empfindlichkeit von Finger- u. Zehgelenken; B. - heißes Wasser. Knötchenartige Schwellungen in den Gelenken. Knöchelschmerzen beim Gehen.

HAUT. - Schuppiger, flechtenartiger Ausschlag an Händen, Kopf, Wangen, vorher rote, rauhe Haut. Dumpfe Stiche, schließlich juckend. **Bartflechte** (hohe Potenzen). Rauher Nesselausschlag am ganzen Körper, viel lockeres Epithel, zähe, trockene, juckende Haut.
MODALITÄTEN. - **V.** - morgens, rechte Seite, **B.** - Aufstehen u. Bewegung.
VGL. - **Lyc.**; **Am-phos.**; **Benz-ac.**; **Calc.**; **Lith-chlor.** (Symptome von Chininvergiftung, z.B.: **Schwindel**, Völle des Kopfes, verschwommenes **Sehen.** Ohrenklingen; deutliches Zittern; **allgemeine Schwäche;** deutliche Muskelschwäche u. allgemeine Prostration; keine Magen-Darmbeschwerden. Nase wund, Sodbrennen, Zahnschmerzen). - **Lith-lacticum** (Rheumatismus der Schultern u. kleinen Gelenke, B. - Bewegung; V. - Ruhe). **Lith-benzoicum** - Lithium-benzoat. - (Tief sitzende Schmerzen in den Lenden; im Kreuz. Unbehagen in der Blase. Blasenreizung. Gallensteine. Häufiger Drang. Verminderung des Harnsäure-Sediments). **Lith-brom.** - Lithiumbromid - (Hirnkongestion, drohender Schlaganfall, Schlaflosigkeit u. Epilepsie).
DOS. - C 1 bis C 3.
Lithium carbonicum D2 = ∅; D3; D1; D4; [D3]

LOBELIA INFLATA

(Glockenblume); Lobeliaceae - Glockenblumengewächse;
östl. Nordamerika

Ein Gefäßreizmittel; vermehrt die Aktivität aller vegetativen Vorgänge; konzentriert seine Wirkung hauptsächlich auf den Vagus, bewirkt deprimierten, schlaffen Zustand mit Beklemmung von Brust u. Oberbauch, behinderter Atmung, Übelkeit u. Erbrechen.
Mattigkeit, Muskelerschlaffung, **Übelkeit, Erbrechen u. Dyspepsie** sind allgemeine Indikationen für dieses Mittel bei Asthma u. Magenbeschwerden. Am besten passend für hellhäutige, dickliche Leute. Böse Folgen von Trunkenheit. **Unterdrückte Absonderungen** [**Sulf.**]. Diphtherie. Katarrhalische Gelbsucht [**Chion.**].

KOPF. - Schwindel u. Todesfurcht. Kopfschmerz durch Magenstörungen mit Übelkeit, Erbrechen u. starkem Kräfteverfall; V. - nachmittags bis Mitternacht; Tabak. Dumpfer, schwerer Schmerz.
GESICHT. - In kaltem Schweiß gebadet. Plötzliche Blässe.
OHREN. - **Taubheit wegen unterdrückter Absonderungen** oder Ekzeme. Vom Rachen einschießender Schmerz.
MUND. - Reichlicher Speichelfluß; scharfer, brennender Geschmack; **Geschmack wie von Mercurius;** zäher Schleim, Zunge weiß belegt.
MAGEN. - Hyperazidität, Flatulenz, Kurzatmigkeit nach dem Essen. Sodbrennen mit reichlichem Speichelfluß. **Extreme Übelkeit u. Erbrechen.** Morgenübelkeit. **Mattigkeit u. Schwäche im Oberbauch. Reichlicher Speichelfluß bei gutem Appetit.** Reichlicher Schweiß u. Prostration. Kann den

Geruch oder den Geschmack von Tabak nicht ertragen. Scharfer, brennender Geschmack; Säurebildung mit Zusammenschnürungsgefühl in der Magengrube. Flatulenz. Kurzatmigkeit nach dem Essen. Sodbrennen.
ATEMWEGE. - Atemnot durch Einschnürung der Brust; V. - jede Anstrengung. Gefühl des Druckes oder des Gewichtes in der Brust; **B. - durch rasches Gehen.** Gefühl, als ob der Herzschlag aufhöre. Asthma; Anfälle mit Schwäche in der Magengrube, vorher überall **Prickeln.** Krampf, klingelnder Husten, kurzer Atem, der im Rachen festsitzt. Altersemphysem.
RÜCKEN. - Schmerz im Kreuz; kann nicht die leichteste Berührung vertragen. Sitzt u. lehnt sich nach vorne.
HARN. - Tiefrote Farbe u. reichliches rotes Sediment.
HAUT. - Prickeln, Jucken mit intensiver Übelkeit.
MODALITÄTEN. - V. - Tabak, nachmittags, leichteste Bewegung, Kälte, besonders kaltes Waschen. **B.** - durch rasches Gehen (Brustschmerz); gegen Abend durch Wärme.
ANTIDOTE: Ip.
VGL. - Tabac.; Ars.; Tart-e.; Verat-v.; Rosa.
Lob-syphilitica oder **cerula** (zeigt das vollständige Bild des Nies-Katarrhs der hinteren Nasenhöhlen, der Gaumen- u. der Schlundenge. Sehr deprimiert. Schmerz in der Stirn über den Augen; Schmerz u. Gas in den Gedärmen, danach reichliche, wässerige Stühle mit Tenesmus u. Wundheit des Anus. Schmerz in den Knien. Prickeln in den Sohlen. **Starke Beklemmung im unteren Brustraum,** als ob die Luft dort nicht hinkäme. **Brustschmerz unter den falschen Rippen links.** Trockner, hackender Husten. Erschwerte Atmung. Dumpfer, anhaltender Schmerz über der Nasenwurzel. Katarrh der eustachischen Röhre. Schmerz im hinteren Milzteil) **Lob-erinus - bösartige Wucherungen,** sehr rasch fortschreitend; kolloider Krebs des Omentum; korkenzieherartige Schmerzen im Bauch; große Trockenheit der Haut, der Nasen- u. Mundschleimhäute; Widerwillen gegen Brandy; trockene, ekzemartige Flecken, die die Fingerspitzen der ersten Finger bedecken. Bösartige Gesichtserkrankung. Epitheliom).
DOS. - Urtinktur bis C 30. Lokal die Tinktur als Antidot gegen Gifteiche. Oft wirkt **Acetum Lobelia** besser als jedes andere Präparat. Lobelia subkutan, wirkt klinisch ungefähr, wie das Antitoxin von Diphtherie auf die Infektion wirkt, stärkt den Körpor gegen künftige Infektionen (F. Ellingwood).
Lobelia inflata *. + **tt Ø; D1; D1; D3; [D6]**

LOBELIA PURPURASCENS

(Purpurlobelie); Lobeliaceae - Glockenblumengewächse

Tiefe Erschöpfung aller Vitalkräfte u. des Nervensystems; **Lähmung der Atemwege. Nervöse Erschöpfung von Influenza.** Koma. Zunge weiß u. gelähmt.

KOPF. - Verwirrt u. deprimiert. Kopfschmerz mit Übelkeit. Schwindel besonders zwischen den Augenbrauen. Kann die Augen nicht offen halten; spastisches Schließen der Lider.
BRUST. - Oberflächliche Atmung; Lähmungsgefühl in Herz u. Lunge; langsame Atmung. Herzschlag klingt für den Patienten wie das Dröhnen einer Trommel.
AUGEN. - Unmöglich, sie offen zu halten. Schläfrig.
VGL. - **Bapt.**; **Lob-c.** (Schwäche, besonders der unteren Extremitäten; beklemmte Atmung, Pleuritis, **stechender** Schmerz in der Brust bei tiefem Einatmen. Schmerz in der **linken** Lunge, unregelmäßiges Stechen tagsüber).
DOS. - C 3.

LOLIUM TEMULENTUM

(Taumellolch); Gramineae - Gräser; Europa, Nordafrika, Zentralasien

Wird angewandt bei Zephalalgie, Ischias, Paralyse. Prostration u. Unruhe.

KOPF. - Ängstlich, deprimiert, verwirrt, Schwindel; muß die Augen schließen. Kopf schwer. Geräusche in den Ohren.
MAGEN. - Übelkeit, Erbrechen. Schmerz in Magengrube u. Bauch. Starkes Abführen.
EXTREMITÄTEN. - Ataktischer Gang. **Zittern aller Glieder.** Mangelnde Kraft in den Extremitäten. **Heftiger Wadenschmerz, wie zusammengeschnürt.** Kalte Extremitäten. Spastische Bewegungen von Armen u. Beinen. Kann nicht schreiben. Kann kein Glas Wasser halten. Paralytisches Zittern der Hände.
VGL. - **Sec.**; **Lath.**; **Astragalus.**
DOS. - C 6.
Lolium temulentum + t D1 = ∅; D1; D2; D4; [D4]

LONICERA XYLOSTEUM

(Heckenkirsche); Caprifoliaceae - Geißblattgewächse; Europa, Asien

Konvulsivische Symptome. Konvulsionen wegen Urämie. Albuminurie. Syphilis.

KOPF. - Blutandrang in Kopf u. Brust; Koma. Kontraktion der einen Pupille u. Erweiterung der anderen. Sopor, Augen halb offen. Gerötetes Gesicht.
EXTREMITÄTEN. - Schlagen der Glieder. Zittern des ganzen Körpers. Heftige Konvulsionen. Glieder u. Kopf fallen herunter wie bei Lähmung. Extremitäten kalt. Kalter Schweiß.
VGL. - **Lonicera pericylmenum** - Geißblatt - (Reizbarkeit des Temperamentes mit heftigen Ausbrüchen [**Croc.**]).
DOS. - C 3 bis C 6.
Lonicera xylosteum ∅; D1; D1; -; [D2]

LUFFA OP. (M) **vgl. Anhang**

LUPULUS-HUMULUS

(Hopfen); Cannabinaceae; Europa, Asien

Ist ein gutes Mittel bei Nervenabspannung, begleitet von Übelkeit, Schwindel, Kopfschmerz, nach nächtlichen Ausschweifungen. **Gelbsucht bei Kindern.** Brennen der Urethra. Ziehen u. Zucken in fast jedem Muskel. Nervöses Zittern; Wachheit u. Delirium von Trinkern. **Schwindel u. Benommenheit. Langsamer** Puls. Reichlicher Schweiß, feucht, fettig.

KOPF. - Krankhafte Wachheit. Stark erregt. Dumpfer, schwerer Kopfschmerz mit Schwindel. Ziehen u. Zucken in jedem Muskel.
SCHLAF. - **Schläfrig** während des Tages. Sopor.
MÄNNL. G. - Schmerzhafte Erektionen. Ergüsse **wegen sexueller Schwäche u. nach Onanie.** Spermatorrhoe.
HAUT. - Scharlachartiger Ausschlag auf dem Gesicht. Gefühl wie von Insekten, unter der Haut krabbelnd. Gefühl des Abschilferns. Haut pellt.
ANTIDOTE: Coff.; Essig.
VGL. - Nux-v.; Urt-u.; Cann.
DOS. - Urtinktur bis C 3. Lupulin D 1 Trit. (am besten bei Pollutionen. Lokal bei schmerzhaften Krebsgeschwüren).
Lupulus - Humulus ∅; D1; D1; D3; [∅ - D2]

LYCOPODIUM

(Sporen von Bärlapp); Lycopodiaceae - Bärlappgewächse; Europa, Asien, Nordafrika, Amerika

Diese Droge ist nur wirksam nach Zerkleinerung. - Ihre wunderbaren medizinischen Eigenschaften werden nur durch Triturationen u. Verschüttelung erschlossen.
In fast allen Fällen, wo Lycopodium das Mittel ist, zeigt sich Harn- oder Verdauungsstörung. Es entspricht Grauvogls karbonitrogenoider Konstitution, dem nichtausscheidenden Lithämiker. Lycopodium paßt besonders gut für sich allmählich entwickelnde Krankheiten, Schwächung der Funktionskraft, mit Versagen der Verdauungskräfte u. starker Störung der Leberfunktion. **Atonie. Schlechte Ernährung.** Milde Temperamente lymphatischer Konstitution mit Neigung zu Katarrhen; ältere Personen mit gelben Hautflecken u. fahler Gesichtshaut, Harnsäure-Diathese usw.; auch frühreife, schwächliche Kinder. Charakteristischer Verlauf der Symptome von rechts nach links, besonders spürbar in der **rechten** Körperseite; Verschlimmerung von 16 - 20 Uhr. Bei Nierenbeschwerden **roter Sand im Urin,** Rückenschmerz in der Nierengegend; V. - vorm Wasserlassen. Verträgt keine kalten Getränke; **verlangt alles warm.** Am passendsten für intelligente Personen, mit schwachen Muskeln. Tiefsitzende, fortschreitende, chronische Erkrankungen. Karzinom. **Abmagerung.** Schwäche morgens. Deut-

licher regulierender Einfluß auf die Drüsensekretionen (Talgdrüsen). **Präsenilität.** Aszites bei Lebererkrankung. Der Lycopodium-Patient ist dünn, faltig, voll von Gas u. trocken. Mangelnde vitale Wärme; schlechter Kreislauf, kalte Extremitäten. Schmerzen kommen u. gehen plötzlich. Empfindlich gegen Geräusche u. Gerüche.

GEIST, GEMÜT. - Melancholisch; Angst vor Einsamkeit. Kleine Dinge ärgern. Äußerst empfindlich. Mangelnde Unternehmungslust. Bei Krankheit eigenwillig u. hochmütig. Mangel an Selbstvertrauen. Eilig beim Essen. Dauernde Furcht vor Zusammenbruch unter Belastung. **Besorgt.** Schwaches Gedächtnis, wirre Gedanken; **buchstabiert oder schreibt falsche Wörter** oder Silben. Versagen der Gehirnkraft (**Anac.**; **Phos.**; **Bar.**). Mag **nichts Neues sehen. Kann nicht lesen, was er schreibt. Traurig morgens** beim Aufwachen.

KOPF. - Schüttelt den Kopf ohne deutliche Ursache. Verzerrt Gesicht u. Mund. Pressender Kopfschmerz am Scheitel; V. - von 16 bis 20 Uhr, vom Hinlegen oder Bücken, bei unregelmäßigen Mahlzeiten (**Cact.**). Pulsierender Kopfschmerz nach jedem Hustenanfall. Kopfschmerzen über den Augen bei starken Erkältungen; **B. - Aufdecken** (**Sulf.**). Schwindel morgens beim Aufstehen. Schmerz in den Schläfen wie vom Zusammenschrauben. Reißender Schmerz im Hinterkopf; B. - frische Lust. Starker Haarausfall. Ekzem; feuchter Fluß hinter den Ohren. Starke Falten auf der Stirn. Frühe Kahlheit u. graues Haar.

AUGEN. - Gerstenkörner auf den Lidern nahe dem inneren Augenwinkel. Tagblindheit (**Both.**). Nachtblindheit noch charakteristischer. Sieht nur eine Hälfte der Gegenstände. Ulzeration u. Rötung der Lider. Augen halb offen beim Schlafe.

OHREN. - Dicke, gelbe, übelriechende Absonderung. Ekzem in u. hinter den Ohren. Otorrhoe u. Taubheit mit oder ohne Ohrenklingen, nach Scharlach. **Summen u. Dröhnen mit Harthörigkeit;** jedes Geräusch verursacht besonderes Echo im Ohr.

NASE. - Geruchssinn sehr akut. Gefühl von Trockenheit retronasal. Spärliche, scharfe Absonderung in den vorderen Nasenöffnungen. Ulzerierte Nasenflügel. Krusten u. gummiartige Klumpen (**Kali-b.**; **Teuc.**). Laufschnupfen. **Nase verstopft.** Schniefen; Kind fährt aus dem Schlaf hoch u. reibt die Nase. Fächerartige Bewegung der Nasenflügel (**Kali-brom.**; **Phos.**).

GESICHT. - Graugelbe Gesichtsfarbe mit blauen Ringen um die Augen. Faltig, eingeschrumpft u. abgemagert; kupferfarbener Ausschlag. **Herabsinken des Unterkiefers bei Typhus** (**Lach.**; **Op.**). Jucken; schuppiger Herpes auf dem Gesicht u. an den Mundecken.

MUND. - Zähne außerordentlich berührungsempfindlich. Zahnschmerz mit Schwellung der Wangen; B. - durch warme Anwendung. Trockenheit von Mund u. Zunge ohne Durst. Zunge trocken, schwarz, rissig, geschwollen; zittert hin u. her. Wasserzusammenlaufen im Munde. **Blasen auf der Zunge.** Schlechter Mundgeruch.

INN. HALS. - Trockenheit des Halses ohne Durst. Essen u. Trinken stößt durch die Nase wieder auf., Halsentzündung mit Stichen beim Schlucken; **B. - warme Getränke.** Schwellung u. Vereiterung der Mandeln. Ulzeration der Mandeln, **rechts beginnend.** Diphtherie; **Ausbreitung der Ablagerungen von rechts nach links; V. - kalte Getränke.** Ulzeration der Stimmbänder. Tuberkulöse Laryngitis, besonders wenn die Ulzeration einsetzt.
MAGEN. - Dyspepsie von Mehlnährmitteln u. leicht gärender Nahrung. Kohl, Bohnen usw.. Außerordentlicher Hunger. Abneigung gegen Brot usw.. Verlangen nach Süßigkeiten. **Nahrung schmeckt sauer.** Saures Aufstoßen. Große Verdauungsschwäche. Heißhunger mit starker Auftreibung. Nach dem Essen Magendruck mit bitterem Mundgeschmack. **Die geringste Nahrungsaufnahme verursacht Völle.** Kann Austern nicht vertragen. Blähungsrumpeln (**Chin.**; **Carb.**). Wacht nachts auf mit Hungergefühl. Schluckauf. **Unvollständiges, brennendes Aufstoßen geht nur bis zum Rachen, brennt dort stundenlang.** Bevorzugt heiße Nahrung u. Getränke. Gefühl des Absinkens; V. - nachts.
ABDOMEN. - Sofort nach leichter Mahlzeit **Auftreibung u. Völle.** Dauerndes Gärungsgefühl im Bauch wie von arbeitender Hefe; obere Seite links. **Hernie rechts. Leber empfindlich. Braune Flecken auf dem Bauch.** Wassersucht wegen Lebererkrankung. Hepatitis, atrophische Muskatnußleber. Schmerz einschießend durch Unterbauch von rechts nach **links.**
STUHL. - Durchfall, mangelhafte Darmaktivität. Erfolgloser Drang. Stuhl hart, **schwierig, klein,** unvollständig. **Hämorrhoiden; sehr schmerzhaft bei Berührung** (**Mur-ac.**).
URIN. - Rückenschmerz vorm Wasserlassen; hört auf nach dem Fluß; **kommt langsam,** muß pressen. **Verhaltung. Polyurie** nachts. **Schweres, rotes Sediment.** Kind weint vorm Wasserlassen (**Bor.**).
MÄNNL. G. - Keine Erektionskraft; **Impotenz.** Vorzeitiger Erguß (**Calad.**; **Sel.**; **Agn.**). Vergrößerte Prostata. Kondylomata.
WEIBL. G. - Menses zu spät, dauern zu lang, zu reichlich. Vagina trocken. Koitus schmerzhaft. Schmerz im rechten Ovar. Krampfadern an den Schamteilen. Scharfer Weißfluß mit Brennen in der Vagina. Blutabsonderung aus dem Genitale beim Stuhl.
ATEMWEGE. - Kitzelnder Husten. Atemnot. Spannung. Zusammenschnürung mit brennendem Schmerz in der Brust. Husten V. - beim Hinabsteigen. Husten, tief, hohl. Auswurf grau, dick, blutig, eitrig, **salzig** (**Ars.**; **Phos.**; **Puls.**). Nachthusten, Kitzeln wie von Schwefeldämpfen. Brustkatarrh bei Kindern. Brust scheint voll von rasselndem Schleim. Verschleppte Pneumonie mit starker Atemnot, Blähung der Nasenflügel u. Rasselgeräusch durch Schleim.
HERZ. - Aneurysma (**Bar-c.**). Aortaerkrankung. Herzklopfen nachts. Kann nicht links liegen.
RÜCKEN. - Brennen zwischen den Schulterblättern wie von heißer Kohle. Schmerz im Kreuz.

EXTREMITÄTEN. - Taubheit, auch Ziehen u. Reißen in den Gliedern, besonders in der Ruhe oder nachts. Schwere der Arme. Reißen in Schulter- u. Ellbogengelenken. Ein Fuß heiß, der andere kalt. Chronische Gicht mit kalkigen Ablagerungen in den Gelenken. Reichlicher Fußschweiß. Schmerz in der Ferse beim Auftreten, wie von einem Kieselstein. Schmerzhafte Schwielen auf den Sohlen; Zehen u. Finger kontrahiert. **Ischias, V. - rechts. Kann auf der schmerzhaften Seite nicht liegen.** Hände u. Füße taub. Rechter Fuß heiß, linker kalt. Krämpfe in den Waden u. Zehen nachts im Bett. Glieder schlafen ein. Zucken u. Schlagen.
FIEBER. - Frösteln zwischen 15 u. 16 Uhr, danach Schweißausbruch. Eisige Kälte. Gefühl, auf Eis zu liegen. Einem Fieberschauer folgt das nächste (**Calc.**; **Sil.**; **Hep.**).
SCHLAF. - Benommen während des Tages. Fährt hoch beim Schlafen. Träumt von Unfällen.
HAUT. - Ulzeriert. Abszesse unter der Haut; V. - warme Anwendungen. Nesselsucht; V. - Wärme. Heftiges Jucken; rissige Ausschläge, **Akne.** Chronisches Ekzem verbunden mit Harn-, Magen- u. Leberstörungen; leicht blutend. Haut wird dick u. verhärtet. Variköse Adern, Naevi, hochstehende Tumoren. Braune Flecken, Leberflecken V. - auf der linken Gesichts- u. Nasenseite. **Trocken,** eingeschrumpft, besonders Handflächen; Haar wird vorzeitig grau. Höhlenwassersucht. Übelriechende Sekrektionen; **klebriger u. übelriechender Schweiß,** besonders von Füßen u. Achselhöhlen. Psoriasis.
MODALITÄTEN. - V. - rechts, von rechts nach links, von oben nach unten, von 16 bis 20 Uhr; durch Hitze oder warmes Zimmer, heiße Luft, Bettruhe. Warme Anwendungen, abgesehen von Hals u. Magen, die B. - sind bei warmen Getränken. **B.** - durch **Bewegung,** nach Mitternacht, durch warme Nahrung u. Getränke, durch Kaltwerden, durch Aufdecken.

ERGÄNZUNGSMITTEL: Lyc. wirkt besonders gut **nach Calc. u. Sulf.; Jod.; Graph.; Lach.; Chel.**
ANTIDOTE: Camph.; Puls.; Caust.

VGL. - Karbonitrogenoide Konstitution: **Sulf.; Rhus-t.; Urtica; Merc.; Hep.; Alum.**; (**Lyc.** ist die einzige Pflanze, die Aluminium aufnimmt. T.F. Allen). **Ant-c.; Nat-m.; Bry.; Nux-v.; Both.** (Tagblindheit; kann kaum nach Sonnenaufgang sehen; Schmerz in der rechten großen Zehe). **Plumbago littoralis** - brasilianische Pflanze - (verstopft mit rotem Urin, Schmerz in Nieren, Gelenken u. allgemein im Körper; milchiger Speichel, ulzerierter Mund). **Hydrast.** folgt **Lyc.** bei Verdauungsbeschwerden.

DOS. - Sowohl die tieferen als auch die höchsten Potenzen erzielen hervorragende Resultate. Zur Beförderung der Ausscheidung sind die C 2 u. C 3 Potenz der Tinktur wirksam, ein paar Tropfen 3-mal den Tag. Andernfalls C 6 bis C 200 u. höher in nicht zu häufigen Gaben.
Lycopodium D1 = Ø; D1; D2; D4; [Ø - D4, 6, 12]

LYCOPUS VIRGINICUS

(Virginischer Wolfstrapp, Amerikan. Wolfsfuß); Labiatae; Lippenblütler, Nordamerika

Vermindert den Blutdruck, reduziert die Herzfrequenz u. vermehrt die Länge der Systole in starkem Maße. Passive Blutungen (**Adrenalin D 6**). Ein Herzmittel u. nützlich bei exophthalmischem Kropf u. Hämorrhoidalblutungen. **Indiziert bei Krankheiten mit tumultuöser Herztätigkeit u. mehr oder** weniger Schmerz. **Hämoptysis wegen Herzklappenfehler.** Nützlich bei toxischem Kropf im präoperativen Stadium. Dos. 5 Tropfen der Urtinktur (Beebe).

KOPF. - Stirnkopfschmerz; V. - in den Stirnhöckern; oft danach mühsame Herzaktion. Nasenbluten.
AUGEN. - **Hervortretend, nach außen pressend, mit tumultuöser Herzaktion.** Supraorbitalschmerz mit Schmerzen in den Hoden.
MUND. - Zahnschmerz in den unteren Backenzähnen.
HERZ. - Rasche Herzaktion bei Rauchern. Präkordialschmerz; Einschnürung, Empfindlichkeit, Puls schwach, unregelmäßig, intermittierend, zitternd, rapide. Zyanose. **Herztätigkeit tumultuös u. gewaltsam. Herzklopfen** wegen Reizung der Nerven mit Beklemmung in der Herzgegend. Rheumaartige, fliegende Schmerzen verbunden mit Herzerkrankung. Kardialasthma (**Sumb.**).
ATMUNG. - Pfeifend, Husten mit Hämoptysis, spärlich, aber häufig blutend.
URIN. - Häufiger Fluß von hellem, wässerigem Urin, besonders bei starker Reizbarkeit des Herzens; auch spärlicher Urin. Auftreibungsgefühl in der Blase, wenn sie leer ist. Diabetes. Schmerz in den Hoden.
REKTUM. - Blutung aus dem Rektum. Hämorrhoiden.
SCHLAF. - Wachheit u. krankhafte Schlaflosigkeit mit sehr heftiger, aber schwacher Zirkulation.
VGL. - **Ephedra** - (bei exophthalmischem Kropf; Augen fühlen sich an wie herausgestoßen bei **tumultuöser** Herzaktion); **Fucus; Spartein; Crataegus. Adrenalin** D 6.
DOS. - C 1 bis C 30.
Lycopus virginicus tt 0; D1; D1; D3; [0, D2]

MAGNESIUM CARBONICUM

(Basisches Magnesiumcarbonat); $(MgCO_3)_3$ Mg $(OH)_2$ + $3H_2O$

Magen-Darmkatarrh mit deutlicher Hyperazidität. Oft vorteilhaft angewandt für Beschwerden nach Einnahme dieses Mittels, um damit den Magen zu besänftigen. Häufig indiziert bei Kindern; der ganze Körper riecht sauer u. neigt zu Furunkeln. Zusammengebrochene, erschöpfte Frauen, mit Uterus- u. klimakterischen Beschwerden. Mit Taubheit u. Auftreibung in verschiedenen Körperteilen u. nervlicher Erschöpfung. Empfindlich gegen die leichteste Unruhe, Geräusch, Berührung usw.. Beschwerden der Kieferhöhle. Wirkungen von Schock, Schlägen, Betrübnis, Gefühl der Taubheit; nervliche Erschöpfung. Neigung zu Verstopfung nach nervlicher Anspannung; **empfindlich gegen die leichteste Berührung,** verursacht Hochfahren. Folgen kalter Winde, kalten Wetters, extremer Fürsorge u. Sorge, dabei Verstopfung u. Schwere. Intensive, neuralgische Schmerzen.

KOPF. - Stechender Schmerz in der aufliegenden Seite des Kopfes, als ob am Haar gezogen würde; V. - geistige Anstrengung. Jucken der Kopfhaut, V. - bei feuchtem Wetter. Schmerz über dem Rand der rechten Augenhöhle. Schwarze Stäubchen vor den Augen.

OHREN. - Verschlechtertes Hören. Taubheit; kommt plötzlich u. ist wechselnd. Taubheit des äußeren Ohres. Auftreibungsgefühl im Mittelohr. Gedämpftes Ohrenklingen.

GESICHT. - Reißender Schmerz auf der einen Seite; V. - Ruhe; muß umhergehen. Zahnschmerz, besonders während Schwangerschaft; V. - nachts; V. - Kälte u. Ruhe. Gefühl des Zulangseins in den Zähnen. Beschwerden vom Durchkommen der Weisheitszähne (**Cheiranthus**). Schmerz in den Kieferknochen, V. - in der Ruhe, nachts. Schwellung des Kieferknochens mit pulsierendem Schmerz, V. - durch kalten Wind.

MUND. - Trocken nachts. Saurer Geschmack. Ausschlag mit Bläschen; blutiger Speichel. Stechender Schmerz in der Kehle; Hochräuspern von übelriechenden, erbsengrünen Teilen.

MAGEN. - Verlangt nach Obst, Säuren u. Gemüse. Aufstoßen **sauer u. Erbrechen von bitterem Wasser.** Verlangen nach Fleisch.

ABDOMEN. - Kollern, Gurgeln. Gefühl des Ziehens zum Becken hin, von **großer Schwere;** kontrahierender, kneifender Schmerz im rechten Weichengebiet.

STUHL. - Vorher kneifender, kolikartiger Schmerz. **Grün, wässerig, froschlaichartig, schaumig.** Blutige, schleimige Stühle. **Milch geht unverdaut hindurch bei Kindern, die genährt werden. Sauer,** mit Tenesmus (**Rheum**). Verstopfung nach Schock oder starker nervlicher Belastung.

WEIBL. G. - Halsschmerz vor Auftreten der Menses. Vor Menses Schnupfen u. Verstopfung der Nase. Menses zu **spät u. spärlich,** dunkel, dick, pechartig; schleimige Leukorrhoe. Menses fließen nur im Schlaf; reichlicher nachts (**Amm-m**) oder beim Hinlegen; hören auf beim Gehen.

ATEMWEGE. - Kitzelnder Husten mit **salzigem,** blutigem Auswurf. Zusammenschnürungsschmerzen in der Brust mit Atemnot. Schmerzhaftigkeit in der Brust bei Bewegung.

EXTREMITÄTEN. - Reißen in den Schultern wie bei Verrenkung. Rechte Schulter schmerzhaft, kann sie nicht heben (**Sang.**). Müdes u. schmerzhaftes Gefühl im ganzen Körper, besonders in Beinen u. Füßen. Schwellung in der Kniebeuge.

HAUT. - Fahl, gelblich u. pergamentartig; Abmagerung. Juckende Blasen an den Händen u. Fingern. Knotenbildung unter der Haut. Schmerzhaft; empfindlich gegen Kälte.

FIEBER. - Frösteln am Abend. Fieber nachts. Saurer, fettiger Schweiß.
SCHLAF. - Nicht erfrischend; müder beim Aufstehen als beim Hinlegen.
MODALITÄTEN. - V. - Bettwärme; Temperaturwechsel; kalter Wind oder kaltes Wetter; alle **drei Wochen;** Ruhe. **B.** - warme Luft; Gehen im Freien.
ANTIDOTE: Ars.; Merc.
ERGÄNZUNGSMITTEL: Cham.

VGL. - Rheum.; Kreos.; Aloe; Cheiranthus - (Taubheit, Otorrhoe, Nase nachts verstopft wegen **Reizung beim Durchkommen der Weisheitszähne.**).

DOS. - C 3 bis C 30.
Magnesium carbonicum D8; D10; D1; D8; [D4, 6, 12 Tb1.]

MAGNESIUM FLUOR. (M)

MAGNESIUM JODATUM (M)

MAGNESIUM MURIATICUM

(Magnesiumchlorid); $Mg\ Cl_2 \cdot 6\ H_2O$

Ein Lebermittel mit deutlicher, charakteristischer Verstopfung. Chronische Leberbeschwerden mit Empfindlichkeit u. Schmerz, zu Wirbelsäule u. Oberbauch ausstrahlend, V. - nach Nahrung. Besonders passend für Erkrankungen bei Frauen mit langer Vorgeschichte von Verdauungsbeschwerden u. Uteruserkrankung; Kinder mit Milchunverträglichkeit. Böse Folgen vom Baden im Meer.

KOPF. - Geräuschempfindlich; berstender Kopfschmerz; V. - Bewegung, im Freien; B. - Druck u. warmes Einpacken (**Sil.; Stront.**). Viel Kopfschweiße (**Calc.; Sil.**). Neuralgische Gesichtsschmerzen, dumpf, schmerzhaft, V. - feuchtes Wetter, leichteste Zugluft, B. - Druck, Hitze.
NASE. - Nasenöffnungen ulzeriert. Schnupfen. Nase verstopft u. laufend. **Verlust von Geschmack u. Geruch** nach dem Katarrh. Kann sich nicht niederlegen. Muß durch den Mund atmen.
MUND. - Blasen auf den Lippen. Zahnfleisch geschwollen, leicht blutend. Gefühl von Verbrennung u. Versengung in der Zunge. Rachen trocken mit Heiserkeit.
MAGEN. - Appetit schlecht, schlechter Geschmack im Mund, Aufstoßen wie von verfaulten Eiern. Dauerndes Aufstoßen von weißem Schaum im Mund. **Milchunverträglichkeit.** Urin kann nur abgehen durch Pressen der Bauchmuskeln.
ABDOMEN. - Pressender Schmerz in der Leber; V. - Liegen auf der rechten Seite. **Leber vergrößert mit Auftreibung des Bauches;** gelbe Zunge. Angeborener Hodenbruch. Muß Bauchmuskeln anstrengen zum Wasserlassen.
URIN. - Erschwertes Harnlassen. Entleerung nur bei Anspannung u. Druck.
DARM. - Verstopfung von Kindern beim Zahnen; Abgang von nur kleinen Mengen; **Stühle knotig** wie Schafdung, **krümelnd am Rande des Anus.** Schmerzhafte, brennende Hämorrhoiden.

WEIBL. G. - Menses schwarz, klumpig. Schmerz in Rücken u. Oberschenkeln. Metrorrhagie; V. - nachts. Starke Erregung bei jeder Periode. Weißfluß bei jedem Stuhl u. nach körperlicher Anstrengung. Rinea ciliaris, Ausschläge auf Gesicht u. Stirn, V. - vor Menses.
HERZ. - Herzklopfen u. Herzschmerz **beim Sitzen; B. - Herumbewegen** (**Gels.**). Funktionelle Herzbeschwerden **bei Lebervergrößerung.**
ATMUNG. - Spastischer, trockner Husten; V. - in den ersten Nachtstunden, mit Brennen u. wunder Brust.
EXTREMITÄTEN. - Schmerz in Rücken u. Hüften; in Armen u. Beinen. Arme »schlafen ein« beim Aufwachen morgens.
SCHLAF. - Schlaf tagsüber; unruhig nachts wegen Hitze u. Schock; ängstliche Träume.
MODALITÄTEN. - V. - sofort nach dem Essen, **Liegen auf der rechten Seite; Baden in der See. B.** - durch Druck, Bewegung; im Freien, abgesehen vom Kopfschmerz.
ANTIDOTE: Camph.; Cham.
VGL. - Nat-m.; Puls.; Sep.; Am-m.; Nasturtium aquaticum - (nützlich bei skorbutartigen Beschwerden u. Verstopfung. Affinität zu Einschnürungen der Harnwege; soll als Aphrodisiacum wirken. Auch Gegenmittel bei Betäubung durch **Tabak** u. Sedativum bei neurotischen Beschwerden, Neurasthenie, Hysterie, Leberzirrhose u. Wassersucht).
DOS. - 5 Tropfen der Urtinktur. C 3 bis C 200.
Magnesium muriaticum D1 = Ø; D2; D2; D2; [D3]

MAGNESIUM PHOSPHORICUM

(Magnesiumphosphat); $MgHPO_4 + 7H_2O$

Das große antispastische Mittel. Verkrampfungen der Muskeln mit ausstrahlenden Schmerzen. Neuralgische Schmerzen, **B. - durch Wärme.** Besonders passend für müde, matte, erschöpfte Patienten. Abneigung gegen geistige Anstrengung. Kropf.

GEIST, GEMÜT. - Klagt die ganze Zeit über Schmerzen. Unfähig, klar zu denken. Schlaflos durch Verdauungsstörung.
KOPF. - Schwindel bei Bewegung, fällt nach vorne beim Augenschließen. B - Gehen im Freien. Schmerzen nach geistiger Arbeit, mit Frösteln; immer B. - Wärme [**Sil.**]. Gefühl wie von Flüssigkeit im Kopf, als ob Teile des Gehirnes wanderten, von einer Kappe auf dem Kopf.
AUGEN. - Supraorbitalschmerzen; V. - rechts, B. - durch äußere Wärmeanwendung. Vermehrter Tränenfluß. Zucken der Lider. Nystagmus, Strabismus, Ptosis. Augen heiß, müde, verschwommenes Sehen, farbige Lichter vor den Augen.
OHREN. - Schwere, neuralgische Schmerzen; V. - hinter dem rechten Ohr; V. - in kalter Luft u. **Waschen von Gesicht u. Hals mit kaltem Wasser.**

MUND. - Zahnschmerz; B. - durch Hitze u. heiße Getränke. Ulzeration der Zähne mit Schwellung von Gesicht-, Hals- u. Nackendrüsen u. **Schwellung** der Zunge. **Beschwerden zahnender Kinder.** Spasmen, ohne fieberhafte Symptome.
INN.HALS. - Schmerzhaftigkeit u. Steifheit, besonders rechts; Teile erscheinen gedunsen, **mit Frösteln** u. Schmerzhaftigkeit überall.
MAGEN. - Schluckauf mit Würgen Tag u. Nacht. Durst auf sehr kalte Getränke.
ABDOMEN. - Enteralgie, B. - durch Druck. Blähungskolik, **zwingt Patienten sich zu krümmen; B. - Reiben, Wärme, Druck; begleitet von Gasaufstoßen, was nicht erleichtert. Aufgetriebenes, volles Gefühl im Bauch; muß Kleidung lockern, umhergehen u. dauernd Blähung ablassen.** Verstopfung bei rheumatischen Patienten wegen Blähsucht u. Verdauungsbeschwerden.
WEIBL.G. - Menstrualkolik. Membranöse Dysmenorrhoe. Menses zu früh, dunkel, fädig. Schwellung der äußeren Teile. Ovarialgie. Scheidenkrampf.
ATEMWEGE. - Asthmatische Beklemmung der Brust. Trockener, kitzelnder Husten. **Spastischer Husten.** Schwierigkeit beim Niederlegen. **Keuchhusten [Cor-r.].** Stimme heiser. Kehle wund u. rauh. Interkostalneuralgie.
HERZ. - Angina pectoris. Nervöses spastisches Herzklopfen. Zusammenschnürende Schmerzen um das Herz herum.
FIEBER. - Frösteln nach dem Essen, abends. **Fieberschauer den Rücken auf u. nieder mit Zittern,** danach Erstickungsgefühl.
EXTREMITÄTEN. - Unwillkürliches Schütteln der Hände. Paralysis agitans. Wadenkrämpfe. Ischias; sehr empfindliche Füße. Stechende Schmerzen. Zuckungen. **Chorea.** Krämpfe vom Schreiben u. Spielen. Tetanische Spasmen. Schwäche in Armen u. Händen, **Fingerspitzen steif u. taub.** Allgemeine Muskelschwäche.
MODALITÄTEN. - V. - rechts, **Kälte,** Berührung, nachts. **B.** - Wärme, Sich-Krümmen, Druck, Reibung.
VGL. - Kali-p.; Colo.; Zinc.; Dios.
ANTIDOTE: Bell.; Gels.; Lach.
DOS. - C 1 bis C 12. Manchmal sind die höchsten Potenzen vorzuziehen. Wirkt besonders gut in heißem Wasser.
Magenesium phosphoricum D8; D10; D1; D8; [D3, 4, 6, 12 Tb1.]

MAGNESIUM SULFURICUM

(Magnesiumsulfat); Bittersalz, **Epsomsalz;** $MgSO_4$

Die Haut-, **Harn-** u. weiblichen Symptome sind besonders deutlich. Die abführende Wirkung von Magnesium-Sulfat ist nicht eine Eigenschaft der Droge, sondern eine Eigenschaft ihres physikalischen Zustandes, welcher ihre Absorption unmöglich macht. Die Eigenschaften in der Substanz selber können nur durch Potenzierung entdeckt werden (Percy Wilde).

KOPF. - Besorgt; Schwindelgefühl; Kopf schwer bei Menses. Augen brennen. Geräusche in den Ohren.
MAGEN. - Häufiges Aufstoßen, schmeckt wie faule Eier. Wasserkolk.
HARNWEGE. - Stiche u. Brennen in der Harnröhrenöffnung nach dem Wasserlassen. Urinstrom bricht ab u. tröpfelt. Der Morgenurin ist reichlich, hellgelb, wird bald trübe u. setzt reichliches, rotes Sediment ab. Urin ist grünlich beim Abgehen; von klarer Farbe u. großer Menge. Diabetes [**Phos-ac; Lac-ac.; Ars-bromicum**].
WEIBL.G. - **Dicke Leukorrhoe, genauso wie Menses, mit müdem Schmerz in Kreuz u. Oberschenkeln bei Bewegung. Etwas Blut aus der Vagina** zwischen den Menses. Wiederauftreten der Menses nach 14 Tagen; Absonderung dick, schwarz u. reichlich. Menses zu früh, intermittierend.
NACKEN U. RÜCKEN. - Prellungsschmerz u. ulzerativer Schmerz zwischen den Schultern mit dem Gefühl eines faustgroßen Klumpens. Patientin kann deswegen nicht liegen, weder auf dem Rücken, noch auf der Seite; B. - durch Reiben. Heftiger Schmerz im Kreuz wie von Prellung oder vor Menses.
EXTREMITÄTEN. - Linker Arm u. Fuß schlafen ein im Bett, morgens nach dem Erwachen.
HAUT. - Kleine, heftig juckende Stippen am ganzen Körper. Unterdrückte Krätze [**Sulf.**]. Krabbeln in den Fingerspitzen der linken Hand; B. - beim Reiben. **Warzen.** Erysipel (Lokalanwendung als gesättigte Lösung). Wassersucht (physiologische Dosierung).
FIEBER. - Frösteln von 9 bis 10 Uhr. Schaudern im Rücken; Hitze in einem Körperteil u. Frösteln im anderen.
VGL. - Der Zusatz einer kleinen Menge von Mag-s. zu der üblichen subkutanen Morphiumspritze soll die Wirkung der Spritze um 50 bis 100% erhöhen.
PHYSIOLOGISCHE DOS. - **Mag-s.** ist von diagnostischem u. therapeutischem Wert bei Gallensteinkolik. Zwischen 2 u. 4 Teelöffel **Mag-s.** in einem Glas heißes Wasser zu Beginn eines Kolikanfalles können die Kolik abwenden oder beenden. - Epsomsalz ist eines der aktivsten salzigen Purgativa u. wirkt mit wenig Schmerz oder Übelkeit, besonders wenn es rein ist. Es hat aber wenig oder gar keine Wirkung auf die Peristaltik der Eingeweide, denn es bewirkt durch plötzliche Flüssigkeitsansammlung in den Eingeweiden Darmauftreibung u. dadurch Entleerung. Es verursacht kaum eine Reizung im Darm. Wie die anderen Salze ist es das klassische Abführmittel, das bei Vergiftung zusammen mit Quecksilberpräparaten u. Anthelmintika anzuwenden ist. Epsomsalz wirkt gewöhnlich in ein oder zwei Stunden, - rascher in heißem Wasser u. morgens vor dem Frühstück. Die übliche Gabe als mildes Laxativum ist ein gehäufter Teelöffel voll; als Katharticum 2 bis 4 Teelöffel voll. Der Geschmack kann, wenn nötig, verbessert werden durch Zusatz von etwas Zitronensaft u. Zucker.
Abgesehen von seiner Hauptanwendung als mineralisches Abführmittel wirkt Magnesiumsulfat, in großem Maße äußerlich gebraucht, in gesättigter

Lösung als Antiphlogisticum u. Antipruriticum bei Erysipel, Efeuvergiftung, Zellulitis u. anderen lokalen Entzündungen. Bei Kompressen die saturierte Lösung.
DOS. - Das reine Salz bis C 3. Lokal angewandt 1 : 4 in Wasser bei septischen Zuständen, Erysipel, Orchitis, Furunkel usw. .
Magnesium sulfuricum D1 = Ø; D3; D1; D2; [D3]

MAGNOLIA GRANDIFLORA

(Magnolie); Magnoliaceae-Magnoliengewächse; trop. Asien u. Amerika, nördl. extratropische Gebiete.

Rheumatismus u. Herzschäden sind hervorragende Kennzeichen bei der Symptomatologie dieser Droge. **Steifheit** u. Schmerzhaftigkeit. Wechselnde Schmerzen zwischen Milz u. Herz. Patient müde u. steif. Schmerzhaftigkeit in der Ruhe. Wandernde, sich verändernde Schmerzen.

HERZ. - Beklemmung der Brust, kann die Lungen nicht ausdehnen. Gefühl von einem großen Nahrungsklumpen, der den Magen quält. Erstickungsgefühl beim raschen Gehen oder Liegen auf der linken Seite. Atemnot. Krampfartiger Schmerz im Herzen. Angina pectoris. Endokarditis u. Perikarditis. Neigung zu Ohnmachten. **Gefühl, als ob Herzschlag aufgehört hätte.** Schmerz um das Herz herum, dabei Jucken der Füße.
EXTREMITÄTEN. - Steifheit u. starke wandernde Schmerzen; V. - in den Gelenken. **Füße jucken.** Taubheit im linken Arm. Rheumatische Schmerzen in den Schlüsselbeinen. Einschießend in alle Glieder.
MODALITÄTEN. - V. - feuchte Luft, Liegen auf der linken Seite; morgens beim ersten Aufstehen. **B.** - trockenes Wetter. Bewegung; Fluß zwischen den Menses [**Ham.**; **Bov.**; **Bell.**; **Elaps**].
VGL. - Rhus-t.; Dulc.; Aur.
DOS. - C 3.
Magnolia grandiflora tt Ø; D1; D1; D4; [D2]

MALANDRINUM

(Nosode aus der Pferdemauke)

Ein sehr wirksamer Schutz gegen Pocken. Böse Impffolgen [**Thuj.**; **Sil.**]. Beseitigt wirksam Überbleibsel kanzeröser Bildungen (Cooper).

HAUT. - Borke auf der Oberlippe, stechender Schmerz bei der Entfernung. Schmerzen in der Stirn. **Trocken; schuppig; juckend. Risse an Händen u. Füßen bei kaltem Wetter u. durch Waschen.** Zehen wie versengt u. schrecklich juckend. Exostosen.
DOS. - C 30 u. die höchsten Potenzen.
Malandrinum ab D 18 dil.; Tb1.; Verr.; Amp.

MANCINELLA - HIPPOMANE MANCINELLA

(»Manganeel-Apfel«); Euphorbiaceae-Wolfsmilchgewächse;
Westindien; Mittelamerika

Hautsymptome besonders deutlich. Dermatitis mit starker Blasenbildung, nässendes, klebriges Serum u. Borkenbildung. Zu beachten bei Depression in der Pubertät u. beim Klimakterium, mit vermehrter Sexualität (Hering). **Verlust des Sehvermögens.** Schmerz im **Daumen.**

GEIST, GEMÜT. - Schweigsam, traurig. Ziellose Gedanken. **Plötzliche** Gedankenflucht. Schüchternheit. Furcht vorm Wahnsinnigwerden.
KOPF. - Schwindel; leichtes, leeres Gefühl im Kopf. Kopfhaut juckt. Haarausfall nach akuter Krankheit.
NASE. - **Geruchsillusionen**; von **Schießpulver, Stalldung usw..** Druck an der **Nasenwurzel.**
MUND. - Pfeffriges Gefühl. Reichlicher, übel riechender Speichel. Blutgeschmack. Brennen der Schlundenge. Dysphagie durch Einschnürung von Hals u. Ösophagus.
MAGEN. - Dauerndes Erstickungsgefühl vom Magen her. Erbrechen von Unverdautem, danach Kneifen u. reichliche Stühle. Brennende Schmerzen u. schwarzes Erbrechen.
EXTREMITÄTEN. - Eisige Kälte von Händen u. Füßen. Schmerz im Daumen.
HAUT. - Dunkles Erythem. **Blasen.** Schwammige Wucherungen. Erysipel. **Große Blasen wie von Versengungen.** Schwere, braune Krusten u. Borken. **Pemphigus.**
VGL. - Crot-t.; Jatr.; Canth.; Anac.
DOS. - C 6 bis C 30.
Mancinella + **tt Ø; D1; D1; D3; [D2]**

MANDRAGORA (M)

MANDRAGORA E RADICE (Arc.)

MANGANUM ACETICUM

(Manganacetat); Mn $(CH_3COO)_2 + 4H_2O$

Mangan verursacht Anämie mit Zerstörung der roten Blutkörperchen. Gelbsucht, Nephritis mit Albuminurie. Fettige Leberdegeneration. Paralysis agitans. **Zellulitis**, subakutes Stadium, fördert Eiterung u. beschleunigt Degeneration.
Nach Prof. von Jaksch waren unwillkürliches Gelächter u. unwillkürliches Weinen u. Rückwärts-Gehen die Symptome chronischer Vergiftung. Stark vermehrte Reflexe u. physische Störungen zeigten sich durch gegenseitige Verspottung der Gangweise der Patienten untereinander. Fortschreitende Paraplegie. Abmagerung, schwacher u. taumelnder Gang.

Entzündung von Knochen u. Gelenken mit grabenden Schmerzen nachts. Asthmatische Patienten, unfähig, auf einem Federkissen zu liegen. Syphilitische u. chlorotische Patienten mit allgemeiner Anämie u. paralytischen Symptomen werden oft günstig beeinflußt durch diese Droge. Gicht. Chronische Arthritis. Für Redner u. Sänger. Starke Schleimansammlung. Wachstumsschmerzen u. schwache Enkel. Allgemeine Schmerzhaftigkeit u. Schmerzen; jeder Körperteil schmerzhaft bei Berührung; frühe Tuberkulose.

KOPF. - Angst u. Furcht; **B. - Hinlegen.** Gefühl von Größe u. Schwere mit Blutandrang; Schmerz von oben nach unten. Gesichtsfeld eingeengt. Maskenartiges, unbewegliches Gesicht.
MUND. - Knoten am Gaumen. Zahnschmerzen; V. - durch alles Kalte [**Coff. entgegengesetzt**]. Räuspert sich dauernd. Leise, monotone Stimme.
NASE. - Trocken, verstopft. Chronischer Katarrh mit Blutung. Trockenheit; **V. - in kaltem, feuchtem Wetter.**
OHREN. - Verstopftes Gefühl; Knacken beim Naseputzen. **Schmerz in den anderen Gesichtsteilen, zum Ohr ausstrahlend.** Taubheit **bei feuchtem Wetter.** Pfeifendes Ohrenklingen.
MAGEN- U. DARMTRAKT. - Zunge wund u. reizbar mit Ulzera oder Warzen. Flatulenz; chronische Lebervergrößerung.
ATEMWEGE. - **Chronische Heiserkeit.** Kehle trocken, rauh, eingeschnürt. Kehlkopftuberkulose. Husten; **V.** - abends u. bei feuchtem Wetter. **B. - beim Hinlegen.** Schleim schwer zu lockern. Stiche im Kehlkopf ins Ohr ausstrahlend. Hitze in der Brust. **Hämoptysis. Jede Erkältung erregt eine Bronchitis** [**Dulc.**].
WEIBL.G. - Menstruationsstörungen, Amenorrhoe; Menses zu früh u. spärlich bei anämischen Patientinnen. **Klimakterische Hitzewallungen.**
EXTREMITÄTEN. - Zucken der Muskeln. Krämpfe in den Waden. Steifheit der Beinmuskeln. Entzündung der Knochen u. Gelenke mit unerträglichen, grabenden Schmerzen nachts. **Jeder Körperteil schmerzhaft bei Berührung.** Kann nicht rückwärts gehen ohne zu fallen. **Neigung zum Nach-vorne-Fallen. Geht vorgebeugt.** Taubheit in den Beinen. Wilsonsche Krankheit. Paralysis agitans. Eigentümlich schleppender Gang, geht auf den Mittelfußknochen; geht zurück. Enkel schmerzhaft. Knochen sehr empfindlich. Glänzendrote Schwellung der Gelenke. **Knie schmerzen** u. jucken. Rheumatismus der Füße. Unerträglicher Schmerz in der Haut der unteren Gliedmaßen. Brennende Stellen an den Gelenken. Entzündung des Periost. Eiterung der Haut um die Gelenke.
SCHLAF. - Mattigkeit u. Schläfrigkeit. Lebhafte Träume. Schläfrig sehr früh am Morgen.
HAUT. - Eiterung der Haut um die Gelenke. Rote, erhöhte Stellen. **Jucken;** B. - Kratzen. Tiefe Risse in den Ellenbogen usw. . Psoriasis u. Pityriasis. Brennen um die Ulzera. **Chronisches Ekzem** bei Amenorrhoe, V. - bei Menses oder Menopause.
MODALITÄTEN. - V. - kaltes, feuchtes Wetter, Wetterwechsel. **B.** - Hinlegen (Husten).

VGL. - Kolloidal-Mangan (Furunkel u. anderen Staphylokokken-Infektionen)- **Mag-m.** (schmerzhafte Enkel, Knochenschmerzen); **-Mang-oxydatum** (Schmerz im Schienbein, Dysmenorrhoe, Kolik u. Durchfall. Leicht ermüdet u. erhitzt; schläfrig. Unbewegliches, maskenartiges Gesicht. Leise, monotone Stimme, ökonomische Sprechweise. Muskelzuckungen, Wadenkrämpfe; steife Beinmuskeln; gelegentlich unkontrolliertes Gelächter. Eigentümlich schleppender Gang. Ähnliche Symptome wie bei Paralysis agitans, progressive, lentikuläre Degeneration u. Pseudosklerose. Arbeiter **bei Manganbinoxyd leiden häufiger an Bulbärparalyse. Homöopathisch** D 3). - **Mang-sulf. (Leberbeschwerden, zu viel Galle; ein starkes Stimulans** der Eingeweide); **Arg.; Rhus-t.; Sulf.**
ANTIDOTE: Coff.; Merc.
DOS. - C 3 bis C 30.
Manganum aceticum D2 = Ø; D3; D1; D3; [D3]

MANGIFERA INDICA

(Mangobaum); Anacardiaceae-Sumachgewächse; Indien

Eines der besten allgemeinen Mittel für passive Blutungen aus Uterus, Niere, Magen, Lunge u. Eingeweiden. Rhinitis, Niesen, Pharyngitis u. andere akute Rachenbeschwerden, Erstickungsgefühl, als ob der Rachen **sich schlösse. Erschlaffung der Schleimhaut des Magen-Darmtraktes.** Katarrhalische u. seröse Absonderungen, chronische Darmreizung.Variköse Adern. Benommenheit. Atonische Zustände, schlechter Kreislauf, erschlaffte Muskeln.

HAUT. - Jucken der Handflächen, Haut wie sonnenverbrannt, geschwollen. Weiße Stellen, intensives Jucken. Ohrläppchen u. Lippen geschwollen.
VGL. - Erig.; Epilobium.
DOS. - Urtinktur.

MATR. FLUOR. (St)

MEDORRHINUM

(Gonokokkeneiter)

Ein starkes u. tiefwirkendes Mittel, oft indiziert bei chronischen Erkankungen durch unterdrückte Gonorrhoe. Für Frauen mit chronischen Störungen im Becken. Chronischer **Rheumatismus**. Starke Störung u. Reizbarkeit des Nervensystems. Anspannung; Schmerzen unerträglich. Nerven zittern u. vibrieren. Kinder verkümmert, zwergartig. Chronische, katarrhalische Zustände bei Kindern. Nase schmutzig, Mandeln vergrößert, dicker, gelber Schleim aus den Nasenlöchern; Lippen verdickt durch Mundatmung. Kollapszustand u. **allgemeines Zittern.** Sykosis in der Vorgeschichte. Bringt oft gonorrhoische Absonderungen wieder in Gang. Intensität aller

Empfindungen. Ödeme der Glieder, Wassersucht der Gelenkkapseln. Multiple Sklerose.

GEIST, GEMÜT. - Schwaches Gedächtnis. Verliert den Faden der Unterhaltung. Kann nicht ohne Weinen sprechen. **Zeit vergeht zu langsam.** [**Cann-i.**; **Arg-n.**]. Ist in großer Eile. Ohne Hoffnung auf Genesung. Konzentration schwierig. Fürchtet, verrückt zu werden [**Manc.**]. Übertriebene Sensibilität. Nervös, unruhig. Furcht im Dunkeln, u. als ob jemand hinter ihr sei. Melancholie mit Selbstmordgedanken.
KOPF. - Brennender Schmerz im Gehirn; V. - Hinterkopf. Kopf schwer u. nach hinten gezogen. Kopfschmerz von Stößen im Wagen, Erschöpfung oder harter Arbeit. Gewicht u. Druck im Scheitel. Haar trocken u. brüchig. Juckende Kopfhaut; Grindkopf.
AUGEN. - Hat das Gefühl, alles **anzustarren.** Augäpfel schmerzen. Gefühl von Hölzchen in den Augen. Lider gereizt.
OHREN. - Teilweise Taubheit; Pulsieren in den Ohren. Rascher, stechender Schmerz im rechten Ohr.
NASE. - Starkes Jucken. Kälte der Spitze. Choanen verstopft. Chronischer Nasen- u. Rachenkatarrh.
GESICHT. - Blässe, Akne, Flecken rötlicher Farbe. Auftreten **kleiner Furunkel** bei Menses.
MUND. - Zunge braun u. dick belegt, mit Blasen; krebsartige Wunden. Blasen auf der inneren Oberfläche von Lippen u. Wangen.
MAGEN. - Kupferiger Geschmack u. Aufstoßen von Schwefelwasserstoff. Heißhunger bald nach dem Essen. **Sehr durstig.** Verlangt nach Likör, Salz, Süßigkeiten usw., warmen Getränken. Bösartiges Schwangerschaftserbrechen.
ABDOMEN. - Heftiger Schmerz in Leber u. Milz. Ruht bequemer bei Bauchlage.
STUHL. - Stuhl kann nur passieren bei sehr weitem Zurücklehnen. Schmerzhaftes Klumpengefühl hinten am Sphinkter. Stinkendes Nässen. Intensives Jucken am Anus.
URIN. - Schmerzhafter Tenesmus beim Wasserlassen. **Nächtliche Enuresis.** Nierenkolik [**Berb.**; **Oci.**; **Pareir.**]. Urin fließt sehr langsam.
WEIBL.G. - Starker Pruritus. Menses **übel riechend,** reichlich, dunkel, klumpig; Flecken schlecht auszuwaschen; häufiges Wasserlassen dabei. **Empfindliche Stelle nahe dem Os Uteri.** Weißfluß dünn, scharf, ätzend, fischiger Geruch. Sykotische Warzen auf den Genitalien. Schmerz in den Ovarien, V. - links oder von einem Ovar zum anderen. **Sterilität.** Metrorrhagie. Starke Menstrualkolik. Brüste **kalt,** schmerzhaft u. empfindlich.
MÄNNL.G. - Nächtliche Ergüsse, danach große Schwäche. **Impotenz.** Ausfluß; Schmerzhaftigkeit der ganzen Urethra. Urethritis. Vergößerte u. schmerzhafte Prostata mit häufigem Drang u. schmerzhaftem Wasserlassen.
ATEMWEGE. - Starke Atembeklemmung. Heiser beim Lesen. Schmerz u.

Schmerzhaftigkeit durch Brust u. Brustkorb. Unaufhörlicher, trockener Nachthusten. Asthma. Beginnende Schwindsucht. Schmerzhaftigkeit des Kehlkopfes. Atemnot; kann nicht ausatmen [**Samb.**]. Husten; B. - Bauchlage.

EXTREMITÄTEN. - Rückenschmerz mit brennender Hitze. Beine schwer; schmerzen die ganze Nacht; **kann sie nicht stillhalten** [**Zinc.**]. Leichtes Vertreten der Knöchel. Brennen von Händen u. Füßen. Fingergelenke vergrößert, geschwollen. Gichtische Ablagerungen. **Fersen u. Ballen empfindlich** [**Thuj.**]. **Schmerzhaftigkeit der Sohlen.** Unruhig; B. - krampfhaftes Händewringen.

HAUT. - Gelb. Starkes u. unaufhörliches **Jucken;** V. - nachts u. beim Daran-Denken. Feurigrote Nesselsucht am Anus bei Babys. Kupferfarbige Flecken. Grind. Tumoren u. krankhafte Wucherungen.

FIEBER. - Will immer gefächelt werden. Frösteln den Rücken hinauf u. hinunter; Kälte von Beinen, Händen u. Unterarmen. Hitzewallungen in Gesicht u. Nacken. Hektisches Fieber; Nachtschweiße.

SCHLAF. - Träumt, daß sie tränke [**Ars.**; **Phos.**]. Schläft in der Kniebruststellung.

MODALITÄTEN. - **V.** - beim Denken an die Beschwerden, **von Sonnenaufgang bis -untergang,** Hitze, im Inland. **B.** - an der Küste, bei Bauchlage, feuchtem Wetter [**Caust.**; **Hepar S.**].

VGL. - (Laktation; **Galega, Lactuca**]. **Sulf.**; **Syphil.**; **Zinc.**

DOS. - Die höchsten Potenzen allein sind nützlich. Nicht oft wiederholen.

Medorrhinum ab D 12 in dil.; Tbl.; Verr., Amp.

MEDUSA - AURELIA AURITA

(Gallertfisch, Qualle); Ulmaridae; Atlant. Küsten Europas u. Amerikas

Das ganze Gesicht gedunsen u. ödematös. Augen, Nase, Ohren, Lippen.

HAUT. - Taubheit; brennende, stechende Hitze. Ausschlag mit Blasen, besonders auf Gesicht, Armen, Schultern, Brust. **Nesselausschlag** [**Apis; Dulc.**].

WEIBL.G. - Deutliche Wirkung auf die **Milchdrüsen.** Die Milchsekretion setzt ein nach Ausfall bei allen vorangegangenen Geburten.

VGL. - **Pyrara; Physalia,** (Urtikaria); **Urt-u.; Ho.; Sep.**

Medusa t D1 = 0; D1; D2; -; [D3]

MEL CUM SALE

(Honig mit Salz)

Prolapsus uteri u. chronische Metritis, besonders in Verbindung mit Subinvolution u. Zervixentzündung. Das besondere Symptom für Indikation ist **Schmerzhaftigkeit quer über dem Unterbauch von einem Darmbein zum anderen.** Uterusverlagerungen u. bei beginnender Metritis. Blase wie

übervoll. Schmerz vom Kreuzbein zum Schambein. Schmerz scheinbar in den Harnleitern.
DOS. - C 3 bis C 6. Honig gegen Jucken des Anus u. Würmer.

MELILOTUS

(Steinklee); Papilionaceae - Schmetterlingsblütler

Blutandrang u. Blutungen scheinen das besondere Gebiet dieser Droge zu sein. Heftige, kongestive u. nervöse Kopfschmerzen. Infantile Spasmen. Epilepsie durch Schlag auf den Kopf. **Schmerz u. Schwäche** weisen darauf. Kälte, aber auch Temperaturzunahme; Empfindlichkeit u. Schmerz. Schwächung der Muskeln. Träume u. Pollutionen.

GEIST, GEMÜT. - Unfähig zur Konzentration. Gedächtnis unzuverlässig. Stupor. Will weglaufen u. sich verstecken, Illusionen; denkt, jeder blicke ihn an, fürchtet sich, laut zu sprechen u. möchte weglaufen usw. .
KOPF. - Kopfschmerz mit Würgen, Erbrechen, Druckgefühl über den Augenhöhlen, Blässe, kalten Händen u. Füßen, schwarzen Stellen vor den Augen. Schwer, gepreßt; **Pulsieren in der Stirn,** Wellengefühl im Gehirn. **Kopfschmerz mit Übelkeit;** erleichtert durch Nasenbluten oder **Mensesfluß. Völle im ganzen Kopf.** Augen schwer, verschleierte Sicht; möchte sie fest schließen zur Erleichterung. **Neuralgie** um u. über der rechten Kopfseite u. im Nacken. Kopfhaut schmerzhaft u. empfindlich gegen Berührung.
NASE. - Verstopft, **trocken,** muß durch den Mund atmen; trockene, harte Borken in der Nase; **reichliches Nasenbluten.**
GESICHT. - Stark rot u. gerötet mit pulsierenden Karotiden [**Bell.**].
STUHL. - Schwierig, schmerzhaft, verstopft. Zusammenschnürungsgefühl im Anus, voll, **pulsierend.** Kein Drang, bis der Darm ganz voll ist [**Bry.**; **Alum.**].
WEIBL.G. - Menses **spärlich, intermittierend** mit Übelkeit u. Nach-unten-Ziehen. Stechender Schmerz in den äußeren Teilen. Dysmenorrhoe. Ovarialgie.
ATEMWEGE. - Erstickungsgefühl, besonders durch rasches Gehen. Hämoptysis. Gewicht auf der Brust. Kitzeln im Rachen beim Husten.
EXTREMITÄTEN. - Knieschmerz; möchte Bein strecken, aber keine Erleichterung. Gelenke schmerzhaft. Haut u. Extremitäten kalt. Taubheit u. Schmerzen in den Kniegelenken.
MODALITÄTEN. - V. - regnerisches, wechselndes Wetter, vor Sturm, bei Bewegung; 16 Uhr.
VGL. - **Melilotus alba** - weißer Klee - praktisch dieselbe Wirkung. (Blutungen, kongestiver Kopfschmerz, Blutandrang in den Gefäßen, Spasmen). **Amyl.**; **Bell.**; **Glon.**
DOS. - Urtinktur zum Inhalieren; niedere Potenzen.
Melilotus Ø; D1; D1; D3; [D2]

MENISPERMUM CANADENSE

(Menispermaceae); Nordamerika

Ein Mittel für Migräne verbunden mit Unruhe u. Träumen. Schmerz in der Wirbelsäule. Trockenheit. Jucken überall. Mund u. Kehle trocken.

KOPF. - Druck von **innen nach außen** mit **Recken u. Gähnen** u. Schmerzen den Rücken hinunter. Kopfschmerz mit Übelkeit; Schmerz in Stirn u. Schläfen, zum Hinterkopf hinziehend. Zunge geschwollen, viel Speichel.
EXTREMITÄTEN. - Schmerz in Rücken, Oberschenkeln, Ellbogen, Schultern. Beine schmerzhaft, wie geprellt.
VGL. - Cocc.; Bry.
DOS. - C 3.

MENTHA PIPERITA

(Pfefferminze); Labiatae-Lippenblütler; Westeuropa, Nordamerika

Regt die kälteempfindlichen Nerven an, so daß gleich nach dem Einnehmen ein Luftzug der gewöhnlichen Temperatur kalt scheint. Deutliche Wirkung auf Atemwege u. Haut. Nützlich bei Magenschmerz, Erkältung mit Flatulenz.

ABDOMEN. - Aufgetrieben, störend im Schlaf. Kinderkolik. Gallenkolik mit starker Gasansammlung.
ATMUNG. - Stimme heiser. Nasenspitze berührungsempfindlich. Kehle trocken u. schmerzhaft wie durch überkreuzliegende Nadeln. **Trockener Husten, V. - durch Luft in den Kehlkopf, Tabakrauch, Nebel,** Sprechen; **mit Reizung in der Suprasternalgrube** [**Rumex**]. **Trachea schmerzhaft bei Berührung.**
HAUT. - Jeder Kratzer wird zur Schwäre. Jucken von Arm u. Hand beim Schreiben. Vaginalpruritus. Herpes zoster **[Ars.; Ran-bulb.].**
VGL. - Rumx.; Lach.; Mentha pulegium - (Schmerz in den Knochen von Stirn u. Extremitäten). - **Mentha viridis** - grüne Minze - (spärlicher Urin mit häufigem Drang).
DOS. - Urtinktur, 1 bis 20 Tropfen, bis C 30. Lokal angewandt bei Pruritus Vaginae.
Mentha piperita 0; D1; D1; -; [D2]

MENTHOL

(Menthol. Stearopten); $C_{10}H_{20}O$

Das Stearopten aus dem wichtigen Öl von Mentha. Schleimhaut der Nasen-Rachenhöhlen u. die Rückenmarksnerven werden beeinflußt, neuritische Schmerzen u. Mißempfindungen werden hervorgerufen. Menthol wirkt nachweislich heilend bei akutem Nasenkatarrh; bei akutem Katarrh der eustachischen Röhre; Pharyngitis; Laryngitis; Neuralgien usw. (William B. Griggs, M.D.). Jucken, besonders **Pruritus** Vulvae.

KOPF. - Stirnkopfschmerz. Schmerz über der Stirnhöhle, zieht hinunter in die Augäpfel. Geistesverwirrung. Supraorbitalschmerz über dem linken Auge. Gesichtsschmerz über dem Jochbein mit Taubheit. Schmerz in den Augäpfeln. Blockiertes Gefühl in den eustachischen Röhren, etwas Taubheit.

ATEMWEGE. - Kitzeln in der Rachenenge. Stechende Schmerzen im Präkordialgebiet, in die ganze Brust ausstrahlend. Kurzer, trockener Husten, V. - Rauchen. Asthmatische Atmung mit kongestivem Kopfschmerz.

EXTREMITÄTEN. - Muskelschmerz im Halsgebiet. Schmerzhaftigkeit der Lumbalmuskeln.

VGL. - Kali-bi.; Spig.

DOS. - C 6. Äußerlich gegen Jucken 1%-ige Lösung oder Öl.

Menthol D1 = Ø; D1; D1; -; [D3]

MENYANTHES TRIFOLIATA

(Bitterklee); Gentianaceae-Enziangewächse; Europa, Mittelasien, Nordamerika

Ein Mittel für gewisse Kopfschmerzen, intermittierendes Fieber. Kälte des Bauches. Zuckungen. Gefühl von Spannung u. Zusammenpressen. »Zappelnde« Nervosität u. erschwertes Harnlassen bei Frauen. Diabetes.

KOPF. - Gefühl des Pressens am Scheitel; **B. - starker Druck mit der Hand.** Zusammenpressender Schmerz. Gewicht drückt auf das Gehirn bei jedem Schritt treppauf. Schmerz vom Nacken aus über das ganze Gehirn; B. - Bücken, Sitzen; V. - Steigen. Kieferknacken u. Zucken der Gesichtsmuskeln.

MAGEN. - Überhaupt kein Durst, Heißhunger; vergeht nach kleinen Nahrungsmengen. Verlangen nach Fleisch. Kältegefühl in der Speiseröhre.

ABDOMEN. - Gedehnt u. voll; V. - durch Tabakrauchen. Kälte des Bauches.

EXTREMITÄTEN. - Eisige Kälte von Händen u. Füßen. Krampfartiger Schmerz. Sogleich nach dem Niederlegen zucken u. schlagen die Beine.

FIEBER. - Kälte wiegt vor; wird besonders stark in Bauch, Beinen u. Nasenspitze gefühlt.

MODALITÄTEN. - V. - während der Ruhe, beim Steigen. **B.** - Druck auf dem befallenen Körperteil, Bücken, Bewegung.

VGL. - Caps.; Puls.; Calc.; Phos-ac.; Sang.

ANTIDOTE: Camph.

DOS. - C 3 bis C 30.

Menyanthes trifoliata Ø; D1; D1; D3; [D2]

MEPHITIS PUTORIUS

(Skunks, Stinktier); Mustelinae; Nordamerika

Ein großartiges Mittel für **Keuchhusten.** Zur Sicherung des vollen Erfolgs sollte es in den unteren Potenzen von D 1 bis D 3 gegeben werden. Erstickungsgefühl, asthmatische Anfälle, spastischer Husten. Husten so heftig, daß scheinbar jeder Anfall das Leben beenden könnte. Kind muß hochgehoben werden, wird blau im Gesicht, kann nicht ausatmen. Schleimrasseln durch den oberen Brustraum. Patient möchte in eiskaltem Wasser baden.

GEIST, GEMÜT. - Erregt, voll von Phantasien. Kann weder schlafen noch arbeiten.
AUGEN. - Schmerz von Überanstrengung; verschwommenes Sehen; kann Buchstaben nicht unterscheiden; Bindehaut rot; Augen heiß u. schmerzhaft.
MUND. - Schmerzhaftes Zucken in Zahnwurzeln. Gedunsenes Gesicht. Kupfriger Geschmack wie nach Zwiebeln.
ATEMWEGE. - Plötzliche Zusammenziehung der Stimmritze beim Trinken oder Sprechen. **Fehlschlucken.** Falscher Krupp; **kann nicht ausatmen. Spastischer u. Keuchhusten. Wenige Anfälle tagsüber, aber viele nachts;** mit Erbrechen nach dem Essen. Asthma wie von Schwefel-Einatmen; Husten vom Sprechen. Hohl, tief, mit Rauhheit, Heiserkeit u. Brustschmerzen. **Heftiger, spastischer Husten; V.** - nachts.
SCHLAF. - Wacht nachts auf mit Blutandrang in den Unterschenkeln. Lebhafte Träume von Wasser, Feuer usw. .
VGL. - Dros.; Coral; Sticta.
DOS. - C 1 bis C 3. Hat sehr kurze Wirkung.
Mephitis putorius D2 = Ø; D2; D3; D6; [D4] Sonderpreis

MERCURIALIS PERENNIS

(Waldbingelkraut); Euphorbiaceae-Wolfsmilchgewächse

Große Erschöpfung u. Benommenheit. Tumor am Wurmfortsatz des Blinddarms, sehr empfindlich. Muskelfasern von Magen, Darm, Blase sind befallen.

KOPF. - Schwindel beim Nach-unten-Gehen. Kopf verwirrt. Schmerz wie von einem engen Band über der Stirn. Nasenöffnungen wund, fühlt die Nase, hat das Gefühl, zwei Nasen zu haben.
MUND. - Große Trockenheit von Mund u. Rachen. Zunge schwer, trocken u. taub. Brennende Blasen auf Zunge, Lippen u. Wangen. Geschwüre an Gaumen, Mandeln u. hinten im Rachen. Trockenheit des Rachens.
WEIBL.G. - Amenorrhoe, spärliche Menses, dabei Orgasmen, Schmerzen u. Schwellung der Brust. Dysmenorrhoe.
VGL. - Bor.; Crot-t.; Euph.
DOS. - C 3.
Mercurialis perennis Ø; D1; D1; D3; [D2, 3]

MERCUR. CHROMIC. OXYDULATUS (Arc.)

MERCURIUS - HYDRARGYRUM
(Quecksilber); Hg

Jedes Organ u. Gewebe des Körpers wird mehr oder weniger von dieser mächtigen Droge beeinflußt; sie verwandelt gesunde Zellen in verfallende, entzündete u. nekrotische Trümmer, zersetzt das Blut u. ruft starke Anämie hervor. Die gefährliche Kraft dieses Medikamentes wird nützlich im Dienste der Rettung u. Erhaltung des Lebens bei homöopathischer Anwendung nach den Leitlinien ihrer klaren Symptome. Das Lymphdrüsensystem wird besonders befallen mit allen Häuten u. **Drüsen,** inneren Organen, Knochen usw. . Schäden durch Mercurius gleichen sehr denen von Syphilis. Sehr oft indiziert im **2.** Stadium von Syphilis bei fieberhafter Choroanämie mit rheumaartigen Schmerzen hinter dem Brustbein, um die Gelenke usw.; Geschwüre um Mund u. Hals, Haarausfall, Ausschläge u. Ulzeration in Mund u. Hals usw. . Dies sind die besonderen Zustände u. Stadien, für die Mercurius homöopathisch ist u. wo D 1 überraschend wirkt. Andererseits liegen auch Zeichen erblicher Syphilis in seinem Bereich; Blasen; Abszesse, Schniefen, Marasmus, Stomatitis oder nekrotische Entzündungen. **Zittern** überall. Schwäche mit Wallungen u. Zittern durch die geringste Anstrengung. Alle Mercuriussymptome sind **V. - nachts,** durch Bettwärme, feuchtes, kaltes, regnerisches Wetter, **beim Schwitzen.** Verstärkte Beschwerden beim Schwitzen u. in Ruhe; alle verbunden mit starker Müdigkeit, Erschöpfung u. Zittern. Ein menschliches »Thermometer«. Empfindlichkeit gegen Hitze u. Kälte. Die erkrankten Körperteile sind stark geschwollen mit rauhem, wundem Gefühl; der reichliche, ölige Schweiß erleichtert nicht. **Atem,** Exkremente u. Körper riechen faulig. Neigung zu Eiterbildung; Eiter dünn, grünlich u. faulig; Streifen dünnen Blutes.

GEIST, GEMÜT. - Langsam bei der Beantwortung von Fragen. Geschwächtes Gedächtnis u. mangelnde Willenskraft. Lebensmüde. Mißtrauisch. Denkt, daß er seinen Verstand verliert.

KOPF. - Schwindel beim **Liegen auf dem Rücken,** Bandgefühl um den Kopf. Einseitige, reißende Schmerzen. **Spannung in der Kopfhaut wie von Bandagierung.** Katarrhalische Kopfschmerzen. Starke Hitze im Kopf. Stechen, Brennen, übel riechender Ausschlag auf der Kopfhaut. Haarausfall. Schmerzhafte Exostosen. Kopfhaut gespannt; öliger Schweiß auf dem Kopf.

AUGEN. - Lider rot, dick, geschwollen. **Reichliche, brennende, scharfe Absonderung.** Schwimmende schwarze Flecken, **durch blendendes Feuer, Gießereiarbeiter. Parenchymatöse Keratitis** syphilitischen Ursprungs mit brennendem Schmerz. Iritis mit Hypopyon.

OHREN. - Dicke, **gelbe Absonderung;** übel riechend u. blutig. **Ohrenschmerz, V. - Bettwärme;** nachts stechende Schmerzen. Furunkel im äußeren Gehörgang [**Calc-pic.**].

NASE. - Starkes Niesen. Niesen **im Sonnenschein. Nasenöffnungen wund, geschwürig;** Nasenknochen geschwollen. Gelblich-grünliche, fötide, eiterartige Absonderung. Schnupfen; scharfe Absonderung, aber dick, bleibt auf der Lippe. V. - warmes Zimmer. Schmerz u. **Schwellung der Nasenknochen u. Karies mit grünlicher, fötider Absonderung.** Nasenbluten nachts. Reichliche Absonderung von ätzendem Schleim. Schnupfen mit Niesen; wundes, **rauhes,** schmerzhaftes Gefühl; V. - feuchtes Wetter; Absonderung **reichlich, flüssig.**

GESICHT. - Blaß, **erdig,** schmutzig aussehend, gedunsen. Schmerzen in den Gesichtsknochen. Syphilitische Pusteln auf dem Gesicht.

MUND. - Süßlicher, metallischer Geschmack. **Speichelsekretion stark vermehrt;** blutig u. klebrig. Speichel übel riechend, kupfrig. Sprache schwierig wegen Zittern der Zunge. **Zahnfleisch schwammig,** zurückweichend, leicht blutend. Wunder Schmerz bei Berührung u. **Kauen.** Der ganze Mund **feucht.** Zahnkronen zerfallen. Zähne locker, empfindlich, Gefühl der Verlängerung. **Furche auf der oberen Zungenoberfläche in Längsrichtung.** (Nitrit acet.). Zunge schwer, **dick; feuchter Belag; gelb, schlaff, Zähne eingedrückt,** mit Ulzera. Gefühl wie verbrannt. **Stinkender Mundgeruch;** im ganzen Zimmer zu riechen. Alveolarabszeß. V. - nachts. **Starker Durst bei feuchtem Mund.**

INN.HALS. - Bläulich-rote Schwellung. Dauernder Schluckdrang. Eitriger, wunder Hals; V. - rechts. Geschwüre u. Entzündung bei jedem Wetterwechsel auftretend. Stiche zum Ohr beim Schlucken; Flüssigkeiten kommen durch die Nase heraus. Angina mit Schluckbeschwerden **nach Eiterbildung.** Schmerzhafte, rauhe, brennende Kehle. Völliger Stimmverlust. Brennen im Hals wie von heißem, aufsteigendem Dampf.

MAGEN. - Fauliges Aufstoßen. **Intensiver Durst auf kalte Getränke.** Schwache Verdauung bei **dauerndem Hunger.** Magen berührungsempfindlich. Schluckauf u. Aufstoßen. Völle- u. Einschnürungsgefühl.

ABDOMEN. - Stechender Schmerz mit Frösteln. Bohrender Schmerz in der rechten Lende. Flatulente Auftreibung mit Schmerz. Leber vergrößert; schmerzhaft gegen Berührung, verhärtet. Gelbsucht. Mangelhafte Gallenabsonderung.

STUHL. - Grünlich, **blutig u. schleimig, V. - nachts; mit Schmerz u. Tenesmus. Gefühl, nie fertig zu sein.** Absonderung begleitet von Frösteln. Übelkeit im Magen, schneidender Kolik u. Tenesmus. Weißlichgraue Stühle.

URIN. - Häufiger Drang. Grünliche Absonderung aus der Harnröhre; Brennen in der Harnröhre zu Beginn des Urinierens. Urin dunkel, spärlich, blutig, albuminös.

MÄNNL.G. - Blasen u. Ulzera; weicher Schanker. Kalte Genitalien. Vorhaut gereizt; juckt. Nächtliche Ergüsse, blutig verfärbt.

WEIBL.G. - Reichliche Menses mit Bauchschmerzen. Wundmachender Weißfluß, grünlich u. blutig. **Gefühl von Rauhheit** in den Teilen. **Stechender Schmerz** in den Ovarien [**Apis**]. Jucken u. Brennen; V. - nach Wasserlassen; B. - Waschen mit kaltem Wasser. Morgenübelkeit mit reichlichem Speichelfluß. Brüste schmerzhaft u. milchgefüllt bei Menses.

ATEMWEGE. - Schmerzhaftigkeit von der Schlundenge zum Brustbein. **Kann nicht auf der rechten Seite liegen** (linke Seite **Lyc.**). Husten mit gelblichem, schleimig-eitrigem Auswurf. Jeweils zwei Hustenanfälle; V. - nachts u. durch Bettwärme. Katarrh mit Frösteln; Angst vor frischer Luft. Stiche vom unteren Lappen der rechten Lunge zum Rücken. Keuchhusten mit Nasenbluten [**Arn.**]. Husten V. - von Tabakrauchen.

RÜCKEN. - Prellungsschmerz im Kreuz, besonders beim Sitzen. Reißender Schmerz im Steißbein; V. - Druck auf den Bauch.

EXTREMITÄTEN. - Schwäche der Glieder. Schmerzen in Knochen u. Gliedern; V. - nachts. Patient sehr kälteempfindlich. Öliger Schweiß. **Zittern der Extremitäten, besonders der Hände; Paralysis agitans.** Reißender Schmerz in den Gelenken. Feuchtkalter Schweiß an den Beinen nachts. Wassersüchtige Schwellung von Füßen u. Beinen.

HAUT. - Fast **dauernd feucht.** Bei anhaltender Trockenheit der Haut ist Mercurius kontraindiziert. Äußerst stinkender, klebriger Schweiß; V. - nachts. **Allgemeine Neigung zu reichlichem Schweiß, aber keine Erleichterung dadurch.** Blasenausschläge u. Pusteln. Unregelmäßig geformte Geschwüre, unklare Ränder. Stippen um den Hauptausschlag herum. **Jucken,** V. - durch Bettwärme. Milchschorf; gelblich-braune Krusten, beträchtliche Eiterung. Drüsen schwellen bei jeder Erkältung. Bubo. Orchitis. [**Clem.; Ham.; Puls.**].

FIEBER. - Gewöhnlich gastrisch oder biliös mit reichlichen, nächtlichen Schweißen; Schwäche schleichend u. anhaltend. Hitze u. Schaudern abwechselnd. Gelber Schweiß. **Reichlicher Schweiß ohne Erleichterung. Kriechendes Frösteln,** V. - abends u. zur Nacht. Wallungen in einzelnen Teilen wechselnd.

MODALITÄTEN. - V. - nachts, nasses, feuchtes Wetter. Liegen auf der rechten Seite, bei Schweißausbruch; warmes Zimmer u. warmes Bett.

VGL. - **Capparis coriaccea** (Polyurie, Drüsenerkrankungen, schleimiger Durchfall, Influenza); - **Epilobium** -Sumpfweidenröschen - (chronischer Durchfall mit Tenesmus u. schleimigen Absonderungen; Speichelfluß, Dysphagie; Abmagerung u. viel Schwäche; Cholera infantum). - **Kali-hyd.** (bei hartem Schanker); - **Merc-acet.** (Blutandrang mit Steifheit, Trockenheit u. Hitze der befallenen Teile. Augen entzündet, brennen u. jucken. Mangel an Feuchtigkeit. Rachen trocken, Sprechen schwierig. Druck im unteren Brustbein; Schanker in der Urethra; Tinea capitis favosa, Geschwürrand schmerzhaft); - **Merc-auratus -** (Psoriasis u. syphilitischer Katarrh; Gehirntumoren; Lues von Nase u. Knochen; Ozaena; Hodenschwellung); - **Merc-bromatus -** (sekundäre syphilitische Hautbeschwerden); - **Merc-nitrosus -** (besonders bei pustulärer Konjunktivitis u. Keratitis; Gonorrhoe u. Schleimhautpapeln mit **stechenden Schmerzen;** Syphilide); **Merc-phosphoricus -** (Nervenerkrankung durch Syphilis; Exostosen), - **Merc-p-r.** (Er-

stickungsanfälle nachts beim Hinlegen, beim Einschlafen, muß plötzlich hochspringen, was erleichtert; Gonorrhoe; Urethra wird wie eine harte Schnur gefühlt; Schankroid; phagedänische Ulzera u. Bubo; Pemphigus, Schleimhautpapeln, Ekzem mit Rhagaden u. Fissuren, Bartflechte; Blepharitis, innerlich u. äußerlich, bleierne Schwere im Hinterkopf mit Otorrhoe); - **Merc-tannicus** - (Syphilide bei Patienten mit Magen-Darm-Erkrankungen oder bei großer Empfindlichkeit für gewöhnliche Mercurius-Präparate); **Erythrinus** - südamerik. rote Meeräsche - (bei Pityriasis rubra u. Syphilis; roter Nesselausschlag auf der Brust; Pityriasis); - **Lolium temulentum** (bei **Zittern** der Hände u. Beine); - **Merc-cum-kali.** - (alte Erkältungen, akute Gesichtslähmung). - **Henchera** - Alaunwurzel - (Gastro-Enteritis, Übelkeit, Erbrechen von Galle u. schaumigem Schleim; Stühle wässrig, reichlich, schleimig, Tenesmus. Gefühl nie fertig zu sein. Dos. zwei bis 10 Tropfen der Tinktur).
VGL. - Mez.; Phos.; Syph.; Kali-m.; Aethiops.
ANTIDOTE: Hep.; Aur.; Mez.
ERGÄNZUNGSMITTEL: Bad.
DOS. - C 2 bis C 30.
Mercurius Hydrargyrum * + **D8; D10; D2; D8; [D4 Tb1.]**

MERCURIUS CORROSIVUS - MERCURIUS SUBLIMATUS CORROSIVUS

(Hydrargyrum bichloratum); $Hg\,Cl_2$

Dieses Salz ist erstrangig bei Tenesmus des Rektum. Tenesmus unaufhörlich u. nicht erleichtert durch Stuhl; oft Blase mitbetroffen. Bright'sche Krankheit. Gonorrhoe, 2. Stadium, mit dauerndem Tenesmus. Zerstört den sezernierenden Teil der Nieren. Dieser Prozeß ist langsam, aber sicher. Albuminurie in der frühen Schwangerschaft (**Phos.** später u. am Schluß).

KOPF. - Delirium, Stupor. Stirnkopfschmerz, Blutandrang im Kopf mit Brennen in den Wangen. Ziehender Schmerz im Periost des Schädels.
AUGEN. - Schmerz hinter den Augäpfeln, als ob sie herausgedrängt würden, Phlyktäne, tiefe Hornhautgeschwüre. Extreme Lichtscheu u. **scharfer Tränenfluß. Iritis,** gewöhnliche oder syphilitische (in Verbindung mit Atropin lokal zur Vermeidung von Adhäsionen). Starker Schmerz nachts; brennend, schießend, reißend. Geringe Neigung zur Eiterbildung. **Iris von trüber Färbung, dick, zieht sich weder zusammen, noch dehnt sie sich aus.** Retinitis, Albuminurie, Ophthalmie der Neugeborenen. **Lider ödematös,** rot, wund. **Starkes Brennen. Schmerzhaftigkeit der Augen.**
NASE. - Sehr starker Schnupfen. Ozaena, Septumperforation **[Kali-bi.]**. Wunde, schmerzhafte Nasenlöcher. Schwellung im Nasenrachenraum. Schleimhaut trocken, rot u. bedeckt mit blutigem Schleim.
OHREN. - Heftiges Pulsieren. Stinkender Eiter.

GESICHT. - Geschwollen. Rot, gedunsen. Lippen schwarz, geschwollen. Schmieriger Belag. Gesichtsschmerz in den Knochen.
MUND. - Zähne locker. Zahnfleisch purpurn, geschwollen u. schwammig. Zunge geschwollen u. entzündet. Speichelfluß. Pyorrhoe. Ptyalismus. Geschmack salzig u. bitter.
INN.HALS. - **Rot, geschwollen, schmerzhaft, stark entzündet. Uvula geschwollen. Schlucken schmerzhaft.** Die meisten Schmerzen **retronasal mit heftigen Schmerzen zu den Ohren. Brennender Schmerz mit starker Schwellung; V. - leichter Druck von außen.** Alle Drüsen im Thoraxgebiet geschwollen.
MAGEN. - Unaufhörliches, grünes, galliges Erbrechen. Oberbauch sehr empfindlich.
ABDOMEN. - Prellungsgefühl; Zökumgebiet u. Querkolon schmerzhaft. Aufgetrieben; sehr schmerzhaft gegen die geringste Berührung.
STUHL. - Dysenterie; Tenesmus, nicht B. - durch Stuhl; unaufhörlich. Stuhl heiß, blutig, schleimig, stinkend mit schneidenden Schmerzen u. Schleimhautfetzen.
ATEMWEGE. - Schmerz im Kehlkopf wie von Messerschnitten. Aphonie. Husten mit blutigem Auswurf. Puls schnell u. intermittierend. Stiche durch die Brustseite.
URIN. - Starkes Brennen in der Urethra. Urin heiß, brennend, spärlich oder **unterdrückt;** blutige, **grünliche Absonderung. Albuminurie. Tenesmus der Blase.** Stechender Schmerz, die Urethra hinauf in die Blase gehend. Schweißausbruch nach Wasserlassen.
MÄNNL.G. - Penis u. Hoden enorm geschwollen. Schanker erscheinen wie phagedänisch. **Gonorrhoe;** Harnröhrenöffnung rot, geschwollen; Eichel schmerzhaft u. heiß. Absonderung grünlich, dick.
FIEBER. - Fröstelnd vom leichtesten Aufdecken. Reichliches Schwitzen; Oberfläche kalt.
MODALITÄTEN. - **V.** - abends, nachts, Säuren. **B.** - in der Ruhe.
VGL. - **Ars.**; **Lach.**; **Leonurus** - (beeinflußt die Beckenorgane, lindert Spasmen u. nervöse Reizbarkeit, fördert Sekretion u. vermindert fieberhafte Erregung. Hilfreich bei unterdrückten Menses u. Lochien; Dysenterie; Erbrechen, schreckliche Bauchschmerzen, heftiger Durst. Zunge trocken u. rissig). **Monsonia** - afrikanische Pflanze, Geraniaceae - (bei Dysenterie in massiven Gaben).
ANTIDOTE: Calc-s. ist ein Gegenmittel zu Bichloridvergiftung. Intravenös gebraucht als Einspritzung, 486 mg in 198 ccm gekochtem Wasser.
DOS. - C 6. In der Lösung 1 : 1000 subkutan unter die Konjunktiva injiziert bei Chorioiditis mit fortschreitender Myopie. Hemmt sofort die stark anhaltenden Schmerzen hinter den Augäpfeln (Dr.G.D. Hallet).
Mercurius corrosivus * + + **D1 = Ø; D1; D2; D4; [D4, 6]**

MERCURIUS CYANATUS

(Cyanquecksilber); Hg $(CN)_2$

Akute Infektionen, Pneumonie, Nephritis. Seine Wirkung ähnelt der der Toxine von ansteckenden Krankheiten. Starke, zunehmende Prostration, Neigung zu Blutungen, aus den verschiedenen Körperöffnungen, von dunklem, flüssigem Blut, Zyanose, rasche Atmung u. Herzaktion, Albuminurie u. Zucken u. Hüpfen der Muskeln. Typhuspneumonie. Tödliche Blässe vom Ringen nach Atem, wenn Erstickung u. Lungenlähmung drohen. Starker Schweiß. Wirkung besonders deutlich auf die Mundhöhle. Diese u. die deutliche Erschöpfung legen es nahe bei der Behandlung von **Diphtherie,** wo es zweifellos große Resultate erzielt hat. Bösartige Formen mit Prostration, Kälte u. Übelkeit. Syphilitische Geschwüre bei drohender Perforation.

KOPF. - Starke Erregung. Anfälle von Wut; Tobsucht; Redelust. Schrecklicher Kopfschmerz. Augen eingesunken; Gesicht blaß.

MUND. - Bedeckt mit Ulzerationen, Zunge blaß. Reichlicher Speichelfluß. Übel riechender Atem. Schmerz u. Schwellung der Speicheldrüsen. Geschmack von Adstringentien. **Geschwüre** im Mund haben grauen Belag.

INN.HALS. - Rauhes u. wundes Gefühl. Schleimhaut zerstört, ulzeriert. Sieht stellenweise roh aus, besonders bei öffentlichen Rednern. Heiserkeit, Sprechen ist schmerzhaft. **Nekrotische Zerstörung des weichen Gaumens u. der Schlundenge.** Starke Rachenrötung. Schlucken sehr schwierig. Dunkles Blut aus der Nase. Diphtherie von Kehlkopf u. Nase **[Kali-bi.].**

MAGEN. - Übelkeit, blutiges, galliges Erbrechen; Schluckauf; Bauch schmerzhaft, druckempfindlich.

REKTUM. - Unerträglicher Schmerz. Rötung um den After. Häufige Blutung; Stühle mit Tenesmus. Absonderung übel riechender Flüssigkeit mit gangränösem Geruch. Schwarze Stühle.

HARNWEGE. - Bernsteinfarbener, eiweißhaltiger, spärlicher, schmerzhafter Harn. Nephritis mit großer Schwäche u. Frösteln. Urinverhaltung.

HAUT. - Feuchtigkeit, mit eisiger Kälte.

DOS. - C 6 bis C 30. Unterhalb von C 6 kann Verschlimmerung eintreten.
Mercurius cyanatus * + + **D2 = ∅; D3; D2; D6;** [D4]

MERCURIUS DULCIS

(Kalomel, Hydrargyrum chloratum); Hg_2 Cl_2

Hat deutliche Wirkung auf katarrhalische Ohrenentzündung u. ist nützlich bei Katarrh der eustachischen Röhre, Taubheit. Durchfall mit Wundheit des Anus. **Prostatitis.** Remittierende Gallenanfälle. **Blässe, Mattigkeit** u. gedunsene Schlaffheit. Entzündung mit plastischen Exsudaten. Besonders indiziert bei Neigung zu remittierenden Gallenfiebern; bei Peritonitis u. Meningitis mit **plastischen Exsudaten.** Wassersucht durch Verbindung von

Nieren- u. Herzerkrankung, besonders bei Gelbsucht (Hale). Leberzirrhose, besonders in der hypertrophischen Form. D 1 (Jousset).

OHREN. - Otitis media; Verschluß der eustachischen Röhre; Ohrenbeschwerden skrofulöser Kinder. Trommelfell eingezogen, verdickt u. unbeweglich.
MUND. - Übel riechender Atem; Speichelfluß; wundes Zahnfleisch. Ulzera. Zunge schwarz. Dauernder Fluß von dunklem, eitrigem Speichel; stark riechend. Ulzeration des Halses mit Dysphagie. Granuläre Pharyngitis.
MAGEN. - Übelkeit u. Erbrechen. Zyklisches Erbrechen von Kindern [**Cup-ars.; Iris.**].
STUHL. - Spärlich; blutiger Schleim mit Galle u. **dauerndem Drang,** ohne Tenesmus. Dunkelgrün, wässerig mit kneifenden Schmerzen. Anus wund u. brennend. Dysenterie; kleine Stühle von **Schleim u. Blut, bedeckt mit Galle.**
HAUT. - **Schlaff u. schlecht ernährt.** Geschwollene Drüsen. Phagedänische Geschwüre. Kupferfarbene Ausschläge.
VGL. - **Kali-m.**
DOS. - C 3 bis C 6. Für palliative (nicht-homöopatische) Zwecke, um die Darmentleerung zu sichern, 130 oder 194 mg der D 1 Trit. mehrere Male stündlich. (Historisch).
Mercurius dulcis * + + **D8; D10; D1; D8;** [**D3, 4 Tb1.**]

MERCURIUS JODATUS FLAVUS

(Mercuriusprotojodatus, gelbes Quecksilberjodid); Hg_2J_2

Rachenbeschwerden mit stark geschwollenen Drüsen u. charakteristischem Zungenbelag. V. - rechte Seite. Schanker; Verhärtung hält lange an. Geschwollene Leistendrüsen, groß u. hart. **Brusttumoren** mit Neigung zu starkem, warmem Schweiß u. Magenstörungen.

ZUNGE. - **Dick belegt; gelb an der Basis.** Spitze u. Kanten können rot sein mit Zahneindrücken.
INN. HALS. - Angina lacunaris. Nur die Oberfläche der Mandeln befallen. Käsige Exsudate mit übelriechendem Atem. Schwellung beginnt rechts. Kleine Ulzera im hinteren Rachen. Leicht ablösbare Flecken im entzündeten Schlund- u. Rachengebiet; **V. - auf der rechten Mandel**; viel zäher Schleim. Kloßgefühl. **Dauernde Neigung zu schlucken.**
VGL. - **Plb.** (bei Brusttumoren).
DOS. - C 2 Trit.
Mercurius jodatus flavus * + + **D8; D10; D2; D8;** [**D4**]

MERCURIUS JODATUS RUBER

(Mercuriusbijodid); HgJ_2

Diphtherie u. ulzerierte Halsentzündungen besonders linksseitig, mit starker Drüsenschwellung. Chronische eiternde Bubonen. Harte Schanker. Alte Syphilisfälle bei skrofulösen Patienten. Erkältung im Anfangsstadium, besonders bei Kindern.

NASE. - Schnupfen u. Schwerhörigkeit; Nase rechts heiß. Räuspert Schleim aus den Choanen. Nasenmuschel geschwollen. Schwammige Schleimhaut in Nase u. Rachen. Eustachische Röhre verschlossen, öffnet sich mit einem Knall.
MUND. - Zahnfleisch geschwollen; Zahnschmerzen; Drüsen geschwollen. Versengtes Gefühl auf der Zunge. Aphthen. Reichlicher Speichelfluß. Steifheit der Zunge an der Basis u. Schmerzen bei Bewegung.
INN. HALS. - Schlund dunkelrot; Schlucken schmerzhaft. Schleim in Nase u. Rachen. Neigung zum Räuspern mit Kloßgefühl im Rachen. **Muskelsteifheit von Rachen u. Nacken.** Diphtherie; Unterkieferdrüsen schmerzhaft angeschwollen, Schlund dunkelrot; **V. - bei der linken Mandel.** Parenchymatöse Tonsillitis. Kann bei häufigem Einnehmen Peritonsillitis verhindern. Husten wegen verlängerter Uvula, mit Halsschmerzen. Kehlkopfbeschwerden mit Aphonie.
HAUT. - Kleine Fissuren u. Risse; harte **Papeln; Hunterscher Schanker;** Syphilitische Ulzera. Bubo. Sarkozele.
DOS. - C 3 Trit. Mercurius-jodatus ist viel wirksamer als Bakterizid als die anderen Mercuriussalze, einschließlich der Chloride.
Mercurius jodatus ruber * + + **D3 = Ø; D3; D2; D6; [D3, 4, 6]**

MERCURIUS SULFURICUS - HYDRARG-OXYD-SUB-SULF.

(Quecksilbersulfat); $Hg\ SO_4$

Wässerige Stühle, Brennen im Anus. Wunde Zungenspitze. Ödeme der Beine. Niesen wegen direkter Sonnenbestrahlung. Durchfall morgens früh; Stühle kommen gußartig in einem heißen Strom gelben Eiters heraus. Intensive Entleerungen wie von Reiswasser. Spärlicher, klarer, brennender Urin. **Starke Atemnot**; muß sich hochsetzen. Atmung kurz, rasch; Brennen in der Brust. **Hydrothorax (Ars.**). Herzschmerz u. -schwäche.

VGL. - Merc-acet. (Schneiden in Urethra, beim Austreten des letzten Tropfens).
Mercurius sulfuricus * + **D8; D10; D2; -; [D4 Tbl]**

METHYLENBLAU
(Eine Anilin-Farbe, eine basische Thiazinfarbe)

Ein Mittel für Neuralgie, Neurasthenie, Malaria; bei **Typhus** schwächt es Auftreibung, Delirium u. Fieber ab. Eiterinfektion. Tendenz zu Zittern, Chorea u. Epilepsie. Nephritis (akute, parenchymatöse), Scharlach-Nephritis. Urin färbt sich grün. Bei Blasenreizung während der Anwendung wirkt als Gegenmittel ein wenig Nux moschata. Postoperative Nierenentzündung mit viel Eiter im Urin. Gonorrhoischer Rheumatismus u. Zystitis. Rückenschmerz, Ischias. Spätere Stadien der Apoplexie (Gisevius).

DOS. - D 3. Eine 2 %ige Lösung lokal angewandt bei chronischer Otitis mit faulig riechender Absonderung. Eine 1%ige wässerige Lösung für Ulzera u. Abszesse der Hornhaut.

MEZEREUM - DAPHNE MEZEREUM
(Seidelbast); Thymelaeaceae-Seidelbastgewächse; Europa, Westasien

Hautsymptome, Knochenaffektionen u. Neuralgien sind sehr wichtig, besonders an den Zähnen u. im Gesicht. Geprelltes, müdes Gefühl in den Gelenken mit Ziehen u. Steifheit. **Schmerzen verschiedener Art mit Frösteln u. Empfindlichkeit gegen kalte Luft.** Knochenschmerzen, Ausschläge nach Impfung. Gefühl des Brennens u. Stechens in den Muskeln; Sehnenhüpfen. Schmerzen schießen nach oben, scheinen den Patienten aus dem Bett zu ziehen. Halbseitige Beschwerden. **Große Empfindlichkeit gegen kalte Luft.**

KOPF. - Sprechen fällt schwer. Kopfschmerz; V. - Sprechen. Benommen machender Kopfschmerz rechts. Beschwerden am Kopf; schuppiger Ausschlag, weiße Borken. Kopf bedeckt mit **dicken, lederartigen Krusten, mit Eiteransammlung.** Heftige Neuralgie in Gesicht u. Zähnen, zum Ohr ausstrahlend, nachts; **V. - Essen;** B. - beim heißen Ofen. Zahnwurzeln verfaulen. Zähne wie verlängert.
NASE. - Niesen, Schnupfen. Inneres der Nase rauh. Adenoide Wucherungen im Nasenrachenraum.
OHREN. - Wie zu stark offen, **als ob das Mittelohr der kalten Luft ausgesetzt wäre u. sie in die Ohren bliese.** Verlangen, die Finger hineinzubohren.
AUGEN. - Ziliarneuralgie nach Operationen. Besonders nach Entfernung des Augapfels. Schmerzen strahlen aus u. schießen nach unten mit **Gefühl von Kälte u. Steifheit des Knochens.**
GESICHT. - Rot. Ausschlag um den Mund herum mit Schnupfen.
MAGEN. - Verlangen nach Hammelfett. Brennen in der Zunge, zum Magen ausstrahlend. **Mund wird wässerig.** Gefühl von Übelkeit im Hals, B. - beim

Essen. Chronische Gastritis; brennender, wunder Schmerz; Übelkeit, schokoladenfarbenes Erbrechen. **Magengeschwür** mit viel Brennen.

ABDOMEN. - Drüsenschwellung mit starkem Bauch bei Kindern. Druck im Leistenring. Blähkolik mit Zittern u. erschwerter Atmung.

REKTUM. - Verstopfung nach Niederkunft. Rektumprolaps. Durchfall mit kleinen, weißen Partikeln. **Grünliche Entleerungen.** Verstopfung mit Schlaffheit von Uterus u. Leber. Zusammenschnürung des Anus; Stiche u. Rektumprolaps.

URIN. - Rote Flocken schwimmen oben auf dem Urin. Heiß, blutig. Beißen, Brennen vorne in der Harnröhre zum Schluß der Miktion. Hämaturie, vorher krampfartiger Schmerz in der Blase. Nach der Miktion ein paar Blutstropfen.

WEIBL.G. - Menses zu häufig, früh reichlich. Eiweißartiger Weißfluß; stark wundmachend.

MÄNNL.G. - **Vergrößerung der Hoden.** Heftige Libido. Gonorrhoe mit Hämaturie.

ATEMWEGE. - Schmerzhaftigkeit u. Brennen in den Knochen des Brustkorbs. Zusammenschnürung in der Brust. Husten, V. - beim Essen, Reizung zu tief zum Abhusten, bei warmen Getränken.

EXTREMITÄTEN. - Schmerz im Hals u. Rücken; V. - Bewegung u. nachts; jede Berührung unerträglich. Schmerz u. Brennen in Schienbeinen u. langen Knochen. Beine u. Füße »schlafen ein«. Schmerz in Hüfte u. Knie.

HAUT. - Ekzem; **unerträgliches Jucken**; Frösteln mit Juckreiz; V. - im Bett. Ulzera jucken u. brennen, umgeben von Blasen mit einer glänzenden, feurigroten Areola. Herpes zoster mit brennendem Schmerz. **Knochen,** besonders Röhrenknochen, entzündet u. geschwollen; Karies, Exostosen; Schmerz V. - nachts, bei Berührung, bei feuchtem Wetter [**Merc.**; **Syph.**]. **Ausschläge ulzerieren u. bilden dicke Borken, unter welchen Eiter hervorsickert [Chrysophanicum acidum].**

MODALITÄTEN. - **V.** - kalte Luft; nachts. Abend bis Mitternacht, warme Nahrung, Berührung, Bewegung. **B.** - im Freien.

VGL. - **Dirc.** - (ein gastro-intestinales Reizmittel, Speichelfluß, Erbrechen u. Durchfall hervorrufend; zerebrale Hyperämie; neuralgische Schmerzen mit Depressionen, Herzklopfen u. Atemnot); **Merc.**; **Phyt.**; **Rhus-t.**; **Guaiac.**; **Syph.** .

ANTIDOTE: Kali-hyd.; Merc.

DOS. - C 6 bis C 30.

Mezereum + t ∅; D1; D1; D3; [D3]

MICROMERIA

(Yerba Buena); Labiatae-Lippenblütler; Amerika, Mediterrangebiet

Eine kalifornische, pfefferminzartige Pflanze, die auf Magen u. Darm wirkt. Wird als Tee gebraucht, um Kolik zu heilen u. Flatulenz zu erleichtern. Ist ein angenehmes Getränk, ein Febrifugium, Blutreinigungsmittel u. Tonikum.

MAGEN. - Übelkeit; Schmerz in Magen u. Darm; Flatulenz.
DOS. - Urtinktur.

MILLEFOLIUM

(Schafgarbe); Compositae - Korbblütler; Europa, Nordamerika

Ein unvergleichliches Mittel für verschiedene Arten von Blutungen; Blut hellrot. Eingeklemmter Bruch; Pocken mit großem Schmerz in der Magengrube. Nach Steinoperationen. Böse Folgen eines Falles aus der Höhe; Überheben. **Dauernd hohe Temperatur.** Hämoptysis.

KOPF. - Schwindel bei langsamer Bewegung. Gefühl, als ob Patient etwas vergessen hätte. Kopf scheint voll von Blut zu sein. Konvulsionen u. Epilepsie durch unterdrückte Menses. Stichartige, durchbohrende Schmerzen.
NASE. - **Nasenbluten** [**Erech.**]. Durchbohrender Schmerz von den Augen zur Nasenwurzel.
STUHL. - Darmblutung. Blutende Hämorrhoiden. **Urin blutig [Senec-aur.].**
WEIBL.G. - Menses früh, reichlich, anhaltend. Uterusblutung; hellrot, flüssig. **Schmerzhafte Varizen bei der Schwangerschaft.**
ATEMWEGE. - Hämoptysis bei beginnender Schwindsucht. Husten mit blutigem Auswurf, bei unterdrückten Menses oder Hämorrhoiden. Heftiges Herzklopfen.
VGL. - **Ficus venosa** [**Pakur**]. Blutung aus Darm u. Lungen. - **Acalypha u. Helix tosta** - (bei Hämoptysis, Brusterkrankungen, Schwindsucht); auch **Sec.**; **Ip.**; **Erech.**; **Ger.**; **Ham.**
DOS. - Urtinktur bis C 3.
Millefolium 0; D1; D1; D3; [0 - D2]

MITCHELLA REPENS

Rubiaceae; Nordamerika

Blasensymptome begleiten die Beschwerden, besonders Uteruskongestion.

HARNWEGE. - Reizung am Blasenhals mit Harndrang [**Eup-pur.**; **Apis**]. Dysurie. Blasenkatarrh.
WEIBL.G. - Zervix dunkelrot, geschwollen; Dysmenorrhoe u. Uterusblutung; Blut hellrot.
VGL. - **Chim.**; **Senec.**; **Uva.**; **Ger.**; **Goss.**
DOS. - Urtinktur.
Mitchella repens tt 0; D1; D1; -; [D2]

MOMORDICA BALSAMINA

(»Balsam-Apfel«); Curcurbitaceae-Kürbisgewächse; Ostindien, China

Kneifende Kolik, Schmerz in Rücken u. Oberbauch mit schmerzhaften, starken Menses. Blähungsstauung in der Flexura lienalis des Darmes. Wassersucht.

KOPF. - Schwindlig, Leichtigkeitsgefühl im Kopf; Nebel vor den Augen.
ABDOMEN. - Kollern, kneifende, kolikartige Schmerzen, vom Rücken ausgehend u. sich ausbreitend über den Bauch.
WEIBL.G. - Schmerzhafte, reichliche Menses; wehenartige Schmerzen, danach Blutergüsse; Schmerz im Kreuz, in die vordere Beckengegend wandernd.
VGL. - **Momordica charantia** - indische Abart - (schwere Symptome - Darm voll von gelber, wässeriger Flüssigkeit, **explosionsartige** Entleerung - Krämpfe, Durst, Prostration. Choleraartige Symptome. Ähnlich **Crot-t.**, **Elat.** D 3).
DOS. - Urtinktur. Wird äußerlich für Einreibung u. Umschlag benützt bei Verbrennungen u. rissigen Händen.
Momordica balsamina tt Ø; D1; D1; D4; [D3]

MORPHINUM

(Ein Opiumalkaloid)

Morphinum hat dieselbe Beziehung zu Opium wie Atropin zu Belladonna - d.h. es stellt die nervöse Seite dar. Es zeigt weniger Stimulation, weniger Zuckungen, wirkt entschieden mehr schlafflördernd. Es verstopft weniger, beeinflußt mehr die Kontraktilität der Blase. Ist weniger schweißtreibend, wirkt mehr bei Hautjucken.

GEIST, GEMÜT. - **Tiefe Depression.** Reizbar, nörgelnd, hysterisch. **Schock durch Schrecken. Traumhafter Zustand.**
KOPF. - **Schwindel durch leichteste Kopfbewegung.** Kopfschmerz mit dem Gefühl, »aufgezogen« zu sein. Berstender Schmerz; Kopf nach hinten gezogen.
AUGEN. - Bläuliche, heruntersinkende Lider. **Augenjucken.** Trugbilder beim Augenschließen. Starrend, injiziert; divergierender Strabismus. Pupillen ungleich zusammengezogen. **Unsteter Blick.** Ptosis. **Parese der Recti interni.**
OHREN. - Linkes Ohr pulsiert schmerzhaft; B. - Hitze. **Scheint Kreislauf im ganzen Körper zu hören.**
GESICHT. - **Dunkelrotes oder blasses livides Aussehen von Gesicht, Lippen, Zunge, Mund oder Rachen.**
NASE. - Niesanfälle. **Jucken** u. Vibrieren an der Nasenspitze.

MUND. - Sehr trocken. Zunge trocken, braun-violett in der Mitte. **Durst.** Appetitlosigkeit mit **Abneigung gegen Fleisch.**
INN.HALS. - Trocken u. eingeschnürt. Rachen paralysiert. Schlucken fast unmöglich, B. - heiße Getränke, V. - feste Nahrung.
MAGEN. - Unaufhörliche Übelkeit u. **tödliche** Schwäche, dauerndes Würgen. Erbrechen grüner Flüssigkeit. **Übelkeit u. Erbrechen beim Aufstehen.**
ABDOMEN. - Aufgetrieben. Akuter Schmerz im Bauch u. entlang der Wirbelsäule. **Blähsucht.**
DARM. - Durchfall wässerig, braun oder schwarz mit schlimmem Tenesmus. Verstopfung; Stühle groß, trocken, knotig, können verletzen u. Risse verursachen.
HARNWEGE. - Blasenlähmung. **Strangurie. Langsames, schwieriges Wasserlassen.** Verhaltung durch Prostatahypertrophie. **Urämie,** akute u. chronische.
MÄNNL.G. - Impotenz. Schmerz im rechten Samenleiter [**Oxal-ac.**].
HERZ. - Tachykardie u. Bradykardie abwechselnd. Herzmuskelgewebe ist intakt, sogar bei schwerer Erschöpfung. Puls klein, schwach, dikrotisch.
ATEMWEGE. - Schwach u. um Atem kämpfend; **Zwerchfellähmung;** Schluckauf; Atemnot anfallartig, beim ersten Einschlafen [**Lach.**; **Grin.**]. Cheyne-Stokessche Atmung. Brustkorb eng. Schmerz in der Mitte des Brustbeins. Trockener, harter, **quälender,** erschöpfender Husten, V. - nachts. Strangulierender Husten mit zähem Schleimsputum; dünn, spärlich, aber klingt nach viel lockerem Schleim.
RÜCKEN. - Schmerz entlang der Wirbelsäule. Schwäche der Lenden. Schmerzhaftigkeit im Lenden-Kreuzgebiet; kann nicht aufrecht gehen [**Chimic.**].
EXTREMITÄTEN. - Unsicherer Gang. **Taubheit.**
HAUT. - Livide, purpurne Stellen; Herpes zoster, **Jucken.** - Haut hat Elastizität verloren. Nesselsucht erscheint im Höhepunkt.
NERVEN. - Ruhelosigkeit u. Hyperästhesie; Zittern, Zucken, Schlagen, Konvulsionen. **Extrem schmerzempfindlich.** Schmerz verursacht Zucken u. Schlagen der Glieder. Heftige, **plötzliche** neuralgische Schmerzen u. plötzliche Ohnmacht. **Depressives Delirium. Stark schmerzhafte** Neuralgien; links supraorbital; rechts interkostal, B. - durch Hitze; **Polyneuritis.** Schmerzhaftigkeit überall. **Gefühl, daß das Bett zu hart sei.** V. - nach Schlaf [**Lach.**]. Neuralgie nach Gürtelrose [**Mez.**].
SCHLAF. - Gähnend, **benommen,** anhaltender, tiefer Schlaf. Schlaflos; unruhiger Schlaf, mit häufigem Hochfahren. Schläfrig, aber kann nicht schlafen.
FIEBER. - Frösteln. Eisige Kälte. Brennende Hitze; reichlicher Schweiß.
DOS. - C 3 bis C 6 Trit.
Morphinum Betäubungsmittelgesetz

MOSCHUS

(Bisam; Drüsensekret des männlichen Moschustieres, Moschus moschiferus) Cervina - Hirsche; Mittelasien, Tibet, Sibirien

Ein Mittel für Hysterie u. nervöse Anfälle, **Ohnmachtsanfälle** u. Konvulsionen, Katalepsie usw. Das charakteristische Symptom ist Verschlimmerung durch Kälte; große **Empfindlichkeit** gegen Luft. Viel nervöses Zittern u. häufige Ohnmachten. Starke Flatulenz. Krankheiten verlaufen nicht normal. **Kälte.** Spannung in Muskeln, Haut u. in der Geistesverfassung.

GEIST, GEMÜT. - **Unkontrollierbares Gelächter.** Schelten. Angst mit Herzklopfen; Hochfahren wie erschreckt. Sexuelle Hypochondrie.
KOPF. - Pressender Schmerz über der Nasenwurzel. Druck oben auf dem Kopf. Schwindel bei der geringsten Bewegung; Gefühl wie beim Fallen aus großer Höhe. Kopfhaut empfindlich. Geräusche in den Ohren wie vom Nachhall eines Kanonenschusses.
MAGEN. - Verlangen nach schwarzem Kaffee. Stimulantien. Widerwillen gegen Nahrung. Alles schmeckt flach. Bei Magensymptomen Angstgefühl in der Brust. Auftreibung. Ohnmacht beim Essen. Bauch stark aufgetrieben. Spastischer, nervöser Schluckauf [**Hydr-ac.**; **Sulf-ac.**; **Ign.**; **Caj.**].
MÄNNL.G. - **Starke Libido;** unwillkürliche Ergüsse. Impotenz verbunden mit Diabetes [**Coca**]. Vorzeitiges Altern. Übelkeit u. Erbrechen nach Koitus.
WEIBL.G. - Menses zu früh, zu reichlich, mit Neigung zu Ohnmacht [**Nux-m.**; **Verat.**]. Libido, mit unerträglichem Jucken der Teile. Ziehen u. Stoßen in Richtung der Genitalien; Gefühl, als ob Menses kämen.
URIN. - Reichliches Wasserlassen. **Diabetes.**
ATEMWEGE. - Enge der Brust, muß tiefer einatmen. Plötzliche Zusammenschnürung von Kehle u. Luftröhre. **Erschwerte Atmung; Brustbeklemmung;** hysterische Spasmen der Brust. Asthma. Stimmritzenkrampf. Drohende Lungenlähmung. Asthma mit intensiver Angst, Furcht u. Erstikkungsgefühl. **Husten hört auf, Schleim kann nicht abgehustet werden.** Globus hystericus.
HERZ. - Hysterisches Herzklopfen. Zittern in der Herzgegend. Schwacher Puls u. Ohnmacht.
MODALITÄTEN. - **B.** - im Freien, Reiben. **V.** - Kälte. Die Außenluft wird als sehr, sehr kalt empfunden.
VGL. - Nux-m.; Asaf.; Valer.; Sumb.; Ign.; Cast.
VERTRÄGLICH: Ambr.
ANTIDOTE: Camph.; Coff.
DOS. - C 1 bis C 3.
Moschus D2 = Ø; D3; D3; D4; [**D4**] **Sonderpreis**

MUREX

(Purpurschnecke); Gastropoda; Mittelmeer, besonders Adria

Die Symptome der weiblichen Organe treten stark hervor u. sind klinisch bestätigt worden. Besonders passend für nervöse, lebhafte, liebevolle Frauen. Patientin schwach u. erschöpft.

GEIST, GEMÜT. - Große Traurigkeit, Angst u. Furcht.
MAGEN. - Gefühl des Absinkens, der Hinfälligkeit [**Sep.**]. Hungrig, muß essen.
WEIBL.G. - Fühlt den Uterus. Pulsieren im Zervikalkanal. **Leicht erregte Libido.** Gefühl, als ob etwas auf eine wunde Stelle im Becken drücke; V. - Sitzen. **Schmerz von der rechten Uterusseite** zur rechten oder linken Brust. **Nymphomanie.** Die geringste Berührung der Teile verursacht **heftige, sexuelle Erregung.** Wunder Schmerz im Uterus. Menses unregelmäßig, reichlich, häufig, große Klumpen. Gefühl des Heraustretens. Prolaps; Uterusvergößerung mit Tenesmen im Becken u. starken Schmerzen, in die Brüste ausstrahlend; V. - beim Niederlegen; Dysmenorrhoe u. chronische Endometritis mit Verlagerung. **Muß die Beine eng gekreuzt halten.** Ausfluß grün oder blutig, wechselnd mit geistigen Symptomen u. Schmerzen im Kreuzbein. Gutartige Tumoren in den Brüsten. Schmerzen darin bei den Menses.
HARNWEGE. - Harn häufig nachts; riecht wie Baldrian; dauernder Drang [**Kreos.**].
MODALITÄTEN. - **V.** - bei der geringsten Berührung.
VGL. - **Plat.**; **Lil.**; **Sep.** (letzteres hat nicht die sexuelle Erregung von **Murex**).
DOS. - C 3 bis C 30.
Murex D8; D10; D2; D8; [D6, 8]

MURIATICUM ACIDUM

(Salzsäure; Gehalt 24,8 bis 25,2 % HCl)

Diese Säure steht in besonderer Affinität zum Blut u. ruft einen septischen Zustand hervor ähnlich dem bei heftigen Fiebern mit hoher Temperatur u. großer Prostration. Patientin wird schwach, daß sie im Bett hinunterrutscht. Zersetzung der Flüssigkeiten. Unwillkürliche Stühle bei Urinabgang. Blutungen. Mund u. Anus hauptsächlich befallen.

GEIST, GEMÜT. - Reizbar u. mürrisch; ärgerlich. **Laut stöhnend.** Große Unruhe. Traurig, schweigsam; **leidet schweigend.**
KOPF. - Schwindel; **V. - bei Rechtslage;** Hinterkopf schwer, wie mit Blei gefüllt. Klang der eigenen Stimme ist unerträglich. Schmerz, als ob das Gehirn zerquetscht würde.
NASE. - **Blutung;** starkes Niesen.

GESICHT. - Unterkiefer herabfallend; Stippen u. Leberflecken; Lippen rauh, trocken, rissig.
MUND. - Zunge blaß, geschwollen, trocken, lederartig, paralysiert. Tiefe Ulzera auf der Zunge. Harte Klumpen in der Zunge. Epitheliom; Kanten bläulich-rötlich [**Carb-ac.**]. Aphthöser Mund. Zahnfleisch u. Drüsen geschwollen. Stinkender Atem. **Schmutziger Belag auf den Zähnen.**
INN.HALS. - Uvula geschwollen. Ulzera u. Pseudomembran. Ödematös, dunkel, rauh. Schluckversuche bewirken Spasmen u. Erstickungsanfälle.
MAGEN. - Anblick von oder Gedanke an Fleisch unerträglich. Zeitweilig Heißhunger u. dauerndes Verlangen zu trinken. Anazidität u. Gärungsvorgänge bei der Nahrung.
REKTUM. - Neigung zu unwillkürlichen Entleerungen beim Wasserlassen. **Hämorrhoiden sehr berührungsempfindlich;** sogar Toilettenpapierblatt schmerzhaft. Jucken am Anus u. Prolaps ani beim Wasserlassen. **Hämorrhoiden in der Schwangerschaft; bläulich, heiß, mit heftigen Stichen.**
HERZ. - Beschleunigter Puls, **schwach u. klein. Intermittiert bei jedem 3. Schlag.**
URIN. - Kann nicht Wasser lassen ohne gleichzeitig Darmbewegung.
WEIBL.G. - Menses kommen zu früh. Weißfluß. Bei Menses Schmerzhaftigkeit des Anus. Ulzera in den Genitalien.
EXTREMITÄTEN. - Schwer, schmerzhaft u. schwach. Taumelnder Gang. Schmerz in der Achillessehne.
HAUT. - Papulärer u. bläschenförmiger Ausschlag, mit starkem Jucken [**Rhus-t.**]. Karbunkel; faulig riechende Ulzera auf den unteren Extremitäten. Scharlach. Livide, mit Petechien; spärlicher Ausschlag. Ekzem auf den Handrücken.
FIEBER. - Kalte Extremitäten. Hitze ohne Durst. Typhusartiges Fieber, Stupor. Blutungen. Unruhe. Unwillkürliche Absonderungen. Wundliegen. Puls beschleunigt u. schwach. Äußerste Schwäche.
MODALITÄTEN. - V. - bei feuchtem Wetter, vor Mitternacht. **B.** - Liegen auf der linken Seite.
VGL. - Phos-ac.; Ars.; Bapt. Folgt gut auf **Bry. u. Rhus-t.**
ANTIDOTE: Bry.
DOS. - C 1 bis C 3.
Muriaticum acidum + D1 = Ø; -; -; D4; [D3]

MYGALE LASIODORA - MYGALE AVICULARIA

(Schwarze kubanische Spinne); Araneae - Spinnen; Kuba

Schwäche, Herzklopfen, Nervosität. Furcht wie bei anderen Spinnenpräparaten. Chorea ist vornehmlich das therapeutische Feld des Mittels. Die sexuellen Symptome sind wichtig.

GEIST, GEMÜT. - Delirös, unruhig, traurig; fürchtet den Tod, niedergeschlagen.

GESICHT. - Zucken der Gesichtsmuskeln. Rasch wechselndes Öffnen u. Schließen von Mund u. Augen. Heiß u. **gerötet.** Zunge trocken u. pergamentartig; erschwertes Herausstrecken. Kopf nach einer Seite geneigt. Zähneknirschen nachts.
MAGEN. - Übelkeit mit getrübtem Sehen. Abneigung gegen Nahrung. Extremer Durst.
MÄNNL.G. - Heftige Erektionen. Chordée [**Kal-brom.**; **Camph.**].
EXTREMITÄTEN. - Unsicherer Gang. **Dauernde Bewegung des ganzen Körpers.** Zitternd. Intensive Röte in Streifen, den Lymphbahnen folgend. Zuckungen der Glieder. Unruhige Hände. Konvulsive, **unkontrollierbare Bewegungen von Armen u. Beinen.** Schleppende Glieder beim Gehen.
VGL. - Agar.; Tarant.; Cupr.; Ziz.
MODALITÄTEN. - B. - während des Schlafes. **V.** - morgens.
DOS. - C 3 bis C 30.
Mygale lasiodora D1 = 0; D1; D2; D4; [D4, 6] Sonderpreis

MYOSOTIS ARVENSIS

(Mäusevergißmeinnicht, Mäuseohr); Boraginaceae - Rauhblattgewächse; Europa

Chronische Bronchitis u. Schwindsucht. Nachtschweiße.

ATEMWEGE. - Husten mit reichlichem eitrig-schleimigem Auswurf. Knebelgefühl u. Erbrechen beim Husten; V. - während oder nach dem Essen. - Bronchorrhoe. Schmerz in der linken, unteren Lunge; schmerzhaft beim Husten u. empfindlich gegen Perkussion.
DOS. - Urtinktur bis C 2
Myosotis arvensis 0; D1; D1; -; [D2]

MYRICA CERIFERA

(Nordamerikan. Wachsbaum, Wachsgagel); Myricaceae - Gagelgewächse; Europa, Asien, Amerika

Doutliche Wirkung auf Schleimhäute u. Leber bei Gelbsucht. Anhaltende Schlaflosigkeit. **Gelbsucht.**

GEIST, GEMÜT. - Niedergeschlagen, reizbar, gleichgültig. **Trübe.**
KOPF. - Engegefühl in der Kopfhaut. Kopfschmerz mit Benommenheit; gelbe Skleren; Schmerzhaftigkeit der Augäpfel. Druck in Scheitel u. Stirn. **Dumpfe, schwere Schmerzhaftigkeit der Schläfen u. der Stirn beim Aufwachen morgens.** Schmerz u. Steifheit im Nacken.
GESICHT. - Gelb, juckend u. stechend. Krabbelgefühl.
MUND. - Zunge gefurcht, mit schlechtem Mundgeschmack u. Übelkeit. **Zähe, dicke, widerliche Sekretion.** Empfindliches, schwammiges, blutiges Zahnfleisch (**Merc.**).
INN. HALS. - Zusammengeschnürtes, rauhes Gefühl mit dauerndem Schluckdrang. Fädiger Schleim; schwer zu lösen.

MAGEN. - Geschmack bitter u. widerlich, mit stinkendem Atem. Völlige Appetitlosigkeit, aber mit Völlegefühl im Magen nach einem kräftigen Mahl. Starkes Verlangen nach Säuren. Senkungs- u. Schwächegefühl im Oberbauch, aufkommende Übelkeit; stärker nach dem Essen. B. - durch rasches Gehen.
ABDOMEN. - Dumpfer Schmerz im Lebergebiet. Vollständige Gelbsucht mit bronzegelber Haut; Appetitlosigkeit. Völle im Magen u. Bauch. Spärlicher, gelber, schaumiger Urin.
STUHL. - Dauernder Blähungsabgang beim Gehen. Stuhldrang führt nur zu starkem Blähungsabgang. Lockerer, hellfarbiger Stuhl. Aschfarbig u. ohne Galle.
HARNWEGE. - Dunkler, schaumiger, spärlicher, stark-farbiger, galliger Urin.
SCHLAF. - Gestört, schlechte Träume u. häufiges Aufwachen; Schlaflosigkeit.
EXTREMITÄTEN. - Wankender Gang. Schmerz unter den Schulterblättern u. im Nacken, in allen Muskeln, in der rechten Fußhöhlung.
HAUT. - Gelb u. juckend. **Gelbsucht.** Krabbelgefühl wie von Insekten.
VGL. - **Ptel.; Corn.; Chel.; Lept.; Fago.**
ANTIDOTE: Dig. (Gelbsucht).
DOS. - Urtinktur bis C 3.
Myrica cerifera tt Ø; D1; D1; D4; [D2, 3]

MYRISTICA SEBIFERA
(Ucuba); Myristicaceae; Brasilien

Ein Mittel von großer antiseptischer Kraft. Entzündungen der Haut, des Zellgewebes u. des Periosts. Traumatische Infektionen. Parotitis. Fisteln, Karbunkel. **Besondere Wirkung bei Panaritium.** Schmerz in den Fingernägeln mit Schwellungen der Fingerglieder. Hände sind steif, als ob sie lange Zeit etwas gedrückt hätten. Kupfriger Geschmack u. Brennen im Rachen. Zunge weiß u. rissig. Phlegmonöse Entzündungen. Beschleunigt Eiterung u. verkürzt ihre Dauer. Macht oft den Gebrauch des Messers unnötig. Entzündung des Mittelohrs, Eiterstadium. Analfisteln. Wirkt oft stärker als Hepar oder Silicea.
Myristica sebifera D1 = Ø; D1; D2; D6; [D3]

MYRRHIS ODORATA (DHU)
vgl. Anhang

MYRTILLOCACTUS GEOMETRIZANZ (AHZ 1973, 249 ff.)
vgl. Anhang

MYRTUS COMMUNIS
(Myrte); Myrtaceae; Mittelmeerländer

Die Blätter enthalten Myrtol, ein aktives Antiseptikum. Brustschmerzen, wie man sie oft bei Schwindsüchtigen findet, erfordern dieses Mittel.

Beginnende Schwindsucht. Sedativum der Nerven u. Stimulans für Schleimhäute, Bronchitis, Zystitis u. Pyelitis.

BRUST. - Stechender Schmerz in **der linken Brust, bis zum Schulterblatt verlaufend (Illicebrum; Ther.; Pix.).** Trockner, hohler Husten mit Kitzeln in der Brust. V. - morgens. Gefühl des Brennens links in der Brust.
VGL. - **Myrtus Checkan** (chronische Bronchitis mit dichtem, gelblichem Sputum, schwer zu lösen. Durch reichlichen Auswurf hat Patient dauernd Beschwerden u. muß husten).
DOS. - C 3.
Myrtus communis Ø; D1 D1; -; [D2]

NAJA TRIPUDIANS

(Gift der Kobra, Brillenschlange); Reptilia Elapidae; Ostindien, China

Naja ruft typische Bulbärparalyse hervor (L.J. Boyd). Verursacht keine Blutung, sondern nur Ödem, daher zeigen die Opfer dieses Reptils häufig nur ein kleines Zeichen äußerer Verletzung. Ein kleiner Kratzer oder eine Stichwunde sind der einzige Hinweis auf die Stelle, wo die Fangzähne ihre verheerende Arbeit geleistet haben. Das unter der Wunde liegende Gewebe ist dunkelpurpurn gefärbt, eine Menge klebriger, blutartiger Flüssigkeit sammelt sich in der Nachbarschaft der Wunde. Starker, brennender Schmerz an der Bißstelle ist das erste Symptom. Beim Menschen folgt eine Pause, bevor weitere Symptome auftauchen, durchschnittlich etwa eine Stunde. Wenn die Symptome auftreten, schreiten sie rasch fort. Ein Gefühl von Trunkenheit wird hervorgerufen, danach Verlust der Macht über die Gliedmaßen. Patient kann nicht mehr sprechen, schlucken u. hat die Kontrolle über die Lippenbewegungen verloren. Speichel geht in großen Mengen ab, die Atmung wird allmählich immer langsamer u. hört schließlich auf. Dauernd bei Bewußtsein. Naja ist kein Mittel für Blutungen oder Sepsis wie Lachesis u. Crotalus. Die Wirkung konzentriert sich auf die Herzgegend; Herzklappenfehler. Deutliches Hochsteigen des Blutes, deutliche Atemnot, kann nicht auf der linken Seite liegen. Hypertrophie u. Schädigungen der Klappen. **Organe scheinen zusammengezogen zu werden.** Sehr kälteempfindlich. Herzsymptome, Schmerz in Stirn u. Schläfen. Krankheiten, die in erster Linie abhängen von Degeneration der motorischen Zellen. Kontrolle über Schließmuskel geht verloren.

GEIST, GEMÜT. - Brütet dauernd über eingebildeten Sorgen. Wahnsinn mit Neigung zu Selbstmord (**Aur.**). Deprimiert. Abneigung gegen Sprechen. Undeutliche Sprache. Melancholie. Fürchtet, allein gelassen zu werden. Hat Angst vor Regen.
KOPF. - **Schmerz in der linken Schläfe u. im linken Orbitalgebiet, ausstrahlend in den Hinterkopf, mit Übelkeit u. Erbrechen.** Heufieber mit trockner Kehle. Erstickungsanfälle nach dem Schlafen (**Lach.**). Augen starren. Ptosis beider Lider.
OHREN. - Gehörillusionen. Otalgie; chronische Otorrhoe, schwarze Absonderungen; Geruch wie von Heringslake.

ATEMWEGE. - Greift zum Hals mit Gefühl des Erstickens. **Irritierender, trockener Husten wegen Herzschäden (Spong.; Laur.).** Klebriger Schleim u. Speichel. Asthmatische Einschnürung abends. Asthma beginnt mit Schnupfen.
HERZ. - Ziehen u. Angstgefühl im Präkordialgebiet. Gewichtsgefühl auf dem Herzen. Angina-Schmerzen gehen bis zum Nacken, in linke Schulter u. Arm, mit Angst u. Todesfurcht. Bei den Herzsymptomen Schmerz in Stirn u. Schläfen. Puls **von unregelmäßiger Kraft.** Drohende Herzparalyse, Körper kalt, Puls langsam, schwach, unregelmäßig, **zitternd. Akute u. chronische Endokarditis.** Herzklopfen. Stechender Schmerz im Herzgebiet. **Geschädigtes Herz nach infektiösen Krankheiten.** Deutliche Symptome von **niedriger** Spannung (**Elaps, Vip.**).
WEIBL. G. - Neuralgie des linken Ovars; oft nützlich bei unklarem Schmerz in der linken Weiche, besonders bei postoperativen Fällen; **Schmerz scheint sich zum Herzen zu ziehen.**
SCHLAF. - Tief wie ein Holzklotz mit röchelndem Atmen, ein typisch reptilartiger Zustand.
MODALITÄTEN. - V. - durch Stimulantien; **B.** - Gehen oder Fahren im Freien.
VGL. - Schlangengifte im allgemeinen. **Bungarus Fasciatus.** (Kraitschlange). Dieses Gift ruft einen Zustand wie akute Polioenzephalitis u. Myelitis hervor, sowohl symptomatisch als auch histologisch. **Lach.; Crot.; Spig.; Spong.**
DOS. - C 6 bis C 30.
Naja tripudians * + + D2 = 0; D8; D2; D6; [D10] Sonderpreis

NAPHTHALIN

(Chemischer Bestandteil des Steinkohlenteers; Teer-Kampher); $C_{10}H_8$

Schnupfen, Heufieber, Lungenschwindsucht, auch Gonorrhoe sind günstig durch diese Droge beeinflußt worden. Pyelonephritis. Reizung der Peripherie der Harnwege. Keuchhusten.

KOPF. - Liegt wie benommen von einem Narkoticum. Unruhig. Gesicht blaß, gelbliche Farbe.
AUGEN. - Deutliche Affinität für das Auge. Verursacht Ablösung der Netzhaut; papillo-retinale Infiltration; fleckförmige Ablagerungen auf der Netzhaut; Amblyopie u. folgende Amaurose; funkelnde Glaskörperverflüssigung; weicher Katarakt. Exsudat in Netzhaut, Aderhaut u. Ziliarkörper. Katarakt. **Hornhauttrübung.**
URIN. - Unwiderstehlicher Drang. Harnröhre rot, geschwollen. Ödem der Vorhaut. Schwarzer Urin. Schneidender Schmerz im Penis. Schmerz in der Blase. Schrecklich stinkender Geruch sich zersetzenden, ammoniakalischen Urins.
ATEMWEGE. - Niesen; entzündete Augen; schmerzhaft; Kopf heiß. **Heufieber. Spastisches Asthma;** B. - im Freien. Schmerzhaftigkeit in Brust u. Magen; muß Kleidung lockern. **Atemnot** u. seufzende Inspiration. Emphysem bei älteren Leuten mit Asthma. **Keuchhusten,** lange u. anhaltende

Hustenanfälle, unfähig, Luft zu holen. Akute Laryngo-Tracheitis. Bronchitis, wenn Spasmen verbunden sind mit zähem Auswurf u. Beklemmung (Cartier).
HAUT. - Dermatitis; juckende Infiltration. Ausschlag an den Mundwinkeln u. Pigmentierung um die Nägel.
NICHT-HOMÖOPATHISCHE ANWENDUNGEN. - Gegen Würmer u. besonders Madenwürmer; 1 g-Dosis. Äußerlich bei Hauterkrankungen, 5%ige Salbe.
VGL. - **Dros.**; **Dor-r.**; **Coc.**; **Terpinum hydratum** (Keuchhusten, Heuasthma u. Bronchialbeschwerden. 64,8 - 130 mg-Dosen).
DOS. - C 3 Trit.
Naphthalin D2 = Ø; -; D1; D6; [D3, 4]

NARCISSUS

(Narzisse); Amaryllidaceae - Amaryllengewächse

Symptome von Übelkeit, danach heftiges Erbrechen u. Durchfall. Die Narzissenzwiebeln enthalten ein Alkaloid, dessen Wirkung den Autoritäten zufolge verschiedenartig ist, je nachdem, ob das Alkaloid aus der blütentreibenden Zwiebel extrahiert wird oder aus der Zwiebel nach der Blüte. Im ersten Falle bewirkt das Alkaloid **Mundtrockenheit, hemmt die Hautsekretion, verengt die Pupillen, bewirkt leichte Erschlaffung des Pulses u. leichte Schwäche u. Übelkeit. - [The Lancet].**
Ein Mittel für Husten u. Bronchitis. Dauernder Husten, Schnupfen; Stirnkopfschmerz. Konvulsives Stadium des Keuchhustens.
HAUT. - Erythem mit Papeln, Blasen u. Pusteln, V. - bei feuchtem Wetter.
DOS. - C 1.
Narcissus t Ø; D1; D1; -; [D2]

NATRIUM ARSENICUM

(Natriumarseniat); $Na_2HAsO_4 \cdot 7H_2O$

Ein Mittel für Nasenkatarrh mit Kopfschmerz, Schmerz an der Nasenwurzel, trockenen u. schmerzhaften Augen. Psoriasis (**Ars.**; **Chrysoph-ac.**; **Thyreoid.**). Bronchitis von Kindern über 7 Jahre. Erleichtert Erkältung am Schluß, bewahrt Kraft u. Appetit (Cartier).

KOPF. - Gefühl des Schwimmens beim raschen Drehen des Kopfes; Schmerzen im Stirngebiet u. an der Nasenwurzel, über den Augenhöhlen. Kopfschmerz; V. - Druck u. Tabakrauch.
NASE. - Wässerige Absonderung. Tröpfeln im Rachen. **Verstopftes Gefühl; Schmerz an der Nasenwurzel.** Trockne Krusten, die bei Entfernung Wundheit der Schleimhaut verursachen. Retronasales Tröpfeln von dickem, mildem, gelblichem Schleim. **Borken in der Nase.**
AUGEN. - Katarrhalische Konjunktivitis u. Blepharitis marginalis. Schwächegefühl in den Augen, Starrheit der Augäpfel u. Neigung, die Lider zu

schließen. Schweregefühl, hängende Lider. Tränenfluß im Wind. Verklebung morgens. Trocken, schmerzhaft, brennend; ermüden leicht. Ödem der Orbitalregion. Supraorbitalschmerz.
INN. HALS. - Dunkel, **purpurfarben, geschwollen, ödematös;** rot u. glasiert.
ATEMWEGE. - Quälender Husten mit reichlicher, grünlicher Absonderung. **Beklemmung in Brust- u. Herzgebiet,** auch in der Kehle. Bergmannsasthma. Gefühl in den Lungen wie von eingeatmetem Rauch.
EXTREMITÄTEN. - Schmerzhaftigkeit in den Armen; V. - in der Schulter. Schmerz in den vorderen Unterschenkelnerven. Steife Gelenke. Fühlt sich überall müde. Kniegelenke knacken.
VGL. - Ars.; Kali-c.; Apis.
DOS. - C 3 bis C 30.
Natrium arsenicum * + + **D1 = Ø; D3; D2; D4;** [D4]

NATRIUM CARBONICUM

(Soda); $Na_2CO_3.10H_2O$

Alle Natriumsalze stimulieren die Zellaktivität u. verstärken Oxydation u. Stoffwechsel. Große Schwäche durch **Sommerhitze;** chronische Sonnenstichfolgen; Erschöpfung; Anämie; milchige, wässerige Haut; sehr schwache Enkel, das sind besondere Natrium-carbonicum-Zustände.

GEIST, GEMÜT. - Unfähig zu denken; schweres, langsames Begriffsvermögen. Geistige Schwäche u. Depression; macht sich Sorgen; sehr empfindlich gegen Geräusche; Erkältungen, Wetterwechsel. Ängstlich u. unruhig bei einem Gewitter; V. - durch Musik (**Ambr.**). Auffallende Vergnügtheit. Empfindlich gegen Anwesenheit bestimmter Personen.
KOPF. - Schmerz durch **leichteste geistige Anstrengung, V. - Sonne oder Arbeiten bei Gaslicht** (**Glon.**). Gefühl des Zu-groß-Seins. Überempfindliches Hören. Kopfschmerz bei Wiederkehr heißen Wetters. Schwindel in der Sonne.
NASE. - Alle Beschwerden der äußeren Nase, die krankhafte Größe annehmen kann - Pickel u. Gedunsenheit. Dauernder Schnupfen; Verstopfung der Nase. **Katarrh; schlechter Geruch der Nasenabsonderung.** Viele Beschwerden der äußeren Nase (**Caust.**). **Retronasaler Katarrh. Hochräuspern von viel Schleim aus dem Rachen; V. - geringste Zugluft.**
GESICHT. - Leberflecken, **gelbe Flecken, Pickel.** Schwellung der Oberlippe. Blaß mit blauen Ringen um die Augen u. geschwollenen Lidern.
MAGEN. - Gefühl von Schwellung u. Empfindlichkeit. Böse Folgen vom Trinken kalten Wassers bei Überhitzung. Wasserkolk. Hungrig um 5 Uhr. **Sehr schwache Verdauung** durch leichtesten Ernährungsfehler. Widerwille gegen Milch. Deprimiert nach dem Essen. Bitterer Geschmack. Alte Dyspeptiker, immer aufstoßend, mit saurem Magen u. Rheumatismus. Dyspepsie erleichtert durch Salzgebäck.
DARM. - Plötzlicher Stuhldrang. Entleerung mit Hast u. Geräusch. **Gelbe**

Substanz wie Orangenfleisch in der Absonderung. Durchfall durch Milch.
WEIBL. G. - Verhärtung der Zervix. Schamgegend wund. Gefühl des Nach-unten-Ziehens (**Sep.**; **Mur**). Schwere; V. - Sitzen; B. - Bewegung. Menses spät, gering, wie Fleischwasser (**Nit-ac.**). Weißflußartige Absonderung, stinkend, reizend, vorher Kolik.
ATEMWEGE. - Trockner Husten beim Betreten eines warmen Zimmers von draußen. Husten mit Kälte der linken Brustseite.
SCHLAF. - Wacht zu früh morgens auf. Amouröse Träume. Benommen tagsüber.
EXTREMITÄTEN. - Alte Verstauchungen. Große Gliederschwäche, besonders morgens. **Leichte Verrenkung u. Verstauchung der Enkel.** Fuß knickt ein (**Caust.**). Wundsein zwischen Zehen u. Fingern. Ferse u. Achillessehne befallen. Rissige Hände. Kniehöhle schmerzhaft bei Bewegung. Eisige Kälte bis zu den Knien.
HAUT. - Neigung zu leichtem Schwitzen oder trockner, rauher, rissiger Haut. Ausschlag an Fingerspitzen, Knöcheln u. Zehen. Ausschlag mit Blasen, fleckig u. ringförmig. Adern gefüllt. Sohlen der Füße rauh u. wund.
MODALITÄTEN. - V. - Sitzen, durch Musik, **Sommerhitze**, geistige Anstrengung, **Gewitter**. Leichteste Zugluft, Wetterwechsel, Sonne. **B.** - durch Bewegung u. Bohren in Ohren u. Nase.
VGL. - **Sodii bicarbonas** (bei Schwangerschaftserbrechen mit Azetonurie, 2 g in Wasser über 24 Stunden verteilt); **Nat-s.**; **Caust.**; **Nat-cacodylum** - (Fauliger Atem u. Mund mit schlechtem Geruch. Trockene Dermatitis der Bauchhaut. Bösartige Gewächse. (Bei Schwindsucht 50 mg subkutan täglich.) Zunahme der Zahl der roten Blutkörperchen auf das Doppelte. Auch bei **bösartiger Erkrankung**). - **Arsynal** - (Disodium-Methylarsenat). Eingeführt von M.A. Gautier, für Schwindsucht im 2. Stadium, 40 bis 60 mg täglich eine Woche lang, dann eine Woche Unterbrechung. Aber viel kleinere Dosen z.B. D 1 bis D 3 haben Besserung erzielt. Fieberabnahme, Aufhören von Nachtschweißen u. Hämoptoe.
ANTIDOTE: Ars.; **Camph.**
DOS. - C 6.
Natrium carbonicum D1 = Ø; D3; D1; D4; [D3]

NATRIUM CHLORATUM

(Labarraquesche Lösung); Na Cl O_3

Bei Zuständen von Blutandrang u. Atonie des Uterus u. seiner Bänder mit Leberstörungen. Chronische, katarrhalische Krankheiten des Mittelohres. **Schlaffe, geschwächte Konstitutionen.** Beide Hände morgens geschwollen. Phlegmatisch. Deprimiert, schwach.

KOPF. - Schwindel mit Schmerzen über der Stirn. Gefühl des Schwimmens, als ob Oberteil des Kopfes wegschwimmen wollte. Blutung aus der Nase in Klumpen.

MUND. - Wunde, reizbare Stellen entlang den Zungenseiten u. **seitlich im** Rachen. Zahnfleisch wund, Zunge geschwollen; **aphthöse Ulzeration.** Fauliger Geschmack. Zunge gefurcht, groß, schlaff, mit **Zahneindrücken.** Husten mit Aphonie.

MAGEN. - Schläfrig nach den Mahlzeiten.

URIN. - Dunkel mit Albumin u. Zylindern. Diffuse Nephritis. Starke Schmerzen im Kreuz.

WEIBL. G. - Gefühl, als ob Uterus beim Hinsetzen nach oben gedrückt würde (**Ferr-j.**). Gefühl, als ob er sich öffnete u. schlösse. Heftige Metrorrhagie. Weißfluß u. Rückenschmerz. Passives Nach-unten-Ziehen durch Schwerezustand des Uterus. Uterus schwer, vollgesogen, mit Vorfalltendenz. Subinvolution.

EXTREMITÄTEN. - Hände jeden Morgen geschwollen. Extreme Schwäche **in Enkeln** u. Knien.

VGL. - Aur-m-n.; Calc.; Sep.; Heliotropium - (Uterusverlagerung mit Gefühl des aktiven Nach-unten-Ziehens u. Stimmverlust. Membranöse Dysmenorrhoe).

ANTIDOTE: Puls.; Guaj.

DOS. - 15 bis 20 Tropfen der Labarraqueschen Lösung in Wasser. C 3 wird mit verdünntem Alkohol bereitet, die tieferen Potenzen mit Wasser.

Natrium chloratum D1 = ∅; D2; D1; D3; [D3, 4, 6, 12]

NATRIUM MURIATICUM

(Natriumchlorid); Na Cl

Andauerndes Nehmen von zu viel Salz verursacht tiefgreifende Ernährungsänderungen im Körper, u. nicht nur die Symptome der Salzretention treten auf, wie Wassersucht u. Ödeme, sondern auch eine Veränderung des Blutes u. dadurch ein Zustand von Anämie u. Leukozytose. Im Gewebe scheint auch eine Zurückhaltung abgenützten Materials vorzuliegen, mit Symptomen, die man ungenau als gichtisch oder rheumatische Gicht beschreibt. Die Prüfungen zeigen viele derartige Symptome (Dr. Stonham). Ein großes Mittel für gewisse Formen intermittierenden Fiebers, Anämie, Chlorose, viele Beschwerden des Verdauungstraktes u. der Haut. Große Schwäche; intensivste Schwäche morgens im Bett. **Kälte.** Abmagerung besonders deutlich am Hals. Große Erkältungsneigung. **Trockene Schleimhäute.** Einschnürungsgefühl im ganzen Körper. **Große Schwäche u. Müdigkeit.** Überempfindlich gegen alle Arten von Einflüssen. Hyperthyroidismus. Kropf. Addisonsche Krankheit. Diabetes.

GEIST, GEMÜT. - Psychische Krankheitsursachen; böse Folgen von Kummer, Furcht, Ärger usw. Deprimiert, besonders bei chronischen Erkrankungen. **Trösten verschlimmert.** Reizbar; wird böse über Kleinigkeiten. Ungeschickt, hastig. Möchte allein sein, um zu weinen. Tränen beim Lachen.

KOPF. - Pulsieren. **Blind-machender** Kopfschmerz. Schmerzen wie von tausend kleinen Hämmern, die auf das Gehirn schlagen, morgens beim Aufwachen, **nach Menstruation**, von **Sonnenauf- bis Sonnenuntergang.** Gefühl, als ob der Kopf zu groß wäre; kalt. Anämischer Kopfschmerz bei Schulmädchen; nervös, entmutigt, erschöpft. Chronischer Kopfschmerz, halbseitig, kongestiv, von Sonnenauf- bis Sonnenuntergang mit blassem Gesicht. Übelkeit, Erbrechen; periodisch; durch Augenanstrengung, Menses. Vor dem Anfall Taubheit u. Vibrieren in Lippen, Zunge u. Nase, erleichtert durch Schlaf. Stirnhöhlenentzündung.
AUGEN. - Prellungsgefühl **mit Kopfschmerz bei Schulkindern.** Augenlider schwer. **Muskeln schwach u. steif.** Buchstaben laufen zusammen. Sieht Funken. Feurige Zickzack-Erscheinung um alle Gegenstände. Brennen in den Augen. Versagen beim Lesen oder Schreiben. Einschnürung des Tränenkanals mit Eiterung. Absonderung von Schleim u. Eiter bei Druck auf Tränensack. Brennender, scharfer Tränenfluß. Lider geschwollen. Augen erscheinen feucht von Tränen. **Tränen strömen das Gesicht hinunter bei Husten** (**Euph.**). **Asthenopie** wegen Versagens der **Musculi recti interni.** (**Gels.**; u. **Dupt-ac.**, wenn die **äußeren** Muskeln versagen). **Schmerz in den Augen beim Hinuntersehen. Beginnender** Katarakt (**Sec.**).
OHREN. - Geräusche; Dröhnen u. Klingeln.
NASE. - **Heftiger Fließschnupfen** ein bis drei Tage anhaltend, dann Wechsel zu Nasenverstopfung mit erschwerter Atmung. Absonderung dünn u. wässerig wie **rohes Eiweiß.** Heftiger Schnupfen mit Niesen. **Unfehlbar zum Kupieren einer mit Niesen beginnenden Erkältung.** C 30 anwenden. **Geruchs- u. Geschmacksverlust.** Innere Wundheit der Nase. Trockenheit.
GESICHT. - Ölig, glänzend, wie eingefettet. Fahle Gesichtsfarbe. **Fieberblasen.**
MUND. - Schaumiger Zungenbelag mit Blasen an der Seite. Gefühl von Trockenheit. Skorbutisches Zahnfleisch. **Taubheit. Vibrieren von Zunge,** Lippen u. Nase. Blasen u. Brennen auf der Zunge wie von einem Haar darauf. Ausschlag um den Mund u. **Blasen wie Perlen auf den Lippen.** Lippen u. Mundwinkel trocken, ulzeriert u. rissig. Tiefer Riß mitten in der Unterlippe. **Landkartenzunge** (**Ars.**; **Rhus-t.**; **Tarax.**). Geschmacksverlust. Große Blase auf der geschwollenen, brennenden Unterlippe. Unmäßiger Durst.
MAGEN. - Hungrig, aber verliert an Gewicht (**Jod.**). Sodbrennen, mit Herzklopfen. Unstillbarer Durst. **Schwitzt beim Essen.** Verlangt nach Salz. Abneigung gegen Brot, gegen alles Schleimige wie Austern, Fette. Pulsieren in der Magengrube. Stechendes Gefühl in der Kardia.
ABDOMEN. - Schneidender Schmerz im Bauch. Aufgetrieben. Schmerz im Leistenring beim Husten.
REKTUM. - Brennende Schmerzen u. Stechen nach dem Stuhlgang. Anus kontrahiert, **eingerissen, blutend.** Verstopfung; Stuhl trocken, krümelnd

(Am-m.; Mag-m.). Schmerzloser, reichlicher Durchfall, vorher kneifender Schmerz im Bauch.

URIN. - Schmerz direkt **nach** dem Wasserlassen (**Sars.**). Vermehrt; unwillkürlich beim Gehen, Husten usw. Muß lange auf Harnfluß warten, **wenn andere dabei sind (Hep.; Mur-ac.)**.

MÄNNL. G. - Erguß, sogar nach Koitus. Impotenz mit verzögertem Erguß.

WEIBL. G. - Menses unregelmäßig; gewöhnlich reichlich. Vagina trocken. Weißfluß scharf, wässerig. Nach-unten-ziehende Schmerzen; V. - morgens (**Sep.**). Uterusprolaps mit Schneiden in der Urethra. Unwirksame Wehenschmerzen. Unterdrückte Menses. (Nachher **Kali-c.** geben). Hitze, bei den Menses.

ATEMWEGE. - Husten durch Kitzeln in der Magengrube, begleitet von Stichen in der Leber u. Herausspritzen von Urin [**Caust.**; **Squilla**). Stiche im ganzen Brustkorb. Husten mit berstendem Schmerz im Kopf. Kurzatmigkeit, besonders beim Steigen (**Calc.**). Keuchhusten mit **Tränenfluß beim Husten.**

HERZ. - Tachykardie. Kältegefühl im Herzen. Einschnürungsgefühl von Herz u. Brust. Flattern, Herzklopfen; aussetzender Puls. Pulsieren des Herzens erschüttert den Körper. **Setzt aus beim Niederlegen.**

EXTREMITÄTEN. - Rückenschmerz **mit Verlangen nach fester Unterstützung** (**Rhus-t.**; **Sep.**). Jede Bewegung beschleunigt den Kreislauf. **Handflächen heiß u. schwitzend.** Schwächegefühl in Armen u. Beinen, in den Knien. **Nietnägel**. Trockenheit u. Knacken an den Fingernägeln. **Taubheit u. Vibrieren** in Fingern u. unteren Extremitäten. Enkel schwach, knicken leicht um. Schmerzhafte Kontraktion der Kniesehnen [**Caust.**]. Knacken in den Gelenken bei Bewegung. **Kälte der Beine** mit Blutandrang zu Kopf, Brust u. Magen.

SCHLAF. - Schläfrig am Vormittag. Nervöses Zucken im Schlaf. Träumt von Räubern. Schlaflos wegen Kummer.

HAUT. - Fettig, ölig, besonders in den behaarten Teilen. Trockene Ausschläge, besonders am Rand der behaarten Kopfhaut u. in den Gelenkbeugen. Fieberblasen. Urtikaria; Jucken u. Brennen. Ausschläge mit Borken in den **Gliederbeugen, am Rande der behaarten Kopfhaut,** hinter den Ohren (**Caust.**). Warzen auf den Handflächen. Ekzeme; wund, rot u. entzündet; V. - bei Salz-Essen, an der Küste. Wirkt auf die Haarfollikel. Alopezie. Nesselsucht, Jucken nach Anstrengung. **Fettige** Haut.

FIEBER. - Frösteln zwischen 9 u. 11 Uhr vormittags. Hitze; heftiger Durst, nimmt zu mit dem Fieber. Fieberblasen. **Kälte des Körpers u. dauerndes Frösteln** sehr deutlich. Hydrämie bei chronischen Malariazuständen mit Schwäche, Verstopfung, Appetitlosigkeit usw. Schweißausbrüche bei jeder Anstrengung.

MODALITÄTEN. - V. - Geräusch, Musik, Zimmerwärme, Hinlegen. Um 10 Uhr etwa, an der Küste, geistige Anstrengung, Trost, **Hitze,** Sprechen. **B.** - im Freien, kaltes Bad, ohne regelmäßige Mahlzeiten, Liegen auf der rechten Seite; Druck gegen den Rücken, enge Kleidung.

ERGÄNZUNGSMITTEL: Apis; Sep.; Ign.
VGL. - Aqua marina - isotonisches Plasma. Aqua marina ist Seewasser, das einige Meilen von der Küste u. in einiger Tiefe unter der Oberfläche gewonnen, filtriert u. potenziert wird mit 2-mal soviel reinem, frischem Wasser. Es wirkt vornehmlich auf das Blut, z.B. bei Vergiftungen, skrofulösen Zuständen, Enteritis. Es entgiftet bei Krebs (subkutan gegeben bei Behandlung von Erkrankungen der Haut, Nieren u. des Darms, **Gastroenteritis u. Tuberkulose**). **Skrofulöse Beschwerden bei Kindern.** Lymphadenitis. Lupus, Ekzem, variköse Ulzera. Ein starker Blutreiniger, wirkt vitalisierend. Potenziertes Seewasser bei Schwäche, Reaktionslosigkeit; Symptome V. - an der See. Kropf). - **Sal marinum -** Seesalz - (indiziert bei chronischer Drüsenvergrößerung, besonders am Hals. Eiternde Drüsen. Scheint vielleicht ein sehr nützliches Medikament zu werden als Hilfsmittel, wenn nicht als Hauptmittel bei der Behandlung von Krankheiten bei Patienten mit Kropfneigung. Auch nützlich bei Verstopfung). - **Nat-selenicum** - (Kehlkopfschwindsucht mit Auswurf von kleinen Klumpen blutigen Schleimes u. leichter Heiserkeit). - **Nat-silicicum** (Hämophilie; skrofulöse Knochenerkrankungen; intravenös gegeben alle 3 Tage gegen senilen Pruritus); (**Dol.**; **Fago**). **Ign.**; **Sep.**; **Thuj.**; **Graph.**; **Alum-n.**
ANTIDOTE: Ars.; Phos.; Spiritus-nit-dulc.
DOS. - C 12 bis C 30 u. höher. Die allerhöchsten Potenzen ergeben oft die glänzendsten Resultate. Keine häufigen Gaben.
Natrium muriaticum D1 = Ø; D2; D1; D3; [D3, 4, 6, 12]

NATRIUM NITRICUM

(Natriumnitrat); Na NO_3

Ein Rademachermittel gegen **Entzündungen.** Hämoptoe. Hämaturie. Purpura haemorrhagica. Hämorrhagische Pocken. Benommenheit, Schmerzen durch Tabes dorsalis. **Influenza.** Blutungen aus den Schleimhäuten, besonders aus der Nase. Hämoglobinurie. Harnsäurediathese. Asthma, dabei Urin, der übersättigt ist mit festen Bestandteilen. Anämie u. Hydrämie. Erschöpfung, muß häufig ausruhen beim Gehen.

KOPF. - Dumpf. Keine Neigung zu geistiger u. körperlicher Anstrengung. Nach innen pressender Schmerz. Otalgie. Nach-innen-Pressen in den Backenknochen. **Nasenbluten.**
MAGEN. - Saures Aufstoßen. Widerwille gegen Kaffee. Blähsucht mit Druck in der Magengrube u. Schmerz in der Brust; V. - Bewegung, B. - Aufstoßen.
ABDOMEN. - Bauchmuskeln schmerzhaft gegen die Wirbelsäule kontrahiert. Auftreibung. Schwierige Stühle; hat das Gefühl unvollständiger Entleerung.

HERZ. - Schmerz in der Herzgegend. Puls langsamer u. weicher.
DOS. - C 2, auch wässerige Lösung; 1,77 g des Salzes auf 228,4 ccm Wasser. Grammdosen.
Natrium nitricum D1 = Ø; D2; D1; D2; [D3]

NATRIUM PHOSPHORICUM

(Natriumphosphat); $Na_2HPO_4 + 12\ H_2O$

Natrium phosphoricum ist das Mittel für Zustände, die durch ein Übermaß an Milchsäure entstehen, oft das Ergebnis von zuviel Zucker. Beschwerden mit **Hyperazidität.** Aufstoßen u. Geschmack sauer. Saures Erbrechen. **Gelber, kremiger Belag hinten im Gaumen u. auf der Zunge.** Entzündung des gesamten Rachens mit Kloßgefühl im Rachen. Blähsucht mit saurem Aufstoßen. Kolik mit Symptomen von Würmern. Knacken der Gelenke. **Gelbsucht** (D 1 Trit.). Oxalurie.

GEIST, GEMÜT. - Bildet sich ein beim Aufwachen nachts, daß Möbelstücke Personen sind, daß er Schritte im nächsten Raum hört. **Furcht.**
KOPF. - Dumpfes Gefühl morgens. Völlegefühl u. Pulsieren.
AUGEN. - Absonderung von **goldgelbem, dicklichem Eiter** aus den Augen. Erweiterung der Pupille. Weißes im Auge schmutzig gelb.
OHREN. - Ein Ohr rot, heiß, häufig juckend, begleitet von Magenstörungen u. Hyperazidität.
NASE. - Stinkender Geruch. Jucken der Nase. Nasenrachenkatarrh mit dickem, gelbem, übelriechendem Schleim.
GESICHT. - Blässe oder bläulich; blühendes Aussehen des Gesichtes.
MUND. - Aphthen von Lippe u. Wangen. **Blasen an der Zungenspitze** mit Stechen abends. **Dünner, feuchter Belag auf der Zunge. Gelber, kremiger Belag hinten am Gaumen. Dysphagie.** Dicke, kremige Membran auf den Mandeln u. dem weichen Gaumen.
MAGEN. - Saures Aufstoßen, saures Erbrechen, grünlicher Durchfall. Speit Nahrung mundvollweise aus.
MÄNNL. G. - Ergüsse ohne Träume **mit Schwäche im Rücken u. Zittern in den Gliedern.** Verlangen ohne Erektionen. Gonorrhoe.
WEIBL. G. - Menses zu früh; blaß, dünn, wässerig. Sterilität mit saurer Sekretion aus der Vagina. Weißfluß; Absonderung kremig oder honigfarben oder sauer u. wässerig. Sauer riechende Absonderungen aus dem Uterus. Morgenübelkeit mit saurem Erbrechen.
EXTREMITÄTEN. - Rheumatismus des Kniegelenkes.
RÜCKEN. - Müdigkeit; Schmerzen in Handgelenken u. Fingergelenken; Kniesehnen schmerzhaft. **Synoviale Krepitation.** Rheumatische Arthritis.
HAUT. - Gelb. Juckend an verschiedenen Stellen, **besonders an den Enkeln. Nesselsucht.** Glatt, rot, glänzend. Erysipel. Füße eisigkalt am Tage, Brennen nachts. Schwellung der Lymphdrüsen.

VGL. - Nat-lacticum - (Rheumatismus u. Gicht; gichtische Ablagerungen, Rheumatismus mit Diabetes); **Nat-nitrosum** (Angina pectoris. Zyanose, Ohnmacht, reichliche, flüssige Stühle nachts; Pulsieren u. Völle; Schwäche, nervöser Schmerz im Kopf, Übelkeit, Aufstoßen, blaue Lippen). **Nat-silicofluoricum - Salufer -** (ein Krebsmittel, Tumoren, Knochenerkrankungen, Karies, Lupus, Ethmoiditis. Muß mit Vorsicht gebraucht werden); **Nat-selenicum** (chronische Laryngitis u. Kehlkopfschwindsucht; Heiserkeit von Sängern, Auswurf von kleinen Schleimklumpen mit häufigem Räuspern); **Nat-sulfurosum** (Durchfall mit **hefeartigen Stühlen**); **Nat-sulfo-carbolum** (Pyämie; purulente Pleuritis, 194 - 324 mg alle 3 Stunden); **Nat-telluricum** - (Atem hat den Geruch von Knoblauch; Nachtschweiße bei Schwindsucht). - **Calc.; Rob.; Phos.** Bei Oxalurie verhindert D 1 4-mal täglich die Bildung von Steinen; hält das Calciumoxalat in Lösung (Schwartz).
DOS. - C 3 bis C 12. Bei Gelbsucht D 1.
NICHT-HOMÖOPATHISCH: Phosphat-Soda subkutan gegen Morphiumsucht, nach Dr. M.J. Luys. - Phosphat-Soda, 3,86 g täglich, für konstitutionellen Jodismus. Schilddrüsenüberfunktion u. Basedow.
Natrium phosphoricum D1 = 0; D3; D1; D3; [D3, 4, 6]

NATRIUM SALICYLICUM

(Natriumsalizylat); $C_6H_4(OH)\ COONa$

Hat einen ausgedehnten Wirkungsbereich in bezug auf Kopf, Ohr, Hals, Nieren u. Leber u. den Stoffwechsel. Blutungen, besonders Nasenbluten. Ruft deutliche Wirkungen auf das innere Ohr hervor mit Schwindel, Taubheit, Geräuschen in den Ohren u. Verlust der Knochenleitung, daher seine Anwendung bei der Menièreschen Krankheit. **Eines der besten Mittel für schwächende Nachwirkungen von Influenza.** Mattigkeit, Benommenheit, Apathie, Zittern. Beginnende Demenz. Vermehrt die Gallenabsonderung. Follikuläre Mandelentzündung.

KOPF. - Völlig vernünftige Perioden wechseln mit Manifestationen von Wahnsinn finsterer Art. **Schwindel;** V. - bei Heben des Kopfes. Alle Gegenstände scheinen sich nach rechts zu bewegen. Dumpfer Kopfschmerz u. Verwirrung. Fibrositis der Kopfhaut.
AUGEN. - Netzhautblutung, albuminurische Retinitis mit Blutung. Iridozyklitis nach Trauma mit Infektion, u. darauffolgende sympathische Ophthalmie (Dr. Gradel).
OHREN. - **Ohrenklingen** in tiefer Tonlage. Taubheit. Schwindel vom Gehör her.
BRUST. - Atemnot; Atem geräuschvoll, flach, keuchend; Puls unregelmäßig. Völliger Stimmverlust.
HAUT. - Ödeme, Nesselsucht, rot in umschriebenen Flecken. Vibrieren u. Jucken. Pemphigoider Ausschlag.

VGL. - Lobelia purpurascens - (Benommenheit; Kopfschmerz mit Schwindel zwischen den Augenbrauen; kann Augen nicht offenhalten; Zunge weiß - paralysiertes Gefühl, auch in Herz u. Lunge; starke Erschöpfung aller Vitalkräfte; tödliches Frösteln ohne Zittern; nützlich für tiefe, nervöse Erschöpfung durch Grippe); **Gaultheria; Chin. Pyrus malus** - (Labyrinthärer Schwindel - Dr. Cooper).
DOS. - C 3.
NICHT-HOMÖOPATHISCHE ANWENDUNGEN: Bei akutem Gelenkrheumatismus, Lumbago, Ischias usw. übliche Dosen 641 - 1296 mg alle 3 Stunden. Muß vorsichtig gebraucht werden, da es oft Nierengewebe zerstört. Gewöhnliche allopathische Dosen lindern den Schmerz von Dysmenorrhoe u. fördern Mensesfluß.
Natrium salicylicum D1 = Ø; D2; D1; -; [D3]

NATRIUM SULFURICUM

(Natriumsulfat, Glaubersalz); $N_2SO_4 . 10H_2O$

Ein Lebermittel, besonders indiziert für die sogenannte hydrogenoide Konstitution, wo Beschwerden auftreten wie bei Wohnen in feuchten Häusern, Kellern. V. - bei regnerischem Wetter, Wasser in jeder Form. **Fühlt jeden Wechsel von trocken zu feucht;** kann nicht einmal Pflanzen essen, die nahe dem Wasser wachsen, noch Fisch. Fühlt sich immer am besten in warmer, trockener Luft. Klinisch hat man es sehr wirksam gefunden für **spinale Meningitis,** Kopfsymptome von Kopfverletzungen u. dadurch entstandene geistig-psychische Beschwerden. Jeden Frühling kommen Hauterkrankungen wieder. Neigung zu Warzen. Finger u. Zehen befallen. Chronische Gicht (**Lyc.**).

GEIST, GEMÜT. - Lebhafte Musik macht traurig. Melancholie mit periodischen Anfällen von Manie. Neigung zu Selbstmord; **muß Enthaltsamkeit üben.** Unfähig zu denken. Mag nicht sprechen oder angesprochen werden.
KOPF. - Hinterkopfschmerz. Durchdringende Stiche in den Ohren. Schwindelgefühl; erleichtert durch Kopfschweiß. Gefühl des Berstens beim Husten. Heißes Gefühl oben auf dem Kopf. Gefühl des Bohrens in der rechten Schläfe, vorher Brennen im Magen. Böse Folgen von Hinfallen u. Kopfverletzungen, dadurch entstandene geistig-psychische Beschwerden. Träumt von laufendem Wasser.
OHREN. - Stechender Schmerz, Ohrenschmerz, blitzartige Stiche bei feuchtem Wetter.
NASE. - Nasenkatarrh mit dicker, gelber Absonderung u. salzigem Schleim. Schnupfen. Nasenbluten. Ethmoiditis.
AUGEN. - Bindehäute gelb. Granulierte Lider. **Lichtscheu** (**Graph.**).
MUND. - Schleimiger, dicker, zäher, weißer Schleim. **Bitterer Geschmack,** Blasen am Gaumen.

INN. HALS. - Dicker, gelber Schleim, tropft aus den hinteren Nasenöffnungen.

MAGEN. - Saures Erbrechen. **Brauner, bitterer Belag auf der Zunge.** Gelbe Hautfarbe. Durst auf etwas Kaltes. Galliges Erbrechen, saure Dyspepsie, mit Sodbrennen u. Blähsucht.

ABDOMEN. - Duodenalkatarrh; Hepatitis; Gelbsucht u. Erbrechen von Galle; Leber berührungsempfindlich mit scharfen, stechenden Schmerzen; kann nicht enge Kleidung um die Taille ertragen, V. - Liegen auf der linken Seite. **Blähsucht;** Blähungskolik im aufsteigenden Kolon; V. - vor dem Frühstück. Brennen in Abdomen u. Anus. Prellungsschmerz u. Stuhldrang. Durchfall gelb, wässerige Stühle. **Lockere Morgenstühle,** V. - nach anhaltend feuchtem Wetter. Stühle unwillkürlich bei Blähungsabgang. **Erheblicher Umfang der Fäkalienmasse.**

URIN. - Beladen mit Galle. Ziegelmehlsediment. Extrem starke Sekretion. Diabetes.

WEIBL. G. - Nasenbluten bei den Menses, die scharf u. reichlich sind. Brennen im Rachen bei der Menstruation. Herpetische Vulvitis. **Weißfluß** gelblich-grünlich, **nach Gonorrhoe bei Frauen.** Weißfluß mit Heiserkeit.

MÄNNL. G. - Kondylomata; weiche, fleischige Auswüchse; grünliche Absonderungen. Gonorrhoe; Absonderung dick, grünlich; wenig Schmerz.

ATEMWEGE. - Atemnot bei feuchtem Wetter. **Muß Brustkorb halten beim Husten.** Feuchtes Asthma; Rasseln in der Brust um 4 u. 5 Uhr. **Husten** mit dickem, fädigem, grünlichem Auswurf; Gefühl der Hinfälligkeit in der Brust. Dauerndes Verlangen, tief u. lange einzuatmen. Als konstitutionelles Mittel für **Asthma bei Kindern.** Verzögerte Lösungsphase bei Pneumonie. Springt vom Bett hoch, weil Husten so schmerzt; hält schmerzhafte Seite (**Bry.**). Schmerz geht durch die **untere, linke Brustseite.** Jede frische Erkältung bringt Asthmaanfall.

RÜCKEN. - Jucken beim Ausziehen. Heftige Schmerzen im Nacken u. **an der Schädelbasis.** Durchbohrender Schmerz zwischen den Schulterblättern. Spinale Meningitis; Opisthotonus.

EXTREMITÄTEN. - Schwellung der Achseldrüsen. Nagelwurzelentzündung. Brennen in den Sohlen; Ödem der Füße; Jucken zwischen Zehen, Gicht. Gliederschmerz zwingt zu häufigem Stellungswechsel. Wandernde Schmerzen. Schmerz in den Hüftgelenken, V. - links, V. - Bücken. Steifheit der Knie, Knacken der Gelenke. Rheumatismus, V. - bei feuchtem, kaltem Wetter.

HAUT. - Jucken beim Ausziehen. Gelbliche, wässerige Blasen. Sykotische Wucherungen; warzenartige, rote Beulen am ganzen Körper.

MODALITÄTEN. - **V.** - bei Musik (Macht sie traurig); Liegen auf der linken Seite; Kellerfeuchtigkeit, feuchtes Wetter. **B.** - trockenes Wetter, Druck, Lageänderung.

VGL. - **Nat-succinatum** (324 mg alle 3 Stunden. Katarrhalische Gelbsucht). - **Malaria officinalis** - zersetztes Pflanzenmaterial (kann offensichtlich Mala-

riaplasmodien beseitigen. Kachexie wegen Malaria. Allgemeines Gefühl von Müdigkeit. Milzerkrankungen. Malaria u. Rheumatismus. Funktionelle Leberkrankheiten. C 6 u. höher). - **Nat.-choleinicum** - Fel Tauri Depuratum - (Verstopfung; chronischer Magen- u. Darmkatarrh, zirrhotische Leber; Diabetes; Nackenschmerzen; Schlafneigung nach dem Essen; viel Blähung; Aszites); - **Momordica** - (Kolik, Dysmenorrhoe mit Blutgüssen). - **Pulmo vulpis** - Wolfslunge - (anhaltende Kurzatmigkeit, dadurch Asthmaanfälle bei der geringsten Bewegung. Starke, klingende, **grobblasige** Rasselgeräusche. D 1 Trit.). - **Pneumus boldus** - **Boldo** - (Atonische Zustände des Magen-Darmtraktes; Leberzustände nach Malaria. Brennender Druck in Leber- u. Magengegend, bitterer Geschmack, Mattigkeit; Leberabszeß; Asthma, Bronchitis, Katarrh, Lungenödem); **Nat-j.** - (Beginnende rheumatische Endokarditis; chronische Bronchitis, Rheumatismus u. Tertiärsyphilis. Chronische, katarrhalische Erkrankungen, Arteriosklerose. Hierbei klingen verschiedene Symptome ab, wie **Angina pectoris,** Schwindel, Atemnot, nach dauernder Einnahme von 324 - 648 mg 3-mal täglich). **Nat-hyposulfatum** - (Leberflecken, lokal u. innerlich); **Sulf.**; **Thuj.**; **Merc.**; **Stil.**
ERGÄNZUNGSMITTEL: Ars.; Thuj.
DOS. - C 1 bis C 12.
Natrium sulfuricum D1 = **Ø; D3; D1; D2;** [**D3, 4, 6**]

NICCOLUM

(Niccolum metallicum, das Metall); Ni

Periodische, nervöse Kopfschmerzen mit Übelkeit, Asthenopie, schwacher Verdauung, Verstopfung, Katarrh. Paßt für geschwächte, nervöse Patienten mit literarischen Neigungen, häufigen Kopfschmerzen, Dyspepsie u. Verstopfung.

KOPF. - Knacken in den Halswirbeln beim Kopfbewegen. Schmerz oben auf dem Kopf wie von einem Nagel. Druck auf dem Scheitel morgens; V. - bis mittags u. im warmen Zimmer. Stiche. Gegenstände erscheinen zu groß. Migräne; erst linksseitig. Zucken der Oberlippe.
NASE. - Heftiges Niesen; verstopft. Nasenkatarrh mit Röte u. Schwellung an der Nasenspitze. Stechender Schmerz an der Nasenwurzel, bis zum Scheitel u. durch die Schläfen ausstrahlend.
INN. HALS. - Rechtsseitig wund mit großer Empfindlichkeit; **Empfindlichkeit gegen äußere Berührung.** Stranguliertes Gefühl.
MAGENGEBIET. - Leeres, hinfälliges Gefühl im Oberbauch, **ohne Appetit.** Akute Gastralgie mit Schmerzen bis zur Schulter. Durst u. **intensiver Schluckauf.** Saure, stinkende Absonderungen sickern aus den Backenzähnen. Durchfall u. Tenesmus nach Milch.
WEIBL. G. - Menses spät, spärlich mit großer Schwäche u. Brennen in den Augen. Reichlicher Weißfluß; V. - nach Wasserlassen (**Mag-m.; Plat.**]; V. - auch nach Menses.

ATEMWEGE. - Heiserkeit. Trockner, hackender Husten mit Bruststichen. **Muß aufsitzen u. Kopf halten. Muß Arme auf Oberschenkel legen beim Husten.**
HAUT. - Jucken überall. V. - am Hals, nicht erleichtert durch Kratzen.
MODALITÄTEN. - **V.** - periodisch, alle zwei Wochen; jährlich, vormittags. **B.** - abends.
DOS. - C 3.
Niccolum * + + **t D8; D10; D2; D8;** [**D3 Tbl**.]

NICCOLUM SULFURICUM

(Nickelsulfat); $NiSo_4.7H_2O$

Nützlich bei klimakterischen Störungen. Periodische Neuralgien durch Malaria. Urin u. Speichel vermehrt. Kupfriger Geschmack. Schwache, asthenopische Personen mit literarischen Neigungen, schwacher Verdauung u. Verstopfung, die sich morgens schlechter fühlen u. an periodischen Kopfschmerzen u. Heiserkeit leiden.

KOPF. - Nervös, unsicher, Verlangen, sich hinzulegen, müde, kann nicht lange bei irgendeiner Beschäftigung bleiben. Periodische Kopfschmerzen, Hinterkopfschmerz, der die Wirbelsäule hinabgeht, V. - Liegen auf dem Rücken; wunder Schmerz in den Augen.
RÜCKEN. - Steifes, taubes Gefühl, V. - im Nacken. Wirbelsäule schmerzhaft. Wacht morgens auf mit brennenden Sohlen. Schmerzen in der Wirbelsäule, Schwere u. Schwäche in Armen u. Beinen, kann nicht auf dem Rücken liegen.
WEIBL.G. - Dumpfe Schmerzen in den Ovarien, mit dem Gefühl, als ob Menses kämen. **Wallungen,** danach Schweiß an einander berührenden Körperteilen, trocknen bei Trennung.
DOS. - C 2.

NITRICUM ACIDUM

(Salpetersäure); HNO_3

Selektive Affinität für die Körperöffnungen, die Haut-Schleimhautgrenzen; dort Schmerzen **wie von Splittern. Stechende** Schmerzen. Deutliche Besserung aller Symptome beim Wagenfahren. Wirkt am besten auf dunkelhäutige Personen jenseits des mittleren Lebensalters. Syphilis, nach Mercuriusmißbrauch. Schmerzen tauchen auf u. verschwinden rasch (**Bell.**). Hydrogenoide Konstitution. Sykotisches Mittel.
Blasen u. Ulzera in Mund, Zunge, Genitalien; bluten leicht. Fissuren mit Schmerz beim Stuhlgang, als ob Rektum gerissen wäre. Alle Absonderungen sehr stark riechend, besonders Urin, Fäkalien u. Schweiß. Personen mit chronischen Krankheiten, Erkältungs- u. Durchfallneigung. Extreme

physische Reizbarkeit. Kachexie durch Syphilis, Skrofulöse, intermittierende Fieber mit Leberaffektion u. Anämie usw. Harngrieß; Arthritis. Kapillarblutungen nach Curettage.

GEIST, GEMÜT. - **Reizbar,** boshaft, rachsüchtig, starrköpfig. Hoffnungslose Verzweiflung. Empfindlich gegen Geräusch, Schmerz, Berührung, Stoß. Todesfurcht.
KOPF. - **Bandgefühl um den Kopf.** Kopfschmerz von Hutdruck; Völlegefühl. V. - durch Straßenlärm. Haarausfall. Kopfhaut empfindlich.
OHREN. - Schwieriges Hören; B. - durch Fahren im Wagen oder Zug. **Sehr geräuschempfindlich** z.B. beim Rasseln eines Wagens über Pflaster (**Coff.**; **Nux-v.**). Knacken in den Ohren beim Kauen.
AUGEN. - Doppelbilder; **scharfe, stechende Schmerzen.** Ulzeration der Hornhaut. Ophthalmie durch Gonorrhoe; Lichtscheu, dauernder Tränenfluß. Syphilitische Iritis.
NASE. - Ozaena. Grüne Absonderungen aus der Nase jeden Morgen. Schnupfen mit wunden, blutigen Nasenlöchern. Spitze rot. Stiche wie von einem Splitter in der Nase. **Karies des Mastoids. Nasenbluten** mit Brustbeschwerden. Chronischer Nasenkatarrh mit gelber, stinkender, **ätzender** Absonderung. Nasendiphtherie mit wässeriger, stark exkoriierender Absonderung.
MUND. - Fauliger Atem. Speichelfluß. Blutendes Zahnfleisch. Schmerzhafte Pickel an den Seiten der Zunge. **Zunge sauber, rot u. naß mit Zentralfurche.** Zähne werden locker; Zahnfleisch weich u. schwammig. **Ulzera am weichen Gaumen mit scharfen, splitterartigen Schmerzen.** Speichelfluß u. Mundgeruch. **Blutiger Speichel.**
INN. HALS. - Trocken. Schmerz bis in die Ohren. Räuspert dauernd Schleim hoch. Weiße Flecken, **scharfe Spitzen wie von Splittern** beim Schlucken.
MAGEN. - Starker Hunger mit süßlichem Geschmack. Verlangen nach unverdaulichen Dingen, Kalk, Erde usw. Schmerz in der Kardia. Dyspepsie mit zuviel Oxalsäure, Harnsäure u. Phosphaten im Urin u. starker Depression. **Liebt Fett u. Salz (Sulf.).**
ABDOMEN. - Starkes Pressen, aber spärliche Entleerung. Gefühl, als ob Rektum gerissen ist. Darm verstopft mit Fissuren im Rektum. Reißende Schmerzen während des Stuhlgangs. Heftige schneidende Schmerzen **nach Stuhlgang, stundenlang anhaltend** (**Rat.**). Blutungen aus dem Darm, reichlich u. hellrot. Prolapsus ani. Hämorrhoiden bluten leicht. Durchfall, schleimig u. übelriechend. Nach Stuhlgang gereizt u. erschöpft. Kolik erleichtert durch enge Kleidungsstücke. Gelbsucht. Schmerz in der Leber.
URIN. - Spärlich, dunkel, **übelriechend.** Riecht wie Pferdeurin. **Kalt beim Abgang.** Brennend u. stechend. Urin blutig u. albuminhaltig. Wechsel zwischen wolkigem, phosphatischem Urin mit reichlicher Harnabsonderung in alten Prostatafällen.

MÄNNL. G. - Wundsein u. Brennen in der Eichel u. unter der Vorhaut. Ulzera; brennen u. stechen; Exsudat stinkenden Eiters.
WEIBL. G. - **Äußere Teile wund mit Ulzera** (**Hep.**; **Merc.**; **Thuj.**). **Ausfluß braun, fleischfarben, wässerig oder fädig, übelriechend.** Haare an den Genitalien fallen aus (**Nat-m.**; **Zinc.**). Uterusblutungen. Menses früh, reichlich, wie schmutziges Wasser, mit Rücken-, Hüft- u. Oberschenkelschmerzen. Stiche durch Vagina. Metrorrhagie nach der Niederkunft.
ATEMWEGE. - Heiserkeit. Aphonie mit trockenem, hackendem Husten, durch Kitzeln in Kehlkopf u. Magengrube. Schmerzhaftigkeit am unteren Ende des Brustbeins. **Kurzatmigkeit beim Steigen** (**Ars.**; **Calc.**). Husten im Schlaf (**Cham.**).
EXTREMITÄTEN. - Übelriechender Fußschweiß, dadurch Wundheit der Zehen mit stechendem Schmerz; Frostblasen auf den Zehen. Schwitzen der Handflächen u. Hände; kalte, blaue Nägel. Stinkender Schweiß in den Achselhöhlen nachts.
HAUT. - Warzen, groß u. rissig; bluten beim Waschen. Ulzera bluten leicht, empfindlich; splitterartige Schmerzen; unregelmäßige, zickzackartige Ränder; Basis sieht wie rohes Fleisch aus. Überschießende Granulationen. Schwarze Poren im Gesicht, Papeln V. - auf der Stirn.
MODALITÄTEN. - **V.** - abends u. nachts, in kaltem Klima u. auch bei **heißem** Wetter. **B.** - beim Fahren im Wagen (umgekehrt **Cocc.**).
ERGÄNZUNGSMITTEL: Ars.; Calad.; Lac-c.; Sep.
FEINDLICH: Lach.
VGL. - Merc.; Kali-c.; Thuj.; Hep.; Calc.
DOS. - C 6. Bei Besserung können bei den Nit-ac.-Patienten eine Weile Hautsymptome auftreten, ein günstiges Zeichen.
Nitricum acidum D1 = ∅; -; -; D4; [D4, 6]

NITRI SPIRITUS DULCIS

(Spiritus Aetheris nitrosi)

Man kann mit diesem Mittel **sensorielle Apathie** bei schwächenden Fiebern behandeln, bei Stupor, u. wenn Patient schwer wachzurufen ist. Trockene Haut, Übelkeit, Blähsucht. Salziger Geschmack. **Böse Folgen** von **Salz** (Halophagie); (**Ars.**; **Phos.**). Erkältung bei stürmischem Wetter. Akute Nephritis nach Scharlach, Wassersucht. Ein hervorragendes Diureticum.

GESICHT. - Trigeminusneuralgie mit Lichtscheu. Brennen in den Wangen **u. Erbrechen, danach Mattigkeit.** Bohrende Schmerzen in den Gesichtsknochen; in den Unterkieferwinkeln. Sehr kälteempfindlich.
ATEMWEGE. - Sehr rasche Atmung schon nach kurzem Weg. Schmerzhafte Zusammenschnürung unter dem Brustbein.
MODALITÄTEN. - **V.** - seelische Aufregungen, im Winter u. Frühling. Verstärkt die Wirkung von Digitalis.

VGL. - Phos-ac.; Lyc.
DOS. - Ein paar Tropfen von reinem Spiritus in Wasser alle 2 oder 3 Stunden.

NITRO-MURIATICUM ACIDUM

(Aqua Regia, Königswasser)

Fast ein Spezifikum bei Oxalurie. Beseitigt die quälenden Hautsymptome, die Psoriasis ähneln. 3 bis 5 Tropfen 3-mal den Tag. Sogenannte biliöse Zustände; schlaffe Leber, Hepatitis u. frühe Leberzirrhose. Passender für Schlaffheit der Leber u. Magenkatarrh, wie sie häufig in heißen, feuchten Klimazonen vorkommen, V. - durch Fleisch u. Alkohol (Hale). Zusammenschnürung des Anus. Grieß.

MUND. - Zahnfleisch blutet leicht. Speichelfluß. **Dauerndes Tröpfeln nachts (Merc.)**. Lippengeschwür; kleine, oberflächliche Ulzera an Mundinnenseite u. Zunge. Metallischer Geschmack (**Cupr-m.**).
MAGEN. - Saures Aufstoßen mit leerem, hungrigem Gefühl im Magen; nicht B. - durch Essen. **Speichelbildung; V. - nachts.**
STUHL. - Verstopft, mit erfolglosem Drang. Schließmuskelstriktur. Anus feucht u. wund.
URIN. - Wolkig. Brennen in der Harnröhre. Oxalurie.
DOS. - 5 bis 10 Tropfen, gut verdünnt.

NUPHAR LUTEUM

(Gelbe Teichrose); Nymphaeaceae - Seerosen;
Europa, Asien, Nordamerika

Bewirkt nervöse Schwäche mit deutlichen Symptomen in der Sexualsphäre.

MÄNNL. G. - Völliges Fehlen der Libido; Teile erschlafft; Penis retrahiert. Impotenz mit unwillkürlichen Ergüssen bei Stuhl- oder Harnabgang. Spermatorrhoe. Schmerz in Hoden u. Penis.
STUHL. - Entero-Kolitis. Gelber Durchfall; V. - morgens. Durchfall bei Typhus.
VGL. - Bei sexueller Schwäche, **Agn.; Kali-br.; Lyc.; Sel.; Yohimbin.** Bei Durchfall, **Chel.; Gamb.; Sulf.; Nymphaea odorata** - (Durchfall morgens früh. Rückenschmerzen); scharfer Weißfluß, stinkende Ulzera; Bronchorrhoe; Halsschmerz mit Ulzera.
DOS. - Tinktur bis C 6.
Nuphar luteum Ø; D1; D1; D4; [D2]

NUX MOSCHATA

(Muskatnuß von Myristica Fragrans, Muskatnußbaum);
Myristicaceae - Molukken; Neu-Guinea

Deutliche Neigung zu **Ohnmachtsanfällen** mit Herzversagen. Kalte Extremitäten, **sehr starke Trockenheit der Schleimhäute** u. Haut. Seltsames Gefühl, dabei unwiderstehliche **Benommenheit.** Indikanurie. Allgemeine Neigung zu Ohnmachten bei akuten Anfällen. Äußerste Niedergeschlagenheit (**Ign.**). Taumelt bei dem Versuch zu gehen.

GEIST, GEMÜT. - Wechselhaft; lachend u. weinend. Verwirrt, geschwächtes Gedächtnis. Verwirrtes Empfindungsvermögen, wie in einem Traum. Denkt, sie hat zwei Köpfe.

KOPF. - Schwindel beim Gehen im Freien; Schmerzen von ein wenig Überessen. Gefühl der Vergrößerung des Kopfes **mit Schläfrigkeit.** Pulsieren im Kopf. Gefühl des Knackens im Kopf. Empfindlich gegen leichteste Berührung bei Luftzug. Berstender Kopfschmerz; **B. - starker Druck.**

AUGEN. - Gegenstände sehen größer aus, sehr entfernt oder verschwinden. Stäubchen vor den Augen. Mydriasis.

NASE. - Überempfindlich gegen Geruch; Nasenbluten, dunkles Blut; trocken, verstopft.

MUND. - Sehr trocken. Zunge haftet am Gaumendach; aber kein Verlangen nach Wasser. Speichel wie Watte (**Berb.**). Zahnschmerz bei der Schwangerschaft. Zunge taub, gelähmt. **Trockenheit** des Halses.

MAGEN. - **Sehr stark gebläht. Flatulente Dyspepsie.** Schluckauf mit Verlangen nach stark gewürzter Nahrung. Nachinnenschlagen von Gicht auf den Magen.

ABDOMEN. - Paralytische Schwäche des Darmes. **Enorm aufgetrieben.** Stuhl weich, **aber kann nicht entleert werden,** trotz langer Anstrengung (**Alum.**). **Ohnmacht bei oder nach dem Stuhlgang.** Hervortretende Hämorrhoiden.

WEIBL. G. - Uterusblutung. Menses zu lang, dunkel, dick. Weißfluß schmutzig u. blutig. Unterdrückung mit hartnäckigen Ohnmachtsanfällen u. Schläfrigkeit (**Kali-c.**). **Veränderlichkeit der Menstruation, Unregelmäßigkeit von Zeit u. Menge.**

ATEMWEGE. - Verlust der Stimme beim Gehen gegen den Wind (**Hep.**). Husten beim Warmwerden im Bett.

HERZ. - Zittern, Flattern, Gefühl der Umklammerung. Herzklopfen; Puls intermittierend.

EXTREMITÄTEN. - Schmerz von der rechten Hüfte bis zum Knie; V. - Bewegung, besonders beim Steigen. Rheumatismus durch nasse Füße, Zugluft. Rheumatismus B. - durch trockene, warme Kleidung. Ermüdung bei leichter Anstrengung.

SCHLAF. - Starke Benommenheit (**Indol.**). **Beschwerden verursachen Schläfrigkeit.** Koma.

FIEBER. - Frösteln beginnt in der linken Hand (**Carb.**). Frösteln u. Hitze ohne Durst; **Mangel an Schweiß. Trockene Haut** u. Trockenheit der inneren Teile, auch von Augen, Nase, Lippen, Mund, Zunge, Hals usw.
MODALITÄTEN. - **V.** - kalter, feuchter Wind, kalte Nahrung, kaltes Waschen, Liegen auf der schmerzhaften Seite, Bewegung, Stoß. **B.** - Wärme, trockenes Wetter.
VGL. - **Oleum myristicae** - Muskatnußöl - (als Mittel gegen Furunkel, Fingernagelgeschwüre, ansteckende Ulzera wird es in D 1 benützt); **Ornithogalum** (**Blähsucht,** Schwellungsgefühl über dem unteren Brustkorb; immer beim Drehen im Bett **Gefühl eines Wassersackes**, der sich auch mitdreht; Magengeschwüre u. Krebs). - **Myristica Sebifera** - (Phlegmonöse Entzündungen, beschleunigt Eiterung; starkes Antiseptikum. Ulzerative Tendenz in allen Geweben. Soll stärker wirken als Hepar u. Silicea).
VGL. - **Nux-v.; Puls.; Thus.; Ign.; Asaf.**
ANTIDOTE : Camph.; Gels.; Valer.
DOS. - C 1 bis C 6.
Nux moschata D1 = Ø; D1; D2; D4; [D3, 4]

NUX VOMICA

(Samen, »Krähenaugen«, von Strychnos nux vomica; Brechnußbaum); Loganiaceae; Ceylon, Ostindien, Nordaustralien

Nux-v. ist das größte der Polychreste, weil die Masse seiner Symptome in ihrer Ähnlichkeit denen der allgemein verbreitetsten u. häufigsten Krankheiten entspricht. Es ist häufig das erste Medikament, indiziert nach viel Arzneiabusus, weil es eine Art Gleichgewicht der Kräfte herstellt u. chronischen Beschwerden entgegenwirkt.
Nux ist vornehmlich das Mittel für viele Zustände, die mit dem modernen Leben zusammenhängen. Der typische Nux-Patient ist ziemlich dünn, dürr, rasch, aktiv, nervös u. reizbar. Er ist viel mit geistiger Arbeit beschäftigt; unterliegt nervlichen Belastungen u. hat eine sitzende Lebensweise, wie bei langer Büroarbeit, bei zuviel Studium u. starker Beanspruchung durch das Geschäftsleben mit seinen Sorgen u. Ängsten. Dieses Leben in geschlossenen Räumen u. die nervliche Anspannung führen zu Stimulantien, Kaffee, Wein, möglicherweise im Übermaß; oder andernfalls hofft man die Erregung beizulegen durch die beruhigende Wirkung von Tabak, wenn es nicht gar zu der Sucht nach verführerischen Drogen wie Opium usw. kommt. Hinzu tritt das Frönen anderer Leidenschaften; bei Tisch zieht solch ein Mensch schwere, anregende Nahrung vor; Wein u. Frauen spielen eine Rolle, um die berufliche Anstrengung des Tages vergessen zu lassen. Deswegen bleibt er stets lange auf; ein schwerer Kopf, Dyspepsie u. reizbares Temperament sind die Folgen am nächsten Tage. Nun werden Purgativa, Leberpillen oder Mineralwasser genommen, u. bald gewohnheitsmäßig, was die Dinge weiter kompliziert. Da Männer mehr zu diesen Schwächen neigen als Frauen, ist Nux zuerst ein Männer-Mittel. Solche

Zustände erzeugen **reizbare** Nerven, Überempfindlichkeit u. -empfänglichkeit für Eindrücke, wobei Nux sehr besänftigt u. beruhigt. Besonders passend für Verdauungsstörungen, Pfortaderstauung u. hypochondrische Zustände, die damit zusammenhängen. Konvulsionen bei Bewußtsein; V. - bei Berührung, Bewegung. **Ehrgeiziges, feuriges Temperament.** Nux-Patienten frieren leicht, vermeiden die Außenluft usw. Nux scheint immer in Disharmonie zu sein; unharmonische, krampfartige Handlungsweise.

GEIST, GEMÜT. - Sehr **reizbar**; empfindlich gegen alle Eindrücke. Häßlich, boshaft. **Kann nicht Geräusche, Gerüche, Licht usw. ertragen.** Will nicht berührt werden. Zeit vergeht zu langsam. Sogar die geringsten Beschwerden beeinträchtigen sehr. Neigung zu Vorwürfen. **Mürrisch, nörgelig.**

KOPF. - Kopfschmerz im Hinterkopf oder über den Augen mit **Schwindel;** Gefühl im Gehirn, als ob es sich in einem Kreise drehe. Überempfindlichkeit. **Schwindel mit momentanem Bewußtseinsverlust.** Gefühl der Trunkenheit; V. - morgens, geistige Anstrengung, Tabak, Alkohol, Kaffee, im Freien. Pressender Schmerz auf dem Scheitel wie von hineingetriebenem Nagel. Schwindel morgens u. nach dem Essen. Kopfhaut empfindlich. Stirnkopfschmerz mit dem Wunsch, den Kopf gegen etwas zu pressen. Kongestiver Kopfschmerz, mit Hämorrhoiden. **Kopfschmerz im Sonnenschein** (**Glon.**; **Nat-c.**). Innen Gefühl von Schwellung u. Wundheit nach Ausschweifung.

AUGEN. - Lichtscheu; V. - morgens. Schmerzendes, trockenes Gefühl in den inneren Augenwinkeln. Infraorbitalneuralgie mit viel Wasser in den Augen. Atrophie des Sehnerven durch gewohnheitsmäßigen Gebrauch berauschender Getränke. Parese der Augenmuskeln; V. - durch Tabak u. Stimulantien. Zucken in den Augenhöhlen, ausstrahlend in den Hinterkopf. Neuritis des Sehnerven.

OHREN. - Jucken im Ohr durch die eustachische Röhre. Gehörgang trocken u. empfindlich. Ohrenschmerz; V. - im Bett. Hyperästhesie des Hörnerven; laute Klänge schmerzhaft u. ärgererregend.

NASE. - Verstopft, besonders nachts. **Benommen machende Erkältungen, Schniefen,** nach Einwirkung trockener, kalter Atmosphäre; V. - im warmen Zimmer. Gerüche rufen leicht Ohnmacht hervor. Schnupfen; fließend am Tage; **verstopft nachts u. draußen;** oder wechselnd zwischen den Nasenöffnungen. Blutung morgens (**Bry.**). Scharfe Absonderung, aber mit **Verstopfungsgefühl.**

MUND. - Kiefer kontrahiert. Kleine, aphthöse Ulzera mit **blutigem Speichel.** Vordere Hälfte der Zunge sauber, hintere bedeckt mit dickem Belag; weiße, gelbe, rissige Ränder. Zähne schmerzen; V. - kalte Nahrung, Zahnfleisch geschwollen, weiß u. blutend.

INN. HALS. - Rauhes, abgekratztes Gefühl. Kitzeln nach Aufwachen morgens. Gefühl von **Rauhheit,** Enge u. Anspannung. Einschnürung im Rachen. Uvula geschwollen. **Stiche ins Ohr hinein.**

MAGEN. - Saurer Geschmack u. **Übelkeit morgens nach dem Essen. Gewicht u. Schmerz im Magen; V. - beim Essen u. kurz danach.** Blähsucht u. Sodbrennen. Saures, bitteres Aufstoßen. **Übelkeit u. Erbrechen,** mit viel Würgen. Heißhunger, besonders etwa einen Tag vor Anfall von Dyspepsie. **Magengebiet sehr druckempfindlich** (**Bry.; Ars.**). Oberbauch aufgetrieben, mit Druck wie von einem Stein, **mehrere Stunden nach dem Essen.** Verlangen nach Stimulantien. Mag gern **Fette** u. verträgt sie gut (**Puls.** entgegengesetzt). Dyspepsie durch Trinken starken Kaffees. Beschwerden beim Wind-Aufstoßen. Möchte erbrechen, aber kann nicht.
ABDOMEN. - Gefühl von Prellung u. Wundheit in den Bauchwänden (**Apis; Sulf.**). Flatulente Auftreibung mit spastischer Kolik. Kolik durch Aufdecken. Blutandrang, Stiche u. Schmerzhaftigkeit in der Leber. Kolik mit Druck nach oben, Kurzatmigkeit u. Stuhldrang verursachend. **Schwäche des Leistenringgebietes.** Eingeklemmter Bruch (**Op.**); im Unterbauch gegen die Genitalien drängend. Umbilikalhernie von Kleinkindern.
STUHL. - Verstopfung mit **häufigem, erfolglosem Drang,** unvollständig u. nicht erleichternd; **Gefühl, als ob ein Teil zurückbliebe.** Einschnürung des Rektum. Unregelmäßige Peristaltik; daher **häufiger, erfolgloser Drang oder Abgang von nur kleinen Mengen bei jedem Versuch. Völliges Fehlen von Stuhldrang bedeutet Kontraindikation.** Verstopfung u. Durchfall abwechselnd nach Abführmittel-Mißbrauch. Stuhldrang wird im ganzen Bauch gefühlt. Juckende, **blinde Hämorrhoiden,** mit erfolglosem Stuhldrang; sehr schmerzhaft; nach starken Medikamenten. Durchfall nach Ausschweifung; V. - morgens. Häufige, kleine Entleerungen. Spärlicher Stuhl mit viel Drang. Dysenterie; Stühle **erleichtern Schmerzen zeitweise. Dauernde Unsicherheit im Rektum.** Durchfall mit Gelbsucht (**Dig.**).
URIN. - Reizblase; durch Schließmuskelspasmen. Häufiges Harnlassen; wenig u. oft. Hämaturie (**Ip.; Ter.**). Erfolgloser Drang, Spasmen u. Strangurie. Nierenkolik, ausstrahlend in die Genitalien, mit Urintröpfeln. Jucken in der Urethra u. Schmerz im Blasenhals beim Harnlassen.
MÄNNL. G. - Leicht gereiztes Verlangen. Ergüsse infolge flotten Lebens. Böse Folgen sexueller Exzesse. Einschnürungsschmerz in den Hoden. Orchitis (**Ham.; Puls.**). Spermathorrhoe bei Träumen, Rückenschmerz, Brennen in der Wirbelsäule, Schwäche u. Reizbarkeit.
WEIBL.G.- Menses **zu früh,** dauern zu lang; **immer unregelmäßig,** Blut schwarz (**Cycl.; Lach.; Puls.**) mit Ohnmachtsanfällen. **Prolapsus uteri. Dysmenorrhoe** mit Schmerz im Sakrum u. dauerndem Stuhldrang. Wirkungslose Wehenschmerzen; strahlen aus zum Rektum, mit Stuhldrang u. häufigem Wasserlassen (**Lil**). Zu starke Libido. Metrorrhagie mit dem **Gefühl, als ob der Darm sich bewegen wolle.**

ATEMWEGE. - Katarrhalische Heiserkeit mit **Kratzen im Hals.** Spastische Konstriktion. **Asthma mit Völle im Magen, morgens oder nach dem Essen.** Husten mit dem Gefühl, als ob etwas in der Brust losgerissen wäre. **Flache Atmung. Beklemmte Atmung.** Enger, trockner, hackender Husten; zeitweise mit blutigem Auswurf. **Husten führt zu berstendem Kopfschmerz** u. Prellungsschmerz im Oberbauchgebiet.

RÜCKEN. - Rückenschmerz im Lendengebiet. Brennen in der Wirbelsäule; V. - zwischen 3 bis 4 Uhr. Zervikobrachial-Neuralgie; V. - Berührung. **Muß sich aufrichten, um sich im Bett drehen zu können.** Prellungsschmerz unter den Schulterblättern. Sitzen ist schmerzhaft.

EXTREMITÄTEN. - Arme u. Hände schlafen ein. Parese der Arme mit Schockwellen. Beine taub; Gefühl der Lähmung; Krämpfe in Waden u. Sohlen. Partielle Lähmung durch Überanstrengung oder Durchnässen (**Rhus-t.**). Knacken in den Kniegelenken bei Bewegung. Schleift mit den Füßen beim Gehen. Gefühl plötzlichen Kräfteverlustes von Armen u. Beinen morgens.

SCHLAF. - Kann nicht schlafen nach 3 Uhr bis gegen Morgen; wacht mit elendem Gefühl auf. Benommen nach den Mahlzeiten u. früh am Abend. Träume voll von Geschäftigkeit u. Eile. **B. - nach kurzem Schlaf,** darf aber nicht geweckt werden.

HAUT. - Körper brennend heiß, besonders das Gesicht; kann sich jedoch nicht bewegen oder aufdecken, ohne sich kalt zu fühlen. Nesselsucht mit Magenstörung. Akne; Haut rot u. fleckig.

FIEBER. - Kaltes Stadium wiegt vor. Anfälle treten morgens zu früh auf. Extremer Rigor mit **Zyanose der Fingernägel.** Schmerzhaftigkeit in Gliedern u. Rücken u. Magensymptome. Fröstelnd; **muß bei jedem** Fieberstadium **zugedeckt sein.** Saurer Schweiß; nur auf einer Körperseite. **Frösteln beim Aufdecken, aber Patient will nicht bedeckt sein.** Trockene Hitze des Körpers.

MODALITÄTEN. - V. - morgens, geistige Anstrengung, nach dem Essen, bei Berührung, Gewürzen, Stimulantien, Narkotika, trocknem Wetter, Kälte. **B. -** nach kurzem Schlaf, ohne geweckt zu werden; abends, in der Ruhe, bei nassem, feuchtem Wetter (**Caust.**), bei starkem Druck.

Nuxsamen enthalten Kupfer; die Tendenz zu Krämpfen bei beiden Mitteln ist zu beachten. - Ergänzungsmittel: **Sulf.; Sep.**

FEINDLICH: Zinc.

VGL. - Stry.; Kali-c.; Hydr.; Bry.; Lyc.; Graph.

ANTIDOTE: Coff.; Ign.; Cocc.

DOS. - C 1 bis C 30 u. höher. Nux soll am besten bei Verabreichung abends wirken.

Nux vomica * + **D1 = Ø; D1; D2; D3; [D3, 4, 6, 12]**

NYCTANTHES ARBOR TRISTIS

(Paghala-malli-»Trauerbaum«); Oleaceae - Ölbaumgewächse; Ostindien

Biliöse u. hartnäckige, remittierende Fieber; Ischias; Rheumatismus. Verstopfung bei Kindern.

KOPF. - Ängstlich u. unruhig; dumpfer Kopfschmerz. Zunge belegt.
MAGEN. - Gefühl des Brennens, B. - kalte Anwendungen. Durst, B. - Erbrechen.
ABDOMEN. - Empfindlichkeit der Leber. Reichliche, biliöse Stühle mit Übelkeit. Verstopfung.
FIEBER. - Durst vor u. beim Frösteln u. bei Hitze; B. - Erbrechen am Schluß des Fröstelns; Schweiß nicht deutlich.
DOS. - Urtinktur, tropfenweise.

OCIMUM CANUM - BASILICUM ALBUM

(Brasilianisches Alfavaca); Labiatae - Lippenblütler

Sollte beachtet werden bei Erkrankungen von Nieren, Blase u. Urethra. Harnsäurediathese. Roter Sand im Urin ist das Hauptmerkmal u. häufig bestätigt. Drüsenschwellung, Leisten- u. Brustdrüsen. Nierenkolik, besonders rechtsseitig. Nierensteinsymptome sind deutlich.

URIN. - Starker Säuregehalt, Bildung von stacheligen Harnsäurekristallen. Trübe, dick, eitrig, blutig; backsteinrotes oder gelbes **Sediment. Moschusgeruch. Schmerz in den Harnleitern.** Krämpfe in den Nieren.
MÄNNL. G. - Hitze u. Schwellung im linken Hoden.
WEIBL. G. - Vulva geschwollen; stechender Schmerz in den Labien. Brustwarzen empfindlich beim leichtesten Kontakt. Brüste fühlen sich voll u. gespannt an. Juckend. Prolapsus vaginae.
VGL. - Berb.; Hedeom.; Lyc.; Pareir.; Urt-u.
DOS. - C 6 bis C 30.
Ocimum canum tt Ø; D1; D1; -; [**D2**]

OENANTHE CROCATA

(Rebendolde); Umbelliferae - Doldengewächse; Mittel- u. Südeuropa

Epileptiforme Konvulsionen; V. - bei Menstruation u. Schwangerschaft. Eklampsie im Kindbett; urämische Konvulsionen. Brennen in Rachen u. Magen, Übelkeit u. Erbrechen. Rote Flecken im Gesicht. Konvulsives Gesichtszucken. Hautbeschwerden, besonders Lepra u. Ichthyosis.

KOPF. - Schmerzen über den ganzen Kopf hin. Schwindelig. Plötzliche u. völlige Bewußtlosigkeit. Wildes Delirium, Schwindelgefühl. Gesichtsfarbe

livide, Augen fixiert, Pupillen erweitert, **krampfhaftes Zucken der Gesichtsmuskeln,** Trismus, Schaum vor dem Mund, Kieferstarre. Viel Gähnen. Neigung, über kleine Dinge zu weinen.
ATEMWEGE. - Kitzelnder Husten mit Rasseln im unteren Teil der Brust u. dickem, schaumigem Auswurf. Schweres, spastisches, stertoröses Atmen.
EXTREMITÄTEN. - Konvulsionen; Opisthotonus. Schmerzen entlang den Unterschenkel- u. Ischiasnerven, im Rücken beginnend. Kalte Hände u. Füße. Taubheit von Händen u. Füßen.
VGL. - Cicuta; Kali-brom.
DOS. - C 1 bis C 6.
Oenanthe crocata + tt Ø; D1; D1; D3; [D2]

OKOUBAKA AUBREVILLEI (AHZ 1972)
vgl. Anhang

OLEANDER-NERIUM ODORUM - NERIUM OLEANDER
(Oleander); Apocynaceae; Mediterrangebiet

Wirkt merklich auf Haut, Herz u. Nervensystem, ruft hervor u. kuriert paralytische Zustände mit krampfartigen Kontraktionen der oberen Gliedmaßen; Hemiplegie. Deutliche Aussprache erschwert.

GEIST, GEMÜT. - Schwaches Gedächtnis; langsames Begriffsvermögen. Melancholisch, dabei hartnäckige Verstopfung.
KOPF. - Schwindel u. Diplopie beim Niedersehen. Schwindel beim Fixieren eines Objektes u. beim Aufstehen vom Bett. Schmerz im Gehirn, als ob der Kopf bersten wollte. Benommenheit. Unklar, unfähig zu denken. Indolenz. **Ausschlag auf der Kopfhaut.** Feuchte, übelriechende Stellen **hinter den Ohren** (**Graph.**; **Petrol.**) u. am Hinterkopf u. rote, rauhe, herpesartige Flecken an der Stirn. **Korrosives Jucken an der Stirn u. am Haarrand;** V. - Hitze.
AUGEN. - Sieht Gegenstände nur beim Seitwärtsblicken. Augen schwimmen beim Lesen. Doppelsichtigkeit. **Gefühl, als würden die Augen nach hinten in den Kopf gezogen.**
GESICHT. - Blaß, eingesunken mit blauen Ringen um die Augen (**Phos-ac.**).
MAGEN. - **Heißhunger mit hastigem Essen,** ohne Appetit. Durst. Leeres Aufstoßen. Erbrechen von Nahrung; grünlichem Wasser. Pulsieren in der Magengrube.
ABDOMEN. - Kollern mit reichlichen, stinkenden Flatus. Nagende Schmerzen um den Nabel. Erfolgloser Drang. **Unverdaute Stühle. Stuhl geht ab bei Blähungsabgang.** Brennender Schmerz im Anus.
BRUST. - Beklemmung wie von einem Gewicht; asthmatisch beim Niederlegen. **Herzklopfen** mit Schwäche u. Leeregefühl in der Brust. Atemnot. Dumpfe Stiche in der Brust.
EXTREMITÄTEN. - Schwäche der unteren Gliedmaßen. Lähmung von Beinen u. Füßen. Mangel an animalischer Wärme in den Gliedern. Kalte

Füße. Schmerzlose Lähmung. Dauernd kalte Füße. Schwellung, brennende Steifheit der Finger. Handvenen geschwollen. Ödem. Steifheit der Gelenke.
HAUT. - Juckende, schorfartige Stippen; Herpes; empfindlich u. taub. Nächtliches Brennen. **Sehr empfindliche Haut;** leichteste Reibung verursacht Wundheit u. Abschilfern. **Heftig juckender Ausschlag, blutend, nässend;** fehlende Schweiße. Empfindliche Kopfhaut, Pruritus.
MODALITÄTEN. - V. - Ausziehen, Ruhe, Reibung der Kleidung.
VGL. - Con.; Nat-m.; Rhus-t.; Caust.; Lath. Oleander enthält Oleandrin u. auch Neriin; letzteres soll eng verwandt, wenn nicht identisch sein mit Digitalin. Der Puls wird langsamer, regelmäßiger, kräftiger. **Diurese;** Herzklopfen, Ödeme u. Atemnot infolge Herzklappenfehler verschwinden.
ANTIDOTE: Camph.; Sulf.
DOS. - C 3 bis C 30.
Oleander + t Ø; D1; D1; D3; [D2]

OLEUM ANIMALE

(Oleum Dippeli; Brenzöl); Destillat aus Tierkadavern

Wirkt auf das Nervensystem, besonders im Lungen-Magengebiet. Nützlich bei Migräne u. Neuralgie des Samenstranges. Brennende Schmerzen u. Stiche. **Schmerzen »ziehen nach oben« u. »von hinten nach vorne«.**
KOPF. - Reißender Schmerz mit Trauer u. Reizbarkeit; V. - nach dem Essen; B. - durch Reiben. Juckende, brennende Blasen; B. - Reibung. Gefühl gewaltsamen Hochgezogenwerdens in den Backenknochen. Migräne mit Polyurie.
AUGEN. - Schmerzen in den Augen; verschleiertes Sehen. Glitzernde Körper vor den Augen. Tränenfluß beim Essen. Kurzsichtigkeit. Zucken der Lider (**Agar.**).
NASE. - Wässerige, ätzende Absonderung; V. - im Freien.
GESICHT. - Gefühl des Ziehens. Krampfartige Schmerzen. **Zucken der Lippen.** In den Backenknochen Gefühl des Hochgezogen-Werdens. Zahnschmerzen, **B. - Zusammenpressen der Zähne.**
MUND. - Beißt auf die Wange beim Essen (**Caust.; Ignat.**) Wundes Gefühl in der Zunge. Fettiges Gefühl im Munde.
INN. HALS. - Wund, trocken, eingeschnürt. Luft wird kalt empfunden.
MAGEN. - Gefühl **wie von Wasser im Magen;** von Kälte, Einschnürung u. Brennen; B. - Aufstoßen.
ABDOMEN. - Flatulenz u. Kollern. Erfolgloser Stuhldrang mit Brennen im Anus. Nach dem Stuhl Prellungsschmerz im Bauch.
URIN. - Polyurie. Grünlicher Urin, häufiger, dringender Harndrang mit Tenesmus u. spärlicher Entleerung. Jucken in Urethra.
MÄNNL. G. Vermehrtes Verlangen; Erguß zu früh. Schmerz am Samenstrang entlang zu den Hoden. **Gefühl in den Hoden wie ergriffen u. gewaltsam nach oben gezogen;** V. - rechts. **Druck im Damm,** Prostatahypertrophie.

WEIBL. G. - Frühe u. spärliche Menstruation; schwarzer Fluß.
ATEMWEGE. - Zusammenschnürungsgefühl in der Brust. Asthma durch unterdrückten Fußschweiß. Beklemmung. **Stiche in der Brust von hinten nach vorne.**
EXTREMITÄTEN. - Verrenktes Gefühl im Kreuz. Knacken der Wirbel beim Heben des Kopfes (**Aloe; Nat-c.; Thuj.**). Unruhe. Rheumatische Schulterschmerzen. Fischlakengeruch des Fersenschweißes.
MODALITÄTEN. - V. - nach dem Essen, von 14 bis 21 Uhr. **B.** - Reiben, Aufstoßen, im Freien.
VGL. - Puls.; Ars.; Sil.; Sep.
ANTIDOTE: Camph.; Op.
DOS. - C 3 bis C 30 u. höher.
Oleum animale ab D 2 dil., D3 Tbl., Verr., D6 Amp.

OLEUM JECORIS ASELLI

(Dorschlebertran); Tran aus der Leber von Gadus Morrhua

Innerlich ein Nährstoff u. ein Mittel für Leber u. Pankreas (Burnett). Abmagerung, Mattigkeit, skrofulöse Erkrankungen, rheumatische Beschwerden. **Atrophie von Kindern.** Abmagerung mit heißen Händen u. heißem Kopf; unruhig u. fieberig nachts. **Schmerzen im Lebergebiet.** Am Anfang von Tuberkulose.

BRUST. - Heiserkeit. Scharfe, stechende Schmerzen. Brennende Stellen. **Trockener, hackender, kitzelnder Husten,** besonders nachts. Keuchhusten bei elenden, skrofulösen Kindern. Tropfenweise geben, täglich von 1 auf 12 Tropfen steigernd, dann in derselben Weise absteigend (Dahlke). **Schmerzhaftigkeit in der Brust.** Hämoptysis (**Acal.; Millef.**). **Herzklopfen** begleitet andere Symptome. **Gelbheit.** Kinder mit Milchunverträglichkeit.
EXTREMITÄTEN. - Schmerzen in Ellbogen u. Knien, im **Kreuz.** Chronischer Rheumatismus mit starren Muskeln u. Sehnen. **Brennen in den Handflächen.**
FIEBER. - Dauerndes Frösteln gegen Abend. **Täglich remittierendes Fieber.** Nachtschweiße.
VGL. - Cholesterin; Tub.; Phos.; Jod. 1 Liter von Oleum Jecoris enthält 0,4 g Jod. **Gadus morrhua** - Dorsch - (häufiges Atmen mit Bewegung der Nasenflügel; Blutandrang zur Brust; Lungenschmerzen u. Husten; trockene Hitze in den Handflächen).
DOS. - C 1 bis C 3 Verreibung. Lokal bei **Herpes tonsurans** u. nächtliches Einreiben bei zwerghaften, abgemagerten Babys.
Oleum jecoris aselli D2 = Ø; D2; D2; D6; [D3]

OLEUM SANTALI

(Sandelholzöl von Santalum album); **Santalaceae - Sandelholzgewächse**; Indien, Malaysia

Die Wirkung auf Harn- u. Sexualorgane ist sehr brauchbar, besonders bei Gonorrhoe. Es ist auch ein Stimulans, wirkt desinfizierend u. schleimlösend. 2 oder 3 Tropfen auf Zucker erleichtern häufig hackenden Husten mit spärlichem Sputum.

MÄNNL. G. - Schmerzhafte Erektionen. Schwellung der Vorhaut. Dicke, gelbliche, schleimig-eitrige Absonderung. Tiefsitzender Schmerz im Damm.
HARNWEGE. - Urin häufig, brennend, ätzend, schmerzhafte Schwellung u. Röte der Harnröhrenöffnung. Fluß dünn u. langsam. **Akuter Schmerz im Nierengebiet.** Gefühl eines Balles, gegen die Urethra pressend; V. - Stehen. Harnröhrenausfluß, reichliche, trübe Absonderung; chronische Zystitis.
DOS. - 123 - 616 ccm in Kapseln.
Oleum santali t D1 = 0; D1; D2; -; [D3]

ONISCUS ASELLUS - MILLEPEDES

(Assel); **Isopoden**

Hat deutliche diuretische Eigenschaften; daher Anwendung bei Wassersucht. Asthmatische Zustände mit Bronchialkatarrh.

KOPF. - Bohrender Schmerz hinter dem rechten Ohr beim Warzenfortsatz (**Caps.**). Heftiges Pulsieren der Arterien (**Poth.**; **Glon.**). Schmerzhafter Druck über der Nasenwurzel.
MAGEN. - Anhaltender Druck in der Kardia. Erbrechen.
ABDOMEN. - Aufgetrieben; **Meteorismus; sehr schwere Kolik.**
URIN. - Schneiden, Brennen in der Urethra. **Tenesmus von Blase u. Rektum** ohne Stuhl u. Urin.
VGL. - Poth.; Canth.
DOS. - C 6.

ONOSMODIUM VIRGINICUM

(»**Falscher Steinsamen**«); Borraginaceae; Nordamerika

Mangel an Konzentrationskraft u. Koordinationsvermögen. Schwindel. Taubheit u. Muskelschwäche. Merkliche Verbindung von Kopf- u. Augensymptomen, bei Muskelmüdigkeit u. Mattigkeit.
Ein **Migränemittel.** Kopfschmerzen durch Anstrengung der Augen u. sexuelle Schwäche. Bewirkt Verminderung der Libido bei beiden Geschlechtern; daher homöopathische Anwendung bei **sexueller Neurasthenie.** Unterdrücktes oder verlorengegangenes Sexualleben bei Frauen. Neuralgische

Schmerzen. Allgemeine Erschöpfung. Patient handelt so, als ob er müde geboren wäre.

KOPF. - Gedächtnisverlust. Trocknes Gefühl in der Nase. Verwirrt. Dumpf, schwer, schwindelig. Gefühl des Nach-oben-Pressens im Hinterkopf. Hinterkopf- u. Stirnschmerz morgens beim Aufwachen, **hauptsächlich links.** Schmerz in Schläfen u. Mastoidum (**Caps.**).
AUGEN. - Verschwommenes Sehen; Hyperämie der Pupille u. Vergrößerung der Netzhautgefäße. Angestrengtes Gefühl in den Augen; V. - beim Gebrauch der Augen. Augen schwer u. trübe, muskuläre Asthenopie; **Augenmuskeln gespannt.** Innere Augenmuskeln paretisch. **Schmerz in den Augäpfeln** zwischen Augenhöhle u. Augapfel, zur linken Schläfe ausstrahlend.
INN. HALS. - Starke Trockenheit. Retronasale Absonderung. Gefühl von Rauhheit, Kratzen u. Verstopfung in den hinteren Nasenöffnungen. V. - der Symptome durch kalte Getränke.
ABDOMEN. - Verlangen nach Eiswasser u. kalten Getränken; möchte häufig trinken. Gefühl von Auftreibung im Bauch.
RÜCKEN. - Schmerz im Rücken- u. Lendengebiet. Taubheit u. Vibrieren in Füßen u. Beinen.
BRUST. - Wundes, schmerzhaftes Gefühl in den Brüsten; Schwellung u. Schmerzhaftigkeit im Brustkorb. Schmerz im Herzen; Puls rasch, unregelmäßig, schwach.
MÄNNL. G. - Dauernde sexuelle Erregung. **Psychische Impotenz.** Verlust der Libido. Rasche Ergüsse. Unvollständige Erektionen.
WEIBL. G. - Schwerer Uterusschmerz; nach unten ziehende Schmerzen; alte Schmerzen kommen wieder. **Libido völlig zerstört.** Gefühl, als ob Menses kommen würden. Schmerzhaftigkeit in den Brüsten. Brustwarzen jucken. Menses zu früh u. zu lange. Schmerzhaftigkeit im Uterusgebiet. Weißfluß gelb, scharf, reichlich.
EXTREMITÄTEN. - Rückenschmerz. **Müdes u. taubes** Gefühl in Beinen, Kniekehlen u. unter den Knien. **Wankender Gang.** Fußweg scheint zu hoch. Schmerz im linken Schulterblattgebiet. Starke Muskelschwäche u. -müdigkeit.
MODALITÄTEN. - V. - von Bewegung, Stoß u. enger Kleidung. **B.** - nach Ablegung der Kleidung, bei Rückenlage, von kalten Getränken u. Essen.
VGL. - Nat-m.; Lil.; Gels.; Ruta.
DOS. - C 30.
Onosmodium virginicum tt Ø; D1; D1; -; [D2]

OOPHORINUM
(Ovarialextrakt)

Leiden an den Folgen einer Ovarialexcision. **Klimakterische Beschwerden** allgemein. Ovarialzysten. Hautbeschwerden u. Akne rosacea. Prurigo.

VGL. - Orchitinum - (nach Ovariotomie, sexueller Schwäche, Altersverfall).
DOS. - Niedere Triturationen.
Oophorinum ab D8 dil., D6 Tbl., Verr.; D8 Amp.

OPERCULINA TURPETHUM
Moosart

Ein Mittel für Pest, Fieber, Durchfall.

GEIST, GEMÜT. - Delirium verbunden mit Unruhe, Redelust. Neigung, das Bett zu verlassen; Toben, Schmerzen verursachen Ohnmacht.
ABDOMEN. - Wässeriger Durchfall, reichlich, mit Senkungsgefühl, Cholera morbus. Hämorrhoiden.
HAUT. - Lymphdrüsen vergrößert u. verhärtet. Furunkel u. langsam eiternde Abszesse.

OPIUM PAPAVER SOMNIFERUM
(Getrockneter Milchsaft des Schlafmohns); Papaveraceae; Kleinasien

Hahnemann sagt, daß es viel schwieriger ist, die Wirkung von Opium abzuschätzen als fast von jeder anderen Droge. Die Opiumwirkungen, wie Unempfindlichkeit des Nervensystems, Depression, träumerische Benommenheit, Schmerzlosigkeit u. Schlaffheit, allgemeine Erschlaffung u. Mangel an Vitalreaktion geben die Hauptindikationen für diese Droge, wenn sie homöopathisch angewandt wird. Alle Beschwerden sind durch **Sopor** gekennzeichnet. Sie sind **schmerzlos** u. werden begleitet von **schwerem, stupidem Schlaf u. stertoröser Atmung. Schweißige Haut.** Dunkles, mahagonibraunes Gesicht. Abundanter, seröser Schlagfluß - passive Venenkongestion. Mangelnde Reaktion auf Medikamente. Wiederauftauchen u. Verschlimmerung durch Erhitzung. Opium vermindert willkürliche Bewegungen, kontrahiert die Pupillen, unterdrückt höhere intellektuelle Kräfte, vermindert Selbstbeherrschung, Konzentrations- u. Urteilsfähigkeit; erregt die Phantasie, hemmt alle Sekretionen abgesehen von denen der Haut. Mangel an Empfindlichkeit für Medikamente, auch wenn sie indiziert sind. Krankheiten durch Furcht.

GEIST, GEMÜT. - Patient will nichts. **Völliger Verlust des Bewußtseins; apoplektischer Zustand.** Schreckliche Phantasiegebilde, bunt, hell, drohend. Unfähig, seine Leiden zu verstehen oder richtig einzuschätzen. Denkt, er ist nicht zu Hause. Sprechen im Delirium mit weit geöffneten Augen.
KOPF. - Schwindel; **Leichtigkeit des Kopfes bei alten Leuten.** Dumpf, schwer, stupide. Delirium. Schwindel nach Schrecken. Schmerz im Hinterkopf; dort auch Schweregefühl (**Gels.**). Gefühl des Berstens. Völlige Unempfindlichkeit; kein Begriffsvermögen für irgendetwas. Paralyse des Gehirns.

AUGEN. - Halb geschlossen, erweitert; Pupillen unempfindlich, **kontrahiert.** Ptosis (**Gels.**; **Caust**). Starrend, gläsern.
GESICHT. - Rot, gedunsen, **geschwollen, dunkel, blutunterlaufen, heiß.** Sieht betrunken u. töricht aus (**Bapt.**; **Lach.**). Spastisches Gesichtszucken, besonders der Mundecken. Gesichtsadern erweitert. **Herunterhängende Unterkiefer.** Verzerrt.
MUND. - Trocken. Zunge schwarz, **paralysiert.** Blutiger Schaum. Intensiver Durst. Zitternde Lippen. Aussprache u. Schlucken erschwert.
MAGEN. - Erbrechen mit Kolik u. Konvulsionen. Erbrechen von Fäkalien. Eingeklemmter Bruch. Hungrig; kein Appetit.
ABDOMEN. - Hart, gebläht, tympanitisch. Bleikolik. Während der Kolik Stuhldrang u. Entleerung von harten Fäkalien.
STUHL. - Hartnäckige Verstopfung; kein Stuhldrang. **Runde, harte, schwarze Bälle.** Kot dringt vor u. weicht zurück (**Thuj.**; **Sil.**). Spastische Retention von Fäkalien im Darm. Stühle unwillkürlich, schwarz, stinkend, schaumig. Heftiger Schmerz im Rektum, wie vom Auseinanderpressen.
URIN. - Langsam beginnend; schwacher Fluß. **Verhaltung** oder unwillkürlicher Harnabgang nach Schrecken. Verlust der Kraft oder Sensibilität der Blase.
WEIBL. G. - Durch Schrecken unterdrückte Menses. Aufhören der Wehenschmerzen mit Koma u. Zuckungen. Kindbettkonvulsionen; Benommenheit oder Koma zwischen den Anfällen. Drohender Abort u. Unterdrückung der Lochien, durch Schrecken, mit Sopor. Schreckliche, wehenartige Schmerzen im Uterus mit Stuhldrang.
ATEMWEGE. - Atmung hört auf beim Einschlafen, Patient muß geschüttelt werden, damit sie wieder anfängt (**Grin.**). Heiser. **Tiefes Schnarchen; rasselnde, stertoröse Atmung.** Erschwerte, intermittierende, tiefe, ungleiche Atmung. Hitze in der Brust; Brennen in der Herzgegend. Husten mit Atemnot u. blauem Gesicht; mit blutigem Auswurf.
SCHLAF. - Starke Benommenheit [**Gels.**; **Nux-v.**]. Fällt in schweren, stupiden Schlaf. Tiefes Koma. Aufhören der Atmung beim Einschlafen [**Grin.**]. Koma vigil. Zupfen am Bettzeug. Sehr schläfrig, aber kann nicht einschlafen. Ferne Geräusche, krähende Hähne usw. halten Patienten wach. Kind träumt von Katzen, Hunden, schwarzen Figuren. Bett scheint so heiß, kann darin nicht liegen. Angenehme, phantastische, amouröse Träume. Schüttelndes Frösteln; dann Hitze mit Schlaf u. Schweiß. Durst nur bei Hitze.
FIEBER. - **Voller** u. **langsamer** Puls. Hitze strahlt aus über den Körper. **Heißer** Schweiß. Fieber charakterisiert durch Stupor, schnarchende Atmung, Gliederzucken, intensiven Durst u. Schläfrigkeit. Im allgemeinen niedrige Temperatur mit Neigung zu Stupor.
RÜCKEN U. EXTREMITÄTEN. - Opisthotonus. Geschwollene Halsadern. Schmerzlose Paralyse [**Olnd.**]. **Gliederzucken.** Taubheit. Zuckungen, als ob Flexoren zu stark arbeiteten. Konvulsionen; V. - von blendendem Licht; Kälte der Glieder.

HAUT. - Heiß, feucht, schwitzend. Dauerndes Verlangen, sich aufzudecken. **Heißer Schweiß am ganzen Körper mit Ausnahme der unteren Gliedmaßen.**
MODALITÄTEN. - V. - Hitze, in u. nach dem Schlaf [**Apis; Lach.**]. **B.** - kalte Dinge, dauerndes Gehen.
VGL. - Apis; Bell.; Gels.; Nux-v.; Morph. (extreme Schmerzempfindlichkeit; Zuckungen; Blähsucht, viel Jucken); - **Codein** (trockener, quälender, unaufhörlicher Husten; Muskelhüpfen, besonders der Augenlider); **Eschscholtzia** - Kaliforn. Mohn - (ein harmloses Schlafmittel).
ANTIDOTE: Akute Opiumvergiftung. - **Atropin** u. schwarzer Kaffee. Chronische Opiumvergiftung. - **Ip.; Nux-v.; Passiflora. - Berb.** ist nützlich, um Opiumsucht entgegen zu wirken.
DOS. - C 3 bis C 30 u. C 200.
NICHT-HOMÖOPATHISCHE PRÄPARATE U. ANWENDUNGEN: Als Palliativum nur bei großem Schmerz, Schlaflosigkeit, Peritonitis u. zur Hemmung sehr starker Sekretionen bei Durchfall u. Diabetes usw.
Opium crudum. - Offizielle Dosierung 65 mg.
Laudanum (Tinktur) - Dos. 5 - 20 Tropfen. Opium-Extrakt 16 - 64 mg.
Paragoric - Tinctura Camphora Composita. Enthält in 1,77 g 16 mg Opium entsprechend 2,2 mg Morphin. Dos. 0,885 bis 1,77 g des Fluid für Erwachsene. Für ein Kleinkind 3 - 5 Tropfen.
Dovers Pulver besteht aus Opium, Ipecacuanha u. Kalium-Sulfat. Es enthält 10% Opium u. 10% Ipecacuanha. Dos. 324 - 972 mg.
Morphin - 8 - 16 mg. - **Magendie'sche Lösung.** - 1,04 g auf 28,3 ccm oder 5 Tropfen entsprechend 0,01 g. - **Codein** - 0,032 - 0,065 g. - **Apomorphin** - 0,003 bis 0,006 g subkutan.
Opium Betäubungsmittelgesetz

OPUNTIA - FICUS INDICA

(Indische Feige, Feigenkaktus); Cactaceae-Kakteen; trockene Subtropen

Durchfall mit Übelkeit. **Hat das Gefühl, als ob der Darm im Unterbauch säße.** Übelkeitsgefühl im unteren Drittel des Bauches. Darmsenkung mit freien, häufigen Entleerungen.

VGL. - Caparra amargosa - (gelobt von mexikanischen Ärzten als Spezificum bei chronischem Durchfall). - **Ricinus communis** - (Durchfall, Dysenterie, hartnäckiger chronischer Durchfall).
DOS. - C 2.
Opuntia tt Ø; D1; D1; -; [D2]

OREODAPHNE CALIFORNICA

(Kalifornischer Lorbeer); Thymelaeaceae - Seidelbastgewächse, oder Lauraceae

Neuralgischer Kopfschmerz, Nacken- u. Hinterkopfschmerzen, zerebrospinale Meningitis, Durchfall durch Atonie u. Darmkolik.

KOPF. - Schwindelgefühl; V. - Bücken oder Bewegen. Kopf schwer, Augenlider schwer, zuckend. Intensive Schmerzen, **dabei Druck an beiden inneren Augenhöhlenwinkeln,** gewöhnlich links, ausstrahlend ins Gehirn u. über die Kopfhaut bis zur Schädelbasis; V. - Licht, Geräusch; B. - Augenschließen u. völlige Ruhe. Dauernder, dumpfer Schmerz im **Nacken-** u. **Hinterkopfgebiet,** bis ins Schulterblatt ausstrahlend, die Wirbelsäule hinunter u. in den Kopf. Schmerz bis in die Ohren. Große Schwere des Kopfes mit dauerndem Verlangen, Kopf zu bewegen, ohne B. - dadurch. Hängende Augenlider. Zucken. Durchfall durch Atonie.
MAGEN. - Aufstoßen mit Übelkeit u. Zittern.
DOS. - C 1 bis C 3. Riechen an der Tinktur.

ORIGANUM

(Süßer Majoran, Dost); Labiatae - Lippenblütler, meist mediterran

Wirkung auf das Nervensystem im allgemeinen; besonders bei Masturbation u. sehr stark erregter Libido. Brustbeschwerden [**Bufo**]. Verlangen nach aktiver körperlicher Bewegung **treibt Patientin an zu laufen.**

WEIBL.G. - **Erotomanie;** stark laszive Regungen; Weißfluß; Hysterie. Laszive Gedanken u. Träume.
VGL. - **Ferula glauca** (bei heftiger Libido bei Frauen; eisige Kälte im Hinterkopf); **Plat.; Valer.; Canth.; Hyos.**
DOS. - C 3.
Origanum 0; D1; D1; D3; [**D2**]

ORNITHOGALUM UMBELLATUM

(Dolden-Milchstern); Liliaceae - Liliengewächse

Zu beachten bei chronischen Verhärtungen des Magens u. des Bauches allgemein. Verdacht auf Krebs des Magen-Darmtraktes, besonders in Magen u. Zökum. Zentrum der Wirkung ist der Magenpförtner, mit schmerzhafter Kontraktion bei Auftreibung des Zwölffingerdarms. - Depression. Völlige Erschöpfung. Übelkeitsgefühl hält Patienten nachts wach.

MAGEN. - Zunge belegt. Gequältes Gefühl in Brust u. Magen, vom Pförtner ausgehend mit Blähung, ballartig von einer Seite zur anderen rollend, Appetitlosigkeit, schleimiges Würgen u. Abmagerung. Ulzeration des Magens sogar mit Blutung. **Vermehrte Schmerzen beim Nahrungsdurchgang durch den Pförtner. Erbrechen von kaffeesatzartigen Massen.** Magenauftreibung. Häufiges, übel riechendes Aufstoßen. Schmerzhaftes Gefühl des Absinkens quer über dem Oberbauch.
DOS. - Einzeldosis der Urtinktur u. dann Wirkung abwarten.
Ornithogalum umbellatum t 0; D1; D1; D4; [**D2, 3**]

ORTHOSIPHON STAN. (M)

(Syn. Koemis Koeti.)

OSMIUM
(Osmium metallicum); Os

Reizung u. Katarrh der Atemwege. Ekzem. Albuminurie. **Schmerz in der Luftröhre.** Verstärkt örtliche Schweiße u. verursacht Geruch. Bewirkt **Adhäsion der Nagelhaut.**

KOPF. - Bandgefühl um den Kopf. Haarausfall [**Kali-c.; Fluor-ac.**].
NASE. - Schnupfen mit Völlegefühl in der Nase. Nase u. Kehle empfindlich gegen Luft. Kleine Schleimklumpen aus den hinteren Nasenöffnungen.
AUGEN. - **Glaukom;** schillerndes Sehen. Heftige Supra- u. Infraorbital-Neuralgie; heftige Schmerzen u. Tränenfluß. **Grüne Farben um das Kerzenlicht. Konjunktivitis. Verstärkter Intraokulardruck, verwischtes Sehen, Lichtscheu.**
ATEMWEGE. - Akute Laryngitis; Husten u. Auswurf von zähem, fädigem Schleim. Konvulsiver Husten; Gefühl, als ob eine Membran aus der Kehle gerissen würde. Geräuschvoller, **trockner, harter Husten** in heftigen, kurzen Stößen, aus der Tiefe kommend, den ganzen Körper erschütternd. Sprechen verursacht Schmerz im Kehlkopf. Heiser; **Schmerz im Kehlkopf;** Brustbein schmerzhaft. Zucken der Finger bei spastischem Husten.
HAUT. - Ekzem mit Pruritus. Gereizte Haut. Juckende Stippen. Bromhidrose, Achselschweiß nach Knoblauch riechend, V. - abends u. nachts. Nagelhaut am wachsenden Nagel haftend.
VGL. - **Arg.; Irid.; Sel.; Mang.**
DOS. - C 6.
Osmium D8; D10; D2; D8; [D6 Tbl.] Sonderpreis

OSTRYA VIRGINICA
(»Eisenholz«); Betulaceae - Birkengewächse;
Atlant. Nordamerika, Japan, China

Erstrangig bei Anämie durch Malaria. Biliöse Zustände u. intermittierendes Fieber.

MAGENGEBIET. - **Zunge gelb; an der Wurzel belegt.** Appetitlosigkeit. **Häufige Übelkeit** mit dumpfem Stirnkopfschmerz. Schmerzen verursachen Übelkeit.
DOS. - C 1 - C 3.

OVARIA SICCATA (Arc., DHU)

OVI GALLINAE PELLICULA
(Eihaut des Hühnereis)

Plötzliche Schmerzen. Gefühl des Nach-unten-Ziehens. Unerträglichkeit von Bändern an Handgelenken, Armen, um die Taille usw. Rückenschmerz u. Schmerz in der linken Hüfte. Schwäche. Schmerz im Herzen u. linken Ovar.

VGL. - Calc.; Naja; Ova tosta - Tosta praeparata - Calcarea ovorum (Weißfluß u. Rückenschmerz. Gefühl, als ob Wirbelsäule zerbrochen u. müde wäre oder zusammengebunden mit einer Schnur. Krebsschmerzen. Warzen). Auch **Egg vaccine** gegen **Asthma.** Viel Interesse wird gezeigt an Dr. Fritz Talbots Methoden für Anwendung von Egg vaccine zum Kurieren von Asthma bei Kindern. Asthma infolge Überempfindlichkeit gegen das Protein in Eiern kann kuriert werden durch Immunisation gegen Eigifte durch wiederholte Eiweiß-Gaben. Nach Reinigung der Haut durch Seife u. Alkohol wird das Eiweiß in eine leichte Schramme gerieben.
Ovi gallinae pellicula nur C 4 dil

OXALICUM ACIDUM

(Einfachste Dikarbonsäure, Sauerampfersäure). HOOC-COOH

Obwohl gewisse Oxalate ständige Bestandteile der pflanzlichen Nahrung u. des menschlichen Körpers sind, ist die Säure selbst ein heftiges Gift u. bewirkt, innerlich genommen, Gastro-Enteritis, Muskellähmung, Kollaps, Stupor u. Tod.
Beeinflußt die Wirbelsäule u. ruft motorische Lähmung hervor. Schmerzen sehr heftig **an umschriebenen Stellen [Kali-bi.], V. -** Bewegung u. **Daran-Denken. Periodische Remissionen.** Spastische Symptome in Rachen u. Brust. **Linksseitiger Rheumatismus. Neurasthenie.** Tuberkulose.

KOPF. - Hitzegefühl. Verwirrung u. Schwindel. Kopfschmerz vor u. beim Stuhl.
AUGEN. - Heftige Augenschmerzen; Gefühl der Vergrößerung. **Hyperästhesie der Netzhaut.**
MAGEN. - Heftiger Schmerz im Oberbauch, Blähungsabgang erleichtert. Gastralgie, Sodbrennen, Kältegefühl unter dem Oberbauch. Brennender Schmerz, nach oben ausstrahlend. Leichteste Berührung kann schwere Schmerzen verursachen. Bitteres u. saures Aufstoßen, V. - nachts. Kann keine Erdbeeren essen.
ABDOMEN. - Schmerz im oberen Teil u. im Nabelgebiet, zwei Stunden nach dem Essen mit starker Blähsucht. Stiche in der Leber. Kolik. Brennen an umschriebenen Stellen im Bauch. Durchfall durch Kaffee.
MÄNNL. G. - Schreckliche neuralgische Schmerzen im Samenstrang. Prellungs- u. Schweregefühl in den Hoden. Samenblasenentzündung.
HARNWEGE. - Urin häufig u. reichlich. Brennen in Urethra u. Schmerz in der Eichel beim Wasserlassen. Muß Wasser lassen beim Darandenken. Urin enthält Oxalate.
ATEMWEGE. - Nervöse Aphonie mit Störung der Herztätigkeit (**Coca; Hydrocyanicum-acid.**). Gefühl des Brennens von der Kehle nach unten. Atmung spastisch mit Einschnürung von Kehle u. Brust. **Heiserkeit. Linke Lunge schmerzhaft. Aphonie.** Paralyse der Spannmuskeln des Stimmbandes. **Atemnot, kurze, zuckende Einatmung.** Starker Schmerz durch das untere Gebiet der linken Lunge in den Oberbauch ausstrahlend.

HERZ. - Herzklopfen u. Atemnot bei organischer Herzerkrankung; **V.** - beim Daran-Denken. Puls schwach. Herzsymptome wechseln mit Aphonie; **Angina pectoris; scharfer, lanzinierender Schmerz in der linken Lunge, plötzlich auftretend,** den Atem **raubend,** Präkordialschmerzen, zur linken Schulter stechend. Aorteninsuffizienz.
EXTREMITÄTEN. - Taub, schwach, vibrierend. Schmerzen gehen von der Wirbelsäule aus u. strahlen in die Extremitäten. Ziehende u. **lanzinierende** Schmerzen, die Extremitäten hinunterschießend. **Rückenschmerz;** taub, schwach. Myelitis. Muskelschwäche. Handgelenk schmerzhaft wie verstaucht (**Ulmus**). Untere Extremitäten blau, kalt, gefühllos. Gefühl der Taubheit. Multiple, zerebrale Sklerose u. Sklerose der hinteren Wurzelstränge. Lanzinierende Schmerzen in verschiedenen Teilen; zuckende Schmerzen.
HAUT. - Empfindlich, schmerzend, allgemeine Schmerzhaftigkeit. V. - beim Rasieren; fleckig, marmorartig gefärbt an umschriebenen Stellen. Schwitzt leicht.
MODALITÄTEN. - **V.** - linke Seite; leichteste Berührung; Licht; Rasieren. Wird wach um 3 Uhr mit Magen- u. Bauchschmerz. **Alle Zustände V. - beim Darandenken.**
VGL. - **Ars.; Colch.; Arg.; Pic-ac.; Cicer arietinum** (Lithiasis, Gelbsucht, Leberbeschwerden, Diureticum). - **Scolopendra** - Tausendfüßler -. (Schreckliche Schmerzen in Rücken u. Lenden, bis in die Gliedmaßen ausstrahlend; periodische Wiederkehr, im Kopf beginnend bis zu den Zehen. Angina pectoris. Entzündung, Schmerz u. Gangräne. Pusteln u. Abszesse). **Caesium** - (Schmerz im Lumbalgebiet u. in den Hoden. Kopfschmerz, durch die Schläfen stechend. Durchfall u. Kolik. Mattigkeit). **Kalkwasser** - Antidot zu Vergiftung mit Oxal-ac.
DOS. - C 6 bis C 30.
Oxalicum acidum D1 = ∅; D2; D1; D3; [D4]

OXYDENDRON - ANDROMEDA ARBOREA

Ericaceae - Heidekrautgewächse; Nordamerika, Chile, Ost-, Südasien

Ein Mittel für Wassersucht - Aszites u. Anasarka. Urin verhalten. Gestörter Pfortaderkreislauf. Prostatavergrößerung. Blasensteine. Reizung des Blasenhalses. Sehr erschwerte Atmung. Urtinktur.

VGL. - **Cerefolius** - (Wassersucht, Bright'sche Krankheit, Zystitis).

OXYTROPIS CAMPESTRIS

(Gemeiner Spitzkiel); Papilionaceae - Schmetterlingsblütler

Deutliche Wirkung auf das Nervensystem. Zittern, Leeregefühl. Rückwärtsgehen. Blutandrang in der Wirbelsäule u. Paralyse. Schmerzen kommen u. gehen rasch. Erschlaffung der Schließmuskeln. Taumelnder Gang. Verlust der Reflexe.

GEIST, GEMÜT. - Verlangen allein zu sein. Abneigung gegen Arbeit oder Sprechen. V. - beim Denken an die Symptome [**Ox-ac.**]. Depression, Schwindel (**Gran.**).

KOPF. - Schwindel. Gefühl von Völle u. Wärme am Kopf. Gefühl der Trunkenheit, mit Verlust des Sehvermögens. Schmerz in den Kieferknochen u. Kaumuskeln. Mund u. Nase trocken.

AUGEN. - Verschwommene Sicht; kontrahierte Pupillen; reagieren nicht auf Licht. Paralyse der Augennerven u. -muskeln.

MAGEN. - Aufstoßen mit kolikartigen Schmerzen. Oberbauch empfindlich.

REKTUM. - Sphinkter scheint erschlafft. Stühle gleiten aus dem Anus wie breiige **Gallertklumpen.**

URIN. - Harndrang beim Darandenken. **Reichlicher Fluß.** Nierenschmerz (**Berb.**).

MÄNNL. G. - Ohne Verlangen u. ohne Kraft. Schmerz in den Hoden u. am Samenstrang entlang die Oberschenkel hinunter.

EXTREMITÄTEN. - Schmerz entlang dem Nervus ulnaris. Taubes Gefühl in der Wirbelsäulengegend. **Taumelnder Gang.** Verlust der Koordination. Verlust des Patellarsehnenreflexes. Rasches Auftreten u. Verschwinden der Schmerzen, aber Muskeln bleiben schmerzhaft u. steif.

SCHLAF. - Unruhig, Träume von Streit.

MODALITÄTEN. - **V.** - beim Denken an die Symptome (monomanische Tendenz). **V.** - jeden 2. Tag. **B.** - nach dem Schlaf.

VGL. - **Astrag.**; **Lath.**; **Ox-ac.**; **Bar.** (Oxytropis ist reich an Barium). **Lolium.**

DOS. - C 3 u. höher.

Oxytropis campestris tt Ø; D1; D1; -; [**D2**]

PAEONIA

(Pfingstrose); Ranunculaceae - Hahnenfußgewächse; Südeuropa

Die Rektal- u. Analsymptome sind sehr wichtig. Chronische Ulzera an den unteren Körperteilen, Bein, Fuß, Zeh, auch Brust, Rektum.

KOPF. - Blutandrang zum Kopf u. Gesicht. Nervös. Schwindel beim Bewegen. Brennen in den Augen u. Klingen in den Ohren.

REKTUM. - Beißen, **Jucken im Anus;** After geschwollen. Brennen im Anus nach Stuhlgang; dann inneres Frösteln. Fistula ani, Durchfall mit Brennen im Anus u. innerem Frösteln. Schmerzhaftes Ulkus, von dem übelriechende Flüssigkeit auf den Damm sickert. **Hämorrhoiden, Fissuren, Ulzeration von Anus u. Damm, purpurn, bedeckt mit Krusten.** Schreckliche Schmerzen bei u. nach jedem Stuhl. Plötzlicher, pastöser Durchfall mit Schwäche im Bauch.

BRUST. - Stechender Schmerz links in der Brust. Hitze in der Brust. Dumpf einschießend von vorne nach hinten durch das Herz.

EXTREMITÄTEN. - Schmerz in Handgelenk u. Fingern, Knien u. Zehen. Schwäche der Beine, das Gehen behindernd.
SCHLAF. - Schreckliche Träume, Alpdrücken.
HAUT. - Empfindlich, schmerzhaft. Ulzera unterhalb des Steißbeins, um das Kreuzbein; variköse Adern. Ulzera im allgemeinen, durch Druck, vom Wundliegen usw. Jucken, Brennen wie von Nesseln.
VGL. - **Glechoma** - Gundelrebe - (Rektalsymptome). **Ham.; Sil.; Aesc.; Rat.** (**starke Einschnürung** des Anus; Stuhlabgang mit großer Anstrengung).
ANTIDOTE. - **Rat.; Aloe.**
DOS. - C 3.
Paeonia Ø; D1; D1; D3; [D2]

PALLADIUM

(Palladium metallicum); Pd

Ein Mittel für die Ovarien; ruft den Symptomenkomplex chronischer Oophoritis hervor. Nützlich, wenn das Parenchym der Drüse nicht völlig zerstört ist. Wirkt auch auf das Gemüt u. die Haut. Motorische Schwäche, abgeneigt gegen körperliche Bewegung.

GEIST, GEMÜT. - Neigung zu weinen. **Liebt Bestätigung.** Stolz; **leicht beleidigt.** Neigt zu heftigen Ausdrücken. **Hält sich munter in Gesellschaft,** sehr erschöpft nachher, Schmerzen verschlimmert.
KOPF. - Hat das Gefühl, als ob der Kopf hin- u. hergeschwenkt würde. Temporo-Parietal-Neuralgie mit Schulterschmerz. **Schmerz im oberen Teil des Kopfes von Ohr zu Ohr;** V. - nach abendlicher Zerstreuung, dann Reizbarkeit u. saures Aufstoßen. Fahle Gesichtshaut.
ABDOMEN. - Schießender Schmerz vom Nabel zum Becken. Gefühl, als ober der Darm »abgerissen« würde. Gefühl der Strangulierung im Darm. Schmerzhaftigkeit des Bauches, Schwellung in der rechten Lende. Blähsucht.
WEIBL. G. - Uterusprolapsus u. Retroversion. Subakute Peritonitis im Becken mit rechtsseitigem Schmerz u. Rückenschmerz. Menorrhagie. Schneidender Schmerz im Uterus; B. - nach Stuhl. **Schmerz u. Schwellung in der rechten Ovargegend.** Schießender oder brennender Schmerz im Becken u. Nach-unten-Ziehen; B. - durch Reiben. Schmerzhaftigkeit u. schießender Schmerz vom Nabel zur Brust. Eiweißartiger Weißfluß. Menstruale Absonderung beim Nähren. Stiche in der rechten Brust nahe der Brustwarze. Es ist gynäkologisch indiziert bei Beginn der Krankheit im rechten Ovar u. sekundärem Auftreten von Uterusprolaps u. Retroversion sowie subakuter Pelviperitonitis mit Begleitsymptomen (F. Aguilar, M.D.).
EXTREMITÄTEN. - Pruritus. Müdes Gefühl im Kreuz. Ziehende, neuralgische Schmerzen in den Extremitäten. Schwere, müde Glieder. Stechender Schmerz von den Zehen zu den Hüften. Rheumatischer Schmerz in der rechten Schulter; in der rechten Hüfte. Ischias.

ERGÄNZUNGSMITTEL: Plat.
VGL. - Arg.; Helon; Lil.; Apis.
DOS. - C 6 bis C 30.
Palladium D8; D10; D1; D8; [D6 Tb1.] Sonderpreis

PALOONDO (AHZ 1970, 241 ff.)
vgl. Anhang

PARAFFINUM
(Gereinigtes Paraffin); Sammelbezeichnung für die gesättigten Grenzkohlenwasserstoffe

Nützlich bei Uterus-Beschwerden. Besonders nützlich bei Verstopfung. Messerartige Schmerzen. Schmerzen strahlen aus von einem Teil auf den anderen u. wechseln. Schmerz im Magen abwechselnd mit Schmerzen in Rachen u. Wirbelsäule.

KOPF. - Linke Kopf- u. Gesichtsseite leiden am meisten. Schmerzen stechend u. kneifend. Schmerz, als ob ein Nagel in die linke Scheitelseite getrieben würde. Kneifen im linken Ohr.
AUGEN. - Verschwommenes Sehen, schwarze Flecken. Lider rot. Gefühl von Fett auf den Augen.
MUND. - Reißender, kneifender Schmerz von den Zähnen bis in den Unterkiefer. Voll von Speichel; klebriges Gefühl; bitterer Geschmack.
MAGEN. - Immer hungrig. Schmerz quer durch den Magen. Schmerz im Magen wechselt mit Schmerz in Rachen u. Wirbelsäule, strahlt aus auf die Brust beim Aufstoßen. Fixierter Schmerz in der linken Rippenbogengegend, als ob die Teile verdreht würden. Herzklopfen mit Magenschmerz.
ABDOMEN. - Schmerz im Unterbauch, zu den Genitalien, Rektum u. Steißbein ausstrahlend; B. - Sitzen.
REKTUM. - Häufiger Stuhldrang. **Hartnäckige Verstopfung bei Kindern (Alum.; Nyctanthes)**. Chronische Verstopfung mit Hämorrhoiden u. dauerndem Stuhldrang, ohne Erfolg.
WEIBL. G. - Menses zu spät, schwarz, reichlich. Milchiger Weißfluß, Brustwarzen schmerzen bei Berührung wie von innerer Wundheit. Stechender Schmerz im Mons veneris. Sehr heißer Urin mit brennenden Schmerzen in der Vulva.
EXTREMITÄTEN. - Schmerz in der Wirbelsäule, bis in die Leistengegend ausstrahlend u. in beide Lenden beim Treppensteigen. Gefühl von elektrischen Schockwellen in allen Gelenken. Quälender Schmerz in den Waden, in die Gelenke u. Zehen ausstrahlend. Füße geschwollen mit Reißen in Knöcheln u. Sohlen.
HAUT. - Verbrennung sogar bis zum 3. Grad mit Schorfbildung u. Sepsis. Mit sterilem Wasser waschen, trocknen u. Paraffinum darauf sprühen u. mit dünnen Wattelagen bedecken. Nützlich auch bei Frostschäden.
VGL. - Napht.; Petr.; Kreos.; Eupi.
DOS. - Niedere Potenzen u. C 30.

PAREIRA BRAVA - CHONDRODENDRON TOMENTOSUM

(Grießwurz); Menispermaceae; Mittel- u. Südamerika

Die Harnsymptome sind am wichtigsten. Nützlich bei Nierenkolik, Prostatabeschwerden u. Blasenkatarrh. Gefühl von schmerzhafter Blasendehnung. **Schmerz geht die Oberschenkel hinunter.**

HARNWEGE. - Schwarzer, blutiger, dicker, schleimiger Urin. **Dauernder Drang. Starkes Pressen; Schmerz die Oberschenkel hinunter beim Pressen.** Kann nur im Knien urinieren, den Kopf fest gegen den Boden gepreßt. Gefühl von Dehnung in der Blase, neuralgischer Schmerz vorne in den Unterschenkeln (**Staph.**). Tröpfeln nach Miktion (**Selen.; Hep.sulf.**). **Heftiger Schmerz in Eichel u. Penis.** Jucken entlang der Urethra. Urethritis mit Prostatabeschwerden. Entzündung der Urethra; wird beinahe verknorpelt.

VGL. - **Parietaria** - (Nierensteine; Alpdrücken, Patient träumt vom Lebendig-Begrabenwerden); **Chim.** - (chronischer, katarrhalischer Blutandrang nach Zystitis; akute Prostatitis; Gefühl wie von einem Ball im Damm beim Sitzen); **Fabiana, Pichi** - (Dysurie; postgonorrhoische Komplikationen; Grieß; Blasenkatarrh); **Uva; Hydrang; Berb.; Oci.; Hedeom.**

DOS. - Tinktur bis C 3.

Pareira brava D1 = Ø; D1; D2; D4; [D3]

PARIS QUADRIFOLIA

(Einbeere); Liliaceae - Liliengewächse; Europa, Nordasien

Kopfsymptome deutlich u. nachgewiesen. Gefühl der Dehnung u. dadurch Spannung. Kälte der rechten Körperseite, linke heiß. Katarrhalische Beschwerden, Gefühl der Verstopfung an der Nasenwurzel. Störung des Tastsinnes.

GEIST, GEMÜT. - Eingebildete faulige Gerüche. Gefühl des Zu-groß-Seins, **Redselig**, schwatzhaft, lebhaft.

KOPF. - Gefühl von Zusammenziehung der Kopfhaut u. Abschabung der Knochen. Schmerzhaftigkeit des Scheitelgebietes; kann Haare nicht bürsten. Schmerzen, als ob ein **Faden von den Augen zum Hinterkopf gezogen würde.** Hinterkopfschmerz mit Gewichtsgefühl. Gefühl von erheblicher Größe, Ausdehnung. Kopfhaut empfindlich. Taubes Gefühl auf der linken Kopfseite.

AUGEN. - Beschwerden der Augenbrauen. Schweregefühl in den Augen, als ob sie vorträten; **Gefühl wie von einem Band durch die Augäpfel.** Wie vergrößert, als ob die Lider sie nicht bedeckten.

GESICHT. - Neuralgie. Heiße Stiche im linken Kieferknochen, der sehr schmerzhaft ist. Paris quad. hat Erleichterung gegeben bei Kieferhöhlenentzündungen mit Augensymptomen (Katarakt).

MUND. - Zunge trocken beim Aufwachen - weiß belegt, **ohne Durst** mit bitterem oder vermindertem Geschmack.
ATEMWEGE. - Verstopftsein u. Völle an der Nasenwurzel. Periodische, schmerzlose **Heiserkeit.** Husten wie durch Schwefeldämpfe in der Luftröhre. Dauerndes Räuspern durch zähen, grünen Schleim in Kehlkopf u. Luftröhre.
EXTREMITÄTEN. - Gefühl von **Gewicht u. Müdigkeit im Nacken** u. über die Schultern hin. Neuralgie beginnend im linken Interkostalgebiet u. bis in den linken Arm ausstrahlend. Arm wird steif, Finger geballt. Steißbeinneuralgie; pulsierender, stechender Schmerz beim Sitzen. **Oft Taubheit in den Fingern.** Taubheit der oberen Gliedmaßen. Alles erscheint rauh.
VGL. - Pastinaca - (Pastinak-Umbellifere) - (Redelust; Delirium tremens; Gesichtsillusionen; Milchunverträglichkeit; die Wurzeln, in Wasser gekocht oder als Brei oder als Salat, werden für Diät gebraucht für Schwindsüchtige u. Nierensteinpatienten). **Sil.; Calc.; Nux.; Rhus.**
UNVERTRÄGLICH: Ferr-phos.
ANTIDOTE: Coff.
DOS. - C 3.
Paris quadrifolia + **Ø; D1; D1; D3;** [D2]

PARTHENIUM - ESCOBA AMARGO

(Wermutart); Compositae - Korbblütler; Mexiko, Antillen

Ein kubanisches Fiebermittel, besonders bei Malariaart. Vermehrter Milchfluß. Amenorrhoe u. allgemeine Schwäche. Ceyne-Stockes'sche Atmung. Nach Chinin.

KOPF. - Schmerz geht bis in die Nase; Gefühl von Schwellung; Schmerz im Stirnhöcker; Augen schwer; Augäpfel schmerzen. Klingen in den Ohren. Schmerz an der Nasenwurzel; Schwellungsgefühl. Schmerzen in den Zähnen. Gefühl des **Zu-lang-Seins der Zähne, leicht gereizt.** Sehstörungen. Klingen u. Schmerz in den Ohren.
ABDOMEN. - Schmerz in der linken Unterrippengegend. Milzbeschwerden.
MODALITÄTEN. - V. - nach dem Schlaf, plötzliche Bewegung. **B. -** nach dem Aufstehen u. Herumgehen.
VGL. - Chin.; Cean.; Helianthus.

PASSIFLORA INCARNATA

(Passionsblume); Passifloraceae - Passionsblumengewächse; Südamerika, Ostindien

Ein wirkungsvolles Antispastikum. Keuchhusten. Morphiumsucht. Delirium tremens. Konvulsionen bei Kindern; Neuralgie Wirkt beruhigend auf das Nervensystem. Schlaflosigkeit; bringt normalen Schlaf, keine Störung der Gehirnfunktionen. Neurosen bei Kindern, Fieber durch Würmer, Zahnung, Spasmen. **Tetanus.** Hysterie; Kindbettkrämpfe. Schmerzhafter Durchfall.

Akute Manie. Allgemein **atonischer Zustand, Asthma** 10 bis 30 Tropfen alle 10 Minuten, einige Male hintereinander. Lokal bei Erysipel.

KOPF. - Heftiger Schmerz, als ob Scheitelgebiet sich ablösen wollte. Gefühl des Herausgestoßenwerdens in den Augen.
MAGEN. - Bleiernes, totes Gefühl nach oder zwischen den Mahlzeiten; Blähsucht u. saures Aufstoßen.
SCHLAF. - Unruhig u. häufig wachend durch Erschöpfung. Besonders bei Geschwächten, kleinen Kindern u. alten Leuten. Schlaflosigkeit bei Kindern u. alten Leuten, bei sorgenvollen u. überarbeiteten Patienten mit Neigung zu Konvulsionen. Nächtlicher Husten.
DOS. - Große Dosen der Urtinktur sind notwendig - 30 bis 60 Tropfen mehrere Male wiederholen.
Passiflora incarnata tt 0; D1; D1; D3; [0]

PAULLINIA SORBILIS - GUARANA

Sapindaceae; Trop. Amerika, vereinzelt in Afrika

Enthält einen großen Prozentsatz von Koffein, was seine Anwendung als Mittel bei gewissen Formen von Kopfschmerz mit Übelkeit erklären mag.

KOPF. - Intellektuelle Erregung. Kopfschmerz mit Übelkeit nach übermäßigem Genuß von Tee u. Kaffee. Pulsierender Kopfschmerz nach Likör.
GEDÄRM. - Stühle reichlich, blutig, hellgrün; dazwischen Flocken; geruchlos. Cholera infantum.
HAUT. - Cloasmen an Schläfen u. Armen. Nesselsucht (**Dulc.; Apis; Chlol.**).
SCHLAF. - Unkontrollierbare Schläfrigkeit u. Schwere des Kopfes mit gerötetem Gesicht nach dem Essen.
DOS. - Muß in substantiellen Dosen gegeben werden - 0,972 - 1,037 g des Pulvers.
Paullinia t D1 = 0; D1; D2; -; [D3]

PENICILLIN

(L. Vannier, J. Peirier, Pricis de mat. med. hom., 8. Aufl., Paris 1962, S. 394 ff.)

PENTHORUM - SEDOIDES

(»Virginischer Steinbrech«); Crassulaceae - Dickblattgewächse; Nordamerika - Ostasien

Ein Mittel für Schnupfen mit Rauhheit u. feuchtem Gefühl in der Nase. Rauhes Gefühl in der Kehle. Chronische Störungen der Schleimhäute mit Reizbarkeit. Chronischer Katarrh der hinteren Nasenöffnungen; chronische Pharyngitis; Schleimhaut purpurn u. erschlafft. Gefühl von Rauhheit u. Feuchtigkeit retronasal; Völlegefühl in Nase u. Ohren. Aphonie, Heiserkeit, erschlaffte Stimmbänder. Hypersekretion der Schleimhäute. Jucken des Anus u. Brennen im Rektum. Beschwerden in der Rachenhöhle u. in der eustachischen Röhre.

NASE. - Dauernd feuchtes Gefühl in der Nase, gar keine B. - durch Naseputzen. Absonderung dick, eiterartig, blutgestreift. **Retronasaler Katarrh** in der Pubertät.
DOS. - Nicht rasch wirkend; passend für chronische Beschwerden; sollte eine Zeit lang gebraucht werden. Niedere Potenzen.
VGL. - Pen. folgt oft auf **Puls.; Sang.; Hydr.**
Penthorum tt Ø; D1; D1; -; [D2]

PERILLA OCYMOIDES (AHZ 5, 1980)
vgl. Anhang

PERTUSSIN
(Nosode aus dem Auswurf von Keuchhustenkranken)

Wird gewonnen aus dem fädigen Schleim, der den Virus des Keuchhustens enthält. Eingeführt durch John H. Clarke für die Behandlung des Keuchhustens u. anderer spastischer Hustenarten.

VGL. - Dros.; Cor-r.; Cupr.; Napht.; Meph.; Passiflora; Coc-c.; Mag-p.
DOS. - C 30.
Pertussin ab D12 dil./Tbl./Verr./Amp.

PETASITIS (M)

PETROLEUM
(Steinöl, Petroleum); Kompliziertes Gemenge von Kohlenwasserstoffen

Skrofulöse Diathese, besonders bei dunklen Typen, die an katarrhalischen Zuständen der Schleimhäute, Hyperazidität u. Hautausschlägen leiden.

Sehr deutliche Hautsymptome, wirkt auf Schweiß- u. Talgdrüsen. Beschwerden V. - im Winter. Beschwerden durch Fahren in Wagen, Autos u. Schiffen; schleichende Magen- u. Lungenbeschwerden; chronischer Durchfall. **Langanhaltende Beschwerden** nach Emotionen. Schrecken, Sorge usw. Chlorose bei jungen Mädchen mit oder ohne Magengeschwür.

GEIST, GEMÜT. - Spürbare Verschlimmerung durch Erregungen. Verirrt sich auf der Straße. Denkt, er ist doppelt, oder jemand anders liegt im Bett. **Fühlt den Tod nahe und muß sich beeilen, seine Angelegenheiten zu ordnen.** Reizbar, leicht beleidigt, besorgt über alles. **Niedergeschlagen mit Sehstörungen.**
KOPF. - Empfindlich, **Gefühl wie von kaltem Wind.** Taubes Gefühl, als ob der Kopf aus Holz wäre; **Hinterkopf schwer wie von Blei (Op.). Schwindel beim Aufstehen,** wird im Hinterkopf gefühlt, wie von Trunkenheit oder Seekrankheit. **Feuchter Ausschlag der Kopfhaut;** V. - Rücken u. Ohren. Kopfhaut berührungsempfindlich, danach Taubheit. Kopfschmerz, muß die Schläfen halten zur Erleichterung; Kopfschmerz durch Schütteln beim Husten. C 30.
AUGEN. - Augenwimpern fallen aus. Sehstörung; Weitsichtigkeit; kann kleinen Druck nicht ohne Brille lesen; Blenorrhoe des Tränensackes;

Lidrandentzündung. Winkel rissig. Haut um die Augen trocken u. verkrustet.

OHREN. - Geräusch unerträglich, besonders wenn mehrere Leute zusammen sprechen. Ekzem, Intertrigo usw. in u. hinter den Ohren mit starkem Jucken. Teile bei Berührung schmerzhaft. Risse am Gehörgang. Trockner Katarrh mit Taubheit u. Geräuschen. Klingen u. Knacken in den Ohren. Chronischer Katarrh der eustachischen Röhre. Vermindertes Gehör.

NASE. - **Nasenflügel ulzeriert, rissig, brennend;** Nasenspitze juckt, Nasenbluten. Ozaena mit Borken u. eitrig-schleimiger Absonderung.

GESICHT. - Trocken; Einschnürungsgefühl, wie mit Eiweiß bedeckt.

MAGEN. - Sodbrennen; heißes, scharfes, saures Aufstoßen. Auftreibung. Gefühl großer Leere. Starker Widerwille gegen fette Nahrung, Fleisch; V. - Kohlessen. **Hunger** sofort nach Stuhl. **Übelkeit** mit Wasseransammlung im Mund. Gastralgie bei leerem Magen; erleichtert durch dauerndes Essen (**Anac.**; **Sep.**). Heißhunger. Muß nachts aufstehen u. essen (**Psor.**). Knoblauchgeruch.

ABDOMEN. - **Durchfall nur am Tage;** stürzend, wässerig, dabei **Jucken des Anus.** Nach Kohl; mit Leeregefühl im Magen.

MÄNNL. G. - Herpesartiger Ausschlag am Damm. Prostata entzündet u. geschwollen. Jucken in der Urethra.

WEIBL. G. - Vor den Menses Pulsieren im Kopf (**Kreos.**) Weißfluß, reichlich, albuminös (**Alum; Bor.; Bov.; Calc-p.**). Genitalien wund u. feucht. Gefühl der Feuchtigkeit (**Eup-purp.**). Jucken u. mehliger Belag der Brustwarzen.

ATEMWEGE. - Heiserkeit (**Carb.; Caust.; Phos.**). Trockner Husten u. Brustbeklemmung nachts. Husten verursacht Kopfschmerz. Brustbeklemmung; V. - kalte Luft. **Trockner** Husten nachts, tief aus der Brust kommend. Krupp u. Kehlkopfdiphtherie.

HERZ. - Kältgefühl (**Carb-an.; Nat-m.**). Ohnmacht mit Wallungen, Hitze u. Herzklopfen.

RÜCKEN. - Nacken steif u. schmerzhaft. Schwäche im Kreuz. Steißbein schmerzhaft.

EXTREMITÄTEN. - Chronische Verstauchungen. Übelriechender Schweiß in den Achselhöhlen. Knie steif. **Fingerspitzen rauh, wund, jeden Winter rissig.** Gefühl wie versengt im Knie. Knackende Gelenke.

HAUT. - Jucken nachts. Frostbeulen, feucht, jucken u. brennen. Wundliegen. **Haut trocken, eingeschnürt, sehr empfindlich, rauh u. rissig, lederartig.** Herpes. Leichtestes Kratzen bringt Haut zum Eitern (**Hepar**). Intertrigo; Psoriasis der Hände. **Dicke, grünliche Krusten mit Brennen u. Jucken; Rötung, rauh; Risse bluten leicht.** Ekzem. Risse **V. - im Winter.**

FIEBER. - Frösteln, danach Schweiß. Hitzewallungen, besonders in Gesicht u. Kopf; V. - nachts. Schweiß an Füßen u. Achseln.

MODALITÄTEN. - **V.** - **Feuchtigkeit,** vor u. während eines Gewitters (**Phos.**), vom Autofahren, bei **passiver Bewegung; im Winter,** beim Essen, bei Emotionen. **B.** - warme Luft; Liegen mit erhöhtem Kopf; trockenes Wetter.

VGL. - Carb.; Graph.; Sulf.; Phos.

ERGÄNZUNGSMITTEL: Sep.

ANTIDOTE: Nux; Cocc.

DOS. - C 3 bis C 30 u. höhere Potenzen. Substantielle Dosen oft besser.

Petroleum D2 = ∅; -; -; D6; [D6]

PETROSELINUM

(Petersilie); Umbelliferae - Doldengewächse; Kleinasien, Südeuropa

Die Harnsymptome sind die Leitsymptome für dieses Mittel. **Hämorrhoiden mit viel Jucken.**

HARNWEGE. - Brennen, Jucken vom Damm durch die ganze Urethra; **plötzlicher Harndrang;** häufiges, wollüstiges Kitzeln in der Fossa navicularis. Gonorrhoe; **plötzlicher, unwiderstehlicher Harndrang; starkes Beißen u. Jucken tief in der Harnröhre;** milchige Absonderung.
MAGEN. - Durstig u. hungrig, aber Verlangen hört auf bei den ersten Schlucken u. Bissen.
VGL. - **Apiol** - das aktive Prinzip von Petersilie (bei Dysmenorrhoe); **Canth.; Sars.; Cann.; Merc.**
DOS. - C 1 bis C 3.
Petroselinum ∅; D1; D1; D4; [D2]

PHASEOLUS LUTANUS (oder VULGARIS)

(Bohne); Papilionaceae - Schmetterlingsblütler

Herzsymptome sehr deutlich. Diabetes.

KOPF. - Schmerz hauptsächlich in der Stirn oder in den Augenhöhlen durch Blutandrang im Gehirn; V. - jede Bewegung oder geistige Anstrengung.
AUGEN. - Pupillen erweitert, unempfindlich gegen Licht. Augäpfel schmerzhaft bei Berührung.
BRUST. - Atmung langsam u. seufzend. Schneller Puls. **Herzklopfen.** Gefühl der Übelkeit in der Herzgegend mit schwachem Puls. Rechte Rippen schmerzhaft. Wassersuchtartiger Erguß in Pleura oder Perikard.
URIN. - Diabetischer Urin.
HERZ. - Schreckliches Herzklopfen u. Gefühl von Todesnähe.
VGL. - **Crataegus; Lach.**
DOS. - C 6 u. höher. Ein Abkochen der Schalen als Getränk bei Diabetes, aber aufpassen bei schwerem Kopfschmerz.
Phaseolus lutanus ∅; D1; D1; -; [D2]

PHELLANDRIUM AQUATICUM - OENANTHE AQUATICA

(Wasserfenchel); Umbelliferae - Doldengewächse; Europa, Nordasien

Die Symptome der Atemwege sind sehr wichtig u. häufig klinisch bestätigt worden. Ein sehr gutes Mittel für **übelriechenden Auswurf u. Husten bei Schwindsucht,** Bronchitis u. Emphysem. Tuberkulose, die im allgemeinen die mittleren Lappen betrifft. **Alles schmeckt süß.** Hämoptysis, hektischer, kolliquativer Durchfall.

KOPF. - **Gewicht auf dem Scheitel; Schmerzen u. Brennen in den Schläfen u. über den Augen.** Zerquetschungsgefühl im Scheitel. Schwindel; schwindelig beim Hinlegen.
AUGEN. - Ziliarneuralgie; V. - bei jedem Versuch, die Augen zu gebrauchen; Brennen in den Augen. Tränenfluß. Äußerste Lichtscheu. Kopfschmerz, zu den Augen führende Nerven mitbetroffen.
WEIBL. G. - **Schmerz in den Milchgängen**; unerträglich beim Stillen. Schmerz in Brustwarzen.
BRUST. - **Stechender Schmerz durch die rechte Brust nahe dem Brustbein, zum Rücken nahe den Schultern ausstrahlend.** Atemnot u. dauernder Husten früh morgens. Husten mit reichlichem u. übelriechendem Auswurf; zwingt Patienten zum Aufsitzen. Heiserkeit.
FIEBER. - Hektisch; reichlicher, schwächender Schweiß; intermittierend, mit Schmerz in den Armen. Verlangen nach Säuren.
EXTREMITÄTEN. - Müdes Gefühl beim Gehen.
VGL. - **Con.; Phyt.; Sil.; Ant-jodatum; Myosotis arvensis.**
DOS. - Urtinktur bis C 6. Bei Schwindsucht nicht unter C 6.
Phellandrium aquaticum D1 = Ø; D1; D2; D4; [D2, 3]

PHOSPHORICUM ACIDUM

(Phosphorsäure); H_3PO_4

Die allgemeine »Schwäche« bei Säuren ist sehr deutlich bei diesem Mittel, das nervliche Erschöpfung bewirkt. **Geistige Schwäche** zuerst; später körperliche. Ein passender Wirkungsbereich für Ph-ac. findet sich bei jungen Leuten, die rasch wachsen u. geistig oder physisch überfordert werden. Immer nach den verheerenden Wirkungen von akuten Erkrankungen, Exzessen, Kummer oder Verlust von animalischen Flüssigkeiten treten Zustände auf, die danach verlangen. Sodbrennen, Blähsucht, Durchfall, Diabetes, Rachitis u. Knochenhautentzündung. Stumpf-Neurinom nach Amputation. Blutungen bei Typhus. Nützlich bei der Erleichterung von Krebsschmerzen.

GEIST, GEMÜT. - Teilnahmslos, Gedächtnisschwäche (**Anac.**). **Apathisch, gleichgültig.** Kann sich nicht konzentrieren oder das richtige Wort finden. Schweres Begriffsvermögen. Wirkungen von Kummer u. Schock. Delirium mit großer Benommenheit. Hartnäckige Verzweiflung.
KOPF. - Schwer, **verwirrt.** Schmerz, als ob die Schläfen zusammengepreßt würden. V. - **Schütteln oder Geräusch. Zermalmender Kopfschmerz. Druck oben auf dem Kopf.** Haar früh ergraut; fällt aus. Dumpfer Kopfschmerz nach Koitus; durch Anstrengung der Augen (**Nat-m.**). **Schwindel gegen Abend, beim Stehen oder Gehen.** Haare werden dünn, früh grau.
AUGEN. - **Blaue Ringe um die Augen.** Lider entzündet u. kalt. Pupillen erweitert. Glasiges Aussehen. Abneigung gegen Sonnenlicht; sieht Farben

wie von einem Regenbogen. Gefühl, als ob Augen zu groß wären. Schwachsichtigkeit bei Onanisten. Sehnerven erscheinen erschlafft. **Schmerz, als ob die Augäpfel gewaltsam zusammen- u. in den Kopf gepreßt würden.**

OHREN. - Dröhnen mit schwerem Hören. Geräusch unerträglich.

NASE. - Blutend. Bohrt mit den Fingern in die Nase. **Juckend.**

MUND. - Lippen trocken, rissig. Blutendes Zahnfleisch; weicht von den Zähnen zurück. Zunge geschwollen, trocken, mit klebrigem, schaumigem Schleim. Kältegefühl in den Zähnen. Beißt nachts unwillkürlich auf die Zunge.

GESICHT. - Blaß, fahl; Spannungsgefühl wie von getrocknetem Eiweiß. Kältgefühl auf einer Gesichtsseite.

MAGEN. - Verlangen nach saftreichen Sachen. Saures Aufstoßen. Übelkeit. **Symptome nach saurer Nahrung oder Getränken.** Druck wie von einem Gewicht mit Schläfrigkeit nach dem Essen (**Fel tauri**). **Durst auf kalte Milch.**

ABDOMEN. - Auftreibung u. Gärung im Darm. Vergrößerte Milz (**Cean.**). **Schmerz im Nabelgebiet.** Lautes Kollern.

STUHL. - Durchfall, **weiß,** wässerig, unwillkürlich, **schmerzlos** mit viel Wind; nicht besonders erschöpfend. Durchfall bei schwächlichen, zarten rachitischen Kindern.

URIN. - Reichlich, häufig, wässerig, **milchig. Diabetes.** Angst vorm Wasserlassen, nachher Brennen. **Häufiges Harnlassen nachts.** Phospaturie.

MÄNNL. G. - Ergüsse nachts u. beim Stuhl. Samenblasenentzündung (**Ox-ac.**). Mangelnde sexuelle Kraft; Hoden empfindlich u. geschwollen. Geschlechtsteile erschlaffen bei Umarmung (**Nux-v.**). Prostatorrhoe, sogar beim Abgang eines weichen Stuhles. Ekzem des Skrotum. Ödem der Vorhaut, Eichel u. Penis geschwollen. Herpes präputialis. Sykotische Auswüchse (**Thuj.**).

WEIBL. G. - Menses zu früh u. reichlich, mit Leberschmerz. Jucken; gelber Ausfluß nach Menses. Milch spärlich; durch Stillen erschütterte Gesundheit.

ATEMWEGE. - Brustbeschwerden entwickeln sich nach Hirnmüdigkeit. Heiserkeit. Trockner Husten durch Kitzeln in der Brust. Salziger Auswurf. Atembeschwerden. **Schwächegefühl in der Brust vom Sprechen** (**Stann.**). **Druck hinter dem Brustbein,** die Atmung erschwerend.

HERZ. - Herzklopfen, bei Kindern, die zu rasch wachsen; nach Kummer, Selbstbefriedigung. Puls unregelmäßig, intermittierend.

RÜCKEN. - Bohrender Schmerz zwischen den Schulterblättern. Schmerz in Rücken u. Gliedern wie von Schlägen.

EXTREMITÄTEN. - Schwach. Reißende Schmerzen in Gelenken, Knochen u. Knochenhaut. Krämpfe in den Oberarmen u. Handgelenken. **Große Schwäche.** Schmerzen nachts, **als ob die Knochen abgekratzt würden.** Stolpert leicht u. vertritt sich. Jucken zwischen den Fingern oder in den Gelenkfalten.

HAUT. - Stippen, Akne, blutige Furunkel. Ulzera mit sehr stark riechendem Eiter. Brennende Nesselsucht. Ameisenlaufen in verschiedenen Teilen. **Haarausfall (Nat-m.; Sel.)**. Tendenz zu Abszessen nach Fiebern.
SCHLAF. - Schläfrigkeit. Laszive Träume mit Ergüssen.
FIEBER. - Frösteln. Reichlicher Schweiß morgens. Bösartige Fieber, mit dumpfem Begriffsvermögen u. Stupor.
MODALITÄTEN. - B. - vom Warmhalten. **V. -** Anstrengung oder Angesprochenwerden; Verlust vitaler Flüssigkeiten; sexuelle Ekszesse. Alle Störungen des Kreislaufs verursachen Verschlimmerung der Symptome.
VGL. - Oenothera biennis - (Durchfall ohne Anstrengung mit nervöser Erschöpfung. Beginnender Wasserkopf. Keuchhusten u. spastisches Asthma). - **Nectandra amare. -** (Wässeriger Durchfall, trockene Zunge, Kolik, bläulicher Ring um eingesunkene Augen, unruhiger Schlaf). **China; Nux-v.; Pic-ac.; Lac-ac.; Phos.**
ANTIDOTE: Coff.
DOS. - C 1.
Phosphoricum acidum D1 = Ø; D2; D3; D3; [D3, 4, 6]

PHOSPHORUS

(Gelber Phosphor); P

Phosphorus reizt, entzündet u. bringt die Schleimhäute zur Degeneratio reizt u. entzündet die serösen Häute, entzündet Rückenmark u. Nerven, verursacht Paralyse, zerstört Knochen, besonders den Unterkiefer u. die Schienbeine; zersetzt das Blut, verursacht fettige Degeneration der Blutgefäße, jedes Gewebes u. Organs des Körpers u. verursacht so Blutungen u. hämatogene Gelbsucht.
Es zeigt das Bild eines zerstörenden Stoffwechsels. Bewirkt gelbe Leberatrophie u. subakute Hepatitis. Große, schlanke Personen mit engem Brustkorb u. dünner, transparenter Haut, geschwächt durch den Verlust animalischer Flüssigkeiten mit großer nervöser Schwäche, Abmagerung, sinnlicher Veranlagung scheinen besonders von Phosphor beeinflußt zu werden. Große Empfänglichkeit gegen äußere Eindrücke, Licht, Musik, Gerüche, Berührung, elektrische Einflüsse. Gewitter. **Plötzlichkeit** der Symptome, plötzliche Erschöpfung, Ohnmachten, Schweißausbrüche, schießende Schmerzen usw. Polyzythämie. Blutergüsse; **fettige Degenerationen**, Zirrhose, Karies sind pathologische Zustände, die oft nach Phosphor verlangen. Scheinhypertrophie der Muskeln, Neuritis. Entzündung der Atemwege. Paralytische Symptome. Böse Folgen von Jod u. zuviel Salz; V. - **Liegen auf der linken Seite.** Tertiär-Syphilis, Hautverletzungen u. nervöse Schwäche. **Skorbut. Pseudohypertrophische Paralyse.** Ataxie u. Adynamie. Osteomyelitis. Zerbrechlichkeit der Knochen.

GEIST, GEMÜT. - Große Niedergeschlagenheit. Leicht ärgerlich. Furchtsam, als ob etwas aus jeder Ecke kröche. Zustände von Hellsehen. Große

Neigung hochzufahren. Überempfindlich gegen äußere Einflüsse. Gedächtnisverlust. Progressive Paralyse. Ekstase. Todesfurcht beim Alleinsein. Müdes Gefühl im Gehirn. Irrsinn mit übertriebener Vorstellung der eigenen Bedeutung. Erregbar, dadurch überall Hitzegefühl. Unruhig, zappelig. **Unter**empfindlich, gleichgültig.

KOPF. - Schwindel alter Leute **nach dem Aufstehen** (**Bry.**). **Hitze kommt von der Wirbelsäule.** Neuralgie; muß Körperteile warm halten. Brennende Schmerzen. Chronischer Blutandrang zum Kopf. Hirnmüdigkeit mit **Kälte des Hinterkopfes.** Schwindel mit Schwäche. Engegefühl in der Stirnhaut. Jucken der Kopfhaut, Grindkopf, Haarausfall in großen Büscheln.

AUGEN. - Katarakt. Gefühl, als ob alles mit einem Nebel oder Schleier oder mit Staub bedeckt wäre oder etwas eng über die Augen gezogen würde. Schwarze Punkte scheinen vor den Augen zu schwimmen. Patient sieht besser beim Beschatten der Augen mit der Hand. Ermüdung von Augen u. Kopf, sogar ohne die Augen viel zu brauchen. Grüner Ring **um Kerzenlicht** (**Osm**). **Buchstaben erscheinen rot. Atrophie** des Sehnerven. Ödeme der Lider u. um die Augen. Perlweiße Konjunktiva u. lange, gebogene Wimpern. Partieller Verlust des Sehvermögens durch Tabakmißbrauch (**Nux-v.**). Schmerz in den Augenhöhlenknochen. Parese der äußeren Augenmuskeln. Diplopie wegen Abweichung der Sehachse. Amaurose als Folge sexueller Exzesse. Glaukom. Thrombose der Netzhautgefäße u. degenerative Veränderungen in den Netzhautzellen. Degenerative Veränderungen mit Schmerzhaftigkeit u. kurvenartigen Linien bei alten Leuten. Netzhautstörungen mit Lichtern u. Sehtäuschungen.

OHREN. - **Hören schwierig**, besonders der menschlichen Stimme. Wiederklingen von Geräuschen (**Caust.**). Dumpfes Hören nach Typhus.

NASE. - Fächerartige Bewegung der Nasenflügel (**Lyc.**). Blutung; **Nasenbluten statt Menses.** Überempfindlicher Geruchssinn (**Carb-ac.**; **Nux**). Periostitis des Nasenknochens. Faulige Phantasiegerüche (**Aur.**). Chronischer Katarrh **mit kleinen Blutungen**; Taschentuch immer blutig. **Polypen; leicht blutend** (**Calc.**; **Sang.**].

GESICHT. - Blaß, kränkliches Aussehen; blaue Ringe um die Augen. Hippokratisches Gesicht. Reißender Schmerz in den Gesichtsknochen; umschriebene Rötung auf einer oder beiden Wangen. **Schwellung u. Nekrose des Unterkiefers** (**Amph.**; **Hekla**).

MUND. - Geschwollenes u. **leicht blutendes Zahnfleisch**, ulzeriert. Zahnschmerzen nach Wäsche-Waschen. Zunge **trocken, glatt, rot** oder weiß, nicht dick belegt. Anhaltendes Bluten nach Zahnextraktion. Wunder Mund beim Stillen. Brennen im Ösophagus. Trockenheit in Rachen u. Schlundenge. **Durst auf sehr kaltes Wasser.** Ösophagus-Striktur.

MAGEN. - Hunger bald nach dem Essen. Saurer Geschmack u. saures Aufstoßen nach jeder Mahlzeit. Aufstoßen von großen Mengen Luft nach dem Essen. **Dadurch Aufstoßen unverdauter Nahrung mundvollweise.** Erbrechen; **Wasser wird herausgebrochen gleich nach Erwärmung im Magen. Postoperatives Erbrechen.** Kardia scheint kontrahiert, zu eng; die

Nahrung, kaum geschluckt, kommt wieder hoch (**Bry.**; **Alum.**). Magenschmerz; erleichtert durch kalte Nahrung, Eis. Magengebiet empfindlich gegen Berührung oder beim Gehen. Magenentzündung mit Brennen, zum Rachen u. Darm ausstrahlend. **Böse Folgen von zu viel Salzgenuß.**

ABDOMEN. - Kältegefühl (**Caps.**). Scharfe, schneidende Schmerzen. **Sehr starkes Gefühl von Schwäche, Leere, Hinfälligkeit,** das in der ganzen Bauchhöhle gefühlt wird. Leber kongestiert. Akute Hepatitis. Fettige Degeneration (**Carbonicum tetrachloridum; Ars.**; **Chloroform**). Gelbsucht. Pankreaserkrankung. Große, gelbe Flecken auf dem Bauch.

STUHL. - **Stark stinkende Stühle u. Winde.** Lange, schmale, harte Stühle wie von einem Hund. Schwierige Entleerung. Stuhldrang beim Liegen auf der linken Seite. **Schmerzloser,** reichlicher, **schwächender** Durchfall. Grüner Schleim mit Körnern wie Sago. Unwillkürlich; scheint, als ob Anus offen bliebe. **Große Schwäche nach dem Stuhl.** Absonderung von Blut aus dem Rektum beim Stuhl. **Weiße,** harte Stühle. Blutende Hämorrhoiden.

URIN. - Hämaturie, besonders bei akuter Nierenentzündung (**Canth.**). Trüb, braun mit rötlichem Sediment.

MÄNNL. G. - Mangel an Kraft. **Unwiderstehliches Verlangen;** unwillkürliche Ergüsse mit lasziven Träumen.

WEIBL. G. - Metritis. Chlorosis. Phlebitis. Spuren von Fisteln nach Brustabszessen. Leichte Blutung aus dem Uterus zwischen den Perioden. Menses zu früh u. spärlich, nicht reichlich, **aber zu lange dauernd.** Weint vor den Menses. Stechender Schmerz in der Brust. Weißfluß reichlich, schmerzend, korrosiv, statt Menses. Amenorrhoe mit vikariierender Menstruation (**Bry.**). **Eiterung der Brust,** brennende, wässerige, übelriechende Absonderung. Nymphomanie. Uteruspolypen.

ATEMWEGE. - Heiserkeit; V. - abends. **Kehle sehr schmerzhaft.** Chronische Heiserkeit vom vielen Reden; heftiges Kitzeln in der Kehle beim Sprechen. Aphonie, V. - abends mit Rauhheit. **Kann nicht sprechen wegen Kehlkopfschmerzen.** Husten durch Kitzeln im Rachen; **V. - kalte Luft,** Lesen, Lachen, Sprechen, beim Gehen vom warmen Zimmer in kalte Luft. Süßlicher Geschmack beim Husten. Harter, trockener, enger, schüttelnder Husten. Kongestion der Lungen. Brennende Schmerzen. Hitze u. Beklemmung der Brust. **Enge um die Brust; großes Gewicht auf der Brust.** Scharfe Stiche in der Brust; **Atmung beschleunigt, beklemmt. Viel Hitze in der Brust.** Pneumonie mit Beklemmung; **V. - Liegen auf der linken Seite.** Der ganze Körper **zittert** beim Husten. Sputum rostfarben, blutig oder eiterig, Tuberkulose bei langen, rasch-wachsenden, jungen Leuten. In dem Fall nicht zu häufig oder zu niedrige Potenzen geben, das könnte u.U. die Zerstörung der tuberkulösen Gewebe beschleunigen. Wiederholte Hämoptysis (**Acal.**). Halsschmerzen beim Husten. Nervöser Husten, hervorgerufen durch starke Gerüche, Eintritt eines Fremden; V. - in Gegenwart Fremder; V. - Liegen auf der linken Seite; im kalten Zimmer.

HERZ. - Heftiges Herzklopfen mit Angstgefühl beim Liegen auf der linken

Seite. Puls rasch, klein, **weich.** Herz erweitert, besonders rechts. Gefühl von Wärme im Herzen.

RÜCKEN. - Brennen im Rücken; schmerzt wie gebrochen. **Hitze zwischen Schulterblättern.** Schwache Wirbelsäule.

EXTREMITÄTEN. - Aufsteigende sensorische u. motorische Paralyse von den Finger- u. Zehenspitzen. Stiche in Ellbogen- u. Schultergelenken. Brennen der Füße. Schwachheit u. Zittern bei jeder Anstrengung. Kann kaum etwas in den Händen halten. Schienbein entzündet u. wird nekrotisch. **Arme u. Hände werden taub.** Kann nur rechts liegen. Postdiphtherische Paralyse mit Ameisenlaufen in Händen u. Füßen. **Gelenke geben plötzlich nach.**

SCHLAF. - Große Benommenheit, besonders nach Mahlzeiten. Koma vigil. Schlaflosigkeit alter Leute. Lebhafte Träume von Feuer; von Blutungen. Laszive Träume. Schläft spät ein u. wacht geschwächt auf. **Kurze Schlafperioden u. häufiges Erwachen.**

FIEBER. - Jeden Abend Frösteln. Kalte Knie nachts. **Adynamisch bei fehlendem Durst,** aber unnatürlichem Hunger. Hektisch mit kleinem, raschem Puls; klebrige Nachtschweiße. Stupides Delirium. Starke Schweiße.

HAUT. - **Wunden bluten sehr stark, sogar wenn sie klein sind;** heilen u. brechen wieder auf. Gelbsucht. Kleine Ulzera an der Außenseite von großen Petechien. Ekchymose. **Purpura haemorrhagica. Skorbut.** Fungoide Hämatoide u. Auswüchse.

MODALITÄTEN. - V. - Berührung; physische oder geistige Anstrengung; Zwielicht; warme Nahrung oder Getränk; Wetterwechsel, Feuchtwerden bei heißem Wetter; abends; Liegen auf der linken oder schmerzhaften Seite; bei Gewitter; beim Treppensteigen. **B.** - In der Dunkelheit, Liegen rechts, kalte Nahrung; Kälte, im Freien; Waschen mit kaltem Wasser; Schlaf.

ERGÄNZUNGSMITTEL: Ars.; Cepa.; Lyc.; Sil.

Sanguisuga C 30 - Blutegel - (anhaltende Blutungen; Folgen von Anwendung von Blutegeln). **Phos-pentachloridum** - (große Schmerzhaftigkeit der Schleimhäute von **Augen** u. Nase, Rachen u. Brust wund).

UNVERTRÄGLICH: Caust.

VGL. - **Tub.** folgt gut auf **Phos.** u. ergänzt seine Wirkung. **Phos-hydrogenatus** - (krümelnde Zähne; Hyperästhesie; motorische Ataxie); - **Amph.** (Kiefer rechts geschwollen u. schmerzhaft). - **Thymol** - (Typische sexuelle Neurasthenie; reizbarer Magen; Schmerzen im ganzen Lendengebiet; V. - geistige u. körperliche Anstrengung); **Calc.; Chin.; Ant.; Sep.; Lyc.; Sulf.** - Bei Pneumonie **Pneumonoccin** C 200 u. **Pneumotoxin** (Cahis), gewonnen aus dem Diplococcus lanceolatus von Fränkel. Pneumonie u. paralytische Phänomene; pleuritischer Schmerz u. Schmerz in Iliozökalgebiet (Cartier).

ANTIDOTE: Gegenmittel gegen Phosphorvergiftung; **Terpentin,** womit es eine unlösbare Masse bildet. Auch **Kali-permanganat.; Nux-v.; Phos.** wirkt als Gegenmittel bei Übelkeit u. Erbrechen durch **Chloroform** u. Äther.

DOS. - C 3 bis C 30. Sollte nicht in zu niedrigen Potenzen u. zu anhaltenden Dosen gegeben werden. Besonders bei tuberkulösen Fällen. Es kann da als Euthanasiemittel wirken.
Phosphorus * + + D3 = ∅; -; -; D6; [D4, 6, 12]

PHYSALIS-SOLANUM VESICARIUM

(Judenkirsche); Solanaceae - Nachtschattengewächse; Europa

Deutliche Harnsymptome bestätigen seinen Gebrauch von Alters her bei Grieß usw., Lithiasis; deutliche diuretische Wirkung. Mattigkeit u. Muskelschwäche.

KOPF. - Schwindel. Benebeltes Gefühl; geschwächtes Gedächtnis; Verlangen, dauernd zu sprechen. Pulsierender Schmerz. Schwere über den Augen in der Stirn. Gesichtslähmung. Trockenheit des Mundes.
EXTREMITÄTEN. - Steife Glieder; tonische Krämpfe. Paralyse. Beim Gehen scheint jeder Stoß im Kopfe widerzuklingen.
FIEBER. - Frösteln im Freien. Fiebrig abends. Schweiß beim Stuhl mit Krabbelgefühl, mit reichlichem Urin. Leberschmerz während des Fiebers.
ATEMWEGE. - Husten. Heisere Stimme; Rachen gereizt; Brust beklemmt, dadurch Schlaflosigkeit. Stechen in der Brust.
HARNWEGE. - Scharf, faulig, verhalten oder reichlich. Polyurie. Bei Frauen plötzliche Unfähigkeit, den Urin zu halten. Nächtliche Inkontinenz. **Enuresis.**
HAUT. - Exkoriation zwischen Fingern u. Zehen; Pusteln auf den Oberschenkeln; Knötchen auf der Stirn.
MODALITÄTEN. - V. - an kalten, feuchten Abenden. Nach Erhitzung.
DOS. - Urtinktur bis C 3. Der Saft der Beeren wird bei wassersuchtartigen Zuständen u. Reizblase gebraucht.

PHYSOSTIGMA VENENOSUM

(Kalabarbohne); Papilionaceae - Schmetterlingsblütler;
Tropisches Westafrika

Dieses Mittel u. sein Wirkstoff **Eserin** bilden einen wertvollen Beitrag zu der Materia Medica. Es regt das Herz an, erhöht den Blutdruck u. vermehrt die Peristaltik. Verursacht Kontraktion der Pupillen u. Ziliarmuskeln. Ruft Zustand von Kurzsichtigkeit hervor. **Reizung des Rückenmarks,** Verlust der Beweglichkeit, Erschöpfung, mit sehr empfindlichen Wirbeln. Zittern der Muskelfibrillen. Muskelstarrheit; Paralyse. Vermindert die motorische u. reflektorische Aktivität des Rückenmarks u. verursacht Schmerzunempfindlichkeit, Muskelschwäche, danach völlige Paralyse, ohne Schwächung der muskulären Kontraktibilität. Paralyse u. Zittern, Chorea. Reizung der

Hirnhaut mit Starrheit der Muskeln. **Tetanus** u. Trismus. Poliomyelitis anterior. Eserin, lokal, bewirkt Kontraktion der Pupillen.

KOPF. - Dauernder Schmerz oben auf dem Kopf; Schwindel mit Einschnürungsgefühl im Kopf. Schmerz über den Augenhöhlen; **kann nicht vertragen,** die Augenlider zu heben. Zerebrospinale Meningitis; allgemeine tetanische Starrheit. Spastische Zustände der Gesichtsmuskeln.
AUGEN. - Nachtblindheit (entgegengesetzt **Bothrops**); Lichtscheu; **Kontraktion der Pupillen; Zucken der Augenmuskeln.** Lagophthalmus. Mouches volantes; Lichtblitze; teilweise Blindheit. Glaukom; Parese der Akkomodation; Astigmatismus. Reichlicher Tränenfluß. **Zucken der Ziliarmuskeln mit Reizung nach Gebrauch der Augen. Zunehmende Kurzsichtigkeit.** Postdiphtherische Paralyse der Augen u. der Akkomodationsmuskeln.
NASE. - Laufschnupfen; Brennen u. Vibrieren der Nasenflügel. Nase verstopft u. heiß. Fieberblasen um die Nasenöffnungen.
MUND. - Wundes Gefühl an der Zungenspitze. Gefühl, als ob ein Ball im Rachen hochkäme.
INN. HALS. - Starkes Herz-Pulsieren wird im Rachen gefühlt.
MAGEN. - Starker Schmerz sofort nach dem Essen. Empfindlich gegen Druck im Oberbauchgebiet. Schmerz strahlt aus in die Brust u. die Arme hinunter; Gastralgie; chronische Verstopfung.
WEIBL. G. - Unregelmäßige Menstruation, mit Herzklopfen. Kongestion der Augen. Starre Muskeln.
HERZ. - Schwacher Puls; Herzklopfen; spastische Tätigkeit mit dem Gefühl des Pulsierens durch den ganzen Körper. Herzschläge deutlich spürbar in Brust u. Kopf. **Herzflattern wird im Rachen gefühlt.** Fettige Degeneration (**Cupr-ac.**).
EXTREMITÄTEN. - Schmerz im rechten Kniekehlengebiet. Brennen u. Vibrieren in der Wirbelsäule. Taubheit in Händen u. Füßen. Plötzliches Gliederzucken beim Einschlafen. Tetanische Konvulsionen. Motorische Ataxie. Taubheit in den gelähmten Teilen, krampfartige Gliederschmerzen.
VGL. - Eserin, - das Alkaloid von Physostigma - (Verlangsamt Herztätigkeit u. vermehrt arterielle Spannung; bei Ziliarspasmen u. spastischem **Astigmatismus** wegen unregelmäßiger Tätigkeit der Ziliarmuskeln; Lidkrämpfe; **kontrahierte Pupillen.** Zucken der Lider, Schmerzhaftigkeit der Augäpfel, verschwommenes Sehen nach **Gebrauch der Augen,** Schmerz um die Augen u. im Kopf. Lokal angewandt, um die Pupillen zusammenzuziehen. **Eserin** kontrahiert die durch Atropin erweiterten Pupillen, aber nicht die durch **Gels.** erweiterten. Innerlich D 6).
Eserine Salicylat (postoperative Eingeweidelähmung; Meteorismus. Subkutane Anwendung 1,08 - 1,6 mg).
VGL. - Muscarin; Con.; Curare; Gels.; Thebainum (Tetanus); - **Piperazinum** - (Harnsäure-Diathese. Pruritus. Gicht u. Harnsteine. **Dauernde Rückenschmerzen.** Haut trocken, Urin spärlich. Rheumatische Arthritis. Gabe von 65 mg täglich in kohlenstoffhaltigem Wasser. D 1 u. D 2, 3-mal den Tag).

ANTIDOTE: Atropin. Bei vollen medizinischen Dosen bessert es die meisten Folgen von **Physostigmin.**
DOS. - C 3. Das neutrale Sulfat von Eserin wird ins Auge gespritzt, 32 - 259 mg auf 28,3 ccm destilliertes Wasser zur **Kontraktion der Pupille** bei Mydriasis, Augenverletzungen, Iritis, Hornhautulzera usw.
Physostigma venenosum * + D1 = Ø; D1; D2; D3; [D4]

PHYTOLACCA DECANDRA

(Kermesbeere); Phytolacaceae; Nordamerika

Schmerzhaftigkeit, Schmerzen, Unruhe, Erschöpfung sind die allgemeinen Symptome, die zu Phytolacca führen. Hauptsächlich ein Drüsenmittel. Drüsenschwellungen mit Hitze u. Entzündung. Beeinflußt stark die Faser- u. Knochengewebe; Faszien u. Muskelhäute; wirkt auf Narbengewebe. Syphilitische Knochenschmerzen; chronischer Rheumatismus. Halsschmerzen, Angina u. Diphtherie. Tetanus u. Opisthotonus. Gewichtsabnahme. Verzögerte Zahnung.

GEIST, GEMÜT. - Verlust des persönlichen Feingefühls, Mangel an Gefühl für die Gegenstände der Umgebung. Gleichgültig gegen das Leben.
KOPF. - Schwindel beim Aufstehen. Schmerzhaftigkeit im Gehirn. Schmerz vom Stirngebiet nach hinten. Druck in den Schläfen u. über den Augen. Rheumatismus der Kopfhaut; Auftreten der Schmerzen jedesmal bei Regen. Schuppiger Ausschlag auf der Kopfhaut.
AUGEN. - Schmerzhaft. Gefühl von Sand unter den Lidern, Hitzegefühl in den Bindegewebsrändern. Tränenkanalfistel (**Fl-ac.**). **Reichlicher Tränenfluß, heiß.**
NASE. - Schnupfen; Schleimfluß **aus einem Nasenloch u. retronasal.**
MUND. - Zahnende Kinder mit unwiderstehlichem Drang, **Zähne zusammenzubeißen.** Zähne zusammengebissen; Unterlippe nach unten gezogen; Lippen nach außen gestülpt; Kiefer fest geschlossen; Kinn nach unten auf Brustbein gezogen. Zunge hat **rote Spitze,** rauhes u. versengtes Gefühl; Blutung aus dem Mund; Blasen an der Seite der Zunge. Landkartenzunge, mit Zahneindrücken, Rissen, gelben Flecken die Mittellinie hinunter. Viel fädiger Speichel.
INN. HALS. - Dunkelrot oder bläulichrot. Viel Schmerz an der Zungenwurzel; weicher Gaumen u. Mandeln geschwollen. Kloßgefühl im Hals (**Bell.; Lach.**). **Rauhes, enges, heißes Gefühl im Rachen. Mandeln geschwollen,** besonders rechts; dunkelrotes Aussehen. Bis in die Ohren **einschießender Schmerz beim Schlucken.** Pseudomembranöses Exsudat, grauweiß; dicker, zäher, gelblicher Schleim, schwer zu lösen. Kann nichts Heißes schlucken (**Lach.**). Spannung u. Druck in der Ohrspeicheldrüse. Ulzerierter, wunder Rachen u. Diphtherie. **Sehr heißes Gefühl im Rachen; Schmerz an der Zungenwurzel zum Ohr ausstrahlend.** Uvula groß, geschwollen. **Angina;**

Mandeln u. Rachenenge geschwollen mit brennendem Schmerz; kann nicht einmal Wasser schlucken. **Mumps. Follikuläre Pharyngitis.**

ABDOMEN. - Wunde Stelle in der rechten Rippenbogengegend. Rheumatismus der Bauchmuskeln. Nabelkolik. Brennende, kneifende Schmerzen. Prellungsgefühl im Oberbauch u. Bauch. Verstopfung alter Leute u. bei Patienten mit schwachem Herzen. Blutung aus dem Rektum.

HARN. - Spärlich, unterdrückt, **mit Schmerz im Nierengebiet.** Nephritis.

WEIBL. G. - Mastitis; **Brüste hart u. sehr empfindlich.** Tumoren der Brüste mit vergrößerten Achseldrüsen. Brustkrebs. Brust hart, schmerzhaft u. von purpurner Farbe. Brustabszesse. Wenn das Kind trinkt, **geht der Schmerz von der Warze über den ganzen Körper.** Risse u. kleine Ulzera in der Nähe der Brustwarzen. Gereizte Brüste vor u. bei Menses. Galaktorrhoe (**Calc.**). Menses zu reichlich u. häufig. Ovarialgie rechts.

MÄNNL. G. - Schmerzhafte Verhärtung der Hoden. **Einschießender Schmerz entlang dem Perineum zum Penis.**

HERZ. - Gefühl, als ob das Herz in den Hals spränge (**Pod.**). Schockartiger Schmerz im Herzgebiet wechselnd mit Schmerz im rechten Arm.

ATEMWEGE. - Aphonie. Atembeschwerden; trockner, hackender, kitzelnder Husten; V. - nachts (**Mentha; Bell.**). Anhaltende Schmerzen in der Brust mitten im Brustbein; mit Husten. Rheumatismus des unteren Interkostalgebietes.

RÜCKEN. - Anhaltende Schmerzen im Lendengebiet; Schmerzen in Streifen die Wirbelsäule hinauf u. hinunter bis ins Kreuzbein. Schwäche u. dumpfer Schmerz im Nierengebiet. Rücken steif, besonders morgens beim Aufstehen u. bei feuchtem Wetter.

EXTREMITÄTEN. - Schießender Schmerz in der rechten Schulter mit Steifheit u. Unfähigkeit, den Arm zu heben (**Vgl. Herz**). Rheumatische Schmerzen; V. - morgens. **Schmerzen fliegen wie elektrische Schockwellen,** schießend, lanzinierend, rasch den Ort wechselnd (**Puls.; Kali-bi.**). Schmerz an der unteren Seite der Oberschenkel. Syphilitischer Ischias. **Schmerzhaftigkeit der Fersen;** B. - durch Heben der Füße. Schmerzen wie Schockwellen. Schmerz in den Beinen, Patient fürchtet sich aufzustehen. Füße geschwollen, Schmerz in Knöcheln u. Füßen. Neuralgie in den Zehen.

FIEBER. - Hohes Fieber wechselnd mit Frösteln u. großer Erschöpfung.

HAUT. - Juckt, wird trocken, eingeschrumpft, blaß. Papuläre u. pustuläre Affektionen. Sehr nützlich in den Frühstadien von Hauterkrankungen. **Neigung zu Furunkulose** u. wenn Häutung auftritt. Schuppige Ausschläge. Syphilitische Ausschläge. Schwellung u. Verhärtung der Drüsen. **Bubo durch venerische Erkrankungen.** Nesselausschlag, scharlachartig. Warzen u. Leberflecken.

MODALITÄTEN. - V. - Elektrizitätsänderungen der Atmosphäre. Wirkungen von Durchnässen, **Regen, feuchtem,** kaltem Wetter, Nacht, Aufdecken, Bewegung; rechte Seite. B. - Wärme, trocknes Wetter, Ruhe.

VGL. - Tinktur der **Phytolaccabeere** - (Halsschmerz; bei der Behandlung von Fettleibigkeit); **Bry.; Rhus-t.; Kali-hyd.; Merc.; Sang.; Arum-t.**
FEINDLICH: Merc.
ANTIDOTE: Milch u. Salz; **Bell.; Mez.**
DOS. - Urtinktur bis C 3. Äußerlich für Mastitis.
Phytolacca + t ∅; D1; D1; D3; [D3]

PICRICUM ACIDUM

(Trinitrophenol); $C_6H_2(OH)(NO_2)_3$

Verursacht Degeneration des Rückenmarks mit Paralyse. Hirnmüdigkeit u. sexuelle Erregung. Wirkt auf die Sexualorgane wahrscheinlich durch die Lumbalzentren des Rückenmarks; Erschöpfung, Schwäche u. Schmerz im Rücken, Ameisenlaufen in den Extremitäten. **Neurasthenie (Ox-ac.)**. Muskelschwäche. Schweres, müdes Gefühl. Myelitis mit Spasmen u. Erschöpfung. Brachialparese bei schreibenden Berufen. Fortschreitende, perniziöse Anämie. **Urämie** mit völliger Anurie. Eine 1-%ige Lösung auf Leinentüchern ist die beste Hilfe bei Verbrennungen, bis die Granulation anfängt. Fahle Gesichtshaut.

GEIST, GEMÜT. - Mangelnde Willenskraft; abgeneigt gegen Arbeit. Gehirnerweichung. Demenz mit Erschöpfung, sitzt still u. teilnahmslos.
KOPF. - Kopfschmerzen; **B. - durch festes Bandagieren. Hinterkopfschmerz;** V. - leichteste Anstrengung. Schwindel u. Geräusche **in** den Ohren. Furunkel in den Ohren u. am Nacken. Nach langer, geistiger Anstrengung mit Angst u. Furcht vorm Versagen beim Examen. Hirnmüdigkeit.
AUGEN. - Chronische katarrhalische Konjunktivitis mit reichlicher, dicker, gelber Absonderung.
MAGEN. - Bitterer Geschmack. Abneigung gegen Nahrung.
HARNWEGE. - Spärlicher Urin; völlige Anurie. Tröpfelnde Entleerung. Urin enthält viel Indikan, granuläre Zylinder u. fettig-degeneriertes Epithel. Nierenentzündung mit großer Schwäche, dunklem, blutigem, spärlichem Urin. Nächtlicher Drang.
MÄNNL. G. - Reichliche Ergüsse, danach große Erschöpfung mit sinnlichen Träumen. **Priapismus;** Satyriasis. Schwere Erektionen mit Schmerz in den Hoden u. den Samenstrang hinauf. Prostatahypertrophie, besonders in noch nicht sehr fortgeschrittenen Fällen.
WEIBL. G. - Schmerz im linken Ovar u. Weißfluß vor Menstruation. Pruritus vulvae.
EXTREMITÄTEN. - Brennen entlang der Wirbelsäule. **Große Schwäche. Müdes, schweres Gefühl über den ganzen Körper hin, besonders in den Gliedern; V. - Anstrengung.** Füße kalt. Kann nicht warm werden. Akute aufsteigende Paralyse.

MODALITÄTEN. - V. - die geringste Anstrengung, besonders geistige, nach Schlaf, bei feuchtem Wetter. Ein Sommer- oder Heißwetter-Mittel; Patient befindet sich dann schlechter. B. - bei kalter Luft, kaltem Wasser, festem Druck.
VGL. - Ox-ac.; Gels.; Phos.; Sil.; Arg-n.
TIP. - Zinc-picricum - (Gesichtslähmung u. Paralysis agitans); **Ferr-pic. -** (Summen in den Ohren, Taubheit; chronische Gicht; Nasenbluten; Prostatabeschwerden); **Calc-pic.** (Furunkel in u. bei den Ohren.)
DOS. - C 6.
Picricum acidum D2 = Ø; D3; D3; D4; [D4, 6]

PICRORHIZA
(Physikal. med. Rehabilitation 15/71, 1974, Wünstel)
vgl. Anhang

PILOCARPUS MICROPHYLLUS
(Jaborandi); Rutaceae - Rautengewächse; Brasilien

Pilocarpus ist ein starkes Drüsenstimulans u. ein sehr wirksames Diaphoreticum. Seine wichtigsten Wirkungen sind Diaphorese, Speichelbildung u. Miosis. Wallungen, Übelkeit, Speichelbildung u. reichlicher Schweiß. Gesicht, Ohren u. Hals werden nach einer Dosis Jaborandi nach ein paar Minuten tief gerötet, u. Schweißtropfen treten über den ganzen Körper aus, während sich gleichzeitig Wasser im Munde bildet u. Speichel fast unaufhörlich fließt. Auch andere Sekretionen, Tränen, aus der Nase, aus den Bronchien u. dem Darm, aber geringer. Schweiß u. Speichel, die durch eine einzelne Dosis produziert werden, sind oft erheblich, nicht selten fast 1/4 l.
Es ist homöopathisch bei **abnormem Schwitzen** u. sehr wirkungsvoll bei **Nachtschweißen** von Schwindsüchtigen. Wirkt auf die Schilddrüse, daher wohl seine schweißtreibende Wirkung. **Exophthalmischer Kropf** mit vermehrter Herztätigkeit u. Pulsieren der Arterien; Zittern u. Nervosität; Hitze u. Schwitzen; Bronchialreizung. Ein erstrangiges Mittel zur Abkürzung der Dauer von Mumps.

AUGEN. - Anstrengung der Augen aus allen möglichen Gründen. Reizbarkeit des Ziliarmuskels. Augen ermüden rasch bei der leichtesten Tätigkeit. Hitze u. Brennen in den Augen bei Anstrengung. Kopfschmerz; Schmerzen u. Schmerzhaftigkeit im Augapfel bei Benützung der Augen. Alles Entfernte scheint verschwommen; Sicht wird alle paar Augenblicke undeutlich. Netzhautbilder bleiben lange nach dem Sehen. Reizung durch elektrisches oder anderes künstliches Licht. **Pupillen kontrahiert;** reagieren nicht auf Licht. Starrende Augen. **Kurzsichtigkeit;** Schwindel u. Übelkeit nach Gebrauch der Augen. **Weiße Flecken vor den Augen. Anhaltende** Schmerzen in den Augen. Liderzucken. Atrophische Chorioiditis. Akkomodationsspasmen beim Lesen.
OHREN. - Seröse Exsudation in die Trommelfellhöhlen. Klingen (**Pilocarpin D 2**).

MUND. - Speichel klebrig wie Hühnereiweiß. Trockenheit. Freier Speichelfluß **bei reichlichem Schwitzen.**
MAGEN. - Übelkeit beim Anblick sich bewegender Objekte; Erbrechen; Druck u. Schmerz im Magen.
ABDOMEN. - Schmerzloser Durchfall, tagsüber mit gerötetem Gesicht u. reichlichem Schweiß.
HARNWEGE. - Spärlicher Urin; Schmerz über den Pubes mit viel Drang.
HERZ. - Puls unregelmäßig, dikrotisch. Brustbeklemmung. Zyanose; Kollaps. Nervöse Herzbeschwerden.
ATEMWEGE. - Bronchialschleimhäute entzündet. Viel Hustenneigung u. Atembeschwerden. Lungenödem. Schaumiges Sputum. Reichlicher, dünner, seröser Auswurf. Langsame, seufzende Atmung.
HAUT. - **Reichlicher Schweiß an allen Körperteilen.** Anhaltende Trockenheit der Haut. Trockenes Ekzem. Halbseitige Schweiße. Frösteln mit Schweiß.
VGL. - **Amyl nitrosum; Atropin; Phys.; Lac.; Ruta. Pilocarpin muriaticum** (Menièresche Krankheit, rasch fortschreitende Schwindsucht mit freien Blutungen, reichlichen Schweißausbrüchen, D 2). Atropin wirkt Pilocarpin entgegen in der Dosis von 0,6 mg auf 10,8 mg Pilocarpin.
DOS. - C 3.
NICHT-HOMÖOPATHISCHE ANWENDUNGEN. - Hauptsächlich als kräftiges u. rasches Diaphoreticum. Sehr nützlich bei Nierenerkrankung, besonders bei Urämie zur Ausscheidung von Wasser wie auch Harnstein. Wassersucht bei Scharlach. Kontraindiziert **bei Herzversagen, bei Kindbetturämie** u. in Altersfällen.
DOS. - 8,1 bis 16,2 mg subkutan.
Pilocarpus microphyllus + **D1** = **Ø; D1; D2; D4;** [D3]

PINUS SILVESTRIS

(Gemeine Kiefer oder Föhre); Pinaceae - Kieferngewächse;
Europa, Nordasien

Hat sich als recht nützlich erwiesen bei der Behandlung **schwacher Knöchel** u. bei verspätetem Gehen bei skrofulösen u. rachitischen Kindern. Abmagerung der unteren Extremitäten. Pin-s. vereinigt rheumatische, bronchitische u. Nesselsucht-Symptome; der Brustkorb scheint dünn u. gibt nach.

EXTREMITÄTEN. - Steifheit; gichtischer Schmerz in allen Gelenken, besonders den Fingergelenken. Wadenkrämpfe.
HAUT. - Nesselsucht. Jucken überall, besonders an den Gelenken u. am Unterleib. Nase juckt.
VGL. - **Pinus Lambertina** - (Verstopfung, Amenorrhoe, Abort). **Pinus Lambertina-Saft** (ist ein deutliches Abführmittel. Verzögerte, schmerzhafte Menstruation).

Auch **Abies-c.; Abies-n.**
DOS. - Urtinktur bis C 3.
Pinus silvestris 0; D1; D1; -; [D2]

PIPER METHYSTICUM

(Kava-Kava); Piperaceae; Polynesien

Die durch **Kava** hervorgerufene Intoxikation ist schweigsam u. schläfrig, mit unzusammenhängenden Träumen, Verlust der Muskelkraft. Harn- u. Hautsymptome sind bestätigt worden. Deutliche Modalitäten. **Arthritis deformans.** Kolik mit Flatulenz.

GEIST, GEMÜT. - Sehr empfindlich. Exaltierte Stimmung. **Schmerzen bessern sich zeitweilig bei Ablenkung.** Unruhiges Verlangen nach Lageänderung.
URIN. - Vermehrt. Brennend bei Miktion; Gonorrhoe u. Harnröhrenausfluß. Zystitis. **Chordee.**
HAUT. - Schuppig. Schuppenabfall hinterläßt **weiße Flecken,** die oft ulzerieren. **Lepra.** Ichthyosis.
EXTREMITÄTEN. - Schmerz im rechten Arm. Lähmungsgefühl in den Händen. Schmerz im Daumengelenk.
VGL. - **Chaulmoogra** - Taraktogenos. - (Das Öl u. seine Derivate sind bis zu einem bestimmten Grade wirksam bei der **Lepra**-Behandlung, besonders bei frühen Fällen). - **Bixa orellana,** eine südamerikanische Pflanze, mit Chaulmoogra verwandt u. empfohlen für Lepra, Ekzem u. Elephantiasis.
MODALITÄTEN. - **B.** - bei Themawechsel, Lageänderung.
DOS. - Urtinktur u. niedere Potenzen.
Piper methysticum D1 = 0; D1; D2; D3; [D2, 3]

PIPER NIGRUM

(Schwarzer Pfeffer); Piperaceae; Indien, Malaysien

Gefühl des Brennens u. Druckes überall.

GEIST, GEMÜT. - Traurig, besorgt. Unfähig zur Konzentration; fährt hoch bei jedem Geräusch.
KOPF. - Schwerer Kopfschmerz, als ob die Schläfen eingedrückt würden; Druck in Nasen- u. Gesichtsknochen. Augen entzündet u. brennend. Gerötetes, brennendes Gesicht. Augäpfel schmerzhaft, wie berstend. Nase juckt; Niesen; Nasenbluten. Lippen trocken u. rissig.
INN. HALS. - Wundheit, Rauhheit, Brennen. Brennender Schmerz in den Mandeln.
MAGEN. - Unbehagen im Magen. Völlegefühl. Starker Durst. Blähsucht. Auftreibung. Kolik u. Krämpfe.
BRUST. - Atemnot, Husten mit Schmerz in der Brust an umschriebenen Stellen, Gefühl des Blutspuckens. Herzklopfen, Herzschmerz, langsamer intermittierender Puls. Starker Milchfluß.

HARNWEGE. - Brennen in Blase u. Urethra. Schwierige Miktion. Gefühl von Völle u. Schwellung in der Blase; häufiger erfolgloser Drang. Priapismus.
DOS. - Niedere Verdünnungen.

PITUITARIA
(Hypophyse)

Pituitaria steuert sehr stark Wachstum u. Entwicklung der Sexualorgane, regt die Muskeltätigkeit an u. beseitigt Uteruserschlaffung. Der Einfluß auf die glatte Muskulatur ist deutlich. Gehirnblutung. Hemmt die Blutung u. unterstützt Absorption von Klumpen. Uteruserschlaffung im 2. Wehenstadium bei völliger Erweiterung des Muttermundes. Hoher Blutdruck, chronische Nephritis, Prostatitis. Zehn Tropfen nach Mahlzeiten (Dr. G. Fuller). Schwindel, erschwerte Konzentration, Verwirrung u. Völle tief im Stirngebiet. C 30.

VGL. - **Pituitrin** - (ist ein Vasokonstriktor u. Wehenmittel. Wird hauptsächlich gebraucht zur Wirkung auf den Uterus, zur Beschleunigung der Geburt oder zur Hemmung der Blutung nach der Entbindung. In Dosen von 1 ccm intravenös, um Wehen zu stimulieren, nur bei der Ausstoßungsperiode. Kontraindiziert bei Myokarditis, Nephritis u. Arteriosklerose. Eine wässerige Lösung aus dem hinteren Teil der Drüse angefertigt, in Ampullen gefüllt, jede etwa zu 0,62 ml, ist die subkutane Dosis. Ohne Wirkung per Os).
Pituitaria D8 dil.; D1 Tbl., Verr.; D8 Amp.

PITUITARIA POST. (St)
(Syn. Hypophysis lob-post.)

PIX LIQUIDA
(Teer aus dem Holze verschiedener Pinaceen).

Teer u. seine Bestandteile wirken auf verschiedene Schleimhäute. Die Hautsymptome sind sehr wichtig. Erstrangige Hustenmedizin. Bronchialreizung nach Influenza (**Kreos.**; **Kali-bi.**). Schuppige Ausschläge. Viel Jucken. **Dauerndes Erbrechen schwärzlicher Flüssigkeit mit Magenschmerz.** Alopezie (**Fluor-ac.**; **Thallium**).

BRUST. - **Schmerz an umschriebener Stelle über dem dritten linken Rippenknorpel, wo er sich mit der Rippe verbindet.** Rasselnde Atemzüge in den Lungenflügeln u. **schleimig-eitriges Sputum;** stinkender Geruch u. Geschmack. Chronische Bronchitis.
HAUT. - Rissig; **juckt unerträglich;** blutet beim Kratzen. Ausschläge auf den Handrücken.
VGL. DIE BESTANDTEILE: Kreos.; Petr.; Pin.; Eupi.; Ter.; Carb-ac.
DOS. - C 1 bis C 6.
Pix liquida D1 = Ø; D1; D2; D6; [D3]

PLANTAGO MAJOR

(Breitblättriger oder großer Wegerich); Plantaginaceae - Wegerichgewächse; extratropisch

Genießt allerlei klinisches Ansehen bei der Behandlung von Ohrenschmerz, Zahnschmerz u. Enuresis. Starker Augenschmerz als Reflexschmerz, von schlechten Zähnen oder Mittelohrentzündung. Augapfel sehr berührungsempfindlich. Schmerz wandert zwischen Zähnen u. Ohren. Pyorrhoe alveolaris. Depression u. Schlaflosigkeit bei chronischem Nikotinismus. Verursacht Widerwillen gegen Tabak.

KOPF. - Periodische Trigeminusneuralgie, V. - 7 Uhr bis 14 Uhr, dabei Tränenfluß u. Lichtscheu; Schmerzen strahlen aus zu den Schläfen u. der unteren Gesichtshälfte.
OHREN. - Gehör sehr scharf; Geräusch schmerzhaft. Stechender Ohrenschmerz. Neuralgischer Ohrenschmerz; **Schmerz geht von einem Ohr zum anderen durch den Kopf,** Otalgie mit Zahnschmerz. Laute Geräusche in einem Ohr.
NASE. - Plötzliche, gelbliche, wässerige Absonderung.
MUND. - Zähne schmerzen, sind empfindlich u. schmerzhaft bei Berührung. Schwellung der Wangen. Speichelfluß; Gefühl, als seien Zähne zu lang; V. - kalte Luft u. Berührung. Zahnschmerz; B. - beim Essen. Reichlicher Speichelfluß. Zahnschmerz mit Reflexneuralgie der Augenlider.
STUHL. - Stuhldrang oft, aber Entleerung unmöglich. Hämorrhoiden so schlimm, kann kaum stehen. Durchfall mit braunen, wässerigen Stühlen.
URIN. - Reichlicher Fluß; **nächtliche Enuresis** (**Rhus aromaticus; Caust.; Bell.**).
HAUT. - Jucken u. Brennen, Papeln. Urtikaria, Frostblasen (**Agar.; Tamus**).
VGL. - **Kalm.; Cham.; Puls.**
DOS. - Urtinktur u. niedere Potenzen. Lokalanwendung bei Zahnschmerz in hohlen Zähnen, Otorrhoe, Pruritus u. Hautaffektionen durch Rhus diversiloba. Schnittwunden.
Plantago major Ø; D1; D1; D3; [Ø; D1]

PLATANUS OCCIDENTALIS

(Platane); Platanaceae - Platanengewächse;
Atlant. u. zentrales Nordamerika

Tarsal-Tumoren. Urtinktur anwenden. Sowohl akute als auch alte, vernachlässigte Fälle, wo Gewebszerstörung eingetreten war u. Kontraktion durch Narben deutliche Deformierung des Lides hervorgerufen hatte, hat es praktisch normalisiert. Wirkt am besten bei Kindern. Muß einige Zeit lang gebraucht werden. Ichthyosis.
Platanus occidentalis Ø; D1; D1; -; [D1, 3]

PLATINUM

(Platinum metallicum); Pt

Ist vornehmlich ein Frauenmittel. Starke Neigung zu Lähmung; Empfindungslosigkeit, lokalisierte **Taubheit u. Kälte** treten auf. Hysterische Spasmen; allmähliche Zu- u. Abnahme der Schmerzen (**Stann.**). Zitterneigung.

GEIST, GEMÜT. - Unwiderstehlicher Impuls zu töten. Selbstüberhebung; **Verachtung anderer.** Arrogant, stolz. Aller Dinge überdrüssig. Alles scheint anders. Geistige Störungen, verbunden mit unterdrückten Menses. Physische Symptome verschwinden, wenn geistige sich entwickeln.
KOPF. - Gespannter, pressender Schmerz, auf eine kleine Stelle beschränkt. **Krampfartige, pressende Schmerzen.** Einschnürung an der Stirn u. an der rechten Schläfe. **Taubheit mit Kopfschmerz.**
AUGEN. - **Objekte erscheinen kleiner, als sie sind.** Zucken der Lider (**Agar.**). Kältegefühl in den Augen. Krampfartige Schmerzen in den Augenhöhlen.
OHREN. - Taubes Gefühl. Krampfartiges Stechen. Dröhnen u. Rumoren.
GESICHT. - Trigeminusneuralgie mit taubem Gefühl in den Backenknochen, als ob sie teilweise zwischen Schrauben wären. Schmerz an der Nasenwurzel, als ob sie mit einer Zange gekniffen würde. **Kälte, Krabbelgefühl u. Taubheit** in der ganzen rechten Gesichtsseite. Allmähliche Zu- u. Abnahme der Schmerzen (**Stann.**).
MAGEN. - Gärung, viel Luft; **Konstriktion; Heißhunger;** anhaltende Übelkeit mit Angst u. Schwäche.
ABDOMEN. - Bleikolik. Schmerz im Nabelgebiet; zum Rücken ausstrahlend. Pressen u. Nach-unten-Ziehen im Bauch, ins Becken ausstrahlend.
STUHL. - Verzögert; spärliche Fäkalien; Entleerung mit Beschwerden. Haftet am Rektum wie weicher Lehm. **Klebriger Stuhl.** Verstopfung bei Reisenden, die dauernd Nahrung u. Wasser wechseln. Stühle wie verbrannt.
WEIBL. G. - Überempfindliche Teile. Vibrieren innerlich u. äußerlich (**Kali-br.; Orig.**). Ovarien empfindlich u. brennend. Menses zu früh, zu reichlich, **dunkel-klumpig,** mit Spasmen u. schmerzhaftem Nach-unten-Ziehen, Frösteln u. Empfindlichkeit der Teile. Vaginismus. Nymphomanie. Zu starke sexuelle Entwicklung. Pruritus vulvae. Oophoritis mit Sterilität. Abnorme Libido u. Melancholie.
EXTREMITÄTEN. - Enge der Oberschenkel, als ob sie zu eng gewickelt wären. Taubes u. müdes Gefühl. Lähmungsgefühl.
SCHLAF. - Schläft, die Beine weit auseinander gespreizt (**Cham.**).
MODALITÄTEN. - **V.** - Sitzen u. Stehen; abends. **B.** - Gehen.
VGL. - **Rhodium; Stann.; Valer.; Sep.**
Plat-m. - (Dieses Mittel hat gute Resultate erzielt nach dem Versagen von **Kali-j.** bei der Heilung syphilitischer Beschwerden; heftige Hinterkopfschmerzen, Dysphagie u. syphilitische Rachen- u. Knochenbeschwerden;

Karies der Fußknochen); **Plat-m-natr.**(Polyurie u. Speichelfluß); **Sedum acre** (sexuelle Reizbarkeit, erleichtert Reizung der Nervenzentren u. beruhigt).
ANTIDOTE: Puls.; Plat. wirkt den bösen Folgen von Blei entgegen.
Dos. - C 6 bis C 30.
Platinum D8; D10; D2; D8; [D6 Tbl.] Sonderpreis

PLUMBUM METALLICUM

(Blei); Pb

Die große Droge für allgemeine sklerotische Zustände. Bleiparalyse erstreckt sich besonders auf die Extensoren im Unter- u. Oberarm, vom Zentrum zur Peripherie mit teilweiser Anästhesie oder extremer Hyperästhesie, vorher Schmerz. Lokalisierte, neuralgische Schmerzen, Neuritis. Das Blut, Magen- u. Darmtrakt u. die Nerven sind besondere Angriffsflächen für die Wirkung von Plumbum. Die Blutbildung wird beeinflußt, rasche Reduktion der Zahl der roten Blutkörperchen; daher Blässe, Ikterus, Anämie. Einschnürungsgefühl in den inneren Organen.
Delirium, Koma u. Konvulsionen. Hypertonie u. Arteriosklerose. **Fortschreitende Muskel-Atrophie.** Infantile Paralyse. Motorische Ataxie. Extreme u. rasche Abmagerung. **Bulbärparalyse.** Wichtig bei peripheren Beschwerden. Die Angriffspunkte für Plumbum sind die Neuraxonen u. die Vorderhörner. Symptome multipler Sklerose, späterer Tabes, Kontraktionen u. bohrender Schmerz. Alle Symptome akuter Nephritis mit Amaurosis u. Zerebralsymptomen. **Gicht** (chronisch).

GEIST, GEMÜT. - Depression. Angst vor Ermordung. Ruhige Melancholie. Langsames Wahrnehmen; Gedächtnisverlust; amnestische Aphasie. Halluzinationen u. Wahnvorstellungen. Geistige Apathie. Vermindertes Gedächtnis (**Anac.; Bar.**). Paretische Demenz.
KOPF. - Delirium wechselnd mit Kolik. Schmerz, als ob sich ein Ball vom Rachen zum Gehirn höbe, Haar sehr trocken. **Ohrenklingen (Chin.; Nat-salicylicum; Carb-s.).**
AUGEN. - Pupillen kontrahiert. Gelb. Sehnervenentzündung. Intraokuläre, eitrige Entzündung. **Glaukom,** besonders als Folge von Rückenmarksverletzung. Sehnervenentzündung, Zentralskotom. Plötzlicher Verlust des Sehvermögens nach Ohnmacht.
GESICHT. - Blaß u. kachektisch. Gelb, leichenhaft; Wangen eingesunken. Gesichtshaut fettig, glänzend. Zittern der Nasen-Lippenmuskeln.
MUND. - Zahnfleisch geschwollen, blaß; **deutliche, blaue Linien entlang den Zahnfleischrändern.** Zunge zitternd, rot am Rande. Kann nicht ausgestreckt werden, scheint gelähmt.
MAGEN. - Kontraktion in Ösophagus u. Magen; Druck u. Enge. **Gastralgie.** Dauerndes Erbrechen. Festes kann nicht geschluckt werden.
ABDOMEN. - Sehr starke Kolik in **alle Körperteile ausstrahlend. Gefühl in den Bauchwänden von einem Band, das zur Wirbelsäule gezogen wird.**

Schmerz verursacht Verlangen, sich zu strecken. Invagination, eingeklemmte Hernie. **Eingezogener Bauch.** Festgesetzte Blähung mit starker Kolik. Kolik wechselt mit Delirium u. Schmerz in den atrophierten Gliedern.

REKTUM. - Verstopfung; **Stühle hart, klumpig, schwarz mit Drang u. Spasmus des Anus.** Verhinderung der Entleerung durch Steckenbleiben der Fäkalien (**Plat.**). Rektum-Neuralgie. **Anus hochgezogen mit Einschnürung.**

HARNWEGE. - Häufiger, erfolgloser Drang. Albuminös; Niedriges spezifisches Gewicht. **Chronische interstitielle Nephritis** mit starkem Bauchschmerz. Spärlicher Urin. Blasentenesmus. Entleerung tropfenweise.

MÄNNL. G. - **Verlust des Sexualverlangens.** Hoden hochgezogen, Einschnürungsgefühl.

WEIBL. G. - **Vaginismus** mit Abmagerung u. Verstopfung. **Verhärtung der Brustdrüsen.** Vulva u. Vagina überempfindlich. Stiche u. brennende Schmerzen in den Brüsten (**Apis; Con.; Carb-an.; Sil.**). Neigung zum Abort. Menorrhagie mit Gefühl eines Bandes, vom Bauch zum Rücken ziehend. Neigung zum Gähnen u. Strecken.

HERZ. - Herzschwäche. Puls weich, klein, dikrotisch. Drahtiger Puls, krampfartige Einschnürung der peripheren Arterien.

RÜCKEN. - Rückenmark sklerosiert. Blitzartige Schmerzen; zeitweilig B. - durch Druck. Paralyse der unteren Extremitäten.

HAUT. - Gelb, dunkelbraune Leberflecken. Gelbsucht. Trocken. Erweiterte Venen der Unterarme u. der Beine.

EXTREMITÄTEN. - Paralyse einzelner Muskeln. Kann nichts auf- oder hochheben mit der Hand. Ausstrecken schwierig. Paralyse durch Überanstrengung der Extensormuskeln bei Klavierspielern (**Cur.**). Schmerzen in den Oberschenkelmuskeln; **anfallweise. Handgelenkslähmung.** Wadenkrämpfe. Stechen und Reißen in den Gliedern, auch Zucken u. Vibrieren, Taubheit, Schmerz oder Zittern. Paralyse, Füße geschwollen. Schmerz in atrophierten Gliedern wechselnd mit Kolik. Verlust des Patellarreflexes. Hände u. Füße kalt. Schmerz in der **rechten großen** Zehe nachts, sehr berührungsempfindlich.

MODALITÄTEN. - **V.** - nachts, Bewegung. **B.** - Reiben, starker Druck, physische Anstrengung (**Alumen**).

VGL. - **Plb.-ac.** - (Schmerzhafte Krämpfe in den paralysierten Gliedern; starker Schmerz u. Muskelkrämpfe bei Magengeschwür; Lokalanwendung bei feuchtem Ekzem (nicht-homöopathisch); u. um Sekretionen von Schleimhautoberflächen auszutrocknen. Sorgfalt muß angewandt werden, da soviel Blei absorbiert werden kann, daß Bleivergiftung entsteht, 1,77 bis 3,54 g des **Liquor plumbi subacetati** auf 30 ccm Wasser; auch bei Pruritus pudendi, gleiche Teile des **Liquor plumbi u. Glyzerin**). **Plb-j.** - (Ist empirisch benützt worden bei verschiedenen Formen von Paralyse, sklerotischen Degenerationen, besonders des Rückenmarks, atrophischen Erscheinungen, Arteriosklerose, Pellagra. **Verhärtungen der Brustdrüsen,**

besonders wenn Entzündungsneigung auftritt; **wund u. schmerzhaft.** Indurationen großer Härte, verbunden mit sehr trockner Haut. Lanzinierende Schmerzen von **Tabes**). -**VGL. AUCH. - Alum.; Plat.; Op.; Podo.; Merc.**; (Konvulsionen mit schrecklichen Schmerzen; Pupillen stark erweitert; Bauch eingezogen); **Plb-phos.** - (Verlust der sexuellen Kraft; **motorische Ataxie**].
ANTIDOTE: Plat.; Alum.; Petr.
DOS. - C 3 bis C 30.
Plumbum metallicum D8; D10; D2; D8; [**D4, 6 Tbl.**]

PODOPHYLLUM PELTATUM

(Entenfuß); Berberidaceae - Sauerdorngewächse; Nordamerika

Ist besonders passend für Personen mit galligem Temperament. Es beeinflußt hauptsächlich den **Zwölffingerdarm,** den Gekrösedarm, Leber u. **Rektum.** Die Podophyllum-Erkrankung ist eine Gastro-Enteritis mit kolikartigem Schmerz u. galligem Erbrechen. Stuhl wässerig mit gallertartigem Schleim, schmerzlos, **reichlich.** Gußartig u. übelriechend. Viele Schwangerschaftsbeschwerden; Erschlaffung des Bauches nach der Niederkunft; Prolapsus uteri; schmerzlose Cholera. Schlaffheit der Leber; Blutstauung in der Pfortader mit Tendenz zu Hämorrhoiden. Unterbauchschmerzen, gefüllte oberflächliche Venen, Gelbsucht.

GEIST, GEMÜT. - Redelust u. Delirium vom Essen saurer Früchte. Depression.
KOPF. - Schwindel mit Neigung, nach vorne zu fallen. Kopfschmerz dumpfer Druck, V. - morgens mit erhitztem Gesicht u. bitterem Geschmack; **wechselnd mit Durchfall. Rollen des Kopfes von Seite zu Seite,** mit Stöhnen u. Erbrechen bei halbgeschlossenen Augenlidern. Kind schwitzt auf dem Kopf beim Schlaf.
MUND. - Zähneknirschen nachts; **starkes Verlangen, das Zahnfleisch zu pressen** (**Phyt.**). Schwieriges Zahnen. **Zunge breit, groß, feucht.** Fauliger, eitriger Geschmack. **Gefühl des Brennens in der Zunge.**
MAGEN. - Heißes, saures Aufstoßen; Übelkeit u. Erbrechen. Durst auf große Mengen kalten **Wassers** (**Bry.**). Erbrechen von heißem, schaumigem Schleim. Sodbrennen; Knebelgefühl oder leeres Würgen. Erbrechen von Milch.
ABDOMEN. - Aufgetrieben; Hitze u. Leere. **Gefühl von Schwäche u. Sinken.** Kann nur auf dem Bauch bequem liegen. Lebergebiet schmerzhaft. B. - **Reiben des Körperteils.** Kollern u. wandernde Blähungen im Kolon ascendens.
REKTUM. - Cholera infantum u. asiatica. Durchfall anhaltender Art; **früh morgens; beim Zahnen, mit heißen, glühenden Wangen,** beim Baden oder Waschen; bei heißem Wetter, nach sauren Früchten. Morgens schmerzloser

Durchfall, wenn nicht Venenstauung oder Ulzeration der Eingeweide vorliegt. Grün, wässerig, **stinkend, reichlich,** spritzend. **Rektumprolaps** vorm oder beim Stuhl. Verstopfung; lehmfarbig, hart, trocken, schwierig. Verstopfung wechselnd mit Durchfall (**Ant-c.**). Äußere u. innere Hämorrhoiden.
WEIBL. G. - Schmerz in Uterus u. **rechtem Ovar mit wandernden Geräuschen am aufsteigendem Kolon entlang.** Menses unterdrückt mit Tenesmus im Becken. **Uterusprolaps,** besonders nach Geburt. Hämorrhoiden mit Analprolaps in der Schwangerschaft. Prolaps durch Überheben oder Anstrengung; in der Schwangerschaft.
EXTREMITÄTEN. - Schmerzen zwischen den Schultern unter dem rechten Schulterblatt, in den Lenden u. im Lendengebiet. Schmerz im rechten Leistengebiet; schießt innen im Oberschenkel nach unten zu den Knien hin. Paralytische Schwäche an der linken Seite.
FIEBER. - Frösteln um 7.00 Uhr mit Schmerzen in der Rippenbogengegend, in den Knien, Enkeln, Handgelenken. **Große Redelust** im Fieber. Reichlicher Schweiß.
MODALITÄTEN. - V. - morgens früh, bei heißem Wetter, beim Zahnen.
VGL. - **Mandragora** - (darf nicht mit **Podoph.** verwechselt werden. Starkes Schlafbedürfnis; Geräusche übertrieben, Gegenstände erscheinen vergrößert, träger Darm; Stühle groß, weiß u. hart). - **Aloe.**; **Chel.**; **Merc.**; **Nux-v.**; **Sulf.**; **Prunella** (Kolitis).
DOS. - Urtinktur bis C 6. C 200 u. C 1.000 scheinen gut zu tun bei Cholera infantum bei passender Indikation.
Podophyllum peltatum * + **tt Ø; D1; D1; D3; [D4]**

POLLEN (nach Voegeli; Arc.)

POLYGONUM PUNCTATUM

(Wasserpfeffer, Knöterich); Polygonaceae - Knöterichgewächse; extratropisch verbreitet.

Metrorrhagie, auch Amenorrhoe bei jungen Mädchen. **Varikosis;** Hämorrhoiden u. Darmausstülpungen. Brennen im Magen, danach Kältegefühl in der Magengrube.

ABDOMEN. - Kneifender Schmerz mit starkem Kollern, Übelkeit u. flüssigen Fäkalien. **Blähungskolik.**
REKTUM. - Darminneres übersät von juckenden Stippen. **Hämorrhoiden.** Flüssige Stühle.
HARNWEGE. - Schmerzhafte Konstriktion am Blasenhals.
WEIBL. G. - Anhaltender Schmerz in Hüften u. Kreuz. **Gefühl, als ob Hüften zusammengezogen würden.** Gefühl von Gewicht u. Spannung im Becken. Schießende Schmerzen durch die Brüste, Amenorrhoe.
HAUT. - **Oberflächenulzera u. wunde Stellen an den unteren Extremitäten,** besonders bei Frauen im Klimakterium.
VGL. - **Card-m.** (Ulzera); **Ham.**; **Senec.**; **Polyg-persicaria** - (Nierenkolik u. Steine; **Grangrän**); **Polyg-sagittatum** - (D 2 gegen **Schmerzen bei Nierenkolik;** eitrige Nephritis; stechende, lanzinierende Schmerzen an der Wirbel-

säule entlang; Jucken des harten Gaumens; Brennen der Innenseite des rechten Fußes u. Enkels. C.M. Boger); - **Polyg-aviculare** - (bei materiellen Dosen der Tinktur nützlich bei Lungenschwindsucht u. intermittierendem Fieber u. besonders bei **Arteriosklerose.** Erythem).

DOS. - Urtinktur.

Polygonum punctatum Ø; D1; D1; -; [D1, 2]

POLYPORUS PINICOLA

(Kiefernporling); Polyporaceae - Röhrlinge

Nützlich bei intermittierenden, remittierenden u. biliösen Fiebern mit Kopfschmerz, gelber Zunge, dauernder Übelkeit, Schwäche im Oberbauch u. Verstopfung. Ähnlich seinem botanischen Verwandten **Polyporus officinalis** oder **Boletus laricis** (s.o.). Tiefliegender, dumpfer, schwerer Schmerz in den Schienbeinen, den Schlaf hindernd.

FIEBER. - Große Mattigkeit, Blutandrang im Kopf mit Schwindel, heißem, gerötetem Gesicht, überall Prickelgefühl, unruhig nachts wegen Schmerzen in Handgelenken u. Knien. Rheumaschmerzen; reichlicher Schweiß. Kopfschmerz um ungefähr 10 Uhr mit Rückenschmerzen u. Schmerzen in Enkeln u. Beinen, zunehmend bis 15 Uhr, dann allmählich Besserung.

Polyporus pinicola D1 = Ø; D1; D2; -; [D3]

POPULUS CANDICANS

(Balsampappel, Ontariopappel); Salicaceae - Weidengewächse; Nordamerika

Scheint erheblich akute Erkältungen zu beeinflussen, besonders solche mit tiefer, heiserer Stimme oder sogar Aphonie. Allgemeine Unempfindlichkeit der Oberfläche (V. - Rücken u. Bauch); Reiben u. Klopfen werden ohne Schmerz ertragen; Patient empfindet dankbar die so erzeugte Wärme. Fingerspitzen verdickt u. verhornt, umempfindlich gegen Kneifen u. Stechen. **Pop-cand.** läßt sofort die Stimme wieder kommen (**Coca**).

KOPF. - Patient spricht mit jedem über seine Symptome. Heißer Kopf mit kalten Extremitäten. Kälteschäden auf den Lippen (**Nat-m.**). Gefühl des Dickseins u. der Taubheit in der Zunge. Brennende Reizung von Augen, Nase, Mund, Hals u. Luftwegen.

ATEMWEGE. - **Akute Heiserkeit.** Rachen u. Nasenlöcher brennen. Sitzt vorgebeugt mit trockenem Husten. Trockenes Gefühl in Rachen u. Kehlkopf, Stimme schwach u. tonlos. Rauhheit u. Wundheit von Brust u. Rachen. Husten bei Kindern wegen Nasen-Rachenkatarrh; retronasales Schleimtröpfeln.

DOS. - Urtinktur.

POPULUS TREMULOIDES

(Espe, amerikan. Zitterpappel); Salicaceae - Weidengewächse; Nordamerika

Die Magen- u. Harnsymptome deuten auf Nützlichkeit bei Dyspepsie u. Blasenkatarrh, besonders bei alten Leuten. Gutes Mittel bei Blasenbeschwerden nach Operationen u. in der Schwangerschaft. Zystitis, Völle im Kopf u. Hitzegefühl an verschiedenen Stellen der Körperoberfläche. **Nachtschweiße, Fieberfrost.**

MAGEN. - Verdauungsbeschwerden mit Blähsucht u. Hyperazidität. Übelkeit u. Erbrechen.
HARNWEGE. - Starker Tenesmus; schmerzhaftes, sengendes Gefühl. Harn enthält Schleim u. Eiter. Prostatavergrößerung. Schmerz hinter dem Schambein nach der Miktion.
VGL. - Nux-v.; Chin.; Corn-f.; Cann.; Canth.
DOS. - Urtinktur oder **Populin** D 1 Trit.
Populus tremuloides 0; D1; D1; D3; [**D1, 2**]

POTENTILLA ANS. (M)

POTENTILLA TERM. (M)

POTERIUM SPINOSUM

vgl. Anhang

POTHOS FOETIDA-DRACONTIUM FOETIDUM

(Helleborus foetidus); Aracaceae - Arongewächse; Tropen, Asien, Afrika, Australien

Gegen asthmatische Beschwerden, V. - jedesmal beim Einatmen von Staub. **Hysterie.** Wandernde, spastische Schmerzen. Starkes Schwanken in den subjektiven Symptomen u. bei Physometra treten besonders deutlich hervor (Samuel Jones). **Blähung u. Spannung im Bauch.** Millar's Asthma.

KOPF. - Geistesabwesend, reizbar. Kopfschmerz an **umschriebenen Stellen mit heftigem Pulsieren der Schläfenadern.** Gefühl des Ziehens nach außen an der Glabella. B. - im Freien (**Puls.**). Rote Schwellung über der Nasenbrücke.
ABDOMEN. - Blähung u. Spannung im Bauch.
ATEMWEGE. - Spastischer Krupp. Mühsame Atmung mit plötzlichem Angstgefühl u. Schweißausbruch. Niesen mit Rachenschmerz. Schmerz in der Brust mit Atembeschwerden. Taubes Gefühl in der Zunge. **Asthma, B. - durch Stuhlgang.**
DOS. - Urtinktur u. niedere Potenzen.
Pothos foetida 0; D1; D1; -; [**D3**]

PRIMULA VERIS

(Primel, wilde Schlüsselblume); Primulaceae - Primelgewächse

Blutandrang im Gehirn mit Neuralgie; Migräne; rheumatische u. gichtische Schmerzen.

KOPF. - Bandgefühl um den Kopf; kann den Hut nicht aufbehalten (**Carb-ac.**). Stirnhaut gespannt. Furcht vorm Hinfallen beim Aufstehen. Heftiger Schwindel, als ob sich alles drehte. Summen in den Ohren; B. - im Freien.
ATEMWEGE. - Husten mit Brennen u. Prickeln in den Atemwegen. Schwache Stimme.
HARNWEGE. - Harn riecht stark nach Veilchen (**Ter.**).
EXTREMITÄTEN. - Muskeln der rechten Achsel schmerzhaft. Gewicht u. Mattigkeit in den Gliedern, besonders den **Schultern.** Brennen in der Höhlung der rechten Hand. Ziehender Schmerz im Daumen u. der großen Zehe.
VGL. - **Cycl.**; **Ran.**; **Oenothera** - (erschöpfender, wässeriger Durchfall; Cholera infantum; hydrozephaloide Erscheinungen); - **Primula Farinosa** - (Dermatitis, besonders auf Zeigefingern u. Daumen).
DOS. - C 3.
Primula veris 0; D1; D1; -; [D2]

PRIMULA OBCONICA

(Amerik. Primel); Primulaceae - Primelgewächse;
Japan, Ostsibirien, Ostasien

Das Primelgift ist in den **haarartigen Drüsen,** die leicht brechen u. eine Reizflüssigkeit absondern, die von der Haut absorbiert wird. - Aber die Hautsymptome der Vergiftung erscheinen bei empfindlichen Patienten sogar ohne direkten Kontakt mit der Pflanze, die bloße Nähe genügt genau wie bei Giftefeu. Intermittierende Symptome; V. - rechts. Schmerz in Leber u. Milz. Starke Infiltration u. Spannung der Gewebe; Blasen. **Paralysiertes Gefühl. Schwäche.** Schmerzhaftigkeit des Schlundes wechselt mit schwächerer Reizung im Gesicht.

GESICHT. - Feuchtes Ekzem. Papulärer Ausschlag am Kinn. Brennen nachts. Urtikariaartiger Ausschlag. Augenlider geschwollen.
EXTREMITÄTEN. - Ekzeme auf den Armen, Handgelenken, Unterarmen, Händen, papulär u. exkoriierend. Rheumatischer Schmerz im Schultergebiet. Handflächen trocken u. heiß. Knacken in den Gelenken u. Fingern. Ausschlag zwischen den Fingern. Purpurfarbene Flecken auf den Handrükken, Handflächenhaut steif. Blasen an den Fingern.
HAUT. - **Starkes Jucken,** V. - nachts, rot u. geschwollen wie Erysipel Schwellung . **Kleine Papeln auf erhöhter Basis.** Hautsymptome begleitet von fieberhaften Symptomen.
VGL. - **Rhus-t.**; **Fago.** (Antidot). - **Humea Elegans,** ähnliche Hautsymptome.
Primula obconia + t 0; D1; D1; -; [D2]

PRIONURUS AUSTR. (M)
(Syn., Buthus austr.)

PROPYLAMIN-TRIMETHYLAMINUM
(Destillierte Heringslake)

Bei akutem Rheumatismus, beseitigt Fieber u. Schmerz nach ein bis zwei Tagen. Rheumatische Gesichtsschmerzen u. rheumatische »Metastasen«, besonders Herzschädigungen.

EXTREMITÄTEN. - Schmerz in Handgelenken u. Enkeln; V. - leichteste Bewegung (**Bry.**). Große Unruhe u. Durst. Rheumatismus. Die Nähnadel zwischen den Fingern wird zu schwer. **Vibrieren u. Taubheit der Finger.** Schmerz in Handgelenk u. Enkeln, kann nicht stehen.
VGL. - Chen-vulvaria - (Die Pflanze hat den Geruch von verfaulendem Fisch u. enthält eine Menge Propylamin. Schwäche in der Lenden- u. unteren Rückengegend).
DOS. - 10 bis 15 Tropfen in ungefähr 200 ml Wasser; Dosen teelöffelweise alle zwei Stunden.

PRUNUS SPINOSA
(Schlehdorn); Rosaceae - Rosengewächse; Westasien, Europa, Nordafrika

Wirkt besonders auf die Harnorgane u. den Kopf. Erstrangig bei bestimmten Neuralgien, Anasarka u. besonders Fußödemen. Verstauchtes Gefühl in Knöcheln u. Füßen. **Ziliarneuralgie** (**Spig.**).

KOPF. - Schmerzhaftes Gefühl des Auseinanderpressens unter dem Schädel. **Einschießender Schmerz aus dem rechten Stirnknochen durch das Gehirn zum Hinterkopf. Berstender Schmerz im rechten Augapfel, als ob er platzte.** Bohrender Zahnschmerz wie vom Ausziehen der Zähne; V. - Wärmeeinwirkung.
AUGEN. - Ziliarneuralgie. Berstender Schmerz im rechten Augapfel, blitzartig durch das Gehirn schießend zum Hinterkopf. **Plötzlicher Schmerz im linken Auge, als ob es platzte,** B. - Tränenfluß. Iridochorioiditis. Trübung der Glaskörperflüssigkeit. Gefühl des Platzens in den Augen.
ABDOMEN. - Aszites. Krampfartiger Schmerz im Blasengebiet; V. - Gehen.
REKTUM. - Harte, knotige Stühle mit Rektalschmerz, als ob innerlich auf eine Kante gedrückt würde. Brennen im Anus nach schleimigem Durchfall.
HARN. - Blasentenesmus. Erfolgloser Harndrang. **Plötzlicher Harndrang; Urin scheint bis zur Eichel zu gehen, dann zurückzukehren u. verursacht Schmerz in der Urethra.** Neuralgische Dysurie. **Muß lange pressen, bis Urin kommt.**
ATEMWEGE. - Pfeifendes Geräusch beim Gehen. Brustbeklemmung; ängstliche, kurze Atmung. Angina pectoris. Wildes Herzklopfen; V. - leichteste Bewegung.

HAUT. - Herpes zoster. **Wassersucht.** Jucken der Fingerspitzen wie vom Erfrieren.
VGL. - **Laur.; Prun-p.** - (Halsschmerz, Druck hinter dem Brustbein u. stechender Schmerz im Rektum); **Prun-Virginiana** - (**Herztonikum;** erleichtert den erschlafften u. gedehnten Ventrikel; nervöses Herz; Erweiterung der rechten Herzkammer; **Husten. V. - nachts beim Hinlegen;** schwache Verdauung, besonders bei älteren Leuten; chronische Bronchitis; verstärkt den Muskeltonus); - **Pyrus** - (Reizung der Augen; Einschnürung um die Taille; spastische Schmerzen in Uterus, Blase, Herz; Gefühl kalten Wassers im Magen, Kälte strahlt aus bis zum Ösophagus; neuralgische u. gichtische Schmerzen).
DOS. - C 3 bis C 6.
Prunus spinosa Ø; D1; D1; D3; [D2]

PSORINUM

(Nosode; Inhalt von Krätzebläschen)

Das therapeutische Feld dieses Mittels findet sich bei den sogenannten psorischen Krankheiten. Psor. ist ein Kälte-Mittel; Patient will den Kopf warm halten, **will warme Kleidung** sogar im Sommer. **Äußerste Kälteempfindlichkeit. Schwäche,** unabhängig von allen organischen Erkrankungen, besonders Schwäche nach akuter Erkrankung. **Reaktionsmangel;** mangelhafte Phagozytose. Wenn gut gewählte Mittel versagen. Skrofulöse Patienten. Absonderungen haben **schmutzigen Geruch.** Reichliches Schwitzen. Herzschwäche. Sehr auffällige Hautsymptome. Gibt oft Immunität gegen Erkältungen. Leichtes Schwitzen beim Gehen. Syphilis, ererbte u. tertiäre. **Übelriechende Absonderungen.**

GEIST, GEMÜT. - Hoffnungslos; verzweifelt an der Genesung. Tiefe u. anhaltende **Melancholie;** religiöse Melancholie. Selbstmordtendenz.
KOPF. - Aufwachen nachts mit Schmerz wie von einem Schlag auf den Kopf. Chronischer Kopfschmerz; hungrig bei den Anfällen; mit Schwindel. Hämmernder Schmerz; Gefühl des Zu-groß-Seins im Gehirn; V. - Wetterwechsel. Dumpfer, pressender Schmerz im Hinterkopf. Feuchter Ausschlag auf der Kopfhaut; Haar verfilzt. Haar trocken.
AUGEN. - Verklebt. Blepharitis. **Chronische Ophthalmie, dauernd wiederkehrend.** Lidränder rot. Scharfe Absonderung.
MUND. - Hartnäckige Risse an den Winkeln. Zunge, Zahnfleisch ulzeriert; zäher Schleim von fauligem Geschmack haftet am weichen Gaumen.
NASE. - Trocken, Schnupfen mit Nasenverstopfung. Chronischer Katarrh; retronasales Tröpfeln. Akne rosacea.
OHREN. - Rote, rauhe, **nässende Borken um die Ohren.** Wunder Schmerz hinter den Ohren. Herpes von den Schläfen über die Ohren zu den Wangen. **Übelriechende Absonderung des Ekzems um die Ohren.** Unerträg-

liches Jucken. Chronische Otorrhoe. **Stark stinkender Eiter aus den Ohren,** bräunlich, übelriechend.

GESICHT. - Schwellung der Oberlippe. Blaß, zart. **Feuchter Gesichtsausschlag.** Kränklich.

INN. HALS. - Mandeln stark geschwollen; schmerzhaftes Schlucken mit Ohrenschmerz. Reichlicher, stinkender Speichel; zäher Schleim im Rachen. Wieder auftretende Angina. **Beseitigt Angina-Neigung.** Hochräuspern von käsigen, erbsenartigen Klumpen von widerlichem Geschmack u. Geruch (**Agar.**).

MAGEN. - Aufstoßen wie von schlechten Eiern. **Immer sehr hungrig; muß etwas essen mitten in der Nacht.** Übelkeit; Schwangerschaftserbrechen. Bauchschmerz nach dem Essen.

STUHL. - Schleimig, **blutig, äußerst übelriechend, dunkel, flüssig.** Harter, schwieriger Stuhl mit Blut aus dem Rektum u. brennenden Hämorrhoiden. **Verstopfung bei Kleinkindern,** bei blassen, kränklichen, skrofulösen Kindern.

WEIBL. G. - Weißfluß, stinkend, klumpig, mit viel Rückenschmerzen u. **Schwäche.** Brüste geschwollen u. schmerzhaft. Stippen nässend u. scharfe Flüssigkeit aussondernd, brennend u. die Drüsen ätzend.

ATEMWEGE. - Asthma mit Atemnot; V. - Aufrichten; B. - Hinlegen mit weit auseinander gebreiteten Armen. Trockener, harter Husten mit großer Brustschwäche. **Gefühl von Ulzeration unter dem Brustbein.** Schmerz in der Brust. B. - Hinlegen. Husten kommt jeden Winter wieder, durch unterdrückten Ausschlag. **Heufieber,** unregelmäßig jährlich wiederauftretend.

EXTREMITÄTEN. - Schwäche der Gelenke, als ob sie nicht zusammenhalten wollten. **Ausschlag um die Fingernägel.** Stinkende Fußschweiße.

HAUT. - Schmutziges, bräunliches Aussehen. Trockenes, glanzloses, rauhes Haar. **Unerträgliches Jucken.** Herpesartige Ausschläge, besonders auf der Kopfhaut u. in den Gelenkbeugen mit Jucken; B. - Bettwärme. Vergrößerte Drüsen. Talgdrüsen sondern sehr stark ab; ölige Haut. Indolente Ulzera, langsam heilend. Ekzem hinter den Ohren. Borkige Ausschläge überall. Urtikaria nach jeder Anstrengung. Pusteln bei den Fingernägeln.

FIEBER. - Reichlicher, übelriechender Schweiß; Nachtschweiße.

SCHLAF. - Schlaflos wegen unerträglichen Juckens. Leicht hochschrekkend.

MODALITÄTEN. - V. - Kaffee; der Psorinum-Patient wird nicht besser durch Kaffee. **V. -** Wetterwechsel, in heißem Sonnenschein, von Kälte. **Furcht vor dem geringsten kalten Luftzug. B. -** Hitze, warme Kleidung, sogar im Sommer.

ERGÄNZEND. - Sulf.

VGL. - Pediculus - Kopflaus - (Psorische Erscheinungen bei Kindern. Ausschlag auf den Handrücken, den Füßen, am Hals. Prurigo; Pellagra. Ungewöhnliche Eignung zum Arbeiten u. Studieren. **Pediculus** überträgt

Typhus u. Schützengrabenfieber). Bei Reaktionsmangel vgl. **Calc.** u. **Nat-ars. - Gärtner.** (Pessimistisch, Mangel an Selbstvertrauen, subjektiv, unangenehme Augensymptome, Angst vor Höhen. Urtikaria. C 30 u. C 200. - Wheeler).

DOS. - C 200 u. höhere Potenzen. Nicht zu oft wiederholen. **Psor.** braucht etwa 9 Tage, bevor es deutlich wirkt; sogar eine einzige Dosis kann andere, wochenlang dauernde Symptome hervorrufen (Aegidi).

Psorinum ab D12 dil., Tabl., Verr., Amp.

PTELEA TRIFOLIATA

(Nordamerikan. Ulme; Lederbaum); Rutaceae - Rautengewächse; Nordamerika

Ptelea ist ein bemerkenswertes Mittel bei Magen- u. Leberbeschwerden. Die Schmerzhaftigkeit u. Schwere im Lebergebiet wird **stark verschlimmert beim Liegen** auf der linken Seite. **Atonische Magenzustände.** Asthma.

KOPF. - Dumpfes u. benommenes Gefühl. **Schmerz von der Stirn zur Nasenwurzel; nach-außen-pressender Schmerz. Stirnkopfschmerz,** V. - Geräusch, Bewegung, Nacht, Augenreiben, bei Hyperazidität. Schläfen wie zusammengepreßt.

MUND. - Starker Speichelfluß mit trockenem, **bitterem Geschmack.** Zunge weiß oder gelb belegt; rauhes, geschwollenes Gefühl. Papillen **rot u. hervortretend** (**Arg-n.**). Belag kann bräunlich-gelb sein.

MAGEN. - Gewicht u. Völle. Kneifen im Oberbauchgebiet mit Trockenheit des Mundes. Aufstoßen, Übelkeit, Erbrechen. Dauerndes Gefühl von Korrosion, Hitze u. Brennen im Magen. Leeregefühl im Magen nach dem Essen. **Magen- u. Lebersymptome bei Gliederschmerzen.**

ABDOMEN. - Große Schwere u. Schmerz in der rechten Seite; schweres, schmerzhaftes Gefühl, B. - Liegen auf der rechten Seite. Leber schmerzhaft, geschwollen, druckempfindlich. Bauch eingezogen.

ATEMWEGE. - Druckgefühl in den Lungen u. Erstickungsgefühl beim Liegen auf dem Rücken. **Asthma;** Atemnot; krampfartiger Schmerz im Herzgebiet.

SCHLAF. - Unruhig mit schrecklichen Träumen; Alpdrücken, erwacht matt u. wenig erfrischt.

MODALITÄTEN. - V. - Liegen auf der linken Seite; morgens früh. **B. -** Essen von sauren Sachen.

VGL. - Merc.; Mag-m.; Nux-v.; Chel.

DOS. - C 1 bis C 30.

Ptelea trifoliata tt Ø; D1; D1; D3; [D2, 3]

PULEX IRRITANS

(Menschenfloh); Aphaniptera - Flöhe

Weibliche u. Harnsymptome deutlich.

KOPF. - Sehr ungeduldig, launisch u. reizbar. Stirnkopfschmerz u. **Gefühl der Vergrößerung in den Augen. Faltiges u. alt-aussehendes Gesicht.**
MUND. - Metallischer Geschmack. Gefühl eines Fadens im Rachen. Durstig, besonders bei Kopfschmerz.
MAGEN. - Atem u. Geschmack faulig. Starke Übelkeit, mit Erbrechen, Stuhlentleerung u. Schwäche. Stuhl sehr übelriechend. Bauch aufgetrieben.
URIN. - Spärlich mit häufigem Drang, mit Druck in der Blase u. Brennen in der Urethra. Harnfluß hört plötzlich auf, danach Schmerz. Urin faulig. Kann Urin nicht halten; muß dem Drang sofort folgen. Reizblase vor Menses.
WEIBL. G. - Verzögerte Menses. Vermehrter Speichelfluß bei Menses. Starkes Brennen in der Vagina. Weißfluß, reichlich, faulig, grünlich-gelblich fleckend. Menses- u. Weißflußflecken sehr schlecht auszuwaschen. Rückenschmerz (**Ox-ac.**).
RÜCKEN. - Schmerzt, schwach; Ziehen der Muskeln unter den Schulterblättern.
FIEBER. - Fühlt überall ein Glühen, wie über Dampf; **fröstelnd,** auch beim Sitzen neben dem Feuer.
HAUT. - Stechendes Jucken. Wunde Stellen überall. Haut faulig riechend.
MODALITÄTEN. - **B.** - Sitzen oder Niederlegen. **V.** - linke Seite; Sich-Herumbewegen.
DOS. - Höhere Potenzen.

PULSATILLA PRATENSIS - ANEMONE PULSATILLA

(Küchenschelle); Ranunculaceae - Hahnenfußgewächse; Europa

Der Wetterhahn unter den Mitteln.
Disposition u. geistige Verfassung bieten die Hauptleitsymptome für die Wahl von Pulsatilla. Es ist vornehmlich ein Frauenmittel, besonders für milde, sanfte nachgiebige Charaktere. Traurig, weint rasch; weint beim Sprechen; **wechselnd,** widersprüchlich. **Der Patient sucht die frische Luft; fühlt sich dort immer besser,** sogar wenn er fröstelt. Schleimhäute alle befallen. **Absonderungen dick, milde u. gelblich-grünlich.** Oft indiziert nach Mißbrauch eisenhaltiger Tonika, u. nach schlecht behandelten Masern. **Dauernd wechselnde Symptome. Durstlos, launisch u. fröstelnd.** Wenn die erste starke Störung der Gesundheit auf das Pubertätsalter zurückzuführen ist. Große Empfindlichkeit. Will den Kopf hochlagern. Unbehagen mit nur einem Kissen. Liegt mit den Händen über dem Kopf.

GEIST, GEMÜT. - Weint leicht. Furchtsam, unentschlossen. Fürchtet Alleinsein am Abend, Dunkelheit, Geister. Mag gerne Mitgefühl. Kinder mögen gerne viel Aufhebens u. Liebkosungen. Leicht entmutigt, krankhafte Furcht vorm anderen Geschlecht. Religiöse Melancholie. Neigung zu

Extremen von Freude u. Schmerz. Stark emotional. Stimmungsmäßig wie ein Apriltag.

KOPF. - Wandernde Stiche im Kopf; Schmerzen strahlen aus auf Gesicht u. Zähne; Schwindel; B. - im Freien, Stirn- u. Supraorbitalschmerzen. Neuralgische Schmerzen, im **rechten Schläfengebiet beginnend mit sengendem Tränenfluß auf der befallenen Seite. Kopfschmerz durch Überarbeitung.** Druck am Scheitel.

OHREN. - Gefühl, als ob etwas nach außen gedrückt würde. Hören schwierig, wie bei Ohrverstopfung. Otorrhoe. Dicke, milde Absonderung; stinkender Geruch. Äußeres Ohr geschwollen u. rot. Katarrhalische Otitis. Otalgie, V. - nachts. Verminderte Hörschärfe.

AUGEN. - Dickliche, reichliche, gelbe, milde Absonderungen. Jucken u. Brennen in den Augen. Reichlicher Tränenfluß u. Schleimabsonderung. **Lider entzündet, verklebt. Gerstenkörner.** Adern des Augengrundes stark erweitert. Ophthalmie Neugeborener. Subakute Konjunktivitis mit Dyspepsie; V. - im warmen Zimmer.

NASE. - Schnupfen; Verstopfung des rechten Nasenloches, pressender Schmerz an der Nasenwurzel. Geruchsverlust. Große, grünliche, stinkende Schuppen in der Nase. Verstopfung abends. Gelber Schleim; reichlich morgens. Schlechte Gerüche wie von altem Katarrh. Nasenknochen schmerzhaft.

GESICHT. - Rechtsseitige Neuralgie mit reichlichem Tränenfluß. Schwellung der Unterlippe, die in der Mitte rissig ist. Trigeminusneuralgie abends bis Mitternacht; fröstelnd mit Schmerz.

MUND. - Fettiger Geschmack. **Trockner Mund ohne Durst;** möchte ihn häufig ausspulen. Leckt oft die trocknen Lippen. Riß mitten in der Unterlippe. **Gelbe oder weiße Zunge mit zähem Scheim bedeckt.** Zahnschmerz; erleichtert durch kaltes Wasser im Mund (**Coff.**). Stinkender Mundgeruch (**Merc.; Aur.**). Nahrung, besonders Brot, schmeckt bitter. Viel **süßlicher** Speichel. **Wechsel des Geschmackes,** bitter, gallig, fettig, salzig, **faulig.** Geschmacksverlust. Verlangen nach Stärkungsmitteln.

MAGEN. - Abneigung gegen fette Nahrung, warme Nahrung u. Getränke. Aufstoßen; **Geschmack der Nahrung bleibt lange nach;** nach Eis, Obst, Teigwaren. **Bitterer Geschmack,** verringertes Geschmacksempfinden für alle Speisen. Schmerz wie von Ulzeration unter der Haut. **Blähsucht.** Abneigung gegen Butter (**Sang.**). Sodbrennen. Dyspepsie mit starkem Engegefühl nach einer Mahlzeit; muß Kleidung lockern. **Durstlosigkeit,** bei fast allen Beschwerden. Erbrechen von Nahrung, die lange vorher gegessen wurde. Magenschmerz eine Stunde nach dem Essen (**Nux**). Gewicht wie von einem Stein, besonders morgens beim Erwachen. Nagendes, hungriges Gefühl (**Abies-c.**). Spürbares Pulsieren in der Magengrube (**Asaf.**). Gefühl der Hinfälligkeit, besonders bei Teetrinkern. Wasserkolk mit fauligem Geschmack morgens.

ABDOMEN. - Schmerzhaft, aufgetrieben; lautes Kollern. Druck wie von einem Stein. Kolik mit Frösteln abends.

STUHL. - Kollernd, wässerig, V. - nachts. **Kein Stuhl gleicht dem anderen.** Nach Obst (**Ars.**; **Chin.**). Blinde Hämorrhoiden mit Jucken u. stechenden Schmerzen. Dysenterie; Schleim u. Blut mit Frösteln (**Merc.**; **Rheum**). **2 oder 3 normale Stühle täglich.**
URIN. - Vermehrter Drang; **V. - Hinlegen.** Brennen in der Urethraöffnung bei u. nach dem Wasserlassen. Unwillkürliches Wasserlassen nachts bei Husten oder Blähungsabgang. Nach Wasserlassen spastischer Blasenschmerz.
WEIBL. G. - Amenorrhoe (**Cimic.**; **Senec.**; **Poly.**). Unterdrückte Menses durch feuchte Füße, nervöse Schwäche oder Chlorosis. Verzögerte Menses. Zu spät, spärlich, dick, dunkel, **klumpig, wechselnd, intermittierend.** Frösteln, Übelkeit, Druck nach unten, schmerzhaft, Fluß aussetzend. Weißfluß scharf, brennend, sahnig. Rückenschmerz; Ermüdungsgefühl. Durchfall bei oder nach den Menses.
MÄNNL. G. - Orchitis; Schmerz vom Bauch zu den Hoden. Dicke, gelbliche Absonderung aus der Urethra; Spätstadium der Gonorrhoe. Strikturen; Harn geht nur tropfenweise ab, u. Strom wird unterbrochen (**Clem.**). **Akute Prostatitis.** Schmerz u. Tenesmus beim Wasserlassen, V. - **Liegen auf dem Rücken.**
ATEMWEGE. - Wechselnde Heiserkeit, kommt u. geht. **Trockner Husten abends u. nachts;** muß sich aufrichten im Bett zur Erleichterung; lockerer Husten morgens mit reichlichem, schleimigem Auswurf. **Druck auf der Brust u. Schmerzhaftigkeit.** Große Schmerzhaftigkeit des Oberbauchs. Urin geht ab beim Husten (**Caust.**). Schmerz wie von einem Ulkus in der Mitte der Brust. Auswurf milde, dick, bitter, grünlich. Kurzatmigkeit, Angst u. Herzklopfen beim Liegen auf der linken Seite (**Phos.**). Gefühl des Erstikkens beim Hinlegen.
SCHLAF. - **Hellwach abends;** erster Schlaf unruhig. Wacht matt u. unerfrischt auf. Unwiderstehliche Schläfrigkeit nachmittags. Schläft mit Händen über dem Kopf.
RÜCKEN. - Einschießender Schmerz im Nacken u. Rücken zwischen den Schultern; im Kreuzbein nach dem Sitzen.
EXTREMITÄTEN. - Ziehender, gespannter Schmerz in Oberschenkeln u. Beinen mit Unruhe, Schlaflosigkeit u. **Frösteln. Gliederschmerz rasch wandernd; Spannungsschmerz mit einem Schnappen aufhörend.** Taubheit im Ellbogengebiet. Hüftgelenk schmerzhaft. Knie geschwollen mit ziehenden, reißenden Schmerzen. Bohrender Schmerz in den Fersen gegen Abend; **Beschwerden V. - beim Hängenlassen der befallenen Glieder** (**Vip.**). Adern in Unterarmen u. Händen geschwollen. Füße rot, entzündet, geschwollen. Schwere u. Müdigkeit in den Beinen.
HAUT. - Urtikaria, nach schweren Speisen, mit Durchfall, durch verzögerte Menses. V. - Ausziehen. **Masern.** Akne bei Pubertät. Variköse Adern.
FIEBER. - **Frösteln,** sogar im warmen Zimmer; **ohne Durst.** Frösteln mit Schmerzen an umschriebenen Stellen, V. - abends. Frösteln um etwa 16 Uhr. Unerträgliche, brennende Hitze nachts mit erweiterten Adern; Hitze

in einzelnen Körperteilen, Kälte in anderen. Einseitiger Schweiß; Schmerzen beim Schwitzen. **Äußere Hitze ist unerträglich, Adern sind erweitert.** In der fieberfreien Periode Kopfschmerz, Durchfall, Appetitlosigkeit, Übelkeit.
MODALITÄTEN. - V. - Hitze, reichliche, fette Nahrung, nach dem Essen, gegen Abend, warmes Zimmer. Liegen auf der linken oder auf der schmerzlosen Seite, wenn die Füße herabhängen. **B.** - im Freien, Bewegung, kalte Anwendungen, kalte Nahrung u. Getränke, wenngleich ohne Durst.
VGL. - **Penthorum,** oft indiziert nach **Puls.** bei anhaltenden Erkältungen. **Jonesia Asoca** - (**Amenorrhoe,** Menorrhagie - wirkt stark auf die weiblichen Organe, Bauchschmerz). **Atriplex** - (Uterus-Symptome, Amenorrhoe; Hysterie, Kälte zwischen den Schultern, Abneigung gegen warme Nahrung, verlangt nach seltsamen Speisen, Herzklopfen, Schlaflosigkeit). - **Pulsatilla Nuttaliana,** ähnliche Wirkungen.
VGL. - Cycl.; Kali-bi.; Kali-s.; Sulf.
Pimenta - (einseitige Neuralgien, Teile des Körpers heiß u. kalt). - **Anagyris** - (Kopfschmerz, Amenorrhoe).
ERGÄNZUNGSMITTEL: Coff.; Cham.; Nux-v.
DOS. - C 3 bis C 30.
Pulsatilla pratensis * + **0; D1; D1; D4; [D3, 4, 6, 12]**

PYRIT (M)

PYROGENIUM

(Künstliches Sepsin; Extrakt aus faulem Fleisch)

Dieses Mittel wurde durch englische Homöopathen eingeführt. Es wurde hergestellt aus zersetztem, mageren Rindfleisch, das zwei Wochen lang in der Sonne gestanden hatte, u. dann potenziert. Die Prüfungen u. der größte Teil der klinischen Erfahrung gehen auf dieses Präparat zurück. Aber dann hat Dr. Swan etwas septischen Eiter potenziert, u. dieses Präparat ist auch geprüft u. klinisch angewandt worden. Anscheinend gibt es in den Wirkungen keine deutlichen Unterschiede.
Pyrogen ist das große Mittel für **septische Zustände** bei starker Unruhe. »Bei septischen Fiebern, besonders Kindbettfieber, hat Pyrogen seinen großen Wert als starkes homöopathisches Antisepticum erwiesen,« (H.C. Allen). Hektisches Fieber, Typhus, Flecktyphus, Ptomainvergiftung, Diphtherie, Sektionswunden, Kanalgasvergiftung, chronische Malaria, Nachwirkungen von Fehlgeburt, alle diese Zustände können zeitweise Symptome zeigen, die nach diesem einzigartigen Mittel verlangen. **Alle Absonderungen stinken scheußlich** - Menses, Lochien, Durchfall, Erbrechen, Schweiß, Atem usw.. Starker Schmerz und heftiges Brennen bei Abszessen. Chronische Beschwerden, die auf septische Zustände zurückgehen. Drohendes Herzversagen bei epidemischen u. septischen Fiebern. Influenza, typhusartige Symptome.

GEIST, GEMÜT. - Voll von Angst u. unsinnigen Vorstellungen. Geschwätzig. Hält sich für sehr reich. Unruhig. Gefühl, viele Arme u. Beine zu besitzen. Kann nicht unterscheiden, ob er träumt, beim Wachen oder Schlafen.
KOPF. - Schmerzloses Pulsieren. Fächerartige Bewegung der Nasenflügel (**Lyc.**; **Phos.**). Berstender Kopfschmerz mit Unruhe.
MUND. - Zunge rot u. **trocken,** sauber, rissig, glatt wie poliert. Rachen trocken, Artikulation schwierig. Übelkeit u. Erbrechen. Geschmack schrecklich stinkend. Atem furchtbar.
MAGEN. - Erbrechen wie von Kaffeesatz. Erbricht Wasser, wenn es warm wird im Magen.
ABDOMEN. - Unerträglicher Tenesmus von Blase u. Rektum. Aufgetrieben, schmerzhaft, schneidender Schmerz.
STUHL. - Durchfall; schrecklich stinkend, braun-schwarz, schmerzlos, unwillkürlich. Verstopfung bei völliger Inaktivität des Rektum (**Op.**); hartnäckig wegen Einklemmung der Fäkalien. Stühle groß, schwarz, aasartig oder kleine, schwarze Bälle.
HERZ. - Müdes Gefühl in der Herzgegend. **Herzklopfen.** Gefühl, als ob das Herz zu voll wäre. Kann immer den eigenen Herzschlag hören. Puls abnorm beschleunigt, **unangemessen im Verhältnis zur Temperatur.** Schmerz in der Gegend der linken Brustwarze. Fühlt immer das Herz.
WEIBL. G. - Kindbettfieber mit starkem Gestank. Septikämie nach Abort. Menses scheußlich riechend. Uterusblutungen. Fieber bei jeder Menstruation, als Folge latenter Beckenentzündung. **Septische Kindbettinfektion.** Lithiasis im Becken. Entzündliches Exsudat. Postoperative Fälle, mit sehr starker Sepsis.
FIEBER. - Kälte u. Frösteln. **Septische Fieber.** Latenter fieberhafter Zustand. Frösteln beginnt im Rücken. Temperatur steigt rasch an. Große Hitze mit reichlichem, heißem Schweiß, aber **Schwitzen verursacht keinen Temperaturabfall.**
EXTREMITÄTEN. - Pulsieren in den Halsgefäßen. Taubheit von Händen, Armen, Füßen. Schmerzhaftigkeit in allen Gliedern u. Knochen. **Bett scheint zu hart zu sein** (**Arn.**). Große Schwäche morgens. Schmerzhaftigkeit; B. - durch Bewegung (**Rhus-t.**). Schnelles Durchliegen wegen Sepsis.
HAUT. - Kleiner Schnitt oder kleine Verletzung schwillt stark an u. entzündet sich, verfärbt sich. Trocken.
SCHLAF. - Scheint im Halbschlaf zu sein. Träumt die ganze Nacht.
MODALITÄTEN. - Erleichterung durch Bewegung.
VGL. - **Streptococcin** - (antifebrile Wirkung; septische Zustände bei ansteckenden Krankheiten. Wirkt rasch, besonders auf die Temperatur;) **Staphylococcin** - (bei Krankheiten, wo der Staphylokokkus der Haupterreger ist, wie Akne, Abszeß, Furunkulose; Empyem, Endokarditis usw.); **Sepin** - ein Toxin von **Proteus vulgaris,** hergestellt durch Dr. Shedd, dieselben Symptome wie bei Pyrogen, dessen Hauptbestandteil es ist; **Echi.**; **Carb.**; **Ars.**; **Lach.**; **Rhus-t.**; **Bapt.**

ERGÄNZEND: Bry.
DOS. - C 6 bis C 30 u. höher. Sollte nicht zu häufig wiederholt werden.
Pyrogenium ab D8 in dil., Tbl., Verr., Amp.

QUASSIA AMARA - PICRAENA EXCELSA

(Holz von Picrasma excelsa; Bitterholzbaum); Simarubaceae; Westindien, Südamerika

Wirkt auf die Magen-Darmorgane als Tonikum (**Gent.**; **Hydr.**). Scheint die Augen spürbar zu beeinflussen, ruft Amblyopie u. Katarakt hervor. Schmerz rechts in den Zwischenrippenmuskeln über der Leber. Druck u. Stiche in der Leber u. sympathetisch in der Milz.

MAGEN. - Atonische Dyspepsie mit Gas- u. Säurebildung. Sodbrennen u. Gastralgie. Aufstoßen von Nahrung. Gefühl von Leere u. Eingezogensein im Bauch. Dyspepsie nach ansteckenden Krankheiten; besonders Grippe, Dysenterie, Zunge trocken oder mit braunem, klebrigem Belag. Leberzirrhose mit Aszites.
HARNWEGE. - Sehr starker Drang - unmöglich, den Urin zu halten; reichliches Wasserlassen Tag u. Nacht. Sobald das Kind aufwacht, ist das Bett durchnäßt.
EXTREMITÄTEN. - Neigung zum Gähnen u. Strecken (**Rhus-t.**). Kältegefühl über den Rücken hin. Erschöpfung mit Hunger. Kalte Extremitäten mit dem Gefühl innerer Kälte (**Helo.**).
DOS. - C 1 bis C 3 oder teelöffelweise Gaben von Aqua Quassiae.
Quassia amara D1 = Ø; D1; D2; D4; [D2]

QUERCUS GLANDIUM SPIRITUS

(Destillat von Eicheln); Fagaceae sp. - Buchengewächse

Zuerst von Rademacher bei chronischen Milzbeschwerden angewandt; **Milz-Wassersucht.** Wirkt Alkoholfolgen entgegen. Schwindel; Taubheit, mit Geräuschen im Kopf. **Beseitigt Verlangen nach Alkoholika;** Dosis, wie unten angegeben, mehrere Monate lang. Wassersucht u. Leberbeschwerden. Nützlich bei Gicht, alten Malariafällen mit Blähsucht.

VGL. - **Angelica** (als Tinktur 5-tropfenweise 3-mal täglich, ruft Abneigung gegen Likör hervor; auch gegen Atonie verschiedener Organe, Dyspepsie, nervöse Kopfschmerzen usw.; chronische Bronchitis, um Auswurf zu verstärken). **Cean.**; **Lach.**; **Nat-m.**; **Helianthus** (schmerzhafte vergrößerte Milz).
DOS. - 10 Tropfen bis einen Teelöffel des destillierten Spiritus 3- bis 4-mal den Tag. Vorübergehender Durchfall taucht oft eine Weile bei der Einnahme auf. Heilende Wirkung, Quercus wirkt gut in D 3 der Eichel bei

Milzfällen, Blähsucht, alter Malaria u. Vorgeschichte von Alkoholismus (Clarke).
Quercus glandium D1 = 0; D1; D2; D3; [D3]

QUILLAYA SAPONARIA

(Essenz aus Panamaholz, Chilenischer Seifenbaum);
Rosaceae - Rosengewächse

Ruft hervor u. kuriert Symptome akuten Katarrhs, Niesen u. Halsschmerz. **Sehr wirkungsvoll am Anfang des Schnupfens,** hemmt häufig seine Weiterentwicklung, Erkältungen mit Halsschmerzen; Hitze u. Trockenheit im Hals. Husten mit schwierigem Auswurf. Schuppige Haut.

VGL. - Kali-hyd.; Gels.; All-c.; Squilla; Saponaria - (Halsschmerzen, unwillkürliches Wasserlassen). **Seneg.**
DOS. - Urtinktur u. C 1.
Quillaya saponaria D1 = 0; D1; D2; -; [D3]

RADIUM BROMATUM

(Radiumbromid)

Ein wichtiger Beitrag zu der Materia Medica, besonders seit die Prüfungen von Diffenbach seine Anwendung präzisiert haben. Radium-bromid von 1,8 Mill. Radioaktivität ist gebraucht worden. Hat sich als wirksam erwiesen bei der Behandlung von Rheumatismus u. Gicht, bei Hautbeschwerden allgemein, Akne rosacea, Muttermalen, Leberflecken, Ulzera u. Krebsgeschwüren. Verminderter Blutdruck. **Schwere, anhaltende Schmerzen** überall, mit Unruhe, B. - durch Bewegung. Chronische, rheumatische Arthritis. Symptome tauchen spät auf. Ulzera durch Radiumverbrennungen, die nur langsam heilen. Deutliche Zunahme der polymorphinuklearen neutrophilen Leukozyten. Große Schwäche.

GEIST, GEMÜT. - Besorgt, deprimiert; fürchtet sich vorm Alleinsein in der Dunkelheit; großes Verlangen nach Gesellschaft. Müde u. reizbar.
KOPF. - Schwindel mit Hinterkopfschmerz, linksseitig beim Liegen im Bett. Hinterkopf- u. Scheitelschmerz gleichzeitig mit starken Lendenschmerzen. Starker Schmerz über dem rechten Auge, bis zum Hinterkopf u. Scheitel ausstrahlend, B. - im Freien. Schweregefühl im Kopf. Stirnkopfschmerz. Beide Augen schmerzen. Jucken u. Trockenheit der Nasenhöhlen, B. - im Freien. Anhaltender Schmerz im Winkel des rechten Unterkiefers. Heftige Trigeminusschmerzen.
MUND. - Trockenheit des Mundes. Metallischer Geschmack. Prickelgefühl am Zungenende.
MAGEN. - Leeregefühl im Magen. Wärmegefühl im Magen. Abneigung gegen Süßigkeiten, Eiskrem. Übelkeit u. Gefühl des Absinkens, Gas-Aufstoßen.

ABDOMEN. - Schmerz, heftige Krämpfe, Kollern, Gasfülle; Schmerz über dem Mc Burney'schen Punkt u. in der Gegend der Flexura sigmoides. Starke Blähsucht. Verstopfung u. lockerer Stuhl im Wechsel. Pruritus ani u. Hämorrhoiden.
HARNWEGE. - Vermehrte Absonderung fester Bestandteile, besonders von Chloriden. Nierenreizung, Albuminurie, granulierte u. Hyalin-Zylinder. Nephritis u. rheumatische Symptome. Enuresis.
WEIBL. G. - Pruritus vulvae. Verzögerte, unregelmäßige Menstruation u. Rückenschmerz. Anhaltende Schmerzen im Bauch über dem Schambein beim Regelbeginn. Rechte Brust schmerzhaft, B. - durch starkes Reiben.
ATEMWEGE. - Anhaltender Husten mit Kitzeln in der Suprasternalgrube. Trockner, spastischer Husten. Rachen trocken, schmerzhaft, Brust zusammengeschnürt.
RÜCKEN. - Anhaltender Schmerz im Nacken. Schmerz u. Lahmheit der Halswirbel, V. - beim Vorneigen des Kopfes, B. - Stehen oder Aufrecht-Sitzen. **Lenden- u. Kreuz-Rückenschmerz,** Schmerz scheint im **Knochen** zu sitzen, B. - dauernde Bewegung. Rückenschmerzen zwischen den Schultern u. im Lenden- u. Kreuzgebiet, B. - nach einem Gang.
EXTREMITÄTEN. - Starke Schmerzen in allen Gliedern, **Gelenken,** besonders in den Knien u. Enkeln, stechende Schmerzen in den Schultern, Armen, Händen u. Fingern. Gefühl von Härte u. Brüchigkeit in Armen, Beinen u. Nacken, als ob sie bei Bewegung brechen würden. Schweregefühl in den Armen, Knacken in den Schultern. **Schmerzen in Zehen,** Waden, Hüftgelenk, Kniekehlen. Muskeln der Beine u. Hüften schmerzhaft. **Arthritis,** anhaltende Schmerzen, **V.** - nachts. Dermatitis der Finger. Trophische Veränderungen in den Fingernägeln.
HAUT. - Kleine Stippen. Erythem u. Dermatitis mit Jucken, Brennen, Schwellung u. Röte. Nekrose u. Ulzeration. **Jucken am ganzen Körper,** Brennen der Haut, wie im Feuer. Epitheliom.
SCHLAF. - Schläfrigkeit mit Lethargie. Lebhafte, geschäftige Träume. Träume von Feuer. Ruhelos.
FIEBER. - Kältegefühl innerlich mit Zähneklappern bis zum Mittag. Innerliches Frösteln, danach Hitze in der Haut, gleichzeitig mit Darmbewegungen u. Blähsucht.
MODALITÄTEN. - **B.** - im Freien, dauernde Bewegung, heißes Bad, Niederlegen, Druck. **V.** - Aufstehen.
VGL. - **Anac.** - (Die hervorgerufene Ulzeration ist wie bei Radium. Sie kann irgendwo auftreten, nicht nur an Kontaktstellen, u. spät erscheinen). **X-Ray; Rhus-t.; Sep.; Uranium; Ars.; Puls.; Caust.**
ANTIDOTE: Rhus-v.; Tell.
DOS. - C 30 u. C 12.

RANUNCULUS BULBOSUS

(Knollenhahnenfuß); Ranunculaceae - Hahnenfußgewächse;
Europa, Nordamerika

Wirkt vornehmlich auf Haut- u. Muskelgewebe, u. seine besonders charakteristischen Wirkungen zielen auf die Brustkorbwände, wie bei Pleuralgie. **Böse Folgen von Alkohol, Delirium tremens.** Spastischer Schluckauf. Hydrothorax. Schockwellen durch den ganzen Körper. Empfindlich gegen Luft u. Berührung. Chronische Ischias.

KOPF. - Reizbar, Schmerzen in Stirn u. Augäpfeln. Krabbelgefühl in der Kopfhaut. Pressender Schmerz in der Stirn von innen nach außen.
AUGEN. - Tagblindheit; Nebel vor den Augen; Druck u. Schmerzhaftigkeit in den Augen wie von Rauch. Schmerz über dem rechten Auge; B. - Stehen u. Gehen. Herpes auf der Hornhaut. Blasen auf der Hornhaut mit starkem Schmerz, Lichtscheu u. Tränenfluß.
BRUST. - Verschiedene Arten von Schmerzen u. **Schmerzhaftigkeit, wie von Prellung in Brustbein,** Rippen, Zwischenrippenräumen u. unter beiden Rippenbögen. **Interkostalrheumatismus. Frösteln in der Brust beim Gehen** im Freien. Stiche in der Brust zwischen den Schulterblättern; V. - im Frühling, bei Bewegung. Rheumatische Brustschmerzen wie von subkutaner Ulzeration. **Druckempfindlichkeit des Bauches. Muskelschmerz am unteren Schulterblattrand entlang;** Brennen an umschriebenen Stellen infolge sitzender Lebensweise.
HAUT. - Brennen u. starkes Jucken; V. - Kontakt. Harte Auswüchse. **Herpesartige Ausschläge** mit starkem Jucken. **Schuppen; bläuliche Blasen.** Jucken in den Handflächen. Blasenartiger Ausschlag in den Handflächen. Empfindliche Hühneraugen. Hornige Haut. Fingerspitzen u. Handflächen rissig. Blasiger u. pustulärer Ausschlag.
MODALITÄTEN. - V. - im Freien, Bewegung, Kontakt, atmosphärische Störung, feuchtes, stürmisches Wetter, abends. Kalte Luft bringt alle Arten von Beschwerden.
UNVERTRÄGLICH: Sulf.; Staph.
VGL. - Ranunc-acris - (Schmerz in den Lendenmuskeln u. -gelenken beim Beugen u. Drehen des Körpers); **Ranunc-glacialis** - Gletscherhahnenfuß - (Lungenbeschwerden; bronchopneumonische Influenza - enormes Gewicht im Kopf mit Schwindel u. dem Gefühl drohenden Schlaganfalls; Nachtschweiße - stärker auf den Oberschenkeln -); - **Ranunc-repens** (Krabbelgefühl in Stirn u. Kopfhaut abends im Bett); **Ranunc-flammula** - (Ulzeration; Gangrän des Armes). - Vgl. auch: **Bry.; Crot-t.; Mez.; Euph.**
ANTIDOTE: Bry.; Camph.; Rhus-t.
DOS. - Urtinktur in 10 bis 30-Tropfen-Gaben bei Delirium tremens; C 3 bis C 30 im allgemeinen. Chronische Ischias, Tinktur lokal bei der Ferse des befallenen Beines (M. Jousset).
Ranunculus bulbosus + ∅; D1; D2; D3; [D3, 4]

RANUNCULUS SCELERATUS

(Gifthahnenfuß); Ranunculaceae - Hahnenfußgewächse;
Europa, Nordasien, Nordamerika

Hat stärkere Reizwirkung als die anderen Vertreter dieser botanischen Familie, wie sich bei den Hautsymptomen zeigt. **Bohrender, nagender Schmerz sehr deutlich. Pemphigus.** Periodische Beschwerden. Ohnmacht mit Magenschmerz.

KOPF. - Nagender Schmerz an einer Stelle links vom Scheitel. Schreckliche Träume von Leichen, Schlangen, Schlachten usw. Laufschnupfen mit Niesen u. brennendem Harnfluß.

MUND. - Zähne u. Zahnfleisch empfindlich. **Landkartenzunge.** Abgepellte Stellen. Mund wund u. rauh. **Brennen u. Rauhheit der Zunge.**

ABDOMEN. - Kloßgefühl hinter dem Nabel. **Schmerz über dem Lebergebiet, mit einem Gefühl wie von beginnendem Durchfall.** Kloßartiger Druck hinter den rechten falschen Rippen; V. - tiefes Einatmen.

BRUST. - Empfindliche Deckhaut, Prellungsschmerz u. Schwäche in der Brust jeden Abend. **Wundes Brennen hinter den Schwertfortsatzknorpeln.**

HAUT. - Ausschlag mit Bläschenbildung u. Neigung zur Bildung großer **Blasen. Scharfes Exsudat, die Umgebungen wund machend.**

EXTREMITÄTEN. - **Bohrender Schmerz.** Plötzliches, brennendes Stechen **in der rechten großen Zehe.** Hühneraugen mit Brennen u. Schmerzhaftigkeit, besonders bei herabhängenden Füßen. Gicht in Fingern u. Zehen.

DOS. - C 1 bis C 3.

Ranunculus sceleratus I **0**; D1; D1; -; [D3, 4]

RAPHANUS SATIVUS

(Schwarzer Rettich); Cruciferae - Kreuzblütler

Ruft Schmerz u. Stiche in Leber u. Milz hervor. Vermehrt Gallen- u. Speichelsekretion. Ohne diese Symptome, wenn Rettich mit Salz gegessen wird. Starke Blähungsbildung u. festgesetzte Blähung. »Globus«-Symptome. Seborrhoe mit fettiger Haut. Pemphigus. Hysterie; Frösteln in Rücken u. Armen. Sexuell bedingte Schlaflosigkeit (**Kali-br.**). Nymphomanie. **Postoperative Blähungsschmerzen.**

KOPF. - Traurigkeit, Abneigung gegen Kinder, besonders gegen Mädchen. Kopfschmerz, empfindliches u. schmerzhaftes Gefühl im Gehirn. Ödem der Unterlider. Schleim im Retronasalgebiet.

INN. HALS. - Gefühl eines heißen Balles vom Uterus zur Kehle steigend, dort anhaltend. Hitze u. Brennen im Rachen.

MAGEN. - Übelriechendes Aufstoßen, Brennen im Oberbauch, danach heißes Aufstoßen.

ABDOMEN. - Würgen u. Erbrechen, Appetitlosigkeit. Auftreibung, **tympa-**

nitisch, hart. Keine Blähung geht nach oben oder unten ab. Kneifen im Nabelgebiet. Stühle flüssig, schaumig, reichlich, braun mit Kolik u. polsterartiger Schwellung der Eingeweide. Erbrechen von fäkalischer Substanz.

WEIBL. G. - Nervöse Reizung der Genitalien. Menses sehr reichlich u. anhaltend. **Nymphomanie** mit Abneigung gegen das eigene Geschlecht u. Kinder; sexuell bedingte Schlaflosigkeit.

URIN. - Trübe mit hefeartigem Sediment. Urin reichlich, trübe wie Milch.

BRUST. - Schmerz in der Brust strahlt aus in Rücken u. Hals. Schwerer Klumpen u. Kälte mitten in der Brust.

VGL. - **Momordica** (V. - nahe der Milzflexur); **Carb.**; **Anac.**; **Arg-n.**; **Brassica.**

DOS. - C 3 bis C 30.

Raphanus sativus Ø; D1; D1; D3; [D1, 2]

RATANHIA

(Wurzel von Krameria triandra); Leguminosae oder Caesalpiniaceae; Kordilleren von Zentralamerika

Die Rektalsymptome sind sehr wichtig u. häufig klinisch bestätigt worden. Hat Pterygium kuriert. **Heftiger Schluckauf.** Rissige Brustwarzen (**Graph.**; **Eup. aromatum**). **Fadenwürmer.**

KOPF. - Gefühl des Berstens im Kopf nach Stuhlgang u. beim Sitzen mit vorgebeugtem Kopf. Spannungsgefühl in der Kopfhaut von der Nase zum Scheitel.

MAGEN. - Messerschnittartige Schmerzen im Magen.

REKTUM. - Schmerzt, als ob es voll wäre von Glasscherben. Anus schmerzt u. brennt stundenlang nach Stuhl. Zusammenschnürungsgefühl. Trockene Hitze am Anus, mit plötzlichen, messerschnittartigen Stichen. Stuhlentleerung mit großer Anstrengung; heraustretende Hämorrhoiden. **Analfissuren mit starker Einschnürung, wie Feuer brennend,** auch die Hämorrhoiden; zeitweilig B. - durch kaltes Wasser. Stinkender, dünner Durchfall; Stühle brennen; brennende Schmerzen vor u. nach den Stühlen. Feuchtigkeit am Anus. **Fadenwürmer** (**Sant.**; **Teuc.**; **Spig.**). Jucken des Anus.

VGL. - **Paeon.**; **Crot-t.** (Rektalneuralgie); **Sang-n.** (Darmkrankheiten); **Macuna prurens** - **Dolichos** - (**Hämorrhoiden** mit Brennen; hämorrhoidale Diathese); - **Silico** - **Sulfur-Calcit** von **Alumina; Slag**-Schlacke vom Hochofen - (Jucken am Anus, Hämorrhoiden u. Verstopfung; Hausmädchenknie); Flatulente Auftreibung im Bauch u. Lumbago. Ähnlich Lyc.

DOS. - C 3 bis C 6. Lokal hat sich die Salbe als unübertroffen bei vielen Rektalbeschwerden erwiesen.

Ratanhia D1 = Ø; D1; D2; D6; [D3]

RAUWOLFIA (M)

RHAMNUS CALIFORNICA

(Kalifornischer Kreuzdorn); Rhamnaceae - Kreuzdorngewächse

Eines der besten Mittel für Rheumatismus u. **Muskelschmerzen.** Pleuralgie, Lumbago, Gastralgie. Tenesmus der Blase; **Dysmenorrhoe** durch Muskelschmerzen; Schmerz im Kopf, Nacken u. Gesicht. **Akuter Gelenkrheumatismus.** Gelenke geschwollen, schmerzhaft; Neigung zu »Metastasen«; reichlicher Schweiß. Rheumatisches Herz (Webster). Prüfungen von Studenten. D 2.

GEIST, GEMÜT. - Nervös, unruhig, reizbar. Mattigkeit; schwerfällig u. benommen; unfähig, sich auf Studien zu konzentrieren.
KOPF. - **Schwindliges,** volles Gefühl. Schweregefühl, wie von Prellung; B. - durch Druck. Gefühl des **Berstens** bei jedem Schritt. Schmerzhaftigkeit, besonders im Hinterkopf u. Scheitel, V. - Bücken. Dumpfer Schmerz in der linken Schläfe. Dumpfe Schmerzen in der linken Stirngegend, nach hinten ausstrahlend u. über die Stirn hin. Tiefer, rechtsseitiger Stirnkopfschmerz. Zucken der Augenlider.
OHREN. - **Dumpfes Hören.** Schmerzhaftigkeit tief unter dem rechten Tragus beim Schlucken.
GESICHT. - Gerötet, heiß u. glühend. Druck nach außen hin von Backenknochenvorsprüngen aus.
MUND. - Geschwür zwischen Zahnfleisch u. Lippen. Zunge belegt, mit sauberem, rosa Fleck in der Mitte.
INN. HALS. - Rauh, trocken. Schmerzhaftigkeit rechts u. an der rechten Mandel.
DARM. - **Verstopfung** mit etwas Blähung. Tenesmus u. trockener Stuhl. Flatulenter Durchfall.
HARN- U. GESCHLECHTSORGANE. - Vermehrtes Wasserlassen. Kitzeln in der vorderen Urethra. Spärlicher Morgenurin (keine vorangegangene Gonorrhoe). Verstärkte Libido.
ATEMWEGE. - Beklemmung unter dem Brustbein. Empfindlichkeit bei Druck auf die rechten Interkostalmuskeln.
HERZ. - Wechselnder Puls. Langsamer Puls.
EXTREMITÄTEN. - Unfähig zur Kontrolle der Muskeltätigkeit, Beine schmerzhaft. Geht wie ein Betrunkener.
MODALITÄTEN. - Symptome V. - abends.
VGL. - **Rhamnus cathartica** oder **Rhamnus Frangula** - Faulbaum - ein Rheumamittel - (Bauchsymptome, Kolik, Durchfall; Hämorrhoiden, besonders chronische). - **Rhamnus Purshiana - Cascara Sagrada -** (Palliativum bei Verstopfung, als Tonicum der Eingeweide u. dadurch bedingte Dyspepsie. 10 bis 15 Tropfen der Tinktur).
DOS. - Tinktur in 15-Tropfen-Gaben alle 4 Stunden.

Rhamnus californica Ø; D1; D1; D4; [D2], identisch mit Rhamnus cathartica [lt. Madaus]

RHEUM PALMATUM

(Rhabarber); Polygonaceae - Knöterichgewächse;
China - in Europa angebaut.

Häufig gebraucht bei Kindern mit saurem Durchfall; schwierigem Zahnen. **Das ganze Kind riecht sauer.**

GEIST, GEMÜT. - Ungeduldig u. heftig; verlangt viele Dinge, weint (**China**).
KOPF. - Schweiß auf der behaarten Kopfhaut; dauernd u. reichlich. **Kalter Schweiß auf dem Gesicht, besonders um Mund u. Nase.**
MUND. - Starker Speichelfluß. Kältegefühl in den Zähnen. Schwieriges Zahnen; unruhig u. reizbar. Atem riecht sauer (**Cham.**).
MAGEN. - Appetit auf verschiedene Speisen, aber bald lustlos. Pulsieren in der Magengrube. Völlegefühl.
ABDOMEN. - Kolikartiger Schmerz um den Nabel. Kolik beim Aufdecken. Blähung scheint bis zur Brust hochzugehen.
REKTUM. - Vor Stuhlgang erfolgloser Harndrang. **Saurer Geruch der Stühle,** breiig, mit Zittern. Tenesmus u. Brennen im Anus. Saurer Durchfall beim Zahnen. Kolikartiger, doch erfolgloser Drang bei der Entleerung andersartiger Stühle.
MODALITÄTEN. - V. - Aufdecken, nach dem Essen, bei Bewegung.
VGL. - Mag-phos.; Hep.; Pod.; Cham.; Ip.
ANTIDOTE: Camph.; Cham.
ERGÄNZUNGSMITTEL: Mag-c.
DOS. - C 3 bis C 6.
Rheum palmatum D1 = Ø; D1; D2; D4; [D2]

RHODIUM

(Chemisches Element, Metall); Rh

(Geprüft von Mac Farlan mit C 200).

Nervös u. tränenreich. Stirnkopfschmerz; Schockwellen durch den Kopf. Wandernde, neuralgische Schmerzen im Kopf, über den Augen, in den Ohren, an beiden Seiten der Nase, in den Zähnen. Lockere Erkältung im Kopf. Lippen trocken. Übelkeit, besonders durch Süßigkeiten. Dumpfer Kopfschmerz. Steifer Nacken u. rheumatische Schmerzen linke Schulter u. den Arm hinunter. Jucken in Armen, Handflächen u. Gesicht. Lockere Stühle mit Kneifen im Abdomen. Zu starke Peristaltik, Tenesmus nach Stuhl. Stärkerer Urinabgang. Husten kratzend, pfeifend. Dicker, gelber Schleim aus der Brust. Gefühl von Schwäche, Schwindel u. Müdigkeit.

RHODODENDRON FERRUGINEUM

(Alpenrose); Ericaceae - Heidekrautgewächse; Mitteleuropäische Alpen

Rheumatische u. gichtische Symptome sehr deutlich. Rheumatismus in der heißen Jahreszeit. Die Modalität, V. - vor Sturm, ist ein sicheres Leitsymptom.

GEIST, GEMÜT. - Furcht vor Sturm; besonders furchtsam vor Donner. Vergeßlich.
KOPF. - Schmerzen in den Schläfen. Reißender Schmerz in den Knochen. Kopfschmerz; V. - Wein, Wind, kaltes u. feuchtes Wetter. Augenschmerz vor Sturm, **Ziliarneuralgie,** Augapfel, Augenhöhle u. Kopf mitbetreffend. Hitze in den Augen beim Sehen.
AUGEN. - Muskuläre Asthenopie; stechende Schmerzen vom Kopf durch die Augen, V. - vor Sturm.
OHREN. - Schwieriges Hören, mit Pfeifen u. Klingen in den Ohren. Hören B. - morgens; Geräusche treten auf, nachdem der Patient ein paar Stunden auf den Beinen war.
GESICHT. - Trigeminusneuralgie; heftige, zuckende Schmerzen, die Zahnnerven mitbetreffend, von der Schläfe zum Unterkiefer u. Kinn; **B. - Wärme u. Essen.** Zahnschmerz bei feuchtem Wetter u. vor Sturm. Geschwollenes Zahnfleisch. Wurzeln der Zähne locker.
BRUST. - Heftige Rippenfellschmerzen, links vorne in der Brust nach unten laufend. Atemlos u. sprachlos wegen heftiger Rippenfellschmerzen, die vorne in der Brust nach unten laufen. Milzstiche vom raschen Gehen. Krampfartige Schmerzen unter den kurzen Rippen.
MÄNNL.G. - Hoden geschwollen, V. - links, schmerzhaft, hochgezogen. Orchitis; in den Drüsen Gefühl von Quetschung. Verhärtung u. Schwellung der Hoden nach Gonorrhoe. **Hydrozele [Sil.].**
EXTREMITÄTEN. - Gelenke geschwollen. Gichtische Entzündung des großen Zehgelenkes. **Rheumatisches Reißen in allen Gliedern,** besonders rechts; V. - in der Ruhe u. bei stürmischem Wetter. Steifer Nacken. Schmerz in Schultern, Armen, Handgelenken; V. - in der Ruhe. Schmerzen in den Knochen an umschriebenen Stellen, treten bei Wetterwechsel wieder auf. **Kann nur mit gekreuzten Beinen schlafen. Herpes zoster.**
MODALITÄTEN. - V. - vor Sturm. **Alle Symptome treten bei stürmischem Wetter wieder auf,** nachts, gegen Morgen. **B.** - nach Abflauen des Sturmes, bei Wärme u. Essen.
VGL. - **Ampelopsis** (Hydrozele u. Nierenwassersucht); **Dulc.; Rhus-t.; Nat-s.**
DOS. - C 1 bis C 6.
Rhododendron ferrugineum D1 = Ø; D1; D2; D4; [D2]

RHUS AROMATICA

(Duftender Sumach); Anacardiaceae - Sumachgewächse; Nordamerika

Nieren- u. Harnbeschwerden, besonders **Diabetes.** Enuresis wegen Blasen-Atonie; senile Inkontinenz. Hämaturie u. Zystitis werden von diesem Mittel beeinflußt.

URIN. - **Blaß,** albuminös. **Inkontinenz. Starker Schmerz zu Beginn des Harnflusses oder vorher,** sehr quälend bei Kindern. Dauerndes Tröpfeln. Diabetes, große Harnmengen von geringem, spezifischem Gewicht [**Phos-ac.**; **Acet-ac.**].
DOS. - Tinktur in ziemlich materiellen Dosierungen.
Rhus aromatica + **tt 0**; **D1**; **D1**; -; [**D4**]

RHUS GLABRA

Anacardiaceae - Sumachgewächse; Atlant. Nordamerika, Nordamerika, Nordostasien

Nasenbluten u. **Hinterkopfschmerz. Stinkende Winde.** Ulzeration des Mundes. **Träumt vom Fliegen durch die Luft** [**Stict.**]. **Reichliche Schweiße durch Schwäche** [**Chin.**]. Dieses Mittel soll den Darm so stark desinfizieren, daß Winde u. Stühle geruchlos werden. Wirkt gut bei fauligen Zuständen mit Neigung zu Geschwürigkeit.

MUND. - Skorbut; wunder Mund vom Stillen [**Veronica**]. Aphthöse Stomatitis.
Soll der Quecksilber-Wirkung entgegenwirken u. wird bei Behandlung von Sekundärsyphilis nach Quecksilberbehandlung angewandt.
DOS. - Urtinktur. Gewöhnlich lokal angewandt bei weichem, schwammigem Zahnfleisch, Aphthae, Pharyngitis, usw. Innerlich C 1.
Rhus glabra + **t 0**; **D1**; **D1**; -; [**D4**]

RHUS TOXICODENDRON

(Giftsumach; Giftefeu); Anacardiaceae - Sumachgewächse;
Nordostasien, Nordamerika

Wirkungen auf die Haut, rheumatische Schmerzen, Schleimhautbeschwerden u. typhusartige Fieber geben häufig die Indikation für dieses Mittel. Rhus beeinflußt das Bindegewebe deutlich - Gelenke, Sehnen, Sehnenscheiden, Aponeurose usw., bewirkt Schmerzen u. Steifheit. Postoperative Komplikationen. **Schmerzen, als ob etwas auseinandergerissen würde.** Bewegung bringt den Rhuspatienten immer »in Gang«, daher fühlt er sich zeitweilig besser bei Positionsänderung. Beschwerden von Anstrengungen, Überheben, Naßwerden beim Schwitzen. Septische Zustände. Zellulitis u. Infektionen, Karbunkel im Anfangsstadium [**Echi.**]. Rheumatismus in der kalten Jahreszeit. **Septikämie.**

GEIST, GEMÜT. - Teilnahmslos, traurig. Selbstmordgedanken. **Extreme Unruhe mit dauernder Lageänderung.** Delirium mit Angst vorm Vergiftetwerden [**Hyos.**]. **Benebelte Sinne. Große Befürchtungen nachts, kann nicht im Bett bleiben.**

KOPF. - Hat das Gefühl eines Holzbrettes, das über der Stirn befestigt ist. Schwindel beim Aufstehen. **Schwerer** Kopf. Gefühl der Lockerheit des Gehirnes, als ob es beim Aufstehen oder Gehen gegen den Schädel geschlagen würde. Empfindliche Kopfhaut; V. - auf der aufliegenden Seite. Kopfschmerz im Hinterkopf [**Rhus-rad.**]; schmerzhaft bei Berührung. Stirnkopfschmerz wandert nach hinten. Feuchter Ausschlag auf der Kopfhaut; stark juckend.

AUGEN. - Geschwollen, rot, ödematös; **Orbitalzellulitis. Pustuläre Entzündungen.** Lichtscheu; reichlicher Fluß gelben Eiters. Lidödeme, eiternde Iritis. Lider entzündet, verklebt, geschwollen. Augen mit alten Verletzungen. Umschriebene Gefäßinjektion der Hornhaut. Starke Ulzeration der Hornhaut. Iritis durch Kälte u. Feuchtigkeit u. rheumatischen Ursprungs. Augen schmerzhaft beim Drehen u. bei Druck, kaum mehr beweglich, wie bei akuter Retrobulbärneuritis. Reichlicher Tränenfluß von heißen, sengenden Tränen beim Lideröffnen.

OHREN. - Ohrenschmerz mit dem Gefühl, als ob etwas darin wäre. Geschwollene Ohrläppchen. Absonderung blutigen Eiters.

NASE. - Niesen; Schnupfen vom Naßwerden. Nasenspitze rot, wund, ulzeriert. Nasenschwellung. Nasenbluten beim Bücken.

GESICHT. - **Kiefer knacken beim Kauen.** Neigung zu Kiefersperre [**Ign. Petr.**]. **Geschwollenes Gesicht.** Erysipel. Wangenknochen berührungsempfindlich. Parotitis. Gesichtsneuralgie mit Frösteln; V. - abends. **Milchschorf** [**Calc.**; **Viol-t.**].

MUND. - Gefühl der Lockerheit u. Länge in den Zähnen; Zahnfleisch wund. Zunge gerötet u. rissig; **belegt, ausgenommen dreieckige, rote Stelle an der Spitze;** trocken u. rot an den Kanten. Mundwinkel ulzeriert; Fieberbläschen an Mund u. Kinn [**Nat-m.**]. **Schmerz im Kiefergelenk.**

INN.HALS. - Schmerzhaft mit **geschwollenen Drüsen.** Stechender Schmerz beim Schlucken. Parotitis links.

MAGEN. - Ohne Appetit auf irgendeine Nahrung, bei unstillbarem Durst. **Bitterer Geschmack** [**Cupr.**]. Schwindel, Übelkeit u. aufgetriebener Bauch nach dem Essen, **Verlangen nach Milch.** Starker Durst mit trockenem Mund u. trockenem Rachen. Druck wie von einem Stein [**Bry.**; **Ars.**]. **Schläfrig nach dem Essen.**

ABDOMEN. - Heftige Schmerzen, erleichtert durch Bauchlage. Schwellung der Leistendrüsen. Schmerz im Gebiet des Kolon ascendens. Kolik, die zwingt, gebeugt zu gehen. Sehr starke Auftreibung nach dem Essen. Blähungskollern beim ersten Aufstehen, verschwindet aber bei weiterer Bewegung.

REKTUM. - Durchfall von Blut, Schleim u. rötlichem Schleim. Dysenterie mit reißenden Schmerzen an den Oberschenkeln hinunter. Stühle mit kadaverartigem Geruch. Schaumige, schmerzlose Stühle. Kann häufig **beginnenden** Eiterungsprozeß im Rektumgebiet kupieren. Dysenterie.

HARN. - Dunkler, trüber starkfarbiger, spärlicher Urin mit weißem Sediment. Dysurie mit Blutverlust.

MÄNNL.G. - Schwellung von Eichel u. Vorhaut - dunkelrot, erysipelartig; Skrotum dick, geschwollen, **ödematös. Starkes Jucken.**

WEIBL.G. - Schwellung mit starkem Jucken der Vulva. Beckengelenke steif bei Beginn der Bewegung. Menses früh, reichlich, sich hinziehend, scharf. **Lochien dünn, sich hinziehend, stinkend, spärlich [Puls.; Sec.], mit nach oben schießendem Schmerz in der Vagina [Sep.].**

ATEMWEGE. - Kitzeln hinter dem oberen Brustbein. **Trockner, quälender Husten** von Mitternacht bis Morgen, **im Fieberschauer, ober beim Halten der Hände aus dem Bett.** Hämoptysis durch Überanstrengung; Blut hellrot. Influenza mit Knochenschmerzen überall [**Eup-perf.**]. Heiserkeit von Überanstrengung der Stimme [**Arn.**]. Beklemmung der Brust, kann nicht atmen vor stechenden Schmerzen. Bronchialhusten alter Leute, V. - beim Aufwachen, mit Auswurf kleiner Schleimklumpen.

HERZ. - Hypertrophie durch Überanstrengung. Puls rasch, schwach, unregelmäßig, **intermittierend**, mit Taubheit des linken Armes. **Zittern u. Herzklopfen beim Stillsitzen.**

RÜCKEN. - Schmerz zwischen den Schultern beim Schlucken. **Schmerz u. Steifheit im Kreuz; B. - Bewegung oder Liegen auf harter Unterlage;** V. - beim Sitzen. Nackensteifheit.

EXTREMITÄTEN. - Heiße, schmerzhafte Gelenkschwellung. **Reißende Schmerzen in den Sehnen, Bändern u. Faszien.** Rheumatische Schmerzen breiten sich aus über eine große Oberfläche am Nacken, in Lenden u. Extremitäten; B. - Bewegung [**Agar.**]. Schmerzhaftigkeit der Gelenkköpfe. **Glieder steif, paralysiert. Kalte, frische Luft wird nicht vertragen; macht die Haut schmerzhaft.** Schmerz entlang dem Ellennerven. Reißender Schmerz die Oberschenkel hinunter. **Ischias;** V. - kaltes, feuchtes Wetter, nachts. Taubheit u. Ameisenlaufen nach Überarbeitung u. Abkühlung. Paralyse; Zittern nach Anstrengung. Empfindlichkeit bei den Kniegelenken. Mangelnde Kraft in Unterarm u. Fingern; Krabbelgefühl in den Fingerspitzen. Vibrieren in den Füßen.

FIEBER. - Adynamisch; unruhig, zitternd. Typhus; Zunge trocken u. braun; Zahn- u. Lippenbelag Schwerkranker; Durchfall; große Unruhe. Intermittierend; Fieberschauer mit trocknem Husten u. Unruhe. In der Hitze Nesselsucht. Hidroa. Fröstelnd, als ob kaltes Wasser über ihn gegossen würde, danach Hitze u. Neigung zum Gliederstrecken.

HAUT. - Rot, geschwollen; **intensives Jucken.** Bläschenbildung, Herpes; **Nesselsucht;** Pemphigus; Erysipel; Bläschen- u. Eiterbildung. Drüsenschwellung. **Zellulitis.** Brennende, ekzemartige Ausschläge mit Neigung zu Schuppenbildung.

SCHLAF. - **Träumt von großer Anstrengung.** Schwerer Schlaf wie in Benommenheit. Schlaflos vor Mitternacht.

MODALITÄTEN. - V. - im Schlaf, kaltes, feuchtes, regnerisches Wetter u. nach Regen; nachts, **in der Ruhe,** beim Naßwerden, bei Rückenlage oder Rechtslage. **B.** - warmes, trockenes Wetter, Bewegung; Gehen, Lageänderung. Reiben, warme Anwendungen, durch Gliederstrecken.
ERGÄNZUNGSMITTEL: Bry.; Calc-f.; Phyt. (Rheumatismus). Bei Urtikaria danach **Bov.** geben. Feindlich: **Apis.**
ANTIDOTE: Baden in Milch u. Grindelia-Lotion sehr wirkungsvoll. **Ampelopsis trifolia.** - (Toxische Dermatitis durch pflanzliche Gifte C 30 u. C 200. Sehr ähnlich der Rhusvergiftung. Zum Unempfindlichmachen gegen Efeuvergiftung wird von Autoritäten der alten Schule empfohlen, zunehmende Dosen der Urtinktur oral oder durch **subkutane** Injektionen zu geben. Das ist aber nicht so wirkungsvoll wie die homöopathischen Mittel, besonders **Rhus** in C 30 u. C 200 u. **Anac.** etc.). - **Anac.; Crot-t.; Grind.; Mez.; Cypr.; Plb.** (Vulvaekzem); **Graph.**
VGL. - Rhus radicans - (Fast die gleiche Wirkung; Charakteristika sind Brennen in der Zunge, wundes Gefühl in der Spitze, Schmerzen oft semilateral u. in verschiedenen Körperteilen, oft weit voneinander entfernt u. aufeinander folgend. Viele Symptome B. - nach Ausbruch eines Sturmes, besonders nach Ausbruch eines Gewitters. Hat deutliche **jährliche** Verschlimmerung [**Lach.**]. **Rhus radicans** hat Hinterkopfschmerz, sogar Nakkenschmerz, von dort wandern die Schmerzen über den Kopf nach **vorne**). **Rhus diversiloba** - kalifornische Gifteiche - (Antidot zu Rhus; heftige Hautsymptome mit schrecklichem Jucken; starke Schwellung des Gesichts, der Hände u. Genitalien; Haut sehr empfindlich; Ekzeme u. Erysipel, große, nervöse Schwäche, ermüdet durch die geringste Anstrengung; schläft ein aus reiner Erschöpfung); **Xerophyllum** - (Dysmenorrhoe u. Hautsymptome). **Arn.; Bapt.; Lach.; Ars.; Hyos.; Op.** (Noch tiefere Benommenheit). - **Mimosa** - (Rheumatismus, Knie steif, lanzinierende Schmerzen in Rücken u. Gliedern, Schwellung der Enkel. Beine zittern).
DOS. - C 6 bis C 30. C 200 u. höhere Potenzen wirken als Gegenmittel bei Vergiftung mit der Pflanze u. der Tinktur.
Rhus toxicodendron + t Ø; D1; D1; D4; [D3, 4, 6, 12]

RHUS VENENATA

(»Giftholunder«), Anacardiaceae - Sumachgewächse;
Nordostasien, Nordamerika

Die Hautsymptome dieser Rhus-Art sind sehr heftig.

GEIST, GEMÜT. - Große Melancholie; ohne Lebenslust, trübsinnig.
KOPF. - Schwerer Stirnkopfschmerz; V. - Gehen oder Bücken. Augen fast geschlossen durch starke Schwellung. Ohrenentzündung mit Blasenbildung, Nase rot u. glänzend. Gesicht geschwollen.
ZUNGE. - Rot an der Spitze. Riß in der Mitte. Blasen auf der Unterseite.
ABDOMEN. - Reichliche, wässerige, weiße Stühle morgens, 4 Uhr, mit

kolikartigen Schmerzen; mühsam entleert. Schmerz im **Unterbauch** vor jedem Stuhlgang.
EXTREMITÄTEN. - Paralytisches Ziehen im rechten Arm, besonders im Handgelenk, bis in die Finger strahlend.
HAUT. - Jucken; B. - durch heißes Wasser. **Blasen. Erysipel; Haut dunkelrot.** Erythema nodosum mit nächtlichem Jucken u. Schmerzen in den langen Knochen.
ANTIDOTE: Clematis. Die kalifornische Gifteiche - [**Rhus diversiloba**] ist in den Symptomen gleich. Wirkt als Gegenmittel gegen **Radium** u. folgt gut darauf. Vgl. auch: **Anac.**
DOS. - C 6 bis C 30.
Rhus venenata + **tt ∅; D1; D1; D4;** [**D4**]

RICINUS COMMUNIS - BOFAREIRA

(Ricinus-Öl vom Wunderbaum); Euphorbiaceae - Wolfsmilchgewächse; Ostindien

Wirkt deutlich auf den Magen-Darmtrakt. **Vermehrt die Quantität der Milch** bei nährenden Frauen. Erbrechen u. Abführen. Mattigkeit u. Schwäche.

KOPF. - Schwindel, Hinterkopfschmerz, Symptome von Blutandrang, Summen in den Ohren. Gesicht blaß, Zucken des Mundes.
MAGEN. - Appetitlosigkeit mit starkem Durst, Brennen im Magen, Sodbrennen, Übelkeit, **starkes Erbrechen,** Magengrube empfindlich. Mund trocken.
ABDOMEN. - Kollern mit Kontraktion der Musculi recti, Kolik, unaufhörliche Durchfälle u. Entleerungen. Reiswasserartige Stühle mit Krämpfen u. Frösteln.
STÜHLE. - Locker, unaufhörlich, schmerzlos mit schmerzhaften Verkrampfungen in den Muskeln der Extremitäten. Anus entzündet. Stühle grün, schleimig u. blutig. Fieber, Abmagerung, Schläfrigkeit.
VGL. - **Resorcin** - (Sommerbeschwerden mit Erbrechen; zerstört die organischen Eitererreger); **Cholos terrapina** - (Muskelkrämpfe). **Ars.; Verat.**
DOS. - C 3. 5 Tropfen alle 4 Stunden zur Vermehrung der Milchmenge auch lokal als Umschlag mit den Blättern.
Ricinus communis + **D1** = **∅; D1; D2; -;** [**D2, 4**]

ROBINIA PSEUDACACIA

(Robinie, falsche Akazie); Papilionaceae - Schmetterlingsblütler; Nordamerika, Europa - vielfach angebaut

Das Mittel für Hyperazidität. In Fällen zu rascher Eiweißverdauung u. gestörter Stärkeverdauung. Die gut nachgewiesenen Magensymptome mit der sehr **deutlichen Hyperazidität** gelten als Leitsymptome. Die Hyperazidität von Robinia wird begleitet von Stirnkopfschmerz. **Sehr scharfes**

Aufstoßen. Scharfes, grünliches Erbrechen, Kolik u. Blähsucht, nächtliche, brennende Schmerzen im Magen u. Verstopfung mit starkem Drang. - **Hyperazidität bei Kindern.** Stühle u. Schweiß sauer. Festgesetzte Blähung.

KOPF. - Dumpfer, pulsierender Stirnkopfschmerz; V. - Bewegung u. Lesen. Kopfschmerz durch Magenbeschwerden mit saurem Erbrechen.
MAGEN. - Dumpfer, schwerer Schmerz. Übelkeit; saures Aufstoßen; reichliches Erbrechen von **sehr saurer** Flüssigkeit (**Sulf-ac.**). Starke Auftreibung von Magen u. Darm. Flatulente Kolik (**Cham.**; **Dios.**). Saure Stühle; Kind riecht sauer.
WEIBL. G. - Nymphomanie. Scharfer, übelriechender Weißfluß. Blutabsonderung zwischen den Menses. Herpes an Vagina u. Vulva.
VGL. - **Mag-p.**; **Arg-n.**; **Orexine-tannate** - (Hyperazidität; mangelhafte, saure u. langsame Verdauung; 14-stündliche Verordnung).
DOS. - C 3. Muß lange durchgeführt werden.
Robinia pseudacacia Ø; D1; D1; D3; [D2]

ROSA DAMASCENA

(Damaszenerrose); Rosaceae - Rosengewächse

Nützlich zu Beginn von Heufieber bei gleichzeitger Affektion der Eustachischen Röhre.

OHR. - Schwerhörigkeit; Ohrenklingen. **Katarrh der Eustachischen Röhre** (**Hydr.**; **Merc-d.**; **Kat.mur.**)
VGL. - Bei Heufieber: **Phleum pratense** - (Heufieber mit Asthma; wässeriger Schnupfen, Jucken von Nase u. Augen; häufiges Niesen, Atemnot. C 6 bis C 30. Rabe). - **Succin-acid.**; **Sabad.**; **Euph.**; **Psor.**; **Kali-hydrojodicum**; **Napht.**
DOS. - Niedere Potenzen.
Rosa damascena Ø; D1; D2; -; [D2]

RUMEX CRISPUS

(Krauser Ampfer); Polygonaceae - Knöterichgewächse; Europa, Amerika

Charakteristische Schmerzen, zahlreich u. verschiedenartig, weder fixiert, noch irgendwo dauernd. Husten verursacht durch unaufhörliches Kitzeln in der Rachenhöhle, bis zur Gabelung der Bronchien niederlaufend. Berührung der Rachenhöhle führt zu Husten. V. - durch die geringste kalte Zugluft; alles Husten hört daher auf beim Bedecken des ganzen Körpers bis zum Kopf mit Bettzeug. Rumex vermindert die Schleimhaut-Sekretionen **u. verstärkt gleichzeitig die Empfindlichkeit der Schleimhäute** von Kehle u. Luftröhre. Deutliche Wirkung auf die Haut, bewirkt starkes Jucken. **Lymphdrüsen vergrößert** u. Sekretionen pervertiert.

MAGEN. - Zunge wund an den Kanten; belegt; Gefühl einer harten Substanz in der Magengrube; Schluckauf, Sodbrennen, Übelkeit; **verträgt kein Fleisch, verursacht Aufstoßen, Pruritus.** Gelbsucht nach Alkohol-Mißbrauch. Chronische Gastritis; anhaltender Schmerz in der Magengrube, in die Brust schießend; strahlt aus bis in die Rachenhöhle, V. - jede Bewegung oder Sprechen. Schmerz in der linken Brust nach Mahlzeiten; **Blähsucht.**

ATEMWEGE. - Nase trocken. **Kitzeln in der Rachenhöhle verursacht Husten. Reichliche, schleimige Absonderung** aus Nase u. Luftröhre. **Trockener, quälender Husten, am Schlaf hindernd. V. - durch Druck, Sprechen, besonders Einatmung kalter Luft, u. nachts.** Dünner, wässeriger, schaumiger Auswurf mundvollweise; später fädig u. zäh. Rauhheit von Kehle u. Luftröhre. Wundheit hinter dem Brustbein, besonders links im Schultergebiet. **Rauher Schmerz unter dem Schlüsselbein.** Kloß im Hals.

STUHL. - Brauner, wässeriger Durchfall **morgens früh** mit Husten, Patienten aus dem Bett treibend. Erstrangig bei fortgeschrittener Schwindsucht (**Seneg.**; **Puls.**; **Lyc.**; **Ars.**). Jucken des Anus mit Gefühl eines Hölzchens im Rektum. Hämorrhoiden.

HAUT. - Stark juckende Haut, besonders der **unteren Extremitäten, V. - Abkühlung beim Ausziehen.** Nesselsucht; ansteckende Prurigo.

MODALITÄTEN. - V. - abends, durch Einatmen kalter Luft; linke Brust; Aufdecken.

VGL. - Caust.; Sulf.; Bell. Rumex enthält Chrysophansäure, der auch die Hautsymptome entsprechen. - **Rumex acetosa** - (Wird im Juni gesammelt u. getrocknet, lokal angewandt bei Epitheliom des Gesichtes (Cowperthwaite). Trockener, ununterbrochener, kurzer Husten u. heftige Schmerzen im Darm; verlängerte Uvula; Entzündung der Speiseröhre; auch Krebs). - **Rumex-obtusifolius - Lapathum** - (Nasenbluten u. danach Kopfschmerzen; Nierenschmerzen, Leukorrhoe).

DOS. - C 3 bis C 6.

Rumex crispus Ø; D1; D1; D3; [D2, 3]

RUTA GRAVEOLENS

(Weinraute); Rutaceae - Rautengewächse; Süd-Westeuropa, Nordafrika

Wirkt auf die Knochenhaut, die Knorpel, Augen u. Uterus. Beschwerden besonders durch Anspannung der **Beugesehnen.** Tendenz zur Bildung von Ablagerungen in Knochenhaut, Sehnen u. bei den Gelenken, besonders den Handgelenken. Überanstrengung der Augenmuskeln. Alle Körperteile sind schmerzhaft, **wie von einer Prellung.** Verstauchungen (nach **Arn.**). Lahmheit durch Verstauchungen. Gelbsucht. **Gefühl starker Mattigkeit, Schwäche u. Verzweiflung.** Verletzte, »geprellte« Knochen.

KOPF. - Schmerz wie von einem Nagel; nach extremem Alkoholabusus. Schmerzhafte Knochenhaut. Nasenbluten.

AUGEN. - Kopfschmerz nach Anstrengung der Augen, Augen rot, heiß u. schmerzhaft vom Nähen oder Lesen feinen Druckes (Nat-m.; Arg-n.). Störung der Akkomodation. Ermüdungsschmerz beim Lesen. Druck tief in den Augenhöhlen. Prellungsgefühl in den Lidknorpeln. Druck über den Augenbrauen. Asthenopie.
MAGEN. - Gastralgie, mit anhaltendem, nagendem Schmerz.
HARNWEGE. - Druck im Blasenhals nach Wasserlassen; schmerzhafter Verschluß (**Apis.**). Dauernder Harndrang. Völlegefühl in der Blase.
REKTUM. - Schwierige Stühle, Entleerung nur mit Anstrengung. Verstopfung wechselnd mit schleimigen, schaumigen Stühlen; Blutabsonderung mit dem Stuhl. Beim Sitzen reißende Stiche im Rektum. **Karzinom, im unteren Darm. Prolapsus ani** jedesmal bei Bewegung des Darmes, nach Niederkunft. Häufiger, erfolgloser Stuhldrang. Prolaps des Rektum beim Bücken.
ATEMWEGE. - Husten mit reichlichem, dickem, gelbem Auswurf; schwaches Gefühl in der Brust. Schmerzhafte Stelle am Brustbein; Kurzatmigkeit mit Enge der Brust.
RÜCKEN. - Schmerz im Nacken, Rücken u. Kreuz. Rückenschmerz. B. - bei Druck u. Rückenlage. Lumbago. V. - morgens vor dem Aufstehen.
EXTREMITÄTEN. - Gefühl wie von Prellung in Wirbelsäule u. Gliedern. Lendengegend u. Kreuz schmerzen. Beine geben nach beim Aufstehen vom Stuhl, Hüften u. Oberschenkel schwach (**Phos.; Con.**). Kontraktion der Finger. Schmerz u. Steifheit in Handgelenken u. Händen. Ganglien (**Benz-ac.**). Ischias; V. - nachts beim Niederlegen; Schmerz vom Rücken die Hüften u. Oberschenkel hinunter. Gefühl der Sehnenkürzung im Gluteus maximus (**Graph.**). **Sehnen schmerzhaft.** Anhaltender Schmerz in der Achillessehne. **Oberschenkel schmerzen beim Gliederstrecken.** Schmerz in den Knochen der Füße u. Enkel. Große Unruhe.
MODALITÄTEN. - V. - Niederlegen; von kaltem, feuchtem Wetter.
VGL. - Rat.; Card.; (Reizung des Rektum). - **Jab.; Phyt.; Rhus.; Sil.; Arn.**
ANTIDOTE: Camph.
ERGÄNZUNGSMITTEL: Calc-p.
DOS. - C 1 bis C 6. Lokal die Urtinktur für die Ganglien u. als Lotion für die Augen.
Ruta graveolens Ø; D1; D1; D4; [D2]

SABADILLA

(Von Schoenocaulon officinale, Sabadill); Liliaceae - Liliengewächse; Mexiko

Wirkung auf Nasen- u. Tränendrüsenschleimhäute, ruft Schnupfen hervor u. Symptome wie bei Heufieber; diese werden homöopathisch benützt. **Frösteln;** Kälteempfindlichkeit. Askariden mit Reflexsymptomen (Nymphomanie; Symptome von Konvulsionen). Durchfall bei Kindern mit dauernden, schneidenden Schmerzen.

GEIST, GEMÜT. - Nervös, furchtsam, leicht aufgeregt. Hat irrige Vorstellungen über sich selbst. Bildet sich ein, sehr krank zu sein, daß Teile eingeschrumpft seien; Patientin glaubt, schwanger zu sein; Krebs zu haben: Delirium bei intermittierenden Fiebern.
KOPF. - Schwindel mit dem Gefühl des Umeinanderwirbelns aller Dinge, dabei Schwärze vor den Augen u. Ohnmachtsgefühl. Dumpfheit u. Beklemmung. Geruchsüberempfindlichkeit. **Denken** bewirkt Kopfschmerz u. Schlaflosigkeit. **Augenlider rot, brennend. Tränenfluß.** Schwerhörigkeit.
NASE. - **Spastisches Niesen mit Laufschnupfen. Nasenkatarrh** mit starkem Stirnkopfschmerz, Röte der Augen u. Tränenfluß. Reichliche, wässerige Nasenabsonderung.
INN. HALS. - **Schmerzhaft; links beginnend** [**Lach.**]. Viel zäher Schleim. Gefühl einer locker hängenden Haut, die verschluckt werden muß. **B. - warme Nahrung u. Getränke.** Leeres Schlucken sehr schmerzhaft. Trockner Schlund u. Rachen. Kloßgefühl im Rachen mit **dauerndem** Schluckzwang. Chronischer Halsschmerz; V. - kalte Luft. Zunge wie verbrannt.
MAGEN. - Spastischer Schmerz im Magen mit trockenem Husten u. Atembeschwerden. **Kein Durst.** Ablehnung kräftiger Nahrung. Heißhunger auf Süßigkeiten u. Mehlspeisen. Sodbrennen; reichlicher Speichelfluß. Im Magen Gefühl von Kälte, Leere. **Verlangen nach heißen Dingen. Süßlicher** Geschmack.
WEIBL. G. - Menses zu spät; kommen anfall- u. schubweise. **Unterbrochen** (**Kreos.**; **Puls.**). (Durch vorübergehende u. lokalisierte Kongestion in der Gebärmutter, wechselnd mit chronisch-anämischem Zustand).
FIEBER. - **Frösteln wiegt vor;** von unten nach oben. Hitze im Kopf u. im Gesicht; Hände u. Füße eiskalt mit Frösteln. Tränenfluß bei Schüttelfrost. Ohne Durst.
EXTREMITÄTEN. - Rissigwerden der Haut unterhalb u. unter den Zehen; Entzündung unter den Zehnägeln.
HAUT. - Trocken wie Pergament. Verhornte, deformierte, **verdickte Nägel.** Gefühl von Hitze, Brennen, Krabbeln, Kribbeln. Jucken im Anus.
MODALITÄTEN. - **V.** - Kälte u. kalte Getränke. Vollmond. **B.** - warme Nahrung u. Getränke, warmes Einpacken.
ERGÄNZUNGSMITTEL: Sep.
VGL. - **Veratrina.** - (Alkaloid von Sabadilla, **nicht** von Veratrum, lokal bei Neuralgien u. zur Beseitigung von Wassersucht. 324 mg auf 3,544 g Lanolin, an der Innenseite der Oberschenkel eingerieben, verursacht Diurese). **Colch.**; **Nux-v.**; **Arundo u. Pollatin. Phleum pratense** - Heufieber - C 12 spezifisch für viele Fälle u. wirkt offensichtlich desensibilisierend (Rabe). **Cumarinum** (Heufieber).
ANTIDOTE: Puls.; **Lyc.**; **Con.**; **Lach.**
DOS. - C 3 bis C 30.
Sabadilla + D1 = Ø; D1; D2; D4; [D3, 4]

SABAL SERRULATA - SABAL PALMETTO

(Sägepalme); Palmae - Palmengewächse; Florida, trop. Amerika

Sabal ist homöopathisch für Reizbarkeit der Genital- u. Harnorgane. Sexuelle u. allgemeine Schwäche. Fördert Ernährung u. Aufbau der Gewebe. Kopf, Magen u. Ovarialsymptome deutlich. Eindeutig wirksam bei Prostatavergrößerung, **Epididymitis** u. Harnbeschwerden. Wirkt auf die Schleimhaut der Pars prostatica der Harnröhre. Iritis mit Prostatabeschwerden. **Erstrangig bei unterentwickelten Brustdrüsen. Furcht vorm Einschlafen.** Mattigkeit, Apathie u. Gleichgültigkeit.

KOPF. - Verwirrt, voll; lehnt Mitgefühl ab; macht Patientin ärgerlich. Schwindel mit Kopfschmerz. Neuralgie bei schwachen Patienten. Schmerz läuft von der Nase nach oben u. konzentriert sich in der Stirn.

MAGEN. - Aufstoßen u. Hyperazidität. Verlangen nach Milch (**Rhus-t.**; **Apis**).

HARNWEGE. - Dauernder Harndrang nachts. Enuresis; Parese der Blasenschließmuskeln. Chronische Gonorrhoe. Schwieriges Wasserlassen. Zystitis mit Prostatahypertrophie.

MÄNNL. G. - **Prostatabeschwerden;** Vergrößerung; Absonderung von Prostataflüssigkeit. Verkümmerung der Hoden u. **Verlust der Sexualkraft.** Koitus schmerzhaft beim Erguß. **Sexuelle Neurotiker.** Kältegefühl in den Organen.

WEIBL. G. - Ovarien empfindlich u. vergrößert; **Schrumpfung der Brüste** (**Jod.**; **Kali-j.**). Junge Neurotikerinnen; unterdrückte u. pervertierte sexuelle Neigungen.

ATEMWEGE. - Reichlicher Auswurf mit Nasenkatarrh. Chronische Bronchitis (**Stann.**; **Hep.**).

VGL. - **Phos-ac.; Stigmata maydis; Santalum; Apis.** Bei Prostata-Symptomen: **Ferr-pic.; Thuja; Pic-ac.** (Stärkere sexuelle Erregung). **Pop.** (Prostatavergrößerung mit Zystitis).

DOS. - Urtinktur 10 bis 30 Tropfen. C 3 oft besser. Die Tinktur muß aus den **frischen Beeren** bereitet werden, damit sie wirksam ist.

Sabal serrulata tt Ø; D1; D1; D4; [Ø; D2]

SABDARIFFA (DHU)

SABINA - JUNIPERUS SABINA

(Sadebaum); Cupressaceae - Zypressengewächse;
Südeuropa, Gebirge von Asien u. Nordamerika

Wirkt auf den Uterus; auch auf die serösen u. fibrösen Membranen; daher Anwendung bei Gicht. **Schmerz vom Kreuzbein zum Schambein. Blutungen mit flüssigem, klumpendem Blut.** Abortneigung, besonders im 3. Monat. **Heftiges Pulsieren;** will Fenster offen haben.

GEIST, GEMÜT. - Musik unerträglich, ruft Nervosität hervor.
KOPF. - Schwindelgefühl bei unterdrückten Menses. Berstender Kopfschmerz, plötzlich auftretend u. langsam verschwindend. Blutandrang zu Kopf u. Gesicht. Ziehende Schmerzen in den Massetermuskeln. Zähne schmerzen beim Kauen.
MAGEN. - Sodbrennen. Verlangen nach Limonade. Bitterer Geschmack (**Rhus-t.**). Lanzinierender Schmerz von der Magengrube quer über den Rücken.
ABDOMEN. - Nach unten ziehender, einschnürender Schmerz. Kolik, hauptsächlich im Unterbauchgebiet. Tympanitische Auftreibung.
REKTUM. - Völlegefühl. Verstopfung. **Schmerz vom Rücken zum Schambein.** Hämorrhoiden mit hellrotem Blut; reichliche Blutung.
URIN. - Brennen u. Pulsieren in der Nierengegend. Blutiger Urin; starker Drang. Blase entzündet u. Pulsieren überall. Entzündung der Urethra.
MÄNNL. G. - Entzündliche Gonorrhoe mit eiterartiger Absonderung. Sykotische Auswüchse. Brennender, wunder Schmerz in der Eichel. Vorhaut schmerzhaft u. Beschwerden bei der Retraktion. Verstärkte Libido.
WEIBL. G. - Menses reichlich, hellrot. Uterus-Schmerzen strahlen aus in die Oberschenkel. Drohende Fehlgeburt. Verstärkte Libido. Weißfluß nach Menses, ätzend, übelriechend. Intermenstruelle Blutabsonderung mit sexueller Erregung (**Ambr.**). Plazenta löst sich nicht; sehr starke Nachwehen. Menorrhagie bei Frauen mit leichtem Abort. Ovarial- u. Uterusentzündung nach Abort. Fördert Ausstoßung von Molen aus dem Uterus (**Canth.**). **Schmerz vom Kreuzbein zum Schambein u. von unten nach oben schießend durch die Vagina.** Blutung; teilweise klumpig; **V. - geringste Bewegung.** Uterusatonie.
RÜCKEN. - Schmerz zwischen Kreuz- u. Schambein von einem Knochen zum anderen. Paralytischer Kreuzschmerz.
EXTREMITÄTEN. - Prellungsschmerzen im vorderen Teil der Oberschenkel. Einschießend in Fersen u. Mittelfußknochen. **Arthritischer Schmerz in den Gelenken.** Gicht; V. - im warmen Zimmer. Rote, glänzende Schwellung. Gichtische Knötchenbildung (**Amm-phos.**).
HAUT. - Feigwarzen mit unerträglichem Jucken u. Brennen. Sehr starke Granulationsbildung (**Thuj.; Nit-ac.**). **Warzen.** Schwarze Poren in der Haut.
MODALITÄTEN. - V. - die geringste Bewegung, Hitze, warme Luft. **B. -** kühle, frische Luft.
ERGÄNZUNGSMITTEL: Thuj.
VGL. - Sanguisorba - (Blutandrang in den Adern u. passive Blutungen, Varizen der unteren Extremitäten; Dysenterie. **Langanhaltende, reichliche Menses** mit Blutandrang zu Kopf u. Gliedern bei empfindlichen, reizbaren Patientinnen. **Klimakterische Blutungen.** D 2 benützen). **Sanguisuga -** Blutegel - (Blutungen, besonders Blutung aus dem Anus. D 6). - **Rosmarinus -** (Menses zu früh; heftige Schmerzen, danach Uterusblutung. Kopf schwer, **benommen.** Frösteln mit eisiger Kälte der unteren Extremitäten ohne Durst, danach Hitze. Mangelhaftes Gedächtnis). - **Croc.; Calc.;**

Trill.; Ip.; Mill.; Erlg.
ANTIDOTE: Puls.
DOS. - Lokal die Urtinktur gegen Warzen. Innerlich C 3 bis C 30.
Sabina + Ø; D1; D1; D4; [D4]

SACCHARUM OFFICINALIS - SACCHAROSE

(Zuckerrohr); Graminiae - Gräser; Tropen

Nach dem großen Dr. Hering entstehen chronische Erkrankungen von Frauen u. Kindern großenteils durch Zuckermißbrauch.
Zucker ist ein Antisepticum. Es bekämpft Infektion u. Fäulnisbildung; hat eine lösende Wirkung auf Fibrin u. regt Sekretionen an durch Herbeiführung starker, osmotischer Veränderungen. So säubert es eine Wunde mit Serum von innen nach außen u. begünstigt die Heilung. Ulzera an den Beinen.
Zucker muß angesehen werden als Mittel zur Aufrechterhaltung u. Entwicklung der Herzmuskulatur, daher sein Nutzen bei Kompensationsversagen u. verschiedenen kardio-vaskulären Beschwerden. Wirkt ernährend u. tonisierend bei zehrenden Krankheiten, Anämie, Neurasthenie usw., durch Stärkung von Gewicht u. Kraft.
Hornhauttrübungen. Unklares Sehen. **Hyperazidität u. Jucken im Darm.** Auswurf bei Erkältung. Myokarddegeneration.
Fette, gedunsene Kinder mit dicken Gliedern, **mürrisch, ungezogen** u. jämmerlich; launisch; verlangen nach Leckerbissen, Näschereien, lehnen gehaltvolle Nahrung ab. Fußödeme. **Kopfschmerz alle 7 Tage.**

VGL. - Saccharum lactis - Milchzucker - Laktose - (Diuresis; Amblyopie; **Kälteschmerzen,** wie durch feine, eiskalte Nadeln mit Vibrieren wie bei Frostbeulen; starke physische Erschöpfung. **Milchzucker** in großen Dosen, um den Bazillus Acidophilus zu entwickeln zur Behebung von Fäulniszuständen in den Eingeweiden u. von Verstopfung).
DOS. - C 30 u. höher. Lokal bei Gangrän. 28,3 ccm Kristallzucker morgens u. abends als wirksames Zusatzmittel bei der Behandlung hartnäckiger Fälle von Herzversagen durch mangelhafte Herzmuskeltätigkeit, ohne Herzklappenschäden. Epilepsie; Blut mit reduziertem Zuckergehalt reizt das Nervensystem u. führt zu Konvulsionsneigung. - **Zucker** als ein Oxytozin wirkt in günstiger Weise wehenanregend gegen Ende der Wehen bei Fehlen jeden mechanischen Hindernisses u. Verzögerung durch Uteruserschlaffung. 25 g in Wasser aufgelöst mehrere Male alle halbe Stunde.
VGL. - Saccharin - (hindert die fermentierende Wirkungen von Speichel u. Verdauungssäften, dadurch Dyspepsie. Prof. Lewin glaubt, daß es auf die sekretabsondernden Zellen selber wirkt. Es verursacht Schmerz (Unterbauch rechts). Appetitlosigkeit, Durchfall u. Abmagerung).

SALICYLICUM ACIDUM

Salizylsäure C_6H_4 < OH (1), COOH (2)

Die Symptome weisen auf Verwendung bei Rheumatismus, Dyspepsie u. **Meniérescher Krankheit.** Erschöpfung nach Influenza; auch Ohrenklingen u. Taubheit. Hämaturie.

KOPF. - Schwindel; Tendenz, nach links zu fallen. Kopfschmerz; Verwirrung im Kopf beim plötzlichen Aufstehen. Beginnender Schnupfen. Bohrender Schmerz in den Schläfen.
AUGEN. - Netzhautblutung. Netzhautentzündung nach Influenza, auch albuminurischer Art.
OHREN. - **Dröhnen u. Klingeln in den Ohren.** - Taubheit mit Schwindel.
INN.HALS. - Wund, rot und geschwollen. Pharyngitis; Schlucken schwierig.
MAGEN. - **Lippengeschwür** mit brennender Schmerzhaftigkeit u. stinkendem Atem. Blähsucht; **heißes, saures Aufstoßen.** Faulige Gärung. **Dyspepsie mit Gärung.** Zunge purpurfarben, bleifarben; übel riechender Atem.
STÜHLE. - Eitriger Durchfall; Magen-Darmstörungen, besonders bei Kindern; Stühle wie grüner Froschlaich [**Mag-c.**]. Pruritus ani.
EXTREMITÄTEN. - Knie geschwollen u. schmerzhaft. Akuter Gelenkrheumatismus; V. - Berührung u. Bewegung, reichlicher Schweiß. Schmerzen wandern. Ischias, brennender Schmerz; V. - nachts. Reichlicher Fußschweiß u. böse Folgen bei Unterdrückung.
HAUT. - Juckende Blasen u. Pusteln; B. - durch Kratzen. Schweiß ohne Schlaf. Nesselsucht. Heiße, brennende Haut. Purpura. Herpes zoster. Nekrose u. Weichwerden der Knochen.
VGL. - **Salol.** - (Rheumatische Schmerzen in den Gelenken mit Schmerzhaftigkeit u. Steifheit, Kopfschmerz über den Augen; Urin nach Veilchen riechend); **Colch.**; **Chin.**; **Lac-ac.** Spiraea u. Gaultheria enthalten Salicylicum acidum.
DOS. - D 3 Trit. Bei akutem Gelenkrheumatismus 324 mg alle 3 Stunden (Dosierung der alten Schule).
Salicylicum acidum D1 = Ø; D1; D1; D3; [D3]

SALIX NIGRA

(Schwarze Weide); Salicaceae - Weiden; Nordamerika

Wirkt positiv auf die Sexualorgane beider Geschlechter. Hysterie u. Nervosität. Wollüstige Gedanken u. laszive Träume. Beruhigt Reizbarkeit der Genitalien. Mäßigt sexuelle Leidenschaft. Satyriasis u. Erotomanie. Bei akuter Gonorrhoe mit starken, erotischen Beschwerden; Chordee. Nach Masturbation; Spermathorrhoe.

GESICHT. - Gerötet, geschwollen, besonders die Nasenspitze; Augen blutunterlaufen, schmerzhaft bei Berührung u. Bewegung. Haarwurzeln schmerzen. Nasenbluten.
WEIBL.G. - Vor u. während Menses starke nervliche Störungen, Schmerz in Ovarien; Menstruationsbeschwerden. Blutandrang in den Ovarien u. Neuralgie. Menorrhagie. Blutung bei Uterusfibrom. Nymphomanie.
MÄNNL.G. - Schmerzhafte Bewegung der Hoden.
RÜCKEN. - Schmerz durch Kreuz u. Lendengebiet. Unfähig, rasch auszuschreiten.
VGL. - **Yohimbinum; Canth.**
DOS. - Materielle Dosen der Urtinktur, 30 Tropfen.
Salix nigra tt ∅; D1; D1; -; [D2]

SALVIA OFFICINALIS

(Echte Salbei); Labiatae - Lippenblütler; Mittel- u. Südeuropa

Beeinflußt zu starkes Schwitzen bei geschwächtem Kreislauf; weniger nützlich bei Schwindsucht mit **Nachtschweißen** u. erstickendem, kitzelndem Husten. Galaktorrhoe. Tonisiert die Haut.

ATEMWEGE. - Kitzelnder Husten, besonders bei Schwindsucht.
HAUT. - Weich, erschlafft bei geschwächtem Kreislauf u. kalten Extremitäten. **Erschöpfendes Schwitzen.**
VGL. - **Chrysanthemum Leukanthemum** - (Wirkt besonders auf die Schweißdrüsen. Beruhigt das Nervensystem wie **Cypripedium.** Rechts reißender Schmerz in den Kiefer- u. Schläfenknochen. Schmerz in Zähnen u. Zahnfleisch, V. - Berührung, B. - Wärme. Reizbar u. weinerlich. Hierbei D 12. **Schlaflosigkeit u. Nachtschweiße.** Bei erschöpfenden Schweißen u. nervlicher Hyperästhesie. Materielle Dosen der Urtinktur). - **Phel.; Tub.; Salvia sclerata** - (Tonisiert das Nervensystem; Dos. teelöffelweise auf 0,56 l heißes Wasser zum Inhalieren mit einem Schwamm). - **Rubia tinctorum** - (Ein Mittel für die Milz [**Cean.**]. Chlorose u. Amenorrhoe; Tuberkulose. Anämie; Zustände von Unterernährung; splenogene Anämie. Dos. 10 Tropfen der Tinktur).
DOS. - Urtinktur in 20-Tropfen-Dosen in wenig Wasser. Die Wirkungen zeigen sich rasch, zwei Stunden nach Einnahme einer Gabe, u. dauern 2 bis 6 Tage.
Salvia officinalis ∅; D1; D1; D4; [∅; D2]

SAMBUCUS NIGRA

(Schwarzer Holunder); Caprifoliaceae - Geißblattgewächse;
Europa, Mittelasien

Wirkt besonders auf die Atemorgane. Trockner Schnupfen bei Kleinkindern, Schniefen, ödematöse Schwellungen. **Reichliches Schwitzen** begleitet viele Beschwerden.

GEIST, GEMÜT. - Sieht Bilder beim Augenschließen. **Dauernd ärgerlich.** Sehr leicht erschreckt. Erstickungsanfälle nach Schrecken.
GESICHT. - Wird blau vor Husten. Rote, brennende Stellen auf den Wangen. Hitze u. Schweiß im Gesicht.
ABDOMEN. - Kolik mit Übelkeit u. Blähsucht; häufige, wässerige, schleimige Stühle.
URIN. - Reichlicher Harnfluß bei trockner Hitze der Haut. Häufige Miktionen mit spärlichem Urin. Akute Nephritis; Wassersuchtsymptome mit Erbrechen.
ATEMWEGE. - Brustbeklemmung mit Druck im Magen u. Übelkeit. Heiserkeit mit zähem Schleim in der Kehle. Anfallartiger u. **erstickender Husten, um Mitternacht kommend,** mit Weinen u. Atemnot. Spastischer Krupp. Trockener Schnupfen. **Schniefen von Kleinkindern;** Nase trocken u. verstopft. Lockerer, erstickender Husten. Beim Nähren muß das Kind von der Brustwarze lassen, Nase ist verstopft, kann nicht atmen. **Kind wacht plötzlich auf, fast erstickend, setzt sich hin, wird blau. Kann nicht ausatmen [Meph.].** Millar's Asthma.
EXTREMITÄTEN. - Hände werden blau. Ödematöse Schwellung in den Beinen, oben im Spann u. in den Füßen. Füße eiskalt. Schwächende Nachtschweiße [**Salvia; Acet-ac.**].
FIEBER. - Trockene Hitze beim Schlafen. **Fürchtet das Aufdecken. Reichlicher Schweiß am ganzen Körper beim Aufwachen.** Trockner, tiefer Husten vor den Fieberparoxysmen.
HAUT. - Trockene Hitze der Haut im Schlaf. Gedunsen u. geschwollen; allgemeine Wassersucht; **reichlicher Schweiß beim Wachen.**
MODALITÄTEN. - V. - Schlaf, in der Ruhe, nach Obstessen. **B.** - Aufrichten im Bett, Bewegung.
VGL. - Ip.; Meph.; Op.; Samb-canadensis - (Erstrangig bei Wassersucht; große Dosen nötig - Fluid-Extrakt 1/4 bis 1 Teelöffel voll dreimal täglich).
ANTIDOTE: Ars.; Camph.
DOS. - Urtinktur bis C 6.
Sambucus nigra tt Ø; D1; D1; D3; [D2]

SANGUINARIA CANADENSIS

(Kanadische Blutwurzel); Papaveraceae - Mohngewächse;
Atlant. Nordamerika

Ist in erster Linie ein rechtsseitiges Mittel u. beeinflußt die Schleimhäute, besonders der Atemwege. Deutliche vasomotorische Störungen, erkennbar an der umschriebenen Wangenröte. Hitzewellen, Blutandrang zu Kopf u. Brust, Erweiterung der Schläfenadern, Brennen in Handflächen u. Sohlen; sehr brauchbar bei klimakterischen Störungen. Gefühl des **Brennens** wie von heißem Wasser. Husten mit Influenza. Phthisis. **Plötzliches Aufhören des Katarrhs der Atemwege, danach Durchfall. Brennen** in verschiedenen Körperteilen ist charakteristisch.

KOPF. - V. - **rechts,** Kopfschmerz durch Sonneneinwirkung. Periodischer Kopfschmerz mit Übelkeit; Schmerz beginnt im Hinterkopf, breitet sich nach oben aus u. **setzt sich fest über den Augen, besonders rechts. Erweiterte Schläfenadern.** Schmerz B. - beim Hinlegen u. im Schlaf. Periodisches Wiederauftreten der Kopfschmerzen beim Klimakterium; jeden 7. Tag [**Sulf.**; **Sabad.**, **Sacharum.**]. Schmerz an umschriebener Stelle oberhalb des linken Scheitelknochens. Brennen in den Augen. Blitzartiger Hinterkopfschmerz.

GESICHT. - Gerötet. Neuralgie; Schmerz strahlt aus vom Oberkiefer in alle Richtungen. **Röte u. Brennen der Wangen.** Hektische Röte. Völle u. Empfindlichkeit hinter den Kieferwinkeln.

NASE. - Heufieber. Ozaena mit reichlichen, übel riechenden, gelblichen Absonderungen. **Nasenpolypen.** Schnupfen, danach Durchfall. Chronische Rhinitis; Membran **trocken** u. kongestiert.

OHREN. - Brennen in den Ohren. Ohrenschmerz mit Kopfschmerz. Summen u. Dröhnen. Polypen in den Ohren.

INN.HALS. - Geschwollen; V. - rechts. Trocken u. eingeschnürt. Ulzeration von Mund u. Rachenenge mit trockenem, brennendem Gefühl. Zunge weiß; Gefühl der Versengung. Tonsillitis.

MAGEN. - Abneigung gegen Butter. Verlangen nach pikanten Sachen. Unstillbarer Durst. Brennen, Erbrechen. Übelkeit mit Speichelfluß. Gefühl des Absinkens, der Hinfälligkeit [**Phos.**; **Sep.**]. Ausspeien von Galle; Gastroduodenal-Katarrh.

ABDOMEN. - Durchfall bei Besserung des Schnupfens. Schmerz im Lebergebiet. Durchfall; galliger, flüssiger, gußartiger Stuhl [**Natr-s.**; **Lyc.**]. Rektum-Ca.

WEIBL.G. - Weißfluß stinkend, ätzend. Menses übel riechend, reichlich. Wundheit der Brüste. Uteruspolypen. Vor Menses Jucken in den Achseln. Klimakterische Störungen.

ATEMWEGE. - Ödem in der Kehle. Wunde Luftröhre. Hitze u. Spannung hinter dem Brustbein. Aphonie. **Husten durch Magenstörung;** erleichtert durch Aufstoßen. Husten mit brennendem Brustschmerz; V. - rechts. Sputum zäh, **rostfarben,** stinkend, fast unmöglich abzuhusten. Spastischer Husten nach Influenza u. **nach Keuchhusten.** Husten kehrt zurück bei jeder frischen Erkältung. Kitzeln hinter dem Brustbein verursacht dauernden hackenden Husten; V. - nachts beim Niederlegen. Muß sich aufrichten im Bett. Brennende Schmerzhaftigkeit rechts in der Brust, durchgehend zur rechten Schulter. Starke Schmerzhaftigkeit unter der rechten Brustwarze. Hämoptyse durch unterdrückte Menses. **Starke Atemnot** u. Einschnürung der Brust. Übel riechender Atem u. eitriger Auswurf. Brennen in der Brust, wie von heißem Dampf, bis zum Bauch. Chronisch-fibröse Tuberkulose. Pneumonie; B. - Rückenlage. Asthma mit Magenstörungen [**Nux-v.**]. Herzklappenfehler unter Einbeziehung der Lunge, mit Phosphaten im Urin u. Abmagerung. Plötzliches Aufhören des Katarrhs der Atemwege führt zu Durchfall.

EXTREMITÄTEN. - Rheumatismus der rechten Schulter, des Nackens u. des linken Hüftgelenkes. **Brennen in Sohlen u. Handflächen.** Rheumatische Schmerzen an den Stellen mit wenig Muskulatur; nicht in den Gelenken. Zehen u. Fußsohlen brennen. Rechtsseitige Neuritis; B. - Berührung der Teile.
HAUT. - Wirkt gegen **Rhus-t-**Vergiftung. Rote, fleckige Ausschläge; V. - im Frühling. Brennen u. Jucken; V. - durch Hitze. Akne, bei spärlichen Menses. Umschriebene, rote Flecken oberhalb der Backenknochen.
MODALITÄTEN. - V. - Süßigkeiten, rechte Seite, Bewegung, Berührung. **B.** - Säuren, Schlaf, Dunkelheit.
ERGÄNZUNGSMITTEL: Tart-emeticus.
VGL. - Justicia - (Bronchialkatarrh, Schnupfen, Heiserkeit; Überempfindlichkeit). - **Dig.**; (Migräne). **Bell.**; **Iris.**; **Meli.**; **Lach.**; **Ferr.**; **Op.**
DOS. - Urtinktur bei Kopfschmerz; C 6 bei Rheumatismus.
Sanguinaria canadensis t D1 = 0; D1; D2; D4; [D3,4]

SANGUINARINA NITRICA

(Alkaloid aus Sanguinaria canadensis)

Nützlich bei Nasenpolypen. Akuter u. chronischer Katarrh. Akute Pharyngitis [**Wye.**]. Schmerzen u. Brennen in Hals u. Brust, besonders unter dem Brustbein. **Influenza.** Tränenfluß, Schmerzen in Augen u. Kopf, schmerzhafte Kopfhaut; Gefühl der Verstopfung. Chronische, follikuläre Pharyngitis.

NASE. - Verstopfungsgefühl. Reichlicher, wässeriger Schleim mit brennendem Schmerz. Vergrößerte Nasenmuscheln zu Beginn eines hypertrophischen Prozesses. Sekretion spärlich, Tendenz zur Trockenheit. Kleine Krusten, die bei Entfernung bluten. Retronasale Sekretionen, an der Nasen-Rachenhöhle haftend, schwer zu entfernen. Trockenheit u. Brennen in den Nasenflügeln; wässeriger Schleim mit Druck über der Nasenwurzel. Nasenöffnungen verstopft mit dickem, gelbem, blutigem Schleim. **Niesen.** Rauhheit u. Schmerzhaftigkeit retronasal.
INN.HALS. - Rauh, trocken, **eingeschnürt, brennend.** Rechte Mandel schmerzhaft, Schlucken schwierig.
MUND. - Ulzeration an der **Seite** der Zunge.
ATEMWEGE. - Kurzer, hackender Husten, mit Auswurf von dickem, gelbem, süßlichem Schleim. **Druck hinter der Mitte des Brustbeins.** Trockenheit u. Brennen in Hals u. Bronchien. **Kitzelnder Husten.** Chronischer Nasen-, Kehlkopf- u. Bronchialkatarrh. Stimme verändert, tief, heiser.
VGL. - Sanguinarinum tartaricum - (Exophthalmus; **Mydriasis,** verschwommenes Sehen); **Arum-triph.**; **Psorin.**; **Kali-bi.**
DOS. - C 3.
Sanguinaria nitrica + D2 = 0; D3; D2; -; [D6] Sonderpreis

SANICULA (AQUA)

(Mineralquelle von Sanicula in Illinois)

Hat sich bewährt bei Enuresis, Seekrankheit, Verstopfung usw. u. Rickettsien.

KOPF. - Furcht vor Bewegung nach unten [**Bor.**]. **Reichlicher Schweiß am Hinterkopf** u. im Nacken im Schlaf [**Calc.**; **Sil.**]. Lichtscheu. Tränenfluß bei kalter Luft oder bei kalten Anwendungen. Stark schuppiger Grindkopf. Schmerzhaftigkeit hinter den Ohren.
INN.HALS. - Dicker, fädiger, zäher Schleim.
MUND. - Zunge groß, schlaff, brennend, muß vorgestreckt werden, um sie zu kühlen. Herpes auf der Zunge.
MAGEN. - Übelkeit u. Erbrechen beim Autofahren. Durst; trinkt wenig u. oft [**Ars.**; **Chin.**]. Flüssigkeit wird sofort erbrochen, wenn sie den Magen berührt.
REKTUM. - Stühle groß, schwer u. schmerzhaft, **Schmerz im ganzen Damm.** Kein Stuhldrang ohne große Menge. Nach großer Anstrengung nur Entleerung eines kleinen Teiles; weicht zurück, krümelt am Rande des Anus [**Mag-m.**]. Sehr übler Geruch. Wundwerden der Haut von Anus, Damm u. Genitalien. Durchfall; in Art u. Farbe wechselnd; nach dem Essen.
WEIBL. G. - Nach-unten-Ziehen, als ob Beckeninhalt entweichen wollte; B. - Ruhe. Verlangen, den Körper zu unterstützen. Schmerzhaftigkeit des Uterus. Weißfluß mit **Geruch von Fischlake oder altem Käse** [**Hepar**]. Vergrößerungsgefühl in der Vagina.
RÜCKEN. - Verrenkungsgefühl im Kreuzbein, B. - Liegen auf der rechten Seite.
EXTREMITÄTEN. - Brennen der Fußsohlen [**Sulf.**; **Lach.**]. **Übel riechender Fußschweiß** [**Sil**; **Psor.**]. Kalter, feuchter Schweiß der Extremitäten.
HAUT. - Schmutzig, fettig, bräunlich, verrunzelt. Ekzem, rissig, an Händen u. Füßen [**Petr.**; **Graph.**].
MODALITÄTEN. - **V. - beim Bewegen der Arme nach hinten.**
VGL. - **Abrot.**; **Alum.**; **Calc.**; **Sil.**; **Sulf.** - Sanicula Aqua darf nicht verwechselt werden mit der Sumpf-Sanikel, die auch **Sanicula** genannt wird. Diese wird bei verschiedenen nervösen Beschwerden gebraucht u. ähnelt Valeriana. Wird als Wundenmittel angewandt, als Lösungsmittel für Blutextravasationen u. als Adstringens (ist nicht geprüft worden).
DOS. - C 30.

SANTONINUM

(Santonin); $C_{15}H_{18}O_3$

Der Wirkstoff von Santonica, den Blütenknospen von **Artemisia Maritima** - Vgl. **Cina.**
Die Augensymptome u. die der Harnwege sind sehr deutlich. Ist eindeutig wichtig bei der Behandlung von Wurmkrankheiten, wie Magendarmreizung, Nasenjucken, unruhigem Schlaf, Muskelzucken. Stuhl- u. Fadenwürmer, aber keine Bandwürmer. **Nachthusten** von Kindern. **Chronische Zystitis.** Laryngospasmus u. blitzartige Tabesschmerzen.

KOPF. - Hinterkopfschmerz mit **Farben-Halluzinationen. Nasenjucken.** Bohren in den Nasenlöchern.
AUGEN. - Plötzliche Sehtrübung. **Farbblindheit;** Gelbsehen. Strabismus durch Wurmkrankheit. Dunkle Ringe um die Augen.
MUND. - Stinkender Atem, ausgefallener Appetit; durstig. Zunge tiefrot. **Zähneknirschen.** Übelkeit; B. - nach dem Essen. Erstickungsgefühl.
HARNWEGE. - Urin grünlich bei Säuregehalt u. purpurrot bei Alkaligehalt. **Inkontinenz u. Dysurie. Enuresis.** Völlegefühl in der Blase. Nephritis.
VGL. - Cina; Teucr.; Napht.; Nat-phos.; Spig.
DOS. - C 2 bis C 3 Trit. Niedere Verreibungen sind oft giftig. Keinem Kind mit Fieber oder Verstopfung geben.
Santoninum * + D2 = 0; D2; D1; D4; [D4] Sonderpreis

SAPONARIA

(Seifenkraut); Karyophyllaceae - Nelkengewächse; meist mediterran, Europa, Asien

Sehr nützlich bei der Behandlung von akuten Erkältungen, Schnupfen, Halsschmerzen, usw. Kann oft eine Erkältung **kupieren.**

GEIST, GEMÜT. - Äußerste Gleichgültigkeit gegen Schmerz oder möglichen Tod. Apathisch, **deprimiert, mit Schläfrigkeit.**
KOPF. - Stechender Schmerz, **supraorbital;** V. - links, abends, Bewegung. Pulsieren über den Augenhöhlen. Blutandrang zum Kopf; müdes Gefühl im Nacken. **Schnupfen.** Gefühl der Trunkenheit mit dauernder Neigung nach links zu gehen. Linksseitige Trigeminus-Neuralgie, besonders supraorbital. Verstopftes Gefühl in der Nase, auch Jucken u. Niesen.
AUGEN. - Heftige Augenschmerzen. Heiße Stiche tief in den Augäpfeln. Ziliarneuralgie; V. - links. Lichtscheu. Exophthalmus, V. - Lesen u. Schreiben. Verstärkter **Innenaugendruck.** Glaukom.
MAGEN. - Schluckbeschwerden. Übelkeit, Sodbrennen; Völlegefühl, nicht erleichtert durch Aufstoßen.
HERZ. - Schwacher Herzstoß; Puls weniger beschleunigt. Herzklopfen mit Angstgefühl.

MODALITÄTEN. - V. - nachts, geistige Anstrengung, linke Seite.
VGL. - Saponin ein Glukosid-Wirkstoff, der sich in Quillaya, Yucca, Senega, Dioscorea u. anderen Pflanzen findet. (Müde, gleichgültig. **Schmerz in der linken Schläfe, den Augen,** Lichtscheu, heiße Stiche tief im Auge. Beschwerden des Gehörnerven. Migräne. Starker Schmerz **vor** Mensesfluß; heftige Halsschmerzen, V. - rechts; Mandeln geschwollen. V. - im warmen Zimmer. Scharfer, brennender Geschmack u. heftiges Niesen).**Verb.; Cocc.** (Beide enthalten Saponin). **Quillaya;** (Anag., **Agrostema;** Helon; Sars. Par.; Cycl. u. andere enthalten Saponin).
Saponaria D1 = Ø; D1; D2; D3; [D2;3]

SARCOLACTICUM ACIDUM

(Milchsäure);

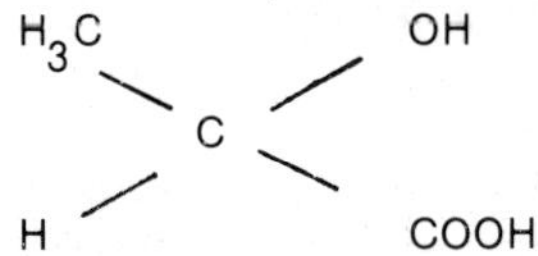

[Anmerk.: Häufigste Milchsäure = Mischung aus d- u. l-Milchsäuren; optisch inaktiv. Die d-Milchsäure dreht das polarisierte Licht nach rechts.]

Wird offenbar im Muskelgewebe gebildet im Stadium der Muskelerschöpfung. Unterscheidet sich von gewöhnlicher Milchsäure in seiner Beziehung zum polarisierten Licht. - Es stellte eine viel weiter u. tiefer wirkende Droge dar u. ist in seiner Pathogenese ganz andersartig als die normale Säure. Geprüft durch William B. Griggs, M.D., der es erstrangig fand bei den heftigsten Formen **epidemischer Influenza, besonders bei heftigem Erbrechen u. Würgen u. größter Erschöpfung,** wenn Arsenicum versagt hatte. Neurasthenie der Wirbelsäule. Muskelschwäche, Atemnot u. Myokardschwäche.

ALLGEMEINE SYMPTOME. - Müdes Gefühl mit **Erschöpfung der Muskeln.** V. - irgendeine Anstrengung. Schmerzhaftigkeit überall, V. - nachmittags. Unruhig nachts. Schwierigkeit beim Einschlafen. Müdes Gefühl morgens u. beim Aufstehen.
INN.HALS. - Zusammenschnürung in der Kehle. Halsschmerz mit Enge in dor Nacon Rachonhöhlo. Kitzoln im Halo.
MAGEN. - Übelkeit. Unkontrollierbares Erbrechen, sogar von Wasser, danach extreme Schwäche.
RÜCKEN U. EXTREMITÄTEN. - Müdes Gefühl in Rücken, Nacken u. Schultern. Paralytische Schwäche. Handgelenk wird leicht müde vom Schreiben. Extreme Schwäche vom Treppensteigen. Steifheit der Oberschenkel u. Waden. Gefühl der Kraftlosigkeit in den Armen. Wadenkrämpfe.
DOS. - C 6 bis C 30. D 15 hat die deutlichste Wirkung (Griggs).
Sarcolacticum acidum D2 = Ø; D3; D2; D4; [D6]

SAROTHAMNUS SCOP. (siehe S. 519)

SARRACENIA PURPUREA

(»Kannenpflanze«); Sarraceniaceae; Atlant. Nordamerika

Ein Mittel für Pocken. Sehstörungen. Blutandrang zum Kopf mit unregelmäßiger Herztätigkeit. Chlorose. Enthält ein sehr aktives, proteolytisches Enzym. Kopfschmerz mit Übelkeit; Pulsieren in verschiedenen Körperteilen, besonders in Hals, Schultern u. Kopf; Völlegefühl bis zum Bersten im Kopf.

AUGEN. - Lichtscheu. Geschwollenes, wundes Gefühl in den Augen. Schmerz in den Augenhöhlen. Schwarze Gegenstände bewegen sich mit dem Auge.
MAGEN. - Dauernd hungrig, sogar nach einer Mahlzeit. Schläfrig bei den Mahlzeiten. Reichliches, schmerzhaftes Erbrechen.
RÜCKEN. - Schmerzen in **Zickzacklinie** einschießend vom Lendengebiet bis zur Mitte des Schulterblattes.
EXTREMITÄTEN. - Glieder schwach; Prellungsschmerz in Knien u. Hüftgelenken. Knochen in den Armen schmerzen. **Schwäche zwischen den Schultern.**
HAUT. - Pocken; kupiert die Krankheit, hemmt Pustelbildung.
VGL. - **Tartar-em.; Vario.; Maland.**
DOS. - C 3 bis C 6.

SARSAPARILLA - SMILAX MEDICA

(Sarsaparillawurzel); Liliaceae - Liliengewächse; Südmexiko

Nierenkolik; Marasmus u. Periostschmerzen durch venerische Krankheiten. Ausschläge nach heißem Wetter u. Impfungen; Furunkel u. Ekzem. Harnsymptome sehr deutlich.

GEIST, GEMÜT. - Niedergeschlagen, empfindlich, leicht beleidigt, launisch u. schweigsam.
KOPF. - **Schmerzen verursachen Depression.** Einschießender Schmerz von oberhalb des rechten Schläfengebietes. Schmerzen **vom Hinterkopf zu den Augen hin.** Wörter hallen wider im Ohr bis zur Nasenwurzel. Periostschmerzen durch venerische Krankheiten. Influenza. Kopfhaut empfindlich. **Ausschlag auf Gesicht u. Oberlippe.** Feuchter Ausschlag auf der Kopfhaut. Milchschorf im Gesicht beginnend.
MUND. - Zunge weiß; **Aphthae; Speichelbildung;** metallischer Geschmack; kein Durst. Stinkender Atem.
ABDOMEN. - Kollern u. Gärung. **Kolik u. Rückenschmerzen zur selben Zeit.** Häufige Winde; Cholera infantum.
HARNWEGE. - Urin spärlich, schleimig, flockig, sandig, **blutig.** Grieß. Nierenkolik. **Starker Schmerz am Schluß der Miktion. Urin tröpfelt beim Sitzen.** Blase aufgetrieben u. empfindlich. **Kind weint vorm u. beim**

Wasserlassen. [**Borax**]. Sand auf der Windel. Nierenkolik u. Dysurie bei Kleinkindern. **Schmerz von der rechten Niere nach unten.** Blasentenesmus; Urin geht in dünnem, schwachem Strom ab. Schmerz an der Harnröhrenöffnung.
MÄNNL.G. - Blutige Samenergüsse. Unerträglicher Geruch an den Genitalien. Herpesartiger Ausschlag auf den Genitalien. Jucken an Skrotum u. Perineum. Syphilis; schuppiger Ausschlag u. Knochenschmerzen.
WEIBL.G. - Brustwarzen klein, geschrumpft, **eingezogen. Vor Menstruation Jucken u. feuchter Ausschlag auf der Stirn.** Menses spät u. spärlich. Feuchter Ausschlag in der rechten Leistengegend vor Menses.
HAUT. - Abgemagert, eingeschrumpft, liegt in Falten [**Abrot.**; **Sanic.**], trocken, schlaff. Herpesartiger Ausschlag; Ulzera. Nesselausschlag durch frische Luft; trocken, juckend; Auftreten im Frühling; verkrustet. Schrunden; Haut rissig an Händen u. Füßen. Haut hart, verhärtet. Hautbeschwerden im Sommer.
EXTREMITÄTEN. - Paralytische, reißende Schmerzen. Zittern von Händen u. Füßen. Brennen an den Seiten von Fingern u. Zehen. Onychie, Ulzeration an den Fingerspitzen, Gefühl des Schneidens unter den Nägeln. Rheumatismus, Knochenschmerzen; V. - nachts. Tiefe Schrunden an Fingern u. Zehen; Brennen unter den Nägeln. Flechte an den Händen; Ulzeration an den Fingerspitzen [**Psor.**]. Gefühl des Schneidens unter den Nägeln [**Petr.**]. Rheumatische Schmerzen nach Gonorrhoe.
MODALITÄTEN. - V. - Feuchtigkeit, nachts, nach dem Wasserlassen, beim Gähnen, im Frühling, vor Menses.
ERGÄNZUNGSMITTEL: Merc.; Sep.
VGL. - Berb.; Lyc.; Nat-m.; Petr.; Sassafras.; Saururus - Eidechsenschwanz - (Nierenreizung, Reizung der Blase, Prostata u. Harnwege. Schmerzhafte u. schwierige Miktion; Zystitis mit Strangurie). - **Cucurbita citrellus** - Wassermelone - (Aufguß des Samens wirkt prompt bei schmerzhaftem Wasserlassen mit Einschnürung u. Rückenschmerzen, erleichtert Schmerz u. regt den Fluß an).
ANTIDOTE: Bell.
DOS. - C 1 bis C 6.
Sarsaparilla D1; = Ø; D1; D2; D4; [D2, 3]

SCROPHULARIA NODOSA

(Knotige Braunwurz); Scrophulariaceae - Rachenblütler;
Europa, Asien, Nordamerika

Immer ein stark wirkendes Mittel bei **vergrößerten Drüsen.** Hodgkinsche Krankheit.
Erstrangiges Hautmittel. Hat spezifische Affinität für die Brust; sehr nützlich beim Weichmachen von Brusttumoren. **Ekzem des Ohres.** Pruritus vaginae. Lupusartige Ulzeration. **Skrofulöse Schwellungen** [**Cist.**]. **Schmerzhafte Hämorrhoiden.** Hoden-Tbc. Epitheliom. Knotenbildung in den Brüsten [**Scirrhinum**]. Schmerz in allen Beugemuskeln.

KOPF. - Schwindelgefühl im Scheitel, stärker beim Stehen; Benommenheit; Schmerz von der Stirn zum Hinterkopf. Ekzem hinter dem Ohr. Milchschorf.

AUGEN. - Störende Lichtscheu [**Con.**]. Flecken vor den Augen. Stiche in den Augenbrauen. Schmerzhafte Augäpfel.

OHREN. - Entzündung an der Ohrmuschel. Tief ulzerierte Ohrmuschel. Ekzem um das Ohr.

ABDOMEN. - **Leberschmerz** bei Druck. Kolik unter dem Nabel. Schmerz in der Sigmoidflexur u. im **Rektum. Schmerzhafte,** blutende, vortretende **Hämorrhoiden.**

ATEMWEGE. - Heftige Atemnot, Brustbeklemmung mit Zittern. Schmerz an der Verzweigung der Luftröhre. Asthma bei skrofulösen Patienten.

HAUT. - Prickelndes Jucken, V. - am Handrücken.

SCHLAF. - **Starke Benommenheit;** morgens, vor u. nach den Mahlzeiten, mit Müdigkeit.

MODALITÄTEN. - V. - Liegen auf der rechten Seite.

VGL. - **Lobelia erinus; Ruta; Carcinosin; Con.; Asterias.**

DOS. - Urtinktur u. C 1. Lokal bei kanzerösen Drüsen anwenden, auch **Semper-viv.**

SCUTELLARIA LATERIFLORA

(Heimkraut); Lippenblütler - Labiatae; Europa, Asien, Nordamerika

Ein Sedativum für die Nerven bei Vorwiegen **nervöser Furcht, Herzneurose, Chorea.** Nervöse Reizung u. Spasmen bei Kindern beim Zahnen. **Muskelzucken.** Nervöse Schwäche nach Influenza.

GEISTIG. - **Furcht vor einem Unglück.** Konzentrationsmangel [**Aeth.**]. Verwirrung.

KOPF. - **Dumpfer Stirnkopfschmerz.** Gefühl des Nach-außen-Pressen in den Augen. Gerötetes Gesicht. Unruhiger Schlaf u. schreckliche Träume. **Muß sich bewegen.** Alpdrücken. Migräne; V. - über dem rechten Auge; **Schmerzhaftigkeit in den Augäpfeln.** Explosionsartiger Kopfschmerz bei Lehrern, mit häufigem Wasserlassen; Kopfschmerz in der Stirn u. an der Gehirnbasis. Nervöse Kopfschmerzen mit Übelkeit; V. - Geräusch, Geruch, Licht, B. - nachts; Ruhe; 5 Tropfen der Tinktur.

MAGEN. - Übelkeit; saures Aufstoßen; Schluckauf; Schmerz u. Beklemmung.

ABDOMEN. - Gas, Völle u. Auftreibung, kolikartige Schmerzen u. Unbehagen. Hellfarbiger Durchfall.

MÄNNL.G. - Samenergüsse u. Impotenz mit der Angst, niemals gesund zu werden.

SCHLAF. - Alpdrücken; Schlaflosigkeit; plötzliches Wachen; schreckliche Träume.

EXTREMITÄTEN. - Muskelzucken; muß sich bewegen. Chorea. Zittern. Scharfe, stechende Schmerzen in den oberen Extremitäten. Nächtliche Unruhe. Schwäche u. Schmerzen.
VGL. - Cypr.; Lyc.
DOS.. - Urtinktur u. niedere Potenzen.
Scutellaria lateriflora tt Ø; D1; D1; -; [D2]

SECALE CORNUTUM - CLAVICEPS PURPUREA

(Mutterkorn); Pyrenomycetae - Pilze; Europa

Ruft Kontraktion der glatten Muskulatur hervor; daher Gefühl des Zusammenziehens im ganzen Körper. Deswegen anämischer Zustand, Kälte, Taubheit, Petechien, Nekrose, Gangrän. Ein nützliches Mittel für alte Leute mit faltiger Haut - dünne, hagere, alte Frauen. Alle Secale-Symptome. **B. - durch Kälte;** starkes Hitzegefühl geht durch den ganzen Körper. Blutungen; dauerndes Sickern; **dünnes,** stinkendes, wässeriges, schwarzes Blut. **Schwäche, Angstgefühl, Abmagerung, obwohl Appetit u. Durst übermäßig sein können.** Gesichts- u. Bauchmuskeln zucken. Secale vermindert die Absonderung der Bauchspeicheldrüse durch Erhöhung des Blutdruckes (Hinsdale).

KOPF. - Passiver, kongestiver Schmerz (steigt vom Hinterkopf aus hoch), bei blassem Gesicht. Kopf nach hinten gezogen. Haarausfall; trocken u. grau. Dunkles, sickerndes **Nasenbluten.**
AUGEN. - Pupillen erweitert. Beginnender Altersstar, besonders bei Frauen. **Augen eingesunken, mit blauen Ringen.**
GESICHT. - Blaß, ausgezehrt, eingefallen. Krämpfe beginnen im Gesicht u. breiten sich über den ganzen Körper aus. Livide Flecken auf dem Gesicht. **Spastische Verzerrung.**
MUND. - Zunge trocken, **rissig; tintenartiges Blut sickert aus,** dick belegt; klebrig, gelblich, kalt, livide. **Vibrieren in der Zungenspitze, die starr ist.** Zunge geschwollen, gelähmt.
MAGEN. - Unnatürlich gieriger Appetit; verlangt nach Saurem. Unstillbarer Durst. Singultus, Übelkeit; Erbrechen von Blut u. kaffeesatzartiger Flüssigkeit. Brennen in Magen u. Bauch; Blähbauch. Übel riechendes Aufstoßen.
STUHL. - Choleraartige Stühle mit Kälte u. Krämpfen. **Olivgrün, dünn, eitrig, blutig, bei eisiger Kälte, kann Zudecken nicht vertragen, dabei große Erschöpfung. Unwillkürliche Stühle;** kein Gefühl für Abgehen des Stuhles, After weit offen.
URIN. - Blasenlähmung. Harnverhaltung mit erfolglosem Drang. Absonderung von schwarzem Blut aus der Blase. Enuresis bei alten Leuten.
WEIBL.G. - Menstrualkolik mit Kälte u. Hitzeunverträglichkeit. Passive Blutungen bei schwachen, abgemagerten Frauen. Brennende Schmerzen im Uterus. **Bräunlicher, übel riechender Weißfluß.** Menses unregelmäßig, reichlich, dunkel; **dauerndes Sickern wässerigen Blutes** bis zur nächsten

Periode. Drohender Abort um den **3.** Monat [**Sabin.**]. Während der Geburt keine Austreibungstätigkeit, obwohl alles entspannt ist. Nachwehen. Milch unterdrückt; Brüste füllen sich nicht ordentlich. Dunkle, übel riechende Lochien. Kindbettfieber, faulige Absonderungen, Gasbauch, Kälte, Urinverhaltung.

BRUST. - Angina pectoris. Atemnot u. Beklemmung mit Zwerchfellkrampf. Bohrender Schmerz in der Brust. Präkordiale Empfindlichkeit. Herzklopfen mit kontrahiertem u. aussetzendem Puls.

SCHLAF. - Tief u. lang. Schlaflosigkeit mit Unruhe, Fieber, ängstlichen Träumen. **Schlaflosigkeit bei Süchtigen.**

RÜCKEN. - Wirbelsäulenreizung, Prickeln in den unteren Extremitäten; kann nur leichtes Bedecken vertragen. **Motorische Ataxie.** Ameisenkribbeln u. Taubheit. Myelitis.

EXTREMITÄTEN. - Kalte, trockene Hände u. Füße bei starken Rauchern, mit Gefühl beginnender Taubheit in den Fingern. Zitternder, taumelnder Gang. Ameisenlaufen, Schmerz u. spastische Bewegungen. Taubheit. Finger u. Füße bläulich, faltig, **spreizen sich oder biegen sich nach hinten,** taub. **Heftige Krämpfe. Eisige Kälte der Extremitäten.** Heftiger Schmerz in den Fingerspitzen, Vibrieren in den Zehen.

HAUT. - Faltig, taub; fleckige, rot-blaue Verfärbung. Hautverhärtung u. Ödem Neugeborener. Raynaud'sche Krankheit. Blaufärbung. **Trockenes Gangrän,** entwickelt sich langsam. **Variköse Geschwüre. Gefühl des Brennens;** B. - Kälte. **Will Körper unbedeckt haben** trotz Kälte bei Berührung. Ameisenlaufen; Petechien. Leichte Verletzungen bluten anhaltend. Livide Flecken. Kleine, schmerzhafte Furunkel mit grüner Flüssigkeit; werden langsam reif. **Haut kalt bei Berührung,** aber Bedecken wird nicht ertragen. **Starke Abneigung gegen Hitze. Ameisenlaufen unter der Haut.**

FIEBER. - **Kälte;** kalte, trockene Haut; kalter, feuchter Schweiß. Übermäßiger Durst. Gefühl von innerer Hitze.

MODALITÄTEN. - **V.** - Hitze, **warmes Zudecken. B.** - Kälte, **Aufdecken,** Reiben, Recken der Glieder.

VGL. - **Ergotin** - (Beginnende, rasch fortschreitende Arteriosklerose. Erhöhter Blutdruck; D 2 Trit. Ödem, Gangrän u. Purpura haemorrhagica; Wenn Secale, trotz Indikation, versagt hat); - **Pedicularis-Canadensis** - (Symptome motorischer Ataxie; Spinalreizung); - **Brassica napus** - Rapssamen - (Ödeme, Skorbut im Mund, Heißhunger, Tympanie, Ausfall der Nägel, Gangrän); - **Cinnm.; Colch.; Ars.; Aur-mur.** D 2 (motorische Ataxie); - **Agrostema** - Kornrade - Wirkstoff ist Saponin, welches heftiges Niesen u. scharfen, brennenden Geschmack bewirkt. Brennen im Magen, strahlt aus in **Ösophagus,** Hals u. Brust (Schwindel, Kopfschmerz, erschwerte Bewegung. Gefühl des Brennens); **Ust.; Carb.; Pituitrin** - (Os erweitert, wenig Schmerz, kein Fortschritt. Dos. 1/2 c.c. ((?)) halbstündliche Wiederholung, wenn nötig. Subkutan kontraindiziert im ersten Wehenstadium, bei Herzklappenfehler oder deformiertem Becken).

ANTIDOTE. - Camph.; Op.
DOS. - C 1 bis C 30. **Nicht-homöopathische Anwendung. -** Bei Blutungen im Kindbett, wenn der Uterus völlig leer ist, sich nicht genügend zusammenzieht u. bei Sekundärblutung im Kindbett als Folge unvollständiger Rückbildung des Uterus 0,886 - 1,77 g des Fluid-Extraktes geben. Pagots Gesetz beachten; »So lange sich im Uterus irgend etwas befindet: Kind, Plazenta, Membranen, nicht Secale geben!«.
Secale cornutum* D1 = 0; D1; D2; D4; [D3, 4, 6]

SEDUM ACRE

(Mauerpfeffer); Crassulaceae - Dickblattgewächse

Hämorrhoiden u. Afterrißschmerzen; Schmerzen durch Zusammenschnürung, V. - einige Stunden nach Stuhlgang. **Risse.**

VGL. - Mucuna urens - (Hämorrhoidal-Diathese u. damit zusammenhängende Krankheiten); **- Sedum telephium -** (Uterus-Blutungen, auch aus Gedärmen u. Rektum; **Menorrhagie, besonders im Klimakterium]; Sedum repens - S. alpestre -** (Krebs; spezifische Wirkung auf die Bauchorgane; Schmerz, Kräfteverfall).
DOS. - Urtinktur bis C 6.
Sedum acre 0; D1; D1; -; [D2]

SELENIUM (AMORPHUM)

(Element Selenium); Se

Selenium ist ein ständiger Bestandteil von Knochen u. Zähnen. Deutliche Wirkungen auf die Urogenital-Organe, oft indiziert bei älteren Männern, besonders bei Prostatitis u. sexueller Atonie. **Große Schwäche;** V. - Hitze. Leichte Erschöpfung, geistige u. physische, im Alter, Schwäche nach erschöpfenden Krankheiten.

GEIST, GEMÜT. - Geile Gedanken, bei Impotenz. Geistige Arbeit ermüdet. **Große Betrübnis.** Abgründige Verzweiflung. Kompromißlose Melancholie.
KOPF. - Haarausfall. **Schmerz über dem linken Auge;** V. - **Gehen in der Sonne, starke Gerüche u. Tee.** Spannungsgefühl in der Kopfhaut. Kopfschmerz durch Teegenuß.
INN.HALS. - Beginnende tuberkulöse Laryngitis. Jeden Morgen Räuspern u. Abhusten durchsichtiger Schleimklumpen. **Heiserkeit.** Husten morgens mit Auswurf von blutigem Schleim. Heiserkeit bei Sängern. Viel klarer, stärkeähnlicher Schleim **[Stann.]**.
MAGEN. - Verlangen nach Cognac u. anderen starken Alkoholika. Süßlicher Geschmack. Schluckauf u. Aufstoßen nach Rauchen. Nach dem Essen Pulsschlag überall fühlbar, besonders im Bauch.

ABDOMEN. - Chronische Leberbeschwerden; Leber schmerzhaft, **vergrößert, mit flachem Ausschlag über der Lebergegend.** Stuhl verstopft, hart u. zusammengeballt im Rektum.
HARNWEGE. - Gefühl am Ende der Harnröhre, als ob ein beißender Tropfen herausdränge. Unwillkürliches Tröpfeln.
MÄNNL.G. - Tröpfelnder Samenfluß während des Schlafes. Tröpfeln der Prostataflüssigkeit. Reizbarkeit nach Koitus. **Verlust der Sexualkraft** mit geilen Einbildungen. **Verstärkte Libido, abnehmende Kraft.** Samen dünn, geruchlos. Sexuelle Neurasthenie. Beim Versuch zum Koitus Erschlaffung des Penis. **Hydrozele.**
HAUT. - Trockener, schuppiger Ausschlag mit Jucken in den Handflächen. **Jucken an Knöcheln** u. Hautfalten, zwischen den Fingern. Haarausfall bei Brauen, Bart u. Genitalien. Jucken an den Fingergelenken u. zwischen den Fingern; in den Handflächen. Bläschenausschlag zwischen den Fingern [**Rhus-t.**; **Anac.**]. Seborrhoea oleosa; Mitesser **mit öliger Hautoberfläche;** Alopezie. **Akne.**
EXTREMITÄTEN. - Paralytische Schmerzen im Kreuz morgens. Reißende Schmerzen in den Händen nachts.
SCHLAF. - **Schlafstörung durch Pulsieren aller Gefäße,** V. - im Bauch. Schlaflos bis Mitternacht, erwacht früh u. immer zur selben Stunde.
MODALITÄTEN. - **V.** - nach Schlaf, bei heißem Wetter, durch Chinin, Zugluft, Koitus.
UNVERTRÄGLICH: China; Wein.
VGL. FERNER: Agnus; Calad.; Sulf.; Tellur; Phos-ac.
ANTIDOTE: Ign.; Puls.
DOS. - C 6 bis C 30. Selenium - Kolloid - Injektion bei nicht-operierbarem Krebs. Schmerz, Schlaflosigkeit u. Absonderung werden spürbar vermindert.
Selenium D8; D10; D2; D8; [D4, 6 Tbl.] Sonderpreis

SEMPERVIVUM TECTORUM

(Echte Hauswurz; Hauslauch); Crassulaceae - Dickblattgewächse;
Europa, Asien

Wird empfohlen bei Herpes, Gürtelrose u. **kanzerösen Tumoren.** Szirrhus. Verhärtung der Zunge. Brustkarzinom. Kopfgrind. Hämorrhoiden.

MUND. - Maligne Mundgeschwüre. Zungenkrebs [**Galium**]. Zungengeschwüre; leicht blutend, besonders nachts; starke Schmerzhaftigkeit der Zunge mit **stechenden** Schmerzen. Der ganze Mund sehr empfindlich.
HAUT. - Eryspel-Beschwerden. **Warzen** u. Hühneraugen. Aphthen. Gerötete Oberfläche u. stechende Schmerzen.
VGL. - **Sedum acre** - Mauerpfeffer - (skorbutartige Zustände; Geschwüre, Wechselfieber). [**Galium; Kali-cy.**]. - **Oxalis acetosella** - (Der verdickte Saft als Ätzmittel, um kanzeröse Wucherungen an den Lippen zu entfernen). -

Cotyledon. - Ficus Carica - Feige: Der milchige Saft des frischgebrochenen Stengels.wird bei Warzen angewandt; läßt sie verschwinden.

DOS. - Tinktur u. 2 D, auch frischer Pflanzensaft. Lokal bei Insektenstichen, Bienenstichen u. vergifteten Wunden, **Warzen.**

Sempervivum tectorum Ø; D1; D1; D2; [D2]

SENECIO AUREUS

(Kreuzkraut); Senecionae, Compositae - Korbblütler;
Hochgebirge, trop. Afrika

Seine Wirkung auf die weiblichen Organe ist klinisch bestätigt worden. Die Harnorgane werden auch merklich beeinflußt. Rückenschmerzen bei kongestierten Nieren. Frühe Leberzirrhose.

GEIST, GEMÜT. - Kann sich nicht auf einen Gegenstand konzentrieren. Niedergeschlagen. Nervös u. reizbar.

KOPF. - Dumpfer, benommen-machender Kopfschmerz. **Wellenähnliches Schwindelgefühl** vom Hinterkopf zur Stirn. **Heftige Schmerzen über dem linken Auge u. durch die linke Schläfe.** Völle in den Nasengängen; Brennen; **Niesen;** reichlicher Fluß.

GESICHT. - Zähne sehr empfindlich. **Scharfer, schneidender Schmerz** links. **Trockenheit** von Schlundenge, Rachen u. Mund.

MAGEN. - Saures Aufstoßen; Übelkeit.

INN.HALS. - Mund, Rachen, Schlundenge trocken. Brennen im Rachen, rohes Gefühl in der Nasenrachenhöhle, muß schlucken, trotz Schmerz.

ABDOMEN. - Schmerz um den Nabel; breitet sich über den ganzen Bauch aus; B. - Stuhlgang. Dünner, wässeriger Stuhl, vermischt mit harten Stuhlklumpen [**Ant-c.**]. **Anstrengung beim Stuhl; dünn, dunkel, blutig mit Tenesmus.**

HARNWEGE. - Spärlich, starkfarbig, **blutig,** mit viel Schleim u. Tenesmus. **Starke Hitze u. dauernder Drang.** Nephritis. Reizblase bei Kindern, mit Kopfschmerz. Nierenkolik [**Pareir.; Oci.; Berb.**].

MÄNNL.G. - Geile Träume mit unwillkürlichen Ergüssen. **Vergrößerte Prostata.** Dumpfer, schwerer Schmerz im Samenstrang, zu den Hoden ausstrahlend.

WEIBL.G. - Verzögerte, unterdrückte Menses. Funktionelle Amenorrhoe bei jungen Mädchen mit Rückenschmerz. Vor Menses entzündliche Zustände von Rachen, Brust u. Blase. Nach Beginn der Menses B. -. Anämische Dysmenorrhoe mit Harnstörungen. Frühzeitige u. zu reichliche Menses [**Calc.; Erig.**].

ATEMWEGE. - Akute entzündliche Zustände der oberen Atemwege. Heiserkeit. **Lockerer Husten** mit mühsamer Einatmung. Brust wund u. rauh. Atemnot beim Steigen [**Calc.**]. Trockener Reizhusten, stechende Brustschmerzen.

SCHLAF. - Große Benommenheit mit unerfreulichen Träumen. Nervosität u. Schlaflosigkeit.

VGL. - **Senecio Jacobaea** - (Zerebrospinalreizung, starre Muskeln, besonders von Nacken u. Schultern; auch bei Krebs); **Aletris; Caul.; Sep.**
DOS. - Urtinktur bis C 3. **Senecin,** C 1 Trit..
Senecio aurens tt ∅; D1; D1; D3; [**D2**]

SENEGA - POLYGALA SENEGA

(Virginisches Milchkraut, Senegawurzel); Polygalaceae - Kreuzblumengewächse; Nordamerika

Katarrhalische Symptome, besonders der Atemwege, u. deutliche Augensymptome mit Lähmungscharakter sind sehr charakteristisch. Nach Entzündungen zurückgebliebene, umschriebene Flecken auf der Brust.

GEIST, GEMÜT. - Erinnert sich plötzlich an unwichtige Orte, die er vor langer Zeit gesehen hat. Streitsüchtig.
KOPF. - Dumpfheit. Druck u. Schwäche in den Augen. Schmerz in den Schläfen. **Berstender** Schmerz in der Stirn.
AUGEN. - Hyperphorie, B. - beim Biegen des Kopfes nach hinten. Wirkt auf den Rectus superior. Blepharitis; Lider trocken u. verkrustet [**Graph.**]. Trockenheit mit dem Gefühl, **als ob die Augen zu groß für die Höhlen** wären. Starren. Tränenfluß. Zittern; muß oft die Augen wischen. Gegenstände sehen schattig aus. Muskuläre Asthenopie [**Caust.**]. Doppeltsehen; B. - nur durch Beugen des Kopfes nach hinten. Glaskörpertrübung. Fördert Absorption von Resten der Linse nach Operation.
NASE. - Trocken. Schnupfen; viel wässeriger Schleim u. Niesen. Pfefferiges Gefühl in den Nasenlöchern.
GESICHT. - Lähmung der linken Gesichtshälfte. Hitze im Gesicht. Brennende Blasen an Mundwinkeln u. Lippen.
INN.HALS. - Katarrhalische Entzündung von Rachen u. Schlund mit kratziger Heiserkeit. Brennen u. Rauhheit. Gefühl, als ob die Schleimhaut abgeschabt wäre.
ATEMWEGE. - Heiserkeit. Sprechen schmerzt. Berstender Schmerz im Rücken beim Husten. Kehlkopfkatarrh. Verlust der Stimme. Hackender Husten. Die Brust scheint zu eng zu sein. **Husten endet oft mit Niesen. Rasseln in der Brust** [**Ant-t.**]. Engbrüstigkeit beim Steigen. Bronchialkatarrh mit **schmerzhaften Brustwänden;** viel Schleim; Beklemmungs- u. Gewichtsgefühl auf der Brust. **Schwieriges Abhusten von zähem, reichlichem Schleim** bei alten Leuten. Asthenische Bronchitis alter Leute mit chronischer, interstitieller Nephritis oder chronischem Emphysem. Alte Asthmatiker mit Anfällen von Blutandrang. **Pleuraexsudat.** Hydrothorax [**Merc-sulf.**]. Druck auf der Brust, als ob die Lunge nach hinten gegen die Wirbelsäule gedrückt würde. Stimme unstet, Stimmbänder teilweise gelähmt.
HARNWEGE. - Stark vermindeter Harn; Beimengen von Hautfetzen u. Schleim; Hitzegefühl vor u. nach dem Wasserlassen. Im Rücken berstender Schmerz im Nierenlager.

MODALITÄTEN. - V. - Gehen im Freien, bei Ruhe. **B.** - vom Schwitzen; **Beugen des Kopfes nach hinten.**
VGL. - Caust.; Phos.; Saponin; Ammonium; Calc.; Nepeta cataria - (um Erkältung zu kupieren; »Krämpfe« bei Kindern; Hysterie).
DOS. - Urtinktur bis C 30.
Senega D1 = Ø; D1; D2; D4; [D2, 3]

SENNA - CASSIA ACUTIFOLIA

(Sennesblätter); Leguminosae bzw. Papilionaceae - Schmetterlingsblütler; Trop. Afrika

Ist sehr nützlich bei Krampfzuständen von Kleinkindern, wenn Kind **stark gebläht** zu sein scheint Oxalurie mit reichlich Uraten; vermehrtes spezifisches Gewicht. Bei körperlichem Zusammenbruch mit Stuhlverstopfung, Muskelschwäche u. Überschuß an Stickstoffverbindungen wirkt Senna als Tonikum. Blutwallungen nachts. **Azetonämie,** Prostration, Ohnmacht, Verstopfung mit Kolik u. Blähsucht. Leber vergrößert u. empfindlich.

STUHL. - Flüssig, gelblich mit kneifenden Schmerzen vorher. Grünlicher Schleim; Gefühl, nie fertig zu sein [**Merc.**]. Brennen im Rektum mit Strangurie. **Verstopfung** mit Kolik u. Flatulenz. Leber vergrößert u. empfindlich, Stühle hart u. dunkel, bei Appetitlosigkeit, belegter Zunge, üblem Geschmack u. **Schwäche.**
URIN. - Erhöhtes spezifisches Gewicht u. Dichte; reich an Stickstoffverbindungen, Oxalurie, Phosphaturie u. Azetonurie.
VGL. - Kali-c.; Jalapa.
ANTIDOTE: Nux-v.; Cham.
DOS. - C 3 bis C 6.
Senna D1 = Ø; D1; D2; D4; [D3]

SEPIA von SEPIA OFFICINALIS

(Tintenbeutel des Tintenfisches); Cephalopodae; Mittelmeer, Nordsee

Wirkt besonders auf das Pfortadersystem bei venöser Stauung. Stase u. dadurch Senkung der Eingeweide, Müdigkeit u. Unbehagen. Schwäche, gelbe Gesichtshaut, Gefühl des Nach-unten-Drängens, besonders bei Frauen, auf deren Organismus es stark wirkt. Schmerzen strahlen aus, den Rücken hinunter, leichtes Frösteln. **Abortneigung.** Wallungen in der Menopause mit Schwäche u. Schweißausbruch. Symptome gehen von unten nach oben. Leichte Ohnmacht. Gefühl einer »Kugel« in den inneren Teilen. Sepia wirkt am besten auf Brünette. Alle Schmerzen gehen von unten nach oben. Eines der wichtigsten Uterusmittel. Tuberkulöse Patienten mit chronischen Leberschäden u. Uterusreflexen. **Kältegefühl,** sogar im warmen Zimmer. Pulsierender Kopfschmerz im Kleinhirn.

GEIST, GEMÜT. - Gleichgültigkeit gegen die am meisten geliebten Personen. Abneigung gegen Berufsarbeit, gegen die **Familie.** Reizbar; leicht gekränkt. Fürchtet Einsamkeit. **Sehr traurig.** Weint beim Erzählen der Symptome. Geizig. Ängstlich gegen Abend; träge.

KOPF. - Schwindel mit dem Gefühl, als ob etwas herumrolle. Prodromalsymptome von Apoplexie. Stechender Schmerz von innen nach außen u. abwärts, besonders links, oder in der Stirn, mit Übelkeit; Erbrechen; V. - im Zimmer u. beim Liegen auf der schmerzhaften Seite. Zucken des Kopfes vor u. zurück. Kälte am Scheitel. Kopfschmerz in **schrecklichen Stößen** beim Regeldurchbruch, bei spärlichem Fluß. Haarausfall. Offene Fontanellen. Haarwurzeln empfindlich. Stippen auf der Stirn am Haaransatz.

NASE. - **Dicke, grünliche Absonderung;** dicke Pfropfen u. Krusten. **Gelblicher Sattel über der Nase.** Atrophischer Katarrh mit grünlichen Krusten aus der vorderen Nase u. Schmerz an der Nasenwurzel. Chronischer Nasenkatarrh, besonders retronasal. Tröpfeln von schwerer, klumpiger Absonderung; muß durch den Mund ausgeräuspert werden.

AUGEN. - Muskuläre Asthenopie; schwarze Flecken im Gesichtsfeld; asthenische Entzündungen, auch in Verbindung mit Uterusleiden. Verschlimmerung der Augenbeschwerden morgens u. abends. Tarsaltumoren. Ptosis, Ziliarreizung. Venöse Stauung im Fundus.

OHREN. - **Herpes hinter den Ohren im Nacken.** Schmerz wie von einem Geschwür unter der Haut. Schwellung u. Ausschlag des äußeren Ohres.

GESICHT. - Gelbliche Flecken; blaß oder fahl; gelb um den Mund herum. Rosaceae; sattelartiger, bräunlicher Niederschlag über Nase u. Wangen.

MUND. - Zunge weiß. Salziger, eitriger Geschmack. Zunge faulig, aber wird sauber während Menses. Unterlippe schwillt u. wird rissig. Schmerz in den Zähnen von 18 Uhr bis Mitternacht; V. - beim Liegen.

MAGEN. - **Leeregefühl; nicht erleichtert durch Essen** [**Carb.**]. Übelkeit bei Geruch oder Anblick von Speisen. Übelkeit V. - durch Liegen auf der Seite. **Tabakdyspepsie.** Alles schmeckt zu salzig [**Carb-v.; Chin.**]. Ungefähr 10 cm breites Schmerzband um die Rippenbogengegend. **Übelkeit morgens vor dem Essen.** Neigung zum Erbrechen nach dem Essen. Brennen in der Magengrube. Verlangen nach **Essig,** Saurem u. eingelegten Sachen. V. - nach Milch, besonders nach gekochter. Saure Dyspepsie mit aufgetriebenem Bauch, saurem Aufstoßen. Widerwille gegen Fett.

ABDOMEN. - **Blähsucht** mit Kopfschmerz. **Leber schmerzhaft u. empfindlich; B. - durch Liegen auf der rechten Seite.** Viele braune Flecken auf Abdomen. Gefühl der Erschlaffung u. des Nach-unten-Drängens im Bauch.

REKTUM. - Blutung beim Stuhlgang u. Völle des Rektum. Verstopfung; große, harte Stühle; **Gefühl einer Kugel im Rektum;** kann nicht pressen; mit viel Tenesmus u. **nach oben** schießende Schmerzen. Dunkelbraune, runde, mit Schleim verklebte Bälle. Weicher Stuhl, geht schwierig ab. Aftervorfall [**Pod.**]. **Fast dauerndes Sickern aus dem After.** Kinder-Diarrhoe, V. - durch **gekochte Milch** u. rasche Erschöpfung. **Nach-oben-schießende Schmerzen** in Rektum u. Vagina.

HARN. - Roter, **festhaftender** Satz im Urin. Unwillkürliches Harnlassen **im**

ersten Schlaf. Chronische Zystitis, langsamer Harnfluß mit Gefühl des Nach-unten-Drängens über dem Schambein.
MÄNNL.G. - Teile kalt. Übel riechender Schweiß. Schleimiger Ausfluß; Absonderung aus Urethra nur nachts, kein Schmerz. Kondylome um die Eichel. Beschwerden durch Koitus.
WEIBL.G. - Beckenorgane erschlafft. **Gefühl des Nach-unten-Drängens, als ob alles durch die Scheide entweichen wolle** [**Bell.**; **Kreos.**; **Lac-c.**; **Lil-t.**; **Nat-c.**; **Podo.**]; muß, um Vorfall zu vermeiden, die Beine kreuzen oder gegen die Vulva pressen. Gelber, grünlicher Weißfluß mit viel Jucken. Menses zu **spät u. spärlich,** unregelmäßig; **früh u. reichlich;** scharfe, kneifende Schmerzen. In der Scheide heftige Stiche nach oben, von der Gebärmutter zum Nabel. **Vorfall** der Gebärmutter u. der Scheide. Morgenübelkeit. Scheide schmerzhaft, besonders beim Koitus.
ATEMWEGE. - Trockener, erschöpfender Husten, der aus dem Magen zu kommen scheint. Beim Husten Geschmack wie von faulen Eiern. Brustbeklemmung morgens u. abends. Atemnot; V. - nach dem Schlaf; B. - durch rasche Bewegung. Husten morgens mit reichlichem, salzig schmekkendem Auswurf [**Phos.**; **Ambr.**]. Hypostatische Pleuritis. Keuchhusten, der sich hinschleppt. Husten, erregt durch Kitzeln im Kehlkopf oder in der Brust.
HERZ. - Heftiges, intermittierendes Herzklopfen. Klopfen in allen Arterien. Zittriges Gefühl mit Hitzewellen.
RÜCKEN. - **Schwäche im Kreuz. Schmerzen strahlen aus in den Rücken.** Kälte zwischen den Schultern.
EXTREMITÄTEN. - Untere Extremitäten lahm u. steif; Spannung, wie zu kurz. Prellungs- u. Schweregefühl. **Ruhelosigkeit in allen Gliedern,** Zucken u. Rucken bei Tag u. Nacht. Schmerz in der Ferse. Beine u. Füße kalt.
FIEBER. - Häufige Hitzewellen; Schweiß durch die geringste Bewegung. Allgemeiner Wärmemangel des Körpers. Füße kalt u. feucht. Frösteln mit Durst; V. - gegen Abend.
HAUT. - Ringflechte an isolierten Stellen. Jucken; nicht erleichtert durch Kratzen; V. - in den Beugen der Ellenbogen u. Knie. Chloasma; herpesartiger Ausschlag auf den Lippen, um Mund u. Nase. Grindartiger Ausschlag jeden Frühling. Urtikaria beim Nach-draußen-Gehen. B. - im warmen Zimmer. Hyporhidrosis u. übel riechender Schweiß. Fußschweiß, V. - an den Zehen; unerträglicher Geruch. Linsenförmige Leberflecke bei jungen Frauen. Ichthyosis mit übel riechender Haut.
MODALITÄTEN. - V. - vormittags u. abends; Waschen, Arbeit mit Wäsche, Feuchtigkeit, linke Seite, nach Schweiß. Kalte Luft, vor Gewitter. **B.** - durch **Bewegung,** Druck, Bettwärme, heiße Anwendungen, Hochziehen der Glieder, kaltes Baden, nach Schlaf.
ERGÄNZUNGSMITTEL: Nat-m; Phos.; Nux-v. intensiviert die Wirkung. **Guaiacum** ist oft nützlich nach **Sepia.**
FEINDLICH: Lach.; Puls.

VGL. - **Lil-t.**; **Mur.**; **Sil.**; **Sulf.**; **Asperula** - destilliertes Wasser, das mit naszierendem Sauerstoff angereichert ist - (Weißfluß junger Mädchen u. Uteruskatarrh); - **Ozon.** - (**Kreuzschmerzen;** müdes Gefühl in den Beckenorganen u. im Damm); - **Dictamnus** - (beruhigt Wehenschmerzen ; Metrorrhagie, Weißfluß u. Verstopfung; auch Schlafwandeln). - **Lapathum** - (Weißfluß mit Zusammenschnürung u. Austreibungsversuch im Uterus u. Schmerz in den Nieren).
DOS. - C 12, C 30 u. C 200. Sollte nicht in zu niedrigen Potenzen gebraucht oder zu häufig wiederholt werden. Im Gegensatz dazu Dr. Joussets' alleinstehende Erfahrung, daß es einige Zeit lang in starken Dosen gegeben werden sollte. D 1, 2-mal täglich.
Sepia D8; D10; D2; D8; [D3,4,6,12 Tbl.]

SERUM ANGUILLAE (ICHTHYOTOXIN)

(Aalserum von Anguilla anguilla vulgaris)

Aal-Serum wirkt toxisch auf das Blut, indem es rasch die Zellen zerstört. Die Anwesenheit von Albumin u. Nierenelementen im Urin, die Hämoglobinurie, anhaltende Anurie (24 u. 26 Stunden), zusammen mit den Ergebnissen von Autopsie zeigen eindeutig seine selektive Wirkung auf die Nieren. Daneben sind Leber u. Herz betroffen von Veränderungen wie bei Infektionskrankheiten.
Aus all diesen Tatsachen ist **a priori** leicht auf die therapeutischen Indikationen von **Aal-Serum** zu schließen. Immer wenn die Nieren angegriffen sind durch Erkältung, Infektion oder Vergiftung u. **Oligurie, Anurie u. Albuminurie** das Bild beherrschen, finden wir Aal-Serum besonders hilfreich zur Wiederherstellung der Diurese u. raschen Kupierung der Albuminurie. »Wenn im Verlaufe einer **Herzerkrankung** die Nieren, die vorher gut gearbeitet haben, plötzlich angegriffen u. in ihrer Funktion behindert sein sollten u. wir außerdem Herz-Unregelmäßigkeiten mit deutlicher Asystolie beobachten, können wir noch gute Resultate von diesem Serum erwarten. Aber es ist nicht leicht, sich für dieses Mittel zu entscheiden. Während **Digitalis** in seinen Indikationen die wohlbekannte, symptomatische Trias aufweist: **arteriellen Überdruck,** Oligurie u. Ödem, scheint Aal-Serum besser zu passen für Fälle von **Überdruck u. Oligurie ohne Ödem.** Wir sollten uns erinnern, daß die selektive Wirkung von Aal-Serum auf die Niere geht, u. ich glaube, wir können wohl behaupten, daß, wenn **Digitalis** ein Herzmittel ist, **Aal-Serum** ein Nierenmittel ist. Soweit scheinen wenigstens die veröffentlichten klinischen Beobachtungen diesen Unterschied zu bestätigen. Aal-Serum hat nur geringe Resultate bei Anfällen von Asystolie gezeigt; aber es hat sich als sehr wirksam bei **kardialer Urämie** erwiesen. Dort hat, während **Digitalis** machtlos war, **Aal-Serum** die renale Obstruktion beendet u. reichliche Diurese bewirkt. Aber seine wirklich spezifische Indikation scheint bei **akuter Nephritis nach Unterkühlung** vorzuliegen« (Jousset).

Subakute Nephritis. Dekompensierte Herzkrankheiten u. drohende Asystolie. Die Versuche von Dr. Jousset haben weitgehend die rasche Hämaturie, Albuminurie u. Oligurie gezeigt, die dadurch verursacht werden. Bei akuter Nephritis mit drohender Urämie sollten wir immer an dieses Serum denken. Sehr wirksam bei organischen Herzerkrankungen. Mitrale Insuffizienz, Asystolie mit oder ohne Ödem, Atemnot u. mühsame Harnabsonderung.
Starke Analogie besteht zwischen Aal-Serum u. dem Gift von **Vipera Berus.**

VGL. - Pelias; Lach.
DOS. - Potenzen werden hergestellt mit Glyzerin oder destilliertem Wasser, die niederen, D 1 bis D 3, bei Herzerkrankung, die höheren bei plötzlichem Nierenleiden.
Serum anguillae + D2 = Ø; D8; D4; D6; [D4, 6] Sonderpreis

SIEGESBECKIA ER. (DHU)

SILICEA

(Reiner Feuerstein; Siliciumdioxid); SiO_2

Unvollständige Assimilation, dadurch mangelhafte Ernährung. Dann ruft es neurasthenische Folgezustände hervor, vermehrte Empfindlichkeit gegen Nervenstimulation u. übersteigerte Reflexe. Knochenerkrankungen, Karies u. Nekrose. Silicea kann den Organismus anregen, fibröse Gebilde u. Narbengewebe wieder zu resorbieren. Bei Tuberkulose muß es mit Vorsicht gebraucht werden, denn hier kann es durch Resorption von Narbengewebe die Krankheit, die eingekapselt war, wieder aktivieren (J. Weir.). Organische Veränderungen; es wirkt tief u. langsam. Periodische Zustände; Abszesse, Diphtherie, Kopfschmerzen, Spasmen, Epilepsie, Gefühl von Kälte vor dem Anfall. Keloide. Skrofulöse, rachitische Kinder mit großem Kopf, offenen Nähten u. Fontanellen, aufgetriebenem Bauch; die langsam gehen lernen. **Impfschäden, Eiterungen.** Es wirkt auf alle Fisteln. Bringt Abszesse zum Reifen, da es die Eiterung fördert. Der Silicea-Patient ist kalt, fröstelnd, liebt das Feuer, will viel warme Kleidung, haßt Zugluft, Hände u. Füße kalt, V. - im Winter. Mangel an Lebenswärme. Erschöpfung von Geist u. Körper. Erkältet sich leicht. **Alkoholische Stimulantien werden nicht vertragen.** Leiden begleitet von Eiterung. Epilepsie. **Mangel** an moralischer u. physischer **Entschlossenheit.**

GEIST, GEMÜT. - Nachgiebig, **schwachherzig, ängstlich.** Nervös u. leicht aufgeregt. **Empfindlich** gegen alle Eindrücke. Hirnmüdigkeit. Eigensinnige, dickköpfige Kinder. Geistesabwesend. Fixe Ideen, denkt nur an **Nadeln,** fürchtet sie, sucht u. zählt sie.
KOPF. - Schmerz beim Fasten. Schwindel beim Hochblicken; **B. - warmes Einwickeln; beim Liegen auf der linken Seite [Mag-m; Stront.]. Reichlicher Kopfschweiß,** übel riechend, erstreckt sich bis zum Hals. Schmerz beginnt

am Hinterkopf, breitet sich über den Kopf aus u. setzt sich über den Augen fest. Schwellung der Glabella.

AUGEN. - Augenwinkel betroffen. **Schwellung des Tränenkanals.** Abneigung gegen Licht, besonders Tageslicht; blendet u. bewirkt scharfe Augenschmerzen. Augen berührungsempfindlich, V. - wenn geschlossen. Verworrenes Sehen; Buchstaben laufen beim Lesen zusammen. Gerstenkörner. Iritis u. Irido-Chorioiditis mit Eiter in der vorderen Kammer. Nekrotisierendes Hornhautgeschwür mit Perforation u. Hornhautabszeß nach Verletzung. Katarakt bei Büroarbeitern. Nachwirkungen von Keratitis u. Ulkus corneae, klärt die Trübung. C 30 monatelang benutzen.

OHREN. - Übel riechende Absonderung. Karies des Mastoids. Lauter, pistolenartiger Knall. Geräuschempfindlichkeit. **Dröhnen in den Ohren.**

NASE. - Jucken an der Nasenspitze. Es bilden sich trockene, harte Krusten, die **beim Lösen bluten.** Nasenknochen empfindlich. Niesen morgens. Verstopfung u. Geruchsverlut. Septum-Perforation.

GESICHT. - Haut rissig am Rand der Lippen. Ausschlag am Kinn. Fazialneuralgie, Pulsieren, Reißen, rotes Gesicht; V. - feuchte Kälte.

MUND. - Gefühl eines Haares auf der Zunge. Zahnfleisch empfindlich gegen kalte Luft. Zahnfleischgeschwür. Abszeß an der Zahnwurzel. Pyorrhoe [**Merc.-c.**]. Empfindlich gegen kaltes Wasser.

INN.HALS. - Periodische Angina. **Pieken wie von einer Nadel in den Mandeln.** Erkältungen sitzen im Hals. **Ohrspeicheldrüsen geschwollen** [**Bell.**; **Rhus-t.**; **Calc.**]. Stechender Schmerz beim Schlucken. Harte, kalte Schwellungen der Halsdrüsen.

MAGEN. - Abneigung gegen Fleisch u. **warme Speisen.** Beim Schlucken gerät die Nahrung leicht in den Nasenrachenraum. Appetitmangel; extremer Durst. Saures Aufstoßen nach dem Essen [**Sep.**; **Calc.**]. Magengrube schmerzhaft bei Druck. Erbrechen nach dem Trinken [**Ars.**; **Verat.**].

ABDOMEN. - Schmerz oder schmerzhaftes, kaltes Gefühl im Bauch, B. - äußere Hitze. Hart, aufgetrieben. Kolik; schneidender Schmerz mit Verstopfung, gelbe Hände u. blaue Nägel. Viel Kollern in den Eingeweiden. Leistendrüsen geschwollen u. schmerzhaft. Leberabszeß.

REKTUM. - Lähmungsgefühl. **Analfistel** [**Berb.**; **Lach.**]. Fissuren u. Hämorrhoiden, schmerzhaft mit Sphinkterspasmen. **Stühle gehen nur mit Mühe ab; treten teilweise heraus u. schlüpfen wieder zurück. Starkes Pressen;** Rektum sticht; verschließt sich vor dem Stuhl. Fäkalien bleiben lange im Rektum liegen. **Immer Verstopfung vor u. bei der Regel;** mit reizbarem Sphinkter ani. Durchfall von kadaverartigem Geruch.

HARN. - Blutig, unwillkürlich, mit rotem oder gelbem Sediment. Prostata-Flüssigkeit tritt aus beim Pressen zum Stuhl. Nächtliche Enuresis bei Kindern mit Würmern.

MÄNNL.G. - Brennen u. Empfindlichkeit der Genitalien mit Ausschlag an der Innenseite der Oberschenkel. Chronische Gonorrhoe mit dicklicher, stinkender Absonderung. Elephantiasis des Skrotum. Sexuelle Reizbarkeit; nächtliche Ergüsse. Hydrozele.

WEIBL. G. - Milchiger (**Calc.**; **Puls.**; **Sep.**), scharfer Weißfluß beim Harnlassen. Jucken von Vulva u. Vagina; sehr empfindlich. Absonderung von Blut zwischen den Regeln. Verstärkte Menses mit **eisiger Kälte anfallsweise über den ganzen Körper.** Brustwarzen sehr empfindlich; leicht wund, eingezogen. Fistelnde Geschwüre der Brust (**Phos.**). Abszeß der Labien. Blutabsonderung aus der Scheide jedesmal, wenn das Kind angelegt wird. Vaginalzysten (**Lyc.**; **Puls.**; **Rhod.**). Harte Knoten in der Brust (**Con.**).
ATEMWEGE. - Erkältungen lösen sich nicht; dauernd schleimigeitriger u. reichlicher Auswurf. Langsame Erholung nach Pneumonie. Husten u. Halsschmerz mit Auswurf kleiner, kugeliger Körnchen, die beim Auseinanderbrechen sehr übel riechen. Husten mit blutigem u. eitrigem Auswurf tagsüber. Stiche in der Brust, zum Rücken hin. **Heftiger Husten beim Niederlegen, mit dickem, gelbem, klumpigem Auswurf;** eitriger Auswurf (**Bals.**).
RÜCKEN. - Schwache Wirbelsäule; Rücken sehr empfindlich gegen Zugluft. Schmerz im Steißbein. Reizung der Wirbelsäule nach deren Verletzung; Erkrankung der Wirbel. Wirbelsäulentuberkulose.
SCHLAF. - **Nachtwandeln;** steht auf im Schlaf. Schlaflosigkeit mit starkem Blutandrang u. Hitze im Kopf. Häufiges Hochfahren beim Schlaf. Ängstliche Träume. Starkes Gähnen.
EXTREMITÄTEN. - Ischias, Schmerzen durch Hüften, Beine u. Füße. Krämpfe in Waden u. Sohlen. Kraftlosigkeit in den Beinen. Zittern der Hände beim Gebrauch. Paralytische Schwäche des Unterarms. **Veränderungen an den Fingernägeln,** besonders bei weißen Flecken auf den Nägeln. Einwachsen der Zehennägel. **Eisigkalte, schweißige Füße. Körperteile, auf denen man liegt, schlafen ein. Übelriechender Schweiß an den Füßen,** Händen u. in den Achseln. Gefühl in den Fingerspitzen, als ob sie eiterten. Panaritium. Schmerz im Knie, als ob es eingeschnürt wäre. Waden gespannt u. kontrahiert. Schmerzen unter den Zehen. Sohlen schmerzhaft (**Ruta**). **Schmerzhaftigkeit in den Füßen vom Rist durch bis zur Sohle. Eiterung.**
HAUT. - **Nagelbetteiterungen, Abszesse, Furunkel, alte, fistelnde Geschwüre.** Empfindlich, blaß, wachsartig. Risse an den Fingerspitzen. Schmerzlose Schwellung der Drüsen. Rosenfarbene Flecken. Narben werden plötzlich schmerzhaft. Übelriechender Eiter. **Fördert das Abstoßen von Fremdkörpern aus dem Gewebe.** Jede kleine Verletzung eitert. Langandauernde Eiterung u. Fistelgänge. Trockene Fingerspitzen. Ausschlag juckt nur am Tage u. abends. **Verkrüppelte Fingernägel.** Verhärtete Tumoren. Gelenkabszesse. Nach infizierter Impfung. Bursa. Lepra, Knoten u. kupferfarbige Flecken. **Keloide.**
FIEBER. - Frösteln; sehr empfindlich gegen kalte Luft. Kälteschauer; Zittern über den ganzen Körper. Kalte Extremitäten, sogar im warmen Zimmer. Nachtschweiße; V. - gegen Morgen. **Kältegefühl in den leidenden Teilen.**

MODALITÄTEN. - V. - Neumond, morgens, durch Waschen, während Menses, beim Aufdecken, beim Hinlegen, Feuchtigkeit, Liegen auf der linken Seite, Kälte. **B. -** Wärme, Kopf-Einhüllen. Sommer. Bei feuchtnassem Wetter.
ERGÄNZUNGSMITTEL: Thuj.; Sanic.; Puls.; Fluor-ac., Merc. u. Sil. folgen nicht gut aufeinander.
VGL. - Black Gunpowder - Schwarzpulver - D 3. (Abszesse, Furunkel, Karbunkel. Purpurfärbung des Gliedes. Nichtheilende Wunden; Wirkung von schlechter Nahrung oder schlechtem Wasser. - Clarke). - **Hep.; Kaliphos.; Pic-ac.; Calc.; Phos.; Tabasher; Nat-silicicum -** (Tumoren, Hämophilie, Arthritis; Dos. 3 Tropfen 3-mal täglich in Milch); **Ferr-cyanatum -** (Epilepsie; Neurosen mit reizbarer Schwäche u. Überempfindlichkeit, besonders periodischer Art). - **Sil-marina -** Seesand - (Sil. u. Nat-m.-Symptome. **Entzündete Drüsen** u. beginnende Eiterung. Verstopfung. Ein paarmal D 3 benützen). - **Vitrum-Kronglas -** (Wirbeltuberkulose, nach **Sil.,** Nekrosen, Absonderung dünn, wässerig, stinkend. Viel Schmerz, fein, **mahlend** u. **kratzend** wie von Kies). - **Arundo donax -** (Wirkt auf die Ausscheidungs- u. Sexualorgane; Eiterung, besonders chronische, u. wo die Geschwüre fisteln, besonders in den Röhrenknochen. Juckender Ausschlag auf der Brust, den oberen Extremitäten u. hinter den Ohren).
DOS. - C 6 bis C 30. C 200 u. höhere Potenzen sind zweifellos wirksam. Bei malignen Leiden sind zeitweise die tiefsten Potenzen erforderlich.
Silicea D8; D10; D2; D8; [D3,4,12 Tbl.]

SILPHIUM LACINIATUM

Umbelliferae - Doldengewächse; Nordafrika, Nordamerika

Wird bei verschiedenen Formen von Asthma u. chronischer Bronchitis gebraucht. Blasenkatarrh. Katarrhalische Influenza. Dysenterie; vor dem Anfall Stuhlverstopfung, bedeckt von weißem Schleim.

ATEMWEGE. - Husten mit **profusem,** zähem, schaumigem, hellfarbigem Auswurf. Erregt durch ein Gefühl von Schleimrasseln in der Brust, V. - durch Zugluft. Zusammenschnürung der Lungen. Katarrh mit reichlicher, zäher, schleimiger Absonderung. Verlangen auszuhusten u. Hals freizuräuspern. Reizung der Choanen, mit Beteiligung der Nasenschleimhäute u. Zusammenschnürungsgefühl über den Augenhöhlen.
VGL. - Aral.; Cop.; Ter.; Cub.; Samb.; Silpion cyrenaicum (Lungenschwindsucht mit unaufhörlichem Husten, reichlichen Nachtschweißen, Abmagerung usw.). - **Polygonum aviculare -** (nützlich bei Phthisis bei Gebrauch von materiellen Dosen der Urtinktur); **Salvia** - (Kitzelhusten). **Arum-d.** (lockerer Husten nachts beim Hinlegen). - **Justicia adhatoda -** (Bronchialkatarrh, Heiserkeit, Überempfindlichkeit).
DOS. - C 3. Tiefere Triturationen werden von einigen bevorzugt.

SINAPIS NIGRA - BRASSICA NIGRA

(Schwarzer Senf); Cruciferae - Kreuzblütler; Europa, Asien

Nützlich bei Heufieber, Schnupfen u. Pharyngitis. Trockene Nasenlöcher u. Kehle mit dicker, klumpiger Absonderung. Pocken.

KOPF. - Kopfhaut heiß u. juckend. **Schweiß auf Oberlippe u. Stirn.** Blasengefühl auf der Zunge.
NASE. - Retronasaler Schleim erscheint **kalt.** Spärliche **scharfe** Absonderung. **Verstopfung des linken Nasenloches** tagsüber oder nachmittags u. abends. Trocken, heiß, mit Tränenfluß, Niesen; hackender Husten; B. - Hinlegen. **Nasenlöcher abwechselnd verstopft.** Trockenheit der Nasenlöcher.
ATEMWEGE. - Husten B. - durch Hinlegen.
INN. HALS. - Verbrühtes, heißes, entzündetes Gefühl. Asthmatischer Atem. Laute Hustenanfälle mit bellender Ausatmung.
MAGEN. - **Übelriechender Atem,** riecht wie Zwiebeln (**Asaf.**; **Armoracum**). Brennen im Magen, das zu Speiseröhre, Rachen u. Mund ausstrahlt, Mund voll von Krebsgeschwüren. Heißes, saures Aufstoßen. **Kolik; Schmerzen erscheinen beim Bücken; B. - Aufrechtsitzen.** Schwitzen, B. - wenn Übelkeit auftritt.
HARNWEGE. - Blasenschmerz, häufiger, **reichlicher** Fluß tags u. nachts.
RÜCKEN. - Rheumatischer Schmerz in den Interkostal- u. Lendenmuskeln; Schlaflosigkeit durch Schmerz in Rücken u. Hüften.
VGL. - **Sulf.**; **Caps.**; **Coloc.**; **Sin-a.**; (ausgesprochene Halssymptome, besonders **Druck u. Brennen mit Zuschnüren im Ösophagus;** Kloßgefühl im Ösophagus hinter dem Manubrium Sterni mit viel Aufstoßen; ähnliche Symptome im Rektum). - **Senföl** durch Inhalationen - (wirkt auf die sensorischen Nervenendungen des Trigeminus. Erleichtert Schmerz bei Mittelohrerkrankung u. bei schmerzhaften Zuständen der Nase, der Nebenhöhlen u. der Mandeln).
DOS. - C 3.
Sinapis nigra D1 = Ø; D1; D2; D4; [D3]

SKATOL

Letztes Stadium der Proteinzersetzung, ist ein Bestandteil menschlicher Fäkalien.
Akne mit Autointoxikation durch Zersetzungsprodukte in den Eingeweiden. Magen- u. Bauchsymptome u. Stirnkopfschmerz. Schlaffheit, kein Ehrgeiz. Verlangen zu fluchen u. zu wettern.

GEIST, GEMÜT. - Konzentrationsmangel, Unfähigkeit für geistige Arbeit; **niedergeschlagen;** Verlangen nach Gesellschaft. Reizbar. Unhöflich gegen jeden.
KOPF. - Stirnkopfschmerz, V. - über dem linken Auge, abends. B. - **nach kurzem Schlaf.**

MAGEN. - Zunge belegt, **fauliger Geschmack.** Salziger Geschmack bei allen Getreideprodukten. Aufstoßen. Verstärkter Appetit. Helle, gelbe, dünne, stark **stinkende Stühle.** Dyspepsie.
URIN. - Häufig, spärlich, brennend, schwierig.
SCHLAF. - Vermehrtes Schlafverlangen; erwacht ohne Erfrischung, halb betäubt.
VGL. - **Indol.; Bapt.; Sulf.**
DOS. - C 6.

SKOOKUM - CHUCK

(Salz des Medical Lake bei Spokane, Wash.)

Hat starke Affinität zu Haut u. Schleimhäuten - ein Antipsoricum.

Otitis media. Reichliche, jauchige, kadaverartig riechende Absonderung. Lithämie. **Katarrh.** Urtikaria. **Hautleiden. Ekzem. Trockene Haut. Heufieber.** Reichlicher Schnupfen u. dauerndes Niesen.

VGL. - **Saxonite** - (scheint beträchtliche reinigende, desodorierende u. beruhigende Wirkungen auf die Haut zu haben (Cowperthwaite). Ekzem. Verbrühungen, Verbrennungen, Wunden u. Hämorrhoiden).
DOS. - C 3 Trit.

SOLANUM LYCOPERSICUM - LYCOPERSICUM ESCULENTUM

(Tomate); Solanaceae - Nachtschattengewächse; Peru

Deutliche Symptome von Rheumatismus u. Influenza. Starke, anhaltende Schmerzen über den ganzen Körper hin. **Schmerzen nach Influenza.** Am Kopf immer Zeichen von akutem Blutandrang. Heufieber mit deutlicher Verschlimmerung bei Einatmung geringster Staubmengen. Häufiges Wasserlassen u. reichlicher, wässeriger Durchfall.

KOPF. - Berstender Schmerz, im Hinterkopf beginnend u. über den ganzen Kopf sich ausbreitend. Im ganzen Kopf u. in der Kopfhaut ein Gefühl von Wundheit u. Zerschlagenheit nach Aufhören des eigentlichen Schmerzes.
AUGEN. - Trübe, schwer; enge Pupillen; Kontraktionsgefühl in den Augäpfeln; wehes Gefühl in u. um die Augen. Blutunterlaufen.
NASE. - Reichlicher, wässeriger Schnupfen; tropft in den Rachen. Jucken in den vorderen Höhlen; V. - beim Einatmen der geringsten Staubmenge; B. - im Haus.
HERZ. - Deutliche Verringerung der Pulsfrequenz mit Angst u. Furcht.
ATEMWEGE. - Belegte Stimme, Schmerz in der Brust, der in den Kopf ausstrahlt. Heiserkeit; dauerndes Verlangen, sich zu räuspern. Tiefes u. rauhes Abhusten. Brustbeklemmung; trockner, hackender Husten nachts, Patienten wach haltend.

URIN. - Dauerndes Tröpfeln **im Freien.** Muß nachts aufstehen, um Wasser zu lassen.
EXTREMITÄTEN. - Schmerzhaftigkeit im Rücken. Dumpfer Schmerz in der Lendenregion. **Scharfer Schmerz im rechten Deltoideus u. Pectoralismuskel.** Schmerz tief in der Mitte des rechten Armes. Rheumatischer Schmerz im rechten Ellbogen u. Handgelenk u. in beiden Händen. Intensiver Schmerz in den unteren Gliedmaßen. Rechtsseitige Unterschenkelneuralgie. Vibrieren entlang dem rechten Ulnarnerven.
MODALITÄTEN. - **V.** - rechts, im Freien, fortgesetzte Bewegung. Erschütterungen, Geräusche. **B.** - warmes Zimmer, Tabak.
VGL. - **Bell.** (folgt gut); **Eup-per.**; **Rhus-t.**; **Sang.**; **Caps.**
DOS. - C 3 bis C 30.

SOLANUM NIGRUM

(Schwarzer Nachtschatten); Solanaceae - Nachtschattengewächse

Erfolgreich angewandt bei Mutterkornvergiftung mit tetanischen Krämpfen u. Steifheit des gesamten Körpers mit Manie. Deutliche Wirkung auf Kopf u. Augen. **Meningitis.** Chronische Toxämie der Eingeweide. Reizung des Gehirns beim Zahnen. Ruhelosigkeit von heftiger, konvulsiver Art. Ameisenlaufen mit Kontraktion der Extremitäten.

KOPF. - Wildes Delirium. Schwindel; schrecklicher Kopfschmerz u. völliges Versagen der geistigen Fähigkeiten. Alpdrücken. **Kongestiver** Kopfschmerz.
NASE. - Akuter Schnupfen; **reichliche, wässerige Absonderung aus dem rechten Nasenloch;** das linke verstopft, mit Fröstelgefühl, abwechselnd mit Hitze.
AUGEN. - Schmerz über beiden Augen. Pupillen abwechselnd eng u. weit; Sehschwäche; Mouches volantes.
ATEMWEGE. - Einschnürungsgefühl in der Brust mit Atemnot; Husten mit Kitzeln im Hals. **Dicker, gelber** Auswurf. Schmerz **links** in der Brust, schmerzhaft bei Berührung.
FIEBER. - Wechsel von Kälte u. Hitze. Scharlach; Ausschlag in großen, lebhaften Flecken.
VGL. - **Bell.**; **Solanum Carolinense** - (Konvulsionen u. Epilepsie, 20 bis 40 Tropfen; sehr wertvoll bei idiopathischer Epilepsie, bei Auftreten der Krankheit nach der Kindheit; Hystero-Epilepsie, auch bei Keuchhusten); **Sol-m.** - (Schmerz im linken Hüftgelenk); **Sol-o.** - (Schwellung der Brustdrüse mit reichlicher Milchsekretion); **Sol-t.** - (Wadenkrämpfe u. Kontraktion der Finger; Ausspeien durch die geschlossenen Zähne); **Sol-vesicarium** - (Empfohlen bei Fazialisparese); **Sol-ac.** - (drohende

Lungenlähmung bei Bronchitis bei alten Leuten u. Kindern, Patient muß lange husten, bevor er auswerfen kann); **Sol-pseudocapsicum** - (akute Schmerzen im Unterbauch); **Sol-t-ae.** - (Rektumprolaps, offenstehender Anus; stinkender Atem u. Körpergeruch; Rektumtumoren sehen aus wie verfaulte Kartoffeln; träumt von Blutpfützen); **Sol-t.** - Beeren der Kartoffelpflanze (Krämpfe in Waden u. Fingern).
DOS. - C 2 bis C 30.
Solanum nigrum + **Ø; D1; D1;** -; [**D3**]

SOLIDAGO VIRGA AUREA

(Echte Goldrute); Compositae - Korbblütler; Nordamerika

Inhalation der Pollen hat Blutung aus den Lungen bei Phthisis verursacht. **Wiederholte Erkältungen bei Tuberkulose** (2C). **Schwächegefühl,** Frösteln wechselnd mit Hitze; Nasen-Rachenkatarrh, Brennen im Rachen, Schmerzen in den Gliedern u. Brustbeklemmung. Schmerz im Nierengebiet mit Dysurie. **Nieren druckempfindlich.** Nierenentzündung. Heufieber, wenn durch Solidago verursacht. Hierbei C 30 oder höher geben.

AUGEN. - Injiziert, wässerig, brennend, stechend.
NASE. - Nasenlöcher gereizt mit reichlicher, schleimiger Absonderung; Niesanfälle.
MAGEN. - Bitterer Geschmack, besonders nachts; belegte Zunge mit sehr spärlichem, braunem, saurem Urin.
ATEMWEGE. - Bronchitis, Husten mit viel eitrigem, blutgestreiftem Auswurf; Atembeklemmung. Dauernde Atemnot. Asthma mit nächtlicher Dysurie.
WEIBL. G. - Uterusvergrößerung mit Druck auf die Blase. **Fibroide Tumoren.**
URIN. - Spärlich, rötlich-braun, dickes Sediment, Dysurie, Grieß. **Schwierig u. spärlich.** Eiweiß, Blut u. Schleim im Urin. Nierenschmerz strahlt aus nach vorne in den Bauch u. die Blase (**Berb.**). **Klarer u. übelriechender Urin.** Solidago macht manchmal Kathetergebrauch unnötig.
RÜCKEN. - Rückenschmerzen wegen Blutandrang in den Nieren (**Senec-a.**).
HAUT. - Hautflecken, besonders auf den unteren Extremitäten; **Krätze,** Exanthem der unteren Extremitäten mit Harnstörungen, Wassersucht u. drohendem Brand.

ANTIDOTE: Jodoform D 2 ist Antidot für **Solidago virgaurea.**
VGL. - Ars.; Agrimonia (Schmerz im Nierengebiet).
DOS. - Tinktur bis C 3. 28,3 ccm Solidago-Öl auf 224 ccm Alkohol. 15 Tropfen pro dosi, um Auswurf bei Bronchitis u. Bronchialasthma alter Leute zu fördern (Eli G. Jones).
Solidago virga aurea Ø; D1; D1; D3; [**Ø**]

SPARTIUM SCOPARIUM-CYSTISUS SCOPARIUS-SAROTHAMNUS SCOPARIUS

(Besenginster); Papilionaceae - Schmetterlingsblütler; Europa

Sparteinsulfat vermehrt die Herzkraft, vermindert Pulsfrequenz u. Blutdruck. Es führt die guten Wirkungen von Veratrum u. Digitalis weiter ohne deren unerwünschte Nebenwirkungen (Hinsdale).
Die Wirkung von Sparteinsulfat (dem Alkaloid des Ginsters) zeigte sich in der **Senkung** des systolischen u. diastolischen Druckes bei den Prüfern. Sphygmogramme zeigen auch einen Zustand verringerten Blutdruckes. Es hemmt das Herz durch Giftwirkung auf das Myokard; diese sowie die stimulierende Wirkung der Droge auf den Vagus sind die Ursachen für den verringerten Blutdruck u. die reduzierte Pulsfrequenz. Es schwächt die Herzkontraktionen. Die gesamte Urinmenge wird vermehrt. Die Droge hat deshalb diuretische Wirkungen u. ist nützlich bei Wassersucht.
Albuminurie. Cheyne-Stockes'sche Atmung. Unregelmäßiges Herz nach Grippe u. verschiedenen Infektionskrankheiten. Unterdruck. Palliativ in physiologischer Dosierung gebraucht zur Bekämpfung von arteriellem Hochdruck, bei Arteriosklerose. Sehr nützlich subkutan 6,5 mg bis 16 mg, um die Herztätigkeit aufrechtzuerhalten nach Morphiumentzug. Spartium ist indiziert, wenn in erster Linie der Herzmuskel u. besonders das Reizleitungssystem betroffen sind. Wirkt rasch, Wirkungsdauer 3 bis 4 Tage. Stört die Verdauung nicht. Nephritis.

HERZ. - Tabakherz. Angina pectoris. Unregelmäßige Tätigkeit, gestörter Rhythmus wegen Blähsucht usw., Herzschwäche bei nervösen, hysterischen Patienten. Degeneration des Myokards. Dekompensation. Hypotonie. Spartein in 130 mg-Dosen bei hochgradiger Wassersucht. - Patienten können sich nicht hinlegen. - Hier bringt es große Erleichtung. Hat spezifische Wirkung auf die Nieren, ermöglicht die Ausscheidung u. erleichtert so den Druck auf das Herz.
MAGEN. - Große Gasansammlung im Magen-Darmtrakt, mit psychischer Depression.
HARNWEGE. - Brennen entlang dem Harnleiter oder in der Schamgegend. **Reichliche Harnflut.**
DOS. - Für nicht-homöopathische Anwendung (Palliativum wie oben). 65 bis 130 mg dreimal täglich wirken deutlich auf die Nieren u. ermöglichen so eine Entlastung des Herzens. Ist ein unschädliches Mittel u. prompt in der Wirkung. Subkutan nicht weniger als 16 mg. 130 mg 3-mal täglich per os sind unschädlich (Hinsdale).
Homöopathisch, C 1 bis C 3.
Spartium scoparium 0; D1; D1; D3; [D2, 3]

SPIGELIA ANTHELMIA

(Wurmkraut); Loganiaceae; Brasilien, Cayenne, Antillen

Spigelia ist ein wichtiges Mittel bei Perikarditis u. anderen Herzerkrankungen, weil die Prüfungen mit ausgesprochener Berücksichtigung der objektiven Symptome durchgeführt wurden u. die subjektiven Symptome sich in zahllosen Fällen als zutreffend erwiesen haben (C. Hering).
Hat besonders deutliche Beziehungen zu Augen, Herz u. Nervensystem. Hervorragend wirksam bei Trigeminusneuralgie. Paßt vornehmlich für anämische, geschwächte, rheumatische u. skrofulöse Patienten. Stechende Schmerzen. Herzbeschwerden u. Neuralgie. **Sehr berührungsempfindlich. Frösteln in den leidenden Teilen; Kälteschauer gehen durch den Körper.** Ein Mittel für Symptome durch Wurmbefall. **Kind zeigt auf den Nabel als den schmerzhaftesten Punkt** (**Gran.**; **Nux-m.**).

GEIST, GEMÜT. - Furcht vor scharfen, spitzen Dingen, Nadeln usw.
KOPF. - **Schmerz unterhalb des Stirnhöckers u. der Schläfen, strahlt aus zu den Augen** (**Onos.**). Einseitig, linkes Auge mitbetroffen; heftiger, pulsierender Schmerz; V. - bei Vertreten. Schmerz wie von einem Band um den Kopf (**Carb-ac.**; **Cact.**; **Gels.**). Schwindel, Überempfindlichkeit des Gehörs.
AUGEN. - Vergrößerungsgefühl; **drückender Schmerz beim Augendrehen.** Pupillen erweitert; Lichtscheu; rheumatische Ophthalmie. **Starker Schmerz in u. um die Augen, tief in die Höhlen ausstrahlend.** Ziliarneuralgie, echte Neuritis.
NASE. - Naseneingänge trocken; **Absonderung durch die Choanen. Chronischer Katarrh** mit postnasalem Tröpfeln von mildem Schleim.
MUND. - Zunge rissig, schmerzhaft. Reißender Zahnschmerz; V. - nach Essen u. Kälte. **Fauliger Mundgeruch.** Übler Geschmack.
GESICHT. - **Trigeminusneuralgie, die Augen, Jochbogen, Wangen, Zähne u. Schläfe mitbetrifft;** V. - Bücken, Berührung, von morgens bis Sonnenuntergang.
HERZ. - Heftiges Herzklopfen. Präkordialschmerz u. starke V. - durch Bewegung. Heftige Anfälle von Herzklopfen, besonders mit fauligem Geruch aus dem Munde. Puls schwach u. unregelmäßig. Perikarditis mit stechendem Schmerz, Herzklopfen, Atemnot. Neuralgie strahlt aus in den linken Arm oder beide Arme. Angina pectoris. Verlangen nach heißem Wasser, das erleichtert. Rheumatische Karditis, zitternder Puls; ganze linke Seite schmerzhaft. Atemnot; **muß auf der rechten Seite liegen mit erhöhtem Kopf.** (**Puls.**).
REKTUM. - Jucken u. Krabbeln. Häufiger, erfolgloser Stuhldrang (**Nux-v.**). Askariden.
FIEBER. - Frösteln bei der geringsten Bewegung.
MODALITÄTEN. - **V.** - durch Berührung, Bewegung, Geräusch, Umdrehen,

Waschen, Erschütterung. **B.** - durch Liegen auf der rechten Seite mit erhöhtem Kopf; Einatmen.
VGL. - Spig-m. - (manische Erregung, Lachen u. Weinen anfallweise, lautes, zusammenhangloses Reden, Schwindel, erweiterte Pupillen, Blutandrang); - **Acon.**; **Cact.**; **Cimic.**; **Arnica** - (**Spig.** ist eine chronische Arn.); - **Cinn.**; - (Supra-Orbitalschmerz); - **Naja**; **Spong.** - (Herz); - **Sabad.**; **Teucr.**; **Cina**; - (Wurmsymptome).
ANTIDOTE: Puls.
DOS. - C 6 bis C 30 für neuralgische Symptome; C 6 bis C 3 bei Entzündungserscheinungen.
Spigelia anthelmia + t D1 = ⌀; D1; D2; D4; [D3,4,6,]

SPIRAEA ULMARIA - FILIPENDULA ULMARIA

(Mädesüß); Rosaceae - Rosengewächse; Europa, Sibirien

Brennen u. Drücken in der Speiseröhre, Einschnürungsgefühl, aber keine Verschlimmerung durch Schlucken. **Übertrieben gewissenhaft.** B. - Reizung der Harnwege; beeinflußt die Prostata; hemmt Schleimabsonderung u. Prostatorrhoe; wird gebraucht bei Eklampsie, Epilepsie u. Tollwut. Bisse tollwütiger Tiere. Hitze in verschiedenen Körperteilen. (Spiraea enthält Salicylsäure).
Spiraea ulmaria ⌀; D1; D1; D3; [⌀; D1]

SPIRANTHES

(»Damenzopf«); Orchidacea sp. - Orchideen

Wird benützt zur Milchbildung bei nährenden Frauen, bei Lumbago u. Rheumatismus, Kolik mit Benommenheit u. spastischem Gähnen. Ist ein antiphlogistisches Mittel, verwandt dem Acon., seine Symptome zeigen Blutandrang u. Entzündung. Hyperazidität u. Brennen in der Speiseröhre mit Aufstoßen.

WEIBL.G. - Pruritus; rote Vulva; Trockenheit u. Brennen in Vagina. Brennender Schmerz in Vagina bei Koitus. Weißfluß, blutig.
EXTREMITÄTEN. - Ischiasschmerz, besonders rechtsseitig. Schmerzen in den Schultern. Schwellung der Handadern. Schmerz in beiden Handgelenken, Füße u. Zehen kalt.
FIEBER. - Hitzewellen. Schweiß auf den Handflächen. Hände abwechselnd heiß u. kalt.
DOS. - C 3.

SPONGIA MARINA TOSTA - EUSPONGIA OFFICINALIS

(Gerösteter Meerschwamm); Porifera - Schwämme;
Mittel- u. Rotes Meer, Atlantik

Ein Mittel mit besonders deutlichen Symptomen an den Atmungsorganen, Husten, Krupp usw.. Herzbeschwerden u. oft indiziert bei tuberkulöser

Diathese. Kinder mit heller Gesichtshaut, schlaffen Muskeln, geschwollenen Drüsen. **Erschöpfung u. Schwere des Körpers nach der leichtesten Anstrengung mit Blutandrang zur Brust, zum Gesicht, Ängstlichkeit u. Atembeschwerden.**

GEIST, GEMÜT. - Angst u. Furcht. Jede Erregung vermehrt den Husten.
KOPF. - Blutwallungen; berstender Kopfschmerz; V. - Stirn.
AUGEN. - Tränen; gummiartige oder schleimige Absonderung.
NASE. - Laufschnupfen abwechselnd mit Verstopfung. Trockenheit; chronischer, trockener Nasenkatarrh.
MUND. - Zunge trocken u. braun; voller Bläschen.
INN. HALS. - Schilddrüse geschwollen. Stiche u. Trockenheit. Brennen u. Stechen. Wunder Hals; V. - nach dem Essen von Süßigkeiten. Kitzeln verursacht Husten. Räuspert sich dauernd.
MAGEN. - Extremer Durst, **starker Hunger.** Kann keine enge Kleidung um den Leib vertragen. Schluckauf.
MÄNNL. G. - **Schwellung von Samenstrang u. Hoden mit Schmerz u. Empfindlichkeit. Orchitis.** Epididymitis. Hitze der Teile.
WEIBL. G. - Vor Menses Schmerz im Kreuzbein, Hunger, **Herzklopfen. Während Menses** Aufwachen mit Erstickungsanfällen. [**Cupr.**; **Jod.**; **Lach.**;]. Amenorrhoe mit Asthma [**Puls.**].
ATEMWEGE. - Starke Trockenheit aller Luftwege. **Heiserkeit; Kehlkopf trocken, brennend, eingeschnürt.** Husten **trocken, bellend, kruppartig;** Kehle berührungsempfindlich, **Krupp; V. - beim Einatmen u. vor Mitternacht.** Atmung kurz, keuchend, **schwierig; Kloßgefühl im Kehlkopf. Husten nimmt ab nach dem Essen oder Trinken,** besonders nach warmen Getränken. Trockener, chronischer Reflexhusten oder organische Herzerkrankung werden durch Spongia gebessert [**Naja**]. Husten von einem Punkt tief in der Brust, als ob es dort rauh u. wund wäre, kann nicht unterdrückt werden. Brust schwach; kann kaum sprechen. Kehlkopftuberkulose. Kropf mit Erstickungsanfällen. Bronchialkatarrh mit pfeifendem, asthmatischem Husten, V. - kalte Luft, mit reichlichem Auswurf u. Erstickung; V. - bei tiefliegendem Kopf u. im warmen Zimmer. Beklemmung u. Hitze in der Brust, mit plötzlicher Schwäche.
HERZ. - Schnelles, stürmisches Herzklopfen mit Atemnot; kann sich nicht niederlegen; oder fühlt sich am besten in der horizontalen Lage. **Wacht plötzlich auf nach Mitternacht mit Schmerz u. Erstickungsgefühl;** gerötet, heiß u. mit Todesangst [**Acon.**]. Herzklappeninsuffizienz. Angina pectoris; Schwäche u. Angstschweiße. Blutwallungen, erweiterte Venen. **Starkes Herzklopfen, als ob die Brust gesprengt würde.** Hypertrophie des Herzens, besonders des rechten, mit asthmatischen Symptomen.
HAUT. - **Drüsenschwellung u. -verhärtung;** auch Basedow; Halsdrüsen geschwollen mit Spannungsschmerz beim Drehen des Kopfes, schmerzhaft bei Druck; Kropf. Jucken; Masern.

SCHLAF. - Schreckt hoch aus dem Schlaf mit Erstickungsgefühl. Im allgemeinen V. - nach dem Schlaf oder schläft in die Verschlimmerung hinein [**Lach.**].
FIEBER. - Hitzeanfälle mit Angst; Hitze u. Rötung des Gesichtes u. Schweiß.
MODALITÄTEN. - V. - beim Steigen, Wind, vor Mitternacht. **B.-** Abwärtsgehen, Kopf in Tieflage.
VGL. - Acon.; Hep.; Brom.; Lach.; Merc-protojodatus; Jod. (Kropf).
DOS. - C 2 oder Tinktur bis C 3.
Spongia marina tosta t D1 = Ø; D1; D2; D4; [D2-4, 6]

SQUILLA MARITIMA - SCILLA MARITIMA

(Meerzwiebel); Liliaceae - Liliengewächse; Mittelmeerländer

Ein langsam wirkendes Mittel. Entspricht Beschwerden, die mehrere Tage brauchen bis zu ihrer vollen Entwicklung. Anhaltende, dumpfe, rheumatische Schmerzen durchdringen den Körper. Ein Milzmittel; Stiche unter dem linken Rippenbogen. Wichtiges Herz- u. Nierenmittel. **Bronchopneumonie.**
Wirkt besonders auf die Schleimhäute der Atem- u. Verdauungswege u. auch auf die Nieren. Wertvoll bei chronischer Bronchitis alter Leute mit Schleimrasseln, Atemnot u. spärlichem Urin.

AUGEN. - Gefühl von Reizung; Kind reibt sie mit den Fäusten. Gefühl, als ob sie in kaltem Wasser schwämmen.
MAGEN. - Druck wie von einem Stein.
ATEMWEGE. - Laufschnupfen; wundes Gefühl am Rand der Nasenlöcher. Niesen; gereizter Rachen; trockner, kurzer Husten; muß tief durchatmen. **Atemnot u. Stiche in der Brust,** schmerzhafte Zusammenschnürung der Bauchmuskeln. **Heftiger,** wilder, erschöpfender Husten mit viel Schleim; reichlicher, salziger, schleimiger Auswurf mit **unwillkürlichem Urinabgang u. Niesen. Kind reibt das Gesicht mit der Faust beim Husten** [**Caust.; Puls.**]. Husten wird verursacht durch tiefes Einatmen oder kalte Getränke, durch Anstrengung, Wechsel von warmer zu kalter Luft. Husten bei Masern. Häufiger Harndrang nachts, Abgang großer Mengen [**Phos-ac.**]. **Niesen mit Husten.**
HERZ. - Ein Herzstimulans, das auf die peripheren Gefäße u. die Koronar-Arterien wirkt.
HARNWEGE. - Starker Harndrang; **viel wässeriger Urin. Unwillkürliches** Urinabgang beim Husten [**Caust.; Puls.**].
HAUT. - Kleine, rote Flecken am ganzen Körper mit prickelndem Schmerz.
EXTREMITÄTEN. - Eiskalte Hände u. Füße bei Wärme des übrigen Körpers [**Meny.**]. Füße schmerzen vom Stehen. Empfindliche Füße bei Verkäuferinnen [**sil.**].

MODALITÄTEN. - B. - Ruhe; **V. -** Bewegung.
VGL. - Dig.; Stroph.; Apoc.; Bry.; Kali-c. Squilla folgt **Dig.**, wenn das bei Ödemen versagt.
DOS. - C 1 bis C 3.
Squilla maritima Ø; D1; D1; D4; [Ø]

STANNUM

(Zinn); Sn

Die Hauptwirkung konzentriert sich auf Nervensystem u. Atmungsorgane. Schwäche sehr deutlich, wenn Stannum das Mittel ist, besonders die Schwäche bei bestimmten chronischen Bronchial- u. Lungenbeschwerden mit reichlicher, schleimigeitriger Absonderung auf tuberkulöser Basis. **Sprechen verursacht sehr großes Schwächegefühl in Kehle u. Brust. Schmerzen, die allmählich kommen u. gehen,** weisen deutlich auf Stannum. Paralytische Schwäche. Spasmen; Lähmungen.

GEIST, GEMÜT. - Traurig, ängstlich. **Entmutigt.** Menschenscheu.
KOPF. - Schmerzen in Schläfen u. Stirn. Hartnäckiger, akuter Schnupfen u. Influenza mit Husten. Schmerz V. - bei Bewegung; **allmählich zu- u. abnehmend,** als ob Kopf von einem Band umschlossen würde; Gefühl, als ob die Stirn nach innen gepreßt würde. Knirschen der Schritte hallt schmerzhaft im Kopf wider. Ziehende Schmerzen in Backenknochen u. Augenhöhlen. Geschwürige Ohrringlöcher.
INN. HALS. - Viel haftender Schleim, schwierig zu lösen; Versuch verursacht Übelkeit. Rachen ist trocken u. sticht.
MAGEN. - Hunger. **Geruch von Knochen verursacht Erbrechen.** Bitterer Geschmack. Schmerz B. - durch Druck, aber spürbar bei Berührung. **Leeregefühl im Magen.**
ABDOMEN. - Krampfartige Kolik um den Nabel mit Leeregefühl. **Kolik erleichtert durch starken Druck.**
WEIBL. G. - Gefühl des Nach-unten-Drängens. Prolaps mit **Schwäche u. Beklommenheit im Magen [Sep.]. Menses früh u. reichlich.** Schmerz in Vagina strahlt aus nach oben u. nach hinten zur Wirbelsäule. Weißfluß, mit großer Schwäche.
ATEMWEGE. - Heiser; Anstrengung beim Abhusten des Schleimes. Heftiger, trockener Husten von Abend bis Mitternacht. Husten erregt durch **Lachen,** Singen, Sprechen; V. - Liegen auf der rechten Seite, tagsüber mit **reichlich grünlichem, süßlichem** Auswurf. Wundheits- u. **Schwächegefühl in der Brust;** kann kaum sprechen. Grippehusten von mittags bis Mitternacht mit spärlichem Auswurf. Atmung kurz, beklemmend; Stiche in der linken Seite, beim Atmen u. Liegen auf dieser Seite. **Phthisis mucosa. Hektisches Fieber.**
SCHLAF. - Im Schlaf ein Bein hochgezogen, das andere ausgestreckt.
EXTREMITÄTEN. - Paralytische Schwäche; läßt Dinge fallen. Geschwollene Knöchel. Glieder **geben plötzlich nach bei dem Versuch, sich hinzusetzen.**

Schwindel u. Schwäche **beim Hinuntergehen**. Spastisches Muskelzucken in Unterarm u. Hand. Finger zucken beim Halten des Stiftes. Neuritis. Lähmung bei Stenotypistinnen.
FIEBER. - Hitze abends; **erschöpfende Nachtschweiße,** besonders gegen Morgen. Hektisch. Schweiß, besonders an der Stirn u. im Nacken; schwächend; muffig oder übel riechend.
MODALITÄTEN. - V. - Gebrauch der Stimme - (d.h. Lachen, Sprechen, Singen), Liegen auf der rechten Seite, warme Getränke. **B.** - Husten oder Auswerfen, starker Druck.
VGL. - Ergänzend: **Puls.**
VGL. - Stann-jodatum, D 3. (Wertvoll bei chronischen Brusterkrankungen, charakterisiert durch plastische Gewebeveränderung. Ständiger Hustenreiz, durch kitzelnde, trockene Stelle im Hals, die an der Zungenwurzel zu liegen scheint. Trockenheit des Halses. Trachaeal- u. Bronchialreizung bei Rauchern. Lungensymptome; Husten, laut, hohl, mit Auswurf endend [**Phel.**] - Eitrige Infiltration. **Fortgeschrittene** Phthisis. Wenn Stann-jodatum nicht gewirkt hat, wird u.U. durch eine zusätzliche Dosis von Jod in Milch seine günstige Wirkung erschlossen (Stonham); **Caust.**; **Calc.**: **Sil.**; **Tub.**; **Bacil.**; **Helo.**; **Myrt-chekan** - (chronische Bronchitis, Husten bei Tuberkulose, Emphysem mit gastrischen, katarrhalischen Komplikationen u. dikkem, gelbem, schwierigem Sputum. Alte Leute, die schlecht abhusten können).
DOS. - C 3 bis C 30.
Stannum D8; D10; D1; D8 [**D4,6 Tbl.**]

STAPHISAGRIA - DELPHINIUM STAPHISAGRIA

(Samon von Stephanskraut); Ranunculaceae - Hahnenfußgewächse; Südeuropa

Nervöse Beschwerden mit deutlicher Reizbarkeit, Erkrankungen des Urogenitaltraktes u. der Haut zeigen besonders häufig Symptome, die nach diesem Mittel verlangen. Wirkt auf die Zähne u. Periost der Alveolen. Böse Folgen von Ärger u. Beleidigungen. **Sexuelle Sünden u. Exzesse. Sehr empfindlich.** Rißwunden. Schmerz u. Nervosität nach Zahnextraktion. Verletzter oder gedehnter Sphinkter.

GEIST, GEMÜT. - Heftige, **gewaltsame Wutausbrüche,** hypochondrisch, traurig. **Sehr empfindlich** gegen das, was andere über sie sagen. Verweilt bei sexuellen Dingen; zieht Einsamkeit vor. Verdrießlich. Kind verlangt weinend nach vielen Dingen u. lehnt sie ab, wenn sie angeboten werden.
KOPF. - Betäubender Kopfschmerz; endet mit Gähnen. Gefühl von Quetschung im Gehirn. Gefühl von einer Bleikugel in der Stirn. Juckender Ausschlag über u. hinter den Ohren [**Olnd**].
AUGEN. - Hitze in den Augäpfeln, daß die Brille beschlägt. **Wiederholte Gerstenkörner. Hagelkörner** [**Platanus**]. Augen eingesunken mit blauen

Ringen. Lidränder jucken. Augenwinkel, besonders die inneren, sind betroffen. Riß- oder Schnittwunden der Hornhaut. Brennender Schmerz in den Augäpfeln bei syphilitischer Iritis.

INN. HALS. - Stiche in die Ohren hineinziehend beim Schlucken, besonders links.

MUND. - Zahnschmerz während Menses. **Zähne schwarz u. zerkrümelnd.** Speichelfluß, schwammiges Zahnfleisch, leicht blutend [**Merc.**; **Kreos.**]. Unterkieferdrüsen geschwollen. Schläfrig nach dem Essen. Pyorrhoe [**Plantago**].

MAGEN. - Schlaff u. schwach. Verlangen nach Stimulantien. Erschlafftes Gefühl im Magen. **Verlangen nach Tabak.** Heißhunger, selbst wenn der Magen voll ist. Übelkeit nach Bauchoperationen.

ABDOMEN. - Kolik nach Ärger. Heiße Blähung. Geschwollener Bauch bei Kindern mit viel Blähung. Kolik mit Tenesmus im Becken. **Starke Schmerzen nach Bauchoperation.** Festgesetzte Blähung. Durchfall nach Trinken von kaltem Wasser mit Tenesmus. **Verstopfung** (2 Tropfen Tinktur nachts u. morgens), Hämorrhoiden mit vergößerter Prostata.

MÄNNL. G. - Besonders nach Selbstbefriedigung; anhaltendes Verweilen bei sexuellen Dingen. Spermatorrhoe mit eingesunkenen Gesichtszügen; schuldbewußtes Aussehen; Pollutionen mit Rückenschmerz, Schwäche u. sexueller Neurasthenie. Atemnot nach Koitus.

WEIBL. G. - Teile sehr empfindlich, V. - Hinsetzen [**Berb.**; **Kreos.**]. **Reizblase bei jungverheirateten Frauen.** Weißfluß. Prolaps mit Schwächegefühl im Bauch; Schmerzhaftigkeit um die Hüften.

HARNWEGE. - Zystozele (lokal u. innerlich). Zystitis im Kindbett. Erfolgloser Harndrang bei **jungverheirateten** Frauen, Druck auf die Blase; Gefühl, als ob sie sich nicht entleeren würde. **Gefühl, als ob ein Urintropfen dauernd die Harnröhre hinunterliefe.** Brennen in der Urethra bei der Miktion. Prostatabeschwerden; häufiges Wasserlassen. Brennen in der Urethra **ohne gleichzeitigen Harnabgang** [**Thuj.**; **Sabal.**; **Ferr-pic.**]. Drang u. Schmerz **nach** Wasserlassen [**Sars.**]. Schmerz nach Steinoperation.

HAUT. - Ekzem an Kopf, Ohren, Gesicht u. Körper; dicke Borken, trocken, heftig juckend; Jucken wechselt den Ort nach Kratzen. Gestielte Feigwarzen [**Thuj.**]. Arthritische Knoten. Entzündung der Finger u. Zehen. Nachtschweiße.

EXTREMITÄTEN. - Zerschlagenheitsgefühl der Muskeln, besonders der Waden. **Rückenschmerz; V. - morgens vor dem Aufstehen.** Zerschlagenes u. schmerzhaftes Gefühl in den Gliedern. Gelenke steif. **Unterschenkelneuralgie.** Dumpfe Schmerzen der Nates bis ins Hüftgelenk u. ins Kreuz gehend.

MODALITÄTEN. - V. - Ärger, Empörung, Kummer, Gewissensbisse, Flüssigkeitsverlust, Onanie, sexuelle Ekzesse, Tabak; die geringste Berührung der kranken Teile. **B.** - nach dem Frühstück, Wärme, Nachtruhe.

FEINDLICH.: Ran-b.
ERGÄNZEND: Caust.; Coloc.
VGL. - Ferr-pyrophos. (Lidzysten); **Coloc.; Caust.; Ing.; Phos-ac.; Calad.**

ANTIDOTE: Camph.
DOS. - C 3 bis C 30.
Staphisagria + **D1** = **0; D1; D2; D4;** [D4]

STELLARIA MEDIA

(Vogelmiere); Karyophyllaceae - Nelkengewächse; Europa

Führt einen Zustand von Stauung, Kongestionen u. Erschlaffung aller Funktionen herbei. Morgenverschlimmerung.
Starke, **wandernde,** ausgesprochen rheumatische Schmerzen in allen Körperteilen. **Rheumatismus;** schießende Schmerzen fast überall; Steifheit der Gelenke; Teile berührungsempfindlich; V. - Bewegung. **Chronischer Rheumatismus. Wandernde Schmerzen** [**Puls.; Kali-s.**]. Psoriasis. Verdickte u. entzündete, gichtische Fingergelenke.

KOPF. - Allgemeine Reizbarkeit. Mattigkeit, Abneigung gegen Arbeit. Schmerzen und Brennen in den Augen, Gefühl des Vorquellens. Dumpfer Stirnkopfschmerz; V. - morgens u. links mit Schläfrigkeit. Halsmuskeln steif u. schmerzhaft.
ABDOMEN. - Völle der Leber, geschwollen mit stechendem Schmerz u. druckempfindlich. Lehmfarbige Stühle. Erschlaffung der Leber. Verstopfung im Wechsel mit Diarrhoe.
EXTREMITÄTEN. - Rheumatische Schmerzen in verschiedenen Körperteilen. Starker Schmerz im Kreuz, über den Nieren, in den Glutaei, in die Oberschenkel ausstrahlend. Schmerz in Schultern u. Armen. Synovitis. Prellungsgefühl. Rheumatische Schmerzen in den Waden.
MODALITÄTEN. - V. - morgens, Wärme, Tabak. **B.** - abends, kalte Luft, Bewegung.
VGL. - Puls. (ähnlich bei Rheumatismus, wandernde Schmerzen, V. - Ruhe, Wärme; B. - kalte Luft).
DOS. - Tinktur äußerlich. Innerlich D 2.
Stellaria media 0; D1; D1; D3; [D2]

STERCULIA oder COLA ACUMINATA

(Kolanuß); Sterculiaceae sp.; Tropen, Westafrika

Neurasthenie. Reguliert den Kreislauf, tonisiert u. wirkt gegen Durchfall, reguliert Herzrhythmus u. macht Diurese. Schwaches Herz.
Das Mittel für Trunksucht. Fördert Appetit u. Verdauung, vermindert Verlangen nach Alkohol. **Asthma.** Gibt die Kraft, längere physische Anstrengung zu ertragen ohne Nahrungsaufnahme u. ohne Müdigkeit.
VGL. - Coca.
DOS. - 3 bis 10 Tropfen, sogar 1,77 g 3-mal den Tag.
Sterculia D1 = **0; D1; D2; D4;** [D3]

STICTA PULMONARIA - LOBARIA PULMONARIA

(Lungenmoos, Lungenflechte); Stictaceae od. Parmeliaceae

Bietet eine Reihe von Symptomen wie bei Schnupfen, Bronchialkatarrh, Influenza zusammen mit vervösen u. **rheumatischen** Störungen. Allgemeines Gefühl von Dumpfheit u. Unwohlsein wie bei einer beginnenden Erkältung; dumpfer, schwerer Druck in der Stirn, katarrhalische Konkunktivitis usw. **Rheumatische Steifheit des Halses.**

GEIST, GEMÜT. - Gefühl, als ob man in der Luft schwebe [Datura arborea; Lac-c.]. Gedankenverwirrung; **Geschwätzigkeit.**
KOPF. - Dumpfer Kopfschmerz mit dumpfem, schwerem Druck in Stirn u. **Nasenwurzel. Katarrhalischer Kopfschmerz, bevor Absonderung in Gang kommt.** Brennen in den Augen u. Schmerzhaftigkeit der Augäpfel. Gefühl, als ob die Kopfhaut zu eng wäre. Brennen in den Augenlidern.
NASE. - Völlegefühl an der Nasenwurzel [Nux-v.]. Atrophische Rhinitis [**Calc-f.**]. **Trockenheit der Nasenschleimhaut. Dauerndes Verlangen, die Nase zu schneuzen, aber keine Absonderung.** Trockene Borken, besonders abends u. nachts. **Heufieber;** unaufhörliches Niesen [**Sabad.**].
WEIBL. G. - Spärlicher Milchfluß.
ABDOMEN. - Durchfall; Stuhl reichlich, schaumig; V. - morgens. Vermehrter Urin mit Wundheit u. Schmerzhaftigkeit in der Blase.
ATEMWEGE. - Rachen rauh; retronasales Schleimtröpfeln. **Trockener, hackender Husten nachts; V. - Einatmen.** Tracheitis, erleichtert Auswurf. Lockerer Husten morgens. Schmerz durch den Brustkorb vom Brustbein zur Wirbelsäule. Husten nach Masern [**Sang.**]. **V. - gegen Abend u. wenn müde. Pulsieren von der rechten Seite des Brustbeins hinunter in den Bauch.**
EXTREMITÄTEN. - Rheumatischer Schmerz im rechten Schultergelenk, im Deltoideus u. Bizeps. Schwellung, Hitze, Rötung der Gelenke. **Entzündeter, roter Fleck über dem befallenen Gelenk.** Starker, ziehender Schmerz. Choreaartige Spasmen; Gefühl, als ob die Beine in der Luft schwebten. **Hausmädchenknie** [**Rhus-t.; Kali-hydrojodicum; Slag.**]. Schießende Schmerzen in den Knien. Gelenke u. benachbarte Muskeln rot, geschwollen, schmerzhaft. Rheumatische Schmerzen vor den katarrhalischen Symptomen.
MODALITÄTEN. - V. - plötzliche Temperaturänderungen.
VGL. - Datura arborea - Bougmancia candida - (kann sich nicht konzentrieren; Gehirn läuft über von Tausenden von Problemen u. großen Ideen. Gefühl des Schwimmens, als ob die Gedanken außerhalb des Gehirnes trieben. Kopfschmerz, Sodbrennen. Brennen am Mageneingang, auf die Speiseröhre ausstrahlend mit Einschnürungsgefühl. Hitze u. Völle über der Leber). - **Cetraria -** Island Moos - (chronischer Durchfall, Phthisis, blutiger Auswurf. Wird als Abkochung gebraucht u. mit Milch gekocht als

Expektorans u. Nährstoff bei Bronchorrhoe, Katarrh usw.). **Ery.**; **Dros.**; **Still.**; **Rum.**; **Samb.**
DOS. - Tinktur bis C 6.
Sticta pulmonaria D1 = 0; D1; D2; D3; [D2,3]

STIGMATA MAYDIS - ZEA

(Maiskrankheit oder Narben u. Griffel von Zea Mays)

Hat deutliche Harnsymptome u. ist erfolgreich angewandt worden bei organischer Herzerkrankung mit viel Ödem der unteren Extremitäten u. spärlichem Urin. Vergrößerte Prostata u. Urinverhaltung. Gonorrhoe mit ureischer u. phosphatischer Absonderung. Zystitis.

HARNWEGE. - Urinunterdrückung u. **Verhaltung.** Dysurie. Nierensteine; Nierenkolik; Blut u. roter Sand im Urin. Tenesmus nach Wasserlassen. Blasenkatarrh. Gonorrhoe. Zystitis.
Schalen (als Abkochung bei chronischer Malaria, teelöffelweise häufige Gaben Dr. E. C. Lowe, England).
DOS. - Tinktur 10 bis 50-Tropfen-Gaben.
Stigmata maydis 0; D1; D1; D4; [D2]

STILLINGIA SILVATICA

Euphorbiaceae - Wolfsmilchgewächse; Nord- u. Mittelamerika, Brasilien

Chronischer Rheumatismus des Periost, syphilitische u. skrofulöse Leiden. Atmungssymptome sehr deutlich. Trägheit der Lymphdrüsen; schlaffe Leber mit Gelbsucht u. Verstopfung.

GEIST, GEMÜT. - **Trübe Vorahnungen;** deprimiert.
ATEMWEGE. - Trockner, spastischer Husten, Einschnürungsgefühl im Kehlkopf mit Stechen im Schlund. Wundes Gefühl in der Luftröhre bei Druck. **Heiserkeit** u. chronische Kehlkopfbeschwerden bei Rednern.
URIN. - Farbloser Urin. **Setzt weißes Sediment ab;** Urin milchig u. dick.
EXTREMITÄTEN. - Anhaltende **Knochen**schmerzen in Extremitäten u. Rükken.
HAUT. - Geschwüre; chronischer Ausschlag an Händen u. Fingern. **Vergrößerte Halsdrüsen.** Brennen u. Jucken der Beine; V. - wenn sie der Luft ausgesetzt werden. Exostosen. Skrofuloderm; Syphilis, sekundäre Ausschläge u. Spätsymptome. Wertvoll als Zwischenmittel.
MODALITÄTEN. - **V.** - nachmittags, feuchte Luft, Bewegung. **B.** - morgens, trockne Luft.
VGL. - **Staph.**; **Merc.**; **Syph.**; **Aur.**; **Corydalis** (syphilitische Knötchen).
DOS. - Urtinktur u. C 1.
Stillingia silvatica t D1 = 0; D1; D2; D4; [D2]

STRAMONIUM - DATURA STRAMONIUM

(Stechapfel); Solanaceae - Nachtschattengewächse;
Europa, Asien, Afrika, Nordamerika

Die gesamte Kraft dieser Droge scheint sich auf das Gehirn zu richten, obwohl Haut u. Rachen einige Störungen zeigen. Unterdrückte Sekretionen u. Exkretionen. Gefühl, als ob die Glieder vom Körper abgetrennt wären. Delirium tremens. Fehlen von Schmerz u. Muskelbeweglichkeit, besonders der mimischen u. der Bewegungsmuskulatur. Gewundene u. graziöse Bewegungen. Parkinsonimus.

GEIST, GEMÜT. - Feierliches, ernstes, eindringliches u. unaufhörliches Reden. Geschwätzig, redselig, lachend, singend, fluchend, betend, reimend. Sieht Gespenster, hört Stimmen, spricht mit Geistern. Rascher Wechsel von Fröhlichkeit zu Trauer. Heftig u. unzüchtig. Täuschungen über die eigene Identität; hält sich für groß, doppelt, glaubt, daß ein Teil fehlt. Religiöse Manie. Kann keine Einsamkeit oder Dunkelheit ertragen; **muß Licht u. Gesellschaft haben.** Anblick von Wasser oder glitzernden Dingen führt zu Krämpfen. Delirium mit dem Verlangen zu entfliehen [**Bell.**; **Bry.**; **Rhus-t.**].
KOPF. - Hebt den Kopf häufig vom Kissen. Schmerz in der Stirn u. über den Augenbrauen, beginnt um 9 Uhr; V. - bis Mittag. Bohrender Schmerz, bei vorausgehendem Sehfelddefekt. Blutandrang zum Kopf; taumelt mit Fallneigung nach vorne u. nach links. Gehörhalluzinationen.
AUGEN. - Scheinen hervorzutreten, **starren weit offen;** Pupillen erweitert. Verlust der Sehkraft; klagt, es sei dunkel, **verlangt nach Licht. Kleine Gegenstände sehen groß aus.** Einzelne Körperteile scheinen enorm vergrößert. Schielen. Alle Gegenstände sehen schwarz aus.
GESICHT. - Heiß, rot umschriebene Wangenröte. Blutandrang zum Gesicht. Verzerrt. **Erschreckter Gesichtsausdruck.** Blasses Gesicht.
MUND. - Trocken; klebriger Speichelfluß. Abneigung gegen Wasser. **Stottern.** Risus sardonicus. Kann nicht schlucken wegen Schlundkrampf. Kaubewegungen.
MAGEN. - Speisen schmecken wie Stroh. Heftiger Durst. Erbrechen von Schleim u. **grüner** Galle.
URIN. - Harnsekretion unterdrückt, Blase leer.
MÄNNL. G. - Sexueller Erethismus mit unzüchtigen Reden u. Gebärden. Hände dauernd am Genitale.
WEIBL. G. - Metrorrhagie mit **Geschwätzigkeit, Singen,** Beten. Kindbettmanie mit charakteristischen Zeichen für Geisteskrankheit u. reichlichen Schweißen. Krämpfe nach Entbindung.
SCHLAF. - Wacht erschreckt auf; schreit vor Schrecken. Tiefer, schnarchender Schlaf. Schläfrig, aber kann nicht schlafen [**Bell.**].
EXTREMITÄTEN. - Graziöse, rhythmische Bewegungen. Konvulsionen der oberen Extremitäten u. isolierter Muskelpartien. **Chorea;** teilweise Spas-

men, dauernd wechselnd. **Heftiger Schmerz in der linken Hüfte.** Zittern, Sehnenhüpfen, taumelnder Gang.
HAUT. - Plötzliche, leuchtende Rötung. **Folgen von unterdrücktem Ausschlag bei Scharlach,** mit Delirium usw.
FIEBER. - Reichlicher Schweiß, der nicht erleichtert. Heftiges Fieber.
MODALITÄTEN. - V. - im dunklen Zimmer, Einsamkeit, Anblick von hellen, glänzenden Gegenständen, nach dem Schlaf, beim Schlucken. **B.** - bei hellem Licht, Gesellschaft, Wärme.
VGL. - besonders: **Hyos. u. Bell.** . Es hat weniger Fieber als **Bell.**, aber mehr als **Hyos.**, verursacht mehr funktionelle Erregung des Gehirns, erreicht aber nie den echt entzündlichen Zustand von **Bell.** .
ANTIDOTE: Bell.; Tab.; Nux-v.
DOS. - C 30 u. tiefer.
Stramonium* + Ø; D1; D1; D3; [D4],

STRONTIUM - STRONTIUM CARBONICUM

(Strontiumcarbonat); $SrCO_3$

Rheumatische Schmerzen, chronische Verstauchungen. Stenose der Speiseröhre. Schmerzen machen Ohnmacht oder Übelkeitsgefühl. Chronische **Folgen von Blutungen,** nach Operationen mit viel Blutverlust, Kälte u. Erschöpfung. Arteriosklerose. Bluthochdruck mit gerötetem Gesicht, pulsierenden Arterien, drohender Apoplexie. Heftiges, unwillkürliches Hochfahren. Beschwerden der Knochen, besonders des Oberschenkels. Ruhelos nachts, Erstickungsgefühl. **Schock nach Operationen. Neuritis**, große Kälteempfindlichkeit.

KOPF. - Schwindel mit Kopfschmerz u. Übelkeit. Auseinanderdrückender Schmerz. Schmerz breitet sich vom Nacken nach oben aus; B. - Kopf warm einhüllen [**Sil.**]. Wallungen im Gesicht; heftiges Pulsieren. Supraorbitalneuralgie; Schmerzen nehmen langsam zu u. ab. [**Stann.**]. Blutige Borken in der Nase. Gesicht rot; brennt, juckt. Jucken, Röte u. Brennen der Nase.
AUGEN. - Brennen u. Rötung der Augen. Schmerz u. Tränenfluß beim Gebrauch der Augen, Gegenstände bewegen sich u. zeigen chromatische Veränderungen.
MAGEN. - Appetitlos, Abneigung gegen Fleisch, Verlangen nach Brot u. Bier. Speisen geschmacklos. Aufstoßen nach dem Essen. Schluckauf verursacht Brustschmerzen; Kardialgie.
ABDOMEN. - Kolikartige Schmerzen im Leistenring. Durchfall, **V. - nachts; dauernder Drang;** B. - gegen Morgen. Brennen im Anus hält lange an nach Stuhlgang [**Rat.**]. Unangenehme Völle u. Schwellung des Bauches.
EXTREMITÄTEN. - Ischias mit Ödem der Knöchel. Rheumatischer Schmerz in der rechten Schulter. Rheumatismus mit Durchfall. Nagendes Gefühl im Knochenmark. Krämpfe in Waden u. Sohlen. **Chronische** Verspannungen,

besonders des Sprunggelenkes. Ödematöse Schwellung. Eiskalte Füße. Rheumatische Schmerzen, besonders in den Gelenken. Venen der Hände erweitert. **Verstauchung der Sprunggelenke mit Ödem.**

FIEBER. - Hitze mit Abneigung, sich aufzudecken oder auszuziehen.

HAUT. - Feuchter, juckender, brennender Ausschlag; B. - im Freien, besonders bei warmem Sonnenschein. Heftiges Schwitzen nachts.

MODALITÄTEN. - B. - Eintauchen in **heißes Wasser; V.** - Wetterwechsel; Ruhe; bei Beginn der Bewegung; große Kälteempfindlichkeit.

VGL. - Arn.; Ruta; Sil.; Bar-c.; Carb-v.; Stront-jodatum - (Arteriosklerose). **Stront-bromatum** - (Erzielt oft hervorragende Resultate, wenn ein Bromid indiziert ist. Schwangerschaftserbrechen. Nervöse Dyspepsie. Wirkt antifermentativ u. neutralisiert überschüssige Säure). **Stront-nitricum** - (krankhafter Appetit auf irgendwelche Dinge; Kopfschmerz u. Ekzem hinter den Ohren).

DOS. - C 6 u. C 30.

Strontium + **D8; D10; D1; D8;** [**D3,4 Tbl.**]

STROPHANTHUS HISPIDUS

Apocynaceae - Hundsgiftgewächse; Westafrika

Strophantus ist ein Muskelgift; es vermehrt die Kontraktibilität aller quergestreiften Muskeln. Wirkt auf das Herz, **vermehrt die Systole u. vermindert** Pulszahl. Vorteilhaft als Herztonikum u. gegen Ödeme. In kleinen Dosen bei schwachem Herzen; Vergrößerungsgefühl am Herzen. Bei Mitralstenose, wo Ödeme u. Schwellungen hinzukommen [**Dig.**]. Strophanthus verursacht keine Magenkomplikationen, hat keine kumulativen Wirkungen, ist ein größeres Diureticum u. ist sicherer bei alten Leuten, da es die vasomotorischen Nerven nicht beeinflußt. Bei Pneumonie u. bei starker Erschöpfung durch Blutung nach Operationen u. akuten Erkrankungen. Nach langem Gebrauch von Stimulantien; **nervöses Herz** bei Tabakrauchern. Arteriosklerose; starre Arterien alter Leute. Stellt die Elastizität **spröder** Gewebe wieder her, besonders an Herzmuskel u. -klappen. Besonders nützlich bei Dekompensation durch Herzverfettung. **Nesselausschlag.** Anämie mit Herzklopfen u. Atemnot. Basedow. Korpulente Personen.

KOPF. - Schläfenschmerzen mit Doppelsichtigkeit, Schwachsichtigkeit; glänzende Augen, gerötetes Gesicht. Altersschwindel.

MAGEN. - Übelkeit mit besonderem Widerwillen gegen Alkohol, hilft so bei der Behandlung von Quartalssäufern. 7 Tropfen der Tinktur.

HARNWEGE. - Vermehrte Ausscheidung, spärlich u. eiweißhaltig.

WEIBL. G. - Menorrhagie; Uterusblutung; starker Blutandrang im Uterus. Anhaltender Schmerz durch Hüften u. Oberschenkel während des Klimakteriums.

ATEMWEGE. - Atemnot, besonders beim Steigen. Blutandrang in den Lungen. Lungenödem. Bronchial- u. Herzasthma.
HERZ. - Puls beschleunigt. Herzaktion schwach, schnell, unregelmäßig, wegen Muskel**schwäche** u. **Insuffizienz.** Herzschmerz.
HAUT. - Nesselsucht, besonders chronische Formen.
EXTREMITÄTEN. - Geschwollen, ödematös. Anasarka.
VGL. - Dig. - (Wirkt aber langsamer als **Strophantus**); **Phos-ac. -** (Herzschwäche, unregelmäßiger Puls, Flattergefühl in der Herzgegend, Herzklopfen während des Schlafes, Ohnmacht).
DOS. - Tinktur u. D 6. Bei akuteren Fällen 5 bis 10 Tropfen der Tinktur 3-mal täglich.
Strophanthus hispidus* hispidus + D1 = ∅; D1; D2; D3; [D4, 6]

STROPHANTHUS SARMENT. (St)

STRYCHNINUM
(Alkaloid von Nux vomica)

Seine erste Funktion ist die Stimulierung der Bewegungsnerven u. der Rückenmarkreflexe. Homöopathisch für Muskelspasmen, Krämpfe durch Reflexüberregbarkeit des Rückenmarks, Blasenkrämpfe. Strychnin stimuliert das zentrale Nervensystem, die geistige Aktivität, schärft besonders die Sinne. Verstärkte Atmung. Alle Reflexe werden aktiviert. Steifheit in den Gesichts- u. Halsmuskeln, Opisthotonus. Tetanische Krämpfe mit Opisthotonus. Die Muskeln erschlaffen zwischen den Anfällen; V. - leichteste Berührung, Geräusch, Geruch. Beeinflußt das Rückenmark direkt u. ist weniger angebracht für Störungen der Eingeweide als Nux-v. . **Tetanus.** Explosive Nervosität. Die Schmerzen u. Empfindungen kommen **plötzlich** u. kehren nach Intervallen wieder.

KOPF. - Ruhelos. **Überreizt.** Berstender Kopfschmerz mit Völlegefühl u. Hitze in den Augen. Schwindel mit Dröhnen in den Ohren. Rucken des Kopfes nach vorne. Kopfhaut empfindlich. Jucken von Kopfhaut u. Nacken.
AUGEN. - Heiß, schmerzhaft, vortretend, starrend. Pupillen erweitert. Funken vor den Augen. Spastische Kontraktion der Augenmuskeln; Zucken u. Zittern der Lider.
OHREN. - Gehör sehr scharf; Brennen, Jucken u. Dröhnen in den Ohren.
GESICHT. - Blaß, ängstlich, livide. Kieferklemme; Unterkiefer krampfhaft zusammengebissen.
INN. HALS - Trocken, zugeschnürt; Kloßgefühl. Schlucken unmöglich. Spasmen u. Brennen entlang der Speiseröhre. Heftiges Jucken am Gaumen.
MAGEN. - Dauerndes Würgen. Heftiges Erbrechen. Schwangerschaftsübelkeit.
ABDOMEN. - Scharfer Schmerz in den Bauchmuskeln, kneifender Schmerz in den Därmen.

REKTUM. - Unwillkürlicher Stuhlabgang bei den Spasmen. Sehr hartnäckige Verstopfung.

WEIBL. G. - Verlangen nach Koitus [**Canth.**; **Camph.**; **Fluor-ac.**; **Lach.**; **Phos.**; **Plat.**]. Jede Körperberührung erregt Wollustgefühl.

ATEMWEGE. - **Muskelspasmen** im Kehlkopf. Extreme Atemnot; scharfer, zusammenziehender Schmerz in den Brustmuskeln. Anhaltender Husten, wiederkehrend nach Influenza.

RÜCKEN. - **Halsmuskeln rigide.** Starker Schmerz im Nacken u. die Wirbelsäule hinunter. **Rücken steif**; heftiges Zucken in der Wirbelsäule. **Eisiges Gefühl die Wirbelsäule hinunter.**

EXTREMITÄTEN. - Glieder steif. Rheumatismus mit steifen Gelenken. **Heftiges Schlagen, Zucken u. Zittern.** Tetanische Krämpfe u. Opisthotonus; Spasmen werden durch leichteste Berührung u. Bewegungsversuche ausgelöst. Zucken in den Muskeln. **Krampfartige Schmerzen.**

FIEBER. - Kälteschauer die Wirbelsäule hinunter. Schweiß fließt in Strömen Kopf u. Brust hinunter. Untere Extremitäten kalt.

HAUT. - Jucken am ganzen Körper, besonders an der Nase. Eiskaltes Gefühl die Wirbelsäule hinunter.

MODALITÄTEN. - **V.** - morgens; Berührung; Geräusch; Bewegung; nach den Mahlzeiten. **B.** - Rückenlage.

VGL. - **Eucal.** - (Neutralisiert schlechte Wirkungen von **Stry.**). - **Stry.-arsenicosum** - (Paresen bei alten Leuten, erschlaffte Muskulatur. Prostration. Psoriasis; chronischer Durchfall mit Lähmungserscheinungen, kompensatorische Hypertrophie des Herzens mit beginnender fettiger Degeneration; deutliche Atemnot beim Niederlegen; Ödem der unteren Extremitäten, Urin spärlich, von hohem spezifischem Gewicht, viel Glykosurie. Diabetes. D 6). - **Stry.-et Ferr-citricum** - (Chlorotische u. paralytische Zustände; Dyspepsie mit Erbrechen von Unverdautem; D 2 u. D 3); - **Stry.-nitricum** (D 2 u. D 3 soll Verlangen nach Alkohol beseitigen. 2 Wochen lang geben); **Stry.-sulf.** - (Atonie des Magens); - **Stry.-valerianicum** - (Erschöpfung der Gehirnkraft; Frauen mit starken, nervösen Erethismus; D 2); - **Cic.**; **Arn.** (Tetanus).

DOS. - C 3 bis C 30. Für nicht-homöopathische Anwendung, um direkte physiologische Wirkungen bei Paralyse hervorzurufen, bewegt sich die Dosierung zwischen 1,3 bis zu 3 mg, 3-mal täglich wiederholt. Unter 12 Jahren 1,3 bis 0,3 mg. **Stry.**, subkutan gegeben, kann progressive Muskelatrophie aufhalten u. ist ein sicheres Stimulans des Atemzentrums, ist nützlich bei Atemnot, besonders im Verlaufe von Lungenentzündung. Es ist ein Antidot zu Chloral, bei Asphyxie durch Gas u. Chloroform u. beginnender Opiumvergiftung. Dosierung 0,6 mg bis 1,1 mg alle 3 Stunden.

STRYCHNINUM PHOSPHORICUM

(Phosphat von Strychnin)

Dieses Mittel wirkt über das Zerebrospinal-System auf die Muskeln, wo es Zucken, Steifheit, Schwäche u. Verlust der Kraft hervorruft; auf den Kreislauf, wo es Unregelmäßigkeit des Pulses bewirkt u. auf den Geist, wo es die Selbstbeherrschung lähmt, **Zwangslachen** u. Abneigung gegen geistige Arbeit hervorruft. Sehr unregelmäßiger Puls. Tachykardie. Beschleunigter u. schwacher Puls. Nützlich bei Chorea, Hysterie, akuter Asthenie nach akuten Fiebern. Symptome **V.** - bei Bewegung, **B.** - bei Ruhe u. im Freien. Ein hervorragendes Mittel bei Rückenmarksschwäche; Paralyse; Brennen, Schmerzhaftigkeit u. Schwäche der Wirbelsäule; Schmerz strahlt aus nach vorn und durch die Brust; Druckempfindlichkeit im mittleren Dorsalgebiet; kalte, feuchte Füße; **Hände u. Achseln bedeckt mit kaltem Schweiß.** Atelektase u. Dekompensation eines hypertrophierten Herzens; beginnende fettige Degeneration des Herzmuskels (Royal).

DOS. - C 3.
Strychninum phosphoricum * + + **D2** = **Ø**;; **D3**; **D2**; **D4**; [**D6**]

SUCCINUM

(Bernstein; versteinertes Harz)

Nervöse u. hysterische Symptome. Asthma. Milzleiden.

KOPF. - Furcht vor Zügen u. geschlossenen Räumen. Kopfschmerz, Tränenfluß, Niesen.
ATEMWEGE. - Asthma, beginnende Phthisis, chronische Bronchitis, Brustschmerzen, Keuchhusten.
VGL. - Nicht verwechseln mit Ambra grisea. - **Succinic-acidum** - (Heufieber. Niesanfälle, Tröpfeln wässerigen Schleimes aus den Nasenlöchern; Asthma. Entzündung der Atemwege; verursacht Asthma, Brustschmerzen usw.; Jucken der Augenlider, Augenwinkel u. Nase, V. - Zugluft. C 6 bis C 30 benützen). - Vgl. ferner: **Arund.**; **Wye.**; **Sabad.**; **Sinapis.**
DOS. - C 3 Trituration. 5-Tropfen des Öles pro dosi.
Succinum Ø; D1; D1; -; [**D2**]

SULFANILAMIDE (St)

SULFONAL

(Kohlenteerprodukt);

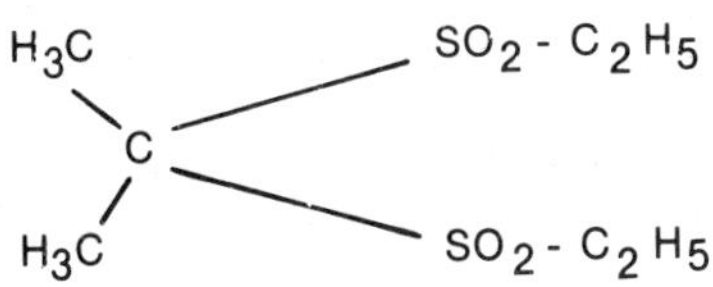

Zerebraler Schwindel. Kleinhirnerkrankungen, Ataxie u. Chorea sind der homöopathische Anwendungsbereich dieser Droge. **Große Schwäche,** Hinfälligkeit, Kraftlosigkeit u. Niedergeschlagenheit. Verlust der Sphinkterkontrolle. Muskuläre Koordinationsstörungen.

GEIST, GEMÜT. - Geistige Verwirrung, Zusammenhanglosigkeit, Illusionen; Teilnahmslosigkeit. **Wechsel zwischen glücklichen, hoffnungsvollen Zuständen u. Depressionen mit Schwäche.** Extreme Reizbarkeit.
KOPF. - Wassersucht, Benommenheit; Schmerz beim Versuch, den Kopf zu heben. Doppeltsehen; müde Augen; Tinnitus, Aphasie; **Zunge wie gelähmt. Augen blutunterlaufen u. ruhelos.** Schwindel, unfähig sich zu erheben. Ptose; Ohrenklingen; Dysphagie, schwieriges Sprechen.
URIN. - Albuminurie mit Zylindern. Spärlich. Rosafarben. Dauernder Harndrang; spärlich, bräunlich-rot. Hämatoporphyrinurie.
ATEMWEGE. - Blutandrang zu den Lungen; schnarchende Atmung. »Seufzende« Atemnot.
EXTREMITÄTEN. - Ataktische Bewegungen, **taumelnder Gang;** kalt, schwach, zitterig; Beine scheinen schwer zu sein. Extreme Ruhelosigkeit; Muskelzucken. Schnellendes Knie verschwindet. Steifheit u. Paralyse beider Beine. Anästhesie der Beine.
SCHLAF. - Unruhig, halbwach, benommen. Schlaflos.
HAUT. - Jucken, bläulich-purpurn. Erythem.
VGL. - **Trional;** Schlaflosigkeit verbunden mit physischer Erregung; (Schwindel, Gleichgewichtsverlust; Ataxie, Übelkeit, Erbrechen, Durchfall, schnarchende Atmung. Zyanose. Ohrenklingen, Halluzinationen).
DOS. - C 3.
NICHT-HOMÖOPATHISCHE ANWENDUNG. - Als Hypnotikum, Dos. - O,648 bis 1,954 g in heißem Wasser. Wirkt ungefähr nach 2 Stunden.

SULFUR

(Sublimierter Schwefel); S

Ist das große Hahnemannische Antipsorikum. Seine Wirkung ist zentrifugal - von innen nach außen - hat elektive Beziehung zur Haut, wo es Hitze u. **Brennen** mit Jucken hervorruft, V. - durch Bettwärme. Trägheit u. Erschlaffung der Muskelfaser, daher charakterisiert Tonusschwäche seine Symptome. **Hitzewallungen, Abneigung gegen Wasser, trockene, harte Haut u. Haare, rote Körperöffnungen, Leeregefühl im Magen um 11 Uhr u. Katzenschlaf,** all das indiziert Sulfur homöopathisch. **Stehen** ist die schlimmste Haltung für Sulfur-Patienten, ist immer unangenehm. Schmutzige, unreine Leute, die zu Hautleiden neigen. Abneigung gegen Waschen. **Wenn sorgfältig gewählte Medikamente versagen, besonders bei akuten Erkrankungen,** regt es vielfach die Ansprechbarkeit des Organismus an. **Rezidivierende Beschwerden. Absonderungen u. Ausdünstungen im allgemeinen übelriechend.** Gesicht u. Lippen sehr rot, leichtes Erröten. Oft sehr nützlich am Anfang der Behandlung chronischer Fälle u. beim Abschluß akuter Fälle.
GEIST, GEMÜT. - Sehr vergeßlich. Denken fällt schwer. Illusionen; hält Lumpen für schöne Kleider, hält sich für sehr reich. Dauernd geschäftig.

Kindische Launenhaftigkeit bei Erwachsenen. Reizbar. Verminderte Zuneigung; **sehr selbstsüchtig,** keine Rücksicht auf andere. Religiöse Melancholie. Uninteressiert an geschäftlichen Dingen; lungert herum, zu faul, um sich aufzuraffen. Bildet sich ein, falsche Sachen an Leute zu geben u. so ihren Tod zu verursachen. Sulfur-Patienten sind fast immer reizbar, deprimiert, dünn u. schwach, sogar bei gutem Appetit.

KOPF. - Dauernde **Hitze auf dem Scheitel** (**Cupr-s.**; **Graph.**). Schwere u. Völle. Druck in den Schläfen. Klopfender Kopfschmerz; V. - Bücken, auch mit Schwindel. Kopfschmerz mit Übelkeit, periodisch wiederkehrend. Tinea capitis, trockene Form, **Kopfhaut trocken,** Haarausfall; V. - Waschen. **Jucken; Kratzen verursacht Brennen.**

AUGEN. - **Brennende,** geschwürige Lidränder. Hof um Lampenlicht. Hitze u. **Brennen in den Augen** (**Ars.**; **Bell.**). Mouches volantes. Erstes Stadium der Hornhautgeschwüre. Chronische Ophthalmie mit viel Brennen u. Jucken. Parenchymatöse Keratitis. Hornhaut wie zermahlenes Glas.

OHREN. - Zischen in den Ohren. Böse Folgen von unterdrückter Otorrhoe. Überempfindlichkeit gegen Geräusche. Taubheit, vorher sehr empfindliches Gehör; katarrhalische Taubheit.

NASE. - Herpes quer über die Nase. Nase im Zimmer verstopft. Eingebildete, faulige Gerüche. **Nasenflügel rot u. schorfig. Chronischer, trockener Katarrh; trockene Borken, leicht blutend.** Polypen u. adenoide Wucherungen.

MUND. - Lippen trocken, **leuchtend rot,** brennend. **Bitterer Geschmack** morgens. Zucken durch die Zähne. Schwellung des Zahnfleisches; pulsierender Schmerz. Zunge weiß, Spitze u. Ränder rot.

INN. HALS. - Gefühl wie von einem Kloß, Splitter oder Haar. Brennen, Röte u. Trockenheit. Eine Kugel scheint aufzusteigen u. die Kehle zu verschließen.

MAGEN. - Völlige Appetitlosigkeit oder Heißhunger. Fauliges Aufstoßen. Speisen schmecken zu salzig. Trinkt viel, ißt wenig. **Milch bekommt nicht.** Großes Verlangen nach Süßigkeiten (**Arg-n.**). **Starke Azidität,** saures Aufstoßen. Brennen, schmerzhaft, gewichtartiger Druck. **Sehr schwach u. kraftlos gegen 11 Uhr;** muß etwas zu essen haben. Schwangerschaftsübelkeit. Wasser macht Völlegefühl.

ABDOMEN. - Sehr druckempfindlich; innen Gefühl wie rauh u. wund. Bewegungen wie von etwas Lebendigem. (**Croc.**; **Thuj.**). Schmerz u. Schmerzhaftigkeit über der Leber. Kolik nach dem Trinken.

REKTUM. - Jucken u. Brennen des Anus; Hämorrhoiden durch Blutandrang im Bauch. Häufiger, erfolgloser Drang; harte, knotige, ungenügende Stühle. Kind ängstlich wegen des Schmerzes. **Rötung des Anus** mit Jucken. **Schmerzlose Morgendiarrhoe treibt aus dem Bett,** mit Mastdarmvorfall. Nässende Hämorrhoiden, geräuschvoll wie bei Aufstoßen.

URIN. - Häufige Miktion, besonders nachts. **Enuresis,** besonders bei skrofulösen, unsauberen Kindern, Brennen in Urethra bei der Miktion, hält lange danach an. Schleim u. Eiter im Urin; **benetzte Teile wund. Muß eilen,** plötzlicher Harndrang. **Große Mengen farblosen Urins.**
MÄNNL. G. - Stiche im Penis. Unwillkürliche Ergüsse. Jucken der Genitalien beim Ins-Bett-Gehen. Organe kalt, erschlafft u. kraftlos.
WEIBL. G. - **Jucken** der Scham. **Vagina brennt.** Viel übelriechender Schweiß. Menses zu spät, kurz, spärlich u. schwierig; dick, schwarz, **scharf, wundmachend.** Vor Menses Kopfschmerzen, oder plötzliches Aufhören derselben. Weißfluß, brennend, wundmachend. Brustwarzen rissig; brennend u. schmerzend.
ATEMWEGE. - Beklemmung u. Brenngefühl in der Brust. **Atembeschwerden, möchte Fenster weit offen haben.** Aphonie. Hitze im ganzen Brustkorb. Rote, braune Flecken am ganzen Brustkorb. Lockerer Husten. V. - Sprechen, morgens; grünlicher, eitriger, süßlicher Auswurf. **Viel Schleimrasseln.** Schweregefühl in der Brust; Stiche, mit Herzklopfen u. Gefühl als ob das Herz zu groß wäre. **Pleuritische Exsudate.** Tinktura sulfuris benutzen. Stechende Schmerzen, zum Rücken durchschießend; V. - Liegen auf dem Rücken u. tiefes Atmen. Wallungen in der Brust zum Kopf hochsteigend. **Beklemmung wie von einer Last auf der Brust. Atemnot** mitten in der Nacht, B. - Hochsitzen. **Puls rascher morgens** als abends.
RÜCKEN. - Ziehender Schmerz zwischen den Schultern. Steifheit des Nackens. Gefühl, als ob Wirbel gegeneinander verschöben.
EXTREMITÄTEN. - Zitternde Hände. **Heiße, schweißige Hände** Rheumatischer Schmerz in der linken Schulter. Schwere ; taubes Gefüh Rheumatische Gicht mit Jucken. **Brennen in Sohlen u. Händen nachts;** Schweiß in den Achselhöhlen nach Knoblauch riechend. Reißen in den Armen u. Händen. Steifheit der Knie u. Fußgelenke. Kann nicht aufrecht gehen; **Hängeschultern.** Ganglion.
SCHLAF. - Spricht, ruckt u. zuckt während des Schlafes. Lebhafte Träume. Wacht singend auf. Erwacht häufig u. ist sofort hellwach. **Katzenschlaf;** das geringste Geräusch weckt auf. Kann nicht schlafen zwischen 2 u. 5 Uhr.
FIEBER. - **Häufige Hitzewellen. Heftige Hitzewallungen durch den ganzen Körper.** Trockene Haut u. großer Durst. Nachtschweiße auf Nacken u. Hinterkopf. Teilschweiße. Übelriechende Schweiße. Remittierendes Fieber.
HAUT. - **Trocken, schuppig, ungesund; jede kleine Verletzung eitert.** Sommersprossen. **Jucken, Brennen; V. - Kratzen u. Waschen.** Pickeliger Ausschlag, Pusteln, Rhagaden, Nietnägel. Intertrigo (**Lyc.**). Bandgefühl um die Knochen. Hautleiden nach lokaler Medikation. **Pruritus,** V. - von Wärme, abends, oft wiederkehrend im Frühling, bei feuchtem Wetter.

MODALITÄTEN. - V. - Ruhe, beim Stehen, **Bettwärme,** Waschen, Baden, morgens, 11 Uhr, nachts, durch alkoholische Stimulantien, periodisch. **B. - trockenes, warmes Wetter,** Liegen auf der rechten Seite, Hochziehen der betroffenen Glieder.

ERGÄNZEND: Aloe; Psor.; Acon.; Pyrarara - (Fisch, der im Amazonas gefangen wird, klinisch gebraucht für verschiedene Hautleiden, Lepra. Tuberkulide, Syphilide, Varikosität usw.).

VGL. - Acon. - (Sulf. folgt oft gut bei akuten Erkrankungen); **Merc. u. Calc.** sind häufig nützlich **nach** Sulf., nicht vorher. **Lyc.; Sep.; Sars.; Puls.; Sulf-hydrogenisatum -** (Delirium, Manie, Asphyxie); **Sulf-terebinthinatum -** (chronische, rheumatische Arthritis; Chorea); **Tannicum-acidum -** (Nasenbluten; verlängerte Uvula; dadurch Gurgelgeräusch; Verstopfung). **Mag-artificialis** (starker Hunger abends, reichlicher Schweiß auf dem Gesicht, Prellungsschmerz in den Gelenken, Rektum-Konstriktion nach Stuhl). **Magnetis polus Arcticus** (ängstlich, **Kälte in den Augen, als ob ein Stück Eis in der Augenhöhle läge,** vermehrter Speichelfluß, Verstopfung, Sopor, Zittern, Blähbauch). **Magnetis polus Australis -** (Trockenheit der Lider, leichte Verrenkung der Knöchel, **eingewachsene Zehennägel,** Schmerzen in den Kniescheiben, schießt in die Sohlen). Vgl. bei adenoiden Wucherungen: **Agraphis.**

DOS. - Wirkt in allen Potenzen von den tiefsten bis zu den höchsten. Einige der besten Resultate werden erzielt durch höhere u. nicht zu häufige Gaben. C 12 ist gut zum Anfangen, um dann tiefer oder höher zu gehen, je nach Empfindlichkeit des Patienten. Bei chronischen Erkrankungen C 200 u. höher. Bei **torpiden** Ausschlägen die tiefsten Potenzen.

Sulfur D4 = 0; D4; D1; D6; [D3, 4, 6, 12]

SULFUR JODATUM

(Jodschwefel); etwa S_2J_2

Hartnäckige Hautleiden, besonders bei **Bartflechte** u. **Akne.** Nässendes Ekzem.

INN. HALS. - Uvula u. Mandeln vergrößert u. gerötet. Geschwollen. Dicke Zunge. Parotisschwellung.

HAUT. - Jucken an den Ohren, der Nase u. in der Harnröhre. Knötchenausschlag im Gesicht. Herpes labialis. Nackenfurunkel. Bartflechte. **Akne.** Lichen ruber planus. Arme bedeckt mit juckendem Ausschlag. Gefühl von gesträubten Haaren.

DOS. - C 3.

Sulfur jodatum* + D4 = 0; D4; -; D6; [D4]

SULFURICUM ACIDUM

(Schwefelsäure); H_2SO_4

Die «Schwäche», die allen Säuren gemeinsam ist, zeigt sich hier besonders im Verdauungstrakt, mit sehr starkem Erschlaffungsgefühl im Magen u. Verlangen nach Stimulantien. **Zittern u. Schwäche**; alles muß in Eile getan werden. **Hitzewellen**, gefolgt von Schweiß mit Zittern, Gangränneigung nach mechanischen Verletzungen. Schreibkrampf. Bleivergiftung. Gastralgie u. Hyperazidität. Purpura haemorrhagica.

GEIST, GEMÜT. - Mürrisch, ungeduldig. Unwillig, Fragen zu beantworten; eilig.

KOPF. - Rechtsseitige Neuralgie, schmerzhafte Stöße; Gefühl wie von Kneifen in der Haut. Gefühl, als ob Gehirn locker wäre u. in der Stirn von einer Seite auf die andere fiele (**Bell.; Rhus-t.**). Gehirnerschütterung mit kalter Haut, der Körper in kaltem Schweiß gebadet. Drückender Schmerz an den Hinterhauptseiten; **erleichtert durch Halten der Hände in Kopfnähe.** Schmerz der äußeren Teile, «wie unterschworen»; schmerzhaft bei Berührung. **Stiche in der rechten Schläfe, wie vom Hineinpressen eines Pfropfens**.

AUGEN. - Intraokuläre Blutung nach Verletzung. Starke Chemosis mit Schmerzhaftigkeit u. scharfem Schmerz.

MUND. - Aphthen, Zahnfleisch blutet leicht. Übelriechender Atem. Parodontose.

MAGEN. - Sodbrennen; **saures Aufstoßen**; **macht die Zähne empfindlich** (**Rob.**). **Verlangen nach Alkohol. Wasser verursacht Kälte des Magens**. Muß mit Alkohol vermischt werden. **Erschlafftes Gefühl im Magen**. Widerwillen gegen Kaffeegeruch. Saures Erbrechen. Verlangen nach frischen Speisen. **Schluckauf**. Kälte im Magen, **B**. - durch Hitzeanwendung. Übelkeit mit Frösteln.

ABDOMEN. - Schwächegefühl, mit Ziehen zu den Hüften u. ins Kreuz. **Gefühl, als wolle ein Bruch heraustreten, besonders links.**

REKTUM. - Hämorrhoiden; sickernde Feuchtigkeit. Gefühl im Rektum wie von einer dicken Kugel. Durchfall, stinkend, schwarz, mit saurem Körpergeruch u. leerem, schwachem Gefühl im Bauch.

WEIBL. G. - Frühe u. reichliche Menstruation. Zervixerosion bei Alten; leicht blutend. Scharfer, brennender Weißfluß oft mit blutigem Schleim.

ATEMWEGE. - Beschleunigte Atmung mit schießendem Schmerz in den Halsmuskeln u. Bewegungen der Nasenflügel; **Kehlkopf bewegt sich heftig auf u. nieder.** Bronchitis bei Kindern, mit kurzem, quälendem Husten.

EXTREMITÄTEN. - Krampfartige, paralytische Kontraktionen in Armen u. Händen; Fingerzucken beim Schreiben.

HAUT. - Böse Folgen von mechanischen Verletzungen mit Quetschung u. livider Haut. Ekchymosen. Petechien. **Purpura haemorrhagica,** livide, rote, juckende Flecken. Schwarze Blutung aus allen Körperöffnungen. Narben

werden rot u. blau u. schmerzen. Frostbeulen mit Neigung zu Gangrän. Karbunkel, Furunkel u. andere Staphylo- u. Streptokokkeninfektionen.
MODALITÄTEN. - V. - durch extreme Hitze oder Kälte vormittags u. abends. **B.** - bei Wärme u. Liegen auf der befallenen Seite.
ERGÄNZEND: Puls.
VGL. : Arn.; Calend.; Led.; Sep.; Calc.
DOS. - Sulf-ac. vermischt mit 3 Teilen Alkohol, 10 bis 15 Tropfen 3-mal täglich mehrere Wochen lang wird erfolgreich angewandt gegen Alkoholsucht. Homöopathisch C 2 bis C 30.
Sulfuricum acidum D1 = 0; -; -; D4; [D3, 4]

SULFUROSUM ACIDUM

(Schwefelige Säure); H_2SO_3

Tonsillitis (als Spray) - Akne rosacea, **Stomatitis ulcerosa,** Pityriasis versicolor.

KOPF. - Ängstlich, wild, streitsüchtig, Kopfschmerz B. - Erbrechen. Klingen in den Ohren.
MUND. - Geschwürige Entzündung des Mundes. Zunge rot u. bläulichrot. Belegt.
MAGEN. - Appetitlosigkeit. Hartnäckige Verstopfung.
ATEMWEGE. - Anhaltender, erstickender Husten mit reichlichem Auswurf. Heiserkeit u. Einschnürung der Brust. Atembeschwerden.
WEIBL. G. - Fluor albus. Schwäche.
DOS. - Als Spray bei Tonsillitis. Nach Ringer 591 bis 900 ccm 10 Minuten vor jeder Mahlzeit genommen, heilt Sodbrennen u. hindert Gärung u. Flatulenz. Beseitigt auch Aphthen. (Verdünnung u. Menge beachten!) Homöopathisch C 3.

SUMBULUS MOSCHATUS - FERULA SUMBUL

(Moschuswurzel); Umbelliferae - Doldengewächse; Mittelasien

Hat viele hysterische u. nervöse Symptome u. ist nützlich bei neuralgischen Leiden u. anomalen, funktionellen Herzstörungen. **Taubheit beim Kaltwerden.** Taubheit links. **Schlaflosigkeit** beim Delirium tremens (15 Tropfen der Tinktur). Gefühl, als ob Wasser die Wirbelsäule hinunterliefe. Asthma. Ein Gewebemittel für sklerosierte Arterien.

KOPF. - Leicht gerührt u. zappelig. Dumpf morgens, klar abends. Fehler beim Schreiben u. Addieren. Mitesser. Zäher, gelber Schleim in der Nase.
INN. HALS. - Zusammenschnüren mit Erstickungsgefühl. Dauerndes Schlucken. Luftaufstoßen aus dem Magen. Spasmen der Rachenmuskeln. Zäher Schleim im Rachen.

HERZ. - Nervöses Herzklopfen. Neuralgie um die linke Brust u. die linke Unterrippengegend. **Herzasthma.** Schmerzhaftigkeit im linken Arm, schwer, taub u. müde. Außer Atem bei jeder Anstrengung. Unregelmäßiger Puls.
WEIBL. G. - Ovarialgie. **Im Bauch Völle, Auftreibung u. Schmerz.** Klimakterische Hitzewallungen.
HARNWEGE. - Fetthäutchen auf dem Urin.
MODALITÄTEN. - V. - Körperliche Anstrengung; linke Seite.
VGL. - Asaf.; Mosch.
DOS. - Tinktur bis C 3. Dr. W. Mc. George rät zu D 2 alle 3 Stunden gegen Arteriosklerose.
Sumbulus moschatus D1 = Ø; D1; D2; -; [D3]

SYMPHORICARPUS RACEMOSUS

(Schneebeere, Amerik. Sandbeerbaum); Caprifoliaceae - Geißblattgewächse

Diese Droge wird sehr empfohlen bei anhaltendem Schwangerschaftserbrechen, Magenstörungen, unregelmäßigem Appetit, Übelkeit, Wasserkolk. Bitterer Geschmack. **Verstopfung.** Übelkeit bei der Menstruation. Übelkeit, **V. - jede Bewegung. Abneigung gegen alle Nahrung. B.** - Liegen auf dem Rücken.
DOS. - C 2 u. C 3. C 200 hat sich als heilend bewährt.
Symphoricarpus racemosus Ø; D1; D1; -; [D2]

SYMPHYTUM OFFICINALE - COMFREY

(Beinwurz); Boraginaceae - Rauhblattgewächse; Europa

Die Wurzel enthält eine kristalline Substanz, die das Wachstum des Epithels in Geschwüren anregt. Kann innerlich bei der Behandlung von Magen- u. Dünndarmgeschwüren verabreicht werden. Auch bei Gastralgie u. äußerlich bei Pruritus ani. Verletzungen der Sehnen, Bänder u. des Periost. Wirkt auf die Gelenke im allgemeinen. Knieneuralgie.
Sehr nützlich bei Wunden, die bis auf Periost u. Knochen durchgehen u. bei **nichtheilenden Frakturen;** reizbarer Amputationsstumpf, Knochen empfindlich an der Bruchstelle. Psoasabszeß. **Stechender Schmerz** u. Schmerzhaftigkeit des Periost.

KOPF. - Schmerz in Hinterkopf, Scheitel u. Stirn; wandert. Schmerz zieht am Nasenknochen hinunter. Entzündung des Unterkieferknochens, hart, rot, geschwollen.
AUGEN. - Schmerz im Auge nach Schlag mit einem stumpfen Gegenstand. Unvergleichlich bei Augenverletzungen.
VGL. - Arn.; Calc-phos.
DOS. - Urtinktur. Äußerlich als Umschlag für Wunden, Geschwüre u. Afterjucken.
Symphytum officinale Ø; D1; D1; D3; [D2]

SYPHILINUM

(Nosode vom Syphilis-Virus)

Äußerste Prostration u. Schwäche morgens. - Wandernde, rheumatische Schmerzen. Chronische Ausschläge u. Rheumatismus. - Ichthyosis. Syphilitische Leiden. Schmerz vom Beginn der Dunkelheit bis zum Tagesanbruch; allmähliche Ab- u. Zunahme. Heraditärer Alkoholismus. **Geschwüre** an Mund, Nase, Genitale, Haut. **Aufeinanderfolgende Abszesse.**

GEIST, GEMÜT. - Gedächtnisverlust; erinnert sich aber an alles, was vor der Krankheit war. Apathisch; **glaubt, verrückt oder gelähmt zu werden. Fürchtet die Nacht** u. die Erschöpfung beim Aufwachen. Hoffnungslos; **verzweifelt an seiner Genesung (Aurum).**

KOPF. - Schmerzen linienförmig von einer Schläfe zur anderen oder von den Augen nach hinten; verursachen Schlaflosigkeit u. nächtliches Delirium. **Haarausfall.** Schmerz in den Kopfknochen. Gefühl, als ob der obere Teil des Kopfes sich löste. Kopfschmerz macht benommen.

AUGEN. - Chronische, wiederkehrende, phlyktänuläre Entzündung der Hornhaut; aufeinanderfolgende Serien von Phlyktänen u. Abschürfungen des Hornhautepithels; intensive Lichtscheu, reichlicher Tränenfluß. Lider geschwollen; **intensiver Schmerz nachts;** Ptosis. Tuberkulöse Iritis. Diplopie, ein Bild wird unter dem anderen gesehen. Gefühl, als ob kalte Luft auf das Auge bliese (**Fluor-ac.**).

OHREN. - Syphilitische Karies der Gehörknöchelchen.

NASE. - Karies der Nasenknochen, des harten Gaumens u. des Septums mit Perforation; Ozaena.

MUND. - Zahnhälse zerfallen; gezahnte Schneiden, verkümmert. Zunge belegt, Zahneindrücke; tiefe Längsrisse. Geschwüre schmerzen u. brennen. **Reichlicher Speichelfluß; läuft aus dem Mund beim Schlafen.**

MAGEN. - Verlangen nach Alkohol.

REKTUM. - Gefühl wie zugebunden durch Strikturen. Klistiere sehr schmerzhaft. Fissuren, Prolaps.

EXTREMITÄTEN. - Ischias; **V.** - nachts; **B.** - bei Tagesanbruch. Rheumatismus des Schultergelenks am Ansatz des Deltoideus. Wandernd. Starker Schmerz in den Röhrenknochen. Rot u. wund zwischen den Zehen (**Sil.**). Rheumatismus, Muskeln zu harten Knoten oder Klumpen zusammengebunden. **Wäscht dauernd die Hände.** Schmerzlose Geschwüre. Muskeln kontrahiert zu harten Knoten.

WEIBL. G. - Geschwüre auf den Labien. Leukorrhoe **reichlich, dünn, wässerig, scharf** mit messerscharfen Schmerzen in den Ovarien.

ATEMWEGE. - Stimmlosigkeit, chronisches Asthma im Sommer, Pfeifen u. Rasseln (**Ant-t.**). Husten trocken, hart; V. - nachts; Luftröhre empfindlich gegen Berührung (**Lach.**). Lanzinierende Schmerzen von der Herzbasis zur Spitze nachts.

HAUT. - Rötlich-brauner Ausschlag mit unangenehmem Geruch. Starke Abmagerung.
VGL. - **Merc.; Kali-hydrojodicum; Nit-ac.; Aur.; Alum.**
MODALITÄTEN. - **V.** - nachts, Sonnenuntergang bis Sonnenaufgang, Seeküste, im Sommer. **B.** - Binnenland u. Gebirge, am Tage, bei langsamer Bewegung.
DOS. - Nur die höchsten Potenzen u. in seltenen Gaben.
Syphilinum ab D12 in Dil., Tbl., Verr., Amp.

SYZYGIUM JAMBOLANUM

(Jambul); Myrtaceae - Myrtengewächse; Hinterindien; Australien

Erhöht unmittelbar den Blutzucker, dadurch Glykosurie.
Ein sehr nützliches Mittel bei Diabetes mellitus. **Kein anderes Medikament verursacht so deutlich Verminderung u. Verschwinden des Zuckers im Urin. Prickelnde Hitze im oberen Teil des Körpers;** kleine, rote Stippen jucken heftig. Starker Durst, Schwäche, Abmagerung. Große Urinmenge von hohem spezifischem Gewicht. Alte Hautgeschwüre. Diabetische Geschwüre. Die Samen pulverisiert. 648 mg 3-mal täglich; auch die Tinktur.

VGL. - **Insulin** - Wässerige Lösung eines Wirkstoffes aus der Pankreas, beeinflußt den Zuckerstoffwechsel. Bei Gaben in passenden Intervallen bei Diabetes mellitus wird der Blutzucker in einer normalen Höhe gehalten, u. der Urin bleibt frei von Zucker. Auf Überdosierung folgt Schwäche, Müdigkeit, Zittern u. reichliches Schwitzen.
Syzygium jambolanum D1 = ∅; D1; D2; D4; [∅; D3]

TABACUM-NICOTIANA TABACUM

(Tabak); Solanaceae - Nachtschattengewächse; Mittelamerika

Die Symptomatologie des Tabaks ist ausgesprochen deutlich. Übelkeit, Schwindel, tödliche Blässe, Erbrechen, eisige Kälte u. Schweiß mit intermittierendem Puls sind alle sehr charakteristisch. Hat deutliche antiseptische Eigenschaften, wirkt gegen Choleraerreger. Völlige Prostration der ganzen Muskulatur. Kollaps. Gastralgie, Enteralgie, **Seekrankheit,** Cholera infantum; kalt, aber möchte **Leib unbedeckt haben.** Energische Peristaltik, Durchfall. Verursacht Hochdruck u. Koronarsklerose. Müßte sich als besonders homöopathisches Mittel erweisen bei Angina pectoris mit Entzündung der Kranzarterien u. Hochdruck (Cartier). Zusammenschnürung von Rachen, Brust, Blase, Rektum. Blässe. Atemlosigkeit, harter, fadenförmiger Puls.
GEIST, GEMÜT. - Gefühl äußerster Elendigkeit. **Sehr niedergeschlagen.** Vergeßlich. Mißvergnügt.
KOPF. - Schwindel beim **Öffnen der Augen;** Migräne, mit tödlicher Übelkeit; periodisch. Engegefühl wie von einem Band. Plötzlicher Schmerz, wie von einem Hammerschlag. Nervöse Taubheit. Sekretion aus Augen, Nase u. Mund verstärkt.

AUGEN. - Trübsehen; sieht wie durch einen Schleier; Strabismus. **Amaurosis**; Mouches volantes. Zentralskotom. Rasche Erblindung ohne Verletzung, danach venöse Hyperämie u. Atrophie der Sehnerven.
GESICHT. - Blaß, blau, verkniffen, eingesunken, kollabiert, bedeckt mit kaltem Schweiß (**Ars**.; **Verat**.). Sommersprossen.
INN. HALS. - Nasopharyngitis u. Tracheitis, **Räuspern**, Morgenhusten, manchmal mit Erbrechen. Rednerheiserkeit.
MAGEN. - Unaufhörliche Übelkeit; V. - Geruch von Tabakrauch (**Phos**.). Erbrechen bei der geringsten Bewegung, manchmal fäkalisch, **bei Schwangerschaft mit viel Spucken**. **Seekrankheit**; **schrecklich schwach**, **Beklommenheit in der Magengrube**. Gefühl von Magenerschlaffung, mit Übelkeit (**Ip**.). Gastralgie; Schmerz erstreckt sich vom Mageneingang bis in den linken Arm.
ABDOMEN. - Kalt. **Möchte Bauch nicht bedeckt haben**. **Tab**. lindert Übelkeit u. Erbrechen. Schmerzhafte Auftreibung. Eingeklemmter Bruch.
REKTUM. - Verstopfung; Rektum gelähmt, vorgefallen. Durchfall, plötzlich, wässerig mit Übelkeit u. Erbrechen, Prostration u. kaltem Schweiß; Entleerungen sehen wie saure Milch aus, dick, geronnen; wässerig. Tenesmus.
HARNWEGE. - Nierenkolik; heftiger Schmerz am linken Ureter entlang.
HERZ. - Herzklopfen beim Liegen auf der linken Seite. Puls aussetzend, schwach, untastbar. Angina pectoris, Präkordialschmerz. Schmerz strahlt von der Mitte des Brustbeines aus. Tachykardie. Bradykardie. **Akute Erweiterung** durch Schock oder heftige physische Anstrengung (Royal).
ATEMWEGE. - Atmung schwierig; starke Zusammenschnürung der Brust, Präkordialbeklemmung mit Herzklopfen u. Schmerz zwischen den Schultern. Schluckauf nach Husten. Trockener, quälender Husten, muß einen Schluck kaltes Wasser nehmen (**Caust**.; **Phos**.). Atemnot mit Kribbeln den linken Arm hinunter beim Liegen auf der linken Seite.
EXTREMITÄTEN. - Beine u. Hände eiskalt; Glieder zittern. Lähmung nach Apoplexie (**Plb**.). Schuffelnder, unsicherer Gang. Schwäche der Arme.
SCHLAF. - Schlaflosigkeit bei erweitertem Herzen, mit kalter, feuchter Haut u. Angst.
FIEBER. - Frösteln mit **kaltem Schweiß**.
MODALITÄTEN. - **V**. - beim Öffnen der Augen; abends; extreme Hitze u. Kälte. **B**. - beim Aufdecken, in frischer Luft.
VGL. - **Hydrobromicum-ac.**; **Camph.**; **Verat.**; **Ars.**; **Nicotinum** - (Abwechselnd tonische u. klonische Krämpfe, danach allgemeine Erschlaffung u. Zittern; Übelkeit, kalter Schweiß u. rascher Kollaps; Kopf nach hinten gezogen. Zusammenschnürung der Augenlider- u. Kaumuskeln; Muskeln von Hals u. Rücken starr; zischende Atmung wegen Spasmen der Kehlkopf- u. der Bronchialmuskeln).

ANTIDOTE: Essig; saure Äpfel. Kampher ist der physiologische Gegenspieler. **Ars.** - (Kautabak); - **Ign.** - (Rauchen); - **Sep.** - (Neuralgie u. Dyspepsie); - **Lyc.** - (Impotenz); - **Nux-v.**; - (schlechter Geschmack durch Tabak), - **Calad.** u. **Plant.** - (verursachen Widerwille gegen Tabak); - **Phos.** - (Tabakherz, sexuelle Schwäche).
DOS. - C 3 bis C 30 u. höher.
Tabacum + D1 = ∅; D1; D2; D4; [D4]

TANACETUM VULGARE

(Rainfarn); Compositae - Korbblütler

Abnorme Mattigkeit. Nervöses, müdes Gefühl. Allgemeines Empfinden, halb tot, halb lebendig zu sein. Nützlich bei Chorea u. Reflexkrämpfen (Würmer). Soll ein Spezifikum sein gegen die Wirkungen von Rhus-tox.

GEIST, GEMÜT. - Reizbar, geräuschempfindlich. Geistige Ermüdung, Übelkeit u. Schwindel, V. - in geschlossenem Zimmer.
KOPF. - Schwer, dumpf, verwirrt. Kopfschmerz bei der leichtesten Anstrengung.
OHREN. - Dröhnen u. Klingen; Stimme klingt fremd; **Ohren scheinen sich plötzlich zu verschließen.**
ABDOMEN. - Schmerz in den Därmen, B. - durch Stuhl. Stuhldrang sofort nach dem Essen. **Dysenterie.**
WEIBL. G. - Dysmenorrhoe mit nach unten drängenden Schmerzen, Empfindlichkeit, Ziehen in den Lenden. Menses unterdrückt; später reichlich.
ATEMWEGE. - Hastiges, mühsames, stertoröses Atmen. Schaumiger Schleim verstopft die Luftwege.
VGL. - **Cimicif.; Cina; Absin.; Nux-v. folgt gut.**
DOS. - Tinktur bis C 3.
Tanacetum vulgare ∅; D1; D1; -; [D1, 2]

TANNICUM ACIDUM

(Tannin; Gallusgerbsäure); $C_{76}H_{52}O_{46}$

[Anmerk.: Tannin = wechselndes Gemisch von Stoffen, die der Pentagolloylglukose ähnlich sind.]

Meistens lokal angewandt gegen übermäßige Absonderung der Schleimhäute, um Gewebe zusammenzuziehen u. Blutung zu unterbinden. Bei Osmidrose bessert es den üblen Geruch des Schweißes. Hartnäckiger, nervöser Husten. Hämaturie. Hartnäckige Verstopfung. Bauchschmerz, druckempfindlich. Eingeweide können wie weite Zylinder gefühlt werden. 1/2-%ige Lösung.
VGL. - **Gallicum acidum.**

TARANTULA CUBENSIS
(Kubanische Spinne); Arachnoideae, Lycosidae

Eine giftige Medizin, septische Zustände. **Diphtherie.** Passend für die schwersten Arten von Entzündung u. Schmerz, frühe u. anhaltende Prostration. Verschiedene Formen bösartiger Eiterung. Purpurfärbung u. brennende, stechende Schmerzen. Bubo. Das Mittel für **Todesschmerz; beruhigt die letzten Kämpfe. Pruritus, besonders um die Genitalien.** Unruhige Füße. Intermittierende, septische Fieberschauer. Bubonenpest. Als Heil- u. Vorbeugungsmittel, besonders im Anfangsstadium.

KOPF. - Schwindel nach Hitze u. heißem Schweiß. Dumpfer Schmerz auf dem Scheitel. Schießender Schmerz durch das linke Auge quer über die Stirn.
MAGEN. - Magen hart, wundes Gefühl. Appetit fehlt außer beim Frühstück.
RÜCKEN. - Jucken im Nierengebiet.
EXTREMITÄTEN. - Hände zittern, gedunsen durch Blutandrang.
HARNWEGE. - Verhaltung. Kann Urin nicht halten beim Husten.
HAUT. - Rote Flecken u. Pickel. Gedunsenes Gefühl überall. **Karbunkel,** mit brennenden, stechenden Schmerzen. Purpurfärbung. Gangrän. Abszesse, bei denen Schmerz u. Entzündung vorwiegen. Szirrhus der Brüste. Geschwüre der Alten.
SCHLAF. - Schläfrigkeit. Ruheloser Schlaf. Rauher Husten hindert Schlaf.
VGL. - **Ars.; Pyrog.; Crot-h.; Echi.; Anthr.; Bell.; Apis.**
MODALITÄTEN. - **B.** - Rauchen. **V.** - nachts.
DOS. - C 6 bis C 30.
Tarantula cubensis + D1 = ∅; D1; D2; D4; [D6] Sonderpreis

TARANTULA HISPANICA - TARANTULA FASCIIVENTRIS
(Spanische Tarantel, Spinne); Arachnoidea

Deutliche nervöse Symptome; Hysterie mit Chlorose. **Chorea,** Dysmenorrhoe, Reizzustand des Rückgrats. Tenesmus der Blase. **Zusammenschnürungsgefühl.** Ameisenlaufen. **Äußerste Ruhelosigkeit;** muß dauernd in Bewegung sein, obwohl Gehen verschlimmert. Hysterische Epilepsie. Hochgradige sexuelle Erregung.

GEIST, GEMÜT. - Plötzlicher Stimmungswechsel. Verschlagen. Zerstörerische Impulse; geschwächte Moral. Muß sich dauernd beschäftigen oder umhergehen. **Empfindlich gegen Musik.** Abgeneigt gegen Gesellschaft, aber möchte, daß jemand da ist. Undankbar, unzufrieden. Von Launen getrieben.
KOPF. - Intensiver Schmerz, als ob Tausende von Nadeln ins Gehirn stächen. **Schwindel.** Möchte Haar gebürstet oder Kopf gerieben haben.

HERZ. - Herzklopfen; präkordiale Angst, Gefühl als ob das Herz herumgedreht würde.
MÄNNL. G. - Sexuelle Erregung; Geilheit, bis fast zum Wahnsinn; Samenergüsse.
WEIBL. G. - Vulva trocken u. heiß mit viel Jucken. Reichliche Menstruation mit häufigen, erotischen Spasmen. **Pruritus vulvae; Nymphomanie.** Dysmenorrhoe mit sehr empfindlichen Ovarien.
EXTREMITÄTEN. - Schwäche der Beine; choreaartige Bewegungen. Taubheit der Beine. Multiple Sklerose mit Zittern. **Zucken u. Schlagen.** Gähnen mit Unbehagen in den Beinen, muß sie dauernd bewegen. Ungewöhnliche Kontraktionen u. Bewegungen.
MODALITÄTEN. - V. - Bewegung, Berührung, Geräusch. **B.** - im Freien, **Musik,** leuchtende Farben, Reiben der befallenen Teile. **V.** - wenn andere in Bedrängnis gesehen werden.
VGL. - Agar.; Ars.; Cupr.; Mag-p.
ANTIDOTE: Lach.
DOS. - C 6 bis C 30
Tarantula hispanica D1 = Ø; D1; D2; D3; [**D6**]

TARAXACUM OFFICINALE

(Löwenzahn); Compositae - Korbblütler;
Europa, Asien, Amerika, Nordafrika

Bei Magen- u. Kopfschmerzen; Gallenanfälle mit charakteristischer Landkartenzunge u. gelbsüchtiger Haut. Blasenkrebs, Blähsucht. **Hysterische Tympanie.**

KOPF. - Gefühl großer Hitze auf dem Scheitel. **Sternokleidomastoideus** sehr schmerzhaft bei Berührung.
MUND. - Landkartenzunge. Zunge bedeckt mit rauhem, weißlichem Film, der sich in Fetzen löst, **rote, empfindliche Flecken** zurücklassend. Appetitlosigkeit. Bitterer Geschmack u. Aufstoßen. Speichelfluß.
ABDOMEN. - Leber vergrößert u. verhärtet. Scharfe Stiche in der linken Seite. Gefühl von im Darm platzenden Blasen. Tympanie. Entleerung schwierig.
EXTREMITÄTEN. - Sehr ruhelose Glieder. **Neuralgie der Knie; B. - Druck.** Glieder schmerzhaft bei Berührung.
FIEBER. - Frösteln nach dem Essen, V. - Trinken; **Fingerspitzen kalt. Bitterer Geschmack.** Hitze, ohne Durst, im Gesicht, **in den Zehen.** Schweiß beim Einschlafen.
HAUT. - Reichliche Nachtschweiße.
MODALITÄTEN. - V. - Ruhen, Hinlegen, Sitzen, **B.** - Berührung.
VGL. - Cholin, ein Bestandteil der Taraxacum-Wurzel, zeigt ermutigende Resultate in der Krebsbehandlung. Cholin ist nahe dem **Neurin** verwandt, es ist das »Cancronie« von Prof. Adamkiewicz (E. Schlegel). **Bry.; Hydr.; Nux-v.; Tela aranea** (nervöses Asthma u. Schlaflosigkeit).
DOS. - Tinktur bis C 3. Bei Krebs 1,77 bis 3,54 g des Fluidextraktes.
Taraxacum officinale Ø; D1; D1; D2; [**D4**]

TARTARICUM ACIDUM

(Weinsäure)

CHOH - COOH
I
CHOH - COOH

Findet sich in Weintrauben, Ananas, Sauerampfer u. anderen Früchten. Ist ein antiskorbutisches Antiseptikum, regt die Schleim- u. Speichelsekretion an. - Dumpfheit u. Mattigkeit. Große Schwäche mit Durchfall bei trockner u. brauner Zunge. Schmerz in den Fersen [**Phyt.**].

MAGEN. - Sehr starker Durst, dauerndes Erbrechen, Brennen in Hals u. Magen. Dyspepsie mit reichlicher Schleimsekretion.
ABDOMEN. - Schmerz um den Nabel u. im Lendengebiet. Kaffeesatzfarbe des Stuhles. V. - nachts, mit brauner, trockner Zunge u. dunkelgrünem Erbrechen.
DOS. - C 3. Reine Säure, 0,648 bis 1,944 g aufgelöst in Wasser.
Tartaricum acidum D1 =Ø; D2; D1; -; [D3]

TAXUS BACCATA

(Gemeine Eibe); Taxaceae - Eibengewächse

Bei pustulösen Hautkrankheiten u. Nachtschweißen. Auch bei Gicht u. chronischem Rheumatismus.

KOPF. - Supraorbital- u. Schläfenschmerz rechts mit Tränenfluß. Erweiterte Pupillen. Gesicht gedunsen u. blaß.
MAGEN. - **Heißer,** scharfer **Speichel.** Übelkeit, Schmerz in der Magengrube u. um den Nabel. Husten nach dem Essen. Ameisenlaufen in der Magengrube; Leeregefühl, muß häufig essen (vgl. die Koniferen).
HAUT. - Große, flache, juckende Pusteln. Übelriechende Nachtschweiße. Podagra, Erysipel.
DOS. - Tinktur bis C 3.
Taxus baccata + Ø; D1; D1; -; [D2, 3]

TELLURIUM

(Das Metall); Te

Deutliche Haut- (Herpes-circinatus), Wirbelsäulen-, Augen- u. Ohrensymptome. Sehr **empfindlicher Rücken.** Schmerzen am ganzen Körper. Übelriechende Absonderungen. Langsame Entwicklung der Symptome [**Rad.**]. Kreuz- u. Ischiasschmerzen.

KOPF. - Nachlässig u. vergeßlich. Schmerz in der linken Kopfseite u. in der Stirn über dem linken Auge. Verzerrung u. Zucken der linken Gesichtsmuskeln; beim Sprechen wird die linke Mundecke nach links oben gezogen. Furcht vor Berührung an empfindlichen Stellen. Blutandrang zum Kopf u. Nacken, danach Schwäche u. Mattigkeit im Magen. Jucken der Kopfhaut; rote Flecken.

AUGEN. - Lider **verdickt, entzündet,** juckend. Pterygium; pustulöse Konjunktivitis. Katarakt nach Augenverletzung; hilft bei der Absorption von Infiltrationen der Iris u. Aderhaut.
OHREN. - **Ekzem hinter dem Ohr. Mittelohrkatarrh, scharfe Absonderung, riecht wie Fischlake. Jucken, Schwellung, Pulsieren im Gehörgang.** Taubheit.
NASE. - Schnupfen, Tränenfluß u. Heiserkeit; B. - im Freien [**Cepa**]. Verstopft; räuspert salzigen Schleim aus den Choanen.
MAGEN. - Verlangen nach Äpfeln. Gefühl von Leere u. Schwäche. Sodbrennen.
REKTUM. - Pruritus ani et perinei nach jedem Stuhl.
RÜCKEN. - Schmerz im Kreuz. **Schmerz vom letzten Hals- zum 5. Brustwirbel,** sehr empfindlich; **V.** - Berührung [**Chin-s.**; **Phos.**]. **Ischias V.** - rechts, **Husten, Anstrengung** nachts, mit empfindlicher Wirbelsäule. **Verspannung der Sehnen in den Kniebeugen.**
HAUT. - Jucken an Händen u. Füßen. Herpetische Flecken; **Ringflechte** [**Tub.**]. **Ringförmige Hautschäden,** üble Gerüche von den betroffenen Teilen. Bartflechte. Stechen in der Haut. **Foetide Ausdünstungen** [**Sulf.**]. Übelriechender Fußschweiß. Ekzem, hinter den Ohren u. am Hinterkopf. Kreisförmige Ekzemflecken.
MODALITÄTEN. - V. - in Ruhe nachts, bei kaltem Wetter, von Reibung, Husten, Lachen, Liegen auf der schmerzhaften Seite, Berührung.
VGL. - Rad.; Sel.; Tetradymite - Kristalle aus Georgia u. North Carolina, die **Bism.; Tell. u. Sulf.** enthalten (Steißbeinschmerz, Ulzeration der Nägel; Schmerzen in den Händen an umschriebenen Stellen, in Knöcheln, Fersen u. Achillessehnen); **Sep.; Ars.; Rhus-v.**
DOS. - C 6 u. höher. Braucht lange Zeit, um zu wirken, lange Nachwirkung.
Tellurium D8; D10; D2; D8; [**D4 Tbl.**]

TEREBINTHINA
(Terpentin aus harzreichen Kiefernarten)

Hat selektive Beziehung zu **blutenden Schleimhäuten.** Tympanie u. Harnsymptome sehr deutlich. Nierenentzündung, mit Blutungen - dunkel, passiv, stinkend. Bright'sche Krankheit, vorher Wassersucht (Goullon). Schläfrigkeit u. Strangurie. Koma. **Frostbeulen bei heiler Haut.**

KOPF. - Dumpfer Schmerz wie von einem Band um den Kopf [**Carb-ac.**]. Schwindel mit schwindendem Sehvermögen. Gestörtes Gleichgewichtsempfinden. Müdigkeit. Konzentrationsschwierigkeit. Schnupfen mit wunden Nasenlöchern u. Neigung zu bluten.

AUGEN. - Ziliar-Neuralgie am rechten Auge. Intensiver Schmerz im Auge u. an der Kopfseite. Alkoholblindheit.
OHREN. - Die eigene Stimme klingt unnatürlich; Summton wie aus einer Muschel, lautes Sprechen ist schmerzhaft. Otalgie.
MUND. - Zunge **trocken, rot, wund, glänzend;** Brennen in der Spitze mit vorragenden Papillen (**Arg-nit.; Bell.; Kali-bi.; Nux-m.**). Atem kalt, faulig. Zusammenschnürungsgefühl im Hals. Stomatitis. Zahnung.
MAGEN. - Übelkeit u. Erbrechen; Hitze im Oberbauch.
ABDOMEN. - Enorme Auftreibung; Durchfall; Stühle wässerig, grünlich, foetide, blutig, mit Schmerz vor Blähung u. Erleichterung nach Stuhl. Darmblutung. Regenwurmartige Würmer. Bauchwassersucht; Beckenperitonitis. Ohnmacht nach jedem Stuhl. Enterokolitis mit Blutung u. Darmgeschwüren.
HARNWEGE. - Strangurie, mit blutigem Urin. Spärlich, unterdrückt, Veilchengeruch. Urethritis mit schmerzhaften Erektionen (**Canth.**). Entzündete Nieren nach jeder akuten Erkrankung. Dauernder Tenesmus.
WEIBL. G. - Intensives **Brennen im Uterusgebiet.** Metritis; Kindbettperitonitis. Metrorrhagie mit Brennen im Uterus.
ATEMWEGE. - Atembeschwerden; Blähungsgefühl in den Lungen; Hämoptysis. Blutiger Auswurf.
HERZ. - Puls rasch, klein, fadendünn, aussetzend.
RÜCKEN. - Brennender Schmerz im Nierengebiet. Ziehen in der rechten Niere, geht zur Hüfte.
HAUT. - Akne. Erythem; juckender, pustulärer Bläschenausschlag; Urtikaria. Purpura, Ekchymosen, Ödeme. Scharlach. Frostbeulen mit extremem Jucken u. pulsierenden Schmerzen. Schmerzhaftigkeit der Muskeln.
FIEBER. - Hitze mit heftigem Durst, trockener Zunge; reichlicher, kalter, feuchter Schweiß. Typhus mit Tympanie, Blutungen, Stupor, Delirium. Prostration.
VGL. - Alum-n.; Sec.; Canth.; Nit-ac.; Terebene D 1 - (chronische Bronchitis u. Winterhusten; subakute Stadien der Entzündung der Atemwege. Löst Sekretion, erleichtert Engegefühl, macht das Auswerfen leicht). **Neurotische Hustenanfälle.** Heiserkeit der Redner u. Sänger. Zystitis, mit alkalischem u. übelriechendem Urin. **Ononis spinosa -** (Diureticum, Lithotripticum. Chronische Nephritis, diuretische Wirkungen wie **Juniper;** Nasenbluten bei Nierensteinen, V. - Gesichtwaschen).
ANTIDOTE: Phos.
DOS. - C 1 bis C 6.
Terebinthina D1 = Ø; -; D2; D6; [D4]

TEUCRIUM MARUM - MARUM VERUM

(Katzengamander); Labiatae - Lippenblütler; Mittelmeerländer

Besonders Nasen- und Rektalsymptome. **Polypen.** Bei Kindern. Passend nach zu viel Medikamenten. Überempfindlichkeit. **Verlangen, sich zu strecken.** Von hervorragender Bedeutung bei chronischem Nasenkatarrh mit Atrophie; große, übelriechende Borken u. harte Krusten. **Ozaena. Geruchsverlust.**

KOPF. - Erregt, Zittergefühl. Stirnschmerzen; V. - Bücken. Kräftigt das Gehirn nach Delirium tremens.

AUGEN. - Brennschmerz in den Augenwinkeln; Lider rot u. gedunsen; Tarsaltumor (**Staph.**).

OHREN. - Zischende u. klingelnde Otalgie.

NASE. - Katarrhalischer Zustand der vorderen u. auch der hinteren Nasenöffnungen. **Schleimpolypen.** Chronischer Katarrh. **Absonderung großer, unregelmäßiger, harter Krusten.** Fauliger Atem. **Krabbeln in den Nasenlöchern** mit Tränenfluß u. Niesen. Schnupfen mit Verstopfung der Nasenlöcher.

MAGEN. - Erbrechen großer Mengen dunkelgrüner Massen. Dauernder Schluckauf, begleitet von Rückenschmerz. Unnatürlicher Appetit. Schluckauf beim Essen, nach dem **Stillen.**

ATEMWEGE. - Trockener Husten, Kitzeln in der Luftröhre; **modriger Geschmack im Rachen** beim Hochräuspern von Schleim. Reichlicher Auswurf.

EXTREMITÄTEN. - Fingerspitzen u. Zehengelenke befallen. Reißende Schmerzen in Armen u. Beinen. **Schmerz in den Zehennägeln,** als ob sie eingewachsen wären.

REKTUM. - **Jucken des Anus u. dauernde Reizung abends im Bett. Askariden, mit nächtlicher Unruhe.** Krabbeln im Rektum nach Stuhl.

SCHLAF. - Ruhelos mit Zucken, Erstickungsgefühl u. erschrecktem Hochfahren.

HAUT. - Jucken verursacht nächtliches Herumwerfen. Sehr trockene Haut. Eiternde Furchen in den Nägeln.

VGL. - **Teucricum scorodonia** - wilder Gamander - (bei Tuberkulose mit schleimig-eitrigem Auswurf; Wassersucht; Orchitis u. **tuberkulöser Epididymitis;** besonders bei jungen, dünnen Patienten mit Tuberkulose der Lunge, Drüsen, Knochen u. Urogenitalien, D 3). **Cina; Ign.; Sang.; Sil.**

DOS. - C 1 bis C 6. Lokal gegen Polypen, trockenes Puder.

Teucrium marum tt Ø; D1; D1; D3; [D2]

THALLIUM
(Das Metall Thallium); Tl

Thallium scheint die endokrinen Drüsen zu beeinflussen, besonders Schilddrüse u. Nebennieren. Ganz schreckliche, neuralgische, spastische, einschießende Schmerzen. Muskelatrophie. Zittern. Erleichtert die heftigen Schmerzen bei motorischer Ataxie. **Lähmung der unteren Glieder.** Schmerz in Magen u. Eingeweiden wie elektrische Schläge. Paraplegie. **Alopezie** nach akuten, erschöpfenden Krankheiten. Nachtschweiße. Polyneuritis. Trophische Läsionen der Haut.

EXTREMITÄTEN. - Zittern. Lähmungsgefühl. Lanzinierende Schmerzen wie elektrische Schläge. Sehr müde. Chronische Myelitis. Taubheit der Finger u. Zehen, steigt über die unteren Gliedmaßen auf bis zu Damm u. Bauch. **Lähmung der Beine.** Zyanose der Extremitäten. Ameisenlaufen beginnt in den Fingern u. geht über Becken, Damm u. Innenseite der Oberschenkel bis zu den Füßen.
VGL. - Lath.; Caust.; Arg-n.; Plb.
DOS. - Tiefe Verreibungen bis C 30.
Thallium D8; D10; D2; D8; [**D6 Tbl.**]

THALLIUM ACETICUM (DHU)

THASPIUM AUREUM - ZIZIA
(»Wiesenpastinake«); Umbelliferae - Doldengewächse

Hysterie, Epilepsie, Chorea, Hypochondrie kommen in den Bereich dieses Mittels.

GEIST, GEMÜT. - Selbstmordneigung; deprimiert; Lachen u. Weinen abwechselnd.
KOPF. - Druck auf dem Scheitel, in der rechten Schläfe, mit Rückenschmerzen.
MÄNNL. G. - Große Mattigkeit nach Koitus. Sexuelle Kraft vermehrt.
WEIBL. G. - Intermittierende Neuralgie des linken Ovars. Scharfer, reichlicher Weißfluß bei verzögerten Menses.
ATEMWEGE. - Trockener Husten mit Stichen in der Brust. Atemnot.
EXTREMITÄTEN. - Ungewöhnlich müdes Gefühl. **Chorea, besonders im Schlafe. Zappelbeine (Tarant.).** Lahmheit in den Armen u. spastisches Zucken.
MODALITÄTEN. - V. - **im Schlafe.**
VGL. - Agar.; Stram.; Tarant.; Cic.; Aeth.
DOS. - Tinktur bis C 3.
Thaspium aureum tt Ø; D1; D1; -; [**D2, 3**]

THEA - CAMELLIA THEIFERA

(Teestrauch); Theaceae oder Camelliaceae; Südostasien

Nervöse Schlaflosigkeit, Herzbeschwerden, Herzklopfen u. Dyspepsie alter Teetrinker. Ruft die meisten Kopfschmerzen mit Übelkeit hervor. Tabacum als Gegenmittel (Allen).

KOPF. - Zeitweilig exaltiert. Übellaunig. Migräne mit Übelkeit, die von einem Punkt ausstrahlt. Schlaflos u. ruhelos. Gehörshalluzinationen. Kaltes, feuchtes Gefühl am Hinterkopf.
MAGEN. - Beklommenheit im Oberbauch. **Schwächegefühl, Gefühl der Hinfälligkeit [Sep.; Hydr.; Olnd.;].** Verlangt nach Saurem. Plötzlich viele Blähungen.
ABDOMEN. - Kollern. Neigung zu Hernie.
WEIBL. G. - Schmerzhaftigkeit u. Empfindlichkeit der Ovarien.
HERZ. - Ängstliche Beklemmung. Präkordialangst. Herzklopfen; unfähig, auf der linken Seite zu liegen. Flattern. Puls rasch, unregelmäßig, aussetzend.
SCHLAF. - Schläfrig am Tage; Schlaflosigkeit nachts, mit Erregung in den Gefäßen, Ruhelosigkeit u. trockener Haut. Schreckliche Träume verursachen keinen Schrecken.
MODALITÄTEN. - V. - nachts, beim Gehen im Freien, nach Mahlzeiten.
B. - Wärme; warmes Bad.
ANTIDOTE. - Kal-hypophosphoricum; Thuj.; Ferr.; Kali-hyd. (materielle Dosen für Husten von Teeschmeckern).
DOS. - C 3 bis C 30. Thein 16 bis 32 mg subkutan bei Ischias u. Supraorbital-Neuralgie.
Thea D1 =∅; D1; D2; -; [D3]

THERIDION-THERIDION CURASSAVICUM

(»Orangenspinne«, mittelamerik. Kugelspinne) - Theridiidae - Kugelspinnen

Nervöse Hyperästhesie. Hat Beziehungen zur tuberkulösen Diathese. Schwindel, Migräne mit Übelkeit, besonders Schmerz in der Herzgegend, Phthisis florida, Skrofeln sind erfolgreich mit diesem Medikament behandelt worden. **Geräuschempfindlich; Geräusch durchdringt den ganzen Körper, besonders die Zähne.** Geräusche scheinen die schmerzhaften Stellen im ganzen Körper zu treffen. Rachitis, Karies, Nekrose. Phthisis, Stiche hoch oben in der linken Lungenspitze **[Anthrac.]**. Wenn das indizierte Medikament nicht lange vorhält.

GEIST, GEMÜT. - Ruhelos; findet an nichts Gefallen. Zeit vergeht zu rasch.
KOPF. - Schmerz V. - wenn jemand über den Fußboden geht. **Schwindel mit Übelkeit u. Erbrechen bei der geringsten Bewegung,** besonders beim Augenschließen.

AUGEN. - Glitzerndes Flimmern vor den Augen; Lichtscheu. Druck hinter den Augäpfeln. Pulsieren über dem linken Auge.
NASE. - Absonderung gelblich dick, übelriechend; Ozaena [**Puls.**; **Thuj.**].
MAGEN. - Seekrankheit. Übelkeit u. Erbrechen beim Schließen der Augen u. bei Bewegung [**Tabac.**]. Stechender Schmerz links von der Milz. Brennen im Lebergebiet.
ATEMWEGE. - Schmerz oben links im Brustkorb [**Myrt.**; **Pix.**; **Anis**]. **Schmerz in den falschen Rippen links. Herzangst u. -schmerz.** Kneifen im linken Brustmuskel.
RÜCKEN. - Empfindlichkeit zwischen den Wirbeln; vermeidet Druck auf die Wirbelsäule. Stechende Schmerzen.
HAUT. - **Plötzliches Stechen überall.** Empfindliche Haut an den Oberschenkeln. Jucken.
MODALITÄTEN. - **V.** - Berührung; Druck; an Bord eines Schiffes. Fahren im Wagen; Schließen der Augen; Stoß; Geräusch, Koitus; linke Seite.
DOS. - C 30.
Theridion + **D1 = 0; D1; D2; D4; [D6, 8, 10] Sonderpreis**

THIOSINAMINUM - RHODALLIN

(Ein Derivat aus Senfsamenöl)

Ein Solvens, äußerlich u. innerlich, zur **Auflösung von Narbengewebe,** Tumoren, vergrößerten Drüsen; Lupus, Strikturen, Adhäsionen. Ektropion, Hornhauttrübung, Katarakt, Ankylose, Fibrome, Sklerodermie. Geräusche im Ohr. Empfohlen von Dr. A.S. Hard, um das Altern hinauszuzögern. Ein Mittel für Tabes dorsalis, das die blitzartigen Schmerzen bessert. Krisen im Magen-, Blasen- u. Rektumgebiet. Rektumstriktur, 130 mg 2-mal täglich.

OHR. - Arteriosklerotischer **Schwindel. Ohrenklingen.** Katarrhalische Taubheit mit verdicktem Narbengewebe. Subakute, eitrige Otitis media, Bildung von Narbensträngen, die Bewegung der Gehörknöchelchen behindern. Trommelfellverdickung. Taubheit durch fibröse Änderungen am Nerven.
DOS. - Unter die Haut oder in die Verletzung 10-%ige Lösung in Glyzerin u. Wasser injizieren, 15 bis 30 Tropfen 2-mal wöchentlich. Innerlich in Kapseln 32 mg täglich. Hartnäckige, arteriosklerotische Beschwerden in Dosen von 32 mg, nie mehr, 3-mal den Tag. Schwindel u. Arthritis (Bartlett). D 2.
Thiosinaminum D1 = 0; D1; D1; D4; [D4]

THLAPSI BURSA PASTORIS - CAPSELLA

(Hirtentäschelkraut); Cruciferae - Kreuzblütler; ganze nördl. Halbkugel

Ein Mittel gegen Blutungen u. Harnsäure. Albuminurie in der Schwangerschaft. Chronische Neuralgie. Nieren- u. Blasenreizung. Blutung aus Uterusfibrom mit Schmerzhaftigkeit im Rücken oder allgemeinem Prellungsschmerz. Schmerzen zwischen den Schulterblättern. Uterusblutung mit Krämpfen u. Abstoßen von Klumpen. Verlangt nach Buttermilch. Folgen unterdrückter Uteruserkrankung (Burnett).

KOPF. - Augen u. Gesicht gedunsen. Häufiges Nasenbluten. Schwindel; V. - Aufstehen. Stirnschmerz; V. - gegen Abend. Schuppiger Ausschlag hinter den Ohren. Zunge weiß, belegt. Mund u. Lippen rissig. Starker Schmerz über dem rechten Auge, der das Auge nach oben zieht.
NASE. - Blutung bei Nasenoperationen. Besonders passive Blutung.
MÄNNL. G. - Samenstrang empfindlich gegen Erschütterung beim Gehen oder Fahren.
WEIBL. G. - Metrorrhagie; zu häufige u. reichliche Menses. Blutung mit heftiger Uteruskolik. Jede 2. Periode sehr reichlich. Weißfluß vor u. nach Menses; blutig, dunkel, übelriechend; **Flecken nicht auswaschbar. Wunder Schmerz im Uterus beim Aufstehen.** Hat sich kaum von einer Periode erholt, wenn die nächste beginnt.
HARNWEGE. - Häufiger Harndrang; Urin **schwer,** phosphatreich. Chronische Zystitis. Dysurie u. spastische Verhaltung. Hämaturie. Ansammlung von Grieß. Nierenkolik. Ziegelmehlsediment. Urethritis; Urin geht in kleinen Stößen ab. Ersetzt oft den Gebrauch des Katheters.
VGL. - Urt-u.; Croc.; Tril.; Millef.
DOS.- Tinktur bis C 6.
Thlapsi bursa pastoris Ø; D1; D1; D3; [D1, 2]

THUJA OCCIDENTALIS

(Abendländ. Lebensbaum); Cupressaceae - Zypressengewächse;
Nordamerika, Sibirien

Wirkt auf Haut, Blut, Magen- Darmkanal, Nieren u. Gehirn. Seine Beziehung zum Wachstum pathologischer Wucherungen, Kondylomen, warzenartigen Auswüchsen, schwammigen Tumoren ist sehr wichtig. Feuchte, schleimige Knötchen. Blutende, fungoide Wucherungen. Naevus. Hochgradige Venosität.
Die Hauptwirkung von Thuja geht auf die Haut u. die Urogenitalorgane, wo es Zustände hervorruft, die Hahnemanns sykotischer Dyskrasie entsprechen, deren wichtigste Erscheinung die Bildung warzenartiger Auswüchse auf Schleimhaut u. Haut ist - Feigwarzen u. Kondylome. Hat besondere antibakterielle Wirkung, wie bei Gonorrhoe u. Impfung. Unterdrückte

Gonorrhoe, Salpingitis. **Böse Impffolgen.** Sykotische Schmerzen, d.h. Reißen in Muskeln u. Gelenken, V. - in Ruhe, B. - bei trockenem, V.- bei feuchtem Wetter; Lahmheit. **Hydrogenoide Konstitution,** deren Blut krankhaft hygroskopisch ist, so daß feuchte Luft u. Wasser feindlich sind. Beschwerden bei Mondschein. **Rasche Erschöpfung u. Abmagerung.** Linksseitiges, kaltes Mittel. Blattern, kupiert Pusteln u. verhindert Eiterfieber. **Vakzinosis,** d.h. alte Hautleiden, Neuralgie usw..

GEIST, GEMÜT. - Fixe Ideen, als ob eine fremde Person an der Seite des Patienten wäre, von Trennung von Seele u. Körper, von etwas Lebendigem im Bauch [**Croc.**]. Emotionelle Empfindlichkeit; Musik verursacht Weinen u. Zittern.

KOPF. - Nagelkopfschmerz [**Coff.**; **Ign.**]. Neuralgie nach Tee [**Selen.**]. Linksseitiger Kopfschmerz. Weiße Schuppen; trockenes u. ausfallendes Haar. Fettige Gesichtshaut.

AUGEN. - Ziliarneuralgie; Iritis. Augenlider nachts verklebt; trocken, schuppig. Gerstenkorn u. Tarsaltumoren [**Staph.**]. Akute u. subakute Entzündung der Sklera. Sklera fleckweise erhaben u. bläulich-rot aussehend. Große, flache, **schmerzlose** Phlyktänen. Wiederkehrende Episkleritis. Chronische Skleritis.

OHREN. - Chronische Otitis; eitrige Absonderung. Knacken beim Schlukken. Polypen.

NASE. - Chronischer Katarrh; dicker, grüner Schleim; Blut u. Eiter. Beim Naseputzen Schmerz in den Zähnen. Geschwüre in den Nasenlöchern. Trockenheit der Nasenhöhlen. Schmerzhafter Druck an der Wurzel.

MUND. - Zungenspitze sehr schmerzhaft. **Weiße Blasen an der Seite nahe der Wurzel, schmerzhaft, wund.** Zahnhälse zerfallen; sehr empfindlich; Zahnfleisch zurückgezogen. Getränke fallen hörbar in den Magen. Ranula; Varizen an der Zunge u. im Mund. Parodontose.

MAGEN. Völlige Appetitlosigkeit. Abneigung gegen frisches Fleisch u. Kartoffeln. Ranziges Aufstoßen nach fetten Speisen. Schneidender Schmerz im Oberbauch. Kann keine Zwiebeln essen. Flatulenz; Schmerz nach Essen. Leeregefühl im Oberbauch vor dem Essen; Durst. Dyspepsie vom Teetrinken.

ABDOMEN. - Aufgetrieben; Verhärtungen im Abdomen. Chronischer Durchfall, V. - nach Frühstück. Stuhl schießt heraus; Gurgelgeräusch. Braune Flecken. **Flatulenz u. Auftreibung; hier u. dort hervortretend.** Kollern u. Kolik. Verstopfung mit heftigen Schmerzen im Rektum; dadurch Zurückschlüpfen des Stuhles [**Sil.**; **Sanic.**]. Hämorrhoiden geschwollen; Schmerz V. - beim Sitzen, mit stechenden, brennenden Schmerzen im Anus. Analfissuren; schmerzhaft bei Berührung, mit Warzen. **Bewegung wie von etwas Lebendigem** [**Croc.**], ohne Schmerz.

HARNWEGE. - Urethra geschwollen, entzündet. Harnstrahl geteilt u. dünn. Gefühl von Tröpfeln nach Wasserlassen. Starkes Schneiden **danach** [**Sars.**]. Häufige Miktionen begleiten den Schmerz. Plötzlicher, gebieterischer Harndrang. Prostatavergrößerung [**Ferr-pic.**; **Thiosinaminum**; **Jod.**; **Sabal.**].

WEIBL. G. - Vagina **sehr empfindlich [Berb.; Kreos.; Lyssin]**. Warzenartige Wucherungen auf Vulva u. Damm. Reichlicher Weißfluß; dick, grünlich. Starker Schmerz in linkem Ovar u. linker Leiste. Menses spärlich, verzögert. **Polypen;** fleischige Wucherungen. Ovariitis; **V.** - links, bei jeder Regel [**Lach.**]. Reichliche Schweiße vor Menses.
ATEMWEGE. - Trockener, hackender Husten nachmittags mit Schmerz in der Magengrube. Stiche in der Brust; V. - kalte Getränke. **Asthma bei Kindern** [**Nat-s.**]. Kehlkopfpapillome. Chronische Laryngitits.
EXTREMITÄTEN. - Beim Gehen Gefühl, als seien die Glieder aus Holz oder Glas u. könnten leicht brechen. Fingerspitzen geschwollen, rot, taub. Muskelzuckungen, Schwäche u. Zittern. Knacken in den Gelenken. Schmerz in den Fersen u. Achillessehnen. Nägel brüchig. Einwachsender Zehennagel.
HAUT. - Polypen, Knötchen, **Warzen,** Epitheliome, Naevi, Karbunkel; Geschwüre, besonders im Urogenitalgebiet. Sommersprossen u. Flecken. Süßliche, starke Schweiße. Trockene Haut mit braunen Flecken. Gürtelrose; Herpes. Reißende Schmerzen in den Drüsen. Drüsenschwellung. Nägel brüchig, verkrüppelt u. weich. **Ausschläge nur an bedeckten Körperstellen;** V. - nach Kratzen. Sehr berührungsempfindlich. Einseitige Kälte. Sarkom; Polypen. Braune Flecken auf Händen u. Armen.
SCHLAF. - Hartnäckige Schlaflosigkeit.
FIEBER. - Frösteln beginnt in den Oberschenkeln. Schweiß **nur auf unbedeckten Körperteilen** oder überall, außer am Kopf, beim Schlafen; reichlich, sauer, riecht wie Honig. Blutwallungen abends mit Pulsieren in den Gefäßen.
MODALITÄTEN. - **V.** - nachts, von Bettwärme; um 3 Uhr u. 15 Uhr, von kalter, feuchter Luft; nach Frühstück, Fett, Kaffee, Impfung. **B.** - links; beim Hochziehen eines Gliedes.
VGL. - (Hydrogenoide Konstitution; **Calc.; Sil.; Nat-s.; Aranea; Apis; Puls.**). - **Cupressus australis** - (scharfer, prickelnder Schmerz; allgemeines Wärmegefühl; Rheumatismus u. Gonorrhoe). **Cupressus Lawsoniana** (wirkt wie Thuja; **schreckliche Magenschmerzen**). - **Sphingurus** - (Haarausfall beim Bart; Schmerz in den Kiefergelenken u. Jochbein). - **Sil.; Maland,** (Impfung); - **Medorrh.** - (unterdrückte Gonorrhoe) - **Merc.; Cinnab.; Ter.; Junip.; Sabin.; Sil.; Canth.; Cann.; Nit-ac.; Puls.; Ant-tart.;** - **Arborin ist ein nichtalkoholisches Thujapräparat.**
ANTIDOTE: Merc.; Camph.; Sab. (Warzen).
ERGÄNZUNGSMITTEL: Sab.; Ars.; Nat-s.; Sil.
DOS. - Lokal gegen Warzen u. Auswüchse Urtinktur oder Salbe. Innerlich Tinktur bis C 30.

Thuja occidentalis Ø; D1; D1; D4; [Ø; D3, 4, 6]

THYMOLUM
(Thymian-Kampfer)

Das Mittel hat ein weites Feld in Harn- u. Geschlechtskrankheiten. Es ist indiziert bei pathologischen Absonderungen, Priapismus u. Prostatorrhoe. Die Prüfungen haben die Beschränkung seiner Wirkung auf die Sexualorgane gezeigt, wo es typische sexuelle Neurasthenie hervorruft. Ein Spezifikum für Hakenwurmerkrankung [**Chenopod.**].

GEIST, GEMÜT. - Reizbar, launenhaft, muß seinen Willen haben. Verlangt nach Gesellschaft. Ohne Energie.
RÜCKEN. - Müde, Schmerzhaftigkeit im Lendenbereich. V. - geistige u. körperliche Arbeit.
MÄNNL. G. - Reichliche, nächtliche Samenergüsse mit wollüstigen Träumen perverser Art. Priapismus. Brennendes Harnen u. nachfolgendes Urintröpfeln. Polyurie. Urate vermehrt. Phosphate vermindert.
SCHLAF. - Wacht müde u. unausgeruht auf. Wollüstige u. phantastische Träume.
VGL. - **Tetrachlorkohlenstoff** ist ein Mittel für Hakenwürmer nach Dr. Lambert, Suva, Fidschi-Inseln, der es in 50.000 Fällen angewandt hat.

1. Tretrachlorkohlenstoff ist ein Vermifugium u. Vermizid von großer Kraft u. hat sich als das beste Mittel für die Behandlung von Hakenwürmern in einem Lande erwiesen, wo diese Krankheit vorherrscht.

2. Es macht den Patienten wenig Beschwerden, schmeckt angenehm, erfordert keine Vorbereitung des Patienten u. ist in reiner Form offensichtlich nicht giftig; alles dies sind günstige Eigenschaften bei einer öffentlichen Bekämpfungsaktion.

W.G. Smillie u. S.B. Pessoa aus Sao Paulo, Brasilien, haben auch gefunden, das Tetrachlorkohlenstoff sehr wirksam bei der Beseitigung von Hakenwürmern ist. Eine einzige Gabe von 3 ml, an Erwachsene gegeben, hat, lt. Prüfung, 95% aller vorhandenen Hakenwürmer entfernt.
MODALITÄTEN. - Thymol. - **V.** - geistige u. körperliche Anstrengung.
DOS. - C 6.
Thymolum D1 = 0; D1; D1; -; [D3]

THYMUS SERPYLLUM
(Feldthymian); Labiatae - Lippenblütler

Infektion der Atemwege bei Kindern; trockenes, nervöses Asthma, Keuchhusten, starke Spasmen, aber wenig Auswurf.
Klingen in den Ohren mit Druckgefühl im Kopf. Brennen im Rachen, wunder Hals, V. - leeres Schlucken; Blutgefäße erweitert, dunkel.

DOS. - Urtinktur.
Thymus serpyllum 0; D1; D1; -; [D2]

THYREOIDINUM
(Getrocknete Schafschilddrüse)

Thyreoidinum ruft Anämie, Abmagerung, Muskelschwäche, Schwitzen, Kopfschmerz, nervöses Zittern von Gesicht u. Gliedern, Prickeln u. Lähmung hervor. Herzfrequenz vermehrt. Exophthalmus u. Pupillenerweiterung. Bei Myxödem u. Kretinismus erzielt es auffallende Erfolge. Rheumatische Arthritis. Abmagerung bei Kleinkindern. Rickettsien. Verzögerte Knochenbruchheilung. 2-mal täglich 32 mg über längere Zeit sollen bei **Kryptorchismus wirksam** sein. Thyreoidinum reguliert den Mechanismus der Organe für Ernährung, Wachstum u. Entwicklung allgemein. Schilddrüsenunterfunktion verursacht deutliches Verlangen nach großen Mengen von Süßigkeiten.
Nützlich bei Psoriasis u. **Tachykardie.** Verzögerte Entwicklung bei Kindern. Bessert das Gedächtnis. **Kropf.** Extreme Fettleibigkeit. Wirkt besser bei blassen als bei Patienten mit kräftiger Farbe. Amblyopie. **Brusttumoren. Uterusfibrom.** Große Schwäche u. Hunger, aber magert ab. **Nächtliche Enuresis. Milchversiegen.** Behandlung im frühen Schwangerschaftsstadium beginnen. Dos. - 0,097 g 2- bis 3 x täglich. **Schwangerschaftserbrechen** (früh morgens vor dem Aufstehen des Patienten verabreichen). **Fibroide der Brust,** D 2 Trit.. Erweitert die Arteriolen (Adrenalin kontrahiert sie). Schwächegefühl u. Übelkeit. Deutliche Kälteempfindlichkeit. Hypothyreoidismus nach akuten Erkrankungen u. folgender Schwäche.
Leicht müde, schwacher Puls, Ohnmachtsneigung, Herzklopfen, kalte Hände u. Füße, niedriger Blutdruck, Frösteln u. Kälteempfindlichkeit (**Thyreoidinum** D 1, 3-mal täglich). Hat starke diuretische Wirkung bei Myxödem u. verschiedenen Arten von Ödemen.

GEIST, GEMÜT. - Benommenheit wechselnd mit ruheloser Melancholie. Reizbar, V. - bei geringstem Widerspruch; wird wütend über Kleinigkeiten.
KOPF. - Gefühl der Leichtigkeit im Hirn. **Anhaltender Stirnkopfschmerz.** Augäpfel hervortretend. Gesicht gerötet; Lippen brennen. Zunge dick belegt. Völle u. Hitze. Schlechter Geschmack im Munde.
HERZ. - Schwacher, häufiger Puls, kann sich nicht hinlegen. **Tachykardie** [**Naja**]. Angstgefühl in der Brust, **wie zusammengeschnürt. Herzklopfen bei der kleinsten Anstrengung.** Starker Herzschmerz. Leichte Herzerregbarkeit. Herztätigkeit schwach mit Taubheit der Finger.
AUGEN. - Fortschreitende Verminderung der Sehfähigkeit mit Zentralskotom [**Carb-s.**].
INN. HALS. - Trocken, mit Blutandrang, rauh, brennend; V. - links.
MAGEN. - Verlangen nach Süßigkeiten u. Durst auf kaltes Wasser. Übelkeit, V. - Fahren im Wagen. Blähsucht, viel Luft im Bauch.

HARN. - Vermehrte Ausscheidung; Polyurie; etwas Eiweiß u. Zucker. **Enuresis** bei schwächlichen Kindern, die nervös u. reizbar sind (32 mg nachts u. morgens). Veilchengeruch des Urins. Brennen entlang der Harnröhre, Harnsäure vermehrt.
EXTREMITÄTEN. - Rheumatische Arthritis mit Neigung zu Fettleibigkeit, Kälte u. Krämpfe der Extremitäten. Abblättern der Haut an den Beinen. Kalte Extremitäten. Anhaltende Schmerzen. Ödem der Beine. Zittern der Glieder u. des ganzen Körpers.
ATEMWEGE. - Trockner, schmerzhafter Husten mit geringem, schwierigem Auswurf u. Brennen im Rachen.
HAUT. - **Psoriasis** verbunden mit Fettleibigkeit (**nicht** im Entwicklungszustand). Haut **trocken,** ausgezehrt. Kalte Hände u. Füße. **Ekzem,** Uterusfibrom. **Bräunliche Schwellung.** Steinharte Drüsenschwellung. Verschleppte Fälle. Gelbsucht mit Pruritus. Ichthyosis, Lupus. Jucken ohne Ausschlag, V. - nachts.
VGL. - Spongia; Calc.; Fucus.; Lyc.; Jodothyrin - (der Wirkstoff, der aus der Schilddrüse isoliert wird, eine Substanz, reich an Jod u. Stickstoff, beeinflußt den Stoffwechsel, reduziert das Gewicht u. kann Glykosurie hervorrufen. Vorsicht bei Fettsucht, denn ein Fettherz kann vielleicht nicht den beschleunigten Rhythmus aushalten. Milch enthält Schilddrüsenhormone). **Thymusdrüsen-Extrakt** - (Arthritis deformans; metabolische Osteopathie, 324 mg Tabletten 3-mal täglich). Hohe Potenzen sehr wirksam bei Basedow.
DOS. - Reines Thyreoidin zeitweise; Besser - C6 bis C30. Wenn das reine Thyreoidin genommen wird (130-194 mg oder mehr täglich), sollte man auf den Puls achten. Darf nicht in physiologischen Dosen gegeben werden, wenn bei schwachem Herzen hoher Blutdruck vorliegt, u. nicht bei tuberkulösen Patienten.

Thyreoidinum* + D2 = Ø; D3; D1; D6; [D4,6] Sonderpreis

TILIA EUROPAEA

(Linde); Tiliaceae - Lindengewächse; Europa

Nützlich bei Muskelschwäche des Auges; dünne, blasse Blutung. Puerperale Metritis. Erkrankungen der Kieferhöhle [**Kali-hydrojodicum; Chel.**].

KOPF. - **Neuralgie** (erst rechts, dann links) **mit Schleier** vor den Augen. Verwirrung mit Trübsehen. Viel Niesen mit Laufschnupfen. Nasenbluten.
AUGEN. - Schleier vor den Augen [**Calc.; Caust.; Nat-m.**]. Binokulares Sehen gestört.
WEIBL. G. - Sehr wundes Gefühl um den Uterus; Nach-unten-Drängen mit heißem Schweiß, aber ohne Erleichterung. Viel schleimiger Weißfluß beim Gehen [**Bov.; Carb-an.; Graph.**]. Wundheit u. Röte der äußeren Genitalien [**Thuj.; Sulf.**]. Beckenentzündung, Tympanie, Empfindlichkeit des Bauches mit heißem Schweiß ohne Erleichterung.

HAUT. - Urtikaria. Heftiges Jucken u. Brennen wie Feuer nach Kratzen. Kleiner, roter, juckender Pickelausschlag. **Schweiß warm u. reichlich, sogleich nach dem Einschlafen.** Der Schweiß nimmt mit den rheumatischen Schmerzen zu.

MODALITÄTEN. - **V.** - nachmittags u. abends; im warmen Zimmer, bei Bettwärme. **B.** - kaltes Zimmer, Bewegung.
VGL. - **Lil-t.; Bell.**
DOS. - Urtinktur bis C 6.
Tilia europaea ⌀; D1; D1; D3; [D2]

TITANIUM
(Das Metall); Ti

Wird in den Knochen u. Muskeln gefunden. Ist äußerlich angewandt worden bei Lupus u. tuberkulösen Prozessen, auch bei Hautkrankheiten, Nasenkatarrhen usw.. Äpfel enthalten 0,11 % Titan. Mangelhaftes Sehen, wobei das Besondere ist, daß nur **eine Hälfte** der Gegenstände zur Zeit gesehen werden kann. Schwindel mit **vertikaler Hemianopsie.** Auch sexuelle Schwäche mit zu **frühem Samenerguß** beim Koitus. Chronische Nephritis, Ekzem, Lupus, Rhinitis.

DOS. - Untere u. mittlere Potenzen.
Titanium D8; D10; D2; D8; [D4 Tbl.]

TONGO - DIPTERIX ODORATA
(Tonca-Bohnen); Papilionaceae - Schmetterlingsblütler; Trop. Amerika, Guayana

Nützlich bei Neuralgie; Keuchhusten.

KOPF. - Reißender Schmerz im Supraorbital-Nerven mit Hitze u. pulsierendem Schmerz im Kopf u. Tränenträufeln. Verwirrt, besonders im Hinterkopf, mit Schläfrigkeit u. einer Art Vergiftung. Zittern im rechten Oberlid. Schnupfen. Nase verstopft, muß durch den Mund atmen.
EXTREMITÄTEN. - Reißende Schmerzen in den Hüftgelenken, Oberschenkelknochen, Knien, besonders links.
VGL. - **Melilotus. Anthoxanthum, Asperula** u. **Tong.** enthalten **Cumarin** als Wirkstoff. Bei Heufieber auch vergleichen **Trif-p.; Napht.; Sabad.**
DOS. - Urtinktur u. niedere Potenzen.
Tongo D1 = ⌀; D1; D2; -; [D3]

TORULA CEREVISIAE

(Bierhefe); Saccharomycetaceae

Eingeführt durch die Drs. Lehmann u. Yingling. Nicht geprüft, daher nur klinische Symptome, aber viele sind bestätigt worden. Sykotisches Mittel. Anaphylaktische Zustände durch Proteine u. Enzyme (Yingling).

KOPF. - Schmerzen am Hinterkopf u. Nacken. Kopfschmerz u. scharfe Schmerzen überall. V. - durch Verstopfung. Niesen u. Pfeifen. Katarrhalisches Retronasalsekret. Reizbar u. nervös.
MAGEN. - Schlechter Geschmack. Übelkeit. Mangelhafte Verdauung. Aufstoßen von Luft in Magen u. Bauch. Schmerzhaftigkeit im ganzen Bauch. Völlegefühl. Kollern, Schmerzen wandern, Blähsucht. **Verstopfung.** Saurer, gäriger, modriger Geruch der Absonderungen.
EXTREMITÄTEN. - Rückenschmerz, müde u. schwach von Ellenbogen u. Knien nach unten. Hände kalt wie Eis, schlafen leicht ein.
SCHLAF. - Gestört mit viel Unruhe.
HAUT. - Furunkel, wiederkehrend. Juckendes Ekzem um die Knöchel. Tinea versicolor.
DOS. - Reine Hefe oder Potenzen von C 3 aufwärts. Hefeumschläge werden viel bei Hauterkrankungen, Furunkeln u. Schwellung benutzt.

TRIBULUS TERRESTRIS

(Ikshugandha); Rosaceae oder Zygophyllaceae; Südeuropa, Afrika, Asien

Ein ostindisches Mittel, nützlich bei Harnbeschwerden, besonders bei Dysurie u. Schwächezuständen der Sexualorgane wie Impotenz, Ejaculatio praecox u. Oligospermie, Prostatitis, Steinleiden u. sexuelle Neurasthenie. Es wirkt auf das Schuldgefühl bei Masturbation, normalisiert die Ergüsse u. Spermatorrhoe. Teilweise Impotenz, verursacht durch zu starke Befriedigung in vorgerücktem Alter oder bei begleitenden Harnsymptomen, Inkontinenz, schmerzhafte Miktion usw..

DOS. - 10 bis 20 Tropfen der Urtinktur 3-mal täglich.

TRIFOLIUM PRATENSE

(Futterklee, Wiesenklee); Papilionaceae - Schmetterlingsblütler

Sehr deutlicher Ptyalismus. Gefühl von Völle mit Blutandrang in den Speicheldrüsen, danach vermehrter, reichlicher Speichelfluß. Gefühl, als ob Mumps käme. **Milchschorf;** trockene, schuppige Krusten. Steifer Hals. **Kanzeröse Diathese.**

KOPF. - Verwirrung u. Kopfschmerz beim Aufwachen. Dumpfheit im Vorderhirn. Geistiges Versagen. Gedächtnisverlust.

MUND. - Vermehrter Speichelfluß [**Merc.**; **Syph.**]. Halsschmerz mit Heiserkeit.

ATEMWEGE. - Schnupfen wie am Anfang von Heufieber; dünner Schleim mit starker Reizung. **Heiserkeit u. Zusammenschnürung der Kehle; Frösteln mit Husten nachts.** Husten beim Hinaustreten ins Freie. Heufieber. Spastischer Husten; **Keuchhusten,** anfallweise; V. - nachts.

RÜCKEN. - Hals steif; Krampf im Sternokleidomastoideus; B. - durch Hitze u. Reizung.

EXTREMITÄTEN. - Vibrieren in den Handflächen . Hände u. Füße kalt. Unterschenkelgeschwüre.

VGL. - Trifolium repens - weißer Klee - (Prophylaktikum gegen Mumps, Gefühl des Blutandranges in den Speicheldrüsen, Schmerz u. Verhärtung besonders der Unterkieferdrüsen; **V. - Niederlegen.** Mund voll von wässerigem Speichel, **V. - Niederlegen,** Blutgeschmack in Mund u. Hals. Gefühl, als ob das Herz stillstehen wollte, mit großer Angst, B. - Sich-Aufrichten oder Herumgehen; V. - Alleinsein, mit kaltem Schweiß auf dem Gesicht).

DOS. - Tinktur.

Trifolium pratense 0; D1; D1; -; [**D2**]

TRILLIUM PENDULUM

(Trillium erectum); Liliaceae - Liliengewächse; Nordamerika

Ein allgemeines Blutungsmittel mit **großer Schwäche** u. **Schwindel.** Chronischer, blutig-schleimiger Durchfall. Uterusblutung. Drohender Abort. **Erschlaffung des Beckengebietes.** Krampfartige Schmerzen. Phthisis mit reichlichem, eitrigem Auswurf u. Blutspucken.

KOPF. - Schmerz in der Stirn; V. - Geräusch. Verwirrt; Gefühl, als ob Augäpfel zu groß seien. Verschwommenes Sehen; alles sieht bläulich aus. Nasenbluten [**Mill.**; **Meli.**].

MUND. - Zahnfleischblutung. **Blutung nach Zahnextraktion.**

MAGEN. - Hitze u. Brennen im Magen, im Ösophagus aufsteigend. Bluterbrechen.

REKTUM. - Chronischer Durchfall; blutige Entleerungen. Dysenterie; fast reines Blut geht ab.

WEIBL. G. - Uterusblutungen mit dem Gefühl, **als ob Hüften u. Rücken auseinanderbrächen; B. - enges Bandagieren.** Hellrotes Blut gußweise bei der geringsten Bewegung. Blutung aus Fibroiden. [**Calc.**; **Nit-ac.**; **Phos.**; **Sulf-ac.**]. Prolaps mit starkem Nach-unten-Drängen. Reichlicher Ausfluß, gelb, zäh [**Hydr.**; **Kali-bi.**; **Sabin.**]. Metrorrhagie im Klimakterium. **Lochien werden plötzlich blutig.** Harnträufeln nach Entbindung.

ATEMWEGE. - Husten mit Blutspeien. Reichlicher, eitriger Auswurf. Hämoptyse. Schmerzen am Ende des Brustbeins. Erstickungsanfälle mit unregelmäßiger Atmung u. Niesen. Schießende Schmerzen durch die Brust.

VGL. - **Trillium cernum** - (Augensymptome, alles sieht bläulich aus; fettiges Gefühl im Mund); **Ficus** - (Blutungen; Menorrhagie, Hämaturie, Epistaxis, Hämatemesis, blutende Hämorrhoiden); - **Sanguisuga** - Blutegel - (Blutungen vom Anus). **Ip.**; **Sab.**; **Lach.**; **Ham.**
DOS. - Tinktur u. tiefere Potenzen.
Trillium pendulum tt Ø; D1; D1; D4; [D2,3]

TRIOSTEUM PERFOLIATUM

(Amerik. Fieberwurz); Umbelliferae - Doldengewächse

Triosteum ist ein erstrangiges Mittel bei Durchfall mit kolikartigen Schmerzen u. Übelkeit. **Taubheit der unteren Gliedmaßen nach Stuhl,** u. vermehrte Harnflut; auch bei Influenza. Beruhigt Nervensymptome [**Coff.**; **Hyos.**]. Biliosität. Gallenkolik.

KOPF. - Hinterkopfschmerz mit Übelkeit beim Aufstehen, danach Erbrechen. Influenza mit Schmerzen überall u. Hitze in den Gliedern. **Ozaena;** Stirnkopfschmerz.
MAGEN. - Abneigung gegen Essen; Übelkeit beim Aufstehen, danach Erbrechen u. Krämpfe. Stühle wässerig, schaumig.
EXTREMITÄTEN. - Steifheit aller Glieder; Waden taub; Schmerzen in den Knochen. Rheumatische Schmerzen im Rücken. Schmerzen in den Gliedern.
HAUT. - Juckende Striemen, **Urtikaria** durch Magenstörung.
DOS. - C 6.
Triosteum perfoliatum tt Ø; D1; D1; -; [D2]

TRINITROTOLUOL (T. N. T.)

$C_6H_2(NO_2)_3CH_3$

Symptome bei Munitionsarbeitern, die mit T.N.T. hantieren, es inhalieren, schlucken u. auch etwas durch die Haut absorbieren. Sie wurden durch Dr. Konrad Wesselhöft gesammelt u. veröffentlicht im Journal des American Institute of Hoemoeopathy, XII/1926.
Die zerstörende Wirkung von T.N.T. auf die roten Blutkörperchen ruft Anämie u. Gelbsucht mit Sekundärsymptomen hervor. Das Hämoglobin wird so verändert, daß es nicht genügend Sauerstoff transportieren kann, deshalb finden wir Atemlosigkeit, Schwindel, Kopfschmerz, Ohnmacht, Herzklopfen, grundlose Müdigkeit, Muskelkrämpfe u. Zyanose; auch Benommenheit, Depression u. Schlaflosigkeit. Spätere Vergiftungsstadien bewirken toxische Gelbsucht u. aplastische Anämie. Gelbsucht durch Zellenzerstörung im Gegensatz zum Verschlußikterus.

KOPF. - Depression u. Stirnkopfschmerz. Abneigung gegen Gesellschaft, apathisch, weint leicht. Schwäche, Schwindel, geistige Trägheit; Delirium; Konvulsionen, Koma, Gesicht sehr dunkel.

ATEMWEGE. - Nase trocken mit Verstopfungsgefühl. Niesen, Schnupfen. Brennen der Luftröhre, erstickendes Gewicht auf der Brust; trockener Krampfhusten, der Schleimklumpen herausfördert.
MAGEN- DARMTRAKT. - Bitterer Geschmack, viel Durst, saures Aufstoßen; dumpfes Brennen hinter dem Schwertfortsatz; Übelkeit, Erbrechen, Verstopfung, danach Durchfall mit Krämpfen.
KARDIOVASKULÄRES SYSTEM. - Herzklopfen, Tachykardie, Bradykardie, intermittierender Puls.
HARNWEGE. - Stark gefärbter Urin, Brennen beim Wasserlassen, plötzlicher Drang. Inkontinenz u. Retention.
HAUT. - Hände gelb gefärbt. Dermatitis, Erythema nodosum, Bläschen, Jucken u. Brennen; Gedunsenheit. **Neigung zu Blutung** unter der Haut u. aus der Nase. **Ermüdungsschmerz in den Kniekehlen.**

MODALITÄTEN. - **V.** - Alkohol (fällt nach 1 oder 2 Gläschen Whisky um). **Tee** (deutlicher Widerwille).
VGL. - **Zinc.**; **Phos.**; **Cina.**; **Ars.**; **Plb.**
DOS. - C 30 wird erfolgreich gebraucht.

TRITICUM REPENS - AGROPYRON

(Quecke); Gramineae-Gräser

Ein hervorragendes Mittel bei extremer Reizbarkeit der Blase, Dysurie, Zystitis, Gonorrhoe.

NASE. - Putzt immer die Nase.
HARNWEGE. - Häufiges, **schwieriges** u. schmerzhaftes Wasserlassen [**Pop.**]. Grießartiges Sediment. Katarrhalische u. eitrige Absonderungen [**Pareir.**]. Strangurie, Pyelitis; vergrößerte Prostata. Chronische Blasenreizung. Inkontinenz; dauerndes Verlangen. Urin hochgestellt, reizt die Schleimhaut.
VGL. - **Tradescantia** - (Blutung aus Ohr u. oberen Luftwegen; schmerzhaftes Wasserlassen, Absonderung aus Urethra; entzündetes Skrotum). - **Chim.**; **Senec.**; **Pop.**; **Barosma.**; **Uva.**
Polytrichum Juniperinum - (schmerzhaftes Wasserlassen alter Leute; Wassersucht, Harnverhaltung u. -unterdrückung).
DOS. - Tinktur, oder Aufguß, von 56,6 ccm auf 946 ccm Wasser kochen, bis die Flüssigkeit auf 0,57 l zusammengekocht ist. In 4 Portionen innerhalb von 24 Stunden nehmen.
Triticum repens Ø; D1; D1; -; [D2]

TROMBIDIUM

(Rote Milbe); Trombidiidae-Laufmilben

Spezifisch bei Dysenterie. Symptome **V. - durch Essen u. Trinken.**

ABDOMEN. - Viel Schmerz vor u. nach dem Stuhl; Stuhl nur nach dem Essen. Kneifen in der Rippenbogengegend morgens. Blutandrang zur Leber mit dringenden, dünnen Stühlen beim Aufstehen. Braune, dünne, blutige Stühle mit Tenesmus. Während des Stuhlgangs scharfer Schmerz links, nach unten schießend. Brennen im Anus.
DOS. - C 6 bis C 30.

TUBERCULIN-NOSODEN

differenziert bei Julian
(dort auch noch andere, bei Boericke nicht bearbeitete Nosoden).

TUBERCULINUM

(Eine Nosode aus einem tuberkulösen Abszeß)

Tuberculinum ist indiziert bei Nierenbeschwerden, aber mit Vorsicht, denn sogar die höheren Potenzen sind gefährlich, wenn Haut u. innere Organe nicht normal funktionieren. Bei chronischer Zystitis brillante u. dauernde Resultate (Dr. Nebel, Montreux).
Von zweifellosem Wert bei der Behandlung **beginnender Tuberkulose.** Besonders passend für hellhäutige, engbrüstige Patienten. Schlaffe Muskeln, geringe Widerstandskraft u. sehr empfindlich gegen Wetterwechsel. Patient ist immer müde; Bewegung verursacht starke Erschöpfung; Abneigung gegen Arbeit; möchte ständig etwas anderes. Wenn **Symptome sich dauernd ändern u. gut gewählte Medikamente keine Besserung bringen u. Erkältungen bei der leichtesten Abkühlung eintreten.** Rasche Abmagerung. Von großem Wert bei Epilepsie, Neurasthenie u. bei nervösen Kindern. Wochenlanger Durchfall bei Kindern, der zu starker Abmagerung, bläulicher Blässe u. Erschöpfung führt. Schwachsinnige Kinder. Vergrößerte Mandeln. Hautleiden, **akuter Gelenkrheumatismus.** Sehr empfindlich, geistig u. physisch. Allgemeine Erschöpfung. Nervöse Schwäche. Zittern. Epilepsie. Arthritis.

GEIST, GEMÜT. - Zu den einander widersprechenden Eigenschaften von Tuberculinum gehören Manie u. Melancholie; Schlaflosigkeit u. Benommenheit. Reizbar, besonders beim Aufwachen. **Deprimiert,** melancholisch. **Furcht vor Tieren, besonders vor Hunden.** Neigung zu üblen Ausdrücken, zum Fluchen u. Schimpfen.
KOPF. - Neigung zu tiefem Gehirnkopfschmerz u. starken Neuralgien. Alles scheint fremd. Starker Schmerz wie von einem eisernen Band um den Kopf. Meningitis. Wenn kritische Absonderungen auftauchen, Schweiß, Polyurie, Durchfall, Exanthem, Dosierung nur bei eingetretener Krise wiederholen. Nächtliche Halluzinationen, wacht erschreckt auf. Plica polonica [**Vinca**]. Kleine, sehr schmerzhafte Furunkel erscheinen massenhaft nacheinander in der Nase; **grüner, foetider Eiter.**

OHREN. - Anhaltende, übelriechende Otorrhoe. **Perforation des Trommelfells mit unregelmäßigen Rändern.**
MAGEN. - Abneigung gegen Fleisch. Hungergefühl. Gefühl von Hunger u. Leere [**Sulf.**]. Verlangen nach kalter Milch.
ABDOMEN. - Plötzlicher Durchfall früh morgens [**Sulf.**]. Stühle dunkelbraun, übelriechend, gewaltsam entleert. Tabes mesenterica.
WEIBL. G. - **Gutartige Brusttumoren.** Menses zu früh, zu reichlich, anhaltend. **Dysmenorrhoe. Schmerzen stärker beim Eintreten des Flusses.**
ATEMWEGE. - **Vergrößerte Mandeln.** Harter, trockener Husten während des Schlafes. Auswurf dick, leicht; reichliche Bronchorrhoe. Kurzatmigkeit. Erstickungsgefühl, sogar bei viel frischer Luft. Verlangen nach kalter Luft. Bronchopneumonie bei Kindern. Harter, hackender Husten, reichliches Schwitzen u. Gewichtsverlust, Rasseln in der Brust, Ablagerungen beginnen in der Lungenspitze (wiederholte Gaben).
RÜCKEN. - Spannung im Nacken u. die Wirbelsäule hinunter. Frösteln zwischen den Schultern oder den Rücken hinauf.
HAUT. - Chronisches Ekzem; stark juckend; V. - nachts. **Akne** bei tuberkulösen Kindern, Masern; Psoriasis [**Thyreoidinum**].
SCHLAF. - Schlecht; wacht früh auf. Überwältigende Schläfrigkeit am Tage. Träume lebhaft u. qualvoll.
FIEBER. - Postkritische Temperatur eines remittierenden Typs. Hier Gaben alle 2 Stunden wiederholen (McFarland). Reichlicher Schweiß. Allgemeines Frösteln.
MODALITÄTEN. - **V.** - Bewegung. Musik; vorm Sturm; Stehen; Feuchtigkeit; von Zugluft; morgens u. nach Schlaf. **B.** - im Freien.
VGL. - **Kochs Lymphe** - [**akute u. chronische parenchymatöse Nephritis;** bewirkt Pneumonie, Bronchopneumonie u. Blutandrang in den Lungen bei tuberkulösen Patienten u. ist ein deutlich wirksames Mittel bei Lobärpneumonie - **Bronchopneumonie**].
Aviare - Tuberculinum von Vögeln - (wirkt auf die Lungenspitze; hat sich als hervorragendes Mittel bei Grippe-Bronchitis erwiesen; Symptome ähnlich der Tuberkulose; vermindert die Schwäche u. den Husten, vermehrt den Appetit u. kräftigt den ganzen Organismus; akute Bronchien- u. Lungenerkrankungen bei Kindern; Jucken von Handflächen u. Ohren; **Husten,** akut, entzündlich, irritierend, unaufhörlich u. kitzelnd. Kraft- u. Appetit mangelhaft); **Hydr.** - (um die Patienten nach Tuberkulinum zu mästen). **Formicum acidum** (Tuberkulose, chronische Nephritis, maligne Tumoren; Lungentuberkulose, doch nicht im 3. Stadium; Lupus; Karzinome von Brust u. Magen; Dr. Krull injiziert der C 3 entsprechende Lösungen; diese dürfen nicht vor dem Ablauf von 6 Monaten wiederholt werden). Vgl. **Lach.; Bacil.; Psor.; Kalagua** - (Tuberkulose; Knoblauchgeruch aller Sekretionen u. des Atems). - **Teucrium Scorodonia.** Vgl. **Thuja.** - (Impfungen können die Wirksamkeit von **Tuberculin** blockieren, bis **Thuja** gegeben worden ist, dann wirkt es wieder sehr gut (Burnett)).

ERGÄNZEND: Calc.; Chin.; Bry.
DOS. - Tuberculinum muß häufiger bei Kindern wiederholt werden als fast jedes andere chronische Mittel (H. Fergie Woods). C 30 u. viel höhere Potenzen, nicht häufige Gaben. Wenn Tuberculinum versagt, folgt **Syph.** oft mit Vorteil u. ruft eine Reaktion hervor.
»Bei Anwendung von Tuberculinum bei Phthisis pulmonum sind folgende Punkte zu beachten: Bei fieberloser, rein tuberkulöser Phthisis sind die Resultate gut, vorausgesetzt, die Ausscheidungsorgane arbeiten gut, aber nie unter C 1000 gehen, wenn es nicht absolut nötig ist. Bei Patienten mit Streptostaphylopneumokokken in den Bronchien, wo auch nach Auswaschen des Sputum eine reine Tb-Bazillenmasse zurückbleibt, ist dieselbe Behandlung indiziert. Bei Mischinfektionen - wie sie sich in den meisten Fällen findet - wo das Sputum wimmelt von virulenten Mikroorganismen zusätzlich zu den TB, ist ein anderes Vorgehen nötig. Wenn das Herz in gutem Zustand ist, wird eine Einzelgabe von Tuberculinum C 1000 - C 2000 gegeben, vorausgesetzt, daß keine deutlichen Indikationen für andere Medikamente vorliegen. Bei gebotener Beachtung der Temperatur u. möglichen Ausscheidungen kann diese Gabe wirken, bis keine Reaktionen mehr beobachtet werden, von 8 Tagen bis zu 8 Wochen. Gewöhnlich zeigt sich dann ein Symptomenbild, das die genaue Wahl eines Antipsorikums wie **Sil.; Lyc.; Phos.**; usw. erlaubt. Nach einiger Zeit trübt sich das Bild wieder, u. jetzt wird eine Hochpotenz des isopathischen Medikamentes gegeben, das den virulentesten u. prominentesten Mikroorganismen entspricht, die sich im Sputum finden; Staphylo-, Strepto- oder Pneumococcinum. Die genaue bakteriologische Analyse des Sputum ist absolut notwendig; die Auswahl des Isopathikums klärt wieder das Bild, u. so wird, indem man auf der einen Seite ätiologisch (wo diese Isopathika noch nicht geprüft worden sind), auf der anderen symptomatisch vorgeht, mit antipsorischen Mitteln die Krankheit bezwungen.
Meine eigene Erfahrung warnt mich im Fall von Mischinfektionen gegen die Anwendung von Strepto-, Staphylo-, oder Pneumokokkinum unter C 500. Ich brauche sie nur von C 2000 bis C 1000, da ich schreckliche Verschlimmerungen von der C 30, C 100 u. C 200 gesehen habe mit einem Niedergang der Temperatur von 40° auf 35,5° Celsius. Daher die Warnung, die Spötter nicht zu treffen braucht, sondern alleine diejenigen, die von einer machtvollen Waffe Gebrauch machen möchten. Die Toxine, die als Mittel gebraucht werden, wie Tuberculinum, sind aus reinen, virulenten Kulturen bereitet.
Fälle, die scheinbar zu frühem Tod verurteilt waren, werden in 1 oder 2 Jahren auf normale Temperatur zurückgebracht, obgleich natürlich ein großer Teil Lungengewebe zerstört ist. Dieses Resultat ist sicher, wenn der Patient für sich selber sorgen will u. kann, wenn das Herz dem Toxin widersteht u. Magen u. Leber gut funktionieren. Überdies müssen Klimawechsel vermieden werden. Bei dem starken Mineral-Stoffwechsel des Phthisikers ist Regulierung der Diät nötig, u. diese sollte vorwiegend

vegetarisch sein, unter Zugabe der physiologischen Salze in Tiefpotenz, **Calc-c.** D 3, D 5, **Calc-p.** D 2, D 6, u. dazwischen für kurze Zeit je nach den Indikationen organotrope Mittel wie **Cact.**; Trituration C 30, **Chel.**; Trituration C 30, **Tarax.** - Trituration, **Nasturtium** - Trituration, **Urt-u.** - Trituration, **Tus-farfara** - Trituration, **Lysimachia numularia** - Trituration.
Die erste Gabe von Tuberculinum ist jedoch in jedem schwierigen Falle die gewichtigste Verordnung. Das Mittel sollte nicht gegeben werden ohne die sorgfältigste Herzuntersuchung. Wie der Chirurg vor der Narkose, so muß der Allgemein-Praktiker das Herz kennen, bevor er dieses Mittel verabreicht, besonders an Kinder u. alte Leute u. an Frühgealterte. Wer diese Regel beachtet, wird sich weniger klinische Vorwürfe machen müssen. Wenn Tuberculinum kontraindiziert ist, muß man sich an das nächste Antipsoricum halten.
Die oben erwähnte Vorsicht bezieht sich auch auf Asthma, Pleuritis, Peritonitis, bei skrofulösen (tuberkulösen) Patienten«, (Dr. Nebel, Montreux).
Tuberculinum* + **D2** = **∅; D8; D2; D6;** [**D10,12**]

TURNERA

(Turneraceae sp.); besonders tropisches Amerika

Soll nützlich sein bei sexueller Neurasthenie; Impotenz. Sexuelle Schwäche wegen nervöser Erschöpfung. Inkontinenz alter Leute. Chronische Prostataabsonderung. Nieren- u. Blasenkatarrh; **Frigidität bei Frauen.** Hilft, daß bei jungen Mädchen normale Regelblutungen sich einspielen.

DOS. - Urtinktur u. Fluidextrakt, 10 bis 40 Tropfen-Gaben.

TUSSILAGO PETASITES

(Pestwurz sp.); Compositae - Korbblütler

Wirkt auf die Harnorgane u. wurde bei Gonorrhoe nützlich gefunden. Pylorusbeschwerden.

HARNWEGE. - Kribbeln in der Urethra.
MÄNNL. G. - Gonorrhoe, gelbliche, dicke Absonderung. Erektionen mit Kribbeln in der Urethra. Schmerz im Samenstrang.
VGL. - **Tussilago fragans** - (Pylorusschmerz, Plethora u. Korpulenz); **Tussilago farfara** (Husten); als Zwischenmittel bei Phthisis pulmonalis (vgl. Tuberculinum).
DOS. - Urtinktur.

UPAS TIENTE - ANTIARIS TOXICARIA

Moraceae - Maulbeergewächse; Ostindien, Malaysien

Bewirkt tonische Spasmen, Tetanus u. Asphyxie.

KOPF. - Abgeneigt gegen geistige Arbeit. Reizbar. Dumpfer Kopfschmerz tief im Gehirn.
AUGEN. - **Schmerz in Augen u. Augenhöhlen mit Konjunktivitis.** Augen trübe, eingesunken. Gerstenkörner.
MUND. - Herpes auf den Lippen. Brennen auf der Zunge. Schmerz im Mund wie von einem Splitter [**Nit-ac.**].
MÄNNL. G. - Vermehrtes Verlangen bei mangelnder Kraft. **Dumpfer Rückenschmerz** wie nach sexuellen Ekzessen.
BRUST. - Lanzinierender Schmerz durch die rechte Lunge hindurch zur Leber hin, der Atmung anhält. Heftiges Herzklopfen; Schweregefühl im Magen.
HAUT. - Taube Hände u. Füße. Entzündete Nietnägel; Jucken u. Röte der Nagelwurzeln.
VGL. - **Upas antiaris** - harzartige Absonderung des **Antiarus toxicaria** - (ein tödliches Gift für die Muskeln). Es unterbricht sowohl die willkürliche Muskeltätigkeit als auch die des Herzens, ohne Konvulsionen hervorzurufen. Wird in Java als Pfeilgift verwandt (Merrell). Unterscheidet sich, indem es **klonische Spasmen**, heftiges Erbrechen, Durchfall, starke Erschöpfung bewirkt). **Ox-ac.**; **Upas**, wenn **Bry.** versagt (Typhus). **Antidote - Curare.**
DOS. - C 3 bis C 6.

URANIUM NITRICUM

(Urannitrat)

Verursacht Glykosurie u. vermehrt den Urin. Ruft Nephritis, Diabetes, Leberdegeneration, hohen Blutdruck u. Wassersucht hervor. Seine Schlüsselsymptome sind **starke Abmagerung, Schwäche u. Neigung zu Aszites u. allgemeiner Wassersucht.** Rückenschmerz u. verzögerte Menses. Trockene Schleimhäute u. Haut.

KOPF. - Übellaunig; dumpfer, schwerer Schmerz, Nasenlöcher wund mit eitriger, scharfer Absonderung. Depression.
AUGEN. - Lider entzündet u. verklebt; **Gerstenkörner.**
MAGEN. - Extremer Durst; Übelkeit; **Erbrechen. Heißhunger;** Blähungen nach dem Essen. **Bohrender Schmerz im Pylorusgebiet. Magen- u. Duodenalgeschwüre.** Brennender Schmerz. **Bauch aufgetrieben.** Steht in Gasbildung nur Lycopod. nach.
HARNWEGE. - Reichliches Wasserlassen. **Diurese.** Inkontinenz. **Diabetes.**

Abmagerung u. Tympanie. **Brennen in Urethra** mit sehr saurem Urin. **Unfähig,** Urin ohne Schmerz zurückzuhalten. **Enuresis [Königskerzenöl].**
MÄNNL. G. - Völlige Impotenz mit nächtlichen Ergüssen. Teile kalt, schlaff, schwitzend.
VGL. - Syzygium; Phos-ac.; Lact-ac.; Arg-nit.; Kali-bi.; Ars.; Phloridzin - (ein Glykosid aus der Wurzelrinde des Apfelbaumes u. anderer Obstbäume. Bewirkt Diabetes u. fettige Leberdegeneration; intermittierendes Fieber. Tägliche Gaben von 972 mg. Phlorizin macht Glykosurie. Aber keine Hyperglykämie tritt auf. Es veranlaßt das sekretorische Nieren-Epithel, Serum-Albumin zu Zucker abzubauen. Keine Zunahme des Blutzuckers).
DOS. - C 2.

UREA
(Harnstoff)

Tuberkulose. Schwellungen. Vergrößerte Drüsen. Nierenwassersucht mit Symptomen allgemeiner Vergiftung. Gichtisches Ekzem. Albuminurie, Diabetes, Urämie. Urin dünn u. von niedrigem spezifischem Gewicht. Ein Hydragogum zur Behandlung der Wassersucht. 648 mg alle 6 Stunden.

VGL. - Uricum acid. (Gicht, gichtisches Ekzem. Rheumatismus, Lipom); **Urinum -** (Akne, Furunkel; Skorbut, Wassersucht); **Urtica; Tub.; Thyreoidin.**
Urea D1 = Ø; D2; D1; D2; [D3]

URTICA URENS
(Kleine Brennessel); Urticariaceae - Nesselgewächse; Europa, Asien, Amerika

Ein Mittel für Agalaktie u. **Lithiasis.** Reichliche Absonderung der Schleimhäute. Enuresis u. Urtikaria. Milzleiden. **Antidot für Folgen von Muschelverzehr.** Symptome kehren jedes Jahr zur selben Zeit wieder. Gicht- u. Harnsäure-Diathese. Begünstigt die Ausscheidung.
Rheumatismus verbunden mit urtikaria-artigen Ausschlägen. Neuritis.

KOPF. - Schwindel, Kopfschmerz mit Milzschmerzen.
ABDOMEN. - Durchfall, chronische Erkrankung des Dickdarmes, charakterisiert durch starke Schleimabsonderung.
MÄNNL. G. - Jucken des Skrotum hält Patienten wach; Skrotum geschwollen.
WEIBL. G. - Verminderte Milchbildung. Uterusblutung. Scharfer u. wundmachender Weißfluß. **Pruritus vulvae mit Stechen, Jucken** u. Ödem. Unterdrückt den Milchfluß nach Entwöhnung. Extreme Schwellung der Brüste.
EXTREMITÄTEN. - Schmerz bei akuter Gicht im Deltoideus; Schmerz in Knöcheln u. Handgelenken.

HAUT. - **Juckende Flecke. Nesselsucht,** brennende Hitze, mit Ameisenlaufen; heftiges Jucken. Folgen unterdrückten Nesselfiebers. Rheumatismus wechselt mit Nesselfieber. Brennen auf die Haut beschränkt. Urtikaria nodosa [**Bov.**]. Erythem mit Brennen u. Stechen. **Verbrennungen u. Verbrühungen. Windpocken** [**Dulc.**]. Angioneurotisches Ödem. Herpes labialis mit Hitze u. Juckgefühl. Jucken u. Stechen im Skrotum.
FIEBER. - Allgemeine Hitze im Bett mit Wundheit über dem Bauch. Fieber bei Gicht. Tropisches Fieber.
MODALITÄTEN. - **V.** - durch Schneeluft; Wasser, kühle, feuchte Luft, Berührung.
VGL. - **Medusa; Nat-m.; Lac-can.; Ricin.** - (verminderte Sekretion der Brustdrüsen); **Bombyx; Rhus-t.; Apis.; Chlol.; Astac.; Puls.**; - (Urtikaria); **Bol-luridus** u. **Anac.** - (Urtikaria tuberosa); **Lyc.** u. **Hedeom.** - (Harnsäure-Diathese); **Formica.**
DOS. - Tinktur u. niedere Potenzen.
Urtica urens Ø; D1; D1; D3; [**D1-3**]

USNEA BARBATA

(Bartflechte); Usneaceae; Gebirge

Ist ein Mittel bei einigen Formen von kongestivem Kopfschmerz; Sonnenstich.

KOPF. - Berstender Schmerz, **als ob die Schläfen bersten oder die Augen aus den Höhlen quellen wollten.** Pulsierende Karotiden.
VGL. - **Glon.; Bell.**
DOS. - Urtinktur, tropfenweise.

USTILAGO MAYDIS

(Beulenbrand, Maisbrand); Ustilaginaceae - Brandpilze

Schlaffer Uterus. Blutung. Blutandrang in verschiedenen Körperteilen, besonders im Klimakterium. Milchschorf [**Viol-t.**].

KOPF. - Sehr niedergeschlagen. Völlegefühl. Nervöser Kopfschmerz durch Unregelmäßigkeiten der Menses. Schmerzen in den Augäpfeln mit viel Tränenfluß.
MÄNNL. G. - Zügellose Masturbation. Spermatorrhoe mit erotischen Phantasien u. amourösen Träumen. Ergüsse mit unwiderstehlichem Drang zur Masturbation. Dumpfer Schmerz in der Lendengegend mit großer Niedergeschlagenheit u. Erregbarkeit.
WEIBL. G. - Vikariierende Menstruation. Ovarien brennen, schmerzen, schwellen. Reichliche Menses nach Fehlgeburt; Blutabsonderung beim geringsten Anlaß; hellrot; teils klumpig, Menorrhagie im Klimakterium

[**Calc-c.**; **Lach.**]. Sickern von dunklem Blut, klumpig, bildet lange, schwarze Fäden. Uterus hypertrophiert. **Zervix blutet leicht.** Postpartumblutung. Reichliche Lochien.
FIEBER. - Reichlicher Schweiß. Puls zuerst beschleunigt, dann geschwächt. Herzklopfen.
EXTREMITÄTEN. - Muskelschwäche. **Gefühl von kochendem Wasser den Rücken hinunter.** Klonische u. tetanische Bewegungen. Muskelkontraktionen, besonders der unteren Gliedmaßen.
HAUT. - Alopezie. Tendenz zu kleinen Furunkeln. Haut trocken; Ekzem; kupferfarbene Flecken. Pruritus; Sonnenbrand. Psoriasis (innerlich u. äußerlich).
VGL. - **Sec.**; **Sabin.**; **Zea italica.** - (Heilende Kraft bei Hauterkrankungen, besonders bei Psoriasis u. Ekzema rubrum. Bademanie. Selbstmordimpuls, besonders durch Ertränken. Leicht verärgert. Vermehrter Appetit, gierig, wechselnd, mit Widerwillen gegen Nahrung. Sodbrennen, Übelkeit, Erbrechen, B. - Weintrinken).
DOS. - Urtinktur bis C 3.
Ustilago maydis + t D1 = Ø; D1; D2; D3; [D2-3]

UVA URSI - ARCTOSTAPHYLOS UVA URSI

(Bärentraube); Ericaceae - Heidekrautgewächse

Harnsymptome am wichtigsten. Zystitis mit blutigem Urin. Uterusblutung. Chronische Blasenreizung mit Schmerz, Tenesmus u. katarrhalischen Absonderungen. **Brennen nach Absonderung von schleimigem Urin. Pyelitis.** Entzündung bei Steinträgern. Atemnot, Übelkeit, Erbrechen, kleiner u. unregelmäßiger Puls. Zyanose. Urtikaria ohne Jucken.

HARNWEGE. - Häufiger Drang mit heftigen Blasenspasmen, brennender u. reißender Schmerz. Urin enthält Blut, Eiter u. viel zähen Schleim mit Klumpen in großen Massen. Unwillkürlich; grüner Urin. Schmerzhafte Dysurie.
VGL. - **Arbutin** - (ein kristallisiertes Glykosid von Uva; findet sich auch in Kalmia, Gaultheria u. anderen **Ericaceen;** in Gaben von 194 bis 518 mg mit Zucker 3-mal täglich. Wird als Antiseptikum u. Diuretikum der Harnwege gebraucht). **Arctosphylos manzanita** - (wirkt auf Nieren- u. Geschlechtsorgane. Gonorrhoe, Blasenkatarrh, Diabetes, Menorrhagie. Tinktur der Blätter). **Vaccinum myrtillus** - Heidelbeere - (Dysenterie; Typhus, hält Darm aseptisch u. verhindert Absorption u. Reinfektion).
DOS. - Urtinktur 5 - 30 Tropfen. Bei Pyelitis eine Verreibung der Blätter.
Uva ursi Ø; D1; D1; D3; [D1,2]

VACCININIUM

(Nosode von Kuhpocken-Lymphe)

Vakzinegift kann einen Krankheitszustand extremer Chronizität herbeiführen, der von Burnett Vakzinose genannt worden ist; Symptome wie bei Hahnemanns Sykose. Neuralgien, alte Hautausschläge, Frösteln, Verdauungsstörung mit stark flatulenter Auftreibung (Clarke). Keuchhusten.

GEIST, GEMÜT. - Reizbar, ungeduldig, schlecht gelaunt, nervös.
KOPF. - Stirnkopfschmerz. Gefühl wie gespalten in Stirn u. Augen. Entzündete u. rote Lider.
HAUT. - Heiß u. trocken. Stippen u. Flecken. Ausschlag wie bei Blattern.
VGL. - Mittel gegen Impffolgen; **Vario.**; **Maland.**; **Thuja**, ein kräftiges Hilfsmittel bei der Behandlung maligner Erkrankungen.
DOS. - C 6 bis C 200.
Vaccinium ab D 12 dil. Tbl, Verr., Amp.

VALERIANA OFFICINALIS

(Großer Baldrian); Valerianaceae - Baldriangewächse

Hysterie, Überempfindlichkeit, nervöse Beschwerden, wenn offensichtlich gut gewählte Mittel versagen. Hysterische Spasmen u. Beschwerden im allgemeinen. **Hysterische Blähsucht.**

GEIST, GEMÜT. - Stimmungsschwankungen. Fühlt sich leicht wie in der Luft schwebend. Überempfindlichkeit [**Staph.**]. Halluzinationen nachts. **Reizbar.** Zittrig.
KOPF. - Gefühl großer Kälte. Druck in der Stirn. Gefühl von Trunkenheit.
OHREN. - **Ohrenschmerz durch Einwirkung von Zugluft u. Kälte.** Nervöse Ohrgeräusche. Hyperästhesie.
INN. HALS. - **Gefühl, als ob ein Faden in der Kehle hinge.** Übelkeitsgefühl im Hals. Einschnürungsgefühl im Rachen.
MAGEN. - Hunger mit Übelkeit. Fauliges Aufstoßen. Sodbrennen mit Aufstoßen ranziger Flüssigkeit. Übelkeit mit Schwäche. **Kind erbricht geronnene Milch in großen Klumpen nach dem Nähren.**
ABDOMEN. - Aufgetrieben. Hysterische Krämpfe. Dünner, wässeriger Durchfall mit **Klumpen geronnener Milch unter heftigem Schreien bei Kindern.** Grünliche, pappige, blutige Stühle. Spasmen im Darm nach dem Essen u. nachts im Bett.
ATEMWEGE. - Erstickungsgefühl beim Einschlafen. Spastisches Asthma; konvulsive Bewegungen des Zwerchfells.
WEIBL. G. - Menses spät u. spärlich [**Puls.**].
EXTREMITÄTEN. - Rheumatische Schmerzen in den Gliedern. **Dauerndes Zucken.** Schwere. Ischias; **Schmerz V. - beim Stehen u. beim Liegen auf dem Boden** [**Bell.**]. B. - Gehen. Schmerz in den Fersen **beim Sitzen.**

SCHLAF. - Schlaflos mit nächtlichem Jucken u. Muskelspasmen. V. - beim Aufwachen.
FIEBER. - Langanhaltende Hitze oft mit Schweiß im Gesicht. **Hitze wiegt vor.** Gefühl eisiger Kälte [**Hel.**; **Camph.**; **Abies-c.**].
VGL. - **Asaf.**; **Agn.**; **Croc.**; **Cast.**; **Am-v.** - (bei Neuralgie, gastrischer Störung u. großer, nervöser Erregung). Schlaflosigkeit, besonders in der Schwangerschaft u. Menopause. Schwache, hysterische, nervöse Patienten.
DOS. - Urtinktur.
Valeriana officinalis D1 = Ø; D1; D2; D4; [D2]

VANADIUM

(Das Metall); V

Seine Wirkung ist die eines Sauerstoffträgers u. Katalysators, daher seine Anwendung bei zehrenden Krankheiten. Vermehrt Hämoglobin, oxydiert u. zerstört Virulenz von Toxinen. Vermehrt u. stimuliert auch die Phagozyten. Ein Mittel bei degenerativen Zuständen der Leber u. Arterien. Appetitlosigkeit u. Symptome von Magen- u. Darmreizung; Eiweiß, Zylinder u. Blut im Urin. Zittern; Schwindel; Hysterie u. Melancholie; Neuro-Retinitis u. Erblindung. Anämie, Abmagerung. Trockener Husten, kitzelnd, anfallweise, manchmal mit Blutungen. Reizung von Nase, Augen u. Rachen. Tuberkulose, chronischer Rheumatismus, Diabetes. **Wirkt als Tonikum auf die Verdauungsfunktion** u. bei beginnender Tuberkulose. Arteriosklerose, Gefühl, als ob das Herz zusammengedrückt würde, als ob das Blut keinen Platz in der Aorta habe. Angsterregender Druck auf den ganzen Brustkorb. Fettherz. Degenerative Zustände, Gehirnerweichung. Atherome der Gehirn- u. Leberarterien.

VGL. - **Ars.**; **Phos.**; **Ammonium vanadium** (Fettdegeneration der Leber).
DOS. - C 6 bis C 12. Die beste Form ist das Vanadiat von Soda, 2 mg täglich oral.
Vanadium D8; D10; D2; -; [**D3 Tbl.**]

VANILLA PLANIFOLIA

(Vanille); Orchidaceae - Orchideengewächse; östl. Mexiko

Deutliche Hautreizung wie vom Saft der Gifteiche; wird manchmal hervorgerufen beim Umgang mit den Bohnen, auch bei der Lokalanwendung von Vanilleessenz beim Haarwaschen. Vanille soll Gehirn u. Sexualtrieb stimulieren. Nicht den synthetischen Vanilleextrakt anwenden. Verschiedene Störungen des Nervensystems u. des Kreislaufs werden bei Arbeitern hervorgerufen, die mit Vanille umgehen. Ist ein Emmenagogum u. Aphrodisiacum. Verlängerte Menses.

DOS. - Vanille C 6 bis C 30 hat sich als wirksam bei Heilung von Hautleiden erwiesen.

VARIOLINUM
(Pockennosode)

Wird für »innere Impfung« gebraucht. Scheint als Schutz zu wirken gegen bzw. als Milderung u. Hilfe bei der Pockenbehandlung.

KOPF. - Krankhafte Angst vor Pocken. Taubheit. Hinterkopfschmerz. Entzündete Augenlider.
ATEMWEGE. - Beklemmte Atmung. Verschlossenes Gefühl im Rachen. Husten mit dickem, zähem, blutigem Schleim. Kloßgefühl rechts im Rachen.
EXTREMITÄTEN. - **Qualvolle Rückenschmerzen. Schmerzen in den Beinen.** Müdigkeit mit Ruhelosigkeit überall. Handgelenkschmerzen, Schmerzen ziehen vom Rücken in den Bauch.
FIEBER. - Heißes Fieber mit starker, strahlender Hitze. Reichlicher, übelriechender Schweiß.
HAUT. - Heiß, trocken. Pustelausschlag. **Gürtelrose.**
VGL. - **Vaccininum** (dieselbe Wirkung); **Malandrinum** - Krankheitsprodukt aus Pferdemauke - (ein Prophylaktikum gegen Pocken u. Mittel für böse Impffolgen; chronisches Ekzem nach Impfung).
DOS. - C 6 bis C 30.
Variolinum ab D 12 dil., Tbl., Verr., Amp.

VERATRUM ALBUM
(Weiße Nieswurz); Liliaceae - Liliengewächse; Europa, Asien, Nordamerika

Ein vollständiges **Kollapsbild** mit **extremer Kälte, Bläue u. Schwäche** zeigt dieses Mittel. Postoperativer Schock mit kaltem Schweiß auf der Stirn, blassem Gesicht, raschem, schwachem Puls. **Kalter Schweiß auf der Stirn** bei fast allen Beschwerden. **Erbrechen, Durchfall u. Krämpfe in den Extremitäten.** Heftiges Würgen u. **reichliches** Erbrechen sind sehr charakteristisch. Operationsschock. Extreme Trockenheit aller Schleimhäute. **Flockenlesen.** Heftige Manie wechselt mit Schweigsamkeit u. Weigerung zu sprechen.

GEIST, GEMÜT. - Melancholie mit Stupor u. Manie. Sitzt in stupider Manier da; nimmt nichts wahr; **mürrische Gleichgültigkeit.** Wahnsinnig vor Erregung; schreit, flucht. Kindbettmanie. Zielloses Fortlaufen aus dem Hause. **Wahnideen von drohendem Unheil.** Manie mit dem Verlangen, Dinge zu zerreißen u. zu zerschneiden **[Tarant.].** Schmerzanfälle mit Delirium, die verrückt machen. Fluchen u. Heulen die ganze Nacht.
KOPF. - Zusammengezogene Gesichtszüge. **Kalter Stirnschweiß. Gefühl eines Eisklumpens auf dem Scheitel.** Kopfschmerz mit Übelkeit, Erbrechen, Durchfall, blassem Gesicht. Hals zu schwach, um Kopf hochzuhalten.

AUGEN. - Umgeben von dunklen Ringen. Starrend; nach oben gedreht; ohne Glanz. Tränenfluß mit Röte. Lider trocken, schwer.
GESICHT. - Gesichtszüge eingesunken. **Eisige Kälte der Nasenspitze u. des Gesichtes.** Nase wird spitzer. Reißen in Wangen, Schläfen u. Augen. **Gesicht sehr blaß, blau, kollabiert, kalt.**
MUND. - Zunge blaß, kalt; kaltes Gefühl wie von Pfefferminz. Trocken in der Mitte, Wasser erleichtert nicht. Salziger Speichel. Zahnschmerz, Zähne scheinen schwer wie mit Blei gefüllt.
MAGEN. - Gieriger Appetit. **Durst auf kaltes Wasser, wird aber erbrochen, sobald es geschluckt ist.** Abneigung gegen warme Speisen. Schluckauf. **Reichliches Erbrechen u. Übelkeit; verschlimmert durch Trinken u. die geringste Bewegung.** Verlangt Obst, saftige, kalte Sachen, Eis, Salz. Angstgefühl in der Magengrube. Große Schwäche nach dem Brechen. Magenreizbarkeit mit **chronischem** Speiseerbrechen.
ABDOMEN. - Gefühl der Ödigkeit u. Leere. **Kältegefühl** in Magen u. Bauch. Bauchschmerz vor Stuhl. Knotige Verkrampfung in Bauch u. Beinen. Gefühl, als ob Hernie vortreten würde [**Nux-v.**]. Bauch druckempfindlich, geschwollen, mit schrecklicher Kolik.
REKTUM. - Verstopfung durch Untätigkeit des Rektum bei Hitze u. Kopfschmerz. Säuglingsverstopfung, verursacht durch sehr kaltes Wetter. **Stühle groß, Entleerung mit großer Anstrengung bis zur Erschöpfung, mit kaltem Schweiß.** Durchfall sehr schmerzhaft, wässerig, **reichlich, gewaltsame Entleerung,** danach große Schwäche. Entleerung bei Gastroenteritis in Sommer u. Herbst u. asiatischer Cholera, wenn Erbrechen die Stühle begleitet.
ATEMWEGE. - Heisere, schwache Stimme. Rasseln in der Brust. Viel Schleim in den Bronchien, der nicht ausgehustet werden kann. Rauhes Rasseln, chronische Altersbronchitis [**Hippozanin**]. Lauter, bellender Husten, aus dem Magen, danach Luftaufstoßen; V. - warmes Zimmer. Hohler Husten, tief unten kitzelnd, mit blauem Gesicht. Husten entsteht beim Trinken, besonders von kaltem Wasser; Urin geht ab beim Husten. Husten beim Betreten eines warmen Zimmers aus kalter Luft [**Bry.**].
HERZ. - Herzklopfen mit Angstgefühl u. rascher, hörbarer Atmung. Puls unregelmäßig, schwach. Tabakherz vom Tabakkauen. Intermittierende Herztätigkeit bei schwachen Personen mit etwas Leberstauung. Eines der besten Herzstimulantien in homöopathischen Dosen (J.S. Mitchell).
WEIBL. G. - Menses zu früh; reichlich u. erschöpfend. **Dysmenorrhoe mit Kälte, Durchfall, kaltem Schweiß. Ohnmacht bei der leichtesten Anstrengung.** Sexuelle Manie vor Menses.
EXTREMITÄTEN. - Schmerzhaftigkeit u. Empfindlichkeit der Gelenke. Ischias, blitzartige Schmerzen wie ein elektrischer Schlag. **Wadenkrämpfe,** Neuralgie im Brachialplexus; Schwellungsgefühl in den Armen, kalt, wie gelähmt.

HAUT. - Blau, kalt, feucht, unelastisch; **kalt wie der Tod.** Kalter Schweiß. Hände u. Füße faltig.
FIEBER. - Frösteln mit **extremer Kälte** u. Durst.
MODALITÄTEN. - **V.** - nachts; feuchtes, kaltes Wetter. **B.** - Gehen u. Wärme.
VGL. - **Veratrinum** - das Alkaloid aus Sabadillsamen - (blitzartige Schmerzen, elektrische Schläge in den Muskeln, fibrilläres Zucken); **Cholas terrapina** - (Wadenkrämpfe); **Camph.**; **Cupr.**; **Ars.**; **Cupr-ars.** - [**intermittierender, kalter, feuchter Schweiß**]; - **Narcissus poeticus** - (Gastroenteritis mit viel kneifendem u. schneidendem Schmerz im Darm, Ohnmacht, Zittern, kalte Glieder, kleiner u. regelmäßiger Puls); - **Trychosanthes** - (Durchfall, Leberschmerz, Schwindel nach jedem Stuhl); - **Agar-em.** - (Schwindel; Verlangen nach eiskaltem Wasser; brennende Schmerzen im Magen); - **Agar-ph.** - (Cholera, Magenkrämpfe, kalte Extremitäten, unterdrückter Urin). - **Veratrine** - (Vermehrte Gefäßspannung. Entspannt diese u. stimuliert die Toxinausscheidung durch die Haut, Nieren u. Leber).
DOS. - C 1 bis C 30. Bei Durchfall nicht unter C 6.
Veratrum album* + D1 = ∅; D1; D2; D4; [D2-4, 6]

VERATRUM VIRIDE

(Grüne Nieswurz); Liliaceae - Liliengewächse; Nordamerika

Anfälle von Vorhofflimmern. Führt zur Verminderung des systolischen wie diastolischen Blutdruckes. Kongestionen, besonders in Lunge u. Gehirnbasis mit Übelkeit u. Erbrechen. Zuckungen u. Konvulsionen. Besonders passend für vollblütige, plethorische Personen. Große Prostration, Herzrheumatismus. **Gedunsenes, livides Gesicht.** Wildes Delirium. Folgen von Sonnenstich. **Oesophagitis** (Farrington). **Veratr-v.** steigert den Opsonin-Index gegen Pneumokokken von 70 auf 109%. Kongestives Stadium u. Zeichen beginnender Hepatisation bei Lungenentzündung. Zickzacktemperatur. Klinisch ist bekannt, daß Krankheiten wie die Tiegelsche Kontraktur, die Thompson'sche Krankheit, Athetose u. pseudohypertrophische Muskelparalyse eine Symptomatologie liefern, wie sie von Verat-v. beim Muskelgewebe hervorgerufen wird (A.P. Hinsdale, M.D.).

GEIST, GEMÜT. - Streitsüchtig u. delirös.
KOPF. - Intensive Kongestion, fast apoplektisch. Kopf heiß, mit blutunterlaufenen Augen. Gedunsenes, livides Gesicht. Hippokratisches Gesicht. Kopf zurückgezogen, **Pupillen erweitert.** Doppeltsehen. Meningitis. **Schmerz vom Nacken her;** kann Kopf nicht hochhalten. Sonnenstich; Völlegefühl im Kopf, pulsierende Arterien [**Bell.**; **Glon.**; **Usnea**]. **Gerötetes Gesicht.** Konvulsives Zucken der Gesichtsmuskeln [**Agar.**]. Schwindel mit Übelkeit.

ZUNGE. - Weiß oder gelb **mit rotem Mittelstreifen.** Gefühl wie verbrüht. Vermehrter Speichelfluß.
MAGEN. - Durstig. Übelkeit u. Erbrechen. Kleinste Speise- oder Getränkmenge wird sofort erbrochen. Einschnürungsschmerz; V. - warme Getränke. **Schluckauf;** übermäßig u. schmerzhaft mit **Oesophagospasmen.** Brennen in Magen u. Oesophagus.
ABDOMEN. - Schmerz über dem Becken mit Wundheit.
ATEMWEGE. - Lungenkongestion. Atembeschwerden. Gefühl einer schweren Last auf der Brust. Pneumonie, mit Schwächegefühl im Magen u. heftigem Blutandrang. **Krupp.**
URIN. - Spärlich mit wolkigem Sediment.
WEIBL. G. - Rigider Muttermund [**Bell.**; **Gels.**]. Kindbettfieber. Unterdrückte Menstruation mit Blutandrang zum Kopf [**Bell.**]. Menstrualkolik vor Beginn der Blutung mit Strangurie.
HERZ. - Puls **langsam, weich, schwach,** unregelmäßig, aussetzend. Rascher Puls, niedrige Spannung [**Tab.**; **Dig.**]. Dauernder, dumpfer, brennender Schmerz im Herzgebiet. Klappenfehler. **Schlagen des Pulses durch den ganzen Körper hin, besonders im rechten Oberschenkel.**
EXTREMITÄTEN. - Schmerz in Nacken u. Schultern. Starker Schmerz in Gelenken u. Muskeln. Heftige Schläge wie elektrisch in den Gliedern. Konvulsives Zucken. **Akuter Rheumatismus. Fieber.**
HAUT. - Erysipel mit Hirnsymptomen. Erythem. Jucken an verschiedenen Teilen. **Heißes Schwitzen.**
FIEBER. - Hyperthermie abends u. Hypothermie morgens. Septische Fieber mit großen Temperaturschwankungen.
VGL. - **Gels.**; **Bapt.**; **Bell.**; **Acon.**; **Ferr-phos.**; - Antidot gegen Strychnin-Fluidextrakt 20 bis 40 Tropfen.
DOS. - C 1 bis C 6.
Veratrum viride* + D1; = Ø; D1; D2; D4; [D3, 4]

VERBASCUM THAPSIFORME

(Königskerze); Scrophulariaceae - Rachenblütler; Europa, Nordafrika

Hat deutliche Wirkung auf den unteren Maxillarast des Trigeminus; auf das Ohr; auf Atemwege u. Blase. **Katarrhe** u. Erkältungen **mit periodischer Trigeminusneuralgie.** Beruhigt nervöse, bronchiale u. Harnwegereizung u. Husten.

GESICHT. - Neuralgie, die Jochbein Kiefergelenk u. Ohr betrifft [**Meny.**], besonders links mit Tränenfluß, Schnupfen, **Gefühl von Quetschung mit Zangen.** Reden, Niesen u. Temperaturwechsel verschlimmern die Schmerzen; auch Zusammenpressen der Zähne. Schmerzen scheinen blitzartig zu kommen, ausgelöst durch die geringste Bewegung, periodisch zur selben Stunde morgens u. nachmittags jeden Tag.
OHREN. - Otalgie mit Verstopfungsgefühl. Taubheit. Trockener, schuppiger Gehörausgang (lokal anwenden).

ABDOMEN. - Schmerzen strahlen tief nach unten aus, verursachen Kontraktion des Sphinkter ani.
REKTUM. - Viele Stühle tagsüber mit Gefühl des Zusammenschnürens am Nabel. Hämorrhoiden bei verstopftem, verhärtetem Stuhl. Entzündete u. schmerzhafte Hämorrhoiden.
ATEMWEGE. - **Heiser;** Stimme tief u. rauh, klingt wie eine Trompete; »Basso profundo«. Husten; V. - nachts. Asthma. Wundheit im Rachen, Husten im Schlaf.
HARNWEGE. - Dauerndes Tröpfeln. **Enuresis.** Brennen beim Wasserlassen. Vermehrt, mit Druck in der Blase.
EXTREMITÄTEN. - Krampfartiger Schmerz in Sohlen, rechtem Fuß u. Knie. Schweregefühl in unteren Extremitäten. Daumen taub. Neuralgischer Schmerz im linken Knöchel. Steifheit u. **Schmerzhaftigkeit der Gelenke der unteren Extremitäten.**
MODALITÄTEN. - **V.** - Temperaturwechsel, Sprechen, Niesen, starkes Beißen (untere Zahnnerven); von 9 Uhr bis 16 Uhr.
VGL. - **Rhus-a.; Caust.; Plat.; Sphingurus** (Schmerz im Jochbein.).
DOS. - **Königskerzenöl** - (lokal bei Ohrenschmerz u. trockenem, schuppigem Zustand des Gehörganges. Auch bei quälendem Husten nachts oder beim Hinlegen. Innerlich Tinktur u. tiefere Potenzen. **Enuresis,** 5 Tropfen nachts u. morgens).
Verbascum thapsiforme Ø; D1; D1; D3; [D1,2]

VERBENA OFFICINALIS

(Blaues Eisenkraut); Verbenaceae - Eisenkrautgewächse; Europa, Asien

Wirkt auf Haut u. **Nerven.** Nervöse Depression, Schwäche, Reizung u. Spasmen. Fördert die Absorption von Blutergüssen u. lindert Prellungsschmerz. Bläschenförmiges Erysipel. Passive Kongestion u. intermittierendes Fieber. Eines der Antidote für Gifteiche. **Epilepsie,** Schlaflosigkeit, geistige Erschöpfung. Bei Epilepsie **regt es die geistigen Kräfte des Patienten an** u. hilft bei der Verstopfung.

DOS. - Einzelne Gabe der Tinktur. Muß bei Epilepsie längere Zeit fortgeführt werden. Verbena in der Form von Tee als Diureticum wird von Vannier (Paris) gebraucht zur Förderung der Ausscheidung bei Tuberkulosebehandlung.
Verbena officinalis Ø; D1; D1; D3; [D2]

VESPA CRABRO

(Hornisse); Hymenoptera

Haut- u. weibliche Genitalsymptome. Verhärtungsgefühl. Vasomotorische Symptome von Haut u. Schleimhäuten. Schwindlig, B. - Rückenlage. Ohnmachten. Gefühllosigkeit u. Blindheit. Übelkeit u. Erbrechen, danach kriechender Frost von den Füßen nach oben. Krampfschmerzen in den Därmen. Achseldrüsen geschwollen mit Schmerzhaftigkeit der Oberarme. Schweiß an aufliegenden Teilen mit Jucken.

GESICHT. - Schmerzhaft u. geschwollen. Erysipelartige Entzündung der Lider. **Chemosis.** Schwellung von Mund u. Hals mit heftigen, brennenden Schmerzen.
HARNWEGE. - **Brennen** beim Wasserlassen; auch Jucken.
WEIBL. G. - Menstruation, vorher Depression, Schmerz, Druck u. Verstopfung. **Linkes Ovar deutlich betroffen mit häufiger, brennender Miktion;** Kreuzschmerzen wandern den Rücken hinauf. **Erosion um den Muttermund.**
HAUT. - Erythem; **starkes Jucken;** Brennen. **Furunkel;** stechend u. schmerzhaft, erleichtert durch Baden in Essig. Pickel, Leberflecken u. Schwellungen mit Brennen, Stechen u. Schmerzhaftigkeit. Multiformes Erythem, **erleichtert** durch Baden in Essig.
VGL. - **Scorpio** (Speichelfluß; Strabismus; Tetanus); **Apis.**
ANTIDOTE: Sempervivum tector, lokal.
DOS. - C 3 bis C 30.
Vespa crabro + **t D1** = **∅; D1; D2; D4;** [**D3,4**]

VIBURNUM OPULUS

(Gewöhnlicher Schneeball); Caprifoliaceae - Geißblattgewächse; Europa, Asien, Nordamerika

Ein allgemeines Krampfmittel. Kolikartige Schmerzen in den Beckenorganen. Fühlt zu deutlich die inneren Sexualorgane. Weibliche Symptome sehr wichtig. **Verhütet oft Fehlgeburt.** Falsche Wehenschmerzen. Spasmen u. Kongestionen, die aus dem Ovar- oder Uterusgebiet kommen.

KOPF. - Reizbar. Schwindel; glaubt nach vorne zu fallen. Starker Schmerz im Schläfengebiet. Wundes Gefühl in den Augäpfeln.
MAGEN. - Dauernde Übelkeit; B. - Essen. Kein Appetit.
ABDOMEN. - **Plötzliche Krämpfe u. kolikartige Schmerzen.** Druckempfindlich im Nabelgebiet.
WEIBL. G. - Menses **zu spät, spärlich, nur wenige Stunden,** mit üblem Geruch, krampfartigen Schmerzen. Krämpfe die Oberschenkel hinunter [**Bell.**]. Nach-unten-drängende Schmerzen vorher. Schweres, kongestioniertes Gefühl im Ovar. Schmerzen im Kreuz- u. Schambein mit Schmerz in den vorderen Oberschenkelmuskeln [**Xanth.**]; **spastische u. membranöse Dysmenorrhoe** [**Bor.**]. Wundmachender Weißfluß. Schmerzen u. Jucken der Genitalien. Ohmacht beim Versuch sich aufzurichten. **Häufige, sehr frühe Fehlgeburten,** die Sterilität vortäuschen. Schmerz vom Rücken in die Lenden u. zum Uterus, V. - früh morgens.
HARNWEGE. - Häufiger Drang, reichlicher, blasser, hellfarbiger Urin. Kann das Wasser nicht halten beim Husten oder Gehen.
REKTUM. - Stühle groß u. hart mit Schneiden im Rektum u. Wundheit des Anus.

EXTREMITÄTEN. - Steifes, wundes Gefühl im Nacken. Gefühl, als ob der Rücken brechen würde. Kreuzschmerz. Untere Extremitäten schwach u. schwer.
MODALITÄTEN. - **V.** - Liegen auf der befallenen Seite, warmes Zimmer, abends u. nachts. **B.** - im Freien, Ruhe.
VGL. - **Vib-prunifolium** - Schwarzer Hagedorn - (wiederholte Fehlgeburt; **Nachwehen;** Zungenkrebs; hartnäckiger Schluckauf; gilt als Uterustonikum. Morgenübelkeit; menstruelle Unregelmäigkeiten steriler Frauen mit Uterusverlagerungen). **Cimic.; Caul.; Sep.; Xan.**
DOS. - Urtinktur u. tiefere Potenzen.
Viburnum opulus Ø; D1; D1; D3; [D3,4]

VINCA MINOR

(Immergrün); Apocynaceae - Hundsgiftgewächse; Europa, Kaukasusländer

Ein Mittel für Hautbeschwerden, Ekzem u. besonders Weichselzopf; auch für Blutungen u. Diphtherie.

KOPF. - Reißender Schmerz im Scheitel, Klingen u. Pfeifen in den Ohren. Drehschwindel mit Flackern vor den Augen. **Flecken auf der Kopfhaut mit sickernder Feuchtigkeit, die das Haar verfilzt. Fressendes Jucken der Kopfhaut.** Kahle Stellen. **Weichselzopf.** Unwiderstehliches Verlangen zu kratzen.
NASE. - Nasenspitze wird leicht rot. Feuchter Ausschlag auf dem Septum. Ein Nasenloch verstopft. **Wunde Stellen in der Nase.** Seborrhoe der Oberlippe u. der Nasenwurzel.
INN. HALS. - Schluckbeschwerden. Geschwüre. Häufiges Räuspern. **Diphtherie.**
WEIBL. G. - Starke Menstruation mit großer Schwäche. **Passive Uterusblutungen [Ust.; Trill.; Sec.].** Menorrhagie; dauerndes Fließen, besonders im Klimakterium [**Lach.**]. Blutungen aus Fibromen.
HAUT. - Fressendes Jucken. **Große Hautempfindlichkeit mit Röte u. Wundheit** bei leichtem Reiben. Ekzem an Kopf u. Gesicht; Pusteln, Jucken, Brennen, übler Geruch. Haar verfilzt.
VGL. - **Olnd.; Staph.**
DOS. - C 1 bis C 3.
Vinca minor Ø; D1; D1; -; [D2]

VIOLA ODORATA

(Märzveilchen); Violaceae - Veilchengewächse;
Europa, Mittelmeerländer, China, Japan

Wirkt besonders aufs Ohr. Bei dunkelhaarigen Patienten; Supraorbital- u. Orbitalgebiete; Rheumatismus in den oberen Körperteilen, wenn er **rechts** ist. **Wurmbefall** bei Kindern [**Teuc.**]. Lokal für Schmerzen wegen Uterus-

fibromen. Auch gegen Schlangenbisse, Bienenstiche. **Spannung** dehnt sich aus auf obere Gesichtshälfte u. Ohren.
KOPF. - Brennen der Stirn. Schwindel; alles scheint sich im Kopf zu drehen. Schwere des Kopfes mit Gefühl der Schwäche in den Nackenmuskeln. **Gespannte Kopfhaut; muß die Brauen zusammenziehen. Neigung zu Schmerz direkt über den Augenbrauen.** Pulsieren unter Augen u. Schläfen. **Kopfschmerz quer über der Stirn.** Wirkt auf die Stirnhöhlen. Hysterische Anfälle bei tuberkulösen Patienten.
AUGEN. - Schwere der Lider. Augäpfel wie zusammengepreßt. Flammen vor den Augen. Myopie. Chorioiditis. Gesichtstäuschungen; feurige Schlangenringe.
OHREN. - Schießender Schmerz in den Ohren. Abneigung gegen Musik. Dröhnen u. Kitzeln. Tiefe Stiche unter den Ohren. Taubheit; **Otorrhoe.** Ohrleiden mit Schmerzen in den Augäpfeln.
ATEMWEGE. - Taubheit der Nasenspitze wie von einem Schlag. Trockener, kurzer Krampfhusten u. Atemnot; V. - am Tage. Brustbeklemmung. Keuchhusten mit Heiserkeit. **Atemnot in der Schwangerschaft.** Atembeschwerden, Angstgefühl u. Herzklopfen mit Hysterie.
EXTREMITÄTEN. - Rheumatismus des Deltoideus. Zittern der Glieder. **Pressender Schmerz rechts in den Karpal- u. Metakarpalgelenken** [**Ulmus**].
HARN. - Milchiger Urin; riecht stark. Enuresis bei nervösen Kindern.
MODALITÄTEN. - V. - kalte Luft.
VGL. - Ulmus - (Ameisenlaufen in den Füßen, tauber, kriechender Schmerz in Beinen u. Füßen; rheumatische Schmerzen über den Handgelenken; Taubheit; Prickeln; starke Schmerzhaftigkeit am Ansatz der Gastrocnemiussehne); **Chen-a.** [**Ohren; seröse oder blutige Ergüsse im Mittelohr;** chronische Otitis media; fortschreitende **Taubheit für die menschliche Stimme, aber empfindlich gegen Geräusche** vorüberfahrender Wagen u. andere Geräusche; Summen; mangelhafte oder fehlende Knochenleitung; fühlt, daß er Ohren hat; Gehör B. - für schrille, hohe Laute als für tiefe]; **Aur.; Puls.; Sep.; Ign.; Cina.; Caul.** (bei Rheumatismus der kleinen Gelenke).
DOS. - C 1 bis C 6
Viola odorata Ø; D1; D1; -; [D2]

VIOLA TRICOLOR

(Stiefmütterchen); Violaceae - Veilchengewächse;
Europa, Nordafrika, Kleinasien, Sibirien

Die Hauptanwendung dieses Mittels liegt bei Kinderekzemen u. nächtlichen Ergüssen mit sehr lebhaften Träumen.

KOPF. - Schwerer, auswärts pressender Schmerz. Kopfhautekzem mit geschwollenen Drüsen. Gesicht heiß u. schwitzend nach dem Essen.
INN. HALS. - Viel Schleim, verursacht Räuspern; V. - im Freien. Schluckbeschwerden.

HARN. - Reichlich; unangenehmer, katzenartiger Geruch.
MÄNNL. G. - Schwellung der Vorhaut. Brennen in der Eichel. Jucken. Unwillkürlicher Samenerguß beim Stuhl.
HAUT. - **Impetigo.** Unerträgliches Jucken. Ausschlag, besonders an Gesicht u. Kopf, mit Brennen, Jucken; V. - nachts. Dicke Borken, die aufreißen u. zähen, gelben Eiter hervortreten lassen. Impetigoartiges Ekzem des Gesichtes. Sykose.
MODALITÄTEN. - **V.** - im Winter; 11 Uhr. Vgl. **Lyc.**
VGL. - **Rhus-t.; Calc.; Sep.**
DOS. - Tiefe Potenzen.
Viola tricolor Ø; **D1**; **D1**; **D3**; [**D2,3**]

VIPERA BERUS

(Kreuzotter); Viperidae; Europa, Asien

Kreuzottervergiftung verursacht vorübergehende Reflexsteigerung. Dann kommt Schwäche u. Paraplegie der unteren Extremitäten, breitet sich nach oben aus. Ähnelt akuter aufsteigender Landryscher Paralyse (Wells). Wirkt besonders auf die Nieren u. führt zu Hämaturie. Ödem bei Herzinsuffizienz.
Indiziert bei Phlebitis mit starker Schwellung; **Gefühl des Berstens. Lebervergrößerung.** Beschwerden der Menopause. Glottisödem. Polyneuritis, Poliomyelitis.

GESICHT. - Sehr stark geschwollen. Lippen u. Zunge geschwollen, livide, hervortretend. Zunge trocken, braun, schwarz. Sprechen schwierig.
LEBER. - Heftiger Schmerz in der vergrößerten Leber mit Gelbsucht u. Fieber; strahlt aus in Schulter u. Hüfte.
EXTREMITÄTEN. - Patient muß seine Glieder hochhalten. **Wenn er sie herabhängen läßt, scheinen sie bersten zu wollen, u. der Schmerz ist unerträglich [Diad.]. Varizen** u. akute Phlebitis. Adern geschwollen, empfindlich; berstender Schmerz. Starke Krämpfe in den unteren Extremitäten.
HAUT. - Livide. Haut schält sich in große Fetzen. Lymphangiom, Furunkel, **Karbunkel** mit Gefühl des **Berstens,** B. - durch Hochlagern.
VGL. - **Pelius berus** - (Prostration u. Ohnmacht, flatternder Puls, Haut gelb, **Schmerz am Nabel.** Schwellung des Armes, der Zunge, des rechten Auges; Schwindel, Nervosität, Schwäche, Übelkeit, Brustbeklemmung, kann nicht ordentlich durchatmen oder tief Atem holen; Schmerzhaftigkeit u. Steifheit der Glieder, Gelenke steif, Kollapsgefühl, starker Durst). - **Aal-Serum** - (Herz- u. Nierenerkrankungen. Dekompensation u. drohende Asystole).
DOS. - C 12.
Vipera berus * + + **D2** = **Ø**; **D8**; **D2**; **D6**; [**D6,8**]

VISCUM ALBUM

(Leimmistel); Loranthaceae - Mistelgewächse;
Europa, Japan, Nordamerika

Niedriger Blutdruck. Erweiterte Blutgefäße, wirkt aber nicht auf die Zentren der Medulla. Puls ist langsam wegen zentraler Vagus-Reizung.
Die Symptome verweisen besonders auf rheumatische u. gichtische Leiden, Neuralgie, besonders Ischias. Epilepsie, Chorea u. Metrorrhagie. **Rheumatische Taubheit. Asthma.** Schmerzen der Wirbelsäule bei Uterusleiden. Rheumatismus mit **reißenden Schmerzen.** Renaler Hochdruck u. Albuminurie. Herzklappenerkrankung mit Störungen in der Sexualsphäre. Symptome wie epileptische Aura u. petit mal.

KOPF. - Gefühl, als ob die ganze Schädeldecke hochgehoben würde. Blaue Ringe um die Augen. Doppeltsehen. Summen u. verstopftes Gefühl im Ohr. Taubheit durch Erkältung. Gesichtsmuskeln in dauernder Bewegung. Anhaltender Schwindel.

ATEMWEGE. - Atemnot; **Erstickungsgefühl beim Linksliegen.** Spastischer Husten. **Asthma,** wenn es mit Gicht oder Rheumatismus verbunden ist. Stertoröses Atmen.

WEIBL. G. - Blutung mit Schmerz; Blut ist hellrot mit Klumpen. Klimakterische Beschwerden [**Lach.**; **Sulf.**]. Schmerz vom Kreuz ins Becken, mit reißenden, schießenden Schmerzen von oben nach unten. Retention der Placenta [**Sec.**]. Chronische Endometritis. Metrorrhagie. Ovarialgie, besonders links.

HERZ. - Hypertrophie bei Klappeninsuffizienz; Puls klein u. schwach; unfähig, im Liegen auszuruhen. Herzklopfen beim Koitus. Niedriger Druck. Dekompensation, Atemnot V. - Linksliegen. Schwere u. Beklemmung des Herzens; als ob eine Hand es quetschte; Kitzelgefühl in der Herzgegend.

EXTREMITÄTEN. - Schmerzen wechseln zwischen Knie u. Knöchel, Schulter u. Ellenbogen. **Ischias; reißende,** schießende Schmerzen in beiden Oberschenkeln u. oberen Extremitäten. **Hitzewelle** steigt von den Füßen zum Kopf auf; scheint zu brennen. Periodische Schmerzen vom Kreuz ins Becken, **V. - im Bett** mit Schmerzen bis zu den Oberschenkeln u. oberen Extremitäten hin. Allgemeines Zittern, als ob alle Muskeln im Stadium fibrillierender Kontraktion wären. Wassersucht der Extremitäten. Gefühl einer Spinne, die über Hand- u. Fußrücken krabbelt. Jucken überall. Zusammenpressender Schmerz in den Füßen.

MODALITÄTEN. - V. - Winter, kaltes, stürmisches Wetter; im Bett, Bewegung; Linksliegen.

VGL. - Sec.; Conv.; Bry.; Puls.; Rhod.; Guipsine - Mistelpräparat - (verstärkt die hypotonischen Eigenschaften von Viscum). - **Hedera helix** - Efeu - (intrakranialer Druck).

DOS. - Urtinktur u. tiefe Potenzen.

Viscum album Ø; D1; D1; D3; [Ø; D2]

WYETHIA

(Compositae sp. - Korbblütler; Nordamerika

Hat deutliche Wirkungen auf den Hals u. hat sich als hervorragendes Mittel bei **Pharyngitis** erwiesen, besonders bei follikulärer. Reizungen im Rachen bei Sängern u. Rednern. Auch nützlich bei Hämorrhoiden. Heufiebersymptome; **retronasales Jucken.**

KOPF. - Nervös, unruhig, deprimiert. Schwindelig. Blutandrang zum Kopf. Scharfer Schmerz in der Stirn.

MUND. - Verbrühtes Gefühl; Gefühl von Hitze den Oesophagus hinunter. Jucken am Gaumen.

INN. HALS. - Dauerndes Räuspern. Retronasale **Trockenheit;** keine Erleichterung durch Räuspern. **Gefühl von Schwellung im Rachen;** Epiglottis trocken u. brennend. Schwieriges Schlucken. Muß dauernd Speichel schlucken. Uvula scheint verlängert.

MAGEN. - Schweregefühl. Luftaufstoßen abwechselnd mit Schluckauf, Übelkeit u. Erbrechen.

ABDOMEN. - Schmerz unter den rechten Rippen.

STUHL. - Dünn, dunkel, nachts. Afterjucken. Verstopfung **mit Hämorrhoiden;** nicht blutend.

ATEMWEGE. - **Trockener, hackender Husten** durch Kitzeln an der Epiglottis. Gefühl des Brennens in den Bronchien. Wird leicht heiser beim Sprechen oder Singen; Hals heiß, trocken. Trockenes Asthma.

WEIBL. G. - Schmerz in linken Ovar, bis ins Knie schießend. Schmerz im Uterus; könnte den Umriß nachzeichnen.

EXTREMITÄTEN. - Rückenschmerz; bis zum Ende der Wirbelsäule. Schmerz im rechten Arm, Steifheit von Handgelenk u. Hand. Schmerzen überall.

FIEBER. - Frösteln um 11 Uhr. Durst auf Eiswasser beim Frösteln. Kein Durst bei Hitze. Reichliches Schwitzen die ganze Nacht. Schrecklicher Kopfschmerz beim Schwitzen.

VGL. - **Arum.; Sang.; Lach.**

DOS. - C 1 bis C 6.

Wyethia 0; D1; D1; D4; [D3]

XANTHOXYLUM FRAXINEUM AMERICANUM

(Rutaceae - Rautengewächse; Nordamerika

Seine besondere Wirkung geht auf Nervensystem u. Schleimhäute. Lähmung, besonders **Hemiplegie.** Schmerzhafte Blutungen, Nachwehen, **neuralgische Dysmenorrhoe** u. rheumatische Leiden bieten ein therapeutisches Feld für dieses Mittel, besonders bei dünnen Patienten, von nervöser, zarter Veranlagung. Verdauungsbeschwerden durch Überessen oder durch zu viel Trinken. Träge Kapillardurchblutung. Neurasthenie, schlechte Assimilation, Schlaflosigkeit, Hinterkopfschmerz. Vermehrt Schleimbildung im Munde u. regt die Sekretion aller Drüsen mit Ausgängen in den Mund an.

GEIST, GEMÜT. - Nervös, leicht erschreckt. Depression.
KOPF. - Völlegefühl. Gewicht u. Schmerz auf dem Scheitel. Schmerz über den Augen, pulsierender Druck über der Nase, Druck in der Stirn; Kopf scheint geteilt; Klingen in den Ohren, Hinterkopfschmerz. Migräne mit Übelkeit. Schwindel u. Flatulenz.
GESICHT. - Unterkieferneuralgie. Trockenheit von Mund u. Rachenenge. Pharyngitis [**Wye.**].
ABDOMEN. - Kneifen u. Durchfall. Dysenterie mit **Tympanie** u. Tenesmus. Geruchlose Entleerungen.
WEIBL. G. - Menses zu früh u. schmerzhaft. Ovarialgie, mit Schmerz in Lenden u. Unterbauch; V. - **links,** strahlt aus die Oberschenkel hinunter, entlang den Genito-Kruralnerven. **Neuralgische Dysmenorrhoe** mit neuralgischen Kopfschmerzen; Schmerz im **Rücken u. die Beine hinunter.** Menses dick, fast schwarz. **Nachwehen** [**Arn.**; **Cupr.**; **Cham.**]. Weißfluß gleichzeitig mit Menses. Neurasthenische Patientinnen, die dünn, abgemagert sind; schlechte Assimilation mit Schlaflosigkeit u. Hinterkopfschmerz.
ATEMWEGE. - Aphonie. Dauerndes Verlangen, tief einzuatmen; Brustbeklemmung. Trockener Husten, tags u. nachts.
EXTREMITÄTEN. - Linksseitige Lähmung nach Wirbelsäulenschäden. Linksseitige Taubheit; Schädigung der Bewegungsnerven. Hemiplegie. Nackenschmerz in den Rücken ausstrahlend. Ischias; V. - heißes Wetter. Neuralgie des vorderen Unterschenkelnerven [**Staph.**]. Linker Arm taub. Neuralgisches Durchschießen wie von Elektrizität in allen Gliedern.
SCHLAF. - Schwer u. nicht erfrischend; träumt vom Fliegen. Schlaflosigkeit bei Neurasthenikern.
VGL. - **Gnaph.**; **Cimic.**; **Staph.**; **Mez.**; **Piscidia** - Cornaceae sp. - (ein Nervensedativum. **Schlaflosigkeit** durch Sorge, nervöse Erregung. Krampfhusten; Schmerzen bei unregelmäßiger Menstruation; reguliert den Fluß. Neuralgische u. spastische Beschwerden. Tinktur in ziemlich materiellen Dosen anwenden).
DOS. - C 1 bis C 6.
Xanthoxylum fraxineum D1 = ∅; D1; D2; D4; [D3]

XEROPHYLLUM

(»Tamalpais Lilie«); Südamerikanische Pflanze

Soll heilend bei ekzematösen Zuständen wirken, Gifteicheekzem, frühen Typhusstadien usw.

GEIST, GEMÜT. - Dumpf, kann sich nicht auf das Studium konzentrieren;

vergißt Namen; **schreibt die letzten Buchstaben der Wörter zuerst; schreibt gewöhnliche Wörter falsch.**
KOPF. - Gefühl von Völle u. Verstopfung. Schmerz quer über der Stirn u. oberhalb der Augen. Starker Druck an der Nasenwurzel. Verwirrt. Verliert das Bewußtsein. Pulsierender Kopfschmerz.
AUGEN. - Schmerzhaftes Sandgefühl; schwierig, sie auf Arbeit in der Nähe einzustellen. Gefühl von Wundheit, Brennen in den Augen.
NASE. - Verstopft; Enge bei der Nasenwurzel; akuter Nasenkatarrh.
GESICHT. - Morgens gedunsen. Gedunsen unter den Augen.
INN. HALS. - Stechender Schmerz beim Schlucken.
MAGEN. - Gefühl von Völle u. Schwere. Saures Aufstoßen; übelriechend eine Stunde nach Mittag- u. Abendessen. Erbrechen um 14 Uhr.
ABDOMEN. - Flatulenz der Eingeweide. Morgens Kollern im Darm, mit Stuhldrang.
REKTUM. - Verstopfung; Stühle harte, kleine Klümpchen. Schwergehende, weiche Stühle mit starkem Pressen. Viel Wind. Nach-unten-drängende Schmerzen im Rektum.
URIN. - Schwer zurückzuhalten; Tröpfeln beim Gehen. Häufiges Wasserlassen nachts.
WEIBL. G. - Gefühl des Nach-unten-Drängens. Vulva entzündet mit schrecklichem Jucken. Verstärkte Libido mit Ovar- und Uterusschmerzen u. Weißfluß.
ATEMWEGE. - Choanen wund; Absonderung von dickem, gelbem Schleim. Niesen. Trachea wund; Zusammenschnürungsgefühl in der Lunge.
RÜCKEN. - Hitzegefühl vom Kreuz bis zu den Schulterblättern. Rückenschmerzen, in die Beine ausstrahlend. Schmerz über den Nieren. Hitze tief in der Wirbelsäule.
EXTREMITÄTEN. - Muskellähmung. Zittern. Schmerz in den Knien. Steifes Gefühl in den Gliedern [**Rhus-t.**].
HAUT. - Erythem mit Blasenbildung u. starkem Jucken. Stechen u. Brennen. Blasen, kleine Schwellungen. Haut rauh u. rissig; fühlt sich an wie Leder. Dermatitis, besonders um die Knie. Entzündung ähnlich der von Giftelche. Drüsen der Leisten u. hinter den Knien geschwollen.
MODALITÄTEN. - **V.** - Anwendung von kaltem Wasser, nachmittags u. abends. **B.** - Anwendung von heißem Wasser, morgens, Bewegung des befallenen Gliedes.
VGL. - **Rhus-t.; Anac.; Grind.**
DOS. - C 6 oder höher.

X-RAY

(Ampulle mit röntgenbestrahltem Alkohol)

Wiederholtes Röntgenbestrahlen hat Hautverletzungen verursacht, denen oft Krebs folgt. Starker Schmerz. Sexualdrüsen besonders betroffen. Atrophie der Eierstöcke u. Hoden. Sterilität. Veränderungen vollziehen sich im Lymphsystem u. Knochenmark. Anämie u. Leukämie. Entspricht in der Hartnäckigkeit nicht-heilenden Brandwunden. Psoriasis.
Kann den Zellstoffwechsel anregen. Regt geistige u. physische Reaktionsfähigkeit an. Bringt unterdrückte Symptome zum Vorschein, besonders sykotische u. von Mischinfektionen. Seine homöopathische Wirkung ist zentrifugal, zur Peripherie hin.

KOPF. - Stechende Schmerzen in verschiedenen Teilen des Kopfes u. Gesichtes. Dumpfer Schmerz rechts im Oberkiefer. Steifer Nacken. Plötzlicher Krampf im Nacken, Schmerzen **V.** - hinter den Ohren. Schmerz in den Halsmuskeln beim Heben des Kopfes vom Kissen. Völle in den Ohren, Klingen im Kopf.
MUND. - Zunge trocken, rauh, wund. Rachen schmerzhaft beim Schlucken. Übelkeit.
MÄNNL. G. - Unzüchtige Träume. Libido verloren. Bringt unterdrückte Gonorrhoe wieder in Gang.
EXTREMITÄTEN. - Rheumatische Schmerzen. Allgemein müdes u. krankes Gefühl. Handflächen rauh u. schuppig.
HAUT. - Trockenes, juckendes Ekzem. Erythem um die Nagelwurzeln. Haut trocken, faltig. Schmerzhafte Risse. Warzenartige Gewächse. Nägel verdicken sich. Psoriasis.
MODALITÄTEN. - V. - im Bett, nachmittags, abends u. nachts; im Freien.
DOS. - C 12 u. höher.
VGL. - Electricitas - Milchzucker saturiert mit Strom. (Angstgefühl, nervöses Zittern, Ruhelosigkeit, Herzklopfen, Kopfschmerz. Fürchtet Heraufziehen eines Gewitters; Gliederschwere).
Magnetis Poli Ambo. - Magnet. - Milchzucker oder destilliertes Wasser dem Einfluß des ganzen Magneten ausgesetzt. (Brennende, lanzinierende Schmerzen durch den ganzen Körper; Schmerzen, als ob die Gelenke gebrochen wären, wo die Knorpel zweier Knochen sich berühren; Schießen u. Zucken; Nagelkopfschmerz; Tendenz alter Wunden, wieder zu bluten)
Magnetis Polus Arcticus. - Nordpol des Magneten. - (Gestörter Schlaf, Somnambulismus, Knacken in den Halswirbeln, Kältegefühl; Zahnschmerz.).
Magnetis Polus Australis. - Südpol des Magneten. - (Starker Schmerz an der Innenseite des großen Zehennagels, einwachsender Zehennagel; leichte Verrenkung der Fußgelenke; Füße schmerzhaft beim Herabhängen-Lassen).

YOHIMBINUM-CORYANTHE YOHIMBE

(Johimbe); Rutaceae - Rautengewächse; Kamerun, tropisches Amerika

Regt die Sexualorgane an u. wirkt auf Zentralnervensystem u. Atemzentrum. Ein Aphrodisiakum in physiologischen Dosen, aber kontraindiziert bei allen akuten u. chronischen Entzündungen der Bauchorgane. Sollte homöopathisch nützlich sein bei kongestiven Zuständen der Sexualorgane. Verursacht Hyperämie der Milchdrüsen u. regt die Laktation an. Menorrhagie.

KOPF. - Erregung mit fliegender Hitze im Gesicht. Unangenehmer, metallischer Geschmack. Reichlicher Speichelfluß. Übelkeit u. Aufstoßen.
SEXUALSPHÄRE. - **Starke u. anhaltende Erektionen.** Neurasthenische Impotenz. Blutende Hämorrhoiden. Blutung der Eingeweide. Urethritis.
FIEBER. - Rigor; intensive Hitze, Fieberfrost u. -hitze wechselnd. Neigung zum Schwitzen.
SCHLAF. - **Schlaflos.** Erinnerungen an alle möglichen Erlebnisse halten wach.
DOS. - Als sexuelles Stimulans 10 Tropfen einer 1%igen Lösung oder subakutane Kristallimplantation von 0,005 mg. Homöopathische Dosis, C 3.
Yohimbinum * + D2 = Ø; D3; D1; D4; [D4] Sonderpreis

YUCCA FILAMENTOSA

(Palmlilie); Liliaceae - Liliengewächse;
Südl. Nordamerika, Zentralamerika

Sogenannte biliöse Symptome mit Kopfschmerz. Niedergeschlagen u. reizbar.

KOPF. - Schmerz, als ob Scheitel wegfliegen wollte. Stirnarterien pulsieren. Nase rot.
GESICHT. - Gelb; Zunge gelb, belegt, mit Zahneindrücken [**Merc.**; **Podo.**; **Rhus-t.**].
MUND. - Geschmack wie von faulen Eiern [**Arn.**].
INN. HALS. - Gefühl, als ob etwas im Retronasalraum herumhinge; kann es nicht hinaus- noch hinunterbefördern.
ABDOMEN. - Tiefsitzender Schmerz rechts über der Leber, durch den Rücken gehend. Stuhl gelblich-braun, mit Galle.
MÄNNL. G. - Brennen u. Schwellung der Vorhaut mit Röte des Meatus. Gonorrhoe [**Cann.**; **Tus-f.**].
HAUT. - Erythematöse Rötung.
DOS. - Urtinktur bis C 3.
Yucca filamentosa tt Ø; D1; D1; -; [D2]

ZINCUM METALLICUM

(Das Metall); Zn

Die Prüfungen geben das Bild zerebraler Depression. Das Wort »Erschöpfung« spiegelt einen großen Teil der Zincum-Wirkung wider. Gewebe ist rascher zerstört als wiederhergestellt. Vergiftung durch unterdrückte Ausschläge oder Absonderungen. Die nervösen Symptome sind von größter Bedeutung. Mangelnde Vitalität. Drohende Hirnlähmung. **Schwächeperiode bei Krankheiten.** Spinale Erkrankungen. Zuckungen. Schmerz scheint zwischen Haut u. Fleisch zu sitzen. Große Erleichterung durch Absonderungen. Chorea durch Schreck oder unterdrückten Ausschlag. **Konvulsionen mit blassem Gesicht u. ohne Hitze.** Deutliche Anämie mit großer Schwäche. Zinc. vermindert die Zahl u. zerstört die roten Blutkörperchen. Erkrankungen durch unterdrückten Hautausschlag. Bei chronischen Erkrankungen mit Gehirn- u. Wirbelsäulensymptomen sind Zittern, konvulsives Zucken u. unruhige Füße die Leitsymptome.

GEIST, GEMÜT. - Schwaches Gedächtnis. **Sehr geräuschempfindlich.** Abgeneigt gegen Arbeit, Sprechen. **Kind wiederholt alles, was ihm gesagt wird.** Furcht vor Gefängnis wegen eingebildeter Verbrechen. Melancholie. **Lethargie, Stupor,** Lähmung.

KOPF. - Gefühl, nach links zu fallen. Kopfschmerz von der geringsten Weinmenge. Hydrozephalus. Rollt den Kopf von einer Seite auf die andere. Bohrt ihn ins Kissen. **Hinterkopfschmerz** mit Gewicht auf dem Scheitel. Automatische Bewegung von Kopf u. Händen. Hirnmüdigkeit; Kopfschmerz bei überbeanspruchten Schulkindern. **Stirn kühl; Schädelbasis heiß.** Dröhnen im Kopf. Hochfahren in Angst.

AUGEN. - Pterygium; schmerzhafter, juckender Tränenfluß. In den Kopf hineinbohrender Druck. Jucken u. Wundheit der Lider u. inneren **Augenwinkel.** Ptose. **Rollen der Augen.** Verwischung einer Hälfte des Gesichtsfeldes; V. - Stimulantien. **Schielen.** Amaurosis mit starkem Kopfschmerz. Rote u. entzündete Konjunktiva; **V. - innere Winkel.**

OHREN. - Reißen. Stiche u. äußere Schwellung. Absonderung von foetidem Eiter.

NASE. - Wundes Gefühl hoch oben; Druck auf die Nasenwurzel.

GESICHT. - **Blasse** Lippen u. Mundwinkel eingerissen. Röte u. juckender Ausschlag am Kinn. Reißen in den Gesichtsknochen.

MUND. - Zähne locker. Zahnfleisch blutet. Zähneknirschen. Blutiger Geschmack. Blasen auf der Zunge. Beschwerden beim Zahnen; Kind schwach; kalte u. ruhelose Füße.

INN. HALS. - Trocken; dauernde Neigung, zähen Schleim hochzuräuspern. Rauhheit u. Trockenheit in Rachen u. Kehlkopf. Schmerz in Halsmuskeln beim Schlucken.

MAGEN. - Schluckauf, Übelkeit, Erbrechen von bitterem Schleim. Brennen im Magen, Sodbrennen von Süßigkeiten. **Kann nicht die kleinste Menge**

Wein vertragen. Heißhunger gegen 11 Uhr [**Sulf.**]. Große Gier beim Essen; kann nicht schnell genug essen. Atonische Dyspepsie. Gefühl, als sei der Magen kollabiert.

ABDOMEN. - Schmerz nach leichter Mahlzeit mit Tympanie. Punktförmiger Schmerz unter dem Nabel. Gurgeln u. Kneifen; aufgetrieben. Blähungskolik mit Einziehung des Bauches [**Plb.**]. Vergrößerte, verhärtete, wunde Leber. Reflexsymptome durch Wanderniere. **Kneifen nach dem Essen.**

HARN. - Kann Urin nur entleeren beim Sitzen, zurückgebogen. Hysterische Retention. Unwillkürliches Wasserlassen beim Gehen, Husten oder Niesen.

REKTUM. - Harte, kleine, verstopfte Stühle. **Cholera infantum** mit Tenesmus; grüne, schleimige Entleerungen. Plötzliches Aufhören des Durchfalls, danach Zerebralsymptome.

MÄNNL. G. - Schwellung der Hoden, hochgezogen. Heftige Erektionen. Ergüsse mit Hypochondrie. Ausfall der Schamhaare. Einziehung der Hoden nach oben bis zum Samenstrang.

WEIBL. G. - Ovarialschmerz, **besonders links; kann sich nicht stillhalten** [**Vib.**]. Nymphomanie von Frauen im Kindbett. Menses zu spät, unterdrückt; Lochien unterdrückt [**Puls.**]. Brüste schmerzhaft. Brustwarzen wund. Menses fließen stärker nachts [**Bov.**]. Beschwerden **B. - beim Fluß** [**Eupi.**; **Lach.**]. **Alle weiblichen Symptome verbunden mit Ruhelosigkeit, Depression, Kälte, Wirbelsäulenempfindlichkeit u. ruhelosen Füßen.** Trokkener Husten vor- u. während Menses.

ATEMWEGE. - Brennender Druck unter dem Sternum. Konstriktion u. Schneiden in der Brust. Heiserkeit. Schwächender, spastischer Husten; V. - Essen von Süßigkeiten. Kind greift nach den Genitalien beim Husten. Asthmatische Bronchitis mit Einschnürung der Brust. **Atemnot B. - sobald Auswurf erscheint.**

RÜCKEN. - Schmerz im Kreuz. Kann keine **Berührung** des Rückens vertragen [**Sulf.**; **Theridi.**; **Chin.**]. Spannung u. Stechen zwischen den Schultern. Wirbelsäulenreizung. **Dumpfe Schmerzen in den letzten Dorsal- u. ersten Lumbalwirbeln; V. - Sitzen. Brennen entlang der Wirbelsäule. Nacken müde durch Schreiben oder durch jede Anstrengung.** Reißen in den Schulterblättern.

EXTREMITÄTEN. - Lahmheit, **Schwäche, Zittern u. Zucken** verschiedener Muskeln. Frostbeulen [**Agar.**]. **Füße in dauernder Bewegung; kann sie nicht stillhalten. Große Krampfadern an den Beinen.** Schweißig. Konvulsionen **bei blassem Gesicht. Schmerzen querüber;** besonders in den oberen Extremitäten. **Fußsohlen empfindlich.** Tritt mit der ganzen Fußsohle auf den Boden.

SCHLAF. - Schreit auf während des Schlafes; Körper zuckt; wacht erschreckt auf, starrt. Nervöse Bewegung der Füße im Schlaf. Lautes Schreien nachts im Schlaf ohne Kenntnis davon. Schlafwandeln [**Kali-p.**].

HAUT. - **Varizen,** besonders der unteren Extremitäten [**Puls.**]. Ameisenlaufen der Beine u. Füße, als ob Käfer über die Haut krabbelten, hindert am Schlaf. Ekzem besonders bei anämischen u. neurotischen Patienten. Jucken der Oberschenkel u. **Kniekehle. Zurücktreten der Ausschläge.**

FIEBER. - Häufige Schüttelfrostanfälle den Rücken hinunter. Kalte Extremitäten. Nachtschweiß. Reichlicher Fußschweiß.

MODALITÄTEN. - V. - bei Menses, von Berührung, zwischen 17 u. 19 Uhr; nach dem Essen, durch Wein. **B.** - beim Essen, bei Absonderungen u. Auftreten von Ausschlägen.

FEINDLICH. - Nux-v.; Cham.

VGL. - Agar.; Ign.; Plb.; Arg-m.; Puls.; Hell.; Tub.; - Bei Besserung durch Ausscheidungen: **Lach.; Stann.; Moschus.** - Vgl.: **Zinc-ac.** (Folgen von Nachtwachen u. Erysipel; wundes Gefühl im Gehirn; von **Rademachers Lösung,** 5-Tropfen 3-mal täglich in Wasser **für diejenigen, die arbeiten müssen bei zu wenig Schlaf**]; **- Zinc-bromatum -** (Zahnung, Chorea, Hydrozephalus); - **Zinc-ox. -** (Übelkeit u. saurer Geschmack. Plötzliches Erbrechen von Galle u. Durchfall. Aufgeblähter Bauch. Wässerige Stühle mit Tenesmus. Schwäche nach Grippe. Feurigrotes Gesicht, **große Schläfrigkeit** mit traumreichem, nicht erfrischendem Schlaf. Ähnlich den Folgen von Nachtwachen. Geistige u. physische Anstrengung (Rademacher). - **Zinc-s.** (nicht häufig wiederholte hohe Potenzen hellen Hornhauttrübungen auf (McFarland). Hornhautentzündung; Bindehaut granuliert; Zunge gelähmt; Krämpfe in Armen und Beinen; Zittern und Konvulsionen. Hypochondrie durch Masturbation; nervöser Kopfschmerz); **Zinc-cyanatum -** (als Mittel bei Meningitis u. zerebrospinaler Meningitis, Paralysis agitans, Chorea u. Hysterie hat es einige Bedeutung); **Zinc-ars.** (Chorea, Anämie, hochgradige Erschöpfung bei leichter Anstrengung. Depression u. deutliches Betroffensein der unteren Extremitäten). - **Zinc-carbonicum** (postgonorrhoische Rachenbeschwerden, Mandeln geschwollen, oberflächliche, bläuliche Flecke); **Zincum-phos.** (Herpes zoster, D 1); **Zinc-m. -** (zupft an der Bettdecke; Geschmacks- u. Geruchssinn verändert; Haut bläulich-grünlich; kalt u. schweißig); **Zinc-phos.** (Kopf- u. Gesichtsneuralgie; blitzartige Schmerzen bei motorischer Ataxie, Hirnmüdigkeit, Nervosität u. Schwindel; sexuelle Erregung u. Schlaflosigkeit); - **Am-valerianum** - (heftige Neuralgie mit großer nervöser Erregung); **Zinc-picricum -** (Facialislähmung; Hirnmüdigkeit, Kopfschmerz bei chronischer Nephritis; Samenergüsse; Gedächtnis- u. Energieschwund). - Zink-Oxyd wird lokal angewandt als Adstringens u. stimulierender Umschlag bei schlecht-heilenden Geschwüren, Fissuren, Intertrigo, Verbrennungen usw.

DOS. - C 2 bis C 6.

Zincum metallicum D6; -; D3; -; [D4 Tbl.]

ZINCUM VALERIANUM

Ein Mittel für **Neuralgie,** Hysterie, Angina pectoris u. andere **schmerzhafte** Leiden, besonders **des Ovars.** Epilepsie ohne Aura. Hysterische Herzschmerzen. Neuralgie, heftig in der linken Schläfe u. im Unterkiefer. Schlaflosigkeit bei Kindern. Hartnäckiger **Schluckauf.**

KOPF. - Heftige, neuralgische, **intermittierende Kopfschmerzen.** Wird fast verrückt vor bohrendem u. stechendem Schmerz. Unkontrollierbare Schlaflosigkeit durch Kopfschmerz bei Melancholie.
WEIBL. G. - **Ovarialgie; Schmerz schießt die Glieder hinunter,** sogar bis zum Fuß.
EXTREMITÄTEN. - Starker Schmerz in Nacken u. Wirbelsäule. Kann nicht stillsitzen; muß Beine dauernd in Bewegung halten. Ischiasneuralgie.
DOS. - C 1 u. C 2. Muß bei Neuralgie längere Zeit gegeben werden.
Zincum valerianum* D2 = Ø; D2; D1; D4; [**D2-4,6**]

ZINGIBER OFFICINALE

(Ingwer); Zingiberaceae - Ingwergewächse; Tropisches Asien

Schwächezustände im Verdauungstrakt u. Beschwerden in den Genital- u. Atmungsorganen verlangen nach diesem Mittel. Völliges Aufhören der Nierenfunktion.

KOPF. - Migräne. Plötzliches Flimmern vor den Augen; verwirrt u. leer. Schmerz über den Augenbrauen.
NASE. - Verstopft u. trocken. Unerträgliches Jucken; rote Pickel.
MAGEN. - Geschmack der Speisen hält lange vor, besonders von Brot u. Toast. Schweregefühl wie von einem Stein. **Beschwerden von Melonen u. schmutzigem Wasser. Hyperazidität** [**Calc.; Rob.**]. Schwere im Magen beim Aufwachen mit Wind u. Kollern, großem Durst u. Leere. Schmerz von der Magengrube bis unter das Brustbein. V. - Essen.
ABDOMEN. - Kolik, Durchfall, starke Durchfallneigung. Durchfall vom Trinken schlechten Wassers mit viel Blähsucht, schneidendem Schmerz, Erschlaffung des Sphinkters. Heißer, wunder schmerzhafter Anus in der Schwangerschaft. Chronischer Eingeweidekatarrh. Anus rot u. entzündet. Hämorrhoiden heiß, schmerzhaft, wund [**Aloe.**].
HARNWEGE. - Häufiger Harndrang. Stechen, Brennen in der Harnröhrenmündung. Gelbe Absonderung aus der Urethra. Urin dick, trübe von starkem Geruch, unterdrückt. Völlige Anurie nach Typhus. Nachtröpfeln nach der Entleerung.
MÄNNL. G. - Jucken der Vorhaut. Libido erregt; schmerzhafte Erektionen. Ergüsse.
ATEMWEGE. - Heiserkeit. **Schmerz unter dem Kehlkopf;** Atmung schwierig. **Asthma** ohne Angst. **V.** - gegen Morgen. Gefühl des Kratzens im Hals;

Stiche in der Brust. Husten trocken, hackend; reichlicher Morgenauswurf.
EXTREMITÄTEN. - Sehr schwach in allen Gelenken. Rücken lahm. Krämpfe in Sohlen u. Handflächen.
VGL. - Calad.
GEGENMITTEL: Nux-v.
DOS. - C 1 bis C 6.
Zingiber officinale D1 = **0; D1; D2;** -; [D2,3]

ADLUMINA FUNGOSA
(nach dem amerikanischen Botaniker Adlum benannt)
Papaveraceae; Nordamerika, ostasiat. Sibirien

Anwendungen bisher bei Leberleiden, erhöhtem Harnsäuregehalt des Blutes, Neigung zu Gicht.

DOS. - Tiefere Potenzen D4 - D6
(Le., AHZ 1976/2)

ATRIPLEX
(Gartenmelde) Chenopodiaceae

Wirkt offensichtlich bei Blähungen, auf Bauchspeicheldrüse.
(AHZ, 1980/5)

CARDIOSPERMUM HALICACABUM
(Ballonrebe) Sapindaceae - Seifenbaumgewächse;
Indien, kultivierbar auch in Süddeutschland

Anwendungen bisher bei rheumatischen Beschwerden, Weichteilrheumatismus, Verdauungsbeschwerden, Allergien im Haut- u. Schleimhautbereich. Wirkung anstelle von Kortikoiden nachweisbar. - Dermatosen, Ekzeme verschiedener Genese; Neurodermitis atopica; Psoriasis vulgaris; Urticaria.
(AHZ 1983/4)

DATISCA CANNABINA
(Gelb- oder Scheinhanf) Datiscaceae;
trop. Asien, Mittel- und Nordamerika

In der indischen Volksmedizin bei Stoffwechselstörungen angewandt; Hinweise auf Wirkung bei Diabetes.
(AHZ, 1980/5)

DICHA PETALUM
Dichapetalaceae; West-, Zentral- und Südafrika

Beziehung zur Wirbelsäule und zu anderen Gelenken.

DIOSGENIN
(Hauptwirkstoff der tropischen Dioscorea-Arten)

Ausgangssubstanz für Synthese von Kortikoiden u. Sexualhormonen (AHZ 1980/5)

EICHHORNIA CRASSIPES
(nach dtsch. Politiker Eichhorn benannt; Wasserhyazinthe) Pontederiaceae; Australien, Afrika, Nordamerika; inzwischen als »tropische Wasserpest« weit verbreitet.

Erfahrungen mit Wirkungen auf die Bauchspeicheldrüse (chronische Entzündung); bei Beschwerden nach Gallenblasenoperationen. Allgemeine Regulation von Verdauungsvorgängen.
(AHZ 1973/1)

ESPELETIA GRANDIFLORA
(»Mönchspflanze«) Compositae - Korbblütler; Anden in Südamerika

Beeinflussung arterieller Durchblutungsstörungen. Claudicatio intermittens der Raucher.
(AHZ 1980/5)

FLOR DE PIEDRA - LOPHOPHYTUM LEANDRI
(Steinblüte); Balanophoraceae - Kolbenträgergewächse;
Argentinien, Paraguay, Brasilien

Venöse Durchblutungsstörungen; Schilddrüse, Herz, Leber, Galle betroffen.

KOPF. - Migräne (infolge Leberkrankheiten).
INN. HALS. - Druckbeschwerden. Schilddrüse betroffen.
ABDOMEN. - Leberkrankheiten.
ATEMWEGE. - Herzklopfen; Engegefühl in der Brust und Kreislauf.
In der Tiermedizin erfolgreich eingesetzt.
(AHZ 1980/5)

GALANTHUS NIVALIS
(Schneeglöckchen); Amaryllidaceae

Seit Jahrzehnten verwandt in der französischen Homöopathie bei Behandlung von Enuresis nocturna, speziell bei Vorliegen einer Spina bifida; außerdem bei Knochenveränderungen wie Osteoporose, Spondylosis deformans usw.
(AHZ 1980/5)

GALPHIMIA GLAUCA
(Malpighiaceae; nach d. ital. Arzt u. Botaniker Malpighi); Mittelamerika

Wirkt bei allergischen Erscheinungen wie Heufieber, Heuschnupfen, Bron chialasthma, allergischen Hauterkrankungen u. bei Wetterfühligkeit.
(AHZ 1980/5; Zeitschr. f. Allgemeinmedizin 1982/33)

HAPLOPAPPUS - HAPLOPAPPUS BAILAHUEN
Compositae - Korbblütler; Südamerika

Wirkt bei Erschöpfungserscheinungen, Müdigkeit, Schwindel, Kopfschmerzen u. Kreislaufstörungen sowie Depressionen (bedingt durch niedrigen Blutdruck, also Herzunruhe, Herzstolpern u.a.). Wird in Chile als Tee als Verdauungstonikum verwandt.
(Ärzt. Praxis, 3.9.1983)

HARONGA MADAGASCARIENSIS
Guttiferae

Regt Magensaftsekretion an; wirkt auf die Leber.
(AHZ 1980/5, Staufen-Pharma)

HARPAGOPHYTUM PROCUMBENS
(Teufelskralle); Pedaliaceae; Südwestafrika

Gelenkleiden; Last- u. Druckgefühl am Herzen; krampfartige Herzschmerzen; choleretische Wirkung des Tees.
(AHZ 1971/5; AHZ 1980/5)

LEONURUS CARDIACA
Labiatae - Lippenblütler

Wirkung bei Hyperthyreosen und verschiedenen Formen vegetativer Dystonie.
(AHZ 1980/5)

LUFFA OPERCULATA (M)
Cucurbitaceae - Kürbisgewächse; Mittel- u. Südamerika

Anwendung bei akuter u. chron. Sinusitis u. Rhinitis; gute Erfahrungen auch bei Heuschnupfen und Bronchialasthma. Im Arzneimittelbild: Müdigkeit, Niedergeschlagenheit, Nasenschleimhaut sezernierend und empfindlich; trockener Hals, Rachen u. Zunge. Hungergefühl. Magenschmerzen. Tachykardie und Dyspnoe bei Belastung. Akne.

DOS.: D6, D12, bei chron. Prozessen höhere Potenzen.
(AHZ 1980/5)

MYRRHIS ODORATA
(Süßdolde, Anisdolde); Umbelliferae; Südeuropa

Erfahrungen bei Hämorrhoidenbehandlung (bekannt aus der französischen Homöopathie).
(AHZ 1980/5)

MYRTILLOCACTUS - MYRTILLOCACTUS GEOMETRIZANZ
Cactaceae; nördl. Mexiko

Verwandt mit Cactus grandiflorus. Soll länger u. stärker als Cactus g. auf Herz- u. Herzkranzgefäße wirken.
Krampfartige, ziehende oder stechende Schmerzen in der Herzgegend; Angina pectoris. Nachbehandlung nach Herzinfarkt. Niedriger Blutdruck. Wetterfühligkeit.
(AHZ 1980/5)

OKOUBAKA - OKOUBAKA AUBREVILLEI
Oktoknemataceae; Westafrika

Wirkt entgiftend.
Magen-Darm-Katarrhe in den Tropen.
(AHZ 1980/5)

PALOONDO oder GOBERNADORA - LARREA MEXICANA
Zygophyllaceae; nördl. Mexiko

Wirkung bei Rheuma.
(AHZ 1980/5)

PERILLA OCYMOIDES
(Indische Schwarznessel); Labiatae - Lippenblütler; Indien

Wirkungen bei erhöhter Harnsäurekonzentration im Blut, Hyperurikämie und bei Gicht.
(AHZ 1980/5)

PICRORHIZA - PICRORHIZA KURROA
(Kutkiwurzel); Scrophulariaceae - Braunwurzgewächse; nordwestl. Himalaya

Verdient Beachtung bei chronischen Leberleiden, stoffwechselbedingt oder nach Hepatitis, Arzneimittelmißbrauch u.ä.
(AHZ 1980/5)

POTERIUM SPINOSUM
Rosaceae - östl. Mittelmeergobiet, südl. Sardinien

Wurzelrinde in Teeform gilt als Diabetesmittel.
Versuche mit Poterium D2 - D4 wiesen auf etwa gleichartige Verwendbarkeit.
(AHZ 1980/5)

SABDARIFFA - HIBISCUS SABDARIFFA

(Hibiscus-Art); Malvaceae - Malvengewächse; Tropen

Verwendung meist als Salbe bei Venenleiden, Schweregefühl in den Beinen mit Ödemen. Gefühllosigkeit mit Neigung zu Muskelkrämpfen; Lymphstauungen; Unterschenkelgeschwüre; Zustände nach Venenentzündungen; Blutergüsse; Verstauchungen; Weichteilverletzungen.

(mod. Leben nat. Heilen 1979/10)

MITTEL-VERZEICHNIS

Kurzhinweise für folgende Mittel:

Vorbemerkung zum Repertorium
(Vorbemerkung zur deutschen Ausgabe s.u.)

Gleichzeitig mit der unvergleichlichen 9. Auflage der fortschrittlichen Taschenausgabe der Materia medica ist ihr bescheidener Begleiter, das Repertorium, völlig neu bearbeitet und auf den heutigen Stand gebracht worden. Vieles von dem neu hinzugekommenen Material ist mit hineinverarbeitet worden. In der mit Sorgfalt angefertigten, erweiterten Neufassung bieten viele Abschnitte so einen zuverlässigeren Führer für die Wahl des passenden homöopathischen Mittels. – Einige einleitende Bemerkungen zum praktischen, raschen Gebrauch des Repertoriums sollen dazu beitragen, die gewissermaßen unvermeidliche Unklarheit in der Anlage zu klären.

1. In Übereinstimmung mit den bei Repertorien üblichen Methoden sind die Kapitel, nach der alten Hahnemannschen Ordnung etwa, in folgender Weise **eingeteilt:** Geist, Gemüt, Kopf, Augen, Ohren etc.

2. Zum praktischen Gebrauch sind **Überschriften, Teilüberschriften** und besondere Zustände und Symptome, die darunter zusammengefaßt sind, in alphabetischer Reihenfolge geordnet; diese Methode ist verhältnismäßig konsequent befolgt worden. Z.B. finden sich unter *„Mind"* die Teilüberschriften *„ awkward, brainfag, catalepsy;"* genau so ist der Abschnitt „Delirium" in **alphabetischer** Reihenfolge nach den verschiedenen Zuständen unterteilt.

3. Alle **umfassenden Unterkapitel** – wie z.B. Kopfschmerz – sind unter bestimmten Teilüberschriften in der folgenden Weise angeordnet: Art, Typ des Schmerzes, Begleitumstände, Lokalisation, Modalitäten, d.h. Besserungen, bzw. Verschlimmerungen. Zu beachten ist dabei, daß unter einigen Überschriften sich nur wenige, unter anderen alle diese Unterteilungen finden. Diese Methode sollte den Gebrauch des Repertoriums erleichtern.

4. Um die einheitliche Gestaltung zu bewahren, sind die **klinischen Krankheitsbezeichnungen** meistens in Klammern gesetzt, damit sie eine untergeordnete Stellung einnehmen; so wird genau das homöopathische Prinzip befolgt, die Medikamente für die Symptome jedes einzelnen Falles zu verordnen und nicht für den bloßen Namen einer Krankheit. Da es sich aber hier um einen klinischen, und nicht um einen wirklich symptomatologischen Index handelt (in dieser Beziehung werden der praktische Arzt und der Studierende auf die umfangreichen Werke von Kent, Knerr und Clarke verwiesen), sind die *termini technici* oft auch als Hauptüberschriften gebraucht worden; gegebenenfalls bilden dann die mehr oder weniger vollständigen Symptome die Teilüberschriften.

5. Die **Mittel** sind in **alphabetischer Reihenfolge** aufgeführt; der Kursivdruck mit Großbuchstaben zeigt das häufiger bestätigte, klinische Mittel an. Die Abkürzungen der Mittel sind willkürlich und sprechen für sich selber.

Ein vollständiger, neu hinzugefügter alphabetischer Index wird dem vielbeschäftigten praktischen Arzt eine nützliche Handreiche bieten durch Hinweise auf die spezielle Information, die er braucht.

Ein letzter Hinweis: Nur durch den hartnäckigen Gebrauch eines Repertoriums erlangt der Studierende Einsicht in dessen Zielsetzung bei aller Kompliziertheit der Anlage; dann erwirbt er Leichtigkeit und Übung im Textvergleichen. Dadurch wird ein solcher klinischer „Richtweg" nahezu unersetzlich in unserem Zeitalter der arbeitsparenden Hilfsmittel.

Philadelphia, im Juni 1927 — Oscar E. Boericke, M.D.

Vorbemerkung zur deutschen Ausgabe des Repertoriums

Das Vorwort des Verfassers des Original-Repertoriums ist absichtlich dem Vorwort für die deutsche Ausgabe vorangestellt worden.
Jeder, der sich theoretisch oder praktisch oder in beiden Richtungen mit der Homöopathie beschäftigt, kennt die Problematik der Anordnung des unübersichtlichen Stoffgebietes. Der mit der Materie vertraute Praktiker, der ohnehin noch andere Repertorien kennt, hat bisher zweifellos auch eine gewisse Fertigkeit im Umgang mit dem Boericke-Repertorium erwerben können.

Eine längere, eingehende Beschäftigung mit dem dem vorliegenden Text zugrundeliegenden Original zwingt jedoch zu dem Schluß, daß die Neuherausgabe von der O. Boericke spricht, aus irgendwelchen Umständen nicht ganz nach Plan gelaufen sein kann:

1. Mindestens 20 Mittel werden im Repertorium genannt, die in der Materia medica nirgends vorkommen.

2. Die vom amerikanischen Herausgeber unter Punkt 4 erwähnten Hauptüberschriften unterscheiden sich im Druck des Originals nicht von den Teilüberschriften.

3. Auch anatomische Bezeichnungen, die dazu dienen sollen, die Stoffülle zu ordnen, erscheinen im gleichen Druck, so daß im Originaltext die Gliederung weitgehend undurchsichtig wird.

Geht man aber davon aus, daß im allgemeinen (abgesehen von den Kapitelüberschriften) die in Nachschlagewerken übliche alphabetische Anordnung befolgt worden ist und daß wir im Grunde hier eine Art Schlagwörterkatalog (vgl. Bibliothekswesen) vor uns haben, dann schält sich die vom Autor beabsichtigte Ordnung des Stoffes schließlich heraus. –
Da wir bei der deutschen Boericke-Ausgabe wegen der andersartigen sprachlichen Voraussetzungen ohnehin das Taschenbuchformat nicht gut beibehalten konnten, sind wir auch sonst drucktechnisch vom Original abgerückt und legen das **Repertorium in einer neuen, übersichtlichen Form** vor, so daß es sich in der deutschen Ausgabe als selbständiges Nachschlagewerk in der Praxis bewähren kann.

Der Bemerkung O. Boerickes am Schluß seines Vorwortes, daß „nur der hartnäckige Gebrauch eines Repertoriums dem Benutzer die erforderliche Übung in der Handhabung einbringt" kann in dieser Form nicht beigepflichtet werden! Im Gegenteil! Zwar erfordert jedes Nachschlagewerk eine gewisse Fertigkeit im Umgang. Aber alle lexikalischen Werke weisen an einigen Stellen Grenzen auf.

Nun bleibt mir noch die angenehme Aufgabe, Dank zu sagen allen denen, die mitgeholfen haben bei der Vorbereitung der Herausgabe dieses Bandes!

Wieder Hat Frau **G. Seemann** - Bergedorf vorbildlich das Korrekturlesen unterstützt!
Fachliche Hilfe für das Gebiet der Homöopathie leisteten **Dr. med. Raul Gulle,** Argentinien, und besonders **Dr. med. R. Römer,** Rüsselsheim.
Von dem Grundsatz aller wissenschaftlichen Erörterung „audiatur et altera pars" ausgehend haben bei der fachlichen Beratung auf ihren jeweiligen Spezialgebieten geholfen:
Frau **Dr. med. M.-L. Hake,** Ärztin für Allgemeinmedizin, Leer, **Dr. med. dent. H.-J. Höschen,** Zahnarzt, Leer, **Dr. med. H. Ulferts,** Hautarzt, Leer, und vor allem Frau **Dr. med. H. Bischoff,** Augenärztin, Bremen, die mehrfach während des Urlaubs Abschnitte des Boericke-Repertoriums sprachlich überarbeitet hat.
Allen denen, die schon früh ihr Interesse für die deutsche Boericke-Ausgabe bekundeten, gilt nun der Wunsch, daß sie ihre Erwartungen in etwa erfüllt sehen! Außerdem werden sie gebeten, dem hier vorgestellten Fachgebiet mit Rücksicht auf die Allgemeinheit auch weiterhin ihr Interesse zuzuwenden.

Leer, im Oktober 1972 — Margarethe Harms

Einführung

Im Repertorium sind die Abkürzungen der amerikanischen Ausgabe beibehalten worden, abgesehen von der Heraushebung doppelgliedriger Ausdrücke mit Bindestrich (z.B. Can-ind). Eine Angleichung der Abkürzungen an die von Kent gebrauchten wäre in diesem Falle einer Überarbeitung des Repertoriums gleichgekommen; diese war aber nicht beabsichtigt.

Bei den klinischen Bezeichnungen kommen solche vor, die in der deutschen Fachsprache nicht (mehr) üblich sind. Sie sind aus dem Amerikanischen einfach übernommen worden.

Margarethe Harms

Repertorium – Inhaltsübersicht

Teil I

Repertorium - Inhaltsübersicht

Teil I

Repertorium - Inhaltsübersicht

Teil I

ÄNGSTE

Aussetzen des Herzschlags muß sich bewegen.	*Gels, (Dig. umgekehrt)*
Berührung, Kontakt	*ACON, Ang-sp, ANT-C, Ant-t, Apis, ARN, BELL, CHAM, Cina, CINCH, COLCH, HEP, Jod, KALI-C, LACH, Mag-p, Nit-ac, Nux-m, NUX-V, Phos, PLB, Sanic, Sep, SPIG, Stram, Sulf, TARANTH, Thuj.*
Bewegung	*BRY, Calad, Gels, Mag-p.*
Bewegung, nach unten Fallen	*BOR, Gels, Hyper, SANIC.*
Bühnenangst, Lampenfieber	*Anac, Arg-n, GELS.*
Dunkelheit,Geister	*ACON, ARS, Bell, Carb-v, Caust, Hyos, Lyco, Med, Op, PHOS, PULS, Radium, Rhus-t, STRAM.*
eingeschlossene Orte	*Succin.*
Einsamkeit, Abneigung gegen	*Ant-t, Ars, BISM, Con, HYOS, KALI-C, Lac-c, Lil-t, LCY, Naja, PHOS, Puls, Radium, Sep, STRAM, Thymol, Ver-a.*
Einsamkeit, Verlangen nach	*Ambr, Aragal, ARS-M, Aur, BAR-C, Bry, BUFO, Cact, Caps, CARB-AN, Cim, COCA, Cycl, GELS, IGN, Jod, Nat-c, Nat-m, NUX-V, Oxytr, Phos-ac, STAPH, Thuj.*
getragen oder hochgehoben zu werden	*BOR, Bry, Sanic.*
Gewitter	*Bor, Electricitas, NAT-C, PHOS, Psor, Rhod, Sil.*
Gift	*HYOS, Kali-br, Lach, Rhus-t, Ver-v.*
Lärm, Geräusche	*Acon, ASAR, Bell, BOR, Calad, CHAM, Cocc, Ferr, Ign, Kal-c, Mag-m, Med, Nat-v, Nit-ac, NUX-V, PHOS, Sil, Tanac, Tar-h, THER, Zinc-m.*
Lektophobie,Lesefurcht	*Can-s.*
Musik	*ACON, AMBR, Bufo, NAT-C, Nux-v, SAB, Tar-h, Thuj.*
Menschenscheu	*ACON, Ambra, Anac, AUR, BAR-C, Con, Gels, Ign, Jod, Kali-p, Lyc, Meli, Nat-c, Nat-m, SEP, Stann, STAPH.*
Platzangst,Agoraphobie	*ACON, Arg-n, Arn, CALC-C, Hydroc-ac, Nux-v,*
Regen	*Naja*
spitze Gegenstände	*Sil, Spig.*
Straßen überqueren, Menschenmengen,Aufregung	*ACON, Hydroc-ac, Plat.*

Syphilis	*Hyos.*
Tod, schwere Krankheiten, drohendes Unheil	*ACON, AGN, Anac, APIS, Arg-n, ARS, AUR, CACT, Calc-c, Can-i, CIM, DIG, Gels, Graph, Hydr, Ign, Kal-c, Lac-c, LIL-T, Med, Naja, Nat-m, NIT-AC, Nux-v, Phaseol, PHOS, PLAT, PSOR, Puls, Rhus-t, Sabad, SEC, Sep, Stann, Staph, Still, Syph, Ver-a.*
Verstand zu verlieren	*ACON, Alum, ARG-N, CALC-C, Can-i, Chlor, CIM, Jod, Kali-br, Lac-c, LIL-T, Lyssin, MANCIN, Med, Plat, Sep, Syph, Ver-a.*
Wasserangst (Hydrophobie)	*Agavem Anag, Ant-c, BELL, CANTH, Coccinel, Fagus, HYOS, LACH, Laur, LYSSIN, Spirea, STRAM, Sulf, Tanac, Ver-a, Xanth-sp.*
ALPDRÜCKEN	*Acon, AUR-Br, Calc-c, Cham, Cic, CIMA, Chloral, Cyprip, KALI-BR, Kali-p, Scutel, Solan-n, STRAM, Tub, Zinc-m.*
AUFFAHREN leicht erschreckt	*ACON, Agar, Apis, ASAR, BELL, BOR, Calad, Calc-c, Carbo-v, CHAM, Cim, Cyprip, IGN, KALI-BR, Kali-c, Kali-p, Nat-c, NUX-V, Op, PHOS, Psor, Samb, SCUTEL, Sep, SIL, STRAM, Sulf, TARANTH, Ther, Tub, Zinc-m.*
AUFFASSUNG leicht	*Bell, COFF, Lach,*
Auffassung schwerfällig	*Agn, AIL, ANAC, BAPT, Cocc, GELS, HELLEB, Lyc, Nat-c, NUX–m, Oleand, OP, PHOS-AC, Phos, Plum-m, Xerophyl, ZINC-M,* *Vgl. Gedächtnis.*
BEWUßTSEINSVERLUST	*Absinth, AIL, Arn, Atrop, BELL, CAN-IND, Carb-ac, CIC, Cupr-ac, Gels, Glom, HELLEB, HYDROC-AC, HYOS, Mur-ac, Nux-m, Ceonanthe, OP, Stram, Xerophyl, ZINC-M.*
DELIRIUM alkoholisches (delirium tremens)	*AGAR, Acon, Ant-t, ATROP, BELL, CAN-IND, CAPS, Chin-s, Cim, Dig, Hyos, HYOSC-HYDROBR, KAL-BR, Kali-p, Lach, Lupul, NUX-V, Op, Passifl., Pastin, RAN-B, STRAM, Strych-n, Sumb, Teucr.*
Flockenlesen (zupft am Bettzeug)	*Agar, Atrop, BELL, Hell. HYOS, Mur-ac, Op, STRAM, Zinc-m.*
Fluchtversuch aus dem Bett oder will sich verstecken	*Acon, AGAR, BELL, BRY, Cupr-m, Helleb, HYOS, Operc, Op, Rhus-t, STRAM, VER-A,*
fröhlich,tanzend,singend	*AGAR, BELL, HYOS, STRAM, Ver-a.*
Geilheit	*CANTH, HYOS, Phos, Stram, Ver-a.*
langsames Antworten, Rückfälle	*Arn, Bapt, Diph, HELLEB, Hyos, PHOS-AC, Phos, Sul.*
Murmeln, leise, ohne Zusammenhang	*Agar, AIL, Apis, Arn, Bapt, Bell, Crot, Helleb, HYOS, Lach, MUR-AC, PHOS-AC, Phos, RHUS-T, Stram, Ver-a.*

Redelust, spricht unaufhörlich.	*AGAR, Bell, Can-in, CIM, HYOS, LACH, Mer-cy, Oper, Op, Stram, Ver-a.*
Sopor, Stupor Stumpfheit, Koma	*Aeth, Agar, AIL, Am-c, ANT-T, APIS, Arn, BAPT, Bell, Benz-nit, CAMPH, CARB-AC, Diph, Gels, HELLEB, HYOS, Lach, Laur, Lob-purp, Mur-ac, Nitr-sp, Nux-v, OP, PHOS-AC, Phos, Piloc, RHUS-T, Stram, Tereb, Thyr, Ver-a, ZINC-M.*
überstürztes Antworten	*Cim, LACH, Stram, Ver-a.*
waches Koma	*HYOS, Mur-ac, Op, Phos.*
Wüten, wütendes Reden	*Acon, Agar, BELL, CANTH, Cic, Cupr-m, HYOS, Merc-cy, Oenanthe, Solan-n, STRAM, VER-A.*
Zerstörungswut (Neigung zum Bellen, Schlagen, Zerreißen)	*BELL, CANTH, Cupr, Hyos, Sec, STRAM, VER-A, Ver-v.*

DEMENZ allgemeine Mittel	*AGAR, ANAC, Apium-v, HYOS, BELL, Calc-c, Calc-p, Can-in, Con, Helleb, Ign, LIL-T, Merc, NAT-SAL, Op, PHOS-AC, PHOS, PICR-AC, Sul, VER-A.*
epileptisch	*Acon, BELL, Cim, CUPR-AC, Cupr-m, Laur, Oenanth, SIL, Solan-c, Stram, Ver-v.*
masturbatorisch	*AGN, Calc-p, Canth, Caust, Damian, Nux-v, Op, PHOS-AC, Picr-ac, STAPH.*
paretisch	*ACON, AESC, Agar, Ars, BAD, Bell, Can-in, Cim, Cupr-m, Hyos, Ign, Iodof, Merc, PHOS, PLUMB-M, Stram, Ver-v, Zinc-m.*
senil	*Anac, AUR-IOD, Bar-ac, BAR-AC, Calc-p, Con, NAT-IOD, PHOS, Sec.*
syphilitisch	*Aur-iod, KALI-IOD, Merc, Nit-ac, Sul.*

EINBILDUNGEN Einfälle, Halluzinationen Illusionen, deutlich, lebhaft; allgemeine Mittel	*ABSINTH, Acon, Agar, Ambra, BELL, CAN-In, Dub, HYOS, Kali-c, LACH, OP, Rhus-t, Scopal, STRAM, Sul, VER-A, Vgl. Halluzinationen*
beschäftigt mit Arbeit zu sein	*BRY, Op.*
Bett durch jemand anders belegt	*Petrol*
Bett sinkend	*Bapt, Bell, BENZ, Kali-c.*
Bett zu hart	*ARN, BAPT, Bry, MORPH, PYR, Ruta.*
böser Geist zu sein, flucht	*Anac.*
Dimension der Dinge vergrößert	*Acon, Agar, ARG–N, Atrop, Boy, CAN-IN, GELS, Glon, HYOS, Op, Paris.*

Dimension der Dinge verkehrt	*Camph-monobr.*
Dimension verkleinert	*Plat.*
doppelt zu sein, Spaltung der Persönlichkeit	*ANAC, BAPT, CAN-IN, Petrol, STRAM, Thuja, Val.*
eingehüllt in dunkle Wolken, Welt schwarz und finster	*Arg-n, CIM, LAC-C, Puls.*
ermordet zu werden	*Absinth, Kali-br, Plumb-m.*
erschreckt zu werden von einer Maus, die unter d. Stuhl hervorkommt.	*AETH, CIM, Lac-c.*
ewig verloren, verdammt zu sein	*Acon, Ars, Aur, Cycl, Lach, LIL-T, Lyc, Meli, Op, PLAT, Psor, Puls, Stram, Sul, VER-A.*
fern von Zuhause, muß dorthin	*BRY, Calc-p, Cim, Hyos, OP.*
(in) fremder Umgebung zu sein	*CIC, Hyos, Plat, Tub.*
geschwollen zu sein	*Acon, ARAN, ARG-N. Asaf. Bapt, BOV, CAN-IND, Glon, Op, Plat.*
hohl in den Organen zu sein	*COCC, Oxytr.*
Körper aus Glas, Holz zu haben.	*Rhus-t, THUJ.*
Körper u. Seele getrennt	*ANAC. Nit-ac, Thuj.*
leicht wie ein Geist, in der Luft schwebend	*ASAR, DAT-ARB, Hyper, LACC, Latrod-has. Nat-ars, Op, Rhus-gl. STICTA, VAL.*
mißhandelt oder kritisiert zu werden	*BAR-C, Cocaine, Hyos, Ign, Pallad, Staph.*
schwanger zu sein, oder etwas Lebendiges im Leib zu haben	*CROC, Cycl, OP, Sabad, Sul, THUJA, Ver-a.*
verfolgt zu werden	*ANAC, Hyos, Stram.*
sehr krank zu sein	*Ars, Pod, Sabad.*
sehr reich zu sein	*Phos, PLAT, Pyr, SULF, Ver-a.*
tot zu sein	*Apis, LACH, Mosch, OP.*
unter übermenschlicher Kontrolle zu sein	*ANAC, LACH, Op, Plat, Thuj.*
Verbrechen begangen zu haben	*Ars, Cina, CYCL, IGN, Nux-v, Ruta, Staph, VER-A, Zinc-m.*

ergiftet zu sein	*HYOS, Lach, Rhus-t, Ver-a.*
von Feinden verfolgt zu werden	*ANAC, Cinch, COCAINE, HYOS, Kali-br, LACH, Nux-v, Plumb-m, Rhus-t, Stram.*
von einem Gehirn im Magen besessen zu sein	*Acon.*
von Häusern zermalmt zu werden	*Arg-n.*
von zwei Willen besessen zu sein	*ANAC, Lach.*
in Stücke wie zerbrochen, umhergestreut zu werden	*BAPT, Daph, PETROL, Phos, Stram.*
Zeitablauf verändert, geht zu schnell	*COCC, Ther.*
Zeitablaut verändert, geht zu langsam	*ALUM, Ambra, Anhal, ARG-N, CAN-IN, Med, Nux-m, Nux-v.*
Zeit- und Raumgefühl verloren oder durcheinander	*CAN-IN, Cic, GLON, Lach.*
wei Nasen zu haben	*Merc-per.*

EMOTIONEN

Folgen von: Ärger, schlechten Neuigkeiten, Enttäuschungen, Verdruß	*Acon, Apis, Ars, Aur, BRY, Caust, CHAM, Cocc, Colch, COL, GELS, Grat, Hyos, Ign, Lach, Nat-m, NUX-V, Phos-ac, Puls, Sep, STAPH.*
Eifersucht	*Apis, Hyos, LACH, Staph.*
Freude, übertriebene	*Caust, COFF, Croc.*
Furcht, Schreck	*ACON, Apis, Aur, Bell, GELS, Hyos, Hyper, Ign, Nat-m, Morph, OP, Puls, Samb, Ver-a.*
Heimweh, Nostalgie	*CAPS, Eup-purp, Helleb, IGN, Mag-m, PHOS-AC, Sen.*
Kummer, Sorge	*Am-M, Ant-c, Apis, Aur-m, Calc-p, Caust, COCC, Cycl, Hyos, IGN, Lach, Nat-m, PHOS-AC, Plat, Samb.*
Scham, Reue, Mißmut	*Aur, Ign, Nat-m, STAPH.*

GEDÄCHTNIS

Buchstaben, Worte auslassen	*Benz-ac, Cereus-serp, Cham, KALI-BR, Lac-c, Lach, LYC, Meli, NUX-M, Nux-v.*
Denkunfähigkeit	*Abies-n, AETH, Alum, ANAC, Arg-n, Aur-m, Bapt, Calc-c, Can-ind, Caps, CON, Dig, GELS, Glycerin, KALI-P, Lyc, NAT-C, Nat-m, NUX-M, NUX-V, Oleand, Petrol, PHOS-AC, PHOS, Picr-ac, Rhus-t, Sep, Sil, Zinc-m.*
Gedankenflucht beim Lesen, Reden, Schreiben	*ANAC, Asar, Camph, CAN-IN, Lach, Lyc, NUX-M, Picr-ac, Staph.*
Gedankenjagen	*Anac, Bell, CAN-IN, Cim, Cinch, COFF, IGN, Lac-c, Lach, PHYSOST..*

Gedanken, langsam	*Agn, Caps, CARBO-V, Lyc, Med, NUX-M, Op, PHOS-AC, PHOS, Plumb, Sec, Thuj.*
vergeßlich, schwach, verloren	*Absinth, Acon, AETH, AGN, ALUM, Ambra, ANAC, Anhal, ARG-N, Arn, AUR, Azar, BAR-C, Calad, CALC-C, Calc-p, Camph, CAN-IN Carbo-v, Cocc, CON, Glycerin, Ichthyl, KALI-BR, Kali-c, KALI-P, LAC-C, Lach, Lecith, LYC, Med, Merc, NAT-C, NAT-M, Nit-ac, NUX-M, NUX-V, Ole, Op, PHOS-AC, PHOS, PICR-AC, Plumb-m, Rhod, Rhus-t, SELEN, Sep, Sil, SUL, Syp, Tellur, Thyr, ZINC-M, ZINC Zinc-picr.*
kann sich an bekannte Straßen nicht erinnern	*Can-in, GLON, Lach, Nux-m.*
kann sich nicht an Namen erinnern	*ANAC, Bar-ac, CHLORUM , EUONYM, Guaiac, Hep, Lyc, Med, SUL, Syph, Xerophyl.*
Kann sich nicht an richtige Wörter erinnern (amnestische Aphasie, Paraphasie)	*Agar, Alum, ANAC, Arag, Arg-n, Arn, Calc-c, Calc-p, Can-in, Cham, Cinch, Diosc, Dulc, KALI-BR, Lac-c, Lil-t, LYC, NUX-M, Phos, PLUMB-M, Sumb. Xerophyl.*
Konzentrationsschwierigkeit, -unfähigkeit	*AETH, Agar, AGN, Aloe, Alum, ANAC, Apis, Arag, Arg-n, Bapt, Bar-c, Can-in, Caust, CON, Fagop, GELS, Glon, Glycerin, Helleb, Ichthyl, Indol, Irid, Lac-c, Lyc, Op, Nat, NUX-M, NUX-V, PHOS-AC, PHOS, PICR-AC, Pitu, Sep, Sil, Staph, Sul, Syph, Xerophyl, ZINC-M.*
schwach durch geschlechtlichen Mißbrauch	*AGN, ANAC, Arg-n, Aur, Cinch, Nat-m, Nux-v, PHOS-AC, STAPH.*

GEIST, GEMÜT

Erregung, Heiterkeit	*Acon, Agar, BELL, CAN-IN, CANTH, Coca, Cocaine, COFF, Croc, Eucal, HYOS, Lach, Merc-cy, Nux-v, Op, Paul, Physost, Piscidia, STRAM, Thea, VER-A.*
Geistesabwesenheit	*ACON, AGN, ANAC, Apis, Arag, Arn, Bar-c, CAN-IND, KALI-BR, Kre LAC-C, Lach, Merc, Nat-m, NUX-M, Phos-ac, Poth, Rhus-t, Tellur, Zin*
Moral und Willenskraft abwesend	*Abrot, Acetan, ANAC, Cereus-serp, COCA, COCAINE, Kali-br, MORPH Op, Picr-ac, Strych, TAR-H.*
Umwölkung, Konfusion, Depression, Stumpfheit	*ABIES-N, Acon, Aesc, Agar, AIL, Alfal, Alum, ANAC, APIS, Aragal, Arg-n, Arn, BAPT, Bar-c, Bell, Calc-c, Can-in, Cann-s, Carbon-s, Cic, Cocc, Colch, Euonym, Ferr-m, Gels, GLON, Glycerin, HELLEB, Hyos, Hyper, Indol, Irid, Kali-br, Kali-p, Lac-c, Lecith, Lyc, Mancin, Nat-c, NUX-M, NUX-V, OP, PHOS-AC, Phos, Picr-ac, Piscidia, RHUS-T, SELEN, Staph, Stram, Sulphon, Xerophyl, ZINC-M, Zinc-v.*

GEISTESKRANKHEIT *Vgl. Manie, Melancholie, Demenz*

HANG, unwiderstehlicher Drang

andere anzutreiben	*Arg-n, Can-in, NUX-M.*

Arbeitswut	*Aeth, Azr, Cereus, COCAINE, Coff, EUCAL, Fluor-ac, HELON, LACERUS, Pedic, Piscidia.*
eilen	*Acon, Alum, Apis, ARG-N, AUR, Bell, Coff, Ign, LIL-T, Med, Nat-m, SUL-AC, Thuj, Zinc.*
eindringlich zu bitten, zu ersuchen	*Aur-m, Puls, STRAM, Ver-a.*
geliebte Menschen zu töten	*Ars, Cinch, Merc, NUX-V, Plat.*
Genitalien anzufassen	*Bufo, Canth, Hyos, Usti, Zinc.*
getragen zu werden	*Ant-t, Ars, Benz-ac, CHAM, Cina, Ipec.*
gierig zu essen	*Lyc, Zinc-m.*
grausam, gewalttätig, unmenschlich zu sein	*Abrot, ABSINTH, ANAC, Bell, Bry, Canth, Croc, NIT-AC, NUX-V, Plat, Staph, STRAM, Tar-h, Ver-a.*
große Dinge zu vollbringen	*Cocaine*
Lügen	*MORPH, Op, Ver-a.*
magnetisiert zu werden	*CALC-C, PHOS, Sil.*
nach unten zu rutschen im Bett	*Mur-ac.*
necken, über Tadel zu lachen	*Graph.*
obszön zu sein	*Anac, CANTH, HYOS, Lach, Lil-t, PHOS, Plat, Stram, Ver-a.*
in Reimen zu sprechen, Verse zu wiederholen, zu prophezeien	*Agar, Ant-c, Lach, Stram.*
Sachen zu zerreißen	*Agar, BELL, CIMEX, Cupr-m, STRAM, Tar-h, VER-A.*
zu schelten	CON, Dulc, Lyc, MOSCH, NUX-V, Pall, PETROL, Ver-a.
zu schmähen, fluchen	*ANAC, Bell, Canth, Cereus, LAC-C, Lil-t, NIT-AC, Pall, STRAM, TUB, Ver-a.*
schmutzig, unsauber, verdreckt zu sein	*CAPS, PSOR, Sil.*
Selbstmord zu begehen	*Alum, ANT-C, ARS, AUR, Caps, Cim, IGN, Kali-br, Merc, NAJA, Nat-s, NUX-V, Psor, Puls, Rhus-t, Thasp, Usti, Ver-a.*
sich zu verstümmeln	*Agar, ARS, Bell, Hyos, Stram.*
zu singen	*AGAR, Bell, Can-in, Cic, CROC, HYOS, Spong, STRAM, Tar-h, Ver-a.*
zu tanzen	*Agar, Bell, CIC, CROC, Hyos, Sticta, Stram, TAR-H.*
zu theoretisieren, meditieren	*CAN-IN, Cocc, Coff, SUL.*
unmäßig über Kleinigkeiten zu lachen	*Anac, CAN-IN, CROC, HYOS, Ign, MOSCH, Nux-m, PLAT, STRAM, STRYCH-P, Tar-h, Zinc-oxy.*
unaufhörlich sich zu recken und zu gähnen	*Amyl, Plumb-m.*
unsinnige Dinge zu tun	*Bell, Can-ind, Cic, HYOS, Lach, Stram, Tar-h.*
verschiedene Dinge zu berühren	*Bell, Sul, THUJ.*

Wandertrieb, von zuhause wegzulaufen	*Arag, BRY, Elat, Lach, Ver-a.*
(alles zu) wiederholen	*Zinc-m.*
zerstörerisch zu sein, zu beißen, schlagen, Kleider zu zerreißen.	*Bell, Bufo, CANTH, Cupr-m, HYOS, Lil-t, Sec, STRAM, Tar-h, VER-A.*
ziellose Geschäftigkeit	*ARG-N, Ars, Canth, LIL-T, Sul, Tar-h.*
HALLUZINATIONEN allgemeine Mittel	*ABSINTH, AGAR, Ambra, ANAC, Anhal, ANTIPYR, Ars, Atrop, BELL, CAN-IN, Canth, Cham, Chloral, Cim, Cocaine, CROT-CASC, HYOS, Kali-br, Lach, Nat-sal, Nux-v, OP, Phos, STRAM, Sulf, Thea, Trion, Zinc-mur.*
akustische (Glocken, Musik Stimmen)-Halluzinationen	*Agar, ANAC, ANTIPYRIN, Ars, Bell, CAN-I, Carb-s, CHAM, Cocain, Elaps, Merc, Naja, Nat-p, Puls, STRAM, Thea.*
Geruchshalluzinationen	*AGN, ANAC, Ars, Euph-amy, OP, Paris, Puls, Zinc-mur.*
haptische Gefühlshalluzinationen	*ANAC, Canth, OP, Stram.*
optische (Tiere, Käfer, Gesichter)-Halluzinationen	*ABSINTH, Agar, Ambra, Anahl, ANTIPYR, Ars, ATROP, BELL, Calc-c, CAN-IN, Cim, Cocaine, HYOS, Kali-br, Lach, MORPH, Nat-sal, OP, Pastin, Phos, Plat, Puls, Sant, STRAM, Sul, Val, Ver-a.*
HELLSEHEN	*ACON, ANAC, Anhal, Can-in, Nabulus, Nux-m, PHOS, Vgl. Halluzinationen.*
HIRNMÜDIGKEIT	*AETH, Ail, Alfal, ANAC, Anhal, ARG-N, Avena, Bapt, CALC-C, CALC-P, Coca, COCC, Cupr-m, GELS, KALI-BR, KAL-P, Lecith, Nat-m, Nux-v, PHOS-AC, PHOS, PICR-AC, Sil, STRYCH-P, Zinc-m, ZINC-P, ZINC-PICR, Vgl. Neurasthenie (Nervensystem).*
HYPOCHONDRIE	*Alfal, Aloe, Alum, ANAC, ARG-N, ARS, AUR, Aur-mur, Avena, Cact, CALC-C, CIM, CON, Ferr-m, Helon, Hydroc-ac, Hyos, IGN, Kali-br, KALI-P, LYC, Merc, Nat-c, NAT-M, NUX-V, PHOS-AC, Plumb, Pod, Pt Stann, STAPH, SUL, Sumb, Tar-h, Thasp-a, Thuj, Val, VER-A, Zinc-m, Zinc-oxy.*
HYSTERIE	*Acon, Agn, AMBRA, Am-val, Apis, Aquil, ASAF, Aster, Bell, Cact, Cajup, Camph-monobr, Can-in, Castor, Caul, Cham, CIM, COCC, Con, CROC, EUP-AR, GELS, Hyos, IGN, KALI-P, Lil-t, Mag-m, MOSCH, Myg, NUX-M, Orig, Phos-ac, PHOS, PLAT, Poth, PULS, Scutel, Senec, SEP, Stram, Strych-p, SUMB, TAR-H, Ther, VAL, ZINC-V.*
IMBEZILITÄT, IDIOTIE Kretinismus	*Absinth, AETH, ANAC, Arn, Bac, BAR-C, Bar-m, BUFO, Calc-ph, Hell Ign, Iod, Lol, Nat-c, Oxytrop, Phos-ac, Plb-m, Sulf, THYR.*

KATALEPSIE, Trance	*ACON, Art-v, Camph-monobr, CAN-IND, Cham, Cic, CROT-CASC, Gels, Graph, Hydroc-ac, Hyos, Lach, Merc, MORPH, MOSCH, Nux-m, OP, Sabad, Stram.*
LEBENSÜBERDRUß	*ANT-C, Ars, AUR, CINCH, Hydr, Lac-c, Lac-d, Kali-br, Naja, Nat-s, Nit-ac, PHOS, Plat, Pod, Rhus-t, Sul, Tab, THUJ, Ver-a.*
MANIE allgemeine Mittel	*Absinth, ACON, Agar, ANAC, Arn, Ars, Atrop, Bapt, BELL, Bry, CAN-IN, CANTH, Chloral, CIM, Cinch, Croc, CROT-CASC, Cupr-ac, Cupr-m, Glon, HYOS, Kali-br, LACH, Laur, Lil-t, Lyc, Merc, Nat-m, Nux-v, OP, Orig, Passifl, Phos, Picr-ac, Piscidia, PLAT, Puls, Rhus-t, Sec, SOLAN-N, Spig-mar, Spong, Sul, Hydr, Sul, STRAM, Tar-h, Ust, VER-A, Ver-v.*
Erotomanie (Nymphomanie, Satyriasis)	*Ambra, Apis, Bar-m, Calc-p, CAN-IN, CANTH, Ferrula-gl, Ginseng, Grat, HYOS, Lil-t, Mancin, MUREX, Orig, PHOS, Picr-ac, Plat, Robin, Salix-n, STRAM, TAR-H, Ver-a.*
Lypemanie (Melancholie)	*Ars, AUR, Caust, Cic, IGN, NUX-V, PULS.*
Monomanie (Kleptomanie, etc.)	*ABSINTH, Cic, Hyos, Oxtry, Plat, Tar-h.*
Wochenbett-	*Agn, Bell, CIM, Hyos, Plat, Sec, Senec, STRAM, VER-A, VER-V.*
MELANCHOLIE allgemeine Mittel	*Acon, AGN, Alum, ANAC, Arg-n, ARS, AUR, Bapt, Bell, Cact, Calc-c, Camph, Caust, CIM, Cinch, Coca, Coff, CON, CYCL, Dig, Ferr-m, Gels, Helleb, HELON, IGN, Iod, Kali-br, Lac-c, Lach, LIL-T, Lyc, Merc, NAT-M, Nux-m, NUX-V, Op, PHOS-AC, Phos, Picr-ac, PLAT, Plb-ac, Plb-m, Pod, PULS, SEP, Sil, Solan-c, Stram, Sul, Tar-h, Thuj, VER-A, Ver-v, Zinc-m.*
pubertäre	*Ant-c, HELLEB, Mancin, Nat-m.*
religiöse	*Ars, AUR-M, AUR-MUR, Kali-br, Lil-t, Meli, Plb, Psor, Puls, STRAM, SUL, VER-A.*
sexuelle	*Agn, Aur, CIM, Con, LIL-T, Nux-v, Picr-ac, Plat, Sep.*
Wochenbett	*Agn, Bell, CIM, Nat-m, Plat, VER-V.*
REDELUST	*AGAR, Ambra, Bell, Can-in, CIM, Cocaine, Eug-j, HYOS, LACH, Op, Pastin, Physal, STRAM, Tar-h, Val, Ver-a.*
SCHREIE schrill, plötzlich, durchdringend	*APIS, BELL, Bor, Bry, Calc-c, Cham, CIC, CINA, Cinch, Cyprip, Gels, HELLEB, Iodof, Kali-br, STRAM, Tub, Ver-a, ZINC-M.*
SINNE abgestumpft	*Ail, ANAC, BAPT, Caps, Dig, GELS, HELLEB, Phos-ac, Rhus-t.*

überempfindlich	*ACON, Asaf, ASAR, Atrop, Aur, BELL, Bor, CHAM, Cinch, COFF, COLCH, Ferr-m, IGN, Lysin, Morph, NUX-V, OP, PHOS, Sil, STRYCH, Sul, Tar-h, Val, Zinc-m.*

SOMNAMBULISMUS, SCHLAFWANDELN	*Acon, ART-V, CAN-IND, Cur, Ign, KALI-BR, Kali-p, Phos, Sil, Zinc-m.*

SPRACHE hastig	*Anac, Aur, BELL, BRY, Cocc, HEP, HYOS, Lil-t, Merc, VER-A.*
langsam, Ausdrucksweise erschwert, undeutlich, stotternd	*AESCUL-GL, Agar, Anac, Anhal, Atrop, Bar-c, Bell, BOTHROPS, BRY, Bufo, Can-in, CAN-S, CAUST, Cereus-serp, Cic, CUPR-M, Gels, Hyos, IGN, Kali-br, Kali-cy, Lach, Laur, Merc, Myg, Naja, Nat-m, Nux-m, Olean, OP, PHOS, STRAM, Sulphon, Thuj, Vip.*
langsam, monoton, wortkarg	*Mang-ac, Mang-oxy.*
nasal	*Bar-c, Bell, Lach, Phos-ac.*
Sprachverlust, -lähmung (Aphasie)	*BAR-C, Bar-ac, BOTHROPS, CAUST, Cham, Chenop, COLCH, Con, Glon, KALI-BR, Kali-cy, Lach, LYC, Mez, Phos, Plb-m, STRAM, Sulphon* *Vgl. Nervensystem.*

STIMMUNG, DISPOSITION

Abneigung gegen geistige und körperliche Arbeit	*Agar, Alfal, ALOE, ANAC, Aragal, Aur-mur, Bapt, BAR-C, CALC-C, CAPS, CARB-AC, Caust, CINCH, Coca, Con, Cycl, GELS, Glon, Helleb, Indol, KALI-P, Lecith, Mag-p, Nat-c, Niccol-s, Nit-ac, NUX-V, Oxytr, PHOS–AC, Phos, PICR-AC, Puls, Rhamnus-cal, Selen, Sep, Sil, Strych, SUL, Tanac, Thymol, ZINC-M,*
Angst bei einem Gewitter	*Nat-c, PHOS.*
Angstgefühl im Magen	*ARS, Dig, Ipec, Kali-c, PULS, Ver-a.*
ängstlich	*ACON, AETH, AGN, Amyl, Anac, Ant-c, Arg-n, ARS, Asaf, AUR, Bell, BISM, Bor, Cact, CALC-C, Camph, Can-in, Cham, Cim, Cinch, Coff, Con, Cupr-m, DIG, Hep, IGN, KALI–C, LACH, LIL-T, Med, Nat-c, Nat-m, Nit-ac, NUX-V, Op, PHOS, PLAT, Psor, PULS, Rhus-t, Sec, SEP, Sil, Staph, Stram, Sul, Tab, VER-A.*
apathisch, gleichgültig gegen alles	*Agar, Agn, APIS, Arg-n, Arn, Ars, BAPT-M, Bry, CIM, CINCH, Con, Fluor-ac, GELS, Glycerin, HELLEB, Hydroc-ac, IGN, Indol, Laburn, Lach, Lil-t, Merc, Nat-m, Nux-m, Nux-v, OP, PHOS-AC, Phos, Phyt, PICR-AC, Plat, Puls, Sec, SEP, STAPH, Thuj, Ver-a.*
argwöhnisch, mißtrauisch	*ANAC, Anhal, Caust, CIM, HYOS, Lach, Merc, NUX-V, Puls, STAPH, Ver-a, Ver-v.*
eifersüchtig	*APIS, Hyos, Ign, LACH, Nux-v.*
Furchtlosigkeit, Wagemut	*AGAR, Bell, Cocaine, OP, Sil.*
gleichgültig, lethargisch, ohne Antrieb	*Alet, Aloe, Anac, APIS, Aur, BAPT, Bar-c, Berb-aqu, BRY, Calc-c, CAPS, Carb-ac, Carbo-v, Con, Cycl, Dig, Euphras, Ferr, GELS, Glon, Helon, Indol, Kali-p, Lecith, Lil-t, Puls, Ruta, Sarcol, SEP, Stann, Sul, Thymol, Zinc. Merc, Nat-m, Nux-v, PHOS-AC, Phos, PICR-AC.*

hochmütig, arrogant, stolz	*Bell, Can, Cupr-m, Lach, Lyc, PALL, Phos, PLAT, Staph, STRAM, Ver-a.*
hochmütig, Selbstverachtung	*AGN, AUR, Lac-c, Thuj.*
hochmütig, Verachtung anderer	*Ipec, PLAT.*
hysterisch, wechselhaft	*ACON, ALUM, AMBRA, ASAF, Camph-monobr, Cast, Caust, CIM, Cob, Cocc, Coff, CROC, Gels, IGN, Kali-p, Lil-t, Mang-ac, MOSCH, Nat-m, NUX-M, Phos, PLAT, PULS, Sep, SUMB, Tar-h, Thaps, VAL, ZINC-V.*
klagend, unzufrieden, unbefriedigt	*Aloe, ANT-C, Ars, Bism, Bor, Bry, Caps, CHAM, CINA, Colch, Indol, Kali-c, Mag-p, Nit-ac, NUX-V, Plat, Psor, PULS, Staph, Sul, Tab.*
melancholisch, niedergeschlagen, deprimiert, mutlos, trübe, besorgt, gedrückte Stimmung	*Abies-n, ACON, AESC, AGN, Alfal, ALUM, Am-c, Am-m, ANAC, Ant-c, Apis, Arg-m, Arg-n, ARS, Ars-m, AUR, Bry, But-ac, Cact, Calc-ars, Calc-c, Caust, CIM, CINCH, Cocc, CON, Cupr-m, CYCL, Dig, Euonym, Euphras, GRAPH, Helleb, HELON, Hep, HYDR, Iberis, IGN, INDIGO, Indol, Iod, Kali-br, Kali-p, Lac-c, Lac-d, Lach, LIL-T, LYC, Med, Merc, Myg, Myr, Naja, Nat-c, NAT-M, Nat-s, Nit-ac, Nux-m, NUX-V, PHOS–AC, PHOS, PLAT, PLB, Pod, PSOR, PULS, Radium, Rhus-t, Sarcol-ac, Sars, Senec, SEP, Sil, Spig, STANN, STAPH, Still, Sul, Tab, Thuj, TUB, Ver-a, Zinc-m, Zinc-p.*
milde, sanft, nachgiebig	*Alum, IGN, Murex, Phos-ac, PULS, Sep, Sil.*
misanthropisch, geizig, selbstsüchtig	*Ars, LYC, Pall, Plat, Sep, SUL.*
mitleidend	*CAUST, Cocc, Puls.*
nervös, aufgeregt, zappelig besorgt	*Absinth, ACON, AMBRA, ANAC, Apis, Apium-gr, ARG-N, Ars, Asaf, ASAR, Aur-m, BELL, BOR, Bov, But-ac, Calc-br, CAMPH-MONOBR. Caust, Ced, CHAM, CIM, Cina, COFF, Con, Ferr, GELS, Helon, HYOS, HYOS-HYDROBR. Iberis, IGN, Kali-br, Kali p, Lac-c, Lach, Lil-t, Mag-c, Med, Morph, Nat-c, Nux-m, NUX-V, PHOS, Psor, Puls, Sec, SEP, SIL, Staph, STRAM, SUMB, Tar-h, Thea, VAL, Zinc-m, Zinc-p, Zinc-v.*
obszön, sinnlich	*CANTH, Hyos, Lil-t, Murex, PHOS, Puls, Staph, Stram, VER-A.*
schlampig, schmutzig	*Am-c, CAPS, Merc, PSOR, SUL, Ver-a.*
schüchtern, furchtsam	*Aur, Bar c, Calc-c, Calc-sil, Caust, Coca, Con, Graph, Ign, Kali-p, Lil-t, Mancin, Meli, Phos, Puls, Sil, Staph.*
schweigsam, mürrisch, verdrießlich, unsozial	*ANT-C, Ant-t, Arn, Aur, BRY, CHAM, Cim, CINCH, Col, Con, Cupr, Ign, Lyc, Nat-m, NUX-V, Plat, Puls, Sanic, Sil, Sul, Tub, VER-A, Ver-v.*
schweigsam, unwillig bei Störungen oder Fragen	*Agar, ANT-C, Ant-t, Arn, Bell, BRY, Cact, Carbo-an, CHAM, COL, GELS, Helleb, Ign, Iod, Mur-ac, Naja, NAT-M, Nat-s, NUX-V, Oxytr, PHOS-AC, Phos, Sars, Sil, Sul.*
Selbstmordneigung	*Alum, Anac, ANT-C, ARS, AUR, Cinch, Fuligo, Ign, Iod, Kali-br, NAJA, Nat-s, Nit-ac, NUX-V, Psor, Puls, Rhus-t, Sec, Sep, Sil, Ustil, Ver-a.*
sorgenvoll, introvertiert, seufzend	*Ail, Calc-p, CIM, Dig, IBERIS, IGN, Lyc, MUR-AC, Nat-m, PHOS-AC, PULS.*
stupide	*Aesc-gl, ANAC, APIS, Arn, BAPT, Bell, Bry, Cocc, GELS, HELLEB, Hyos, Indol, Lach, NUX-M, OP, PHOS-AC, Phos, Rhus-t, Sec, Stram, Ver-a.*

weinerlich, tränenreich	*AM-M, Ant-c, APIS, Ars, Aur, Cact, Calc-c, Caust, CIM, Cocc, Croc, CYCL, Dig, GRAPH, IGN, Lac-c, Lach, Lil-t, Lyc, Mag-m, NAT-M, Nit-ac, Nux-m, Phos-ac, Plat, PULS, Rhus-t, SEP, Sil, STANN, Sul.*
traurig, bei Musik weinend	*Acon, AMBRA, GRAPH, NAT-AC, Nat-s, SAB, Tar-h, THUJ.*
traurig, sentimental, seufzend	*AGN, Am-c, Am-m, ANT-C, AUR, Cact, Calc-p, Carbo-an, Cim, Cocc, Con, CYCL, Dig, GRAPH, Iberis, IGN, INDIGO, Kali-p, Lach, Lil-t, Mur-ac, Naja, Nat-c, NAT-M, Nat-s, Nit-ac, Nux-v, Phos-ac, Phos, Plat, Psor, PULS, Rhus-t, Sec, SELEN, SEP, STANN, Staph, Sul, Thuj, Zinc-m.*
überempfindlich, Widerspruch wird nicht vertragen, über Kleinigkeiten verärgert	*Acon, ANAC, ANT-C, Arn, Ars, Asaf, Asar, Aster, AUR, Bell, BRY, Canth, CAPS, CHAM, CINA, Cinch, Cocc, COLCH, Col, Con, Ferr-m, Glon, Helleb, Helon, Hep, IGN, Lach, Lyc, Mez, Morph, Mur-ac, NAT-M, Nit-ac, NUX-V, Pall, Petrol, Phos, PLAT, Puls, Sars, SEP, SIL, STAPH, Thuj, Thyr.*
unentschlossen	*Arg-n, Aur, BAR-C, CALC-SIL, Caust, GRAPH, IGN, Nux-m, Nux-v, PULS.*
ungeduldig, impulsiv	*Acon, ANAC, Ant-c, Arg-n, CHAM, COL, Hep, Ign, Ipec, Med, NAT-M, NUX-V, Puls, Rheum, Sep, STAPH, Sul.*
unruhig (geistig u. physisch)	*Absinth, ACON, Agar, Ambra, Arag, ARS-M, Aur-m, Bell, BISM, Camph, Can-in, Canth, Caust, Cenchris, CHAM, CIM, COFF, HYOS, IGN, Iod, KALI-BR, Lac-c, Lach, Laur, Lil-t, Med, MOPRH, Mur-ac, Myg, Nat-c, Nat-m, Nux-v, Op, PHOS, Phyt, Plat, Psor, PYR, Radium, RHUS-T, Ruta, Sil, STRAM, TAR-H, Urt, Val, Ver-a, Ver-v, Zinc-m, Zinc-v.*
unverschämt, beleidigend, boshaft, rachsüchtig, trotzig	*ANAC, Ars, Bufo, CHAM, Cinch, Cupr, Lac-c, Lyc, NIT-AC, NUX-V, STAPH, Tar-h.*
unverschämt, neckend, lacht bei Tadel	*Graph.*
verdrießlich, ägerlich,reizbar, launisch, streitsüchtig, jammernd	*Abrot, ACON, AESC, Aeth, Agar, Aljal, Anac, ANT-C, ANT-T, Apis, Ars, Aur, BRY, Bufo, Calc-br, Calc-c, CAPS, Caust, CHAM, CINA, Cinch, COLCH, COL-I, Con, Croc, Ferr, Helon, Hep, Iberis, IGN, Indol, Ipec, Kali-c, KALI-P, KREOS, Lac-c, Lil-t, Lyc, NAT-M, NIT-AC, NUX-V, Plat, Puls, Radium, Rheum, Sars, SEP, Sil, STAPH, Sulphon, Sul, Syph, Thuj. Thymol, Tub, VAL, Ver-a, Ver-v, Zinc-m.*
verbohrt, halsstarrig, eigensinnig	*Agar, Ant-c, BRY, Caps, CHAM, Cinch, Kali-c, NIT-AC, NUX-V, Sanic, Sil, STAPH.*
wählerisch, nörgelig, vorsichtig	*Apis, ARS, CHAM, Graph, Helon, Morph, NUX-V, PLAT, Sep, Staph, Sul, Tar-h, Ver-a.*
verzweifelt, hoffnungslos, leicht entmutigt, Mangel an (Selbst) vertrauen	*ACON, AGN, Alum, ANAC, Ant-c, Arg-n, Arn, ARS, AUR, Bar-c, Calc.c, Calc-sil, Caust, Con, Gels, Helleb, IGN, Iod, Lil-t, Nat-m, Nit-ac, Nux-v, Op, Phos-ac, PHOS, Picr-ac, Psor, PULS, Ruta, Selen, SEP, Sil, Staph, Syph, Thymol, Ver-a.*

UNBEHOLFENHEIT,

läßt Dinge aus der Hand fallen.	*Aeth, APIS, BOV, Helleb, Ign, Lach, NAT-M, Nux-v, Taranth.*

BEWEGUNG
Stellung des Kopfes

Bohren, rückwärts ins Kissen, zur Seite rollen	*APIS, Arum, BELL, HELLEB, POD, Zinc-m.*
dauernde Bewegung, ruckartiges Zittern	*AGAR, Ant-t, Ars, BELL, Can-ind, Cham, HYOS, Lamium, Myg, Nux-m, Op, STRAM, Strych, Ver-v, Zinc-m.*
kann Kopf nicht hochhalten, schwacher Hals	*Abrot, AETH, Cocc, Nat-m, Ver-a.*
nach hintengezogen, zurückgebogen	*AGAR, Art-v, BELL, Camph-monobr, CIC, Cur, Hydroc-ac, Iodof, Morph, Nat-s, Sec, Stram, Sul, VER-V.*

FONTANELLEN

verzögerter Verschluß	*Apis, Apoc, CALC-C, CALC-P, Merc, Sep, SIL, Sulf, Zinc-m.*

GEFÜHLE

als ob Ball fest in der Stirn säße	*Staph.*
als ob Gehirn gefroren wäre	*Indigo.*
als ob Gehirn locker wäre, in d. Stirn, zur Seite fallend	*Bell, Bry, Rhus-t, Sul-ac.*
als ob Haar am Scheitel gezogen würde	*ACON, ARG-N, Kali-nitr, Lachnanth, Mag-c, PHOS.*
als ob Scheitel wegflöge	*Acon, CAN-IND, CIM, Passif, Syph, Visc-a, Yucca.*
Bersten	*ACON, Arg-n, BELL, BRY, Caps, Cinch, Cocaine, Formica, GELS, GLON, Nat-c, Nat-m, Nux-m.*
Brennen am Scheitel	*Avena, Cupr-s, Daphne, FRAX-AM, GRAPH, Helon, LACH, Rhus-t, SUL, Tarax.*
Brennen im Kopf	*ACON, Alumen, Apis, Arn, ARS, ASTER, Bell, Canth, Nux-v, PHOS, Zinc.*
Ermüdungsgefühl	*APIS, Arn, Chin-ars, Con, Ferr-p, PHOS, Zinc-v.*
Gehirn locker	*AM-C, Ars, Bell, Bry, Cinch, Hyos, Kali-c, RHUS-T, Spig, Sul-ac, Sul.*
gequetscht, wund im Gehirn	*Arg-m, ARN, BAPT, Bell, BELLIS, Bov, CINCH, Eupion, Led, NUX-V, Petrol, Rhus-t, Ver-a, Vgl. Kopfschmerz.*
Kälte	*AGAR, Ars, Bar-c, CALC-C, Calc-p, Calc-sil, Carbo-v, Con, Helod, Laur, Nat-m, SEP, Sil, Val, Ver-a.*
Kälte im Hinterkopf	*Berb-v, Calc-p, Dulc, Ferrula, HELOD, PHOS.*
Krabbeln, Ameisenlaufen	*ACON, Calc-c, Petrol, Ran-b, Ran-rep, Sul.*
kräuselnd, brandend, wellenartig	*ACON, Aur, BELL, Canth, Chin-s, Cim, CINCH, GLON, Hep, Hyos, Ind, Lach, Mag-p, MELI, Nux-v, Pall, Rhus-t, Senec, Sul.*
Leere, Hohlheit	*ARG-M, Caust, COCC, Cupr-ac, Cupr-m, Granat,IGN, Mancin, PHOS, Puls, Zinc.*

Leichtigkeit	*Abies-c, Hyos, JUGL-C, Mancin, Nat-ars, Nat-chlor.*
Nagen an einer Stelle	*Nat-s, Rans.*
Öffnen und Schließen	*CAN-IND, CIM, Cocc, Lac-c.*
Schwere	*ACON, Agar, ALOE, Arn, Apis, BAPT, Calc-c, Chel, Cim, Cinch, GELS, Mur-ac, Op, Oreodaph, PETROL, Phos-ac, Plat, Rhus-t, Sep, Vgl. Kopfschmerz*
Taubheit	*Alum, BAPT, Bufo, Calc-ars, Cocc, Con, Graph, KALI-BR, Oleand, Paris, Petrol, PLAT.*
vergrößert, voll, ausgedehnt	*Acetan, ACON, ARG-N, Ars-m, BAPT, BELL, Bov, Bry, Cim, Cocc, GELS, GLON, Jugl-c, Justicia, Lachnanth, MELI, Menthol, Nat-c, NUX-V, Oxytr, Paris, Rhus-t, Usnea, VER-V.*
verwirrt, konfus, stupide, wie betrunken	*ABSINTH, Acon, AIL, Aloe, Anac, APIS, Aran, Arn, BAPT, Bell, BRY, Can-ind, Carbo-v, Cinch, Cocc, GELS, GLON, HELLEB, Menthol, Nat-c, Nux-m, NUX-V, OP, PHOS-AC, PHOS, QUERCUS, Rhus-t, Sep, SULF, Tanac, Xerophyl, Zinc-m.*
wildes, verrücktes Gefühl am Scheitel	*Lil-t.*
zusammengedrückt von einer Zange	*ANAC, Antipyr, Arg-n, BERB-V, CACT, Can-ind, CARB-AC, Cim, Coca, EUP-PERF, Franciscea, Gels, Hyper, Mag-p, Nit-ac, PLAT, Stann, Sul, Tub, Vgl. Kopfschmerz.*

GEHIRN

Abszeß	*Arn, Bell, Crot, Iod, Lach, Op, Vipera.*
Anämie	*Alum, ARS, CALC-P, Camph, CINCH, FERR-M, Ferr-p, Kali-c, KALI-P, NUX-V, Phos, Sec, Tab, Ver-a, ZINC-M.*
Atrophie	*AUR, BAR-C, Fluor-ac, Iod, PHOS, PLB.-M, Zinc-m.*
Entzündung (Meningitis) zerebrale (akut u. chronisch)	*Acon, Aeth, APIS, Apoc-c, Arn, Ars, Bapt, BELL, Bry, Calc-br, Calc-c, Calc-p, Camph, Carb-ac, Chin-s, Chrom-oxy, CIC, Cim, Cinch, Crot, CUPR-AC, CUPR-M, Dig, Gels, Glon, HELLEB, Hydroc-ac, Hyper, Iod, Iodof, Kali-iod, Kreos, Lach, Merc-c, Merc-d, Mosch, OP, Ox-ac, Physost, Plb-m, Phos, Rhus-t, SIL, Solan-n, SUL, STRAM, TUB, Ver-v, Vipera, ZINC-M, Vgl. Hydrocephalus.*
Entzündung, basale	*CUPR-CY, Dig, Helleb, Iod, Sec, Tub, VER-V.*
Entzündung, zerebrospinale	*AGAR, Ail, APIS, Arg-n, Atrop, BELL, Bry, CIC, CIM, Cocc, CROT, CUPR-AC, Echin, GELS, Glon, HELLEB, Hyos, Ipec, Kali-iod, Laburn, Nat-s, Op, Oreodaph, Physost, Sil, Stram, Sul, Ver-v, ZINC-CY, Zinc-m.*
Entzündung, traumatische	*Acon, ARN, Bell, HYPER, Nat-s, Sil.*
Entzündung, tuberkulöse	*APIS, BAC, Bell, Bry, Calc-c, CALC-P, Cocc, CUPR-CY, Dig, Glon, HELLEB, Hyos, Iod, IODOF, Kali-iod, Op, Stram, SUL, Tub, VER-V, Zinc-m, Zinc-oxy.*
Erschütterung	*ACON, ARN, BELL, Cic, Ham, HYPER, Kali-iod, NAT-S, OP, Sul-ac.*
Kongestion	*Absinth, ACON, Act-spic, Agar, Ambra, AMYL, Arn, Aster, Aur, Bell, Bry, Cact, Calc-ars, Carbo-v, Cham, CHIN-S, Cinnab, Cinch, Coff, Croc, Cupr-ac, Cupr-m, Ferr-p, FERR-PYROPH, Gels, GLON, Hyos, Ign, Iod, Lach, Lyc, MELI, Nat-s, NUX-V, OP, Sang, Sep, Sil, Solan-lyc, Stram, SUL, VER-V.*

Kongestion, passive	*Aesc, Chloral, CINCH, Dig, FERR-PYROPH, GELS, Helleb, OP, Phos.*
Paralyse	*Alumen, Con, Cupr-m, Gels, Helleb, Lyc, Op, PLB, SEC, ZINC-M, Vgl. Apoplexie (Kreislaufsystem).*
Sklerose, Erweichung, Degeneration	*Agar, Arg-n, AUR, BAR-C, Can-ind, Con, Kali-br, Kali-iod, Kali-p, Lach, Lyc, Nux-m, Nux-v, PHOS, Picr-ac, PLB-M, Salam, Vanad, ZINC-M, Vgl. Arteriosklerose (Kreislaufsystem).*
Tumoren	*Apomorph, Arn, BAR-C, Bell, Calc-c, CON, Glon, Graph, Hydr, KALI-IOD, PLB-M, Sep.*

HYDROZEPHALUS

(akut u. chronisch) hydrozephaloid	*Acon, APIS, APOC, ARG-N, Arn, Ars, BAC, BELL, BRY, CALC-C, CALC-P, Canth, Carb-ac, Chin-s, CINCH, CUPR-AC, Cypriped, Dig, Gels, HELLEB, IOD, IODOF, Ipec, Kali-br, Kali-iod, Laburn, Merc-s, Oenanthe, Op, Phos, Pod, SIl, Solan-n, SUL, Tub, Ver-a, Zinc-br, ZINC-M, Zinc-mur.*

KLEINHIRN-ERKRANKUNG *Helo, Sulfonal.*

KOPFHAUT
Eruptionen

Borken, Krusten	*Ant-c, Ars, Calc-s, Cic, DULC, GRAPH, Hep, Lyc, MEZ, Sul, Trifol.*
Ekzem	*ARCT-L, Astac, CALC-C, Clem, GRAPH, Hydr, Lyc, Mez, OLEAND, PETROL, Psor, Selen, Sul, Tellur, Viola-od.*
Erysipel	*Bell, Euphorb, Rhus-t.*
Favus, Erbgrind, Schorf	*Aethiops, Ars, Ars-iod, Calc-c, Calc-iod, CALC-MUR, Calc-s, DULC, Ferr-iod, Graph, HEP, Jugl-r, Kali-s, Nit-ac, Sep, SIL, Sul, Viola-tr.*
Fettgeschwülste	*BAR-C, BENZ-AC, Graph, Hep, KALI-IOD, Nit-ac, Phyt.*
feuchte Ausschläge	*Calc-s, CLEM, GRAPH, HEP, Lyc, Merc, Mez, OLEAND, PETROL, Psor, RHUS-T, SEP, Sil, Staph, VINCA.*
feuchte Ausschläge am Haaransatz, Nacken	*CLEM, Hydr, Nat-m, OLEAND, Sul.*
feuchte Ausschläge hinter den Ohren	*GRAPH, Lyc, OLEAND, PETROL, Staph, Thlaspi, Tub.*
Flecken, rot	*Tellur*
Furunkel	*Anac, ANT-T, Aur, CALC-MUR, Calc-s, Dulc, HEP, Jugl-r, Scrophul, Sil.*
Grind (Seborrhoe)	*Am-m, ARS, BAR-C, Branca, Bry, Fluor-ac, GRAPH, Hep, Heracl, Iod, KALI-S, Lyc, Nat-m, Phos, Sanic, SEP, Sul, Sul-iod, Thuj.*
Herpes	*Ananth, Chrys, Nat-m, Oleand, RHUS-T.*
Herpes tonsurans, Kopfgrind	*Ars, BAC, Bar-m, Calc-c, Chrys, Dulc, GRAPH, Kali-s, MEZ, Petrol, PSOR, SEP, Sil, Sul, TELLUR, Tub, Viola-tr, Vgl. Haut.*
juckende Ausschläge	*Clem, OLEAND, Sil, Staph, Sul.*

Milchschorf	*Arct-l, Asatacus, Bar-c, CALC-C, Calc-iod, Calc-s, Cic, Clem, DULC, Graph, HEP, Kali-m, LYC, Merc, MEZ, Oleand, Petrol, Psor, TRIFOL, VINCA-M, VIOLA -TR.*
Plica polonica, Weichselzopf	*Ant-t, Bar-c, Bor, Graph, LYC, Nat-m, Psor, Sars, Tub, VINCA, Viola-tr.*
Pusteln	*Arundo, Cic, CLEM, Graph, Iris, Jugl-c, Mez.*
Schuppen, trockene	*ARS, Kali-s, Mez, NAT-M, Phos, Phyt, Psor, Sanic, Thlaspi.*
Wucherungen, Tumoren, Exostosen	*Ananth, Aur-m, CALC-FL, Cupr-m, Fluor-ac, HEKLA, KALI-IOD, Merc-phos, Merc, Sil, Still.*

Kopfhaut - Haar

Ausfall (Alopezie)	*ALUM, Ant-c, ARS, Arundo, Aur, Bac, Bar-c, Calc-c, Calc-iod, Carbo-v, Chrysar, FLUOR-AC, GRAPH, Hyper, Kali-c, Lyc, Mancin, Mez, NAT-M, NIT-AC, Petrol, PHOS-AC, PHOS, Pix-liq, SELEN, SEP, Sil, Strych, SYPH, THALLIUM, Thuj, Thyr, Sphingur, VINCA, Zinc-m.*
brüchig, hart, trocken	*Bad, Bell, Bor, Graph, KALI-C, Plb-m, PSOR, Sec, Staph, Thuj.*
fettig	*Benz-nit, Bry, Merc.*
frühzeitig grau	*Lyc, PHOS-AC, Sec, Sul-ac.*
verfilzt, in Büscheln	*BOR, Fluor-ac, Lyc, PSOR, Tub, Vinca.*

Kopfhaut

Jucken u. ähnliche Beschwerden der Kopfhaut	*Alum, Ant-c, ARS, Arundo, BOV, CALC-C, Carbo-v, Clem, Graph, Heracl, Iodof, Jugl-r, Mag-c, Mancin, Menisp, Nit-ac, OLEAND, Phos, Sep, Sil, Strych, SUL, Tellur, VINCA.*
empfindlich gegen Berührung, Kämmen	*ACON, Apis, Arn, Ars, Azar, BELL, Bov, BRY, Carbo-v, Caust, CINCH, Euonym, EUP-PERF, GELS, HEP, Kali-bich, Lachnanth, Meli, Merc, Nat-m, Nit-ac, Nux-m, Kali-bich, NUX-V, Oleand, PARIS, Rhus-t, Sep, Sil, Strych, Sul.*
Neuralgie	*ACON, CIM, Hydr, Phyt,*
Schweiß	*CALC-C, Calc-p, CHAM, Graph, Helleb, Hep, Heracl, Hyper, Mag-m, Merc, Pod, RHEUM, Sabic, SIL.*
Spannung	*ACON, Arn, BAPT, Canchal, Caust, Iris, MERC, PARIS, Ratanh, Selen, Sticta, VIOLA.*
Taubheit	*ACON, Alum, Ferr-br, GRAPH, PETROL.*

KOPFSCHMERZ (Kephalalgie)

Art, Typ

anämisch	*Ars, Calc-p, CINCH, Cycl, Ferr-m, FERR-P, Ferr-r, Kal, Nat-m, PHOS-AC, Zinc-m.*
chronisch	*ARG-N, Chin-s, Cocc, Lach, NAT-M, Phos, Plb, PSOR, Sep, SIL, Thuj, Tub, ZINC-M.*
chronisch, alte Leute	*Bar-c, Calc-p, Iod, Phos.*

chronisch, Personen mit sitzender Lebensweise	*Anac, ARG-N, Bry, NUX-V.*
chronisch, Schulmädchen	*CALC-P, Kali-p, NAT-M, PHOS-AC, PICR-AC, Psor, Tub, Zinc-m.*
gastrisch, biliös	*Am-picr, Anac, ARG-N, Bapt, BRY, Cham, Chel, Chionanthes, Cycl, Eup-perf, IPEC, IRIS, Lob-infl, Merc-s, NUX-V, Pod, PULS, Robin, SANG, Strych, Tarax.*
hysterisch (clavus, heftiger Kopfschmerz)	*Agar, Aquill, COFF, Euonym, Hep, IGN, Kali-c, Mag-m, Nat-m, Nux-v, PLAT, Puls, Thuj.*
katarrhalisch	*Ars, BELL, Bry, Camph, CEPA, Eup-perf, Euphras, GELS, KALI-BICH, Lyc, Menth, MERC, Nux-v, PULS, Sabad, Sang, STICTA, Sul.*
klimakterisch	*Amyl, Cact, CIM, Croc, CYCL, GLON, Lach, SANG, Sul.*
kongestiv	*ACON, Amyl, Arg-n, BELL, Bry, CACT, Chin-s, FERR-P, GELS, GLON, Glycerin, Jonosia, Lach, Meli, Nat-m, Nux-v, Op, Phaseol, SANG, Sil, Solan-n, Sul, Usnea, Ver-v.*
kongestiv, passiv	*CHIN-S, Ferr-p, FERR-PYROPH, Gels, Op, Sil.*
menstrual	*Aeth, Avena, Bell, Cact, Can-in, Can-s, Chionant, CIM, Cinch, Cocc, CROC, CYCL, Ferr-m, GLON, Glycerin, Kali-p, Lac-d, Lach, Lil-t, NAT-M, PLAT-MUR, PULS, SANG, SEP, Ustil, Vib-op, Xanth.*
Migräne, nervöse	*Am-c, Am-val, ANAC, Anhal, ARG-N, Aspar, Avena, BELL, Bry, Caff-citr, CALC-AC, Calc-c, CAN-IND, Carb-ac, Ced, Chionanth, CIM, COCC, COFF, Crot-casc, CYCL, EPIPH, GELS, GUAR, IGN, Indigo, IRIS, Kali-bich, KALI-C, LAC-D, LACH, MELI, MENISP, Nat-m, Niccol, NUX-V, ONOSM, Paul, Plat-mur, PULS, SANG, Saponin, SCUTEL, SEP, Sil, Spig, Stann, Sul, Tab, Thea, Ther, Verbasc, Xanth, ZINC-SUL, ZINC-V, Zizia.*
neuralgisch	*ACONITINE, Arg-n, ARS, BELL, Bism, CED, Cepa, Chel, CHIN-S, Cim, Col, Derris, GELS, MAG-P, Meli, Menthol, Oreodaph, Pall, Phos, SPIG, Tar-h, Zinc-v.*
ovarial bedingt	*Bell, CIM, GELS, Helon, Ign, Jonosia, Lil-t, Plat, PULS, SEP, Zinc.*
rheumatisch, gichtisch	*Act-spic, Bell, Bry, Calc-c, Colch, Col, Derris, Guaiac, Hep, Ipec, Kali-s, Kali, Lyc, Nux-v, PHYT, RHUS-T, Sep, Sil, Sul.*
urämisch	*Arn, GLON, Hyper, Sang.*

Kopfschmerz
Art des Schmerzes
Charakter

anschwellend, voll	*ACON, Amyl, Arg-n, Bapt, BELL, Bov, BRY, Cact, CAPS, Chin-ars, Cim, Cinch, GELS, GLON, Glycerin, Kali-bich, Menthol, Nux-v, Strych, SUL, Ver-v.*
berstend, splitternd	*ACON, Bell, BRY, Cact, CAPS, CINCH, Daphne, Gels, GLON, Mag-m, Meli, NAT-M, Nux-m, Nux-v, Oleand, Puls, Sang, Sep, Solan, Strych, USNEA, Ver-a.*
betäubend	*Arg-n, BELL, Bry, Gels, GLON, Senec, Staph, Syph.*
bohrend, grabend	*ARG-N, ASAF, Aur, Bell, CLEM, COL, HEP, Nat-s, Sep, Stram.*

brennend heiß	*ACON, Alumen, APIS, Arn, ARS, Aster, Bell, Calc-p, GLON, Helon, LACH, Lil, Merc, Ox-ac, Phell, PHOS, Sil, Tongo, Ver-v, Viola-od.*
durchbohrend wie von einem Nagel	*AGAR, Ananth, Aquil, COFF, HEP, IGN, Mag-pol-am, NUX-V, Paraf, Ruta, Sil, THUJ. Zinc-v.*
dumpf schmerzend	*Acon, AESC, Alfal, ALOE, Ant-c, ARG-N, Ars, Azar, Bapt, Bell, But-ac, Caps, Carb-ac, Carbo-v, Card-m, Cepa, CIM, CINCH, Cocc, Euonym, GELS, HELLEB, HYDR, Ichthy, IGN, Indol, Iris, Kali-bich, LEPT, Lil-t, Menthol, Myr, Naja, Nat-ars, NUX-V, Nyctanth, Onosm, Oreodaph, PHELL, Picr-ac, PLB-M, Scutel, SIL,STANN, STELLAR.*
einschnürend, bandartig, quetschend	*Acon, ANAC, ANT-T, Antipyr, CACT, CARB-AC, Carbo-v, Card-m, Coc Cocc, Eup-perf, GELS, Glon, Guano, Iod, Lept, Merc-per, MERC, NIT-AC, Osm, PLAT, Spig, STANN, SUL, Tar-h, Tub.*
ähnlich Elektroschock	*Apis, ASTER, BELL, Can-ind, Cic, Cocc, GLON, Rhodium, SANG, SEP, Tab, Zinc-v.*
gequetscht, zerschlagen, wund	*Arn, BAPT, Bellis, CINCH, Coff, Euonym, EUP-PERF, GELS, Guarea, IGN, Ipec, Lyc, Menthol, NUX-V, Phell, Phos-ac, RHUS-T, Sil, Tab.*
periodisch, intermittierend	*Acon, Am-picr, Arg-n, ARS, BELL, Cact, CED. Chel, CINCH, Eup-perf, Gels, Ign, Kali-cy, Mag-m, Niccol, Niccol-s, SANG, Sep, SPIG, Tab, Tela-ar, Zinc-v.*
periodisch, intermittierend, jeden 2. Tag	*ANHAL, CINCH.*
periodisch, intermittierend, jeden 3. Tag	*Eup-perf.*
periodisch, intermittierend, jeden 7. Tag	*Calc-ars, Sabad, SANG, Sil, Sul.*
periodisch, intermittierend, jeden 8. Tag	*Iris*
periodisch, intermittierend, jede Woche, alle 2 Wochen	*Sul.*
periodisch, intermittierend, alle 6 Wochen	*Mag-m.*
periodisch, intermittierend, mehrere Tage anhaltend	*Tab.*
periodisch, mit zunehmender u. abnehmender Sonne	*Glon, Kal, Nat-c, NAT-M, SANG, SPIG, Tab.*
pressend	*ACON, ALOE, ANAC, BELL, BRY, Cact, CAPS, CARB-AC, CHAM, CHEL, Chionanth, Cim, Epiph, EUP-PERF, Ferr, GLON, Hydroc-ac, IGN, Kali-c, Lach, Meli, MENYANTH, NUX-V, Onosm, Op, Oreodaph, Petrol, PHOS–AC, PLAT, Pod, Puls, Rhus-t, Sang, Sep, Stann, Sticta, SUL, Sul-ac, Thasp, Ver-a, ZINC-M.*
pressend, auseinander	*Arg-n, ASAF, Aur, BRY, Carbo-an, CIM, Cinch, Coral, Eriod, FAGOP, MENISP, Prun-sp, PTEL, Stront.*
pressend, dumpf, wie von einem Gewicht	*Aloe, Alumen, ANAC, CACT, Carbo-v, CIM, Eup-perf, Hyper, LACH, Menyanth, NAJA, NUX-V, Op, Petrol, Phell, PHOS-AC, Puls, Sep, SUL, Ther.*

pressend, umschriebene Stellen	*Arg-n, IGN, KALI-BICH, Plat, Poth, Thuj.*
pressend, wie mit Pinzette oder Zange	*Act-spic, Bism, CACT, Cham, Lyc, Menisp, MENYANTH, Phos-ac, PLAT, Puls, VERVASC, Viol.*
pochend, schlagend, hämmernd, pulsierend	*ACON, Act-spic, Amyl, Arg-n, Ars, BELL, Bry, Cact, Can-i, CAPS, Chin-a, Chin-s, Cim, CINCH, Croc, Eup-perf, FERR-M, Ferr-p, Gels, GLON, Glycerin, Hyper, IRIS, LAC-D, Lach, Lyc, MELI, NAT-M, Nux-v, Paul, Psor, Puls, Sang, Sep, Sil, SPIG, SULF, Tongo, Ver-v.*
quälend, heftig	*Agar, Amyl, ANAC, Arg-n, Aur, BELL, Bry, CIM, CINCH, GLON, Kali-iod, Meli, Oreodaph, Plat-mur, SANG, Scutel, Sil, SPIG, Strych, Zinc-v.*
Schwere	*ACON, ALOE, Arg-n, BAPT, Bar-m, Bell, BRY, Cact, Calc-c, Carbo-v, COCC, GELS, GLON, Glycerin, Hydr, Hyper, IGN, Iris, LACH, Lil-t, Meli, MENYANTH, Merc, NUX-V, Onosm, Op, Oreodaph, Petrol, PHELL, PHOS-AC, Phos, Picr-ac, Plat, Puls, Rhus-t, SEP, SUL, Ther.*
stechend, haftend	*Acon, Aesc, Arn, Ars, Bell, BRY, Can-ind, CAPS, Cycl, KALI-C, Niccol, Puls, Tar-h.*
wandernd, schießend, stechend, reißend	*Acon, Aesc, Apis, Arn, Ars, BELL, CAPS, CED, Cim, CINCH, Col, Ign, IRIS, Kali-bi, Kali-c, Lac-c, PRUN-SP, Puls, Sang, Sil, Spig, Vinca.*
ziehend	*Bism, BRY, CAPS, Carbo-v, Caul, Caust, Cham, Kali-c, Nux-v.*

Kopfschmerz, Begleitsymptome, Begleitkrankheiten

Angst, Beklemmung	*Acon, Ars, Plat.*
Atemwegserkrankungen	*Lact-v.*
arterielle Erregung,Spannung	*Acon, BELL, GLON, Glycerin, Meli, Poth, Usnea, VER-V.*
Augen, Blindheit oder Sehstörungen, vorhergehend oder begleitend	*Anhal, Bell, CYCL, Epiph, GELS, Ign, IRIS, KALI-BICH, Kali-c, Lac-c, LAC-D, NAT-M, Niccol, Nux-v, Picr-ac, Pod, Psor, SANG, Sil, Spig, THER, Zinc-s.*
Augen, Gefühl der Vergrößerung	*Arg-n.*
Augen, Injektion	*BELL, Meli, Nux-v.*
Augen, Schwere	*Aloe*
Augen, Schwere der Augäpfel und Lider	*Bell, Gels.*
Augen, Sehvermögen kommt wieder im Verlauf der Kopfschmerzen	*IRIS, Lac-d, Nat-m.*
Augen, Tränenfluß	*Chel, Phell, Rhus-t, Spig, Taxus.*
Augen, Wundheit, Schmerz	*Aloe, Ced, CIM, EUP-PERF, GELS, Homarus, Menthol, Myr, Nat-m, Phell, SCUTEL, Sil, SPIG,*
Delirium	*Agar, Bell, Syph, Ver-a.*

Depression, Niedergeschlagenheit	*Aloe, ARG-N, Aur, IGN, Indol, Iris, Lac-d, Naja, Picr-ac, Plb-m, PULS, SARS, Sep, Zinc-m.*
Durchfall	*Aloe, Cham, Pod, Ver-a.*
Durst	*Pulex.*
Erbrechen	*Arg-n, ARS, BRY, Calc-ac, Cham, Cinch, Cocc, Glon, IPEC, IRIS, Lac-c, LAC-D, Lob-infl, Meli, Nat-m, NUX-V, Puls, Robin, SANG, Sep, Sil, Tab, Ver-a, Zinc-s.*
Erregung, sexuelle	*Apis, Plat-mur.*
Erschöpfung, Asthenie	*ARS, Aur-br, CINCH, GELS, Ign, Indium, Lac-d, Lob-infl, PICR-AC, Sang, Sul.*
Erregung, emotionelle	*Can-ind, Pall.*
Fieber	*Acon, Ars, BELL, Ferr-p.*
Flatulenz	*Asclep-t, Calc-ac, Calc-p, Can-ind, CARBO-V, Xanth.*
Frösteln	*ARG-N, Camph, Lact-v, Mang-m, PULS, SANG, Sil.*
Gähnen	*Kali-c, Staph.*
geistige Schwäche	*Arg-n, Nux-v, Sil.*
Gesicht gerötet, heiß	*ACON, Amyl, BELL, Cham, Ferr-p, Gels, GLON, Mag-p, MELI, Naja, Nat-m, Nux-v, Pod, SANG, Sep.*
Gesicht blaß	*Acon, CALC-C, Cinch, Ign, LACH, Lob-infl, Meli, Nat-m, Sil, Spig, Tab, VER-A.*
Haarausfall	*Ant-c, Nit-ac, Sil.*
Hämorrhoiden	*Nux-v.*
Herzaktion mühsam	*Lycopus.*
Herzklopfen	*Cact, Spig.*
Hinterkopf schmerzhaft	*Cim, Sil.*
Hunger	*Anac, Cact, EPIPH, Ign, LYC, PSOR.*
Husten	*Arn, Caps, Lyc.*
Hypochondrium, rechts, Stiche	*Aesc.*
Kälte der Hände u. Füße	*Bell, CALC-C, Ferr-m, Lach, Meli, MENYANTH, Naja, Sep, Sul, Ver-a.*
Kälte im Kopf	*Calc-ac, Calc-c, Sep, Ver-a.*
Kälte in Rücken und Hinterkopf	*Berb-v.*
Knötchen, gichtische, der Kopfhaut	*Sil.*
Kolik	*Aloe, Cocc.*
Kopfhaut, Quetschungsgefühl	*Aesc, CINCH, Col, Sil.*
Kopf nach hinten gezogen	*Bell, Cocc, GOSSYP.*
Kopf nickend	*Lamium, Sep.*
Leberstörung	*Chel, Jugl-c, LEPT, Nux-v.*

leeres Gefühl im Magen	*IGN, Kali-p, SEP.*
Lumbago wechselnd mit Kopfschmerz	*Aloe.*
Magen-Darmstörungen	*Agar, Aloe, Arg-n, Ars, BRY, Can-ind, CARBO-V, CINCH, Iris, NUX-V, Pod, PULS.*
Magenschmerzen, dabei oder nachher	*Bism.*
Muskelschmerzen	*Gels, Rhus-t.*
Nasenbluten	*Agar, Amyl, Ant-c, Ham, MELI.*
Nase trocken, Neuralgie	*Dulc.*
Ohren brennend	*Rhus-t.*
Ohren-Dröhnen	*Aur, CHIN-S, CINCH, Ferr-m, Sang, Sulphon.*
Ohren-Stechen	*Caps.*
Ohren-Taubheit	*Chin-s, Verbasc.*
Polyurie	*Asclep, GELS, IGN, Lac-d, SANG, Scutel, Sil,*
Ptyalismus, Speichelfluß	*Iris*
Redelust	*Can-ind.*
Reizbarkeit	*Anac, BRY, CHAM, Ign, NUX-V.*
Schläfenadern stark mit Blut gefüllt	*Carls, Gels.*
Schlaflosigkeit	*COFF, Indium, Syph, Zinc-v.*
Schläfrigkeit	*AIL, Ant-t, Branca, Chel, Dub, GELS, INDIUM, Lept, Myr, Stellar.*
Schmerzen im Bauch	*Cina, Col, Ver-a.*
Schmerzen in den Gliedern	*Sang.*
Schmerzen im Lumbalbereich	*Radium*
Schnupfen	*Agar, Camph, Cepa.*
Schwäche, Ohnmacht	*Nux-v, Ver-a.*
Schweiß reichlich	*Lob-infl, Tab.*
Schwindel	*Acon, Agrost, Bry, Chins, CINCH, COCC, EUP-PURP, GELS, Glon, Ign, Lept, Lop-purp, NUX-V, Pod, Sep, Xanth.*
Skotom	*Aspar.*
spastische Symptome	*Ign.*
Taubheit	*Chel, Indol, Plat.*
Taubheit, Prickeln von Lippen, Zunge, Nase	*NAT-M.*
Übelkeit	*Aloe, ANT-C, Ars, BRY, COCC, Ferr-m. Gels, Indol, IPEC, IRIS, Lac-c, Lac-d, Lob-infl, Lob-purp, Naja, Nat-m, NUX-V, Paul, Petrol, PULS, SANG, SEP, Sil, TAB.*
Überempfindlichkeit	*Ars, BELL, CHAM, Cinch, Coff, IGN, NUX-V, SIL, Spig, Tela-ar.*

Unruhe	*ARS, Helleb, Ign, Pyr, Spig.*
Verstopfung	*Aloe, Alum, BRY, Euonym, HYDR, Lac-d, Niccol, NUX-V, Op, Plb-m.*
Zahnschmerz	*Sang*
Zittern überall	*ARG-N, Bor, GELS.*
Zungebelegt, Mundgeruch usw.	*Calc-ac, Card-m, Euonym, Gymnocl, PULS.*

Kopfschmerz
Lokalisation

halbseitig (Hemikranie)	*Arg-n, ARS, BELL, BRY, Ced, Cham, COFF, Col, CYCL, Gins, Glon, IGN, Jonosia, Kali-bich, Lach, Nat-m, Ol-an, Onosm, Phos, Prun-sp, Puls, Sang, Sep, Sil, Spig, Stann, Thuj.*
halbseitig links	*Nat-m, Nux-v, ONOSM, Saponin, SPIG.*
halbseitig rechts	*CED, Chel, Iris, Kali-bich, Radium, SANG, Sil, Tab.*
Hinterkopf	*Aeth, Alfal, Anac, Avena, BRY, Camph, Can-ind, Carbo-v, CIM, COCC, Euonym, Eup-perf, Ferr-m, GELS, Gins, Jugl-c, Lac-c, Lach, Lecith, Niccol-s, NUX-V, Onosm, Oreodaph, PETROL, Phos-ac, PICR-AC, Plat, Radium, RHUS-GL, SANG, Sep, SIL, Sul, Xanth, Zinc-m.*
Hinterkopf, ausstrahlend auf Augen und Stirn	*Arundo, Bell, Carbo-v, Cim, Cinch, GELS, Glycerin, Indol, Lac-c, Mag-m, Onosm, Phos-ac, Picr-ac, RHUS-R, SANG, SARS, SIL, Spig.*
Scheitel	*Alumen, Anac, Act-spic, Ars, CACT, Calc-p, CIM, Cinch, Gels, Glon, Hyper, LACH, MENYANTH, Naja, Nux-v, Pall, PHELL, PHOS-AC, Plat, Puls, Radium, Sep, SUL, Ver-a.*
Schläfen	*ACON, ANAC, Arn, BELL, BRY, Caps, Ced-m, CARB-AC, Chin-s, Cinch, Epiph, Gels, GLON, Ign, Lach, Naja, ONOSM, Oreodaph, PHELL, Phos-ac, Plat, Rhus-t, SANG, SENEC, SEP, Spig, Stann, Sul-ac, Usnea.*
Schläfen, von Ohr zu Ohr	*Antipyr, Calc-ars, Menthol, Pall, Syph.*
spinal u. zervikal	*Bell, CIM, COCC, Dulc, GELS, GOSSYP, HELLEB, Nat-m, Nat-s, Niccol-s, OREODAPH, PHOS-AC, PICR-AC, Scutel, SIL, Ver-v.*
Stirn	*ACON, Aesc, Alfal, Agar, Ail, ALOE, Am-c, ANAC, Antipyr, Arg-n, Ars, Aur, BELL, BRY, Calc-c, Carb-ac, Ced, CEPA, CHIN-S, Chionanth, Eup-perf, Euphras, Gels, GLON, HYDR, Ign, Indol, Iris, KALI-BICH, LEPT, Meli, Menisp. Nat-m, NUX-V, Phos, Picr-ac, Prun, PTEL, Puls, Robin, Rhus-t, SCUTEL, Sil, Stellar, Sticta, VIOLA-OD.*
Stirn, ausstrahlend auf Augen, Nasenwurzel, Gesicht usw.	*Acon, AGAR, ALOE, Ars-m, Bad, BRY, Caps, Ced, Cepa, Cereus, CIM, Hep, Ign, Kali-iod, LACH, Mag-m, Menthol, Onosm, PLAT, Prun-sp, PTEL, SPIG, STICTA.*
Stirn, ausstrahlend auf Hinterkopf, Nacken und Wirbelsäule	*BRY, Euonym, Gels, Lac-d, Menisp, Nux-v, OEREODAPH, Prun-sp, Sep, Tub.*
supraorbital	*Acon, Aconit, Aloe, ARS, Carb-ac, CED, Cereus, CHIN, Cim, Cinnab, Col, Glon, Ign, Indol, Iris, KALI-BICH, Lyc, Meli, Menthol, NUX-V, Phell, Puls, Viola-od.*
supraorbital, links	*Act-spic, Arg-n, Astrag, Bry, Carbo-v, CED, Cocc, Euonym, Menthol, Nux-v, Oreodaph, Sapon, Selen, Senec, SPIG, Tellur, Xanth.*

supraorbital, rechts	*Arundo, BELL, Bism, CHEL, Iris, Kali-bich, Meli, Plat, Sang, Sil.*
Suturen folgend	*Calc-p.*

Kopfschmerz
Ursachen

absterbendes Gewebe im Körper	*Asclep-s.*
Anstrengung der Augen	*Acetan, Cim, Epiph, Gels, Nat-m, Onosm, Phos-ac, Ruta, Tub.*
Baden	*Ant-c.*
Bier	*Rhus-t.*
Brightsche Krankheit (Nephrose;Schrumpfniere)	*Am-v, Zinc-picr.*
Blutung, Verlust von Vitalflüssigkeit	*Carb-v, CINCH, Ferr, Ferr-pyrophos, Phos-ac, Sil.*
Bügeln	*BRY, Sep.*
Durchfall, wechselnd mit Kopfschmerz	*ALOE, Pod.*
Eiswasser	*Dig.*
emotionelle Störungen	*Acetan, Arg-n, Cham, Cim, Coff, Epiph, Gels, Ign, Mez, Phos-ac, Picr-ac, Plat, Rhus-t, Sil.*
Eruptionen, unterdrückte	*Ant-c, Psor, Sulf.*
Fahren, Autofahren	*COCC, Graph, Med, NIT-AC.*
Fasten	*Ars, Cact, Lach, Lyc, Sil.*
Fahren gegen Wind	*Calc-iod, Kali-c.*
geistige Anspannung oder nervöse Erschöpfung	*Acetan, Agar, ANAC, ARG-N, Aur-br, Chionanth, Cim, Coff, EPIPH, GELS, Ign, Kali-p, Mag-p, NAT-C, Niccol, NUX-V, Phaseol, Phos-ac, PICR-AC, Sabad, Scutel, Sil, Zinc-m.*
Haare - Schneiden	*Bell, Bry.*
Hämorrhoiden	*Collins, Nux-v.*
große Höhe	*Coca*
Hut - Druck	*Calc-p, Carbo-v, HEP, Nat-m, Nit-ac.*
Impfung	*Thuj.*
Influenza	*Camph, Lob-purp.*
Kaffee	*Arum, Ign, NUX-V, Paul.*
Katarrh	*CEPA, Hydr, Merc, Puls, Sticta.*
Katarrh, unterdrückt	*Bell, KALI-BICH, Lach.*
Leberstörungen	*Lept, Nux-v, Ptelea*
Limonade, Tee, Wein	*Selen.*
Lumbago im Wechsel mit Kopfschmerz	*Aloe*

Magen-Darm-Störungen	*ANT-C, Bry, Carbo-v, CINCH, Ip, IRIS, Nux-m, NUX-V, PULS, Rham-c, Robin.*
Magenschmerzen, abwechselnd mit oder dabei Kopfschmerz	*Bism.*
Malaria	*ARS, Caps, Ced, CHIN-S, Cinch, Cupr-ac, EUP-PERF, Gels, Nat-m.*
Narkotikamißbrauch	*Acet-ac.*
Quecksilber	*Still.*
Rückenmarkserkrankung, Chorea (Veitstanz)	*Agar.*
Schlaf, feuchtes Zimmer	*Bry.*
Schlafmangel	*Cim, Cocc, NUX-V.*
Schweiße, unterdrückte	*Asclep-s, Bry.*
sexuelle Erregung, Schwäche	*Cinch, Nux-v, Onosm, PHOS-AC, SIL.*
Sonnenlicht oder Hitze	*BELL, Cact, Ferr-p, GELS, GLON, Kal, Lach, NAT-C, Nux-v, Sang, Stram.*
Spirituosen	*Agar, ANT-C, Lob-infl, NUX-V, Paul, Rhodi, Rhod, Ruta, ZINC-M.*
Süßigkeiten	*Ant-c.*
Syphilis	*Ars, Aur-a, AUR, Sars, Still, Syph.*
Tabak	*Ant-c, Calad, Carb-ac, GELS, IGN, Lob-infl, Nux-v.*
Tanzen	*Arg-n.*
Tee	*Nux-v, Paul, SELEN, Thuj.*
Überheben	*Calc-c.*
Urämie	*Arn, Bapt, Can-in, GLON, Hyper, SANG.*
Uteruserkrankung, Reflexschmerz	*Aloe, Bell, CIM, Gels, Ign, Puls, SEP, Zinc-p.*
Verstopfung	*ALOE, Alum, BRY, Collins , Hydr, Nit-ac, NUX-V, Op, Ratanh.*
Wetterwechsel	*CALC-P, Phyt.*
Zustand nach Trauma	*ARN, Hyper, Nat-s.*

Kopfschmerz
Modalitäten - Besserung

Kopfbedeckung, Abnehmen	*Glon, Lyc.*
Aufstehen	*Kali-p.*
Augenschließen	*Ant-t, Bell.*
Augenschließen,teilweise	*ALOE, Coccinel, Oreodaph.*
Bewegung, sanft	*Cinch, Glon, Helon, Iris, Kali-p, PULS.*
Bewegung, stark, anhaltend	*Indigo, Rhus-t, Sep.*
Brennen entlang der Wirbelsäule	*Picr-ac.*

Bücken	*Cina, Ign, Menyanth.*
Denken an den Schmerz	*Camph, Helon, OX-AC.*
Drehen des Kopfes nach vorne	*Ign.*
dunkler Raum	*Sang, Sil.*
Druck	*APIS, ARG-N, BELL, Bry, Carbo-an, CINCH-M, Col, Gels, GLON, IGN, Indigo, Lac-c, Lac-d, MAG-M, Mag-p, MENYANTH, Nux-m, Nux-v, Paris, PULS, Sang, Sep, Sil, Spig, Thuj, VER-A.*
Einhüllen, festes Bandagieren des Kopfes	*Agar, APIS, ARG-N, Bell, Glon, Ign, Lac-d, Mag-m, PICR-AC, Puls, SIL, Stront.*
Essen	*Alum, ANAC, Apium-gr, Carls, CHEL, Coca, Kali-p, LITH-C, PSOR.*
im Freien	*Acon, Act-spic, CEPA, COCA, Indol, Jonosia, PULS, Radium, Sep, Thuj.*
geistige Anstrengung	*HELON, Picr-ac.*
halbaufrechte Haltung	*Bell.*
Hände nahe am Kopf halten	*Carbo-an, Glon, Petrol, Sul-ac.*
Kälte im allgemeinen	*Aloe, Alumen, Ars, Bism, CEPA, Cycl, Ferr-p, Lyc, Phos, Poth, PULS, Spig, TAB.*
Kopfheben	*Sulfonal*
Liegen	*Anac, BRY, CINCH, Ferr. Gels, Ign, Lach, Mag-m, Nux-v, Phos-ac, SANG, SIL, Ther.*
Liegen auf der schmerzhaften Seite	*Calc-ars, Ign.*
Liegen auf der schmerzhaften Seite, Kopf hoch	*BELL, Gels.*
Liegen auf der schmerzhaften Seite, Kopf tief	*Absinth, Aeth.*
Menses	*Bell, Cepa, Glycerin, Jonosia, Lach, MELI, Zinc-m.*
Nasenbluten	*Bry, Bufo, Ferr-p, Mag-s, MELI, Psor, Rhus-t.*
Polyurie	*Acon, GELS, IGN, PHOS-AC, Sang, Sil, Ver-a.*
Rauchen	*Aran.*
Reiben	*Indigo, Tar-h.*
Ruhe	*Bell, BRY, Cocc, GELS, Lith-c, Menyanth, Nux-v, Oreodaph, Puls, SANG, SIL, Spig.*
Schlaf	*Coccinel, Gels, Nat-m, SANG, Scutel, Sil.*
Schwitzen	*Nat-m.*
Stimulantien	*Gels.*
Stuhl, Blähungsabgang	*Aeth, Sang.*
Tee	*Carb-ac.*

Unterhaltung	*Dulc.*
Vorbeugen des Kopfes	*Cim, Hyos, Ign.*
Wärme im allgemeinen	*Amc, Cinch, Col, Ichthy, MAG-P, Nux-v, PHOS, Rhus-t, Sil.*
Zurückbeugen des Kopfes	*BELL, Murex.*

Kopfschmerz
Modalitäten-Verschlimmerung

abends	*Aur, Caust, CEPA, Cycl, Eup-purp, Indol, Kali-s, PULS, Thlaspi.*
allmählich, crescendo oder decrescendo	*Plat, Stann.*
Anstrengung, geistige oder körperliche	*Aloe, ANAC, ARG-N, Cocc, EPIPH, Gels, Nat-c, NUX-V, Phos-ac, Phos, PICR-AC, Sep, Sil, Tub.*
Ärger	*Nux-v.*
Aufmerksamkeit, gespannte	*Ign.*
Aufrichten im Bett	*BRY, Cocc.*
Aufwachen	*Lach.*
Autofahren	*Cocc, Kali-c, Petrol.*
Bewegung	*Acon, Anac, APIS, BELL, BRY, But-ac, Cinch, Cocc, GELS, GLON, Glycerin, Ign, Iris, Lach, Mag-m, Menthol, Nat-m, NUX-V, PHOS-AC, Ptel, Rhus-t, Sep, SIL, SPIG, Stann, Ther.*
Bewegung der Augen	*Bell, BRY, Cim, Col, Cupr-m, Gels, Ichth, Ign, NUX-V, PHYSOST, Puls, Rhus-t, Spig.*
Bücken	*Acon, Ars, BELL, BRY, Glon, IGN, Lach, NUX-V, Puls, Rhus-t, Sep, Sil, SPIG, Sul.*
(nach) Drogen	*Nux-v.*
Druck	*Diosc, Hep, Lach, Nat-ars, Ptel, Sil.*
Essen	*Am-c, Arn, ARS, Atrop, BRY, Cact, Cocc, Coff, Gels, Ign, Lach, LYC, NUX-V.*
(im) Freien	*ARS, Bov, Branca, CINCH, Cocc, Coff, Mag-m, NUX-V, Sep.*
Geräusche	*Acon, Ars, BELL, Coff, Ferr-p, IGN, Lac-d, Lachnanth, Nit-ac, NUX-V, Phell, PHOS-AC, Ptel, Sang, Scutel, SIL, Spig, Tab, Tab, Tar-h.*
Gerüche	*Coff, Ign, Scutel, SELEN.*
helle Gegenstände	*BELL, Oreodaph, Phos-ac, SIL, Spig.*
Hinlegen	*Ars-m, BELL, Bov, Cinch, Col, Eup-perf, Gels, GLON, Lach, Lyc, Rhus-t, Sang, Ther.*
Husten	*Acon, Arn, BELL, BRY, CAPS, Carbo-v, Iris, KALI-C, NAT-M, NUX-V, Petrol, Phos, Sep, Sul.*
Kaffeetrinken	*Act-spic, Ign, Nux-v.*
Kälte, Zugluft	*ARS, Bell, CINCH, Eup-purp, Ferr-p, Ichth, Ign, Iris, Nux-v, Rhod, Rhus-t, Sil.*
Kontakt, Berührung	*BELL, CINCH, Ferr-p, Rhus-t, TAR-H.*

Kopfbeugen nach hinten	*Glon.*
Kopfbeugen nach vorne	*Bell, Cob.*
Licht	*BELL, Ferr, Lac-d, Lyssin, IGN, Kali-bich, Kali-c, NUX-V, Oreodaph, Phell, Sang, Scutel, Sil, Tar-h.*
Liegen auf dem Hinterkopf	*Cocc, Col.*
Liegen a.d. schmerzenden Seite	*Sep.*
links	*Anac, Ars-m, BROM, Chin-s, CYCL, Epiph, Eup-purp, LACH, Niccol, Oreodaph, Paraf, Sapon, SENEC, Sep, SPIG, Thuj.*
Menses	*Croc, Lac-d, NAT-M, Sep.*
Milchtrinken	*Brom.*
mittags	*Chin-s, Sang, Tab.*
(nach) Mitternacht	*Ferr-m.*
morgens	*Aescul, Alum, AM-M, Aspar, Cycl, Hep, Lac-d, Myr, Nat-m, Niccol, Nux-v, Phos-ac, Pod, Sang, Spig, Stellar, Sul.*
morgens beim Aufwachen, Augenöffnen	*Bov, BRY, Graph, NAT-M, NUX-V, Onosm, Strych, Tab.*
Muskelanspannung	*Calc-c.*
nachmittags	*Ananth. Bad, BELL, Cycl, Eup-purp, Indol, Lob-infl, Meli, Selen.*
nachts	*Ars, AUR, Bov, Merc-d, Ptel, PULS, Strych, Sul, Syph, Tar-h.*
Narkotika	*Coff.*
Nasenbluten	*Amyl, Ant-c.*
Räuspern	*Conv.*
rechts	*BELL, Bry, CACT, Carb-ac, CHEL, Crot, Hep, Iris, LYC, Mez, SANG, Taxus.*
(nach dem) Schlaf	*Crot-casc, Ign, Lach.*
(Arbeiten mit) schwarzer Farbe	*Ced.*
Sitzen	*Cinch, Rhus t,*
Sonne	*BELL, Gels, GLON. Kali-bich, Lach, NAT-AC, Nux-v, SANG, Selen, Spig.*
Sprechen	*Cact, Coff, Ign, Mez.*
Steigen	*Ant-c, Bell, But-ac, CALC-C, Conv, MENYANTH.*
Stimulantienmißbrauch	*Ign, NUX-V.*
Stoß, Vertreten usw.	*Aloe, BELL, Bry, Cinch, Crot, Ferr-p, GLON, Lach, Lyc, Menyanth, Rhus-t, Sil, SPIG, THER.*
Stuhlgang	*Aloe, Ign, Ox-ac.*
Tabak	*Carb-ac, Gels, Hep, IGN, Lob-infl, Nat-ars.*
(beim) Taktschlagen, Uhrenschlagen	*Anhal.*

Überhitzen	*Carbo-v, Sil, Thuj.*
Wärme im allgemeinen	*Aloe, Bry, CEPA, Euphras, GLON, Hyper, LED, Niccol, Phos, PULS, Sep.*
(Anblick von) Wasser	*Lyssin.*
Wein	*Nux-v, Rhod, Zinc.*
Wetterwechsel	*CALC-P, Dulc, Guaiac, PHYT, Psor, Rhod, Spig.*
Winter	*Aloe, Bism, Carbo-v, Nux-v, Sabad, Sul.*
Zähne zusammenbeißen	*Am-c.*

SCHWINDEL

allgemeine Mittel	*ABSINTH, ACON, Adren, Aesc, Aeth, Agar, Alum, Ambra, Ant-c, APIS, Apomorph, ARG-N, Arn, Ars-iod, Aur-mur, Bapt, BELL, Bism, Bor, BRY, CALC-C, Can-ind, CARB-AC, CARBO-V, Chenop, CHIN-S, Cim, CINCH, COCA, COCC, CON, Cycl, Dig, Eup-perf, Ferr-m, Formal, GELS, Gins, GLON, GRANAT, HYDROC-AC, Iod, Kali-c, Laburn, Lach, LITH-CHLOR, Lol, Lupul, Merc-v, MORPH, Mosch, Nat-sal, Nicot, NUX-V, OP, Ox-ac, Petrol, PHOS, PICR-AC, Pod, Puls, Quercus, Radium, Sal-ac, Senec, Sep, SIL, Spig, Stront, Strych, Sul, TAB, Tar-h, THER, Wyeth.*

Schwindel
Art, Typ u. Ursache

Beckenbeschwerden	*Aloe, Con.*
Blumenduft	*Nux-v, Phos.*
Blutleere im Gehirn	*Arn, Bar-m, Calc-c, Chin-s, CINCH, Con, Dig, Ferr-carb, FERR, Hydroc-ac, Nit-m, Sil.*
epileptisch	*Arg-n, Calc-c, CUPR-M, Kal, Nux-v, SIL.*
(im) Freien	*Arn, Calc-ac, Canth, Cycl, NUX-V.*
gastro-intestinale Störung	*Aloe, BRY, Cinch, COCC, Ipec, Kali-c, NUX-V, PULS, Rham-cal, TAB.*
geistige Anstrengung	*ARG-N, Nat-c, NUX-V.*
Geräusche	*Nux-v, THER.*
hysterisch	*ASAF, IGN, Val.*
Kongestion des Gehirns	*ACON, Arn, Bell, Cinch, CUPR-M, GLON, Hydroc-ac, IOD, NUX-V, Op, Stram, SUL.*
Labyrinth-bedingt (Menièresche Krankheit)	*Arn, Bar-m, Bry, Carbon-s, Cust, CHENOP, CHIN-SAL, Chin-sul, Cinch, Con, Ferr-p, Gels, Hydrobr-ac, Kali-iod, NAT-SAL, Onosm, Petrol, Piloc, Pyrus, SAL-AC, Sil, Tab, THER.*
nervösen Ursprungs	*Ambra, Arg-n, Cocc, Nux-v, PHOS, Rhus-t, Ther.*
optische Störungen	*Con, GELS, Piloc.*
senile Veränderungen	AMBRA, ARS-IOD, Bar-m, Bellis, CON, Dig, IOD, Op, PHOS, Rhus-t, Sul.
Seekrankheit	*Apomorph, COCC, Petrol, Staph, Tab.*

Sonnenlicht	*Agar, Nat-c.*
Würmer	*Cina, Spig.*
zerebralen Ursprungs	*Bell, COCC, Gels, Sulphon, Tab.*

Schwindel
Auftreten

beginnend im Nacken oder Hinterkopf	*GELS, Iberis, Petrol, Sil.*
beim Aufstehen am Morgen	*ALUM, Bry, Jacar, LACH, Lyc, NUX-V, Op, Phos, Pod, Puls.*
beim Aufstehen vom Bett oder Stuhl	*ACON, Adon-v, Bell, BRY, Can-ind, COCC, Con, Ferr-m, NAT-SAL, NUX-V, Oleand, Op, Petrol, Phos, Rhus-t, Sul.*
beim Aufwärtssehen	*Calc-c, Chinars, GRANAT, Kali-p, Petrol, PULS, SIL, Tab.*
beim Augenöffnen	*Lach, TAB.*
beim Augen schließen	*Apis, Arn, LACH, Mag-p, THER, Thuj.*
beim Betreten eines warmen Zimmers	*Ars, IOD, Plat, Tab.*
beim Blicken auf farbiges Licht	*Art-v.*
beim Blicken auf laufendes Wasser	*Arg-m, Brom, FERR-M, Ver-a.*
beim Vorneigen, Bücken	*ACON, Bar-c, Bell, Bry, Glon, Iod, KAL, Nux-v, Oreodaph, PULS, SUL, Ther.*
beim Drehen des Kopfes	*Bry, Calc-c, Col, CON, Kali-c, Menthol, MORPH, Nat-ars.*
beim Drehen des Kopfes nach links	*COL, Con.*
beim Erschrecken	*Op.*
beim Essen	*Am-c, Cocc, Mag-m, NUX-V, Puls.*
beim Fahren im Wagen	*COCC, Hep, Lac-d, Petrol.*
beim Fixieren	*Caust, Con, Lach, Oleand.*
beim Gehen im Dunkeln	*Stram.*
beim Gehen im Freien	*Agar, Arn, CYCL, Dros, NUX-V, Sep, SUL.*
beim Gehen über eine Brücke oder Wasser	*Ferr, Lyssin.*
beim Hinabsteigen von Treppen	*BOR, Con, Ferr, Meph, SANIC.*
beim Hinlegen	*Adon-v, Apis, Cald, CON, Lach, Nat-m, Nux-v, Rhc THER, Thuj.*
beim Hinuntergehen	*BOR, Olean, Kal, SPIG.*
beim Husten	*Ant-t.*
beim Lesen	*Am-c, Arn, Cupr-m, Nat-m.*

beim Schütteln oder Drehen des Kopfes	*ACON, Calc-c, CON, Hep, Kali-c, MORPH, Nat-ars.*
beim Spazierengehen	*Acon, Agar, BELL, CAUST, Cinch, Dig, GELS, Kali-c, Lach, Mag-p, Nit-ac, Nux-m, OREODAPH, Petrol, PHOS-AC, Rhus-t, Ther.*
beim Stehen mit geschlossenen Augen	*Arg-n, Lathyr.*
beim Treppensteigen	*Ars-hydr, CALC-C.*
beim Umdrehen im Bett	*Bell, CON.*
wechselnd mit Kolik	*Col, Mag-c, Spig.*
beim Wenden der Augen	*Con.*
in Räumen mit hohen Zimmerdecken	*Cupr-ac.*

Schwindel Begleitsymptome, Begleitkrankheiten

Blässe, tödliche	*DUB, Puls, TAB.*
Druck an der Nasenwurzel	*Bapt.*
Erleichterung beim Augenschließen	*Aloe, Lol.*
Erleichterung durch Erbrechen	*Tab.*
Erleichterung durch Essen	*Alum.*
Erleichterung durch Gehen im Freien	*Am-m, Kali-c, Mag-p, PULS, RHUS-T, Tab.*
Erleichterung durch Hinlegen	*Apis, Antham, Aur, Bry, Cinch, COCC, Nit-ac, Puls.*
Erleichterung durch Nasenbluten	*Brom.*
Erleichterung durch Ruhe	*Arn, Colch, Cycl, Spig.*
Erleichterung durch völliges Ruhighalten des Kopfes	*Con.*
Erleichterung durch Wärme	*Mang-m, Sil, Stront.*
Gefühl von Balancieren dabei	*Ferr-m.*
Gefühl von Verlängerung des Kopfes, Harndrang	*Hyper.*
Herzklopfen, Herzsymptome	*Aeth, Bell, CACT, Dig, Spig.*
Kopfschmerz	*Acon, Agrost, Apis, Cocc, NUX-V.*
Leberstörungen	*Bry, Card-m, Chel.*
Magenschmerz, Spasmen	*Cic.*
Nasenbluten	*Bell, Bry, Carbo-an.*
nervöse Phänomene	*Ambra, Cocc, GELS, IGN, Phos.*

Neigung zum Nach-links-Fallen	*Aur, Bell, CON, DROS, Eup-perf, Iod, Sal-ac, Sil, Stram, Zinc.*
Neigung zum Nach-rechts-Fallen	*Helod, Kali-n*
Neigung zum Rückwärtsfallen	*ABSINTH, Bell, Bry, Kali-n, Nux-v.*
Neigung zum Vorwärtsfallen	*Alum, BRY, Card-m, Caust, Chel, Elaps, Guarea, Mag-p, Petrol, POD, Spig, Stram, Urt, Vip-op.*
ohnmächtig, bewußtlos	*Acon, Alet, Ber-v, BRY, Camph, CARBO-V, Glon, NUX-V, Phos, Sabad, Tab.*
Opisthotonus	*Cic.*
Schläfrigkeit, heißer Kopf	*Aeth.*
Schwäche, Entkräftung	*Ambra, ARG-N, Bapt, Cinch, Con, Echin, Gels, TAB, Ver-a.*
Sehstörung, Diplopie usw.	*Arg-n, Bell, GELS, Glon, Nux-v, Val, Vinca.*
Straucheln, Zittern, Schwäche	*Arg-n, Crot, GELS, Nux-v, Phos-ac, Phos, Stram.*
Summen, Ohrenklingen	*Arg-n, Bell, Carbo-v, Chenop, CHIN-S, GELS, Picr-ac, STRYCH, Val.*
Trunkenheitsgefühl	*Abies-c, Arg-m, Bell, Cinch, COCC, Con, GELS, NUX-V, Op, Oxytr. Petrol.*
Übelkeit, Erbrechen	*Acon, BRY, COCC, Euonym, KALI-BICH, NUX-V, PETROL, Piloc, POD, Puls, Stront, TAB, Ther.*

ADERHAUT

Ablösung	*Acon, Arn, Nux-v.*
Chorioiditis, atrophische	*Nux-v, Phos, PILOC.*
Chorioiditis, disseminata u. einfache	*Ars, BELL, Bry, Ced, Gels, Ipec, KALI-JOD, MERC, Merc-j-r, Naph, Phos, PRUN-SP, Santon, Tab, Tellur, Thuj.*
Chorioiditis, eitrige	*Hep, Rhus-t.*
Chorioiditis, eitrige; Iris mitbetroffen	*Kali-jod, PRUN-S, Sil.*
Chorioiditis, eitrige; Retina mitbetroffen	*Aur, KALI-JOD, Kali-m, Merc-c, MERC-J-R.*
Extravasat	*Ham.*
Kongestion	*Agar, Phos, Rhod, Ruta, SANTON*

AUGÄPFEL
Affektionen, allgemeine böse Folgen

durch Besichtigungen, Filme	*Arn.*
durch elektr. od. künstl. Licht	*Glon, Jabor.*
durch Feuerschein	*Acon, Canth, Glon, Merc.*
durch Operationen	*ACON, Arn, Asar, Bry, Croc, Ign, LED, Rhus-t, Senega, Stront, Thuj.*
durch Schnee	*Acon, Cic.*

Augäpfel
Affektionen, weitere allgemeine

Blutung (intraokuläre)	*Arn, HAM, Lach, Led, SUL-AC, Supraren-ext..*
Brennen, Schmerzen	*ACON, ARS, Ars-m, Aur-mur, Bell, Calc-c, Canth, CEPA, Croc, EUPHRAS, Fagop, Ferr-p, Lept, Lyc, Mag-p, MERC-C, NAT-ARS, NAT-M, Op, Phyt, Piloc , Puls, Ran-b, Sang, SUL, THUJ, ZINC-M.*
Eruptionen, darum Ausschlag	*Ant-t, Crot-t, Guaiac.*
Hitze	*Aesc, Carbo-v, Indol, Lil-t, Meph, Op, Phos, Ruta, Sapon, Strych, SUL.*
Hitze, Flackern, V.- in feuchtem Wetter	*Aran.*
Hitze, luftempfindlich	*Clem, Coral.*
Jucken	*Agar, AGN, Ant-c, Ars-m, AUR-MUR, Calc-c, Caust, Cepa, Croc, FAGOP, Gamb, MERC, Nux-v, Puls, RHUS-T, Scilla, Sul, Zinc-m.*
Kälte	*Alum, Asar, Con, Mez, Nat-m, Plat.*

Kälte, als ob Wind unter die Lider bliese	*CROC, Fluor-ac, Syph, Thuj.*
Ödem der Augapfelbindehaut, glasig	*Apis.*
Schwere	*Bapt, GELS, Meli, ONOSM, Op, Paris, Parth, Sep, Solan-lyc, Sulphon.*
Trockenheit, Hitze	*ACON, Alum, Ars, BELL, Berb-v, Clem, Croc, Crat, LYC, MERC-C, Nat-ars, Nat-c, Nat-m, Nat-s, Nux-m, Op, Senega, Sep, Sticta, SUL, Zinc-m.*
Vergrößerung, Schwellung, Gefühl von	*Acon, BELL, Ox-ac, Paris, Phos-ac, RHUS-T, Sarrac, SENEGA, SPIG, Trill.*
Verletzungen	*Acon, ARN, Calend, Canth, Cochlear, Ham, Led, Physost, RHUS-T, Sul-ac, SYMPHYTH.*

Augäpfel
Aussehen, Zustand

eingesunken, von blauen Ringen umgeben	*Acet-ac, Ant-c, Apium-gr, ARS, CAMPH, CINCH, Cupr-m, Granat, Helleb, Ipec, Nat-c, PHOS-AC, Phos, Sec, STAPH, Upas, VER-A, Visc-a.. Vgl. Gesicht.*
fixiert, starrend, verzerrt	*Bell, Can-ind, CIC, Cupr-m, Glon, HELLEB, Hyos, MORPH, Oenanthe, Op, Phos-ac, Piscidia, STRAM, Strych.*
funkelnd, schimmernd, glänzend	*BELL, Bry, CANTH, Cupr-m, Hyos, Merc-c, STRAM, Ver-v.*
Gefühl wie von Fett auf den Augen	*Paraf.*
Gefühl wie von Sand oder Hölzchen darin	*ACON, Alum, Ars, CAUST, Coccus-c, Euphras, Ferr-p, Graph, NAT-M, Phos, Phyt, SULF, Xeroph*
Gefühl wie von Wind, in die Augen blasend	*Fluor-ac.*
glasig, wie im Tode	*OP, Phos-ac, Zinc-m, vgl. Gesicht.*
heruntersehend	*AETH, HYOS.*
rollend, (beim) Einschlafen	*Aeth.*
rollend, rasch, geschlossene Augen	*Cupr-m.*
rollend, (nach) oben	*Bell, CIC, Helleb, Mur-ac, Oenanthe.*
rollend, (nach) unten	*AETH, Hyos.*
rollend, (in der) Vertikalachse	*BENZ-NIT, Zinc-m.*
rot, blutunterlaufen, feucht	*ACON, Aesc, Ail, BELL, Cepa, Cinnab, Dulc, GELS, Ham, Hyos, MERC-C, Morph, Op, Ruta, Sil, Sulphon, Sul, THUJ, Ver-v.*
rot, entzündet	*ACON, Ant-c, Arg-n, Ars, Aur-mur, BELL, Caust, Clem, EUPHRAS, Ferr-p, Hep, Indol, Ipec, Jacor, Lyc, Merc-s, Nat-m, Rhus-t, Sang-n.*
rot, mit Gelbsichtigkeit	*Aloe.*

rot, rauh	*Arg-n, Crot-t.*
Schielen, um Schmerzen in der Stirn zu erleichtern	*Aloe.*
Starrheit	*Asar, Aur, KAL, Med, Nat-ars, Rhus-t.*
syphilit. Erkrankungen	*Jacar-g, Kali-iod, Merc-i-fl, Nit-ac, Thuj.*
trübe	*Ant-c, ANT-T, Bapt, Diph, Merc, Onosm, Solan-lyc.*
unfähig zum Fixieren	*Arg-n, Paris.*
vorquellend, hervorstehend, (Exophthalmus)	*Amyl, Bell, Clem, Commocl, Ferr-p, Glon, Helod, LYCOP, Paris, Sang-tart, Sapon, Spong, Stellar, STRAM, Strych, Thyr.*
Weißes im Auge gelb	*Brassica, Cham, CHEL, CINCH, Crot, Dig, Euonym-tarop, Iod, Lach., Merc, Myr, Nat-p, Nat-s, POD, Plb, Sep. Vgl. Gesicht.*
Zittern (Nystagmus)	*AGAR, Benz-nit, Carbon-hydr, CIC, GELS, Iod, Kali-iod, Mag-p, Physost.*

AUGENDRUCK

vermehrt	*Vgl. Glaukom.*
vermindert	*Apium-v, Ced, Eser, Nat-m, Osm, Prun-sp, Ran-b, Rhod.*

AUGENKAMMER,
vordere

Blutung in der Kammer nach Iridektomie	*Led.*
Eiter darin	*Hep, Sil.*

AUGENLIDER,
AUGENRÄNDER
allgemeine Zustände

Bläue	*Dig, Morph.*
Ektropium	*Apis, Graph, Thiosinam.*
Entropium	*Bor, Graph, Nat-m, Tellur.*
Ptosis	*Alum, Caul, CAUST, CON, Dulc, GELS, Graph, Haemat, Helod, Kal, MORPH, Naja, Nat-ars, Nit-ac, Nux-m, Nux-v, Op, Phos, Plb, Rhus-t, SEP, Spig, Stram, Sulphon, Syph, Upas, Ver-a, ZINC-M.*
Trockenheit	*ACON, Alum, Ars, BELL, GRAPH, Lith-c, Nux-v, Puls, Senega, Sep, Sul, Zinc-m.*
Trockenheit, Schuppenbildung	*ARS, Bor, Sep, Tellur, Thuj.*
Verklebung	*Agar, Alum, ANT-C, Apis, Arg-n, Bor, Calc-c, Caust, Dig, EUPHRAS, GRAPH, Kali-bich, Kali-c, Lyc, MERC-S, Nat-ars, Nat-m, Psor, PULS, Rhus-t, Sep, SUL, Thuj, Uran, Zinc-m.*

Augenlider,
Augenränder
Eruptionen

Ausschläge, Wucherungen, Blasen, Bläschen	*Canth, NAT-S, Pall, RHUS-T, Sep, THUJ.*
Chalazien, Hagelkörner, Tarsaltumoren	*Ant-t, Calc-c, Caust, CON, Ferr-pyroph, KALI-IOD, Platanus, Sil, STAPH, THUJ, Zinc-m.*
Ekzem, Fissuren	*Bac, Chrysarob, GRAPH, PETROL, Staph, Sul, Tellur.*
Entzündung (Blepharitis), akute	*ACON, Apis, Arg-n, ARS, Cham, Dig, Dulc, EUPHRAS, Hep, Kreos, Merc-i-fl, MERC-PR-RUB, MERC-S, Nat-ars, Petrol, Puls, Rhus-t, Sul, Upas, Uran.*
Entzündung, chronische	*ALUM, Ant-c, ARG-N, Aur, Bar-c, BOR, Calc-c, Clem, Euphras, GRAPH, Hep, Jugl, Merc-c, Merc-pr-r, Petrol, Psor, Sep, SIL, STAPH, SUL, TELLUR.*
Entzündung, erysipelatöse	*APIS, Bell, RHUS-T, Vespa.*
Gerstenkörner (hordeolum)	*Agar, Apis, Aur-m-n, CALC-PICR, Con, GRAPH, HEP, Lyc, Merc, Puls, SEP, SIL, STAPH, SUL, Thuj, Uran.*
Gerstenkörner, danach harte Knotenbildung	*Con, Staph, Thuj.*
Grützbeutel, Atherome	*BENZ-AC, Calc-c, CALC-FL, Iod, KALI-IOD, Merc-s, Platanus, STAPH.*
Pusteln	*Ant-c, Hep.*
Rötung	*Agar, Am-br, ANT-C, Apis, Arg-n, Ars, BELL, Cinnab, Clem, Dig, Euphras, Graph, Hep, Lyc, MERC-C, MERC-S, Rhus-t, Sabad, SUL, Vgl. Entzündung.*
Schorf, Krusten, Grind	*Arg-n, ARS, Bor, Calc-c, GRAPH, Kali-m, Lyc, Senega, SEP.*
Trachom, ägypt. Augenkrankheit	*ALUM, Ars, Aur-mur, CALC-C, Cinnab, Dulc, EUPHRAS, Graph, Hep, Jequir, KALI-BICH, Kali-m, Merc-per, Nat-ars, Nat-s, Puls, Sep, Sul, THUJ, Zinc-s.*
Ulzera	*Arg-n, ARS, CAUST, Euphras, GRAPH, Hep, Lappa, Lyc, SUL, TELLUR, Vgl. Gewebe*

Augenlider,
Augenränder
Gefühle

Brennen u. Schmerzen	*Agar, Alum, Apis, ARS, Arundo, Bell, Calc-c, Cepa, Cham, Croc, EUPHRAS, Graph, Kali-bich, Kali-iod, Lyc, Merc, Mez, Nat-m, Puls, Sabad, SUL.*
Jucken	*Agar, Alum, AMBROS, Calc-c, GAMB, Graph, Lyc, Mez, MORPH, PULS, Rhus-t, Staph, Succin-ac, SUL, Tellur, Zinc.*
Kälte	*Croc, Phos-ac.*
Pulsieren des Superziliarmuskels	*Cina.*

Rauhheit, Rohheit, Schmerzhaftigkeit	*ANT-C, Arg-n, Ars, Bor, Euphras, GRAPH, Hep, Merc-c, Petrol, Sul, Zinc, Vgl. Blepharitis.*
Schwellung (Ödem)	*Am-br, APIS, Arg-n, ARS, Ars-m, Aur-mur, Bell, Calc-c, Dig, Euphorb-d, EUPHRAS, Graph, Hep, KALI-C, Kali-iod, Merc-c, Nat-ars, Nat-c, Phos, Puls, RHUS-T, Rhus-v, Sabad, Sep.*
Schwere	*Caul, GELS, Haemat, Helod, Nat-m, SEP, Vgl. Ptose.*
Spasmen der Augenlider, Zucken (Blepharospasmus, Nictitatio)	*AGAR, Ars, Atrop, BELL, Calc-c, Cham, Cic, COD, Croc, Eser, Gels, Guaiac, HYOS, Ign, Lob-purp, Mag-p, Nat-m, Nicot, NUX-V, Physost, PULS, Ruta, Strych, Sul-ac.*
Starrheit	*Caust, Gels, Kal, Rhus-t.*
Verdickung	*ALUM, Arg-n, Calc-c, GRAPH, Hep, Merc, Tellur.*

AUGENMUSKELN

Paralyse	*Arg-n, Bell, CAUST, CON, Euphras, GELS, Hyos, Lach, Oxytr, Phos, Physost, RHUS-T, RUTA, Santon, Senega, Syph.*
Paralyse der äußeren	*Gels, Phos.*
Paralyse der inneren	*Alum, Con, Lach, Nat-m, Onosm, Ruta.*
Paralyse des rectus superior	*Senega.*
Paralyse, Schwäche	*GELS, Lach, Nat-m, Physost, RUTA, Tilia.*
Schmerz	*Carbo-v, Cim, ONOSM, Vgl. Schmerz.*
spastische Kontraktion	*AGAR, Cic, Physost, Strych.*

BRAUEN

Haare fallen aus	*ALUM, Bor, Merc, NIT-AC, Plb-ac, Sanic, SELEN, Sil.*
Pickel darauf	*Fluor-ac, Sil, Thuj.*
warzenartige Auswüchse	*Ananth.*

GLAUKOM	*ACON, Atrop, Aur, BELL, Bry, Caust, Ced, Cocaine, Col, Commocl, Croc, Eser, GELS, Mag-c, Nux-v, Op, OSM, PHOS, PHYSOST, Prun-sp. Rhus-t, SPIG, Supraren-ext.*

HORNHAUT

Abszeß der	*Calc-s, HEP, Kali-s, Merc-c, Sil, Sul.*
Ektasie	*Calc-p.*
Exsudat, seröses	*Apis.*
Entzündung (Keratitis)	*Acon, Apis, Ars, Ars-iod, AUR-MUR, Bell, Can-s, Con, Euphras, Hep, Ilex, KALI-BICH, Kali-m, MERC-C, Nux-v, Phos, Sang, Sul, Thuj.*
Entzündung, arthritische	*Clem, Colch, Col.*
Entzündung, herpetische, vesikuläre	*APIS, ARS, Calc-p, Euphras, Ran-b, Tellur.*

Entzündung, interstitielle, bei Personen mit kongenitaler Syphilis	*Aur-m, AUR-MUR, Can-s, Merc-c, Merc-cy.*
Entzündung, parenchymatöse, syphilitischen Ursprungs	*AUR-MUR, Calc-hypoph, KALI-IOD, Kali-m, Merc-s, Sul.*
Entzündung, phlyktenuläre	*APIS, Bell, Calc-c, CALC-FL, Calc-p, Con, GRAPH, Hep, Ipec, MERC-C, Puls, Rhus-t, Syph, Thuj.*
Fremdkörper	*ACON, Calc-hypoph, Hep, Rhus-t, Sul.*
Onyx, nagelförmiges Geschwür der Hornhaut	*Hep.*
Pusteln	*ANT-C, Calc-c, CON, Crot-t, Euphras, HEP, Kali-bich, Kali-iod, Merc-nit, Nit-ac.*
Staphylome, nach eitriger Entzündung	*APIS, Euphras, Ilex, Physost.*
Trübungen	*Arg-n, Aur, Aur-mur, Bar-c, Cadm-s, Calc-c, CALC-FL, Calc-hypoph, Calc-iod, CAUST, CAN-S, CINER, Con, EUPHRAS, Hep, Kali-bich, Kali-m, Merc-c, Merc-s, NAPH, Nit-ac, Phos, Puls, Sacchar-of, Senega, SIL, Sul, Thiosinam, Zinc-m, Zinc-s.*
Ulzera (allgemein)	*Aethiops-antim, Apis, ARG-N, Ars, Aur-mur, CALC-C, Calc-hypoph, Calc-iod, Calc-sil, EUPHRAS, Graph, HEP, KALI-BICH, Kali-m, MERC-C, Merc-j-fl, Nat-m, Nit-ac, Rhus-t, SIL, Sul, Thuj, Zinc-m.*
Ulzera, indolente	*Calc-c, KALI-BICH, SIL, Sul.*
Ulzera, oberflächliche, flache	*Ars, Asaf, Euphras, Kali-m, Merc, Nit-ac.*
Ulzera, tief	*Ars, Euphras, KALI–BICH, MERC-C, Merc-j-fl, Merc-i-r, Sil.*
Ulzera, vaskuläre	*Aur-m.*
Wunden, Schnitt-, Riß-	*Staph.*

HYPERÄSTHESIE okuläre	*Chrysar.*

HYPOPYON	*Crot-t, HEP, Merc-c, Merc, Plb, SIL.*

IRIDO-CHORIOIDITIS	*Kali-iod, Prun-sp, SIL.*
Irido-Zyklitis, traumatische mit Infektion u. Folgeerscheinung	*Nat-salic.*

IRIS – PROLAPS	*Ant-s-a, Physost.*

IRITIS

allgemeine Mittel	*ACON, Ars, Bell, Ced, CINNAB, CLEM, Dub, EUPHRAS, Ferr-p, Gels, Grind, Hep, Iod, Kali-bich, Kali-iod, MERC-C, Merc-s, Puls, RHUS-T, Spig, Sul, Syph, Tellur, Tereb, Thuj.*
Iritis, plastische ((Sympath. Ophthalmie))	*ACON, Bry, Cinnab, Hep, MERC-C, Rhus-t*
rheumatische	*Arn, BRY, Clem, Colch, EUPHRAS, Formica, Kali-bich, Kal, Led, Merc-c, RHUS-T, Spig, Tereb, THUJ.*
seröse	*Apis, ARS, Bry, Ced, GELS, Merc-c, Merc, Spig.*
syphilitische	*Asa-f, AUR, CINNAB, Clem, Iod, Kali-bich, KALI-IOD, MERC-C, Merc-cy, Merc-i-fl, NIT-AC, Sul, Thuj.*
traumatische	*Acon, ARN, Bell, HAM, Led, Rhus-t.*
tuberkulöse	*ARS, Kali-bich, Sul, Syph, Tub.*
KATARAKT	*Am-c, Arg-iod, Calc-c, CALC-FL, Can-s, CAUST, Chimaph, CINER, Cochlear, Colch, CON, EUPHRAS, Iod, Kali-m, Led, Mag-c, NAPH, Nat-m, PHOS, Platan, Puls, Quass, Santon, Sec, Senega, Sep, SIL, Sul, Tellur, Thiosin, Zinc.*

KONJUNKTIVA

Absonderung, beißend	*Ars, Arum, EUPHRAS, Merc-c, Merc, Psor, Rhus-t.*
Absonderung, fädig	*Kali-bich.*
Absonderung klarer Schleim	*Ipec, Kali-m.*
Absonderung sahnig, reichlich	*ARG-N, CALC-S, Dulc, Hep, NAT-P, Nat-s, Picr-ac, PULS, Rhus-t, Syph.*
Chemose	*APIS, Guarea, Hep, KALI-JOD, Rhus-t, Sul-ac, VESPA.*
Ekchymose u. Verletzungen	*Acon, ARN, HAM, Lach, Led, Nux-v.*
Entzündung (Konjunktivitis), akute u. subakute katarrhalische	*ACON, APIS, ARG-N, ARS, BELL, CANTH, CHLORAL, Dub, Dulc, EUPHRAS, FERR-P, Guarea, HEP, Kali-m, Merc-c, Merc-per, MERC, Nat-ars, Op, Picr-ac, PULS, Rhus-t, Sep, Sticta, Sul, Upas.*
Entzündung, chronische	*ALUM, ANT-T, Arg-n, ARS, AUR-MUR, Bell, Euphras, KALI-BICH, Merc-s, Picr-ac, Psor, PULS, SUL, Thuj, Zinc-m.*
Entzündung, diphtherische, kruppöse	*Acet-ac, Apis, Guarea, Iod, KALI-BICH, MERC-CY.*
eitrige	*ARG-N, Calc-hypoph, Hep, MERC-C, Merc, Puls, RHUS-T, Sil.*
follikuläre, granuläre	*Apis, Arg-n, ARS, Aur-m, AUR-MUR, Calc-iod, Crot-t, Jequir, KALI-BICH, Nat-m, Phyt, Puls, THUJ, Zinc-s.*
gonorrhoische	*ACON, Ant-t, Apis, ARG-N, Calc-hypoph, HEP, Kali-bich, Merc-c, MERC, PULS, Rhus-t, Ver-v.*
gonorrhoische, sympathetischer Art	*ARG-N, Euphras, Merc, Puls, Vgl. eitrig.*

phlyktenuläre	*Ant-t, CALC-C, CALC-PICR, Con, Euphras, Graph, Ign, Merc-c, Puls, RHUS-T, Sil, Sul.*
pustulöse	*ANT-T, Arg-n, Ars, Calc-c, Graph, HEP, Jequir, Kali-bich, MERC-C, Merc-nit, Puls, Rhus-t.*
traumatische	*ACON, ARN, Bell, CALEND, Canth, Euphras, HAM, Led, Symphyt.*
Fremdkörper, Reizung	*ACON, Sul.*
Granulationen wie Blasen oder Warzen	*Thuj.*
Hyperämie	*ACON, Ars, BELL, Cepa, Ipec, NUX-V, Rhus-t, Sul, THUJ.*

LAGOPHTHALMUS	*Physost.*

MEIBOMSCHE DRÜSEN-SCHWELLUNG	*AETH, Bad, Clem, Dig, Graph, Hep, Puls, Rhus-t, Vgl. Blepharitis.*

OPHTHALMIE

chronische	*ALUM, Arg-n, Ars, Con, Euphras, GRAPH, Kali-bich, Lyc, PSOR, Sep, SUL, Zinc-m.*
follikuläre, granuläre	*Aur-mur, Euphras, Jequir, PULS.*
gonorrhöische (neonatorum)	*Acon, ARG-N, Bell, Calc-s, Can-s, HEP, Kali-s, MERC-C, MERC-PR-RUB, MERC, Nit-ac, PULS, Rhus-t, Syph, Thuj.*
gonorrhöische, konstitutionell bedingte	*Acon, CLEM, Nit-ac, Puls.*
katarrhalische	*ACON, Am-m, Apis, Ars, Bell, Cham, Dulc, EUPHRAS, Gels, KALI–DICH, Merc-c, Merc, Nux-v, PULS, Sul.*
purulente	*Apis, ARG-N, Calend, Grind, HEP, Merc-c, Nat-s, Plb, Puls, Rhus-t. Merc-pr-rub.*
rheumatische	*Acon, Bell, BRY, Calc-c, Caust, Clem, Colch, Euphras, Ilex, KALI-BICH, Led, Lith-c, Lyc, Merc-c, Merc, Nux-v, Phyt, RHUS-T, Sil, Spig, Sul.*
senile, altersbedingte	*Alum.*
skrofulöse	*AETHIOPS, AETHIOPS-ANTIM, Aeth, Apis, Arg-n, Ars, Ars-iod, Aur, Aur-mur, Bar-c, Bar-iod, Bell, CALC-C, CALC-IOD, Can-s, Cist, Clem, COCHLEAR, Colch, Con, EUPHRAS, GRAPH, HEP, Iod, KALI-BICH, MERC-C, Merc-d, Merc-nit, Merc-pr-rub, Nat-m, NIT-AC, Psor, Puls, Rhus-t, Scrophul, Sil, SUL, Thuj, Viola-tr, Zinc-s.*
sympathetische, übergreifende	*BELL, Bry, Calend, Merc. RHUS-T, Sil, Vgl. Konjunktivitis.*
syphilitische	*Apis, Asaf, Gels, Kali-iod, Merc-c, Nit-ac.*

ORBITA

Knochentumoren	*Kali-iod.*
Periostitis	*Asa-f, AUR, Kali-iod, Merc, Sil.*

Schmerz in der Gegend	*Apis, ASAF, Aur-m, Bell, CINNAB, Hep, Hydrocot, Ilex, Plat, Plb-m, Spig.*
Schmerz tief darin	*ALOE, Gels, Merc-c, Phos, Phyt, Plat, Ruta, Sarrac, SPIG, Stann, Upas, Vgl. Schmerz.*
Verletzungen	*Acon, ARN, Ham, Symphyt.*
Zellulitis	*APIS, Hep, Kali-iod, Phyt, RHUS-T, Sil.*

Orbita
Schmerz, Lokalisation

Augäpfel	*ACON, Alfal, Am-br, Asaf, Aur, Azar, Bapt, BELL, BRY, CED, Chel, Chimap, Cim, Cinch, CLEM, Cocc, Col, COMMOCL, Con, Crot-t, Eser, EU-PERF, EUPHRAS, GELS, Grind, Guarea, Hep, Indol, Jabor, Kali-iod, Kal, LYCOP, Menthol, MERC-C, Nat-m, Niccol-s, Nit-ac, Oleand, Onosm, Osm, Paris, Passif, Phos, Phos-ac, Physost, Plat, PRUN-SP, PULS, Rhod, Rhus-t, RUTA, Sang, SPIG, Staph, Symphyt, Syph, Tereb, Ther, Thuj, Upas, Viola-od.*
Augenhöhlen	*ALOE, Am-picr, ASAF, Aur-m, Chel, Cim, Cinnab, Crot-t, Gels, Ilex, KALI-IOD, Menthol, PHOS, Ruta, SPIG, Ther, UPAS.*
Supraorbitalgegend	*Asa-f, Bry, Carb-ac, Ced, Chin-s, Dub, Gels, KALI-BICH, Mag-p, Meli, Menthol, Merc-c, Plat, Ruta, SPIG, Thuj.*
Ziliarkörper	*Ars, CED, Chenop, Chrom-oxy, CIM, CINNAB, COMMOCL, Crot-t, GELS, Paris, Phos, Plant, PRUN-SP, Rhod, SPIG, Thuj.*

Orbita
Typ des Schmerzes

bohrend	*ASAF, AUR, COL, CROT-T, Hep, Merc-c.*
brennend, heftig	*ACON, Am-gummi, ARS, Asaf, Carbo-v, Cepa, Clem, Euphras, Ilex-aq, Indol, Iod, Jabor, Lyc, Merc-c, NAT-M, PHOS, Ran-b, RUTA, Sil.*
drückend, quetschend	*ACON, Asaf, Aur-mur, Cinch, Clem, Crot-t, Cupr, Euphras, Hep, Menthol, Nit-ac, Oleand, PARIS, PHOS-AC, Phos, PRUN-SP, Ran-b, Rhus-t, RUTA, Sang, Sep, SPIG.*
empfindlich gegen Berührung	*ACON, Arn, Ars, Aur, BELL, BRY, Cim, Clem, Eup-perf, HAM, HEP, Lept, Rhus-t, Sil, SPIG, Thuj. Vgl. schmerzhaft.*
nach außen drückend	*Asar, BRY, Cim, COCC, Col. Commocl, Guarea, LYCOP, Merc-c, Passif, SPIG, Ther.*
nach innen drückend wie eingezogen	*Aur-mur, CROT-T, Hep, Oleand, PARIS, PHOS-AC.*
neuralgisch	*ARS, Asaf, Bell, CED, Chin-s, CIM, Cinch, CINNAB, Col, Commocl, Crot-t, GELS, Kali-iod, Kal, Mag-p, Meli, Mez, Osm, Phos, Physost, PRUN-SP, Rhod, SPIG.*
periodisch, aussetzend	*Ars, Asaf, CED, Chin-s, Cinch, SPIG.*
Prellungsschmerz	*ARN, Aur-mur, Cim, Cupr-m, GELS, Hep, Nat-m.*
pulsierend	*Asaf, BELL, Bry, Cim, HEP, Merc, Ther.*
reißend	*Ars, Asaf, AUR-MUR, Bell, Chel, Colch, Crot-t, Guarea, Merc-c, PULS, Sil.*

schießend, stechend, durchbohrend, schneidend	*Acon, Asaf, BRY, Calc-c, Chimap, CIM, CINNAB, Clem, COL, Euphras, Graph, Helleb, Hep, KALI-C, Kal, Mag-p, Merc-c, NIT-AC, Physost, Prun-sp, Rhod, Rhus-t, Sil, SPIG.*
schmerzhaft, wund	*Aesc, Alfal, Aloe, Arn, Arg-n, Bapt, BRY, Cim, EUP-PERF, Euphras, Eser, Gels, HAM, Led, Lept, Menthol, NAT-M, Niccol-s, Nit-ac, Onosm, Radium, Rhus-t, RUTA, Sep. SPIG.*
splitterartig	*Apis, Aur, HEP, Med, Merc, NIT-AC, Sul, Thuj.*
starres, gespanntes Gefühl	*GUAIAC, Jabor, KAL, Med, NAT-M, Onosm, Rhus-t, RUTA.*
stechend	*APIS, Euphras, Hep, Kali-c, Puls, Thuj.*
stechend, durchdringend	*Apis, Aur, Millef, Rhus-t.*
vergrößert, berstend	*Am-br, Bry, CIM, COMMOCL, Paris, PRUN-SP, SPIG.*

Orbita - Schmerz
Modalitäten-Besserung

Berührung, Druck	*Asa-f, Chel.*
Bewegung	*Kali-iod.*
Druck	*Arg-n, Asaf, Chel, CHIN-S, COL, Con, Lil-t.*
Dunkelheit	*Con, Lil-t.*
kalte Luft	*Arg-n, ASAR, Puls.*
Rückenlage	*Puls.*
Ruhe	*Asa-f, Bry, Cim.*
Wärme	*Ars, HEP, Mag-p, THUJ.*

Orbita - Schmerz
Modalitäten-Verschlimmerung

Augenschließen	*Sil.*
Berührung	*BRY, HEP, Phos, Plant.*
Bewegung	*Ars, BRY, Cim, Crot-t, Grind, Indol, Kal, Rhus-t, SPIG.*
Bewegung oder Gebrauch der Augen	*ARG-N, Arn, BRY, Cim, Euphras, Kal, NAT-M, Onosm, Physost, Puls, Rhus-t, RUTA, SPIG.*
feuchtes, kaltes, regnerisches Wetter	*Merc-c, RHUS-T, SPIG.*
grelles Licht	*Asar, Con, Merc.*
Heruntersehen	*Nat-m.*
Hochsehen	*Chel.*
Hinlegen	*Bell.*
kalte Luft	*ASAR, CLEM, Hep, Mag-p.*
nachts	*ARS, Asaf, Cinnab, Con, Euphras, Hep, KALI-JOD, Lyc, Merc-c, MERC-S, Puls, Rhus-t, Sep, Spig, SYPH, Thuj.*

(linke) Seite	*Menthol, Onosm, SPIG, Ther.*
(rechte) Seite	*BELL, Ced, CHEL, Commocl, Kal, MAG-P, Prun-sp, Ran-b, Ruta.*
Sonnenauf bis -untergang	*Kal, Nat-m.*
Sonnenlicht	*Asar, Merc.*
Sturm, vor	*Rhod.*
Wärme	*Arg-n, COMMOCL, Puls, Sul, Thuj.*
PANNUS	*Apis, AUR-MUR, Chin-mur, HEP, Kali-bich, Merc-i-r, Nit-ac, Vgl. Hornhaut*
PAN-OPHTHALMIE	*Hep, Rhus-t.*
PAPILLE	
Abblassung, Netzhautgefäße, Gesichtsfeld verkleinert, Gefäße geschrumpft	*Acetan.*
hyphaemisch vergrößerte Netzhautgefäße	*Bell, Onosm.*
PHOTOPHOBIE Lichtscheu	*ACON, Agn, Ail, Ant-t, Apis, ARG-N, ARS, Ars-m, Asar, Aur-mur, BELL, Benzol, Calc-c, Calc-p, Cepa, Cim, Clem, CON, Croc, Elaps, EUPHRAS, GRAPH, Hep, IGN, Kali-c, Lil-t, Lyc, MERC-C, MERC-S, Nat-s, Nux-m, NUX-V, Op, Phos, Phos-ac, Psor, PULS, RHUS-T, Scrophul, Sil, Spig, Sul, Ther, Zinc.*
PTERYGIUM, FLÜGELFELL	*Am-br, Apis, Calc-c, CAN-S, Guarea, Lach, RANTANH, Spig, SUL, Tellur, ZINC-M.*
PUPILLEN	
erweitert (Mydriasis)	*Acetan, Agar, AGN, AIL, ATROP, BELL, Calc-c, Camph, CIC, COCAINE, Dig, DUB, Gels, Glon, Helleb, HYOS, IODOF, Nit-ac, NUX-M, Oenanthe, Sec, STRAM, Ver-v, Zinc-m.*
kontrahiert (Miosis)	*Acon, Cina, ESER, Gels, Helleb, Ign, Iodof, Lonic, Merc-c, MORPH, OP, Oxytr, Phos, PHYSOST, Piloc, Solan-n.*
unempfindlich, schlechte Reaktion	*Bell, Benzol, Camph, CIC, GELS, Helleb, Hydroc-ac, Hyos, Laur, Nit-ac, OP, Phos, Piloc, Stram, ZINC..*

RETINA
Netzhaut

Ablösung	*AUR-MUR, Dig, GELS, Naph, Piloc.*
Anämie	*Lith-c.*
Arterienspasmus	*Nux-v.*
Entzündung (Retinitis), albuminöse u. chronische	*Crot, Gels, Kal, MERC-C, Nat-sal, Phos, PLB, Sal-ac.*
Entzünd., apoplektische	*Glon, Lach.*
Entzünd., leukämische	*Nat-s, Thuj.*
Entzünd., pigmentöse	*Nux-v, Phos.*
Entzünd., proliferierende	*Kali-iod, Thuj.*
Entzünd., punctata albescens	*Bell, Kali-iod, Merc-c, Merc-i-r, Naph, Sul.*
Entzünd., seröse	*AUR, Bell, BENZ-DINIT, Bry, DUB, Gels, MERC, Picr-ac, Puls, Santon.*
Entzünd., syphilitische	*Iod, KALI-IOD.*
Hyperaesthesie (optische)	*BELL, Cim, Con, Lil-t, Macrot, NUX-V, OX-AC, Phos, Strych.*
Kongestion (allgemeine Mittel)	*Acon, AUR, Bell, Carbon-s, DUB, Ferr-p, Gels, Phos, Puls, SANTON.*
Kongestion, Herzkrankheit	*Cact.*
Kongestion, künstliches, glitzerndes Licht	*Glon.*
Überanstrengung der Augen	*RUTA, Santon.*
unterdrückte Menses	*Bell, Puls.*
Ödem	*APIS, Bell, Canth, KALI-IOD, Phos.*
Schlaganfall (Blutung durch, Zustand nach Trauma, Husten etc.)	*Acon, ARB, Bell, Bothrops, Croc, CROT, HAM, Lach, Led, Nat-sal, Phos, Symphyt.*
Thrombose u. Degeneration	*Ham, Phos.*
Verletzungen	*Acon, Arn, Bell, HAM, Lach, Led, Phos.*

SEHNERV

Atrophie	*Agar, Arg-n, Atoxyl, Carbon-s, Iodof, Nux-v, PHOS, Santon, STRYCH-NIT, Tab.*
Entzündung (Neuritis)	*APIS, Ars, Bell, Carbon-s, Kali-iod, MERC-C, Nux-v, Picr-ac, Plb, Rhus-t, Santon, Tab, Thyr.*
Neuritis, deszendierende	*Ars, Cupr-m, Merc-c.*
Neuritis, unterdrückte	*Bell, Bry, Dub, Gels, Helleb, Nux-v, Puls, Verv-v.*
Paralyse	*Nux-v, Oxytr, Phos-ac.*

SKLERA

Lederhaut

Degeneration	*Aur, Bar-mur, Plb.*
Ekchymose	*ARN, Bell, Cham, Ham, Lach, LED, Nux-v, Senega.*
Entzündung, oberflächliche (Episkleritis)	*ACON, Bell, Bry, Kali-iod, Merc-c, Rhus-t, Tereb, THUJ.*
Entzündung, tiefsitzende (Skleritis)	*ACON, ARS, Aur-mur, Eryng-aq, Hep, Kali, MERC-C, Sep, SPIG, Thuj.*

STRABISMUS **Schielen**	*Alumen, Alum, Apis, Apoc, BELL, Benz-dinit, Calc-p, CIC, Cina, Cupr-ac, Cycl, GELS, HYOS, Nux-v, SANTON, Sec, Spig, STRAM, Tab, ZINC.*
convergens	*Cycl, Jabor.*
divergens	*Morph, Nat-sal.*
zusammenhängend mit Verletzungen	*Cic.*
zusammenhängend mit Würmern	*Bell, CINA, Cycl, Hyos, Merc, SANTON, Spig.*
zusammenhängend mit Zuckungen	*Bell, CIC, Hyos.*

TRÄNENFLUSS

allgemeine Mittel	*Acon, AMBROS, Antipyr, Apis, ARS, Ars-m, Aur, Calc-c, Caust, CEPA, Con, Eugen-j, EUPHRAS, Guarea, Ipec, KALI-IOD, Lyc, MERC-C, Merc-per, Merc-s, Nat-ars, NAT-M, Phos, Phyt, PULS, Rhus-t, SABAD, Sang-n, Scilla, Sil, Sticta, Succin, Sul, Taxus.*
milde	*Cepa, PULS.*

scharf, heiß, brennend	*Apis, ARS, Ced, Eugen-j, EUPHRAS, Graph, KALI-IOD, Kreos, MERC-C, Naph, NAT-M, RHUS-T, Sul.*

Tränenfluß
Modalitäten, Besserung

im Freien	*Cepa.*
V. - Essen	*Ol-an.*
V.- Fremdkörper im Auge, kalter Wind,Schneereflexion	*Acon.*
V.- im Freien	*Calc-c, Colch, Lyc, Phos, Sanic, Sil.*
V.- Husten	*Euphras, NAT-M.*
V.- Kälteanwendung	*Sanic.*
V.- morgens früh	*Calc-c.*
V.- nachts	*Apis.*

TRÄNENSACK

Blennorrhoe	*Ant-t, Calc-c, Calend, HEP, MERC-D, Nat-m, Petrol, PULS, Sil, Stann.*
Dakryozystitis	*Apis, Fluor-ac, HEP, IOD, Merc, Petrol, PULS, SIL, STANN.*
Epiphora	*Calc-c, Graph, Hep, MERC-PER, Merc-s, NAT-M, Scilla, Sil, Tongo. Vgl. Tränenfluß.*
Tränengang, Schwellung	*Graph, Sil.*
Tränengang, Striktur	*Nat-m.*
Tränengang verschlossen durch Erkältung, Kälteeinwirkung	*Calc-c.*
Tränensackfistel; Fistula lacrimalis	*CALC-C, Caust, FLUOR-AC, Lach, Merc-c, Nat-m, Nit-ac, Petrol, Phos, Phyt, Sil, Stann, Sul.*

WAHRNEHMUNGSFÄHIGKEIT VERLOREN	*Kali-p.*

WINKEL
Kanthi

brennend, juckend	*Alum, Apium-gr, Ars, Carbo-v, Fluor-ac, GAMB, HEP, Lyc, Nat-m, Nux-v, Phos, Succin-ac, Sul, ZINC-M.*
geschwollen, rot	*Agar, ARG-N, Cinnab, Graph, Zinc-m.*
schmerzhaft, rauh, rissig	*ANT-C, Bor, GRAPH, Petrol, SIL, Staph, Zinc-m.*

C AUGEN

VISUS
Sehen

Amaurosis (Blindheit)	*Acon, Apis, AUR-M, Bell, Calc-c, Caust, Chin-s, Cinch, CON, Cycl, Dulc, GELS, Hep, Hyos, Mancin, MERC, Mormord, Naph, Nat-m, Nux-m, Nux-v, PHOS, PLB-AC, Plb-m, Santon, Sep, Sil, Stram, Strych, Tab, Vanad, Zinc-m.*
Farben-	*BENZ-DINIT, Carbon-s, Physost, SANTON.*
hysterische	*Phos, Plat, Sep.*
Nacht-	*BELL, Cadm-s, Cinch, Helleb, Hep, Hyos, Lyc, NUX-V, Physost, Puls, Strych.*
retrobulbäre Neuritis	*Iodof.*
Tabak-	*NUX-V, Phos, Piloc, Plb-ac.*
Tag-	*Acon, BOTHROPS, Castor, Lyc, Phos, Ran-b, Sil.*

Visus
Amblyopie
(Schwachsichtigkeit; verschwommene, schwache Sicht)

allgemeine Mittel	*Acon, AGAR, ANAC, Arn, AUR, Bapt, BENZ-DINIT, CAUST, Cinch, CON, Colch, CYCL, Dig, Elaps, Eser, Euphras, GELS, Hep, JABOR, KALI-C, Kali-p, Lil-t, LITH-CHLOR, Lyc, Mag-p, Naph, NAT-M, Nux-m, Nux-v, ONOSM, Ox-ac, Osm, Phos-ac, PHOS, Physost, Piloc, PULS, Ran-b, Rhus-t, RUTA, SANTON, Senega, Sep, Sil, Stront, TAB, Thuj. Titan, Zinc-m.*
Gegenstände erscheinen länger	*Bell.*
Gegenstände erscheinen durch Nebel oder Schleier	*Agar, Calc-c, CAUST, Cina, CROC, CYCL, GELS, Kali-c, Lil-t, MORMORD, NAT-M, PHOS, Physost, Plb, PULS, RUTA, SEP, TAB.*
Gegenstände erscheinen umgekehrt	*Bell, Guarea.*
Gegenstände erscheinen zu groß	*Bov, Hep, HYOS, Niccol, Nux-m, OX-AC.*
Gegenstände erscheinen zu klein	*Benz-dinit, Glon, Nicot, PLAT, Stram.*
Lesen, Augen leicht ermüdet	*Ammon, Calc-c, Cina, JABOR, Nat-ars, Nat-m, Phos, RUTA, Sep, Sul.*
Lesen, Buchstaben erscheinen rot	*Phos.*
Lesen, Buchstaben laufen zusammen	*AGAR, Bell, CALC-C, Can-ind, Cina, Cinch, Con, Elaps, Ferr, Hyos, Lyc, NAT-M, Sil.*
Lesen, Buchstaben verschwinden	*Cic, Cocc.*
Lesen, Gefühl des Auseinander- od. Nach-Außen-Pressens in den Augen, erleichtert durch kaltes Baden	*Asar.*

Netzhautbilder bleiben	*Jabor.*

Visus

Asthenopie (Überanstrengung der Augen mit Akkomodationsspasmen)	*AGAR, Alum, Am-c, Am-gutti, Apis, Arg-n, Arn, Artem, Bell, Carbon-s, CAUST, CIM, Cina, Croc, GELS, Ign, JABOR, Kali-c, Kal, LAC-F, MACROT,NAT-M, Niccol-sul, Nicot, Nux-v, Onosm, Paris, PHOS, PHYSOST, Rhod, RUTA, Santon, Senega, Sep, Stront.*
myopisch	*Eser, Lil-t.*
recti externi	*Cupr-ac, Gels.*
recti interni	*Jabor, Muscar, Nat-m, Physost, Piloc.*

Visus

Astigmatismus	*Gels, LIL-T, Physost.*

Visus

Diplopie (Doppeltsehen)	*Agar, Aur, BELL, Cic, Con, CYCL, Dig, GELS, Gins, HYOS, Nat-m, NIT-AC, Oleand, Onosm, Phos, Physost, Plb, Sec, Stram, Sulphon, Sul, Syph, Ver-v.*

Visus

Glaskörpertrübungen - diffuse	*Ham, Hep, Kali-iod, Merc-c, Merc-i-r, Thuj.*
Glaskörpertrübungen - geformte	*Cholest, KALI-IOD, Phos, Prun-sp, SENEGA, Solan-n,Sul.*

Visus

Hemianopsie	*Calc-s, Glon, Hep, LITH-C, Lyc, Mur-ac, Nat-m, TITAN, Ver-v.*
linke Hälfte	*Calc-c, Lith-c, Lyc.*
untere Hälfte	*Aur, Digit.*
vertikale	*Ferr-p, LITH-C, Morph, Mur-ac, TITAN.*

Visus

Hypermetropie	*Calc-c, Con, JABOR, Nat-m, Petrol, Ruta, Sep, Sil.*

Visus

Myopie	*Acon, AGAR, Aur-mur, Bell, Carbon-s, Euphras, Gels, Lil-t, Nit-ac, Phos, PHYSOST, PILOC, Ruta, Viola-od.*

Optische Täuschungen
(Chromopsie, Photopsie)

Blitze, Flammen, Flackern	*Agar, Aloe, BELL, Calc-fl, Caust, Clem, CYCL, Glon, Hep, Ign, IRIS, Lyc, Phos, Physost, Puls, Senega, Viola-od.*

Farbveränderung blau vor den Augen	*Crot, Trill-cer, Trill-p.*
Farbveränderung gelb vor den Augen	*ALOE, Canth, Cina, Digitox, SANTON.*
Farbveränderung- grau	*Arg-n, Conv, Guarea.*
Farbveränderung - grün	*Dig, OSM, PHOS.*
Farbveränderung rot vor den Augen	*Antipyr, Apis, BELL, DUB, Elaps, Hep, PHOS, Stront.*
Farbveränderung schwarz vor den Augen	*Agar, ATROP, Bell, CARBO-V, CARBON-S, Cinch, Cycl, Dig, Lach., Lyc, Mag-c, Mag-p, Merc, Nat-m, Phos, Physost, Sep, Stront, TAB, Zinc.*
Farbveränderung - weiß	*Chloral.*
Flecke (Mouches volantes)	*AGAR, Anac, ATROP, Aur, Carbo-v, Caust, CINCH, Colch, Con, CYCL, Cyprip, Kali-c, Meli, MERC, NIT-AC, NUX-V, PHOS,Physost, Sep, Sil, Sul, Tab.*
Funken, Sterne	*Aur, BELL, Calc-fl, Caust, Croc, CYCL, Glon, Lyc, Naph, Sil, Strych.*
Gegenstände glänzend,phantastisch, farbig, feurig	*ANHAL, Aur, BELL, Cinch, CYCL, Nat-m, Sep.*
Strahlenkranz um das Licht	*Bell, Chloral, Hyos, Sul.*
Verwischung der Farben	*BELL, Calc-c, Croc, Merc, Puls, Ruta, Staph, Stram.*

ZILIARMUSKEL

Akkommodation gestört	*Ipec, Ruta.*
paretischer Zustand	*ARG-N, Atrop, Caust, Dub, GELS, Paris, Physost.*
Spasmen	*AGAR, Eser, Ipec, Jabor, Lil-t, PHYSOST, Piloc.*

ZILIAR-NEURALGIE *Ars, CED, Chel, Chenop, CIM, Cinch, CINNAB, Col, Commocl, Croc, Crot-t, GELS, Lach, Mez, Nat-m,Paris, Phos, Plant, PRUN-SP, Rhos, Sapn, Spig, vgl. Schmerz*

ÄUSSERER GEHÖRGANG

Brennen	*Ars, Arundo, CAPS, Sang, Strych.*
Bohren, Kratzen	*Cina, Psor.*
Entzündung u. Schmerz	*ACON, Apis, Ars-jod, BELL, Bor, Brachygl, CALC-PICR, CHAM, FERR-P, Hep, Kali-bich, KALI-M, MERC-S, Nit-ac, Psor, PULS, Rhus-t, TELLUR.*
Exostosen	*Calc-fl, HEKLA, Kali-jod.*
Fissuren	*GRAPH, Petrol.*
Furunkeln, Stippen	*Bell, CALC-PICR, Hep, MERC-S, PICR-AC, SIL, Sulf.*
Gefühl, als ob er zu weit offen wäre	*Mez.*
Gefühl, als ob Hitze herauskäme	*AETH, Caust.*
Gefühl eines Wassertropfens im l. Ohr	*Acon.*
Gefühl wie von Erweiterung durch Luft	*Mez, Puls.*
Gefühl wie von Verstopfung	*Aeth, ANAC, Asar, Carbon-s, CHAM, Crot, Glon, Merc, Nit-ac, PULS, VERBASC.*
Jucken	*ALUM, Anac, Calc-c, Caust, Elaps, Hep, Kali-bich, Kali-c, Psor, PULS, Sabad, SEP, Sil, Sulf, TELLUR, Viola-od.*
luft- u. berührungsempfindlich	*Ars, Bell, BOR, Caps, CHAM, Ferr-p, HEP, Merc, Mez, Nux-v, Petrol, Tellur.*
polypöse Wucherungen, Granulationen	*Alum, Calc-c, CALC-JOD, Calc-p, Formica, Kali-bich, Kali-jod, KALI-M, Merc-s, NIT-AC, Phos, SANG, Sil, Staph, Teucr, THUJ.*
Schuppen, epithelial, abblätternd, mit Schorfansammlung	*Calc-picr.*
Trockenheit	*Calc-picr, Carbo-v, Ferr-picr, GRAPH, Nux-v, Petrol, Verbasc.*

CERUMEN	*Carbo-v, Caust, CON, Elaps, Graph, Lach, Puls, Sep, Spong.*

EUSTACHISCHE RÖHRE

(Katarrh oder Verschluß)	*Alfal, Alum, Bar-m, CALCAREAS, Caps, CAUST, Ferr-jod, Ferr-p, Gels, GRAPH, Hep, Hydr, Jod, Kali-bich, Kali-chlor, KALI-M, Lach, Lob-cer, Menthol, MERC-D, Merc, Nit-ac, Penth, Petrol, Phyt, PULS, Rosa-d, Sang-n, SIL, Visc-a.*
Katarrh, subakut, starker Schmerz	*Bell, Caps.*
Kitzeln verursacht Schlucken, Husten	*Gels, Nux-v, Sil.*

HÖRKNÖCHELCHEN

Felsenbein - berührungs-empfindlich	*CAPS, Onosm.*
Karies	*Asaf, AUR, Calc-c, Caps, Fluor-ac, Hep, Jod, SIL, Syph.*
Sklerose, auch Felsenbein-teil des Schläfenbeins	*Calc-fl.*

HÖRNER

Dumpfheit	*CHENOP.*

LABYRINTH

blutiger, seröser Erguß darin	*Chenop.*
Otitis interna	*Aur, Kali-jod, Merc-j-r.*

MASTOID - WARZENFORTSATZ

Karies	*AUR, Caps, Fluor-ac, NIT-AC, Sil.*
Mastoiditis	*AM-PICR, Asaf, AUR, BELL, Benz-ac, Canth, CAPS, Hep, Kali-m, Mag-p, Menthol, ONOSM, Oniscus, Tellur.*

OHRMUSCHEL

Akne	*Calc-s.*
berührungsempfindlich	*Arn, BELL, Bry, CAPS, CINCH, Ferr-p, HEP, Psor, Sanic, Sep.*
Brennen wie bei Erfrierung	*Agar, Caust, Sang.*
Drüsen beim Ohr geschwollen, schmerzhaft	*BAR-C, Bell, CALC-C, Caps, Graph, Jod, MERC.*
Ekzem um das Ohr	*ARS, Arundo, Bov, Chrysarob, CLEM, Crot-t, GRAPH, Hep, Kali-m, MEZ, Oleand, Petrol, Psor, RHUS-T, Sanic, Scrophul, Tellur.*
Erfrierungen	*Agar, APIS, Bell, Rhus-t.*
Eruptionen, allgemeine Mittel	*ANT-C, Bar-c, CALC-C, Calc-s, GRAPH, Lyc, MEZ, Petrol, Rhus-t, Tellur.*
Erysipel	*APIS, Bell, Rhus-t, Rhus-v.*
feucht, absondernd	*Ant-c, Calc-c, GRAPH, Hep, MEZ, Petrol, PSOR, Sanic.*
Fissuren	*Calc-c, Graph.*
Herpes	*Cistus, Graph, Psor, Rhus-t, SEP, Tellur.*
Intertrigo	*Petrol.*
juckend	*AGAR, Ars, Hep, Nat-p, SULF-JOD, Tub.*
Krusten, Schorf	*Chrysar, Hep, PSOR.*
Ohrläppchen, Ausschlag am	*Bar-c.*

Ohrläppchen, Geschwürbildung am Ringloch	*Stann.*
Pusteln	*Ars, HEP, Psor.*
rot, rauh, wund	*Graph, Petrol, Sulf.*
rot, geschwollen	*ACON, AGAR, Anac, Apis, BELL, Cinch, Graph, Hep, Kali-bich, Medusa, Merc, Puls, RHUS-T, Scrophul, Sulf.*
Schmerz, reißend, mit Tophi	*Berb-v.*
Taubheitsgefühl	*Mag-c, Plat, Verbasc.*

PAUKENHÖHLE (Mittelohr)
Entzündung (Otitis)

katarrhalische, akute	*ACON, BELL, Cham, FERR-P, Gels, Hep, KALI-M, MERC, PULS, Rhus-t, Sil.*
katarrhalische, chronische	*Agar, Ars, BAR-M, CALC-C, CAUST, Cinch, Graph, HYDR, JOD, Jabor, Kali-bich, Kali-jod, KALI-M, MERC-D, Nit-ac, Phos, Sang, Teucr. Vgl. Eustachische Röhre.*
eiternde, akute (otitis media suppurativa)	*ACON, Ars, Ars-jod, BELL, Bor, Bov, Calc-s, CAPS, CHAM, FERR-P, Gels, Guaiac, HEP, Kali-bich, Kali-m, Merc-s, MERC-V, Myrist, PLANT, PULS, Sil, Thiosin.*
eiternde, chronische	*AETHIOPS, Alum, ARS-JOD, Aur, Bar-m, CALC-C, Calc-fl, CALC-JOD, Caps, CAUST, Chenop, Elars, HEP, Hydr, Jod, KALI-BICH, Kali-jod, Kali-m, Kali-p, KALI-S, Kino, Lapis-alb, Lyc Merc-s, MERC-v, Naja, Nit-ac, PSOR, PULS, SIL, SULF, Tellur, THUJ, Viola-od.*

Paukenhöhle
Art der Absonderung (Otorrhoe)

blutig	*Ars, Ferr-p, Hep, Kali-jod, Merc-s, MERC, Psor, Rhus-t, Skook-ch.*
schleimig-eitrig, fötide, scharf oder milde	*Aethiops, Ars-jod, Asaf, Aur, Bor, CALC-C, CALC-S, Caps, CARBO-V, Elaps, Ferr-p, Graph, HEP, Hydr, Kali-bich, KALI-S, Kino, Lyc, Merc-pr-rub, Merc-s, MERC-V, Nat-m, Psor, PULS, SIL, Sulf, TELLUR, Thuj, Tub.*
wundmachend, dünn	*ALUM, Ars, Ars-jod, Calc-jod, Calc-p, Cistus, JOD, Merc, Syph, TELLUR.*

Paukenhöhle
Schmerz (Otalgie)

allgemeine Mittel	*ACON, Antipyr, Apis, BELL, Bor, CAPS, CHAM, Chin-s, Coff, Dulc, FERR-P, Gels, HEP, Jod, Kali-bich, Kali-jod, Mag-p, Menthol, MERC-S, MERC-V, Naja, PLANT, PULS, Sang, Tereb, Val, Viola-od, Visc-a, VERBASC.*

Paukenhöhle
Art des Schmerzes

bohrend	*Am-picr, ASAF, Aur, Bell, CAPS, Kali-iod, Sil, Spig.*
brennend	*ARS, Caps, Kreos, Sang, Sulf.*
dauernd, anhaltend	*Caps, Guaiac, Merc,*
krampfartig, pressend, durchbohrend	*ANAC, Calc-c, CHAM, Kali-bich, Merc, PULS.*
neuralgisch, lanzinierend, d. Ort wechselnd, schießend, anfallartig	*Acon, BELL, Caps, Cepa, CHAM, Cinch, Ferr-p, Kali-c, MAG-P, Nit-ac, PULS, Sil, SPIG.*
pickend	*Bor, CHAM, Ferr-p, Hep, Kali-bich, KALI-C, Merc, Nit-ac, PLANT, Puls, Viola-od.*
pulsierend, klopfend	*Acon, BELL, Cact, Calc-c, FERR-P, GLON, Merc-c, Merc-s, Puls, Rhus-t, Tellur.*
reißend	*BELL, Caps, CHAM, Kali-bich, Kali-iod, Merc-s, Plant, PULS.*
stechend	*Acon, Apis, Caps.*

Paukenhöhle - Schmerz
Modalitäten - Besserung

Bewegung, Bedecken	*Aur.*
Getragenwerden, Bewegung	*Cham.*
kalte Anwendungen	*Puls.*
im Freien	*Acon, Aur, Ferr-p, PULS.*
Schlürfen kalten Wassers	*Bar-m.*
tagsüber	*Acon.*
Wärme	*BELL, Caps, Cham, Dulc, Hep, Mag-p.*

Paukenhöhle - Schmerz
Modalitäten - Verschlimmerung

Druck, Bewegung	*Menthol.*
Geräusch	*Bell, Cham.*
kalte Luft	*Calc-p, Caps, CHAM, HEP, Kali-m, Mag-p, Sang.*
nachts	*ACON, Ars, Bell, Calc-p, CHAM, Dulc, Ferr-p. Hep, Kali-jod, MERC, PULS, Rhus-t.*
Wärme	*Acon, Bor, Calc-p, CHAM, Dulc, MERC, Nux-v, PULS.*
Waschen, Gesicht u. Hände mit kaltem Wasser	*Mag-p.*

TAUBHEIT
Schwerhörigkeit

allgemeine Mittel	*Agar, AGRAPH, AMBRA, Am-c, Arn, Ars-jod, BAR-C, BAR-MUR, Bell, Calc-c, Calc-fl, Calend, Carbo-an, Carbon-s, CAUST, Cheiranth, CHENOP, CHIN-S, CINCH, Con, Dig, Dulc, Elaps, Ferr-p, Ferr-picr, GRAPH, Hep, Hydr, Hydrobr-ac, Jod, Kali-ars, Kali-c, KALI-M, Lob-infl, Lyc, Mang-ac, Merc-d, Merc-s, Mez, Nat-c, Nat-sal, Nit-ac, PETROL, Phos-ac, PHOS, Puls, Rham-c, Sal-ac, Sang-n, Sep, SIL, Tellur, THIOS, VERBASC, Viola-o.*

Taubheit
Ursache

Absonderung unterdrückt oder Ekzem	*Lob-infl.*
adenoide u. hypertrophierte Mandeln	*AGRAPH, Aur, Bar-c, Calc-p, Merc, Nit-ac, Staph.*
Alter	*Kali-m, Merc-d, Phos.*
Apoplexie	*Arn, Bell, Caust, Hyos, Rhus-t.*
Arbeiten im Wasser	*Calc-c.*
Ausschlag der Kopfhaut, unterdrückt	*Mez.*
Ernährungsstörung im Wachstum bei Kindern	*Calc-c, Merc-j-r.*
feuchtes Wetter	*Mang-ac.*
Gehirnerschütterung	*Arn, Chin-s.*
Kälteeinwirkung	*Acon, Kali-m, Visc-a.*
Katarrh (Tubenkatarrh, Mittelohr)	*Ars-jod, Asar, CALCAREAS, Caust, Gels, Graph, HEP, Hydr, JOD, Kali-bich, KALI-M, Kali-s, Mang-ac, Menthol, MERC-D, Merc-s, Petrol, PULS, Rosa-d, Sang, Sep, Sil, Thiosin.*
Knochenleitung mangelhaft oder fehlend	*Chenop.*
Krankheiten, ansteckende	*Arn, BAPT, GELS, Hep, Lyc, Petrol, Phos, Puls.*
menschliche Stimme schwer zu hören	*Calc-c, CHENOP, Ign, Phos, Sil, Sulf.*
Mercuriusmißbrauch	*Hep, Nit-ac.*
nervöse Erschöpfung, nervöse Ursache	*AMBRA, Anac, Aur, BELL, Caust, Chin-s, Cinch, GELS, IGN, LACH, Phos-ac, Phos, Plat, Tab, VAL.*
rheumatisch-gichtische Diathese	*FERR-PICR, Ham, Kali-jod, Led, Sil, Sulf, Visc-a.*
sklerotischer Zustand des Reizleitungssystems	*Ferr-picr, Thiosin.*
skrofulöse Diathese	*AETHIOPS, Calc-c, Merc, Mez, Sil, SULF.*
Syphilis	*Kreos.*

tiefliegende Töne	*Chenop.*
wechselnd mit Sensibilität des Ohres	*Sil.*
zerebral	*Chenop, Mur-ac.*

Taubheit
Modalitäten

B. durch Geräusch, Autofahren	*Calend, GRAPH, Nit-ac.*
V. vor Menses	*Ferr-picr, Kreos.*

TINNITUS AURIUM
(Ohrengeräusche)

allgemeine Mittel	*Adren, Am-c, Antipyr, Ars, BAR-C, BAR-M, Bell, Canchal, Carbon-s, CAUST, CHENOP, Chenop-gl, CHIN-SAL, CHIN-S, Cim, CINCH, Cistus-dec, Con, Dig, Ferr-p, Ferr-picr, GRAPH, Hep, Hydr, Jabor, Kali-c, Kali-jod, KALI-M, Kali-p, Lach, Lecith, Lith-chlor, Merc, Merc-d, Nat-m, NAT-SAL, Part, Petrol, Phos, Piloc, Plat, Plb-m, PULS, SAL-AC, Sang, SANG-N, Sil, Sulfon, Sulf, VIOLA-OD.*
Brummen	*Alum, Anac, Calc-c, CAUST, Cinch, Ferr-p, KALI-P, Kreos, LYC, Petrol, Puls, Sang, Sep, Tereb.*
Dröhnen	*Aur, Calc-c, Caust, Cinch, CHIN-S, Elaps, Ferr-p, GRAPH, Kreos, LYC, Merc-d, Merc, Nat-m, Nat-sal, Nit-ac, Petrol, Phos-ac, PULS, SAL-AC, Sang, SIL, Strych, Viola-od.*
Dröhnen besser von Musik	*Ign.*
Intoleranz von Musik	*ACON, Ambra, Bufo, Viola-od.*
Knacken, Schnappen, beim Naseputzen, Kauen, Schlucken, Niesen	*Ambra, BAR-C, BAR-M, Calc-c, Chenop-gl, Formica, Gels, GRAPH, Kali-c, KALI-M, Lach, NIT-AC, Petrol, Puls, Sil, Thuj.*
Läuten wie von Glocken	*BELL, Calc-f, Carbon-s, Caust, Cham, CHIN-S, Formica, GRAPH, Iris, Lach, Mez, NAT-SAL, Petrol.*
Pulsieren, Pochen	*Calc-c, Caust, FERR-P, GLON, Hep, Hydrobr, Lach, Merc, MORPH, Nit-ac, PULS.*
Sausen	*Ferr-p, Gels, Puls.*
Singen	*CHIN-S, Dig, Graph, Lach, Puls.*
Summen	*Am-c, Anac, Antipyr, Bar-m, Calc-c, Canchal, Caust, CHENOP, CHIN-S, Cinch, Dig, Diosc, Ferr-p, Formica, Graph, Jod, Iris, Kali-p, Kreos, Lach.*
Surren	*Bar-m, Bell, HEP, Rhod, Sulf.*
Widerhall, Echoklang von Stimme, Klängen	*Bar-c, BAR-M, Bell, CAUST, Col, Lyc, Phos, Tereb.*
Zischen	*Can-ind, CHIN-S, Dig, GRAPH, Teucr.*

TROMMELFELL

Ablagerung, dünne, weiße schuppige	*Graph.*
Entzündung	*ACON, Atrop, Bell, Bry, Cinch, HEP. Vgl. Otitis.*
Kalkablagerung	*Calc-fl.*
Perforation	*Aur, Calc-c, Caps, Kali-bich, Merc, SIL, Tellur, TUB.*
Ulzeration	*Kali-bich.*
Verdickung	*Ars-jod, Merc-d, Thiosin.*

ÜBEREMPFINDLICHKEIT

gegen Geräusche, Klänge, Stimmen	*Acon, Anhal, ASAR, Aur, BELL, BOR, Chenop, Cim, CINCH, COFF, Ferr-p, Ign, Jod, Lach, Mag-m, NAT-C, Nit-ac, Nux-m, NUX-V, Op, Petrol, Phos-ac, Phos, Plant, Puls, Sang, Sep, SIL, Spig, Tereb, THER.*

AFFEKTIONEN syphylitische	Asaf, AUR, Aur-mur, CINNAB, Fluor-ac, KALI-BICH, KALI-JOD, Merc-c, Sil.

EMPFINDLICHKEIT

der Nase gegen Luft, Berührung	*AESC, Alum, ANT-C, Aral, Ars, ARUM, Aur, Aur-mur, Bell, Calc-c, Camph, HEP, Kali-bich, Kaolin, MERC, Nat-m, Osm, Sil.*

GERUCHSSINN

Täuschungen	*Agn, ANAC, Apoc -andr, Ars, Aur, BELL, Calc-c, Coral, Diosc, Graph, Ign, KALI-BICH, Mag-m, MERC, Nit-ac, Nux-v, PHOS, PULS, Sang, Sulf.*
überempfindlich	*ACON, Agar, Aur, BELL, CARB-AC, Carbo-v, CHAM, Cinch, Coff, COLCH, Graph, Ign, Lyc, Mag-m, NUX-V, PHOS, Sang, Sabad, SEP, Sulf.*
überempfindlich gegen Blumen	*Graph.*
überempfindlich gegen Speisen	*Ars, Colch, Sep.*
überempfindlich gegen Tabak	*Bell.*
Verlust oder Perversion des Geruchssinnes	*ALUM, Am-m, Amyg-pers, ANAC, Apoc;andr, Aur, Bell, Calc-c, HEP, Ign, Jod, Justicia, KALI-BICH, Lemna-m, MAG-M, NAT-M, Nit-ac, PULS, Sang, Sep, Sil, Sulf, Teucr, Zinc-mur.*
vermindert	*ALUM, CYCL, Helleb, HEP, Kali-c, Menthol, Mez, Rhod, Sil, Tab.*

JUCKEN

in der Nase	*AGN, Am-c, Ars-jod, ARUNDO, Aur, Brom, Cepa, CINA, Fagop, Glycerin, HYDR, Nat-m, Ran-b, Rosa-d, Sabad, Sang, SANTON, Sep, Sil, TEUCR, WYETH.*
nervöse Störung	*Agar.*
Taubheitsgefühl, Prickeln	*Acon, Jugl-c, NAT-M, Plat, Ran-b, Sabad, Sang, Sil, STICTA.*

KNOCHEN

Knochenfraß, Karies	*Asaf, AUR, Aur-mur, Cadm-s, Kali-bich, Merc-i-r, Merc, PHOS, Vgl. Gewebe, allgem. Symptome.*
Periostitis	*Asaf, AUR, Merc, PHOS, Vgl. Gewebe.*
Schmerz	*ASAF, AUR, Cinnab, HEP, Kali-jod, Lach, MERC, Puls, SIL.*
Ulzeration	*Asaf, HEKLA, Hep, Kali-bich, Vgl. Gewebe*

NASE, äußere
Eruptionen, Wucherungen

Akne	*Ars, ARS-BR, Aster, Bor, CAUST, Elaps, Clem, Kali-br, Nat-c, Sil, Zing.*
Ekzem	*Bals-per, Iris, Sars.*
Entzündung	*Acon, Agar, APIS, AUR, Aur-mur, BELL, Bor, Carbo-an, Ferr-jod, FERR-PICR, Fluor-ac, Graph, HEP, Hippoz, KALI-JOD, Medusa, Merc-c, Naph, Nat-c, NIT–AC, Sil, Sulf.*
Erysipel	*Bell, Canth, Rhus-t.*
Furunkel	*Cadm-s, Cur, HEP, Sil.*
gelber Sattel	*Sep.*
Herpes	*Acon-lyc, Alum, Bell, Mur-ac, Nat-m, SEP, Sulf.*
Jucken	*AGAR, CINA, Filix-m, IGN, Jod, Phos-ac, Pin-syl, Teucr, Zing.*
Leberflecke, Sommersprossen	*Phos, Sulf.*
Lupus	*Ars, Aur-mur, Kali-bich, Kreos, Thuja, X-ray.*
Pusteln	*HEP, Petrol, Psor, Sil.*
Rötung	*Agar, Alum, APIS, Ars, Bell, BOR, Jod, KALI-JOD, Nat-c, Phos, Psor, Rhus-t, Rhus-v, Yucca, Zinc.*
Schmerzhaftigkeit bei Berührung	*Alum, Aur-m, Bry, Calc-c, CINNAB, Con, Graph, HEP, Kali-bich, Lachnanth, Lith-m, NIT-AC, Rhus-t, Sil, MERC.*
Schuppen	*CAUST.*
Taubheit	*Nat-m.*
variköse Adern	*Carbo-v.*
Warzen	*Caust, Thuja, Vgl. Haut*

NASENFLÜGEL

Ausschläge, Wucherungen Risse, Borken, Ulzerationen	*Alum, ANT-C, ARUM, Aur, Aur-m-n, Bov, CALC-C, Caust, Condur, Coral, GRAPH, Ign, KALI-BICH, Kali-c, Lyc, Merc, NIT-AC, PETROL, Sulf, Tereb, THUJA.*
brennend, heiß, beißend	*Ars, Chenop-gl, SANG-N, Senega, Sinap, Sulf.*
Ekzem	*ANT-C, Bals-per, Bar-c, GRAPH, PETROL.*
Empfindlichkeit gegen Berührung	*ALUM, ANT-C, Ars, ARUM, Aur-mur, Calc-c, Cop, Coral, Fagop, GRAPH, HEP, KALI-BICH, Merc-c, Merc, NIT-AC, Petrol, Scilla, Uran.*
Fächerbewegung der Nasenflügel	*ANT-T, Brom, CHEL, Cadus-m, Kali-br, LYC, PHOS, Pyr, Sulf-ac.*
Herpes	*Dulc, Nat-m, Physost, Sil.*
Jucken	*Carbo-v, CINA, Nat-p, SANTON, Sil, Sulf.*
Pochen	*Acon, Brom.*
rote Innenecken	*Agar, Merc-s. Plb-m, Sulf.*
rußige, schmutzige Nasenflügel	*Helleb.*

Trockenheit	*Chlorum, Helleb, SANG-N.*

NASENSPITZE

Bläue	*Carbo-an, DIG.*
Brennen	*Bell, Bor, Ox-ac, Rhus-t.*
kalt, blaß, überspitzt	*Apis, ARS, Calc-p, CAMPH, Carbo-v, CINCH, Helleb, TAB, VER-A, Vgl. Gesicht.*
Kongestion	*Am-c.*

Nasenspitze, Gefühle, Eruptionen, Wucherungen

Akne	*Am-c, Caust, Sep.*
Betäubung wie von e.Schlag	*Viola-od.*
Entzündung	*Bell, Bor, Cistus, Euphorbia, Niccol, Nit-ac, Rhus-t, Sep.*
Furunkel	*Ananth, Bor.*
Herpes	*AETH, Clem, Conv, Dulc, Nat-m.*
Jucken	*Carbo-an, Caust, CINA, MORPH, Petrol, SANTON, Sil.*
knotig	*Aur.*
Prickeln	*Bell, MORPH.*
Pusteln	*Kali-br.*
Risse	*Alum, GRAPH, Petrol.*
Rötung	*Bell, BOR, Calc-c, CAPS, Kali-jod, Kali-n, Niccol, Nit-ac, RHUS-T, Salix, SIL, Sulf, Vinca-m.*
Schmerzhaftigkeit bei Berührung	*Bor, HEP, MENTHA, Rhus-t.*
Schuppen	*Caust, Nat-c.*
Tumoren	*Ananth, Carbo-an.*
Ulzera	*Bor, Rhus-t.*
Warzen	*Caust.*

NASE, innere

Abszeß des Septum	*Acon, BELL, Calc-c, HEP, Sil.*
Bluten (Epistaxis); allgemeine Mittel	*Abrot, ACON, Agar, Ambros, Am-c, ARN, Ars, BELL, BRY, Cact, Calc-c, Carbo-v, CINCH, Croc, Crot-casc, Elaps, Ferr-ac, FERR-P, FERR-PICR, Ficus, HAM, IPEC, Kali-c, Kali-chlor, Lach, MELI, Merc, MILLEF, Mur-ac, Nat-nit, Nat-sal, NIT-AC, Nux-v, Oniscus, Osm, PHOS, Puls, Sec, Sep, Sulf, THLASPI, Tilia, TRILL, Viperea*

Nase, innere, Nasenbluten
Auftreten u. Begleitsymptome,
Begleitkrankheiten

alte Leute	*Agar, CARBO-V.*
Anfälle, täglich	*Carbo-v.*
anhaltend, Gänsehaut dabei	*Camph.*
Biliosität, Gallsüchtigkeit	*Chel.*
Brustbeschwerden	*Ham, Nit-ac.*
Engegefühl, Druck an der Nasenwurzel	*Ham.*
Erleichterung der Brustsymptome	*Bov.*
Erleichterung des Kopfschmerzes	*Ham, MELI*
Erschöpfung	*Carbo-v, Cinch, Diph.*
Gesicht, Kongestion	*Bell, MELI, Nux-v.*
Gesicht, Blässe	*Carbo-v, Ipec.*
Hitze u. Kopfschmerz vorher	*Nux-v.*
Kinder, schnell wachsend	*Abrot, Arn, CALC-C, Croc, Phos.*
morgens, vom Gesichtwaschen	*Am-c, Arn, KALI-C, Oniscus.*
morgens, Aufwachen, Aufstehen	*Aloe, Ambra, Bov, BRY, Cinch, Lach, NUX-V.*
nachts, während des Schlafes	*MERC-S, Nux-v.*
Schwindel, chronisch	*Sulf.*

Nase, innere
Blut, Beschaffenheit

dunkel, flüssig	*Arn, HAM, Lach, Mur-ac, SEC.*
hellrot	*ACON, Bell, Bry, Carbo-v, Erecht, FERR-P, Ipec, MILLEF, TRILL.*
koaguliert	*Cinch, Nat-chlor, Nux-v.*
nicht koaguliert, passiv, reichlich	*Bry, Carbo-v, Crot, HAM, PHOS, Thlaspi, Trill.*
schwarz, fädig	*CROC, Crot, Merc-s.*

Nase, innere
Nasenbluten - Ursache

Anstrengung	*Carbo-v.*
Bewegung, Geräusch, Licht	*Bell.*
Bücken	*Rhus-t.*
Essen	*Am-c.*
Hämophilie	*Ars, Crot, Ham, Ipec, LACH, PHOS.*
Hämorrhoiden,unterdrückte	*Nux-v.*
Husten	*Arn.*

Menses wegbleibend, vikariierend	*BRY, HAM, Lach, Nat-s, PHOS, Puls, Sep.*
Operationen	*Thlaspi*
Putzen der Nase	*Agar, Aur-m, Bov, CARBO-V, Caust, Graph, PHOS, SEC, Sep, Sulf.*
symptomatisch (Fieber, Purpura)	*Arn, Ham, Ipec, Lach, Phos, Rhus-t.*
Waschen	*AM-C, ANT-S-A, Arn, Kali-c, Mag-c.*
Fälle, wiederkehrende	*Ars, Ferr-p, Millef, Phos.*
Zustand nach Trauma	*Acet-ac, ARN, Ham, Millef.*

Nase, innere
Eruptionen, Ausschläge, Wucherungen

Borken, Krusten, Pfropfen harte Stücke	*ALUM, Ant-c, ARUM, Aur, Bor, Cadm-s, Calc-fl, Cop, Dulc, Elaps, GRAPH, Hep, HYDR, KALI-BICH, Lemna-m, LYC, Nat-ars, Nat-m, Nit-ac, PULS, Sang-n, SEP, Sil, Sticta, Sulf, TEUCR, Thuj.*
Furunkel, Stippen	*Sil, Tub, Vinca.*
Lupus	*ARS, Calc-c, Cic, Hydr, HYDROCOT, Merc, Rhus-t, Sulf, Tub.*
knotenartige Schwellung	*Ars.*
Papeln	*Caust, Nit-ac, THUJA.*
Polypen	*Cadm-s, CALC-C, Calc-jod, Calc-p, Caust, CEPA, Con, Formica, Kali-bich, Kali-n, Lemna-m, Merc-i-r, Nit-ac, PHOS, Psor, SANG, SANG-N, Staph, TEUCR, THUJA, Wyeth.*
Ulzerationen, Exkoriationen	*Alum, Ars, Ars-jod, Arum, Aur, Bor, Cepa, GRAPH, HEP, HYDR, KALI-BICH, Kali-c, Kreos, Merc-c, Merc, NIT-AC, Ran-s, SIL, Thuj, VINCA.*

ENTZÜNDUNG
(Rhinitis)

akute, katarrhalische, durch Pollenreizung, Heuschnupfen Sommerkatarrh	*AMBROS, ARAL, ARS, ARS-JOD, Arum, Arundo, Benz-ac, Cepa, Chin-ars, Cocaine, Cupr-ac, Dulc, Euphorb-pil, EUPHRAS, Gels, Hep, Ipec, Kali-jod, Kali-s-chrom, LACH, Linum-usit, Merc-i-fl. NAPH, Nat-jod, Nat-m, Nux-v, SANG-N, Sil, SINAP, Skook-ch, Solid, STICTA, Supraren-ext, Trifol, Tub.*
Entzündung, akute, katarrhalische, gewöhnlicher Schnupfen	*ACON, Aesc, Am-c, Am-m, ARS, ARS-JOD, ARUM, Avena, Bell, Brom, BRY, CAMPH, CEPA, Cham, DULC, Eup-perf, EUPHRAS, Ferr-p, GELS, Glyce, Hep, HYDR, Hydroc-ac, JOD, JUSTICIA, KALI-BICH, KALI-JOD, Lach, Menthol, MERC-S, NAT-ARS, NAT-M, NUX-V, Phos, Puls, QUILL, Sabad, Samb, Sang, SANG-M, Solid, STICTA, Tereb, Ther, Tromb.*

Entzündung (Rhinitis)
Begleitsymptome

Gliederschmerzen	*Acon, Bry,EUP-PERF, GELS.*

Frösteln (Anfangsstadium)	*ACON, Bapt, CAMPH, Caps, Ferr-p, GELS, Merc-j-r, NAT-M, NUX-M, Nux-v, Phyt, QUILL, Sapon.*
Neigung zu Erkältungen	*Agraph, Alum, Ars, Bac, Bar-c, CALC-C, Calc-jod, Calc-p, Calend, Dulc, Ferr-p, Gels, HEP, Hydr, Kali-c, Merc, NAT-M, Nux-v, Phos, PSOR, Sep, Solid, SULF, TUB.*

KORYZA - Schnupfen
Art

fließend, wässerig, (Fließschnupfen)	*Aesc, Agraph, AIL, AMBROS, Am-m, Am-phos, ARAL, ARS, ARS-JOD, ARUM, BROM, CEPA, Cycl, Eucal, Eup-perf, EUPHRAS, GELS, Hydr, Jod, Ipec, JUSTICIA, Kali-chlor, KALI-JOD, Merc-c, MERC-S, Narcissus, NAT-ARS, NAT-M, QUILL, SABAD, SANG-N, Scilla, Sil, Solan-n, Trifol.*
trocken (verstopfte Nase, Schniefen)	*Acon, Ambros, AM-C, Am-m, Arum, CALC-C, Camph, Caust, CHAM, Cistus, Con, Dulc, Elaps, Glycerin, Graph, HEP, Jod, KALI-BICH, KALI-C, Lach, LYC, Menthol, NAT-M, Nit-ac, Nux-v, Osm, Puls, SAMB, Sep, Sil, Sinap, STICTA, Teucr, Vgl. Verstopfung.*
wechselnd, trocken u. flüssig	*Am-c, ARS, LAC-C, Lach, Mag-m, NAT-ARS, NUX-V, Puls, Quill, SINAP, Solan-n, Spong.*

Koryza - Schnupfen
Auftreten, Begleitsymptome

Atmung, asthmatische	*Ant-t, ARAL, ARS-JOD, Bad, IPEC, Naph.*
chronische Tendenz	*Am-c, Calc-c, Calc-jod, CON, Graph, Hep, KALI-BICH, Kali-jod, PULS, SARS, SIL, Sulf.*
dicker Schleim	*AUR, Ferr-jod, HEP, KALI-BICH, Kali-s, MERC-S, Penthor, PULS, Sang-n, Sep, STICTA.*
Erschöpfung, Mattigkeit	*Ars, Ars-jod, Bapt, Gels, Quill.*
Fieber, subfebril bei alten Leuten	*Bapt.*
Heiserkeit, Aphonie	*Ars, CAUST, Cepa, HEP, Osm, Phos, Pop-c, Tellur, Verbas.*
Herzklopfen, besonders bei älteren Leuten	*Anac.*
Husten	*Alum, BELL, Bry, CEPA, Dros, Euphras, JUSTICIA, Lyc, Nux-v, Sang, Sinap, STICTA.*
Kleinkinder, mit Schniefen	*Acon, AM-C, Bell, CHAM, Dulc, Elaps, HEP, Merc-i-fl, NUX-V, SAMB, Sticta, Sulf.*
Kopfschmerz	*Acon, Ars, Bell, BRY, Cepa, Camph, Cinch, Eup-perf, GELS, Kali-bich, KALI-JOD, Nat-ars, NUX-V, Sabad, Sang.*
periodisch	*Ars, Cinch, Nat-m, Sang.*
Photophobie	*Ars, Bell, Cepa, EUPHRAS.*
Schlaflosigkeit	*Ars, Cham.*

Tränenfluß, Niesen	*Acon, Ambros, Am-phos, Aral, ARS, Ars-jod, Camph, CEPA, Cham, CYCL, Eup-perf, EUPHRAS, GELS, Ipec, JUSTICIA, Kali-chlor, KALI-JOD, Menthol, Merc-s, Naph, NAT-M, NUX-V, Quill, Sabad, Scill Solid, Sticta, Vgl. Tränenfluß.*

Nase, innere
Koryza, Schnupfen
Modalitäten

V.- abends	*Cepa, Glycerin, Puls.*
V.- bei Neugeborenen	*Dulc.*
V.- im warmen Zimmer, B.- im Freien	*Ars, Cepa, Nux-v.*

Nase, innere
Koryza, Schnupfen, verbunden mit

Entzündung, akute, kruppöse, fibrinöse	*AM-CAUST, Apis, Ars, Echin, Hep, KALI-BICH, Lach, Merc-s, Nit-ac.*
Entzündung chronische, atrophische (Sicca)	*ALUM, Am-c, Aur, CALC-FL, Cinnab, Elaps, Fluor-ac, Graph, HEP, KALI-BICH, Kali-jod, Kali-s-chrom, LEMNA-M, LYC, Merc, Sabal, SEP, STICTA, SULF, Teucr, Wyeth.*
Entzündung, chronische, katarrhalische	*ALUM, Am-br, AM-M, Ars-jod, Aur-mur, Bals-per, Brom, CALC-C, Calc-p, Cub, Elaps, EUCAL, HEP, HIPPOZ, HYDR, KALI-BICH, Kali-c, Kali-jod, Kreos, Lemna-m, Med, Merc-i-r, MERC-S, NAT-C, Nat-m, Nat-s, Nit-ac, Phos, Psor, PULS, Sabad, Sang, Sang-n, SEP, Sil, Spig, Sticta, Teucr, Ther, Thuj.*
Entzündung, eitrige bei Kindern	*Alum, Arg-n, CALC-V, Cycl, Hep, Jod, KALI-BICH, LYC, Nat-c, Nit-ac.*

Nase, innere
Schnupfen
Typ der Absonderung

albuminöser, klarer Schleim	*Aesc, Calc-c, Camph, Graph, Hydr, Kali-bich, Kali-jod, KALI-M, Lac-c, Menthol, NAT-M, Phos.*
blutig	*Ail, Arg-n, Ars, ARUM, Aur, Echin, HEP, Hydr, Kali-bich, Merc-c, MERC-J-R, Penthor, PHOS, Sang-n, Sil, Thuj.*
Borken, Krusten, Pfropfen	*ALUM, Ant-c, Aur, Aur-mur, Bor, Calc-fl, Calc-sil, Caust, Elaps, Fagop, GRAPH, Hep, HYDR, KALI-BICH, Kaolin, Lemna-m, LYC, Merc-i-fl, Nat-ars, Nit-ac, Petrol, Psor, PULS, SEP, Sil, Sticta, SULF, TEUCR, Ther, Thuj.*
dick	*Alum, Am-brom, CALC-C, Hep, Hydr, KALI-BICH, MERC-C, MERC-S, Nat-c, Penthor, PULS, Sep, Ther, Thuj.*
einseitig	*Calc-s, Calend, Phyt.*
grün, gelb, stinkend, (eitriger oder eitrig-schleimiger Schleim)	*Alum, Ars, Ars-jod, Arum, Aur, BALS-PER, CALC-C, Calc-jod, Calc-s, DULC, Eucal, HEP, HYDR, KALI-BICH, Kali-jod, KALI-S, LYC, Med, MERC, Nat-c, NAT-S, Nit-ac, Penthor, Phos, PULS, Sang-n, SEP, Sil, Ther, Thuj, Tub.*

klebrig, ziehend, fädig	*BOV, Gall-ac, HYDR, KALI-BICH, Myr, Sticta, Sumb.*
membranartige Bildungen	*AM-CAUST, Echin, Hep, KALI-BICH, Vgl. kruppöse Rhinitis.*
mild	*EUPHRAS, Jugl-c, Kali-jod, PULS, Sep.*
reichlich	*Ail, Am-m, Aral, ARS, ARS-JOD, Arum, Bals-per, Calc-jod, CEPA, EUPHRAS, HEP, HYDR, KALI-BICH, KALI-JOD, MERC, Nux-v, PULS, Sang, Sang-n, Sep, Thuja.*
salzig schmeckend	*Aral, Tellur.*
scharf, wässerig, flüssig, heiß oder dünn	*AMBROS, Am-caust, AM-M, ARAL, ARS, ARS-JOD, Arum, Bell, Carbo-v, CEPA, Cham, Eucal, GELS, Glycerin, JOD, KALI-JOD, Kreos, Lach, MERC-C, Merc, Mur-ac, Naph, NAT-ARS, NAT-M, Nit-ac, SABAD, Sang, SANG-N, Scilla, Sulf, Trifol.*
stinkend-fötid	*Ars-jod, Asaf, AUR, Bals-per, CALC-C, Echin, Elaps, Eucal, Graph, HEP, HYDR, KALI-BICH, Kali-jod, Merc-s, Nat-c, Nit-ac, Psor, PULS, Sang, Sep, SIL, SULF, Ther, Tub.*

Nase, innere
Konditionen, Zustände

Bohren, tief hinein	*ARUM, CINA, Helleb, Phos-ac, SANTON, Teucr, Zinc-m.*
Brennen, Schmerzen	*Acon, Aesc, Am-m, ARS, ARS-JOD, Arum, Bar-c, Brom, Caps, Cepa, Cop, Hep, HYDR, Kaolin, Merc-c, MERC-S, Penthor, Sabad, SANG, Sang-n, Sinap.*
Kälte	*AESC, CAMPH, CISTUS, Coral, Hydr, Lith-c, Ver-a.*
Kongestion, heftige	*Bell, Cupr-m, MELI.*
Putzen der Nase, dauerndes	*Am-c, Bor, Hydr, Lac-c, Mag-m, STICTA, Tritic.*
Trockenheit	*ACON, Aesc, AM-C, Bell, Calc-c, CAMPH, Con, Cop, Glycerin, GRAPH, Kali-bich, Kali-c, Kali-jod, Lemna, LYC, Nat-m, Nit-ac, Nux-m, NUX-V, Onosm, Petrol, PHOS, Rumex, SAMB, SANG, Sang-n, Senec, Sep, Sil, Sinap, STICTA, Sulf, Vgl. Verstopfung.*

Nase, innere **Verhärtung (Rhino-Sklerom)**	*Aur-m-n, Calc-fl, Con.*

NASENNEBENHÖHLEN
(Antrum, Oberkiefer-Stirnkeilbein)

Befall im allgemeinen	*Ars, ASAF, Aur-m, Bell, Calc-c, Camph, Eucal, HEP, JOD, Kali-bich, KALI-JOD, Kali-m, Lyc, MERC-J-FL, Merc, Mez, Phos-ac, PHOS, SIL, Spig, STICTA, Teucr.*
Katarrh der Stirnhöhlen	*Ammoniacum, Ign, JOD, KALI-BICH, KALI-JOD, Lyc, Menthol, Merc-j-fl, Nat-m, Nux-v, Sabad, Sticta, Thuj.*
Schmerz u. Schwellung der Oberkieferhöhle	*Phos, Spig.*
syphilitische Affektionen	*Aur, KALI-JOD, Nit-ac.*

NASENRACHENRAUM

akute Entzündung	*ACON, Camph, Cistus, Gels, Kali-bich, Menthol, MERC-C, Nat-ars, Wyeth, Vgl. Rhinitis, Pharyngitis.*
Entzündung, chronische	*Aur, Calc-fl, Elaps, Fagop, HYDR, KALI-BICH, Kali-c, Merc-c, Penthor, Sep, SPIG, STICTA, Sulf, Thuj.*
Entzündung, chronische, mit Schleimtröpfeln, Allgemeinmittel	*ALUM, Am-br, Ant-c, Ars-jod, Aur, Calc-sil, CORAL, Echin, Glycerin, HYDR, Irid, KALI-BICH, Kali-m, LEMNA-M, Merc-j-r, Nat-c, PENTHOR, PHYT, SANG-N, Sinap-n, SPIG, Sticta, Teucr, Ther, Wyeth.*
feuchtes, rauhes Gefühl	*Penthor.*
Schleim, dicker, zäher, gelber oder weißer	*Alum, Am-br, Ant-c, Calc-sil, Coral, HYDR, KALI-BICH, Lemna-m, Menthol, Merc-j-fl, Nat-c, Sang-n, Sep, Spig.*
Schleim, klar	*Cepa, KALI-M, Nat-m, Solan-lyc.*
Schleim, klar, scharf, dünn	*Ars-jod.*
Schleim, klumpig	*Osm, Teucr.*
Tumoren	*Chrom-ac, Osm.*

NIESEN

(Sternunation)	*Acon, Ambros, Am-m, ARAL, ARS, Ars-jod, Arum, Arundo, Calc-c, Camph, CEPA, CYCL, Eup-perf, Euphorbia, EUPHRAS, GELS, Ichthy, Jod, IPEC, Kali-bich, KALI-JOD, Lob-cer, Menthol, Merc, Naph, Nat-m, Nit-ac, Nux-v, Rosa-d, Rhus-t, SABAD, Succin-ac, Sang, SANG-N, Sapon, Scilla, Senec, Senega, Sinap, STICTA.*
Niesen, chron. Neigung	*Sil.*
Niesen, erfolglos	*ARS, Carbo-v, Sil.*
Niesen, V.- abends	*Glycerin*
Niesen, V.- Hände eintauchen in kaltes Wasser	*Lac-d, Phos.*
Niesen, V.- in kalter Luft	*Ars, Hep, Sabad.*
Niesen, V.- im warmen Zimmer, Aufstehen, Pfirsiche anfassen	*Cepa.*
Niesen, V.- morgens	*Camph, Caust, NUX-V, Sil.*

OZAENA - GERUCH

(Stinknase)	*Alum, Ars-jod, ASAF, Aur-m, AUR-MUR, CADM-S, Calc-c, Calc-fl, Carbo-ac, Diph, Elaps, Ferr-jod, Graph, HEP, Hippoz, HYDR, Hydrast-mur, JOD, KALI-BICH, Kali-c, Kali-chrom, Kali-jod, Kali-p, Kreos, Lach, Lemna-m, Merc-j-fl, Merc-pr-rub, MERC-S, NIT-AC, Phos-ac, Phos, PSOR, PULS, SEP, Sil, Teucr, Ther, Thuj, TRIOST.*
Ozaena-syphilitisch	*Asaf, AUR, Aur-mur, Crot, FLUOR-AC, Kali-bich, Kali-jod, NIT-AC, Syph.*

SCHMERZ

bandartig zum Ohr hin	*Lemna-m.*
bohrend, nagend	*Asaf, AUR, Brom, Kali-jod, Merc-i-r.*
brennend	*Aesc, ARS, ARS-JOD, Arum, Chrom-ac, KALI-JOD, Lach, Merc-c, SANG, Vgl. Brennen.*
heftig zu den Ohren hin	*Merc-c.*
heftig, einschießend, vom Hinterkopf zur Nasenwurzel, durch unterdrückte Absonderung	*Kali-bich.*
krampfartig	*Plat, Sabad.*
(im) Nasenrücken, B.- Druck	*Agn.*
pressend an der Nasenwurzel	*ACON, Alum, Arum, Caps, CEPA, Cinnab, Gels, Hep, Jod, KALI–BICH, Kali-jod, Menyanth, Nat-ars, NUX-V, Oniscus, PARIS, Plat, Puls, Ran-b, Ruta, SANG-N, SEP, STICTA, Ther.*
pressend in den Stirnhöhlen	*Gels, Ign, Jod, Kali-bich, KALI-JOD, Merc, Nux-v, Sang, STICTA.*
pulsierend	*Bell, HEP, Kali-jod.*
splitterartig, stechend	*AUR, HEP, Kali-bich, NIT-AC.*

ULZERATION (Geschwürbildung)

Feuchtigkeitsgefühl, nicht erleichtert durch Putzen	*Penthor.*
des Septum	*Alum, Aur, Brom, Calc-c, Carb-ac, Fluor-ac, Hippoz, HYDR, KALI-BICH, Kali-jod, Merc-c, Nit-ac, SIL, Vinca.*
syphilitische	*AUR, Aur-mur, Coral, Kali-bich, KALI-JOD, Lach, Merc-aur, NIT-AC.*

VERSTOPFUNG	*ACON, Ambros, AM-C, Am-m, Anac, Apoc, Ars, Ars-jod, ARUM, AUR, Aur-m-n, CALC-C, Camph, Caust, CHAM, Con, Cop, Elaps, Eucal, Fluor-ac, FORMICA, Glycerin, Graph, Helianth, HEP, KALI–BICH, Kali-c, Kali-jod, Lemna-m, LYC, Menthol, Nat-ars, Nat-c, Nat-m, Nit-ac, NUX-V, Paris, Penthor, Petrol, PULS, Radium, Sabad, SAMB, SANG-N, Sapon, Sep, Sil, SINAP, Spong, STICTA.*
Schwellung	*Antipyr, Ars, ARS-JOD, AUR, Aur-s-a, Bar-c, Bell, Calc-c, Hep-fl. KALI-BICH, LEMNA-M, MERC-C, Merc-j-r, NIT-AC, Sabad, Sang, Sep, Vgl. Entzündung.*
Seiten wechselnd	*Acon, Am-c, Bor, LAC-C, Mag-m, NUX-V.*

AUSSEHEN, ZUSTAND

anämisch, alabastergleich, wächsern	*ACET-AC, APIS, ARS, Calc-p, Ferr-m, Lach, Merc-c, Nat-c, Sep, Sil.*
Ausdruck ängstlich, leidend	*ACON, AETH, ARS, Bor, CAMPH, Canth, Cina, Cinch, Jod, Kreos, Merc-c, Plb, STRAM, Strych, TAB, VER-A.*
Ausdruck schläfrig, stupide	*Ail, Apis, BAPT, Can-ind, GELS, Helleb, OP, Rhus-t.*
Ausdruck stumpf, maskenartig	*Mang-ac.*
blaß	*Abrot, ACET-AC, ANT-T, Apis, Arg-n, ARS, Bell, Berb-v, Bor, Calc-c, Calc-p, CAMPH, CARBO-V, CINA, Cinch, Cupr-m, CYCL. Dig, FERR-AC, FERR-M, FERR-MUR, Ferr-red, Glon, Helleb, IPEC, Kali-c, Lach, Lecith, Med, MERC-C, Merc-d, MORPH, Nat-c, Nat-m, Nit-ac, Phos-ac, Phos, PLB-M, PULS, Pyr, SANTON, SEC, Sep, Sil, Spig, Stann, Staph, TAB, VER-A, Zinc-m.*
blau, livide, (Zyanose)	*Absinth, Am-c, ANT-T, Arg-n, ARS, Aur, CAMPH, Carbo-an, CARBO-V, Chlorum, CIC, Cina, Cinnab, Crot, CUPR-AC, Cupr-m, DIG, Ferr, HYDROC-AC, IPEC, Lach, LAUR, MORPH, Oenanthe, Op, Phenac, Rhus-t, SAMB, Sec, Strych, TAB, VER-A, Vgl. Kreislauf.*
blaue Ringe um die trübe blickenden Augen	*ABROT, Acet-ac, ARS, Berb-v, Bism, Calc-c, CAMPH, CINA, CINCH, Cycl, Ipec, Nat-c, OENANTHE, PHOS-AC, PHOS, SANTON, Sec, Sep, Spig, Stann, STAPH, Tab, VER-A, Zinc-m.*
braune Flecken darauf	*Caul, Sep.*
bronzefarben	*Ant-c, Nit-ac, Sec, Spig.*
empfindlich nach Neuralgie	*Cod.*
errötend	*Ambra, AMYL, Carbo-an, Carls, COCA, Ferr, Stram, Sul.*
fahl, schmutzig, bleich, kachektisch	*ACET-AC, ARS, Berb-v, Calc-p, Camph, CARBO-V, CAUST, Chel, CINCH, Ferr, Glycerin, Hydr, Jod, LYC, Merc-c, Merc, NAT-M, Nux-v, Phos-ac, Phos, Picr-ac, PLB-M, Psor, SANIC, SEC, SEP, Spig, STAPH, Sul.*
faltig, runzelig, altaussehend	*Abrot, ARG-N, BAR-C, Bor, Calc-p, Con, FLUOR-AC, Jod, Kreos, Lyc, NAT-M, Op, PSOR, PULEX, SANIC, Sars, Sec, Sil, Sul.*
fettig, glänzend, ölig	*NAT-M, PLB, Psor, Sanic, Selen, Thuj.*
gedunsen, pastös	*Aeth, AM-BENZ, APIS, ARS, Bor-ac, Bothrops, Calc-c, Ferr-m, KALI-C, Helleb, Hyos, Lach, Medusa, MERC-C, OP, PHOS, Taxus, Xerophyl.*
gedunsen um d. Augen	*AM-BENZ, Ars, Bor-ac, Elaps, Merc-c, Nat-c, PHOS, Rhus-t, Thlaspi, Xerophyl.*
gedunsen um obere Augenlider	*Kali-c.*
gedunsen um untere Augenlider	*APIS, Xerophyl.*
gelbsuchtartig, gelb	*ARS, Berb-v, Blatta-am, Bry, Calc-c, Carbo-v, CHEL, CHIONANTH, CINCH, Crot, DIG, Hep, Hydr, Jod, Kali-c, Lach, Lyc, Merc, MERC-D, Myr, Nat-m, Nat-p, Nat-s, NUX-V, Ol-j-as, Petrol, Picr-ac, PLB-M, Pod, SEP, TARAX, Yucca, Vgl. Gelbsucht*

hippokratisch (kränklich, eingesunken, totenkalt)	*Acon, Aeth, ANT-T, Arn, ARS, Berb-v, CAMPH, CARBO-V, Cinch, Cyprip, Helleb, Lach, Merc-cy, Plb-m, Pyr, SEC, TAB, VER–A, Zinc-m.*
kupferfarbenes Aussehen	*Alum, Nit-ac.*
pergamentartig	*Ars.*
rot, dunkel, bräunlich, wie betrunken, gedunsen	*AIL, Apis, Ars-m, BAPT, Bothrops, Bry, Carb-ac, Diph, GELS, Hyos, Lach, MORPH, Nux-v, OP, Rhus-t, Stram.*
rot, gerötet durch Erregung , Schmerz, Anstrengung	*Acon, FERR-M, Ign, Meli.*
rot, gerötet heiß, florid	*Acet-ac, ACON. Agar, AMYL. ASTER, Bapt, BELL, Canth, Caps, FERR-P, Gels, GLON, Glycerin, Kreos, MELI, Myg, Op, Quercus, Rhamnus-c, SANG, STRAM, Sul, VER-V.*
rot, gerötet nach dem Essen	*Alum, Carbo-an, Carls, Coral, Stront.*
rot, halbseitig	*Acon, CHAM, CINA, Dros, Ipec, NUX-V.*
rot, totenblaß beim Aufstehen	*ACON, Ver-a.*
rot, verzerrt	*Bell, CIC, Cupr-ac, CUPR-M, Crot, Hyos, Op, STRAM.*
rot, wenn auch kalt	*Asaf, Caps.*
Schwellung	*ACON, Ant-ars, Antipyr, APIS, ARS, Ars-m, BELL, Cepa, Colch, HELLEB, Lach, MERC-C, Oenanthe, Op, Phos, RHUS-T, Rhus-v, Ver-a, Vespa, Vipera.*
Schwellung durch Zahnschmerz	*BELL, Cham, Coff, Mag-c, MERC.*
schwitzend	*ACET-AC, Amyl, ANT-T Ars, CHAM, Glon, Samb, Sil, TAB, VER-A, Viola-tr.*
schwitzend an kleinen Stellen beim Essen	*Ign.*
schwitzend, kalt	*ANT-T, ARS, Camph, CARBO-V, Cina, Euphorbia LOB-INFL, Tab, VER-A, Zinc-mur.*
schwitzend, Stirn	*Cham, Euphorbia, Op, VER-A.*
verzerrt	*Absinth, Art-v, Bell, Camph, CIC, Cupr-ac, CUPR-M, Crot, Helleb, Hyos, Nux-v, OP, Sec, STRAM.*

AUSSCHLÄGE, ERUPTIONEN

Akne rosacea	*ARS-BR, Carbo-an, Chrysar, EUG-J, KREOS, Ophor, Psor, Sul, Sulphurous-ac.*
Akne simplex	*Ambra, ANT-C, BELL, BERB-AG, Calc-p, Calc-s, Carbo-v, Cim, Clem, Con, Crot-t, EUG-J, Graph, Ind, JUGL-R, Kali-ars, Kali-br, Kali-c, LED, Med, Nat-m, NUX-V, Phos-ac, SUL, Thuj.*
Angiom	*Abrot.*
Borken, Krusten, Schorfe	*Ars, Cic, Cistus, Dulc, Graph, Het, Mez, Rhus-t.*

Crusta lactea - Milchschorf	*Calc-c, Hep, Merc-pr-rub, RHUS-T, Sil, Viola-tr. Vgl. Kopfhaut.*
Ekzem	*Anac, ANT-C, ARS, Calc-c, Carb-ac, CROT-T, Dulc, GRAPH, Hep, Led, Merc-pr-rub, MEZ, Nat-m, Sep, Sil, Sul, Sul-jod, VINCA, Viola-tr.*
Epitheliom	*Ars, Kali-s, Lob-erin.*
Erysipel	*Anac-oc, Ananth, APIS, BELL, Bor, CANTH, Carbo-an, EUPHORB, Ferr-mur, GRAPH, Gymnocl, Hep, RHUS-T, Sep, Solan-c, Ver-v.*
Erythem	*Ars-jod, BELL, Condur, Echin, Euphorbia, GRAPH, Nux-v.*
feucht, naß	*Ant-c, Cic, Dulc, GRAPH, Hep, Mez, Psor, Rhus-t, Viola-tr.*
Flecken, gelbe	*Nat-c, SEP.*
Flecken, kupferfarbige	*Benz-ac, CARBO-AN, Lyc, Nit-ac.*
Flecken, rote	*BERB-AQ, Euphorbia, Kali-bich, KALI-C, Oenanthe, Petrol.*
Frostbeulen	*Agar.*
Furunkel	*Alum, ANT-C, Calc-p, HEP, LED, Med.*
Hautflecken	*BERB-AQ, Kali-c, Nux-v.*
Herpes (Flechte)	*Anac-oc, Canth, Clem, DULC, Euphorb, Limulus, Lyc, NAT-M, RHUS-T, Sep.*
juckender Ausschlag auf der Stirn während Menses	*Eug-j, Psor, Sang, Sars.*
Komedonen	*ABROT, Eug-j, Jugl-r, Nit-ac, SUL.*
Krebs, offen, blutend	*Cistus*
Lentigo	*Am-c, Iris-germ, Graph, Lyc, MUR-AC, Nat-c, NIT-AC, Phos, Sep, SUL, Tab, Thuj.*
Lupus	*Cistus*
Pusteln	*ANT-C, Bell, Calc-c, CALC-S, CIC, Graph, HEP, Indium, Merc, Psor.*
rauh, hart	*BERB-AQ, Kali-c, PETROL, Sul.*
Schuppen	*Ars, Euphorbia.*

Eruptionen
Syphilide

Areolae, Papeln	*Kali-jod.*
Backenbart, Ausschläge	*Hep.*
Backenbart, Haarausfall	*Graph, Selen, Vgl. Kopfhaut*
Backenbart, Jucken	*Calc-c, Vgl. Haut*
Knötchen	*Alum, Carbo-an, Fluor-ac.*
Krusten mit Hof	*Nit-ac.*
kupferne Flecken	*Carbo-an, Lyc, NIT-AC.*
Pusteln	*Kali-iod, Nit-ac.*
Ulzera, zerfressende	*Con.*
Warzen	*Calc-s, Castorea, CAUST, Kali-c.*

GEFÜHLE

Ameisenkribbeln (Taubheit, Prickeln, Krabbeln)	*ACON, Agar, Colch, Gymnocl, Helod, Myr, Nux-v, PLAT.*
brennende Hitze	*AGAR, Agrost, Ant-c, ARS, Arum, CANTH, CAPS, CHAM, EUPHORBIA, Kali-c, Nat-c, Sang, Senega, Sil, Stront, SUL, Viola-tr.*
Jucken	*AGAR, Ant-c, MEZ, Myr, Nat-m, Rhus-t, Sep, Stront.*
Kälte	*ABROT, AGAR, ANT-T, CAMPH, Carbo-v, Dros, HELOD, Phos-ac, PLAT, VER-A, Vgl. hippokratisches Gesicht.*
wie getrocknetes Spinnennetz	*Alum, BAR-C. BOR, Brom, Euphorbia, GRAPH, Phos-ac, RAN-S.*
Zusammenziehung, Falten auf der Stirn	*BAPT, BELLIS, Grat, HELLEB, Phos, Primula.*

KIEFER
Zustände

Knacken beim Kauen	*Am-c, Granat, Lac-c, NIT-AC, RHUS-T.*
leicht ausgerenkt	*Ign, PETROL, RHUS-T, Staph.*
Schmerz	*Acon, Agar, Alum, Am-m, Am-picr, AMPHIS, August, Arum, Astrag, Aur-m, Bapt-conf, Calc-caust, Carbo-an, CAUST, Merc, Phos, Rhus-t, Sang, SPHINGUR, Spig, Xanth.*
Steifheit (Trismus, Kiefersperre)	*Absinth, ACON, Arn, Bell, Carbon-oxy, Caust, Cham, CIC, CUPR-AC, CUPR-M, Cur, Dulc, Hydroc-ac, HYPER, IGN, Merc-c, MORPH, Nerium, Nicot, NUX-V, Oenanthe, Physost, Solan-n, Stram, STRYCH, Ver-a.*
Wucherungen, Schwellung	*Amphis, CALC-FL, Hekla, Plb, Thuya.*
Zittern	*Alum, ANT-T, Cadm-s, GELS.*

Kiefer
Oberkiefer

Affektionen der Kieferhöhle	*Arn, Bell, Chel, Commocl, Euphorb-amyg, Hep, KALI-IOD, Kali-s, Mag-c, Merc-c, PARIS, PHOS, Sil, Tilia.*
Schmerz	*Astrag, Calc-p, Euphorbia, FLUOR-AC, Merc-i-r, PHOS, Polygon, SPIG.*
Tumor	*Hekla.*

Unterkiefer

Epulis, Zahnfleischgeschwulst	*Plb-ac, Thuj.*
herabhängend, schlaff	*Arn, Ars, Gels, HELLEB, Hyos, Lach, Lyc, MUR-AC, Op.*
Karies, Nekrose	*Amphis, August, PHOS, Sil.*

Kaubewegung	*Acon, Bell, BRY, HELLEB, Stram.*
Knoten schmerzhaft	*Graph.*
Schmerz	*Caust, Chin-s, Cinch, Sil, Spig, Xanth. Vgl. Kiefer.*
Schwellung	*Amphis, Aur-m-n, Merc, PHOS, Sil, Symphyt.*

KINN

Eruptionen, Ausschläge	*ANT-C, Aster, CIC, Dulc, GRAPH, HEP, Nat-m, Phos-ac, Rhus-t, Sep, Sil, SUL-IOD, Zinc.*

KNOCHEN

empfindlich	*Aur, HEP, Kali-bich, Mez. Vgl. Kiefer.*
Entzündung	*Aur-m.*
Exostosen	*Fluor-ac, Hekla.*
Karies	*Aur-m, Cistus, Fluor-ac, Hekla.*
Schmerzen	*Alum, Arg-n, Astrag, AUR, Carbo-an, Caust, Dulc, HEP, MERC, Nit-sp-d, PHOS, SIL, Zinc.*

MUSKELN

Paralyse - Bellsche Lähmung	*ACON, Alum, AM-PHOS, Bell, Cadm-s, CAUST, Cocc, Cur, DULC, Formica, GELS, GRAPH, Hyper, KALI-CHLOR, KALI-IOD, Merc-c-k, Physal, RHUS-T, Ruta, SENEGA, Zinc-picr.*
Schmerz	*Anac, Angust, Cocc, Colch, Oxytr, Sab. Vgl. Prosopalgie.*
Seite, linke	*Cadm-s, Senega.*
Seite, rechte	*Bell, Caust.*
Steifheit	*Absinth, Acon, AGAR, Bapt, CAUST, Gels, Helod, Nux-v, Rhus-t. Vgl. Trismus.*
Verzerrung (risus sardonicus)	*CIC, Cupr-ac, Hydroc-ac, Op, SEC, Stram, Stryh, Tellur.*
Zucken, spastisches	*Agar, Arg-n, BELL, Caust, Cham, CIC, CINA, GELS, HYOS, IGN, Laburn, Laur, Menyanth, MYG, Nux-v, OENANTHE, Op, Sec, Stram, Tellur, Visc-a.*

STIRN

faltig, Zusammenschnürungsgefühl	*Bapt, Bellis, Grat, HELLEB, Lyc, Phos, Primula.*
Glabella, Schwellung	*Sil.*

TIC DOULOUREUX	*ACON, ACONIT, Ananth, Arg-n, ARS, BELL, Caps, Cim, COCCINEL, COLCH, Cupr-m, GELS, Glon, Graph, Kali-c, Kali-chlor, KALI-IOD, MAG-P, MEZ, Nat-s, Nux-v, PHOS, Rhus-t, Sep, Stann, Staph, Sul, STRYCH, THUJ, VERBASC, Zinc-m. Vgl. Trigeminusneuralgie.*

TRIGEMINUSNEURALGIE (Prosopalgie)
Gesichtsschmerzen
Art, Typ

kongestiv, entzündlich, neuralgisch	*ACON, AGAR, Aran, Arg-n, ARS, BELL, Cact, CAPS, Caust, CED, Cepa, CHAM, Chin-ars, CHIN-S, Cim, CINCH, Coff, COL, Ferr, GELS, Hekla, KALI-IOD, Kali-p, Kal, MAG-P, Menthol, Merc-c, Merc-s, MEZ, Nit-sp-d, Phos, PLANT, Plat, Puls, Radium, Rhodium, RHUS-T, Sang, Sil, SPIG, Stann, Sul, Thuj, Tilia, VERBASC, ZINC-V, Zinc-p.*
Reflexschmerz von schlechten Zähnen	*Coff-tosta, Hekla, Merc-s, MEZ, Staph.*
rheumatisch	*ACON, Act-sp, CAUST, Cham, Colch, Col, Dulc, Puls, RHOD, RHUS-T, Spig.*
syphilitisch (von Quecksilber)	*KALI-IOD, Mez, Nit-ac.*
toxisch (von Malaria, Chinin)	*Ars, Cinch, Ipec, Nat-m.*

Trigeminusneuralgie (Prosopalgie)
Begleitumstände

Aufstoßen, saures	*Arg-n, Nux-v, Verbasc.*
Berührungsempfindlichkeit	*Acon, BELL, CINCH, Col, HEP, Mez, Paris, Spig, Verbasc.*
Frösteln	*Col, Dulc, MEZ, PULS, Rhus-t.*
geistige Reizbarkeit	*Cham, Coff, Kreos, Nux-v.*
Heißhunger, vorher Kälte	*Dulc.*
Katarrh (Schnupfen, Tränenfluß)	*Verbasc.*
Photophobie	*Nit-sp-d, Plant.*
Ptosis	*Gels.*
Sehen verschleiert	*Tilia.*
Speichelfluß, steifer Hals	*Mez.*
Taubheit	*ACON, Menthol, Mez, Plat, Rhus-t.*
Tränenfluß	*Bell, Ipec, Nux-v, Plant, PULS, Verbasc.*
Unruhe, Herzklopfen	*Spig.*

Wange, dunkel-rot	*Spig.*
wechselnd mit Gastralgie	*Bism.*
Zucken im Gesicht	*Agar, Bell, COLCH, Kali-c, Nux-v, Thuj, ZINC-M.*

Trigeminusneuralgie (Prosopalgie) Lokalisation

Augen	*Ars, CIM, Clem, Nux-v, Paris, SPIG, Thuj. Vgl. Augen.*
Backenknochen (Zygoma)	*Angust, Arg-m, Aur, CALC-CAUST, Caps, CIM, Col, Hydrocot, Lecith, Menthol, Ol-an, Mag-c, Mez, Paris, PLAT, Rhus-t, SPHINGUR, SPIG, Strych, Thuj, VERBASC, Zinc-m.*
einseitig, links	*ACON, Arg-n, COL, Coral, Hydrocot, LACH, Paris, Plat, Sapon, Senec, SPIG, VERBASC, Zinc-v.*
einseitig, rechts	*Aran, CACT, Caps, Ced, Clem, Coff, Colch, Hyper, KAL, MAG-P, MEZ, PULS.*
Unterkiefer	*AMPHIS, Calc, Lach, Nit-sp-d, Plat, Radium, RHOD, Xanth, Zinc-v.*
Oberkiefer	*AMPHIS, Bism, CALC-CAUST, CHAM, Col, Dulc, EUPHORB-AMYG, Graph, Iris, KALI-CY, KALI-IOD, Kal, KREOS, Mez, Paris, Sang, Thuj, VERBASC.*
Oberkiefer (infraorbital)	*Colch, Iris, Mag-p, MEZ, Nux-v, PHOS, Verbasc.*
Oberkiefer, zu Zähnen, Ohren, Augen, Kieferknochen	*ACT-SP, Arg-n, Ars, Bel, Bism, CHAM, Clem, COFF, COL, Dulc, KALI-CY, MEZ, Phos, Plant, Rhod, Sang, SPIG, Thuj, VERBASC.*

Trigeminusneuralgie (Prosopalgie) Art, Typ des Schmerzes

allmähliches Anfangen u. Aufhören	*Plat, STANN.*
allmählicher Beginn u. plötzliches Aufhören	*Arg-m, BELL, Puls.*
feine Schmerzlinie am Nerv entlang	*Caps, Cepa.*
krampfartig, ziehend, pressend	*Angust, Bism, Bry, CACT, Cocc, Col, MEZ, PLAT, Thuj, Ver-a, VERBASC.*
lanzinierend, anfallartig, blitzartig, strahlend	*Arg-n, Ars, BELL, Cocc, COL, Gels, Graph, Hep, KALI-IOD, Kreos, Mag-p, NUX-V, Phos, Plant, RHODIUM, Sang, SPIG, STRYCH, Zinc-m.*
periodisch aussetzend	*Cact, Ced, Chin-s, CINCH, COL, Graph, Mag-p, Plant, SPIG, Ver-a, Verbasc.*
schneidend, zerrend, zuckend, stechend, reißend	*Acon, Amphis, ARS, Aur, Caust, CHAM, Cinch, COL, Dulc, Hyper, Mag-p, Merc, Mez, Nux-v, Phos, PULS, Rhodium, Rhod, Senec, Sil, SPIG.*

wie eisige Nadeln, durchdringend	*Agar.*
wie heiße Nadeln, durchdringend	*Ars.*

Trigeminusneuralgie (Prosopalgie) Modalitäten - B.-

Bewegung, im Freien	*Thuj.*
Druck	*Cinch, COL, Mag-m, RHOD.*
Essen	*Rhod.*
kalte Anwendungen, Kälte	*Bism, CLEM, Kali-p, Phos, PULS.*
Kauen	*Cupr-ac.*
Knien, Kopf fest gegen Fußboden pressen	*Sang.*
Reiben	*Acon, PLAT.*
Ruhe	*Col, Nux-v.*
Wärme	*Ars, Calc-c, COL, Cupr-ac, Mag-m, MAG-P, Mez, Thuj.* *Vgl. Modalitäten.*

Trigeminusneuralgie (Prosopalgie) Modalitäten - V.-

abends, nachts	*ARS, Caps, Mag-c, Merc-s, Mez, PULS, Rhus-t.*
Bewegung u. Geräusch	*Ars, Chin-s, Cinch, SPIG.*
Druck	*Caps.*
Denken an den Schmerz	*Aur.*
Einwirkung feuchter Kälte	*Col, DULC, Mag-m, Rhus-t, SIL, SPIG, Thuj.*
Einwirkung trockener Kälte	*ACON, Coff, Kal, Mag-c, Mag-p, Nit-sp-d.*
Essen, Bewegung	*Col, Phos, Verbasc.*
Essen, Bewegung, Vorneigen, Erschütterung	*BELL, Ferr-p, SPIG.*
morgens bis Sonnenuntergang	*Spig.*
Essen, Trinken	*Bism, Iris, MEZ.*
Kauen, Öffnen des Mundes	*Angust, Cocc, Helleb, Hep, Mez.*
Kontakt, Berührung	*BELL, Caps, CINCH, Col, CUPR-M, HEP, Mag-p, MEZ, Paris, SPIG, Verbasc.*
nachmittags	*Cocc.*
Ruhe	*Mag-c, Plat, Rhus-t.*

Säuren, Bewegung, Erregung	*Kali-c.*
Sprechen, Bewegung, Sitzen oder Liegen auf der schmerzlosen Seite	*Kreos.*
Sprechen, Niesen, Temperaturwechsel, Zusammenpressen der Zähne	*Verbasc.*
Tabak	*Sep.*
tagsüber	*Ced, Plant, Spig.*
Tee	*Selen, Spig, Thuj.*
Wärme	*Cham, Glon, Kali-s, Merc-s, Mez, PULS.*

WANGEN

beißt darauf beim Kauen, Sprechen	*Caust, IGN, Ol-an.*
brennend	*Agar, Euphorb, Ferr-p, Nit-sp-d, Phos-ac, Phos, Sul. Vgl. Gefühl.*
Eruptionen, Ausschläge	*ANT-C, Dulc, Graph, LED, MEZ. Vgl. Ausschläge im Gesicht.*
Flecken, umschriebene, rot, brennend	*Benz-ac, Bry, CINA, Ferr-mur, Lachnanth, PHOS, Samb, SANG, Stram, Sul.*
gelber Sattel bei Uteruserkrankung	*Sep.*
Knotenbildung	*Antipyr.*
Prickeln, Taubheit	*Acon, Plat.*
Rötung	*Brom, CAPS, CIC, Coff, Colch, Euphorbia, Euphras, MELI. Vgl. rotes Gesicht.*
Rötung, einseitig	*ACON, CHAM, Cina, Dros, Ipec, NUX-V.*
Schmerzen	*Agar, Angust, Ver-a. Vgl. Prosopalgie.*
Schwellung	*ACON, Bell, Bov, CALC-FL, Euphorb, Kali-m, PLANT, Plat. Vgl. Schwellung des Gesichtes.*
Ulzera, warzenartig	*Ars.*

G MUND

ATEM

kalt	*Ant-t, Ars, CAMPH, CARBO-C, Cistus, Cupr-m, Euphorb-dath, HELOD, Jatropha, TAB, Tereb, VER-A.*
stinkend (Fötor oris	*Abies-n, Alum, Ambra, Anac, ANT-C, ARN, ARS, AUR, BAPT, Bor, Bry, Calc-c, Caps, CARB-AC, Carbo-v, Chel, Cinch, Cistus, Daphne, DIPH, Graph, Helleb, HEP, Indol, JOD, Kalagua, Kali-chlor, Kali-per, Kali-p, KALI-TELL, Kreos, Lach, Merc-c, Merc-cy, Merc-d, MERC-S, Mur-ac, NAT-TELL, NIT-AC, NUX-V, Petrol, Phyt, Psor, PULS, QUERCUS, Rheum, SEP, Sinap, Spig, Stann, Sulf-ac, Tereb.*
stinkend, abends oder nachts	*Puls, Sulf.*
stinkend, bei Mädchen in der Pubertät	*Aur-m.*
stinkend, nur morgens	*ARN, Bell, NUX-V, Sil, Sulf.*
stinkend, nur nach Mahlzeiten	*Cham, NUX-V, Sulf.*

ÄUSSERER MUND
Kommissuren (Ecken)

Farbe, ungefähr perlweiß	*AEth, CINA, Santon.*
Farbe, ungefähr gelb	*Sep.*
Risse, Ulzerationen	*Am-m, ANT-C, Ars, ARUM, Arundo, Bov, CONDUR, Echin, Eup perf, GRAPH, Helleb, HEP, Nat-m, NIT-AC, Petrol, Rhus-t, Sec.*
Umgebung von Ausschlägen bedeckt	*Ant-c, ARS, Aster, Echin, GRAPH, HEP, Naph, Mez, Mur-ac, NAT-M, Petrol, Senega.*

Äußerer Mund
Lippen

Abblättern	*Con, Sep.*
blau wie bei Zyanose	*Ars, CAMPH, Carbo-an, Carbo-v, CUPR-M, Cupr-s, DIG, Hydroc-ac, Sec, VER-A, ZINC. Vgl. Gesicht.*
brennend, heiß, pergamentartig	*Acon, Arn, ARS, Arum, BRY, Caps, Illic, Nat-m, Phos, Rhus-t, SULF, Thyr.*
Ekzem	*ANT-C, Aur-mur, Bov, Calc-c, Graph, Lyc, MEZ, Rhus-t.*
Eruptionen, Ausschläge, Akne	*Bor, Psor, Sars, SULF-JOD.*
Kälteverletzungen, Herpes, Hidroa	*Agar, Ars, Calc-fl, CAPS, Dulc, Frax-am, Hep, Med, NAT-M, RHUS-T, Rhus-v, SEP, Sulf-jod, Upas.*
Kaubewegung	*Acon, BELL, BRY, Helleb, Stram.*
Krebs	*Acet-ac, ARS, Ars-jod, Clem, Commocl, Condur, Con, HYDR, Kreos, Lyc, SEP, Tab, Thuj.*
leckt sie häufig	*Puls.*
Risse, Ulzerationen	*Ant-c, ARS, ARUM, Bry, Carbo-v, Carbon-s, CLEM, CONDUR, Echin, Glycerin, GRAPH, Kali-bich, Merc-pr-rub, Mur-ac, Nat-m, NIT-AC, Phos, RHUS-T, Sil.*

Risse, Ulzerationen mitten auf der Unterlippe	*Am-c, Graph, HEP, NAT-M, Puls, Sep.*
rot, blutend	*ARUM, Kreos.*
rot, karmoisin	*Aloe, SULF, Tub.*
Schaum vor dem Mund	*Absinth, Cic, Cupr-ac, CUPR-M, HYDROC-AC, Hyos, Lyssin, OENANTHE, Op. Vgl. Konvulsionen (Nervensystem).*
Schmerz, Schmerzhaftigkeit	*ARUM, Bor, Calc-c, Illic, Nat-m, RHUS-T, RHUS-V, Sep.*
schwarz	*ARS, Bry, MERC-C, Vipera.*
Schwellung	*Antipyr, APIS, Bov, Bry, Caps, Medusa, Merc-c, RHUS-T, VIPERA.*
Schwellung der Oberlippe	*Apis, BELL, Calc-c, HEP, Nat-c, NAT-M, Psor, RHUS-T.*
Schwellung der Unterlippe	*Puls, Sep.*
Taubheit, Prickeln	*ACON, Crot, Echin, NAT-M.*
Trockenheit	*Acon, Ant-c, BRY, Chionanth, Cinch, Euonym, Glycerin, Helleb, Helon, Mur-ac, NAT-M, NUX-M, Phos-ac, Puls, Rhus-t, Senec, Sep, SULF, ZINC-M. Vgl. Brennen.*
Ulkus, krebsartig	*Ars.*
Verzerrung	*ART-V, Cadm-s, CIC, CUPR-AC, Cur, Stram.*
Zucken, spastisches	*AGAR, Art-v, Cim, GELS, IGN, Myg, Niccol, Op, Strych.*
zupft an ihnen, bis sie bluten	*ARUM, Helleb, Zinc-m.*
zusammengeklebt	*Can-ind, Helon.*

INNERER MUND

Gaumen

Aphthae	*Agave.*
Belag, kremig	*Nat-p.*
Blasen	*Nat-s.*
faltig; Schmerz beim Kauen, Stillen	*Bor.*
juckend, kitzelnd	*ARUNDO, Gels, Wyeth.*
Nekrose, Karies	*AUR, Merc-cy.*
Ödem	*Apis.*
rot, geschwollen	*Acon, APIS, Aur, Bell, Fluor-ac, KALI-JOD, Merc-c.*
Trockenheit	*Carbo-an.*
Ulzeration, Rauhheit	*Ant-c, ARUM, CINNAB, Hep, Merc-c, Merc-per, NIT-AC, Sulf-ac, Tarax. Vgl. Rachen.*
verlängert	*Strych. Vgl. Uvula.*
Zusammenschnürung, Kratzen	*Acon.*

Innerer Mund
Mundhöhle

Blutung nach Zahnextraktion	*Arn, Bov, Cinch, HAM.*
brennend, schmerzhaft	*Acon, Aesc, Apis, ARS, ARUM, Bell, Bor, Bry, Caps, CANTH, Carb-ac, Carbo-v, Colch, Ferr-p, IRIS, Merc-c, SANG, Sulf, TARAX, Vespa.*
Drüsen, Speicheldrüsengewebe entzündet	*Anthrac, Bry, HEP, MERC, Mur-ac.*
Entzündung (Stomatitis) - allgemeine Mittel	*Acon, Alum, Arg-n, Arum, BAPT, Bell, BOR, Caps, Corn-c, HYDR, KALI-CHLOR, Kali-m, MERC–C, MERC-S, Nat-m, NIT-AC, Nux-v, Ran-s, Sep, Sinap-n, Sulf, SULF-AC, Vespa.*
Entzündung, aphthöse	*Aeth, Ant-t, Ars, Bapt, BOR, Bry, Carbo-v, Eup-arom, Hydr, HYDRAST-M, KALI-CHLOR, Kali-m,* MERC-S, MUR-AC, Nat-m, Nit-ac, Rhus-gl, Sars, SEMPERV-T, SULF-AC, SULF. * MERC-C.*
Entzündung, follikuläre, vesikuläre	*Anac, Ananth, Canth, CAPS, Kali-chlor, HYDRAST-M, Mag-c, Nat-m, MUR-AC, RHUS-T, Sulf.*
Entzündung, gangränöse (Noma, Cancrum oris)	*ARS, Bapt, Hydr, KALI-CHLOR, Kali-p, KREOS, LACH, MERC-C, Merc-s, MUR-AC, Sec, Sulf-ac.*
Entzündung, merkuriale	*Bapt, Carbo-v, Hep, Hydr, Mur-ac, NIT-AC.*
Entzündung, ulzerative	*Agave, Alnus, ARG-N, ARS, Arum, Bapt, Bor, Chlor, CINNAB, Coryd, HEP, HYDRAST-M, Kali-bich, KALI-CHLOR, Kali-cy, Mag-c, Menthol, MERC-C, MERC-S, MUR-AC, NIT-AC, Nit-mur-ac, Phos, RHUS-GL, Sulf-ac, Sulfuric-ac, Tarax.*
Jucken	*Arundo, Bor, Kali-bich.*
Kälte	*Camph, CISTUS, Coccinel, Sinap-n, Ver-a.*
Schleimhaut blaß	*Ferr-m, Morph.*
Schleimhaut, entzündet von Verbrennungen	*Apis, Canth.*
Schleimhaut, glänzend, wie lackiert	*APIS, Nit-ac, Tereb.*
Schleimhaut, rot, dunkel	*BAPT, Lach, Morph, PHYT.*
Schleimhaut, rot, geschwollen, Geschwüre mit grauer Basis	*Kali-chlor, Vgl. Stomatitis*
Schmerz	*Apis, Arum, Bell, Bor, Hep, MERC, NIT-AC, Upas. Vgl. Stomatitis.*
Schmerz durch Zahnprothese, Berührung, Essen	*Alumen, Bor.*
Trockenheit	*ACON, Aesc, Alum, APIS, ARS, BELL, Bor, BRY, Cupr, Dub, Hyos, Iris-ten, Kali-bich, Kali-p, Lach, LYC, Merc-c, Merc-per, MORPH, Mur-ac, Nat-m, Nat-s, NUX-M, Op, Phos, Puls, RADIUM, Rhus-t, Sang, Senec, Sep, Tereb.*

Trockenheit mit starkem Durst	*Acon, ARS, BRY, Rhus-t, Sulf, Ver-a.*
Trockenheit ohne Durst	*APIS, Lach, LYC, NUX-M, Paris, PULS, Sabad.*
wie angenagt	*Agave, ANT-C, ARG-N, Ars, Bor, Caps, Carbo-v, Echin, Hydr, Kali-bich, KALI-CHLOR, Lach, Lyc, MERC-C, Merc, Mur-ac, Nat-hypochlor, NAT-M, NIT-AC, Phyt, Sal-ac, SULF-AC, Sulf, Vgl. Aphthöse Stomatitis.*

Innerer Mund
Ptyalismus

vermehrter Speichelfluß - allgemeine Mittel	*ACET-AC, Allium-s, Anac, Ant-c, ARUM, Bapt, Bism, Bry, Cham, Chionanth, Cinch, Colch, Cupr-m, Daphne, Dig, Dulc, EPIPH, EUPHORB, Granat,Hep, JOD, IPEC, IRIS, JABOR, Kali-chlor, KALI-JOD, Kali-perm, Lac-c, Lact-ac, LOB-INFL, MERC-C, Merc-cy, Merc-d, Merc-j-r, MERC-S, Mez, Muscar, Nat-m, NIT-AC, NIT-MUR-AC, Phos, PILOC, Pod, Ptel, PULS, Rhus-t, Sang, Sars, Sep, Sulf, SYPH, Tab, Trifol.*
bitter	*ARS, Atham, Bry, Kali-s, PULS, Sulf.*
blutig	*Antipyr, ARS, Mag-c, MERC, NIT-AC, Nux-v.*
Essen, durch	*Allium-s.*
Quecksilber, durch	*HEP, Jod, IRIS, Kali-chlor, Nit-ac.*
scharfer, heißer Speichel	*Ars, ARUM, Bor, Daphne, KALI-CHLOR, Kreos, Merc, NIT-AC, Taxus.*
Schlaf, im	*CHAM, Coccinel, Lact-ac, MERC, Rheum, SYPH.*
Schwangerschaft, in der	*Acet-ac, GRANAT, JOD, JABOR, Lact-ac, MERC, Muscar, Nit-ac, Piloc, Sep. Vgl. Schwangerschaft (Weibl. Genitale).*

Innerer Mund
Ptyalismus, Speichel-Zustand

fädig, zäh, schleimig,seifig	*Am-m, Ant-c, Arg-n, Dulc, EPIPH. HYDRAST-M, Hydr, Jod, Iris, KALI-BICH, Kali-chlor, Lyssin, MERC-S, MERC-V, Myr, Nat-m, Piloc, PULS, Tarax.*
metallisch	*Bism, Cham, Cocc, CUPR-M, MERC, NIT-AC, Zinc.*
milchig	*Plb-oxy.*
salzig	*Ant-c, EUPHORB, Lact-ac, MERC-C, NAT-M, Phos, Sep, Ver-a.*
sauer	*IRIS, NIT–AC, Nux-v, Paris, Pod.*
schaumig, watteartig	*Alet, Aqua-mar, BERB-V, Bry, Canth, Lyssin, NUX-M, Nux-v, Phos-ac, Sulf.*
Schleim	*Bell, Colch, DULC, NIT-AC, Phos-ac, PHOS, Puls.*
stinkend	*Ars, JOD, Kreos, Mancin, Merc-d, MERC-S, NIT-AC, Psor, Rheum.*

süßlich	*Cupr-m, Merc, Plb-ac, PULS, Stann.*
wässerig	*Asar, Bism, Jod, Jabor, Lob-infl, NAT-M, Phos, Trifol.*

Innerer Mund
Ulzeration

Ulzeration, syphilitische, schleimige Flecke	*CINNAB, Kali-bich, MERC-C, Merc-nit, Merc-pr-rub, Merc-s, NIT-AC, Still, Thuj, Vgl. Männl. Genitale.*
variköse Adern	*Ambra, Thuj.*
Wundheit des Mundes	*Alum, ARG-N, ARS, ARUM,BOR, Caps, HEP, HYDRAST-MUR, Hydr, Kali-chlor, MERC-C, MERC-S, MUR-AC, NIT-AC, Nux-m, Phyt, RAN–S, RHUS-GL, Semperv-t, Sinap-n, Sulf-ac, Tarax. Vgl. Stomatitis, ulzerative.*

H ZUNGE

BELAG

bläulich, livide, blaß	*Ars, Cupr-s, DIG, GYMNOCL, Merc-cy, MORPH, Op, Mur-ac, SEC, VER-A, Vipera.*
bräunlich	*Am-c, Ant-t, ARS, Bapt, BRY, Cupr-ars, Echin, Hyos, Med, MERC-CY, Morph, Mur-ac, Nat-s, Phos, Sec, Vipera.*
bräunlich, trocken	*AIL, Ant-t, ARS, BAPT, BRY, Kali-p, LACH, RHUS-T, Spong, Tart-ac, Vipera.*
braun in der Mitte	*BAPT, Phos, Plb-m.*
dunkler Streifen in der Mitte, typhoide Zunge	*Arn, Bapt, Mur-ac.*
einseitig	*DAPHNE, Lob-infl, Rhus-t.*
erdbeerfarbig	*BELL, Fragar, Sapon.*
gelber Fleck in der Mitte	*BAPT, Phyt.*
gelb, schmutzig, dick belegt	*AESC, BAPT, Bry, Carbo-v, Cham, CHEL, Chionanth, CINCH, Ferr, HYDR, Indol, KALI-BICH, Kali-s, Lept, Lyc, MERC-D, MERC-J-FL, MERC, Myr, Nat-p, NAT-S, Nux-v, OSTRYA, Pod, PULS, Sang, Sulf, YUCCA.*
grau-weiße Basis	*Kali-m.*
grünlich	*Nat-s, Plb-ac.*
landkartenartig	*Ant-c, ARS, KALI-BICH, Lach, Merc-v, NAT-M, Nit-ac, Ox-ac, Phyt, Ran-s, Rhus-t, TARAX, Tereb.*
landkartenartig, mit roten, inselartigen Flecken	*Nat-m.*
pelzig	*Ant-t, Ars, BAPT, Canth, CARD-M, Chin-ars, Coca, Ferr-picr, Gels, Guaiac, Lyc, Myr, Nux-v, Puls, Rumex, Vgl. weiß.*
rot	*ACON, APIS, ARS, BELL, Bor-ac, CANTH, Crot, Diph, Gels, Hyos, KALI-BICH, Lach, Merc-c, Mez, Nux-v, PYR, RHUS-T, Tereb.*
rot, feucht, Furche in der Mitte	*Nit-ac.*
rote Flecke, empfindlich	*Ran-s, TARAX, Tereb.*
rote Kanten	*Amyg-pers, Ant-t, Ars, Bapt, BELL, Canth, Card-m, CHEL, Echin, Kali-bich, Lac-c, Lach, Merc-c, Merc-j-fl, MERC, Nit-ac, Pod, RHUS-T, Rhus-v, Sulf, Tarax.*
rote Kanten, heiße Mitte	*Bell, Rhus-t.*
rot in der Mitte oder rote Streifen	*Ant-t, ARS, Caust, Crot, VER-V.*
rot, Papillen blaß, ausgelöscht	*Allium-s.*
rot, Papillen vortretend	*Ant-t, ARG-N, Ars, BELL, Kali-bich, Lyc, Mez, Nux-m, PTEL, TEREB.*
rot, roh	*Ars, ARUM, Canth, Tarax.*

rot, schimmernd, glänzend, wie lackiert	*Apis, CANTH, Crot, Jal, KALI-BICH, Lach, NIT-AC, Phos, PYR, Rhus-t, TEREB.*
rote Spitze	*Amyg -pers,ARG-N, ARS, Cycl, Merc-j-fl, Phyt, RHUS-T, Rhus-v, Sulf.*
rot, trocken, besonders in der Mitte	*Ant-t, Rhus-t.*
sauber	*ARS, ASAR, Cina, Cinch, Coryd, Dig, IPEC, Mag-p, Nit-ac, PYR, RHUS-T, Sep.*
sauber vor Beginn der Menses, faulig nach Ende des Monatsflusses	*Sep.*
sauber vorne, belegt hinten	*Nux-v.*
schaumig mit Blasen an der Seite	*Nat-m.*
schlaff, feucht, mit Zahneindruck	*Ars, Chel, HYDR, Kali-bich, Merc-c, MERC-D, MERC-S, Nat-p, POD, RHUS-T, Sanic, Stram, Yucca.*
schwärzlich	*ARS, Bapt, Camph, Lach, Lyc, Merc-c, MERC-CY, Merc-d, Merc-v, OP, Phos, Rhus-t, Vipera.*
weiß bepelzt, schleimig, pastös	*Acon, Aesc, ANT-C, ANT-T, Arg-n, Arn, BAPT, Bell, BISM, BRY, Calc-c, Carbo-v, Card-m, CHEL, Cinch, CYCL, Ferr, Glon, Hedeoma, HYDR, Ipec, Kali-c, Kali-chlor, Kali-m, Lac-c, Lob-infl, Lyc, Merc-c, MERC, Mez, Nat-m, Nux-v, Ox-ac, Paris, Petrol, Phos, PULS, SEP, Sulf, Tarax, Ver-v.*

ERUPTIONEN
Ausschläge
u. andere Symptome

Bläschen, Blasen	*Am-c, Apis, Berb-v, Bor, CANTH, Carbo-an, Lacert, LYC, Merc-per, Mur-ac, NAT-P, NAT-M, Nit-ac, Phyt, RHUS-T, Sulf-ac, SULF, Thuj.*
Entzündung (Glossitis)	*ACON, APIS, Ars, Bell, Canth, Crot, LACH, MERC-C, Merc, MUR-AC, OX-AC, Phyt, Ran-s, SULF–AC, VIPERA, Vgl. Schwellung.*
Epitheliome	*Ars, Carb-ac, Chrom-ac, HYDR, KALI-CY, Mur-ac, THUJ.*
Furchen, Längsf. im oberen Teil	*Merc.*
Gefühl eines Haares auf der Zunge	*Alium, Kali-bich, Nat-m, SIL.*
Gefühl von Schwellung, Vergrößerung	*Absinth, Aeth, ANAC, Crot, Nux-v, Ptel, Puls.*
hart, Verhärtung von	*Alumen, Aur-m, CALC-FL, Mur-ac, Semperv-t, SIL.*
Herausstrecken schwierig	*Anac, APIS, Ars, Calc-c, CAUST, Crot, Dulc, GUACO, GELS, HYOS, LACH, Merc, Mur-ac, MYG, Nat-m, Pyr, Plb-m, Stram, Sulfon, Tereb.*
Herausstrecken züngelnd	*Absinth, Crot, CUPR, LACH, Lyc, MERC, Sanic, VIPERA*
Paralyse , Lähmung	*Acon-cam, Acon, Anac, Arn, Ars, Bar-c, BELL, BOTHROPS, Can-ind, CAUST, Cocc, CON, Cupr, CUR, DULC, GELS, Guaco, Hyos, Lach, Lob-purp, MUR-AC, Nux-m, Olean, Op, PLB-M, Sec, Stram, Zinc-s. Vgl. Nervensystem.*

Psoriasis	*CAST-EQ, Kali-bich, MUR-AC.*
Ranula	*Ambra, CALC-C, Ferr-p, Fluor-ac, Merc-s, Nit-ac, THUJ.*
Ringwurm	*Nat-m, Sanic, Vgl. rote Kanten*
Risse, Abschürfungen	*Ananth, ARS, ARUM, Arundo, Bapt, Bell, Bor-ac, Bor, Bry, Cham, KALI-BICH, Lach, Leonur, Nat-m, NIT-AC, Phyt, Plb-ac, Pyr, Ran-s, RHUS-T, Rhus-v, Semperv-t, Vgl. Ulzerationen*
Schmerz	*Acon, ARS, Arum, Bell, Kali-ars, Kali-jod, Merc-v, NIT-AC, PHYT, Ruta, Semperv-t, THUJ, Vgl. Schmerzhaftigkeit.*
Schmerzhaftigkeit	*APIS, ARUM, Cistus, Kali-c, Merc-c, Mur-ac, NIT-AC, Ox-ac, Phelland, Physost, RAN-S, RHUS-T, Semperv.-t, Sep, Sil. TEREB, Thuj.*
Schwellung	*ACON, APIS, Ars, Arum, Aster, Bapt, BELL, Bism, Cajup, CANTH, CROT, Diph, Fragar, Kali-tell, Lach, Mag-m, MERC-C, MEZ, MUR-AC, Oenanthe, Ox-ac, Pelius, Ruta, Thuj, VESPA, VIPERA.*
Schwere	*Caust, Colch, Gels, Guaco, Merc-per, Mur-ac, Nux-v.*
Spasmen	*Acon, Bell, Ruta, Sec. Vgl. Zittern.*
Steifheit	*Con, DULC, Hyos, Lac-c, Merc-j-r, Nicol, Sec, Stram.*
Taubheit, Prickeln	*ACON, Con, Echin, GELS, Ign, Lathyrus, Merc-per, NAT-M, Nux-m, Nux-v, Plat, Radium, Rheum, Sec.*
Ulzerationen	*Apis, ARG-N, Ars, Ars-hydro, Bapt, Fluor-ac, Kali-bich, Lyc, MERC, Mur-ac, NIT-AC, NIT-MUR-AC, Sang-n, Semperv-t, Syph, Thuj.*
Ulzerationen, syphilitische	*Aur, CINNAB, Fluor-ac, KALI-BICH, Lach, Merc, MEZ, Nit-ac.*
variköse Adern	*Ambra, HAM, Thuj.*
Warzen	*Aur-mur, Mang-ac.*
Wucherungen, Knötchen	*Ars-hydr, AUR, Aur-m-n, Castor, GALL-AP, Mur-ac, Nit-ac, THUJ.*
Wucherungen - Krebs	*Alumen, Apis, ARS, AUR, Aur-m-n, Crot, Galium, Hoang-nan, Kali-chlor, KALI-CY, MUR-AC, Semperv-t, THUJ, Vib-pr.*
Wundheit, Rauhheit	*Apis, ARS, ARUM, CANTH, Dulc, NIT-AC, Phyt, RAN-S, Tarax.*
Zittern	*ABSINTH, AGAR, AGARICIN, Apis, Ars, Bell, Camph, Caust, Cham, GELS, LACH, MERC, Plb, Stram.*

ZUSTÄNDE

Anaesthesie, Gefühllosigkeit	*Carbon-s.*
Atrophie	*Mur-ac.*
beißend	*Absinth, Hydr, Hyos, IGN, Illic, Phos-ac, Sec.*
brennendes, schmerzendes, verbranntes Gefühl	*ACON, Apis, ARS, Arum, Bapt, Bell, Berb-v, Canth, Caps, Carbo-an, Caust, Col, IRIS, Lyc, Merc-c, Mez, MUR-AC, Nat-m, Phos-ac, Pod, RAN-S, SANG, Sanic, Sinap, Sulf.*
brennende Spitze	*ARS, Bar-c, Calc-c, Caps, IRIS, Lathyrus, Physost, SANG, Tereb.*
Kälte	*Acet-ac, CAMPH, Carbo-v, CISTUS, HELOD, Hydroc-ac, Sec, VER-A.*

Trockenheit *ACON, Ail, Ant-t, Apis, ARS, Bapt, BELL, BRY, Calc-c, Colch, Hyos, Kali-bich, Kali-c, Lach, Leonur, Merc-c, Merc, MORPH, MUR-AC, Nat-m, NUX-M, PARIS, Phos-ac, Phos, Puls, Pyr, RHUS-T, SULF, TEREB, VER–V, Vipera.*

PERVERTIERT

verändert, allgemeine Mittel	*AEsc, ALUM, Ant-t, ARG-N, Arn, Ars, Calc-c, Camph, Carbo-v, Chel, CINCH, Cycl, Fagop, GYMNEMA, HYDR, Kali-c, Lyc, Mag-c, Mag-m, Merc-c, MERC-S, NAT-M, Nit-ac, NUX-V, Paris, Pod, PULS, Rheum, SEP, SUL, Zinc-mur.*
bitter, gallig	*ACON, Aloe, Ars, ATHAM, Bapt, BRY, Camph, CARD-M, CHAM, CHEL, CINCH, COL, Cupr, Dig, HYDR, Ipec, Kali-c, LYC, Merc-c, MYR, Nat-m, Nat-s, NUX-V, Paris, POD, Ptel, PULS, Rhus-t, Sabad, SEP, Stann, SUL, TARAX.*
bitter durch Tabak	*ASAR, Euphras, Puls.*
Blut, wie	*ALUM, Chel, Kali-c, Mancin, NIT-AC, Sil, Sul, Trifol, Zinc.*
empfindlich, wechselnd	*Coff, PULS.*
Essen, nach dem	*Ars, Carbo-v, NAT-M, Nit-ac, Zinc.*
fettig, teigig	*Arn, Carbo-v, Caust, Euonym, Ol-an, Phos, PULS, Trill-cer.*
flach, geschmacklos, pappig, strohig	*ANT-C, Ant-t, ARS, Bapt, Bor, CINCH, CYCL, Euphor-amyg, FERR-M, Glycerin, Ign, Kali-s, Nux-m, PULS.*
kupferig, metallisch	*AEsc, Arg-n, Ars, Bism, Cocc, CUPR-ARS, CUPR-M, Lact-ac, LOB-INFL, MERC-C, Nit-mur-ac, Nux-v, RHUS-T, Sul.*
morgens pervertiert	*Fagop, Graph, Hydr, NUX-V, Puls.*
pfefferig	*Hydr.*
salzig	*Ant-c, Ars, BELL, Cadm-s, CARBO-V, Cinch, CYCL, Merc-c, MERC, PULS, SEP, Sul, Zinc-m.*
scharf, zusammenziehend, sauer	*Aloe, Am-c, CALC-C, Carbo-v, Cham, Cinch, Euphorbia, Hep, HYDR, Ign, Iris, Kali-c, Lob-Infl, LYC, MAG-C, Nat-p, Nit-ac, NUX-V, Phos-ac, Phos, PULS, Sep, SUL.*
(nach) Schlaf	*Rheum.*
süß	*Agar, APOC-ANDR, Bism, Chel, Cupr-m, Dig, Glycerin, MERC, NIT-AC, Phelland, PLB, Puls, PYR, SABAD, Selen, Stann.*
widerlich, eitrig, faulig, schleimig	*ARN, Aur-mur, Bor, Calc-c, CARBO-V, Chel, Ferr-m, Graph, Hep, Indol, Led, Lemna-m, Lyc, Merc-c, MERC, Nat-m, Nat-s, Nux-v, Petrol, Phos, Pod, PULS, PYR, Sep, Yucca.*

VERLOREN *AMYG-PER, ANT-C, Bry, Cycl, Formal, Gymnema, Justicia, Lyc, Mag-c, MAG-M, NAT-M, Pod, PULS, Sang, Sil, Sul.*

J ZAHNFLEISCH

Blaue Linie am Zahnfleischrand	*Plb.*
blutend, leicht	*AGAVE, ALUM, Ambra, Ant-c, ARG-N, ARN, ARS, Bapt, Benz-ac, Bor, Calc-c, CARBO-V, Cistus, Crotal, Echin, Hep, JOD, KREOS, Lach, Merc-c, MERC, NIT-C, PHOS, Plant, Sep, Sil, Staph, Sulf-ac, Sulf, Zinc.*
brennend	*Antipyr. Vgl. Schmerz*
Entzündung (Zahngeschwür)	*ACON, BELL, Bor, CALC-FL, Calc-s, Cham, HEKLA, Hep, Kreos, Merc-c, MERC, Phos, Rhus-t, SIL. Vgl. Schwellung.*
Epulis, Zahnfleischgeschwulst	*Calc-c, Plb, THUJ.*
Kältegefühl	*Coccinel.*
Nachbluten (Extraktion)	*Ars, Bov, HAM, KREOS, Phos, Trill.*
Nachschmerz (Extraktion)	*Arn, Sep.*
roter Saum (Strophulus)	*ANT-C, Apis, CHAM, Kali-p, PULS, Rhus-t.*
schmerzhaft, wund, empfindlich	*Alum, Am-c, Arg-n, BAPT, Bell, Bor, Calc-c, CARBO-V, Caust, CHAM, Dolichos, HEP, KREOS, MERC, NIT-AC, Plant, Rhus-t, SIL, Sul, Thuj.*
Schwellung	*APIS, Bell, Bism, Calc-c, Caust, CHAM, Cistus, Graph, Kreos, Lach, Mag-m, Merc-c, Merc-d, MERC-J-R, MERC-V, Mur-ac, Nit-ac, PHOS Plb, Rhod, Sep, Sil, Staph, Sul, Tereb.*
skorbutisch (weich, schwammig, zurückweichend)	*AGAVE, Alum, Ant-c, Arn, ARS, Bapt, CARBO-V, Cistus, Echin, Hep, JOD, Kali-c, Kali-chlor, Kali-p, KREOS, MERC, MUR-AC, NAT-M, NIT-AC, PHOS, STAPH, Sul, Thuj.*
Ulzeration (Pyorrhoe alveolaris)	*Aur, BAPT, Carbo-v, CAUST, CISTUS, Emetine, Kali-c, Kreos, MERC-C, MERC, NIT-AC, Phos, PLANT, SEP, SIL, STAPH, Sulf-ac, Thuj.*
Verlangen, Zähne zusammenzupressen	*Phyt, Pod.*

ALVEOLAR - ABSZESS	*Hep, Merc, Sil.*
Karies, frühzeitiger Verfall (Zähne)	*Calc-c, Calc-fl, CALC-P, Cocc, Fluor-ac, Hekla, KREOS, Merc, MEZ, Phos, PLANT, Sil. STAPH, Tub.*
Karies der Krone (Zähne)	*Merc, STAPH.*
Karies der Wurzel (Zähne)	*MERC, Mez, Sil. Syph, THUJ.*
kuppenartig, zu klein, gezackt (Zähne)	*Staph, SYPH.*
schwarz, dunkel, krümelnd (Zähne)	*Ant-c, KREOS, Merc, Phos-hydr, STAPH, Syph, Thuj.*

DENTITION	
Augensymptomen, mit	*Bell, Calc-c, Puls.*
Diarrhoe	*AEth, CALC-C, CALC-P, CHAM, Ferr-p, Ipec, Kreos, Mag-c, Merc, Oleand, Phos, POD, Puls, Rheum, SIL.*
Husten	*Acon, Bell, Ferr-p, Kreos.*
Intertrigo	*Caust, Lyc.*
Konvulsionen	*BELL, Calc-c, CHAM, CIC, Cupr, Glon, Kali-br, MAG-P, Solan-n, Stann, ZINC-BR.*
Milchunverdaulichkeit	*AEth, Calc-c, MAG-M.*
saurem Körpergeruch, blassem Gesicht, Reizbarkeit, mit	*Kreos.*
Schlaflosigkeit	*Bell, Cham, COFF, CYPRIP, Kreos, Passifl, Scutel, Tereb.*
Schwäche, Blässe	*Ars.*
seröser Erguß im Gehirn drohend	*APIS, Helleb, Tub, ZINC-M.*
Speichelbildung	*Bor.*
Taubheit, Otorrhoe, verstopfte Nase	*Cheiranth.*
Unzufriedenheit, muß rasch getragen werden, Würmer	*CINA, Merc, Stann.*
Verstopfung, allgemeiner Reizung, Kachexie, mit	*KREOS, Nux-v, Op.*
zerebrale, nervöse Symptome	*Acon, Agar, BELL, CHAM, Cim, Cyprip, Dolichos, HELLEB, Kali-br, POD, Solan-n, Tereb, ZINC.*
Zusammenpressen des Zahnfleisches	*Cic, Phyt, Pod.*
Zahnung schwierig, verzögert	*ACON, BELL, BOR, CALC-C, CALC-P, Caust, CHAM, Cheiranth, COFF, CUPR, Gels, HEKLA, KALI-BR, KREOS, Mag-p, Merc, Nux-v, Passifl, Phyt, POD, Puls, SIL, Solan-n, Staph, Sul, TEREB, Zinc-br, Zinc-m.*

FISTULA DENTALIS	*Calc-fl, Caust, FLUOR-AC, Nat-m, SIL, Staph, Sul.*

GEFÜHL

Empfindlichkeit gegen Kälte, Kauen, Berührung	*ACON, Ars, Bel, Carbo-v, Cham, COFF, FLUOR-AC, Gymnocl, Merc, Parth, Plant, STAPH. Vgl. Schmerz.*
Kälte	*COCCINEL, Gamb, Phos-ac, Rheum.*
Lockerheit	*Alum, Am-c, Arn, Bism, Calc-fl, Carbo-v, Hyos, Lyc, MERC-C, MERC, NIT-AC, PLANT, Rhus-t, Sil, ZINC.*
Taubheit	*Plat.*
Wärme	*Fluor-ac.*
(des) Zu-Lang-Seins	*Bry, Carbo-v, Caust, CHAM, Clem, Lyc, Mag-c, MERC, MEZ, Parth, Plant, Ratanh, Rhus-t.*

KNIRSCHEN DER ZÄHNE	*Apis, BELL, Can-ind, CIC, Cina, Helleb, Myg, PHYST, Plant, POD, SANTON, Spig, Zinc.*

RIGGSCHE KRANKHEIT

eitrige Paradentose	*Calc-ren, Merc, Sil-mar.*

SORDES

schmierige Ablagerung , Sedimente	*AIL, Alum, Ars, BAPT, ECHIN, Hyos, Iod, Kali-p, Merc-c, MUR-AC, Phos-ac, Plant, RHUS-T.*

ZAHNSCHMERZ

allgemeine Mittel	*ACON, Agar, Ant-c, Antipyr, Apis, ARS, Atrop, BELL, BRY, Calc-c, Carb-ac, Carbo-v, CHAM, CLEM, Coccinel, COFF, Col, Ferr-m, Gels, Glon, Hekla, Ign, Kali-c, KREOS, Lach, MAG-C, MAG-P, MERC, Nux-v, Ox-ac, Phos, Phyt, PLANT, PULS, Sep, Spig, STAPH, Tab, Ther, Thuj.*

Zahnschmerz· Art des Schmerzes

anhaltend	*Cham, Kreos, Merc, Mez, Staph.*
brennend	*ARS, Bell, Sil.*
klopfend	*Acon, BELL, Coccinel, Glon, Kali-c, Mag-c, MERC, SIL. Vgl. Zahnschmerz.*
Nagen, Bohren	*Calc-c, Carbo-v, Mez, Nux-v, Plant, Puls, Sil, Staph.*
periodisch	*Ars, Chin-s, Coff.*
schockartig	*Am-c, Aran, Nux-v.*
Spontanschmerz	*Calc-c, CHAM, Kali-c, Mag-c, NUX-V, Phos, Sep, Sil.*

stechend	*BRY, Cham, Nit-ac, Puls.*
ziehend, zuckend, reißend	*Bell, CHAM, Chimap, COFF, Cycl, Kreos, Meph, MERC, NUX-V, PRUN-SP, PULS, Rhod, Sep, Sil, SPIG, Sul.*

Zahnschmerz
Begleitsymptome

Blutandrang zum Kopf, lockeres Gefühl in den Z.	*Hyos.*
geistesabwesend	*Acon, Cham.*
Hitze, Durst, Ohnmacht	*Cham.*
Neuralgie der Lider, Reflexbewegung	*Plant.*
Schmerzhaftigkeit der Zähne	*Bell, Merc, Plant, Zinc-m.*
Schwellung in Kiefer-, Wangengebiet	*Bell, Bor, Cham, HEKLA, Hep, Lyc, MERC, Sil. Vgl. Zahngeschwür.*

Zahnschmerz
Lokalisation

Backenzähne	*Antipyr, Bry, Caust.*
Eckzähne	*Ther.*
gesunde Zähne	*Arg-n, Caust, Cham, Plant, Spig, Staph.*
obere Zähne	*Bell, Fluor-ac.*
untere Zähne	*Antipyr, Caust, Merc, Staph, Verbasc.*
verfallene Zähne	*ANT-C, CHAM, KREOS, Mag-c, MERC, MEZ, Nux-v, Staph, Thuj.*
Zahnwurzeln	*Meph, MERC, Staph.*

Zahnschmerz
Typ

neuralgisch, kongestiv	*ACON, Aran, Ars, BELL, Ced, CHAM, COFF, Dolichos, Ferr-picr, IGN, Mag-c, Mag-p, Merc-v, Plant, SPIG. Vgl. Zahnschmerz.*
rheumatisch	*Acon, BRY, Cham, Chin-s, Colch, Guaiac, Merc, PULS, RHOD.*

Zahnschmerz
Ursache

Baden, kaltes	*Ant-c.*
Extraktion der Zähne	*Arn, Staph.*
Kaffee	*Cham, Ign.*
Menses	*Bar-c, Cham, Sep, STAPH.*

Nähren eines Säuglings-	*Cinch.*
Pulpa des Zahnes entzündet	*Bell.*
Schwangerschaft	*Alum, CALC-C, Cham, MAG-C, Nux-m, Puls, Ratanh, SEP, Tab. Vgl. Weibl. Genitale.*
Tabakrauchen	*CLEM, Ign, Plant, SPIG.*
Tee	*Thuj.*
Waschen von Kleidung	*Phos.*
Zahnverfall	*Cham, KREOS, MERC, Mez, Staph.*
Zugluft oder Kälteeinwirkung	*ACON, Bell, Bry, CALC-C, Cham, Merc, PULS, RHOD, Sil.*

Zahnschmerz
Modalitäten
Besserung

Druck, äußerer	*Bry, Cinch.*
Druck auf den Zähnen	*Cinch, OL-AN, Staph.*
Essen	*Ign, Plant, SPIG.*
feuchte Finger	*Cham.*
heiße Getränke	*MAG-P.*
Herumgehen	*Mag-c, Ratanh.*
Hinlegen	*Spig.*
kalte Getränke	*BISM, BRY, Chimap, COFF, Ferr-m, Ferr-p, Nat-s, PULS.*
kalte Luft	*Nat-s, Puls.*
Mund offen, Luft einsaugen	*Mez.*
Reiben der Wange	*Merc.*
Schwitzen im allgemeinen	*Cham, CHENOP-GL.*
Wärme	*ARS, Cinch, Lyc, MAG-P, Merc, Nux-v.*

Zahnschmerz
Modalitäten
Verschlimmerung

Anstrengung von Geist oder Körper	*Chimap, Nux-v.*
Essen	*Ant-c, Bell, Bry, CALC-C, Cham, Chimap, KALI-C, Mag-p, Mez, Nux-v, PULS, Sil, SPIG, Staph, Zinc.*
Geräusche, schrille	*Ther.*
in Intervallen zwischen den Mahlzeiten	*Ign.*
Hinlegen, Ausruhen, Ruhe	*ARAN, Mag-c, Nat-s, RATANH, SEP.*

Kälte im allgemeinen	*ANT-C, CALC-C, Hyos, Lyc, Mag-c, Merc, NUX-V, Plant, SIL, Spig, Sul.*
kalte Nahrung, Getränke	*CALC-C, Lach, Mag-p, MERC, NUX-V, Staph, Sul.*
Kontakt, Berührung	*Bell, Calc-fl, Caust, Cinch, Kali-c, Mag-m, Mez, Plant, STAPH.*
morgens	*Hyos.*
Mitternacht, nach	*Ars.*
nachts	*Ant-c, Aran, BELL, Caust, CHAM, CLEM, MAG-C, Mag-p, MERC, Mez, PULS, Sep, Sil, Sul.*
Naseputzen	*Culex, Thuj.*
Tabakrauchen	*Clem, Ign, SPIG.*
Wärme im allgemeinen	*CHAM, MERC, Prun-sp, PULS, Sep.*
warme Nahrung	*BISM, Bry, Calc-c, CAUST, CLEM, COFF, Merc, PULS, Sil.*
Wetterwechsel	*Aran, Merc, RHOD.*
windiges Wetter, Gewitter	*Rhod.*

ADENOIDE VEGETATIONEN	*AGRAPH, Bar-c, Calc-c, CALC-FL, CALC-J, CALC-P, Chrom-ac, Jod, Kali-s, Lob-syph, Mez, Psor, SANG-N, Sul, Thuj.*

DIPHTHERIE

allgemeine Mittel	*Ail, APIS, ARS, Ars-iod, Arum, BAPT, BELL, BROM, Calc-chlor, CANTH, Carb-ac, CROT, DIPH, Echin, Guaiac, KALI-B, Kali-chlor, KALI-M, KALI-PER, Lac-c, LACH, Lachnanth, Led, Lob-infl, LYC, MERC-C, MERC-CY, Merc-i-fl, Mer-i-r, MUR-AC, Naja, NIT-AC, PHYT, Rhus-t, Sang, Sul, Tar-c, Vinca, Zinc-m.*

Diphtherie
Art, Typ

ataktisch	*Ars, Bell, Lach, Mosch, Phos.*
Laryngeal	*Apis, BROM, Canth, Chlorum, Diph, HEP, Iod, KALI-BICH, Lac-c, MERC-CY, Petrol, Phos, Samb, Spong.*
maligne (bösartige)	*AIL, Apis, Ars, CARB-AC, Chinars, Crot, Diph, ECHIN, Kali-p, Lac-c, LACH, MERC-CY, Mur-ac, Pyr.*
Nasen	*AM-C, Am-caust, KALI-BI, Lyc, Merc-cy, NIT-AC.*

Diphtherie
Beschaffenheit, Begleit symptome, Zustände

Ausdehnung, links nach rechts	*Lac-c, LACH, Sabad.*
Ausdehnung, oben	*Brom.*
Ausdehnung, rechts nach links	*Lyc.*
Ausdehnung, unten	*Jod, KALI-BI, Lac-c, Merc-cy.*
Hinfälligkeit von Anfang an	*Ail, APIS, ARS, Bapt, Canth, CARB-AC, Crot, DIPH, Kali-per, LACH, MERC-CY, Mur-ac, Phyt.*
Krupp, Begleitsymptome	*Acet-ac, BROM, Hep, JOD, KALI-BI, Kali-m, Lach, Merc-cy, Phos, Samb, Spong.*
objektive Symptome ausschließlich, schmerzlose Art, mangelhafte Reaktion, Sopor, Stupor, Nasenbluten	*Diph.*
post-diphtherische Lähmung	*ARG-N, CAUST, Cocc, Con, Curare, Diph, GELS, Kali-p, Lach, Olean, PHOS, PLB, Rhus-t, Sec.*
Speicheltröpfeln, Geifern	*Lac-c, Merc-cy.*
Stimmritzenkrampf	*Mosch, Samb.*
Urin spärlich	*Apis, Ars, Canth, Lac-c, Merc-cy, Naja.*

FAUCES, SCHLUNDENGE

Anästhesie	*Kali-br.*
brennend, Hitze	*ACON, AEsc, Bell, CANTH, CAPS, Carb-ac, Gels, PHOS, PHYT, Sinap-n, Still.*
empfindlich, Rauhheit	*AEsc, Coccus, Dros, NUX-V, Phos, PHYT.*
Entzündung	*Ail, Apis, BELL, Ferr-p, KALI-BI, Menthol, Merc-j-fl, Merc-s.*
Nekrose	*Merc-cy.*
Prickeln	*ACON, Echin, Phyt.*
Rötung	*BELL, Carb-ac, Ferr-p, Gymnocl, Menthol, MERC-CY, Merc-j-r, Mez, Naja, Puls.*
Trockenheit	*Acon, AESC, BELL, Canth, Caps, Gels, Jugl-c, NUX-M, PHOS, PHYT, SABAD, Senec.*
Ulzeration	*Coryd, KALI-BI, Merc-j-r, NIT-AC, Sang. Vgl. Pharynx.*

OESOPHAGUS

Brennen, heftige Schmerzen	*Acon, AM-CAUST, Asaf, Ars, CANTH, Caps, Carb-ac, CROT-T, Gels, IRIS, MERC-C, Mez, Ox-ac, PHOS, Sang, Sinap-a, Strych.*
Entzündung (Ösophagitis)	*Acon, Alum, Ars, BELL, Merc-c, Naja, PHOS, Sul-ac, Ver-a.*
Schmerz	*AM-CAUST, Cocc, Gels, PHOS.*
Spasmen	*Aconitin, Arg-cy, Asaf, BAPT, Bar-c, BELL, Canth, Cic, Hyos, IGN, Lach, Lyssin, Merc-c, NAJA, Stram, Strych, VER-V. Vgl. Pharynx.*
Trockenheit	*ACON, BELL, Cocc, MEZ, NAJA.*
Zusammenschnürung	*Abies-n, ALUM, Am-m, ASAF, BAPT, BELL, Cact, CAJUP, Caps, CIC, Condur, Gels, Hyos, Ign, LYSSIN, Merc-c, Naja, Phos, Plat, Plb, Rhus-t, Stram, Ver-v.*

PHARYNX

Abszeß etc. (retropharyngeal)	*Antipyr, Bell, Bry, HEP, Lach, MERC, Nit-ac, Phos, SIL.*
Abszeß, Neigung zum	*Calc-c, CALC-JOD, Ferr-p, KALI-JOD, SIL.*
adhärente Krusten	*Elaps, Kali-bi, Kali-m.*
Anästhesie	*Gels, KALI-BR.*
Brennen, starke Schmerzen, Verbrennungsgefühl	*Acon, AESC, AM-CAUST, Apis, ARS, Ars-j, ARUM, AUR, Bar-c, Bell, Camph, CANTH, CAPS, Carb-ac, CAUST, Cocain, Con, Glycerin, Guaiac, Hydr, IRIS, Kali-bi, KALI-PER, Kreos, Lyc, MERC-C, Merc-j-fl, Merc, MEZ, Nat-ars, Nit-ac, PHOS, PHYT, Pop-c, Quill, SANG, Sang-n, Senec, SUL, Wye.*
Kälte	*Cistus.*
Zusammenschnürung, spastische	*ACON, AEsc, Agar, Alum, Apis, ARG-N, Ars, Arum, Asaf, BAPT, BELL, Bothrops, Cact, Calc-c, Cajup, CANTH, CAPS, CIC, Cocaine, Cupr-m, HYOS, IGN, Lach, MERC-C, Mez, Morph, Nux-v,*

	PHYT, Plb-m, Puls, Ratanh, Sang, SANG-N, Sarcol-ac, STRAM, STRYCH, Sumb, Val.

Pharynx
Belag u. andere Zustände

Erysipel	*APIS, Bell, CANTH, Euphorb-of, Lach, RHUS-T.*
Globus hystericus	*AMBR, AQUIL, ASAF, Bell, Gels, Hyos, IGN, Kali-p, Lach, Lob-infl, Mag-m, Mancin, MOSCH, NUX-M, Plat, Raph, VAL. Vgl. Hysterie.*
membranös	*ACET-AC, Apis, Brom, Carb-ac, KALI-BI, Kali-m, Kali-perm, Lach, Merc-cy, Mur-ac, Nit-ac, Phyt. Vgl. Diphtherie.*
Ödem	*Ail, APIS, Ars, Kali-perm, Lach, Mag-p, Mur-ac, NAT-ARS, Phos, Phyt, Rhus-t.*
Trockenheit	*ACON, AESC, Agar, ALUM, APIS, ARS, Asaf, ATROP, BELL, BRY, Canth, CAPS, Caust, Cistus, Cocain, Cocc, Dros, DUB, Ferr-p, GUAIAC, Hep, Hyos, Justicia, Kali-bi, Kali-c, Kali-chlor, LACH, Lemna-m, LYC, Merc-c, Merc-per, Merc, Mez, MORPH, Nat-m, Nat-s, Nit-ac, NUX-M, Onosm, PHOS, PHYT, Puls, Quill, Rhus-t, SABAD, SANG, Sang-n, Sarcol-ac, Sep, SPONG, Strych, Sul, WYE.*

Pharynx
Dysphagie - Schlucken schwierig, schmerzhaft

allgemeine Mittel	*Agar, Ail, Alum, Amyg-pers, Anac, Apis, Ars, Atrop, BAPT, BELL, Bothrops, Bry, CAJUP, CANTH, CAPS, Carb-ac, CIC, Cocc, Con, Cocaine, Cur, Dub, Fluor-ac, Grat, Hep, Hydroc-ac, HYOS, IGN, Jod, Kali-bi, Kali-br, Kali-c, Kali-chlor, Kali-m, Kali-perm, LAC-C, LACH, Lyc, Lyssin, MERC-C, Merc-cy, Merc-j-fl, Merc-j-r, MERC-S, MERC-V, Nat-p, NIT-AC, Phos, PHYT, Pop-c, Psor, Sang, Sang-n, Senec, STRAM, STRYCH.*
Erstickungsgefühl beim Essen, Trinken	*Abies-n, ANAC, Cajup, CAN-S, Glon, KAVA, Merc-c, Mur-ac, Niccol, Nit-ac, PHYT, Santon, Sumb.*
Flüssigkeiten passieren mit Gurgelgeräusch	*Ars, CUPR-AC, Hydroc-ac, LAUR, Thuj.*
kann nur Flüssigkeiten schlucken	*BAPT, BAR-C, Cham, Nat-m, Plb, SIL.*
kann nur Festes schlucken, Flüssigkeiten passieren mit Schwierigkeit	*ALUMEN, BELL, Both, Bry, Cact, CANTH, CROT-T, Gels, HYOS, Ign, Lach, LYSSIN, MERC-C, Sil.*
Nahrung geht 'falschen Weg'	*ANAC, Can-s, Kali-c, MEPH, Nat-m.*
Nahrung, Hochkommen durch die Nase	*BELL, Diph, Kali-perm, LACH, Lyc, MERC-C, Merc-v.*
schlingt Nahrung u. Getränke hastig hinunter	*ANAC, BELL, Bry, Coff, Hell, HEP, Oleand, Zinc-m.*

Pharynx **Papeln (etc)**	*Hippoz, Jod. Vgl. Follikuläre Pharyngitis.*
empfindlich, schmerzhaft, zart	*ACON, AESC, Ail, APIS, Arg-m, ARG-N, Arn, ARUM, Atrop, Bar-c, BELL, Brom, Bry, Calc-p, CANTH, CAPS, Carb-ac, CAUST, Dol, Fagop, Ferr-p, Fluor-ac, Graph, Gymnocl, HEP, Homar, Hydr, Ign, KALI-BI, Kali-c, Kali-j, KALI-PER, Lac-c, LACH, Lach, Led, Lyc, Menthol, MERC-C, MERC-CY, MERC-J-FL, MERC-J-R, MERC, Mur-ac, Naja, Nit-ac, NUX-V, Ox-ac, Petr, Phos, PHYT, Pop-c, Quill, Rhus-t, Sabad, SANG, SANG-N, Spong, Sulf, Trifol, Verbasc, Wye.*
Erschlaffung	*AEsc, Alum-n, Alum, Am-m, Bar-c, CALC-P, Eucal, Pen.*
Kitzeln wie von einem Haar	*AEsc, Allium-s, Ambra, ARG-N, Caust, Dros, Hepat, KALI-BI, Lach, Nat-m, Nit-ac, Nux-v, Pulex, SABAD, Sang, Sulf, VAL, Yucca.*
Kloß- oder Pfropfengefühl	*Alum, Bar-c, BELL, Carb-v, Graph, HEP,IGN, LACH, Lob-infl, Merc-j-fl, Nat-m, NUX-V, Plb-ac, Phyt, Puls, Rumx, Sul, Wye.*
Lähmung, Neurosen	*ALUM, Bar-m, BELL, CAUST, Coc-c, CON, Cur, Gels, Hep, HYOS, IGN, LACH, Lob-infl, Lyc, Merc, Morph, Nit-ac, NUX-M, Plb-m, POP-T, Rhus-t, SIL, Stram, Sul.*
Pusteln	*AEth. Vgl. Ulzeration.*
Rohheit, Rauhheit, Kratzen	*ACON, AESC, ALUM, Am-c, AM-CAUST, AM-MUR, ARG-N, ARUM, Bar-c, Bell, BRY, Brom, CARB-V, CAUST, Coc-c, Con, Cub, DROS, Fagop, Gels, HEP, HEPAT, Homar, Hydr, JOD, KALI-BI, Kali-c, Lact-ac, Merc-cy, Merc, Nit-ac, NUX-V, Onosm, Penthor, PHOS, PHYT, POP-C, Puls, RUM-X, SANG, Sang-n, SEP, Sticta, Sul.*
Rötung	*ACON, AEsc, BELL, Ferr-p, Gins, Merc-j-fl, Merc-j-r, Merc-nit, Merc, Sal-ac, SULF.*
Rötung, dunkel, livide	*AIL, Alum, AM-C, Am-caust, Amygd-pers, APIS, Arag, Arg-n, Ars, Bapt, Bell, Canth, Caps, Crot, Diph, Gymn, Lach, Merc-c, Mur-ac, Naja, Nat-ars, Pent, Phyt, Puls, Wyeth, Zinc-carb.*
Rötung, glänzend, wie anlackiert	*Alum, APIS, Arag, Bell, Cist, Hydr, Kali-bi, LAC-C, Phos.*
schmerzhaft, reizbar bei Rauchern	*AEsc, Arg-n, Caps, Nat-m, Nux-v.*
Schwellung	*ACON, AEsc, Ail, APIS, Arg-n, Arum, Bapt, BAR-C, BELL, Canth, CAPS, Crot-t, Gymnocl, HEP, Kali-bi, Kali-m, KALI-PER, Lac-c, LACH, Merc-c, MERC-CY, MERC-J-FL, MERC-J-R, MERC, Naja, Nat-ars, PHYT, Sabad, Sang, Vespa, Wye. Vgl. Entzündung.*
Spasmen	*BELL, Canth, SUMB. Vgl. Zusammenschnürung.*
stechende, prickelnde, splitterartige Schmerzen, zu den Ohren ausstrahlend, V.- durch Schlucken, Gähnen	*Agar, Alum, ARG-N, Dol, Ferr-jod, Gels, Guaiac, HEP, KALI-Bi, KALI-C, Lac-c, NIT-AC, PHYT, Psor, Sil, Staph.*
Steifheit	*AEsc, Kali-m, Mag-p, Mez, Nux-m, Phyt, RHUS-T. Vgl.. Zusammenschnürung.*
Syphilis	*AUR, Bell, Cinnab, Fluor-ac, Hydr, KALI-BI, Kali-j, Merc-c, MERC-J-FL, MERC-J-R, Merc-nit, Mez. NIT-AC, PHYT, Sulf.*

Ulzeration	*Ail, Am-c, APIS, Aral, Bapt, CINNAB, Hydrang, HYDR-MUR, KALI-BI, Kali-m, LACH, MERC-C, Merc-cy, Merc-j-fl, Merc-j-r, Merc, Mur-ac, NIT-AC, PHYT, Sang, Vinc.*
Ulzeration, aphthöse	*CANTH, Eucal, HYDR-MUR, Nit-ac.*
Ulzeration, gangränöse	*Ail, Am-c, ARS, Bapt, Crot-t, Echin, Kali-chlor, Kali-perm, Kali-n, LACH, MERC-CY, Merc, Mur-ac, Sil.*
Ulzeration durch Quecksilber	*Hep, Hydr, Lyc, Nit-ac.*
Ulzeration, syphilitische	*Aur-m, Calc-fl, FLUOR-AC, Hippoz, Jacor-gual, KALI-BI, Kali-j, Lach, Lyc, MERC-C, Merc-j-fl, Merc-j-r, Merc, NIT-AC, Phyt, Still.*
Peristaltik, Umkehrung der	*Ambr, Asaf.*
variköse Adern	*AESC, Aloe, Bar-m, Ham, Phyt, Puls.*

Pharynx
Räuspern mit Auswurf

(Freiräuspern der Stimme)	*AESC, ALUM, Am-m, ARG-M, ARG-N, ARUM, Bry, Calc-c, Canth, Carbo-v, CAUST, Cistus, Cocc, COCCUS, Con, CORAL, Eucal, Guaiac, Gymnocl, HEP, Hepat, HYDR, Iberis, Justicia, KALI-BI, Kali-c, KALI-M, Lach, LYC, Merc-j-fl, MERC-I-R, NAT-C, NAT-M, Nit-ac, NUX-V, PHOS, PHYT, Psor, SELEN, Sep, Silph-s, Spong, STANN, Sul, TAB, Trifol-pr, Vinc, Viol-o, WYE.* *Vgl. Chronische Pharyngitis.*
Hohlheitsgefühl, als ob Schlund verschwunden wäre	*Lach, Phyt.*
Räuspern mit fötidem Eiter	*Antipyr, HEP, Lyc, Sil.*
Räuspern mit gallertartigem, zähem, klebrigem Schleim; schwieriges Frei-Räuspern	*AEsc, Aloe, ALUM, Am-br, Am-m, ARG-N, ARUM, CANTH, Carb-v, CAUST, Cistus, Coca, COC-C, Euphr, HYDR, Iber, KALI-BI, Kali-c, Lach, MERC-J-FL, MERC-J-R, Myr, Nat-c, Nat-m, Nat-s, Nux-v, Petrol, Phos-ac, Phos, PHYT, Psor, RUMX, Sang, SELEN, Sep, Silph-c, STANN.*
Räuspern mit käsigen, fötiden Klumpen	*AGAR, Kali-bi, Kali-m, Mag-c, Merc-i-r, PSOR, Sec, Sil.* *Vgl. Follikuläre Pharyngitis.*
Schluckzwang, dauernder	*AEsc, Asaf, BELL, Caust, Lac-c, LACH, Lact-ac, Lyssin, MERC-J-FL, MERC, Myr, Phyt, Sumb, Wye.*

Pharynx
Entzündung
(Pharyngitis)

atrophische, trockene	*AEsc, ALUM, Dub, Arg-n, Ars-j, Kali-bi, Nux-v, Sabal.*
follikuläre, akute	*AESC, Apis, Bell, Caps, FERR-P, Jod, Kali-bi, KALI-M, Merc, PHYT, Sang-n, Wye.*

follikuläre, chronische (wunder Hals des Pfarrers)	*AESC, ALUM, Am-br, ARG-N, Arn, Ars-j, ARUM, Calc-fl, Calc-p, Caps, Caust, Cinnab, Cist, Dros, HEP, HYDR, Ign, KALI-BI, Kali-m, LACH, Merc-cy, MERC-J-R, Nat-m, Nux-v, Phos, PHYT, SANG-N, Sticta, Still, Sul, WYE.*
herpetische	*APIS, Ars, Bor, Hydr, Jacar, KALI-BI, Kali-chlor, Lach, Merc-j-fl, Nat-s, PHYT, Sal-ac.*
katarrhalische, akute	*ACON, AESC, Apis, Arg-n, BELL, Bry, Canth, CAPS, Caust, Cistus, Eucal, Ferr-p, GELS, Glycerin, GUAIAC, Gymnocl, HEP, Jod, JUSTICIA, KALI-BI, Kali-c, Kali-m, Lach, Lachn, Led, Menthol, Merc-c, Mer-j-fl, Merc-j-r, MERC, Naja, Nat-ars, Nat-j, Nux-v, PHYT, Quill, Sal-ac, SANG, SANG-N, Scilla, WYE.*
katarrhalische, akute, Neigung zur E.	*Alumen, BAR-C, Graph, Lach, Sul.*
katarrhalische, chronische	*AEsc, ALUM, Am-br, AM-CAUST, Arg-jod, ARG-M, ARG-N, Ars, Arum, Aur, Bar-c, Brom, Calc-p, Cann-i, Carb-v, Caust, Cinnab, Cistus, COC-C, Cub, Elaps, Ferr-p, Graph, HEP, HYDR, JOD, KALI-BI, Kali-c, Kali-chlor, Lach, LYC, Med, Merc-c, Merc-j-fl, MERC, NAT-C, Nat-m, NUX-V, Ox-ac, Penthor, Petr, Phos, Puls, RUMX, Sabad, Sabal, SANG, Sec, Senega, SEP, Stann, Sumb, Tab, WYE.*
rheumatische	*Acon, Bry, Colch, Guaiac, Phyt, Rhus-t.*
septische	*Am-c, HEP, Mur-ac, SIL.*
tuberkuläre	*Merc-j-r.*

Pharyngitis
Modalitäten - Besserung

Einatmen kalter Luft	*Sang.*
Schlucken	*Gels, IGN.*
Schlucken, Flüssigkeiten	*Cistus.*
Schlucken, Flüssigkeiten, warmer	*Alum, ARS, Calc-fl, LYC, Morph, Sabad.*
Schlucken, Nahrung, fester	*Ign, Lach.*

Pharyngitis
Modalitäten - Verschlimmerung

Bettruhe	*Merc-j-fl, MERC.*
Druck	*Lach, Merc-c.*
Getränke, warme oder heiße	*LACH, Merc-j-fl, Phyt.*
Kälte	*CIST, Fluor-ac, Hep, LYC.*
links nach rechts	*Lac-c, LACH, Sabad.*
linksseitig	*LACH, MERC-J-R, Sabad.*
Menses	*Lac-c.*
nachmittags	*Lach.*

rechtsseitig	*Bar-c, BELL, Guaiac, LYC, Mag-p, MERC-J-FL, Merc, Niccol, Phyt, Pod, SANG, Sul.*
Schlaf	*LACH.*
Schlucken fester Nahrung	*Bapt, Merc-c, Morph. Vgl. Schlucken.*
Schlucken-Flüssigkeiten	*Bell, Bry, Ign, LACH.*
Schlucken, leeres	*Antipyr, BAR-C, Crotal, Dol, HEP, JUSTICIA, Lac-c, LACH, Merc-j-fl, Merc-j-r, MERC, Phyt, Sabad.*
Schlucken süßer Dinge	*Spong.*
unterdrückter Fußschweiß	*BAR-C, Psor, Sil.*
Wärme	*Coc-c, Jod, Lach, Merc.*
zwischen den Schluckakten	*Caps, Ign.*

TONSILLEN
Ablagerungen

dick, bräunl.-gelb wie Waschleder oder fest, fibrinös, perlig sich ausdehnend über Tonsillen u. weichen Gaumen	*Kali-bi.*
dünn; dann dunkel, gangränös	*Merc-cy.*
dick, dunkel-grau oder bräunlich-schwarz	*Diph.*
dünn, Pseudomembran auf gelblich-roten Mandeln u. Gaumenbögen	*Merc-s.*
dunkel, gangränös	*Bapt.*
dunkel, trocken, faltig	*Ars.*
fleckartig auf rechter Tonsille u. entzündeten Gaumenbögen, leicht ablösbar	*Merc-j-fl.*
glänzender, glasiert weißer oder gelber Fleck	*Lac-c.*
grau, dick, faserige Ränder, adhärent oder frei	*Merc-v.*
grau, erstreckt sich retronasal, auf Atemwege, später purpurn-schwarz	*Echin.*
grauer Fleck auf Tonsillen	*Kali-m.*
grau-gelb, locker, leicht ablösbar, V.- links	*Merc-j-r.*
grau, schmutzig, dick, mit feurig-roten Rändern	*Apis.*

grau, schmutzig, wie weichgewordene Haut, Tonsillen, Uvula, Pharynx bedeckend	*Phyt.*
grau-weiß in Krypten	*Ign.*
kremige, sich über Tonsillen, Uvula, weichen Gaumen erstreckend	*Nat-p.*
Schleimflocken bilden sich dauernd in Krypten	*Calc-fl.*

Tonsillen - Abszeß
(peritonsillärer) *Calc-s.*

Tonsillen
Entzündung (Tonsillitis)

akute, katarrhalische u. follikuläre	*ACON, AIL, Am-m, Amyg-per, APIS, BAPT, Bar-ac, BAR-C, Bar-m, BELL, Brom, Caps, Dulc, Eucal, Ferr-p, Gels, Gins, GUAIAC, GYMN, Hep, IGN, Jod, Kali-bi, KALI-M, Lac-c, LACH, Lyc, MERC-J-FL, MERC-J, MERC-S, Naja, Nat-s, PHYT, Rhus-t, Sabad, SANG, SIL, Sulf.*
Entzündung, akute, phlegmonöse (Angina)	*Acon, Apis, BAR-C, Bar-j, BELL, Caps, Cinnab, Guaiac, HEP, Lac-c, Lach, Lyc, Merc-j-fl, Merc-j-r, MERC-S, MERC-V, PHYT, PSOR, Sang, Sang-n, Sil, TAR-C, Vespa.*
Entzündung, chronische Tendenz	*BAR-C, Calc-p, Fucus, Hep, Lach, Lyc, Psor, SIL.*
Rötung, dunkle	*Ail, Amyg-am, BAPT, Brom, Caps, Diph, Gymn, LACH, Merc, PHYT.*
Schwellung	*ACON, Am-m, APIS, Ars-j, Bar-ac, BAR-C, BELL, Brom, Calc-c, Calc-p, Caps, Cinnab, Cist, Diph, Ferr-p, Gels, Guaiac, HEP, Ign, Jod, Kali-bi, Kali-m, LACH, Lyc, Merc-c, MERC-J-FL, MERC-J-R, MERC, PHYT, Psor, SANG-N. Vgl. Tonsillitis.*
Ulzeration	*ARS, Bar-c, Echin, HEP, Ign, KALI-Bi, Lach, Lyc, Merc-c, Merc-j-fl, Merc-j-r, Merc-p-r, Merc-s, Nat-s, Nit-ac, Phyt, SIL. Vgl. Follikuläre Tonsillitis.*
Ulzeration, gangränöse	*Am-c, Ars, Bapt, Crot, LACH, MERC-CY, Mur-ac.*

Tonsillen
Hypertrophie - Verhärtung

allgemeine Mittel	*Alumen, Ars-j, Aur, Bac, BAR-C, BAR-J, Bar-m, Brom, Calc-c, Calc-fl, CALC-J, CALC-P, Ferr-p, Hep, JOD, KALI-BI, Kali-m, Merc-j-fl, MERC-J-R, Plb-jod, Phyt, Sil, Sulf-j. Thuj.*
mit Schwerhörigkeit	*BAR-C, Calc-p, HEP, Lyc, Plb, Psor.*

UVULA

Entzündung (Uvulitis)	*ACON, Amygd-pers, BELL, Caps, Cist, Jod, KALI-BI, KALI-PER, MERC-C, Merc, Nat-s, Nux-v, Puls, Sulf-j.*
ödematös, sackartig	*APIS, Ars, Caps, KALI-BI, Mur-ac, NAT-ARS, Phos, Phyt, Rhus-t.*
Schmerz	*Trifol, Tussil.*
Verlängerung, Erschlaffung	*ALUMN, Alum, Bar-c, Bell, Calc-fl, Canth, CAPS, Coccinel, COC-C, Croc, Fago, Hep, HYOS, KALI-BI, MERC-C, Merc, Nat-m, Nux-v, PHOS, PHYT, Rumx-ac, Sabad, Wye.*
weiß geworden, erblaßt, geschrumpft	*Carb-ac.*
weißer, zäher Schleim	*Am-caust.*
wunde Stelle dahinter, B.- Essen	*Am-m.*
Ulzeration	*Indium, KALI-BI, Merc-c.*
Zusammenschnürungsgefühl	*Acon.*

APPETIT
ausgefallen, absonderliche Gelüste

Alkoholische Getränke	*ARS, ASAR, Calc-ars, CAPS, CARB-AC, Carbo-v, Cinch, COCA, Cocc, Ferr-p, Kali-bich, Lach, Lecith, Med, Mosch, NUX-V, Phos, Psor, Puls, SELEN, Staph, Stront, SULF, SULF-AC, SYPH, Tub.*
Anregungsmittel	*Puls.*
Äpfel	*Aloe, ANT-T, Guaiac, Tellur.*
Austern	*Lach.*
Bier, bitteres	*Aloe, Cocc, KALI-BICH, Nat-m, Nux-v, Puls.*
Brot	*Ferr-m, Stront.*
Butter	*Ferr-m.*
Buttermilch	*Elaps.*
derbe, rohe Speisen	*ABIES-C, Sil.*
Eier	*Calc-c.*
Fette	*Mez, Nit-ac, Nux-v, Sulf.*
Fischspeisen	*Sulf-ac.*
Fleisch	*ABIES-C, CALC-P, Lil-t, MAG-C, Menyanth.*
Früchte, Saftiges	*Aloe, ANT-T, Cinch, Mag-c, Med, PHOS-AC, Phos, Ver-a.*
Gemüse	*Abies-c, Mag-c.*
gesalzenes, geräuchertes Fleisch	*Calc-p.*
Gewürze	*Alum, CINCH, Fluor-ac, HEP, Nux-m, NUX-V, Phos, Sang, Staph.*
heiße Getränke	*Angust, Cascar, Castan, CHEL, LYC, Med, Sabad, Spig.*
Holzkohle, Kreide etc.	*ALUM, CALC-C, Cic, Ign, Nit-ac, PSOR.*
Käse	*Arg-n, Cistus.*
Kaffee	*ANGUST, Ars, Con, Lecith, Mosch.*
kalte Getränke	*ACON, ANT-T, Asim, ARS, Bell, BRY, Calc-c, Cocc, CUPR-M, Dulc, MERC, Nat-s, Onosm, Phos, Rhus-t, VER-A, Vgl. Durst.*
kalte Speisen	*Bry, PHOS, PULS, Sil.*
kaltes Wasser	*ACON, Agar-emet, ANT–T, Apoc, ARS, Asim, Bell, BRY, CALC-C, EUP-PERF, Onosm, Op, PHOS, VER-A, Vgl. Durst*
kohlensäurehaltige Getränke	*Colch.*
Limonade	*Am-m, Cycl, Puls, Sab, Sec,*
mehlhaltige Speisen	*Calc-p, Sabad.*
Milch	*Apis, Ars, PHOS–AC, RHUS-T, Sabal, Sulf.*
Salz	*Calc-c, Carbo-v, CAUST, Con, Med, Nat-m, Nit-ac, PHOS, Sulf, Ver-a,*

Saures, in Essig Eingelegtes, saure Sachen	*ABIES-C, Alum, Am-m, ANT-C, Ant-t, Arn, ARS, Arundo, Calc-c, Carbo-an, Chel, CINCH, Cod, HEP, Ign, Jonosia, Kali-bich, Lact-v, MAG-C, Myr, Nat-m, PHOS-AC, PULS, Sec, SEP, Thea, VER-A.*
Schinkenschwarte	*Calc-p.*
Süßigkeiten,Kandiertes	*Alfal, Am-c, ARG-N, Calc-c, CINA, Coca, COCAINE, Crot, Jonosia, KALI-C, LYC, Mag-m, Med, Sabad, SULF.*
Tabak	*ASAR, CARB-AC, Carbo-v, Coca, Daphne, STAPH.*
Tee	*Alum, Hep.*
verschiedenartige Sachen	*Bry, Cham, CINA, CINCH, Fluor-ac, Rheum, Sang.*
warme, heiße Speisen	*Chel, Cupr-m, Sabad.*

Appetit
Appetit gestört - Abneigung

gegen alkohol. Getränke	*Ign, Sil.*
Bier	*Asaf, Bell, Cinch, Nux-v, Puls.*
Branntwein	*Ign, Lob-erin.*
Brot	*Chenop-gl, Cycl, Ign, LYC, NAT-M, Puls, Sulf.*
Butter	*Cycl, Hep, PULS, Sang.*
Eier	*Ferr-m.*
Fette	*CALC-C, Carbo-an, CARBO-V, CYCL, Hep, Nat-m, Petrol, PULS, Sep.*
Fleisch	*Aloe, ALUM, ARN, Bell, CALC-C, CARBO-V, Card-m, Chenop-gl, Cinch, Colch, Crotal, CYCL, Ferr-p, GRAPH, Lyc, Morph, MUR-AC, NIT-AC, Petrol, PULS, SEP, Sil, Stront, Sulf, Thuj.*
gekochte Speisen	*Graph, Sil.*
gekochte Speisen in Wasser	*Calc-c.*
Geruch u. Anblick von Speisen	*Ant-c, ARS, Cocc, COLCH, Dig, NUX-V, SEP, Sil, Stann, Symphor.*
Gesalzenes	*Graph, Selen.*
Getränke allgemein	*Bell, CANTH, Cocc, Ign, Kali-bich, Lyssin, Nux-v, Stram, Vgl. Hydrophobie.*
Getränke, warme u. heiße	*Cham, Kali-s, PULS.*
Kaffee	*CHAM, Fluor-ac, NUX-V, Sulf-ac.*
Kartoffeln	*Alum, Thuj.*
Milch	*Arn, Bell, CARBO-V, Ferr-p, GUAIAC, Nat-c, Pastin, Puls, Sep, Sil, SULF.*
Saures	*Dros, Ferr-m, Sulf.*
Speisen allgemein	*ANT-C, ARS, Canth, COCC, COLCH, Dulc, Ferr-m, Ign, IPEC, KALI-BICH, Kali-c, NUX-V, Pod, Puls, Rheum, Rhus-t, Sabad, Yerba, Vgl. Anorexie.*
Süßes	*Bar-c, Caust, GRAPH, Radium, Sulf.*
Tabak	*Arn, Calc-c, Canth, Cocc, Lob-infl, Nat-m, NUX-V, Plant.*

Tabakgeruch	*Cascar, IGN, Lob-infl.*
warme, heiße Speisen	*Calc-c, Ign, Lyc, Petrol, PULS Sil. Ver-a.*
Wein	*Sulf.*

Appetit - Mangel, -losigkeit (Anorexie)	*ABIES-N, Alet, Alfal, Am-c, ANT-C, Arn, ARS, BAPT, Bism, But-ac, Calc-c, Calc-p, Caps, CARB-AC, Carbo-v, Card-m, CHEL, CHIN-ARS, Chionanth, CINCH, Coca, Cocc, Coff, Colch, Cycl, Dig, FERR-M, GENT, Glycerin, Helon, Hydr, IGN, IPEC, Iris, Kali-bich, LECITH, LYC, Merc-d, Myr, Niccol, NUX-V, Phos-ac, Phos, Plat, Prun-sp, Prun-v, PULS, Raph, RHUS-T, Sep, Stront, Strych-ars, STRYCH-P, Sulf, Symphor, Tarax.*

Appetit
Unbekömmliche Dinge

Austern	*Carbo-c, Lyc.*
Bier	*Ferr-m, KALI-BICH.*
Brot	*Ant-c, HYDR, Lyc, NAT-M, Nit-ac, Puls.*
Butter	*Carbo-an, CARBO-V, Nat-m, Puls.*
Eier	*Colch.*
Erdbeeren	*Ox-ac.*
Essig	*Ant-c, Carbo-v.*
Fette	*Ant-c, Calc-c, Carbo-v, CYCL, Lyc, PULS, Thuj.*
Fisch	*Carbo-v.*
Fleisch	*Ars, Bor, BRY, Carbo-v, Cinch, Mag-m, Nat-m, Puls, Selen, Sil, Ver-a.*
Fleisch im Übermaß	*Allium-s.*
Gemüse	*Hydr.*
gesalzene Speisen	*Carbo-v.*
Käse	*Col.*
Kaffee	*Carbo-v, Lyc, NUX-V.*
kalte Getränke	*ARS, Calad, Dig, Elaps, Kali-jod, VER-A.*
kalte Speisen	*Kali-jod.*
Kartoffeln	*ALUM, Sep.*

Kohl	*BRY, Carbo-v, Kali-c, Lyc, Petrol.*
Obst	*ARS, Carbo-v, CAUST, Ferr-m, Kali-bich, RUMEX.*
Melonen	*Zing.*
Milch	*AETH, CALC-C, CARBO-V, Cinch, Kali-jod, Lact-v, Mag-c, MAG-M, Niccol, Ol-j-as, Pod, Rheum, Sep, SULF.*
Pilze, giftige	*Camph.*
saure Speisen, Getränke	*ANT-C, Carbo-v, Dros, Nat-m, Phos-ac.*
Schweinefleisch	*Ant-c, Carb-v, Cycl, PULS.*
Speise, jeder Art	*Alet, Amyg-pers, CARBO-V, Lach, Mosch, Nat-c.*
Speisengeruch erregt Übelkeit	*ARS, Cocc, COLCH, Dig, SEP.*
stärkehaltige Speisen	*CARBO-V, Cinch, Lyc, NAT-C, Nat-s, Sulf.*
Suppe	*Kali-c.*
Süßigkeiten	*ARG-N, Ipec, Lyc, Sulf, Zinc.*
Tabak	*IGN, Kali-bich, Lob-infl, Lyc, Phos, SELEN, Tab.*
Tee	*CINCH, Diosc, Ferr-m, Kali-hypoph, SELEN, Thuj.*
Teigwaren	*Ant-c, Lyc, PULS.*
warme, heiße Getränke	*Bry, Graph, PHOS, PULS, Pyr.*
warme Speisen	*Puls.*
Wasser	*ARS, Chin-ars.*
Wasser, unreines	*Zing.*
Wein	*Ant-c, ZINC-M.*
Wurst	*Acet-ac, Ars, Puls.*
Zwiebeln	*Brom, Lyc, Thuj.*

Appetit vermehrt
Heißhunger (Bulimie)

allgemeine Mittel	*Abies-c, ABROT, Agar, ALFAL, Allium-s, ANAC, Ars, Ars-br, Bell, Brassica, Bry, Cact, CALC-C, Calend, Chel, Cim, CINA, Cinch, Ferr-m, Glycerin, Granat, Graph, Hep, Ichth, Ign, JOD, Kali-c, Lact-ac, Lap-alb, Lob-infl, LYC, Merc, Nat-c, NAT-M, NUX-V, Oleand, Op, PETROL, Petros, PHOS, PSOR, Rhus-t, Sec, Stann, SULF, THYR, URAN-N, ZINC-M.*
vermehrt, nachts hungrig	*Abies-n, CINA, Cinch, Ign, Lyc, Nat-c, Petrol, PHOS, PSOR, Selen, SULF.*
vermehrt, hungrig sogar nach einer Mahlzeit	*ALFAL, Calc-c, Casc, CINA, Jod, Indol, Lac-c, LYC, Med, PHOS, Phyt, PSOR, Staph, Stront, Sulf, Zinc.*
vermehrt, hungrig vor 12.00	*Hep, SULF, Zinc-m.*
vermehrt, jedoch mit Abmagerung	*Abrot, Acet-ac, JOD, NAT-M, Sanic, Tub, Uran-n.*
vermehrt, jedoch rasch gesättigt	*Am-c, Arn, Ars, Bar-c, Carbo-v, CINCH, CYCL, Ferr, Lith-c, LYC, Nat-m, Nux-v, Petros, Pod, Prun-sp, SEP, Sulf.*

ATONIE (Myasthenie)	*Bell, Ign, Podophylin, STRYCH-P.*

DURST

allgemeine Mittel	*ACET-AC, ACON, Alfal, Ant-c, Ant-t, Apoc, Arn, ARS, Ars-jod, Bell, Berb-v, Bism, BRY, Camph, CANTH, CAPS, CHAM, Chin-ars, Cinch, Cocc, COLCH, Crot, Cupr-ars, Dulc, EUP-PERF, Helleb, Helon, Ichth, Indol, Jod, Kali-br, Lact-ac, Laur, Lecith, Mag-c, Mag-p, Med, Merc-c, MERC, Morph, NAT-M, Nux-v, Op, Petros, Phos-ac, PHOS, Pod, Rhus-ar, RHUS-T, Sang,Scilla, Sec, Sep, Stram, SULF, Tereb, Thuj, Uran-n, VER-A, VER-V.*
dauerndes Schlürfen kalten Wassers	*ACON, Ant-t, ARS, Hyos, Onosm, Sanic.*
trinkt selten, aber viel	*BRY, Helleb, Pod, SULF, Ver-a.*
Durstlosigkeit	*AETH, Ant-t, APIS, Berb-v, Cinch, Coff, Cycl, GELS, Helleb, Menyanth, Nux-m, PULS, SABAD, SARS.*

ENTZÜNDUNG (Gastritis)

akute	*Acon, Agar-emet, ANT-T, ARS, Bell, Bism, Bry, Canth, Ferr-p, Hedeoma, HYDR, Hyos, IPEC, Iris, KALI-BICH, Kali-chlor, Merc-c, NUX-V, OX-AC, PHOS, Puls, Santon, Sinap-a, VER-A, Zinc.*
Entzündung, akute, Alkoholmißbrauch	*Arg-n, ARS, Bism, Crot, CUPR, GAULTH, Lach, NUX-V, Phos.*
Entzündung, akute, Darm beteiligt (Gastroenteritis)	*Alumen, ARG-N, ARS, BAPT, Bism, Bry, CUPR, Merc-c, Merc, RHUS-T, Santon, Zinc.*
Entzündung, chronische Magenkatarrh	*Alum, ANT-C, ANT-T, ARG-N, Arn, Ars, BISM, Calc-c, Calc-chlor, Caps, Carb-ac, CARBO-V, CINCH, COLCH, Dig, GRAPH, HYDR, Hydroc-ac, Illic, Jod, Ipec, KALI-BICH, Kali-c, Lyc, MERC-C, NUX-V, Op, Ox-ac, PHOS, Pod, PULS, Rumex, Sang, Sep, Sil, Sulf, Ver-a, Zinc.*

ERBRECHEN, WÜRGEN

allgemeine Mittel	*Abrot, Acon, AETH, Agar-phal, Alumen, Amyg-pers, ANT-C, ANT-T, Apoc, APOMORPH, ARG-N, ARS, Atrop, BELL, BISM, Bor, BRY, Cadm-s, Calc-c, Calc-m, Camph-monobr, Can-ind, Canth, Caps, CARB-AC, Card-m, Cascarilla, CERIUM, Cham, Chel, Cinch, COCC, COLCH, CUPR-AC, CUPR-ARS, Cupr-m, Dros, Eup-perf, FERR-M, Ferr-mur, Ferr-p, Gaulth, Geran, Granat, Graph, Jod, IPEC, IRIS, Jatropha, KALI-BICH, Kali-ox, KREOS, Lach, Lact-ac, LOB-INFL, MAG-C, Merc-c, MORPH, Nat-m, Nat-p, NUX-V, OP, Petrol, PHOS, Pix-l, Plb, PULS, Ricin-com, Sang, Sarcol-ac, SEP, Stann, Strych-et-fer-cit, SYMPHOR, TAB, Uran, Val, VER-A, Xerophyl, Zinc.*

Erbrechen, Würgen
Begleitsymptome

Appetit dabei	*Jod, Lob-infl.*
Benommenheit	*AETH, ANT-T, Ipec, Mag-c.*
Cholera	*ARS, Camph, Vgl. Abdomen.*
Chronizität, Tendenz zur	*Lob-infl.*
deprimiertes Gemüt	*Nux-v.*
Diarrhoe	*Ars, Bism, Calc-c, Cham, CUPR-ARS, Cupr-m, IPEC, Iris, Kreos, Merc-c, Phos, Pulex, Puls, Resorc, Ver-a, Vgl. Abdomen.*
Erleichterung der Symptome	*Ant-t, Puls.*
Erleichterung durch Aufdecken des Bauches; im Freien	*Tab.*
Erleichterung durch Essen, Trinken	*Anac, Tab.*
Erleichterung durch heiße Getränke	*Ars, Chel.*
Erleichterung durch Hinlegen	*Bry, Colch, Nux-v, Symphor.*
Erleichterung durch kalte Getränke	*Cupr, PHOS, Puls.*
Erleichterung durch Liegen rechts	*Ant-t.*
Frösteln	*Ars, Dulc, Puls, Tab.*
Furcht, Hitze, Durst, reichlicher Urin u. Schweiß	*Acon.*
Kolik, Krämpfe	*Bism, CUPR-ARS, CUPR-M, Op, Plb, Pix-l, Sarrac, VER–A, Vgl. Abdomen.*
Kollaps, Schwäche	*Aeth, ANT-T, ARS, Cadm-s, Crotal, Euphorb-cor, LOB-INFL, TAB, VER-A, Ver-v.*
Kollern im Bauch	*Pod.*
Kopfschmerz	*Apomorph, Iris, Petrol, Vgl. Kopf.*
Kopfschmerz, heftiger, schwankender Appetit, Salivation, reichlicher, zitronenfarbener Urin	*Ign.*
mitternächtl. Auftreten; kann sofort nach Magenentleerung essen	*Ferr-m.*
schwaches Herz	*Ars, Camph, DIG.*
Schwindel	*Cocc, Ign, NUX-V, TAB.*
Spasmen	*CUPR-M, Hyos, Op.*

Speichelfluß dabei	*Graph, Ign, IPEC, Iris, Kreos, Lact-ac, LOB-INFL, Puls, Tab.*
Übelkeit	*Aeth, Amyg-pers, Ant-t, Bry, IPEC, Iris, LOB-INFL, NUX-V, Petrol, PULS, Sang, Symphor, Ver-a, Vgl. Übelkeit.*
Würgen, vergeblich, ängstlich	*Ars, Bism, Cupr, Pod.*
verstopfter, vollgepreßter Darm	*Op, Plb, Pyr.*
Verstopfung	*Nux-v, Op, Plb.*
Zunge sauber	*Cina, Dig, IPEC.*
Zwischenraum, tagelang zwischen den Anfällen	*Bism.*

Erbrechen, Würgen
Typ

blutig	*ACON, Arg-n, ARS, Bothrops, Cadm-s, CANTH, Crot, Ferr-m, FERR-P, Ficus , GERAN, HAM, IPEC, Iris, Mez, PHOS, SEC, Vgl. Hämatemesis.*
Fäkalienmasse	*Op, Plb, Pyr, Raph.*
gallig (grün, gelb)	*ACON, Aeth, Ant-c, Ant-t, Ars, Bell, BRY, Carb-ac, CARD-M, CHAM, CHEL, Crot, Eup-arom, EUP-PERF, Grat, Ipec, IRIS, Kali-c, Lept, Nux-v, Nyctanth, Petrol, POD, Puls, Robin, SANG, Sep, Tart-ac.*
hefeartig	*Nat-c, Nat-s.*
kaffeesatzartig	*ARS, Cadm-s, CROT, Lach, MERC-C, Ornithog, Pyr, Sec.*
Milch, geronnene	*AETH, Ant-c, CALC-C, Ipec, MAG-C, Mag-m, Merc-d, Merc, Pod, Sanic, VAL.*
scharf, sauer	*Ant-c, Ars, Bry, Calad,CALC-C, Card-m, CHAM, Ferr-m, Ferr-p, Jod, IRIS, Kali-c, Lac-d, Lact-ac, LYC, Mag-c, NAT-P, NAT-S, NUX-V, Puls, ROBIN, Sulf, Sulf-ac.*
schlüpfriger Schleim	*Aeth, Ant-c, ANT-T, ARG-N, Ars, Bals-per, Cadm-s, Carbo-v, Colch, IPEC, Iris, Jatropha, KALI-BICH, Kali-m, Kreos, Merc-c, Nux-v, Ox-ac, Petrol, PULS, Ver-a, Zinc.*
schwarz	*ARS, CADM-S, CROT, Mancin, Pix-l.*
Speise, unverdaut	*ANT-C, Apoc, Atrop, Bals-per, Bism, BRY, Cerium, CINCH, Colch, Cupr, FERR–M, FERR-MUR, Ferr-p, Graph, IPEC, Iris, Kreos, Lac-c, Nux-v, Petrol, Phos, PULS, Sang, Strych Ferr-cit, Ver-a.*
wässerig	*Abrot, ARS, Bism, Bry, EUPHORBIA, Euphorb-cor, Jod, Iris, KREOS, Lac-c, MAG-C, Oleand, Ver-a.*

Erbrechen, Würgen
Ursache

Ärger bei stillender Mutter, beeinflußt die Milch	*Val.*
Ärger mit Empörung	*Cham, Col, Staph.*

Augen schließen	*Ther.*
Bewegung	*BRY, COCC, COLCH, Dig, Nux-v, TAB, Ther, VER-A.*
Bier	*Cupr, Ipec, KALI-BICH.*
Darm verstopft	*Op, Plb, Pyr.*
Druck auf Wirbelsäule u. Zervikalgebiet	*Cim.*
Eruptionen, unterdrückte	*Cupr-m.*
Essen, Trinken	*Acet-ac, ANT-C, Ant-t, ARS, Bism, BRY, Calc-mur, Cina, Colch, Crot, FERR-M, Ferr-p, Hyos, Jod, IPEC, Lyc, Nux-v, PHOS, PULS, Sil, VER-A, Ver-v.*
Fahren im Auto	*Arn, COCC, Ipec, Kreos, Nux-v, Petrol, Sanic, Sil.*
Getränke jeder Art	*Acon, Apoc, Ant-t, ARS, BISM, Canth, Dulc, EUP-PERF, Ipec, Sanic, Sil, Ver-a.*
Hals von Schleim freiräuspern, morgens	*Bry, Euphras.*
hysterisch	*AQUIL, Ign, KREOS, Plat, Val.*
Getränke, kalte, kann nur warme bei sich behalten	*Apoc, ARS, Ars-jod, Calad, Cascar, CHEL, Ver-a.*
klimakterisch	*Aquil.*
Kopfheben	*Apomorph, BRY, Stram.*
Krebs (Leber, Magen, Uterus)	*Carb-ac, Kreos.*
Liegen links	*Ant-t.*
Liegen rechts oder Rückenlage	*Crot.*
(nach) Menses	*Crot, Vgl. weibl. Genitale.*
Magenreizung	*Ant-c, ARS, Bism, Ferr-m, Ipec, Nux-v, Phos, Puls, Ver-a.*
Milch	*AETH, Ars, Calc-c, Ferr, Kreos, Mag-c, Mag-m, Merc-d, Merc-s.*
Nieren bedingt, renal bedingt	*Kreos, Nux-v.*
Phthisis	*Kali-br, Kreos.*
post-operativ (Laparatomie)	*Aeth, BISM, CEPA, NUX-V, PHOS, Staph, STRYCH.*
Reflex	*Apomorph, Cerium, Cocc, IPEC, Kreos, VAL.*
Schwangerschaft	*Acet-ac, Alet, AMYG-PERS, Ant-t, APOMORPH, Ars, Bism, Carb-ac, CERIUM, Cocaine, COCC, COD, Cucurb, CUPR-AC, Ferr-m, Gossyp, Graph, Ign, Ingluv, IPEC, Iris, KREOS, Lac-d, LACT-AC, Lob-infl, MAG-C, NUX-V, Petrol, Phos, Psor, Puls, SEP, Stront-br, Strych, Symphor, TAB.*
Scharlach	*Ail, BELL.*
Seekrankheit, Reisekrankheit	*APOMORPH, Ars, Bor, Carb-ac, Cerium, Cocc, Coff. Glon, Ipex, KREOS, Nicot, NUX-V, Op, PETROL, Sep, STAPH, Tab, Ther.*
Trinker morgens	*Ant-t, Ars, Carb-ac, CUPR-ARS, Cupr-m, Ipec, Lob-infl, NUX-V.*

warme Getränke	*BRY, PHOS, PULS, Pry, Sanic.*
Wasser- Anblick, muß die Augen beim Baden schließen	*Lyssin, Phos.*
zerebral	*Apomorph, Bell, Glon, Plb-m.*
zyklisch bei Kleinkindern	*Cupr-ars, Ingluv, Iris, Kreos, Merc-d.*

GALLSÜCHTIGKEIT, BILIOSITÄT	*Aesc, Aloe, Aqua-mar, BAPT, Berb-v, BRY, Card-m, Cham, CHEL, Chionanth, CINCH, Crot, Diosc, EUONYM, Eup-perf, Ferr-m, Gent, HYDR, IRIS, Kali-c, LEPT, Lyc, Mag-m, Merc, Myr, NAT-S, Nitro-mur-ac, NUX-V, POD, Ptel, PULS, Sep, Sulf, TARAX, TRIOST, Yucca, Vgl. Leber.*

GASTRALGIE	*Vgl. Schmerz*

GASTRISCHE AFFEKTIONEN

besser im Freien	*Adon.*
gastrische Affektionen von Zigarrenmachern	*Ign.*

GEFÜHL

Angst	*Ars, Kali-c, Nit-ac, PHOS, Ver-a.*
brennende Hitze	*Abies-c, Acet-ac, ACON, Agar, Arg-n, ARS, Bism, Calopt, CANTH, Carb-ac, CARBO-V, Caust, Colch, Col, Ferr-m, Glycerin, Graph, Hep, IRIS, LACT-AC, Merc-c, Nat-m, PHOS, Sang, Sep, SULF, Tereb.*
Empfindlichkeit gegen Kontakt, Druck, Stöße	*APIS, ARG-N, Ars, Bell, Bov, BRY, CALC-C, Calc-jod, Canth, Carbo-v, Card-m, CINCH, Colch, Dig, KALI-BICH, Kali-c, LACH, Lecith, Lyc, MERC-C, MERC-S, Nat-c, Nat-m, Nux-m, NUX-V, Phos, Puls, Sang, Sil, Spig, Stann, Sulf.*
aufgetrieben, trommelartig, Enge, Kleidung unerträglich	*ABIES-C, Absinth, Agar, AMBRA, ANAC, Ant-c, APOC, ARG-N, Ars, Asaf, But-ac, CAJUP, CALC-C, Calc-fl, Calc-jod, Calc-p, Caps, CARB-AC, CARBO-V, Cham, Chel, CINCH, Cocc, COLCH, DIOSC, Euonym, Fel tauri, Ferr-m, GRAPH, Grat, Ign, KALI-C, LACH, Lecith, Lob-infl, LYC, Merc-c, Mosch, Nat-cholein, Nat-m, Nit-ac, NUX-M, NUX-V, Ornithog, Pop-tr, PULS, Sulf.*
Erschlaffung, Niederhängen	*Agar, HYDR, Ign, IPEC, STAPH, Sulf-ac, TAB.*
Kälte	*Abrot, Bov, Calc-c, Calc-sil, CAMPH, Cinch, COLCH, Elaps, Hippom, Kali-c, Kreos, MENY, Ol-an, Ox-ac, Pyrus, Sabad, SULF-AC, Tab, VER-A.*
leeres Gefühl, erleichtert durch Essen	*ANAC, CHEL, Jod, Nat-c, Mur, Phos, SEP, Sulf.*
leeres Gefühl, erleichtert durch Hinlegen, Wein	*Sep.*

leer, schwach, sinkend, Hinfälligkeitsgefühl	*ABIES-C, Anac, Apoc, Asaf, Bapt, BAR-MUR, Caps, Carbo-an, CARBO-V, CIM, COCC, DIG, DIOSC, Gels, Graph, HYDR, Hydroc-ac, IGN, Kali-c, Kali-p, Lac-c, Latrod, LOB-INFL, Lyc, MERC-S, Morph, MUREX, Ornithog, Petrol, PHOS, Ptel, PULS, Radium, Sang, SEP, Stann, SULF, TAB, Tellur, Thea, Thuj, Trill, Vib-op.*
leeres Gefühl, V.- 11.00, kann nicht auf Essen warten	*SULF, Zinc-m.*
Magenerweichung (Gastromalazie)	*Calc-c, Kreos, Merc-d.*
(wie) Pressen des Magens gegen Wirbelsäule	*Arn.*
Pulsieren, Klopfen	*ARG-N, Asaf, CACT, Cic, CROT, Eucal, HYDR, Jod, KALI-C, Kali-jod, Lach, NAT-M, Oleand, PULS, Rheum.*
Schwere, Druck wie von einem Stein oder Kloß	*ABIES-N, Acon, ARG-N, Arn, ARS, Bism, BRY, CALC-C, CARBO-V, Cham, CINCH, Colch, Dig, Ferr-m, GRAPH, KALI-BICH, Kali-c, Lob-infl, LYC, NUX-V, Passifl, PHOS, Piloc, PULS, Robin, Sang, Sep, Spig, SULF, Xerophyl, Zing.*
(wie) Schwimmen des Magens in Wasser	*Abrot.*
(wie) trockene Nahrung mengenweise im Magen	*Calad.*
Zittern	*Arg-n, Crot.*

HÄMORRHAGIE (Hämatemesis)	*Acet-ac, Acon, ARN, ARS, Bothrops, CACT, Canth, Carbo-v, CINCH, COCAINE, Crot, Cupr-m, Erig, Ferr-p, Ficus, GERAN, HAM, Hyos, IPEC, Kreos, Mangif-ind, MILLEF, Nit-ac, Nux-v, PHOS, SEC, Trill, Zinc-m.*

HYPERAZIDITÄT

(Hyperchlorhydrie)	*Acet-ac, Anac, Ant-c, ARG-N, ATROP, Bism, Caffeine, CALC-C, Calc-p, CARBO-V, Cham, Chin-ars, Cinch, Con, Grind, Hydr, Ign, IRIS, Lob-infl, Lyc, Mag-c, Mur-ac, NAT-C, Nat-p, NUX-V, OREXINE-TAN, Petrol, Phos, Prun-v, PULS, ROBIN, Sulf, SULF-AC.*
Hyperästhesie	*ARG-N, Ars, Bism, Chin-ars.*
Hyperperistaltik	*Ars, Fel-tauri, Hyos, Ign, PHOS.*

KARDIA

Erweiterung (Gastroptose)	*Bism, Graph, HYDRAST-MUR, Kali-bich, NUX-V, Phos, Puls, Xanthor.*
Schmerz (Kardialgie)	*AGAR, ARG-N, Asaf, Bar-c, Bism, Can-ind, CARBO-V, Caul, CUPR-M, FERR-CY, Ferr-tart, Formica, Ign, Mag-m, Nat-m, Nit-ac, NUX-V, ONISCUS, Stront-c, Thea. Vgl. Schmerz.*
spastische, schmerzhafte Zusammenschnürung, Kardiaspasmus	*AEth, AGAR, Am-c, Arg-n, Ars, BELL, Calc-c, Caul, CON, Hyos, IGN, Nat-m, NUX-V, Phos, Puls, Rhus-t, Sep, Sil.*

Zusammenschnürung	*Alum, BAR-M, Bry, Datura, PHOS, Plb-m.*

KREBS	*Acet-ac, Am-m, Arg-n, ARS, BELL, Bar-c, Bism, Cadm-s, Calc-fl, CONDUR, Con, Carbo-v, Graph, HYDR, KALI-BICH, Kali-c, KREOS, Mag-p, Nux-v, ORNITHOG, Phos, Plb-m, Sec. Vgl. Allgemeine Symptome, Krankheiten.*

NERVÖSE STÖRUNGEN	*AGAR, Bell, Col, MAG-P, Nux-v, Sang. Vgl. Schmerz.*

PYLORUS

Schmerz	*Canth, Cepa, HEP, Lyc, Merc, ORNITHOG, Tussil, URAN. Vgl. Zusammenschnürung.*
Verhärtung	*Bism, CONDUR, Graph, PHOS, Sep, STRYCH-P.*
Zusammenschnürung	*Can-ind, CINCH, Hep, NUX-V, PHOS, Ornithog, Sil.*

SCHMERZ

neuralgisch (Gastralgie)	*Abies-n, Acet-ac, AEsc, Alum, Anac, ARG-N, ARS, ATROP, BELL, BISM, BRY, CARBO-C, Chel, CHAM, CHIN-ARS, Cina, Cocc, Cod, Colch, COL, Condur, CUPR-ARS, Dig, DIOSC, Ferr-m, Gels, Glon, GRAPH, HYDROC-AC, Ign, IPEC, Kali-c, Lob-infl, MAG-P, Menthol, Niccol, Nux-m, NUX-V, OX-AC, Petrol, PLB, Ptel, Puls, Quass, Rham-c, Ruta, Spig, Stann, STRYCH, Sulf-ac, Tab, VER-A, Zinc.*

Schmerz - Gastralgie - Begleitsymptome

Anämie	*FERR, Glon, Graph.*
Ausstrahlung zu den Schultern	*Niccol.*
Ausstrahlung zu den Seiten, dann zum Rücken	*Cochlear.*
chronische Gastritis	*Alum, Atrop, Bism, Lyc.*
chronisches Ulkus	*Arg-n.*
Gicht	*Colch, Urt.*
Hals u. Wirbelsäule, wechselnd	*Paraf.*
Hysterie	*Asaf, Ign, Plat.*
Menses	*Arg-n, Cocc.*
Milchfluß	*Carbo-v, Cinch.*
nervöse Depression	*Arg-n, Gaulth, NUX-V.*
rezidivierend	*Graph.*

Rückenschmerz, Angst, Niedergeschlagenheit, gelbl. Gesicht	*Nit-ac.*
Schwangerschaft	*Petrol.*
(durch Schmerz) Übelkeit	*Ostrya.*
Uterusbeschwerden	*Bor.*
Verstopfung	*Bry, Graph, Nux-v, Physost, PLB.*

Schmerz
Modalitäten - Besserung

Aufrechtsitzen	*Kal.*
Druck	*Bry, Fluor-ac, PLB.*
Erbrechen	*Hyos, Plb-m.*
Essen	*ANAC, Brom, Calc-p, CHEL, Graph, HEP, Homar, Hydroc-ac, Ign, JOD, Kreos, Lach, Nat-m, PETROL, Puls, Sep.*
Getränke, kalte	*Bism.*
Getränke, warme	*Graph, Ver-v.*
Rückwärtsbiegen, Aufrechtstehen	*Bell, DIOSC.*
Speiseeis	*Phos.*

Schmerz
Modalitäten - Verschlimmerung

Berührung	*Bell, Ign, Nux-v, OX-AC.*
Bier	*Bapt, KALI-BICH.*
Druck	*Arg-n, Calc-c, Cochlear, Ign.*
Gehen, Hinabsteigen	*Bry.*
Kaffee	*Canth, Cham, Nux-v, Ox-ac.*
leerer Magen	*ANAC, Cina, Hydroc-ac, PETROL.*
nachts	*Anac, Arg-n, Ars, Cham, Cocc, Ign, Kali-bich.*
Speise	*ARG-N, Bell, BRY, Ign, Kali-bich, NUX-V.*
Stillen	*AEth.*
Stoß, Erschütterung	*Aloe, BELL, Bry.*
Vorneigen	*Kal.*
warme Speise	*Bar-c.*
Wasser, Kälte	*Calc-c.*
Würmer	*CINA, Granat.*

SCHMERZ (GASTRODYNIE)
Typ;

anhaltend	*AEsc, Anac, HYDR, Ruta.*
brennend, wie von Ulkus	*ACET-AC, Agar-emet, ARG-N, Arn, ARS, Asaf, Bism, Cadm-br, Canth, CARBO-V, CHIN-ARS, Colch, CONDUR, Con, Datura, Formica, Graph, JOD, Iris, Kali-jod, Laburn, Lact-ac, Lapis-alb, Mancin, Nat-m, NUX-V, OX-AC, PHOS, Robin, Sep, SULF, Uran. Vgl. Gefühle, Sensation.*
Epigastrium (Magengrube)	*ABIES-C, ABIES-N, Act-sp, AEsc, Aloe, Am-m, Anac, ARG-N, Arn, ARS, Bar-m, BELL, Bism, BRY, Calc-c, Calc-jod, Carb-ac, Carbo-v, Cina, Col, Cupr, DIOSC, Graph, HYDR, Jatropha, Kali-bich, Kali-c, Kal, Lob-infl, Lyc, Nat-m, NUX-V, Ox-ac, Paraf, PHOS, SEP, Sang, Ver-a.*
krampfend, zusammenschnürend, kolikartig, ziehend	*ABIES-N, Act-sp, AGAR-PH, ARG-N, Bapt, BELL, BISM, But-ac, Cact, Calc-c, Calc-jod, CARBO-V, CHAM, Cocaine, COCC, COL, Con, Cupr-m, Datura, Granat, GRAPH, IGN, Ipec, Jatropha, Kali-c, Lob-infl, MAG-P, NUX-V, Petrol, Phos, Plat, Ptel, Sep, Ver-v. Vgl. Gefühle.*
nagend wie bei Hunger	*ABIES-C, Abrot, AEsc, AGAR, Am-m, ANAC, ARG-N, Asar, CINA, Ign, JOD, Lach, Phos, PULS, Ruta, Sep, URAN. Vgl. Gefühle.*
schneidend, lanzinierend, stechend, spastisch, anfallartig, durchbohrend, reißend, schießend	*Acon, Act-sp, ARG-N, ATROP, BELL, Bism, BRY, Carbo-v, Card-m, Caust, CHIN-ARS, COL, Con, CUPRESSUS, CUPR-AC, Cupr-m, DIOSC, Hydr, Ign, Iris, Kali-c, MAG-P, NUX-V, Ox-ac, Ratanh, Sep, Sulf, Thall.*

SCHLUCKAUF

(Singultus)	*AEth, Agar, Amyl, Ars, Bell, CAJUP, Caps, Carbo-an, Carbo-v, CIC, Cocaine, Cocc, CUPR-M, CYCL, Diosc, Eup-perf, GINS, Hep, Hydroc-ac, Hyos, IGN, KALI-BR, Mag-p, MORPH, MOSCH, Nat-m, Niccol, Nicot, Nux-m, NUX-V, Ol-succin, Ran-b, Stram, SULF-AC, Tab, Ver-ac, Ver-v, Zinc-oxy, ZINC-V.*
(mit) Aufstoßen	*Ant-c, CAJUP, Cic, Cinch, DIOSC, NUX-V, Wyeth.*
Gähnen dabei	*Amyl, Carls, COCC.*
hysterische, nervöse Symptome dabei	*Gels, IGN, MOSCH, Nux-m, Zinc-v.*
(nach) Rauchen	*Ign, Selen.*
Rückenschmerzen nach Essen, Stillen	*Teucr.*
Spasmen nachher	*Cupr-m.*
Speiseröhrenkrampf dabei	*Ver-v.*
Würgen, Erbrechen dabei	*Jatropha, Mag-p, Merc, NUX-V.*

ÜBELKEIT (Unwohlsein)

allgemeine Mittel	*ANT-C, ANT-T, APOC, APOMORPH, ARG-N, ARN, Asar, Bell, Berb-v, Bism, BRY, CADM-S, Carb-ac, CARBO-V, Card-m, Cascar, Cham, Chel, Chionanth, COCC, COLCH, CUPR-M, CYCL, Dig, Eug-j, Fagop, FERR-M, Glon, Hedeoma, Hyper, Ichth, IPEC, IRIS, KALI-BICH, KALI-C, Kal, Kreos, Lach, Lact-ac, LOB-INFL, Merc-c, Merc-s, MORPH, Nat-c, Nat-m, NUX-V, Ostrya, PETROL, Pod, PULS, Sabad, Sang, Sarcol-ac, SEP, Spig, STRYCH, SYMPHOR, TAB, Ther, VER-A, Ver-v.*
(beim) Anblick sich bewegender Gegenstände	*Asar, Cocc, Ipec, Jabor.*
(durch) Augenschließen	*Lach, THER, Thuj.*
Bauchoperationen folgend	*Staph.*
(mit) Benommenheit	*Apoc.*
(durch) Bier	*Kali-bich.*
(mit) blassem, zuckendem Gesicht, keine Erleichterung durch Erbrechen	*Ipec.*
(mit) Druck nach unten im Darm	*Agn.*
(mit) Durchfall, Angst	*Ant-t.*
(nach dem) Essen	*Am-c, Asar, Cycl, Graph, Nux-v, Puls, Sil.*
(mit) Erleichterung durch Aufdecken des Bauches im Freien	*Tab..*
(mit) Erleichterung durch Essen	*LACT-AC, Mez, Santon, SEP, Vip-op.*
(mit) Erleichterung durch Hinlegen	*Echin, KALI-C, Puls.*
(mit) Erleichterung durch Rauchen	*Eug-j.*
(mit) Erleichterung durch Limonade	*Cycl, Puls.*
(mit) Erleichterung durch Schlucken kalten Wassers	*Cupr-m.*
(durch) Fahren in Autos, Schiffen	*Arn, COCC, LAC-D, NUX-M, Nux-v, PETROL, Sanic, Ther.*
(durch) Fett	*Nit-ac.*
(vor dem) Frühstück	*Berb-v, Gossyp, Nux-v, SEP.*
(durch) Geruch oder Anblick von Speisen	*AEth, ARS, Cocc, COLCH, Nux-v, Puls, SEP, Stann, Symphor.*
(durch) Hände-Eintauchen in warmes Wasser	*Phos.*
(mit) Hunger	*BERB-AQ, Cocc, Ign, Val.*

Übelkeit

(durch) Kaffee	*Cham.*
(mit) Kopfschmerz	*ALOE, Formica, Puls.*
(mit) Krämpfen	*Triost.*
(bei) Menses	*COCC, Crot, Symphor.*
(durch) Nervosität, Gefühlserregung	*Menthol.*
(durch) Pessare	*Nux-m.*
(durch) Rauchen	*Euphras, Ign, IPEC, Nux-v, PHOS, Tab.*
Salivation dabei	*IPEC, Petrol, Sang.*
Schmerz, Kälte dabei	*Cadm-s, Hep.*
(mit) Schwäche	*BRY, COCC, Colch, Hep, Nux-v, Plat, PULS, Tab, Val.*
(mit) Schwäche, Angst, periodisch rezidivierend	*Ars.*
(durch) Schwangerschaft	*Cocc, Con, LACT-AC, Lac-v-c, Lob-infl, Mag-c, MAG-M, Phos-ac, Piloc, Sep, STAPH, Strych, Sulf. Vgl. Weibl. G.*
Schwindel dabei	*COCC, Hyos, Lach, Puls, Tab, THER.*
(mit) Sehstörungen dabei	*Myg.*
(durch) Speiseeis,Kälte	*Ars.*
(durch) Sprudel, Champagner	*Digitox.*
(mit) Stuhldrang	*Dulc.*
(durch) Süßigkeiten	*Graph.*
(durch) Wasser	*Apoc, Ars, Ver-a.*
V.- bei dem geringsten Klang oder Geräusch	*Ther.*
V.- durch Bewegung, Aufstehen	*Ars, BRY, Cocc, Symphor, TAB, Triost, VER-A.*
V.- morgens	*Anac, Calc-c, Fagop, Carbo-v, GRAPH, Lact-ac, Nat-c, NUX-V, Phos, Puls, SEP, Sil, Sulf.*
V.- nach dem Essen	*Asar, Berb-aq, Dig, IPEC, NUX-V, Puls.*

ULKUS DES MAGENS

Magengeschwür	*ARG-N, ARS, ATROP, Bell, Bism, Calc-ars, Condur, Crot, Ferr-acet, GERAN, Graph, Grind, Ham, HYDR, Jod, Ipec, KALI-BICH, Kali-jod, Kreos, Lyc, MERC-C, Merc, Op, ORNITHOG, Petrol, PHOS, Plb-ac, Ratanh, Sinap-a, Symphyt, URAN.*

VERDAUUNGSBESCHWERDEN

Dyspepsie - Mittel im allgemeinen	*ABIES-C, ABIES-N, Abrot, Acet-ac, AEsc, AEth, Agar, Alet, Alfal, Allium-s, Alnus, Aloe, Alum, ANAC, ANT-C, Ant-t, Apoc, ARG-N, Aristol, ARN, ARS, Atrop, Bapt, Bar-c, Bell, BISM, Brom, BRY, Calc-c, Calc-chlor, Caps, CARB-AC, CARBO-V, CARD-M, Cascara-sag, CHAM, CHEL, Cina, CINCH, COCA, Cochlear, COLCH, Col, Corn-fl, Cupr-ac, CYCL, DIOSC, Fel-tauri, Ferr-m, Gent, GRAPH, Hep, HOMAR, HYDR, IGN, Jod, IPEC, Iris, KALI-BICH, KALI-C, Kali-m, LACH, Lept, LOB-INFL, LYC, Merc, NAT-C, Nat-m, Nat-s, Nit-ac, NUX-M, NUX-V, Op, Petrol, Phos-ac, PHOS, Picr-ac, Pod, Pop-tr, Prun-sp, Prun-v, Ptel, PULS, ROBIN, Sal-ac, Sang, SEP, Stann, STRYCH-FERR-CIT, SULF, Sulf-ac, Uran-n, Xerophyl.*

Verdauungsbeschwerden Symptome u. Zustände

Aufstoßen, Rülpsen	*ABIES-N, Acet-ac, Agar, Alum, ANAC, ANT-C, ARG-N, Arn, ASAF, Bism, BRY, CAJUP, CALC-C, Calc-p, Caps, Carb-ac, Carbo-an, CARBO-V, Cham, CINCH, CYCL, DIOSC, Fagop, Ferr-m, Ferr-p, Glycerin, GRAPH, Grat, HEP, Hydr, Ind, JOD, Ipec, Jugl-c, Kali-bich, KALI-C, Lob-infl, LYC, Mag-c, MOSCH, NAT-C, Nat-p, Nat-m, Nit-ac, NUX-M, NUX-V, Petrol, PHOS, Pod, PULS, ROBIN, Rumex, Sal-ac, Sang, SEP, Sil, SULF, Sulf-ac, Uran-n, Val.*
Aufstoßen erleichtert zeitweilig	*ARG-N, Asaf, Bar-c, Bry, Calc-p, CARBO-V, Kali-c, Lach, Mosch, NUX-M, Nux-v, Ol-an, Ox-ac, Puls.*
Aufstoßen, geruchlos, geschmacklos, leer	*AGAR, Aloe, AMBRA, Am-m, Anac, Asar, Bism, Calad, Calc-jod, Coca, Hep, Ign, JOD, OLEAND, Plat.*
Aufstoßen, ranzig, verdorben, faulig	*ARN, Asaf, Bism, Calc-jod, CARBO-V, CHAM, Cycl, Diosc, GRAPH, Hydr, KALI-C, Mag-m, MAG-S, Ornithog, Plb, Psor, PULS, Raph, Sang, SEP, Sulf, Thuj, Val, Xerophyl.*
Aufstoßen, sauer, brennend, scharf, bitter	*Acet-ac, Ant-c, Arg-n, Bry, CALC-C, Calc-jod, Calc-p, Carb-ac, Carbo-an, CARBO-V, Cham, Cinch, DIOSC, Ferr-p, Fluor-ac, Graph, Ipec, Hep, HYDR, KALI-C, LACT-AC, Lact-v, LYC, Mag-c, NAT-C, Nat-m, Nat-nit, NAT-P, NIT-AC, Nit-mur-ac, NUX-V, Ox-ac, Petrol, Phos-ac, PHOS, Pod, PULS, Raph, ROBIN, Sabal, Sal-ac, Senec, SEP, Sil, Sinap-n, SULF-AC, SULF, Xerophyl.*
Aufstoßen, Speise	*AEth, ALUM, Am-n, ANT-C, Asaf, CARBO-V, Cham, Cinch, Ferr-iod, Ferr, Graph, Ign, IPEC, Merc, Nat-p, NUX-V, PHOS, PULS, Quass, SULF.*
Aufstoßen (Aufgestoßenes) schmeckt nach Unverdautem	*ANT-C, CARBO-V, Cinch, Cycl, FERR, Graph, PULS, SEP, Sil, Sulf.*
Azidität	*Arg-n, CALC-C, Carbo-v, Ign, Lob-infl, Lyc, Nat-c, NUX-V, Puls, ROBIN, Sulf. Vgl. Hyperchlorhydrie.*
Benommenheit, Schläfrigkeit	*AEth, Ant-c, Bism, CARBO-V, CINCH, EPIPH, FEL-TAURI, Graph, Grat, Kali-c, LYC, NAT-CHLOR, NAT-M, NUX-M, Nux-v, Phos-ac, Phos, Sarrac, Staph, Sulf.*
Depression, Stumpfheit	*Anac, Cinch, Cycl, Hydr, Lyc, Nat-c, Nit-ac, NUX-V, Puls, Sep, Tab. Vgl. Geist, Gemüt.*

Druck wie von einem Stein	*ABIES-N, Acon, AEsc, Anac, ARG-N, Arn, ARS, BRY, CALC-C, Carbo-v, Cham, Cinch, Dig, Ferr-m, Graph, Hep, KALI-BICH, Lob-infl, LYC, NUX-V, Phos-ac, PHOS, PULS, Rhus-t, Rumex, Scilla, Sep, Sulf.*
flatulente Auftreibung des Magens, trommelartig	*ABIES-C, Agar, Ant-c, Apoc, ARG-N, ASAF, Bry, But-ac, CAJUP, CALC-C, Calc-fl, Caps, Carb-ac, CARBO-V, CINCH, COLCH, Cycl, Diosc, Ferr-magnet, GRAPH, Grat, Hydr, IGN, Indol, Jod, Jugl-c, Kali-bich, KALI-C, LACH, LYC, Mosch, NUX-M, NUX-V, Ox-ac, Phos-ac, Phos, Pop-tr, PULS, Sil, Sulf, Thuj. Vgl. Gefühl.*
Herzklopfen	*Abies-c, Arg-n, Cact, Carbo-v, Hydroc-ac, Lyc, Nat-m, Nux-v, Puls, Sep, Spig, Tab. Vgl. Kreislauf.*
Husten	*Lob-syph, Taxus. Vgl. Atemwege.*
Kopfschmerz	*Arg-n, BRY, Carbo-v, Cinch, Cycl, Kali-c, Lach, Lept, IGN, Nat-m, Nux-m, NUX-V, Puls, Robin, SANG, Tarax. Vgl. Kopf.*
Mattigkeit, Schwäche	*Act-sp, Ant-t, ARS, Can-s, Caps, Carbo-an, CARBO-V, Cinch, Graph, Grat, Hydr, LYC, NUX-V, Phos, Puls, Sep.*
Ohnmacht	*Ars, Cinch, Mosch, Nux-m, Nux-v, Phos-ac.*
Pulsieren im Epigastrium	*ASAF, Eucal, HYDR, Nat-m, PULS, Selen, SEP.*
Pulsieren im Rektum	*Aloe*
Schluckauf	*Bry, Hyos, Ign, NUX-V, Paris, Sep.*
Schmerz	*ABIES-N, AEsc, Anis, ARG-N, Arn, ARS, BRY, Calc-jod, Calc-mur, Carbo-v, Cinch, Col, Cupressus, Diosc, Gamb, HEDEOMA, Homar, Ipec, Kali-m, Nat-m, NUX-V, Paraf, PHOS, Puls, Scutel, Sep, STANN, Thuj. Vgl. Schmerz.*
Schmerz gleich nach dem Essen	*ABIES-N, Arn, Calc-c, CARBO-V, Cinch, Cocc, KALI-BICH, KALI-C, LYC, NUX-M, Physost.*
Schmerz mehrere Stunden nach dem Essen	*AEsc, AGAR, Anac, Bry, Calc-hypoph, Con, NUX-V, Ox-ac, PULS.*
Schwindel	*Bry, Carbo-c, Cinch, Cycl, GRAT, Ign, NUX-V, Puls, Rhus-t. Vgl. Kopf*
Schwitzen	*Carbo-v, Nat-m, Nit-ac, Sep.*
Sodbrennen, Pyrose	*Am-c, Ant-c, Apomorph, ARG-N, Ars, Bism, BRY, Cajup, CALC-C, Calend, Caps, Carb-ac, CARBO-V, Chin-s, Datura, DIOSC, Fagop, Gall-ac, Graph, Jod, Kali-c, Lach, Lob-infl, LYC, Mag-c, Phos-ac, Mag-m, NAT-M, Nit-ac, NUX-V, Nux-m, Ox-ac, PULS, Robin, Sang, Sinap, Sinap-n, SULF-AC, Tab.*
Speichelfluß, Salivation	*Cycl, Lob-infl, MERC, Nat-m, Puls, Sang. Vgl. Mund.*
Speichelbrechen, Wasserkolk	*ABIES-N, Acet-ac, ANT-C, Ars, Bism, BRY, Calc-c, CARBO-V, Diosc, Fagop, Graph, Hep, Hydr, Kali-c, Lact-ac, LYC, Mag-m, Nat-m, Nit-ac, NUX-V, Pod, PULS, Sep, Sulf, Symphor, Ver-a.*
Übelkeit, Erbrechen	*AEth, ANT-C, Ant-t, ARG-N, ARS, Atrop, Bism, BRY, CARB-AC, Carbo-v, Cham, Cocc, FERR-M, Graph, Ign, IPEC, KALI-BICH, Kreos, Lept, Lob-infl, Lyc, Nat-c, NUX-V, Petrol, Phos, PULS, Rhus-t, SANG, Sep, Sil. Vgl. Erbrechen*

Unbehagen durch die einfachsten Speisen	*Alet, Amyg-pers, ANT-C, Carbo-an, CARBO-V, CINCH, Dig, HEP, KALI-C, Lach, NAT-C, NUX-V, Puls.*
verzögerte Verdauung, schwach, langsam	*Alston, ANAC, ANT-C, Arg-n, Ars, Asaf, Bism, BRY, Caps, CARBO-AN, CARBO-V, CINCH, Cochlear, Coff, Colch, CYCL, DIOSC, Eucal, Granat, GRAPH, HYDR, Ipec, Kali-bich, LYC, Merc, NAT-C, Nat-m, NUX-V, Prun-v, PULS, Zing, Vgl. Verdauungsbeschwerden.*
Zahnschmerz	*Cham, Kali-c, Lyc, Nat-c, Nit-ac.*

Verdauungsbeschwerden Typ

atonisch, nervös, sauer	*Alet, ALFAL, Alston, ANAC, Angust, ARG-N, Calc-c, Caps, Carb-ac, CARBO-V, CINCH, Ferr, Grind, Hep, IGN, Jugl-c, KALI-P, Lob-infl, LYC, Mag-c, Nat-c, NUX-V, PHOS, PTEL, Quass, Ratanh, Robin, Sulf-ac, Sulf, Val.*
katarrhalisch	*Abies-c, Abies-n, ANT-C, ARG-N, Bals-per, Calc-c, Carb-ac, Carbo-v, Cinch, Collins, Coryd, Geran, HYDR, Hydroc-ac, Illic, IPEC, KALI-BICH, Lyc, Nux-v, Ox-ac, Puls, Sulf, Vgl. chron. katarrhal. Gastritis.*
latent oder maskiert	*Cact, Carbo-v, Cinch, Hydroc-ac, NAT-M, SEP, Spig, Tab.*

Verdauungsbeschwerden Ursache

Alter, Schwäche	*Abies-n, Ars, Bar-c, CARBO-V, Cinch, Fluor-ac, HYDR, Kali-c.*
Ausschweifungen im allgemeinen	*Ant-t, CARBO-V, CINCH, Nat-s, NUX-V.*
Backwaren	*Ant-c, Carbo-c, Ipec, Kali-m, Lyc, PULS.*
Bier	*Ant-t, Bapt, Bry, KALI-BICH, Lyc, NUX-V.*
Brightsche Krankheit	*Apoc, Vgl. Harnwege*
Brot	*Ant-c, Bry, Lyc, Nat-m.*
Buchweizenkuchen	*Puls.*
Diätfehler	*Allium-s, ANT-C, BRY, CARBO-V, Cinch, Coff, IPEC, Lyc, Nat-c, NUX-V, PULS, Xanth.*
Drogenmißbrauch	*Nux-v.*
Eiswasser, Speiseeis	*ARS, Carbo-v, Elaps, Kali-c, Nat-c, PULS.*
Eiweiß	*Nux-v.*
Exzesse	*Carbo-v, CINCH, Kali-c, NUX-V.*
Fette Speisen	*Ant-c, CALC-C, Carbo-v, CYCL, Ipec, KALI-M, PULS, Thuj.*
Fieberanfällen, akuten, folgend	*Cinch, Quass*
Fleischspeisen	*CAUST, Ipec, Puls, Sil.*
Gemüse, Tabak	*Ars, Asclep, Nat-c, Nux-v, SEP.*
Gicht	*Ant-t, Cinch, COLCH, Nux-m, Thuj.*
hastiges Essen u. Trinken	*Anac, Coff, OLEAND.*

heißes Wetter	*Ant-c, BRY.*
Käse	*Ars, Carbo-v, Col, Nux-v.*
Kaffee	*Cham, Kali-c, Lyc, NUX-V.*
kaltes Baden	*Ant-c*
Melonen	*Ars, Zing.*
Menses	*Arg-n, Cop, Sep, Vgl, Weilb. Genitale.*
Milch	*AETH, Calc-c, Carbo-v, Mag-c, Mag-m, Nit-ac, Sulf-ac, Sulf.*
Müdigkeit, Hirnmüdigkeit, bei Kindern	*Calc-fl.*
Nachtwachen	*Nux-v.*
nervös durch Aufregungen	*Cham, Nux-m, Nux-v.*
Nesselsucht	*Cop.*
Obst	*Ars, CINCH, Elaps, PULS, Ver-a.*
Salzmißbrauch	*Phos.*
Säuren	*ANT-C, Ars, Cinch, Nat-m.*
Schwangerschaft	*Sabad, SINAP-A, Thea.*
sitzende Lebensweise	*Nux-v.*
spärlicher Magensaft	*Alnus, ALUM, Lyc.*
Stillen	*CINCH, Sinap-a.*
Süßigkeiten	*Ant-c, ARG-N, Ipec, LYC, Zinc-m.*
Tabak	*Abies-n, NUX-V, Sep.*
Tee	*Abies-n, CINCH, DIOSC, Puls, Thea, Thuj.*
verdorbenes Fleisch, Fisch	*Ars, Carbo-v.*
Wasser	*Ars.*
Weine, Liköre	*ANT-C, Caps, Carbo-v, Coff, Nat-s, NUX-V, Sulf, Sulf-ac, Zinc-m.*
Wurst mit Schweinefleisch	*Cinch, Puls.*

ANUS - REKTUM

Abszeß (peri-rektal)	*Calc-s, Rhus-t, Sil.*
brennende, schmerzende Hitze	*Abies-c, AESC, ALOE, Alumen, Alum, Ambra, Am-m, Ant-c, ARS, Bell, Berb-v, CANTH, CAPS, CARBO-V, Cepa, Chenop-gl, COLLINS, Con, Eucal, Euonym, GAMB, Graph, Ham, Hydr, IRIS, Jugl-c, Jugl-r, Kali-c, Merc, NAT-M, Nit-ac, OLEAND, Paeonia, Prun-sp, RATANH, Rheum, Sang-n, Senna, SUL, Tromb.*
Brennen nach dem Stuhl	*Aesc, Alumen, Am-m, ARS, Aur, Berb-v, CANTH, CAPS, CARBO-V, Chenop-gl, GAMB, NAT-M, NIT-M, Nit-ac, Ol-an, PAEONIA, Prun-sp, RATANH, Sil, STRONT, Sul.*
Brennen vor und während des Stuhles	*Aloe, Am-m, Ars, Col, Con, HYDR, IRIS, Jugl-c, Merc, Ol-an, Rheum.*
Kongestion	*AESC, ALOE, Alum, COLLINS, Hyper, Nat-m, Nit-ac, Sab, SEP, SUL.*

Anus-Rektum
Eruptionen - Geschwüre

Ekzem	*Berb-v, Graph, MERC-PR-RUB, Vgl. Haut.*
Entzündung (Proktitis)	*AESC, ALOE, Alum, Ambra, ANT-C, Colch, COLLINS, Merc-c, MERC, NIT-AC, Paeonia, PHOS, Pod, Ricin, Sabal, Zing.*
Entzündung, syphilitische	*Bell, Merc, NIT-AC, Sul.*
Feuchtigkeit	*Aloe, Am-m, ANAC, ANT-C, Bar-c, CALC-C, CARBO-V, Caust, Graph, HEP, Med, Nit-ac, Nit-mur-ac, Paeonia, Phos, Ratanh, SEP, SIL, Sul-ac.*
Fissuren, Rhagaden, Abschürfungen, Ulzerationen, Wundheit, Rauhheit	*AESC, Agn, ALOE, Apis, Arg-n, ARS, CALC-FL, CARBO-V, Caust, Cimex, CONDUR, GRAPH, Ham, HYDR, IGN, Iris, Kali-iod, Lach, Led, MERC-D, Merc, Morph, Mur-ac, NAT-M, NIT-OC, Nit-mur-ac, PAEONIA, PETROL, Phos, Phyt, Plat, PLB, RATANH, Rhus-t, Sang-n, Sanic, SEDUM, Sep, SIL, Sul, Syph, THUJ, Vib-op.*
Fistel im After	*Aur-mur, Bar-mur, BERB-V, CALC-P, Calc-s, Carbo-v, CAUST, FLUOR-AC, Graph, Hydr, Lach, Myrist, NIT-AC, Nux-v, PAEONIA, Phos, Quercus, Ratanh, SIL, Sul, Thuj.*
Fistel im After wechselnd mit Störungen in der Brust	*Berb-v, Calc-p, SIL.*
Hämorrhagie (Enterrhagie) Blutung	*Acal, Acet-ac, AESC, Aloe, ALUMEN, Alum, Arn, CACT, CARBO-V, Cascar, Cinch, CINNAM, Cob, Cocaine, Crot, Erig, HAM, Ign, IPEC, Kali-c, LACH, Lycop, Mangif-ind, Merc-cy, MILLEF, MUR-AC, Nat-m, NIT-AC, Phos-ac, PHOS, Sedum, Sep, Sul-ac, Sul, TEREB, Thuj.*
Hämorrhagie beim Stuhl	*ALUMEN, Alum, Carbo-v, Ign, Jod, IPEC, KALI-C, PHOS, Psor, Sep.*
Jucken (Pruritus)	*Acon, AESC, Aloe, ALUM, AMBRA, ANAC, ANT-C, BAR-C, Bov, Cadm-jod, CALC-C, Carbo-v, Cascar, CAUST, CINA, COLLINS, Cop, FERR-JOD, Ferr-m, Granat, Graph, Homar, IGN, INDIGO, LYC, MED, NIT-AC, PAEONIA, Petrol, Phos, Pin-sylv, Plat, Polyg, Radium, Ratanh, Rumex, Sabad, SACCHAR-OF, Sang-n, Sep, SPIG, Staph, SUL, Tellur, Tereb, TEUCR, Uran, Zinc.*

Kondylomata	*Benz-ac, Kali-br, NIT-AC, THUJ.*
Krebs, Szirrhus, auch des Sigmoidabschnittes, unerträgliche Schmerzen	*Alumen, Phyt, Spig.*
Operationen am Anus, vorher zu geben	*Collins.*
Nesselfieber, feurig-rot bei Babies	*Med.*
Taschen	*Polygon.*
Vorwölbungen, das Innere verschließend	*Polyg.*

Anus - Rektum
Paretischer Zustand

Rektum, Pfropfengefühl	*ALOE, ANAC, Can-ind, Kali-bich, Med, Plat, Plb-m, SEP, Sul-ac.*
Rektum u, Schließmuskeln	*ALOE, Alum, CAUST, ERIG, GELS, Graph, Hyos, Mur-ac, Op, Oxytr, Phos-ac, PHOS, Plb-m, Sil, Sulphon, Tab.*
Rektum, Unsicherheitsgefühl im Schließmuskel	*ALOE, Alum, Apoc, Erig, Ferr-m, NUX-V, Sanic, Sec.*
offenstehender Anus	*APIS, PHOS, Sec, Solan-t*

Anus - Rektum

Prolapsus des Afters	*AESC-GL, AESC, ALOE, Ant-c, Aral, ARN, BELL, Carbo-v, Caust, Colch, FERR-M, FERR-P, Gamb, Ham, Hydr, IGN, Kali-c, Mag-p, MUR-AC, Nux-v, PHOS, Plb, POD, Polypor, RUTA, SEP, Solan-tub, SUL, Tab, Tromb.*
(mit) Durchfall, Stuhl	*Aesc, ALOE, Carbo-v, Colch, Crot-t, Fluor-ac, GAMB, Ham, IGN, Kali-c, Mur-ac, POD, Phos, RUTA, SUL.*
(mit) Hämorrhoiden, bei Alkoholikern, sitzender Lebensweise	*Aesc-gl.*
(durch) Harnlassen	*Mur-ac.*
(bei) Kindern	*Bell, Ferr-m, FERR-P, Ign, Mur-ac, Nux-v, Pod.*
(nach) Niederkunft, beim Bücken	*Pod, Ruta.*
(durch) Niesen	*Pod.*
(durch) Pressen, Überheben	*Ign, Nit-ac, Pod, Ruta.*
(durch) Schwäche	*Pod.*
(mit) Stuhl, Rektalspasmen	*Ign.*

Anus - Rektum
Rötung

eingerissen, blutend nach Stuhl	*Lac-d, NAT-M, NIT-AC, Vgl. Fissuren, Risse.*

Einschnürung	*BELL, Coff, Hydr, Ign, NIT-AC, Phos, SIL, Tab, Thiosin, Vgl.Schmerz.*
Umgebung	*CHAM, Merc-cy, Paeonia, SUL, Zing. Vgl. Risse, Proktitis.*

Anus - Rektum
Schmerz

klopfend, pulsierend	*Aloe, BELL, Caps, Ham, Lach, MELI, Merc, Nat-m.*
Kontraktion, spastische	*Aesc-gl, AESC, Anac, Arg-n, BELL, Cact, CAUST, Collins, Ferr-m, Grat, Hydr, IGN, LACH, Lyc, MED, Meli, Merc, Mez, NAT-M, NIT-AC, Nit-mur ac, NUX-V, PLB-AC, RATANH, Sanic, SEDUM, Sep, SYPH, Tab, Verbasc.*
lange anhaltend, nach Stuhl	*AESC, Aloe, Alumen, Am-m, GRAPH, HYDR, IGN, Merc-cy, MUR-AC, NAT-M, NIT-AC, Paeonia, RATANH, SEDUM, Sep, SIL, Sul, Thuj, Vib-op.*
lanzinierend, sogar nach weichem Stuhl	*ALUMEN, Nat-m, NIT-AC, RATANH.*
nach unten ziehend,pressend	*ALOE, Alum, Ars, CACT, Ceanoth, Chenop-gl, Euphras, Hyper, Kali-c, Lach, LIL-T, MED, Op Prun-sp, SEP, SUL, Sul-ac, Xerophyl.*
neuralgisch (Proktalgie)	*ATROP, Bar-m, BELL, Colch, CROT-T, Ign, Kali-c, Lach, Lyc, Ox-ac, Phos, Plb, STRYCH, Tar-h.*
schmerzhaft	*AESC, Alet, Alumen, Collins, Graph, Lyc, RATANH.*
splitterartig, stechend, stichelnd, schneidend, schießend	*Acon, AESC, Alum, Am-m, Bell, Caust, Cepa, COLLINS, IGN, KALI-C, LACH, Lyc, Merc, Mez, NAT-M, NIT–AC, Plat, RATANH, Ruta, SEP, Sil, SUL, Thuj.*

APPENDIZITIS	*Vgl. Typhlitis ; Blinddarmentzündung*

BLÄHSUCHT
Flatulenz

Auftreibung, Völle, Schwere Meteorismus, Tympanie	*ABIES-N, Abrot, Absinth, ACET-AC, Acon, Agar, Alfal, ALOE, Ant-c, Apis, ARG-N, Ars, ASAF, Bar-c, BELL, Bov, CAJUP, CALC-C, Calc-jod, Carb-ac, CARBO-V, CHAM, Chel, Cina, CINCH, COCC, COLCH, Collins, COL, Cupr-m, DIOSC, Graph, Ign, ILLIC, Indol, Iris, KALI-C, LACH, LIMUL, LYC, MAG-P, Merc-c, Merc, Momord, Mosch, Mur-ac, Naph, Nat-c, NAT-NIT, Nat-m, NAT-S, NUX-M, NUX-V, Oniscus, OP, OPUNTIA, ORNITHOG,PHOS-AC, Pod, POTH, PULS, Radium, RAPH, Rheum, Rhod, RHUS-GL, Rhus-t, SARS, SENNA, SEP, SIL, Stront-c, Sul, Sumb, TARAX, TEREB, Thea, THUJ, Uran-n, Val, Xanth, Zing.*
eingezogen, gesunken, kahnförmig	*CALC-P, Euphorb, Jodof, Kali-bich, KALI-BR, PLB-AC, Plb-chrom, PLB-M, Pod, Ptel, Quass, ZINC.*
empfindlich, berührung- u. druckempfindlich	*Acet-ac, ACON, Aloe, APIS, ARG-N, ARN, Ars, Bapt, BELL, BOV, BRY, Calc-c, CARBO- V, Card-m, Cinch, Coff, Col, Con, Cupr-m, Euonym, Ferr-m, Gamb, GRAPH, HAM, Hedeoma, Helleb, Kali-bich, LACH, LYC, MERC-C, Mur-ac, Nux-v, Pod, RAN-B, Rhus-t, SEP, Sil, SUMB, Sul, TEREB, VER-A, Vib-op.*

festgesetzte in den Flexuren	*Am-c, Aur, Bell, Calc-c, Calc-p, Carb-ac, CARBO-V, CHAM, CINCH, Colch, COL, GRAPH, Hep, Ign, Kali-c, Limul, LYC, MOMORD, NUX-V, Pall, Phos, Plb-m, Puls, RAPH, Rhus-gl, Robin, Staph, Sul, Thuj.*
Flecken, braune	*Caul, LYC, Phos, SEP, Thuj.*
Flecken, rote	*Hyos, Vgl. Haut*
groß, bei Mädchen in der Pubertät	*Calc-c, GRAPH, Lach, Sulf.*
groß, pendelnd bei Frauen nach vielen Geburten	*Aur-m, Aur-mur, Bell, Frax-am, HELON, Phos, SEP.*
groß, Trommelbauch dabei, schlapp	*Am-m, CALC–C, CALC-P, Mez, Pod, Sanic, Sars, SEP, SIL, Sul, Thuj.*
groß, vorstehend	*Croc, Nux-m, Sul, Thuj.*
Gurgeln, Kollern	*ALOE, Apoc, Ars, Bapt, Bell, Carbon-s, Carbo-v, CHAM, Cina, CINCH, COLCH, Col, Conv, Cupr-ars, Crot-t, DIOSC, GAMB, Glycerin, GRAPH, Grat, Hep, Ipec, JATROPHA, Kali-c, LYC, Merc, NAT–S, Nux-v, Oleand, PHOS–AC, Pod, Puls, Ricin-com, RUMEX, Sanic, Sep, Sil, Thea, Xerophyl.*
Härte	*Abrot, Anac, BAR-C, CALC-C, Carbo-v, CINA, Cinch, Cupr, GRAPH, LYC, Nat-c, Nux-v, Op, PLB-AC, RAPH, SIL, Sul, Thuj.*
hysterische	*Alet, AMBRA, Arg-n, ASAF, Cajup, Cham, Cocc, IGN, Kali-p, NUX-M, Plat, Poth, SUMB, Tarax, Thea, VAL.*
post-operative, keine Erleichterung durch Abgang	*Cinch*
schwach, als ob Durchfall folgen wollte	*ALOE, Ant-c, Apium-gr, Bor, Crot-t, Eucal, Ferr-m, Formica, Nux-v, OPUNTIA, Ran-s, Vgl. Durchfall.*
schwaches, leeres, sinkendes schlaffes Gefühl	*Abrot, Acet-ac, ARN, Alston, Ant-c, Cham, COCC, Euphorb, Glycerin, HYDR, IGN, OPUNTIA, Petrol, Physost, PHOS, Plb-ac, POD, Quass, SEP, STANN, Staph, Sulphon, Sul-ac, VER-A.*
Springen, wie von etwas Lebendigem	*Arundo, Brachygl, Branca, CROC, Cycl, Nux-m, OP, Sabad, Sul, THUJ.*
übelriechende, per ano	*ALOE, Arn, Bry, CARBO-V, Ferr-magnet, Graph, Oleand, Sil.*
Zittern darin	*Lil-t.*

BRENNENDE HITZE *Abies-c, ACON, ALOE, Alston, Ant-c, APIS, Arg-n, ARS, BELL, Bry, Camph, CANTH, Carbo-v, Colch, Crot, IRIS, Kali-bich, LIMUL, Lyc, MERC–C, Nat-s, Nux-v, OX-AC, Phos-ac, PHOS, Pod, Rhus-t, Sang, Sec, Sep, Sulf, Ver-a.*

CHOLERA ASIATICA *ACON, Agar phal, ARS, Bell, Bry, CAMPH, CANTH, CARBO-V, Chin-s, Cic, Colch, CUPR-AC, CUPR-ARS, CUPR-M, Dig, Euphorb-cor, Guaco, HYDROC-AC, IPEC, Jatropha, Kali-bich, Lach, Merc-c, Naja, Nux-v, Op, PHOS-AC, Phos, Quass, Rhus-t, SEC, Sul, Tab, Tereb, VER-A, Zinc-m.*

CHOLERA INFANTUM

Sommerbeschwerden — *ACON, AETH, Ant-t, APIS, Arg-n, ARS, Bell, BISM, Bry, Cadm-s, Calc-ac, CALC-C, CALCP, Camph, Camph-monobr, Canth, Cham, Cinch, Col, Crot-t, CUPHEA, Cupr-ac, CUPR-ARS, Cupr-m, Elat, EUPHORB-COR, Ferr-p, Graph, Hydroc-ac, Indol, IODOF, IPEC, Iris, KALI-BR, KREOS, LAUR, Merc, Nat-m, Ox-ac, Passifl, Phos, Phyt, POD, Psor, Resorc, Sec, Sep, SIL, Sulf, Tab, VER-A, ZINC-M.*

CHOLERA (morbus) — *ANT-T, ARS, Bism, Camph, Chloral, Colch, Col, CROT-T, CUPR-ARS, Cupr-m, Elat, Grat, Hydroc-ac, IPEC, Iris Operc, Op, Pod, Sec, VER-A.*

CHOLERA (1. Stadium)
Sporadische Cholera — *Ant-c, Ars, CROT-T, CUPR-ARS, Diosc, Elat, Euphorb-cor, GRAT, IPEC, Iris, JATROPHA, Nuphar, PHOS-AC, Sec, VER–A.*

DUODENUM (Duodenitis)

katarrhalische Entzündung
-Zwölffingerdarmentzündung — *ARS, Aur, Berb-v, Cham, Chel, CINCH, HYDR, KALI-BICH, Lyc, Merc-d, Merc-s, Nat-s, Nux-v, POD, Ricin-com, Sang.*

Ulzeration, Geschwürbildung — *KALI-BICH, Symphyt, Uran.*

DURCHFALL

Enteritis, akute — *Acal, Acet-ac, ACON, AETH, Agar phal, ALOE, ALSTON, Adros, ANT-C, Ant-t, APIS, Apoc ARG-N, ARN, ARS, Ars-iod, ASAF, BAPT, BELL, Benz-ac, BISM, Bov, BRY, Cadm-s, Calc-ac, CALC-C, CALC-P, CAMPH, CANTH, CAPS, CARB-AC, CARBO-V, CHAM, CHEL, CHIN-ARS, Cina, CINCH, Colch, Collins, COL, CORN-C, CROT-T, Cuphea, Cupr-ac, CUPR-ARS, CYCL, DULC, Echin, ELAT, Epilop, EUCAL, EUPHORB-COR, Ferr-m, Ferr-p, Fluor-ac, Formica, GAMB, GELS, GRAT, Helleb, Hep, Hyos, Jod, IPEC, IRIS, Jal, JATROPHA, KALI-BICH, Kali-chlor, Kali-p, Lept, MAG-C, MERC-D, MERC-S, MERC-V, Morph, Mur-ac, Nat-m, NAT-S, Nit-ac, NUPHAR, NUX-V, Oleand, OP, Opuntia, Oreodaph, Paeonia, PETROL, PHOS-AC, PHOS, Physost, POD, Polyg, PRUN-SP, Psor, PULS, RHEUM, RHUS-T, Rhus-v, Ricin-com, RUMEX, Santon, SEC, SEP, SIL, SUL, Sul-ac, Tab, Tereb, THUJ, Val, VER-A, Zinc, Zing.*

chronische — *Acet-ac, Allium-s, Aloe, August, Ant-c, ARG-N, Arn, ARS, Ard-jod, Bapt, CALC-C, Calc-p, Cetraria, CHAPARRO, CINCH, COTO, CROT-T, CUPR-ARS, Elaps, FERR-M, Gamb, GRAPH, Hep, IOD, Iodof, Ipec, KALI-BICH, Lach, Lact-ac, LIATRIS, Lyc, Mag-m, Merc-d, MERC, Nabalus, NAT-S, Nit-ac, Oleand, PHOS-AC, PHOS, POD, Psor, Puls, Rhus-ar, Rhus-t, Rumex, Strych-ars, SUL, THUJ, Tub, Urt,*

Durchfall
Art des Stuhles

ätzend, brennend,scharf — *ARS, Bry, CARBO-V, CHAM, Cuphea, GRAPH, Iris, Kreos, MERC-C, Merc-d, Merc-sul, Merc-v, Pod, SUL, Tereb.*

biliös, gallig	*Ant-t, BRY, Card-m, CHAM, Cinch, CORN-C, Crot-t, Fluor-ac, Gamb, IPEC, IRIS, Jugl-c, LEPT, LYC, MERC-D, Merc, Nat-s, Nyctanth, POD, Puls, Sang, Tarax, Yucca.*
blutgestreifter Schleim	*Agar, ALOE, Arg-n, ARN, Bell, CANTH, CAPS, Col, CUPR-ARS, Euphorbia, IPEC, Lil-t, Kreos, Mag-c, MERC-C, Merc-d, MERC-V, NUX-V, Pod, PSOR, RHUS-T, SUL, Trill, Vgl. Dysenterie.*
blutig	*Aeth, Ail, Aloe, Am-m, ARG-N, Arn, ARS, BAPT, Bothrops, Cadm-s. CANTH, CAPS, Carb-ac, COLCH, Col, Crot, Cupr-ars, Dulc, Ferr-p, Ham, IPEC, Kali-bich, Kreos, Lach, MERC-C, MERC-D, MERC-V, NUX-V, PHOS, Pod, SEC, SENEC, SUL, TEREB, Tromb, Val.*
braun, dunkel	*Apis, Arn, ARS, Asaf, BAPT, BRY, Cinch, Col, Corn-c, Cupr-ac, Cupr-ars, Ferr-mur, GRAPH, Kali-bich, Kreos, LEPT, Mur-ac, Nux-v Pod, PSOR, Pyr, RAPH, Rheum, Rumex, SCILLA, SEC, SENEC, Sul, Tub.*
eitrig	*Apis, Arn, Calc-s, HEP, MERC, Phos, Sil.*
fermentiert, gegoren, aufgetrieben, geräuschvolles, spritzendes Austreten	*ACAL, Agar, Alfal, ALOE, Apoc, ARG-N, Arn, Benz-ac, Bor, CALC-P, Cham, CINCH, Col,Corn-c, CROT-T, ELAT, GAMB, Graph, GRAT, Gummi, Jod, IPEC, JATROPHA, Kali-bich, MAG-C, NAT-SULFUROS, NAT-S, Op, PHOS-AC, PHOS, POD, Puls, Rheum, Rhus-t, Sanic, Sec, Sticta, SUL, THUJ, Triost, VER-A, Yucca.*
fettig, ölig	*Caust, IOD, Iris, PHOS.*
fetzenartig, fädig, hautig, wie Abschabungen der Eingeweide	*Aloe, ARG-N, Ars, Asar, Bolet, CANTH, CARB-AC, COLCH, Kali-bich, Kali-n, MERC-C, Merc, Mur-ac, NIT-AC, Pod, Puls, Sul-ac.*
fleischwasserartig	*CANTH, Phos, Rhus-t.*
froschlaichartig oder schaumartig	*Helleb, Mag-c, PHOS, Sanic.*
gelatine-, gallertartig	*ALOE, Cadm-s, COLCH, COL, Euphorbia, HELLEB, KALI-BICH, Oxytr, PHOS, Pod, RHUS-T.*
gelb	*Aeth, Agar, Alfal, Aloe, APIS, ARS, Asar, BOR, CALC-C, Card-m, Cham, CHEL, CINCH, Col, CROT-T, Cycl, Dulc, GAMB, Gels, Grat, Gummi, HEP, Hyos, Ipec, Merc, NAT-C, Nat-s, NUPHAR, Nux-m, Petrol, Phos-ac, POD, Puls, Rheum, Rhus-t, Senna, Sep, Sul, Tab, Thuj.*
grün	*ACON, Aeth, Ant-t, APIS, ARG-N, ARS, BELL, BOR, Bry, Calc-ac, Calc-c, CALC-P, CHAM, COL, Crot-t, DULC, ELAT, Gamb, GELS, Grat, Gummi, HEP, Iodof, IPEC, Iris, Kreos, Laur, MAG-C, Merc-c, MERC-D, Merc-v, MEZ, PAUL, Phos, POD, PULS, Sal-ac, Sanic, SEC, Sul, Tab, Val, Ver-a.*
grün, in blau übergehend	*Calc-p, Phos.*
gurgelnd, sich ergießend	*Aloe, Apis, CROT-T, ELAT, GAMB, Grat, Gummi, JATROPHA, Kali-bich, Merc-s, Nat-s, PETROL, PHOS, POD, Sang, Sec, THUJ, Tub, Ver-a, Vgl. fermentiert, gegoren.*

häufig	*Acet-ac, ACON, Aloe, ARS, Calc-ac, Caps, CARBO-V, CHAM, CINCH, Crot-t, Cuphea, CUPR-ARS, Elat, Ipec, Mag-c, MERC-C, MERC-V, Nit-ac, Nux-v, PHOS-AC, POD, Rheum, Rhus-t, Sil, Sul, Tereb, VER-A.*
heiß	*CALC-P, CHAM, Diosc, Ferr, Merc-c, Merc-sul, Pod, SUL. Vgl. scharf.*
kaffeesatzartig, mehlig	*Crotal, Dig, LACH, POD, Tart-ac.*
klumpig, hart	*Aloe, ANT-C, Bar-c, Bell, BRY, Cham, Cina, Con, Cub, Glon, GRAPH, MAG-C, Petrol, Phos, POD, Senec, Tromb.*
kolliquativ (schwächend)	*Acet-ac, Angoph, Arist, ARS, CINCH, COLCH, Cot, CUPR-ARS, Diosc, Elaps, Kali-p, Phell, PHOS, SEC, Sep, TAB, Tart-ac, Upas, VER-A.*
lehmfarbig, kreideartig, hellfarben	*Aloe, BELL, Benz-ac, Berb-v, CALC-C, Chel, DIG, Euphorbia, Gels, HEP, Kali-c, MERC-D, Merc-v, Myr, PHOS-AC, Phos, Pod, Sep.*
nicht - schwächend	*Calc-c, Graph, PHOS-AC, Puls.*
pappig	*Aesc, Alfal, Aloe, Ars, Bism, BAR, BRY, Chel, CINCH, Col, CYCL, Gamb, Gels, GRAPH, LEPT, Mag-c, MERC-D, Merc, Nit-ac, Paeonia, POD, Rheum, Sep, Sil, SUL, Val, Zinc.*
plötzlich, zwingend, kann nicht warten	*ALOE, Cinch, Cistus, CROT-T, GAMB, LIL-T, Nat-c, Paeonia, Pod, PSOR, RUMEX, SUL, Tab, Tromb, Tub, VER-A.*
reichlich	*Acet-ac, Ant-c, ASAF, BENZ-AC, Bism, Bry, Calc-ac, Calc-c, Chel, Cinch, Coto, CROT-T, ELAT, EUONYM, Euphor-c, GAMB, JATROPHA, Lept, Merc, Nat-nit, Operc, Paul, PHOS, POD, Psor, Rhus-t, SEC, Sticta, TEREB, THUJ. VER-A.*
reiswasserartig	*ARS, Camph, JATROPHA, Kali-p, Merc-s, Ricin-com, VER-A.*
sago- oder talgteilchenartig	*Phos.*
sauer	*Calc-ac, CALC-C, Colch, Col, COLOST, Graph, HEP, Jal, MAG-C, Merc-v, Nit-ac, POD, RHEUM, Robin, Sulf.*
schleimig	*ALOE, Am-m, ANT-C, Apis, ARG-N, ARN, ARS, BELL, Bor, Calc-ac, CALC-P, CANTH, CAPS, Carbo-ac, CARBO-V, CHAM, Cina, Cinch, Cocc, COLCH, COL, COP, DULC, Ferr, Graph, Gummi, Helleb, Hep, IPEC, Kali-m, Laur, MAG-C, MERC-C, Merc-d, MERC-S, MERC-V, Nit-ac, NUX-V, Phos, Pod, Prun-sp, PULS, Rheum, Ricin-com, Rhus-t, Ruta, Sep, Spig, SUL, Tab, Tereb, Urt, Vgl. Dysenterie.*
schmerzlos	*Alfal, ALSTON, Amanita, APIS, Ars, BAPT, Bellis, Bism, Bor, Chaparro, CINCH, Colch, Crot-t, Dulc, FERR-M, GELS, GRAPH, GRAT, Hep, HYOS, Ipec, Nit-ac, PHOS-AC, PHOS, POD, Psor, PULS, Pyr, Rhus-t, Ricin, Rumex, Scilla, Sec, Sil, SUL.*
schwarz	*ARS, Brom, Camph, CAPS, CARB-AC, Cinch, CROT, Echin, LEPT, Morph, OP, PSOR, Pyr, SCILLA, Stram, Sul-ac, Ver-a.*
spärlich	*ACON, ALOE, ARS, BELL, Camph, Canth, Caps, COLCH, Col, MERC-C, Merc-d, MERC-V, Nit-ac, NUX-V, Oleand, Sul, Vgl. Dysenterie.*
Spinat, gehackt, gleichend	*Acon, Arg-n, Cham.*

stinkend, kadaverartig	*Ail, Ant-c, Arg-n, ARN, ARS, ASAF, Asclep-t, BAPT, BENZ-AC, Bism, BOR, BRY, Calc-c, Calc-p, Carb-ac, CARBO-V, CHAM, Cinch, Col, Corn-c, Crotal, GRAPH, HEP, KALI-P, KREOS, Lach, LEPT, MERC, MERC-D, Merc-v, Mur-ac, Nit-ac, Nux-m, Op, Petrol, Phos-ac, PHOS, POD, PSOR, Pulex, Pyr, RHEUM, Rhus-t, Rumex, Sanic, Scilla, SEC, Sil, Stram, Sul-ac, SULF, TEREB, Tub.*
unverdaut, lienterisch	*Abrot, Aeth, ANT-C, Arg-n, ARS, ASAR, Bry, CALC-C, CALC-P, Cham, CINCH, Crot-t, Ferr-ac, FERR-M, Ferr-p, GRAPH, Hep, Iodof, MAG-C, Nit-ac, Nux-m, Nux-v, OLEAND, PHOS-AC, PHOS, POD, Psor, PULS, Sul, Val.*
unwillkürlich	*ALOE, APIS, Apoc, ARN, Ars, BAPT, Camph, Carb-ac, CARBO-V, GELS, Helleb, HYOS, Op, PHOS-AC, Phos, POD, Psor, Pyr, Rhus-t, SEC, Strych, Sul, VER-A, Zinc.*
unwillkürlich, als ob der Anus weit offen wäre	*APIS, Apoc, PHOS, Sec, Tromb.*
unwillkürlich bei Blähungsabgang	*ALOE, Calc-c, Iod, MUR-AC, Nat-m, Nat-s, OLEAND, PHOS-AC, POD, Pyr, Sanic.*
unwillkürlich bei Harnfluß	*ALOE, ALUM, Apis, Cic, Hyos, MUR-AC, SCILLA, Sul, Ver-a.*
wässerig, dünn	*Acet-ac, Acon, Aeth, Aloe, ALSTON, ANT-C, Ant-t, APIS, APOC, ARS, Asaf, BAPT,BENZ-AC, Bism, BOR, BRY, Calc-ac, Calc-c, CALC-P, Carbo-v, CHAM, Chel, CINCH, Colch, COL, Crotal, CROT-T, Cuphea, CUPR-ARS, Cycl, ELAT, Ferr-m, GAMB, Graph, GRAT, Hep, Hyos, Iod, Iodof, Ipec, IRIS, Jal, JATROPHA, Kali-bich, Kali-n, Laur, MAG-C, Mur-ac, Nat-s, Oleand, Operc, Petrol, PHOS-AC, Phos, POD, PSOR, Puls, RHEUM, Rhus-t, Rumex, SEC, SENEC, SUL, Tab, Tereb, Thuj, Tromb, Tub, VER-A, Zinc.*
wechselnd	*Am-m, CHAM, Euonym, Merc-v, POD, PULS, Sanic, Sil, SUL.*
weiß	*Acon, Ant-c, BELL, BENZ-AC, CALC-C, Caust, Cham, Chel, Cina, Cocc, COLCH, Crot, Cub, DIG, Dulc, HELLEB, HEP, Iod, Ipec, Kali-m, Mag-c, MERC-D, Merc, Mez, Nux-m, PHOS-AC, PHOS, POD, Puls, Tromb.*
zäh, eiweißartig	*ASAR, CAPS, Crot-t, Helleb, KALI-BICH, Vgl. schleimig.*

Durchfall
Begleitsymptome vor Stuhlgang

aufgetrieben, kollernd	*ALOE, Asaf, Carbo-v, COLCH, Col, GAMB, Kali-c, NAT-S, Oleand, POD, Puls.*
Drang, schmerzhaft	*ALOE, ARS, BELL, Camph, Cistus, COL, Con, CROT-T, Formica, Gamb, Grat, Hep, IGN, Kali-bich, Lept, MERC-C, MERC-D, Merc-v, Nat-s, NUX-V, Oleand, Phos, Pod, Rheum, Sil, STRONT, SUL, VER-A.*
Frösteln	*Ars, Camph, Elat, MERC-V, PHOS, Ver-a.*
Kolik, Krämpfe	*Aeth, ALOE, Alston, BELL, Bor, Cascar, CHAM, Cina, CINCH, COL, Crot-t, CUPR-ARS, DIOSC, Dulc, Elat, Gamb, Gummi, IPEC, Iris, Lept, MAG-C, MERC-C, Merc-d, Merc, Nux-v, RHEUM, Senna, Sul, Tromb, VER–A, Vgl. Kolik.*

Übelkeit	*BRY, Chrom-ac, COLCH, IPEC, Merc-v, Rhus-t, Sep.*

Durchfall
Begleitsymptome beim Stuhlgang

Blähung, stinkend, herausgepreßt	*Agar, ALOE, ARG-N, CALC-P, CARBO-V, Cinch, Ign, Jatropha, NAT-S, Phos-ac, Pod, Thuj.*
Brennen im Anus	*ALOE, ARS, CANTH, Carbo-v, Chenop-gl, Con, IRIS, Jugl-c, MERC-D, MUR-AC, Pod, Prun-sp, RATANH, Rheum, Tereb, Tromb, Ver-a, Vgl. Anus, After.*
Erbrechen, Schluckauf, erstickend, in Magen u.Brust	*Ver-a.*
Frösteln	*ARS, Bell, COLCH, Ipec, JATROPHA, MERC-V, Rheum, Ricin-com, SEC, Tromb, VER-A.*
Hunger	*Aloe, Ferr-m, Sec.*
Kolik, Krämpfe	*ALOE, Alston, ARS, Bry, Camph, CANTH, Caps, Ceanoth, CHAM, CINCH, Col, Crot-t, CUPR-ARS, CUPR-M, Dulc, ELAT, Gamb, IPEC, Iris, JATROPHA, Lept, MERC-C, Merc-d, MERC-V, Pod, Rheum, Ricin-com, Sec, Sil, Sulf, Triost, TROMB, VER-A, Zing, Vgl. Kolik.*
Ohnmacht	*Aloe, ARS, Crot, MERC-V, NUX-M, Sulf.*
Rückenschmerz	*AESC, Caps, Colch, NUX-V, Puls.*
Schmerz, untere Gliedmaßen hinunterziehend	*Rhus-t.*
stechende Schmerzen	*Caps.*
Tenesmus, B.- durch Stuhlgang	*Nux-v.*
Tenesmus der Blase	*Canth, Lil-t, MERC-C.*
Tenesmus, schmerzhaft drängend	*ACON, ALOE, Angoph, Arn, ARS, BELL, Calc-c, CANTH, Caps, Carb-ac, COLCH, COL, Crot-t, Cuphea, Cupr-ac, CUPR-ARS, Hep, IGN, IPEC, KALI-BICH, Kali-n, Liatris, Mag-c, MERC-C, Merc-d, MERC-S, MERC-V, Morph, Nat-s, Nit-ac, NUX-V, Op, Phos, Plb-ac, POD, Rheum, Rhus-t, SENEC, Sil, SUL, Tub, Tromb, Ver-a.*
Übelkeit, Erbrechen	*Aeth, ANT-T, ARS, BISM, Camph, Carb-ac, Chrom-ac, COLCH, Crot-t, Cupr, Filix-m, Ipec, IRIS, JATROPHA, Merc, Opuntia, Phos, POD, Tab, Triost, VER-A.*

Durchfall

Stuhlgang Folgen

Anus brennend	*Aloe, Apoc, ARS, Bry, CANTH, CAPS, Carbo-v, Col, GAMB, Grat, IRIS, Kali-c, Merc-c, Merc-s, Merc-v, Nit-ac, Oleand, Prun-sp, RATANH, Sul, Tromb, Ver-a, Vgl. Anus.*
Durst	*Acet-ac, CAPS, Dulc.*
Erbrechen	*Arg-n, Colch, Cupr, IPEC, IRIS, NUX-V, Ver-a.*

Hämorrhoiden	*ALOE, Ham, Mur-ac, Sul. Vgl. Hämorrhoiden.*
Herzklopfen, Zittern in den Gliedern	*Ars.*
Kälte	*Aloe, ARS, Camph. CANTH, Caps, Carb-v, Formica, Ipec, Merc-v, Sec, Tab, VER-A.*
Ohnmacht	*ALOE, ARS, Con, Crot-t, MERC, NUX-M, Paeonia, Sars, TEREB, Ver-a.*
Prolaps des Afters	*ALOE, Alum, Calc-c, Carbo-v, Ham, IGN, Merc-v, Nit-ac, POD, Sul, Tromb. Vgl. Rektum.*
Schlaf, sobald Tenesmus aufhört	*Colch, SUL.*
Schmerzen anhaltend im Bauch	*Aloe, COL, Crot-t, Diosc, GAMB, Grat, MERC-C, Merc-v, Rheum, Tromb, Ver-a.*
Schwäche, Erschöpfung	*Acet-ac, AEth, AIL, Aloe, Amanita, ARG-N, Arn, ARS, Bism, CAMPH, CINCH, COLCH, CON, Crot-t, Cupr-m, Elat, Ferr-m, Iris, Jatropha, KALI-P, Mag-c, Nit-ac, PHOS, POD, RHUS-T, SEC, Sep, Sul-ac, TAB, TEREB, Tromb, Tub, Upas, VER-A.*
Schwäche in Bauch u. Rektum	*Pod.*
Schweiß	*Acet-ac, Aloe, Ant-t, Ars, Phos-ac, Tab, Tub, VER-A.*
Stuhl normal abends	*Aloe, Pod.*
Tenesmus (Gefühl nie fertig zu sein)	*AEth, Aloe, Ars, BELL, CANTH, CAPS, Colch, GAMB, Ign, Ipec, Kali-bich, Mag-c, MERC-C, MERC-D, MERC-S, MERC-V, Nit-ac, Nux-v, POD, Rheum, Senna, Sil, SUL, Tromb.*

Durchfall
Ursache - Auftreten -

akute Krankheiten	*Carbo-v, Cinch, Psor. Vgl. Typhus.*
(durch) Alkoholmißbrauch	*Ars, Lach, Nux-v.*
Atonie, Schwäche der Eingeweide	*ARG-N, Caps, CINCH, FERR, OEnanthe, Oreodaph, SEC.*
(bei) aufhörendem Schnupfen	*Sang.*
Ausschlagunterdrückung	*Ant-t, Apis, BRY, Dulc, Petrol, Psor, SUL.*
Austern	*BROM, Lyc, Sul-ac.*
Baden	*ANT-C, Pod.*
bei alten Leuten	*ANT-C, Bov, CARBO-V, CINCH, Gamb, Op, Phos, SUL.*
bei Frauen im Wochenbett, Kindbett	*CHAM, HYOS, Psor, SEC, Stram.*
bei Frauen vor u. während Menses	*Am-c, AM-M, BOV, Ver-a. Vgl. Weibl. Genitale*
bei Kleinkindern, Kindern	*ACON, AETH, Apis, ARG-N, ARS, Arundo, Bapt, BELL, Benz-ac, Bism, BOR, Calc-ac, CALC-C, CALC-P, Camph, CHAM, Cinch, Cina, COL, Colost, CROT-T, Dulc, Ferr, Grat, HELLEB, Hep, IPEC, Jal.*

	Kali-br, KREOS, Laur, Lyc, Lyssin, MAG-C, MERC-C, MERC-D, Merc, Nit-ac, NUX-V, Paul, PHOS-AC, Phos, POD, PSOR, RHEUM, Sabad, Sep, SIL, SUL, Val, VER-A.
bei Kleinkindern (Zahnung)	*Acet-ac, ACON, AETH, Arundo, BELL, Benz-ac, Bor, Calc-ac, CALC-C, CALC-P, CHAM, Ipec, Jal, KREOS, Mag-c, Merc-v, Nux-m, Oleand, Phyt, POD, Psor, Rheum, SIL.*
Bewegung	*Apis, BRY, Cinch, Colch, Nat-s.*
Bewegung nach unten	*Bor, Cham, Sanic.*
Bier	*Aloe, Cinch, Ipec, KALI-BICH, Mur-ac, SUL.*
blähende Speisen	*Cinch, Lyc, Puls.*
derbe Nahrung	*Cham.*
Eier	*Chin-ars.*
Fette	*Cycl, Kali-m, PULS, Thuj.*
Fleisch, verdorbenes	*Ars, Crot.*
Gefühlserregung, Schrecken	*ACON, ARG-N, GELS, Hyos, IGN, Kali-p, OP, PHOS-AC, Puls, Ver-a, Zinc.*
Gelbsucht	*CHIONANTH, Dig, Nux-v.*
Gemüse, Melonen	*ARS, BRY, Petrol, Zing.*
Harnlassen	*Aloe, Alum, Apis.*
heißes Wetter	*Acon, Aloe, Ambros, ANT-C, Ars, BRY, Camph, Caps, CHAM, CINCH, Crot-t, CUPHEA, Ferr-p, Gamb, IPEC, Iris, Merc, Nux-m, POD, Sil, Ver-a.*
Hyperazidität	*Cham, Rheum, Robin.*
Impfung, Vakzination	*SIL, Thuj.*
Kaffee	*Cistus, CYCL, Ox-ac, Thuj.*
Kalbfleisch	*Kali-n.*
(sehr) kalte Getränke, Eis	*ACON, Agraph, ARS, Bell, BRY, Camph, Carbo-v, Caust, Cham, Grat, Nux-m, PULS, Staph.*
Kampieren, Felddiarrhoe	*ALSTON, Jugl-c, Pod.*
Katarrh, Bronchial- unterdrückter	*Sang.*
Kohl; Sauerkraut	*Bry, Petrol.*
Magenstörungen	*ANT-C, Bry, Cinch, Col, Ipec, Lyc, NUX-V, PULS.*
Milch	*AETH, Calc-c, Cinch, Lyc, MAG-C, MAG-M, Nat-c, Niccol, SEP, Sul, Val.*
Milch, gekocht	*Nux-m.*
Nephritis, Nierenentzündung	*Tereb.*
Obst	*ARS, BRY, Calc-p, CINCH, Cistus, Col, Crot-t, Ipec, POD, PULS, Ver-a, Zing.*
Organverfall, Organdegeneration	*Ars.*

Säuren	*Aloe, ANT-C, Phos-ac, Sul.*
Schweinefleisch	*Acon-lyc, PULS.*
Schweißunterdrückung	*ACON, Cham, Ferr-p.*
Süßigkeiten	*ARG-N, Calc-s, Crot-t, GAMB, Merc-v.*
Tabak	*Cham, Tab.*
Tuberkulose	*Acet-ac, Arg-n, ARN, Ars, ARS-IOD, BAPT, Bism, CINCH, Coto, CUPR-ARS, Elaps, Ferr-m, Iod, Iodof, Phos-ac, PHOS, Puls, Rumex. Vgl. Tuberkulose.*
Typhus	*ARS, BAPT, Echin, EPILOB, Eucal, HYOS, Lach, MUR-AC, Nuphar, Op, Phos-ac, RHUS-T, Stram. Vgl. Typhus.*
übelriechende Ausdünstungen	*Bapt, Carb-ac, CROT.*
Ulzeration der Eingeweide	*Kali-bich, Merc-c.*
Wasserkopf, akuter	*Helleb.*
Wasserverunreinigung	*ALSTON, Camph, Zing.*
wechselnd mit Kopfschmerz	*Aloe, Pod.*
Wetterwechsel, Zugluft	*ACON, BRY, Calc-s, CAPS, Colch, DULC, Ipec, MERC, NAT-S, Psor, Rhus-t, Sil.*
Wildgenuß	*Crot, Pyr.*
Zorn	*CHAM, Col, Staph.*
Zwiebeln	*Thuj.*

Durchfall
Modalitäten -
Verschlimmerung

abends, nachts	*ARS, Bellis, Bov, Calc-c, Chel, CINCH, Dulc, FERR-M, Iris, MERC, Nat-nit, Nux-m, Pod, PULS, Psor, RHUS-T, STRONT, Sul, Wyeth.*
Bewegung	*Aloe, Apis, BRY, Cinch, COLCH, Crot-t, NAT-S, Rheum, Ver-a.*
Essen, Trinken	*ALOE, ALSTON, APIS, Apoc, ARG-N, ARS, Bry, Canth, CINCH, COL, CROT-T, FERR-M, Kali-p, Lyc, Nux-v, PHOS, POD, Puls, Rheum, Sanic, Sul, Tanac, Thuj. TROMB, VER-A.*
(im) Herbst	*Cinch, COLCH, MERC, Nux-m, Ver-a.*
morgens	*ALOE, APIS, Bov, BRY, Cact, Cistus, Crot-t, Ferr-m, Graph, KALI-BICH, Lil-t, Lyc, Nux-v.*
morgens früh	*Acet-ac, ALOE, Ichthy, Iris, Lil-t, Med, NAT-S, Nit-ac, NUPHAR, NUX-V, Petrol, Phos, POD, PSOR, Rhus-v, RUMEX, Sticta, SUL, Thuj, Tromb, Tub.*
nachmittags	*Bell, Calc-c, CINCH, Corn-c, LYC.*
periodische Anfälle	*Apis, Ars, CINCH, Euphorb-con, KALI-BICH, Iris, Mag-c, Thuj.*
(von) Sonnenuntergang zu -aufgang	*Colch.*

(nur) tagsüber	*Hep, PETROL, Piloc.*

DYSENTERIE	*ACON, ALOE, Alston, Ambros, Ant-t, Apis, ARG-N, ARN, ARS, Asclep-t, BAPT, Bell, Calc-c, CANTH, CAPS, Carb-ac, Carbo-v, Chaparro, CINCH, COLCH, Collins, COL, Cuphea, CUPR-ARS, Dulc, Emetine, ERIG, EUCAL, Ferr-p, Gamb, Ham, Hep, IPEC, Iris, KALI-BICH, KALI-CHLOR, Kali-m, Kali-p, Lach, Leonur, Lept, Lil-t, Lyc, MAG-C, MERC-C, Merc-d, Merc-s, MERC-V, Nit-ac, NUX-V, Operc, Op, Phos-ac, PHOS, Plb-ac, POD, Puls, Rheum, RHUS-T, SEC, SILPH, SUL, TANAC, Trill, TROMB, Xanth, Vaccin, Ver-a, Zinc-s.*
alte Leute	*Bapt.*
chronische, unbeeinflußbare Fälle	*Aloe, Arg-n, ARS, Cinch, Cop, DULC, Hep, MERC-C, NIT-AC, NUX-V, Phos-ac, Pod, Rhus-ars, SULF.*
hämorrhoidale Form	*Aloe, Collins, Ham.*
lange Pausen dazwischen	*ARN, Cinch.*
lokale Behandlung, Mißbrauch; diphtherische Form	*Nit-ac.*
periodisch wiederkehrend im Frühling oder Frühsommer	*Kali-bich.*
plethorische nervöse, klimakterische Frauen	*Lil-t.*
Reißen die Oberschenkel hinunter	*Rhus-t.*
Rheumaschmerzen überall dabei	*Asclep-t.*
Übelkeit durch Schmerz beim Pressen, wenig Durst dabei	*Ipec.*
V.- im Herbst	*Acon, COLCH, Dulc, IPEC, Merc-c, MERC-V, Sul. Vgl. Durchfall.*

ENTERITIS	*Vgl. Durchfall.*

ENTERO - KOLITIS	*Vgl. Durchfall.*

GALLENBLASE

Gallensteine (Cholelithiasis)	*Aur, Bapt, BERB-V, Boldo, Bry, CALC-C, CARD-M, Chel, CHIONANTH, Cholest, CINCH, DIOSC, Fel-tauri, FERR-S, Gels, HYDR, Jugl-c, Lach, Lept, Myr, NUX-V, Pichi, Pod, Ptel, Tarax.*
Gallenkolik	*Ars, Atrop-sul, BELL, BERB-V, CALC-C, CARD-M, Cham, Chel, Chionanth, CINCH, COL, Dig, DIOSC, Gels, HYDR, Ipec, Lyc, Morph-acet, NUX-V, Op, Tereb.*

GEDÄRM

Blockierung, Invagination	*Acon, Atrop, BELL, Colch, Col, MERC-C, NUX-V, OP, PLB, Thuj, Ver-a.*
Blockierung, postoperative	*Acon, ARN, Bell, Merc-c.*
Lähmung	*Eser-sal, Plb-ac.*
Ulzeration	*Arg-n, Cupr, KALI-BICH, Merc-c, Sul-ac, Sul, Tereb, URAN.*

GELBSUCHT(IKTERUS)	*ACON, Aloe, Am-m, Arg-n, Astacus, Ars, AUR-M, Aur, BERB-V, BRY, CARD-M, Cascara-sag, CEANOTH, CHAM, CHEL, Chelone, CHIONATH, Cholest, CINCH, Corn-c, Crot, DIG, Dolichos, Eup-perf, Hep, HYDR, Jod, Jugl-c, Kali-bich, Kali-c, Kali-picr, Lach, LEPT, LYC, Merc-c, MERC-D, MERC-S, MYR, Nat-m, NAT-P, Nat-s, Nit-ac, NUX-V, Ostrya, PHOS, Picr-ac, Plb, POD, Ptel, Rumex, Ruta, Sep, Sill, Sulf, TARAX, YUCCA, Veron, VIPERA.*
Anämie, Gehirnerkrankung, Schwangerschaft	*Phos.*
(durch) Aufregung	*Bry, CHAM, Lach, Nux-v, Vipera.*
Ausweitung eines katarrhalischen Prozesses	*Am-m, CHEL, Chionanth, CINCH, Dig, HYDR, Lob-infl, MERC, Nux-v, Pod.*
chronisch	*Aur, Chel, CON, Jod, PHOS.*
infantile	*Cham, LUPUL, Merc-d, Merc-s, Myr.*
maligne, bösartige	*Acon, ARS, Crot, Lach, Merc, PHOS.*

HÄMORRHOIDEN

allgemeine Mittel	*Abrot, Acon, AESC-GL, AESC, ALOE, AM-C, Am-m, Apis, ARS, Aur-m, Bar-c, BELL, Brom, CALC-FL, CAPS, Carbo-an, CARBO-V, Card-m, Caust, Cham, Chrom-ac, COLLINS, Cop, Diosc, Ferr-p, FLUOR-AC, Grat, HAM, Hep, Hydr, HYPER, Ign, KALI-M, Kali-s, LACH, LYC, Mag-m, MILLEF, MUCUNA, MUR-AC, Negundo, NIT-AC, NUX-V, PAEONIA, Pinus-sylv, POD, POLYG, Puls, Radium, RATANH, Sab, Scrophul, Sedum, Sep, SEMPERV-T, SULF, Sulf-ac, Thuj, Verbasc, WYETH, Zing.*

Hämorrhoiden
Aussehen, Zustände

bläulich, purpurn	*AEsc-gl, AEsc, ALOE, Ars, Caps, Carbo-v, Ham, Lach, Lyc, MUR-AC.*
„blind"	*AESC, Calc-fl, Collins, IGN, Mucuna, NUX-V, Puls, SUL, Wyeth.*
blutend	*ACON, AEsc, ALOE, AM-C, Bell, Calc-fl, CAPS, Card-m, Chrom-ac, COLLINS, Erig, Ferr-p, FICUS, Ham, Hyper, Kali-m, Lept, Lycop, MILLEF, Mur-ac, Nit-ac, NUX-V, Operc, PHOS, SAB, Scrophul, Sep, SUL, Thlaspi. HYDR.*
blutend, dunkles, venöses Blut	*Aloe, HAM, Hydr, Kali-m, SUL.*

brennend, schmerzend	*AESC, Aloe, Am-m, ARS, Calc-c, CAPS, Carbo-an, Carbo-v, Caust, FLUOR-AC, Graph, IGN, Mag-m, MUCUNA, Negundo, NUX-V, Psor, RATANH, SUL, Sul-ac.*
empfindlich, äußerst schmerzhaft	*AEsc-gl, AESC, ALOE, Ars, BELL, Cact, CAPS, Carbo-v, CAUST, CHAM, COLLINS, Ferr-p, Graph, HAM, HYPER, Kali-c, LACH, LYC, Mag-m, MUR-AC, Nat-m, Nit-ac, NUX-V, Plant, Puls, RATANH, SCROPHUL, SEDUM, Sep, SIL, Sul, Thuj, Verbasc, Zing.*
entzündet	*ACON, AEsc, Aloe, Bell, Caust, Cop, Ferr-p, Mur-ac, Verbasc. Vgl. empfindlich.*
juckend	*AESC, ALOE, CAPS, Carbo-v, Caust, Cop, Glon, HAM, Mur-ac, Nit-ac, NUX-V, PETROS, Puls, SUL.*
schleimige Hämorrhoiden, dauernd nässend	*ALOE, Am-n, ANT-C, Caps, Carbo-v, Caust, Puls, Sep, Sul-ac, Sul.*
vortretend, traubenartig, geschwollen	*AEsc, ALOE, AM-C, Caps, CARBO-V, CAUST, COLLINS, DIOSC, Graph, Ham, Kali-c, Lach, MUR-AC, Nux-m, NUX-V, Ratanh, Scrophul, Sep, Sul, Thuj.*
vortretend beim Harnlassen	*Bar-c, MUR-AC.*
weiße Hämorrhoiden	*Carbo-v.*

Hämorrhoiden
Begleitsymptome

Blutandrang im Becken	*ALOE, COLLINS, Ham, Hep, Mucuna, POD, Nux-v, Sep, SUL.*
Blutfülle im Bauch	*AEsc, ALOE, Collins, Ham, Negundo, Nux-v, Sep, SUL.*
Herzkrankheit	*Cact, Collins, Dig.*
Hypochondrie	*AEsc, Grat, NUX-V.*
Nasenbluten	*Carbo-v.*
plötzliches Auftreten bei siechen Kindern	*Mur-ac.*
Prolapsus ani et uteri	*Pod.*
Rissen, Wundheit des Anus	*Caps, Cham, NIT-AC, Ratanh, SEDUM.*
Rückenschmerz	*AEsc-gl, AESC, BELL, Calc-fl, Chrom-ac, Euonym, Hamb, Ign, NUX-V, Sul. Vgl. schwarz.*
Schwäche	*Ars, Cinch, Ham, Hydr, Mur-ac.*
Spasmen des Schließmuskels	*Lach, Sil.*
(feine) Stiche im Rektum beim Husten	*Ign, KALI-C, Lach, Nit-ac.*
Tenesmus, After u. Darm, Durchfall	*Caps.*
Tenesmus, dysenterischer (ruhrartige Stühle)	*Aloe, Sul.*
Tenesmus, Einschnürung, lanzinierende Schmerzen	*Nux-v.*
Tenesmus, schwangere Frauen	*Collins.*

Verstopfung	*AEsc-gl, AESC, Am-m, Anac, COLLINS, Euonym, Kali-s, NUX-V, Paraf, Sil, SULF, Verbasc.*
vikariöse Blutung	*Ham, Millef.*

Hämorrhoiden
Modalitäten - Besserung

Gehen	*Ign.*
heißes Wasser	*ARS, Mur-ac.*
kaltes Wasser	*ALOE, Nux-v, Ratanh.*
Niederlegen	*Am-c.*

Hämorrhoiden
Modalitäten - Verschlimmerung

Alkoholmißbrauch, bei Personen, die viel sitzen	*AEsc-gl, Nux-v.*
Gehen	*Caust, Sep.*
Husten, Niesen	*Caust, KALI-C, Lach.*
Klimakterium	*AEsc, Lach. Vgl. Weibl. Genitale.*
Leukorrhoe, unterdrückt	*Am-m.*
Menses	*Am-c, Lach.*
(nach) Niederkunft	*Aloe, Apis. Vgl. Weibl. Genitale.*
Reden, Denken daran	*Caust.*
(wenn) rheumat. Symptome nachlassen	*Abrot.*
Sitzen	*Graph, Ign, THUJ.*
(nach) Stuhlgang stundenlang	*AEsc, Am-m, Ign, Ratanh, Sul.*

HERNIE - BRUCH

allgemeine Mittel	*AEsc, Alum, Am-c, Aur, Calc-c, Calc-p, COCC, Cor, Iris-fact, LYC, Mag-c, NUX-V, Ox-ac, Petrol, Phos, Picrot, SIL, SULF-AC, Ver-a, Zinc.*
abgeschnürt	*Acon, BELL, Lyc, Nux-v, OP, Plb.*
eingeklemmt	*Lob-infl, MILLEF, Nux-v, OP, Plb.*
(bei) Kindern	*CALC-C, Lyc, Nit-ac, NUX-V, Sil, Sulf.*
Nabelbruch	*Calc-c, Cocc, NUX-V, Plb-m.*
skrotal, kongenital	*Mag-m.*

HYPOCHONDRIE

Schmerz linksseitig	*ALUM, Am-m, Arg-n, BAPT-CONF, Carbo-v, CEANOTH, CIM, Con, Dig, Grind, Kali-c, Lyc, Nat-c, Nat-m, Nit-ac, OX-AC, Parth, Polymn, PULS, Quercus, Scilla, Sep, Urt, vgl. Milz.*
Schmerz rechtsseitig	*AEsc, ALOE, Aur, Bapt, BERB-V, Bolet, BRY, Calc-c, Carbo-v, CHEL, CINCH, Con, DIOSC, Gins, Jacar, Jatropha, KALI-BICH, Kali-c, Limul, LYC, Merc, NAT-S, Nux-v, Ol-j-as, Phyt, POD, PTEL, Quass, Ran-s, Sulf, Wyeth. Vgl. Leber.*

KÄLTE	*AETH, Ambra, Aur-m, Cadm-s, CALC-C, Camph, Caps, CINCH, COLCH, Elaps, Grat, KALI-BR, KALI-C, Lach, MENYANTH, Phell, Phos, Sec, Sep, TAB, VER-A.*

KATARRH- **gastroduodenal**	*Card-m, CINCH, Hydr, Sang. Vgl. Magen.*

KOLIK - Schmerz -

allgemeine Mittel	*ACON, Adren, Aloe, Alum, ARG-N, Arn, ARS, Bar-c, BELL, BRY, CAJUP, CALC-P, Carb-ac, Carb-v, CHAM, Chin-ars, Cic, CINA, CINCH, COCC, Coff, Collins, COLCH, COL, Crot-t, CUPR-AC, CUPR-M, Cycl, Dig, DIOSC, ELAT, Filix-m, GAMB, Grat, IGN, Illic, IPEC, Iris-ten, IRIS, JAL, Lept, LIMUL, Lyc, MAG-C, MAG-P, Mentha, MERC-C, Merc, MORPH, Nat-s, NUX-V, Oniscus, OP, Ox-ac, Paraf, PLAT, Plb-ac, Plb-chrom, PLB-M, Pod, Polyg, PULS, Raph, RHEUM, RHUS-T, Sab, Samb, Sars, SENNA, Sep, SIL, SINAP-N, STANN, Staph, Strych, Thuj, VER-A, VIB-OP, Zinc-m.*

Kolik
Art des Schmerzes

ausstrahlend, schießend stechend, reißend, spastisch	*ACON, Argem-mex, BELL, BRY, Calc-c, CHAM, COCC, Cochlear, COL, Cupr-ac, CUPR-ARS, DIOSC, Graph, Ipec, Kali-c, LYC, MAG-P, Merc, Morph, NUX-V, Ox-ac, Paraf, Plat, PLB, Pod, PULS, SUL. Vgl. Enteralgie*
kolikartig, krampfartig, einschnürend, schneidend, drückend, kneifend	*ACON, AEsc, Agar, ALOE, Ant-t, Argem-mex, Arg-cy, ARG-N, Arn, Asaf, BELL, Bism, Bry, CALC-P, Cataria, CHAM, CINA, CINCH, COCC, COL, COLCH, Con, Crot-t, CUPR-ARS, Cupr-m, DIOSC, DULC, ELAT, Eup-perf, Filix-m,GAMB, Grat, HYPER, Ign, Iod, IPEC, Iris, JAL, JATROPHA, Kali-bich, Kali-c, Lach, Lept, LYC, MAG-P, MERC-C, Nat-s, Nicol, Nit-ac, NUX-V, Phos, Phyt, PLB-AC, Plb-chrom, POLYG, Puls, Radium, Raph, RHEUM, Sab, Sec, Sep, Spig, STANN, Strych, Sulf, Tromb, VER-A, Vib-op, Zinc.*
Prellungsschmerz	*AEth, Allium-s, APIS, Apoc, ARN, Ars, BELLIS, Bry, Carbo-v, Col, CON, Eucal, Ferr-m, HAM, MERC-C, Nat-s, Nit-ac, NUX-V, Phyt, Puls, SULF.*
pressend, pflockartig	*ALOE, Alum, ANAC, BELL, Bry, COCC, Hyos, Kali-c, Mez, NUX-V, OEnoth, PLAT, Plb-m, Puls, Ran-s, Sab, SEP.*

pulsierend, blasenartig hochsteigend	*AEth, ALOE, Bar-m, BELL, BERB-V, Calc-c, Ign, Sang, Selen, Tarax.*
stichelnd	*Agar, Apis, Arn, BELL, BRY, Chin-ars, Hep, KALI-C, Lach, Spig.*

Kolik
Begleitsymptome

Bauch eingezogen, gespannt, spärlicher Urin, Verlangen sich zu strecken	*Plb-m.*
Bauch eingezogen, wie von einem Tau	*Chel, PLB-M, Pod, Tab.*
Bauch geschwollen, wulstartig	*BELL, Raph.*
Blähungskollern, Übelkeit flüssige Stühle	*Polyg.*
Durchfall	*Ars, Cham, COL, Mag-c, Polyg, Puls, Samb, Ver-a.*
Erbrechen	*BELL, Cadm-s, Plb-ac.*
Erbrechen, Schluckauf, Aufstoßen, Schreien	*Hyos.*
Erregung, Frösteln vom Hypogastrium zu Wangen hochsteigend	*Col.*
Frösteln	*Nux-v, Puls.*
Gähnen, spastisches, Benommenheit	*Spiranth.*
Hände gelb, blaue Nägel	*Sil.*
Hunger, doch lehnt Nahrung ab	*Bar-c.*
Jucken der Nase, blasses, bläuliches Gesicht	*CINA, Filix-m.*
Kollaps	*AEth, Camph, Cupr, VER-A.*
Konvulsionen	*Bell, Cic.*
Leeregefühl, Hitze, Schwäche	*COCC, Hydr.*
Pulsieren in der Abdominal-Aorta, Einschnürung im Epigastrium	*Dig.*
periodische Wiederkehr	*Aran, CINCH, Disoc, Illic, Kali-br.*
Rückenschmerz	*Cham, LYC, Morph, Puls, Samb.*
saure Stühle	*Rheum.*
Schluckauf erstickend, in Brust u. Magen	*Ver-a.*

Schmerz in Oberschenkeln	*Col.*
schmerzhafte Kontraktion in den Gliedern danach	*Abrot.*
spärliche Stühle, Blähung ohne Erleichterung	*Cina.*
Stuhldrang	*ALOE, Cinch, Lept, Nat-s, NUX-V, Op.*
Tenesmus (Becken-)	*Staph.*
Übelkeit, häufige, wässerige, schleimige Stühle	*Cham, Samb.*
Umherwerfen, Angst, keine Erleichterung durch Blähungsabgang	*CHAM, Mag-p.*
Unruhe, Zucken u. Drehen, um Erleichterung zu suchen	*Col.*
Urin rot	*Bov, LYC.*
Urin unterdrückt	*Acon, Plb-ac.*
Verstopfung	*Allium-s, ALOE, ALUM, Cocc, Collins, Grat, Lyc, NUX-V, Op, PLB-AC, Sil.*
Wadenkrämpfe	*Col, CUPR-AC, Plb-m, Pod.*
Wangen rot, heißer Schweiß	*Cham.*
wechselnd mit Delirium	*Plb-m.*
wechselnd mit Delirium u. Schmerz in atrophierten Gliedern	*Plb-m.*
wechselnd mit Schnupfen	*Calc-c.*
wechselnd mit Schwindel	*Col, Spig.*

Kolik
Lokalisation

Bauchmuskeln	*Acon, ARN, Bell, BELLIS, CUPR-M, Ham, Mag-m, Nat-nit, Plb-m, RHUS-T, Strych, Sulf.*
Hypochondrien	*Carbo-v, CINCH, Diosc, NUX-V, Pyrus, Sep. Vgl. Typ, Art des Schmerzes.*
Hypogastrium	*ALOE, BELL, Bism, Cepa, Cocc, DIOSC, Eucal, Ham, Kali-c, LYC, Mag-c, NUX-V, Pall, Paraf, Plat, SAB, Sep, Sul, Tromb, Ver-v. Vgl. Genitale.*
ileozökal	*Aloe, Bell, Bry, Coff, Ferr-p, GAMB, Iris-ten, Kali-m, Limul, Mag-c, MERC-C, MERC-S, Plb, Radium, Rhus-t. Vgl. Appendizitis.*
inguinal	*Am-m, Ars, Calc-c, Graph, Sep.*
Kolon ascendens	*Rhus-t.*
Kolon transversum	*BELL, Cham, Colch, Merc-c, Raph.*
Leistengegend	*Alum, Am-m, Merc-c, Pod.*
Leistenring	*COCC, Graph, Mez, NAT-M, Nux-v, Stront.*

Umbilical (Nabelgegend)	*ALOE, BENC-AC, Berb-v, BOV, BRY, Calc-p, Carbo-v, CHAM, Chel, CINA, COL, DIOSC, DULC, GAMB, GRANAT, Hyper, Indigo, KALI-BICH, IPEC, Lept, Lyc, NUX-M, Nux-v, Pelias, Plat, PLB, Puls, Raph, RHEUM, Senec, SPIG, STANN, Sul, VER-A, Verbasc.*
(an) umschriebenen Stellen	*Bry, Col, OX-AC.*

Kolik
Ursache u. Art

Blähungs-Kolik	*Absinth, Agar, Alfal, ALOE, Anis, ARG-N, Asaf, BELL, But-ac, CAJUP, Calc-p, Carbon-s, CARBO-V, CHAM, Cina, CINCH, COCC, Col, DIOSC, Hydroc-ac, ILLIC, Ipec, Iris, LYC, MAG-P, Mentha, NUX-V, Op, Plb-m, POLYGON, Puls, Radium, RAPH, Robin, Sang, SENNA, Zinc.*
Aufdecken	*Nux-v, Rheum.*
chronische Tendenz	*Lyc, Staph.*
Gallenkolik	*Atrop, Bell, BERB-V, Bry, CALC-C, Card-m, Cham, Chionanth, CINCH, Col, Diosc, Ipec, Iris, Lyc, Mentha, Morph-acet, Pod, Ricin, Tereb, Triost. Vgl. Gallenblase.*
Gurkensalat	*Cepa.*
Hämorrhoiden	*AEsc, Cepa, Col, NUX-V, Puls, Sulf.*
Hysterie	*Alet, ASAF, Cajup, Cocc, IGN, Val.*
Kälte	*Acon, Cepa, CHAM, Col, Nux-v.*
Käse-Essen	*Col.*
Kolik bei Babies	*AEth, Asaf, Bell, Calc-p, Cataria, Cepa, CHAM, CINA, Col, ILLIC, Jal, Kali-br, Lyc, MAG-P, Mentha-pip, Nepeta, Rheum, Senna, Staph.*
Lithotomie, Ovariotomie, bei Bauchschnitt	*Bism, Hep, Nux-v, Raph, STAPH.*
Magenstörung	*Carbo-v, CINCH, Col, Diosc, Ipec, Lyc, NUX-V, PULS.*
Menses	*Bell, Castor, Cham, COCC, Col, PULS. Vgl. Weibl. Genitale.*
nasse Füße	*Cepa, Cham, Dolichos, Dulc.*
neuralgisch; Enteralgie	*Alumen, Ant-t, Ars, ATROP, BELL, Cham, COCC, COL, Cupr-ars, Cupr-m, DIOSC, Euphorb, Hydroc-ac, Hyos, Kali-c, MAG-P, NUX-V, Op, Plb-ac, PLB-M, Santon, Tab, Ver-a, Zinc-m. Vgl. Art des Schmerzes.*
renal	*BERB-V, Calc-c, Diosc, Eryng, LYC, MORPH-ACET, Ocim, Sars, TAB, TEREB. Vgl. Harnwege.*
rheumatisch	*Caust, Col, Diosc, Phyt, Ver-a.*
toxisch (Blei, Kupfer)	*Alumen, ALUM, Bell, Ferr, Nat-s, Nux-m, Nux-v, OP, Plat, Sulf, Ver-a.*
Wagenfahren	*Carbo-v, Cocc.*
wechselnd mit Schwindel	*Col, Spig.*
Würmer	*Artem, Bism, CINA, Filix-m, Granat, INDIGO, Merc-s, Nat-p, Sabad, Spig.*

Zorn	*CHAM, Col, Staph.*

Kolik
Modalitäten - Besserung

Aufrechtsitzen	*Sinap-n.*
Blähungsabgang per ano	*Aloe, CARBO-V, CINCH, Cocc, COL, Nat-s, Sul*
Druck	*COL, MAG-P, Nit-ac, Plb, Rhus-t, STANN.*
(durch) Essen	*Bov, Homar.*
Gehen, nach vorne gebeugt	*Aloe, COL, Nux-v, Rhus-t.*
heiße Anwendungen oder Wärme	*Ars, Col, MAG-P, Pod, Puls, Sil.*
Sich-Krümmen	*Bov, Cinch, COL, MAG-P, Pod, Sep, STANN, Sul, Ver-a.*
Liegen mit hochgezogenen Knien	*Lach.*
Recken des Körpers nach hinten oder Umherbewegen	*Diosc.*
Reiben	*Plb-m.*
Reiben, Wärme	*Mag-p.*
Sitzen, Niederlegen	*Nux-v.*
Stuhl	*Aloe, Col, Tanac, Ver-a.*
warme Suppe	*Acon.*
Umhergehen	*Cepa, Diosc, Mag-p, Puls, RHUS-T, Ver-a.*

Kolik
Modalitäten - Verschlimmerung

Aufdecken von Arm, Bein; Stehen	*Rheum.*
Berührung, Druck, Bewegung	*Bry.*
Bewegung, Erleichterung durch Liegen auf der Seite	*Bry, Cocc.*
Bücken, Husten	*Ars, Bell, BRY, Nat-m.*
Essen	*Bar-c, CALC-P, Cinch, COL, Kali-bich, NUX-V, PSOR, Zinc.*
(nach) Mitternacht	*ARS, Cocc.*
nachts, nach dem Abend-brot	*Grat.*
nachts	*Cham, Cinch, Cocc, Senna, Sul.*
Rauchen	*Menyanth.*
Süßigkeiten	*Filix-m.*
Stoß, Druck	*ACON, Aloe, BELL, Plb.*
Trinken	*Col, Sul.*

Trinken kalten Wassers	*Cupr-m.*
ungefähr 16.00 - 17.00	*Col, Kali-br, LYC.*
Vorneigen	*Ant-t, DIOSC, Sinap-n.*
Vorneigen, Niederlegen, Druck	*Acon, DIOSC.*
Wärme nachts	*Cham.*

LEBER - Abszeß u. andere Zustände	*Ars, BELL, Bold, Bry, Chin-ars, HEP, Lach, MERC, Phos, Raph, Rhus-t, SIL, Vipera.*
Affektionen allgemein	*Abies-c, Aesc, ALOE, Am-m, Ars-jod, ASTACUS, Aur-m, AUR-M-N, BERB-V, Brassica, BRY, Calc-c, CARD-M, CEANOTH, CHAM, CHEL, Chelone, Chenop, CHIONANTH, Cholest, CINCH, Cob, Con, Corn-c, Croc, Crot, Diosc, Dolich, EUP-PERF, Euonym, FERR-PICR, HEP, Hydr, Jod, Jodoj, IRIS, KALI-C, Kali-jod, Lach, LEPT, LYC, MAG-M, Mag-s, Marrub, MERC-S, MYR, NAT-S, NUX-V, PHOS, Pichi, Plb, POD, PTEL, Puls, Querc, Raph, Selen, SEP, Stellar, SUL, TARAX, Thlaspi, Uran, Vanad, Veron.*
Atrophie, akut, gelb	*Dig, PHOS, Pod.*
Atrophie (Zirrhose)	*Abies-c, Apoc, Ars, ARS-JOD, Aur-m, AUR-MUR, Calc-ars, CARD-M, Cascara-sag, CINCH, Fel-tauri, Fluor-ac, Graph, Hydr, JOD, Kali-bich, Kali-jod, LYC, Merc-d, MERC, NASTURT-AG, Nat-chlor, Nit-ac, Nit-mur-ac, Nux-v, PHOS, Plb, Pod, Quass, Senec.*
Krebs	*Ars, Chel, CHOLEST, Con, Hydr, Lach, Nit-ac, Phos.*
Syphilis	*Aur-mur, Kali-jod, Merc-i-r, Vgl. Männl. Genitale*
Vergrößerung (Hypertrophie)	*Aesc, Agar, ARS, Calc-ars, Card-m, CHEL, Chin-ars, CHIONANTH, CINCH, Col, Con, DIG, Ferr-ars, Ferr-jod, Glycerin, Graph, Jod, Kali-c, Mag-m, Mang-ac, MERC-D, MERC, Nat-s, NUX-V, Pod, Sec, SELEN, Stellar, TARAX, Vipera, Zinc, Vgl. Kongestion.*
Vergrößerung bei Trinkern	*Absinth, Am-m, Ars, Fluor-ac, Lach, Nux-v, Sul.*
Verhärtung	*Abies-c, Ars, AUR, Cinch, CON, FLUOR-AC, GRAPH, Lyc, Mag-m, Merc, Nux-v, Sil, TARAX, Zinc, Vgl. Zirrhose.*
Wachsleber	*Calc-c, KALI-JOD, Phos, Sil.*

Leber - Kongestion

(Hyperämie, Völle, Betäubung) allgemeine Mittel	*Abies-c, Aesc-gl, AESC, Agar, ALOE, Ars, Berb-aq, BERB-V, Brassica, BRY, CARD-M, Cham, CHEL, Chelone, Chin-s, CINCH, Croc, Dig, Eup-perf, Euonym, HEP, HYDR, IRIS, Kali-bich, KALI-M, LACH, LEPT, LYC, MAG-M, MERC-D, MERC, Mucuna, Nat-s, Nit-ac, Nit-mur-ac, NUX-V, PHOS, Picr-ac, POD, Quass, Senna, SEP, Stellar, Still, SUL, Tromb, VIPERA.*
Empfindlichkeit gegen Berührung, Druck	*AESC, ALOE, Bapt, BELL, BERB-V, BRY, Calc-c, CARD-M, Chaparro, CHEL, Chelone, CHIONANTH, CINCH, DIG, EUP-PERF, Fluor-ac, Graph, Hydr, Jod, IRIS, KALI-C, LACH, Lept, LYC, MAG-M, MERC-D, Merc, Nat-s, NUX-V, Nyctanth, Phos, POD, PTEL, RAN-B, Sanic, Senna, SEP, Stellar, Sul, Tarax, Zinc.*

Entzündung (Perihepatitis, Hepatitis)	*Acon, Act-sp, Ars, Aur, BRY, Cham, CHEL, Corn-c, HEP, Jod, Kali-jod, LACH, Merc-d, MERC, Nat-s, PHOS, Psor, Sil, Stellar, Sul.*
fettige Degeneration	*Aur-m, Chel, Kali-bich, Phlorid, PHOS, PICR-AC, Vanad.*
Kongestion, chronische	*Am-m, CHEL, CHOLEST, Cinch, Con, HEP, Hydr, Jod, KALI-C, Lept, LYC, Mag-m, Merc-d, Merc-s, Nat-s, POD, Selen, SEP, SUL, Vipera.*
Pigmentdegeneration	*Arg-m.*

Leber
Schmerz (Hepatalgie)

Schmerz (Hepatalgie)	*Acon, AESC, Aloe, Am-c, Am-m, Ars, Bell, Berb-v, Boldo, BRY, Calc-s, Carbo-v, CARD-M, CEANOTH, CHEL, Chelone, Cholest, CINCH, Cob, Con, Crot, DIG, DIOSC, Jatropha, Kali-c, Lach, LEPT, LYC, MAG-M, MERC, MERC-D, MYR, NUX-V, Ol-j-as, Parth, POD, PTEL, Ran-b, RAN-S, Sang, Selen, SEP, Stann, Sul, Tarax, Yucca.*
pressend	*Anac, Carbo-an, Cinch, KALI-C, Lyc, Mag-m, Merc.*
stichelnd	*ACON, AGAR, Am-m, Bell, Benz-ac, BERB-V, BRY, Carbo-v, CHEL, Cinch, Diosc, Hep, Jugl-c, Kali-bich, KALI-C, Merc-c, Merc, Nat-m, Nat-s, NUX-V, Ox-ac, Quass, Ran-b, Sep, Stellar, Sul.*
beim Drehen nach links	*Bry, Ptel.*

Leber
Schmerz - Modalitäten

B.- beim Liegen auf der schmerzhaften Seite	*Bry, Ptel, Sep.*
B.- durch Reiben und Schütteln des Lebergebietes	*Pod.*
V.- bei Linkslage	*BRY, Nat-s, PTEL.*
V.- bei Rechtslage	*Chel, Diosc, Kali-c, MAG-M, MERC.*

MILZ

Atrophie, Verhärtung	*Agn, Eucal, JOD, Phos.*
Entzündung (Splenitis)	*Aran, Arn, Jod, CEANOTH, CHIN-S, CINCH, Ferr-p, Jod, Plb-jod, POLYM, Succin, Ver-v, Vgl. Vergrößerung.*
epidemische Krankheiten bei Haustieren	*Anthrac.*
Schmerz	*AGAR, Agn , Am-m, Arn, ARS, Ars-m, Caps, CEANOTH, Cim, Cinch, Cobalt, DIOSC, Grind, HELIANTH, HELON, Ilex, Jod, KALI-JOD, LOB-CER, NAT-M, Parth, Plb, POLYM-NOED, Ptel, Quass, Querc, Ran-b, Rhus-t, Scilla, Sul, Urt.*
Schmerz, stichelnd	*Agar, Alston, Am-m, BELLIS, Berb-v, Carbo-v, CEANOTH, Chel, Cinch, Con, Kali-bich, Nat-m, Ran-b, Rhod, Sul, Tarax, THER.*
Vergrößerung	*Agar, Aran, Agn, ARS, Ars-jod, Aur-mur, Bellis, CALC-ARS, Caps, Card-m, CEANOTH, Ced, Chionanth, CHIN-S, CINCH, Ferr-ac, FERR-ARS, Ferr-jod, Grind, HELIANTH, Jod, Mag-m, Malar, Merc-i-r, NAT-M, Persicaria, Phos-ac, Phos, POLYM, QUERC, Succin, Sul-ac, Urt.*

PANKREAS

Affektionen	*Ars, ATROP, Bar-m, Bell, Calc-ars, Carbo-an, Carbo-v, Chionanth, JOD, IRIS, Jabor, Kali-jod, MERC, Nux-v, Pancreat, PHOS, Piloc, Puls.*

PERINEUM - Damm	*Ars, Asaf, Bell, Bov, Can-ind, Carbo-v,CHIMAPH, CYCL, Kali-bich, Lyc, Melastoma, Merc, OL-AN, PAEONIA, SANIC, Santal, Selen, Tellur.*

PERITONITIS

Bauchfellentzündung	*ACON, APIS, Arn, Ars, Atrop, BELL, BRY, Calc-c, CANTH, Carbo-v, Cham, Cim, CINCH, COL, CROT, Ferr-p, Hep, Ipec, Kali-chlor, LACH, Lyc, MERC-C, Merc-d, MERC, RHUS-T, Sang-n, SINAP-N, Solan-n, Sul, Tereb, Ver-v, WYETH.*
chronische	*Apis, LYC, Merc-d, Sul.*
Pseudo- Peritonitis, hysterische	*Bell, Col, Ver-a.*
tuberkulöse	*ABROT, Ars, Ars-jod, Calc-c, Carbo-v, CINCH, Jod, Psor, Sul, TUB.*

PERITYPHLITIS	*ARS, Bell, IRIS-MIN, Iris-ter, LACH, Merc-c, Rhus-t.*

TYPHLITIS

Appendizitis	*Acon, Arn, ARS, Bapt, BELL, BRY, Canth, Card-m, Colch, Collins, COL, Crot, DIOSC, ECHIN, Ferr-p, Gins, Hep, Iris-ten, Kali-m, LACH, Lyc, MERC-C, Merc, NUX-V, Op, Plb, Rhamnus, RHUS-T, Sil, Sul, Ver-a.*

UMBILICUS Nabel

Bluten aus, bei Neugeborenen	*Abrot, CALC-P.*
Brennen	*Acon, Ars.*
Einziehung	*Calc-p, PLB, Pod.*
Ekzem	*Merc-pr-rub.*
Gefühl von Blasenbildung	*Berb-v.*
Schmerz, Schmerzhaftigkeit im Nabelgebiet	*Aesc, ALOE, Anac, Benz-ac, BOV, Bry, CALC-P, Carbo-v, Caust, CHAM, Chel, Chionanth, CINA, Cocc, COL, Con, Crot-t, DULC, Euonym, GAMB, GRANAT, Hyper, IPEC, Lept, Lyc, NUX-M, Nux-v, Oleand, Ox-ac, Paraf, PHOS-AC, Plat, PLB-M, Ran-sc, Raph, RHEUM, Senec, Sil, SPIG, STANN, Sulf, Taxus, Verbasc, VER–A, Zinc-m.*
Ulkus, Geschwür darüber	*Ars.*
Urin, sickernd daraus	*Hyos.*

VERSTOPFUNG
Obstipation

allgemeine Mittel	*ABIES-N, Acon, AESC-GL, AESC, Agar, Alet, ALOE, ALUMEN, Alum-c, AM-M, ANAC, Apis, ARN, Asar, Berb-v, BRY, CALC-C, Calc-fl, Carb-ac, CASC-SAG, CAUST, Chel, Chionanth, Cinch, Coca, COLLINS, CROC, DOLICHOS, Eug-j, Euonym, EUPHRAS, Fel-tauri, Ferr-m, Gels, GLYCERIN, GRAPH, Grat, Guaiac, Hep, HYDR, Ign, IRIS, KALI-BICH, KALI-C, Kali-m, Lac-d, Lach, Lact-ac, LYC, MAG-M, Mez, Morph, Nabalus, NAT-M, NIT-AC, Nit-mur-ac, NUX-V, Nyctanth, OP, PARAF, PHOS, Physost, Phyt, PLAT, PLB-AC, Plb-m, POD, PSOR, Pyr, Ratanh, Rham-c, Sanic, SELEN, Senna, SEP, SIL, Sil-mar, Spig, STAPH, Strych, SUL, SYMPHOR, SYPH, Tab, Tan-ac, Tub, VER-A, ZINC-M, Zinc-mur.*

Verstopfung
Begleitsymptome

Abdominalschwäche, Schaudern	*Plat.*
Anus sehr wund	*Graph, Nat-m, Nit-ac, Sil.*
Blutung	*Alum, Am-m, Anac, Calc-p, COLLINS, Lac-d, Lamium, Morph, Nat-m, NIT-AC, NUX-V, Phos, Psor, Sep, Vib-op.*
Drang fehlt, kein Bedürfnis	*ALUM, BRY, Graph, Hydr, Indol, OP, Sanic, Sul, Ver-a.*
Drang im Oberbauch	*Anac, IGN, Ver-a.*
Drang im Unterbauch	*Aloe, Vgl. häufiger Drang*
Einschnürung, spastische des Anus	*Caust, LACH, LYC, NAT-M, Nit-ac, Plb-ac, Plb-m, Sil, Vgl. Rektum.*
Entleerung besser beim Stehen	*Caust.*
Entleerung besser beim Weit-Zurücklehnen	*Med.*
Enuresis	*Caust.*
Foetor oris Mundgeruch	*CARB-AC, Op, Psor.*
Gallensteine, Gelbsucht	*Chionanth, Vgl. Gallenblase*
Gefühl, als ob etwas zurückbliebe	*Aloe, Alum, Lyc, Nat-m, NUX–V, Sep, Sil, Sul.*
Gefühl von Leere im Kopf	*Indol.*
Hämorrhoiden	*AESC, ALOE, Alumen, CALC-FL, Caust, COLLINS, Euonym, Glon, Graph, Kali-s, Lyc, Nit-ac, NUX-V, Paraf, RATANH, Sil, SUL, Wyeth, Vgl. Hämorrhoiden.*
Herz schwach	*Phyt, Spig.*
Kolik, Krämpfe	*Collins, CUPR, Glon, Op, PLB-AC.*
Kopfschmerz	*Bry, Gels, HYDR, Iris, Nux-v, Sep, Ver-a, Vgl. Kopfschmerz.*
Nabelbruch	*Cocc, Nux-v.*
nervös durch Gegenwart anderer, sogar der Krankenschwester	*Ambra.*

Ohnmacht	*Ver-a.*
Prolaps	*AESC, Alum, Ferr-m, IGN, Lyc, Med, POD, Ruta, Sep, Sul, Vgl. Rektum*
Prolaps uteri	*Stann.*
Prostataflüssigkeit	*Alum, Hep.*
Prostatavergrößerung	*Arn, Sil, Vgl. Männl. Genitale*
Rektalschmerzen,anhaltend	*AESC, Aloe, Alumen, Caust, Hydr, IGN, Lyc, Mur-ac, NAT-M, Nit-ac, Ratanh, Sep, Sul, Thuj, Vgl. Rektum.*
Rückenschmerz	*AESC, Euonym, FERR, Kali-bich, Sul. Vgl. Rücken*
Schmerz zwingt Kind, Bemühung aufzugeben	*Ign, Lyc, SULF, Thuj.*

Verstopfung
Ursache u. Art, Typ

(bei) alten Leuten	*ALUM, ANT-C, Hydr, Lyc, OP, Phyt, SELEN, SULF.*
Bleivergiftung	*Op, Plat.*
Einklemmung	*Plb-m, Pyr, Selen.*
(bei) Frauen	*Aesc, Alet, ALUM, Ambra, Anac, Arn, ASAF, Bry, Calc-c, COLLINS, Con, GRAPH, HYDR, Ign, Lach, Lyc, Mez, NAT-M, Nux-v, Op, PLAT, PLB, POD, Puls, SEP, Sil, Sulf.*
gichtische Säurebildung	*Grat.*
Hämorrhoiden	*AESC-GL, AESC, Caust, COLLINS, Hydr, Nat-m, NUX-V, Pod, SULF, Vgl. Hämorrhoiden.*
innerer Schock, geistige Anstrengung	*Mag-c.*
Käse	*Col.*
Kleinkinder, Kinder	*AESC, ALUM, Apis, Bell, BRY, Calc-c, Caust, COLLINS, Croc, Hydr, LYC, MAG-M, NUX-V, Nyct-arb-tr, PARAF, Pod, PSOR, Sanic, SEP, SIL, Sul, VER-A.*
Kleinkinder mit Flaschennahrung, künstliche Nahrung	*Alum, Nux-v, Op.*
Magenstörungen, gastrische Störungen	*BRY, Hydr, NUX-V, Puls.*
mechanische Verletzung	*Arn, Ruta.*
Mißbrauch von Abführmitteln	*Aloe, HYDR, NUX-V, Sul.*
Mißbrauch von Einläufen	*OP.*
nach Niederkunft, Leber- u. Uterusschwäche	*Mez.*
peristaltische Unregelmäßigkeit	*Anac, NUX-V.*
Reisen; bei Emigranten	*Plat.*
(bei) Rheumatikern, Blähsucht, Verdauungsbeschwerden	*Mag-p.*

Schlaffheit, Schwäche, Trockenheit der Eingeweide	*AESC, Aeth, Alet, Alumen, ALUM, BRY, Coffeine, COLLINS, Ferr-m, Hydr, LYC, Meli, Mez, NAT-M, Nux-v, OP, Physost, PLAT, PLB-AC, Pyr, Ruta, Sanic, Selen, SUL, Ver-a.*
Seefahrt	*Bry, Lyc.*
Torpor, Schlaffheit des Rektum	*Aloe, ALUM, ANAC, Caust, Cinch, Lach, Lyc, Nat-m, OP, Psor, Selen, SEP, SIL, VER-A.*
wechselnd mit Durchfall	*Abrot, Am-m, ANT-C, Bry, Calc-chlor, Card-m, Cascar, CHEL, COLLINS, Ferr-cy, HYDR, Jod, NUX-V, POD, Ptel, Radium, Ruta, SUL, Ver-a.*

Verstopfung
Typ, Art des Stuhles

Drang fehlt	*ALUM, BRY, Graph, Hydr, OP.*
dünn	*Arn, CAUST, PHOS, Staph.*
groß, schwarz, kadaverartig	*Pyr.*
hart	*Aesc, Aloe, AM-M, Ant-c, Bar-c, BRY, Calc-c, CHEL, Con, Glycerin, Indol, Jod, Lac-d, LYC, MAG-M, NAT-M, OP, Phos, PLB, Ratanh, Sanic, Selen, SUL.*
hart, bedeckt mit Schleim	*Alum, Am-m, Cascar, CAUST, COLLINS, Cop, GRAPH, HYDR, Nux-v, Sep.*
hart, dann pastös, flüssig	*Calc-c, Lyc.*
häufiger, erfolgloser Drang	*Ambra, Anac, Caust, Ferr-m, Graph, Lyc, Nat-m, NUX-V, Plat, Sul.*
hellfarbig, grau, kreideartig	*Acon, Alumen, CALC-C. CHEL, Chionanth, CINCH, Collins, DIG, Dolichos, HEP, Hydr, Iberis, Indol, Kali-m, MERC-D, POD, Sanic, Stellar.*
pastös, zäh, am Anus haftend	*Alum, Chel, Chionanth, PLAT.*
trocken, groß, schmerzhaft	*AESC, Alet, Aloe, ALUM, BRY, Calc-c, Caust, Glycerin, GRAPH, KALI-C, Lac-d, Meli, Nat-m, Nux-v, OP, PYR, Sanic, SELEN, Sep, SUL, VER-A, Vib-op.*
trocken, krümelnd am Afterrand	*AM-M, MAG-M, NAT-M, Sanic, Zinc.*
trocken mit häufigem Drang	*Alumen, ANAC, Aster, Carbo-v, CAUST, Con, Ferr-m, Glycerin, Granat, IGN, Jod, Lac-d, LYC, Nit-ac, Nit-mur-ac, NUX-V, Paraf, PLAT, PHOS, Pod, Robin, Ruta, SIL, SEP, Spig, SUL.*
trocken mit teilweisem Ausstoßen u. Zurückweichen	*Op, Sanic, SIL, THUJ.*
trocken, muß mechanisch entfernt werden	*Aloe, Alum, Bry, Calc-c, Indol, OP, PLB, Ruta, Sanic, SELEN, Sep, SIL, Ver-a.*
trocken, schwierig, spärlich, knotig, ball- oder dungartig	*Aesc-gl, AESC, ALUMEN, ALUM, Aster, Bar-c, CARD-M, Caust, CHEL, Collins, Glycerin, GRAPH, Indol, LYC, MAG-M, Morph, Nit-ac, NUX-V, OP, Petrol, PLAT, PLB, Pyr, Sanic, SEP, SULF, Thuj, Ver-a, Verbasc, Xerophyl, Zinc.*
weicher Stuhl geht schwer ab	*Agn, Alum, Anac, Chel, Chionanth, PLAT, Ratanh, Sil.*

WÜRMER

allgemeine Mittel	*AESC, AMBROS, Apoc-andr, ARS, Bapt, Bell, Calad, CALC-C, CHELONE, Cic, CINA, Cupr-ac, Cupr-oxy, FERR-MUR, Ferr-s, FILIX-M, GRANAT, Ign, Indigo, Ipec, Kali-m, Kuosso, Lyc, Merc-c, NAPH, NAT-P, Passifl, Puls, Quass, RATANH, SABAD, SANTON, Sil, SPIG, STANN, Sul, Sumb, Tereb, TEUCR, Ver-a, VIOLA-OD.*
Ascaris lumbricoides	*ABROT, Aesc, Ant-c, Calc-c, CHELONE, CINA, Ferr-m, Granat, Helmintoch, Ign, Indigo, Kali-chlor, Lyc, Merc-d, Naph, Pin-sylv, SABAD, SANTON, SPIG, Stann, Sul, Tereb, TEUCR, Urt.*
Oxyuris vermicularis	*Ars, Bapt, CHELONE, CINA, Ign, Indigo, Lyc, MERC-D, MERC-S, Nat-p, Ratanh, SANTON, Sil, Sinap-n, Spig, Teucr, Val.*
Taenia	*Argem-mex, Carbo-v, Cucur, Cupr-ac, Cupr-oxy, FILIX-M, GRANAT, Graph, Kali-jod, Kamala, KUOSSO, Mag-m, Merc, Pelletierine, Phos, Puls, Sabad, Sab, Santon, Stann, Sul, Tereb, Val.*
Trichinen	*Ars, Bapt, Cupr-oxy.*

ZWERCHFELL

Entzündung (Diaphragmitis)	*Atrop, Bell, Bism, BRY, CACT, CUPR, Hep, Hyos, Ign, NUX-V, Ran-b, Stram, Ver-v.*
Rheumatismus	*BRY, Cact, CIM, Spig, Sticta.*
Schmerz	*Asaf, Bism, BRY, Cact, CIM, Nat-m, Nux-v, Sec, Spig, STANN, Sticta, STRYCH, Ver-a, Zinc-ox.*

ZÖKUM

Affektionen des	*Ars, LACH, Rhus-v, Ver-v, Vgl. Appendizitis, Typhlitis.*

AFFEKTIONEN

Störungen bei alten Männern	*Alfal, Aloe, Cop, Hep, Phos, POP-TR, Staph, Sulf. Vgl. Schwäche.*

BLASE

Atonie	*ARS, Dulc, Hep, Op, PLB, Rhus-ar, Rhus-t, Scilla, Tereb, Vgl. Lähmung, Paralyse.*
Blasenbruch, Zystozele	*Staph.*

Blase - Entzündung (Zystitis)

akute	*Acon, Ant-t, Apis, Ars, Aspar, BELL, Benz-ac, Berb-v, CAMPH, Camphor-ac, CAN-S, CANTH, Caps, Chimaph, Con, COP, CUB, Dig, DULC, Elat, EQUIS, Erig, EUCAL, EUP-PURP, Ferr-ac, FERR-P, GELS, Helleb, Hydrang, Hyos, Lach, MERC-C, Methyl-bl, Nit-ac, Nux-v, OL-SANT, PAREIRA, Petros, Pichi, Pip-m, POP-TR, Prun-sp, PULS, Sabal, SAB, Sars, SAURUR, Sep, STIGM, Sulf, TEREB, Tritic, Uva, Vesic.*
Cantharis-Mißbrauch	*Apis, Camph.*
(von) Fieber, Strangurie, Harnzwang	*ACON, Bell, CANTH, Gels, Hydrang, Stigm.*
(von) Gonorrhoe	*Bell, Benz-ac, CANTH, COP, Cub, Merc-c, Puls, Sabal.*
Operationen u. bei Schwangerschaft	*Pop-tr.*

Blase - Entzündung

chronische	*ARS, Bals-per, Baros, BENZ-AC, Berb-v, BUCHU, CAN-S, CANTH, Carb-v, CAUST, CHIMAPH, Coccus, Col, COP, Cub, DULC, EPIG, Eryng-aq, Eucal, EUP-PURP, FABIANA, Grind, HYDR, Jod, Junip, Kava, Lith-c, Lyc, MERC-C, Nit-ac, PAREIRA, Pichi, Pip-m, POP-TR, Prun-sp, PULS, Rhus-ar, SABAL, Santon, Senega, SEP, Silph, STIGM, TEREB, Thlaspi, Thuj, Tritic, Tub, UVA, Vesic, Zea.*

Blase - Enuresis Inkontinenz

allgemeine Mittel	*Acon, Agar, Apis, ARG-N, Arn, Ars, Atrop, BELL, BENZ-AC, Calc-c, Canth, CAUST, Cic, Cim, CINA, Con, DULC, EQUIS, Eryng-aq, Eup-perf, EUP-PURP, Ferr-m, FERR-P, GELS, Hydrang, Hyos, KALI-BR, Kali-n, Kali-p, KREOS, Linar, LUPUL, Lyc, Mag-p, Med, NUX-V, Op, Petrol, Phos-ac, Physal, Plant, PULS, RHUS-ARS, Rhus-t, SABAL, Sanic, SANTON, Sec, Senega, SEP, Sil, Stram, SULF, Tereb, THYR, Thuj, Tritic, Tub, URAN, VERBASC, Zinc-m, Vgl. Fluß.*

Blase - Enuresis
Typ, Vorkommen

alte Leute	*Aloe, Amon-benz, ARG-N, BENZ-AC, Canth, Equis, GELS, Nit-ac, RHUS-AR, Sec, Senega, TURNERA.*
nachts	*Am-c, Arg-n, Arn, Ars, BELL, Benz-ac, Calc-c, CAUST, Cina, Coca, EQUIS, Eup-purp, Ferr-jod, Ferr-p, Gels, Hep, Ign, Kali-br, Mag-p, MED, Physal, PLANT, PULS, Quass, RHUS-AR, Santon, Sec, SIL, SULF, Thuj, THYR, Uran, Verbasc.*
tagsüber	*Arg-n, Bell, Caust, Equis, Ferr-m, Ferr-p, Sec.*

Blase - Enuresis
Ursache

Bartflechte vorher	*Med.*
Blasenschließmuskel schwach oder gelähmt	*Apoc, BELL, CAUST, Con, Ferr-p, GELS, Nux-v, Rhus-ar, SABAL, Sec, STRYCH, Vgl. Lähmung.*
Gewohnheit, einzig feststellbare Ursache	*Equis.*
Hysterie	*Ign, Val-m.*
Kathetergebrauch, nach	*Mag-p.*
Kind läßt sich schwer wecken, erster Schlaf	*Caust, Kreos, SEP.*
Verdauungsstörungen	*Benz-ac, NUX-V, Puls.*
Vollmond, unbeeinflußbare Fälle, Ekzene vorher	*Psor.*
Würmer	*Cina, SANTON, Sulf.*

Blase - Gefühle

Auftreibung	*Anthem, APOC, Ars, Berb-v, CON, Conv, Dig, EQUIS, Eup-perf, Gels, HYOS, Mel cum sale, Pareira, PULS, Ruta, Santon, SARS, Sep, Staph, SULF, Uva.*
Ball oder Pfropfen in der Blase	*Anac, Kali-br, Lach, Santal.*
Blutung	*AMYG-PERS, Cact, Carbo-v, Erig, HAM, Millef, NIT-AC, Rhus-ar, SEC, Vgl. Hämaturie.*
Frösteln vom oder zum Rücken	*Sars.*
Hypertrophie, konzentrische	*Pichi.*

Blase - Polypen

Empfindlichkeit des Blasengebietes	*ACON, BELL, Berb-v, CANTH, Coccus, EQUIS, Eup-purp, Merc-c, Sars, Sticta, TEREB, Vgl. Schmerz.*
Papillome	*Ars, CALC-C, Thuj.*

Prolapsus	*Hyos, Pyrus, Staph.*
Spasmen (Zystospasmen)	*Canth, Gels, HYOS, Nux-v, Puls.*
Spasmen der Harnröhren-mündung nach Operationen	*BELL, Col, HYPER.*

Blase - Reizbarkeit

Blase u. Blasenhals	*ACON, Alfal, Aloe, APIS, Baros, BELL, BENZ-AC, BERB-V, Buchu, Calc-c, CAMPH, Can-s, CANTH, Caps, Caust, COP, Cub, Dig, EQUIS, Erig, Eryng-aq, EUP-PURP, Ferr-ac, Ferr-m, FERR-P, Guaiac, Hyos, Kali-br, Mitchella, Nit-mur, NUX-V, Oxytr, Pareira, PETROS, Prun-sp, Rhus-ar, SABAL, SENEC, Senega, SEP, STAPH, STIGM, TEREB, Thuj, TRITIC, Vesic.*
(bei) Frauen	*Berb-v, Cop, Cub, EUP-PURP, Gels, Hedeoma, Kreos, Senec, SEP, Staph.*

Blase - Schmerz

allgemeine Mittel	*ACON, Ambr, BELL, BERB-V, Camph, CANTH, Carb-v, Caul, CAUST, Coccus, COP, Dig, DULC, EQUIS, Erig, ERYNG, Ign, Lach, LYC, Naph, Nit-ac, Op, PAREIRA, Pichi, Piloc, POP-TR, Prun-sp, Pulex, PULS, RHUS-AR, STAPH, STigm, Strych, TEREB, Thuj, Tritic, Uran-n, UVA, Vgl. Zystitis.*

Blasenschmerz - Typ

ausstrahlend zum Samen-strang	*Clem, Lith-c, Puls, Spong.*
brennend	*ACON, Ars, Baros, BERB-V, Camph, CANTH, COP, FERR-PICR, Staph, TEREB, Thuj, Uva.*
krampfartig, einschnürend	*BELL, BERB-V, CACT, Can-s, Canth, CAPS, Lyc, Op, POLYG, Prun-sp, SARS, Tereb.*
neuralgisch, spastisch	*BELL, BERB-V, Canth, Caul, Lith-c, LYC, Merc-c, PAREIRA, Puls, STAPH, Uva.*
pressend	*Aloe, Brachygl, CACT, Carb-v, Coccus, CON, Dig, DULC, EQUIS, Lach, Lil-t, Lyc, Mel cum sale, POP-TR, Pulex, PULS, Ruta, SEP, STAPH, Sulf, Tereb, Verbasc.*
schmerzhaft	*Berb-v, Conv, EQUIS, Eup-purp, POP-TR, Sep, Sticta, Tereb.*
schneidend, stechend	*ACON, Aeth, BELL, BERB-V, CANTH, Coccus, Con, LYC, TEREB.*

Blasenschmerz
Modalitäten - Besserung

Gehen	*Ign, Tereb.*
Harnlassen	*Coccus, Hedeoma.*
Ruhe	*Con.*

Blasenschmerz
Modalitäten - Verschlimmerung

Harnlassen, nach	*CANTH, Caust, Epig, EQUIS, Pichi, Ruta, Vgl. Harnlassen.*
Steinoperation	*Staph.*
Spazierengehen	*Con, Prun-sp.*
Wassertrinken	*Canth.*

Blase

Paralyse, Lähmung	*Alum, Apoc, ARN, ARS, Aur, Cact, Camph, Can-ind, CANTH, CAUST, Con, Dig, Dulc, Eucal, EQUIS, FERR-M, Ferr-p, GELS, Helleb, HYOS, Lach, Morph, NUX-V, OP, PLB-M, Psor, Puls, SEC, Strych, Thuj.*
des Schließmuskels	*Ars, BELL. CAUST, Cic, DULC, HYOS, Ign, Lach, Laur, Nat-m, Op, Sulf, Thuj, ZINC.*

Blase - Schwäche
Inkontinenz

Tröpfeln	*Aloe, Ananth, APOC, BELL, BENZ-AC, Brachygl, Camph, CAN-IND, CAUST, Clem, CON, EQUIS, Erig, Euphras, GELS, Hep, NUX-V, Petrol, Picr-ac, Pulex, Puls, RHUS-AR, Santon, Sabal, SARS, Selen, Solan-lyc, STAPH, Tereb, Thymol, Tribul, Uva, VERBASC, Vesic, Xerophyl.*
Schwäche bei alten Männern	*Alum, BENZ-AC, Carb-ac, Clem, Con, POP-TR, Selen, STAPH, Vgl. Lähmung.*

Blase

Tenesmus der Blase	*ACON, APIS, Arn, BELL, Benz-ac, Camph, Can-s, CANTH, CAPS, Cham, Chimaph, Coccus, COL, Cop, Cub, Epig, EQUIS, Eryng, EUP-PURP, FERR-P, Hydrang, Hyos, Ipec, LIL-T, Lith-c, Lyc, Med, MERC-C, Nit-ac, NUX-V, ONISCUS, Pichi, PLB-M, POP-TR, Prun-sp, PULS, Rham-c, Rhus-t, SABAL, Sars, SENEC, Staph, STIGM, TEREB, Vesic.*

HARNFLUSS-Harndrang

dauernder Drang	*Absinth, ACON, Ananth, BELL, Berb-v, Cact, CAN-S, CANTH, Carb-v, Caust, Ceanoth, Coccus, COP, Dig, Dulc, Equis, EUP-PURP, FERR-MUR, Gels, Guaiac, Kreos, LIL-T, Lyssin, Murx, Op, PAREIRA, Ruta, SABAL, SENEC, SEP, STAPH, Sulfon, SULF, THUJ, TRITIC, Zing, Vgl. Zystitis.*
beim Anblick fließenden Wassers	*Canth, LYSSIN, Sul.*
nachts	*Dig, SABAL*
Uterus-Prolaps	*Lil-t.*
(nach) Wehen	*Op, STAPH.*

Harnfluß
Diabetes insipidus

reichlich, sich ergießend; Polyurie, Diurese	*ACET-AC, Acon, ALFAL, Am-acet, Apoc, ARG-M, Arg-mur, Ars, AUR-MUR, BELL, Bry, Cahinca, CAN-IND, Caust, Cepa, Chin-s, Chionanth, Cina, COD, Conv, Dulc, EQUIS, EUP-PURP, FERR-MUR, Ferr-n, GELS, Glycerin, GLON, Gnaph, Guaco, HELL, HELON, IGN, Indol, KALI-C, Kali-jod, KALI-N, KREOS, Lact-ac, Led, LIL-T, LITH-C, LYC, Mag-p, Merc-c, Mosch, MURX, NAT-M, Niccol-s, NIT-AC, Nux-v, OL-AN, OXYTR, PHOS-AC, Phos, Physal, Picr-ac, Plat-m-n, Puls, Quass, RHUS-AR, SAMB, Sang, Santon, Sars, SCILLA, SINAP-N, Spart, Staph, STROPH, SULF, Tarax, Tereb, Thymol, Thyr, URAN, Verbasc, Ver-v, Vgl. Diabetes.*
reichlich nachts	*Ambra, Kali-jod, LYC, MURX, Petrol, PHOS-AC, Quass, SCILLA.*

Harnfluß
Dysurie

schwierig (langsam, schmerzhaft)	*ACON, ALUM, Ant-t, APIS, Apoc, ARG-N, Arn, ARS, BELL, BENZ-AC, Camph, CAN-IND, CAN-S, CANTH, Caps, Cascara, CAUST, Chimaph, CLEM, Coccus, CON, Cop, Cucurb-cit, Dig, Dulc, EPIG, Equis, EUP-PURP, FABIANA, Ferr-p, HEP, Hydrang, Hyper, Hyos, Kreos, Lith-c, LYC, Med, Merc-c, MORPH, Mur-ac, NAT-M, Nit-ac, Nux-v, Ocimum, OL-SANT, OP, PAREIRA, Petros, Pichi, PLB, Pop-tr, Puls, Rhus-t, Ruta, SABAL, SANTON, SARS, Selen, SEP, SOLID, Staph, Stigm, Taxus, Thlaspi, TRITIC, UVA, Verbasc, Vib-op, Zinc, Vgl. Spärlich.*

Harnfluß - Dysurie
Auftreten, Begleitumstände, Ursachen

Aftervorfall	*Mur-ac.*
Frauen, jung verheiratet	*Staph.*
Gegenwart anderer	*Ambra, Hep, Mur-ac, NAT-M.*
muß liegen	*Kreos.*
muß rückwärts gebeugt sitzen	*Zinc.*
muß stehen, Beine gespreizt, Körper vorgeneigt	*Chimaph.*
Pressen erforderlich	*ACON, ALUM, Can-ind, CHIMAPH, Equis, HYOS, Kali-c, KREOS, Lyc, MAG-M, Nux-v, Op, Papaya, PAREIRA, PRUN-SP, SABAL, Zinc. Vgl. Blase*
(bei) Prostata u. Uteruskrankheiten	*Con, Staph.*
(bei) Schwangerschaft u. nach Entbindung	*Equis.*
Strahl geteilt	*Anag, Arg-n, Cans-s, Canth.*
Strahl schwach	*Cham, Clem, Helleb, Hep, Merc, Sars.*

Harnfluß

Häufiger Drang	*ACON, Agar, Agn, Alfal, Aloe, ALUM, Ant-c, APIS, Arg-n, ASPAR, AUR-MUR, Bar-c, BELL, Benz-ac, BERB-V, Bor-ac, Calc-ars, Calc-c, CAN-S, CANTH, Caps, Carls, CAUST, CHIMAPH, Clem, Coccus, COLCH, Col, Conv, Cub, Dig, EQUIS, Ferr-p, FERR-PICR, Formica, GELS, Glycerin, Helleb, HELON, Hydrang, Ign, Indol, Jatropha, KALI-C, Kal, KREOS, Lact-ac, LIL-T, Lith-benz, LITH-C, LYC, Merc-c, Merc-v, Nat-c, Nit-ac, NUX-V, Ocimum, OL-SANT, Ox-ac, PHOS-AC Piloc,,Plb, PRUN-SP, Pulex, PULS, Sabal, Sab, SAMB, Santon, SARS, SCILLA, Sec, SEP, Sil, STAPH, SUL, Tritic, UVA, VESPA, Zing.*
Fluß aussetzend, unterbrochen	*Agar, Can-ind, Caps, CLEM, CON, Gels, HEP, Mag-s, Pulex, Puls, SABAL, Sars, Sedum, Thuj, Zinc-m.*
nachts häufiger Drang	*Alum, AUR-MUR, Bor, Calc-c, Carb-ac, CAUST, Coccus, CON, Ferr, FERR-PICR, Glycerin, GRAPH, KALI-C, KREOS, Murex, Nat-m, PHOS-AC, Physal, Picr-ac, PULS, Sang, Sars, Scilla, Sep, Solan-lyc, SUL, Tereb, Thuj, Xerophyl.*
plötzlicher Drang, dringend, unwiderstehlich	*Acon, Agar, Aloe, APIS, Arg-n, Bor, Can-s, CANTH, Carls, Equis, Hedeoma, Ign, KREOS, Lathyr, MERC–C, Merc, Murex, Naph, Ol-an, PAREIRA, PETROS, POP-TR, Prun-sp, Puls, Quass, Ruta, Santon, Scutel, SUL, Thuj.*

Harnfluß
Spärlicher Fluß

	ACON, Adon-v, ALFAL, Apis, Apoc, ARG-N, ARS, Aur-mur, BELL, BENZ-AC, BERB-V, Bry, Camph, Can-s, CANTH, Carb-ac, Carbo-v, CHIMAPH, Clem, COLCH, Col, Conv, Cupr-ars, DIG, Dulc, Equis, Eup-purp, Fluor-ac, Graph, HELLEB, JUNIP, Kali-bich, Kali-chlor, Kali-jod, Kreos, Lach, Lecith, Lil-t, Lith-c, Lyc, Lyssin, Menthol, MERC-C, Merc-cy, NIT-AC, NUX-V, Op, Phos, Picr-ac, PILOC, PLB, Prun-sp, Pulex, Puls, Ruta, SAB, SARS, SCILLA, Selen, Senc, Senega, Sep, Serum-ang, SOLID, STROPH, Sul, Sul-ac, Sulfon, TEREB, UVA, Zing.
spärlich, tröpfelnd	*ACON, Aesc, APIS, Arn, BELL, Bor, CANTH, Caps, Caust, Clem, Colch, COP, Dig, Equis, Inula, LYC, MERC-C, Merc, Nux-v, Plb, PULS, Rhus-t, SABAL, Staph, Sul.*

Harnfluß - Strangurie

allgemeine Mittel	*ACON, Ant-t, APIS, Apoc, ARS, BELL, CAMPH, CAN-S, CANTH, CAPS, Col, Con, COP, DULC, Eryng, EUP-PURP, Hydrang, Juncus, Junip, Junip-v, Lyc, MERC-C, Morph, Nux-m, NUX-V, PAREIRA, PETROS, Prun-sp, Puls, Sab, Sars, Senna, Stigm, TEREB, Thlaspi, TRITIC, URT, Verbasc, Zing.*
Frauen	*Apis, Caps, COP, Dig, EUP-PURP, Lil-t, SAB, Staph, Ver-v, Vib-op.*
Kinder	*BOR, Lyc, Sars.*
nervöser Art	*Apis, BELL, Caps, ERYNG, Morph, Petros.*

Harnfluß
Unterdrückung - Anurie

	ACON, Agar-ph, Alfla, APIS, Apoc, ARS, Ars-hyd, BELL, Bry, CAMPH, CANTH, Coff, COLCH, CUPR-AC, DIG, Formal, HELLEB, Junip, KALI-BICH, KALI-CHLOR, LYC, MERC-C, Merc-cy, Nit-ac, OP, Oxyden, Petrol, Phyt, Picr-ac, Puls, Sec, SOLID, Stigm, STRAM, TEREB, Ver-a, Zing.

Harnfluß - Unwillkürlich

allgemeine Mittel	*Alum, ARG-N, Arn, Ars, BELL, Calc-c, CAUST, CINA, DULC, Echin, EQUIS, Ferr-m, GELS, HYOS, Kali-br, KREOS, Op, Petrol, PULS, RHUS-AR, Rhus-t, Ruta, SABAL, Saponin, Sars, SELEN, Senega, SIL, Solan-lyc, Sul, UVA, Xerophyl, Vgl. Blase.*
Husten, Niesen, Gehen, Lachen	*Bell, Calc-c, Canth, Caps, CAUST, Ferr-m, Ferr-mur, FERR–P, Ign, Kali-c, NAT-M, PULS, SCILLA, Selen, Sul, Vib-op, Xerophyl, Zinc.*
merkt es nicht	*Apoc, ARG-N, CAUST, Sars.*
nachts	*Ars, BELL, Calc-c, CAUST, CINA, Kali-br, KREOS, Plant, PULS, Rhus-t, Senega, SEP, Sil, SUL, Uva, Vgl. Enuresis*
Schlaf, im ersten	*Kreos, Sep.*
Träumen davon	*Equis, Kreos.*

Harnfluß - Verhaltung (Ischurie)

allgemeine Mittel	*ACON, Apis, Apium-gr, ARN, ARS, BELL, CAMPH, Can-ind, Can-s, CANTH, CAUST, Chimaph, Cic, Cop, Dulc, EQUIS, EUP-PURP, HYOS, Ign, Lyc, Merc-c, MORPH, NUX-V, OP, PLB-M, Puls, Rhus-t, Sars, STIGM, Strych, Sul, TEREB, Zinc-m.*
Entzündung	*ACON, Can-ind, CANTH, Nux-v, Puls.*
Fieber, akute Krankheit	*Ferr-p, Op.*
Hysterie	*Ign, Zinc.*
Kälte oder Feuchtigkeit	*ACON, DULC, Gels, Rhus-t.*
Lähmung	*CAUST, Dulc, Hyos, Nux-v, OP, PLB-M, Strych.*
Niederkunft	*Hyos, Op.*
Operationen	*Caust.*
Prostata-Hypertrophie	*Chimaph, Dig, Morph, Zinc, Vgl. Männl. Genitale.*
Schrecken	*ACON, Op.*
Schwäche des Blasengrundes	*Tereb.*
spastische Einschnürung des Blasenhalses.	*BELL, Cact, Camph, Canth, HYOS, Lyc, NUX-V, Op, Puls, Rhus-t, Stram, Thlaspi.*
Überanstrengung	*Arn.*
unterdrückte Absonderungen oder Ausschläge	*Camph.*

HARNLASSEN
Beschwerden dabei

brennend, schmerzend	*ACON, Ambra, Anac, Anag, APIS, Apoc, ARG-N, ARS, BERB-V, Bor-ac, BOR, Camph, Can-ind, CAN-S, CANTH, Caps, Carbo-v, Cepa, Chimaph, COP, Cub, Dig, Epig, EQUIS, Erig, Eryng-aq, EUP-PURP, Gels, Glycerin, Helleb, KREOS, LYC, MERC-C, Merc-s, Nit-ac, Nux-v, Ocimum, OL-SANT, Ox-ac, PAREIRA, Phos, Puls, Rhus-ar, SEP, Staph, SUL, TEREB, Thuj, Uva, Verbasc, VESPA.*

Frösteln	*ACON, Sars, Sep.*
Meatus brennend (auch Vorhaut)	*Calad, Calc-c, CAN-S, Gels, Menthol, MERC-C, Puls.*
Meatus juckend	*Ambra, Cop, Lyc, Nux-v.*
Meatus verklebt	*Anag, Can-s.*

Harnlassen
Beschwerden nach dem Wasserlassen

brennend, schmerzend	*ACON, Anac, Apis, ARG-N, Bell, BERB-V, Camph, CAN-S, CANTH, CAPS, Chimaph, Cochlear, Cub, KREOS, Lyc, Mag-s, MERC-C, Nat-c. NAT-M, Phos-ac, PICHI, Puls, Rhus-t, Senega, Staph, SUL, THUJ, UVA.*
Erschöpfung	*Ars, Berb-v.*
Hämorrhoiden	*Bar-c.*
Meatus brennend	*Caps, Puls.*
Meatus u. Urethra stechend	*Clem, Thuya.*
Samenfluß	*Calad, Hep, Phos-ac.*
Tröpfeln	*ARG-N, Benz-ac, Calc-c, Camph, Can-ind, Caust, CLEM, Con, Lyc, PAREIRA, SELEN, Thuj, Zing, Vgl. Blase.*

Harnlassen
Beschwerden vorher

Angst, Qual	*ACON, Bor, CANTH, Phos-ac.*
Brennen	*Ars, BERB-V, CAMPH, CAN-S, CANTH, Cochlear, Cop, Vgl. Urethra.*
Leukorrhoe-Weißfluß, gelb	*Kreos.*
Schmerz	*ACON, BERB-V, BOR, CANTH, Can-s, Erig, Kali-c, Lith-c. LYC, Piloc, RHUS-AR, Sanic, SARS, Senega, Sep. Vgl. Schmerz (Blase, Nieren, Harnröhre).*

Harnlassen - Schmerzen

allgemein	*ACON, Apis, ARG-N, Berb-aq, BERB-V, Blatta-am, Bor-ac, Camph, CAN-S, CANTH, CAPS, CHIMAPH, COL, Dig, Doryph, EQUIS, Erig, Graph, Hedeoma, LITH-C, LYC, Merc, Nit-ac, NUX-V, PAREIRA, PETROL, Phos, Puls, RHUS-AR, Sabal, SARS, SEP.*
pressend	*Camph, Cop, Lyc, SEP.*
pressend auf das Herz	*Lith-c.*
schneidend, stechend	*ACON, Ant-c, Apis, Berb-aq, BERB-V, Bor, Camph, CAN-S, CANTH. Cochlear, Col, Con, Hydrang, Nux-v, PAREIRA, Puls.*
schwitzend	*Merc-c.*
spastisch am Schluß der Entleerung;	*ARG-N, Bor-ac, Puls.*

Stuhl unwillkürlich	*Sul.*
ziehend, ausstrahlend, Brust u. Schultern	*Glycerin.*
ziehend, ausstrahlend, Damm	*Lyc, Sep.*
ziehend, ausstrahlend, Hoden	*BERB-V, Cahinca, Erig.*
ziehend, ausstrahlend, Kreuz u. Steißbein	*Graph.*
ziehend, ausstrahlend, Labien	*Eupion*
ziehend, ausstrahlend, Oberschenkel	*Berb-v, Pareira*

Harnlassen
Schmerzen - Typ

Gefühl, als ob Urin zurückbliebe	*Alum, BERB-V, Dig, Eup-purp, Eryng-aq, Gels, HEP, KALI-BICH, Ruta, Sec, Sil, Staph, THUJ.*
heftig, am Schluß u. nach dem Harnlassen	*Apis, BERB-V, CANTH, Echin, EQUIS, LITH-C, Med, Merc-acet, NAT-M, Petros, Puls, Ruta, SARS, Staph, THUJ.*
pressend im Damm	*Am-m, Lyc.*
schmerzhaft, wie geprellt	*BERB-V, Euqis, Sul.*
schneidend, reißend, stechend	*BERB-V, Bov, Camph, Can-s, CANTH, CAPS, Cochlear, CUB, Guaiac, Mag-s, Merc-acet, NAT-M, Nux-v, Petros, Prun-sp, SARS, THUJ, Uva.*
spastisch	*NAT-M, Nux-v, Puls.*
Schweiß	*Merc-c.*
Tenesmus, Drang, Pressen	*Arg-n, CAMPH, CANTH; Chimaph, Epig, EQUIS, Eryng-aq, Lith-c, Nit-ac, Pichi, POP-TR, PULS, Ruta, Sabal, Sars, STAPH, Stigm, Sulf.*

NIEREN
Nierenabszeß

perinephritischer	*Arn, Bell, HEP, Merc, Ver-v.*

Nieren
Degeneration

akute, amyloide, fettige	*Apis, ARS, AUR-MUR, Bell, Cic, CUPR-AC, Ferr-mur, Hydroc-ac, KALI-JOD, Lyc, NIT-AC, PHOS-AC, PHOS, Rhus-t, Tereb, Vgl. Nephritis.*

Nieren

Empfindlichkeit	*ACON, Apis, BERB-V, Calc-ars, Can-s, CANTH, Equis, HELON, Phyt, SOLID, TEREB, Vgl. Schmerz.*
Syphilis	*Aur, Kali-jod, Merc-c, Vgl. Männl. Genitale.*
Traumatismus, Zustand nach Verletzungen	*Acon, ARS, Bell, Ver-v.*

Nieren
Entzündung (Nephritis)
Brightsche Krankheit

Akute u. subakute parenchymatöse Nephritis	*ACON, Ant-t, APIS, Apoc, ARS, AUR-MUR, BELL, BERB-V, CAN-S, CANTH, Chel, CHIMAPH, CHIN-S, Colch, Conv, CUPR-ARS, Dig, Dulc, Eucal, Eup-perf, Ferr-jod, Fuschina, Glon, HELLEB, Helon, HEP, Hydrocot, Irid, Junip, Kali-bich, KALI-CHLOR, Kali-citr, Kal, KOCH'S LYMPH, Lach, MERC-S, METHYL-BL, Nit-ac, OL-SANT, Phos-ac, PHOS, PICHI, Picr-ac, Plb-ac, Ploygon, Rhus-t, SAB, SAMB, SCILLA, Sec, Senec, Serum-ang, TEREB, VER-A, VER-V, Zing.*

Nierenentzündung
akute u. subakute
Begleitsymptome

Herzschwäche	*Adon-v, ARS, CAFFEINE, DIG, GLON, SPART, Stroph, Ver-v,*
Pneumonie	*Chel, Phos.*
Urämiesymptome	*Aeth, Am-c, Ars, Bell, Can-ind, CARB-AC, Cic, CUPR-ARS, Helleb, Hyos, MORPH, OP, Piloc, Stram, Ura.*
Wassersucht	*Acon, Adon-v, Ant-t, Apis, APOC, ARS, Aur-mur, Canth, Colch, Cop, DIG, HELLEB, Merc-c, Piloc, SAMB, SCILLA, Senec, Tereb, Vgl. Wassersucht (Allgem. Krankh. u. Symptome).*

Nierenentzündung
akute u. subakute
Ursache

Eiterungen	*Apoc, Chin-s, HEP, Phos, Plb-ac, SIL, Tereb.*
Influenza	*Eucal.*
Kälte oder Feuchtigkeit	*ACON, Ant-t, APIS, Canth, DULC, Rhus-t, Tereb.*
Malaria	*ARS, Eup-perf, Tereb.*
Scharlach, Diphtherie	*Acon, APIS, ARS, Bell, CANTH, Conv, Cop, Dig, Ferr-jod, HELLEB, HEP, Kal, Lach, MERC-C, Methyl-bl, Nat-s, Nit-sp-d, RHUS-T, Sec, TEREB.*
Schwangerschaft	*Apis, Apoc, CUPR-ARS, Helon, Kal, MERC-C, Sab. Vgl. Weibl. Genitale.*

Nierenentzündung akute, eiternde Nephritis	*Acon, Arn, Bell, Camph, Calc-s, CAN-S, Canth, CHIN-S, Eucal, Hekla, HEP, Kali-n, MERC-C, Naph, Sil, Ver-v.*

Nierenentzündung chronische, interstitielle Nephritis	*Apis, ARS, AUR-MUR, Aur-m-n, Cact, CHIN–S, COLCH, Conv, DIG, Ferr-m, FERR-MUR, GLON, JOD, Kali-c, KALI-JOD, Koch's-lymph, Lith-ac, Lith-benz, Lith-c, MERC-C, Merc-d, NAT-JOD, NIT-AC, Nux-v, Op, Phos-ac, Phos, PLB-C, PLB-JOD, PLB-M, Sang, Zinc-picr, Vgl. Arteriosklerose (Kreislaufsystem).*

Nierenentzündung chronische, parenchymatöse Nephritis

allgemeine Mittel	*Am-benz, APIS, ARS, AUR-MUR, Aur-m-n, Benz-ac, Berb-v, BRACHYGL, Calc-ars, Calc-p, Can-ind, CANTH, Chin-ars, Conv, Dig, Eup-purp, EUONYM, FERR-ARS, Ferr-cit, FERR-MUR, Ferr-p, Form-ac, Glon, HELON, Hydroc-ac, Junip, Kali-ars, KALI-CHLOR, Kali-cit, KALI-JOD, KALI-M, Kal, Koch's lymph, Lonic, LYC, MERC-C, Nat-chlor, NIT-AC, PILOC, PLB, Senec, SOLANIA, SOLID, Spart, TEREB, Urea, VESIC.*

Nierenentzündung chronische Symptome - Urämie

im allgemeinen	*AM-C, Apis, Apoc, Ars, Asclep;c, BELL, Can-ind, CANTH, CARB-AC, Cic, Cupr-ac, CUPR-ARS, GLON, HELLEB, Hydroc-ac, Hyos, Kali-br, MORPH, OP, Phos, PICR-AC, Piloc, Quebracho, Serum-ang, Stram, TEREB, Urea, Urt, VER-V.*
Erbrechen	*ARS, Jod, Kreos, Nux-v, (Vgl. Magen).*
Koma	*Am-c, Bell, Bry, CARB-AC, Cupr-ars, HELLEB, Merc-c, MORPH, OP, Ver-v.*
Konvulsionen, Zuckungen	*Bell, Carb-ac, Chloral, CIC, Cupr-ac, CUPR-ARS, Glon, HYDROC-AC, Kali-br, Merc-c, Op, Piloc, Plb, Ver-v, Vgl. Konvulsionen (Nervensystem).*
Kopfschmerz	*Arn, Can-ind, Carb-ac, Cupr-ars, GLON, Hyper, SANG, Zinc-picr, Vgl. Kopf.*

Nierenentzündung chronische Schmerz im Nierengebiet

Brennen	*ACON, Ars, Aur, BERB-V, But-ac, CANTH, Hedeoma, HELON, Kali-jod, Lach, LYC, Merc-c, PHOS, Sab, SUL, TEREB, Vgl. Rücken.*
Müdigkeit, Schmerzhaftigkeit, Lahmheit	*ACON, Alum, Am-br, Apis, ARG-N, BENZ-AC, BERB-V, Can-ind, CANTH, Chel, Cina, Conv, Cop, EUP-PURP, HEDEOMA, HELON, Hydrang, Junip, Kali-bich, Lyc, Nat-chlor, NUX-V, OL-SANT, PHYT, PICR-AC, Pin-sylv, SAB, SEP, Solid, Stellar, Tereb, Ustil, UVA, Vespa, Vgl. Rücken.*
neuralgisch, ausstrahlend (Nephralgie) reißend, lanzinierend	*ARG-N, Arn, BELL, BERB-V, Calc-c, CANTH, Chel, Chin-s, COCCI-NEL, COCCUS, DIOSC, Eryng-aq, Ferr-mur, HEDEOMA, HYDRANG, Lach, LYC, Kali-jod, Nit-ac, NUX-V, OCIMUM, Oxytr, Pareira, Phos, Sab, SARS, Scrophul, SOLID, TAB, Tereb, Thlapsi, Vespa, Vgl. Nephrolithiasis.*
pressend	*Arg-n, ARN, Aur-mur, BERB-V, CANTH, Chin-s, LYC, Nit-ac, OCIMUM, Petrol, PHOS-AC, SEP, TEREB, Uva, Xerophyl.*
pulsierend	*Act-sp, BERB-V, Chimaph, Med, SAB.*
Schneiden, Graben, Bohren	*Arn, BERB-V, CANTH, Eup-purp, Ipec, LYC, Rhus-t, Tereb.*

stechend	*BERB-V, CANTH, Colch, KALI-C, Pareira.*
ziehend, spannend	*BERB-V, Can-s, CANTH, Chel, Coccus, COLCH, Dulc, Lach, LYC, Nit-ac, Solid, TEREB.*

Nierenentzündung chronische Modalitäten, Besserung

Gehen	*Ferr-mur.*
Harnlassen	*Lyc, Med.*
Rückenlage	*Cahinca.*
Rückenlage, Beine hochgezogen	*Colch.*
Stehen	*Berb-v.*

Nierenentzündung chronische Modalitäten-Verschlimmerung

Beine strecken	*Colch.*
Bewegung	*BERB-V, CANTH, Chel, Kali-jod.*
Bücken, Niederlegen	*Berb-v.*
Druck	*BERB-V, Canth, Colch, Solid.*
Heben, plötzl. Anstrengungen	*Calc-p.*
Niederlegen	*Conv.*
linksseitig	*Aesc, Berb-v, HEDEOMA, Hydrang, Tab, Uva.*
rechtsseitig	*Am-benz, Can-ind, CHEL, Equis, Lith-c, LYC, Ocimum, Phyt, Picr-ac, SARS, TEREB.*
Sitzen	*BERB-V, Ferr-mur.*
um 14.00	*Kal.*
Wein	*Benz-ac.*

Nieren Kongestion

akute	*ACON, Arg-n, Arn, Aur, BELL, Benz-ac, BERB-V, Bry, Camph, CANTH, Dig, DULC, Eucal, Eryng-aq, HELLEB, HELON, Hydroc-ac, JUNIP, Kali-bich, Merc-c, OL-SANT, Op, Rhus-t, Senec, Solid, TEREB, Ver-v, Vgl. Nephritis.*
chronische, passive oder durch Herz- oder Nierenkrankheit	*Acon, Arn, Bell, CAFFEINE, CONV, DIG, Glon, Phos, STROPH, Strych, Ver-v, Vgl. Herz.*

Nieren Peri-Nephritis	*Acon, Bry, Chin-s, Hep, Merc, Sil.*

Nieren
Pyelitis - Beckenentzündung

akute	*Acon, ARS, Aur, BELL, BENZ-AC, Berb-v, Bry, CAN-S, CANTH, Cinch, COP, CUPR-ARS, Epig, FERR-MUR, Hekla, Hep, Kali-bich, MERC-C, Nit-ac, PULS, RHUS-T, Stigm, TEREB, Thuj, TRITIC, UVA, VER-V.*
chronische	*Ars, BENZ-AC, Berb-v, BUCHU, CHIMAPH, Chin-s, Cinch, COP, Hep, Hydrast-mur, Hydrast-s, JUNIP, KALI-BICH, OL-SANT, Pareira, Puls, Sep, Sil, Sul, Stigm, UVA.*
Steinleiden, durch	*Hep, HYDRANG, Lyc, PIPARAZ, Sil, Uva, Vgl. Nephrolithiasis.*

Nieren , Steine - Grieß (Nephrolithiasis)

Kolik	*ARG-N, BELL, Benz-ac, BERB-V, Buchu, Calc-c, Calc-ren, CANTH, Cham, Chin-s, COCCUS, Col, DIOSC, EPIG, Erig, Eryng, EUP-PURP, Hedeoma, Hep, Hydrang, Ipomoea, LYC, Med, NIT-AC, Nux-v, OCIMUM, Oniscus, Op, Oxyden, PAREIRA, Pichi, Piperaz, Polygon, SARS, Sep, SOLID, STIGM, TAB, Thlaspi, Urt, Uva, Vesic.*
V.- linke Seite	*BERB-V, Canth, Tab.*
V.- rechte Seite	*LYC, Nux-v, Ocimum, Sars.*
zwischen den Anfällen Intervallbehandlung	*BERB-V, CALC-C, Chin-s, Hydrang, LYC, Nux-v, SEP, Urt.*

Nieren Tuberkulose	*ARS-IOD, Bac, Calc-c, Calc-hypoph, CALC-IOD, CHIN-ARS, Chin-s, Hekla, Kali-iod, Kreos. Vgl. Tuberkulose (Atemwege).*

Nieren - Wanderniere (Nephroptose), Reflexsymptome	*BELL, Cham, Col, Gels, IGN, Lach, Puls, STRYCH-ARS, Sul, Zinc.*

URETHRA - HARNRÖHRE
allgemeine Symptome

Absonderung, schleimig	*Hep, Merc-c, Nat-m.*
Brennen, Schmerzen, Hitze	*ACON, Apis, ARG-N, BERB-V, Cahinca, Calc-c, CAN-IND, CAN-S, CANTH, CAPS, Chimaph, CLEM, Con, Cop, Dig, Gels, HYDRANG, MERC-C, MERC, Mez, Nat-c, Nit-mur-ac, Oniscus, Petrol, PETROS, Phos, Selen, Staph, SUL, TEREB, THUJ, Uran, Zing.*
Brennen zwischen Harnentleerungen	*Berb-v, Can-s, Staph.*
Blutung	*Calc-c, Lyc..*
Entzündung (Urethritis)	*ACON, Apis, ARG-N, Camph, CAN-S, CANTH, Caps, Caust, COP, CUB, DORYPH, GELS, Kali-bich, Kali-iod, Merc-c, Nux-v, Petrol, Sab, Sul, THUJ, Yohimb. Vgl. Männl. Genitale.*

Jucken	*Acon, Alum, Ambra, ARG-N, Canth, Caust, Col, FERR-IOD, Ferr-m, Gins, Lyc, MERC, Mez, NIT-AC, Ol-an, Pareira, Petrol, PETROS, Staph, SUL, Thuj, Tussil.*
Karunkel	*Can-s, EUCAL, Teucr, THUJ.*

Urethra, Harnröhre
Öffnung, Meatus

Brennen	*ACON, Ambra, Bor, Can-s, CANTH, CAPS, Clem, Gels, Menthol, PETROS, Selen, SUL, Zing.*
Ausschlag, umgebender	*Caps.*
Jucken	*Alum, AMBRA, Caust, Col, Gins, PETROS.*
Schleimhaut u. Prostata mitbetroffen	*Sabal.*
Schwellung	*Acon, Arg-n, CON-S, CANTH, Cop, Gels, MERC, OL-SANT, Sul. Vgl. Urethritis.*
Ulzera, umgebende	*Eucal.*

Urethra, Harnröhre
Schmerz in der Urethra

einschnürend	*ARG-N, CAN-S, Caps, CLEM, Ferr-jod, Ol-sant, PETROS.*
schneidend	*Alum, Ant-c, BERB-V, CANTH, Nat-m, Oniscus, PETROS.*
stechend	*Agar, APIS, ARG-N, Aspar, BERB-V, Cand-ind, CAN-S, Caps, Carbo-v, CLEM, Merc-c, Merc, Nit-ac, Petros, THUJ.*
Wundheit, Empfindlichkeit, Reizung	*AGN, Anag, ARG-N, BERB-V, Brachygl, CON-S, CANTH, Caust, Clem, COP, Cub, Ferr-picr, Gels, Kali-iod, Tussil.*

Urethra, Harnröhre
Sensibilität - Striktur, Einschnürung

vermindert	*Kali-br.*
organische	*Acon, Arg-n, Arn, Calc-j, CANTH, CLEM, Eucal, Lob-infl, Phos, Puls, SIL, SULF-J.*
Einschnürung, spastische	*ACON, Bell, CAMPH, Canth, Eryng, Hydrang, Nux-v, Petros.*

URIN
Farbe - Aussehen

blaß, klar, durchsichtig	*ACET-AC, Berb-v, Caust, Crot-t, Equis, GELS, Helon, IGN, Kreos, Lyc, Mag-m, Mosch, NAT-M, Nit-ac, Nux-v, PHOS-AC, PHOS, Puls, Staph, SUL. Vgl. Polyurie.*
braun, dunkel	*APIS, Apoc, Arg-n, Arn, Ars, BELL, BENZ-AC, BRY, CANTH, Carb-ac, Carbo-v, CHEL, Chin-s, Coccus, COLCH, Crot, DIG, Fluor-ac, Helleb, Kali-c, Kali-chlor, Lach, LYC, Merc-c, Myr, Nat-c, Nat-chlor, NIT-AC, NUX-V, Phos-ac, Phos, Phyt, Picr-ac, Plb, Prun-sp, RHUS-T, SEP, Solid, Staph, Sulphon, TEREB.*

dickflüssig	*Ammon-benz, Ananth, BENZ-AC, Camph, Cina, Coccus, COL, Con, Daphne, Dig, DULC, HEP, Iod, MERC-C, Ocimum, PHOS, Still, Sep, Zing.*
gelb	*Absinth, Bell, Berb-v, CARD-M, Ceanoth, Cinch, Daphne, Hydr, Ign, Kal, Lact-ac, Ocimum, Op, Plb-m, Solid, Uva.*
gelb, dunkel	*Bov, Bry, Camph, CHEL, Chenop, Crot-t, IOD, KALI-P, Myr, Petrol, PICR-AC, Pod.*
grünlich	*Ars, BERB-V, Camph, Can-ind, CARB-AC, CEANOTH, Chimaph, Cop, Laburn, Mag-s, Ol-an, Ruta, SANTON, Uva.*
milchig	*Chel, CINA, Col, Con, Dulc, Eup-purp, Iod, Lil-t, Merc, PHOS-AC, Phos, Raph, Still, Uva, VIOLA-OD.*
rauchig	*Am-benz, BENZ-AC, Helleb, TEREB. Vgl. Blutig.*
rosa	*Sulfon.*
rot, feurig, stark-farbig	*ACON, Ant-c, APIS, Apoc, Arg-n, CANTH, BELL, BENZ-AC, BERB, BRY, Camph, Can-s, CANTH, Carb-ac, Cepa, Chel, Chimaph, Cupr-ac, EQUIS, Euonym, Glon, HELLEB, HEP, Kali-bich, LITH-C, Lyc, Merc-d, MYR, Nit-ac, Ocimum, Phyt, Picr-ac, Puls, Rheum, RHUS-T, Sab, SARS, Selen, Senec, Sul, TEREB, Thuj, Uva, Ver-v.*
rot, dunkel	*ACON, APIS, Bell, Benz-ac, BRY, Canth, Carbo-v, Coccus, Cupr-ac, DIG, Hep, KALI-BICH, Lob-infl, Merc-c, Merc-d, Nux-v, Petrol, Phyt, Scilla, Selen, Solid.*
schaumig	*Apis, BERB-V, Cop, Crot-t, Cub, LACH, Myr, Raph, Sars.*
schwarz, tintig	*APIS, Arn, BENZ-DIN, BENZ-AC, Canth, CARB-AC, COLCH, Dig, HELLEB, Kreos, Lach, Merc-c, Naph, Nit-ac, Pareira, TEREB.*
starkfarbig	*BELL, Calc-c, Dig, Helleb, Lach, LYC, Merc, Nit-ac, SEP.*
wolkig, unklar	*AMBRA, Am-c, Apoc, ARG-M, Ars, AUR-MUR, BELL, BENZ-AC, BERB-V, Camph, CAN-S, CANTH, Card-m, Caust, Chel, CHIMAPH, CHIN-S, CINA, COLCH, Col, Con, COP, Crot-t, Daphne, DIG, Dulc, Graph, Helleb, Helon, HEP, Kali-c, Kreos, Lith-c, LYC, Lyssin, Nit-ac, Nit-mur-ac, OCIMUM, Petrol, PHOS-AC, PHOS, PLB, PULS, Raph, Rhus-t, SARS, SEP, Solid, Sulf, TEREB, Thuj, Zing.*

Urin
Diabetes - Zucker

allgemeine Mittel	*ACET-AC, ADREN, Am-acet, ARG-M, Arg-n, Aristol, Arn, ARS-BR, Ars-iod, ARS, Asclep-vinc, AUR, Aur-mur, Bell, BAR-AC, Bov, BRY, Caps, Carb-ac, Ceanoth, CHAM, Chel, CHIMAPH, CHIONANTH, COCA, COD, Colch, CROT, Cupr-ars, CUR, Eup-purp, Fel-tauri, Ferr-iod, Ferr-mur, Fluor-ac, Glon, Glycerin, Grind, HELLEB, HELON, Iod, IRIS, Kali-acet, Kali-br, KREOS, Lach, LACT-AC, Lecith, Lycop, Lyc, Lyssin, Morph, Mosch, Murex, Nat-m, NAT-S, Nit-ac, Nux-v, OP, Pancreat, Phaseol, PHOS-AC, PHOS, Phlorid, Picr-ac, Plb-iod, Plb, Pod, RHUS-AR, Scilla, Sec, SIL, SYZYG, Strych-ars, Sul, Tar-h, Tarax, Tereb, URAN-N, Urea, Vanad.*
Assimilationsstörungen	*Uran-n.*
Bauchspeicheldrüse, durch	*Iris, Pancreat, Phos.*

Brand, Furunkel, Karbunkel, Durchfall	*Ars.*
gastro-hepatische Ursache	*ARS-IOD, Ars, Bry, Calc-c, Cham, Chel, Kreos, LACT-AC, Lept, Lyc, NUX-V, URAN-N.*
gichtische Symptome	*LACT-AC, NAT-S.*
Impotenz	*Coca, Mosch.*
Melancholie, Abmagerung, Durst, Unruhe	*Helon.*
motorische Lähmung	*Cur.*
nervöse Ursache	*Ars, Aur-mur, Calc-c, IGN, PHOS-AC, Strych-ars.*
rascher Verlauf	*Cur, Morph.*
Schwäche	*Acet-ac, Op.*
Ulzeration	*Syzyg.*

Urin - Geruch

baldrianartig	*Murex.*
durchdringend, nach Ammoniak	*BOR, Cahinca, Cop, Dig, Naph, NIT-AC, PAREIRA, Petrol, Solid, Stigm.*
fischartig	*Uran-n.*
knoblauchartig	*Cupr-ars.*
moschusartig	*Ocimum.*
sauer	*Calc-c, GRAPH, Nat-c, Petrol, Sep, Solid.*
scharf, sehr intensiv	*ABSINTH, AM-BENZ, Arg-n, BENZ-AC, BOR, CALC-C, Carbo-v, CHIN-S, Erig, LYC, Picr-ac, Pin-sylv, SUL, Viola-od, Zing.*
scharf, wie Katzenurin	*Cajup, Viola-tr.*
scharf, wie Pferdeurin	*Benz-ac, NIT-AC.*
süß, Veilchengeruch	*Arg-m, COP, Cub, Eucal, Ferr-iod, Inula, JUNIP, Phos, Primula, Salol, TEREB, Thyr.*
stinkend, faulig	*AM-BENZ, Am-c, Apis, Ars, ASPAR, BAPT, BENZ-AC, Berb-v, CALC-C, Camph, Carbo-an, CHIMAPH, Col, Conv, Cupr-ars, Daphne, DULC, GRAPH, Hydr, Indium, Kali-bich, Kreos, Lach, LYC, Merc, Naph, NIT-AC, Ocimum, Petrol, PHOS, Physal, Pulex, SEP, SOLID, Stront-br, Sul, Tropaeol, Uran-n.*

Urin
Sediment - Typ -

Azetonurie	*Ars, Aur-mur, CALC-MUR, Carb-ac, CAUST, Colch, Cupr-ars, EUONYM, Nat-sal, Phos, SENNA.*
Blut	*Ars, BERB-V, Cact, CAN-S, CANTH, CARB-AC, Colch, Dulc, Ham, Hep, Lyc, NIT-AC, Pareira, PHOS, Tereb. Vgl. Blutig.*
Chloride, vermehrt	*Chin-s, Radium, Senna.*
Chloride, verringert	*Bar-m, Chel, Col.*

O HARNWEGE	Urin, Sediment, Typ
Chylurie	*Col, Iod, KALI-BICH, PHOS-AC, Uva. Vgl. Milchiger Urin.*
Eiter (Pyurie)	*ARS, Aspar, BAROS, BENZ-AC, Berb-v, Bry, Calc-c, CAN-S, CANTH, CHIMAPH, Cop, DULC, EPIG, Eucal, HEP, Hyos, KALI-BICH, Lith-c, LYC, MERC-C, Nit-ac, Nux-v, Ocimum, PHOS, Pichi, POP-TR, Sars, Sep, Stigm, Sul, Tereb, Thlaspi, Tritic, UVA.*
'lockig, flockenartig	*BERB-V, Caust, Phos, SARS.*
Galle	*Ceanoth, Chionanth, CHEL, Kali-chlor, Myr, Nat-s, Sep. Vgl. Leber.*
;elatineartig, leimartig, :lebrig	*Berb-v, CINA, COL, OCIMUM, PHOS-AC, Puls. Vgl. Schleim.*
;rau-weiß, körnig	*Berb-v, Calc-c, Canth, GRAPH, Sars, Sep.*
Iämatoporphyrie	*SULPHON, Trion.*
Iämoglobinurie	*ARS-HYDROG, Carb-ac, Chin-ars, Chin-s, Ferr-p, Kali-bich, KALI-CHLOR, Nat-nit, Phos, Picr-ac, Santon.*
Iarnzylinder	*APIS, ARS, Aur-mur, Brachygl, Cact, CANTH, CARB-AC, Chel, Crot, Kali-chlor, Merc-c, Nat-chlor, PHOS, Picr-ac, Pichi, PLB, Radium, Sulphon, Tereb. Vgl. Nephritis.*
ndikan	*Alfal, Indol, Nux-m, Picr-ac.*
.affeesatzartig	*Dig, HELLEB, Tereb.*
.ithiumsäure, Harnsäure, ;rieß, Ziegelmehl	*Arg-n, Arn, ASPAR, Baros, BAR-M, Bell, BENZ-AC, BERB-V, CALC-C, Calc-ren, Can-s, CANTH, Caust, Chel, CHIN-S, CINCH, Coccin-sept, Cochlear, COCCUS, Colch, Col, Dig, Diosc, EPIG, EUP-AR, EUP-PURP, Eryng, Ferr-mur, Galium, Graph, HEDEOMA, HYDRANG, KALI-C, Kali-iod, Kreos, LITH-BENZ, LITH-C, Lob-infl, LYC, Merc-c, Nat-m, Nat-s, NIT-AC, Nit-mur-ac, NUX-V, OCIMUM, Pareira, Pariet, Phos-ac, Phos, Physal, Pichi, Piperaz, Plb-jod, Puls, SARS, Selen, Senna, SEP, Skook-ch, SOLID, Stigm, THLASPI, Tritic, URT, Vesic. Vgl. Steine, Calculi.*
)xalate (Oxalurie)	*BERB-V, Brachygl, KALI-S, Lysidin, Nat-p, Nit-ac, NIT-MUR-AC, Ox-ac, Senna.*
'hosphate (Phosphaturie)	*ALFAL, Arn, Avena, Bell, Benz-ac, Brachygl, Calc-c, CALC-P, Can-s, Chel, Chin-s, Graph, Guaco, Guaiac, Helon, Hydrang, Kali-chlor, Lecith, Nit-ac, PHOS-AC, PICR-AC, Sang, Senna, SOLID, Thlaspi, Uran-n.*
)senfarben	*Am-phos.*
chleim	*Apoc, Ars, Aspar, Bals-per, BAROS, BENZ-AC, BERB-V, Brachygl, Calc-c, CAN-S, CANTH, CHIMAPH, Chin-s, Cina, CUB, DULC, Epig, EQUIS, Eup-purp, HEP, Hydrang, KALI-BICH, LYC, Menthol, Merc-c, Nit-ac, Nux-v, PAREIRA, Pichi, POP-TR, PULS, SARS, Senega, Sep, SOLID, Stigm, Sul, TRITIC, UVA. Vgl. Zystitis.*
ellen u. ä.	*Arg-n, ARS, BERB-V, Brachygl, Cact, CANTH, CARB-AC, Chel, Crot, Hep, Kali-bich, MERC-C, PHOS, Picr-ac, Solid, Tereb. Vgl. Nephritis.*

Urin - Typ
Albuminurie

albuminös	*Acetan, Adon-v, AM-BENZ, Ant-t, APIS, ARS, Aur-mur, Bell, BERB-V, CALC-ARS, Can-s, CANTH, Carb-ac, Chin-s, COLCH, Conv, Cop, Cupr-ac, Cupr-ars, DIG, Equis, EUONYM, EUP-PURP, Ferr-ars, FERR-MUR, Ferr-picr, Formica, Fuschina, Glon, HELLEB, Helon, Kali-chlor, KAL, Lach, Lecith, Lith-c, Lyc, MERC-C, Merc-cy, Methyl-bl, Mur-ac, Nit-ac, Ocimum, Ol-sant, OSM, Phos-ac, PHOS, PLB-C, Plb-m, Radium, Sab, Scilla, SEC, Sil, SOLID, STROPH, TEREB, Thyr, Uran-n, Viscum-a.*
alkalisch	*Am-c, Benz-ac, KALI-ACET, Mag-p, Med, PHOS-AC. Vgl. Nephritis.*
blutig (Hämaturie)	*ACON, Ant-t, Apis, ARN, Ars, Ars-hydrog, BELL, BERB-V, Cact, Camph, CAN-S, CANTH, CARB-AC, Chin-s, Cina, Cinch, COCCUS, COLCH, COP, CROT, Dulc, Epig, EQUIS, ERIG, Eucal, Ferr-p, Ficus, Gall-ac, Geran, HAM, Hep, IPEC, Kali-chlor, Kreos, LACH, LYC, Mangif-ind, Merc-c, Merc, MILLEF, NIT-AC, NUX-V, Ocimum, Ol-sant, PAREIRA, PHOS, Pichi, Picr-ac, Plb, RHUS-AR, Sab, Santon, SARS, Scilla, Sec, SENEC, SOLID, Stigm, TEREB, THLASPI, UVA.*
brennend, verbrühend, heiß	*ACON, Apis, Bell, Benz-ac, BOR, Camph, CAN-S, CANTH, Coccus, Conv, Hep, Kali-bich, Kal, LYC, MERC-C, Nit-ac, Phos, Pichi, Pop-tr, SARS, SUL. Vgl. sauer, scharf.*
Kältegefühl	*Nit-ac.*
klebrig, leimartig	*COL, Pareira, PHOS-AC. Vgl. Ablagerung.*
öliges Häutchen	*Adon-v, CROT-T, Hep, Lyc, JOD, Petrol, PHOS, Sumbul.*
Schweregefühl	*Thlaspi.*
sauer, scharf	*Acon, BENZ-AC, Canth, Chin-s, Euonym, Lith-c, LYC, MERC-C, Mur-ac, NIT-AC, Nit-mur-ac, Nux-v, Ocimum, Puls, SARS, Sep, SULF, UVA. Vgl. Brennen.*

3EGIERDE, LIBIDO

3egierde pervertiert	*Agn, Nux-v, Plat, Staph.*
3egierde unterdrückt, ,chlechte Nachwirkungen	*Con.*
3egierde vermehrt Erethismus, Satyriasis)	*Alum, Anac, Bov, Calad,CAMPH, CAN-IND, Can-s, CANTH, DULC, Fluor-ac, GINS, Graph, Hippom, HYOS, Ign, KALI-BR, Lach, Lyc, Lyssin, MOSCH, Nat-m, NUX-V, Ol-an, Onosm, ORIG, PHOS, PICR-AC, PLAT, Sab, SALIX-N, Stram, TAR-H, Thaspium, Thymol, Upas, Ver-a, ZINC-P.*
3egierde vermehrt bei ılten - impotenten - Aännern	*Lyc, Selen.*
ermindert, verloren	*AGN, ARG-N, Bar-c, Berb-v, CALC-C, Caps, CON, Hep, Ign, Iod, Kali-br, KALI-C, Lecith, LYC, Nit-ac, Nuph, Onosm, Oxytr, Phos-ac, SABAL, SELEN, Sil, Sul, X-Ray. Vgl. Impotenz.*

3UBO

llgemeine Mittel	*Acon, Angust, Apis, Aur-mur, Bad, BELL, Calend, CARBO-AN, Carbo-v, Caust, CINNAB, HEP, Jacar, KALI-IOD, MERC-I-R, Merc-pr-rub, MERC-S, NIT-AC, Phos-ac, PHYT, Sil, Sul, Syph, Tar-c.*
hagedänisch	*ARS, Graph, Hydr, KALI-IOD, Lach, MERC-J-R, MERC-S, NIT-AC, Sil, Sul.*
chankerartig	*Ars-iod, Merc-c, MERC-J-R, MERC-S, Sil.*
erhärtet	*Alum, Bad, CARBO-AN, Merc.*

;ENITALIEN
'ustände

3rennen, Hitze	*Spong, Sil. Vgl. Gonorrhoe.*
rschlafft, kraftlos, kalt, chwach	*Absinth, AGN, CALAD, Caps, CINCH, CON, DIOSC, GELS, Ham, LYC, Nuph, PHOS-AC, Phos, SELEN, Sep, Staph, Sul, Uran. Vgl. Impotenz.*
ucken (Pruritus)	*Agar, AMBRA, Anac, CALAD, Crot-t, FAGOP, Rhus-d, RHUS-T, Sep, Sul, Tar-c. Vgl. Haut.*

;ONORRHOE
Tripper)

Allgemeine Mittel	*ACON, Agn, Apis, ARG-N, BAROS, Benz-ac, CAMPH, CAN-S, CANTH, CAPS, CLEM, COP, CUB, Dig, DORYPH, Echin, Equis, Erig, Eucal, Euphorb-pil, Fabiana, Ferr, GELS, Hep, HYDR, Ichthy, Jacar, KALI-BICH, Kali-s, Kreos, Med, MERC-C, Merc-pr-rub, MERC-S, MERC-V, Methyl-bl, Naph, Nat-s, NIT-AC, Nux-v, OL-SANT, Pareira, PETROS, Pichi, Pin-c, PULS, Sabal, Sab, Salix-n, SEP, Sil, Stigm, SUL, Tereb, THUJ, Tritic, TUSSIL, Zing.*

Gonorrhoe
Art, Zustände

Adenitis, Lymphangitis	*Acon, Apis, BELL, Hep, MERC.*
akutes, entzündliches Stadium	*ACON, Arg-n, Atrop, CAN-S, CANTH, Caps, GELS, Petros.*
Chordee	*Acon, AGAVE, ANAC, Arg-n, Bell, Berb-v, CAMP-MONOBR, CAN-IND, Can-s, CANTH, Caps, Clem, Cop, Gels, Hyos, Jacar, KALI-BR, LUPUL, Merc, OEnanthe, Ol-sant, Phos, PICR-AC, Pip-m, Salix-n, Tereb, Tussil, Yohimb, Zinc-picr.*
chronischer, subakuter Zustand	*Arg-n, Can-s, COP, CUB, Erig, HEP, Hydr, KALI-S, Merc-c, Merc-i-r, Merc, Naph, NAT-S, OL-SANT, Pin-c, Psor, PULS, Rhod, SABAL, Sep, Sil, Stigm, SUL, THUJ. Vgl. Ausfluß, Nachtripper.*
Cowpersche Drüsen entzündet	*Acon, CAN-S, Gels, HEP, Merc-c, Petros, Pichi, SABAL, Sil. Vgl. Blase.*

Gonorrhoe
Absonderung

blutig	*Arg-n, CANTH, Cub, MERC-C, Millef.*
Follikulitis	*Caps, Hep, Merc-s, Sep, Sil.*
milchig, eiweißartig, wie Schleim	*Can-ind, CAN-S, Cop, Cupr-ars, Graph, HYDR, KALI-BICH, NAT-M, PETROS, Puls, Sep. Vgl. Ausfluß, Nachtripper.*
scharf, ätzend	*Cop, Gels, HYDR, MERC-C, Thuj.*
schleimig-eitrig, gelblich-grün	*Agn, Alum, ARG-N, Baros, CAN-S, Canth, Caps, Cob, COP, CUB, Dig, HEP, HYDR, Jacar, Kali-iod, KALI-S, MERC-C, MERC-S, Nat-m, NAT-S, Ol-sant, PULS, Sab, Sep, Sil, Sulf, THUJ, Tussil, Zing. Vgl. Ausfluß, Nachtripper.*
wässerig	*CAN-S, Fluor-ac, Mez, Millef, NAT-M, Sep, Sul, Thuj.*

Gonorrhoe

Ausfluß, Nachtripper	*Abies-c, AGN, Arg-n, Calad, Calc-p, CAN-S, CANTH, Caps, Chimaph, CINNAB, Clem, CUB, Doryph, Erig, Graph, HYDR, Kali-bich, Kali-iod, KALI-S, Matico, Med, Merc, NAPH, NAT-M, Nat-s, NIT-AC, Nux-v, OL-SANT, Petros, Pip-m, Pop-tr, PULS, SABAL, Selen, SEP, Sil, THUJ, Zinc-mur.*
Ophthalmie	*ACON, Apis, Arg-n, BELL, Ipec, Merc-c.*
Orchitis, Epididymitis	*Aur-m, Clem, Gels, Ham, Puls, Rhod, SPONG.*
organische Striktur	*Acon, ARG-N, Calc-iod, Canth, Caps, CLEM, Cop, FLUOR-AC, Iod, KALI-IOD, Merc-pr-rub, MERC, Nux-v, Ol-sant, Pareira, Petros, PULS, Sep, SIL, Sul, Sul-iod, THIOSIN, THUJ.*
Prostata betroffen	*Caps, Cub, Pareira, THUJ. Vgl. Prostatitis.*
Rheumatismus	*ACON, Arg-n, Clem, Cop, DAPHNE, Gels, Guaiac, Iod, IRISIN, Kali-iod, MED, MERC, Nat-s, PHYT, PULS, SARS, Sul, THUJ.*
Unterdrückung, böse Folgen	*AGN, Ant-t, Benz-ac, CLEM, Kali-iod, MED, Nat-s, PULS, Sars, THUJ, X-ray.*

HODEN
allgemeine Zustände

Abszeß	*Hep, Merc, Still.*
Atrophie	*Agn, Ant-c, ARG-N, AUR, Caps, Carbon-s, Cereus-serp, IOD, Kali-br, Lyssin, RHOD, SABAL.*
Entzündung der Epididymis (Epididymitis)	*ACON, Apis, Arg-n, BELL, Can-s, Cinch, CLEM, GELS, HAM, MERC, Phyt, PULS, RHOD, SABAL, SPONG, Sul, Teucr-scor, Thuj.*
Entzündung der Hoden (Orchitis) - akute	*ACON, Ant-t, Arg-m, Arg-n, BELL, Brom, Cham, Chin-s, Cinch, CLEM, Cub, Gels, HAM, Kali-s, MERC, Nit-ac, Nux-v, Phyt, Polyg, PULS, RHOD, SPONG, Teucr-scor, Ver-v.*
Entzündung der Hoden , chronische	*Agn, AUR, Bar-c, CALC-JOD, Cinch, CLEM, CON, Gels, HEP, Hyper, Jod, KALI-IOD, Lyc, Merc, Nit-ac, Phyt, PULS, Rhod, Rhus-t, SPONG, Sul.*
Entzündung der Hoden, metastatische	*PULS, Staph.*
Entzündung, syphilitische	*Aur, KALI-JOD, Merc-j-r.*
Hernie	*Ars, BAR-C, Calc-c, Carbo-v, Hep, MERC, Nit-ac, SIL, Thuj.*
Hypertrophie	*Bar-c, BERB-V, Cinnab, Con, HAM, Iod, Merc-i-r, MERC, Puls, Stigm. Vgl. entzündlich.*
Kälte	*AGN, Berb-v, DIOSC, Merc, Sil. Vgl. Impotenz.*
Verhärtung, hart	*Acon, AGN, Arg-n, Arn, AUR, BAR-C, Bell, BROM, CALC-FL, Carbo-v, CLEM, CON, Cop, IOD, Kali-c, Merc, Ox-ac, PHYT, Plb, RHOD, SIL, SPONG, Sul. Vgl. Entzündung.*
Zysten	*APIS, Con, GRAPH, Sep, Sulf.*

Hoden

Retraktion, Einziehung	*Arg-n, AUR, Bell, Brom, Camph, Cinch, CLEM, Col, Euphras, Nit-ac, OL-AN, Puls, RHOD, Zinc.*
Schwellung	*ACON, Agn, APIS, Arg-m, ARG-N, Arn, Ars, AUR, Aur-m-n, BELL, BROM, Calc-p, Carbo-v, CLEM, CON, Cop, Dig, Graph, HAM, IOD, KALI-C, Lyc, Merc-c, Merc, Millef, Ocimum, Phos-ac, PULS, RHOD, SPONG, Staph, Tussil, VER-V, Zinc. Vgl. Entzündung.*

Hoden - Schmerzen

im allgemeinen	*ACON, AGN, APIS, Arg-m, ARG-N, AUR, BELL, Berb-v, BROM, Cahinca, CAN-S, Caps, Cereus-bon, Cham, CLEM, CON, Eriod, Gins, HAM, Hydr, Ign, Iod, Kali-c, LYCOP, Lyc, Merc-i-r, Merc, Nit-ac, Nux-v, OX-AC, OXYTR, Papaya, Phos-ac, Picr-ac, PULS, RHOD, Salix-n, Sep, SPONG, Staph, Sul, THUJ.*
anhaltend, schleppend, nachlassend	*Apis, AUR, Can-s, CLEM, CON, Iod, Nit-ac, Nux-v, Phos-ac, PULS, SPONG, Staph, Sul, THUJ.*
empfindlich, wund	*ACON, Apis, BELL, Berb-v, Brom, CLEM, CON, Cop, HAM, Indium, Merc-i-r, PHOS-AC, PULS, RHOD, Sep, SPONG, Staph.*
Prellung, Quetschung, Zusammenschnürung	*ACON, ARG-M, ARG-N, AUR, Cham, Carbo-v, CLEM, CON, Gins, HAM, Kali-c, Nit-ac, OL-AN, Ox-ac, PULS, RHOD, Sep, SPONG, Staph.*

Neuralgie, Testalgie	*Arg-n, AUR, Bell, BERB-V, CLEM, COL, Con, Euphras, HAM, Ign, MAG-P, Merc, Nux-v, Ol-an, OX-AC, Oxytr, PULS, Spong, Ver-v, Zinc-m.*

Hoden

Tuberkulose	*AUR, Bac-test, MERC, Scrophul, Spong, TEUCR-SCOR.*
Tuberkulose, Pseudo-	*AUR, Calc-c, Hep, MERC-I-R, SIL, Spong, SUL.*
Tumoren, Sarkozele	*AUR, CALC-C, Clem, Merc-i-r, Puls, RHOD, Sil, SPONG, Tub. Vgl. Hypertrophie.*
hochsitzende, nicht-deszendierte bei Knaben	*Thyr.*

IMPOTENZ	*AGN, ANAC, Ant-c, ARG-N, Arn Ars, Avena, Bur-c, Berb-v, CALAD, Calc-c, Camph, Carbon-s, Chin-s, CINCH, COB, CON, Damiana, Dig, DIOSC, GELS, Glycerin, Graph, Hyper, Ign, Iod, Kali-br, Kali-iod, Lecith, LYC, Nat-m, Nit-ac, Nuph, NUX-V, Onosm, PHOS-AC, PHOS, PICR-AC, Plb-m, SABAL, SALIX-N, SELEN, Sep, Sil, Staph, STRYCH, Sul, Thuj, Tribul, YOHIMB, Zinc, Zinc-p. Vgl. Spermatorrhoe.*

KOITUS

Abneigung gegen	*Arn, Graph, Lyc. Vgl. Begierde.*
Erbrechen danach	*Mosch.*
Erschöpfung danach	*Agar, Calc-c, CINCH, CON, Dig, KALI-C, Kali-p, Nat-c, Selen, Thaspium. Vgl. Impotenz.*
Harndrang danach	*Staph.*
Pollution, Begierde danach	*Nat-m, Phos-ac.*
Reizbarkeit	*Selen.*
Rückenschmerz	*CAN-IND, Kali-c.*
schmerzhaft	*Arg-n, Calc-c, Sabal. Vgl. Impotenz.*
Schmerz im Damm	*Alum.*
Schmerz in der Urethra	*Canth.*
Schwindel danach	*Bov, Sep.*
Sehschwäche danach	*Kali-c.*
Übelkeit, Erbrechen	*Mosch.*
Zahnschmerz danach	*Daphne.*

KONDYLOMATA	*Aur-mur, CINNAB, Euphras, Kali-iod, LYC, MERC, Nat-s, NIT-AC, SAB, Staph, THUJ. Vgl. Syphilis.*

MASTURBATION

böse Folgen	*Agn, ANAC, Apis, Arg-m, Bellis, CALAD, CALC-C, CALC-P, CINCH, CON, DIOSC, GELS, Graph, Grat, KALI-BR, LYC, Nat-m, NUX-V, PHOS-AC, PICR-AC, Plat, SALIX-N, STAPH, Still, SULF, Tab, Thuj, Tribul, Ustil, Zinc-m, Zinc-oxyd.*

PENIS - Atrophie	*Ant-c, Arg-m, Staph.*
Eichel; Epitheliom	*Arg-n, ARS, Con, Thuj.*
Gangräne	*Canth, Lach.*
Jucken	*ACON, Ars, Bell, CALAD, CANTH, Caps, Cinch, Cinnab, Coccus, CON, Cop, Coral, CROT-T, Graph, Ham, HEP, Ign, Kali-bich, Lyc, MERC, Nat-m, Nux-v, PULS, Selen, Sep, Staph, SULF, Thuj, VIOLA-TR.*

Penis Schmerzen

Ausschlag u. Flecken etc.	*Antipyr, BELL, Bry, Calad, Can-s, Caust, CINNAB, Gels, Lach, MERC, Nat-m, Petrol, RHUS-T, Sep, SULF, Thuj.*
Brennen, Wundheit	*Anac, ARS, Bell, CAN-S, CANTH, CAPS, Cinch, CINNAB, Con, Cop, Coral, Crot-t, GELS, Ign, Lyc, MERC-C, Mez, NIT-AC, Nuph, Nux-v, Puls, Rhus-t, Sep, SUL, THUJ, Viola-tr.*
drückend, kneifend	*CANTH, Caps, Graph, Kali-bich, NIT-AC, Puls, RHOD.*
Eichel geschwollen, entzündet	*ACON, Antipyr, APIS, ARG-N, Arn, Ars, Calad, CAN-S, CANTH, COP, Coral, CUB, Dig, GELS, Ham, MERC-C, Merc-s, NIT-AC, Phos-ac, RHUS-T, Sars, THUJ, Vgl. Gonorrhoe.*
Priapismus	*Vgl. Chordee, gonorrhoebedingte Krümmung.*
pulsierend	*Coccus, Ham, Lith-c, Nat-m, NIT-AC.*
Pusteln	*ARS-HYDR, Coccus, HEP, KALI-BICH, Merc.*
Schneiden, Stechen, Reißen	*ACON, Apis, ARG-N, Calad, CAN-S, CANTH, CAPS, Con, HEP, LYC, Naph, Nat-m, NIT-AC, Papaya, PAREIRA, Petrol, Phos-ac, PHYT, Prun-sp, SARS, Staph, Sul.*
Ulzera, Exkoriationen	*ARS, Can-s, CAUST, Cop, CORAL, Crot t, HEP, MERC-C, MERC, Mez, NIT-AC, Osm, Sep, THUJ.*

PRÄPUTIUM
Vorhaut

Entzündung (Balanitis, Balanoposthitis)	*ACON, Apis, Calad, CAN-S, CANTH, CINNAB, Coccus, Con, Crot-t, Dig, GELS, JACAR, Lyc, Merc-c, MERC-S, NIT-AC, Ol-sant, RHUS-T, Sul, THUJ, Viola-tr.*
Herpes	*Ars, Carbo-v, Caust, CROT-T, Graph, HEP, Jugl-r, MERC, Mez, NIT-AC, Petrol, Phos-ac, RHUS-T, Sars, THUJ.*
Jucken	*Ars, CANTH, CAPS, Cinnab, CON, Graph, Ign, Lyc, MERC-S, Nit-ac, Nux-v, Puls, RHUS-T, Sil, SUL, Thuj, Zing.*

Zusammenschnürung (Paraphimose, Phimose)	*Acon, APIS, Arn, Bell, Can-s, CANTH, Caps, Dig, Euphras, Ham, MERC-C, MERC-S, NIT-AC, Ol-sant, Phos-ac, RHUS-T, Sab, Sul, Thuj.*
Schmerzen	*ACON, Bell, BERB-V, Calad, CAN-S, CANTH, Cinnab, Coccus, Con, COP, Coral, Ign, Merc-c, MERC, NIT-AC, Nux-v, RHUS-T, Sep, Sul, THUJ.*
Ulzera, Exkoriationen	*ARS, Can-s, CAUST, Cop, CORAL, HEP, Ign, MERC, NIT-AC, Nux-v, Phos-ac, Phyt, Sep, SIL, THUJ.*
Varizen	*Ham, Lach.*
Warzen, Kondylomata	*Apis, CINNAB, Hep, Kreos, Lyc, Nat-m, NIT-AC, Phos-ac, SAB, Sep, Staph, THUJ.*

PROSTATA

allgemeine Affektionen	*Aesc, Aloe, Baros, Caust, FERR-PICR, Hep, HYDRANG, JOD, Kali-jod, MELAST, Merc-s, Pareira, Phyt, Pichi, Picr-ac, Pop-tr, SABAL, SOLID, Staph, Sul-jod, THUJ, Turnera.*
Entzündung (Prostatitis) akute	*Acon, Aesc, Aloe, Apis, BELL, Bry, Canth, CHIMAPH, Colch, COP, Cub, Dig, Ferr-p, GELS, HEP, JOD, Kali-br, Kali-jod, Merc-c, MERC-D, NIT-AC, Nitrum, Ol-sant, PICHI, Picr-ac, PULS, Sabad, SABAL, Salix-n, Selen, SIL, Solid, STAPH, THUJ, Tritic, VER-V, Vesic.*
Entzündung, chronische	*Alum, AUR, Bar-c, Brachygl, Calad, Carbon-s, Caust, Clem, CON, FERR-PICR, Graph, Hep, Hydrocot, Jod, LYC, MERC-C, MERC, NIT-AC, Nux-v, Phyt, PULS, Sabad, SABAL, SELEN, SEP, Sil, Solid, STAPH, Sul, THUJ, TRIBUL, Vgl. Prostatitis.*
Hypertrophie	*Alfal, ALOE, Am-m, ARG-N, BAR-C, Benz-ac, Calc-fl, Calc-jod, CHIMAPH, Chrom-s, CIM, Con, Eup-purp, FERR-PICR, GELS, Graph, Hep, HYDRANG, Ikshug, Jod, Kali-bich, Kali-br, Lyc, Med, Ol-sant, Oxyden, Pareira, Picr-ac, Pip-m, POP-T, Puls, Rhus-ar, SABAL, Sars, SENEC, SOLID, Staph, SUL, THIOSIN, THUJ, THYR, Tritic.*
Kongestion	*ACON, ALOE, Arn, Bell, CANTH, Con, Cop, Cub, Ferr-p, Gels, Kali-br, Kali-jod, Lith-c, OL-SANT, Puls, SABAL, Thuj.*
Schwäche, (Prostatorrhoe); Absonderung beim Stuhlgang, Harnabgang, Pressen	*Acet-ac, Aesc, AGN, ALUM, Anac, ARG-N, CAN-S, Caust, CHIMAPH, Con, Cub, Eryng, Hep, Junip, Kali-bich, Lyc, Nit-ac, Naph, Nux-v, Petrol, PHOS-AC, Phos, Puls, Sabal, SELEN, Sil, SULF, Tereb, Thuj, Thymol, TURNERA, Zinc-m.*

QUETSCHUNGEN

der Genitalien	*Arn, Con.*

SAMENSTRANG

Schmerz im allgemeinen	*Anthem, ARG-N, Arundo, Aur, BELL, BERB-V, Calc-c, Cahinca, CAN-S, Caps, CLEM, Cinch, Con, DIOSC, HAM, Indium, Kali-c, Lith-c, MERC-I-R, Morph, NIT-AC, Nux-v, Ol-an, Osm, OX-AC, Oxytr, PHYT, Picr-ac, PULS, Sars, SENEC, Sil, SPONG, Staph, Sul, THLASPI, THUJ, Tussil, Ver-v.*

Empfindlichkeit	*BELL, CLEM, Ham, Merc-i-r, OX-AC, Phyt, Rhod, SPONG, Tussil.*
neuralgisch	*ARG-N, Aur, BELL, BERB-V, Clem, Ham, Menthol, Nit-ac, Nux-v, OX-AC, Phyt, SPONG.*
Schwellung	*Anthem, CAN-S, Cinch, HAM, Kali-c, PULS, SPONG.*
Ziehen	*CAHINCA, Calc-c, CLEM, Con, HAM, Indium, Ol-an, PULS, Rhod, Senec, STAPH, Zinc-m.*

SCHAMHAARE

Ausfall	*Merc, Nit-ac, Selen, Zinc.*

SEXUELLE AUSSCHWEIFUNGEN

(böse Folgen)	*Agar, AGN, ANAC, Avena, Calad, Calc-c, CINCH, Con, Digitaline, GELS, Graph, Kali-br, Kali-p, Lyc, Lyssin, Nat-m, NUX-V, PHOS–AC, Phos, Samb, Selen, Sil, Staph, Tribul, Vgl. Impotenz, Spermatorrhoe.*

SKROTUM

Entzündung	*APIS, Ars, Crot-t, Euphorb, HAM, Rhus-t, Ver-v.*
Ekzem	*Alumen, Ant-c, Canth, CROT-T, GRAPH, Hep, Oleand, Petrol, Phos-ac, Rhus-t, Sanic, Sul.*
Flecken, braune	*Con.*
Hämatozele, akut	*Acon, ARN, Con, Erig, HAM, Nux-v, PULS, SUL.*
Hämatozele, chronisch	*Jod, KALI-JOD, Sul.*
Hydrozele - Ödem	*Abrot, Ampel, APIS, Ars, AUR, Bry, Calad, CALC-C, Calc-fl, Calc-p, Canth, Chel, Cinch, CON, Dig, Dulc, FLUOR-AC, GRAPH, Helleb, JOD, KALI-JOD, Merc, PULS, RHOD, Rhus-t, Samb, Scilla, SELEN, SIL, SPONG, Sul.*
Jucken	*AMBRA, Carbo-v, Caust, CROT-T, Euphorb, GRAPH, HEP, Nit-ac, Nux-v, Petrol, Phos-ac, Rhus-t, SARS, Selen, Sil, Thuj, Urt, Vgl. Haut.*
kalt, erschlafft	*AGN, CALAD, Calc-c, CAPS, Gels, Lyc, Merc, PHOS-AC, Sep, Staph, Sul, Vgl. Impotenz.*
Knötchen	*Con, JOD, Sil, Sul, Teucr.*
Knötchen, hart, eiternd	*Nit-ac.*
Krebs, Epitheliom	*Ars, Fuligo, Thuj.*
Prurigo	*ANT-C, Aur, GRAPH, Mur-ac, Nat-s, NIT-AC, Nux-v, RHUS-T, Staph.*
Retraktion	*Plb-m.*
Schmerz	*Am-c, Berb-v, CLEM, Jod, Kali-c, MERC, Nux-v, THUJ, Vgl. Entzündung.*
Schweiß	*Bell, CALAD, Calc-c, Coral, Cupr-ars, DIOSC, Fagop, Nat-m, PETROL, Sep, SIL, SUL, Thuj, Uran-n.*
Schwellung	*APIS, ARS, BELL, Brom, CANTH, CLEM, Con, Ign, Nit-ac, PULS, Rhus-d, RHUS-T, Sep. Vgl. Entzündung.*

Taubheit	*AMBRA, Am-c, Sep, Vgl. Jucken.*
Verhärtung	*Calad, Rhus-t.*

Skrotum
Samenblasenentzündung

akute	*ACON, Aesc, Aloe, BELL, Canth, Cub, FERR-P, Hep, Kali-br, MERC, Phyt, PULS, Selen, Sil, Ver-v.*
chronische	*AGN, ARG-N, Aur, Bar-c, Calad, CAN-S, Cinch, Clem, CON, CUB, Ferr-picr, Graph, HEP, JOD, Kali-br, LYC, Merc, NUX-V, OX-AC, PHOS-AC, Phyt, PULS, SELEN, Sep, SIL, Staph, Sul, Tribul, Zinc, Vgl. Prostatitis.*

Skrotum **Varikozele**	*Acon, Arn, FERR-P, HAM, Lach, Nux-v, Plb,PULS, Ruta, Sulf.*

SPERMATORRHOE

(sexuelle Schwäche, mangelnde physische Kraft, nächtliche Pollutionen)	*Absinth, AGN, ANAC, Arg-m, ARG-N, Arn, Ars, Aur, AVENA, BAR-C, CALAD, CALC-C, CALC-P, Camph-monobr, Can-ind, CANTH, Carbon-s, Carbo-v, Chlorum, Cim, CINCH, COB, Coca, Cocc, CON, Cupr-m, DIG, DIGITALINE, DIOSC, Eryng, FERR-BR, Formica, GELS, GINS, GRAPH, Hyper, Ikshug, Jod, Iris, KALI-BR, KALI-C, KALI-P, LYC, Lyssin, LUPUL, MED, Mosch, NAT-M, Nit-ac, NUPH, NUX-V, ONOSM, Orchit, PHOS-AC, PHOS, PICR-AC, Plb-phos, SABAL, SALIX-N, Scutel, SELEN, SEP, SIL, STAPH, STRYCH, SUL, SUL-AC, Sumb, Thuj, THYMOL, Titan, Turnera, Upas, Ustil, YOHIMB, ZINC-PICR, Viola-tr.*
Erektionen mangelhaft	*Agar, AGN, Arg-m, Arg-n, Calad, CALC-C, Caust, CON, Graph, Hep, Kali-c, LYC, Mag-c, Nit-ac, Nuph, PHOS-AC, Phos, SELEN, Sul, Zinc-m.*
Erektionen schmerzhaft	*Can-ind, CANTH, Ign, Merc, Mosch, NIT-AC, Nux-v, Picr-ac, Puls, Sabad, Thuj.*
Hirnmüdigkeit, geistige Betäubung dabei	*Phos-ac.*
Pollution am Tage, Pressen beim Stuhl dabei	*ALUM, Canth, Cim, CINCH, Digitaline, Gels, Kali-br, NUPH, PHOS-AC, Phos, Picr-ac, SELEN, Tribul. Vgl. Prostatorrhoe.*
Pollutionen, blutige, dabei	*Ambra, CANTH, Led, MERC, Petrol, Sars.*
Pollutionen, frühzeitig, dabei	*AGN, Bar-c, CALAD, CALC-C, Carbo-v, CINCH, COB, Con, GRAPH, LYC, Ol, Onosm, PHOS-AC, Phos, SELEN, Sep, Sul, Titan, Zinc-m.*
(ohne) Pollution u. Orgasmus	*Calad, Calc-c, Selen.*
Pollutionen, reichlich, häufig, nach Koitus dabei	*Phos-ac.*
Pollutionen zu langsam	*Calc-c, Lyc, Nat-m, Zinc-m.*
Reizbarkeit, Niedergeschlagenheit dabei	*AUR, CALC-C, Clad, CIM, CINCH, Con, Diosc, Kali-br, NUX-V, Phos-ac, Phos, SELEN, STAPH.*
rheumatische Schmerzen dabei	*Gins.*

Schwäche, Rückenschmerz, schwache Beine dabei	*Aur, Calc-c, Calc-p, CINCH, COB, Con, Cupr-m, Dig, DIOSC, Eryng, Formica, GELS, KALI-C, Lyc, Med, Nat-p, NUX-V, PHOS-AC, PICR-AC, Sars, Selen, STAPH, SUL, Turnera, Zinc-m.*
Schwächung der Hoden	*JOD, Sabal.*
Sehschwäche dabei	*Kali-c.*
Tendenz zur Masturbation	*Ustil.*
(ohne)Träume	*Anac, ARG-N, Dig, Gels, Hep, Nat-p, PICR-AC, Vgl. Schlaf.*
(mit) Träume, amurös,dabei	*Ambra, CALAD, Can-ind, Cob, Con, Diosc, Lyc, NUX-V, PHOS, Sars, Selen, Senec, Staph, Thymol, Ustil, Viola-tr, Vgl. Schlaf.*

SYPHILIS

allgemeine Mittel	*AETH, Alnus, Anac, Ant-c, Arg-jod, ARS, Ars-br, Ars-jod, ARS-M, Ars-s-fl, Asaf, AUR-ARS, Aur-jod, AUR, Aur-m-n, Aur-mur, Bad, Bapt, BERB-AQ, Calc-fl, CALOP, CARBO-AN, Carbo-v, Caust, Chin-ars, CINNAB, Condur, CORYD, Echin, FLUOR-AC, Franciscea, Gels, Graph, Guaiac, GUACO, Hekla, HEP, Hippoz, Hydrocot, Jod, JACAR, KALI-BICH, KALI-JOD, Kali-m, KREOS, LACH, Lonic, Lyc, MERC-AUR, Merc-br, MERC-C, Merc-d, MERC-I-FL, MERC-I-R, MERC-NIT, MERC-PR-RUB, MERC-S, Merc-tan, MERC-V, MEZ, Nit-ac, Osm, Phos-ac, Phos, PHYT, Plat, PLAT-MUR, Psor, Rhus-gl, Sars, Staph, STILL, Sul, SYPH, THUJ.*
Adenopathie	*BAD, Carbo-an, Graph, HEP, Jod, MERC-I-FL, MERC-I-R, Merc-s, Phyt, Vgl. Drüsen (Allgemeinbemerkungen).*
Alopezie	*ARS, Aur, Carbo-v, Cinnab, FLUOR-AC, Graph, HEP, Kali-jod, Lyc, Merc-i-fl, Merc-v, NIT-AC, PHOS, Sul, Vgl. Kopfhaut.*
Kachexie, Anämie, Abmagerung	*ARS, AUR, Calop, Carbo-an, Carbo-v, Ferr-jod, Ferr-lact, JOD, Merc, Sars.*
Knochen- und Knorpelschädigungen	*Arg-m, ASAF, AUR, Aur-mur, Calc-fl, Carbo-v, FLUOR-AC, Hep, KALI-BICH, KALI-JOD, Lach, MERC, MEZ, NIT-AC, Phos-ac, PHOS, Phyt, Sars, SIL, Staph, Still, Sul, Vgl. Knochen (Allgemeinbemerkungen)*
Kondylomata	*Aur-mur, CINNAB, Euphras, Kali-jod, Merc, Plat-mur, Nat-s, NIT-AC, SAB, Staph, THUJ.*
Quecksilbermißbrauch	*Angust, AUR, Calop, Carbo-an, Fluor-ac, HEP, Kali-jod, NIT-AC, Rhus-gl, Sul.*
Schanker u. Primärschädigungen	*Ananth, Apis, Arg-n, Ars, Asaf, CINNAB, Coral, Hep, JACAR, Kali-bich, KALI-JOD, Lyc, MERC-C, MERC-I-FL, Merc-i-r, MERC-S, MERC-V, NIT-AC, Phos-ac, Phos, Plat, Plat-mur, Sil, Sul.*
Schanker, gangränös	*ARS, Lach.*
Schanker, hart	*Carbo-an, Kali-jod, Merc-i-fl, MERC-I-R, MERC-S.*
Schanker, phagedämisch	*ARS, CINNAB, Hydr, Lach, MERC-C, NIT-AC, Sil.*
Schanker, verhärtet, fettige Basis; tief, rund, hineinwachsend, schmerzhaft, blutend, rauh, aufgeworfene Ränder	*Merc-s.*

Schanker, weich	*Coral, Merc-s, Nit-ac, Thuj.*

Syphilis
Kongenitale- Syphilis

von Kleinkindern	*AETH, Ars-jod, Ars-m, AUR, Calc-fl, CALC-JOD, Coral, Kali-jod, KREOS, MERC-D, MERC-S, MERC-V, NIT-AC, Psor, Syph.*
Exostosen	*CALC-FL, Fluor-ac, HEKLA, Merc-phos, Phos, Vgl. Knochen.*
Fieber	*BAPT, CHIN-S, Cinch, Gels, MERC, Phyt.*
Gummata, Knoten	*Asaf, AUR, Berb-aq, CALC-FL, Carbo-an, Condur, CORYD, FLUOR-AC, Jod, KALI-BICH, KALI-JOD, Merc, Mez, Nit-ac, PHYT, Sil, Staph, STILL, Sul, Thuj.*
Kopfschmerz	*KALI-JOD, Merc, Sars, Still, SYPH, Vgl. Kopf.*
nächtliche Schmerzen (Osteokope)	*Asaf, AUR, Calc-fl, Cinnab, CORYD, EUP-PERF, Fluor-ac, Hep, KALI-BICH, Kali-jod, Lach, Lyc, MERC, MEZ, Phos, PHYT, Sars, Still.*
Nervenschädigungen	*ANAC, Asaf, AUR, Jod, KALI-JOD, Lyc, Merc-nit, MERC-PHOS, Mez, PHOS.*
Onychie, Paronychie	*ANT-C, Ars, Graph, Kali-jod, MERC, Vgl. Panaritium (Haut).*
Ozaena	*AUR, Kali-bich, Still, Vgl. Nase.*
Rheumatismus	*GUAIAC, Hekla, Hep, KALI-BICH, Kali-jod, MERC, Nit-mur-ac, PHYT, Still, Vgl. Bewegungsorgane.*
Schleim - Flecken	*Asaf, Aur, Calc-fl, Calop, CINNAB, CONDUR, Fluor-ac, HEP, Jod, KALI-BICH, Kali-jod, Kali-m, MERC-C, Merc-d, MERC-NIT, MERC-PR-RUB, MERC-S, NIT-AC, Phyt, Sang, Staph, Still, THUJ.*
Sekundärstadium	*AUR, Berb-aq, Calop, CINNAB, Fluor-ac, GRAPH, Guaiac, Jod, KALI-BICH, KALI-JOD, Lyc, Merc-br, Merc-c, MERC-I-FL, MERC-I-R, Merc-s, MERC-V, NIT-AC, Osm, Phos, Phyt, Rhus-gl, Sars, STILL, Thuj.*
Stomatitis durch Quecksilber	*Nit-ac.*

Syphilis
Syphilit.- Hautausschlag

Bullae	*Kali-jod, Syph.*
Eingeweidesymptome	*ARS, Ars-jod, Aur, Ceanoth, Hep, KALI-BICH, Kali-jod, Merc-aur, MERC-C, Merc-i-r, MERC-S, Merc-tan, NUX-V.*
ekzematös	*ARS, GRAPH, Kreos, Merc-s, Petrol, Phyt, SARS, Vgl. Haut.*
Flecken, kupferfarben	*CARBO-AN, Carbo-v, CORAL, Kali-jod, Lyc, Merc, Nit-ac, Sul*
papulär	*CALOP, Kali-jod, Lach, Merc-c, MERC-I-R, Merc-s.*
Pigment enthaltend	*Calc-s, Nit-ac.*
Psoriasis	*Asaf, GRAPH, KALI-BICH, Nit-ac, Phos.*
pustulär	*ANT-T, Asaf, CALOP, Fluor-ac, HEP, Ign, KALI-BICH, Kali-jod, Lach, MERC-NIT, Mez, NIT-AC.*

Rachensymptome	*Bor, Calc-fl, CINNAB, Fluor-ac, Kali-bich, Lyc, MERC-C, Merc-d, Merc-i-fl, Merc-i-r, Merc, NIT-AC, PHYT, Still.*
Roseolae	*Kali-jod, Merc-c, Merc-i-r, MERC-S, Phos, Phyt.*
Rupia	*Ars, BERB-AQ, Kali-jod, MERC, NIT-AC, Phyt, Syph.*
schuppig	*ARS, Ars-jod, ARS-S-FL, Bor, CINNAB, Fluor-ac, Kali-jod, Merc-c, Merc-i-fl, Merc-nit, MERC-PR-RUB, Merc-s, Merc-tan, NIT-AC, PHOS, Phyt, SARS, Sul.*
Tertiärstadium	*Ars-jod, AUR, Aur-mur, Calcareas, Carbo-v, Cinnab, FLUOR-AC, Graph, Guaiac, Hoang-n, Jod, KALI-BICH, KALI-JOD, Lyc, MERC, MEZ, NIT-AC, Phos-ac, PHOS, PHYT, Psor, Staph, Sul, Thuj.*
tuberkulär	*ARS, Aur, CARBO-AN, Fluor-ac, Hydrocot, KALI-JOD, Merc-i-r, Still, Thuj.*
Ulzerationen	*Ars, ASAF, Aur, AUR-MUR, Carbo-v, CINNAB, Cistus, CONDUR, CORAL, FLUOR-AC, Graph, HEP, Jod, KALI-BICH, Kali-jod, Lach, Lyc, MERC-C, Merc-cy, Merc-d, MERC-PR-RUB, Merc-v, Mez, NIT-AC, PHYT, Sil, Staph, Still, Sul, THUJ. Vgl. Schleimflecken*
vesikulär	*CINNAB, Merc-c, MERC-J-R, Thuj.*

ULKUSMOLLE

weicher Schanker	*Coral, JACAR, Kali-bich, Merc-pr-rub, MERC-S, NIT-AC, Thuj.*
Komplikationen	*ARS, Hekla, HEP, Lach, SIL, Sulf, Thuj.*

BEGIERDE, TRIEB

unterdrückt, böse Folgen	*CON, Sabal.*
vermindert oder verloren	*AGN, Am-c, Berb-v, Caust, Ferr-mur, Graph, HELON, IGN, Nat-m, ONOSM, Plb, SEP.*
verstärkt (Nymphomanie)	*Ambra, ASTER, Arundo, BUFO, Calc-c, CALC-P, Camph, CANTH, Cim, Cinch, Coca, Dulc, FERRULA, Grat, HYOS, Kali-br, KALI-P, Kreos, Lach, Mosch, MUREX, Nux-v, ORIG, Phos, Picr-ac, PLAT, Raph, ROBIN, Sab, Sil, STRAM, Strych, TAR-H, VER-A, XEROPHYL, Zinc.*
verstärkt, muß sich beschäftigen, um ihn zu unterdrücken	*Lil-t.*

BECKENGEBIET

Abszeß	*Apis, Calc-c, HEP, Merc-c, Pall, SIL.*
Becken-Bauchfellentzündung, Pelveoperitonitis	*ACON, APIS, Arn, Ars, BELL, BRY, CANTH, Chin-s, Cim, Cinch, COL, Gels, HEP, Hyos, LACH, MERC-C, Op, Pall, Rhus-t, Sab, Sec, SIL, Tereb, Ver-v. Vgl. Zellulitis, Metritis.*
Becken-Bauchfellentzündung mit Menorrhagie	*Ars, Ham, Sab, Thlaspi.*
Becken-Blutbruch, Hämatozele	*Acon, Apis, ARN, Ars, Bell, Canth, Cinch, Col, Dig, FERR, HAM, Ipec, KALI-IOD, Lach, MERC, Millef, Nit-ac, PHOS, Sab, SEC, SUL, Tereb, Thlaspi.*
Parametritis	*Acon, APIS, Ars, Bell, BRY, Calc-c, Canth, CIM, Hep, Med, MERC-J-R, Merc-s, Pyr, RHUS-T, Sil, Tereb, Tilia, VER-V.*

BRÜSTE – MAMMAE

Abszeß	*Bry, Crot-t, Graph, HEP, PHOS, Phyt, SIL, Sul. Vgl. Mastitis.*
Atrophie	*Chimaph, CAN, IOD, Kali-iod, Nit-ac, Onosm, SABAL.*
Entzündung (Mastitis)	*ACON, Ant-t, Apis, Arn, Ars, BELL, BRY, Calc-c, CHAM, Cistus, CON, CROT-T, Ferr-p, Galega, Graph, HEP, LAC-C, Lach, MERC, PHELL, PHOS, PHYT, Plant, PULS, Sabad, SIL, Sul. Vgl. Schmerz, Schwellung.*
Krebs	*ARG-N, Ars-iod, ARS, ASTER, Bad, Bapt, Bar-iod, Brom, Bry, Calc-iod, CARBO-AN, Carcinos, Cic, Clem, CONDUR, CON, GALIUM, Graph, Hep, Hoang-nan, HYDR, KALI-IOD, Kreos, Lach, Phos, PLB-IOD, Psor, Sang, SCIRRHIN, Semperv-t, Sil, Sul, Tar-c, THUJ. Vgl. Tumoren.*
Krebs, blutend	*Hoang-nan, Kreos, Lach, PHOS, Sang, Thuj.*
Krebs, Szirrhus	*Ars, Carbo-an, Condur, CON, Hydr, Kreos, Lapis-alb, Phyt, SCIRRHIN, SIL.*
Verhärtung, Härte	*Alumen, Ananth, ASTER, Bar-iod, Bell, BRY, Bufo, CALC-FL, CARBO-AN, Carbo-v, Cham, Cistus, Clem, CON, GRAPH, IOD, Kreos, Lac-c, LAPIS-ALB, Merc, Nit-ac, PHYT, PLB-IOD, PLB-M.*

Brüste - Mammae	
Schmerz (Mastodynie)	*Acon, Allium-s, Apis, Arg-n, ASTER, Aur-sul, BELL, Brom, BRY, CALC-C, Carbo-an, Cham, CHIMAPH, CIM, CON, Cotyled, Croc, CROT-T, HEP, Hydr, Hyper, Lac-c, Lach, LACT-AC, LAPIS-ALB, Lepid, Med, Merc-per, MERC, MUREX, Nat-m, Onosm, Pall, PHELL, PHOS, PHYT, PLB-IOD, Plb-m, Polyg, Prun-sp, Psor, Puls, SANG, Sil, Sumb, Zinc.*
Schmerz, unter der Brust	*CIM, Puls, RAN-B, Raph, Sumb, Ustil, Zinc-m.*
Schmerz B.- Unterstützung schwerer Brüste	*BRY, LAC-C, Phyt.*
Schmerz V.- Erschütterung, gegen Abend	*Lac-c.*

Brüste - Mammae	
Schwellung	*Allium-s, Ananth, ASAF, ASTER, Aur-sul, BELL, Bellis, BRY, Castor, Dulc, GRAPH, Helon, Lac-c, Merc-per, MERC, Onosm, Phos, PHYT, Psor, Puls, Solan-ol, Urt. Vgl. Mastitis.*
Empfindlichkeit, Wundheit	*Arg-n, ASTER, BELL, BRY, Calc-c, Carbo-an, CHAM, Clem, CON, Dulc, HELON, HEP, Iod, Kali-m, LAC-C, Lach, MED, Merc, Onosm, PHYT, Plb, Radium, Syph. Vgl. Schmerz*

Brüste - Mammae	
Tumoren, Knotenbildungen	*Ars-iod, ASTER, BELL, Berb-aq, BROM, Bry, Calend, Calc-c, CALC-FL, CALC-IOD, Carbo-an, Cham, CHIMAPH, Clem, Condur, CON, Ferr-iod, Gnaph, GRAPH, Hekla, HYDR, IOD, Lach, Lapis-alb, Lyc, MERC-I-FL, Murex, Nit-ac, PHOS, PHYT, PLB-IOD, Psor, PULS, Sab, Sang, SCIRRIN, SCROPHUL, SIL, Thuj, THYR, Tub. Vgl. Krebs, Schwellung, Entzündung.*
Ulzeration	*Aster, Calend, Clem, HEP, MERC, Paeonia, Phos, PHYT, SIL.*

Brüste - Mammae	
Brustwarzen	
brennend, juckend	*AGAR, Arundo, ARS, Castor, CROT-T, Lyc, Onosm, Orig, Petrol, Puls, Sil, SULF.*
entzündet, berührungsempfindlich	*CHAM, Helon, PHYT.*
Risse, Fissuren, Ulzerationen	*Ananth, ARN, Ars, AUR-SUL, Calc-ox, Calend, Carbo-v, CASTOR, Caust, Cham, CONDUR, CON, CROT-T, EUP-AR, Galium, Geran, GRAPH, Ham, Hep, Hippom, Merc, Nit-ac, POEONIA, PHELL, Phos, PHYT, RATANH, SEP, SIL, Sulf. Vgl. Wundheit.*
Schrumpfung	*Carbo-an, Hydr, Lapis-alb, Nux-m, SARS, SIL.*
Wundheit, Empfindlichkeit	*Apium-gr, ARN, Bor, Calend, CASTOR, CHAM, Cistus, CON, CROT-T, EUP-AR, GRAPH, Ham, Helon, HEP, Hydr, Lac-c, Med, Ocimum, Orig, Paraf, PHELL, Phos, PHYT, RATANH, Sang, Sil, Sulf, Zinc.*

EILEITER (TUBE)
(Salpingitis)

Entzündung	*Acon, Apis, ARS, Bry, Canth, Chin-s, COL, Eupion, Hep, MERC-C, Sabal. Vgl. Metritis, Peritonitis.*

EMPFÄNGNIS

leicht	*Merc, Nat-m.*
schwierig (Sterilität)	*AGN, Alet, Am-c, Aur-m, BAR-M, Bor, Calc-c, Can-ind, Caul, CON, Eup-purp, Gossyp, GRAPH, Helon, IOD, Lecith, MED, Nat-c, NAT-M, Nat-p, Phos, PLAT, SABAL.*

GONORRHOE	*ACON, Alumen, Apis, Arg-n, CAN-S, CANTH, COP, CUB, Jacar, Kreos, Med, Merc-c, MERC, OL-SANT, Petros, PULS, SEP, Sul, THUJ. Vgl. Weißfluß, Vaginitis, Vulvitis.*

KOITUS

Blutung danach	*Arg-n, Kreos, Nit-ac, Sep.*
Ohnmacht dabei	*Murex, Orig, PLAT.*
schmerzhaft	*Apis, Arg-n, Bell, BERB-V, Ferr, Kreos, Lyc, Lyssin, Plat, Sep, STAPH, Thuj. Vgl. Vaginismus.*

LEUKORRHOE,
WEISSFLUSS

allgemeine Mittel	*Agar, AGN, ALET, Alnus, ALUM, AMBRA, Am-c, AM-M, Arg-n, ARS, Asaf, Aur-mur, AUR-M-N, Baros, Bar-mur, Bell, BOR, BOV, CALC-C, Calc-p, CANTH, Carbo-v, CAUL, Caust, Cham, Cim, CINCH, COCC, CON, COP, DICTAM, EUCAL, Eupion, Ferr-iod, FRAX-AM, Gels, GRAPH, Hedeoma, HELON, Helonin, Hep, HYDR, Hydrocot, Ign, Iod, Jacar, Jonosia, KALI-BICH, KALI-C, Kali-m, KALI-S, KREOS, LIL-T, LYC, Mag-c, MAG-M, Merc-pr-rub, MERC, Mez, Murex, Naja, NAT-M, NAT-S, NIT-AC, Nux-v, Orig, OVA-T, Pall, Picr-ac, PSOR, Pulex, PULS, SAB, SEC, Sil, Spiranth, STANN, Sul, Sul-ac, Thlaspi, THUJ, Tilia, Trill, Vib, XANTH, Zinc-m.*

Leukorrhoe
Art, Typ

albuminös, schleimig	*Agn, ALUM, AMBRA, AM-M, Berb-v, BOR, Bov, CALC-C, CALC-P, Ferr-iod, Graph, Hematox, Hydr, Inula, Iod, Kali-m, KALI-S, Kreos, Mag-c, Mez, Plat, PULS, Sul-ac, THUJ, Tilia.*
blutig	*Arg-n, Ars, Bufo, Calc-ars, Carbo-v, CINCH, Cocc, Con, KREOS, MERC-C, MERC, Murex, Nit-ac, Nux-m, SEP, SPIRANTH, Sul-ac, THLASPI.*
braun	*AEsc, Am-m, Kreos, LIL-T, NIT-AC, SEC, SEP.*
dick	*AEsc, Aur, BOV, Canth, Carbo-v, Con, Helonin, HYDR, JOD, Kali-m, Kreos, Mag-s, Merc, Murex, Nit-ac, PULS, Sab, SEP, Thuj.*

dünn, wässerig	*AM-C, ARS, Bell, Bufo, Cham, Frax-am, GRAPH, KALI-S, Kreos, Lil-t, MERC-C, Merc, Naja, Nat-m, NIT-AC, Plat, Puls, SEP, SYPH, Sul.*
eitrig, fleckend, gelb	*AEsc, AGN, Alumen, Arg-n, ARS, Aur-mur, BOV, Calc-c, CAN-S, Carbo-an, Ceanoth, Cham, CINCH, Eupion, FAGOP, Helonin, HYDR, Ign, Iod, KALI-BICH, KALI-S, KREOS, Lach, Lil-t, Lyc, Merc-i-fl, MERC, Nat-s, Pulex, PULS, SEP, STANN, Sul, Trill, Ustil.*
fleischfarbig, wie bei Fleischabwaschen, nichtstinkend	*NIT-AC.*
grünlich	*BOV, Carb-ac, Carbo-v, KALI-S, Lach, Merc, MUREX, Nat-s, Nit-ac, Phos, Pulex, PULS, Sec, SEP, Sul, Thuj.*
gußartig	*Cocc, EUPION, GRAPH, SEP. Vgl. reichlich.*
juckend	*AMBRA, Anac, Calc-c, CALC-IOD, Carb-ac, CINCH, Hedeoma, Helonin, Hydr, KREOS, MERC, SEP. Vgl. Pruritus.*
klebrig, fädig, zäh	*AESC, ALUM, Asar, Bov, Dictam, Ferr-br, Graph, HYDR, Iris, KALI-BICH, KALI-M, Nit-ac, PALL, Phyt, Sab, Trill.*
klumpig	*Ant-c, Hydr, Psor.*
milchig, weiß	*Aur, Bell, BOR, CALC-C, CALC-IOD, Calc-p, Canth, Carbo-v, CON, COP, Ferr-m, GRAPH, Hematox, Iod, KALI-M, Naja, OVA-T, Paraf, PULS, SEP, SIL, STANN, Sul.*
milde	*Bor, Calc-p, Eupion, FRAX-AM, Kali-m, Puls, Stann.*
reichlich	*ALUM, Ambra, Am-c, ARG-N, ARS, Aur, Bor, CALC-C, Calc-p, Carb-ac, CAUL, Caust, Con, Fluor-ac, GRAPH, Guaco, Helonin, HYDR, Hydrocot, Iod, Kreos, LACH, Lil-t, Mag-s, MERC, NIT-M, OVA-T, Phos, Pulex, PULS, SEP, Sil, STANN, SYPH, Thasp, THUJ, Tilia, Trill.*
scharf, ätzend, brennend	*AEsc, ALUM, AM-C, Aral, ARS, Ars-jod, Aur, Aur-mur, BOR, BOV, CALC-C, Calc-jod, Carb-ac, Carbo-an, Carbo-v, Caul, CHAM, CON, Cop, Eucal, Ferr-br, GRAPH, Guaco, Helonin, Hep, HYDR, Ign, JOD, KREOS, LACH, LIL-T, Lyc, Med, MERC, NAT-M, NIT-AC, Phos, Puls, Sab, SEP, SIL, SUL, Sul-ac, Thasp.*
schmerzhaft	*Mag-m, Sil, Sulf. Vgl. Begleitsymptome.*
schmerzlos	*Am-m, Puls.*
schwärzlich	*CINCH, Thlaspi.*
stinkend	*Aral, Ars, Bufo, CARB-AC, Cinch, Eucal, Guaco, HELON, HEP, KREOS, MERC, Med, Nat-c, Nit-ac, Nux-v, PSOR, Pulex, Robin, Sab, Sang, SANIC, SEC, SEP, Thlapsi, Ustil.*
unterbrochen	*Con, Sul.*

Leukorrhoe
Begleitsymptome

Abort in der Vorgegeschichte	*Alet, Caul, SAB, Sep.*
Bauchschmerzen, Kolik vorher u. dabei	*AM-M, Aral, ARS, Bell, Calc-c, CON, Graph, Ham, Hematox, Ign, Lyc, MAG-M, Nat-c, SEP, Sil, SULF, Syph.*
Blutung, hartnäckig, unterbrochen	*Kreos.*

Durchfall	*Puls.*
Erschlaffung der Genitalien	*Agn, CAUL, Sec, Sep.*
Gefühl, als ob warmes Wasser liefe	*Bor.*
Gefühl von Völle, Hitze, B.- durch kaltes Wasser	*Acon.*
geistige Symptome	*Murex.*
hysterische Spasmen in Uterus u. Bauch	*Mag-m.*
Leberflecken auf der Stirn	*Caul, Sep.*
Leberstörung, Verstopfungsneigung	*Hydr.*
Metrorrhagie	*Mag-m.*
Pruritus vulvae	*Agar, Alum, AMBRA, ANAC, Calc-c, FAGOP, HELON, Hydr, Kreos, Merc, SEP, Sulf,*
Reizung der Harnwege	*Berb-v, ERIG, Kreos, Sep.*
Rückenschmerzen u. Schwächegefühl vorher u. dabei	*AESC, EUPION, Graph, HELON, Kali-bich, Kreos, Mag-s, MUREX, Nat-chlor, NAT-M, Ova-t, Psor, STANN.*
Schwäche	*ALET, ALUM, Calc-c, Carbo-an, Caul, Caust, Cinch, COCC, Con, Guaco, HELON, Helonin, Hydr, KREOS, Onosm, Phos, PSOR, Puls, Sep, STANN.*
spastische Zusammenschnürung der Vagina	*Aur-m-n.*
Zervix, Erosion, leichte Blutung	*Alum, ALNUS, Arg-n, Dictam, HYDR, Hydrocot, KALI-BICH.*

Leukorrhoe
Modalitäten - Auftreten

(bei) alten schwachen Frauen	*Ars, HELON, Nit-ac, Sec.*
B.- durch Waschen mit kaltem Wasser	*Alum.*
(durch) Bewegung, Gehen	*BOV, Carbo-an, Euphorb-pil, Graph, Helonin, MAG-M, Tilia.*
(nach) Harnlassen	*AM-M, Con, KREOS, Mag-m, Niccol, Plat, SEP, Sil.*
(im) Klimakterium	*Psor, Sang.*
(nach) Koitus	*Nat-c.*
(bei kleinen) Mädchen	*ASPERULA, CALC-C, Can-s, Carb-ac, CAUL, CINA, CUB, Hydr, Merc-j-fl, Merc, MILLEF, PULS, SEP, Syph.*
(nach) Menses u. zwischen den Perioden	*AEsc, ALUM, Bor, BOV, CALC-C, COCC, Con, EUPION, GRAPH, Hydr, JOD, Kal, KREOS, NIT-AC, Phos-ac, PULS, Sab, SEP, Thlaspi, XANTH.*
(statt) Menses	*COCC, Graph, JOD, NUX-M, Phos, Puls, Senec, SEP, Xanth.*

(vor) Menses	ALUM, Bar-c, Bor, BOV, CALC-C, Calc-p, Carbo-v, Con, GRAPH, Kreos, Picr-ac, PULS, SEP, Thlaspi.
nachts	Ambra, Caust, MERC, Nit-ac.
(durch) Ruhe	Fagop.
(bei) schwangeren Frauen	Cocc, Kali-c, Sep.
(durch) Sitzen, B.- durch Gehen	Cact, COCC, Cycl.
(nach) Stuhl	Mag-m.
tagsüber	Alum, Plat.
(durch) Urin, Berührung damit	Kreos, MERC, Sul.

MASTURBATION

bei Kindern, wegen Pruritus vulvae	CALAD, ORIG, Zinc-m.

MENOPAUSE
Klimakterium, Wechseljahre

allgemeine Mittel	Acon, Agar, Alet, AMYL, Aquil, Arg-n, BELL, BELLIS, Bor-ac, CACT, Calc-ars, Calc-c, Caps, Carbo-v, CAUL, CIM, Cocc, Coff, CON, Cycl, Ferr, GELS, GLON, Graph, Helon, IGN, JABOR, Kali-br, KALI-C, KREOS, LACH, Mag-c, MANCIN, MUREX, NUX-M, NUX-V, OOPHOR, Plb, PULS, SANG, Semperv-t, SEP, SULF, Sulf-ac, Ther, USTIL, Val, Vipera, Viscum, ZINC-V.
Angst	Acon, AMYL, Sep.
Brennen am Scheitel	LACH, Nux-v, Sang, SULF.
Brennen von Handflächen u. Sohlen	Sang, SUL.
Brüste vergrößert, schmerzhaft	Sang.
Depression oder Reizbarkeit	CIM, Ign, Kali-br, LACH, Mancin, Psor, Val, Zinc-v.
Gebärmutterblutung	Aloe, Amyl, Apoc, ARG-M, Arg-n, Aur-mur, Calc-c, Caps, CIM, Cinch, Ferr, Hydrastinin, Kali-br, Lach, Med, Nit-ac, PLB, Sab, Sanguisorba, SEDUM, Sep, Thlaspi, TRILL, USTIL, Vinca. Vgl. Metrorrhagie.
Globus hystericus	Amyl, LACH, Val, Zinc-v.
Haarausfall	Sep.
Herzklopfen	AMYL, CALC-ARS, Ferr, Glon, Kali-br, LACH, Sep, Trill, Val.
Husten, Brennen in der Brust, periodische Neuralgie	Sang.
hysterische Neigungen	IGN, Val, Zinc-v.
Kongestionen	Acon, AMYL, Calc-c, GLON, Lach, Sang, Sep, SUL, USTIL.
Kopfschmerz	AMYL, Cact, CIM, CINCH, Croc, CYPRIP, Ferr, GLON, Ign, Lach, SANG, SEP, Stront-c.

Leberstörungen	*Card-m.*
Magen, Gefühl des Absinkens	*Cim, Crotal, Dig, Hydroc-ac, IGN, SEP, Trill.*
Müdigkeit anhaltend, erschlaffte Gebärmutter	*Bellis.*
Müdigkeit ohne Grund, muskuläre Schwäche, Frösteln	*Calc-c.*
nervöse Erregbarkeit	*Absinth, Arg-n, Cim, Coff, Dig, IGN, Kali-br, LACH, Oophor, THER, Val, ZINC-V.*
Ohnmachtsanfälle	*Cim, Crotal, Ferr, GLON, Lach, Nux-m, Sep, SULF, Trill.*
Ohrenschmerzen	*Sang.*
Pruritus	*Calad.*
Schmerzen im Uterus	*Agar, CIM, Cocc, Lach, Puls, SEP.*
Schmerz unter den Brüsten	*Cim.*
Schwäche	*Dig, Helon, Lach, SEP.*
Schweiß, reichlich	*Amyl, Bell, Crotal, Hep, JABOR, Lach, Nux-v, SEP, Val.*
Schwindel, Ohrenklingen	*Glon, Lach, Trill, Ustil.*
sexuelle Erregung	*Mencin, MUREX.*
Speichelfluß	*Jabor.*
Ulzera an der Oberfläche, wunde Stellen an den Beinen	*Polyg.*
Wallungen, Erröten	*ACON, AMYL, Bell, Bor-ac, Calc-c, CIM, Crotal, Dig, Ferr, GLON, IGN, JABOR, Kali-br, Kali-c, LACH, MANG-AC, Niccol-s, Nux-v, Oophor, Phos-ac, Piloc, SANG, Sedum, SEP, Stront, SULF-AC, SUMBUL, Tub, USTIL, Val, Ver-v, Vespa, Vinca, Zinc-v.*

MENSTRUATION
Typ, Amenorrhoe

allgemeine Mittel	*ACON, Alet, Alnus, APIS, Apoc, Ars, Avena, Bell, Bry, CALC-C, Can-s, CAUL, Caust, CIM, Con, CYCL, Dulc, EUPHRAS, Ferr-ars, FERR-M, FERR-RED, Gels, GLON, GRAPH, Hedeoma, HELLEB, HELON, Jonosia, KALI-C, KALI-PERM, Lil-t, Mang-ac, MERC-PER, NAT-M, Nux-v, Op, Ova-t, Parth, Phos-ac, Pinus-lamb, PLAT, Plb, POLYG, PULS, Sec, SENEC, SEP, Spong, SUL, Tanac, Thyr, Ustil, Xanth.*
anhaltend, ausgedehnt	*Acon, Calc-s, Caust, CON, Crot, CUPR-M, Ferr, Graph, Iod, Kreos, LYC, Nat-m, Nux-m, Nux-v, PHOS, Rhus-t.*
Asthma dabei	*Spong.*
(bei) Auswanderern	*Bry, Plat.*
Blutandrang in der Brust dabei	*Acon, Calc-c, Sep.*
Blutandrang im Gehirn dabei	*ACON, Apis, BELL, Bry, Calc-c, Cim, GELS, GLON, Lach, Psor, Sep, Sulf, VER-V.*

(mit) Delirium, Manie	*Stram.*
(mit) Druck im Becken, Empfindlichkeit der Ovarien	*Ant-c, Bell.*
(durch) enttäuschte Liebe	*Helleb.*
(mit) Gastralgie oder Spasmen	*Cocc.*
(mit) Gelbsucht	*Chionanth.*
(mit) Krämpfen zur Brust hin	*Cupr-m.*
(mit) neuralgischen Schmerzen an Kopf u. Gesicht	*GELS.*
(mit) Ohnmachtsanfällen, Schläfrigkeit	*Kali-c, NUX-M, Op.*
(mit) Ophthalmie	*Puls.*
(mit) Ovariitis	*ACON, Cim.*
(mit) Rheumaschmerzen	*Bry, Cim, Rhus-t.*
(durch) Schrecken, Ärger	*Act-sp, ACON, Cim, Col, Lyc, Op, Ver-a.*
spärlicher Fluß	*Alet, ALUM, Apis, Berb-v, BOR, Canth, CAUL, Caust, CIM, COCC, CON, Cycl, Dulc, EUPHRAS, Ferr-cit-strych, GELS, GRAPH, Ign, KALI-C, KALI-P, Kali-s, Lach, Lamina, Lil-t, MAG-C, Mang-ac, MELI, Merc-per, NAT-M, Nux-v, OL-AN, PHOS, Plat, PULS, Sang, SENEC, SEP, Sil, SUL, Val, VIB-OP, Xanth. Vgl. Dysmenorrhoe.*
(mit) Tenesmus im Becken	*Pod.*
unregelmäßig	*Ambra, Caul, CIM, COCC, CYCL, GRAPH, Jod, Jonosia, Lil-t, NUX-M, NUX-V, Phos, Piscidia, PULS, Radium, Sec, Senec, SEP, Sulf.*
unterbrochen	*Coccus, Ferr-m, KREOS, LAC-C, Mag-s, MELI, Murex, Nux-v, Phos, PULS, SABAD, SEP, Sul, Xanth.*
unterdrückt	*ACON, Apis, Bell, BRY, Calc-c, Ceanoth, Cham, Chionanth, CIM, CON, Croc, Cupr, CYCL, DULC, Ferr, Gels, GLON, Graph, Helon, Ign, Kali-c, KALI-M, Lach, Leonorus, Nat-m, Nux-m, OP, Pod, PULS, PULS-NUT, SENEC, Sep, Sulf, TANAC, Taxus, Tub, VER-V, Zinc.*
unterdrückt durch Blutarmut	*Ars-jod, Ars, Caust, Ferr-ars, FERR-CIT, STRYCH, Ferr-red, Graph, KALI-C, Kali-perm, Kali-p, Mag-ac, Nat-m, Ova-t, PULS, SENEC.*
unterdrückt durch kaltes Wasser, Aufdecken, Frösteln	*ACON, ANT-C, Bel, Calc-c, Cham, Cim, CON, DULC, Graph, Lac-c, Phos, LAC-D, PULS, RHUS-T, Sulf, Ver-v, Xanth.*
unterdrückt durch Zorn u. Empörung	*Cham, Col, Staph.*
verspätet, erste Menses	*Calc-c, Calc-p, Ferr, GRAPH, KALI-C, Kali-per, Polyg, Puls, SENEC, Turnera.*
verspäteter, zögernder Fluß	*Acon, Alet, CAUST, CIM, Con, Cupr-m, Dulc, Euphras, FERR-CIT-STRYCH, GELS, Glon, Gossyp, GRAPH, Helleb, Jod, Jonosia, Kali-c, Kali-m, KALI-P, Kali-s, Lac-d, MAG-C, NAT-M, Nux-m, Phos, Pulex, PULS, Radium, Sabad, SENEC, SEP, SULF, Thasp, Val, VIB-OP, Zinc.*

(mit) vikariösen Blutungen	*BRY, Crot, Dig, Erig, Eupion, FERR, HAM, Ipec, Kali-c, Lach, Millef, Nat-s, PHOS, PULS, Sabad, Sang, SENEC, Sil, Sul, Trill, Ustil.*
vor dem passenden Alter	*CALC-C, Calc-p, Carbo-v, Cinch, Cocc, SAB, Sil, Ver-a.*
(durch) vorübergehende, örtliche Uteruskongestion, danach chronische Anämie	*Sabal.*
(mit) Wassersucht	*Apis, Apoc, Kali-c.*

Menstruation Dysmenorrhoe

allgemeine Mittel	*Acetan, Acon, Am-acet, APIOLINE, Apis, Apium-gr, Aquil, Atrop, Avena, BELL, BOR, Bov, Brom, Bry, CACT, Calc-c, Canth, Castoreum, CAUL, CHAM, CIM, COCC, Collins, COL, Croc, Cupr-m, Dulc, Epiph, Ferr, Ferr-p, GELS, Glon, GNAPH, Gossyp, Graph, GUAIAC, HAM, Helon, Hyos, Ign, KALI-PERM, Lach, Lil-t, MACROT, MAG-C, Mag-m, MAG-P, Merc, Millef, Morph, Nux-m, Nux-v, Op, Plat, PULS, Rhus-t, Sab, Sang, Santon, SEC, SENEC, Sep, Stram, Thyr, Tub, Ustil, VER-A, Ver-v, VIB-OP, Vib-pr, XANTH, Zinc.*

Menstruation Dysmenorrhoe, Typ

unregelmäßig, alle zwei Wochen etwa	*Bor, BOV, CALC-C, Calc-p, Croc, Ferr-p, HELON, Ign, Mag-s, Mez, Murex, Nit-ac, Nux-v, Phos-ac, PHOS, Phyt, Sab, Sec, Thlaspi, TRILL, Ust.*
rheumatisch	*Caul, Caust, CIM, Cocc, Guaiac, Rham-c.*
spastisch, neuralgisch	*Acon, Agar, BELL, CAUL, Cham, CIM, Coff, Collins, GELS, Glon, Gnaph, Mag-m, MAG-P, NUX-V, PULS, Sab, Santon, SEC, Senec, Sep, Ver-v, VIV-OP, XANTH.*
spastisch mit Uteruskongestion	*Acon, BELL, Cim, Collins, Gels, Puls, SAB, Ver-v.*
membranös	*ARS, Bell, BOR, BROM, Bry, CALC-ACET, Calc-c, Cham, Collins, Con, Cycl, Guaiac, Heliotr, Lac-c, MAG-P, Merc, Rhus-t, SULF, Ustil, VIV-OP.*
nicht-obturierend, durch Ovarreizung	*APIS, Bell, Ham, Xanth.*
nicht-obturierend, durch Uterusreizung	*CHAM, Coff, Nit-ac, Xanth.*
unregelmäßig	*Am-c, BELL, Bry, CALC-C, CAUL, CIM, Cocc, CYCL, Guaiac, Inula, Mag-s, Murex, NAT-M, NUX-V, Physost, PULS, Sec, SENEC, SEP. Vgl. Amenorrhoe.*
vorzeitig	*Am-c, CALC-C, Caust, Cocc, Con, Cycl, Ign, KALI-C, Lamina, Lil-t, MAG-P, Nat-m, NUX-V, Ol-an, Phos, Sab, Sep, Sinap, Sil SULF, XANTH. Vgl. unregelmäßig.*

Menstruation
Menorrhagie
(reichlicher, vorzeitiger Fluß)

Allgemeine Mittel	*Achill, Agar, ALET, Aloe, Ambra, AM-C, Apoc, ARAN, ARN, ARS, BELL, BOR, Bov, Bry, CACT, CALC-C, Calc-p, CAN-IND, CANTH, Carbo-v, Caul, Ceanoth, CHAM, Chin-s, Cim, CINCH, CINNAM, Collins, Col, CROC, CYCL, Dig, ERIG, Ferr-m, FERR-P, Ferr-red, Ficus GERAN, Glycerin, HAM, HELON, Hydr, Ign, Jonosia, KALI-C, KALI-M, KREOS, Lac-c, Lach, Led, Lil-t, Mag-c, Mez, MILLEF, Murex, NIT-AC, NUX-V, Pall, Paraf, Phos-ac, PHOS, Phyt, PLAT, PLB, Ruta, SAB, SEC, Sedum, SEP, Sil, STANN, Sulf-ac, Sulf, Thlaspi, TRILL, Ustil, Vinca, XANTH.*
ausgedehnt, frühzeitig, reichlich	*ALOE, Asar, BELL, CALC-C, Calc-jod, Carbo-an, CINNAM, Coff, Ferr-ac, Ferr-m, Fluor-ac, Glycerin, Grat, Ign, Kreos, MILLEF, Murex, NUX-V, Onosm, PLAT, Raph, Rhus-t, SAB, Sanguisorba, SEC, Sul, THLASPI, TRILL, Tub, Xanth.*
(nach) Fehlgeburt, Geburt	*Apis, CIM, Cinch, Helon, Kali-c, NIT-AC, SAB, Sep, Sul, Thlaspi, USTIL, Vib-op.*
jede 2. Periode reichlich	*Thlaspi.*

Menstruation
Art, Typ des menstruellen Blutes

blaß	*ALUM, Ars, CARBO-V, FERR-M, GRAPH, KALI-C, Nat-p, PULS, Sulf. Vgl. wässerig.*
dunkel, schwärzlich	*Apis, ASAR, Bov, Calc-p, Canth, Caul, Cham, Cim, CINCH, Cocc, COCCUS, Coff, CROC, CYCL, Elaps, Ham, Helon, IGN, KALI-M, KALI-N, Kreos, Lach, LIL-T, Mag-c, Mag-m, Mag-p, Med, Nit-ac, Nux-v, PLAT, Plb, PULS, Sab, Sec, Sep, THLASPI, Trill, USTIL, XANTH.*
fädig, eiweißartig, klebrig, dick	*Arg-n, Coccus, CROC, KALI-M, Kreos, Lac-c, Mag-c, Mag-p, NIT-AC, Nux-m, PLAT, Puls, Sul, TRILL, UST, XANTH.*
fleischwasserfarben	*Brom, CYCL, Ferr-m, Nat-c, NIT-AC. Vgl. klumpig.*
heiß	*Bell.*
hell-rot	*Acon, BELL, Brom, Calc-p, CINNAM, ERIG, Glycerin, Ferr-p, IPEC, Lac-c, MILLEF, SAB, Sang, TRILL, Ustil.*
klumpig, koaguliert	*Am-m, BELL, Bov, CHAM, Cim, CINCH, Cocc, COCCUS, Coff, CROC, CYCL, Glycerin, Helon, Jugl-r, KALI-M, LIL-T, Mag-m, Med, Murex, Nux-v, PLAT, Plb, PULS, SAB, Sang, Sul, THLASPI, Ustil.*
pechartig	*Cact, Cocc, CROC, Kali-m, MAG-C, Med, PLAT.*
scharf, ätzend	*Am-c, Kali-c, Lach, Mag-c, Nat-s, Nit-ac, RHUS-T, Sab, Sil, SUL.*
stinkend	*BELL, Carbo-v, Cim, Cop, Helon, KALI-C, Kali-p, LIL-T, Mag-c, MED, Plat, PSOR, Pyr, SAB, Sang, SEC, Sul, Vib-op.*
teils flüssig, teils klumpig	*FERR, Ham, Plb, SAB, SEC.*
wässerig, dünn	*AEth, Alumen, Eupion, Ferr-ac, FERR-M, Gossyp, Kali-p, Nat-p, Phos, SAB, SEC.*

wechselhaft	*Puls.*

Menstruation
Fluß - vorangehende u. begleitende Beschwerden

Achselhöhlen juckend	*Sang.*
alte Symptome verschlimmert	*Nux-v.*
Anus wund	*Ars, MUR-AC. Vgl. Anus.*
Augen, Blindheit oder feurige Flecken	*Cycl, Sep.*
Augen, brennend	*Niccol.*
Augen, Doppeltsehen	*Gels.*
Augen, Ophthalmie	*Puls.*
Asthmaanfälle wecken sie vom Schlaf auf	*Cupr, IOD, LACH, Spong.*
Ausschläge	*Allium-s, BELL, Bellis, Calc-c, CIM, Con, DULC, Eug-j, GRAPH, KALI-ARS, Kali-c, Mag-m, Mang-ac, MED, Psor, Sang, SARS, Sil, Thuj, Ver-a.*
(in den) Backenknochen	*Stann.*
Bauch aufgetrieben	*Apoc, Aran, Cham, CINCH, COCC, Kali-c, Kreos, Nux-v. Vgl. Abdomen.*
Bauch, Gewichtsgefühl	*Aloe, Bell, Glycerin, Kali-s, Puls, SEP.*
Bauch, schmerzhaft	*Ham, Sep. Vgl. Abdomen.*
(vorne, hinten u. an der Seite durch das) Becken ausstrahlend	*Bell.*
(zum) Becken ausstrahlend vom Kreuzbein zur Leistengegend	*Plat, Puls, Sep, Vib-op.*
Blindheit	*Cycl, Puls.*
Brennen in Händen u. Sohlen	*Carbo-v.*
(in die) Brust ausstrahlend	*Caul, Cham, Cim, CUPR-M.*
Brüste eiskalt	*Med.*
Brüste empfindlich, geschwollen	*Bry, Calc-c, Canth, CON, Graph, HELON, Kali-c, LAC-C, Mag-c, Merc, MUREX, PHYT, PULS, Sang.*
Brüste milchgefüllt, statt Menses	*Merc-v.*
Brustwarzen u. Brüste eiskalt	*Med.*
choleraartige Symptome	*AM-C, Bov, Ver-a.*
Durchfall	*Am-c, AM-M, Ars, BOV, Cham, Kreos, Phos, PULS, VER-A.*

Entzündung von Rachen, Brust, Blase	*Senec.*
Erkältungen	*Mag-c, Sep.*
Frösteln, Kälte	*Am-c, Apis, Calc-c, Cham, Glycerin, Graph, Nux-v, Plat, PULS, Sec, Sep, SIL, VER-A.*
(in den) Füßen	*Am-m.*
Füße, geschwollen	*Graph, Lyc, Puls.*
Füße kalt, feucht	*Calc-c.*
Füße, Schmerz darin	*Am-m.*
Füße u. Wangen geschwollen	*Apis, Graph.*
Gelenkschmerzen	*Caul, Sab.*
Gesicht blaß, Augen eingesunken	*Cycl, Ipec, Ver-a.*
Genitalien empfindlich	*Am-c, Cocc, LACH, Kali-c, PLAT. Vgl. Vaginismus.*
Gesicht gerötet	*BELL, Calc-p, Ferr-m, FERR-P, Gels, SANG.*
Halsschmerzen	*Canth, LAC-C, MAG-C.*
Harnsymptome	*Calc-p, CANTH, Coccus, GELS, Hyos, Mag-p, Med, Nux-v, Plat, Pulex, Puls, SENEC, Sep, Ver-v, Vib-op.*
Heiserkeit, Schnupfen, Schweiße	*Graph.*
Herz, Schmerz, Herzklopfen etc.	*CACT, Crot, Eupion, Lach, LITH-C, Sep, Spong.*
Hitzewellen	*Ferr, Glon, LACH, SANG, Sulf.*
(die) Hüften hinunter, in Oberschenkel u. Beine ausstrahlend	*AM-M, Berb-v, Bry, Castor, CAUL, Cham, CIM, Coff, Col, Con, GELS, Graph, Lil-t, Mag-c, Mag-m, Nit-ac, Plat, SEP, Trill, VIB-OP, Xanth.*
Hunger	*Spong.*
Husten	*GRAPH, Lac-c, SULF.*
hysterische Symptome	*Caul, CIM, Gels, IGN, MAG-M, Nux-v, Plat, Puls, Senec, Vib-op.*
Katalepsie	*Mosch.*
Kopfschmerz, kongestive Symptome	*Aster, BELL, Bry, Cim, Cocc, Croc, CYCL, Ferr-m, Ferr-p, GELS, Graph, Kali-p, Kreos, Lac-c, Lach, Nat-c, NAT-M, NUX-V, Puls, SANG, SEP, SUL, USTIL, Ver-v, Xanth.*
Labien brennend	*Calc-c.*
(zur) Leber ausstrahlend	*Phos-ac.*
(in die) Lendengegend ausstrahlend	*Bor, CAUL, Kali-c, Lil-t, Plat, Tanac, USTIL.*
Leukorrhoe, scharf	*Lach, Sep.*
Leukorrhoe, Weißfluß	*Bar-c, Bor, CALC-C, Carbo-v, Caust, Graph, Iod, NAT-M, Puls.*
Magenstörungen	*Arg-n, Ars, BRY, Kali-c, Lach, LYC, Nux-m, NUX-V, PULS, Sep, Sulf.*
Manie, Chorea	*Cim.*
Manie, sexuelle	*Can-ind, DULC, Plat, Stram, Ver-a.*

Morgenübelkeit, Erbrechen	*AM-M, Bor, COCC, CYCL, Graph, Ichth, IPEC, Kreos, Meli, Nat-m, NUX-V, Puls, SEP, Thlaspi, Ver-a.*
Mund wund, Schwellung von Zahnfleisch, Wangen; blutender Ulkus	*Phos.*
Mund, Zunge, Rachen trocken, besonders im Schlaf	*Nux-m, Tar-h.*
Nasenbluten	*Acon, BRY, Dig, Gels, Nat-s, Sep, Sul.*
nervöse Störung, Unruhe	*ACON, CHAM, Caul, CIM, Ign, Kreos, LACH, Mag-m, MAG-P, Nit-ac, Puls, SALIX-N, Senec, Sep, Trill, Vib-op, Xanth.*
Ohnmacht	*Ars, Cinch, Ign, MOSCH, Nux-m, NUX-V, Ver-a.*
Ohrenklingen	*FERR, Kreos.*
(in den) Ovarien	*APIS, Bell, Bry, Cact, Canth, CIM, Col, Ham, Iod, Jonosia, Kali-n, LACH, LIL-T, Picr-ac, Salix-n, Tar-h, THUJ, Vib-op.*
Pruritus	*Calc-c, GRAPH, Hep, Inula, Kali-c, SIL, Sulf.*
Rasen, Toben	*Acon.*
Reizbarkeit	*CHAM, Cocc, Eupion, Kreos, Lil-t, Lyc, Mag-m, NUX-V.*
(zum) Rektum ausstrahlend	*ALOE, Xerophyl.*
Rektal- u. Blasenreizung	*Sab.*
(durch den) Rücken ausstrahlend (Kreuzbein, Steißbein)	*AM-C, Am-m, Asar, Bell, BOR, Calc-c, CALC-P, Caust, CHAM, Cic, CIM, Cupr-m, Cycl, GELS, Graph, HELON, KALI-C, Kreos, Mag-m, Nit-ac, NUX-V, Phos, Plat, Pod, PULS, Radium, Sab, SENEC, SEP, Spong, Vib-op, XANTH.*
Rückenschmerzen, allgemein schlechtes Befinden	*Kali-c.*
(zum) Schambein ausstrahlend	*Alnus, Bov, Col, Cycl, Radium, SAB, Sep, Vib-op.*
Schlaflosigkeit	*Agar, Senec.*
Schmerz, brennend, im linken Ovargebiet, bei Bewegung	*Croc, THUJ, Ustil.*
Schmerz, kolikartig, wehenartig, spastisch	*ALET, Aloe, AM-C, Am-m, Apis, BELL, Bor, BOV, Brom, Calc-c, CAUL, CHAM, CIM; Cinch, COCC, COFF, COL, Cupr-m, CYCL, Ferr-m, Ferr-p, GELS, GRAPH, Helon, HEMATOX, Ign, Jonosia, KALI-C, Kreos, Lil-t, MAG-C, MAG-M, MAG-P, Med, Meli, Nat-m, Nit-ac, Nux-m, NUX-V, Plat, PULS, SAB, SEC, Sep, Stann, Thlaspi, VER-A, Ver-v, Vespa, VIB-OP, XANTH.*
Schwäche	*ALUM, AM-C, Carbo-an, CINCH, COCC, Ferr-m, Glycerin, Graph, HELON, HEMATOX, Ign, Iod, Niccol, Puls, VER-A.*
Schwindel	*Calc-c, Cycl, Nux-v.*
sexuelle Erregung	*Plat.*
Spasmen	*Artem, BUFO, Calc-s, Caul, CIM, Cupr-m, Gels, HYOS, IGN, Kali-br, Lach, Mag-m, OEnanthe, PLAT, Tar-h.*

Speichelfluß	*Pulex.*
Stimmlosigkeit, Aphonie	*GELS, Graph.*
Strecken, Gähnen	*Am-c, Puls.*
Taubheit, Ohrenklingen	*Kreos.*
Tränenfluß, katarrhal. Zustand von Augen, Nase	*Euphras.*
Traurigkeit	*Am-c, Aur, Brom, Caust, CIM, Cocc, Ferr, Helleb, Helon, IGN, Lyc, Nat-c, NAT-M, Nit-ac, Phos, Plat, PULS, SEP, Stann, Vespa.*
Verstopfung	*Am-c, Collins, GRAPH, NAT-M, Nux-v, Plat, PLB, Sep, SIL, Sul.*
Zahnschmerz	*Am-c, Calc-c, Cham, Mag-c, PULS, Sep.*

Menstruation
Beschwerden nach Menses

alte Symptome V.-	*Nux-v.*
Ausschlag	*Kreos.*
(durch) Bewegung	*Am-m, CYCL, Kreos, MAG-C, SAB.*
Brüste geschwollen, milchiges Sekret	*Cycl.*
Durchfall	*Graph, Puls.*
Erbrechen	*Crot.*
Erregung, neuralgische Schmerzen, Schmerzen in den Brüsten, Schlaflosigkeit	*Cim.*
Hämorrhoiden	*Cocc.*
hysterische Symptome	*Ferr-m.*
Kopfschmerz	*Croc, Lach, Lil-t, Puls, Sep.*
Kopfschmerz, pulsierender, mit schmerzenden Augen	*Nat-m.*
Leukorrhoe, Weißfluß	*AEsc, Alum, Graph, KREOS, Nit-ac. Vgl. Leukorrhoe, Weißfluß.*
menstruale Blutungen gelegentlich, alle paar Tage	*Bor, Bov.*
(durch) Niederlegen	*Bov, Cact, Caust, Lil-t.*
Ovarschmerzen	*Zinc-m.*
Pruritus	*Con, Lyc, TAR-H.*
Schmerzen (zwischen Menses)	*BRY, Ham, Iod, Kreos, SEP.*
Schwäche, große	*ALUM, Am-c, Am-m, ARS, Calc-c, CARBO-AN, Carbo-v, Cim, CINCH, COCC, Ferr, Glycerin, Graph, Jod, Ipec, Kali-c, Mag-c, Phos, Thlaspi, TRILL, VER-A, Vinca.*

Menstruation
Modalitäten, Besserung

(durch) Bewegung	*Am-m, CYCL, KREOS, MAG-C, SAB.*
(durch) Einsetzen des Flusses	*Aster, Cereum-ox, CYCL, Eupion, LACH, MAG-P, SENEC, ZINC.*
(durch) heiße Anwendungen	*Mag-p.*
(durch) kalte Getränke	*Kreos.*
(durch) Niederlegen	*Bov, Cact, Caust, Lil-t.*

Menstruation
Modalitäten, Verschlimmerung

Bewegung	*Bov, Bry, Canth, Caust, Erig, LIL-T, Mag-p,SAB, SEC, Thlaspi, TRILL.*
Erregung	*CALC-C, SULF, Tub.*
(während des) Flusses	*CIM, Ham, Kreos, PULS, TUB.*
morgens, am Tage	*Bor, Cact, Carbo-an, CAUST, LIL-T, PULS, Sep.*
nachts	*Am-c, AM-M, BOR, BOV, Coccus, MAG-C, Mag-m, Zinc.*
Niederlegen, Ruhe	*AM-C, Am-m, BOV, CYCL, KREOS, MAG-C, ZINC.*
Schlaf	*Mag-c.*

NYMPHOMANIE *Ambra, Aster, Bar-mur, Calc-p, Camph, CANTH, Coca, Dulc, FERRULA-GL, Fluor-ac, GRAT, HYOS, Kali-br, Lach, LIL-T, MUREX, Orig, PHOS, PLAT, Raph, ROBIN, SALIX-N, Stram, Strych, TAR-H, Val, VER-A.*

OVARIEN

Abszesse	*Cinch, HEP, Lach, MERC, Phos-ac, PYR, SIL.*
Atrophie	*IOD, Oophor, Orchit.*
Beschwerden zusammenhängend mit oder nach Ovariotomie	*Ars, BELL, BRY, Cinch, Coff, COL, Hyper, Ipec, Lyc, Naja, Nux-v, OOPHOR, Orchit, STAPH.*
Kongestion	*ACON, AEsc, Aloe, Am-br, APIS, Arg-n, BELL, BRY, Canth, CIM, Col, Con, GELS, HAM, Iod, Lil-t, Merc, Naja, NAT-CHLOR, SEP, Tar-h, Ustil, VIB-OP.* Vgl. *Entzündung.*

Ovarien

Zysten, Wassersucht	*APIS, Apoc, Arn, Ars, AUR-JOD, Aur-m-n, Bell, Bov, Bry, Cinch, COL, Con, Ferr-jod, Graph, JOD, Kali-br, Lach, Lil-t, LYC, Med, OOPHOR, Rhod, Sab, Tereb, Zinc.*
Entzündung (Oophoritis) - akute	*ACON, Am-br, APIS, BELL,BRY, Cact, CANTH, CIM, COL, Con, Ferr-p, Guaiac, HAM, JOD, LACH, Lil-t, MERC-C, Merc, Phos-a, Plat, PULS, Sab, Thuj, Viscum*
akute, Bauchfell mitbetroffen	*ACON, Apis, Ars, BELL, Bry, Canth, Chin-s, Cinch, Col, HEP, MERC-C, Sil.*

chronische, mit Verhärtung	*CON, Graph, JOD, Lach, Pall, Plat, Sabal, Sep, THUJ.*
Verhärtung	*Aur, Aur-m-n, Carbo-an, CON, Graph, JOD, Lach, Pall, Plat, Ustil.*

Ovarien - Schmerz

bohrend	*COL, Zinc-m.*
brennend	*APIS, ARS, Bufo, CANTH, Con, Eupion, FAGOP, Kali-n, Lil-t, Plat, Thuj, USTIL, Zinc-v.*
dumpf, keilartig im Uterus	*Jod.*
dumpf, ständig	*Aur-br, Hydrocot, Niccol, Sep.*
dumpf, taub	*Pod.*
Empfindlichkeit bei Berührung, bei Bewegung	*Ant-c, APIS, BELL, BRY, Canth, Carbo-an, CIM, HAM, Hep, Jod, LACH, Lil-t, PLAT, Sabal, TAR-H, Thea, Thuj, Ustil, Zinc-v.*
häufiges Harnlassen dabei	*Vespa.*
krampfartig, einschnürend	*CACT, Col, Naja.*
neuralgisch (Ovarialgie)	*Am-br, APIS, Apium-gr, ATROP, BELL, Berb-v, Bry, CACT, Canth, CAUL, CIM, COL, CON, Ferr, Ferr-p, GELS, Gossyp, Graph, Ham, Hyper, Kali-br, LACH, LIL-T, MAG-P, Meli, Merc-c, Merc, NAJA, Phyt, PLAT, Pod, Puls, SABAL, Salix-n, Sumb, STAPH, Thea, USTIL, VIB-OP, ZANTH, ZINC-V.*
neuralgisch, aussetzend	*GOSSYP, Thaspium, Zizia.*
Ovar, im linken	*Am-br, Apis, Apium-gr, ARG-M, Caps, Carb-ac, CIM, COL, Erig, Eup-purp, Frax-am, Graph, Iod, LACH, LIL-T, Med, Murex, NAJA, Ov-g-pell, Phos, Picr-ac, Thaspium, Thea, THUJ, Ustil, VESPA, Wyeth, XANTH, ZINC.*
Ovar, im rechten	*Absinth, APIS, Ars, BELL, Branca, BRY, Col, Eupion, Fagop, Graph, Jod, Lach, Lil-t, LYC, PALL, Phyt, POD, Ustil.*
pulsierend	*Bell, Brachygl, Branca, CACT, Hep.*
schneidend, in Oberschenkel u. Beine ausstrahlend	*Bry, CIM, Croc, Lil-t, Phos, Pod, Wyeth, XANTH, Zinc-v.*
schneidend, stechend, reißend	*Absinth, Acon, BELL, BRY, Caps, COL, Con, Croc, LIL-T, Naja, Puls.*
Schwellung	*AM-BR, APIS, BELL, Brom, Graph, Ham, LACH, Pall, TAR-H, Ustil. Vgl. Kongestion, Entzündung.*
stechend	*APIS, Canth, Con, Lil-t, Merc.*
(mit) sympathetischen Herzsymptomen	*Cim, LIL-T, Naja.*
(mit) Taubheit, sich verlagernden Winden im Kolon	*Pod.*
traumatische Zustände, Zustände nach Verletzungen	*Arn, HAM, Psor.*
Tumoren	*APIS, Aur-m-n, Bov, COL, Con, Graph, JOD, KALI-BR, Lach, Oophor, Pod, SEC. Vgl. Zysten*
(mit) Unruhe, kann sich nicht stillhalten	*Kali-br, Vib-op, ZINC.*

Ovarien , Schmerz
Modalitäten

B.- durch Druck, enges Bandagieren	*Col.*
B.- durch Fluß	*Lach, Zinc-m.*
B.- durch Hochziehen der Beine	*Apium-gr, Col.*
V.- durch Gehen, Reiten, B.- durch Niederlegen	*Carb-ac, Pod, Sep, THUJ, Ustil.*
V.- durch tiefes Atmen	*Bry.*

SCHAMHAARE

Ausfall der	*Nat-m, Nit-ac, Zinc-m.*

SCHWANGERSCHAFT
U. WEHEN
Abort

allgemeine Mittel	*Acon, ALET, Arn, Bell, Calc-fl, CAUL, Cham, CIM, Cinnam, Cinch, Coff, Croc, Gossyp, HELON, Hyos, Ipec, KALI-C, Millef, Nit-ac, Nux-v, Op, PINUS-LAMB, Pyr, Rhus-t, SAB, SEC, SEP, Tanac, Thlaspi, Trill, VIB-OP.*
Blut, dunkel, flüssig; Ameisenkribbeln	*Sec.*
Blut hell, flüssig, schmerzlos	*Millef.*
Blutung anhaltend	*Nit-ac, Thlaspi.*
Blutung aussetzend, Schmerzen spastisch, Erstickungsgefühl, Ohnmacht, verlangtnach frischer Luft	*Puls.*
Depression, Schock, Nachtwachen, bösartige Fieber	*Bapt.*
drohender Abort	*ACON, Arn, BAPT, Bell, CAUL, CHAM, Cim, Cinch, Coff, Croc, Eup-purp, Ferr-m, HELON, Millef, Plb-m, Puls, SAB, SEC, Trill, VIB-OP, Vib-pr.*
fettige Degeneration der Plazenta	*Phos.*
Folgezustände	*Kali-c, Sab, Sulf.*
Furcht, Erregungen	*ACON, Cham, Cim, Op.*
Nachgeburtsverhaltung	*Cinch, Pyr.*
Neigung zum Abort	*ALET, Apis, Aur, Bac, Calc-c, CAUL, CIM, HELON, Kali-c, Kali-iod, Merc-c, Merc, Plb, Puls, SAB, SEC, SEP, Sil, Sulf, Syph, VIB-OP, VIB-PR, Zinc-m.*

Neigung zum Abort im 2. oder 3. Monat	*CIM, Kali-c, Sab, SEC, Vib-op.*
Ovarerkrankung	*Apis.*
Schmerzen häufig, wehenartig; keine Ausscheidung	*Sec.*
Schmerzen über den Bauch fliegend, zwingen zum Krümmen; Stechen in den Brüsten; Schmerz in den Lenden	*Cim.*
Schmerzen unregelmäßig, schwach, quälend; spärlicher Fluß oder langanhaltendes, passives Tröpfeln; Rückenschmerz, Schwäche, inneres Zittern	*Caul.*
Schmerzen vom Kreuz zum Bauch, schließlich krampfartig, quetschend nach unten ziehend an den Oberschenkeln	*Vip-op.*
Schmerzen vom Kreuz zu den Oberschenkeln; schwacher Rücken; Schmerzen V.- durch Bewegung; nachher auch Schwäche u. Schweiß	*Kali-c.*
Schmerzen vom Kreuz zum Schambein, V.- Bewegung; Blut teilweise klumpig	*Sab.*
Schwäche	*ALET, Caul, Chin-s, Cinch, HELON, Sec.*
Sepsis	*Pyr.*
syphilit. Infektion	*Aur, Kali-jod, MERC-C.*
Verletzungen	*Arn, Cinnam.*

Schwangerschaft
Beschwerden bei der Schwangerschaft

Absonderung blutig	*Erig, Kali-c, Phos, Rhus-t, Vgl. Abort.*
Akne	*BELL, Sab, Sep. Vgl. Haut.*
Albuminurie	*APIS, ARS, Aur-mur, CUPR-ARS, Gels, Glon, HELON, Indium, KALI-CHLOR, Kal, MERC-C, PHOS, Sab, Thlaspi, Thyr, VER-V. Vgl. Nieren, Harnwege.*
Arme heiß, schmerzhaft	*Zing.*
Bauchlage während der Anfangsmonate	*Acet-ac, Pod.*

Blasenstörungen, Tenesmus	*BELL, CANTH, CAUST, Equis, Ferr, Nux-v, Pop-tr, PULS, Staph.*
Brüste schmerzhaft, Entzündungsneigung	*BELL, BRY.*
Brüste schmerzhaft, neuralgisch	*CON, Puls.*
Durchfall	*Ferr-m, Helleb, Nux-m, Petrol, Phos-ac, PULS, Sec, SUL.*
Dyspepsie (Sodbrennen, Säurebildung)	*Acet-ac, Anac, Calc-c, Canth', Caps, Diosc, NUX-V, PULS. Vgl. Magen.*
Dyspnoe	*Apoc, Lyc, Nux-v, Puls, VIOLA-OD. Vgl. Atemwege.*
Gallenbeschwerden	*Chel.*
Gastralgie	*Petrol.*
geistige Symptome	*ACON, Cham, CIM, Puls. Vgl. Geist, Gemüt.*
Gelüste absonderlich	*ALUM, Calc-c, Carbo-v, SEP. Vgl. Magen.*
Hämorrhoiden	*Collins, Pod, Sulf. Vgl. Abdomen.*
Herpes	*Sep.*
Husten	*Acon, APOC, BELL, Bry, CHAM, Caust, CON, Coral, DROS, Glon, HYOS, KALI-BR, Ipec, Nux-v, Vib-op.*
Kongestion im Gehirn	*GLON. Vgl. Kopf.*
Konvulsionen, Spasmen	*Amyl, Cupr-m, GLON, Hyos, Lyssin, OENANTHE. Vgl. Nervensystem.*
Krämpfe in den Waden	*Cham, CUPR, Mag-p, Nux-v, VER-A.*
Kropf	*Hydr.*
Metrorrhagie	*Cinch, Cinnam, Ipec, Nit-ac, Sec, Tril. Vgl. Uterus.*
Morgenübelkeit (Erbrechen)	*Acet-ac, Acon, Alet, AMYG-PERS, Anac, Ant-t, APOMORPH, Arg-n, ARS, Bry, Carb-ac, CEREUM-OX, CIM, COCC, Colch, CUCURB, Cupr-ac, Cycl, Gnaph, GOSSYP, Ingluv, IPEC, Iris, Kali-m, KREOS, Lac-d, Lact-ac, LOB-INFL, Mag-c, Merc, Nat, Nux-m, NUX-V, Petrol, Phos, Piloc, Psor, PULS, SEP, Staph, SYMPHOR, Tab, Ther, THYR. Vgl. Magen.*
Müdigkeit in den Gliedern, kann nicht gehen	*Bellis.*
Mund wund	*Hydr, Sinap-a. Vgl. Mund.*
Nervenüberempfindlichkeit	*Acon, Asar, Cim, THER.*
Plethora	*Acon.*
Pruritus vulvae et vaginae	*Acon, AMBRA, Ant-c, BOR, CALAD, COLLINS, Ichth, SEP, Tab. Vgl. Vulva.*
Retinitis	*Gels.*
Rückenschmerzen	*AESC, Kali-c. Vgl. Bewegungsapparat.*
Scheinschwangerschaft	*CAUL, Croc, Nux-v, THUJ.*
Schlaflosigkeit	*ACON, Cim, COFF, Nux-v, Puls, Sulf.*
Schluckauf	*Cycl. Vgl. Magen.*

Schmerz im Bauch wie von Spannung, linksseitig	*Am-m.*
Schmerz, falsche Wehen	*CAUL, CHAM, CIM, Gels, PULS, SEC.*
Schmerz im Lendengebiet, ziehend, beunruhigend	*Arn, BELL, KALI-C, Nux-v, Puls, Rhus-t.*
Schmerzen, rheumatisch	*Acon, Alet, CIM, Op, Rhus-t.*
Schwindel	*Bell, Cocc, Nux-v.*
septische Zustände, toxämische Zustände	*Kali-chlor.*
sexuelle Erregung	*Plat.* Vgl. *Nymphomanie.*
Speichelfluß	*Acet-ac, Ars, IOD, JABOR, Kreos, Lact-ac, MERC-S, Nat-m, PILOC, Sul.*
Uterus- u. Abdominalschmerzhaftigkeit	*Ham, Puls.*
variköse Adern, Krampfadern	*Arn, Bellis, Calc-c, Carbo-v, Ham, Lyc, Millef, Zinc-m.*
Verstopfung	*Alum, COLLINS, Lyc, Nux-v, Op, PLAT, Plb, SEP.* Vgl. *Abdomen.*
Wahnsinn, Psychose	*Hyos.* Vgl. *Geist, Gemüt.*
Zahnschmerz	*Acon, Bell, CALC-FL, CHAM, Coff, KREOS, MAG-C, Nux-v, Ratanh, Sep, STAPH, Tab.*

Schwangerschaft
Geburt - Wehen:

Konvulsionen (Eklampsie)	*ACON, AEth, Amyl, Arn, BELL, Canth, Cham, CHLORAL, CIC, Cim, Coff, CUPR-ARS, Cupr-m, Gels, Glon, HYDROC-AC, HYOS, Ign, Ipec, Kali-br, Merc-c, Merc-d, OENANTHE, Op, Piloc, Plat, Solan-n, Spiraea, Stram, VER-V, ZINC-M.*

Schwangerschaft - Wehen
Schmerzen

(mit) Atemnot durch Einschnürung in der Mitte der Brust, dadurch Festsetzung der Schmerzen	*Lob-infl.*
(mit) Erleichterung durch Druck auf den Rücken	*Caust, KALI-C.*
falsche Wehenschmerzen	*Bell, Cham, CAUL, CIM, Gels, Nux-v, PULS, Sec, Vib-op.*
hin- u. herziehend im Bauch, zum Krümmen zwingend; Stiche in den Brüsten, Frösteln im ersten Stadium	*Cim.*
hin- u. herziehend überall, Erschöpfung; gereizt, zitternd	*Caul.*

nadelartiges Stechen in der Zervix	*Caul.*
(mit) Ohnmacht	*Cim, Nux-v, Puls, Sec.*
Rücken schmerzt heftig. Verlangen nach Druck	*Caust, KALI-C.*
Sanduhrkontraktion	*Bell, Sec.*
(mit) Schmerzüberempfindlichkeit	*ACON, Bell, CAUL, Caust, CHAM, CIM, Cinch, COFF, GELS, Hyos, Ign, NUX-V, Puls.*
spastisch, unregelmäßig, aussetzend, wirkungslos, verziehend	*Arn, Artem, BELL, Bor, CAUL, Caust, CHAM, Chloral, CIM, Cinnam, CINCH, Coff, GELS, Kali-c, Kali-p, Nat-m, NUX-V, Op, Pituitrin, PULS, Sacchar-of, SEC.*
übermäßig	*Bell, Coff.*
Wehen verfrüht	*Sab.*
Wehen verzögert	*Kali-p, Pituitrin.*
ziehend nach oben	*CHAM, Gels.*
ziehend von den Lenden die Beine hinunter	*Aloe, BUFO, Carbo-v, Caul, Cham, NUX-V.*
ziehend vom Rücken zum Rektum, mit Stuhl- oder Harndrang	*Nux-v.*

Schwangerschaft
Plazentaverhaltung — *ARN, Canth, Caul, Cim, Cinch, Ergotin, Gossyp, HYDR, IGN, PULS, SAB, SEC, Viscum.*

Schwangerschaft
Muttermund rigide, starr — *Acon, BELL, CAUL, Cham, Cim, GELS, Lob-infl, VER-V.*

UTERUS

Atonie, Schwäche, Erschlaffung	*Abies-c, ALET, Aloe, Alston, Alum, Bellis, CAUL, CINCH, Ferr-jod. HELON, Lappa, LIL-T, Puls, Rhus-ar, SAB, SEC, SEP, TRILL, Ustil. Vgl. Verlagerungen.*

Uterus - Entzündung (Endometritis, Metritis)

akute	*ACON, Ant-jod, APIS, Arn, ARS, BELL, BRY, Canth, Cham, CIM, Cinch, Con, GELS, Hep, Hyos, IOD, Kali-c, Kali-iod, Lach, Lil-t, MEL-C-SALE, MERC-C, Nux-v, OP, Phos-ac, Plat, PULS, Rhus-t, SAB, SEC, SEP, SIL, Stram, Sulf, Tereb, Tilia, VER-V.*
chronische	*Alet, Aloe, ARS, AUR-M, AUR-M-N, Bor, CALC-C, CARB-AC, Caul, Chin-ars, CIM, CON, Graph, Helon, HYDR, Hydrocot, Inula, JOD, Kali-bich, Kali-c, Kali-s, Kreos, Lach, MAG-M, MEL-C-SALE, Merc, MUREX, Nat-m, Nit-ac, NUX-V, PHOS-AC, Phos, Plb, PULS, Rhus-t, SAB, SEC, SEP, SIL, Stram, SULF.*
chronische, follikuläre	*HYDR, Hydrocot, Jod, Merc.*

chronische mit arterieller Blutfülle	*Bell, Lil-t, SAB.*
chronische mit venöser Blutfülle	*Aloe, COLLINS, Mag-m, Murex, SEP.*
Hämorrhagie-Fälle	*Ars, Ham, Led, Phos, SEC, THLASPI.*
Peri- oder Para-Metritis	*Acon, BELL, Canth, Col, Hep, MERC-C, Sil.*

Uterus - Hämorrhagie, (Metrorrhagie) Blutung

allgemeine Mittel	*Acet-ac, Achill, Agar, AMBRA, Apis, Arg-n, Arg-oxy, ARN, ARS, Aur-mur, Kali, BELL, BOV, Bry, CACT, CALC-C, Canth, CAUL, CHAM, Cim, Cina, CINCH, CINNAM, Collins, CROC, Crot-casc, Crot, Dictam, Elaps, ERIG, FERR-AC, Ferr-m, FERR-P, Fuligo, HAM, Helon, Hydrast, Jod, IPEC, Jonosia, Junip-v, KALI-N, Kreos, LACH, Lil-t, Mag-m, Mangif-ind, Millef, Mitchella, Nat-chlor, NIT-AC, Nux-v, PHOS, Plat, Plb, Puls, PYR, RHUS-AR, Robin, SAB, SEC, SEP, Sulf-ac, Sulf, STRAM, Tereb, THLASPI, TRILL, Ustil, VINCA, Viscum, Xanth.*
Blut dünn, schmerzloser Fluß	*Carbo-an, Cinch, Sec.*
Blut dunkel, flüssig, stinkend	*Crot.*
Blut, hell-rot, reichlich, stürzend durch die geringste Bewegung	*Acal, BELL, Bov, Cham, Erig, IPEC, Med, MILLEF, Mitchella, Phos, SAB, SEC, TRILL, Ustil, Viscum.*
Blut klumpig (oder teilweise klumpig)	*Acal, BELL, Cham, CINCH, Cocc, CROC, Cyc, Erig, IPEC, Kali-c, Lach, PLAT, PLB, Puls, Rhus-t, SAP, Thlaspi, Trill, Ustil, Viscum.*
Blut klumpig oder flüssig; anfallartiger oder dauernder Fluß; Übelkeit, Erbrechen, Herzklopfen, Puls rasch, schwach bei Bewegung; Vitalkraft herabgesetzt, Ohnmacht beim Heben des Kopfes vom Kissen	*Apoc.*
Blut reichlich, passiv, hartnäckig	*Caul, Cinnam.*
Blut reichlich, passiv, dünn, stinkend; bei kachektischen Frauen	*Sec.*
Blut reichlich, schmerzlos	*Millef, Nit-ac.*
Blut reichlich, schmerzlos, dunkel, venös	*HAM, Mangif-ind.*
Blut reichlich, sehr dunkel, dick, teerig; ziehend nach unten in Becken u. Leisten pressend, danach Kreuzbeinschmerzen; unnatürliche genitale Empfindlichkeit u. Reizbarkeit	*Plat.*

Blut, schwarz	*Caul, CROC, Elaps, Mag-c, PLAT.*
durch Ausschabung	*Nit-ac.*
durch Chlorose, Bleichsucht; Klimakterium, Gebärmutter-krebs	*Med, Phos, Thlaspi, Ust.*
durch Fibrome	*Calc-c, Nit-ac, PHOS, Sab, Sec, Sulf-ac, THLASPI, TRILL, Vinca.*
durch Geburt, Abort	*Caul, Cham, Cinch, Croc, Ipec, Millef, Nit-ac, SAB, SEC, Thlaspi, Vgl. Schwangerschaft*
durch mechanische Verletzung Anspannung, Überanstrengung	*AMBRA, Arn, CINNAM, Ham.*
durch Plazentaverhaltung	*Sab, Sec, Stram.*
durch Uterusatonie, bei Malariafällen	*Cinch.*
Fluß anfallartig, dünnes, helles Blut, fest gerinnend; starke wehenartige Schmerzen	*Cham.*
Fluß anfallartig, hell-rot; Gelenkschmerzen	*Sab.*
mit Gefühl, als ob Rücken u. Hüften in Stücke gingen, erleichtert durch Bandagieren; Ohnmacht	*Trill.*
mit Gefühl von Kopfvergrößerung	*Bad.*
mit Hysterie	*Caul, Cim, Mag-m.*
mit kongestivem Kopfschmerz	*Bell, Glon.*
mit nervöser Erregung in der Menopause	*Arg-n, LACH.*
mit Ohnmacht	*Apis, CINCH, Ferr-m, TRILL.*
mit Rückenschmerz, B.-durch Druck, Sitzen	*Kali-c.*
mit schwachem Herzen	*Am-m, Dig.*
mit Schwäche im Magen	*Crot, Trill.*
mit schwerem Abdomen, Schwäche, stechenden Schmerzen	*Apis.*
mit septischem Fieber	*Pyr.*
mit sexueller Erregung	*Ambra, Plat, Sab.*
mit Übelkeit	*Apoc, Caps, IPEC.*
mit Uterus-Kongestion, -Entzündung	*Sab.*
mit wehenartigen Schmerzen	*CAUL, CHAM, CIM, Ham, Sab, Sec, Thlaspi, Viscum.*

Schmerz im Becken, ziehend vom Kreuzbein zu den Leisten	*Puls, Sep.*
Schmerz im Becken ziehend, vorne, hinten, an der Seite	*Bell.*
Schmerz vom Kreuzbein zur Scham	*Sab.*
Schmerz zum Nabel ausstrahlend; Dyspnoe	*Ipec.*
schmerzhafte Miktion ,dabei Blässe; starke Reizung von Rektum, Blase, Prolaps	*Erig.*
zwischen den Menses	*AMBRA, Arg-n, BOV, CALC-C, Cham, Elaps, HAM, IPEC, Mag-s, PHOS, Rhus-t, Robin, SAB, Vinca.*

Uterus Hydrometra -Flüssigkeit in der Gebärmutter	*Nat-hypochlor, Sep.*
Verhärtung	*Aur, Aur-m-kali, AUR-M-N, Carbo-an, CON, Graph, JOD, Kal, Kreos, Mag-m, Plat, SEP.*

Uterus Physometra-Gasbildung	*Bell, Bry, BROM, Lac-c, LYC, Nux-v, Phos-ac, Sang.*
Schmerzhaftigkeit, Empfindlichkeit des Uterus	*Abies-c, Acon, APIS, Arg-m, Arn, BELL, BELLIS, BRY, CIM, Conv, HELON, Kreos, LACH, Lappa, LIL-T, Lyssin, Mag-m, MEL-C-SALE, Merc, MUREX, Plat, Sanic, SEP, THLASPI, TILIA.*

Uterus Kongestion	*Acon, ALOE, Aur, BELL, Bellis, CAUL, Cim, COLLINS, Croc, FRAX-AM, Gels, Jod, LIL-T, Mag-p, Mitchella, Murex, Puls, Sabal, Sab, SEP, Stroph, Sulf, Tar-h, VER-V, Vgl. Entzündung.*
chronische oder passive	*Aesc, AUR, Calc-c, Cim, COLLINS, HELON, Lach, POLYMNIA, Sep, Stann, Sulf, USTIL.*
Fühlen der Gebärmutter, sehr empfindlich gegen Erschütterungen	*HELON, Lyc, Lyssin, MED, Murex.*
Störungen mit Reflexherzsymptomen	*Com, Lil-t.*
Störungen mit Zahnschmerz, Kopfschmerz, Speichelfluß, Neuralgie	*Sep.*

Uterus Moles - Fremdkörper	
Austreibung fördernd	*Canth, Sab.*

Uterus **Reizung, Schmerz** (Hysteralgie)	*Bell, Caul, CIM, Ign, LIL-T, MAG-M, Murex, Tar-h, Vgl. Schmerz.*

Uterus - Schmerz

Brennen	*Acon, ARS, BELL, Bufo, Calc-ars, CANTH, Carbo-an, Con, Hep, Kreos, Lapis-alb, Murex, Pall, SEC, TEREB, Xanth.*
einschnürend, quetschend	*BELLIS, CACT, Cham, Cinch, GELS, MAG-P, Nux-v, Polygon, SEP, Ustil.*
Gefühl von Prellung oder Bruch der Beckenknochen	*AESC, Arn, Bellis, Lappa, TRILL.*
geschwürig zwischen Anus, Damm, beim Gehen oder Sitzen	*Cycl.*
kolikartig, Krämpfe, wehenartig, nach unten ziehend	*AGAR, Apis, Arg-m, Calad, Calc-c, Can-ind, CAUL, Caust, Cham, CIM, COCC, COL, Con, CUPR, Diosc, Ferr-jod, Ferr, GELS, GOSSYP, Hedeoma, IGN, Inula, IPEC, LACH, Mag-p, Nat-m, NUX-V, Onosm, Op, Plat, PULS, SAB, SEC, Sil, Thlaspi, Tilia, VIB-OP, Xanth, Vgl. Wehen.*
neuralgisch, lanzinierend, spastisch, reißend, schießend, schneidend, stechend	*Acon, AGAR, Apis, ARAM, BELL, Bry, Bufo, Calc-c, CIM, Cinch, COL, CON, Crot-casc, Cupr-ars, DIOSC, Ferr, Graph, Kali-p, Lach, LIL-T, Mag-m, MAG-P, Merc, MUREX, Op, PLAT, Puls, Sec, Tar-h, VIB-OP, Viscum, Vgl. Dysmenorrhoe.*
neuralgisch, in die Brust ausstrahlend	*Lach, Murex, Vespa.*
neuralgisch, rechts, nach oben durch den Körper, von da zur linken Brust	*Murex.*
neuralgisch von Hüfte zu Hüfte	*BELL, Calc-c, CIM, Cinch, COL, Pall.*
neuralgisch vomNabel zum Uterus	*Ipec*
neuralgisch vom Rücken in Oberschenkel u. Beine	*Bufo, Carb-ac, Cham, CIM, Puls, SAB.*
neuralgisch vom Rücken herumgehend	*Plat, Sep.*
neuralgisch vom Rücken zum Bauch	*Sep, Viscum.*
neuralgisch vom Rücken zur Scham	*Bell, Sab.*
pressend, als ob Eingeweide aus der Vagina treten wollten	*AGAR, BELL, Cim, Cinnam, Crot, FERR-JOD, Ferr-m, FRAX-AM, Gossyp, Heliotr, Kali-ferrocy, KREOS, LAC-C, LIL-T, Lyc, Mosch, MUREX, NAT-C, Nat-chlor, Nat-m, NUX-V, Onosm, Ovi-g-pell, Pall, POD, PULS, SANIC, SEP, STANN, SUL, TILIA, Trill, Vib-op, XANTH, Xeroph.*
Pressen im Rücken	*Agar, BELL, Carb-ac, Cham, CIM, Gels, Gossyp, Hedeoma, HELON, Inula, KALI-C, Kreos, Nat-m, Onosm, Trill, Vespa, Vib-op.*

Pressen, Schwere, Völle Ziehen im Becken	*Agar, Alet, ALOE, Ant-c, AUR-M-N, BELL, Calc-c, Calend, Carb-ac, CIM, Cinch, COCC, Collins, Con, Ferr-br, Frax-am, Glycerin, Gnaph, GOSSYP, HELON, Kali-bich, Lappa, LIL-T, Mag-c, MAG-M, Merc, Murex, Nat-c, Nat-chlor, NUX-V, PLAT, Plb, POD, Polygon, SEP, Sulf, Trill, Wyeth, Zinc-v.*
Pulsieren, Klopfen	*AESC, Bell, CACT, Hep, Murex.*
splitterartig beim Gehen oder Reiten	*Arg-n.*

Uterus
Tumoren - Krebs

maligne Erkrankung allgemeine Mittel	*ARG-M, ARS-JOD, ARS, AUR-M-N, Bell, Bov, Calc-ars, Calc-s, CALTHA, CARBO-AN, Carcinos, Cham, Cinch, CON, GRAPH, HYDR, Jod, Irid, KALI-BICH, Kali-p, Kali-s, KREOS, Lach, LAPIS; ALB, Mag-p, Med, Murex, Ova-t, PHOS, Phyt, Rhus-t, SEC, Sep. SIL, Staph, Sulf, Tar-c, Thlaspi, THUJ, Trill, Zinc-m.*
Fibrome, Polypen, Myo-Fibrome	*AUR-JOD, AUR-MUR, Bell, Calc-c, CALC-JOD, Calc-p, CALEND, Cinch, CON, Erod, Ferr, FRAX-AM, Ham, Hydr, HYDROCOT, JOD, Ipec, KALI-JOD, LACH, Led, Lyc, Merc-c, MERC-J-R, NIT-AC, PHOS, Plat, Plb, Puls, Sabal, SAB, Sang, Sec, Sep, Sil, Solid, Staph, Sulf, THLASPI, THUJ, THYR, Trill,*
Krebs, Blutung	*Bell, Crotal, Kreos, Lach, Sab, THLASPI, Ustil.*

Uterus

Verlagerungen

(Flexionen, Versionen)	*ABIES-C, Aesc, BELL, Carb-ac, EUPION, FERR-JOD, Ferr-m, FRAX-AM, Heliotr, HELON, Lappa, LIL-T, Mel-c-sale, Murex, Pall, PULS, Sabal, Sec, Senec, SEP, STANN.*
Prolaps	*Abies-c, Aesc, Agar, ALET, Aloe, Arg-m, Asperula, AUR-M-N, BELL, Benz-ac, CALC-C, Calc-p, Calc-sil, Caul, COLLINS, Con, Ferr-br, FERR-JOD, Ferr-m, FRAX-AM, Graph, HELON, Ign, Kali-bich, Kreos, Lach, LIL-T, Lyssin, MEL-C-SALE, MUREX, Nat-chlor, Nat-m, Nux-m, NUX-V, Onosm, Pall, Plat, POD, PULS, RHUS-T, Sec, Senec, SEP, STANN, Staph, Tilia, Trill, Zinc-v.*

Uterus - Zervix

Entzündung (Endozervizitis)	*Ant-t, Arg-n, ARS, BELL, Calend, Hydr, Lyc, MERC-C, Merc, Nit-ac, Sep, Vgl. Ulzeration.*
Geschwürbildung	*Alnus, ARG-N, Ars, AUR-M-N, Bufo, CARB-AC, Carbo-an, Fluor-ac, HYDR, HYDROCOT, Kali-ars, KREOS, Lyc, MERC-C, Merc, Murex, Phyt, SEP, Sulf-ac, Thuj, USTIL, VESPA.*
Geschwürbildung, ältere Frauen	*Sulf-ac.*
Geschwürbildung (leicht) blutend	*Alnus, Arg-n, Carbo-an, Kreos.*
Geschwürbildung (an der) Oberfläche	*HYDR, Merc.*

Geschwürbildung schwammig	*Arg-n, Kreos.*
Geschwürbildung (mit) stinkender, jauchiger, blutiger Absonderung	*Carbo-an, Kreos.*
Geschwürbildung (mit) stinkender, scharfer Absonderung	*Ars, Carb-ac.*
Geschwürbildung, tiefe	*Merc-c.*
Rötung	*Hydrocot, Mitchella.*
Schwellung mit Harnsymptomen	*Canth.*
Schwellung, szirrhusartig	*Ananth.*
Tenesmus	*Bell, Ferr-m.*
Tumoren, kanzeröse	*Carbo-an, Jod, Kreos, Thuj.*
Verhärtung, Zervix u. Muttermund	*Alumen, AUR-M, AUR-MUR, Aur-m-n, Carbo-an, Con, Helon, KALI-CY, JOD, Kali, Mag-m, Nat-c, PLAT, Sep.*

VAGINA

aphthöse Flecken, Ulzera, Erosionen	*Alumen, ARG-N, Carbo-v, CAUL, GRAPH, HELON, HYDR, Ign, Kreos, Lyc, Lyssin, Merc, Nat-m, NIT-AC, Rhus-t, Robin, SEP, Thuj.*
Blähungsabgang	*BROM, Lac-c, LYC, Nux-m, Sang.*
Brennen, Hitze	*ACON, Alum, Antipyr, Aur-mur, BELL, BERB-V, Bov, CANTH, Carbo-an, Carbo-v, Ferr-p, HYDROCOT, Kali-bich, Kali-c, KREOS, Lyc, Lyssin, MERC-C, Merc, Nat-m, NIT-AC, Pop-c, Pulex, SEP, Spiranth, SULF.*
Brennen, Hitze nach Koitus	*Lyc, Lyssin.*
Entzündung (Vaginitis) akute	*ACON, APIS, Arn, Ars, BELL, Can-s, CANTH, Cim, Con, CROT-T, Gels, HELON, HYDR, Kali-c, Kali-m, KREOS, MERC-C, Rhus-t, SEP, Sulf, Thuj.*
Entzündung, chronische	*ARS, Bor, CALC-C, Grind, Hydr, Jod, KREOS, Kali-m, MERC, Nit-ac, PULS, SEP, Sulf, Vgl. Vulvitis.*
Jucken	*Antipyr, Arundo, Aur-mur,CALAD, CANTH, CON, HELON, Hydrocot, Hydr, KREOS, Merc, Scrophul, SEP, Sil, SULF, Vgl. Pruritus Vulvae.*
Kälte	*Bor-ac.*
Prolaps, Vorfall der Vagina	*Alum, BELL, Ferr, Granat, Kreos, Lach, LAPPA, Nux-m, Nux-v, Ocimum, SEP, STANN, Staph, Sulf-ac.*
Schmerz, pressend	*BELL, Calc-c, Chimaph, Cinnab, FERR-JOD, Stann.*
Schmerz, pulsierend	*Bell.*
Schmerz, stechend, schießend, reißend	*APIS, Cimex, Cim, Col, Kreos, RHUS-T, Sab, SEP.*
Trockenheit	*Acon, Apis, BELL, Ferr-p, LYC, Lyssin, NAT-M, Spiranth, Vgl. Entzündung.*

Überempfindlichkeit (Vaginismus)	*ACON, Aur, BELL, BERB-V, CACT, CAUL, Caust, Carbo-v, CIM, Coff, Con, Ferr-jod, Ferr-m, Ferr-p, GELS, Ham, IGN, Kreos, Lac-c. Lyssin, MAG-P, MUREX, Mur-ac, Nit-ac, Nux-v, Orig, PLAT, PLB, Sil, STAPH, Tar-h, THUJ.*
Zysten	*Lyc, Puls, RHOD, Sil.*

VULVA - LABIEN

Abszeß (vulvo-vaginal)	*APIS, BELL, Bor, HEP, Kreos, Jod, Lach, MERC, Puls, Rhus-t, Sep, SIL, Sulf.*
Brennen	*Acon, Am-c, Aur, Bov, CANTH, Carbo-v, GRAPH, Helon, KREOS, Lyc, MERC, Puls, RHUS-T, Sep, Sil, SULF, Thuj, Vgl. Schmerz.*
Ekzem	*Rhus-t.*
Entzündung (Vulvitis)	*ACON, Ambra, APIS, Ars, BELL, Brom, CALC-C, CANTH, CARBO-V, Chimaph, Coccus, Collins, COP, Eupion, Gossyp, GRAPH, Ham, HELON, Hydr, KREOS, Lyc, Mag-p, MERC-C, MERC, Ocimum, Plat, Puls, Rhus-divers, RHUS-T, SEP, Sil, Sulf, THUJ.*
Erysipel mit Ödem	*APIS*
Gefühl von Feuchtigkeit	*Eup-purp, Petrol.*
Haarausfall	*Merc, Nit-ac.*
Hyperästhesie, Schmerzhaftigkeit	*Acon, BELL, CIM, Cocc, COFF, Ferr-jod, GELS, Hep, Ign, Kali-br, KREOS, Mag-p, MERC, MUREX, NIT-AC, Nux-v, Petrol, PLAT, SEP, Sul, THUJ, Tilia, Zinc-m.*
Jucken (Pruritus)	*Agar, AMBRA, Apis, Ars, Arundo, Berb-v, Bov, CALAD, CALC-C, CANTH, Carb-ac, CARBO-V, Caust, Coff, COLLINS, CON, Conv, Cop, Crot-t, Dulc, FAGOP, Ferr-jod, GRAPH, Grind, Guaco, HELON, Hydr, Kali-bich, Kali-br, Kali-c, KREOS, Lil-t, LYC, MERC, Mez, Nat-m, Nit-ac, ORIG, Petrol, Picr-ac, PLAT, RADIUM, Rhus-div, RHUS-T, Rhus-v, Scrophul, SEP, Spiranth, Staph, SULF, Tar-c, TAR-H, Thuj, Urt, Xerophyl, Zinc-m.*
Krebs	*ARS, Con, Thuj.*
Papeln, Pusteln	*CARB-AC, Graph, SEP, Sulf.*
Polypen	*Bell, Calc-c, PHOS, Teucr, THUJ.*
Schmerz	*Apis, Ars, BELL, BERB-V, CALC-C, CAN-S, Con, Ferr, Kali-c, KREOS, Lyc, Meli, MERC-C, PHOS, Plat, Sab, SEP, Sulf, Vgl. Vulvitis*
Schmerzhaftigkeit, Empfindlichkeit	*ACON, Ambra, BELL, Caust, Conv, GRAPH, HELON, Hep, KREOS, Ovi-g-poll, Pell, PLAT, SEP, Sulf, Tar-h, Urt.*
Schmerzhaftigkeit mit Ulzera	*Arg-n, HEP, Merc, NIT-AC, Thuj.*
Schweiß stinkend	*CALC-C, Fagop, Lyc, MERC, Petrol, SULF, Thuj.*
Trockenheit	*ACON, BELL, Calc-c, Lyc, Tar-h, Vgl. Vulvitis.*
Ulzera	*ARS, AUR-M-N, Graph, Mur-ac, NIT-AC, Sep, Syph.*
Varizen, Krampfaderknoten	*Calc-c, Carbo-v, Lyc.*

Vulvitis, follikuläre, herpetische	*Ars, Crot-t, DULC, Merc, Nat-m, Robin, SEP, Spiranth, Thuj, XEROPHYL.*
Warzen	*Aur-mur, Med, THUJ.*

WOCHENBETT
Allgemeine Zustände

Durchfall	*CHAM, Hyos, Puls.*
Komplikationen verhindert (Nichtanwendung der Zange o.ä.)	*ARN, Calend.*
Nachwehenschmerzen	*ACON, Amyl, ARN, BELL, Calc-c, CAUL, Carbo-v, CHAM, CIM, Cocc, Coff, Cupr-ars, CUPR-M, GELS, Ign, Kali-c, Lach, Nux-v, PULS, Pyr, Rhus-t, SAB, SEC, Sep, Vib-op, VIB-PR, XANTH.*
Nachwehenschmerzen, in die Schienbeine ziehend	*Carbo-v, Cocc.*
Nachwehenschmerzen stark, quälend, in Waden u.Sohlen	*Cupr-m.*
Nachwehenschmerzen, über den Unterbauch in die Leisten	*Caul, Cim.*
Rückenschmerzen, Schwäche, Schweiß	*Kali-c.*
Verstopfung	*BRY, COLLINS, Nux-v, Ver-a, Zinc-m.*

Wochenbett
Hämorrhagie

(Blutung post-partum)	*ACET-AC, Am-m, Amyl, Arn, Ars, BELL, Caul, Cham, CINCH, CINNAM, CROC, Cycl, Ferr, Geran, HAM, Hyos, Ign, IPEC, Kali-c, MILLEF, Nit-ac, Puls, SAB, SEC, Trill, Ustil.*
(mit) dunklem, dickem, anfallartigem Fluß; Schwäche	*Cinch.*
(mit) gewohnheitsmäßigem Auftreten, reichlich, dunkel, klumpig	*Trill.*
Hämorrhoiden	*Acon, ALOE, Bell, Ign, Puls.*
hellrote Flüssigkeit; schmerzloser Fluß	*Millef.*
hellroter, heißer, reichlicher Fluß in Güssen	*Bell.*
(mit) hellrotem, heißem, reichlichem Fluß; Kollapssymptome	*Ipec.*
(mit) kolikartigen, nach unten ziehenden Schmerzen, B.- durch Blutguß	*Cycl.*

(mit) passivem, dunklem, flüssigem Blut, V.- Bewegung; dünne Frauen; Uterus entspannt, Ameisenkribbeln	*Sec.*
Schmerz vom Rücken zur Scham; dunkler, klumpiger, schmerzloser Fluß	*Sab.*
Uterusschwäche	*Am-m, Caul, Puls, Sec.*

Wochenbett
Laktation

Absonderung aus der Vagina blutig beim Stillen	*Sil.*
Brustwarzen rissig durch Stillen	*Graph, Ratanh, Sep.*
Erregung, sexuelle, beim Stillen	*Calc-p.*
Menses dabei	*Calc-c, Pall.*
Milch bläulich, durchsichtig, sauer, mangelhaft – Kind lehnt sie ab	*ACET-AC, Calc-c, CALC-P, Merc, PHOS-AC, Sabal, SIL, Sulf.*
Milch blutig	*Bufo.*
Milch nicht vorhanden oder spärlich, zögernd (Agalaktie)	*Acon, AGN, ASAF, Bry, CALC-C, Caust, Cham, Chel, Formica, Fragar, LAC-C, Lac-d, PHOS-AC, Phos, Phyt, Piloc, PULS, RICINUS, Sec, SIL, Sticta, THYR, Urt, X-ray.*
Milch unterdrückt	*ACON, Agn, Bell, BRY, Camph-monobr, Cham, Phyt, PULS, Sec, Zinc-m.*
Milch zu reichlich (Galaktorrhoe)	*Bell, BOR, CALC-C, Cham, Chimaph, CON, Erig, Jod, Lac-c, Lact-v, MEDUSA, Parth, Phos, Phyt, Pip-m, Rheum, Ricinus, Sabal, SALVIA, Sec, SOLAN-OLEC, Spiranth, Ustil.*
Milch zu reichlich (versiegt während des Stillens)	*Asaf, Bry, CALC-C, Con, LAC-C, PULS, Urt.*
Mund wund	*Hydr, Sinap-a.*
Phlegmasia alba dolens, Venenentzündung im Wochenbett	*Acon, Apis, ARS, Bell, Bism, Bry, BUFO, Crot, HAM, Lach, PULS, RHUS-T, Sulf, Urt.*
Prolapsus uteri, Gebärmuttervorfall	*Pod. Vgl. Uterus.*
Rückbildung unvollständig	*AUR-M-N, Calc-c, Caul, Cim, Croc, EPIPH, Ferr-jod, FRAX-AM, HELON, Hydr, KALI-BR, LIL-T, Merc-c-sale, Nat-hypochl, Pod, SEC, SEP, Ustil.*
Schmerz in der anderen Brust	*Bor.*
Schmerz von der Brustwarze über den Körper ziehend beim Stillen	*Phyt, Puls, Sil.*

Schmerz von der Brustwarze zum Rücken ziehend beim Stillen, Brustwarze sehr wund	*Crot-t.*
Schmerz unerträglich in den Stillpausen	*Phell*
Schwäche	*Chins-s, Cinch, Kali-c.*
Stillen, schlechte Wirkungen	*Bry, Cycl, Fragar, Puls.*
übermäßige Regelblutung, Menorrhagie	*CALC-C, Phos, SIL.*
zu langes Nähren mit Anämie, Schwäche	*ACET-AC, Calc-p, Carbo-an, CINCH, Phos-ac.*

Wochenbett - Lochien

anhaltend	*Calc-c, CAUL, Cinch, Helon, Millef, RHUS-T, Sab, SEC, Trill,USTIL.*
aussetzend	*Con, KREOS, Pyr, Rhus-t, Sulf.*
blutig	*Chrom-ac, TRILL.*
blutig, dunkel	*Caul, Cham, Kreos, Nit-ac, Pyr, SEC.*
blutig, in Güssen, V.- durch Bewegung	*Erig.*
Darmvorfall	*Ruta, Vgl. Abdomen*
Harn-Inkontinenz	*Arn, Bell, Caust, Hyos, Trill.*
Harnverhaltung; Unterdrückung	*Acon, ARN,BELL, Equis, HYOS, OP, Staph, Stram.*
heiß, spärlich	*Bell.*
Kindbettfieber	*Acon, BRY, CALC-C, Cham.*
Kindbettfieber -Sepsis	*ACON, Ail, Arn, ARS, BAPT, BELL, Bry, Calc-c, CARB-AC, Canth, Cham, CHIN-S, Cim, Crot, ECHIN, HYDROC-AC, Hyos, Kali-c, Kali-p, Lach, Lyc, MERC-C, Merc-s, Nux-v, PULS, PYR, RHUS-T, Sec, Sep, Tereb, VER-V, Vgl. Pyämie (Allgem. Symptome u. Krankheiten)*
Kindbettpsychose	*Bell, CAN-IND, Cim, HYOS, Plat, Senec, STRAM, Ver-v, Zinc. Vgl. Geist, Gemüt.*
Nymphomanie	*Cinch, PLAT, Ver-a.*
Panaritium	*Cepa.*
puerperale Bauchfellentzündung	*Acon, BELL, Bry, MERC-C, Pyr, Sulf, Tereb, Vgl. Abdomen.*
puerperale Blähsucht	*Tereb.*
puerperal-Melancholie	*AGN, Aur, CIM, Plat, Puls, Vgl. Geist, Gemüt.*
Puerperale Metritis	*Bell, CANTH, Lach, Nux-v, Tilia, Vgl. Uterus.*
puerperale Phlebitis nach Zangengeburt	*Cepa.*

scharf	*Bapt, Kreos, NIT-AC, Pyr.*
Schwitzen	*Cham, Samb, Stram.*
spärlich	*Bell, Cham, Puls.*
stinkend	*Bapt, BELL, Carb-ac, CARBO-AN, Carbo-v, Chrom-ac, Crot-t, Erig, KREOS, Nit-ac, Pyr, Rhus-t, SEC, Sep, Sulf.*
unterdrückt	*ACON, Aral, Bell, BRY, Cham, Echin, Hyos, Leonorus, Op, PULS, Pyr, SEC, SULF, Zinc.*
Zellgewebsentzündung im Kindbett	*Hep, RHUS-T, Ver-v.*

Wochenbett
Folgezustand, Beschwerden

Akne am Kinn	*Sep.*
Haarausfall	*Carbo-v, Nat-m, SEP.*
Hämorrhoiden	*Ham, Vgl. Abdomen.*
Verstopfung	*Lil-t, LYC, Mez, Ver-a, Vgl. Abdomen.*

ARTERIEN – AORTA

Aorta entzündet akut (Aortitis)	*Acon, Apis, Glon, Tub.*
Aorta entzündet, chronisch (Aortitis chronica)	*Adon, ADREN, ANT-AR, ARS-J, Aur-ar, Aur, CACT, Chin-s, Crat, Cupr, Glon, Kali-jod, Lyc, NAT-JOD, Spig, Stroph.*
Aortitis, ulzerative	*Acon, Ars, Chin-s.*
Aorta, Schmerz	*Adren, Strych, Vgl. Angina Pectoris.*
Arteriitis	*Ars, Carbo-v, Echi, Kali-j, Lach, NAT-JOD, Sec.*
Atherom der Arterien (Arteriosklerose)	*Adren, AM-JOD, Am-vanad, Ant-a, Arn, Ars, ARS-J, AUR-J, Aur, Aur-m-n, BAR-C, Bar-m, Cact, Calc-fl, Chin-s, Con, Crat, Ergotin, GLON, Jodothyr, KALI-J, Kali-salic, Lach, Lith-c, NAT-JOD, Phos, PLB-JOD, Plb, POLYGON-AV, Sec, Stront-c, Stront-jod, Stroph, Sumb, VANAD, Vgl. Interstitielle Nephritis.*
Aneurysma - Erweiterung	*Acon, Ars-j, BAR-C, BAR-M, Cact, Calc-fl, Calc-p, Glon, Jod, KALI-J, Kal, Lach, Lith-c, LYC, Lycps, Morph, NAT-JOD, Plb, Puls, Spig, Spong, VER-V.*
Aneurysma der Kapillaren	*CALC-FL, Fl-ar, Tub.*
Aneurysma, schmerzhaft	*Cact, Vgl. Angina Pectoris*
Degeneration, fettige	*Phos, Vgl. Herz.*
Karotiden pulsieren	*ACON, Amyl, BELL, Cact, Cinch, Fago, GLON, Lil-t, Sabin, Ver-v, Vgl. Puls.*
Kongestion (lokal)	*ACON, Aesc, Ambra, AMYL, Aur, BELL, CACT, Calc-c, Cent, Cupr-m, Ferr-m, FERR-P, Gad, GLON, Kali-j, Lil-t, Lonicer, MELI, Millef, Phos, SANG, SEP, Sil, Spong, Stel, Sulf, Ver-v.*
Kreislauf, träge	*Aeth, Calc-c, CALC-P, Carb-an, CARB-V, Cim, Cinnam, Ferr-p, GELS, Led, Nat-m, RHUS-T, SIL, Vgl. Herz.*

Arterien
Arterienriß

(Apoplexie)	*ACON, Apis, ARN, Aster, Bar-c, BELL, Cact, Camph, Caust, Chenop, Cinch, Croc, Crotal, Cupr-m, Form, GLON, Hydroc-ac, Hyos, Junip-v, Kali-br, Kali-j, LACH, LAUR, NUX-V, OP, PHOS, Sep, Stram, Sulf, Ver-a, Ver-v.*
Arterienriß; Posthemiplegie	*ARN, Ars, BAR-C, Bell, Both, CAUST, COCC, Cupr-m, Cur, Lach, Nux-v, Phos, PLB, Rhus-t, Vipera, Zinc-m.*
Arterienriß; Neigung dazu oder drohender Arterienriß	*ACON, Arn, Ars, Bar-c, BELL, Calc-fl, GELS, GLON, Guaco, Hyos, LACH, Laur, NUX-V, OP, PHOS, Stront-c.*

BLUTGEFÄSSE

überfüllt (Plethora) allgemeine Mittel	*Adon-c, AESC, ALOE, Arn, Ars, Aur, Bellis, Calc-c, Calc-hypoph, Camph, CARBO-AN, CARBO-V, Chin-s, COLLINS, Conv, DIG, Fluor-ac, HAM, Lept, Lyc, NUX-V, Op, Plb, POD, PULS, SEP, Spong, Stellar, SULF, Verb.*
Adern (Venen) entzündet (Phlebitis)	*Acon, Agar, APIS, Arn, ARS, Bell, Crot, HAM, Kali-c, LACH, Lyc, Merc, Phos, PULS, Stront-c, Vipera.*

R KREISLAUF

Adern entzündet, chronisch	*Arn, Merc, PULS, Ruta.*
Adern (Venen) überfüllt (Becken)	*ALOE, Collins, SEP, Sulf.*
Adern überfüllt (Pfortader)	*Aesc, ALOE, COLLINS, Lept, Lyc, NUX-V, SULF.*
Adern varikös, Krampfadern	*Acet-ac, Aesc, Alumen, Apis, Ars, Bellis, Calc-c, CALC-FL, CALC-JOD, Carbo-v, CARD-M, Caust, Collins, Ferr-p, FLUOR-AC, Graph, HAM, Kali-ars, Lach, LYC, Magnif, Mur-ac, Nat-m, Paeonia, Plb, Polyg, PULS, Ran-s, Ruta, Scirrhin, Sep, STAPH, Stront-c, Sulf-ac, VIPERA, ZINC-M.*

HERZ

Aktion - tumultös, heftig, mühsam - allgemeine Mittel	*Abies-c, Absinth, ACON, Aesc, AGAR, Ammon, AMYL, Ars, AUR, BELL, Bry, CACT, Carb-ac, Cim, Colch, Conv, Ephedra, Gels, GLON, Helo, Iberis, Kal, LIL-T, LYCOP, NAT-M, Physost, Prun-sp, Pyr, SPIG, Spong, Ver-v, Vgl. Puls.*

Herz - Affektionen

im allgemeinen	*ACON, ADON-V, Am-c, Am-m, AMYL, Apoc, Arn, ARS-JOD, ARS, Aur-m, Aur-mur, Bar-c, Bell, Benz-ac, BRY, CACT, CALC-ARS, Calc-fl, Carb-v, Cim, Cinch, Coca, Colch, COLLINS, CONV, Coronilla, CRAT, CROT, DIGITALINE, DIG, Ferr-m, Ferr-p, Gels, GLON, Grind, HYDROC-AC, IBERIS, Ign, Jod, Kali-c, Kali-chlor, KAL, LACH, Laur, Lepid, LIL-T, Lith-c, LYCOP, Merc-c, Mosch, NAJA, Nat-jod, Nat-m, Nux-v, OX-AC, PHASEOL, PHOS, Piloc, Scilla, SPART, SPIG, SPONG, STROPH, STRYCH, Sumb, Thyr, Val, Ver-v, Vgl. die einzelnen Herzkrankheiten.*
mit Hämorrhoiden	*Cact, COLLINS, Dig.*
rheumatische	*Acon, Aur, Benz-ac, BRY, Cact, Caust, Cim, COLCH, Ign, KAL, Led, Lith-c, Lycop, Naja, Phyt, RHUS-T, SPIG, Ver-v.*

Herz - Degeneration

fettige	*Adon-aest, Adon-v, Arn, Ars-jod, ARS, AUR, BAR-C, Cim, Crat, Cupr-ac, Fucus, KALI-C, Kali-feroc, Kal, Phos-ac, PHOS, Physost, PHYT, Sacchar-of, Stroph, Strych-ars, Strych-p, VANAD.*

Herz

Dilatation, Erweiterung	*Adon-v, Am-c, Ars-jod, ARS, BAR-C, CACT, Cim, Conv, CRAT, DIG, Gels, Iberis, NAJA, PHASEOL, Phos, Physost, Prun-sp, Spart-s, SPIG, Stroph, Tab, Ver-v, Vgl. Schwäche, muskuläre*

Herz
Dyspnoe (kardiale)

Atemnot	*ACON-FER, Acon, Adon-v, ADREN, Am-c, Apis, Arn, Ars, Ars-jod, Aur-m, CACT, CALC-ARS, Carb-v, CHIN-ARS, Cim, Collins, Conv, DIG, GLON, IBERIS, Kali-n, Kal, Lach, Laur, Lycop, Magnol, Naja, Ox-ac, Op, QUEBRACHO, Spig, Spong, Stroph, Strych-ars, Sumb, Viscum, Vgl. Atemwege.*

Dyspnoe, Hydroperikard	*Apis, Apoc, Ant-ars, Ars, Jod, Lach.*

Herz - Hypertrophie

allgemeine Mittel	*ACON, ARN, Ars, Aur, Bell, BROM, CACT, Caffeine, CAUST, Cereus, CONV, CRAT, DIG, Glon, IBERIS, Jod, Kal, Lil-t, Lycop, NAJA, Phos, Phyt, RHUS-T, Spig, SPONG, Stroph, Strych-ars, VER-V, Viscum.*
Hypertrophie, unkomplizierte von Athleten	*Arn, Brom, Caust, RHUS-T.*
Entzündung (Endokarditis), akute	*ACON, Ars, Bell, CACT, COLCH, Conv, Dig, LACH, Magnol, NAJA, Phos, SPIG, Spong, Tab, Ver-v, Vgl. Perikarditis.*
Entzündung, maligne	*Acon, Ars, CHIN-S, Crot, Lach, Vipera.*
Entzündung, rheumatische	*Acon, Adon-v, Bell, BRY, COLCH, Kali-c, Kal, Rhus-t, SPIG.*

Herz
Palpitation, Herzklopfen

allgemeine Mittel	*ABIES-C, ACON, ADON-V, AGAR, Agaricine, Amyl, Apis, ARG-N, ARS, Asaf, AUR-M, Aur-mur, Bar-c, BELL, CACT, CALC-ARS, Calc-c, Camph, Canth, Can-ind, Carb-v, Chin-ars, CIM, Cinch, COCA, COCC, COFF, Colch, Con, CONV, Crat, Cupr, Digitaline, DIG, Fagop, Ferrum, Ferr-p, GELS, GLON, Hydr, HYDROC-AC, IBERIS, IGN, JOD, KALI-C, Kali-ferr-cy, KAL, LACH, Laur, LIL-T, Lob-infl, LYCOP, MOSCH, Naja, NAT-M, Nerium, Nux-m, NUX-V, Oleand, Ol-j-as, Ox-ac, PHASEOL, Phos-ac, PHOS, Plat, PULS, PYR, Sec, Sep, SPIG, SPONG, SULF, SUMB, TAB, Thea, THYR, Val, Ver-v, Zinc.*

Herz - Klopfen
Begleitsymptome

Angst, Unruhe	*ACON, Aeth, Ars, Calc-c, Coff, Ign, Lach, Nat-m, Phaseol, PHOS, PULS, Sapon, Spig, SPONG, Ver-a, Zinc-m.*
Blähsucht	*ARG-N, Cact, Carb-v, NUX-V.*
Brennen beim Herzen	*Kali-c.*
Dyspnoe	*Am-c, CACT, Dig, GLON, Glycerin, Lach, Oleand, Naja, Ox-ac, PHOS, Spig, SPONG, Ver-a, Zinc-m.*
Erstickungsgefühl im Rachen	*Iberis, Lach, Naja.*
Gefühl heiß, ungemütlich	*Ant-t, Calc-c, Kali-c, Petrol.*
Gesicht rot	*Agar, Aur, Glon,*
Hämorrhoiden oder unterdrückte Menses im Wechsel	*Collins*
Herz schwach	*Coca, Dig.*
Herztätigkeit mühsam, im Kopf widerhallend	*Aur, Bell, GLON, Spig, Spong.*
Kopfschmerz	*Aeth, Bell, Lith-c.*
Mundgeruch	*Spig.*

Ohnmacht	*Acon, CHAM, LACH, Nat-m, NUX-M, Petrol, TAB.*
Ohrenklingen, Depression, Anorexie, Brustbeklemmung	*Coca.*
Präkordialschmerz	*ACON, Ars, CACT, Cham, Caust, COFF, HYDROC-AC, Laur, Mag-m, Naja, SPIG, Spong.*
Schlaflosigkeit	*Cim, Coca, IGN, Spig.*
Schmerzhaftigkeit im Uterus	*Conv.*
Schwäche, Leeregefühl in der Brust	*Oleand.*
Schweregefühl im Magen	*Upas*
Schwindel	*Adon-v, Aeth, Cact, Coronilla, IBERIS, Spig.*
Sehstörungen	*Puls.*
Sinken des Magens	*Cim.*
Urinfluß, reichlich	*Coff.*
Zittern	*Asa-f, Lach, Rhus-t, SULF-AC.*

Herz - Klopfen
Ursache

Anämie, Verlust vitaler Flüssigkeiten	*Ars, CINCH, Dig, FERR-RED, Kali-c, Kali-ferrocy, Nat-m, PHOS-AC, Phos, PULS, Spig, Ver-a.*
anhaltende geistige Arbeit, sexuelle Exzesse	*Coca.*
Anstrengung des Herzens	*ARN, Bor, CAUST, Coca.*
Anstrengung, sogar leichteste	*Bell, Brom, Cim, Coca, Conv, DIG, IBERIS, JOD, Nat-m, Sarcol-ac, THYR.*
Ausschlag, unterdrückter	*Calc-c.*
Dyspepsie	*Abies-c, ABIES-N, Arg-n, Cact, CARB-V, CINCH, Coca, Coff, Collins, Diosc, Hydroc-ac, Lyc, NUX-V, PULS, Prun-v, Sep, Spig, Tab.*
emotionelle Ursachen	*ACCN, Amb-a, Am-val, Anac, Cact, CALC-ARS, Cham, COFF, Gels, Hydroc-ac, IGN, Jod, Lach, Lith-c, MOSCH, Nux-m, Nux-v, Op, Plat, Sep, Tar-h.*
Kinder, die zu schnell wachsen	*Phos-ac.*
Kummer	*IGN, Phos-ac.*
nervöse Reizung	*Atrop, Cact, COFF, GLON, Hydroc-ac, Hyos, Ign, Kali-c, Kali-pl, Lil-t, Lycop, Mag-p, MOSCH, NAJA, Sep, Spig, SUMB.*
Tabak	*Agar, Ars, Cact, GELS, Nux-v, Stroph.*
Tee-Trinken	*Cinch.*
Uteruserkrankung	*Conv, Lil-t.*
Würmer	*Spig.*

Herz - Klopfen
Modalitäten B.-

Bewegung	*Ferr-m, Gels, MAG-M.*
Liegen auf der rechten Seite	*Lac-c, Tab.*

Herz - Klopfen
Modalitäten V.-

Aufstehen	*Cact.*
Bewegung, geringste	*Acon, Bell, CACT, CALC-ARS, Cim, DIG, Ferr, Iberis, LIL-T, Nat-m, SPIG.*
Denken daran	*Bar-c, Gels, OX-AC.*
Essen, nach dem	*Calc-c, Lil-t, Lyc, Nat-m, NUX-V, Puls.*
geistige Anstrengung	*Calc-ars,*
Hinlegen	*ARS, Kali-c, Lach, Lil-t, Nat-m, Nux-v, Sep, Spig, Thyr.*
Liegen links	*Bar-c, CACT, Lac-c, LACH, Lyc, Nat-m, PHOS, Puls, TAB, Thea.*
Liegen rechts	*ALUMEN, Arg-n.*
morgens beim Aufwachen	*Kali-c, Nux-v.*
Menses, vorher	*CACT, Crot, Spong.*
nachts	*ARS, Cact, Calc-c, Iberis, Ign, Lil-t, Lyc, Nat-m, Phos, Tab.*
Schlafe, im	*Alston, Am-c, CAN-IND, Iberis, Phos-ac, Spong.*
Sitzen	*Mag-m, Phos, Rhus-t,*
Sitzen nach vorne gebeugt	*Kal.*
Vorneigen	*Spig.*

Herz **Myokarditis**	*Acon, Adon-v, ARS-JOD, Aur-mur, Cact, Chin-ars, Crat, DIG, Galanth, Jod, Lach, Phos, Stroph, VIPERA, Vgl. Schwäche, Degeneration.*

Herz
Neurosen

Reizung	*ACON, Adren, Cact, Cham, Cinch, COFF, Ferr, GELS, IBER, IGN, Lach, LIL-T, Lycop, MOSCH, NUX-V, Prun-v, Scutel, Sep, SPIG, TAB, Ver-a, Zinc-m.*
(durch) Influenza	*Iberis, Spart-s,*
(durch) Tee, Kaffee	*Agaricine.*
(durch) Tabak	*AGARICINE, Agn, Ars, Calad, CONV, Dig, KAL, Lycop, Nux-v, PHOS, SPIG, Staph, STROPH, Tab, Ver-a.*
(durch) unterdrückte Hämorrhoiden	*Collins.*
(durch) Utero-Ovariarerkrankung	*Cim, Lil-t.*

(durch Zittern, Scharlach	*Lach.*

Herz
Perikarditis

akute	*ACON, Adon-v, Ant-ars, APIS, ARS, Asclep-t, Bell, BRY, Cact, Can-s, CANTH, COLCH, Dig, Jod, Kali-c, KALI-JOD, Kal, Magnol, Merc-c, MERC, Naja, Nat-m, Phaseol, Scilla, SPIG, SPONG, Sulf, Ver-a, Ver-v.*
chronische	*Apis, AUR-JOD, Calc-fl, Kali-c, Scilla, Spig, Sulf.*
rheumatische	*Acon, Anac, Bry, COLCHICINE, Colch, Crat, Kal, Rhus-t, SPIG.*

Herz - Puls

aussetzend	*Acon, APOC, Bapt, CACT, CARB-V, Cinch, Colch, Conv, CRAT, DIG, Ferr-mur, IBERIS, Ign, Kali-c, Kal, Lil-t, LYCOP, Merc-c, Merc-cy, NAT-M, Nux-m, Phos-ac, Pip-nig, Rhus-t, Sec, SEP, SPIG, STROPH, Tab, Tereb, Thea, Ver-a, VER-V, Zinc-m.*
aussetzend, jeden dritten bis siebten Schlag	*Dig, MUR-AC.*
beschleunigt (Tachykardie)	*ABIES-N, ACON, Adon-v, Adren, AGN, Am-val, Ant-ars, Ant-c, ANT-T, Antipyr, Apoc, Arn, Ars-jod, BELL, Bry, CACT, Canth, Carbo-v, Coff, Colch, Collins, CONV, CRAT, DIG, Diph, Eel serum, Ferr-p, GELS, Glon, IBERIS, Kal, Kali-chlor, Lach, Latrod, Led, LIL-T, LYCOP, Merc-c, MORPH, Mur-ac, NAJA, Nat-m, Phaseol, PHOS, Phyt, Piloc, Pyr, Rhod, Rhus-t, Sec, Sep, Spong, Stroph, Strych-p, Tab, Tereb, Thea, THYR, Ver-a, Ver-v, Vgl. Schwach.*
beschleunigt morgens	*Ars, Sulf.*
beschleunigt, ohne jedes Verhältnis zur Temperatur	*Lil-t, PYR.*
langsam (Bradykardie)	*ABIES-N, Adon-v, Adren, Aesc, APOC, Cact, CAMPH, CAN-IND, Canth, Caust, Colch, Cupr, DIG, Eserine, GELS, Helo, Helleb, KAL, Latrod, LUPUL, Lycopers, MORPH, Myr, Naja, Op, Pip-nig, Rhus-t, Spig, Tab, Ver-a, VER-V, Vgl. Schwach.*
langsam, beschleunigt, im Wechsel	*Cinch, Dig, GELS, Jod, Morph.*
schwach, flatternd, fast unmerklich, nicht tastbar	*Acetan, ACON, ADON-V, Adren, Aeth, AGARICINE, Ail, Am-m, Ant-ars, Ant-t, Apis, Arn, ARS, ARS-JOD, AUR, Aspar, Bar-m, CACT, CAFFEINE, CAMPH, Carb-ac, Carbo-v, Cim, Colch, Collins, CONV, CRAT, Crot, DIG, Diph, Eel serum, FERR-M, GELS, HYDROC-AC, Hyoscin-hydrobr, Jod, KALI-C, Kali-chlor, KALI-N, Kal, LACH, LATROD, LAUR, Lycop, Merc-c, MERC-CY, Morph, MUR-AC, Naja, Op, Ox-ac, PHASEOL, PHOS-AC, PHOS, Physost, Plb, Pyr, Rhus-t, Sang, SAPON, Sec, SPART, SPIG, Sulf, TAB, Tereb, THYR, VER-A, VER-V, Viscum, Zinc-m.*
unregelmäßig	*Acetan, Acon, Adon-v, Adren, AGARICINE, Antipyr, Apoc, Arn, ARS, ARS-JOD, AUR, Bell, CACT, Caffeine, Camph, Cim, CINCH, CONV, CRAT, DIG, Eel serum, Ferr-m, Gels, GLON, HYDROC-AC, IBERIS, Ign, Kali-c, Kal, LACH, Laur, LIL-T, LYCOP, Mur-ac, NAJA, NAT-M, Nux-m, PHASEOL, PHOS-AC, Piloc, Puls, Rhus-t, Sang, Sec, Serum-ang, SPART, SPIG, Stroph, Strych-ars, Strych-p, Sumb, TAB, Thea, Ver-a, VER-V, Zinc-m.*

voll, rund, springend, stark, überall spürbar	*ACON, Aesc, Am-m, AMYL, Antipyr, Arn, AUR, Bar-c, BELL, Bry, CACT, Calc-c, Canth, Coff, Cupr, Fagop, Ferr-m, GLON, JOD, LIL-T, Lycop, Onosm, OP, PHYSOST, Piloc, Poth, Puls, SAB, Spig, Spong, VER-V.*
weich, zusammendrückbar	*Acal, ARS, Bapt, CAFFEINE, Conv, Ferr-m, FERR-P, GELS, Kali-c, PHOS, Plb, Ver-a, VER-V, Vgl. Schwach.*

Herz - Schmerz

allgemeine Mittel	*Abies-n, ACON, ADON-V, AMYL, Apis, Arn, ARS, Aster, BRY, CACT, Calc-fl, Canth, Cereus, Cereus-serp, CIM, Coff, COLCH, Conv, Crat, Daphne, DIG, Diosc, FERR-TART, HEMATOX, HYDROC-AC, Iberis, KAL, Lach, LATROD, Lepid, LIL-T, LITH-C, Lob-infl, Lycop, Magnol, Med, NAJA, Onosm, OX-AC, Ov-g-p, PAEONIA, Pip-nig, Ptel, SPIG, SPONG, STROPH, Syph, Tab, THER, Thyr, VER-V, Zinc-v.*

Herz - Schmerz
Lokalisation

Schmerz an der Basis	*Lob-infl.*
Schmerz an der Spitze	*Lil-t.*
Präkordial-Druck, Angstgefühl, Schwere	*ACON, ADON-V, ADREN, Aesc, Agar, Am-c, Amyl, Apis, ARS, ARS-JOD, Aspar, Aur, Brom, Bry, CACT, Calc-ars, Calc-c, CAMPH, Carbo-v, Cereus, Cim, COLCH, Collins, Cotyled, CRAT, Cupr, DIG, Diosc, Ferr, Glon, Hematox, HYDROC-AC, IBERIS, Ign, JOD, Ipec, Kal, LACH, LATROD, Laur, LIL-T, Lith-c, LYCOP, Magnol, Menyanth, NAJA, Nat-ars, Primula-v, PULS, Sapon, SPIG, SPONG, Tab, THEA, Thyr, Vanad, Ver-v.*

Herz - Schmerz
Typ - Ursachen

Anstrengung, Überheben	*ARN, Carb-an, Caust.*
Kaffeemißbrauch	*Coff.*
muskulären Ursprungs	*Cupr, Hydroc-ac.*
neuralgisch, Angina pectoris	*ACON, Adren, AMYL, Arg-cy, Arg-n, ARN, Ars-jod, ARS, Aur-mur, Bism, CACT, Camph, Cereus, Chin-ars, CIM, COCAINE, Conv, Crat, Crot, CUPR-AC, CUPR-M, Dig, Diosc, GLON, HEMATOX, HYDROC-AC, Kali-c, Kali-jod, Kal, LATROD, Lil-t, Lith-c, Lob-infl. MAG-P, Magnol, Morph, NAJA, NAT-JOD, Nat-nit, NUX-V, Oleand, OX-AC, Phos, Phyt, Pip-nig, Prun-sp, Samb, Spart, SPIG, SPONG, Staph, Stront-c, Stront-jod, TAB, Thyr, Ver-v, Zinc-v.*
organische Herzkrankheit	*ARS–JOD, CACT, Calc-fl, Crat, Kal, Nat-jod, Stront-jod, Tab.*
Pseudo-Angina pectoris	*Aconitine, Cact, LIL-T, MOSCH, Nux-v, Tar-h, Vgl. Schmerz*
Rheumatismus	*Cim, Lith-c.*
schießend die linke Schulter hinunter, Arm u. Finger	*ACON, Arn, Asper, Bism, CACT, Cim, Crot, KAL, LATROD, Lepid, Naja, OX-AC, RHUS-T, SPIG, Tab.*

schießend, lanzinierend, reißend	*Ars, Bell, CACT, Cereus, Cim, Colch, Daphne, Glon, IBERIS, KAL, LATROD, Lil-t, Lith-c, Magnol, Menthol, OX-AC, Paeonia, Phyt, SPIG, Syph, Tab, Vgl. Neuralgie.*
schießend, vom Rücken zu Schlüsselbein, Schulter	*Spig.*
schießend von der Spitze zur Basis	*Med.*
schießend von der Spitze zur Basis nachts	*Syph.*
stechend, schneidend	*Abies-n, ACON, Anac, Ars, Asclep-t, BRY, CACT, Can-ind, Caust, Cereus, Dig, Iberis, KALI-C, Kali-n, Lith-c, Naja, SPIG.*
Stimulantienmißbrauch	*Nux-v, Spig.*
Tabak	*Kal, Lil-t, Nux-v, Spig, Staph, Tab.*
zusammenschnürender Schmerz, wie gequetscht im Schraubstock	*ACON, Adon-v, Arn, Ars, CACT, Cadm-s, Calc-ars, Coccus, Colch, Jodof, JOD, Kali-c, Lach, Laur, LIL-T, Lycop, Mag-p, Magnol, Nux-m, Ptel, Sping, Thyr.*

Herz - Schwäche

Kränklichkeit	*Acetan, Acet-ac, ADON-V, Adren, AM-C, AM-M, Ant-ars, ARS, ARS-JOD, Aur, CACT, CALC-ARS, Camph, Carb-ac, CARB-V, Chin-ars, Cinch, CONV, CRAT, DIG, Diosc, Eel serum, Euphorbia, Ferr, Grind, Helod, HYDROC-AC, IBERIS, Kali-c, Kal, Lach, Lil-t, Lycop, Morph, Mosch, Nerium, Nit-ac, Nux-m, Phaseol, Plb, Prun-sp, Psor, Pyr, Sarcol-ac, Scilla, SPART, Spig, STROPH, Tab, Thyr, VER-A.*
Schwäche, Kränklichkeit, muskuläre, „Herzversagen“	*Adon-v, Adren, Agaricin, ALKOHOL, Amyl, Ant-t, Atrop, CAFFEINE, CAMPHORATED OIL, Cocaine, Conv, Crat, DIGITALINE, DIG, Ether, GLON, Kochsalz-Infusion, Oxygen-Inhalation, Sacchar-of, Serum-ang, Spart, Stroph, STRYCH-S, Ver-a.*
Schwäche, Kränklichkeit, nervöse	*Adren, Cact, IBERIS, Ign, LIL-T, Lith-c, MOSCH, NAJA, Piloc, Prun-v, Spart, SPIG, Tab, VAL.*
Schwäche, Kränklichkeit, Wassersucht	*ACETAN, ADON-V, APOC, Ars-jod, ARS, Asclep-syr, Cact, CAFFEINE, Collins, CONV, DIG, Iberis, Lach, Lycop, Oleand, Scilla, Spart, STROPH, Vgl. Allgemeine Symptome.*
als ob Herz aufhöre zu schlagen	*Antipyr, Chin-ars, Cim, Crat, DIG, Lob-infl, PHASEOL, Trifol.*

Herz-Sensationen

als ob Herz aufhöre zu schlagen bei Bewegung, muß sich ruhig verhalten	*Cocaine, DIG.*
als ob Herz aufhöre zu schlagen, bei Ruhe, muß sich bewegen	*Gels, Trifol.*
als ob Herz aufhöre zu schlagen, dann plötzlich wieder anfinge	*AUR, Conv, Lil-t, Sep.*

R KREISLAUF

als ob Herz brenne	*Kali-c, Op, Tar-h.*
als ob Herz flattere	*Absinth, ACON, Amyl, Apoc, Asaf, CACT, CIM, Conv, Crot, Ferr, Glon, IBERIS, KAL, Lach, LIL-T, Lith-c, MOSCH, Naja, NAT-M, Nux-m, PHASEOL, Phos-ac, PHYSOST, Pyr, SPIG, Sulf-ac, Thea, Vgl. Herzklopfen.*
als ob Herz kalt wäre	*Calc-c, CARBO-AN, Graph, HELOD, Kali-bich, KALI-M, Kali-n, Lil-t, NAT-M, Petrol.*
als ob Herz mit eiserner Hand gequetscht würde	*Arn, CACT, Jod, LIL-T, Sulf, Vanad, Viscum.*
als ob Herz müde wäre	*Pyr.*
als ob Herz Schnurrgeräusch mache	*Pyr, Spig.*
als ob Herz verdreht würde	*LACH, Tar-h.*
als ob Herz am Faden herabhinge	*Kali-c, Lach.*
als ob Herz zu voll wäre, berste	*AESC, Amyl, Aur-m, BELL, Bufo, CACT, Cenchris, Collins, Conv. GLON, Glycerin, Iberis, Lact, LIL-T, Pyr, SPIG, Stroph, SULF, Vanad.*
als ob Tropfen vom Herzen fielen	*Can-s.*
Empfindlichkeit des Herzens	*Lycop, NAJA, Sec, SPIG.*
Schmerzhaftigkeit	*ARN, CACT, Camph, Gels, Hematox, Lith-c.*

Herz

Zyanose	*Acetan, Am-c, ANT-ARS, ANT-T, ARS, Benz-nit, Carb-an, CARB-V, Crot, Cupr, DIG, Hydroc-ac, Lach, LAUR, Lycop, Merc-cy, Nat-nit, Phos, Piloc, Psor, RHUS-T, Samb, Tab, Zinc-m.*

KLAPPENFEHLER	*Acon, ADON-V, Apoc, ARS, ARS-JOD, Aur-br, Aur-jod, Aur-m, CACT, Calc-fl, Camph, CONV, CRAT, DIG, Ferr, Galanth, GLON, Jod, Kal, Lach, Laur, Lith-c, Lycop, NAJA, Ox-ac, Phos, Plb, Rhus-t, Sang, Serum-ang, SPIG, SPONG, Stigm, STROPH, Thyr, Viscum.*

OHNMACHT

(tiefe), Kollaps	*Acetan, Acet-ac, ACON, Alet, Amyl, Apis, ARS, Cact, CANTH, Carbo-v, Cham, Cim, CINCH, Collins, Croc, Cupr, DIG, Ferr, Glon, IGN, Ipec, Lach, Lil-t, LINAR, Mag-m, Magnol, MOSCH, NUX-M, Nux-v, Op, Phaseol, Phos-ac, Phos, Puls, Sep, SPIG, Spong, SULF, SUMB, Tab, Thyr, TRILL, VER-A, Zinc.*
durch Gerüche, morgens, nach dem Essen	*Nux-v.*
(Lipothymie) hysterische	*ACON, Apium-v, Asaf, Cham, Cocc, Cupr, IGN, Lach, MOSCH, Nux-m.*

ACHSELN

Abszeß	*HEP, Irid, Jugl-r.*
Akne	*Carbo-v.*
Ekzem	*Elaps, Nat-m.*
Herpes	*Carbo-an.*
Schmerz in Muskeln, rechts	*Prim-v.*
Schmerz mit oder ohne Schwellung	*Jugl-c.*
Schweiß, reichlich, stinkend	*Bov, CALC-C, Hep, KALI-C, Lyc, NIT-AC, Osm, Petrol, Sep, Sil, STRYCH-P, Sulf, TELLUR, Thuj.*

EXTREMITÄTEN
allgemeine Zustände

Jucken	*ARUNDO, Kali-c, Lyc, Pall, PHOS, Prun-v, Val.*
Kälte	*Acon, Agar, AGAR-PH, BELL, CALC-C, Calc-hypoph, CALC-P, CAMPH, COCCINEL, Crat, Dulc, FERR-M, Hedeoma, HELOD, HYDROC-AC, Ign, Kal, Lol-tem, Lonic, Meli, Merc, MUR-AC, Nat-m, Nux-m, Oleand, Op, PHYT, Quass, Sang, SEC, Sulfon, Trill, VER-A, Zinc-m.*
Lähmigkeit, Steifheit	*AGAR, Agaricine, Aloe, CALC-P, Carbo-v, COCC, EUCAL, Gins, Ipec, Kali-p, LITH C, RHUS-T, Triost, Xerophyl, Zinc-m.*
Taubheit, Vibrieren, „Einschlafen“	*Absinth, ACON, Alum, Aran, ARG-N, Avena, Bar-c, Calc-c, CALC-P, Camph, CARBO-V, CAUST, Cham, Cic, Cinch, COCC, GELS, Helod, KALI-C, Kal, LONIC, MORPH, Nat-m, ONOSM, OP, OX-AC, PHOS, PICR-AC, PLAT, Plb-m, SEC, SIL, Solan-n, Sulf, THALL, Ver-a, ZINC-M.*

Extremitäten
Schmerz

hysterische Kontrakturen	*Bell, COCC, CUPR, Hyos, IGN, Lyc, Merc, Nux-v, Stram, Zinc-m.*
Knochenschmerzen	*Aran, Aur, Calc-p, EUP-PERF, GELS, KALI-BICH, Kali-jod, Mag-mur, Mang-ac, MERC, MEZ, PHOS-AC, RAN-SC, Rhus-ven, Ruta, SANG, Sars, STILL, Stront-c, Triost.*
krampfartig, einschnürend	*Abrot, Alumen, Ant-t, Antipyr, ASAF, Calc-c, Canth, Carbon-s, COCC, COL, Croc, CUPR-M, Gins, Mag-p, Menyanth, PLAT, Sec, Sil, STRYCH, Ver-a.*
neuralgisch, lanzinierend, reißend, schießend	*Absinth, ACON, Alum, BELL, Branca, Carbon-s, Caul, CHAM, Daphne, Elat, Eucal, Gels, Guaiac, Kali-c, Kal, Lyc, MAG-P, Magnol, MIMOSA, Nit-ac, OX-AC, Phos, Phyt, RHOD, Rhus-t, Sars, Sil, Strych.*
Paralyse	*ACON, Alum, BAR-AC, CAUST, COCC, CON, Cur, Dub, DULC, Hedeoma, Kal, LOL-TEM, Nux-v, Oleand, Op, PHOS, Picr-ac, Rhus-t, Sec, Sil. Vgl. Nervensystem.*

rheumatisch - gichtisch	*ACON, Anag, Ant-t, Apis, ARN, Aspar, Bell, Branca, BRY, CALC-C, Calc-p, Caul, Caust, Cham, COLCH, Dulc, Eucal, Guaiac, Jod, Kali-c, KAL, Lac-c, Lyc, MERC, Prun-v, RADIUM, RHOD, RHUS-T, Sang, STELLAR, Sticta.*
Recken, dauernd	*Alum, Amyl, Angust, ARS, Cinch, Quass, Sep.*
schmerzhaft	*AEsc, Apis, ARN, Ars, Azadir, BRY, Calc-c, Carbo-v, Caust, Cepa, CIM, Cinch, CON, Cur, Cycl, Echin, Eucal, GELS, Hedeoma, KAL, MERC, Myr, PYR, Quass, RADIUM, Ran-sc, RHOD, RHUS-T, Sec, Sil, Staph, STELLAR, Strych-p, Thyr.*
Schwäche, Entkräftung	*AEth, Agar, ALUM, AM-CAUST, Am-m, Anac, Apis, Arg-n, ARS, Asar, Bellis, Bism, CALC-C, Eucal, GELS, Gins, Helon, Hippom, KALI-BICH, Kal, Lecith, Lyc, Mag-p, Med, Merc, MUR-AC, Myr, Nat-c, Nat-m, Niccol-s, Nux-v, ONOSM, Ox-ac, PHOS-AC, PHOS, PICR-AC, PLAT, Prim-v, Puls, SARCOL-AC, Scutel, Selen, Sep, Sil, Stann, Strych-p, Sulfon THALL, Thuj, Ver-a, ZINC-M. Vgl. Neurasthenie, Nervensystem.*
schockartig, lähmend	*Cina, Colch, PHYT, THALL, Veratrin, Ver-v, Xanth.*
Verrenkungen, chronisch	*Graph, Petrol, STRONT-C. Vgl. Allgem. Symptome, Krankheiten.*
verstauchtes, verrenktes Gefühl	*ARN, Bellis, Calc-c, Carbo-v, CINCH, Rhus-t, RUTA. Vgl. Gelenke.*
Wachstum-Schmerzen	*Apium-gr, Calc-p, GUAIAC, Hippom, Phos-ac. Vgl. Knochen (allgemeine Krankheiten u. Symptome).*
wandernd, unberechenbar	*CAUL, Iris, Kali-bich, KALI-S, Kal, LAC-C, Magnol, MANG-AC, Phyt, PULS, Rhod, Sal-ac, STELLAR.*
ziehend	*Camph, Caust, Graph, Hep, Kali-c, Lyc, Nat-m, Rhus-t.*
Zittern, Zucken	*Acon, AGAR, Alum, Apis, ARG-N, Ars, Bell, Calc-p, Carbo-v, Caust, Cim, Cinch, CINA, COCC, CON, Cupr-ars, CUPR-M, GELS, Helod, HYPER, HYOS, IGN, Kali-c, LACH, LOL-TEM, Lonic, Lyc, Mag-p, MERC, MORPH, MYG, OP, Phos-ac, PHOS, Physost, Rhus-t, SEC, Sep, Sil, Stram, STRYCH, Sulfon, Sulf, TAR-H, Thall, VAL, Viola-od, Xerophyl, ZINC-M, Zinc-s. Vgl. Schwäche.*

Extremitäten, Obere

Arm

allgemeine Zustände	*Vgl. Extremitäten allgemein.*
Ausschläge	*Arundo, Caust, Phos-ac, Sulf.*
gangränöse Ulzeration	*Ran-flam.*
Jucken	*Fagop.*
Kälte	*Apis, Carbo-v, Raph, Ver-a.*
Knötchen	*Hippoz.*
Lähmigkeit, Steifheit	*ACON, Am-c, Bapt, Can-ind, CAUST, Paris, RHUS-VEN, Thasp, Ver-a.*
Schwere	*ACON, ALUM, Can-ind, Cim, CUR, Ham, Hep, LATROD, Lyc, Nat-m, Ver-a.*

Taubheit, Einschlafen	*ACON, Ambra, Aran, Aster, Bar-c, CACT, Cham, Cim, COCC, Dig, GRAPH, Iberis, Ign, Kali-c, LATROD, Lil-t, Lyc, MAG-M, Magnol, NUX-V, Paris, Phos, RHUS-T, Sep, Sil, Xanth.*
Taubheit, linker Arm	*Acon, Dig, Kal, Puls, RHUS-T, Sumb.*
Taubheit, rechter Arm	*Phyt.*
Unverträglichkeit von Band um Oberarm	*Ov-g-p.*
Zucken oder unwillkürliche Bewegung eines Armes, eines Beines	*Apoc, BRY, HELLEB, MYG, Zinc-m.*
Zucken, unwillkürliche Bewegung	*AGAR, Ant-c, CIC, CINA, Cocc, IPEC, Lact-v, Lyc, Op, Tar-h, THLASP.*

Extremitäten, Obere - Arm

Schmerzen	*AEsc, ALUM, Anag, Calc-c, CAUST, Cepa, Cic, Cinnab, EUP-PERF, Ferr-picr, Gels, Guaco, GUAIAC, Indium, Mag-m, Nat-m, Phos, PHYT, RHUS-T, SANG, Solan--lyc, STELLAR, Sticta, SULF, Wye, ZINC-M.*
Arm, linker	*Acon, Agar, Aster, CACT, CIM, Colch, Crot, Iberis, Kal, LATROD, Magnol, Mag-s, RHUS-T, SPIG, Tab, Xanth.*
Arm, rechter	*FERR-MUR, Ferr-picr, Pip-m, Rhus-v, SANG, Solan-lyc, Viola-od, Wyeth.*
Lahmheit, Paralyse	*Cocc, Ferr, Gels, Nux v, Rhus-t.*
neuralgisch (Brachialgie)	*ACON-RAD, Alum, Bry, HYPER, Kali-c, KAL, Lyc, Merc, NUX-V, Pip-m, PULS, RHUS-T, Scutel, Sulf, Teucr, Ver-a, Viscum.*
prellungs-, krampfartig	*Acon, Arg-n, COCC, Cupr-m, Oleand, PHOS-AC, Sec, Sulf-ac, Ver-v, ZINC-S.*
reißend, stechend	*Calc-c, Ferr, Hep, Phos, Sep, Sil.*
Schmerzhaftigkeit	*Bapt, Berb-v, CAUST, Gels, Jal, Lith-c, Nat-ars, Ol-j-as, Sarrac.*
Schmerzhaftigkeit, Schwäche beim Singen, Sprechen	*Stann.*
Schwäche	*ALUMEN, Anac, CUR, Dig, Jod, Kali-c, Lach, Lyc, Mag-p, Med, NAT-M, Sarcol-ac, Sep, SIL, STANN, Sulf.*
Sensibilität verringert	*Carbon-s, Phos.*
ziehend	*Calc-c, CAUST, Lyc, MAG-M, Mur-ac, Oleand, Sep, Sil, Zinc-m.*
Zittern	*Cod, Cocc, GELS, Kali-br, PHOS, Sil. Vgl. Schwäche.*

Extremitäten, Obere

Unterarm	*Vgl. Extremitäten.*
Kälte	*Arn, Brom, Med.*
Lahmheit, Paralyse	*Arg-n, Nux-v, Plb, Sil. Vgl. Nervensystem.*
Schmerz	*Anac, Cinnab, EUP-PERF, Ferr-mur, Ferr-picr, Gels, Guaco, HYPER, Kali-c, KAL, Phyt, RHUS-T, Sep, Stann.*

Schmerzhaftigkeit des musculus flexor carpi ulnaris	*Brachygl.*
Unsicherheit der Unterarm- u. Handmuskeln	*Caust.*

Extremitäten, Obere
Hand

Ausschlag	*Bor, Cistus, Pedic, PIX-L. Vgl. Haut.*
automatische Bewegung von Hand u. Kopf	*Apoc, Bry, Helleb, Zinc-m.*
Bläue, erweiterte Venen	*Am-c, Amyl, ANT-T, CARBO-AN, Dig, Elaps, Laur, Nit-ac, Oleand, Samb, Stront-c, VER-A. Vgl. Zyanose (Kreislauf).*
Brennen, Hitze	*ACON, Agar, Carbo-v, Cocc, LACH, Lyc, MED, Ol-j-as, PHOS, Sang, Sil.*
Jucken	*Agar, Tellur.*
Kälte	*Abies-c, Acon, ANT-T, Apis, ARS, Cact, Calc-c, CAMPH, CARBON-OX, Cic, CINCH, Con, CUPR, DIG, Jod, MENYANTH, Nat-m, Nit-ac, Scilla, TAB, Thuj, Trifol, VER-A.*
Kälte der einen, Wärme der anderen Hand	*Cinch, Dig, Ipec, Puls.*
Kleinfingerballen hell-rot	*Acon.*
Knötchenbildung, gichtische, auf Handrücken	*AM-PHOS, Eucal, Med, Vgl. Finger.*
Krämpfe	*Bell, Calc-c, SEC, Sil.*
Krampf (Schreib-, Klavierspieler-, Geiger-, Stenotypistinnen-)	*Ambra, ARG-N, Brachygl, CAUST, CIM, Cupr, Cycl, GELS, Graph, Hep, MAG-P, Ruta, STANN, Sulf-ac, Sulf. Vgl. Nervensystem.*
Lahmheit	*Ferr, Laburn, Merc, Plb-ac, Ruta, Sil.*
lanzinierend	*CEPA, Lappa, Selen, Sulf.*
rheumatisch	*Ambra, Berb-v, CAUL, CAUST, Chel, Guaiac, Led, PULS, RHUS-T, RUTA, Sang, Solan-lyc.*
Rissigwerden	*Alum, CALC-C, Castor, Cistus, GRAPH, Lyc, Mag-c, Nat-ars, NAT-C, PETROL, Sars, Sulf-ac.*
Schmerzen, Prellungsschmerz	*RUTA, Ver-a.*
Taubheit, „Einschlafen"	*ACON, Arg-n, Ars, Bor, Can-ind, CAUST, COCC, Cod, COLCH, Graph, HYPER, Iberis, Laburn, Lach, Lil-t, Lyc, Mag-p, Nat-c, Nux-v, PHOS, Physost, Pyr, Raph, Sec, Tela-ar.*
Trockenheit	*Lyc, Zinc-m.*
Vergrößerungsgefühl	*ARAN, Caust, COCC, Gins, Kali-n.*
zappelig	*KALI-BR, MYG, Tar-h, Zinc-m.*

Extremitäten, Obere - Hand
Handflächen

Abschuppung	*Elaps.*
Ausschlag, trocken, spelzenartig, juckend	*Anag, ARS, X-ray.*
Blasen	*Bufo.*
Brennen	*AZADIR, Bolet, Ferr-m, Ferr-p, Gadus, LACH, Lachnanth, Limul, Nat-m, OL-J-AS, Petrol, PHOS, Prim-v, Puls-nut, SANG, Sep, SULF.*
gelbe Farbe	*Chel, Sep. Vgl. Haut.*
Jucken	*Ant-s-a, FAGOP, GRANAT, Limulus, Ran-b, Tub.*
Krämpfe	*CUPR-M, Scrophul, Zing.*
Rissigwerden	*Calc-fl, RAN-B.*
Schmerzen	*Azadir, Trifol.*
Schwellung	*AEsc, Agar, APIS, Arg-n, Ars, Arundo, Bry, CACT, Calc-c, Crot, Elaps, Ferr-p, Nat-chlor, RHUS-DIV. Vgl. Allgemeine Symptome u. Krankheiten, Wassersucht.*
Schwitzen	*CALC-C, Cocc, Con, Dulc, Fagop, FLUOR-AC, Nat-m, Picr-ac, Sep, SIL, STRYCH-P, SULF, Wyeth.*
Steifheit der Hände beim Schreiben	*Kali-m.*
Verletzung mit unerträglichem Schmerz	*Hyper.*
Warzen	*ANAC, Ant-c, Calc-c, DULC, Ferr-mag, FERR-PICR, Nat-c, Nat-m, RUTA.*
Zucken, Zittern, Schwäche	*Act-sp, Anac, Ant-c, Ant-t, ARG-N, Arn, Avena, Calc-c, CIC, CINA, COCC, CON, CUR, GELS, Hippom, Lach, Lact-v, Lol-tem, MAG-P, MERC, PHOS, Sars, SARCOL-AC, Sil, STANN, STRAM, Sulf, Tab, ZINC-M.*

Extremitäten, Obere
Finger

Ausschläge	*Alnus, Anac, BOV, GRAPH, Limul, LOB-ER, Nat-c, Nit-ac, PETROL, Prim-far, RHUS-T, Sars, Selen, Veronal. Vgl. Haut.*
Bläue, Kälte	*Chel, Crat, Cupr-m, Ver-a. Vgl. Hände.*
blau, taub, faltig, gespreizt, oder nach hinten gebogen	*Sec.*
Brennen	*AZADIR, Gin, Oleand, Sars, SULF.*
Druckspuren tief, von Schere	*Bov.*
empfindlich gegen Kälte	*CISTUS, Hep.*
Empfindlichkeit verringert	*CARBON-S, Pop-c, Sec.*
Exostosen	*Calc-fl, HEKLA.*
gekrümmt	*Kali-c, Lyc.*

Gelenke entzündet, schmerzhaft	*BENZ-AC, Berb-v, BRY, Fluor-ac, Lyc, Med, NAT-P, Pip–m, Prim-sylv, Puls, RHUS-T, Staph, STELLAR. Vgl. Rheumatismus.*
Gelenke, Knötchenbildung daran	*AM-PHOS, BENZ-AC, Benzoin, Calc-c, Calc-fl, Caul, COLCH, Graph, Led, Lith-c, LYC, MED, Staph, Stellar. Vgl. Gelenke.*
Gelenke, Schmerz darin	*Bry, Graph, Led, Lyc, Sil, Sulf.*
Gelenke, steif	*Carbo-v, CAUL, Lyc, Prim-sylv, Puls. Vgl. Gelenke.*
gequetschte Fingerspitzen	*Hyper.*
Haut pellt ab	*Elaps. Vgl. Haut.*
Haut, trocken, faltig	*AEth. Vgl. Haut.*
Hypertrophie	*Aur-mur.*
Jucken zwischen Fingern	*Phos-ac. Vgl. Haut.*
krampfartig, eingeschnürt, zusammengeballt	*AETH, Ambra, Anag, ARG-N, Bism, BRACHYGL, Can-s, Caust, CIC, CINA, Cocc, Colchicine, CUPR-AC, CUPR-M, Cycl, Dios, HELLEB, Kali-bich, Laur, Lyc, Paris, Ruta, SEC, Solan-t, Stann, SULF-AC.*
Müdigkeit	*Bov, Calc-c, CUR, GELS, Hippom, Phos, Sil. Vgl. Hand.*
Panaritium	*Alum, Am-c, Diosc, Myrist-seb, Sil.*
rissige Spitzen, Risse	*Alum, GRAPH, Nat-m, PETROL, RAN-B, SANIC, Sars.*
Schmerzen im allgemeinen	*Abrot, Azadir, Lil-t, Sec.*
Schmerz im Nagelbett	*Berb-v, Bism, CEPA, Myrist-seb.*
Schmerzen in den Spitzen	*Am-m, Bor, Chel, HYPER, Kali-c, SEC, Sil, Teucr.*
Schmerzen, pulsierende	*Amyl, Bor.*
Schmerzen, reißende	*ACT-SP, Am-m, CAUL, Caust, Ced, Led, Lyc, PULS, Rhus-t.*
Schmerzen, rheumatische	*ACT-SP, ANT-C, Berb-v, CAUL, Colch, Fagop, Granat, Graph, Guaco, Hyper, Lappa, LED, Lith-c, Lyc, Med, Paeonia, Puls, Ran-sc, RHUS-T. Vgl. Rheumatismus.*
Schwellung	*AM-C, Bry, Carbon-s, Cinnam, Hep, Kali-m, LITH-C, Mang, Oleand, PULS, Thuj.*
Steifheit, Starrheit	*Am-c, Carbon-s, CAUL, Cocc, Lyc, Oleand, Puls, Sil. Vgl. Gelenke.*
Taubheit, Vibrieren in den Fingern	*ACON, AEsc, Ambra, Apis, Ars, Aster, Bar-c, Calc-c, COCAINE, Con, DIG, Lathyrus, Lyc, Mag-p, Mag-s, Nat-m, Nit-ac, OX-AC, PARIS, Phos, Propyl, Sarcol-ac, SEC, SIL, THALL, Thuj, Upas, Verbasc, Zinc-m.*
Ulzera	*Alum, Arundo, Ars, Bor, Sep.*
verdickte, verhornte Fingerspitzen	*ANT-C, Pop-c.*
Wundheit zwischen den Fingern	*Nat-ars. Vgl. Haut.*
zappelig, müssen dauernd bewegt werden	*Kali-br.*
Zittern	*Bry, Jod, Kali-br, Lolium, Merc, Oleand, Rhus-t, Zinc-m.*
Zucken, Schütteln beim Stillhalten	*CAUST, Cina, Cycl, Kali-c, STANN, Sulf-ac.*

Extremitäten, Untere
Gang

ataktisch	*ARG-N, Bell, Helod, Ign, Nux-v, SEC, Sulfon. Vgl. Motorische Ataxie (Nervensystem).*
(beim) Gehen auf unebenen Boden große Schwierigkeiten	*Lil-t.*
(beim) Gehen, Beine wie Blei	*Med.*
(beim) Gehen, Beine wie aus Holz oder Glas	*Thuj.*
(beim) Gehen, Beine unwillkürlich vorwärts geworfen	*Merc.*
(beim) Gehen, Fuß schießt aus u. wendet sich	*Acon.*
(beim) Gehen, Fersen berühren nicht den Boden	*Lathyr.*
(beim) Gehen, Gelenke schmerzhaft gespannt, wie bei Kürzung der Gesäßsehnen	*Am-m, Caust, Cimex.*
(beim) Gehen, hebt Füße höher als sonst, setzt hart auf	*Helod.*
(beim) Gehen, hinkt unwillkürlich	*Bell.*
(beim) Gehen, muß sich bücken	*Arn, LATHYR, Manag-ac, Phos, Sulf.*
(beim) Gehen oder Stehen, plötzliches Zu-Boden-Fallen	*Mag-c.*
(beim) Gehen, scheint auf Luft zu gehen	*Dub, Lac-c.*
(beim) Gehen, schleppt die Füße	*MYG, Nux-v, Tab.*
(beim) Gehen, stolpert leicht, vertritt	*Agar, Phos-ac.*
(beim) Gehen, Tendenz vorwärts zu fallen, fällt beim Rückwärtsgehen	*Mang-ac.*
(beim) Gehen, Zittern allgemein	*Lact-ac.*
Gehen, Kind lernt langsam	*Bar-c, Calc-c, Calc-p, Caust, Nat-m, Sil.*
Gehen, rückwärts	*Oxytr.*
Gehen, rückwärts auf dem Mittelfußknochengelenk	*Mang-ac.*
schlürfend, langsam	*Gels, Phos-ac, Phos.*
spastisch; Knie schlagen gegeneinander beim Gehen	*Lathyr.*

stolpernd, unsicher (schwieriges Gehen)	*Acon, AGAR, Agrost, Angust, ARG-N, Asar, Aster, Astrag, BELL, Calc-p, CARBON-S, CAUST, COCC, Colch, CON, Dub, GELS, Helod, Ign, Lact-ac, LATHYR, Lil-t, Lol, Mang-ac, Merc, Morph, Mur-ac, MYG, Nat-c, Nux-m, NUX-V, Onosm, OXYTR, Paeonia, Phos-ac, PHOS, Rhus-t, SEC, Sep, Stram, Sulfon, Tab, Trion, ZINC-M.*
stolpernd, unsicher beim Gehen im Dunklen oder mit geschlossenen Augen	*ALUM, ARG-N, Carbon-s, Dub, GELS, Jodof, STRAM.*
stolpernd, unsicher, mit mangelnder Koordination der Muskeln	*Alum, Arag, Arg-n, Aster, Astrag, BAR-M, Bell, Cocc, GELS, Kali-br, Med, Onosm, Phos-ac, PHYSOST, Picr-ac, Sec, Sil, Trion, ZINC-M.*
stolpernd, unsicher, wenn unbeobachtet	*Arg-n.*

Extremitäten, untere
Gesäß

Abmagerung	*Lathyr.*
Kältegefühl	*Daphne.*
Kältegefühl, „Einschlafen"	*Calc-p.*
Krampf	*Graph.*
Schmerzen zu den Hüften, zum Kreuz	*Staph.*
Schwellung	*Phos-ac.*
Stechen (von Nadeln)	*Guaiac.*

Extremitäten, untere

Lenden - Lumbago	*ACON, Act-sp, AESC, Agar, ALOE, ANT-T, ARN, Bell, BERB-V, BRY, CALC-FL, CALC-P, CARB-AC, Carbon-s, CAUL, CHAM, Chel, CIM, Cina, Colch, Col, Diosc, DULC, EUP-PERF, Ferr-m, GINS, GNAPH, Guaiac, Hydr, HYMOSA, Ipomoea, Kali-bich, KALI-C, Kali-jod, Kali-ox, Lathyr, Led, Lith-benz, Lyc, MACROT, Merc-s, Nat-m, NUX-V, Pimpin, Picr-ac, Phyt, Puls, Radium, Rham-c, Rhod, RHUS-T, Ruta, SABAL, Senec, Sep, Spiranth, SULF, Tereb, Vib-op.*
B.- durch langsames Gehen	*Ferr-m.*
B.- durch Niederlegen	*Euonym, Sep.*
im Wechsel mit Kopfschmerz, Hämorrhoiden	*Aloe.*
Ischias dabei	*RHUS-T.*
(durch) Masturbation; sexuelle Schwäche	*Nux-v.*
Neigung zur Chronizität	*AEsc, Berb-v, CALC-FL, RHUS-T, Sil.*
Taubheit im unteren Rückenteil, Gewicht im Becken	*Gnaph.*
V.- bei Anstrengung; tagsüber; im Sitzen	*Agar.*

V.- beim Bewegungsanfang	*Anac, Con, Glycerin, RHUS-T.*
V.- bei Bewegungsanfang, B.- bei dauernder Bewegung	*Calc-fl. RHUS-T.*
V.- beim Hinlegen	*Bell, Murex.*
im Freien	*Agar.*
Würgen, kalter, feuchter Schweiß bei der geringsten Bewegung dabei	*Lathyr.*

Extremitäten, Untere
Oberschenkel - Beine

Abmagerung	*ABROT, Acet-ac, Kali-jod, LATHYR, Pin-sylv.*
Abschürfungen, Jucken über der Tibia	*Bism.*
Ausschläge	*Calc-c, Chrysar, Gins, GRAPH, Mag-c, PETROL, Sulf. Vgl. Haut.*
Bewegung unwillkürlich	*Bry, Helleb, Lyc, MYG, Tar-h. Vgl. Zittern.*
blau, schmerzhaft, geschwollen beim Herabhängen	*Lathyr.*
Brennen	*ARS, Arundo, Bar-c, Kali-c, Led, Lyc, Still.*
Erysipel	*Sulf. Vgl. Haut.*
gekrümmte Glieder, können nicht gestreckt werden u. umgekehrt	*Cic.*
Kälte	*Acon, Alum, Astrag, Berb-v, Bism, CALC-C, Calc-p, CARBO-AN, CARBO-V, Colch, Crot, Lact-ac, Lact-v, LAUR, Lyc, Merc, Mez, NAT-M, Nit-ac, Ox-ac, Sep, Sil, TAB, VER-A, Zinc-m.*
Kontraktionen der Gesäßsehnen	*AM-M, CAUST, Cimex, Col, Graph, Guaiac, Lach, Med, Nat-m, Ruta, Sulf.*
Jucken	*Bellis, Bov, FAGOP, Nit-ac, RUMEX, Stellar.*
Schwere	*ALUM, Bry, Calc-c, Can-ind, Cim, CON, Gins, GUACO, Helleb, Med, Nux-v, Pall, PICR-AC, Sep, Sulfon, SULF, Verbasc, Vib-op.*
Taubheit, Ameisenkribbeln, Einschlafen	*AGAR, ALUM, Aran, Calc-c, CALC-P, CAUST, Carbon-s, COCC, Col, Crot, GNAPH, Graph, Kali-c, Kali-jod, Lact-v, Mez, NUX-V, Onosm, PHOS, RHUS-T, Sarcol-ac, SEC, Sep, SULF, Tar-h, Tela-ar, TRIOST, Zinc-m.*
Vergrößerung des Femur bei rachitischen Kindern	*Calc-fl.*

Extremitäten, Untere
Oberschenkel - Beine
Schmerzen

allgemeine Mittel	*Agar, Can-ind, CAPS, CARBON-S, Carbo-an, Chel, Cic, Diad, DIOSC, Euphorb, Ferr-m, GELS, GNAPH, Helod, Illic, Indigo, Jod, Irid, KALI-C, KAL, Lach, Mag-m, Mang-ac, Mang-ox, Menisp, Murex, Nat-s, Nit-ac, Phos-ac, PHOS, Picr-ac, PLB-M, Puls, RHUS-T, Sab, Sil, Tongo, Trifol, Vib-op, VIPERA.*

Flecken, rote	*Calc-c, Sulf.*
Krämpfe, Kontraktionen	*Abrot, AEsc-gl, Agar, Ambra, Am-br, Am-m, Anac, ARN, Bapt, Bar-c, CALC-C, CAMPH, Carb-ac, Carbo-an, Carbo-v, CAUST, Cholas-ter, CIMEX, Cim, Cinch, COCC, Colch, COL, Con, CUPR-ARS, CUPR-M, Eupion, Ferr-m, GELS, Hyper, Hyos, Irid, Jatropha, Lathyrus, Lol-tem, LYC, MAG-P, Med, Nit-ac, NUX-V, Ox-ac, Pin-sylv, Plb-m, Puls, RHUS-T, Sarcol-ac, SEC, Sep, SIL, Solan-t, SULF, Ustil, VER-A, Vipera, Zinc-s.*
Krämpfe, Schneiderkrampf	*Anac, Anag, Mag-p.*
Lahmheit	*AGAR, Alum, Bry, CAN-IND, Chel, COCC, CROT, Dulc, Gels, GUACO, Kali-jod, Kali-tart, LATHYR, Nux-v, Oleand, PLB-M, RHUS-T, Sec, Sulfon Tab, THALL, Ver-a, Zinc-m. Vgl. Nervensystem.*
reißend, zerrend, lanzinierend	*Am-m, Ars, Bapt, Bar-ac, BELL, Bellis, Cob, Col, DIOSC, HYPER, Kali-bich, Kali-c, Kal, Lyc, Nit-ac, PLB-M, Puls, RHUS-T, Sep, SULF, Teucr, Viscum.*
rheumatisch	*Berb-v, BRY, Chel, Colch, Daphne, DULC, Led, PHYT, Merc, RHUS-T, Sang, Stellar, Val. Vgl. Rheumatismus.*
schmerzhaft, Prellungs-schmerz	*Arg-n, Arn, BAPT, Calc-c, Cim, Cocc, COLCH, Diosc, EUP-PERF, GELS, Guaiac, Laur, Lil-t, Mag-c, Med, PHOS-AC, PYR, Sab, Sarcol-ac, Sep, Solan-lyc, Staph, Ulnus, VARIOL.*
Schmerzen im Schienbein	*Ars, Bad, Carbo-an, DULC, Ferr-m, KALI-BICH, LACH, Mang-ox, MEZ, PHOS, Sep.*
Schwäche, leichte Ermüdung	*AEsc, ALUMEN, ALUM, Am-c, Arg-m, Arg-n, Bar-m, Berb-v, CALC-P, CAN-IND, Cim, Cob, COCC, Colch, CON, Cupr-m, Cur, Dig, Ferr-m, FORMICA, GELS, Ham, Kali-c, Kal, Lach, Med, NAT-M, NUX-V, OLEAND, Onosm, Paeonia, Phell, PHOS-AC, PHOS, PICR-AC, Rhus-t, Ruta, Sarrac, SARCOL-AC, Sil, STANN, Sulf, Vib-op.*
Schweiß an den Oberschenkeln, erschöpfend nach 12.00	*Carbo-an.*
Schweiß bis unter die Knie vormittags	*Sulf.*
Schweiß, kalt, feucht nach 12.00	*Calc-c, Merc.*
Schwellung	*ACET-AC, APIS, ARS, Aur, CACT, Chel, Colch, DIG, Eup-perf, FERR-M, Fluor-ac, Graph, Kali-c, Lathyr, LYC, Merc, Phos, RHUS-T, Samb, Sep, Stront-c, STROPH, Sulf, Thyr, Viscum. Vgl. Wassersucht (allgemeine Symptome u. Krankheiten).*
Sensibilität vermehrt	*Lach, Lathyr. Vgl. Nervensystem.*
Sensibilität vermindert	*Ox-ac, Phos. Vgl. Nervensystem.*
Starrheit, Steifheit, Lahmheit	*Alum, Angust, ARG-N, Bapt, Bar-m, Calc-c, CIC, Colch, CON, Diosc, EUP-PERF, Guaiac, LATHYR, Physost, Plat, RHUS-T, SARCOL-AC, Sep, STRYCH, Xerophyl.*
Strecken	*Am-c, AMYL, Helleb, Helod. Vgl. Fieber.*
Tröpfeln wie von Wassertropfen	*Acon.*

Ulzera, Geschwüre	*ARS, Calc-c, Carbo-v, Cistus, Echin, Lyc, Phos-ac, Rhus-t, Sacchar-of, SIL, Trifol. Vgl. (allgemeine Symptome u. Krankheiten).*
unruhig, zappelig	*Ars, Carbo-v, CAUST, Cim, Cinch, Con, Crot, Graph, Kali-br, Lil-t, Lyc, MED, MENYANTH, Merc-c, Myg, Nit-ac, PHOS, RHUS-T, Ruta, Scutel, SEP, Sulf-on, Tar-h, TARAX, Thasp, ZINC-M, Zinc-v.*
Zittern	*AEsc-gl, Arg-m, COB, COCC, Cod, Colch, CON, Cur, Doryph, GELS, Lol-tem, MIMOSA, Nit-ac, Phos-ac, Phos, Tab, Zinc-m.*

Extremitäten, Untere
Füße

Affektionen von Ballen u. Zehrücken	*Can-s.*
Ausschläge	*Bism, Elaps, Graph, PETROL. Vgl. Haut.*
Ballen entzündet	*Agar, BENZ-AC, Hyper, KALI-JOD, Rhod, SIL, Ver-v. Vgl. Haut.*
Brennen	*Agar, Am-c, APIS, Azadir, Branca, Bor, Graph, Helod, Kali-c, LACH, Led, MED, Nat-m, Phos-ac, PHOS, Puls, Sec, Sep, Sil, SULF.*
empfindliche Füße bei Verkäuferinnen	*Scilla.*
Frostbeulen	*ABROT, Agar, Petrol, Sulf, Tamus, Zinc-m. Vgl. Haut.*
Jucken, V.- durch Kratzen, Bettwärme	*Led, Puls, Rhus-t.*
Kälte	*ACON, Alum, ARS, CALC-C, Camph, CARBO-AN, Carbo-v, Caust, Chel, Cistus, Con, Dig, DULC, Elaps, Helod, Kali-c, LACH, LYC, MENYANTH, MUR-AC, Oleand, Petrol, Picr-ac, Plat, Puls, Samb, Scilla, SEC, Sep, SIL, Sul-ac, Sulf, Trifol, VER-A.*
Kälte, feuchte	*Bar-c, CALC-C, Laur, SEP, Strych-p.*
Kälte des einen, Wärme des anderen Fußes	*Chel, CINCH, Dig, Ipec, LYC.*
Kälte tagsüber, brennende Sohlen nachts	*Sulf.*
spastische Bewegung des linken Fußes	*Cina.*
Vergrößerungsgefühl	*Apis.*
zappelig	*CINA, Kali-p, MED, Sulf, Tar-h, ZINC-M, ZINC-V.*

Extremitäten, Untere
Füße - Schmerzen

allgemein	*AGAR, AM-C, AM-M, Brom, CALC-CAUST, CAUL, CAUST, Colch, CYCL, Ferr-m, GRAPH, Kali-jod, LED, MANG-AC, Nat-ars, Nit-ac, PHOS-AC, PHYT, Ran-b, RHUS-T, Sab, Sep, SIL, Tetradyn, Thuj, Upas, VAL, Zinc-m.*
Achilles-Sehne, Schmerz	*Aristol, BENZ-AC, Calc-caust, Caust, CIM, Ign, Med, Mur-ac, Nat-ars, Ruta, Tetradyn, Thuj, Upas, VAL.*
Gelenke, gichtisch, vergrößert	*Eucal, Puls-nit, Tar-c, ZINC-M. Vgl. Gelenke.*

Jucken der Füße	*AGAR, Am-m, Ant-s-a, BOV, Caust, Magnol, Nat-s, Sulf, TELLUR.*
Jucken, V.- bei Kratzen, Bettwärme	*Led, PULS, Rhus-t.*
schmerzhaft, Prellungsgefühl	*Agar, Arn, Laur, Led, PHYT, RHUS-T.*
Taubheit, Ameisenkribbeln, „Einschlafen“	*AEth, Am-m, Ars, Calc-c, CARBO-V, Cob, COCC, Cod, Colch, CON, Fagop, Gels, HYPER, Lact-v, Mag-s, Mez, Nux-v, Onosm, PHYSOST, Phos, Pyr, SEC, Sil, Ulnus, Upas, Viola-od, ZINC-M.*
ulzerativ	*Am-m, Berb-v, PHOS-AC, Puls, RAN-B.*
Ulzera an den Fersen	*Ars, Arundo, Cepa, Lamium.*
Wundheit	*Agar, Ant-c, Caust, Cepa, CYCL, Jal, Kali-bich, Med, Phos-ac, Phyt, Val.*
Wundheit, wie beim Treten auf Kies	*Hep, Lyc.*

Extremitäten, Untere
Füße - Fersen

Blasen	*Scilla.*
Brennen	*Cycl, Graph. Vgl. Füße.*
Taubheit	*ALUM, Ign.*
Knochenschmerz	*Aran.*
schnurrendes, knisterndes Gefühl, rechts, in die Zehen ausstrahlend	*Astrag.*

Extremitäten, Untere
Füße, Fersen - Schmerzen

Krämpfe	*Bism, Cholas-ter, Cinch, COLCH, CUPR-M, Frax-am, Jatropha, Lyc, Nat-c, SEC, Sep, Verbasc, Zinc-m.*
lanzinierend	*Abrot, ACT-SP, Apis, Ged, Led, Lyc, Nat-c, Sep.*
Prellungsschmerz	*AM-M, Arn, Azadir, Brom, Dros, Euonym, Prun-sp, VER-A.*
rheumatisch	*ACT-SP, Apis, Berb-v, CAUL, CAUST, COLCH, Graph, LED, LITH-C, Mang-ac, Myr, Phyt, PULS, Ran-b, RHUS-T, Ruta.*
Sensibilität verringert	*Carbon-s.*

Extremitäten, Untere
Füße - Sohlen

mit Blasen	*Bufo, Calc-c, Cepa.*
brennend	*Anac, Apoc-andr, Arundo, Calc-c, CALC-S, Canth, CHAM, Cupr, Ferr-m, Graph, Ign, Kreos, LACH, Lachnanth, Limul, Lyc, Mang, MED, Niccol-s, Petrol, Phos-ac, Puls, SANG, Sanic, SULF.*
Jucken	*AGAR, Ananth, Anthem, CALC-S, HYDROCOT, Indium, Nat-s, Sil.*
Schwielen	*Anac-oc, ANT-C, Lyc, Ran-b, Sil. Vgl. Haut.*
Taubheit	*COCC, Limul, Raph, Sep.*

Verletzung mit unerträglichem Schmerz	*Hyper.*

Extremitäten, Untere
Fußsohlen - Schmerzen

allgemein	*APOC-ANDR, Bor, Can-ind, Ferr, GUACO, Kali-jod, LED, Limul, Mur-ac, Nat-c, Petrol, Phos-ac, PULS, Verbasc.*
Krämpfe	*Agar, Am-c, Apoc-andr, Carbo-v, COLCH, CUPR, Med, NUX-V, Stront, Sulf, Verbasc, Zinc.*
Krämpfe, V.- nach 12.00	*Cupr, EUG-J, Zing.*
Rauhheit, Wundheit,	*AEsc, Alum, ANT-C, Arn, Bar-c, CALC-C, GRAPH, Kali-c, LED, Lyc, MED, Nat-c, Nit-ac, PETROL, Phos-ac, RUTA, SANIC, Sil.*
Schmerzen beim Gehen	*ALOE, Caust, Graph, Lyc, Mur-ac, PETROL, Phos-ac.*
schmerzhaft	*Limul, Puls.*
Schwäche	*Hippom. Vgl. Füße.*
Schwellung	*Agar, Alum, Arundo, Calc-c, Led, Lyc, Petrol. Vgl. Füße.*
Ulzera	*Ars.*
ulzerativ, unfähig zu gehen	*Canth, Ign, Phos.*

Extremitäten, Untere
Füße

Schwitzen der Füße u. ähnliche Fußbeschwerden	*Alum, Am-c, AM-M, Ananth, Apoc-andr, Arundo, Bar-ac, BAR-C, CALC-C, CARBO-V, Cob, GRAPH, Jod, Lact-ac, LYC, Mag-m, NIT-AC, Ol-an, PETROL, Phos-ac, PSOR, Rhus-t, Sal-ac, SANIC, SEP, SIL, SULF, TELLUR, Thuj, Zinc-m.*
Empfindlichkeit, Schmerzhaftigkeit	*ANT-C, Arn, Bar-c, Cepa, Led, Petrol, Phos-ac, SIL, Zinc. Vgl. Schmerz.*
Schwäche	*Acon, AESC, Ant-c, Ars, Bov, Can-s, GELS, Hippom, Ign, Lyc, Mag-c, Ran-rep.*
Schweiß, stinkend	*Alum, Am, BAR-C, BUT-AC, Calc-c, Graph, Kali-c, Nit-ac, Petrol, PSOR, SANIC, SIL, Zinc-m.*
Schweiß, unterdrückt	*CUPR, Sep, Sil, SULF, Zinc-m.*
Schweiß, unterdrückt, dann Halsbeschwerden	*BAR-C, Graph, Psor, Sanic, Sil.*
Schweiß, Wundheit der Zehen dabei	*Bar-c, Jod, Lyc, Nit-ac, PETROL, Sanic, SIL, Zinc-m.*
Schwellung	*ACET-AC, AEsc, Am-c, APIS, ARS, Arundo, Bry, CACT, Caust, Cinch, Colch, DIG, Ferr, GRAPH, HAM, Helod, Led, Lyc, MERC-C, Merc, Nat-m, Nat-s, Phos-ac, Plb-m, PRUN-SP, Puls, Sacchar-of, Samb, Sep, Sil, STROPH, Ver-a. Vgl. Wassersucht (allgemeine Symptome u. Krankheiten)*
Ulkus	*Bar-c.*
Varizen	*FERR-ACET, Ham. Vgl. allgemeine Symptome u. Krankheiten.*
Zittern	*GELS, PHOS, Sars, Sep, Stram.*

Extremitäten, Untere
Füße - Zehen

Brennen	*Alum, Sars*
Entzündung des großen Zehballens	*Agar, BENZ-AC, Bor, Hyper, Jod, Kali-jod, RHOD, Sang, Sars, SIL, Ver-v. Vgl. Haut.*
Frostbeulen	*NIT-AC, Sal-ac. Vgl. Haut.*
gekrümmt	*Graph.*
Gelenke entzündet	*Am-c, BENZ-AC, Bor, Bothrops, Carbo-v, COLCH, Daphne, LED, RHOD, Teucr. Vgl. Gelenke.*
Hautrisse	*Eug-j, GRAPH, PETROL, Sabad, Sars.*
juckend	*AGAR, Kali-c, Maland.*
Kälte	*Sulf.*
Nägel, deformiert, dick	*Ant-c, Graph, Sil.*
Nägel einwachsend	*CAUST, GRAPH, Hep, Mag-p, MAG-POL-AUST, NIT-AC, SIL, Staph, Teucr, Thuj.*
Nägel entzündet	*Sabad.*
Nägel, Schmerzen in der Umgebung	*Ant-c, FLUOR-AC, Hep, Nit-ac, Teucr.*
Quetschung mit unerträglichem Schmerz	*Hyper.*
schwärend	*Graph.*
Schwielen	*Acet-ac, ANT-C, Calc-c, Cur, FERR-PICR, Graph, Hyper, Lyc, Nit-ac, RAN-B, Ran-sc, Semperv-t, Sep, SIL, Sulf-ac. Vgl. Haut.*
Taubheit	*Con, Nat-m, Phos, Sil, Sul, THALL.*

Extremitäten, Untere
Fußzehen - Schmerzen

große Zehe	*Am-c, Ars, Bar-c, Calc-c, Elat, Eup-perf, Kali-c, Led, Plb-m, Prim-c, Sep, Sil.*
Krämpfe	*CUPR-AC, Cupr-m, Dig, DIOSC, Hyos, Lyc, Rhus-t, Sec, Sep, Sulf.*
Pickel, aufgehende	*Sulf.*
reißend	*ACT-SP, Am-m, Benz-ac, Brom, CAUL, COLCH, Pall, Sil, Syph.*
rheumatisch	*ACT-SP, Apoc-andr, BENZ-AC, Bor, Bothrops, CAUL, Caust, COLCH, Daphne, GNAPH, Hyper, Kali-c, LED, LITH-C, Nit-ac, Paeonia, Phos-ac, PULS, Sab, SIL. Vgl. Gicht.*
rheumatisch in der großen Zehe	*Am-benz, Arn, BENZ-AC, Bor, Bothrops, COLCH, Conv, Gnaph, Kali-c, LED, Rhod, Sil.*
rheumatisch in den Zehenspitzen	*Am-m, HYPER, Kali-c, SIL, Syph.*
Schmerzhaftigkeit	*Bar-c, Brom, Nat-ars, Phos-ac. Vgl. Füße.*
Steifheit	*CAUL, Graph, Led, Sec. Vgl. Gelenke.*
Ulkus der großen Zehe	*Sil.*

Ulkus, Pemphigus	*ARS, Graph, Petrol, Sep.*

Extremitäten
Gelenke

Brennen	*Apis, Ars, CAUST, Colch, Mang-ac, Merc, RHUS-T, Sulf.*
Bursen, Schleimbeutel	*Benz-ac, Kali-m, RUTA, Sil.*
hysterische Gelenke	*ARG-N, Cham, Cotyled, Hyper, IGN, Zinc-m.*
Knacken bei Bewegung	*Acon, Angust, BENZ-AC, Calc-fl, Camph, CAUST, Cocc, GRAPH, Kali-bich, Kali-m, Led, Nat-m, NAT-P, NIT-AC, PETROL, Thuj, Zinc-m.*
Kontraktion, schmerzhafte, der Sehnen, Gesäßsehnen	*Abrot, AM-M, CAUST, CIMEX, Col, Formica, GUAIAC, Kali-jod, NAT-M, TELLUR.*
Wassersucht (Hydrarthrosis)	*APIS, Bov, Canth, Chin-s, Cinch, Jod.*

Extremitäten - Gelenke
Entzündung (Arthritis)

akute	*Abrot, ACON, Arbut, Benz-ac, Berb-v, BRY, Caust, Cim, Cinch, COLCH, Gnaph, GUAIAC, Jod, Kali-bich, Kali-jod, Kal, LED, Lil-t, Lith-c, Mang-ac, MERC, Nat-sil, Nit-ac, Phyt, PULS, Radium, Rhod, RHUS-T, Sab, Sal-ac, Solid, STELLAR, Sulf-tereb, Viola-tr. Vgl. Rheumatismus.*

Extremitäten - Gelenke
Entzündung
(Arthritis deformans)

chronische	*Am-phos, Ant-c, Arbut, Arn, ARS, Benz-ac, Calc-c, Calc-ren, Caul, CAUST, CIM, CINCH, Colch, Colchicine, Ferr-jod, Ferr-picr, GUAIAC, JOD, KALI-BR, KALI-JOD, Lact-ac, Led, Lyc, Merc-c, Nat-br, Nat-p, Nat-s, PIPERAZ, PULS, Radium, Sab, Sal-ac, Sep, Sulf, SULF-TEREB, Thyr.*

Extremitäten - Gelenke

Entzündung - Gicht	*Abrot, ACON, AM-BENZ, Apis, ARN, Ars, Aur-mur, Aur-m-n, Bell, BENZ-AC, Berb-v, BRY, CAJUP, Calc-c, Carls, Cham, CHIN-S, CINCH, COLCH, COLCHICINE, Cupr, Daphne, Dulc, Ferr-picr, Formica, GUAIAC, Irid, Jabor, Kali-bich, Kali-jod, Kal, LED, LITH-C, LYC, Mang-ac, Med, MERC-S, Nat-lact, Nat-m, Nat-sal, Nux-v, Ox-ac, Pancreat, Phyt, PULS, Querc, Rhod, Rhus-t, SAB, Sil, Spig, Stellar, SULF, Taxus, URIC-AC, URT.*
Gicht der Augen	*Nux-v.*
Gicht des Brustkorbs	*Colch*
Gicht der Hände, Füße, geringe Schwellung, subakut	*Led.*
Gicht des Herzens	*Aur-mur, Cact, Conv, Cupr-m, Kal.*
Gicht des Magens	*Hydroc-ac, Nux-m, Nux-v, Puls.*

Gicht der Nerven (Neuralgie)	*COLCH, Col, Sulf.*
Gicht des Rachens	*Colch, Merc-s.*
„Metastasen" zum Herzen	*Colch, Kal.*
„Metastasen" zum Magen	*Ant-c, Nux-v.*
nach innen schlagend oder unterdrückt	*CAJUP, Nat-m, Ox-ac, Rhus-t.*
nervöse Unruhe	*Ign.*
Schwäche nach Anfall	*Bellis, Cyprip.*
subakut	*Guaiac, LED, Puls.*
Uterus-Störungen	*Sab.*

Extremitäten - Gelenke
Entzündung, Synovitis

akute	*ACON, APIS, Arn, BELL, Berb-v, BRY, Canth, Fluor-ac, HEP, Jod, Led, PULS, RHUS-T, Ruta, SAB, SIL, Slag, Sticta.*
chronische	*AM-PHOS, BENZ-AC, BERB-V, Calc-c, Calc-fl, Calc-p, Caust, Hep, JOD, KALI-JOD, MERC-S, Phyt, Puls, RHUS-T, RUTA, Sil, Staph, STELLAR, Sulf, Tub.*
Jucken in Gelenkbeugen	*Phos-ac.*
Lahmheit	*Abrot, Cepa, RHUS-T, Sulf, Vgl. Steifheit.*

Extremitäten - Gelenke
Nodositäten (Tophi)

Knotenbildungen	*Agn, Am-benz, AM-PHOS, Ant-c, Aur, BENZ-AC, Berb-v, Calc-c, CALC-REN, Caul, Caust, Cim, COLCH, Elat, Eucal, Eup-perf, Formica, Graph, Guaiac, HEKLA, Jod, Kali-ars, KALI-JOD, KALI-SIL, LED, LITH-C, LYC, Med, Nat-lact, Nat-ureat, Piperaz, Rhod, Ruta, SAB, STAPH, Sulf, Urea, Uric-ac.*

Extremitäten - Gelenke
Schmerz

im allgemeinen	*Am-c, Am-m, ARG-M, Bar-c, BRY, CALC-P, Ced, Diosc, Dros, Euonym, JOD, Kreos, Lappa, Mang, Sil, Sulf, Zinc-m.*
grabend nach 12.00	*Kali-jod, Mang-ac, MERC-S.*
neuralgisch	*Arg-m, CED, Col, Plb, Zinc-m.*
Prellung	*ARN, Bry, Hyper, Kal, Mez, RHUS-T, Ruta.*
rheumatisch	*Abrot, ACON, Asclep-t, Benz-ac, Berb-v, BRY, CAUL, Caust, Cim, Cinch, COLCH, Dig, Diosc, Ferr, Formica, GUAIAC, Jod, Kali-bich, KAL, Lact-ac, Led, MERC-S, Pinus-sylv, PULS, RADIUM, Rham-c, Rhod, RHUS-T, RUTA, Sab, Salol, Staph, Stront, Vgl. Rheumatismus.*
Schmerzhaftigkeit, Empfindlichkeit	*ACON, Am-m, Apis, ARN, Bell, Bellis, BRY, COLCH, Guaiac, HAM, Hep, Kal, Led, Lith-c, Meli, PHYT, Puls, RHUS-T, Sab, Sticta, Ver-a, VERBASC.*

schneidend	*Acon, Bry, CAUL, Cim, Kal.*
Schwäche	*Acon, Bar-m, Bov, CARBO-AN, CAUST, Cinch, Euphorb, Hippom, LED, PHOS, Psor, Mez, RHUS-T, Zing.*
Schwäche, leicht verstaucht	*Carbo-an, Hep, Led.*
Schwellung	*Abrot, ACON, ACT-SP, Anag, APIS, Ars, BELL, Benz-ac, BRY, Caust, Cinch, COLCH, Dig, GUAIAC, Jod, KALI-M, Kal, LED, LITH-C, Mang-ac, Med, MERC-S, PHYT, PULS, Rham-c, Rhod, RHUS-T, Sab, STELLAR, Sticta.*
Schwellung, blaß, weiß	*APIS, Aur, Bry, CALC-C, Calc-p, Cistus, COLCH, Con, Dig, Jod, Led, MERC-C, MERC-S, Phos-ac, Phos, PULS, Rhod, SIL, Sulf, Symphyt, Tub. Vgl. Knie.*
Schwellung, dunkelrot	*Bry, Kal, RHUS-T.*
Schwellung, glänzend	*ACON, APIS, BELL, BRY, Dig, Mang-ac, Sab.*
stechend, reißend, umherziehend, wandernd	*Apis, Benz-ac, BRY, Caust, CIM, Cinch, COLCH, Guaiac, Kali-jod, KAL, Led, Lith-c, Magnol, MERC-S, Phos-ac, PULS, RHUS-T, Sulf, Ver-v.*
Steifheit	*Abrot, Angust, Apis, Apoc-andr, Arn, Asclep-t, Bar-m, BRY, Caul, CAUST, Colch, Col, Diosc, Formica, GINS, GUAIAC, Jod, KALI-JOD, Lyc, Magnol, Med, MERC-S, Mez, Nux-v, Ol-j-as, Petrol, PHYT, Pinus-sylv, RHUS-T, Sep, STELLAR, Strych, SULF, Thiosin, Triost, Verbasc.*
Ulzeration der Knorpel	*Merc-c.*
ziehend, spannend	*ALOE, Am-c, Am-m, Apoc-andr, Caust, Cimex, Cinch, COLCH, GINS, Mez, PULS, RHUS-T, SULF.*

Extremitäten - Gelenke
Ellenbogen

Taubheit	*Puls.*
Schmerzen	*Ant-c, ARG-M, Ars, CAUST, Cinnab, Colch, FERR-MUR, Guaco, Kali-c, KAL, LYC, MENISP, Ol-j-as, Phos, Solan-lyc, Sul, VISCUM, Zinc-ox.*

Extremitaten - Gelenke

Enkel, Fußknöchel

juckend	*Puls, Rhus-t, Selen.*
juckend, V.- durch Kratzen, Bettwärme	*Led.*
Prellungs-, Verrenkungsgefühl	*Bry, Led, Prun-sp, RUTA, Sil, Sulf.*
rheumatisch	*Abrot, ACT-SP, CAUL, Caust, Colch, Guaco, Guaiac, LED, Mang-ac, Mang-mur, Med, PROPHYL, PULS, Radium, RHOD, RUTA, Sil, Stellar, Sulf, Urt.*

Schmerz allgemein	*Abrot, Alum, Am-c, But-ac, Caust, Euonym, Lappa, Lathyr, Nat-m, Sil, Tetradyn; Verbasc, VISCUM.*
Schwäche, Fuß knickt um	*Calc-c, CALC-P, CARBO-AN, CAUST, CHAM, Ham, LED, Mang-ac, Mang-mur, Med, NAT-ARS, NAT-C, Nat-m, Phos, PINUS-SYLV, RUTA, Sil, Sulf.*
Schwellung	*Apis, ARG-N, Ferr, Ham, LED, Lyc, Med, Mimosa, Plb, Stann, Stront-c, Vgl. Wassersucht.*
Steifheit	*Kali-c, Med, Sep, Sulf, Zinc-m.*
Ulkus, juckend	*Sulf.*
Verstauchen	*Carb-an, LED, Nat-ars, NAT-C, RUTA, Stront-c.*
Verstauchen, chronisch	*Bov, STRONT-C.*

Extremitäten - Gelenke
Handgelenke

Ganglion auf Handgelenkrücken	*BENZ-AC, Calc-fl, Phos, Rhus-t, RUTA, SIL, Thuj.*
gichtische Ablagerungen	*Calc-c, Ruta.*

Extremitäten - Handgelenke
Schmerzen

allgemein	*Abrot, ACT-SP, Am-c, Bism, Carbo-an, CAUL, Chel, HIPPOM, KALI-C, Nat-p, Paeonia, PROPHYL, Rhod, RUTA, Sep, Sil, Sulf, Urt, VIOLA-OD.*
Krämpfe, Spasmen, schmerzhaft (Schreibkrampf)	*ARG-M, Arn, Bell, Bellis, CAUST, CON, CUPR, Cycl, Ferr-jod, GELS, MAG-P, Nux-v, Picr-ac, Ran-b, RUTA, Sec, Sil, STANN, Staph, STRYCH, Sulf-ac, Viola-od, Zinc-m.*
Lahmheit	*CON, CUR, Hippom, PLB-AC, PLB-M, Picr-ac, Ruta, Stann, Vgl. Nervensystem.*
rheumatisch	*Abrot, ACT-SP, Benz-ac, Calc-c, CAUL, CAUST, Colch, Hippom, Lact-ac, Lyc, Prophyl, RHOD, Rhus-t. Rhus-v, RUTA, SAB, Sep, Solan-lyc, Stellar, Ulnus, Variol, VIOLA-OD. Wyeth.*
verstauchtes, verrenktes Gefühl	*Bry, Cistus, EUP-PERF, HIPPOM, Ox-ac, RHUS-T, RUTA, Ulnus.*

Extremitäten - Gelenke
Hüften - Krankheiten der

Morbus coxarius	*ACOn, ARG-M, ARS, Ars-jod, Calc-c, Calc-hyphos, Calc-jod, CALC-P, CAUST, Cinch, CISTUS, COL, Ferr-m, Ferr-p, Fluor-ac, Hep, Hippoz, Hyper, Jod, KALI-C, KALI-JOD, Merc-i-r, Merc, PHOS-AC, Phos, RHUS-T, SIL, Staph, Still, SULF, Tub, Vgl. Koxalgie.*
Luxation	*Col.*
Schmerz in der linken Hüfte	*Am-m, Col, Irid, Ov-g-p, Sang, Solan-n, STRAM.*
Schmerz in der rechten Hüfte	*Agar, Ant-t, CHEL, Graph, Kali-c, Led, LIL-T, Lumul, Nux-m, Pall, Stram.*

Schmerzen (Koxalgie)	*AESC, Allium-s, Arg-m, ARS, Berb-v, BRY, Calc-c, CALC-P, Carbo-an, Caust, Cham, Chel, Cistus, Colch, COL, Con, Dros, Elat, Ferr-m, Formica, GELS, Glycerin, Guaco, HYPER, Kali-c, KALI-JOD, Led, Lil-t, Limul, Lyc, Mag-mur, Mez, Murex, Nat-m, Nat-s, Nux-m, PULS, Radium, Solan-n, STRAM, Thuj, Tongo, Tromb.*
Schmerz wie gebrochen, als ob Becken auseinanderfiele	*Aesc, TRILL.*
Schmerz wie verstaucht	*AESC, Am-m, CALC-P, Caust, COL, Laur, Nat-m, PULS, Rhus-t, Sarrac.*

Extremitäten - Gelenke
Knie

Entzündung (Synovitis, Bursitis, Hausmädchenknie) akut	*ACON, APIS, Arn, Bell, BRY, Canth, Cistus, Helleb, HEP, Jod, Kali-c, KALI-JOD, Phos, PULS, RHUS-T, Ruta, Sil, SLAG, STICTA, Sulf, Vgl. Schwellung.*
Entzündung, chronisch	*Ant-t, BENZ-AC, Berb-v, CALC-FL, Calc-p, Hep, JOD, KALI-JOD, MERC-S, Phyt, Rhus-t, Ruta, SIL, Tub.*
Herpes	*Carbo-v, Graph, Petrol.*
Hygroma patella	*Arn, Calc-p, JOD.*
Kälte	*Agn, Apis, Calc-c, CARBO-V, Nat-c, Vgl. Extremitäten.*
Knacken bei Bewegung	*BENZ-AC, Caust, COCC, Croc, Diosc, Nat-ars, Nux, Nux-v.*
Patellaverlagerung beim Steigen	*Can-s.*
Taubheit	*Carbo-v, Meli.*
Taubheit, ausstrahlend auf das Skrotum, B.- durch Sitzen	*Bar-c.*
Wassersucht, Erguß	*Caust, Ced, Jod.*

Extremitäten - Gelenke
Knie - Schmerzen

allgemein	*August, APIS, Bell, Benz-ac, BERB-V, Calc-c, Can-ind, Diosc, ELAPS, Kali-jod, Kreos, Lappa, Mag-m, MELI, Mez, Mur-ac, Phos, Sulf, Xerophyl.*
bohrend, B.- durch Gehen	*Indigo.*
gespannt, krampfend	*Anac, Caps, Lathyr, Paeonia, PULS, Sil, VERBASC.*
grabend im linken Knie	*Aur, Caust, Col, Rhus-t, Spig, Tarax.*
Prellung	*Ars, BERB-V, Bry, Sarrac.*
reißend	*Calc-c, CAUST, Col, Granat, Lyc, MERC, Petrol, Sticta, Tarax, Tongo, Ver-v.*
rheumatisch	*Arg-m, BENZ-AC, Berb-v, BRY, CINCH, Cop, Daphne, Elaps, Diosc, DULC, Guaiac, Jacar, KALI-C, KALI-JOD, LACT-AC, LED, MANG-AC, Meli, MERC, Nat-p, PULS, Puls-nut, Radium, Sab, Sticta, Viscum.*

schmerzhaft	*Anac, Con, Led, MELI, Ol-j-as.*
ziehend	*Calc-c, Mag-m, Mur-ac, Phos, Sulf.*

Extremitäten - Gelenke
Knie - Kniekehlen

juckend	*Lyc, Sep.*
Prurigo, juckender Ausschlag	*Ars.*
Schmerz	*Caust, Lyc, Physost, Radium.*

Extremitäten - Gelenke - Knie
Zustand

Empfindlichkeit	*Apis, Berb-v, BRY, Cinch, Rhus-t, Vgl. Gelenke.*
Reflexe gesteigert	*Anhal, Can-ind, Lathyr, Mang-ac, Vgl. Nervensystem.*
Reflexe herabgesetzt, fehlend	*CUR, Oxytr, Plb-m, SEC, Sulfon.*
Schwäche	*Acon, Anac, Aur, COB, COCC, Diosc, Hippom, Lact-ac, Nat-m, Nit-ac, Sulf.*
Schwellung	*APIS, Arn, Bell, Benz-ac, Berb-v, BRY, CALC-C, CINCH, Cocc, KALI-JOD, Lyc, Mag-c, RHOD, Sal-ac, Sil.*
Schwellung, weiß	*Acon, APIS, Arn, CALC-C, Calc-p, CISTUS, KALI-JOD, Led, Phos-ac, Phos, PULS, Rhus-t, Sil, Slag, STICTA, Sulf, Tub.*
Steifheit der Knie	*BERB-V, BRY, Lyc, Mimosa, Petrol, Sep, Sulf,*
Ulzeration der Knorpel	*Merc-d.*

Extremitäten - Gelenke
Schultern - Schulterblätter

Deltoides, Schmerz, Rheumatismus	*Ferr-p, Glycerin, Lycopers, Med, Nux-m, Ox-ac, Rhus-t, SANG, Sticta, SYPH, URT, Viola-od, Zinc-ox, Zing.*
Schmerzen, allgemein	*Alum, AM-PHOS, Anag, Arn, Azadir, Bar-c, CAN-IND, CHEL, Cocc, Con, FAGOP, Jugl-r, Kreos, Lyc, Menisp, MYR, Nat-ars, Nat-c, Nit-ac, RAN-B, Sep, Ver-a, Viscum.*
Schmerzen, Brennen an kleinen Stellen	*Agar, PHOS, Ran-b, SULF.*
Schmerzen links	*ACON, Aesc, AGAR, Ant-t, ASPAR, Cham, Chenop-gl, Col, Eup-purp, Ferr-m, Led, Lob-syph, Nux-m, ONOSM, Rhodium, Stram, Sulf.*
Schmerzen links, untere Ecke	*CHENOP-GL, Cupr-ars, Ran-b.*
Schmerz rechts	*Abies-c, Am-m, Bry, CHEL, Chenop-gl, COL, Ferr-p, Ferr-mur, GUACO, Ichthy, Ipomoea, Jugl-c, KALI-C, Kal, Mag-c, Pall, Phyt, Puls-nut, Ran-b, SANG, Solan-lyc, STICTA, Stront, URT.*
Schmerzen rechts untere Ecke	*CHEL, Chenop-anth, Kali-c, MERC, Pod.*

Schmerzen, rheumatisch	*Acon, Am-caust, BERB-V, BRY, Colch, Ferr-mur, FERR-P, Guaiac, Ham, KALI-C, Kal, Lact-ac, LED, Lith-c, LITH-LACT, Med, Ol-an, Pall, PHYT, Prim, Radium, RAN-B, Rhod, RHUS-T, SANG, Stellar, STICTA, Stront, Sulf, Syph, Urt, Viola-od.*
Schmerzen, V.- Singen, Sprechen	*Stann.*
Schmerzen, ziehend	*Ars, Berb-v, Cham, Col, Sulf.*
Schmerzen zwischen Schulterblättern	*Aesc, Ars, Bry, Camph, CHENOP, Euonym, GRANAT, Guaiac, Mag-s.*
Stechen, Reißen	*Am-m, BRY, Hyper, Kali-c, Lyc, Mag-c, Nit-ac.*
Steifheit	*Cocc, DULC, Granat, Indium, PHYT, Prim-v, SANG, Senec-jac.*

NACKEN

Hals

Abmagerung	*Nat-m, Vgl. Allgem. Krankheiten u. Symptome.*
Ausschlag	*Anac, Clem, Lyc, Nat-m, Petrol, SEP.*
Brennen	*Guaco*
juckend	*Ant-c.*
Knacken der Halswirbel bei Bewegung	*Aloe, COCC, NAT-C, Niccol, Ol-an, Thuj.*
Muskeln, Hals- Kontraktion, Starre	*CIC, Cim, Nicot, STRYCH.*
Muskeln, Hals, Schießen	*Sulf-ac.*
Muskeln, Sternokleidomastoideus	*GELS, Rhod, Tarax, Trifol, Vgl. Torticollis.*
Muskeln, Halszucken	*Agar.*
Völle, muß Kragen lockern	*AMYL, Fel tauri, GLON, LACH, Pyr, Sep.*

Nacken - Schmerzen

allgemein	*ACON, Aesc, Am-c, BELL, Chin ars, CIM, Col, Fel tauri, Ferr-picr, GELS, Graph, Hyper, Jugl-c, Lach, Lyc, Myr, NAT-CHOLEIN, Nat-s, Paris, Ver-a, Vib-op, X-ray, Zinc-v.*
Blutgefäße geschwollen	*Op.*
Empfindlichkeit	*Amyl, BRY, Cim, Kali-perm, LACH, Tarax.*
Gefühl von Verrenkung, Prellung	*Bell, Caust, Fagop, LACHNANTH.*
gespannte Taubheit	*Plat.*
reißend, schießend, stechend	*ACON, Asar, Bad, Bar-c, Bell, BERB-V, BRY, Chin-ars, Colch, Ferr-picr, MAG-P, Nux-v, STRYCH, Xanth.*
rheumatisch	*Acon, BRY, Calc-p, Caust, CIM, Colch, DULC, GUAIAC, Jod, Kali-jod, LACHNANTH, Petrol, Puls, Radium, Rhod, RHUS-T, Sang, Stellar, STICTA.*

Schiefhals (Torticollis)	*ACON, Agar, Atrop, BELL, BRY, CIM, COLCH, Guaiac, Hyos, Ign, LACHNANTH, Lyc, Mag-p, Myg, Nux-v, Strych, Thuj.*
schmerzhaft	*Adon-v, Aesc, Angust, Bapt, Caust, CON, GELS, GUAIAC, PARIS, Radium, Ver-v, Zinc-m.*
Schwäche, unfähig, Kopf hochzuhalten	*ABROT, Aeth, Colch, Fagop, Kali-c, Sil, Vgl. Kopf.*
Schwellung	*Calc-c, Jod, Lyc, Phos, Sil.*
Spannung	*Con, Sep, Sul, Tub.*
Steifheit	*ACON, Ant-t, Bell, BRY, Calc-c, Calc-caust, Calc-p, CAUST, Cham, Chel, CIM, Cocc, Colch, DULC, Ferr-p, Gels, Guaiac, Hyper, Jugl-c, Kali-c, Lac-c, LACHNANTH, Lyc, Mag-c, Med, Menthol, MERC-I-R, Nicot, Nit-ac, Nux-v, Pampin, Petrol , Phos, Phyt, PULS, Radium, Rhodium, Rhod, Rhus-v, Sep, Stellar, STICTA, Sulf, Trifol, Vinca-m, X-ray.*
Tumor, Fettgeschwulst	*Bar-c.*

RHEUMATISMUS
Art, Typ

Gelenkrheuma, akut, rheumat. Fieber	*ACON, Agar, Am-benz, Am-caust, Ant-t, APIS, ARN, Ars, BELL, Benz-ac, Berb-v, BRY, CACT, CALC-C, Calc-p, Camph, CASCARA, CHAM, CHIN-S, CIM, Cinch, Clem, COLCH, COLCHICINE, Col, DULC, EUP-PERF, FERR-P, Formica, Franciscea, Gaulth, Gels, Gins, GUAIAC, Ham, Hymosa, KALI-BICH, Kali-c, Kali-jod, Kali-m, Kal, LED, Lyc, Macrot, Merc-s, MERC-V, Methyl-sal, Nat-lact-t, Nat-sal, Nux-v, Nyctanth, Ox-ac, Petrol, Phyt,PROPHYL,PULS, Ran-b, RHAM-C, Rhod, RHUS-T, Ruta, SAL-AC, Sang, Spig, STELLAR, Sticta, Still, Strych, SULF, Syph, Thuj, Tilia, Ver-a, VER-V, VIOLA-OD.*
absteigende Schmerzen	*Cact, KAL.*
aufsteigende Schmerzen	*Arn, LED.*
Bindegewebe (Sehnenscheiden, Sehnen)	*Arn, Formic-acid, Gettysburg Water, Phyt, Rhod, RHUS-T.*
Gelenke, große	*ACON, Arbut, Arg-m, Asclep-s, BRY, Dros, MERC, Mimosa, Rhus-t, Sticta, Ver-v.*
Gelenke, kleine	*ACT-SP, Benz-ac, Bry, CAUL, COLCH, Kali-bich, Lact-ac, LED, Lith-c, Lith-lact, PULS, Rhod, Ruta, SAB, Viola-od.*
mono-artikulär	*Acon, Apis, BRY, Caust, Cinch, Cop, MERC, Vgl. Gelenke.*

poly-artikulär	*Arn, BRY, Guaiac, PULS, Vgl. Wandernde Schmerzen.*
umherziehende, wandernde Schmerzen	*Apoc-andr, CAUL, Cim, Colch, Kali-bich, Kal, Kali-s, LAC-C, Mang, Phyt, PULS, Puls-nut, Rhod, STELLAR, Sulf.*

Rheumatismus
Begleitsymptome

(mit) Durchfall, Dysenterie im Wechsel	*ABROT, DULC, Gnaph, KALI-BICH.*
Empfindlichkeit gegen Kälte	*Led, MERC.*
Fieber, adynamisch	*Bry, Rhus-t.*
Fieber, remittierend	*Chin-s.*
Hautkrankheiten, akute, vorangegangen	*Dulc.*
„Metastasen" zum Gehirn	*Bell, Op.*
„Metastasen" zum Herzen	*Adon-v, Avena, Cact, KAL, Lith-c, Prophyl, SPIG.*
milde Fälle, bei nervösen Personen	*Viola-od.*
Nervosität, intensive Schmerzen	*Cham, Coff, Rhus-t.*
Nesselausschlag	*Urt.*
(mit) Nesselausschlag im Wechsel	*Urt.*
Schlaflosigkeit	*Bell, Calc-c, Coff, Ign.*
Schwäche	*ARS, Calc-p, Chin-s, CINCH, COLCH, Ferr-carb, Sulf.*
Schwitzen	*CALC-C, Hep, Lact-c, MERC, Rham-c, Sal-ac, Tilia.*
Sekretionen gehemmt	*Abrot.*
Taubheit	*Acon, Cham, Led, RHUS-T.*
Unruhe	*ACON, Caust, Cim, Puls, Rhus-t.*
(mit) Verdauungsbeschwerden im Wechsel	*Kali-bich.*
Vorhofflimmern danach	*Dig.*

Rheumatismus
Modalitäten, Besserung

Bewegung, Gehen	*Cham, Cinch, Dulc, Ferr-m, Lyc, PULS, Rhod, RHUS-T, Ver-a.*
Druck	*Bry, Formica.*
(in) feuchtem Wetter	*Caust.*

(im) Freien	*Kali-m, Puls.*
Ruhe	*Bry, Gettysburg Water*
Wärme	*ARS, Bry, Caust, Kali-bich, Nux-m, Rhus-t, SIL.*
Wasser, kaltes, an den Füßen	*LED, Sec.*

Rheumatismus - Modalitäten
Verschlimmerung

Berührung	*Act-sp, Acon, Apis, ARN, BRY, CINCH, COLCH, Jod, Lac-c, Ran-b, Rhus-t, Sal-c,*
Bewegung	*Act-sp, Apis, ARN, BRY, CALC-C, Cim, Clem, CINCH, Colch, Formica,Gettysburg Water, Guaiac, Jod, KALI-M, Kal, Lac-c, Led, MERC, Nux-v, Phyt, Ran-b, Sal-ac, STELLAR.*
Colchicum, Mißbrauch von	*Led.*
feuchtes, nasses Wetter	*Arn, Ars, CALC-P, Cim, COLCH, DULC, Kali-jod, MERC, Nat-s, Nux-m, PHYT, Ran-b, RHOD, RHUS-T, Sars, Ver-a.*
jeden 2. Tag	*Cinch.*
kaltes, trockenes Wetter	*ACON, Bry, Caust, Nux-m, Rhod.*
kreuzweise, von einer Seite zur anderen	*Lac-c.*
nachts	*ACON, Arn, Cham, CIM, COLCH, Eucal, KALI-JOD, Kali-m, Kal, Lact-ac, Led, MERC, Phyt, PULS, Rhod, Rhus-t, Sars, Sil, Sulf.*
Ruhe	*Euphorb, Puls, Rhod, RHUS-T.*
schmelzender Schnee	*Calc-p.*
Schwitzen	*Hep, MERC, Tilia*
(vor) Sturm	*Puls, RHOD, Rhus-t.*
Wärme	*Cham, Kali-m, LED, MERC, PULS.*

Rheumatismus
Artikulär, chronisch — *AM-PHOS, Ant-c, Anthrak, Benz-ac, Berb-v, BRY, Calc-c, CALC-CAUST, Carbon-s, Caul, CAUST, Cim, Colch, DULC, Euonym. Ferr, Guaiac, Hep, Jod, Kali-bich, Kali-c, KALI-JOD, Led, LITH-C, Lyc, Med, Merc, Mez, OL-J-AS, Petrol, Phyt, PULS, Rhod, RHUS-T, Ruta, Sil, STELLAR, Still, SULF, Sulf-tereb, Taxus, Vgl. Gelenke.*

Rheumatismus
Arthritis deformans — *Arbut, ARN, ARS, Benz-ac, Calc-c, Caps, Caul, CAUST, CIM, COLCH, Colchicine, DULC, Ferr-jod, Ferr-picr, GUAIAC, JOD, Kali-c, KALI-JOD, Lact-ac, Led, Lyc, Mang-ac, Methyl-bl, MERC-C, Nat-p, Pip-menth, PULS, Rhod, SAB, Sal-ac, Sep, SULF, Sulf-tereb, Thymus- Ext, Thyr, Vgl. Gelenke.*

chronisch, sekundär bei Uterusstörungen	*Caul, CIM, PULS, Sab.*
gonorrhoisch	*Acon, ARG-M, Arn, Bry, Caust, Cim, Clem, Cop, DAPHNE, Guaiac, Jod, IRISIN, Jacar, Kali-bich, Kali-jod, Kal, MED, Merc, Nat-s, Phyt, PULS, Rhus-t, SARS, Sulf, THUJ.*
interkostal	*Arn, CIM, Phyt, RAN-B, Rhus-t.*
lähmend	*CAUST, Lathyr, Phos. Vgl. Chronisch.*
muskulär (Myalgie)	*ACON, Ant-t, Apis, Arn, BRY, Calc-c, CASCARA, Caust, Chin-s, CIM, Cinch, Colch, Dulc, FERR, Gels, Glycerin, Gnaph, Ham, Hyper, Jacar, Lyc, MACROT, Merc, Phos, Phyt, RAN-B, Rhod, Rhus-t, Sant, Sil, Sulf, Syph, Ver-v.*
periosteal	*Bell, Cham, Colch, Cycl, Guaiac, KALI-BICH, Kali-jod, Merc, MEZ, Phos, Phyt, Sars, Sil.*
subakut	*Dulc, LED, Merc, PULS, Rhus-t.*
syphilitisch	*Vgl. periosteal*

RÜCKEN

Ausschlag	*Sep.*
Brennen	*ALUM, ARS, Aur-mur, Berb-v, Calc-fl, Carbo-an, Helod, HELON, Kali-p, Lyc, Med, Nit-ac, PHOS, PICR-AC, Sep, Tereb, Ustil, Xerophyl.*
Brennen an kleinen Stellen	*Agar, PHOS, Ran-b, Sulf.*
Brennen zwischen den Schulterblättern	*Glon, LYC, PHOS, Sulf.*
gebogen, Opisthotonus	*Angust, CIC, Nat-s, NICOT, Op, Phyt, STRYCH. Vgl. Konvulsionen (Nervensystem).*
Kälte	*ABIES-C, Acon, Ars, Benz-ac, GELS, Gins, Quass, Raph, Sep, STRYCH, Ver-a.*
Kälte zwischen den Schulterblättern	*ABIES-C, AM-M, Helod, LACHNANTH, Sep.*
Krümmung (Skoliose)	*Bar-c, CALC-C, Phos-ac, Phos, SIL, Sulf.*
Lähmigkeit, Steifheit	*Abrot, Acon, AEsc, Agar, Am-m, Bell, BERB-V, BRY, Calc-c, Camph-monobr, CAUST, CIM, CUPR-ARS, Diosc, Dulc, Gettysburg Water, Gins, HELON, Hyper, KALI-C, Kali-p, Kal, Lachnanth, Led, Lyc, Nicot, Physost, PHYT, RHUS-T, Ruta, Sarcol-ac, SEP, Spong, Staph, STRYCH, Sulf-ac, SULF, Zing.*
Taubheit	*ACON, BERB-V, Calc-p, OX-AC, Oxytr, Sec, Sil.*

Rücken

Schmerz, allgemein	*Abrot, ACON, AESC, AGAR, Alum, Am-c, Angust, ANT-T, Apis, Arg-m, Arg-n, ARN, Bar-c, Bell, BERB-V, BRY, CALC-C, Calc-p, CAN-IND, Carb-ac, Caul, CAUST, Cham, Chin-s, Cic, CIM, Cinch, COB, COCC, Colch, Col, Dulc, EUP-PERF, Graph, GUACO, Ham, HELON, Homar, Kali-bich, KALI-C, Kali-m, Lach, Lil-t, Lyc, Mag-m,*

	Mag-s, Med, MERC, Mez, Mormord, Nat-c, NAT-M, Nit-ac, NUX-V, Ox-ac, Paraf, Petrol, Phos-ac, PICR-AC, Puls, RADIUM, Ran-ac, Rhod, RHUS-T, Ruta, SAB, Sang, Sarrac, Scolop, Sec, Selen, SEP, Sil, Staph, STELLAR, Strych, SULF, Tar-h, TELLUR, Ther, Triost, UPAS, VARIOL, Wyeth, Xerophyl, ZINC-M.
Empfindlichkeit des Kreuzbeins sehr groß	*Lob-infl.*
grabend, schneidend	*Sep.*
Gefühl des Auseinanderfallens, Kreuz mitbetroffen, Sakro-Iliakal-Synchondrose, B.- durch enges Bandagieren	*Trill.*
krampfartig	*BELL, Cim, Cinch, COL, Graph, Iris, Mag-p, Ova-t, Sep.*
lanzinierend, auf das Becken ausstrahlend	*ARG-N, Aur-mur, Berb-v, Cham, CIM, Eupion, Ham, Sil, VARIOL, Viscum.*
lanzinierend, auf Oberschenkel, Beine ausstrahlend	*AESC, Aur-mur, Bapt, BERB-V, Carb-ac, Cocc, COL, Cur, Ham, HELON, Kali-c, Kali-m, Lac-c, OX-AC, Phyt, SCOLOP, STELLAR, Tellur, Xerophyl.*
lanzinierend, auf das Schambein ausstrahlend	*SAB, Vib-op, Xanth.*
lanzinierend, nach oben ausstrahlend	*Aspar, GELS.*
lanzinierend, ziehend, reißend	*Alum, Asclep-t, BERB-V, Colch, Col, Kali-m, Lyc, Mimosa, Nux-v, SCOLOP, Sep, Sil, Stellar, STRYCH.*
paralytisch	*Cocc, Kali-p, Nat-m, Sil.*
Prellungsschmerz	*ACON, AEsc, Agar, Ant-t, ARN, Bar-c, BERB-V, Bry, Cina, DULC, Gins, Graph, HAM, Mag-s, MERC, Nat-m, NUX-V, Phos-ac, Phyt, RHUS-T, Ruta, Sil, Sulf, Tellur.*
pressend, pflockartig	*AESC, AGAR, ANAC, Aur-mur, Benz-ac, BERB-V, Colch, Hyper, Nat-m, NUX-V, Sep, Tellur.*
schmerzhaft, als ob Rücken brechen würde oder erschöpft sei	*AESC, AEth, Am-m, BELL, Can-ind, Cham, CHEL, Dulc, EUP-PERF, Eupion, Graph, HAM, Kali-bich, KAL, Kreos, NAT-M, Ol-an, Ova-t, PHOS, Plat, PULS, RHUS-T, SARCOL-AC, Sanic, Senega, Sil, TRILL.*
schmerzhaft, dumpf, anhaltend	*Abies-n, AESC, AGAR, Aloe, Am-m, ANT-T, Apoc, Arg-m, Arg-n, ARN, Bapt, Bellis, BERB-V, But-ac, CALC-C, CALC-FL, Canth, CIM, COB, Coccinel, COCC, Colch, Con, Conv, Cupr-ars, DULC, Euonym, Eupion, Ferr-p, Gels, Glycerin, HELON, Hyper, Inula, Ipomoea, KALI-C, Kali-jod, KAL, Kreos, Lach, Lith-benz, Lycoper, LYC, Morph, NAT-M, NUX-V, Ol-an, OL-J-AS, OX-AC, Pall, Petrol, Phos-ac, PHYT, Picr-ac, Piscidia, PULEX, PULS, RADIUM, RHUS-T, Ruta, SABAL, Sab, Senec, SEP, Solan-lyc, Solid, STAPH, STILL, SULF, Symphyt, TEREB, Upas, VIB-OP, Viscum, Zinc-m.*
Schwere, Ziehen, Gewicht	*AEsc, ALOE, AM-M, Anac, Ant-c, Benz-ac, BERB-V, Bov, Colch, EUP-PURP, HELON, Hydr, Kali-c, KREOS, LIL-T, Nat-s, Picr-ac, SEP. Vgl. Weibl. Genitale.*
stechend, durchdringend	*Agar, Aloe, Alum, Apis, BERB-V, BRY, Guaiac, Hyper, KALI-C, MERC, Nat-s, Sulf, Tellur, Ther.*

ziehend	*Anac, Carbo-v, CAUST, KALI-C, Lyc, Nux-v, Rhus-t, SAB, Sulf.*
zwischen den Schulterblättern	*ACON, Apomorph, Asclep-t, Bar-c, CALC-C, Can-ind, Con, Guaco, Guaiac, Jugl-c, Kali-c, Med, POD, Radium, RHUS-T, Sep, Sulf, Zinc-m.*

Rückenschmerz
Modalitäten - Besserung

(nach) Aufstehen	*Kali-c, Ruta, Staph.*
Bewegung, Gehen	*Arg-n, Bell, Caust, COB, Ferr-mur, HELON, Kali-m, Kreos, Merc, PULS, Radium, RHUS-T, Sep, Staph, SULF, ZINC-M.*
Harnlassen	*LYC, Med.*
Liegen auf dem Bauch	*Acet-ac.*
Liegen auf harter Unterlage oder durch feste Unterstützung	*Eupion, NAT-M, RHUS-T, Sep.*
Liegen, Sitzen	*Sep.*
Pollution	*Zinc-m.*
Rückenlage	*AEsc, COB, Gnaph, Nat-m, Rhus-t, Ruta.*
Rückwärtsbiegen	*Rhus-t.*
Ruhe	*AESC, Colch, Nux-v, Sil.*
Sitzen	*Bell.*
Stehen	*Arg-n, Caust, Sulf.*
Vorbeugen	*Lob-infl.*

Rückenschmerz
Modalitäten - Verschlimmerung

Anstrengung	*Agar, BERB-V, Cocc, Hyper, Kali-c, Kali-p, Ox-ac, Sulf. Vgl. Bewegung.*
(beim) Aufstehen vom Sitz	*AEsc, Arg-n, BERB-V, CAUST, Kali-p, LACH, Sil, Sulf, Tellur.*
(einsetzende) Bewegung	*Lac-c, RHUS-T.*
Bewegung, Gehen	*AESC, Aloe, ANT-T, Bell, BRY, CAUST, Chel, Cinch, COLCH, Kali-bich, KALI-C, Mez, NUX-V, Ox-ac, Paraf, Petrol, Phyt, Ran-ac, Sep, SULF.*
Bücken	*AESC, Berb-v, Diosc, Guaco, Tellur.*
Essen	*Kali-c.*
Feuchtigkeitseinwirkung	*Dulc, Phyt, RHUS-T.*
Kälteeinwirkung	*Acon, BRY, RHOD, Sulf.*
morgens	*Agar, BERB-V, Bry, Conv, Kali-c, Nat-m, Nux-v, Petrol, Phyt, Ruta, Selen, STAPH.*
nachts	*Aloe, Calc-c, Lyc, Merc, Mez, Nat-m, STAPH, Viscum.*
nach Masturbation	*Nux-v, Phos-ac, Staph.*

nach Pollution	*Cob.*
Niederlegen	*Bell, BERB-V, Niccol-s, Nux-v, Rhus-t.*
Ruhen, Sitzen	*AGAR, Alum, Ant-t, Bell, BERB-V, Can-ind, Cob, Ferr-mur, Kali-p, Kreos, LAC-C, Merc, Nux-v, Puls, RHUS-T, Sep, Sulf, ZINC-M.*
Stehen	*AESC, Bell, Nux-v, Sarcol-ac, Sep.*
Stoß, Berührung	*ACON, Berb-v, BRY, Kali-bich, LOB-INFL, Mez, Sil, TELLUR.*
Wärme	*KALI-S, Puls, Sulf.*

Rücken

Schwäche - des Rückens	*Abrot, AESC-GL, AESC, Alum, Ant-t, Arn, Berb-v, But-ac, Calc-c, CALC-P, CINCH, COCC, Glycerin, Graph, Guaco, HELON, Ign, Irid, Jacar, KALI-C, Merc, Nat-m, Nux-v, Ox-ac, Petrol, Phos-ac, Phos, PICR-AC, Pod, SARRAC, SEP, SIL, Staph, ZINC-M.*

RUMPF, KÖRPER

Brennen in verschiedenen Teilen	*Acon, AGAR, Apis, ARS, CANTH, Caps, CARBO-AN, Phos-ac, PHOS, Sulf.*
Einschnürung wie im Käfig	*Cact, Med.*
Kälte	*Acon, AETH, Ant-t, Ars, Atham, BAR-M, BOR-AC, Cadm-s, CAMPH, Camph-monobr, CHLORAL, Cupr, HELOD, JATROPHA, Lachnanth, Luffa, SEC, Tab, VER-A, Zinc-m.*
Prellungs-, wundes Gefühl überall	*Abrot, Ampel, Apis, ARN, BAPT, BELLIS, Caust, Cic, Cim, CINCH, EUP-PERF, GELS, Ham, Hep, Iberis, Lil-t, MANG-AC, Med, Morph, Nux-m, PHYT, Psor, PYR, RADIUM, RHUS-T, RUTA, Sarcol-ac, Solan-lyc, Staph, Tellur, THUJ, Wyeth.*
Schwellung	*APIS, Doryph, Frag. Vgl. Wassersucht (Allgemeine Symptome, Krankheiten).*
Taubheit	*ACON, Ars, Cic, Con, OX-AC, PHOS, Plb-m, SEC.*
Zittern	*AGAR, Cod, CON, GELS, Hyos, Iberis, Lonic, MYG, Phos, Sarcol-ac.*

STEISSBEIN

Brennen bei Berührung	*Carbo-an.*
Jucken	*Bov, Graph.*
Neuralgie, V.- Aufstehen vom Sitzen	*Lach.*
Prellung	*Am-m, ARN, Caust, Ruta, Sulf.*
Prellung durch Verletzung	*Hyper.*
Reißen, Lanzinieren	*BELL, Canth, CIC, Kali-bich, MAG-P, Merc.*
Schmerz (Kokzygodynie)	*Ant-t, Arn, BELL, BRY, CALC-CAUST, Castorea, CAUST, CIC, CIM, Cistus, Con, FERR-P, Fluor-ac, GRAPH, HYPER, Kali-bich, Kali-c, Kali-jod, KREOS, Lac-c, LACH, Lobel-infl, Mag-c, MAG-P, MERC, PARIS, Petrol, Phos, RHUS-T, Sil, TAR-H, Tetradym, Xanth, Zinc-m.*

Taubheit	*Plat.*
Ulcus, Geschwür	*Paeonia.*
Ziehen, Schleppen	*ANT-T, CAUST, Graph, Kreos.*

BRONCHIEN - ASTHMA

Allgemeine Mittel	*ACON, Alumen, Ambros, Amyl, Ant-ars, ANT-T, Apis, ARAL, ARS, Ars-jod, Atrop, BAC, Bell, BLATTA-ORIENT, Brom, Bry, Cinch, Coff, CARBO-V, Chin-ars, Chlorum, Cic, COCA, Cocaine, CROT-T, CUPR-AC, Cupr-ars, DROS, Dulc, Egg-Vaccine, Glon, GRIND, Hep, HYDROC-AC, Illic, Jod, IPEC, KALI-BICH, KALI-C, Kali-chlor, KALI-JOD, KALI-N, Kali-p, Lach, Led, LOB-INFL, Lyc, Magnolia, Meph, Morph, Naja, NAPH, NAT-S, NUX-V, PASSIFL, POTHOS, Psor, PTEL, Puls, Quebr, Sabad, SAMB, Sang, Scilla, Scrophul, Silph, STERCUL, Stram, Strych, SULF, Syph, Tab, Tela-ar, THUJ, Tub, Ver-a, Ver-v, VISCUM, Zinc-m, ZING.*

Bronchien, Asthma
Art, Typ - Auftreten -

Altersfälle	*Bar-m.*
(durch) Ärger	*Cham, Nux-v.*
Ausschlag, unterdrückt	*Ars, Hep, Psor, SULF.*
Bergmannsasthma	*Card-m, Nat-ars.*
Epiglottis, Spasmus oder Schwäche	*Med.*
feucht	*Acon, ANT-JOD, Ars, BAC, Bry, CAN-IND, Cochlear, Cupr, DULC, Eucal, Euphorb-pil, Grind, Hyper, Jod, KALI-BICH, NAT-S, Pulmo-v, Sabal, SENEGA, Stann, SULF, Thuj.*
feucht, bei Kindern	*NAT-S, Samb, Thuj.*
Flechte geht bei Anfall zurück	*Sulf.*
frische, unkomplizierte Fälle	*Hydroc-ac.*
Fußschweiß, unterdrückt	*Ol-an.*
Heuasthma	*Aral, ARS, Ars-jod, Chin-ars, IPEC, LOB-INFL, Naph, Nat-s, Nux-v, SABAD, Sang, Sticta, Sulf-jod. Vgl. Rhinitis (Nase).*
Kardialasthma	*CACT, Digitaline, Grind-sq, Stroph. Vgl. Herz.*
Millar's Asthma	*Arum-drac, ARUNDO, Cupr, Guarea, Hep, Ipec, Lach, Lob-infl, Mosch, Poth, SAMB. Vgl. Laryngismus stridulus.*
nervös	*Acon, Ambra, Amyl, ASAF, Chin-s, Cina, Coff, CUPR, Grind, HYDROC-AC, IPEC, Kali-p, Lob-infl, MOSCH, Nux-m, NUX-V, Sumb, Tela-ar, Thymus, VAL, Ver-a.*
periodisch	*ARS, Chin-ars, CINCH, Ipec.*
Seeleute an Land	*Brom.*
vorher Schnupfen	*Aral, Naja, Nux-v.*
vorher Ameisenkribbeln	*Cistus, Lob-infl.*
vorher Heuschnupfen	*Sang.*
wechselnd mit Ausschlag	*Calad, Caust, Rhus-t, SULF.*
wechselnd mit juckendem Nesselausschlag	*Calad.*

wechselnd mit spastischem Erbrechen	*Cupr-m, Ipec.*
wöchentlich	*Cinch, Ign.*

Bronchien, Asthma
Begleitsymptome

Brennen in Rachen u. Brust	*Aral.*
Bronchialkatarrh	*Acon, ANT-T, ARS, Blatta-am, BRY, Cupr-ac, ERIOD, Eucal, GRIND, IPEC, Kali–jod, Lob-infl, Nat-s, Oniscus, Sabal, Sulf. Vgl. Feucht.*
Durchfall danach	*Nat-s.*
Durst, Übelkeit, Stiche , Brennen in der Brust	*Kali-n.*
Dysurie nachts	*Solid.*
Einschnürung des Rachens	*Cham, Dros, HYDROC-AC, Lob-infl, MOSCH.*
Gicht, Rheumatismus	*Led, Sulf, VISCUM.*
Hämorrhoiden	*Juncus, Nux-v.*
Herzklopfen	*Ars, Cact, Eucal, Puls.*
Hydrothorax	*Colch.*
Krampf, Muskelspasmen verschiedener Teile	*Cupr-m.*
Magenbeschwerden	*Arg-n, BRY, Carbo-v, Ipec, Kali-m, LOB-INFL, Lyc, NUX-V, Puls, Sang, Ver-v, Zing.*
Niedergeschlagenheit, denkt er wird sterben	*ARS, Psor.*
Schlaflosigkeit	*Chloral, Telea-ar.*
Übelkeit, Herzschwäche, Schwindel, Erbrechen, Magenschwäche, kalte Knie	*Lob-infl.*
Urin übersättigt mit festen Bestandteilen	*Nat-nit.*
wiederholt bei neuen Erkältungen	*Nat-s.*
Zyanose	*Ars, Cupr, Samb.*

Bronchien, Asthma
Modalitäten - Besserung

Aufrechtsitzen	*Ars, Kali-c, Merc-pr-rub, Nux-v, PULS.*
Aufrechtsitzen, Kopf zurückgebogen	*Hep.*

Aufstoßen	*CARBO-V, Nux-v.*
Auswurf	*Aral, ERIOD, Grind, Hyper, IPEC, Kali-bich, Zinc-m.*
Bewegung	*Ferr-m, Lob-infl.*
Erbrechen	*Cupr-m.*
feuchtes Wetter	*Caust, Hep.*
(im) Freien	*Naph.*
Liegen auf dem Gesicht, Zunge-Ausstrecken	*Med.*
Niederlegen, Arme ausbreiten dabei	*Psor.*
(an der) See	*Brom.*
Stuhlgang	*Pothos.*
Vorbeugen, Hin- u. Herwiegen	*Kali-c.*

Bronchien, Asthma
Modalitäten - Verschlimmerung

Aufrechtsitzen	*Ferr-ac, Laur, Psor.*
Einatmen von Staub	*IPEC, Kali-c, Pothos.*
Einschlafen	*Am-c, GRIND, Lac-c, LACH, MERC-PR-RUB, Op.*
(im) Frühling	*Aral.*
früh morgens	*Am-c, Ant-t, ARS, Grind, Kali-bich, KALI-C, Nat-s, Nux-v, Zing.*
Gerüche	*Sang.*
kaltes, feuchtes Wetter	*Ars, DULC, Nat-s. Vgl. Feucht.*
kaltes, trockenes Wetter	*Acon, Caust, Hep.*
nachts, Niederlegen	*ARAL, Ars, Cistus, Con, Ferr-ac, GRIND, Lach, Merc-pr-rub, Naja, Puls, SAMB, Sulf.*
Nahrung	*Kali-p, NUX-V, Puls.*
(nach dem) Schlaf	*Aral, Grind, LACH, Samb.*
(im) Sommer	*Syph.*
Sprechen	*Dros, Meph.*

Bronchien
Bronchiektasie - Bronchorrhoe

Erweiterung mit reichlichem, eitrigem Auswurf	*Acet-ac, Allium-s, Alumen, Ant-t, BAC, BALS-PER, Benz-ac, CALC-C, Eucal, Ferr-jod, Grind, HEP, Ichth, KALI-BICH, KALI-C, Kreos, Lyc, Myos, Myrt-ch; PULS, Sang, SIL, STANN, Sulf, Tub. Vgl. Chronische Bronchitis.*

Bronchien
Bronchitis - Entzündung,

akute	*ACON, Am-c, Am-jod, Am-phos, Ant-ars, Ant-jod, ANT-T, Ars-jod, Ars, Asclep-t, Aviare, BELL, Blatta-or, BROM, BRY, CAUST, Cham, Cinch, Colch, Cop, DULC, Eup-perf, IPEC, KALI-BICH, Lob-infl, Mang-ac, MERC-S, Naph, Nat-ars, Nit-ac, PHOS, Piloc, PULS, Rhus-t, RUMEX, SANG, SANG-N, SCILLA, Solid, Spong, STICTA, SULF, Sulf-ac, Thuj, Tub, Ver-a, Ver-v, Zinc-m.Euphras, FERR-P, Gels, Grind, HEP, Hyos, IPEC, KALI-BICH.*
chronische Winterkatarrhe	*Alumen, Alum, AMMON, AM-C, Am-caust, Am-jod, Am-m, Ant-ars, Ant-jod, ANT-S-A, ANT-T, ARS-JOD, ARS, Bac, BALS-PER, Bar-c, BAR-M, CALC-C, Calc-jod, Calc-sil, Canth, Carbo-an, CARBO-V, Ceanoth, Chel, CINCH, Coccus, Con, COP, Cub, Dig, Dros, DULC, Eriod, Eucal, Grind, HEP, Hydr, Hyos, Ichth, Jod, IPEC, KALI-BICH, Kali-c, Kali-hypophos, KALI-JOD, Kali-s, Kreos, Lach, LYC, MERC-S, Myos, Myrt-ch, Nat-m, Nat-s, NIT-AC, Nux-v, Phos, Pix-l, PULS, Rumex, Sabal, Sang, SCILLA, Sec, SENEGA, Sep, SIL, Silph, Spong, STANN, Strych, SULF, Taxus, Tereb, Tub, Ver-a.*
Empfindlichkeit gegen kalte Luft	*Allium-s, ARAL, Bac, Calc-sil, CHAM, Cinch, CORAL, DULC, HEP, Jod, Kali-c, Mang-ac, MERC-S, Naja, PSOR, SIL, TUB.*
fibrinöse	*CALC-ACET, Bry, Brom, KALI-BICH, Phos.*
kapillare	*Am-c, Am-jod, Ant-ars, ANT-T, Ars, Bac, BELL, Bry, Calc-c, Camph, CARBO-V, Chel, Cupr-ac, FERR-P, IPEC, Kali-c, Kali-jod, KAOLIN, Nit-ac, Phos-ac, Phos, SENEGA, SOLANINE, Sulf, TEREB, Ver-a.*
Reizung der Bronchien	*Acet-ac, ACON, Alumen, Ambros, Brom, BRY, Chlorum, Ferr-p, HEP, PHOS, Piloc, RUMEX, Sang-n, Spong.* Vgl. *Bronchitis.*
toxämische	*Am-c, Ant-t, Bry, Colch, Diphtherotox, MERC-C.*

BRUST
Allgemeine Zustände

Ausschläge auf der Brust	*Arundo, Jugl-c, Kali-br, Lyc, Petrol.*
Brennen	*Acet-ac, ACON, Am-c, Am-m, Ant-t, Apis, Aral, ARS, Bell, BROM, Bry, CALC-C, CARBO-V, Cic, Euphorb, Kreos, Lyc, Mag-m, Mang-ac, MERC, Merc-sulf, Mez, Myrtis, Ol-j-as, Op, PHOS, Primula, Ran-sc, SANG, Sang-n, SPONG, SULF, Wyeth, Zinc-m.*
Empfindlichkeit, Rauhheit der Brust	*Ant-t, Aral, ARN, Ars, ASCLEP-T, BRY, CALC-C, Calc-p, Calc-sil, CARBO-V, CAUST, Cim, Cur, EUP-PERF, Ferr-p, Ham, JOD, Kali-c, KAOLIN, MERC, Naph, NAT-S, NIT-AC, OL-J-AS, PHOS, Pop-c, Puls, RAN-B, RAN-SC, RUMEX, SANG, SENEGA, Sep, Spong, Stann, Sulf.*
Flecken, braune	*Sep.*
Flecken, gelbe	*Phos.*
Jucken, sich auf hintere Nasenlöcher ausbreitend	*Coccus, Con, Jod, IPEC, Puls.*
Kälte	*Abies-c, AM-M, BROM, Carbo-an, Cistus, CORAL, ELAPS, Helod, KALI-C, Lith-c,*
Leichtigkeit, Leere, entleertes Gefühl	*Cocc, Nat-s, PHOS, STANN.*

Schwäche, durch geringste Anstrengung, sogar Sprechen, Lachen, Singen	*Alumen, Am-c, ARG-M, CALC-C, Canth, CARBO-V, Cocc, DIG, Jod, Kali-c, Lob-infl, PHOS-AC, Phos, Psor, Ran-sc, Rhus-t, Ruta, Spong, STANN, SULF.*
Unfähigkeit, linksseitig zu liegen	*PHOS, Puls.*
Unfähigkeit, rechtsseitig zu liegen	*Merc.*
Unfähigkeit zum Niederlegen (Orthopnoe)	*Acon-fer, ARS, CONV, Dig, Grind, Lach, Mag-p, Puls, Viscum. Vgl. Atmung.*
Verletzung,danach Phthisis	*Millef, Ruta.*

Brust - Beschwerden

(mit) Adynamie, bei Steinmetzen	*Sil.*
(nach) Fisteloperationen	*Berb-v, Calc-p, Sil.*
(nach) Hirnmüdigkeit	*Phos-ac.*
(nach) Hydrothorax, Empyem, Operationen	*Abrot.*
umschriebene Stellen, anhaltend nach Entzündung	*Senega.*
(nach) unterdrückten Hautausschlägen	*Hep.*

Brust - Schmerzen

allgemeine Mittel	*Abrot, Acal, Acon, APIS, Arg-n, ARN, Ars, BELL, Bor, Brom, Bry, CACT, Calc-c, Caul, CAUST, Chel, CIM, Collins, Commocl, Crot-t, Dig, Elaps, Eriod, Gadus, HYDROC-AC, Jugl-c, KALI-C, Kali-n, KREOS, Med, Morph, Myrtis, OX-AC, PHOS, Pothos, Psor, Puls, RAN-B, RUMEX, SANG, Solan-lyc, Sticta, Strych-p, Succin, Sulf.*
Einschnürung, muß häufig tief atmen, um Lungen auszudehnen	*Adon-v, Asaf, BRY, DIG,Ign, Jod, Lach, Meli, Millef, MOSCH, Nat-s, PHOS, Scilla, Xanth.*
Einschnürung, spastische, Enge, Völle, Beklemmung	*Abies-n, ACON, Adren, Ambros, Am-c, ANT-T, Apis, APOC, APIUM-GR, ARAL, Arg-n, ARS, Asaf, BAC, Bell, Brom, BRY, CACT, Calc-ars, CALC-C, CAPS, Carbo-v, Cham, CHLORUM, Cic, Coca, Cocc, Coff, CUPR-AC, Cupr-m, DIG, Diosc, Dulc, FERR-M, Ferr-p, Glon, Glycerin, GRIND, Hematox, Hep, HYDROC-AC, IPEC, JUSTICIA, Kali-bich, KALI-C, KALI-N, KREOS, Lach, Lact-v, Laur, LOB-INFL, Lyc, Magnol, Med, Morph, MOSCH, Naja, Naph, NAT-ARS, NAT-S, NIT-SP-D, NUX-V, Ornithog, Ox-ac, PHOS, PULS, Ran-b, Ruta, SAMB, Sang, Senega, Sep, Sil, Silph, Solan-n, Spig, Spong, Stram, Strych, Sulf-ac, SULF, Ver-v.*
Prellungs-, ulzerativer Schmerz	*Ampel, ARN, Calc-c, Eup-perf, Kreos, Lyc, Phaseol, PSOR, PULS, RAN-B, Ran-sc, Sang.*

Pressen, Schwere, Gewicht	*ABIES-N, Abrot, Acon, Am-c, ANAC, Arg-n, Arn, ARS, Aur, Bry, CACT, CALC-C, Cham, Chel, Ferr-jod, Hematox, Ipec, Kali-n, KREOS, LIL-T, LOB-INFL, Lyc, Phos-ac, PHOS, Prun-pad, Ptel, PULS, Ran-b, Ruta, Samb, Sang-n, Senega, Sil, SPONG, SULF, Ver-v.*
Schneiden	*BRY, Kali-c, Kali-n, Sulf, Zinc-m.*
Sticheln, Reißen, Stechen, Schießen	*ACON, Agar, Allium-s, Am-c, Ant-t, Apium-gr, Ars, ASCLEP-T, Bell, Berb-v, BOR, Brom, BRY, Calc-c, Canth, Caps, CARBO-AN, Carbo-v, CAUST, CHEL, Cim, CINCH, Coccus, Colch, Crot-t, ELAPS, Formica, GUAIAC, Hematox, Inula, KALI-C, Kali-jod, Kal, LOB-CARD, Lyc, Menthol, Merc-c, Merc, Myrtis, NAT-S, Nit-ac, Nux-v, OL-AN, Ol-j-as, Paeonia, Phell, PHOS, RAN-B, Rhod, Rhus-t, Rhus-r, Rumex, Sang, SCILLA, Sep, SIL, Spig, Stann, STICTA, SULF, THER, Thuj, Trill, Zing.*

Brustschmerz
Lokalisation

interkostal (Pleurodynie)	*ACON, AM-C, Aristol, ARN, Ars, ASCLEP-T, Azadir, Bor, BRY, Caust, Chel, CIM, COLCH, Echin, Gaulth, Guaiac, KALI-C, NUX-V, Ox-ac, PHOS, PULS, RAN-B, Rham-c, Rhod, Rhus-r, RHUS-T, Rumex, Senega, Sinap-n, Sulf-ac.*
Knorpel, kostale Perichondritis	*Arg-m, Bell, Cham, CIM, Guaiac, Oleand, Plb, RUTA.*
Lunge, linke, Spitze u. mittlerer Teil	*Acon, Am-c, ANIS, Ant-s-a, Crot-t, Illic, LOB-CARD, MYRTIS, Paeonia, Phos, PIX-L, Puls, RAN-B, Rumex, Sil, Spig, Stann, Sticta, SULF, THER, Tub, Ustil.*
Lunge, linke, unterer Teil	*Agar, Ampel, Asclep-t, Calc-c, Cim, LOB-SYPH, Lyc, Myos, NAT-S, OX-AC, RUMX, Scilla, Sil.*
Lunge, rechte, Spitze u. mittlerer Teil	*Abies-c, ARS, Bor, CALC-C, Commocl, Crot-t, ELAPS, Eriod, ILLIC, Jodof, PHELL, Sang, Upas.*
Lunge, rechte, unterer Teil	*Am-m, Berb-v, Bry, Cact, Card-m, CHEL, Diosc, Kali-c, Lyc, MERC.*
substernal	*Apium-gr, Ars, ASCLEP-T, Aster, Aur, Azadir, BRY, Card-m, CAUST, Chel, Con, DIOSC, Jugl-r, Kali-n, Kali, Kreos, Lact-v, Morph, Nit-ac, Nit-sp-d, Osm, Phell, Phos-ac, Phos, Psor, Puls, RAN-B, Ran-sc, RUMEX, Ruta, Samb, SANG, Sang-n, Sep, Sil, Spig, Sulf, Trill.*
unter der Brust	*CIM, Puls, Ran-b, Ustil. Vgl. Weibliches Genitale.*

Brustschmerz
Modalitäten - Besserung

Aufstoßen	*Bar-c.*
Bewegung	*Ign, Puls.*
(im) Freien	*Anac, PULS.*
(schnelles) Gehen	*Lob-infl.*
Liegen auf der befallenen Seite	*Bry, Puls.*

Niederlegen	*Psor.*
Vorbeugen	*Asclep-t, Hyos.*
Ruhe	*Bry.*

Brustschmerz
Modalitäten - Verschlimmerung

Arbeiten	*Am-m, Lyc, Sep.*
Atmen, Husten	*Am-m, Arn, BRY, Colch, Menthol, Nat-m, Phos, RAN-B, Senega, Sep, Sil, Sulf.*
Bewegung	*Arn, Ars, BRY, Calc-c, Card-m, Jugl-r, Kali-c, Mag-c, Phos, RAN-B, Senega, Sep, Spig, Sulf.*
Druck	*Arn, Ars, BRY, Colch, Nux-v, PHOS, RAN-B.*
feuchtes Wetter	*Ran-b, Rhus-t, Spig.*
kalte Getränke	*Thuj.*
kaltes Wetter	*Petrol, Phos.*
Liegen auf der befallenen Seite	*Nux-v, Phos, Stann.*
Liegen auf der linken Seite	*Phos.*
Liegen auf der rechten Seite	*Kali-c, MERC.*
Niederlegen, nachts	*Calc-c, Sep.*
Spinalreizung	*Agar, Ran-b,*
Sprechen	*Alum, Hep, STANN.*
Steigen	*Ars, Sep.*
Vorbeugen	*Sulf.*

HUSTEN

Allgemeine Mittel	*ACAL, ACET-AC, ACON, ALLIUM-S, ALUM, AMBRA, Am-br, AM-C, Am-caust, Am-m, Ant-ars, Ant-s-a, ANT-T, Aral, Arn, ARS, ARS-JOD, Asclep-t, Bals-per, BELL, BISM, BROM, BRY, CALC-C, Canth, CAPS, Carb-ac, CARBO-V, Caust, CEPA, Cham, Chel, CIM, CINA, COCCUS, COD, CON, CORAL, CROT, Cupr-ac, Cupr-m, DROS, Dulc, EUP-PERF, Euphras, FERR-P, HEP, Hydroc-ac, HYOS, Hyosc-hydrobr, Ign, JOD, IPEC, KALI-BICH, KALI-C, Kali-chlor, LACH, LACT-V, LAUR, LOB-INFL, LYC, MAG-P, Mang-ac, MENTHA, Meph, Merc-s, MERC-V, Myrtis, NAJA, Nat-m, NIT-AC, NUX-V, Op, OSM, Phell, PHOS, Pop-c, PULS, Rhus-t, RUMEX, SAMB, SANG, SANTON, SCILLA, SENEGA, SIL, SPONG, STANN-JOD, Stann, STICTA, SULF, Trifol, Tub, VERBASC, VIOLA-OD, Wye.*

Husten - Auftreten,
Ursache, Verschlimmerung

abends, nachts	*Acal, ACON, AM-BR, Am-c, Ant-t, Arn, ARS, BELL, BRY, CALC-C, Caps, CARBO-V, CAUST, CIM, COD, COLCH, CON, DROS,*

	EUP-PERF, HEP, Hydroc-ac, HYOS, Kali-br, Ign, Laur, Lyc , Mentha, Meph, MERC, NIT-AC, Op, Passifl, PHOS, PRUN-V, PSOR, PULS, RHUS-T, RUMEX, SAMB, Sang, SANIC, Santon, Sep, SIL, SPONG, STANN, STICTA, SULF, Tub, VERBASC.
alte Leute	*Ant-jod, Ant-t, Bar-c, Bar-m, CARBO-V, HYOS, Kreos, Myrtis, Rhus-t, SENEGA, Sil, Sticta.*
(nach) Ärger bei Kindern	*Anac, Ant-t.*
(nach) Ärger, Kummer, Zähneputzen	*Staph.*
arsenhaltige Tapete	*Calc-c.*
Ausatmen	*ACON, CAUST, Nux-v.*
Ausziehen oder Bloßlegen	*Bar-c, HEP, Kali-bich, RHUS-T, RUMEX.*
Baden	*Nux-m.*
Bauch, Reizung im	*Sep.*
Berührung, Druck	*Lach, RUMEX.*
Bewegung	*Ars, Bell, Bry, CINA, Hep, Jod, IPEC, Nux-v, Puls, Senega, Spong, Ver-a.*
Bloßlegen, sogar nur einer Hand	*Bar-c, Hep, Rhus-t.*
(nach) Durchfall	*Abrot.*
Einatmen	*ACET-AC, Acon, BELL, BROM, Bry, Cina, Jod, IPEC, Kali-bich, Lach, Mentha, Nat-m, PHOS, RUMEX, Scilla, SPONG, STICTA.*
(nach) Einschlafen, besonders bei Kindern, dauernder kitzelnder Husten ohne Aufwachen	*ACON, Agar, ARAL, CHAM, Cycl, Lach, Nit-ac, Sulf, Tub, Verbasc.* *Vgl. Abends.*
Einschnürung von Kehle, Luftröhre	*Ign.*
Ekzem, Krätze oder Sykose unterdrückt	*Psor.*
Erregung	*Ambra, Coral, Ign, Spong, Tar-h.* *Vgl. Nervös.*
Essen	*Anac, Ant-ars, Ant-t, BRY, CALC-C, CARBO-V, CINCH, Hyos, Kali-bich, LACH, MEZ, Myos, NUX-V, PHOS, Staph, Taxus, Zinc-m.*
Feuchtigkeit	*Ant-t, Calc-c, DULC, NAT-S, Nux-m.*
geistige Anstrengung	*Nux-v.*
Gewürze, Essig, Wein	*Alum.*
Gerüche stark; Anwesenheit Fremder	*Phos.*
heiße Luft	*Kali-s.*
Herzkrankheit	*Arn, Hydroc-ac, Lach, Laur, Lycop, NAJA, SPONG.*

Influenza	*Cepa, ERIOD, Hyos, KALI-BICH, Kali-s, KREOS, PIX-L, SANG, Senega, Stann, Strych.*
Ischias im Sommer, im Wechsel	*Staph.*
junge, phthisische Personen mit dauerndem quälendem Nachthusten	*Dros.*
kalte Luft	*ACON, Alum, Am-c, Ars, Bar-c, Brom, Calc-sil, CARBO-V, CEPA, HEP, Lach, MENTHA, Nit-ac, PHOS, Rhus-t, RUMEX, Scilla, Senega, SPONG, Trifol.*
Katarrh	*Am-m, Caust, IPEC, Kreos, SCILLA, Sticta.*
Katarrh, retronasal bei Kindern u. Erwachsenen	*Hydr, Pop-c, Spig.*
Keuchhusten-Folgezustand; durch d. geringste Erkältung	*Caust, Sang.*
körperliche Erschöpfung	*Scilla, STICTA.*
Kitzeln in der Brust (substernal, Fossa suprasternalis)	*AMBRA, Am-br, ANT-C, Apis, Arn, Ars, Brom, BRY, CALC-C, Caps, Carbo-v, Caust, Cham, Coccus, CON, Ferr-ac, IGN, Jod, Ipec, Kali-bich, Kreos, LACH, MENTHA, Myrtis, NUX-V, OSM, Paris, Phos-ac, PHOS, Puls, Radium, Rhus-t, RUMEX, Sang, Sep, SIL, Spong, STANN, Sulf, Ver-a.*
Kitzeln im Kehlkopf	*Alum, ARG-M, BELL, Brom, CALC-C, Caps, CARBO-V, Caust, CEPA, Cochlear, COCCUS, CON, Crot, DROS, Dulc, Eryng, Hep, IGN, Jod, Ipec, Kreos, LACH, Menthol, Nit-ac, PHOS, Puls, RUMEX, Sang, SIL, Spong, SULF.*
Kitzeln im Rachen	*Alum, Ambra, Am-br, Am-c, ARAL, ARG-N, Bell, CALC-C, CAPS, Cham, Cim, Cina, CON, DROS, HEP, Hepat, HYOS, IGN, JOD, Kali-c, Lact-v, LOB-INFL, Meli, Menthol, Nux-v, PHOS, Rumex, Stann-jod, Sulf, Wyeth.*
Kitzeln wie von Staub, Federn	*Am-c, Ars, BELL, CALC-C, Caps, Caust, Carbo-v, Cina, DROS, Euphorb-dath, IGN, Lac-c, Lach, Lact-v, Nat-m, Nux-v, Paris, PHOS, RUMEX, Sep.*
Kloßgefühl in der Brust	*Abies-n.*
Leberbeschwerden	*Am-m.*
Lesen, Lachen, Singen, Sprechen	*Alum, AMBRA, Anac, ARG-M, ARG-N, Arum, Carbo-v, CAUST, Cim, Collins, CON, DROS, HEP, HYOS, Iridium, Lach, MANG-AC, Mentha, Nux-v, PHOS, RUMEX, Sil, Spong, STANN, Sulf.*
Liegen auf (der) linken Seite	*Dros, PHOS, Ptel, Rumex, Stann.*
Liegen auf (der) rechten Seite	*Am-m, Benz-ac, MERC.*
Liegen auf (dem) Rücken	*Am-m, Ars, Jod, NUX-V, Phos.*
Liegen, Kopf niedrig	*Am-m, SPONG.*
Magenreizung	*Bism, BRY, Calad, Cereum-ox, Kali-m, LOB-INFL, Nat-m, Nit-ac, Nux-v, Phos, SANG, SEP, Sulf, Ver-a.*
Mandeln, vergrößerte	*Bar-c, Lach.*

Masern	*Dros, Dulc, Eup-perf, Euphras, Ipec, Kali-bich, PULS, Sang, Scilla, STICTA, Vgl. Haut*
Menses oder Hämorrhoiden unterdrückt	*Millef.*
(vor) Mitternacht	*Aral, BELL, Carbo-v, Mag-m, PHOS, Samb, SPONG, Stann.*
nach Mitternacht, morgens früh	*ACON, Am-br, Am-c, ARS, Cupr-m, DROS, HEP, KALI-C, NUX-V, Phell, Rhus-t.*
morgens	*Acal, Allium-s, ALUM, Ambra, Calc-c, Cina, COCCUS, HEP, JOD, Kali-bich, Kali-jod, Kali-n, Lyc, Nat-m, NIT-AC, PULS, Rhus-t, Selen, Sep, Sticta, Sil, Tab.*
morgens beim Erwachen	*Alum, Ambra, BRY, COCCUS, Kali-bich, Psor, Rhus-t.*
morgens früh	*AM-BR, AM-C, ARS, Caust, Cupr-m, Hep, KALI-C, NUX-V, Phell, Puls, Sulf.*
nachmittags	*Am-m, Lyc, Thuj.*
Niederlegen	***Ant-ars, ARAL, Ars, BELL, Bry, CAUST, Cochlear, CON, Croc, Crot-t, DROS, Dulc, HYOS, Ign, Inula, Lith-c, Meph, Nit-ac, Nux-v, Petrol, PHOS, PRUN-V, Psor, PULS, RUMEX, Sabad, SANG, SIL, Sticta, Tub, Verbasc.***
Operationen von Fisteln, Folgezustand	*Berb-v, Calc-p, Sil.*
periodisch, wiederkehrend, in Frühling und Herbst	*Cina.*
Reflex	*Ambra, Apis, Phos.*
(nach) Schlaf	*Brom, Lach, Spong.*
Schlucken	*Spong.*
Schwangerschaft	*APOC, Bry, Caust, CON, KALI-BR, Nux-m, Vib-op.*
Steigen	*Am-c.*
Stillstehen beim Gehen	*Astac, Ign.*
Süßigkeiten	*Med, SPONG, Zinc-m.*
Tabakrauch	*Mentha, Merc, Spong, STAPH,*
tagsüber nur	*EUPHRAS, FERR, Nat-m, Stann, Staph, Viola-od.*
Trinken	*Ars, BRY, CARBO-V, Dros, Hyos, Lyc, Phos, Staph.*
Trinken, kalte Getränke	*CARBO-V, HEP, Merc, Rhus-t, Scilla, Sil, SPONG, Ver-a.*
unterbrochen, unterdrückt	*Eup-perf.*
Uvula erschlafft	*Bar-c, HYOS, Kali-c, Merc-j-r.*
Verletzungen	*Arn, Millef.*
Wärme	*ANT-C, BRY, Caust, Dros, Dulc, Ipec, MERC, Nat-c, Nux-m, Puls, Scilla.*
warmes Zimmer, Eintreten in	*Acon, ANT-C, Anthem, BRY, CAUST, Cham, Merc, NAT-C, PULS, Ran-b, Ver-a.*
Wechsel von kalter Luft zu warmer	*Ant-c, BRY, Ipec, NAT-C, Scilla, Ver-a.*

Weinen	*Arn.*
Winter	*Aloe, ANT-S-A, Bry, Cham, Ipec, Kreos, Lippia, PSOR, Vgl. chronische Bronchitis.*
Würmer	*Cina, Tereb.*

Husten - Typ

bellend	*ACON, Ambra, BELL, Coral, DROS, Hep, Jod, KALI-BICH, Phos, Samb, Sinap-n, SPONG, Ver-a, Vgl. Trocken, heiser, spastisch.*
chronisch (phthisisch)	*ALLIUM-S, ANT-T, Ars-jod, Bar-c, Bry, Calc-jod, Calc-p, Cham, COD, Crot, DROS, Dulc, Eup-perf, Hyos-hydrobr, Kreos, Laur, Lob-infl, Lyc, Mang, Merc, Naja, NIT-AC, Phell, PHOS, Psor, Puls, Rumex, SANG, Scilla, Sil, SPONG, Sticta, Sulf, Vgl. Tuberkulose*
ermüdend, erschöpfend, „reizend"	*ACON, Am-c, Ant-jod, ARS, ARUM, Aviare, Bals-per, BELL, Bry, Calc-c, CAUST, Cham, Chel, COD, Collins, Con, CORAL, DROS, Eucal, Hep, HYOS, Hydroc-ac, IGN, Jod, IPEC, Kali-br, Kreos, Lact-v, Laur, LOB-INFL, Lyc, MENTHA, Menthol, Merc, Myrtis, NAJA, Nit-ac, Op, Phell, PHOS, Psor, Rumex-as, Rumex, Sang, SCILLA, SENEGA, SEP, SIL, Silph-cyr, STICTA, Strych, Tela-ar, Vgl. spastisch.*
explosiv, geräuschvoll	*CAPS, Dros, OSM, Solan-lyc, Strych, Vgl. spastisch.*
heiser, hohl, tief, metallisch	*ACON, AMBRA, Am-phos, Ant-t, Apoc, Ars-jod, ARUM, Bell, Brom, Bry, CARBO-V, CAUST, CINA, DROS, Dulc, Euphorb, Euphras, HEP, Ign, Jod, Irid, KALI-BICH, Lippia, Lyc, Mang, Med, Meph, Myrtis, Nit-ac, PHOS, Samb, SPONG, Stann, Ver-a, VERBASC, Vgl. spastisch.*
kruppös	*ACON, Brom, Gels, HEP, Jod, KALI-BICH, Nit-ac, Phos, SPONG, Staph, Vgl. Krupp.*
laryngeal, nervös	*Acon, AMBRA, Asar, BELL, BROM, Caps, Carbo-v, CAUST, Cina, CORAL, Cupr, DROS, Gels, HEP, Hydroc-ac, HYOS, IGN, Ipec, Kali-br, Kali-m, Lach, Med, Merc, NIT-AC, Nux-v, PHOS, Puls, RUMEX, SANTON, SPONG, Sulf, Tar-h, Terebene, Ver-a, Viola-od.*
locker, rasselnd, knebelnd, erstickend, strangulierend	*Am-br, Am-m, Ant-s, ANT-T, Ars, Asclep-t, Bals-per, BROM, CALC-AC, CALC-C, CHEL, Cina, Coccus, Cupr-m, Dros, DULC, Eup-perf, HEP, IPEC, Kali-bich, Kali-c, Kali-m, Kali-s, Lyc, MERC, NAT-S, Nit-ac, Phos, PULS, Rhus-t, Samb, Sang, Scilla, SENEC, Senega, Sep, Sil, STANN, Sticta, SULF, Tereb, Ver-a.*
pfeifend, asthmatisch	*Ambros, Ant-t, ARS, Benz-ac, Croc, Hep, Jod, IPEC, Kali-bich, LOB-INFL, Meph, Nit-ac, Rhodium, Samb, SANG, Senega, SPONG, Vgl. spastisch.*
schüttelnd in 2 Anfällen	*Merc, Puls.*
schüttelnd in 3 Anfällen	*Cupr-m, Stann.*
spastisch, anfallartig, nervös, heftig, erstickend	*ACON, Agar, AMBRA, AM-BR, Ant-ars, Ant-t, Aral, ARN, ARS, Asar, BELL, BROM, BRY, Caps, Carb-ac, CARBO-V, CAUST, Cham, CHEL, CINA, Coccus, CON, CORAL, Crot-t, CUPR-AC, CUPR-M, DROS, Dulc, Gels, Glycerin, HEP, HYDROC-AC, HYOS, IGN, Jod, IPEC, JUSTICIA, KALI-BR, KALI-C, KREOS, LACH, LACT-V, Laur, Led, Lyc, MAG-P, MEPH, MERC, Naph, NAT-M, NIT-AC, Nux-m, NUX-V, Op, OSM, Pertussin, PHOS, Radium,*

spastisch, anfallartig, nervös, heftig, erstickend; Forts.	*RUMEX, SAMB, Sang, Santon, SCILLA, Sep, SIL, SPONG, STANN, Sticta, SULF, Trifol, Ver-a, VIOLA-OD.*
trocken, hart, schüttelnd, hackend, kurz, eng, kitzelnd	*ACAL, ACON, Alumen, ALUM, AM-BR, Am-c, Ant-s-a, ARS, Ars-jod, ARUM, Asclep-t, Aviare, BELL, BROM, BRY, CALC-C, Calc-jod, Canth, CAPS, Carb-ac, Carbo-v, CAUST, CEPA, CHAM, Cim, CINA, Cochlear, COD, Coff, CON, CORAL, Dig, Dros, Euphras, Ferr-p, Glycerin, HEP, HYDROC-AC, HYOS, Hyosc-hydrobr, IGN, JOD, Justicia, KALI-BICH, KALI-BR, KALI-C, Kali-m, Kreos, LACH, LAUR, LOB-INFL, Lyc, Lycop, Lycopers, Mang, Med, MENTHA, Menthol, Merc, MORPH, NAJA, Nat-m, NIT-AC, NUX-V, Ol-j-as, ONOSM, Op, OSM, Petrol, PHOS, PULS, RHUS-T, RUMEX, Salvia, Samb, Sang, SANG-N, Scilla, SENEGA, SEP, SIL, SPONG, Stann, STICTA, Sulf, Sulf-ac, Tela-ar, Tub, Vanad, Ver-a, VERBASC. Wyeth.*

Husten - Keuchhusten (Pertussis)

allgemeine Mittel	*ACON, Alumen, Ambra, AMBROS, Am-br, Am-m, Am-picr, Ant-c, ANT-T, Arn, Bad, BELL, Bry, Brom, Caps, Carb-ac, Carbo-v, Caust, CASTANEA, Cereum-ox, CHEL, CINA, Cinch, Cocaine, COCCUS, Con, CORAL, Coquel, CUPR-AC, CUPR-M, DROS, DULC, Eucal, Euphorb-dath, Euphras, FORMAL, Grind, HEP, HYDROC-AC, HYOS, IPEC, JUSTICIA, KALI-BICH, Kali-br, KALI-C, KALI-M, Kali-p, Kali-s, Led, LOB-INFL, Lob-m, MAG-P, MEPH, Merc, NAPH, Nit-ac, Ol-j-as, Op, Passifl, Pertussin, Phos, Pod, PULS, Samb, Sang-n, SEP, Sil, Solan-c, Sticta, Sulf, Thymus, Tongo, TRIFOL, VER-A, Viola-od. Vgl, spastisch.*
Anfälle folgen einander rasch u..heftig	*Dros.*
Anfälle mit Tränenfluß	*Nat-m.*
Anfälle wecken Kind um 6 - 7.00, Erbrechen von fädigem Schleim	*Coccus.*
Durchfall	*Ant-t, CUPR-ARS, Euphorb-dath, Ipec, RUMEX, Ver-a.*
Dyspnoe - Kurzatmigkeit	*Ambra, Am-c, ANT-T, Bell, Brom, CARBO-V, Cina, Coral, CUPR-M, DROS, Euphorb, Hep, Hippoz, Jod, IPEC, Kali-bich, LOB-INFL. MEPH, Naph, Op, SAMB, Senec, VER-A, VIOLA-OD, Vgl. Atmung.*
Epistaxis, Nasenbluten, Blutungen	*ARN, Bell, Cereum-ox, Coral, CUPR, DROS, IND, JOD, Ipec, Merc.*
Erbrechen fester Nahrung nach Wiedergewinn des Bewußtseins	*Cupr-m.*
keuchend - Begleitsymptome: Körper steif, starr, Zyanose	*Am-c, ANT-T, Carbo-v, Cina, Coral, CUPR-AC, CUPR-M, Jod, IPEC, Mag-p, Meph, Op, Samb, VER-A.*
keuchend, Blutung	*ARN, CEREUM-OX, Coral, Cupr, DROS, Ind, IPEC, Merc.*

keuchend, Erbrechen	*Ant-t, Bell, Carbo-v, CEREUM-OX, COCCUS, CUPR-M, DROS, IPEC, Lob-infl, Ver-a.*
keuchend; Frühstadium (spastisch)	*ACON, BELL, Carb-ac, Carbo-v, CASTANEA, Chel, CINA, Coccus, Coral, Cupr, DROS, Hyos, Ipec, Mag-p, Meph, Naph, Narcissus, Samb, Stann, Thymus.*
keuchend, Konvulsionen	*BELL, Cina, CUPR-AC, Cupr-m, Hydroc-ac, Hyos, Kali-br, Mag-p, Narcissus, SOLAN–C.*
keuchend, nachts Minutengewehr tags	*Coral*
keuchend, spätere Stadien (katarrhalisch)	*ANT-T, Cinch, Hep, IPEC, Puls.*
krächzende Einatmung fehlt	*Ambra.*
Rückkehr heftigen Hustens nach jeder Erkältung	*Sang.*
Schnupfen	*Alum, Lyc, Nat-c.*
Stimmritzenkrampf	*Cupr, Meph, Mosch.*
Ulkus unter der Zunge	*Nit-ac.*
Weinen	*ARN, Bry, CAPS, Samb.*

Husten - Keuchhusten
Auswurf, Expektoration
Typ

albuminös, klar, weiß	*ARG-M, Ars, Bry, Coccus, Eucal, Kali-m, Scilla, SELEN, Sulf.*
bitter	*Bry, Calc-c, Cham, Dros, Kali-n, Nit-ac, PULS.*
blutig, blutgestreift	*ACON, Arg-n, ARN, ARS, BELL, BRY, Calc-c, Can-s, Canth, CETRAR, Coral, Crot, DIG, Dros, Dulc, ELAPS, FERR-P, HEP, Hyos, Jod, Ipec, Kali-c, KALI-N, LAUR, LED, Lyc, Merc-c, MILLEF, Nit-ac, Nitrum, Nux-v, Op, PHOS, Puls, RHUS-T, Selen, Sil, Sulf, TRILL.*
eitrig, schleimigeitrig	*Ammon, Ant-jod, Ars-jod, Asclep-t, BAC, BALS-PER, CALC-C, Calc-p, Calc-sil, Calc-s, CARBO-V, Cinch, Cop, Dros, Eucal, ERYNG, HEP, Hepat, HYDR, Jod, KALI-BICH, Kali-c, Kali-jod, KALI-P, Kali-s, KREOS, Laur, LYC, Merc, Myos, Myrtis, Myrt-ch, Nat-c, Nat-ac, Phos-ac, PHOS, PIX-L, Psor, Ruta, Sang-n, Sang, Scilla, Sep, SIL, Solan-n, STANN, SULF, Tereb, Tereb-scor, Trill.*
fötide, stinkend	*Ars, Bor, CALC-C, Caps, Carbo-v, Cop, Euphras, Kali-c, KALI-HYPOPHOS, Lyc, Nit-ac, PHELL, Phos-ac, PIX-L, Psor, SANG, Sep, SIL, STANN, Sulf.*
gleitet zurück,oder muß hinuntergeschluckt werden	*Arn, CAUST, Con, Jod, KALI-C, Lach, Nux-m, Spong.*
grauer , grünlicher Schleim	*Am-phos, Ant-s-a, Ars, BENZ-AC, Calc-c, Calc-jod, Calc-p, Calend, Can-s, CARBO-V, COP, Dros, Dulc, Ferr-ac, KALI-JOD, Kali-m, Kali-s, Kaolin, LYC, Nat-c, NAT-S, PARIS, Phos, Psor, PULS, Senega, Sep, Silph, Spong, STANN, Sulf, Thuj.*

klebrig, zäh, schwierig abzuhusten	*Allium-s, ALUM, Ammon, AM-C, AM-M, Ant-jod, Ant-s-a, ANT-T, Aral, ARS, Asclep-t, Bals-per, Bar-c, Bar-m, Bell, Bov, BRY, Calc-c, Can-s, CANTH, CARBO-V, CAUST, Chel, Cinch, COCCUS, Cupr-m, Dulc, Eucal, Grind, HYDR, IPEC, KALI-BICH, Kali-c, KALI-HYPOPHOS, Kali-m, LACH, Laur, Lyc, Mang-ac, Merc, Morph, Myrtis, Naph, Nat-s, Nux-v, Osm, PARIS, Phos, Psor, Quill, Rumex, SANG, Sang-n, Scilla, SENEGA, SEP, SIL, Silph, Sulf, Stann.*
kräuterartiger Geschmack	*Bor.*
kugelig, klumpig	*AGAR, Arg-m, Am-m, Ant-t, BAD, Calc-c, Calc-fl, CHEL, KALI-C, Mang, Nat-selen, Rhus-t, SIL.*
leberfarben	*Graph, Lyc, Puls, Sep, Stann.*
leichtes Abhusten	*ARG-M, Carbo-v, Dulc, Eriod, Kali-s, NAT-S, Puls, Scilla, STANN, Tub.*
reichlich	*Allium-s, AMMON, AM-M, Ant-ars, ANT-JOD, Ant-t, Arg-m, ARS-JOD, Asclep-t, BALS-PER, Calc-c, Calc-sil, Canth, CARBO-V, Ceanoth, Chel, Cinch, COCCUS, Cop, Dros, DULC, Eucal, Grind, HEP, Hepat, Hydr, Ipec, KALI-BICH, Kali-c, Kali-jod, KREOS, LAUR, LYC, Merc, Myos, Myrt-ch, Nat-ars, Nat-s, Phell, Phos-ac, Piloc, PULS, Ruta, Sang, SCILLA, SENEGA, SEP, SIL, Silph, STANN, SULF, Tereb, Trill, Zing.*
rostfarben	*BRY, Ferr-p, PHOS, Rhus-t, SANG.*
salzig	*Ambra, Ars, Calc-c, KALI-JOD, LYC, MAG-C, Nat-c, Nat-m, Phos-ac, Phos, Psor, Puls, Scilla, Sep, Sil, Stann.*
sauer	*Calc-c, Iris, Lach, Nit-ac, Nux-v, Phos-ac, Phos, Stann, Zinc.*
sauer, scharf	*Carbo-an, Nit-ac, Puls.*
seifig	*Caust.*
serös, schaumig, wässerig	*ACON, Am-c, ANT-ARS, ARS, Bry, Carbo-v, Croc, Ferr-p, Grind, KALI-JOD, Lach, Merc, Nat-m, Oenanthe, Phos, Piloc, Silph, Tanac.*
spärlich	*Alum, Am-m, ANT-T, ARS, Asclep-t, Brom, Bry, CAUST, Cim, Kali-c, Kali-hypophos, Ign, Lach, Morph, Nit-ac, NUX-V, Op, PHOS, Rumex, Sang, Scilla, Spong, Zinc-m, Vgl. klebrig.*
süßlich	*Hepat, Phos, Sang-n, STANN, Sulf.*
tagsüber	*Ambra, Bry, Calc-c, Hyos, Stann.*
Zylinder	*CALC-AC, Kali-bich.*

KEHLKOPF

Anästhesie	*Kali-br.*
Brennen	*Am-caust, Am-m, Arg-m, ARS, Canth, Mang, MERC, Mez, PARIS, Phos, RUMEX, SANG, SPONG, Zing, Vgl. Schmerz.*
Einschnürungsgefühl	*Acon, BELL, Brom, Calad, CHLORUM, CUPR, Dros, Guaco, Hydroc-ac, JOD, Mang-ac, Med, MOSCH, Naja, Ox-ac, Phos, SPONG, Still, Ver-a, Vgl. Spasmen.*
Kälte	*BROM, Rhus-t, Sulf.*
Krebs	*Nit-ac, Thuj.*

Ödem der Stimmritze	*APIS, ARS, Bell, Chin-ars,Chlorum, KALI-JOD, Lach, Merc, Piloc, SANG, Stram, VIPERA.*
Stimmritze-Beschwerden	*Cepa, Chlorum,Hepat, Wyeth,*
Trockenheit	*Ars, BELL, Carbo-v, Caust, Dros, Dub, Hep, Jod, Kali-bich, Kali-jod, Lemna, MANG-AC, Mez, PHOS, Pop-c, SANG, Senega, SPONG, Vgl. Entzündung.*

Kehlkopf
Entzündung - Laryngitis

akute, katarrhalische	*ACON, Aesc, Ant-t, Apis, Arg-m, Ars-jod, ARUM, BELL, Brom, Bry, Canth, Carbo-v, CAUST, CEPA, Cub, Dros, DULC, Eup-perf, FERR-P, Guaiac, HEP, Jod, Ipec, KALI-BICH, Kali-jod, MERC, Menthol, Osm, PHOS, RHUS-T, RUMEX, SAMB, Sang, SPONG, Sticta, Sulf.*
atrophische	*Am-m, KALI–BICH, Kali-jod, Lach, Mang-ac, Phos, Sang.*
chronische, katarrhalische	*Am-br, Am-jod, Ant-s-a, Ant-t, ARG-M, ARG-N, Bar-c, Bar-m, Calc-c, Calc-jod, CARBO-V, CAUST, Coccus, Cotyled, DROS, HEP, Jod, Irid, KALI-BICH, Kali-c, KALI-JOD, LACH, MANG-AC, Merc-c, MERC, Nat-m, Nat-selen, Nit-ac, NUX-V, PARIS, PHOS, PULS, Rhus-t, Sang-n, SELEN, SENEGA, STANN, Still, SULF, Thuj.*
Entzündung, follikuläre	*Arg-n, Hep, JOD, Kali-jod, Selen, SULF.*
Entzündung, membranöses Exsudat – Membranöser Krupp	*ACET-AC, Acon, Ammon, AM-CAUST, Ant-t, Ars, Ars-jod, Bell, BROM, Calc-jod, Con, Dros, Ferr-p, Hep, JOD, KALI–BICH, Kali-chlor, KALI-M, Kali-n, KAOLIN, Lach, Merc-cy, MERC, Phos, Samb, SANG, SPONG, Vgl. Diphtherie (Rachen).*
Entzündung – spastischer Krupp	*ACON, Ant-t, Ars, Bell, Benzoin, BROM, Bry, CALC-FL, CALC-JOD, CHLORUM, Cupr, Euphorb, Ferr-p, Hep, Ign, JOD, Ipec, KALI-BICH, Kali-br, KALI-N, Kaolin, Lach, Meph, Merc-j-fl, Mosch, Naja, Petrol, PHOS, Poth, Samb, Sang, SPONG, VER-V.*
Entzündung, syphilitische, hereditäre, erbliche	*AUR, Fluor-ac, HEP, Kreos, Merc-j-fl, MERC-J-R, Merc, NIT-AC, PHYT, Sulf, Thuj.*
Entzünd., syphilitische, verbunden mit Sekundärsymptomen	*Merc-c, Merc-s, Nit-ac,*
Entzündung, syphilitische, verbunden mit Tertiärsymptomen	*AUR, Cinnab, Jod, KALI-BICH, KALI-JOD, Lach, MERC-C, Merc-j-fl, Merc-j-r, Mez, NIT-AC, Sang, Thuj, Vgl. Syphilis (Männl. Genitale).*
Entzündung, tuberkulöse	*ARG-N, Ars, ARS-JOD, Atrop, Bapt, Brom, CALC-C, Calc-p, Canth, Carbo-v, CAUST, Chrom-oxy, Cistus, DROS, Ferr-p, Hep, JOD, Ipec, Jabor, Kali-c, Kali-m, Kreos, Lyc, MANG-AC, Merc-nit, Naja, NAT-SELEN, Nit-ac, PHOS, SELEN, Spong, STANN, Sulf.*
Katarrh, erstickend	*Ambra, Ars, Calc-c, Coff, Sang, Spong.*
Kitzeln	*Alum, AMBRA, Ant-s-a, BELL, Calc-c, Caps, Carbo-v, Cepa, COCCUS Cop, Dros, Dulc, JOD, Kali-bich, PHOS, Vgl. Husten.*
(nach) oben u. nach unten heftige Bewegung	*Sulf-ac.*

Polyp	*Berb-v, Psor, Sang, SANG-N, TEUCR, Thuj.*
Rauhheit,„Rohheit" Schmerzhaftigkeit, Empfindlichkeit	*Acon, Alum, Am-caust, ARG-M, Arn, ARUM, BAR-C, BELL, Benzoin, Brom, Bry, CAUST, CHAM, Cistus, Dros, Eup-perf, HEP, Jod, Kali-bich, KALI-JOD, Kali-perm, Kaolin, LACH, Lyc, MAG-P, MANG-AC, Med, MERC, Nux-v, Osm, Phos-ac, PHOS, Puls, Rhus-t, RUMEX, Sang, SPONG, SULF, Zinc-m.*
Reizung	*ARG-M, Bar-c, Caust, Chlorum, HEP, Kali-bich, Kali-jod, Kali-perm, LACH, Mang-ac, Nux-v, PHOS, Vgl. Rauhheit*
Schleim	*Ant-t, ARG-M, Arg-n, BROM, BRY, Canth, Dros, HEP, KALI-BICH, Kali-c, Lach, MANG-AC, Ox-ac, Paris, Phos, Rumex, SAMB, Sang, Selen, Senega, Stann, Vgl. Entzündung.*
Schmerzen	*Acon, Alum, Arg-n, Arum, BELL, Bry, CEPA, HEP, JOD, Justicia, Kreos, Lach, MANG-AC, Med, Merc-c, Nit-ac, OSM, PHOS, Sang, SPONG, Vgl. Entzündung.*
Spasmus (Laryngismus stridulus)	*ACON, Agar, Am-caust, Ars-jod, Arum, BELL, Brom, CALC-C, Calc-jod, Calc-p, Chel, CHLORUM, Chloral, Cic, Cinch, CORAL, CUPR-AC, CUPR-M, FORMAL, GELS, Granat, Ign, JOD, IPEC, Kali-br, LACH, Meph, MOSCH, Phos, SAMB, Spong, Stram, STRYCH, Vespa, Zinc-m.*
Stimmbänder, Schwäche	*CARBO-V, CAUST, Coca, Dros, Graph, Penthor, Phos, Vgl. Stimme.*
Stimmbänder, Ulzeration	*Aur-jod, Jod, Lyc, Merc-nit.*
Tumoren, gutartige	*Caust, Kali-bich, Thuj.*
Tumoren, maligne	*ARS, Ars-jod, Bell, Carbo-an, Clem, CON, Hydr, Jod, Kreos, Lach, Morph, PHYT, Sang, Thuj.*

Kehlkopf - Stimme

Baß, tiefer	*Brom, Camph, Carbo-v, CAUST, DROS, Phos, Pop-c, Sang-n, Stann, Sulf, VERBASC.*
hoch, pfeifend	*BELL.*
Heiserkeit, Aphonie	*ACON, Alumen, Alum, Am-c, AM-CAUST, AM-M, Ant-c, Antipyr, Arg-jod, ARG-M, ARG-N, Ars-jod, ARUM, Asclep-t, Bar-c, BELL, Benzoin, BROM, BRY, CALC-C, Calc-caust, Camph, CARBO-V, CAUST, Cham, Chlorum, Cina, COCA, Cochlear, Coccus, Cub, DROS, Dub, DULC, EUP-PERF, Ferr-p, Gels, Graph, HEP, Hyos, Ign, Jod, IPEC, Justicia, KALI-BICH, KALI-C, Kali-chrom, Kreos, Mag-p, MANG-AC, MERC, NIT-AC, Nux-m, NUX-V, Op, Osm, OX-AC, Paris, Penthor, Petrol, PHOS, Plat, POP-C, PULS, RHUS-T, RUMEX, SAMB, Sang, Sang-n, SELEN, Senega, Sep, Sil, SPONG, Stann, Sticta, STILL, SULF, Thuj, Ver-v, VERBASC, Viola-od.*
Heiserkeit, chronisch	*Ampelop, ARG-N, Bar-c, Calc-c, CARBO-V, CAUST, Graph, MANG-AC, PHOS, Sulf.*
hysterisch	*Cocc, GELS, IGN, Nux-m, Plat.*
(durch) kaltes Wetter	*Carbo-v, Caust, Rumex, Sulf.*
kruppös	*Acon, Ail, Brom, Caust, CEPA, HEP, Kali-s, SPONG.*

(bei) Menses	*Gels.*
Modalitäten, B.- zeitweilig durch Husten oder Auswurf	*Stann.*
V.- am Schluß der Erkältung	*Ipec.*
V.- Gehen gegen den Wind	*Acon, Arum, EUPHRAS, Hep, Nux-m.*
Heiserkeit, Modalitäten V.- vor 12.00	*ARUM, Benz-ac, Calc-c, CAUST, Eup-perf, Hep, MANG, Nit-ac, NUX-V, Sulf.*
Heiserkeit, Modalitäten V.- nach 12.00	*CARBO-V, Kali-bich, Phos, RUMEX.*
Heiserkeit, Modalitäten V.- bei feuchtem Wetter	*Carbo-v.*
Heiserkeit, Modalitäten V.- Sprechen, Singen, Schlucken	*Spong.*
Heiserkeit, Modalitäten V.- Weinen	*Acon, BELL, Phos, Spong.*
Heiserkeit, paretisch	*Am-caust, Bell, CAUST, GELS, Lach, OX-AC, Phos, Rumex, Sil.*
Heiserkeit, schmerzlos	*Bell, CALC-C, Carbo-v, Paris.*
Heiserkeit (durch) Überhitzung	*Ant-c, Ant-t, Brom.*
Heiserkeit (durch) Überanstrengung der Stimme, besonders bei öffentlichen Rednern, Berufssängern	*Alum, ARG-M, ARG-N, Arn, ARUM, Carbo-v, CAUST, COCA, Ferr-p, Ferr-picr, HEP, Jod, Mang-ac, Med, Merc-cy, Merc-s, Nat-selen, Phos, RHUS-T, SELEN, Spong, Still, Sulf, Tab, Terebene.*
Heiserkeit, wechselnd	*Hep, Puls.*
Stimme flüsternd, schwach	*Arg-m, Camph, Canth, Carbo-v, CAUST, Dub, PHOS, POP-C, Primula, Puls, Ver-a.*
Stimme kommt sofort dadurch	*Arum, Caust, COCA, Ferr-p, POP-C.*
Stimme leise, monoton; vorsichtige (sparsame) Sprechweise	*Mang-ac, Mang-oxy.*
nervöse Aphonie, mit Herzstörung	*Coca, Hydroc-ac, Nux-m, Ox-ac.*
Timbre wechselt dauernd	*Ant-c, Arg-m, ARUM, Bell, Carbo-v, Caust, Dros, Lach, Rumex.*

LEEREGEFÜHL IN DER BRUST

Aufstoßen u. allgemeinere Beschwerden dabei.	*Phos-ac, STANN.*
greift nach Genitalien	*Zinc-m.*
greift nach (der) Kehle	*Acon, CEPA, JOD, Lob-infl.*
Gurgeln vom Rachen zum Magen	*Cina.*

Heiserkeit	*Ambra, Am-c, BROM, Calc-c, Calend, Carbo-v, CAUST, DROS, EUP-PERF, HEP, Jod, Lach, Meph, MERC, PHOS, Sil, SPONG, Sulf.*
Herpes facialis	*Arn, Vgl. Haut.*
Hyperästhesie, Überempfindlichkeit der Schleimhäute	*BELL, Con, HYOS, Lach, Phos, RUMEX, Sticta.*
Keuchen wechselt mit Husten	*Ant-t.*
linke Brust, Kältegefühl	*Nat-c.*
Schluckauf	*Tab.*
Schwäche	*Sep.*
Tränenfluß	*Caps, CEPA, Cina, EUPHRAS, Nat-m, SCILLA.*

Leeregefühl in der Brust
Polyurie *Scilla*

Erbrechen, Würgen, Knebelgefühl	*Alumen, Anac, ANT-T, BRY, Carbo-v, Coccus, CUPR-AC, Cupr-ars, Cupr-m, Cur, DROS, Euphorb-dath, Euphras, FERR-M, HEP, IPEC, KALI-C, Kreos, Meph, Myos, Nit-ac, NUX-V, Phos, Puls, Sep, SIL, Ver-a.*
Niesen zum Schluß dabei	*Agar, Bell, Cina, Dros, JUSTICIA, SCILLA, Senega.*
Prostration, Erschöpfung, dabei	*Am-c, ANT-T, ARS, Coral, CUPR-M, Cur, Hep, Jod, IPEC, Meph, Nit-ac, Phos-ac, Rumex, VER-A.*
Rauhheit, Schmerzhaftigkeit der Brust dabei	*Amyg-am, Ant-s-a, Ars, BRY, Calc-c, Carbo-v, CAUST, Coral, Dig, EUP-PERF, Ferr-p, Gels, Graph, Mag-m, Meph, MERC, Phos, Rhus-t, RUMEX, Selen, Senega, STANN.*
reibt Gesicht mit Fäusten dabei	*Scilla.*
Schläfrigkeit zwischen den Anfällen dabei	*Euphorb-dath.*
Spasmen dabei	*BELL, Cina, CUPR-AC, CUPR-M, Hydroc-ac, OEnanthe, SOLAN-C.*
Spasmen der Brust dabei	*Samb.*
Urin, unwillkürlich, spritzend	*Alum, Caps, CAUST, Colch, FERR, FERR-MUR, Ferr-p, Nat-m, PULS, Rumex, SCILLA, Ver-a, Verbasc, YERBA, Zinc-m.*
Vibrieren in der Brust dabei	*Acon.*

Leeregefühl in der Brust
Schmerz

Brust	*Abies-n, Ars, BELL, Brom, BRY, Caps, Carbo-v, CAUST, Chel, Cinch, Cina, Commocl, DROS, Dulc, Elaps, EUP-PERF, Euphorb, Ign, JOD, Justicia, Kali-bich, KALI-C, Kali-jod, Kali-n, KREOS, LACT-V, Lyc, Meph, MERC, Myrtis, Nat-c, NAT-S, NICCOL, Nux-v, Phell, PHOS, Phyt, RUMEX, Senega, Sil, Spong, STICTA, SULF, Thasp.*
Kehlkopf	*ACON, Ant-t, Arg-m, Arum, Asclep-t, BELL, Caust, CEPA, Hep, Inula, JOD, Nit-ac, PHOS, Rumex, SPONG.*

Körperteile, entfernte	*Agar, Am-c, Bell, BRY, CAPS, CAUST, Chel, Lach, Nat-m, Senega.*
Kopf	*AEth, Anac, Asclep-t, Bell, BRY, Carbo-v, Eup-perf, Ferr-m, Formica, Lyc, NAT-M, NUX-V, Sep, Sulf.*
Kopf, legt Hände an den Kopf	*BRY, Caps, Nat-m, Nat-s.*
Magen, Abdomen	*Asclep-t, BRY, Calc-c, NUX-V, Puls, Sep, Sil, Sulf, Thuj.*
Rachen	*BELL, LACH, Merc-i-r, Sil.*

Leeregefühl in der Brust
Modalitäten - Besserung

Aufrechtsitzen	*BRY, Crot-t, DROS, Hep, HYOS, Nat-s, Phell, PULS, Sang.*
Aufstoßen	*Ambra, Angust, Sang.*
Ausruhen auf Händen u. Füßen	*Eup-perf.*
Ausruhen, Hände auf Oberschenkeln	*Niccol.*
Auswurf	*Zinc-m.*
entschlossenes Unterdrücken des Hustens	*Ign.*
Essen	*Anac, Bism, Ferr, SPONG.*
Legen der Hände auf die Brust	*BRY, Caps, Cina, Dros, EUP-PERF, Lact-v, NAT-S.*
Liegen auf dem Magen	*Med.*
Liegen auf der rechten Seite	*Ant-t.*
Niederlegen	*Calc-p, Ferr-m, MANG-AC, Sinap.*
Trinken, Kaltes	*CAUST, CUPR-M, Phos, Tab.*
Trinken, Warmes	*Spong.*
Wärme	*Bad.*
Wärmen der Luft durch Bedecken des Kopfes mit Bettzeug	*Hep, Rhus-t, RUMEX.*

LUFTRÖHRE - TRACHEA

Brennen	*ARS, Kali-bich, Sang.* Vgl. Reizung.
Einschnürungsgefühl	*Brom, Cistus, Guaco, MOSCH, Nux-v, Xerophyl.*
Katarrh	*Alum, ANT-T, Arg-n, Ars, BRY, Calc-c, Can-s, Carbo-v, CAUST, Coccus, Conv, Cotyled, Ferr-jod, Hep, Iberis, Illic, KALI-BICH, Mang, MERC, Naph, Nat-m, Nux-v, Paris, RUMEX, Sil, STANN, Sticta, Sulf, Tab.*
Kitzeln	*Ambros, Brom, Calc-c, Caps, CARBO-V, Cop, Ipec, LACH, Nux-v. PHOS, RUMX.* Vgl. Husten

Reizung, Rauhheit, Hypersensibilität, Überempfindlichkeit	*Acet-ac, AEsc, Ambros, Apis, Arg-m, ARG-N, Ars, BELL, Brom, BRY, Can-s, Carbo-an, Carbo-v, CAUST, Ferr-p, HYOS, Kali-bich, Kaolin, LACH, Mentha, OSM, PHOS, RUMEX, SANG, Stann, Still, Sulf, Syph, Xerophyl.*
Trockenheit	*Ars, Bell, Carbo-v, RUMEX, Sang, Spong. Vgl. Reizung.*

LUNGE

Abszeß	*Acon, ARS-JOD, Bell, Caps, Chin-ars, CINCH, HEP, Jod, Kali-c, Merc, SIL.*
Erweiterung, Gefühl der	*Tereb.*
Erweiterung der Zellen (Emphysem)	*AM-C, ANT-ARS, Ant-t, ARS, AUR-MUR, Bell, Bry, Calc-c, CALC-P, Carbo-v, Chin-ars, Cinch, Dig, DROS, Eucal, Glon, Grind, Hep, Ipec, Kali-c, LOB-INFL, LYC, Myrtis, Naph, Nux-v, Phell, PHOS, Puls, Sep, Spong, STRYCH, Sulf. Vgl. Asthma.*
Gangräne	*Arn, ARS, CAPS, Carbo-an, CARBO-V, CROT, Eucal, Dulc, Hep, Kreos, LACH, Lyc, SEC, Sil.*
Kongestion	*ACON, Adren, Ars-jod, BELL, Bothrops, CACT, Conv, FERR-P, Jod, Kali-n, Lyc, Nux-v, Op, Phos, Stroph, Sulf-on, Upas, VER-V. Vgl. Entzündung.*
Kongestion, passive	*Carbo-v, DIG, Ferr-m, Hydroc-ac, Nux-v, Phos, Sulf.*
Ödem	*AM-C, Am-jod, ANT-T, APIS, ARS, Cochlear, KALI-C, Kali-jod, Lach, PHOS, Piloc, Pulmo-v, SANG, Senec, Stroph, Tub.*

Lunge

Atmung - gehemmt (Apnoe)	*Ars, Bov, Camph, Hydroc-ac, LATROD, Lyssin, Upas.*
Cheyne - Stokes	*ACON-FER, Antipyr, Atrop, Bell, Carbo-v, Cocaine, GRIND, Kali-cy, MORPH, OP, Parth, SPART-S.*
gehemmt, beim Einschlafen	*AM-C, Dig, GRIND, LACH, Lac-c, Merc-pr-rub, Op, SAMB.*

Lunge

Atemnot, Dyspnoe (schwierige, gehemmte, bedrückte, ängstliche)	*ACET-AC, ACON, ACON-FER, Acon, Adren, AM-C, Amyl, ANT-ARS, Ant-jod, ANT-T, APIS, Apoc, ARAL, ARS, Ars-jod, Aur, BAC, Bell, BLATTA-OR, BROM, BRY, CACT, Cajup, CALC-ARS, CALC-C, Canth, Caps, CARBO-V, Caust, CEPA, Cham, Chel, CHLORUM, Cinch, COCA, Collins, CONV, CRAT, CUPR-AC, Cupr-m, CUR, DIG, Diosc, Dros, FERR-M, Ferr-p, Fluor-ac, FORMAL, Glon, GRIND, HEP, Hydroc-ac, Ign, Jod, IPEC, JUSTICIA, KALI-BICH, KALI-C, KALI-N, LACH, LAUR, LOB-INFL, LYC, Merc-c, MERC-SULF, Mosch, NAPH, NAT-ARS, NAT-S, NUX-V, Op, PHOS, Phyt, Pothos, PULS, Pulmo-v, QUEBRACHO, Ran-b, Ruta, SAMB, SANG, SCILLA, Senec, SENEGA, Serum-ang, SIL, SPIG, SPONG, Stann, STROPH, STRYCH, SULF, Lab, Ver-a, Ver-v, Viola-od, Zinc-m. Vgl. Asthma.*
Einatmung frei, Ausatmung behindert	*CHLORUM, Med, Meph, SAMB.*
Einatmung schwierig	*Brom, Cact, Chel, Iod, Nicot, OX-AC. Vgl. Dyspnoe.*

erstickend	*ACON-FER, ANT-T, APIS, ARS, Bell, Brom, Cact, CALC-C, Camph, CHLORUM, CINCH, Coral, Cupr-m, DIG, Graph, GRIND, GUAIAC, Hep, Hydroc-ac, Jod, IPEC, Kali-bich, Kali-jod, LACH, LATROD, Led, Lil-t, Lob-infl, Lyc, Meli, Meph, Merc-cy, MERC-PR-RUB, Morph, MOSCH, Naja, Puls, SAMB, SPONG, SULF, Tub, Trifol, Ver-a, Viscum.*
heiser, zischend	*Acet-ac.*
keuchend	*Brom, Hydroc-ac, IPEC, Phos, Samb.*
langsam, tief	*Am-c, Aur, Benz-din, Cact, Can-ind, Cinch, Dig, Gadus, Gels, HELLEB, HYDROC-AC, Laur, Lob-purp, OP, Phaseol, Piloc, VER-V.*
pfeifend	*Ars, Ipec, Samb.*
pfeifend, piepend, rasselnd	*Alum, Am-c, Ant-jod, ANT-T, Aral, ARS, Can-s, Carbo-v, Card-m, Eriod, GRIND, HEP, Jod, Jodof, IPEC, Justicia, Kali-bich, KALI-C, Lob-infl, Lycop, Nux-v, Prun-sp, Samb, Senega, SPONG.* *Vgl. Asthma.*
rasch, kurz, oberflächlich	*ACON-Fer, Acon, Am-c, ANT-T, Apis, APOC, Aral, ARS, Bell, BRY, Calc-c, Carbo-v, Cupr-ac, Cupr, Cur, FERR-P, Hippoz, Kali-bich, Lach, Lob-purp, Lyc, Mag-p, Merc-cy, Merc-sulf, Nat-s, NUX-V, Ox-ac, Phos-ac, PHOS, Prun-sp, Senega, Sil, SPONG, Stann, Sulf-ac.*
rasselnd	*Allium-s, AMMON, Am-c, Am-caust, Am-m, ANT-ARS, ANT-T, Bals-per, Bar-c, Bar-m, BROM, Calc-ac, Calc-c, Can-s, Carbo-v, Cham, CHEL, Chlorum, CINCH, Cupr-m, Dulc, Ferr-p, Grind, HEP, IPEC, Kali-bich, Kali-c, Kali-m, Kali-n, KALI-S, Lyc, Meph, NAT-S, OEnanthe, OP, Phos, Pix-l, PULS, Scilla, SENEGA, Sil, STANN, SULF, Ver-a.*
sägend	*Brom, Jod, Samb, SPONG.*
seufzend	*Ail, Apoc, Cact, Calc-p, Carb-ac, Cereus-bon, DIG, Gels, Granat, Helleb, IGN, LACH, Led, Naph, Nat-p, OP, Phaseol, Piloc, Samb, Sec, Sulfon.*
stertorös, röchelnd	*Acon, Am-c, Arn, Bell, Bry, Can-ind, CINCH, Euphorb-dath, Helleb, Hippoz, HYDROC-AC, Lob-purp, Naja, Nat-sal, OENANTHE, OP, Phaseol, Phos, Piloc, ~~Sec,~~ SULFON, Tanac, Trion, Ver-v, Viscum.*
unregelmäßig	*Ail, ANT-T, Bell, Crat, DIG, Helleb, Hippoz, HYDROC-AC, Op, Trill.*

Lunge - Atemnot
Modalitäten - Besserung

Arme-auseinander-Strecken	*Psor.*
Aufrechtsitzen	*Acon-fer, Ant-t, ARS, Dig, Laur, Merc-sul, Nat-s, SAMB, Sulf, Tereb.*
Aufstehen	*Can-s.*
Aufstoßen	*Ambra, Ant-t,*
Auswurf	*ANT-T, Ars, Kali-bich, Zinc-m.*
Bewegung	*Lob-infl, Sep.*
Biegen ,Schultern n.hinten	*Calc-c.*
Bücken	*Ars, Kali-c.*

(langsames) Fächeln in Entfernung	*Lach.*
(rasches) Fächeln	*Carbo-v.*
(im) Freien	*Calc-c, Lach, SULF.*
Liegen auf der rechten Seite	*Ant-t.*
Liegen auf der rechten Seite, Kopf hoch	*Cact, Spig, Spong.*
Niederlegen	*Kali-bich, PSOR.*

Lunge - Atemnot
Modalitäten - Verschlimmerung

(bei) älteren Leuten, Alkoholikern, Athleten	*Coca.*
Arbeiten	*Am-m, Calc-c, Lyc, Nat-m, Nit-ac, Sep, Sil, Sumb.*
Aufrechtsitzen	*Carbo-v, Laur, Psor, Sep.*
Bücken	*Calc-c, Sil.*
(bei) feuchtem, wolkigem Wetter	*Nat-s.*
Fremdkörper	*Ant-t, Sil.*
Gefühl des Absinkens im Bauch	*Acet-ac.*
(durch jeden) Gegenstand nahe Mund oder Nase	*Lach.*
(durch) Gehen	*ACON, Am-c, Carbo-v, Con, IPEC, Kali-c, Nat-m, Sep, Sil.*
Kälteeinwirkung	*Act-spic, Lob-infl.*
(bei) Kindern	*Lyc, Samb.*
Liegen, Kopf Tieflage	*Cinch, Nitrum, SPONG.*
(durch) Liegen, linke Seite	*Naja, Spig, Tab, Viscum.*
(durch) Liegen, rechte Seite	*Viscum.*
morgens	*Ant-t, Con, Kali-bich, Kali-c, Nat-s.*
Myokarderkrankung	*Sarcol-ac.*
nervliche Gründe	*Ambra, Arg-n, Ars, Asaf, CAJUP, MOSCH, Nux-m, Puls, VAL, Viola-od.*
Niederlegen	*Abies-n, Act-spic, Aral, ARS, Cahinca, Dig, Grind, Lach, Merc-sulf, Puls, Sep, Strych-ars, Sulf.*
Ruhe	*Sil.*
Schlaf	*Dig, LACH, Samb, Sep, Spong.*
Schlaf; Sitzen im Hause; B.- durch schnelle Bewegung	*Sep.*
Steigen	*Am-c, Ars, Bor, Calc-c, Chin-ars, Jod, Ipec, Lob-infl, Nat-m, Sep.*
(in der) unteren Brusthälfte	*Lob-syph, Nux-v.*

warmes Zimmer	*Am-c, Puls, Sep.*
(nach) 12.00	*Act-spic, ARS, Aur, Cahinca, Calc-c, Carbo-v, DIG, Phos, Puls, SAMB, Sep, SULF, Trifol.*

Lunge - Entzündung	
Broncho-Pneumonie	*ACON, Am-jod, Ant-ars, ANT-T, Ars, ARS-JOD, Bell, Bry, CHEL, Ferr-p, Glycerin, IPEC, Jod, Kali-c, KOCH'S LYMPH, PHOS, Puls, SCILLA, Solania, TUB.*
Kruppöse Pneumonie	*ACON, Agar, Am-jod, Ant-ars, Ant-jod, Ant-s-a, ANT-T, Apomorph, Arn, Ars, BELL, BROM, BRY, Caffeine, Camph, Carb-ac, Carbo-v, CHEL, Cinch, Dig, FERR-P, Gels, Hep, Ipec, JOD, Kali-bich, KALI-C, Kali-jod, Lach, LYC, MERC, Millef, Nat-s, Nit-ac, Op, Ox-ac, PHOS, Puromocucc Pneumotoxin, Pyr, Ran-b, Rhus-t, SANG, Scilla, Senega, Strych, SULF, Tub, Ver-a, VER-V.*
Stadien der Pneumonie, kongestiv	*ACON, AEsc, Bell, Bry, FERR-P, JOD, Sang, VER-V.*
Stadien der Pneumonie, Konsolidierung	*Ant-t, BRY, JOD, Kali-jod, Kali-m, PHOS, Sang, Sulf.*
Stadien der Pneumonie, Lösungsphase	*ANT-T, Ant-s-a, Ars, Ars-jod, Carbo-v, HEP, Jod, KALI-JOD, Kali-s, LYC, Nat-s, PHOS, SANG, Sil, Stann-jod, SULF.*

Lungenentzündung - Typ	
biliöse	*Ant-t, CHEL, Lept, Merc, Phos, Pod.*
latente	*Chel, Phos, SULF.*
sekundäre	*Ant-ars, ANT-T, FERR-P, Phos.*
senile, altersbedingte	*Ant-ars, ANT-T, Dig, Ferr-p.*
sykotische	*Nat-s.*
typhusbedingte	*HYOS, Lach, Laur, Merc-cy, Op, PHOS, RHUS-T, Sang, Sulf.*
vernachlässigte, verschleppte Fälle	*Am-c, Ant-jod, Ant-s-a, ANT-T, Ars-jod, Bry, CARBO-V, Cinch, Hep, Kali-jod, Lach, LYC, Phos, Plb, Sulf.*

Lunge	
Hämorrhagie (Hämoptyse)	*ACAL, Acet-ac, ACHILLEA, ACON, ALLIUM-S, ARN, CACT, Carbo-v, Chin-ars, CINCH, Cinnam, Dig, Erecht, Ergot, ERIG, FERR-AC, Ferr-m, FERR-P, Gelat, GERAN, HAM, Helix-t, HYDRAST-MUR, IPEC, Kali-c, Kreos, LAMINA, LED, Mangif-ind, Meli, MILLEF, Nat-nit, PHOS, Rhus-t, Sang, Stroph, SULF-AC, Tereb, TRILL, VER-V.*
Blut, dunkel, klumpig	*Arn, Crot, ELAPS, Ferr-mur, HAM, Sulf-ac.*
Blut hellrot	*Acal, ACON, Aran, Cact, Ferr-ac, FERR-P, Geran, Led, MILLEF, Nit-ac, Rhus-t, Trill.*
hämorrhoidal	*Mez, Nux-v.*
Hitzegefühl	*Acon. Vgl. Kongestion.*
(mit) Husten dabei	*ACON, Acal, FERR-AC, Ferr-p, IPEC, LED, Phos. Vgl. Husten.*

(ohne) Husten oder Anstrengung	*ACON, HAM, Millef, Sulf-ac.*
(bei) Kindbettfieber	*Ham.*
(mit) Klappenfehler	*Cact, Lycop.*
(bei) Menopause	*Lach.*
(in) period. Anfällen	*Kreos.*
traumatische	*Millef.*
(bei) Trinkern	*Hyos, LED, Nux-v, OP.*
tuberkulöse	*Acal, Ferr-p, Millef, Nux-v, Trill.*
vikariierend	*Bry, Ham, Phos.*

Lunge
Paralyse der Lunge

Lungenlähmung	*Am-c, ANT-ARS, ANT-T, Arn, Bac, Carbo-v, Cur, Diphtherotox, Dulc, GRIND, Hydroc-ac, Ipec, Lach, LAUR, LOB-PURP, Lyc, Merc-cy, Morph, Mosch, Phos, SOLANIA.*
Müdigkeitsgefühl	*Ail, Arum.*

Lunge

Pleura - Empyem	*Arn, ARS, Calc-c, CALC-S, Cinch, Echin, Ferr-m, HEP, Ipec, Kali-c, MERC, Nat-s, Phos, SIL.*
Hydrothorax	*ADON-V, Ant-t, APIS, Apoc, ARS, ARS-JOD, Canth, Carbo-v, Cinch, Colch, DIG, Fluor ac, Helleb, JOD, KALI-C, Kali-jod, LACT-V, Lyc, MERC-SULF, Phaseol, Phos, Piloc, RAN-B, Scilla, SENEGA, SULF.*

Lunge

Pleuritis	*Abrot, ACON, Ant-ars, Ant-t, APIS, Arn, ARS, ASCLEP-T, Bell, Bor BRY, CANTH, Carbo-an, Cinch, DIG, Eriod, Ferr-mur, FERR-P, Formica, GUAIAC, Hep, JOD, KALI-C, Kali-jod, Led, Lob-card, MERC, Nat-s, Op, Phos, Ran-b, Rhus-t, Sabad, SCILLA, SENEGA, Sep, Sil, Spig, SULF, Tub.*
Adhäsionen	*Abrot, Carbo-an, Hep, Ran-b, Sulf.*
chronische	*Ars-iod, HEP, JOD, Kali-jod, Scilla, SULF.*
diaphragmatische, Zwergfell betreffende	*Acon, BRY, Cact, Cupr, Mosch, RAN-B.*
rheumatische	*Acon, Arn, BRY, Ran-b, Rhod, Rhus-t.*
tuberkulös bedingte	*Ars-jod, Bry, Hep, JOD, Jodof, Kali-c.*
verbunden mit Brightscher Krankheit	*Ars, MERC-C. Vgl. Harnwege.*

Lunge
Tuberkulose

(Phthisis pulmonalis) allgemeine Mittel	*Acal, Acon, Agaricin, ALLIUM-S, Ant-ars, ANT-JOD, ARS, ARS-JOD, Aur-ars, Atrop, Aviare, BAC, Bals-per, BAPT, Bell, Blatta-or, BRY, Calc-ars, CALC-C, Calc-chlor, Calc-hypophos, CALC-JOD, CALC-P, Calop, Can-s, CETRAR, CHIN-ARS, Cim, Coccus, Cod, CROT, Cupr-ars, DROS, Dulc, Eriod, Ferr-ac, FERR-ARS, Ferr-jod, Ferr-m, FERR-P, Form-ac, Formica, GALL-AC, GUAIACOL, Guaiac, Ham, Hep, Helix, Hippoz, Hydr, Hyosc-hydrobr, Hysterion, Ichth, JOD, Jodof, Ipec, Kalag, Kali-bich, KALI-C, Kali-n, KREOS, Lach, LACHNANTH, Lact-ac, Laur, Lecith, LYC, Mang-ac, Med, Millef, MYOS, Myrtis, Naph, NAT-CACODYL, NAT-SELEN, Nat-s, NIT-AC, Nux-v, Ox-ac, PHELL, Phos-ac, PHOS, Piloc, Pineal-gland-ext, POLYGON-AV, Puls, Rumex, Ruta, Salvia, SANG, Sep, SIL, Silph-cyr, SPONG, STANN, Stann-jod, Sticta, Succin, SULF, Teucr-scor, Thea, Ther, TUB, Urea, Vanad, Yerba.*

Lungentuberkulose
Begleitsymptome, Zustände

Abmagerung	*Allium-s, Ars, ARS-JOD, Calc-p, Eriod, JOD, Myos, Phos, Sil, Silph-cyr, TUB. Vgl. Allgemeine Krankheiten u. Symptome.*
akute (Phthisis florida)	*Ant-t, ARS, Calc-c, Calc-jod, Ferr-ac, Ferr-m, Ferr-mur, JOD, PHOS, Piloc-mur, SANG, Ther, Tub.*
beginnend	*Acal, Agar, ARS-JOD, CALC-C, Calc-jod, Calc-p, DROS, FERR-P, Jod, Kali-c, Kali-jod, Lachnanth, Mang-ac, Med, Myrtis, Ol-j-as, PHOS, Polygon, Puls, Sang, Sec, Succin, Sulf, Trill, TUB, Vanad.*
Durchfall	*Acet-ac, Arg-n, Arn, ARS, Ars-jod, Calc-c, CINCH, COTO, Jod, Jodof, PHOS-AC, PHOS, Sil. Vgl. Bauch.*
Dyspnoe	*Carbo-v, Ipec, Phos.*
Fieber	*Acon, Allium-s, Ars, Ars-jod, BAPT, Calc-jod, CHIN-ARS, Chin-s, Cinch, FERR-P, Jod, Lyc, Nit-ac, Phos, Sang, Sil, Stann.*
Fibroid (Lungenfibrose)	*Bry, Calc-c, Sang, SIL.*
Hämoptysis	*ACAL, ACHILLEA, ACON, Calc-ars, FERR-AC, Ferr-m, FERR-P, HAM, IPEC, Millef, Nit-ac, PHOS, Piloc-mur, TRILL. Vgl. Hämoptysis.*
Husten	*Allium-s, Ars, ARS-JOD, Aviare, Bapt, BELL, Calc-c, Caust, Cinch, COD, Con, CORAL, Crot, DROS, Ferr-ac, HEP, HYOS, Ipec, KALI-C, Lach, Laur, Lob-infl, Myos, NIT-AC, PHOS, Rumex, Sang, SIL, Silph-cyr, Spong, STANN, Sticta.*
Leberstörung	*Chel.*
mechanische Verletzung, vorangegangene	*Millef, Ruta.*
Mund wund	*Lach.*
Nachtschweiße	*ACET-AC, AGARICIN, ARS, Ars-jod, Atrop, CINCH, Eriod, Gall-ac, Hep, JABOR, Kali-jod, Lyc, Myos, PHOS-AC, PHOS, Piloc, Piloc-mur, Salvia, Samb, Sec, SIL, Silph-cyr, Stann, Yerba. Vgl. Fieber.*
Schlaflosigkeit	*Allium-s, COFF, Dig, Sil. Vgl. Nervensystem.*

Lungentuberkulose

Schmerzen in der Brust	*Acon, BRY, Calc-c, Cim, Guaiac, KALI-C, Myrtis, Phos, Pix-liq. Vgl. Brust.*
Schwäche	*Acal, Ars, ARS-JOD, Aviare, CHIN-ARS, Phos, Sil. Vgl. Nervensystem.*
Verdauungsstörungen	*Ars, Aviare, Calc-c, Carbo-v, CUPR-ARS, Ferr-ac, Ferr-ars, Gall-ac, HYDR, Kreos, NUX-V, Strych. Vgl. Magen.*

AKNE SIMPLEX

allgemeine Mittel	*ANT-C, Ant-s-a, ANT-T, Ars, ARS-BR, Ars-jod, Ars-sulf-rub, Asimina, ASTER, BELL, Bellis, BERB-AQ, BOV, CALC-PICR, Calc-sil, CALC-S, Carb-ac, CARBO-AN, CARBO-V, Cic, Cim, Cob, Echin, EUG-J, Granat, Graph, HEP, HYDROCOT, JUGL-C, JUGL-R, KALI-BR, Kali-bich, KALI-JOD, Kali-m, Lappa, LED, LYC, Nabul-s, Nat-br, Nat-m, Nit-ac, NUX-V, Oleand, Phos-ac, Psor, Puls, Radium, Selen, Sep, Sil, Staph, SULF, SULF-JOD, Sumb, Thuj.*

Akne
Begleitumstände, Ursachen

akneähnliche Ausschläge bei Syphilis	*Aur, KALI-JOD, Merc-s, Nit-ac, Vgl. Männl. Genitale.*
Drüsenschwellungen	*Brom, Calc-s, Merc-s.*
beleibte, junge, Leute mit rauhen Manieren; bläulichrot, Pusteln an Gesicht, Brust, Schultern	*Kali-br.*
Kachexie	*Ars, Carbo-v, Nat-m, Sil.*
Käse	*Nux-v.*
Kosmetika	*Bov.*
Mädchen, anämische, in der Pubertät, mit Scheitelkopfschmerz, flatulenter Dyspepsie, B.- durch Essen	*Calc-p.*
Magenstörungen, gastrische Störungen	*ANT-C, CARBO-V, Cim, Lyc, NUX-V, Puls, Robin.*
menstruale Unregelmäßigkeiten	*Aur-m-n, Bell, Bellis, BERB-AQ, Berb-v, Calc-c, CIM, Con, Eug-j, GRAPH, Kali-br, Kali-c, Kreos, Nat-m, Psor, PULS, SANG, Sars, Thuj, Ver-a.*
Mißbrauch von KI (Kaliumjodid)	*Aur.*
Mißbrauch von Mercur.	*Kali-jod, Mez, Nit-ac.*
Narben, entstellende	*Carbo-an, Kali-br.*
Papeln, verhärtete	*Agar, Arn, Ars-jod, Berb-v, Bov, Brom, CARBO-AN, Cob, Con, EUG-J, Jod, KALI-BR, KALI-JOD, Nat-br, Nit-ac, Robin, SULF, Thuj.*
Rheumatismus	*Led, Rhus-t.*
Schwangerschaft	*Bell, Sab, Sars, Sep.*
sexuelle Exzesse	*AUR, Calc-c, Kali-br, PHOS-AC, Rhus-t, Sep, Thuj.*
skrofulöse Patienten	*Bar-c, Brom, CALC-C, Calc-p, Con, JOD, Merc-s, Mez, Sil, SULF.*
symmetrische Verteilung	*Arn.*
Trinker	*Ant-c, Bar-c, LED, NUX-V, Rhus-t.*
tuberkulöse Kinder	*Tub.*

AKNE ROSACEA — *Agar, Ars, ARS-BR, Ars-jod, Bell, CARBO-AN, Caust, Chrysar, Eug-j, HYDROCOT, Kali-br, Kali-iod, Kreos, Nux-v, Oophor, Petrol, Psor, Radium, Rhus-t, Rhus-r, Sep, Sulf, SULF-JOD, Sulfuric-ac.*

AKTINOMYKOSE — *Hekla, Hippoz, Kali-jod, Nit-ac.*

ALOPEZIE — *Alum, Anthrak, ARS, Calc-s, FLUOR-AC, Mancin, NAT-M, PHOS-AC, PHOS, Piloc, PIX-L, Selen, SEP, Tub, Vinca.*
Vgl. Kopfhaut (Kopf).

AMEISENKRIBBELN

Vibrieren, Taubheit, Formikation — *ACON, Ambra, Apium-gr, Arundo, Calend, COCAINE, Cod, Medusa, MEZ, MORPH, Oleand, Phos-ac, Plat, Rumex, Sec, SELEN, Sil, Staph, SULF-AC, Val, Zinc-m.*

ANHIDROSIS

(mangelnder Schweiß, trockene Haut) — *Acet-ac, Acon, AETH, ALUM, Apoc, Arg-n, Ars, BELL, BERB-AQ, Crot-t, GRAPH, Jod, KALI-ARS, KALI-C, Kali-iod, Lach, Mag-c, MALANDR, Nat-c, NUX-M, Op, PETROL, Phos, Plb-m, PSOR, Sanic, Sars, Sec, SULF, Thyr.*

ANTHRAX

Karbunkel; maligne Pustel — *Acon, ANTHRAC, APIS, Arct-l, Arn, ARS, Bell, Bothrops, Bry, Bufo, Calc-chlor, CARB-AC, Carbo-v, CINCH, Crot, Cupr-ars, ECHIN, Euphorb, Hep, Hippoz, LACH, LED, Mur-ac, Nit-ac, Phyt, PYR, Rhus-t, SCOLOP, Sec, SIL, Sul, Sul-ac, TAR-C.*

ATROPHIE DER HAUT — *Ars, Cocc, Graph, Sabad, Sul.*

AUSSCHLÄGE - ERUPTIONEN

feucht — *AETHIOPS, Ant-c, Ant-t, Bar-c, Bov, Caust, Chrysarob, CLEM, CROT-T, DULC, GRAPH, HEP, Lyc, Mancin, Merc-s, MEZ, Nat-m, OLEAND, Petrol, PSOR, RHUS-T, Sep, Staph, Stront, Variol, Viola-tr.*

kupferfarben — *Ars, Calc-jod, CARBO-AN, Kreos, Nit-ac.*

pustulös — *Alnus, ANT-C, ANT-T, Bell, BERB-V, Bufo, Chel, Cic, CROT-T, Echin, Euphorb, HEP, Hippoz, Iris, Jugl-r, KALI-BICH, Kali-iod, Kreos, Lach, Merc-c, MERC-S, Nit-ac, Phyt, PSOR, Ran-b, Rhus-v, Sep, SIL, Sulf, Sulf-jod, Taxus, Variol.*

verkrustet — *Ant-c, Ars, Calc-c, Chrysarob, CIC, Dulc, Graph, HEP, LYC, Merc, MEZ, Mur-ac, Nat-m, Petrol, Staph, SULF, Viola-tr, Vinca.*

trocken, schuppig	*Alumen, ANAG, Ant-c, ARS, Ars-iod, BERB-AQ, Bov, Cadm-s, Canth, Corydal, Euphorb-d, Graph, HYDROCOT, IOD, KALI-ARS, Kali-m, Kali-s, Lith-c, Lyc, MALANDR, Merc-s, Nat-m, Nit-ac, PETROL, Phos, Phyt, Pip-m, Pix-l, PSOR, SARS, Selen, Sep, SUL, Tub, Xerophyl.*
B.- im Winter	*Kali-bich, Sars.*
V.- im Frühling	*Nat-s, Psor, Sang, SARS.*
V.- im Winter	*Aloe, ALUM, Ars, PETROL, PSOR, Sabad.*
BLÄUE - LIVIDITÄT	*Agar, AIL, ANT-T, Arn, ARS, Cadm-s, Camph, CARBO-AN, CARBO-V, Cinch, Crat, Crot, CUPR, DIG, Helleb, Ipec, Kali-jod, LACH, LAUR, MORPH, Mur-ac, SEC, Sul-ac, TAR-C, VER-A, Vipera. Vgl. Gesicht.*
BLASEN, kleine	*Apis, CANTH, Nat-m, RHUS-T, Sec.*
BRENNEN	*Acet-ac, ACON, AGAR, Anac, APIS, ARS, Bapt, BELL, Bry, CANTH, Caps, Caust, Dulc, Euphorb, FORMICA, Grind, Kali-c, Kreos, Medusa, NUX-V, Phos, Radium, RAN-B, RHUS-T, Sang, SEC, SUL, Vespa. Vgl. Pruritus.*
BROMHIDROSIS (stinkender Schweiß)	*Art-v, BAPT, Bry, Carbo-an, Cinch, Con, Graph, HEP, LYC, MERC-S, NIT-AC, Osm, PETROL, Phos, PSOR, Pulex, Sep, SIL, Stann, STAPH, Sul, TELLUR, Thuj, Variol.*
saurer Körpergeruch	*CALC-C, Cham, Colost, Graph, HEP, Kreos, Lac-d, MAG-C, RHEUM, SULF-AC, Sulf.*
CHLOASMA Leberflecken, Muttermale	*ARG-N, Aur, Cadm-s, Card-m, CAUL, Cob, Cur, Guar, Laur, LYC, NAT-HYPOSUL, Paul, Petrol, Plb-m, SEP, Sul, Thuj. Vgl. Flecken, kupferfarben.*
CICATRICES - NARBEN	
Affektionen	*CAUST, FLUOR-AC, GRAPH, IOD, Nit-ac, Phyt, Sil, Sul-ac, THIOSIN.*
DECUBITUS	
Wundliegen	*Arg-n, ARN, Bapt, Carb-ac, Carbo-v, Cinch, ECHIN, FLUOR-AC, Hippoz, LACH, MUR-AC, Nux-m, Paeonia, Petrol, Pyr, Sil, SUL-AC, Vipera. Vgl. Ulkus.*

DERMATALGIE

(Hautschmerz, Empfindlichkeit, Wundheitsgefühl)	*Agar, Apis, ARS, BAD, Bell, Bellis, Bov, Chin-s, CINCH, Con, Crot-t, DOLICH, Euphorb, Fagop, HEP, KALI-C, LACH, Lyc, Nux-m, OLEAND, Osm, Paeonia, PETROL, Phos, PSOR, Ran-s, Rhus-d, RHUS-T, Rumex, Semperv-t, Sep, SIL, SUL, Tar-c, THER, VINCA, Xerophyl.*

EKCHYMOSE

Hautblutung	*AEth, ARN, Ars, Bellis, Bothrops, Carbo-v, Chloral, CROT, HAM, Kreos, LED, PHOS, Rhus-t, Sec, SUL-AC, Supraren-ex, Tereb.*

EKZEM

allgemeine Mittel	*AETHIOPS, Alnus, Alum, ANAC, Anthrok, ANT-C, Arbut, ARS, Ars-iod, Berb-aq, BERB-V, Bor, BOV, CALC-C, CANTH, Caps, CARB-AC, Carbo-v, Castor-eq, Caust, Chrysar, CIC, CLEM, Comocl, Con, CROT-T, Dulc, Euphorb, Fluor-ac, Frax-am, Fuligo, GRAPH, HEP, Hippoz, Hydrocot, Jugl-c, KALI-ARS, Kali-m, Kreos, Lyc, MANG-AC, MERC-C, Merc-d, Merc-pr-rub, MERC-S, MEZ, Mur-ac, Nat-ars, Nat-m, Nux-v, OLEAND, Persicaria, PETROL, Piloc, PLB, Pod, Prim-v, PSOR, RHUS-T, RHUS-V, Sars, SEP, Skook-ch, SUL, SUL-IOD, Thuj, Tub, Ustil, VINCA, VIOLA-TR, Xerophyl, X-ray.*
akute Form	*Acon, Anac, Bell, Canth, CHIN-S, CROT-T, Mez, RHUS-T, Sep.*
Flexuren u. Gelenken, in den	*AETH, Am-c, Caust, GRAPH, Hep, Kali-ars, Lyc, Mang-ac, NAT-M, Psor, SEP, Sul.*
Gesicht, im	*Anac, Ant-c, Bac, Calc-c, CARB-AC, Cic, Col, Cornus-c, CROT-T, Hyper, Kali-ars, Led, Merc-pr-rub, Psor, Rhus-t, Sep, Staph, SUL, SUL-IOD, VINCA. Vgl. Gesicht.*
Händen, an den	*Anag, Bar-c, BERB-V, BOV, Calc-c, GRAPH, HEP, Hyper, Jugl-c, Kreos, Malandr, PETROL, PIX-L, Plb, Rhus-t, Sanic, Selen, Sep, Still. Vgl. Hände (Bewegungsapparat).*
Harn-, Magen-, Leberstörungen dabei	*Lyc.*
Kopfhaut, an der	*Astac, Berb-aq, CALC-C, Cic, Clem, Fluor-ac, Hep, Kali-m, Lyc, Mez, Nat-m, OLEAND, Petrol, Psor, Sep, SELEN, Staph, Sul, Tub, VINCA, Viola-od. Vgl. Kopf.*
Körper, am ganzen	*Crot-t, Rhus-t.*
kropfige Personen	*AETHIOPS, ARS-IOD, Calc-c, CALC-IOD, Calc-p, Caust, Cistus, Crot-t, HEP, Merc-c, Merc-s, Rumex, Sep, Sil, Tub.*
Ohren, hinter den	*Ars, Arundo, Bov, CHRYSAROB, GRAPH, HEP, Jugl-r, Kali-m, Lyc, MEZ, OLEAND, PETROL, Psor, Rhus-t, Sanic, SCROPHUL, Sep, Staph, Tub. Vgl. Ohren.*
madidans (nässendes Ekzem)	*Cic, Con, Dulc, Graph, Hep, Kali-m, Merc-c, Merc-pr-rub, Mez, Sep, Staph, Tub, Viola-tr.*
neurasthenische Personen	*ANAC, Ars, Phos, STRYCH-ARS, Strych-p, Viola-tr, Zinc-p.*

Pigmentbildung an umschriebenen Stellen danach	*Berb-v.*
rheumatisch-gichtische Personen	*Alum, Arbut, Lact-ac, RHUS-T, Uric-ac, Urea.*
(an der) Scham	*Am-c, Ant-c, Ars, Canth, CROT-T, Hep, Plb-m, Rhus-t, Sanic, Sep. Vgl. Weibl. Genitale.*
V.- Impfung	*Mez.*
V.- Menses, Menopause	*Mang-ac.*
V.- Seeküste, Seereise, Übermaß an Salz	*Nat-m.*

ELAPHANTIASIS	*Anac-or, ARS, Calop, Card-m, ELAEIS, Graph, Ham, HYDROCOT, Jod, Lyc, MYRIST-S, Sil.*

EPHELIS (Sonnenbrand)	*Bufo, Canth, Kali-c, Robin, Ver-a.*

EPITHELIOM	*Acet-ac, Alumen, ARS, Ars-jod, Cic, CONDUR, Con, Euphorb, Fuligo, HOANG-N, Hydr, Jequir, Kali-ars, Kali-s, Lapis-alb, Lob-erin, Lyc, Nat-cacodyl, Radium, Scrophul, SEP, Sil, Thuj. Vgl. Gesicht.*

ERYSIPEL

allgemeine Mittel	*ACON, Anac-oc, Ananth, APIS, ARN, Ars, Atrop, Aur, BELL, Camph, CANTH, Carb-ac, Carbo-v, CINCH, Comocl, Cop, Crot, CROT-T, ECHIN, EUPHORB, GRAPH, Hep, Jugl-r, LACH, Led, Nat-m, Nat-s, Prim-ob, Ran-c, RHUS-T, RHUS-V, Samb, Sulf, Taxus, Ver-v, XEROPHYL.*
altersbedingt	*AM-C, Carbo-an.*
Bein, unter dem Knie	*Sulf.*
biliöse, katarrhalische, duodenale Symptome	*Hydr.*
blasig	*Anac-oc, Arn, CANTH, Carb-ac, Caust, Crot-t, EUPHORB, Mez, RHUS-T, RHUS-V, Tereb, Urt, Verb, Ver-v.*
Brüste	*Carbo-v, Sulf.*
Fieber, ohne	*GRAPH, Hep, Lyc.*
Gesicht, facial	*Apis, Arn, BELL, Bor, Canth, Carbo-an, EUPHORB, GRAPH, Hep, RHUS-T, Solan-n, Sulf.*
konstitutionell bedingt	*Calend, GRAPH, Lach, Psor, Sulf.*
neonatorum, der Neugeborenen	*Bell, Camph.*
Ödem, anhaltend	*APIS, Ars, Aur, Graph, Hep, Lyc, Sul.*
phlegmonös	*Acon, Anthrac, Arn, ARS, Bell, Bothrops, Crot, Ferr-p, Graph, HEP, Hippoz, LACH, Merc, RHUS-T, Sil, TAR-C, Ver-v.*

Schwellung deutlich, Brennen, Jucken, Stechen	*Rhus-t.*
unterdrückt	*Cupr-ac.*
Verletzung, nach	*Calend, Psor.*
Verletzung, nach, umbilikal, bei Neugeborenen	*Apis.*
wandernd	*Apis, ARS, Cinch, GRAPH, Hep, Hydr, Puls, Sul.*
wiederkehrend u. chronisch	*Ferr-p, GRAPH, Nat-m, RHUS-T, SULF.*

ERYTHEM	*Ant-ac, ANT-T, ARS, Bell, CIC, Cistus, CROT-T, Hydr, Jugl-c, JUGL-R, Kali-bich, Kreos, LACH, MERC-S, Nit-ac, Petrol, Rhus-t, SEC, SIL, Sulf, Thuj.*
Intertrigo (Reibung)	*AETH, Agn, Ars, Bell, Bor, Calc-c, CAUST, CHAM, Fagop, GRAPH, Jugl-r, Kali-br, LYC, MERC-S, Mez, Oleand, Ox-ac, PETROL, Psor, Sul-ac, SUL, Tub.*
Erythema exsudativum multiforme	*Antipyr, Bor-ac, Cop, Vespa.*
Erythema nodosum	*Acon, Ant-c, APIS, ARN, Ars, Chin-ars, CHIN-S, Cinch, Ferr, Led, Nat-c, Ptel, RHUS-T, RHUS-V.*
Erythema simplex	*ACON, ANTIPYR, Apis, ARN, Ars-jod, BELL, Bufo, CANTH, Chloral, Echin, EUPHORB-D, Gaulth, Grind, Kali-c, Lact-ac, MERC, MEZ, Narcissus, Nux-v, Plb-chrom, RHUS-T, Robin, Tereb, Urt, Ustill, Ver-v, Xerophyl.*
Fettgeschwülste	*BAR-C, BENZ-AC, Brom, Calc-sil, CON, Graph, Hep, Kali-br, KALI-JOD, Nit-ac, Phyt, Thuj, Vgl. Kopfhaut.*
Fibrom	*Calc-ars, CON, JOD, Kali-br, Lyc, Sec, Thuj.*
Fissuren-Rhagaden, Risse	*ALUM, Anthrak, Ars-s-fl, Bad, Bar-c, Cact-fl, CISTUS, CONDUR, Eug-j, GRAPH, HEP, Kali-ars, Led, LYC, MALANDR, Mang-ac, Merc-i-r, Merc-pr-rub, NAT-M, Nit-ac, Oleand, PETROL, Pix-l, Ran-b, Ratanh, Rhus-t, SARS, SIL, Sul, Xerophyl, X-ray.*

FLECKEN	
blaue	*Ars, Led, Sulf-ac.*
braune	*Bac, Card-m, Con, Jod, Phos, SEP, Thuj.*
gelbe	*Nat-p, Phos, Plb-m, Sep, Sul.*
gelbe, die grün werden	*Con.*
kupferfarben	*CARBO-AN, Carbo-v, CORAL, Syph.*
livide	*Agave, AIL, BAPT, Bothrops, MORPH, Ox-ac, Sec, SULF-AC.*
rote	*Agar, Bell, Calc-c, Con, Kali-c, Sulf, Veronal.*
umschriebene Pigmentierung nach ekzematöser Entzündung	*Berb-v, Lach, LYC, Med, Merc-d, Merc, NIT-AC, Sil, Sulf, Ustil.*
weiße	*Graph, Sulf.*

FREMDKÖRPER	
zur Förderung von Aussto-ßung von Fischgräten, Splittern, Nadeln	*Anag, Hep, Sil.*
FROSTBEULEN	*ABROT, AGAR, Apis, Ars, Bor, Calc-c, Calend, CANTH, Carbo-an, Crot-t, Cycl, Ferr-p, Fragar, Ham, HEP, Lach, Led, Merc, MUR-AC, NIT-AC, PETROL, Plant, PULS, RHUS-T, Sil, Sul-ac, SUL, TAMUS, TEREB, Thyr, Ver-v, Zinc-m.*
FUNGUS HEMATODES	*ARS, Lach, Lyc, Mancin, PHOS, THUJ.*
FURUNKEL„blood boil" Blutfinne	*ANTHRAC, Arn, Ars, Crot, LACH, Phos-ac, Pyr, Sec.*
Furunkel	*Abrot, Aeth, Ananth, Anthrac, Ant-c, ARN, Ars, BELL, BELLIS, Calc-hypophos, CALC-PICR, Calc-s, Carbo-v, Echin, FERR-JOD, Gels, HEP, Hippoz, ICHTH, Lach, Lyc, MED, MERC-S, Ol-myr, Operc, PHOS-AC, PHYT, Picr-ac, Rhus-r, Sec, SIL, SUL, Sul-jod, Sul-ac, TAR-C, Tub, Zinc-ox.*
rezidivierend	*ARS, Ars, Berb-v, Calc-c, CALC-MUR, CALC-P, CALC-PICR, Echin, Hep, SULF, Tub.*
GANGRÄNE	*Ail, Anthrac, Ant-c, Apis, ARS, Bothrops, Brass, Brom, Calend, Canth, Carb-ac, Carbo-an, CARBO-V, Chlorum, Chrom-oxy, Cinch, Crot, Cupr-ars, ECHIN, EUPHORB, Ferr-p, Kali-chlor, Kali-p, Kreos, LACH, POLYGON-PERS, Ran-ac, Sal-ac, SEC, SUL-AC, Tar-c.*
Altersbrand	*Am-c, Ars, Cepa, Sec, Sulf-ac.*
nach Verletzung	*Arn, Lach, Sulf-ac.*
HERPES	
allgemeine Mittel	*Acon, Aethiops, Alnus, Anac, Ananth, Anthrak, Apis, Arn, ARS, Bar-c, Bor, Bry, Bufo, Calc-c, CANTH, CARB-AC, Caust, Chrysarob, Cistus, Clem, Comocl, CROT-T, DULC, Eucal, GRAPH, KALI-BICH, Lith-c, MERC-S, Mez, Nat-c, NAT-M, NIT-AC, Petrol, Phos-ac, Psor, Ran-b, Ran-ac, RHUS-T, SARS, SEP, Sil, Sul, Tellur, Variol, Xerophyl.*
Brust, Nacken	*Nat-m, Petrol.*
chronisch	*Alnus.*
circinatus,in sich überlagernden Ringen	*Tellur.*

Circinatus, tonsurans	*Ars-s-fl, Bar-c, Calc-ac, Calc-c, Chrysar, Equis-arv, Hep, Nat-c, Nat-m, SEP, TELLUR, Tub, Vgl. Trichophytie*
Circinatus, vereinzelte Stellen	*Sep.*
Drüsenschwellung dabei	*Dulc.*
Genitalien	*Aur-mur, Calc-c, CAUST, Crot-t, Dulc, HEP, Jugl-r, MERC-S, NIT-AC, Petrol, Phos-ac, SARS, Tereb, Vgl. Männl. Genitale.*
Gesicht	*Apis, ARS, Calc-fl, Caps, Caust, Clem, Con, Lach, Limulus, NAT-M, Ran-b, RHUS-T, Sep, Sul, Vgl. Gesicht*
Hände	*Cistus, Dulc, LIMUL, LITH-C, Nit-ac.*
Hände, zwischen den Fingern	*Nit-ac.*
Kinn	*Ars, Caust, Graph, Mez, Sil.*
Knie	*Carbo-v, Petrol.*
Knieflexuren	*Graph, HEP, NAT-M, SEP, Xerophyl.*
Oberschenkel	*Graph, Petrol.*
Neuralgie folgend	*Kal, MEZ, Ran-b, Still, Variol.*
Stippen oder umgebende Pusteln, sich verbreitend durch Zusammenlaufen	*Hep.*
trocken	*Bov, Fluor-ac, Mang, Sep, Sil.*

HERPES ZOSTER

Gürtelrose	*Apis, Arg-n, ARS, Aster, CANTH, Carbon-ox, CAUST, Ced, CISTUS, Comocl, Crot-t, DOLICH, Dulc, Graph, Grind, Hyper, Iris, Kali-ars, Kali-m, Kal, Merc-s, MEZ, Morph, Pip-m, PRUN-SP, RAN-B, Ran-sc, RHUS-T, Sal-ac, Semperv-t, Staph, Strych-ars, Sulf, Thuj, Variol, Zinc-p, Zinc-v.*
chronisch	*Ars, Semperv-t.*
Neuralgie anhaltend	*Ars, Dolich, KAL, MEZ, Ran-b, Still, Zinc-m.*

HIDROA	*Kali-jod, Kreos, Mag-c, NAT-M, Rhus-v, Vgl. Herpes*

HYPERHIDROSIS

(zu starkes Schwitzen)	*ACET-AC, Aeth, AGARICIN, Am-c, Ant-t, Ars-jod, BAPT, Bell, Bolet, CALC-C, Cham, CINCH, Eser, Ferr, Graph, JABOR, Lact-ac, MERC-S, Nat-c, Nit-ac, Nux-v, Op, PHOS-AC, Phos, Piloc, SAMB, Sanic, Selen, SEP, SIL, Sul-ac, Sul, Thuj, Ver-a, Vgl. Fieber.*

ICHTHYOSIS (Fischschuppenkrankheit)	*ARS, ARS-JOD, Aur, Clem, Graph, HYDROCOT, Jod, Kali-jod, Merc-s, Nat-c, Oenanthe, Phos, Platanus, Plb-m, SYPH, Sul, Thuj, THYR.*
IMPETIGO (Eiterflechte)	*Alnus, ANT-C, Ant-s-a, ANT-T, ARS, Arum, Calc-mur, CIC, Clem, DULC, Euphorb, Graph, Hep, Iris, Jugl-c, KALI-BICH, Kali-n, Lyc, MEZ, RHUS-T, Rhus-v, Sep, Sil, Sulf, Thuj, VIOLA-TR.*
IMPFUNGEN	*ACON, Ant-t, Apis, BELL, Merc-s, Phos, SIL, Sulf, THUJA, Vac.*
KÄLTE	*Abies-c, ACET-AC, Acon, Agar, AIL, Ant-chlor, Ant-c, ANT-T, ARS, Bothrops, Calc-c, CAMPH, CARBO-V, Chel, Chin-ars, CINCH, Crat, CROT, Dig, Ipec, JATROPHA, Lac, LATROD, Laur, Med, Pyr, Rhus-t, SEC, TAB, VER-A, Vgl. Kollaps, Nervensystem. Kälte, Fieber.*
KELOID	*FLUOR-AC, GRAPH, Nit-ac, Sab, Sil.*
KOMEDO - Mitesser	*ABROT, BAR-C, Bell, Calc-sil, Cic, DIG, EUG-J, Mez, NIT-AC, Sab, SELEN, Sep, Sul, SUMB.*
LEDERHAUT betreffend (trophische Läsionen)	*Thallium.*
LENTIGO (Leberfleck)	*Am-c, Bad, Calc-c, Graph, KALI-C, LYC, Mur-ac, Nat-c, NIT-AC, Petrol, Phos, SEP, SULF, Tab.*
LEPRA	*Anac, ARS, BAD, Calopt, Carb-ac, CHAULMUGRA, Comocl, Cupr-ac, Cur, DIPTEROCARPUS, Elaeis, Graph, Guano, GYNOCARDIA, HOANG-N, Hura, HYDROCOT, Jatropha-goss, Lach, Merc-s, Oenanthe, Phos, PIP-M, Sec, Sep, Sil, Thyr.*
LEUKODERMIE	*ARS-S-FL, Nat-m, Nit-ac, Sumb, Zinc-p, Vgl. Gesicht, blaß.*
LICHEN RUBER PLANUS (Flechte)	*Agar, Anac, ANT-C, Apis, Ars, ARS-JOD, Chin-ars, Jod, JUGL-C, KALI-BICH, Kali-jod, Leb, Merc, Sars, Staph, SULF-JOD.*

LICHEN SIMPLEX	*Alum, Am-m, ANANTH, ANT-C, Apis, ARS, BELL, Bov, Bry, CALAD, Castan, Dulc, JUGL-C, Kali-ars, KREOS, LED, LYC, Merc-s, Nabul-s, Nat-c, PLANT, PHYT, RUMEX, Sep, SULF, Sulf-jod, Tilia, Vgl. Akne.*
LUPUS ERYTHEMATOSUS	*Apis, Cistus, Guarana, HYDROCOT, JOD, KALI-BICH, PHOS, Sep, THYR.*
LUPUS VULGARIS	*Apis, ARS, ARS-JOD, AUR-ARS, Aur-jod, AUR-MUR, Calc-c, Calc-jod, Calc-s, CISTUS, Condur, Ferr-picr, Form-ac, Formica, Graph, Guarana, HEP, HYDR, HYDROCOT, Irid, Jequir, KALI-BICH, KALI-JOD, Lyc, Nit-ac, Phyt, Staph, SUL, Thiosin, Thuj. TUB, Urea, X-ray.*
MILIARIA (Frieselfieber)	*ACON, Am-m, Ars, BRY, Cact, Centaurea, Hura, JABOR, Led, Raph, Syzygium, Urt.*
MILIUM	*CALC-JOD, Staph, Tab. Vgl. Akne.*
MOLLUSCUM	*BROM, Bry, CALC-ARS, Calc-c, Kali-jod, Lyc, Merc-s, Nat-m, SIL, Sul, Teucr.*
MORBUS SUDATORIUS (Morbus sudoriferus) Todesschweiß	*Acon, Ars, Carbo-v, Jabor, Merc.*
MORPHEA örtliches Skleroderm	*Ars, PHOS, Sil, Vgl. Skleroderm.*
NAEVUS	*Acet-ac, Calc-c, CARBO-V, Condur, FLUOR-AC, Lyc, Phos, Radium, THUJ.*

NÄGEL

allgemeine Beschwerden	*Alum, ANT-C, Castor-eq, GRAPH, Hyper, Nit-ac, SIL, Upas, X-ray.*
Abbeißen der	*Am-br, Arum.*
Abfallen	*Brass, But-ac, Helleb-fort, Helleb.*
Atrophie	*Sil.*
Ausschlag um die Nägel	*Graph, Psor, Stann-mur.*
Bläue	*Dig, Ox-ac, Vgl. Zyanose (Kreislauf).*

deformiert, brüchig, verdickt (Onchogryposis)	*Alum, Ananth, ANT-C, ARS, Caust, Diosc, Fluor-ac, GRAPH, Merc, Nat-m, Sabad, Sec, Senec, Sep, SIL, Thuj, X-ray.*
einwachsender Zehnagel	*Caust, Magnet-aust, Nit-ac, SIL, Staph, Teucr, Tetradyn.*
Entzündung des Nagelbettes (Onychia)	*Arn, Calend, FLUOR–AC, GRAPH, Phos, Psor, Sars, Sil, Upas.*
Entzündung um das Nagelbett (Paronychia)	*Alum, Bufo, Calc-s, DIOSC, Graph, Hep, NAT-S, Vgl. Panaritium.*
Entzündung unter dem Zehnagel	*Sabad.*
gelbe Farbe	*Con.*
Hypertrophie (Onychauxis)	*Graph.*
Jucken am Nagelbett	*Upas.*
Nagelwurzelbeschwerden. Nägel weichen zurück, hinterlassen rauhe Oberfläche	*Sec.*
Niednägel	*NAT-M, Sul, Upas.*
Reizung unter den Fingernägeln, B.- durch Beißen daran	*Am-brom.*
Schmerzen - Brennen unter	*Sars.*
Schmerzen, Nagelbett	*Sul.*
Schmerzen, Nagen unter den Fingernägeln	*Alum, Sars, Sep.*
Schmerzen, neuralgische	*Alum, CEPA, Colch.*
Schmerzen, neuralgische unter d. Fingernägeln	*Berb-v.*
Schmerzen, splitterartig unter den Zehnägeln	*Fluor-ac.*
Schmerzen, ulzerativ unter den Zehnägeln	*Ant-c, Graph, Teucr.*
trophische Änderungen	*Radium.*
Ulzeration	*Alum, Graph, Merc, PHOS, Psor, Sang, Sars, Sil, Teucr, Tetradyn.*
umgebende Haut pigmentiert	*Naph.*
umgebende Haut trocken, rissig	*Graph, Nat-m, Petrol.*
Verletzung der Matrix	*Hyper.*
Weichwerden	*Plb, Thuj.*
weiße Flecken darauf	*Alum, Nit-ac.*
Naevus	*Acet-ac, Calc-c, CARBO-V, Condur, FLUOR-AC, Lyc, Phos, Radium, THUJ.*

Ödem, angioneurotisches	*Agar, Antipyr, Helleb.*
Ödem, Schwellung	*Acal, ACET-AC, Acon, AGAR, ANAC, APIS, ARS, Bell, Bellis, Bothrops, Bry, DIG, Elat, Euphorb, Ferr-m, HELLEB, Hippoz, Lach, Lyc, Nat-c, Nat-sal, Oleand, Prim-ob, PRUN-SP, RHUS-T, Samb, THYR.*
ölig, Haut	*BRY, MERC, NAT-M, Plb-m, Psor, Raph, Sanic, Vgl. Seborrhoe*

PANARITIUM

Nagelbettentzündung	*Alum, Am-c, ANTHRAC, Apis, Bell, BRY, Bufo, Calc-fl, Calc-s, Calend, Cepa, Crot, DIOSC, FLUOR-AC, HEP, Hyper, Led, Merc-s, Myrist-seb, Nat-s, Ol-myrist, Phos, SIL, Tar-c.*
maligne Tendenz	*Anthrac, ARS, Carb-ac, LACH.*
Neigung dazu	*Diosc, Hep.*
rezidivierend	*Sil.*
Verletzungsfolge	*Led.*

PELLAGRA

allgemeine Mittel	*ARS, Ars-sul-rub, Bob, Cinch, Gels, Pedic, Plb-jod, Psor, SEC, SEDINHA, Sul.*
Kachexie	*Ars, Sec.*
Risse, Abschuppen, Hautausschläge	*Graph, HEP, Ign, Phos, Puls, Sep.*

PEMPHIGUS	*Anac, Antipyr, ARS, Arum-tr, Bufo, Caltha, CANTH, Carbon-ox, Caust, Dulc, JUGL-C, Lach, MANCIN, MERC-C, Merc-pr-rub, Merc-s, Nat-sal, Phos-ac, Phos, RAN-B, RAN-SC, Raph, RHUS-T, Sep, Thuj.*
PETECHIEN	*ARN, Ars, Calc-c, Cur, Mur-ac, PHOS, Sec, SUL-AC, Vgl. Ekchymose.*

PHTHIRIASIS

Läusesucht	*Bac, Cocc, Merc, NAT-M, Oleand, Psor, SABAD, STAPH.*

PITYRIASIS

(dermatitis exfoliativa) kleienförmige Schuppung	*ARS, Ars-jod, Bac, Berb-aq, Calc-c, Carb-ac, Clem, COLCH, FLUOR-AC, GRAPH, KALI-ARS, MANG-AC, Merc-pr-rub, MEZ, Nat-ars, Phos, Pip-m, SEP, Staph, SUL, Sul-jod, SULFUR-AC, Tellur, Tereb, Thyr.*

PRAIRIE - JUCKEN	*Led, Rhus-t, Rumex, Sulf.*

PRURIGO

Juckblattersucht	*Acon, Alnus, AMBRA, Anthrok, ARS, ARS-JOD, ARS-SUL, Carb-ac, CHLORAL, DOLICH, Diosc, Kali-bich, LYC, MERC, MEZ, NIT-AC, OLEAND, Oophor, Pedic, RHUS-T, RHUS-V, RUMEX, Sil, SUL, Terb.*

PRURITUS (Hautjucken)

allgemeine Mittel	*Acon, AGAR, Alum, AMBRA, Anac-oc, ANAC, Anag, ANTIPYR, Apis, ARS, Calad, Calc-c, Canth, CARB-AC, Chloral, Chrysar, CLEM, CROT-T, DOLICH, Dulc, Elaeis, FAGOP, Fluor-ac, Formica, Glon, GRAPH, Granat, Grind, Guano, Hep, HYDROCOT, Hyper, Ichth, Ign, LYC, Kreos, Mag-c, Malandr, Mang-ac, Med, MERC, MEZ, MORPH, Niccol, Nux-v, Oleand, Op, Petrol, PIX-L, Prim-ob, Psor, Pulex, RADIUM, Ran-b, RHUS-T, RHUS-V, RUMEX, SEP, Staph, SUL, Sul-ac,Syzygium, Tar-c, URT, Vespa, Xerophyl*
alter Leute	*Bar-ac.*
Ausschlag fehlt	*Dolichos.*
Brust u. obere Gliedmaßen	*Arundo.*
Ellbogen u. Kniebeugen	*Selen, Sep.*
Enkel	*Nat-p, Selen, Sep.*
Fingerschwimmhäute der Gelenkbeugen	*Hep, PSOR, Selen, Sep.*
Füße , Beine	*Bov.*
Füße , Enkel	*Led.*
Fußsohlen	*Ananth, Hydrocot.*
Gelenke, am Bauch	*Pinus-sylv.*
Genitalien	*AMBRA, Ars-jod, Bor, CALAD, Carb-ac, Carbo-v, Colch, Collins, Crot-t, Dulc, Fuligo, Guano, Helon, Kreos, Mez, Nit-ac, Rhus-t, Rhus-v, SEP, Sil, Tar-c, Vgl. Weibl. Genitale.*
Gesicht, Hände , Kopfhaut	*Clem.*
Gesicht, Schultern, Brust	*Kali-br.*
Hände u. Arme	*Pip-m, Selen.*
Knie, Ellbogen, behaarte Teile	*Dolich, Fagop.*
Körperöffnungen	*Fluor-ac.*
Oberschenkel, Kniebeugen	*Zinc-m.*
Ohren, Nase, Arme, Urethra	*Sul-jod.*
Nase	*Morph, Strych.*

Juckfolgen

andere Juckstelle	*Mez, STAPH.*
Bluten, Schmerzen,Brennen	*Alum, ARS, CROT-T, Murex, Pix-l, Psor, Sep, SULF, Tilia*

Jucken,
Modalitäten - Besserung

heißes Wasser	*Rhus-v.*
Kälte	*Berb-v, Fagop, Graph, Mez.*
Kratzen	*Asaf, Cadm-s, Mang-ac, Merc-s, OLEAND, RHUS-T.*
sanftes Reiben	*Crot-t.*
Wärme	*Ars, Petrol, Rumex.*

Jucken, Modalitäten
Verschlimmerung

Aufdecken, kalte Luft	*Dulc, HEP, Nat-s, OLEAND, Petrol, Rhus-t, RUMEX.*
Ausziehen, Bettwärme, nach 12.00	*ALUM, Ant-c, ARS, Asimina, Bellis, Bov, Carbo-v, Card-m, Cistus, Dulc, JUGL-C, KALI-ARS, Kreos, Led, Lyc, MENISP, MERC, Merc-j-fl. MEZ, NAT-S, OLEAND, Psor, Puls, Rhus-t, RUMEX, Sang, Sep, SUL, Tub.*
Berührung	*Ran-b.*
kaltes Waschen	*Clem, Tub.*
Kratzen	*ARS, Berb-v, Crot-t, Led, MEZ, Sep, Sulf*

PSORIASIS
Schuppenflechte

	Ant-t, ARS, ARS-JOD, Aster, Aur-m-n, Berb-aq, BOR, CARB-AC, CHRYSAR, Cic, Coral, Cupr-ac, Fluor-ac, GRAPH, Hep, Hydrocot, Iris, KALI-ARS, KALI-BR, Kali-s, LYC, MANGAC, Merc-aur, MERC-S, Mur-ac, Naph, Nat-ars, Nat-m, Nit-ac, Nit-mur-ac, PETROL, PHOS, Platanus, SEP, Strych-ars, Strych-p, Stellar, SUL, Tereb, Thuj, THYR, Tub, Ustil.
Handflächen	*Calc-c, Coral, GRAPH, HEP, LYC, Med, Petrol, Phos, Selen.*
Vorhaut u. Nägel	*Graph, SEP.*
Zunge	*Graph, Mur-ac, SEP, Vgl. Zunge (Mund).*

PURPURA
(Blutfleckenkrankheit)

	Acon, ARN, ARS, Bapt, Bel, Bry, Carbo-v, Chin-s, Chloral, CROT, HAM, Jugl-r, Kali-jod, LACH, Merc-s, Phos-ac, PHOS, Rhus-t, Rhus-v, Sec, Sal-ac, SUL-AC, Sulphon, Tereb, Ver-v.
Kolik	*Bov, Col, Cupr, Merc-c, Thuj.*
Schwäche	*Arn, ARS, Carbo-v, Lach, Merc-s, SULF-AC.*

PURPURA HÄMORRHAGICA	*Alnus, ARN, ARS, Bothrops, Bry, CROT, Ferr-picr, HAM, Jod, Ipec, LACH, Led, Merc-c, Merc-s, Millef, Naja, Nat-nit, PHOS-AC, PHOS, Rhus-v, Sec, SULF-AC, TEREB, Thlaspi.*
PURPURA RHEUMATICA	*Acon, Ars, BRY, Merc-s, RHUS-T, Rhus-v.*
RAYNAUDSCHE KRANKHEIT	*Vgl. Gangräne*
RHINO-SKLEROM	*Aur-m-n, CALC-P, Guarana, Rhus-r.*
ROSEOLA	*ACON, Bell, Cub.*
RUPIA (borkenbedeckte Pustel bes. bei Syphilis)	*Aethiops, Ant-t, ARS, Berb-aq, Clem, Graph, Hydr, KALI-JOD, Lach, Merc-j-r, Nit-ac, PHYT, Sec, Syph, Thyr, Vgl. Männl. Genitale.*
SARKOMA CUTIS-Hautsarkom	*Calc-p, CONDUR, Nit-ac, Sil.*
SCABIES Krätze	*Aloe, Anthrak, Caust, CROT-T, HEP, Lyc, Merc, Nux-v, PSOR, Rhus-v, Selen, SEP, SUL.*
SCHLAFFHEIT ohne Spannungszustand	*ABROT, Aster, Bar-c, Ars, Calc-c, Chel, HEP, Ipec, MERC-V, Morph, Op, Nat-m, Sanic, Sars, Salvia, Thyr, Ver-a.*
SCHWIELENBILDUNG u. Hühneraugen	*ANT-C, Elaeis, FERR-PICR, GRAPH, Hydr, Lyc, NIT-AC, Petrol, RAN-B, Rhus-t, Sal-ac, Sars, Sep, Sil, THUJ, Vgl. Füße (Bewegungsapparat).*
SEBORRHOE	*AM–M, ARS, BRY, Bufo, CALC-C, Cinch, Graph, JOD, Kali-br, KALI-C, Kali-s, Lyc, Merc-s, Mez, NAT-M, PHOS, PLB-M, Psor, RAPH, Rhust-t, Sars, SELEN, Sep, Staph, Sul, Thuj, VINEA, Vgl. Kopfhaut (Kopf).*

SENSORIUM DER HAUT
(Analgesie, Anaesthesie)

Verlust oder Verminderung	*Acet-ac, ACON, Ars, Aur, Bufo, CAN-IND, CARBON-OX, Carbon-s, Elaeis, Hyos, IGN, Kali-br, Merc, NUX-V, PLB-M, Pop-c, Sec, ZINC-M.*
Empfindlichkeit der Haut vermehrt gegenüber atmosphärischen Veränderungen	*Dulc, Hep, Kali-c, Psor, SUL.*

SKLERODERM
(enganschließende Haut) *Alum, ANT-C, Arg-n, Ars, Berb-aq, BRY, Caust, CROT-T, Echin, ELAEIS, HYDROCOT, Lyc, Petrol, Phos, Ran-b, Rhus-r, Sars, Sil, Still, Sul, Thiosin, THYR.*

SKROFULODERM *Calc-jod, CALC-S, Petrol, Scroful, Ther, Vgl. einzelne Krankheiten.*

STROPHULUS *Apis, BOR, Calc-c, CHAM, Cic, Led, Rhus-t, SPIRANTH, Sumb.*

SUDAMINA - Schweißfriesel *Am-m, Bry, Urt.*

SYKOSE
(Barbierkrätze) *Anthrak, ANT-T, Ars, Aur-m, CALC-C, Calc-s, Chrysar, CIC, Cinnab, Cocc, Cypressus, GRAPH, KALI-BICH, Kali-m, Lith-c, LYC, Med, MERC-PR-RUB, Nat-s, NIT-AC, Petrol, Plant, PLAT, Sab, Sep, Sil, STAPH, Stront-c, Sul, SUL-JOD, Tellur, THUJ.*

SYPHILIDAE *Vgl. Syphilis (Männl. Genitale).*

TINEA FAVOSA *Agar, Ars-jod, BROM, Calc-c, Dulc, Graph, Hep, Jugl-r, KALI-C, Lappa, LYC, Med, MEZ, Oleand, Phos, SEP, Sulfur-ac, Ustil, Vinca, Sul, VIOLA-TR, Vgl. Kopfhaut (Kopf).*

TINEA VERSICOLOR
(Chromophytosis) *Bac, Chrysar, MEZ, NAT-ARS, SEP, Sul, Tellur.*

TRICHOPHYTOSE

Herpes tonsurans	*Ant-c, Ant-t, ARS, BAC, Calc-c, Calc-jod, CHRYSAR, GRAPH, Hep, Jugl-c, Jugl-r, Kali-s, Lyc, Mez, Psor, Rhus-t, Semperv-t, SEP, Sul, TELLUR, Tub, Viola-tr, Vgl. Kopfhaut (Kopf).*

isolierte Stellen auf der oberen Körperhälfte	*Sep.*
sich überlagernde Ringe über e. großen Teil des Körpers; Fieber; starke Störungen der Konsitution	*Tellur.*

TROCKENHEIT	*ACON, ALUM, ARS, BELL, Calc-c, GRAPH, Hydrocot, Jod, Lyc, Nat-c, Nit-ac, NUX-M, Piloc, PLB, PSOR, Sabad, Sars, Sec.*

ULZERA - GESCHWÜRE

allgemeine Mittel	*Anac-oc, ANANTH, ANTHRAC, Arn, ARS, Aster, Bals-per, Bell, CALC-C, CALC-P, CALC-SIL, CALC-S, Calend, CARB-AC, CARBO-AN, CARBO-V, Carbon-s, Caust, Cistus, CLEM, Commocl, Con, Crot, Cupr-ars, ECHIN, FLUOR-AC, Galium-ap, GERAN, Graph, Ham, HEP, Hippoz, HYDR, Jod, Jugl-r, KALI-ARS, KALI-BICH, Kali-jod, LACH, Merc-c, MERC-S, MEZ, Nat-s, Nit-ac, PAEONIA, Petrol, Phos-ac, Phos, PHYT, Psor, Radium, Ran-ac, Scrophul, Sep, SIL, Sul-ac, Sul, SYPH, Tar-c, Thuj,Strychnos.*
Basis blau oder schwarz	*ARS, Calc-fl, Carbo-an, Lach, Mur-ac, Tar-c.*
Basis speckig, umgeben von dunklem Hof, schmutzig, ungesund aussehend; Tendenz zum Konfluieren	*Merc-v.*
Basis trocken, speckig	*Phyt.*
Basis verhärtet	*ALUMEN, CALC-FL, Commocl, Con.*
Basis wie rohes Fleisch	*Ars, Merc-s, NIT-AC.*
brennend	*Alumen, ANTHRAC, ARS, CARBO-V, Hep, Kreos, Mez, Thuj.*
durch Pemphigus-Blasen an den Zehen mit ulzerierten Rändern, feuchte, rote, flache Oberfläche	*Petrol.*
durch Scharlach	*Cham.*
empfindlich	*Angust, ARN, ARS, ASAF, CALEND, Dulc, Graph, HEP, LACH, MEZ, NIT-AC, Paeonia, Sil, Tar-c.*
entzündet	*ARS, BELL, Calend, Carbo-an, Phyt. Vgl. empfindlich.*
fistulös	*CALC-FL, Calend, Kali-jod, Nit-ac, Phyt, SIL, Thuj.*
glatt, blaß, flach, auf Kopfhaut, Penis	*Merc.*
leicht blutend bei Berührung	*Ars, CARBO-V, Dulc, Hep, Kreos, LACH, Merc, Mez, NIT-AC, PETROL, PHOS.*
maligne, kanzerös	*Anthrac, ARS, ASTER, Carbo-an, Chimaph, Clem, Condur, Fuligo, GALIUM-AP, Hydr, Kreos, Lach, Tar-c, Thuj.*

oberflächlich, flach	*Ars, Coral, Lach, Nit-ac, Thuj.*
oberflächlich, flechtenartig	*Chel, Merc-c, MERC-S, Phos-ac.*
phagedänisch, weiterfressend	*ARS, Carbo-v, CROT, Kali-ars, Merc-c, Merc-d, Merc, NIT-AC, vgl. gangränös*
schmerzlos, gefühllos	*ANAG, Aster, Bar-c, Calc-fl, CALC-JOD, CALC-P, Carbo-v, Chel, Con, Cupr, Eucal, Euphorb, Fluor-ac, Fuligo, GERAN, Graph, Hydr, Kali-bich, KALI-JOD, Lach, Lyc, MERC-S, Nit-ac. Paeonia, Phyt, PSOR, Pyr, SIL, SUL, Syph, Syzyg.*
skrofulös	*CALCAREAS, Cinch, Hep, Jodide, Merc-verbind, Nit-ac, SIL, Sulf.*
syphilitisch	*Ars, ASAF, Carbo-v, CINNAB, Cistus, Coral, FLUOR-AC, Graph, Hep, JOD, KALI-BICH, KALI-JOD, Lach, Lyc, MERC-C, MERC-J-R, Merc-s, NIT-AC, Phyt, Sars, Still.*
tief	*Asaf, Commocl, KALI-BICH, Kali-jod, Mur-ac, NIT-AC, Tar-c.*
varikös	*Calc-fl, Calend, CARD-AM, CARBO-V, Clem-vit, Condur, Eucal, FLUOR-AC, HAM, Lach, Phyt, Psor, Pyr, SEC.*
Verletzungsfolge	*Arn, Con.*
warzenartig auf der Wange	*Ars.*
zerfressend im Gesicht	*Con.*

Ulzera, Begleitsymptome

Absonderung dünn, scharf, faulig	*ARS, Asaf, Kali-jod, Nit-ac.*
Absonderung jauchig	*Aster, Carbo-v, CARB-AC, Coral, MEZ.*
Absonderung jauchig, faulig	*Anthrac, ARS, Asaf, Mez.*
Absonderung klebrig	*GRAPH, Kali-bich.*
Absonderung stinkend, eitrig, mit Hautfetzen	*ANANTH, ANTHRAC, Ars, Asaf, Bapt, Calc-fl, CALEND, CARB-AC, CARBO-V, Con, Crot-t, ECHIN, Eucal, Fluor-ac, Gels, GERAN, HEP, Lach, Merc-c, MERC-S, Mez, Mur-ac, NIT-AC, Paeonia, Phos-ac, Psor, Pyr, Puls, Sul, THUJ.*
Betäubung, Delirium, Prostration	*Bapt.*
fungoide Wucherungen	*Mur-ac.*
glasiertes, glänzendes Aussehen	*Lac-c.*
Granulationen, wuchernd	*Apium-gr, ARS, Carbo-an, CAUST, Fluor-ac, NIT-AC, Petrol, Phos-ac, SIL, Thuj.*
Jucken	*Mez, Phos-ac, Sil.*
Ränder, aufgeworfene	*Ars, Calend, Nit-ac, Phos-ac, SIL, Vgl. Granulationen*
Ränder, ekzematös, kupferfarben	*Kali-bich.*
Ränder, gangränös	*Anthrac, ARS, CARBO-V, Kreos, Lach, Nit-ac, Sec, SULF-AC, Tar-c.*

Ränder, regelmäßig, wie ausgestanzt	*Kali-bich, Phos.*
Ränder unregelmäßig, unbestimmt	*MERC-S, Nit-ac.*
Ränder verhärtet	*Calc-fl, CARBO-AN, Commocl, Nit-ac, Paeonia, Phos-ac.*
Schmerz an einer kleinen Stelle, blitzartig; V.- durch Wärme	*Fluor-ac.*
Schmerz oder Rötung fehlt; unebener, ausgezackter Untergrund, schmutziger Eiter	*Phos-ac.*
Schmerz splitterartig	*Ham, Hep, NIT-AC.*
umgebende Blasen; roter, glänzender Hof	*Fluor-ac, Hep, MEZ.*
umgebende Stippen	*Grind, HEP, Lach, Merc-s.*
umgebende kleine Ulzera	*Phos, Sil.*
ungesunde Haut - jeder Kratzer schwärt oder heilt schlecht	*BOR, Bufo, Calc-c, Calc-s, Calend, Carbon-s, Cham, GRAPH, HEP, Hydr, Lyc, MERC-S, PETROL, Pip-m, Psor, PYR, SIL, SUL.*

URTIKARIA

Nesselfieber	*Acon, Anac, Anthrak, ANT-C, ANTIPYR, Apium-gr, APIS, ARS, ASTAC, Berb-v, BOMBYX, BOV, Calc-c, CAMPH, Chin-s, CHLORAL, CIM, Cina, Condur, Con, COP, Crot-t, DULC, Fagop, FRAGAR, Hep, Homar-fl, ICHTH, Ign, Ipec, Kali-c, Kali-chlor, Medusa, Nat-m, NAT-P, Nit-ac, Nux-v, Petrol, PULS, RHUS-T, Rhus-v, Robin, Sanic, Sep, Stann, Stroph, Strych-p, SUL, Tereb, Tetradyn, TRIOST, URT, Ustil, Vespa.*
chronisch	*ANAC, ANT-C, Antipyr, ARS, ASTAC, BOV, Calc-c, CHLORAL, Condur, COP, DULC, Hep, Ichth, LYC, Nat-m, RHUS-T, Sep, Stroph, SUL, URT.*
nodosa	*Bov, Urt.*
tuberosa	*ANAC, Bolet-lur.*

Urtikaria
Ursache - Begleitsymptome

Abdecken, Entblößen	*Chloral, DULC, Rhus-t.*
Abschürfung an den Zehen	*Sulf.*
Anstrengung, übermäßige	*Con, Nat-m.*
Durchfall	*Apis, Bov, PULS.*
Erregung	*Anac, Bov, Ign, Kali-br.*
Frösteln, von Wechselfieber	*Ign, Nat-m.*

Jucken, Brennen nach Kratzen, kein Fieber	*Dulc.*
Leberstörung	*Astac.*
Katarrh	*Cepa, Dulc.*
Magenbeschwerden	*ANT-C, Ars, Carbo-v, Cop, Dulc, Nux-v, PULS, Robin, Triost.*
Malaria, unterdrückte	*Elat.*
Menses-bedingt	*Bell, CIM, DULC, Kali-c, Mag-c, Puls, Ustil.*
Muscheln, Roggen	*Camph.*
Ödem	*APIS, Vespa.*
Petechien oder erysipelartiger Ausschlag	*Fragar.*
plötzliches Auftreten u. Verschwinden	*Antipyr.*
plötzliches, heftiges Auftreten; Ohnmacht	*Camph.*
rheumatischer Lahmheit, Herzklopfen, Durchfall	*BOV, Dulc.*
Rheumatismus im Wechsel damit	*Urt.*
Schweiß	*Apis.*
Sequelen durch unterdrücktes Nesselfieber	*Apis, Urt.*
Verstopfung, Fieber	*Cop.*
wechselnd mit Krupp	*Ars.*

Urtikaria Modalitäten B.-

heiße Getränke	*Chloral.*
im Freien	*Calc-c.*
kaltes Wetter	*Apis, Dulc.*
Wärme	*Ars, Chloral, Sep.*

Urtikaria Modalitäten V.-

alkoholische Getränke	*Chloral.*
Anstrengung, körperl. Bewegung	*Apis, Calc-c, Hep, Nat-m, Psor, Sanic, Urt.*
Baden, Gehen	*Bov.*
frische Luft	*Nit-ac, Sep.*
Kälte	*Ars, Dulc, Rhus-t, Rumex, Sep.*
Kinder	*Cop.*

Klimakterium	*Morph, Ustil.*
Menses	*CIM, DULC, Kali-c, Mag-c.*
nachts	*Ant-c, Ars.*
Obst, Schweinefleisch, Buchweizen	*Puls.*
periodisch, jedes Jahr	*Urt.*
Wärme	*Apis, Dulc, Kali-c, Lyc, Sulf.*

WARZEN

allgemeine Mittel	*Acet-ac, Am-c, Anac-oc, Anag, ANT-C, Ant-t, Ars-br, Aur-m-n, Bar-c, CALC-C, Castorea, Cast-eq, CAUST, Chrom-oxy, Cinnab, DULC, FERR-PICR, Kali-m, Kali-perm, Lyc, MAG-S, NAT-C, Nat-m, Nat-a, NIT-AC, Ran-b, Semperv-t, Sep, SIL, Staph, Sulf, Sulf-ac, THUJ, X-ray.*

Warzen - Lokalisation

Brust	*Castor*
Genital-Anal-Oberfläche	*Nit-ac, Thuj.*
Gesicht, Hände	*Calc-c, Caust, Carbo-an, Dulc, Kali-c.*
Hände	*Anac, BUFO, Ferr-magnet, Kali-m, Lach, Nat-c, NAT-M, Rhus-t, Ruta.*
Hals, Arme , Hände weich, glatt	*Ant-c.*
Körper, überall, klein	*Caust.*
Nase, Fingerspitzen, Augenbrauen	*Caust.*
Rumpf	*Nat-s, Sep.*
Stirn	*Castorea.*
Vorhaut	*Cinnab, Phos-ac, Sab.*

Warzen, Typ

feucht, juckend, flach,breit	*Thuj.*
feucht, nässend	*Nit-ac.*
flach, glatt, wund	*Ruta.*
geplatzt, aufgerissen, mit schorfigem Hof	*Lyc.*
gestielt	*Caust, Lyc, NIT-AC, Sab, Staph, THUJ.*
glatt	*Calc-c, Ruta.*
groß, glatt, fleischig, auf Handrücken	*Dulc.*

groß, „verdächtig“	*Thuj.*
hornig, breit	*Rhus-t.*
Kondylomata acuminata Feigwarzen	*Calc-c, CINNAB, Euphras, Kali-jod, LYC, Med, Merc-c, Merc-s, Nat-s, NIT-AC, Phos-ac, SAB, Sep, Sil, STAPH, THUJ.*
leicht blutend	*Cinnab.*
leicht blutend, uneben groß	*Caust, NIT-AC.*
lupusartig	*Ferr-picr.*
schmerzhaft, hart, steif, glänzend	*Sil.*
schmerzhaft, stechend	*NIT-AC, Staph, Thuj.*
sykotisch, syphilitisch	*Nit-ac.*

V FIEBER

FRÖSTELN - KÄLTE

allgem. Mittel	*Abies-c, ACON, Aeth, AGAR, Alum, ANT-T, Apis, ARAN, Arn, ARS, ARS-JOD, Asar, Astac, Bapt, Berb-v, Bry, CALC-ARS, CALC-C, CALC-SIL, Calend, CAMPH, Canth, CAPS, Carbo-v, Castor, Caust, Ced, Cimex, Cocaine, COLCH, Corn-fl, Crot, Dulc, ECHIN, Eup-purp, FERR-M, GELS, Graph, HELOD, HEP, Ipec, Jatropha, KALI-C, Lac-d, LAUR, LED, Lob-purp, Lyc, MAG-P, MENYANTH, MERC-S, Morph, Mosch, NAT-M, NUX-V, Op, Phos, Pimpin, Plat, PULS, Pyrus, Radium, Sabad, SEC, SIL, Sulf, TAB, TELA-AR, Val, VER-A.*

Frösteln, Kälte
Begleitsymptome

Abendschmerzen jeder Art; im warmen Zimmer	*Puls.*
Bauchaufdecken, Verlangen nach	*Tab.*
Blässe	*Cocaine*
Blähungskolik, Übelkeit, Schwindel, heiße Haut, Schweiß, Hitze am Kopf	*Cocc.*
Durst	*Acon. ARS, Caps, Carbo-v, Conv, Dulc, IGN, SEC, Sep, VER-A.*
Durstlosigkeit	*Dros. Gels, Nux-m, PULS.*
epileptischem Anfall folgend	*Cupr-m.*
Erstickungsgefühl	*Arg-n, Mag-p.*
Geschwätzigkeit, Redelust	*Pod.*
Gesicht heiß	*Dros, Ign.*
Gesicht, Kopf, Handflächen heiß	*Ferr-m.*
Husten, trocken, ermüdend	*Rhus-t.*
Hitze u. Verlangen, sich zu strecken	*Rhus-t.*
Hitze wechselnd	*Abies-n, Acon, APIS, ARS, Bapt, Bell, Bolet, Bry, CHAM, Dig, Laur, Mag-s, Merc-c, Merc-s, Phyt, Puls. Solan-n, Solid.*
Katarrh	*Merc-s.*
Kopfschmerz	*Conv.*
Kopfschmerz, ausstrahlend auf Scheitelgegend, gerötete Augen	*Ced.*
Nervosität	*ASAR, Cim, Croc, GELS, Gossyp, Nat-m.*
Pruritus	*Mez.*

Rheumaschmerz u. Schmerzhaftigkeit	*Bapt, Homar, Rhus-t.*
schlechte Laune	*Caps.*
Schmerz	*Coff, Dulc, PULS, Sil.*
Schmerz, Gliederreißen, ängstliche Unruhe	*Ars.*
Schmerzen in Schultern, Gelenken, Kreuz; Gähnen, Recken	*Bolet.*
septische Symptome	*PYR, Tar-c.*
Übelkeit	*Echin, IPEC.*
Wärme erleichtert nicht	*Aran, Cadm-s, Caust, Chin-s, Dros, Laur, Mag-p, MERC-S, Pulex, Puls, Sil.*
Wärme, natürliche, mangelnd	*ALUM, Bar-c, Calc-c, Calc-p, CALC-SIL, LED, Lyc, Psor, SEP, SIL, Staph, Thuj. Ver-a.*

Frösteln, Kälte
Lokalisation

Arme	*Raph.*
Bauch, Beine	*Menyanth.*
Brust beim Gehen im Freien	*Ran-b.*
einzelne Teile	*ASAR, Calad, CALC-C, Kali-bich, Paris, Puls.*
Hände	*Dros.*
Hände; Körper warm	*Tab.*
Hände u. Rücken	*Cact.*
Hände, Rücken, Füße u. Knie	*Benz-ac, CHIN-ARS.*
Körper, Füße, Kopf, Gesicht dabei heiß	*Arn.*
Körper, Gesicht u. Atem heiß	*Cham.*
Knochen, Extremitäten, stark u. allgemein	*Pyr.*
Kopf u. Glieder	*Calc-c, Ferr-m.*
Knie	*Carbo-v, Cimex, Phos.*
Lumbalgebiet	*Agar.*
Rücken, Füße	*Bell, Canth.*
Rücken, Hüften, bis zu den Beinen	*Ham.*
Rücken, zwischen den Schulterblättern	*AM-M, Castor, LACHNANTH, Pyr, Tub.*
Unterarme	*Carbo-v, Med.*

untere Gliedmaßen	*Calc-c, Cocc.*
Wellen, entlang der Wirbelsäule	*ABIES-C, ACON, AESC, ARS, Bolet, Calend, Conv, Dulc, Echin, Frax -am, GELS, Helod, MAG-P, Med, Raph, Strych, Tub, ZINC-M.*

Frösteln - Kälte
Modalitäten V.-

abends u. nachts	*Acon, Alum, Am-c, Ars, Ced, Dulc, Mag-c, Mag-p, Menthol, MERC-S, Ol-j-as, PHOS, PULS, Sep.*
Ärger	*Aur, BRY, Cham.*
Aufdecken, „Luft geht durch"	*ACON, Agar, Agraph, Am-phos, Arg-n, ARS, Ars-jod, Astac, CALC-C, CALC-P, Calend, Canchal, Caps, Cinch, HEP, KALI-C, Merc-c, MERC-S, Mez, NUX-V, PSOR, Sep, SIL, Tub.*
Bewegung, geringste	*Ars, NUX-V, SPIG.*
Berührung	*Acon, KALI-C, SIL, Spig.*
Essen vormittags	*Puls.*
Feuchtigkeit, Regen, nicht B.- durch Wärme	*Aran.*
Mahlzeiten	*Mag-p.*
morgens	*Calc-c.*
Trinken	*Caps.*
Wärme, Zudecken	*CAMPH, Hep, Med, Sanic, SEC, Sulf.*

FIEBERHITZE

allgemeine Mittel	*Abies-n, Acet-ac, ACON, AESC, Aeth, AGAR, AGROST, Alum-s, Ant-c, Arn, BAPT, BELL, BRY, Calop, Camph, CANTH, Carbo-v, CHAM, Chin-ars, CIM, Cinch, Dulc, Eucal, FERR-P, GELS, Glon, Ign, Jod, MERC, Millef, Morph, Nit-ac, Nux-m, NUX-V, Op, Phyt, Pulex, PULS, RHUS-T, SAMB, Sep, Spiraea, SPIRANTH, Stram, Tereb, Thuj, Val, VER-V.*

Fieberhitze
Auftreten - Begleitsymptome

abends; schläft ein dabei, wacht auf danach	*Calad.*
Abnahme vormittags, ohne Schweiß	*Gels.*
Ärger	*Cham, Cocc, Sep.*
aufsteigend von Beckenorganen	*Sep.*
Benommenheit, gequältes Umherwerfen auf der Suche nach e. kühlen Ort; muß aufgedeckt werden; Erbrechen, Durchfall; Konvulsionen	*Op.*

Blähung, Darmbewegung	*Radium;*
Delirium, Kopfschmerz	*Agar, Bell.*
Durst	*ACON, Ant-c, Bry, Laur, Puls, Tereb.*
Durstlosigkeit	*ACET-AC, Aeth, Bell, Gels, IGN, Mur-ac, NUX-M, PULS, Samb.*
Erregung, nervöse Aufregung	*ACON, Tela-ar.*
Erstickungsgefühl beim Zudecken	*Arg-n.*
Frösteln vorwiegend	*Bry.*
Gesicht heiß, Körper kühl, schwache Zustände	*Arn, Phyt.*
Gesicht heiß, im Rücken Frösteln, Füße kalt	*Puls.*
Gesicht heiß, unstillbarer Durst, Gallegeschmack, Übelkeit, Angst, Unruhe, trockene Zunge; nach Ärger	*Cham.*
Gesicht heiß, kalte Hände u. Füße	*Stram.*
Gliederstrecken	*Rhus-t.*
Haut heiß, trocken, Gesicht rot oder rot u. blaß wechselnd; arterielle Pulsation; Angst, Unruhe; Umherwerfen	*Acon.*
Haut trocken, stechend, mit arterieller Pulsation; erweiterten Oberflächengefäßen	*Bell.*
Herzklopfen, Präkordialangst	*Calc-c.*
Hunger tagelang vorher	*Staph.*
juckende Augen, Reißen in den Gliedern, Taubheitsgefühl des Körpers, Kopfschmerz	*Ced.*
Kälte außen	*Ars, Canth.*
Kopfschmerz	*Astac.*
Kopfschmerz wie von 1000 Hämmern	*Nat-m.*
Kolik	*Ver-a.*
Nachtschweiße	*ACET-AC, Hep.*
Neigung zum Aufdecken	*Ign, NUX-V, Samb, Stann.*
langsamer nervöse , schleichender Verlauf, Schwindel	*Cocc.*
plötzliches Auftreten; trockene, brennende Haut, rascher, kleiner, drahtiger Puls.	*Pyr.*

Prostration, Erschöpfung	*Ant-t, CHIN-ARS, Phyt.*
Pulsieren	*BELL, LIL-T, Puls, Thuj.*
Pulsieren, erweiterte Venen	*PULS, Thuj.*
roter Fleck auf der linken Wange	*Acet-ac.*
Schlaf unruhig	*Calc-c.*
Schlappheit nachmittags, Pulsieren überall	*Lil-t.*
Schmerzhaftigkeit des Körpers	*ARN, Franc, Phyt, RHUS-T.*
Schwäche, Schweiß	*DIG, Sep, SULF, Sulf-ac.*
Spasmen	*Acetan, BELL.*
Trockenheit, im Schlaf oder beim Einschlafen tiefer, trockener Husten	*Samb.*
Trockenheit, ohne Schweiß	*Alum, NUX-M,*
Unruhe, gerötete Wangen, Apathie	*Jod.*
Wellen, Wallungen	*Acet-ac, AMYL, Antipyr, ARS, Ars-jod, Bolet, Calc-c, CARLS, Chimaph, DIG, Erech, Fer-red, Frax-am, Hep, Ign, Indigo, Jod, Jabor, KALI-C, Lach, Lyc, Med, Merc-s, NICCOL, Petrol, PHOS, Puls, SANG, SEP, SULF, SULF-AC, Urt, Val, Viscum, Yohimb.*

Fieberhitze
Lokalisation

einzelne Stellen	*Agar, Apis.*
Fußsohlen	*Canth.*
Handflächen	*Chenop-gl.*
Körper, Gesicht rot, heiß, doch fröstelnd durch leichteste Bewegung oder Aufdecken	*Nux-v.*
Rücken unten, in Hüften, Oberschenkeln	*Berb-v.*

Fieberhitze
Modalitäten V.-

Aufdecken	*MERC-S, NUX-V, Samb, Stront.*
Aufwachen	*Laur.*
Bedecken	*Ign.*
Bewegung, dann Frösteln	*Nux-v.*
Menses	*Calc-c, Thuj.*

morgens im Bett	*Kali-c.*
nachmittags	*Azadir, Bell, Ferr.*
nachts	*Acon, Aesc, Ant-c, Ars, Bell, Calad, CALC-C, Gels, HEP, Kali-s, Mag-c, PETROL, Phos, PULS, Sil, Stann, Urt.*
Schlaf	*Acon, Calad, SAMB.*
Sitzen, Gehen im Freien	*Sep.*

Fieberhitze
Schweiß, Art, Typ

blutig	*CROT, Lach, Lyc, Nux-m, Nux-v.*
fettig, ölig	*Bry, Carbo-v, Cinch, Lupul, Mag-c, MERC-S.*
heiß	*Aesc, Carbo-v, CHAM, Chenop-gl, LACH, OP, Tilia, Ver-v.*
kalt, feucht	*Abies-c, ACET-AC, AETH, AMYL, Ant-ars, ANT-T, ARS, Benz-ac, Cact, CALC-C, Calc-p, CAMPH, Canth, CARBO-V, Cinch, Corn-fl, Crot, CUPR-ARS, Dig, Dulc, Elaps, Euphorb-d, Formal, Ign, Ipec, Lach, Laur, Lob-infl, Lupul, Lyc, Med, Merc-c, Merc-cy, MERC-S, Nat-s, Pyr, SANIC, SEC, Sulf-ac, TAB, Tela-ar, TEREB, VER-A, Ver-v.*

Schweiß – **- Auftreten**

Anstrengung, Bewegung folgend	*Asar, But-ac, CALC-C, Carbo-an, CINCH, Eup-purp, EUPION, Graph, HEP, JOD, Kali-c, Lyc, Merc-c, MERC-S, Nat-c, Nat-m, PHOS-AC, PSOR, SEP, SIL, Sulf.*
(Im) Klimakterium	*Hep, JABOR, Tilia, Vgl. Weibl. Genitale*
im Schlafe (Nachtschweiße)	*ACET-AC, Agar, AGARICIN, Aral, ARS-JOD, Bar-c, Bell, Bolet, CALC-C, Carbo-an, Carbo-v, Cham, Chrysanth, CINCH, CON, Corn-fl, Euphras, Ferr-p, HEP, JOD, Ipec, JABOR, Kali-c, Kali-jod, Lyc, MERC-S, Myos, Nat-tell, Nit-ac, Nux-v, Op, Petrol, PHOS-AC, PHOS, Phyt, Picrot, PILOC, POP-TR, Psor, SALVIA, Sang, Sanic, Sep, SIL, Stann, Staph, Stront-c, Sulf, Tarax, Thall, THUJ, Tilia, Zinc-m.*
im Wachsein	*Con, Hep, Merc, Phos-ac, Phos, SAMB.*
morgens, tagsüber	*Bry, Carbo-an, Carbo-v, Hep, Lyc, Nat-m, Nux-v, Phos, Sep, Sil, Sulf, Zinc-m.*
morgens früh	*Stann.*
nach akuten Krankheiten	*Psor.*
nach Essen, Trinken	*Carbo-v, Cham, Kali-c.*
nach Fieber, oder nur bei Schlafanfang	*Ars.*
Schweiß gibt keine Erleichterung, verschlimmert Symptome	*Ant-t, Bell, Bolet, Chin-s, Ferr-m, Formica, HEP, MERC-S, Phos-ac, Pyr, Sep, Stram.*

Schweiß erleichtert Symptome	*ACON, ARS, CALAD, Cupr-m, Eup-perf, Franc, NAT-M, PSOR, Senega, Ver-a.*
verursacht durch Depression, Phthisis; Rekonvaleszenz, akute Krankheit	*Jabor.*
verursacht durch nervlischen Schock; beim ruhigen Sitzen	*Anac, Sep.*

Schweiß - Geruch

sauer	*Arn, Bry, CALC-C, CHAM, Fluor-ac, Graph, HEP, Kreos, Lac-d, MAG-C, Merc, Nux-v, Pyr, RHEUM, Robin, Sanic, Sep, SIL, SULF, SULF-AC, Thuj.*
schimmelig, modrig	*Stann.*
stinkend	*Art-v, Bapt, BUT-AC, Calc-c, CARBO-AN, Cimex, Con, Daphne, Fluor-ac, HEP, Kali-jod, LYC, MERC-S, NIT-AC, Ol-an, Osm, PETROL, Phos, PSOR, Puls, SEP, SIL, Solan-t, Stann, STAPH, Sulf, TAXUS, THUJ, Variol, Vgl. Bromhidrosis (Haut).*
süßlich	*CALAD, Thuj.*
urinartig	*Eryng-aq, Nat-ac.*

Schweiß - Lokalisation

allgemein	*Bry, CALC-C, Cinch, FLUOR–AC, Hep, PETROL, Phos, Plectranth, PULS, Selen, SIL, Sulf.*
Achseln	*Calc-c, Nit-ac, Osm, Petrol, Sep, Sil, Vgl. Bewegungsapparat*
aufliegende Teile	*Acon.*
bedeckte Teile	*Bell.*
Brust	*CALC-C, Cocc, Euphras, PHOS, Stann, Strych.*
einseitig	*Jabor, Nux-v, Puls.*
Extremitäten, oben rechts	*Formal.*
Füße	*Calc-c, GRAPH, Lact-ac, Merc-s, PETROL, Phos, Sep, Sil, Vgl. Füße (Bewegungsapparat).*
Gesicht, Stirn	*ACET-AC, Benz-ac, Calc-c, Cina, Euphorb-d, LOB-INFL, Phos, Rheum, Sinap, Stann, Sulf, Val, VER-A.*
Genitalien	*Calc-c, Petrol, Phos-ac, Thuj, Vgl. Männl. Genitale.*
Hände	*Calc-c, Cina, Con, Fluor-ac, Nit-ac, PHOS, Sil, Vgl. Bewegungsapparat.*
hintere Körperteil	*Sep.*
Kopf, Nacken	*Bell, CALC-C, Phos, Puls, Rheum, SAMB, SANIC, SIL, Stann, Strych, Ver-a.*
nicht aufliegende Seite	*Benz, Thuj.*
obere Körperhälfte	*Azadir, Calc-c, Cham, Kali-c, Nux-v, Sil.*

Teile die sich berühren	*Niccol-s.*
unbedeckte Teile	*Thuj.*
untere Körperhälfte	*Croc, Ran-ac, Sanic.*
vordere Teil des Körpers	*Selen.*

Schweiß - Reichlich (Hyperhidrosis)	*ACET-AC, ACON, Aesc, AGARICIN, Am-acet, Ant-t, Ars, ARS-JOD, BAPT, BELL, Bolet, Bry, CALC-C, Canth, Cham, CINCH, Cocc, Con, Croc, Eser, FERR-JOD, Ferr-m, Fluor-ac, Graph, HEP, Hyper, JOD, JABOR, KALI-C, Lact-ac, Lob-infl, MERC-S, Morph, NIT–AC, Nux-v, Op, PHOS-AC, PHOS, PILOC, Polyp, PSOR, Puls, Sal-ac, SAMB, Sanic, SELEN, SEP, SIL, Stann, Sulf, Sulf-ac, Thuj, Tilia, VER-A, Zinc-m.*
schwächend	*ACET-AC, Camph, Carbo-an, CARBO-V, Castor, Chrysanth, CINCH, Eup-perf, Ferr-m, Gels, MERC-V, Nit-ac, Nitrum, OP, Phell, PHOS–AC, Phos, Pyr, Rhus-gl, SALVIA, SAMB, Stann, Sulf-ac.*

Schweiß - spärlich	*Apis, Conv, Lach, NUX-M.*
gelb, fleckend	*Ars, Carbo-an, Lach, Lyc, MERC-S.*
klebrig	*Abies-c, Fluor-ac, Hep, LYC, MERC-S, Phallus, Phos.*

FIEBER, Art, Typ

Biliär	*BAPT, Bry, CHAM, Cinch, Col, Crot, Euonym, EUP-PERF, Gels, Ipec, Lept, MERC-C, MERC-S, Nux-v, Nyct, Pod, Rhus-t, Tarax.*

Fieber, Bösartige	*AIL, ARN, ARS, Bapt, Camph, Cocc, Crot, Eup-ar, LACH, MUR-AC, Nit-sp-d, Phos-ac, Phos, Pyr, Rhus-t, Tereb, Urt, Vgl. Flecktyphus.*

Fieber-Dengue	*ACON, Ars, Bell, Bry, Canth, Cinch, EUP-PERF, GELS, Ipec, Nux-v, RHUS-T, Rhus-v.*

Fieber-Dysenterisch	*Nux-v.*

Fieber, Art, Typ Enterisch - Typhus	*Agar, Agaricin, AIL, APIS, Arg-n, ARN, ARS, Arum-tr, BAPT, BELL, BRY, Calc-c, Carbo-v, Cina, Cinch, Colch, Crot, Cupr-ars, Echin, EUCAL, GELS, Glon, HELLEB, Hydr, HYOS, Hyos-hydrobr. Jod, Ipec, Kali-p, LACH, Laur, LYC, Merc-cy, MERC-S, Methyl-bl, Mosch, MUR–AC, NIT-AC, NUX-M, OP, PHOS-AC, PHOS, PYR, RHUS-T, Selen, STRAM, Strych, Sulf-ac, Sumb, TEREB, Vaccin-myr, Val, Ver-a, Xerophyl, Zinc-m.*

Fieber, Typ - Typhus Begleitsymptome

Bakterien-Träger; nach Impfung mit Antityphus-Serum	*Bapt.*

Biliosität	*BRY, Chel, Hydr, Lept, MERC-S, Nux-v.*
Dekubitus-Durchliegen	*Arn, ARS, Bapt, Carbo-v, LACH, Mur-ac, Pyr, SEC.*
Delirium	*Agar, AGARICIN, Ars, Bapt, BELL, Can-ind, HYOS, HYOS-HYDROBR, Lach, Methyl-bl, Op, Phos-ac, Phos, Rhus-t, STRAM, Tereb, Val.*
Durchfall	*Arn, ARS, Bapt, Crot, CUPR-ARS, EPILOB, Lach, MERC-S, Phos-ac, Rhus-t.*
Durchfall, unwillkürlich	*Apis, Arn, ARS, Hyos, Mur-ac, PHOS-AC.*
Ekchymose	*ARN, ARS, Carbo-v, Mur-ac.*
Epistaxis - Nasenbluten	*ACON, BRY, Croc, HAM, IPEC, Meli, Phos-ac, Rhus-t.*
Fieber	*Ars, BAPT, BELL, Gels, Methyl-bl, Rhus-t, Stram.*
gastrische Symptome	*BRY, Canth, Carbo-v, HYDR, Merc-s, Nux-v, Puls.*
Hämorrhagie, Blutung	*ALUMEN, Alum, Ars, BAPT, Carbo-v, Cinch, CROT, Elaps, HAM, Hydrastin-sulf, Ipec, Kreos, Lach, MILLEF, MUR-AC, NIT-AC, Nux-m, PHOS-AC, SEC, TEREB.*
Harnlassen, reichliches	*Gels, Mur-ac, PHOS-AC.*
Harnlassen, spärlich, schmerzhaft	*Apis, Ars, CANTH.*
Kopfschmerz	*Acetan, BELL, BRY, Gels, Hyos, Nux-v, Rhus-t.*
multiple Abszesse	*Ars, Hep, Sil.*
Myokarditis	*Pineal gland ext.*
nervöse Symptome, Adynamie	*Agar, AGARICIN, Apis, ARS, Bapt, BELL, Bry, Cocc, Colch, Gels, Helleb, HYOS, HYOSC-HYDROBR, IGN, Lach, Lyc, MUR-AC. PHOS-AC, PHOS, Rhus-t, STRAM, Sumb, Val, Zinc-m.*
nervöse Symptome, Kollaps	*ARS, CAMPH, Carbo-v, Cinch, Hyosc-hydrobr, LAUR, Mur-ac, Sec, Ver-a.*
Peritonitis, Bauchfellentzündung	*Ars, BELL, Carbo-v, Col, MERC-C, Rhus-t, Tereb.*
Pneumonie, Bronchialsymptome	*ANT-T, Ars, Bell, BRY, Hyos, IPEC, Lach, PHOS, Puls, Rhus-t, SANG, Sulf, Tereb.*
Pneumonie, eitrige	*Ars, Mur-ac.*
Rachenbeschwerden	*Apis, Merc-c.*
Rekonvaleszenz	*Ars-jod, Carbo-v, CINCH, Cocc, Hydr, Kali-p, Nux-v, PSOR, Sulf, Tarax.*
Schlaflosigkeit	*Bell, COFF, Gels, HYOSC-HYDROBR. HYOS, Op, Rhus-t.*
Schmerzhaftigkeit, muskuläre	*ARN, Bapt, Bry, Gels, Rhus-t.*
Tympanie, Blähsucht	*ASAF, ARS, Bapt, CARBO-V, Cinch, Cocc, Colch, Lyc, Methyl-bl, Millef, Mur-ac, NUX-M, PHOS-AC, Rhus-t, TEREB.*
Ulzera der Hornhaut, Hauthorngeschwüre	*Apis, Ipec.*
Verstopfung	*BRY, Hydr, Nux-v, OP.*

EXANTHEM-FIEBER
mit Ausschlag

Rubella (Röteln)	*Acon, Bell, Cop. Vgl. Rubeola (Masern)*
Rubeola - Masern	*ACON, Ail, Ant-t, ARS, ARS-JOD, Bell, BRY, Camph, Coff, Dulc, Eup-perf, EUPHRAS, Ferr-p, GELS, Ipec, KALI-BICH, Kali-m, Lach, Merc-c, Merc-pr-rub, Merc-s, Op, PULS, Rhus-t, Scilla, Spong, STICTA, Stram, Sulf, Ver-v, Viola-od.*

Masern, Begleitsymptome

Adenitis	*Kali-bich, Merc-j-r.*
Augensymptome	*Ars, EUPHRAS, Kali-bich, Puls.*
bösartiges Fieber, Toxämie	*AIL, ARS, Bapt, Carbo-v, Crot, LACH, MUR-AC, RHUS–T, Sulf.*
bösartige Typen ((schwarz) oder epidemisch)	*Ail, ARS, Crot, Lach.*
bronchiale u. pulmonale Symptome	*ANT-T, Bell, BRY, Chel, Ferr-p, IPEC, Kali-bich, PHOS, Rumex, STICTA, Ver-v, Viola-od.*
bronchiale u. pulmonale Symptome anhaltend	*Calc-c, Jod, Kali-c, Sil, Sulf.*
diphtherische Symptome	*Lach, Merc-cy.*
Durchfall	*Ars, Cinch, IPEC, Merc-s, PULS, Ver-a.*
Epistaxis, Nasenbluten	*Acon, Bry, Ipec.*
Gangräne von Mund u. Vulva	*Ars, Kali-chlor, Lach.*
Husten, kruppös	*Acon, Coff, Dros, Euphras, Gels, HEP, Kali-bich, SPONG, Sticta.*
katarrhalische Symptome	*Ars, Cepa, Dulc, EUPHRAS, Gels, Kali-bich, Merc-s, PULS, Sabad, STICTA.*
Laryngitis	*Dros, Gels, KALI-BICH, Viola-od.*
Nesselausschlag, langsame Entwicklung	*Ant-t, Apis, BRY, Cupr-m, Dulc, Gels, Ipec, STRAM, Sulf, Tub, Ver-v, ZINC-M.*
Nesselausschlag, zurückgehend oder unterdrückt	*Ant-t, Apis, BRY, Camph, Cupr-ac, IPEC, LACH, STRAM.*
Otalgie, rheumatische Symptome	*Puls.*
Schlaflosigkeit, Husten	*Calc-c, Coff.*
Sequelen, Folgeerscheinungen	*Am-c, ARS, Bry, Camph, Coff, CUPR-AC, Dros, Kali-c, Merc-c, Merc-s, Op, PULS, Sang, Sticta, Sulf, Tub, Zinc-m.*
zerebrale u. konvulsivische Symptome	*Aeth, Apis, BELL, Camph, Coff, CUPR-AC, Stram, Ver-v, Viola-od, Zinc-m.*

Exanthem - Fieber

Scharlach	*ACON, AIL, Am-c, APIS, ARS, Arum, ASIMINA, BELL, Bry, Canth, CARB-AC, Chin-ars, Commocl, CROT, Cupr-ac, Cupr-m, Dub, Echin, Eucal, GELS, Hep, Hyos, Ipec, Kali-chlor, Kali-s, Lac-c, LACH, Lyc, Merc-s, Merc-i-r, MUR-AC, Op, Phyt, RHUS-T, Sang, Sil, Solan-n, Spig, STRAM, Tereb, Zinc-m.*

Exanthem Fieber-Scharlach Begleitsymptome	
Albuminurie u. Wassersucht	*Acon, Am-c, APIS, Apoc, ARS, CANTH, Colch, DIG, HELLEB, Hep, Kali-chlor, Lach, Nat-s, TEREB, Vgl. Nephritis (Harnwege).*
Angina (Halsschmerz)	*Acon, AIL, APIS, Ars, ASIMINA, BAR-C, BELL, Brom, Kali-perm, Lac-c, LACH, Merc, Mur-ac, PHYT, Rhus-t.*
Angina, ulzerative	*AM-C, Apis, ARS, Arum, Bar-c, Crot, Hep, LACH, MERC-CY, Merc-i-r, MUR-AC, Nit-ac.*
chronische Tendenzen treten auf	*Calc-c, Hep, Rhus-t.*
Durchfall	*Ail, Ars, Asimina, Phos, Rhus-t.*
Fieber	*Acon, APIS, Asimina, Bapt, BELL, Gels, Rhus-t.*
Halsentzündung	*Ail, Am-c, Asimina, BELL, CARB-AC, Crot, Hep, Lach, MERC-J-R, Merc-s, RHUS-T.*
Laryngitis	*Brom, Spong.*
maligne Tendenz, Adynamie	*Ail, Am-c, APIS, ARS, Arum, Bapt, CARB-AC, Carbo-v, CROT, Cupr-ac, Echin, Hydroc-ac, LACH, Merc-cy, MUR-AC, Phos, RHUS-T, Tab, Zinc-m.*
miliarer Typ	*ACON, Ail, Am-c, Apis, Ars, Bry, COFF, Kali-ars, Lach, Rhus-t.*
nervöse, konvulsive, zerebrale Symptome	*Aeth, Ail, Am-c, Apis, Ars, BELL, Camph, CUPR-AC, Cupr-m, Hyos, Rhus-t, Stram, Sul, Zinc-m.*
Nesselausschlag, Blutung dabei	*Crot, LACH, Mur-ac, Phos.*
Nesselausschlag, langsame Entwicklung	*Apis, Ars, BRY, Lach, Rhus-t, Zinc-m.*
Nesselausschlag, livide	*AIL, LACH, Mur-ac, Solan-n.*
Nesselausschlag, livide, partiell, fleckig	*Ail.*
Nesselausschlag, nach innen schlagend	*Am-c, APIS, Ars, Bry, Calc-c, CAMPH, CUPR-AC, Cupr-m, STRAM, Sulf, Ver-a, ZINC-M.*
Nesselausschlag, nach innen schlagend, Gehirnparalyse drohend	*AIL, Am-c, Cupr-ac, Sulf, Tub, ZINC-M.*
Ödem der Glottis	*APIS, Apium-v, Chin-s, Merc-c.*
Ödem der Lungen	*ANT-T, Can-s, Phos, Scilla.*
Parotitis	*Am-c, Phyt, Rhus-t.*
rauhe, blutige, juckende, schmerzhafte Oberflächen, muß daran zupfen u. bohren	*Arum.*
rheumatische Symptome	*Bry, RHUS-T, Spig.*
Zellulitis	*Ail, Am-c, APIS, Lach, RHUS-T.*

Exanthem Fieber - Scharlach Sequelen - Folgen	
Abschuppung, große Flocken, mehrfach	*Arum.*
Adenitis	*Brom, Hep, Lach, Merc-j-r, Phyt.*
Erbrechen	*Ail, Asimina, BELL, Cupr-m.*
Nase betroffen	*Arum, Aur-mur, Mur-ac, Sulf.*
Nephritis, Nierenentzündung (postskarlatinös)	*Apis, Ars, Arum, Canth, Helleb. Vgl. Harnwege.*
Ohr betroffen	*Bell, Carbo-ac, Carbo-v, Gels, HEP, MERC-S, Sil, Sulf.*
Stomatitis ulzerosa	*Arum, Mur-ac.*
Taubheit, wunde, blutende Nase	*Mur-ac.*
typhoide Symptome	*Ail, Arum, HYOS, Lach, Rhus-t, Stram, Vgl. Maligne Tendenz*

Exanthem-Fieber Varicella-Windpocken	*ACON, Ant-t, Apis, Bry, DULC, Kali-m, Led, MERC-S, Rhus-d, RHUS-T, Urt, Variol.*

Exanthem - Fieber Variola - Pocken	*Acon, Am-c, Anac, ANT-T, Apis, Ars, BAPT, BRY, CARB-AC, Chin-s, Cim, Crot, Cupr-ac, Gels, HEP, Hydr, KALI-BICH, Lach, MERC-S, Millef, Op, Phos, RHUS-T, SARRAC, Sinap, Sulf, Thuj, VARIOL, Ver-v.*

Variola - Pocken Art, Typ	
einzeln	*ANT-T, BAPT, Bell, Gels, Sulf.*
Hämorrhagie, Blutung	*Ars, CROT, HAM, LACH, PHOS, Nat-nit, SEC, Sulf.*
maligne	*Am-c, Ant-t, ARS, Bapt, CARB-AC, CROT, LACH, MUR-AC, Phos-ac, Phos, RHUS-T, Sec, Sulf. Variol.*
zusammenfließend	*Ars, Hippoz, MERC-S, Phos, Sulf-variol*

Variola - Pocken Komplikationen	
Adenitis	*MERC-J-R, Rhus-t.*
Delirium	*BELL, Stram, Ver-v.*
Fieber, anfänglich	*ACON, Ant-t, BAPT, BELL, Gels, Variol, Ver-v.*
Fieber, eitrig	*Acon, Bell, Merc, RHUS-T.*
Furunkel	*HEP, Phos, Sulf.*
Kollapssymptome	*ARS, Carbo-v, Lach, MUR-AC, Phos-ac.*
Ophthalmie	*Merc-s, Sulf.*
pulmonale Symptome	*Acon, ANT-T, Bry, PHOS, Sulf,*
Unterdrückung d.Eruptionen	*Ars, CAMPH, Cupr-m, Sulf, Zinc-m.*
Wassersucht, Schwellungen	*APIS, Ars, Canth.*

Exanthem - Fieber Flecktyphus	*Acet-ac, Agar, Ail, Apis, ARS, Arum, BAPT, BELL, Calc-c, CAMPH, Chin-s, Cinch, Crot, Helleb, HYOS, Kreos, LACH, Mer-j-r, Merc-s, Merc-v, Mur-ac, Nit-ac, OP, PHOS-AC, PHOS, Pyr, RHUS-T, Stram, Ver-a.*
nervöse Symptome	*Agar, BELL, HYOS, Lach, Op, Phos-ac, Phos, STRAM.*
Toxämie	*ARS, MUR-AC, Pyr, Rhus-t, Vgl. Typhus.*
Zellulitis, Adenitis (Speichelbildung)	*Bell, Chin-s, Merc-j-r.*

FEBRICULA

leichte Fieber (einfach u. anhaltend)	*ACON, Arn, ARS, BAPT, Bell, Bry, Camph, FERR-P, Gels, Ipec, Kal, Merc-s, Nux-v, Puls, Rhus-t.*

GASTRISCHES FIEBER	*Acon, ANT-C, ARS, BAPT, BRY, Calc-c, Cinch, Hydr, IPEC, Lyc, Merc-s, Nux-v, Phos-ac, PULS, Rhus-t, Santon.*
GELBES FIEBER	*ACON, Ant-t, Apis, ARG-N, ARS, Bell, BRY, CADM-S, Camph, Canth, Carb-ac, CARBO-V, Chin-s, Cinch, Coff, Crot-casc, CROT, Cupr, Gels, Guaco, HYOS, Ipec, LACH, Merc, Op, PHOS, Plb, Sab, Sulf-ac, Tereb, Ver-a.*
HEKTISCHES FIEBER	*Abrot, ACET-AC, Acon, Arg-m, ARS, Ars-jod, BALS-PER, BAPT, Calc-c, Calc-jod, Calc-s, Carbo-v, CHIN-ARS, CINCH, FERR-M, Gels, Jod, Lyc, Med, MERC-S, Nit-ac, Ol-j-as, Phell, Phos-ac, PHOS, Pyr, SANG, Sil, Stann, Sulf.*
HITZIGES FIEBER	*Acon, Bell, Bry.*
INFLUENZA (Grippe)	*ACON, Aesc, Ant-ars, Ant-jod, Ant-t, Arn, ARS, ARS-JOD, Ars-s-r, Asclep-t, BAPT, BELL, BROM, BRY, Calc-c, Camph, Canchal, CARB-AC, Card-m, Caust, CEPA, CHIN-S, Cinch, Cupr-ars, Cycl, Dros, DULC, Eryng, EUCAL, EUP-PERF, Euphorbia, Euphras, Ferr-p, GELS, Glon, Glycerin, Gymmocl, Influenzin, Jod, Ipec, Kali-bich, Kali-c, Kali-jod, Kali-s, Lach, Lob-cer, LOB-PURP, Lyc, Merc-s, NAT-SAL, NUX-V, PHOS, Phyt, Pod, Psor, Puls, Pyr, Rhus-r, RHUS-T, Rumex, SABAD, Sal-ac, Sang, SANG-N, Sarcol-ac, Senega, Silph, Spig, Spong, STICTA, Sulf, SULF-RUB, Triost, Ver-a.*
Schwäche danach	*Abrot, Adon-v, ARS-JOD, AVENA, Carb-ac, CHIN-ARS, Chin-s, CINCH, Con, Eup-perf, Gels, IBERIS, Lac-c, Lathyr, Phos, Psor, Sal-ac, Sarcol-ac.*
Schmerz nachbleibend	*Lycopers.*

INTERMITTIERENDES FIEBER (Malaria, malariaartig)	*Acon, ALSTON, Am-m, AM-PICR, AMYL, Ant-c, Ant-t, APIS, ARAN, Arn, ARS, Ars-br, Azadir, Baja, Bapt, Bell, Bolet, Bry, Cact, Camph-monbr, Canchal, Caps, Carb-ac, CARBO-V, Ceanoth, CED, Centaur, CHIN, CHIN-MUR, CHIN-S, Chionanth, Cimex, CINA, CINCH, CORN-FL, Crot, ECHIN, Elat, Eucal, EUP-PERF, EUP-PURP, Ferr-m, Ferr-p, GELS, HELIANTH, Hep, Hydr, IGN, IPEC, LACH, Laur, Lyc, Malland, MENYANTH, METHYL-BL, NAT-M, Nat-s, Nitrum, NUX-V, Op, Ostrya, Pambot, Parth, Petros, Phell, PHOS-AC, Pod, Polyp, Puls, Rhus-t, Sabad, Spig, Sulf, Tarax, TELA-AR, Thuj, Urt, Verb, VER-A, Ver-v.*

Intermittierendes Fieber Art, Typ	
Chininmißbrauch, Kachexie	*Am-m, Aran, Arn, ARS, Ars-jod, CALC-ARS, Carbo-v, Ceanoth, Chelone, CHIN-ARS, Eucal, Eup-perf, Ferr-m, HYDR, IPEC, LACH, Malar-off, Malland, NAT-M, POLYMIA, Puls, Sulf, Ver-a.*
chronische, veraltete Fälle	*Abies-n, Am-m, Aran, ARS, Ars-br, Calc-ars, Canchal, Carbo-v, Corn-c, Corn-fl, HELIANTH, Ign, NAT-M, PULS, Pyr, Querc, Tela-ar, Vgl. Chininmißbrauch.*
Frösteln oder Periodizität nicht deutlich	*ARS, Ced, Chelone, Chin-s, GELS, IPEC, Malland, NUX-V.*
kongestiv	*Camph, OP, VER-A.*
nervös-hysterische Personen	*Aran, Cocc, Ign, Tar-h*
neue Fälle	*Acon, Aran, Ars, Chin-s, Cinch, Ipec, Tar-h.*
perniziöse Fälle	*ARS, Camph, Chin-hydrobr, CHIN-S, Crot, VER-A.*
unklare Fälle, nicht von Malaria befallene Gebiete	*Ipec, Nux-v.*
Zustände partiell, unregelmäßig	*Aran, ARS, Cact, CARBO-V, Eup-perf, Eup-purp, IPEC, Nat-m.*
Zustände regelmäßig, gut definierbar	*CHIN-S, Cinch.*

Intermittierendes Fieber Begleitsymptome	
Angst, Erschöpfung, hypochondrische Ideen, Verwirrung, Schwindel, Spannung im Magen, keine Erleichterung durch Wärme	*Nux-v.*
Angst, Herzklopfen, Übelkeit Heißhunger, pressender Schmerz im Hypogastrium, kongestiver Kopfschmerz, erweiterte schmerzhafte Adern	*Chin-s, Cinch.*

blaue Lippen, Nägel	*Eup-perf, Eup-purp, Menyanth, Nat-m, NUX-V, Ver-a.*
Durchfall	*Caps, Elat, Ver-a.*
Durst	*APIS, ARS, CAPS, Carbo-v, Cina, Cinch, Conv, Dulc, EUP-PERF, IGN, NAT-M, Nux-v, Nyctanth, Ver-a, Wyeth.*
Durst nach Frösteln	*Ars.*
Durst vor d. Frösteln	*Chin-s, Cinch, EUP-PERF, Gels, Menyanth, Nyctanth.*
Durstlosigkeit	*Chin-s, Cimex, Cinch, EUP-PURP, Gels, Nat-m.*
Erbrechen, gallig	*EUP-PERF, Ipec, Lyc, Nat-m, Nux-v, Nyctanth.*
Gähnen, Somnolenz, beschleunigte Atmung	*Nat-m.*
Gähnen, Strecken	*Ars, Elat, Lyc, Nux-v.*
Gesicht u. Hände gedunsen	*Lyc.*
Gesicht rot	*Ferr-m, Ign, Nux.*
Hämorrhoidalsymptome	*Caps.*
Hände wie abgestorben	*Apis, Nux-v.*
Heftigkeit, Wut, vorher	*Cimex*
Herzgebiet schmerzhaft	*Cact, Tar-h.*
Herzsymptome,Enterrhagie	*Cact.*
Husten trocken, quälend	*Rhus-t.*
Hyperästhesie	*Ign.*
Hyperästhesie der Wirbelsäule	*Chin-s.*
Kollapssymptome, Haut eiskalt; Blässe, kalter Schweiß auf der Stirn	*Ver-a.*
Kopfschmerz	*Bolet, Chin-s, Cinch, Con-v, EUP-PERF, Eup-purp, Nat-m, Nux-v.*
Kopfschmerz, Schwindel, Gähnen, Strecken, allgemeines Mißbehagen	*Ars.*
Magensymptome	*ANT-C, Arg-n, Ars, Bolet, Canchal, Eup-perf, IPEC, Lyc, NUX-V, Puls.*
Schmerz, Gelenke	*Cinch.*
Schmerz, Knie, Enkel, Handgelenke, Hypogastrium	*Pod.*
Schmerz, Knochen, Glieder, Schmerzhaftigkeit	*Aran, Bolet, Canchal, CAPS, Chin-s, Cinch, EUP-PERF, Eup-purp, Formal, Gels, Nat-m, Nux-v, Phell.*
Schüttelfrost, Fröstelanfälle, alle unterschiedlich	*Puls.*
Schwatzhaftigkeit	*Pod.*
Seufzen	*Ign.*
Stirn, kalter Schweiß darauf	*Ipec, Ver-a.*

Übelkeit vor d. Frösteln	*Ipec.*
Unruhe	*Ars, Eup-perf, Rhus-t.*

Intermittierendes Fieber Frösteln - Auftreten - Typ	*Ferr-p.*
14.00	*Calc-c, Lach.*
15.00	*Apis, Chin-s.*
15.00 - 16.00	*Lyc, Thuj.*
16.00 - 20.00	*Lyc.*
16.00	*Aesc.*
17.00	*Cinch.*
nachmittags spät, abends, nachts	*Aran, Bolet, Ced, Ipec, Petrol, TAR-B.*
morgens sehr früh	*Chin-s, Cinch, Nux-v.*
vormittags	*Cinch, Formal, Nux-v.*
wöchentlich	*Cinch.*
mittags	*Gels.*
Mitternacht	*Ars, Nux-v.*
Hitze dazwischen	*Ant-t, Apis, ARS, Cinch, NUX-V, Tar-h, Ver-a, Vgl. Frösteln.*
morgens	*Chin-s.*
morgens 1.00 - 2.00	*Ars.*
3.00	*Thuj.*
4.00	*Ferr-m.*
5.00	*Cinch.*
6.00 - 7.00	*Pod.*
7.00 - 9.00 mittags den folgenden Tag.	*Eup-perf.*
9.00 - 11.00	*Bapt, Bolet, Mag-s, NAT-M, Wyeth.*
11.00 u. 23.00	*Cact.*
periodisch	*ARAN, ARS, Bolet, Cact, CED, CHIN-S, Cina, Cinch, EUCAL, Ipec.*
periodisch alle 7 oder 14 Tage niemals nachts	*Cinch.*
periodisch, jeden Frühling	*Carbo-v, LACH, Sulf.*
anhaltend	*Aran, Bolet, Cact, Canchal, CAPS, CHIN-S, Eup-purp, Ipec, Menyanth, Nat-m, NUX-V, Plb, Pod, Puls, Pyr, SABAD, VER-A, Ver-v.*
Quartanfieber, jeden 4.Tag	*Baja, CHIN-S, Cinch, Helleb.*
täglich	*Ars, Bolet, Chin-s, Ign, Lob-infl, Nitrum, Nux-v, Plb, Tar-h.*
leicht	*ARS, Azar, Carbo-v, Cina, Cinch, Eup-perf, Eup-purp, IPEC.*

tertian, jeden 3. Tag	*Calc-c, CHIN-S, Cinch, Ipec, Lyc.*

Intermittierendes Fieber
Frösteln - Lokalisation

Bauch	*APIS, CALC-C, Menyanth.*
Brust	*Cinch.*
Füße	*Gels, Lach, Nat-m, Sabad.*
Hand, linke	*Carbo-v, Nux-m.*
Nasenspitze	*Menyanth.*
Oberschenkel	*Rhus-t, THUJ.*
Rücken	*Apis, Bolet, Conv, Dulc, EUP-PERF, Eup-purp, GELS, LACH, Mag-s, NAT-M, Pyr.*
Rücken, Dorsalgebiet	*Eup-perf, Lach.*
Rücken, Lumbalgebiet	*Eup-perf, Nat-m.*
Rücken zwischen Schulterblättern	*Am-m, CAPS, Pyr, Sep.*

Intermittierendes Fieber
Modalitäten

B.- Wärme	*Caps, Ign.*
V.- Aufdecken	*Nux-v.*
Niederlegen, Aufdecken V.-	*Cimex.*
Bewegung V.-	*Apis.*
Säure V.-	*Lach.*
Trinken V.-	*Caps.*
Wärme V.-	*Apis, Canchal, Chin-s, Cinch, Nux-v.*

Intermittierendes Fieber
Fieberparoxysmen
Begleitsymptome etc.

Angst, Unruhe, Lipothymie, Beklemmung	*Ars.*
anhaltende Hitze	*Ars, Bolet, Ign.*
Atemnot, Kurzatmigkeit	*Apis, Ars, Conv, Ipec.*
Bewußtlosigkeit	*Nat-m.*
Delirium	*Ars, Pod, Sabad.*
Durchfall	*Ant-c, Ipec, Ver-a.*
Durst	*ARS, Chin-s, Cinch, EUP-PERF, Nat-m, Nux-v, Nyctanth, Op, Ver-a.*
Durstlosigkeit	*Apis, Caps, Chin-s, Cimex, Cinch, IGN, Nat-m, Puls, Sabad, Wyeth.*

Erbrechen	*Ars, Cim, Cina, Eup, IPEC, Ver-a.*
Erschöpfung, Ohnmacht, Prostration, kalter Schweiß	*Ver-a.*
Frösteln, dazwischen	*Ars, Chin-s, Cinch, Nux-v, Tar-h.*
Frösteln, nachmittags im Gesicht	*Calc-c.*
gastrische Symptome	*Ars, Eup-perf, IPEC, Nux-v, Puls.*
Geschwätzigkeit, Redelust	*Pod.*
Gesicht blaß, Schlaflosigkeit	*Ant-t.*
Gesicht heiß, Füße kalt	*Cinch, Petrol.*
Hände warm, Gesicht kalt	*Cina.*
Hidroa	*Hep, NAT-M, Rhus-t.*
Hitze, Brennen	*Apis, ARS, Caps, EUP-PERF, Formal, IPEC, Lach, NUX-V.*
Hunger	*Cina, Cinch.*
Kongestion des Kopfes, Benommenheit, Verstopfung, Darm- u. Blasentenesmus, Frösteln durch Aufdecken	*Nux-v.*
Kopfschmerz	*Apis, Ars, BELL, Ced, Cinch, Eup-perf, NAT-M, Nux-v, Wyeth.*
Kopfschmerz, gelbliche Zunge, Übelkeit, Schwäche im Epigastrium, Verstopfung	*Polyp.*
nachmittags glühende Hitze in Gesicht, Händen, Füßen	*Azadir.*
nachts	*Ars.*
Nesselfieber	*Apis, Ign, Rhus-t.*
Paroxysmen, häufig, vorübergehend	*Carbo-v.*
Pupillen unbeweglich, Schmerz im Bauch, Sopor, Spannung im ganzen Körper	*Op.*
Rückenschmerz	*Eup-perf, Nat-m.*
Schmerz, kolikartig	*Cina.*
Schmerz in Kopf, Rücken, Gliedern	*Nux-v.*
Schmerz in Rückenwirbeln	*Chin-s.*
Schmerz, Spasmen, Lähmung	*Ars.*
Schweiß	*Ant-c, Aran, Azadir, BOLET, Bry, CHIN-S, Cimex, Cina, CINCH, Conv, Eup-perf, Lyc, Nat-m, Nux-v, Op, PHOS-AC, VER-A, Wyeth, Vgl. Schweiß.*
Schweiß beim Bedecken	*Cinch, Hep.*
Schweiß, Erleichterung der Schmerzen	*Nat-m.*

Schweiß im Schlaf	*Cinch, Con, Pod, Thuj.*
Schweiß mit Durst	*Ars, CHIN-S, Nux-v.*
Schweiß mit Kälte	*Plb.*
Schweiß, spärlich oder fehlend	*APIS, Ars, Carbo-v, Eup-perf, Nux-v.*
Schläfrigkeit	*Ant-t, Apis, Corn-fl, Gels, Op.*
Seufzen	*Ign.*
Tränenfluß	*Sabad.*
Verlangen aufgedeckt werden	*Ign, Ipec.*
Verlangen zugedeckt werden	*Nux-v.*
Verwirrung	*Formal.*
Zittern der Glieder, Puls langsam	*Chin-s, Op.*
Zunge sauber	*Ars, Cina.*

Intermittierendes Fieber
Zustand der Fieberlosigkeit
Apyrexie

Adynamie, Gastro-Intestinal-Schmerzen, fahles Gesicht, Wassersuchtschwellungen, Leber u. Milzvergrößerung, Unruhe, Schlaflosigkeit, Spasmen, Durchfall, Albuminurie	*Ars.*
Adynamie, Hydrämie Chlorose	*Cinch, Puls.*
Adynamie, Morgenkopfschmerz, Depression, Verstopfung, Amenorrhoe, Lebervergrößerung, Ruheverlangen, fahles Gesicht	*Nat-m.*
Durst	*Ars, Cimex, Ign.*
Erbrechen	*Ipec.*
Erbrechen, Bauchkneifen, Schmerz in Rücken u. Lenden	*Ver-a.*
gastro-enterische Symptome	*Cinch, Hydr, IPEC, NUX-V, Puls.*
Gelbsucht	*Ars, Bolet, Card-m, Nux-m, Pod.*
Milzvergrößerung	*Ars, CEANOTH, Chin-s, Cinch, Ferr-m, Nat-m.*

nervöse Symptome	*Gels.*
Rückfälle durch Diätirrtümer	*Ipec.*
Schmerzen	*Led.*

KATHETER-FIEBER	*ACON, Camph-ac, Petros.*

KINDBETTFIEBER	*Acon, Pyr, Ver-v, Vgl. Weibl, Genitale.*

MALTAFIEBER	*Bapt, Bry, COLCH, Merc-s, Rhus-t.*

REFLEX

durch lokale Reizung	*CHAM, CINA, Gels, Ign, Ipec, Merc, Nux-v, Sang, Sulf, Ver-v.*

REMITTIERENDES FIEBER	*Acon, Ant-c, ARS, Bell, Bry, CHIN-S, CINA, Cinch, Crot, GELS, Hyos, IPEC, Merc-s, Nit-ac, Nux-v, Nyctanth, Puls, Rhus-t, Sulf.*
biliöses, bösartiges	*Bry, CROT, EUP-PERF, Gels, Ipec, Merc-d, Nyctanth, Pod.*
biliöses, Kinder	*Ant-c, Cina, GELS, Lept, Puls, Santon.*

RÜCKFALLFIEBER	*ACON, Ars, BAPT, BRY, Cim, EUCAL, Eup-perf, Rhus-t.*

SEPTISCHES FIEBER	*Ail, Anthrac, ARS, Crot, Echin, PYR, Ver-v, Vgl. Pyämie (allgem. Krankheiten u. Symptome).*

SYNOCHALFIEBER	*ACON, Bapt, Bell.*

URETHRA-FIEBER	*ACON, Ars, CHIN-ARS, Cinch, GELS, Hep, Lach, Phos, Rhus-t, Sil.*

WUNDFIEBER	*Acon, ARN, Ars, Cinch, Lach, Vgl. Verletzungen (Allgemeine Krankheiten u. Symptome)*

WURMFIEBER	*Bell, CINA, MERC-S, Santon, Sil, Spig, Stann.*

ADYNAMIE
(allgemeine Schwäche, Entkräftung)

allgemeine Mittel	*Abies-c, ACET-AC, Adren, Aeth, AIL, ALET, Alston, Ambr, Am-c, ANAC, ANT-T, ANTIPYR, Apis, ARG-N, ARN, ARS-J, ARS, Asaf, Aur, Aur-mur, AVENA, BALS-PER, BAPT, Bar-c, Bellis, BRY, CALC-C, Calc-hypophos, CALC-P, CAMPH, Can-s, Canth, CARB-AC, CARB-V, Caul, CAUST, CHIN-A, CHIN-S, CINCH, Coca, COCC, COLCH, CON, Crat, Crot, CUPR, CUR, DIG, Dipod, Diph, Dulc, ECHIN, FERR-CIT-ET-CHIN, FERR, Ferr-mur, Ferr-p, Ferr-pic, GELS, Helleb, HELO, Hep, HYDR, Hyos, Ign, JOD, Ip, IRID, Iris, Kali-br, KALI-C, Kali-jod, KALI-P, LAC-C, Lach, Lact-ac, Lil-t, Lith-c, Lith-chlor, Lob-purp, LYC, Mag-m, Mag-p, Meli, Merc-c, Merc-cy, Merc-i-r, Merc, Murex, Mur-ac, Nat-c, NAT-M, NAT-SAL, NIT–AC, Nux-v, Op, Ornithog, Ox-ac, PHOS-AC, PHOS, Physost, Phyt, PICR-AC, Plb, PSOR, Rhus-t, RUTA, Sang, SARCOL-AC, Sec, SELEN, SEP, SIL, Solid, Spong, STANN, Stroph, STRYCH, Sulfon, Sulf-ac, Sulf, TAB, Tanac, Tereb, Thea, THUJ, Tub, Uran-n, Val, VER-A, Zinc-ars, Zinc-m, ZINC-PHOS, ZINC-PICR.*

Adynamie
Art, Begleitumstände, Ursachen

ältere Leute	*Bar-c, Carb-v, CON, Cur, Eup-perf, Glycerin, Nit-ac, Nux-m, PHOS, SELEN*
Anästhesie, Operationsschock	*Acet-ac, Hyper.*
deprimierende Gefühle	*Calc-p, Ign, Phos-ac.*
Diphtherie, Stupor, kalte Glieder, Untertemperatur, rascher, schwacher Puls	*Diph.*
Drogen	*Carb-v, Helo, Nux-v.*
Dyskrasie, tiefsitzend	*Abrot, Eup-perf, Hydr, Jod, Nat-m, Nit-ac, PSOR, Sulf-ac, SULF, Tub, ZINC-M.*
Exzesse, Vitaldrainage, Verlust von Lebenssäften	*Agar, ANAC, CALC-P, CARB-V, Caust, Chin-s, CINCH, Corn-fl, Cur, Gins, Kali-c, Nat-m, PHOS-AC, PHOS, Selen, Stroph.*
Erethismus, Erregungszustand dabei	*Ars, Cinch, Sil.*
Erethismus, Erregungszustand nicht vorhanden	*Phos-ac.*
fieberlos	*Ars, Bapt, Carb-v, Cinch.*
Gelbsucht	*Ferr-picr, Picr-ac, Tarax.*
Hysterie	*Nat-m.*

Kollaps	*Acetan, Acon, ANT-T, Arn, ARS, CAMPH, Carb-ac, CARB-V, Colch, Crat, Crot, Cupr-ac, DIG, Diph, Hydroc-ac, LAUR, Lob-infl, Lob-purp, Med, Merc-cy, MORPH, Mur-ac, Nicot, Op, Pelias, Phos, SEC, Sulf-ac, TAB, VER-A, Zinc-m.*
Krankheiten, akute, geistige Anstrengungen	*Abrot, Alet, ALSTON, ANAC, Avena, CALC-P, Carb-a, CARB-V, CHIN-ARS, CINCH, Coca, COCC, Colch, Cupr, Cur, Dig, Fl-ac, Gels, HELO, IRID, Kali-ferocy, KALI-P, Lathyr, Lob-purp, Macroz, Nat-sal, Nux-v, PHOS-AC, PHOS, Picr-ac, PSOR, Selen, Sil, Staph, Strych-p, Sulf-ac, Zinc-ars.*
Menses; Sprechen ermüdet sogar	*Alum.*
nervös bedingt	*Ambr, Anac, Cur, Gels, Kali-br, PHOS-AC, PHOS, Rhus-t, Sil, Staph, Zinc-m.*
Ohnmachtsanfälle, häufige, am Tage	*Murex, Nux-m, Sep, Sulf, Zin.*
organische Ursachen oder Verletzungen nicht vorhanden	*Psor.*
Prolaps, verschleppte Krankheit, mangelhafte Ernährung	*Alet, HELO.*
Schlafmangel	*COCC, Colch, Nux-v.*
Sommerhitze	*ANT-C, GELS, Lach, NAT-C, Selen.*
Trunksucht, Gallen- oder remittierende Fieber	*Eup-perf.*
Verletzungen	*ACET-AC, ARN, Calend, Carb-a, SULF-AC.*

Adynamie
Modalitäten V.-

Anstrengung, Gehen	*ARS, Bry, Calc-c, Caust, Cycl, Ferr, Lac-d, Merc-v, Nat-c, Nux-m, Phos-ac, PICR-AC, Sarcol-ac, Sep, Rhus-d, STANN, Thea, Ver-a.*
Frauen, erschöpft durch harte, geistige oder physische Arbeit oder durch Trägheit u. Luxus	*Helo.*
Hinuntergehen, Absteigen	*Stann.*
Steigen	*Calc-c, Jod, Sarcol-ac.*
vor 12.00	*ACAL, Bar-m, Bry, Calc-c, Con, Corn-c, Lac-c, Lach, Lyc, NAT-M, NIT-AC, Phos, Psor, Sep, Stann, Sulf, Tub.*

ALKOHOLISMUS	*Acon, AGAR, ANT-T, APOC, Apomorph, ARS, ASAR, Aur, AVENA, Bell, Bism, Calc-ars, Calc-c, Cann-i, CAPS, Chimaph, CIM, CINCH-RUB, Cocc, Crot, CUPR-ARS, GELS, Hydr, HYOS, Ichthy, Kali-j, Lach, Led, Lob-infl, Lupul, NUX-V, OP, Phos, Psor, QUERC, RAN-B, Stercul, Stram, Stroph, STRYCH-M, Sulf-ac, Sul, Syph, Tub, Zinc-m, Vgl. chronische Gastritis (Magen).*

erbliche Neigung	*Asar, Psor, Sul, Sul-ac, Syph, Tub.*
um Trunksucht zu überwinden	*Angel, Bufo, Cinch-rub, Querc, Stercul, Sulf-ac, Sulf.*

ATHETOSE	*Lathyr, Stry.*

BERI - BERI	*ELAT, Lathyr, Rhus-t.*

CHOREA - VEITSTANZ

allgemeine Mittel	*Absinth, AGAR, Agaricin, ARG-N, ARS, Art-v, Asaf, Aster, Avena, BELL, Bufo, CALC-C, Calc-p, CAUST, Cham, Chloral, Cic, CIM, CINA, Cocaine, COCC, Con, Croc, CUPR-AC, CUPR, Eup-ar, Ferr-cy, FERR-RED, HIPPOM, HYOS, IGN, JOD, Kali-br, Latrod, MAG-P, MYG, NAT-M, NUX-V, OP, Phos, Physost, Pictrox, Psor, Puls, SANTON, SCUTEL, Sep, Solan, SPIG, STRAM, STRYCH, Strych-p, Sulfon, Sulf, SUMB, Tanac, TAR-H, Thaps, Thuj, VER-V, VISCUM, Zinc-ars, Zinc-br, Zinc-cy, Zinc-m, Zinc-v.*

Chorea
Auftreten, Ursache

Anämie	*Ars, Cinch, FERR-RED, Hyos.*
Eruptionen, unterdrückte	*Zinc.*
Furcht	*Calc-c, Cim, Cupr, IGN, Laur, Nat-m, Stram, Tar-h, Zinc.*
Korybantismus, schlafloses Delirium	*Bell, Hyos, Stram.*
nervöse Störungen	*ASAF, Bell, CIM, COCC, Croc, Gels, Hyos, IGN, Kali-br, Op, Sticta, Stram.*
Onanie	*Agar, Calc-c, Cinch.*
Pubertätsalter	*Asaf, Caul, CIM, Ign, Puls.*
Reflex, Zahnen, Schwangerschaft	*Bell.*
Rheumatismus	*Caust, CIM, Spig.*
rhytmische Bewegungen	*Agar, Caust, Cham, Cim, Lyc, TAR-H.*
skrofulöse, tuberkulöse Ursachen	*Calc-c, CALC-P, Caust, JOD, Phos, Psor.*
Würmer	*Asaf, Calc-c, CINA, Santon, SPIG.*

Chorea
Modalitäten B.-

Musik, Anblick leuchtender Farben	*Tar-h.*
Schlaf	*AGAR, Cupr.*

Chorea
Modalitäten V.-

diagonal linker Arm, rechtes Bein	*Agar, Cim.*
diagonal rechter Arm, linkes Bein	*Tar-h.*
einseitig	*Calc-c.*
(im) Gesicht	*CAUST, Cic, Cupr, Hyos, MYG, Nat-m, Zinc.*
(nahendes) Gewitter	*AGAR.*
Kälte, Geräusch, Licht	*Ign.*
rechte Seite, Zunge betroffen, Staccato-Sprache	*Caust.*
(bei) Spasmen, partiell, ständig wechselnd	*Stram.*
Schlaf	*Tar-h, ZIZIA.*

EPILEPSIE
(Grandmal)

ABSINTH, Aeth, AGAR, Am-br, Amyl, ARG-N, ART-V, Ars, Aster, Atrop, Aur-br, Avena, BELL, Bor, BUFO, CALC-AR, CALC-C, Calc-p, Camph, Can-i, CAUST, Cic-mac, CIC, Cim, COCC, Con, Cupr-ac, CUPR-M, FERR-CY, Ferr-p, Gels, Glon, Hep, HYDROC-AC, HYOS, IGN, Illic, Indigo, Irid, KALI-B, Kali-cy, Kali-m, Kali-p, LACH, Mag-c, Mag-p, Meli, Methyl-bl, Nit-ac, NUX-V, OENANTHE, Op, Oestrus, Passifl, Phos, Picrot, Plb, Psor, SALAM, Santon, Sec, SIL, SOLAN-C, Spiraea, STRAM, Strych, Sulf, Sumb, Tar-h, Tub, Val, VERB, Viscum, Zinc-cy, Zinc-v, ZIZIA.

Epilepsie
Begleitsymptome, Ursache

Aura beginnt als Gefühl von einer Maus, an einem Glied hochlaufend, Hitze vom Magen her; Seh- oder Hörstörungen	*BELL, Calc-c, Sulf.*
Aura beginnt als schmerzhafte Stelle zwischen den Schultern ,oder Schwindel Hitzewellen v.Bauch z.Kopf	*Indigo.*
Aura beginnt im Gehirn, als Wellengefühl	*Cim.*
Aura beginnt in Knien, steigt auf zum Hypogastrium	*Cupr.*
Aura beginnt im linken Arm	*Sil.*
Aura beginnt in Magen oder Genitalien.	*Bufo.*
Aura beginnt in oberen oder unteren Gliedmaßen	*Lyc.*

Aura beginnt im Plexus solaris	*Bufo, Calc-c, Nux-v, Sil.*
Aura steigt nach unten	*Calc-c.*
Aura wird in Herzregion gefühlt	*Calc-ar.*
Aura nicht vorhanden	*Zinc-v.*
Aura nicht vorhanden; mehrere Anfälle in rascher Folge	*Art-v.*
bei(m) Bewußtsein,intaktem	*Ign.*
Schlafen	*Bufo, Cupr, Lach, OP, SIL.*
Vollmond, nächtlich	*Calc-c.*
Neumond, nächtlich	*Caust, Cupr, Kali-br, Sil.*

Epilepsie
Folgezustände:

"	Erschöpfungszustand (Prostration) danach	*Aeth, CHIN-A, CIC, Hydroc-ac, Sec, Sil, STRYCH, Sulf.*
"	Schluckauf	*Cic.*
"	tiefer Schlaf	*Aeth, Hyos, Kali-br, Lach, OP.*
"	Toben, automatische Handlungen	*Op.*
"	Tumor danach	*Arg-n, Cic.*
"	Übelkeit,Erbrechen	*Bell.*
"	Unruhe danach	*Cupr.*

in Folge verursacht durch:

"	Eifersucht	*Lach.*
"	Feuchtigkeitswirkung	*Cupr.*
"	Herzklappenfehler	*Calc-a.*
"	Hysterie	*Asaf, Cocc, Cupr, Hyos, IGN, Mosch, Oenanthe, SOLAN-C, Sumb. Tar-h, Zinc-v.*
"	Kaltwerden, nächtl., V.- rechts	*Caust.*
"	menstruelle Störungen	*Arg-n, Bufo, Caul, Caust, Ced, CIM, Cupr, Kali-br, MILLEF, Oenanthe, Puls, Solan-c.*
"	Schreck, emotionelle Ursachen	*ARG-N, Art-v, Bufo, Calc-c, Cham, Hyos, IGN, Sil, Stram.*
"	Schwangerschaft	*Oenanthe.*
"	sexuelle Störungen	*Art-v, BUFO, Calc-c, Plat, Stann, Sulf.*
"	Sklerose, Gehirntumoren	*Plb.*

Infolge, verursacht durch

"	Syphilis, tuberkulös	*Kali-br.*
"	unterdrückte Eruptionen	*Agar, Calc-c, Cupr-m, Psor, Sulf.*
"	Verletzung	*Con, Cupr-m, Meli, Nat-s.*
"	Vitaldrainage - Verlust von Lebenssäften; Onanie	*Lach.*
"	Würmer	*Cic, Cina, Indigo, Sant, Sil, Stann, Sulf, Teucr.*
Kinder (erkrankt an)		*AEth, Art-v, BELL, Bufo, Calc-c, Cham, Cupr, Ign, Sil, Sulf.*
mit:	folgender Lähmung	*CAUST, Plb, Sec.*
"	rotem Gesicht, eingekniffenen Daumen, Kieferstarre, Schaum vorm Mund, Augen nach unten gedreht, Pupillen starr, erweitert, Puls klein, rasch, hart	*AEth.*
"	Schwellung des Magens, Schreien, Bewußtlosigkeit, Trismus, verdrehten Gliedern; häufig nachts; Tendenz zur Wiederkehr	*Cic.*
"	Schwindel (epileptisch)	*Arg-n, Bell, Calc-c, Caust, Cocc, Cupr, Hydroc-ac, Nit-ac, Op, Sil, Stram.*
neue Fälle		*BELL, Caust, Cupr, HYDROC-AC, IGN, Op, Plb, Stram.*
periodische Anfälle		*Ars, Cupr.*
Status epilepticus		*ACON, AEth, BELL, Cocc, OEnanthe, Plb, Zinc-m.*
wiederkehrend, mehrmals täglich		*Art-v, Cic.*

Epilepsie
Zustände, Anzeichen vorher:

"	Blähsucht im Magen	*ARG-N, Nux-v, Psor, Sulf.*
"	Bläschenausschlag	*Cic.*
"	Gedächtnisstörung	*Lach.*
"	Herzklopfen, Schwindel	*Lach.*
"	Kälte linksseitig	*Sil.*
"	plötzliches Schreien	*Cupr, Hydroc-ac.*
"	Pupillenerweiterung	*Arg-n.*

Reizbarkeit, zusammenhangloses Reden	*Bufo.*
Unwohlsein - Malaise	*Cic.*
Zittern, Zucken	*Absinth, Aster.*

EXOPHTHALMISCHER KROPF
(Basedowsche Krankheit) *Amyl, Antipyr, Ars, Ars-jod, Aur, BELL, Brom, CACT, Calc-c, Colch, Ephedra, Ferr-jod, FERR-M, Ferr-p, Fucus, GLON, JOD, LYCOP, Nat-m, PILOC, Pineal-gl-ext, Spart-s, Spong, THYR.*

GESICHTSZUCKEN
Tic convulsif *Arg-n, Hyos, Laur, Lyc, Sep, Tar-h, Zinc.*

KONVULSIONEN

allgemeine Mittel: *ABSINTH, Acon, AETH, Agar, Alum-sil, Antipyr, Arg-n, Ars, ART-V, Atrop, BELL, CAMPH, Cann-i, Canth, Carb-ac, Castor, CHAM, Chloroform, Cic-mac, CIC, Cim, CINA, COCC, CUPR-AC, CUPR-ARS, CUPR, Dulc, Euonym, Gels, GLON, Helleb, HYDROC-AC, Hyper, HYOS, IGN, Illic, Iris-fl, KALI-BR, LABURN, Laur, Lonic, Lyssin, MAG-P, Morph, Nat-s, Nux-v, OENANTHE, Op, Ox-ac, Passifl, Phos, Physost, Plat, Plb-chrom, Plb, SANTON, SIL, SOLAN-C, Solan-n, STRAM, Strych, Sulf, Upas-art, UPAS-T, Ver-a, Ver-v, Verbena, ZINC, Zinc-ox, Zinc-s.*

Konvulsionen
Art, Typ, Ursache

Ärger beeinträchtigt Muttermilch	*Cham, Nux-v.*
apoplektisch; bei Trinkern; zu Blutungen neigende, zusammengebrochene Konstitutionen	*Crot.*
Endstadium	*Op, Plb, Zinc-m.*
Exantheme	*Acon, BELL, Glon, Thea, Ver-v.*
Exantheme, unterdrückte	*Apis, Ars, CUPR-M, Op, Stram, Zinc-m, Zinc-s.*
Furcht	*Acon, Cupr-m, Hyos, IGN, Op, Stram.*
Furcht, Ärger oder emotionelle Störung bei nervösen, plethorischen Personen	*Kali-br.*
Fußschweiß, unterdrückt	*Sil.*
hypochondrisch	*Mosch, Stann.*
hysterisch	*Absinth, Asaf, Asar, Castor, Caul, Cim, Cocc, GELS, Hydroc-ac, HYOS, IGN, Kali-p, Mosch, Nux-m, Plat, Stann, Tar-h.*
Impfung	*Sil, Thuj.*

isolierte Muskelgruppen	*Acon, CIC, Cina, Cupr, Ign, Nux-v, STRAM, STRYCH.*
Karpopedalspasmen	*Cupr-ac, Ign.*
kataleptisch	*Cic, MOSCH.*
Keuchhusten	*Cupr-m, Kali-br.*
Kinder, Kleinkinder, aus Reflexursachen, Zahnen	*Absinth, Acon, AETH, Art-v, BELL, Calc-c, CAMPH-MONOBR, Caust, CHAM, Chloral, CIC, CINA, Cocc, Cupr, Cyprip, Glon, Helleb, Hydroc-ac, HYOS, IGN, KALI-BR, Kreos, Laur, Mag-p, Meli, Mosch, Nux-v, OENANTHE, Op, SANTON, Scutel, Stann, STRAM, ZINC, Zinc-s. Vgl. Würmer.*
klonisch	*Antipyr, Apis, Bell, Camph, Carb-ac, Cina, CUPR-M, Gels, Hyos, Ign, NICOT, Plb-m, Upas-art.*
Kummer oder andere Emotionen	*Ign.*
Lichtreflex von Wasser, Spiegel	*Bell, Lyssin, STRAM.*
Mahlzeiten, danach Erbrechen, Schreien, Spasmen	*Hyos.*
Menses unterdrückt	*Gels, Millef. Vgl. Weibl. Genitale.*
„Metastasen", von anderen Organen	*Apis, Cupr, Zinc-m.*
Prodromi	*Acon, Bell, Cham, Ip, Op.*
Schlafmangel	*Cocc.*
Schreien; Annäherung Fremder	*Op.*
spinalen Ursprungs	*Acon, CIC, Cim, Hydroc-ac, HYPER, Ign, Nux-v, OEnanthe, Physost.*
tonisch; Opisthotonus	*Apis, CIC, Cina, Cupr-ac, Cupr, HYDROC-AC, IGN, Ip, Mag-p, Mosch, Nicot, NUX-V, Physost, Plat, Plb, Solan-c, Solan-n, Stram, STRYCH, UPAS, Ver-v.*
urämisch	*CARB-AC, Cic, CUPR-AR, Glon, Helleb, HYDROC-AC, Kali-br, Merc-c, OEnanthe, OP, Plb, Piloc, Urt. Vgl. Harnsystem.*
Uteruserkrankung	*Cim.*
Verletzung	*Cic, Hyper.*
Wehen	*Acon, Bell, Cic, Cupr-m, Glon, Hyos, Ign, Kali-br, OEnanthe, Stram. Ver-v. Vgl. Weibl. Genitale.*
Würmer	*Cic, CINA, HYOS, INDIGO, Kali-br, Sabad, SANTON, Spig, Tanac.*
Zerebralsklerose oder -Tumor	*Plb-m.*

Konvulsionen
Begleitsymptome

Augen halb offen, nach oben gewandt; Atmung tief, röchelnd	*Op.*
Augen nach unten gewandt	*AEth.*

beginnend in Fingern, Zehen, überall hin ausstrahlend	*Cupr-m.*
beginnend im Gesicht; einseitig; flache Atmung	*Cina.*
Bewußtsein dabei	*Cina, Nux-v, Plat, STRAM, STRYCH.*
Bewußtsein verloren	*Bell, Calc-c, CIC, Cupr-ac, Cupr-ar, CUPR-M, Glon, Hydroc-ac, HYOS, MOSCH, OEnanthe, OP, Stram.*
Blase, Brust, Gedärme, quergestreifte Muskeln hauptsächlich betroffen; Schläfrigkeit, starre Gliedmaßen; plötzliches Einsetzen, Kopf heiß, Füße kalt	*Bell.*
choreatisch, veitstanzartig	*Sticta.*
danach Kollaps	*Nicot.*
danach Lähmung, Parese	*Acon, ELAPS, Lonic, Plb.*
danach tiefer Schlaf	*Cupr-ac, OP, Zinc-m.*
danach Unruhe	*Cupr-m.*
heftiges) Erbrechen	*AEth, Upas.*
Extremitäten kalt	*Bell, Helleb, Hydroc-ac, NICOT, OEnanthe.*
Fieber; Haut heiß, trocken; Kind ärgerlich, schreit, nagt an seinen Fäusten; Zucken einzelner Muskeln	*Acon.*
Fieberlosigkeit	*Ign, MAG-P, ZINC-M.*
Gesicht blaß, Rollen der Augen; Knirschen der Zähne	*ZINC-M.*
keine zerebrale Kongestion	*Ign.*
krampfartiges Schlagen der Glieder u. des Kopfes	*Bufo, Cham, CIC, Hyos.*
schreckliche Schmerzen	*Plb-chrom.*
schrille Schreie vorher u. dabei	*APIS, Cina, Cupr-m, HELLEB, Op.*
Tremor, Stimmritzenkrampf; Fieberparoxysmen	*Ign.*
V.- durch Berührung, Bewegung, Geräusch	*Cic, Ign, Lyssin, Nux-v, Stram, Strych.*
vorangegangen: Magen-Darm-Symptome	*AEth, Cupr-ar.*
vorangegangen: Unruhe	*Arg-n, Hyos.*
Waden; eingekniffene Daumen; Zyanose	*Cupr-m.*
Zucken des ganzen Körpers	*Cic, Hyos.*

Zucken einzelner Muskeln oder -gruppen, besonders der oberen Körperhälfte	*Stram.*
Zucken, Krämpfe, gastrointestinale Symptome	*Nux-v.*
Zucken V.- Oberkörper, anhaltend nach Entbindung	*Cic.*
Zyanose	*Cupr-ac, Hydroc-ac.*

MANGELHAFTE REAKTION — *Ambra, Am-c, Calc-c, Camph, Caps, CARBO-V, Carbon-s, Caust, Cic, Cupr-m, Helleb, Iod, LAUR, Nat-ars, Nat-s, OP, PSOR, Radium, SULF, TUB, Val, X-ray, ZINC-M.*

MORPHINISMUS MORPHIUMSUCHT — *Apomorph, AVENA, Can-ind, Cim, Ip, Lob-infl, MACROT, Nat-p, Passifl.*

MORVANSCHES SYNDROM SYRINGOMYELIE — *Aur, AUR-MUR, Bar-mur, Lach, SEC, Sil, Thuj.*

NERVÖSE AFFEKTIONEN

extreme Empfindlichkeit der Sinne	*Cupr.*
Mädchen in der Pubertät	*Caul, CIM.*
Nikotingenuß, Personen mit sitzender Lebensweise, Dyspepsie, Trigeminusneuralgie rechts	*Sep.*
Onanisten	*GELS, Kali-p.*
unterdrückte Absonderungen bei Psorikern	*Asaf, Merc-s.*
Würmer	*CINA, Psor, Sabad.*
Zigarrenmacher	*Gels.*

NERVEN - NEURITIS (Entzündung) — *ACON, AEsc, Ananth, Arg-n, ARN, ARS, BELL, Bellis, Benzin-din, Berb-v, CARBON-S, Caust, CED, CEPA, Cim, Con, Ferr-p, GELS, HYPER, Merc, Nux-v, Pareira, Phos-ac, Phos, PLB, Plb-phos, Rhus-t, Sang, STANN, Stront-c, Strych, THALL, Urt, Zinc-p.*

Nerven - Neuritis Typ

alkoholisch	*Nux-v, Strych.*
diphtherisch	*Gels.*

multiple Neuritiden	*Bov, Con, Morph, Thallium.*
(durch) Nervenverletzungen	*Bellis, Cepa, HYPER, Phos-ac.*
Nervus anterior cruris	*Pareira.*
Nervus circumflexus	*Sang.*
Nervus ischiadicus minor	*AEsc.*
(der) oberen Dorsalwurzeln	*Ananth.*
Plexus lumbosakralis	*Berb-v.*
retrobulbäre mit plötzlichem Sehverlust	*Chin-s.*
traumatisch	*Arn, Calend, CEPA, HYPER*

NERVOSITÄT

allgemein	*Abies-n, Absinth, ACON, Alfal, AMBRA, Amyl, ANAC, Aquil, Arn, Ars, ASAF, ASAR, Avena, CAMPH-MON-OBR, CHAM, CIM, COCA, Cocaine, COFF, Cupr, Cyprip, Eup-ar, GELS, Glycerin, Gossyp, Hedeoma, HYOS, IGN, Indol, KALI-BR, Kali-c, KALI-P, MAG-P, Niccol, Nux-m, NUX-V, Oophor, Op, PHOS, Puls, Santon, Senec, Sil, STRAM, STRYCH, Thea, THER, TRIOST, VAL, Val-am, Xanth, ZINC-M. Vgl. Stimmungen (Geist, Gemüt).*
Hypersensibilität - Überempfindlichkeit	*ACON, Ambra, Am-val, Angust, Ant-c, APIS, Aquil, ASAF, ASAR, Arn, Atrop, Aur, BELL, BOR, Bry, Calad, Calc-sil, Camph, Can-ind, Canth, CHAM, Chin-mur, Chrysanth, CIM, CINCH, COCC, COFF, COLCH, Con, Cupr, Ferr-m, Glon, HEP, Hyper, IGN, Justicia, Kali-br, Kali-c, Kali-p, Lac-c, LACH, Lyssin, Mag-p, Med, Morph, Nit-ac, Nux-m, NUX-V, Op, PHOS, Phos-hydr, Plat, Puls, Sep, SIL, Spig, Stann, STAPH, STRYCH, SULF, TAR-H, Teucr, THER, TUB, Zinc-m.*
Hypersensibilität - Überempfindlichkeit gegen kalte Luft, Luftzug	*Acetan, ACON, Agar, Allium-s, Ambra, Am-c, Anac, Ant-c, Bac, Bad, BAR-C, Bell, Bor, CALC-C, CALC-SIL, Calend, Camph, CAPS, Carbo-v, Caust, Cham, CINCH, CISTUS, Con, Cupr-m, GRAPH, Ham, HEP, KALI-C, Kali-m, Mag-m, MERC, MEZ, Nat-c, NAT-M, Nit-ac, Nit-sp-d, NUX-V, Physost, PSOR, Ran-b, Rhus-t, RUMEX, Selen, Sep, SIL, Strych, Sulf, TUB.*
Hypersensibilität gegen den geringsten Schmerz	*ACON, ARN, Aur-m, Aur-mur, Cact, CHAM, CINCH, COFF, COLCH, HEP, Hyper, IGN, Kali-p, Latrod, Mag-p, Med, Meli, Mez, MORPH, Mosch, Nit-ac, Nux-m, NUX-V, Phos, Ran-s, Val, Zinc-v.*
Zittrigkeit, Schwäche	*Abies-c, Ant-t, Aquil, ARG-N, Arn, Ars, Asar, CAUL, CAUST, CIM, CINCH, Cocc, GELS, HYOS, Lach, Latrod, MED, MOSCH, Murex, Nux-m, NUX-V, Puls, Raph, Sep, Strych, SULF-AC, Tar-h, Val, ZINC-M.*

NEURALGIE

allgemeine Mittel	*Acetan, ACONITIN, ACON, Agar, Am-picr, Am-val, Amyl, Aran, ARG-N, ARN, ARS, Atrop, BELL, BRY, Cajup, CAN-IND, Caust, Cepa, CHAM, CHEL, CHIN-ARS, CHIN-S, CED, CIM, CINCH.*

allgemeine Mittel Forts.	*COFF, COL, Commocl, Con, Cornu-fl, Diosc, GELS, Glon, GNAPH, Hyper, IGN, Ipec, Kali-ars, KALI-BICH, Kali-ferrocy, Kali-jod, KAL, Lach, Mag-c, MAG-P, Menyanth, MEZ, MORPH, Nat-m, Niccol-s, Nux-v, Onosm, Ox-ac, Paris, PHOS, PHYT, Plant, Plat, Prun-sp, PULS, RAN-B, RHOD, Sil, SPIG, STANN, Staph, SULF, Sumb, Thea, Ther, Thuj, Tub, Val, VER-A, VERBASC, Xanth, Zinc-p, ZINC-V.*

Neuralgie
Art, Typ, Ursache

Anämie	*ARS, Cinch, FERR, Kali-ferrocy, Puls.*
chronische Fälle, 2. Lebenshälfte	*ARN, Kreos, PHOS, Sulf, Thuj.*
klimakterisch	*Lach.*
Gicht, Rheumatismus	*Cim, COLCH, Col, Kal, Phyt, Ran-b, RHOD, Rhus-t, Sulf.*
idiopathische Fälle	*Acon, Ars.*
Influenza, Schwäche	*Ars.*
Malaria	*Aran, ARS, CED, CHIN-S, Cinch, Menyanth, Nat-m, NICCOL-S, Stann, Sulf.*
neue Fälle, bei jungen Leuten auftretend	*ACON, BELL, Col, GELS, Kal, Spig.*
Syphilis	*KALI-JOD, Mez, Phyt.*
traumatisch, bei amputierten Gliedern	*Am-m, Arn, CEPA, HYPER, Kal, PHOS-AC, Symphyt.*
Zoster, nach Gürtelrose	*MEZ, Morph.*

Neuralgie
Lokalisation

infra-orbital	*ARG-N, Bell, Mag-p, Mez, Nux-v, Phos. Vgl. Trigeminus.*
interkostal	*Acon, Aran, ARN, ARS, Ars-jod, ASCLEP-T, Aster, Bell, Brom, BRY, CHEL, CIM, Gaulth, Mag-p, Menthol, MEZ, Morph, Nux-v, Paris, Phos, Puls, RAN-B, Rhod, Samb, Zinc-m.*
lumbal-abdominal	*Aran, Bell, Clem, Col, Cupr-ars, Ham, Mag-p, Nux-v.*
Nervus anterior cruris	*Am-m, Coff, COL, Gels, GNAPH, LIMUL, Nat-ars, OEnanthe, Solan-lyc, Spig, STAPH, Sulf, XANTH.*
phrenisch, Zwerchfell betr.	*Bell.*
Plexus brachialis, zervikobrachial	*ACON-F, BRY, Cepa, Cham, Coccus, Corn-fl, Hyper, KAL, MERC, NUX-V, Paris, RHUS-T, SULF, Tereb, VER-A.*
zerviko-okzipital	*Bell, Bry, Chin-s, Cinch, Nux-v, Puls, Zinc-p.*
ziliar	*CIM, Gels, Mez, Nat-m, SPIG. Vgl. Ziliarneuralgie (Auge).*

Neuralgie - Ischias

allgemeine Mittel	*Acetan, ACON, AM-M, Apoc, Arn, ARS, Ars-met, Ars-s-r, BELL, Bry, Caps, Carbon-oxy, Carbon-s, CHAM, Cinch, COL, Cotyled, Diosc, Gaulth, Gels, GINS, GNAPH, Hymosa, Hyper, IGN, INDIGO, IRIS, Kali-c, KALI-JOD, Kali-p, Lac-c, Lyc, Mag-p, Nat-s, Nyctanth, Nux-v, Pall, PHYT, PLB, Polyg, Ran-b, RHUS-T, RUTA, Sal-ac, Sep, Staph, Strych, SULF, Sulf-rub, Syph, Tellur, Tereb, Theine, Thuj, Val, Ver-a, VISCUM, Xanth, Zinc-v.*
akute Fälle	*ACON, Bry, Cham, COL, Ign.*
chronische Fälle	*ARS, Calc-c, Kali-jod, Lyc, Phos, PLB, Ran-b, RHUS-T, Sulf, Zinc-m.*
Ischias, rheumatisch	*Acon, Bry, CIM, Guaiac, Hymosa, Led, RHUS-T.*
Ischias im Sommer, kruppöser Husten im Winter	*Staph.*
suborbital	*Caust, Colch, Con, Kali-c, Phos. Vgl. Trigeminus.*
supra-orbital	*Arg-n, Asaf, CED, Chel, CHIN-S, Cim, KALI-BICH, Mag-p, Morph, NUX-V, Ran-b, SPIG, Stann, Theine, Tongo, Viola-od. Vgl. Trigeminusneuralgie (Gesicht).*
(vom) Samenstrang (her)	*CLEM, Col, Ham, OL-AN, Ox-ac, Rhod, Spong. Vgl. Männl. Genitale.*
syphilitisch	*KALI-JOD, Merc-c, Phyt.*
Trigeminus	*ACON, Amyl, ARAN, ARG-N, ARS, Arundo, BELL, Cact, Ced, Cepa, CHAM, CHEL, CIM, Cinch, Colch, Col, Ferr, GELS, Glon, KAL, Mag-p, Merc, MEZ, Nat-s, NUX-V, Phos, Puls, Rhus-t, Sabal, Sang, SPIG, Stann, Thuj, Tongo, Ver-a, VERBASC, Zinc-m, ZINC-V. Vgl. Trigeminusneuralgie (Gesicht).*
ulnar	*Hyper, Kali, Lycopers, Oxytr, Rhus-t.*
(durch) Uterusbeschwerden	*Bell, Ferr, Graph, Merc, PULS, Sep, Sulf.*
vertebralen Ursprungs	*Lac-c, Nat-m, Phos, Sil, Sulf, Tellur.*
Wirbelsäule	*Paris. Vgl. Wirbelsäule.*
Zähne	*Kreos, Merc, Mez, Plant, Staph, Verbasc. Vgl. Odontalgie (Zähne).*

Neuralgie - Ischias
Art, Typ des Schmerzes

brennend	*Acon, Anthrac, Apis, ARS, Caps, Cepa, Sal-ac, Spig.*
Einsetzen allmählich, Aufhören allmählich	*Arg-n, Plat, STANN, Sulf, Ver-a.*
Einsetzen plötzlich, Aufhören plötzlich	*BELL, Carb-ac, Chrom-ac, Col, Kali-bich, MAG-P, Ovig-p, Oxytr.*
heftig, machen ihn verrückt	*ACON, Arg-n, Ars, BELL, CHAM, Carb-ac, Cinch, Coff, Colch, COL, Kreos, MAG-P, Morph, Nux-v, Ox-ac, SPIG, Ver-a.*
intermittierend	*ARS, Chin-s, CINCH, COL, Cupr-m, IGN, Mag-p, Nux-v, SPIG, Sulf. Vgl. periodisch.*
krampfartig, einschnürend	*Am-m, CACT, Caul, Cim, COL, Con, Cupr-m, Gnaph, Iris, MAG-P, Nux-v, PLAT, Plb, Stann, Sulf, Thuj, VERBASC.*

lanzinierend, wie elektrischer Schock	*Acon, BELL, Cact, Caust, Cim, Col, Daphne, Gels, Mag-c, MAG-P, NUX-V, Phyt, Plb, STRYCH, Sulf-ac, Ver-a, VERBASC, Xanth, Zinc-p.*
lokalisiert an umschriebenen Stellen	*Ign, Kali-bich, Lil-t, Ox-ac.*
periodisch	*ARAN, ARS, CED, Chin-s, Chrom-ac, Kali-bich, NICCOL-S, Nux-v, Ox-ac, Parth, Sal-ac, SPIG, Sulf, Toxicophis, VERBASC.*
pflockartig	*Anac.*
Prellungs-	*Apis, Arn, Bellis, Corn-fl, Phyt, Ruta.*
reißend, hin- u. herziehend, stechend, schießend	*AEsc, Arg-n, ARS, BELL, Bry, Caust, CHAM, Cinch, COL, Diosc, Gels, Gnaph, Ign, Kal, MAG-P, Mez, Nux-v, Paraf, Phos, Phyt, Puls, Rhus-t, Ruta, Sang, SPIG, Tereb.*
reißend, schießend an Bahnen großer Nerven entlang	*Gels.*
reißend, schießend in Brust u. Rumpf	*Corn-fl.*
reißend, schießend in die Extremitäten	*Col, Gnaph, Graph, Kal, Pall.*
reißend, schießend in Gesicht, Schulter, Becken	*Arundo.*
reißend, schießend nach oben	*Kal.*
reißend, schießend, stechend wie Kettenblitz, schließlich scharfer, zangengleicher Griff	*Cact.*
splitterartig	*Ign, Rhus-t.*
ziehend	*CHAM, Cinch, Col, Phos-ac, Phos, PULS, Spig, STANN, Sul, Verbasc.* Vgl. *Reißend.*

Neuralgie - Ischias Begleitsymptome

Anaesthesie	*ACON, Ars, Kal.*
Angst, Unruhe	*Acon, Ars.*
Arme kalt, geschwollen, gelähmt	*Ver-a.*
Aufstoßen, Magenbeschwerden	*Ver-a, Verbasc.*
beginnend mit pneumogastrischen Nervenbeschwerden	*Arn.*
Gesicht blaß, Unruhe, Schweiß	*Spig.*
Gesicht rot	*Acon, BELL, Cham, Verbasc.*
Haut, Gefühl des Kneifens	*Sulf-ac.*
Herzbeklemmung	*Spig.*

Hitze des einen Teiles, Kälte des anderen	*Pimenta.*
Hyperästhesie, Überempfindlichkeit	*BELL, Coff, Ign, Kali-jod, Tereb.*
Kälte	*Agar, Ars, MENYANTH, Mez, Nat-m, Nux-v, Plat, Puls, RHUS-T, Sep, Spig, Ver-a.*
kongestive Symptome	*Acon, Bell, Gels.*
Manie nachher	*Cim.*
Muskel-Kontraktion, spastische	*Am-m, BELL, Gels, Mag-p, NUX-V, Plat, Pumb-m, Zinc-m.*
nervöse Erregung	*ACON, Am-val, Ars, CHAM, COFF, Gels, MAG-P, Spig.*
plötzliche Ohnmacht	*Cham, Hep, Morph.*
Schwäche	*ARS, Cinch, Colch, Gels, Kal, VER-A.*
Speichelfluß, steifer Nacken	*Mez.*
Taubheit	*ACON, Agar, Caust, CHAM, Col, Glon, GNAPH, Graph, KAL, Lac-c, Led, Lith-c, Merc, Mez, PLAT, RHUS-T, Sep, Spig.*
Torpor, Betäubung	*Plat.*
Tränenfluß	*Chel, Mez, PULS, Rhus-t.*
wechselnd mit Schmerz woanders; nicht tief-eingewurzelte Fälle	*Ign.*

Neuralgie - Ischias
Modalitäten - Besserung

Augenschließen	*Bry.*
Bewegung, Gehen	*Am-m, ARS, DIOSC, IGN, Kali-bich, Kali-jod, Mag-c, Ox-ac, PULS, RHUS-T, Sep, Sulf, Val.*
Druck	*Ars, Bell, BRY, Coff, COL, MAG-P, Menyanth, MEZ, Nux-v, Plb, Spig.*
Kälte	*Ars, Puls.*
Niederknien, Kopf fest gegen den Boden Pressen	*Sang.*
Oberschenkel an den Bauch Pressen	*Gnaph.*
Reiben	*Acon.*
Rückwärtsbiegen	*Diosc.*
Ruhe, Stilliegen	*Am-m, Bry, Diosc, Kreos, MAG-P, Nux-v.*
Sitzen	*Bell, Gnaph.*
Tagesanbruch	*Syph.*
Vorbeugen	*Cal.*
Wärme	*ARS, Bell, Col, MAG-P, Morph, Nux-v, Phos, Rhus-t.*

Neuralgie - Ischias
Modalitäten - Verschlimmerung

Anstrengung, geistige	*Kal.*
Berührung	*Ars, BELL, Bry, CINCH, Col, LACH, Mag-p, Mez, NUX-V, Plb, SPIG.*
Berührung oder Zusammenbeißen der Zähne	*Verbasc.*
Bewegung	*Acon, Ars, Bell, BRY, Cinch, Coff, Colch, Col, Gnaph, Nux-v, Phyt, Ran-b, SPIG, VERBASC.*
Bücken oder Strecken der Glieder nach vorangehender Anstrengung	*Spig.*
Druck	*Ars, Gels, Plb, Verbasc, Zinc-m.*
Kälte	*ARS, Bell, Caps, Cinch, Col, Kali-bich, MAG-P, Rhus-t, Ruta.*
Liegen auf der befallenen Seite	*Col, Kali-jod.*
linke Seite	*Acon, ARS, Caust, Ced, Colch, COL, Iris, Kali-bich, Mag-c, MEZ, Morph, Nux-v, Rhus-t, SPIG, Sumb.*
Mitternacht	*Ars, Bell, Mez, Sulf.*
morgens	*Acon, Chin-s, Nux-v.*
9.00 - 16.00	*Verbasc.*
12.00 - 13.00	*Nat-m, Sul.*
nachts	*Acon, ARS, Bell, CHAM, Cim, Coff, Ginseng, Ign, KALI-JOD, MAG-P, MERC, Mez, Plat, Phyt, Puls, RHUS-T, Ruta, Sal-ac, SYPH. Tellur.*
Niederlegen	*Am-m, Gnaph.*
rechte Seite	*BELL, Chel, Diosc, Gnaph, KAL, LYC, MAG-P, Morph, Puls, Ran-b, Sulf-ac, Tellur.*
Ruhe, erster Bewegungsanfang	*Lac-c, Rhus-t.*
Ruhe, Sitzen	*Am-m, Ars, Mag-c, RHUS-T, VAL.*
Sprechen, Niesen, Temperaturwechsel	*Verbasc.*
Stehen, Fuß auf dem Boden ruhend	*Bell, VAL.*
Stoß, Erschütterung	*BELL, Caps, SPIG, TELLUR.*
Wärme	*Cham, Mez, Plb, PULS, Xanth.*
Zurückbiegen	*Caps.*

NEURASTHENIE
(Nervenschwäche)

allgemeine Mittel	*Agn, Alfal, ANAC, Anhal, ARG-N, Asaf, Asar, AVENA, CALC-C, CALC-P, Can-ind, CINCH, Cob, Coca, COCC, Cupr-m, Cur, FLUOR-AC, GELS, Glycerin, Graph, HELON, Hyper, Ign, KALI-HYPOPH, KALI-P, Lach, Lathyrus, LECITH, Lob-purp, Mosch, NAT-M, NUX-V, ONOSM, OX-AC, PHOS, Physost, PICR-AC, Pip-m, Plb, Puls, Sacchar-of, Sarcol-ac, SCUTEL, SIL, Stann, Staph, STRYCH-P, Tar-h, Tub, Turnera, Verbena, Xanth, ZINC-M, ZINC-P, ZINC-PICR. Vgl. Adynamie.*
durch anhaltenden, großen Kummer	*Ign.*
gastrische Form	*ANAC, Gent, Nux-v, Strych-p.*
hypochondrische Tendenz	*AUR, Coca, Con, Kali-br, Nat-m, Sul.*
(bei) Frauen	*Alet, Aloe, Ambra, Ars, Aur, Bellis, Calc-c, Cinch, COCC, EPIPH, Ferr, HELON, Hyos, IGN, Jod, Kali-p, LACH, Lyc, MAG-C, Mag-p, Phos-ac, PICR-AC, Puls, SEP, Sil, Sulf, Zinc-v.*
Schlaflosigkeit	*Ambra, Ars, Aur, CIM, Coff, Nux-v, Zinc-p. Vgl. Schlaf.*
sexuellen Ursprungs	*Agar, AGN, ANAC, Calad, CINCH, Coca, Gels, GRAPH, Lecith, Lyc, Nat-m, Nux-v, Onosm, PHOS-AC, PHOS, PICR-AC, Plat, SABAL, Selen, Sep, STAPH, Thymol, Turnera, Zinc-picr. Vgl. Weibl. Genitale.*
Zerebral-Symptome, unfähig, den Verstand zu gebrauchen	*ANAC, Aur, Calc-c, GELS, KALI-P, Nux-v, PHOS-AC, Phos, PICR-AC, Sil, Scutel. Vgl. Hirnmüdigkeit (Geist, Gemüt).*

NEUROSEN

(bei) Berufstätigen	*Gels.*
(bei) Kindern	*Passifl.*

PARALYSE - LÄHMUNG

allgemeine Mittel	*Absinth, ACON, Agar, Alum, Angust, Aragal, Arg-jod, ARG-N, Ars-jod, Asaf, Astrag, Aur, Bar-ac, Bar-c, Bar-m, BELL, Calc-caust, Calend, CANN-I, Carb-o, Carbon-s, CAUST, Chin-s, Cic, COCC, Colch, CON, CUPR, DULC, GELS, Graph, Grind, GUACO, Helo, Hydroc-ac, Hyos, HYPER, Ign, Iris, Kali-br, KALI-C, Kali-j, Kali-p, Lach, Latrod-has, Lol-tem, Merc-c, Nat-m, Nux-v, OLND, OP, OX-AC, Oxytr, PHOS, Physal, PHYSOST, Picr-ac, Plat, Plectranth, PLB-AC, PLB-J, PLB, RHUS-T, Stann, Staph, Sec, Strych-ferr-cit, Sulf, Tab, THALL, Ver-a, Xanth, Zinc-m, Zinc-p.*

Paralyse - Lähmung
Art, Typ

Paralysis agitans	*AGAR, Ars, AUR-S, Avena, Bufo, CAMPH-MONOBR, Can-i, Cocaine, Cocc, CON, DUB, Gels, Helod, HYOS, HYOSC-HYDROBR, Kali-br, Lathyr, Lolium, Mag-p, Mang-ac, Merc-s, MERC, Nicotine, Phos, Physos, PLB, Scutel, Tab, Tar-h, Zinc-cy, ZINC-PICR.*

allgemein bei Geistesgestörten	*Ant-c, Ars, Aur, Bell, CANN-I, Caust, Hyos, Kal-br, Kali-j, Merc-c, Nat-jod, Nux-v, Op, PHOS, Physost, Plb, Stram, Sulf, Ver-a.*
allmählich auftretend	*Caust.*
aufsteigende, spinale	*Alum, Bar-ac, CON, Gels, Lathyr, Led, OX-AC, PHOS, Picr-ac, Sec. Vgl. Wirbelsäule.*
bulbäre	*Guaco, Mang-ox, Plb-m.*

Paralyse, Lähmung Lokalisation

Arme u. Hände	*Cupr, Thyr.*
Augenmuskeln	*Caust, Con, GELS, Phos, Physost, Rhus-t.*
Blase	*Caust, Nux-v.*
Brust	*Gels.*
Füße nachts	*Cham.*
Gesicht, Fazialislähmung (Bellsche Lähmung)	*Acon, AM-PHOS, Bar-c, Bell, Caust, Cur, Gels, Graph, KALI-CHLOR, Nat-m, Rhus-t, Solan-ves, ZINC-PICR.*
Hals	*Cocc.*
Knöchel nachmittags	*Cham.*
motorische Nerven	*Cur, Cystisin, GELS, OX-AC, PHOS, PHYSOST, Xanth.*
Rachen, in den Stimmbändern	*Bell, Bothrops, Canth, CAUST, Cocaine, Cocc, GELS, Kali-p, Ox-ac, Plb.*
Schließmuskeln	*Ars, CAUST, Gels, Naja, Nux-v, Phos, Physost.*
sensorische Nerven	*COCAINE, Laburn, Plat.*
Unterarm, Fallhand	*Cur, Ferr-ac, Plb-ac, Plb-m, Ruta, Sil.*

Paralyse, Lähmung Hemiplegie	*Ambr, ARN, Ars, Aur-m, Bapt, Bar-c, BOTHROPS, Carb-s, CAUST, Chenop, COCC, Cur, Elaps, Hydroc-ac, Irid, LACH, NUX-V, OLND, Phos, Physost, Picr-ac, RHUS-T, SEC, Stann, Strych, Ver-v, Vipera, Xanth.*
Blei	*ALUMEN, Caust, Cupr, Kali-jod, Nux-v, Op, Plb, Sulf-ac.*
hysterische	*Acon, Arg-n, Asaf, Cocc, IGN, Phos, Tar-h.*
infantile (Poliomyelitis anterior)	*ACON, AEth, Bell, Calc-c, CAUST, Chrom-s, GELS, Lathyrus, Nux-v, Phos, Plb, Rhus-t, Sec, Sulf. Vgl. Wirbelsäule.*
Labio-glosso-pharyngeal	*Anac, Bar-c, BELL, Caust, Cocc, Con, Gels, Mang-binox, Nux-v, Olnd, PLB.*
Landrysche Paralyse	*Aconitin, Con, Lyssin.*
links	*Ambra, ARN, Bapt, Bell, Cocc, Cupr-ar, LACH, Lyc, Physost, Ver-v, Xanth.*
rechts	*Bell, CAUST, Chenop, Cur, Elaps, Irid.*

Paralyse, Lähmung
Paraplegie — *Acon, Alum, Anhal, ARG-N, Arn, Ars, BELL, Caul, CAUST, COCC, CUPR, Cur, Dulc, Formica, GELS, HYPER, Kali-j, KALI-TART, Kal, Lach, LATHYR, Latrod-has, Mang-ac, Merc-c, NUX-V, OX-AC, PHOS, Physost, Picr-ac, PLB-AC, RHUS-T, SEC, Strych, THALL, Thyr.*

hysterische — *COCC, Con, Cupr, IGN, Nux-v, Plb, Tar-h.*

spastische — *Gels, Hyper, LATHYR, Nux-v, Plectranth, Sec.*
Vgl. Sklerose (Wirbelsäule).

Paralyse, Lähmung
post-diphtheritisch — *ARG-N, Aur-mur, Avena, Botul, CAUST, COCC, Con, DIPH, GELS, Kali-j, LACH, Nat-m, Nux-v, Phos, Phyt, Plb-ac, Plb, Rhod, Rhus-t, Sec.*

pseudo-hypertrophisch — *Cur, PHOS, Thyr.*

rheumatisch — *CAUST, Dulc, Lathyr, Phos, RHUS-T, Sulf.*

spinalen Ursprungs — *Alum, Bell, Cann-i, CON, Irid, LATHYR, PHOS, Physost, Picr-ac, Plb, Xanth.*

PARESE — *Cocc, Con, IRID, Plectranth, Plb-jod, Sec, STRYCH.*
Vgl. Paralyse.

PETIT MAL — *ART-V, Bell, Caust, Phos, ZINC-CY.*

RÜCKENMARK

Anämie — *Agar, PLB, SEC, Strych-p, Tar-h.*

Brennen — *Agar, ALUM, Alum-sil, Ars, Bell, Gels, GUACO, Kali-c, Kali-ferrocy, Kali-p, Med, Nux-v, Phos-ac, PHOS, Physost, PICR-AC, Strych-p, Sulf, ZINC-M.*

Erschütterung — *ARN, Bellis, Cic, Con, HYPER, Physost.*

Kälte — *Cim, Strych.*

Kongestion, Blutandrang — *Absinth, ACON, AGAR, Arn, Bell, GELS, Hyper, NUX-V, Onosm, Oxytr, Phos, Physost, Sec, Sil, STRYCH, Tab, Ver-v.*

Rückenmark
Degeneration

Blutung dabei — *Acon, Arn, BELL, Lach, Nux-v, Sec.*

Erweichung - Sklerose etc. — *Alum, Alum-sil, Arg-n, Aur, AUR-MUR, Bar-mur, Carbon-s, Naja, Ox-ac, PHOS, Physost, Picr-ac, PLB-JOD, Plb-m, Zinc.*
Vgl. Motorische Ataxie.

Lateralsklerose — *ARG-N, Cupr, Hyper, Lathyrus, Plb.*

Multiple Sklerose	*ARG-N, ATROP, AUR, Bar-c, Bell, Calc, Caust, Chel, CROT, Gels, LATHYR, Lyc, NUX-V, Ox-ac, PHOS, PHYSOST, PLB, Sil, STRYCH, Sulf, Tar-h, Thuj.*

Rückenmark

Entzündung (Meningitis)	*Acon, BELL, BRY, Kali-jod, Merc, Nat-s, Ox-ac, Ver-v. Vgl. Myelitis.*
Entzünd. (Myelitis)	*ACON, Arg-n, ARN, ARS, BELL, Bellis, Bry, Chel, CIC, Con, Crot, Dulc, Gels, Hyos, Hyper, Kali-jod, Lach, LATHYR, MERC, Naja, Nat-s, NUX-V, OX-AC, PHOS, Physost, Picr-ac, PLB-M, Rhus-t, SEC, Stram, STRYCH, Ver-a, ZINC-P.*
chronische (Myelitis)	*ARS, CROT, Lathyr, OX-AC, PLB-M, Strych, Thallium.*
spastische Form	*Arg-n, Ars, Chel, Merc, Ver-a.*

Rückenmark
Hyperasthesie

Überempfindlichkeit	*Abrot, Acon, AGAR, Apis, Arg-n, ARS, BELL, Bry, CHIN-ARS, Chin-s, CIM, COCC, Crot, HEP, HYPER, LACH, LAC-C, Lob-infl, IGN, Med, Menisp, Nat-m, OX-AC, Phos-ac, PHOS, PHYSOST, Pod, Ran-b, Rhus-t, Sec, Senec-jac, SIL, STRYCH-P, Sulf, TAR-H, Tellur, THER, Viscum, ZINC-M.*
(durch) Gebrauch der Arme beim Nähen, Schreibmaschine-Schreiben, Klavier-Spielen	*Agar, CIM, Ran-b.*
Kreuzbein	*Lob-infl.*
sitzt seitswärts geneigt, um Druck auf Wirbelsäule zu vermeiden	*Chin-s, Ther, Zinc-m.*
spastischer Schmerz in Brust- u. Herzgegend durch Berührung	*Tar-h.*
V.- durch geringste Stöße oder Geräusche	*Ther.*
(zwischen den) Wirbeln	*Chin-s, Nat-m, Ther.*
zentro-dorsal	*Strych-p, Tellur.*

Rückenmark
Motorische Ataxie

allgemeine Mittel	*Agar, ALUMEN, Alum-chlor, ALUM, Am-m, Angust, Arag, ARG-N, ARS, Ars-br, ATROP, AUR-MUR, BELL, Can-ind, Carbon-s, Carbo-v, Caust, Chrom-s, Condur, CON, Cur, Dub, FERR-PICR, FLUOR-AC, Gels, Hyos, IGN, Kali-br, KALI-JOD, Lathyr, Lyc, MAG-P, Merc-c, Nat-jod, Nit-ac, NUX-V, Onosm, OX-AC, Pedic, PHOS, Phos-hydr, PHYSOST, Picr-ac, Picrot, PLB-M, PLB-PHOS, Rhus-t, Ruta, Sabad, SEC, SIL, Stram, STRYCH, Tar-h, Thall, Thiosin, ZINC-P, Zinc-s.*

Rückenmark
Motorische Ataxie
Begleitsymptome

Augensymptome	*Bell, Con, Ferr-picr, Phos. Vgl. Auge.*
Blasen- u. Aftersymptome	*Alum, Fluor-ac, Ign, Nux-v, Strych, Tar-h, Thiosin.*
Enuresis u. Harnsymptome	*Bell, Berb-v, Equis, Ferr-p. Vgl. Harnwege.*
Frühstadium	*Angust, Atrop, BELL, Con, Ign, Nux-v, Sec, Strych, Tar-h, Zinc-m, Zinc-s.*
fulgurierende, blitzartige Schmerzen	*ACETAN, AEsc, Agar, Alum, AM-M, Angust, Arg-n, ARS, Ars-jod, ATROP, Bar-m, BELL, Berb-v, Dig, FLUOR-AC, Guaiac, Hyos, Ign, KAL, Lyc, Merc-c, Nit-ac, Nux-m, NUX-V, PHOS, PHYSOST, Piloc, Plb-jod, Plb-m, Sabad, Sant, SEC, Sil, STRONT-C, Strych, Thall, Thiosin, Zinc-m, ZINC-P, ZINC-S.*
Magen-Symptome	*ARG-N, Bell, Carbo-v, Ign, Lyc, NUX-V, Thiosin.*
Muskelschwäche, Anästhesie von Haut- u. Muskelsensibilität	*Can-ind.*
sexuelle Erregung	*Kali-br, Picr-ac, Phos.*
syphilitische Fälle	*KALI-JOD, Merc-c, Nit-ac, Sec.*
Ulkus der Ferse	*Sil.*

Rückenmark	
Reizung	*AGAR, Ambra, ARG-N, Arn, Bell, BELLIS, Chin-ars, Chin-s, CIM, Cob, COCC, Cupr, Gels, Guaco, HYPER, IGN, Kali-c, Kali-p, Naja, NAT-M, NUX-V, Ox-ac, Phos, PHYSOST, PICR-AC, Plat, Puls, Ran-b, SEC, Sep, SIL, Staph, Strych-p, Sulf, TAR-H, TELLUR, Ther, Tub, ZINC-M, Zinc-v. Vgl. Hyperästhesie.*
durch sexuelle Exzesse	*Agar, Kali-p, Nat-m.*

SCHLAF -	
SCHLÄFRIGKEIT	*AEth, Am-c, Ant-c, ANT-T, APIS, Apoc, Arn, Aur, AUR-M, Bapt, Bar-m, Cann-i, CARB-O, Carb-s, Caust, CINCH, CLEM, Coca, Cocc, Cornus-fl, CYCL, Dub, Ferr-p, GELS, HELLEB, Helo, Hydroc-ac, Hyper, INDOL, Kali-br, Kali-c, Laburn, Lathyr, Linar, Lob-purp, LUPUL, MORPH, Naja, Nux-m, OP, Phos-ac, Phos, Pyr, Rhus-t, Rosmar, Sarcol-ac, SCROPHUL, Selen, Senec, Sulfon, Thea, Zinc-m.*
abends früh	*Calc-c, Mang-ac, NUX-V, Phos, Puls, Sep, SULF.*
abends beim Sitzen u. Lesen	*Nux-v.*
(aber) kann nicht schlafen	*Ambra, APIS, BELL, Cann-i, Caust, CHAM, Coca, Coff, Cupr, Ferr-m, GELS, Lach, Morph, OP, Sil, Stram.*
(nach) Mahlzeiten	*Bism, CINCH, Graph, Kali-c, LYC, Nux-m, Nux-v, Paul, PHOS, Puls, Scrophul. Vgl. Verdauungsstörung (Magen).*
tagsüber	*AGAR, Alum, AM-C, Anac, ANT-C, CALC-C, Calc-p, Cann-s, Carb-v, CINCH, Cinnab, COLCH, Euphras, Graph, Indol, Kali-c, Lupul, LYC, Mag-m, Merc-c, Merc, NAT-C, Nat-m, Nux-m, OP, PHOS, SEP, Sil, Spong, Staph, SULF, Tub.*

tagsüber, wach nach 12.00	*Abies-n, Cinnab, Colch, Graph, Lach, LYC, Merc, Phos-ac, Sil, Staph, Thea, Vgl. Schlaflosigkeit.*
zwischen 0.00 und 12.00	*Alum, Anac, AM-C, Bism, Carb-v, Nat-m, Nux-v, Petrol, Zinc-m.*

Schlaf - Alpdrücken *Acon, Am-c, Arn, AUR-BR, Bapt, CANN-I, Chloral, CINA, Cyprip, Daphne, KALI-BR, Kali-p, Op, NUX-V, Nit-ac, Paeonia, Pariet, Phos, Ptel, Scutel, Solan-n, Sulf.*

Schlaf - Lage im Bett

Bauchlage	*Acet-ac, Am-c.*
Lage mit gespreizten Beinen	*Cham, Plat.*
Lage mit gekreuzten Beinen	*Rhod.*
Lage mit einem hochgezogenen u. einem ausgestreckten Bein	*Stann.*
Lage auf Händen u.Knien	*Cina.*
Lage mit Händen über d.Kopf	*Ars, Nux-v, Plat, Puls, Sulf, Ver-a.*
Lage mit Händen unter d. Kopf	*Acon, Ars, Bell, Cinch, Col, Plat.*
muß Füße ständig bewegen oder damit zappeln	*Zinc-m.*
muß sich heftig strecken, stundenlang	*Amyl, Plb-m.*
muß in Knie-Brustlage liegen	*Med.*
Rückenlage	*Am-c, ARS, Cina*
Rückenlage, Oberschenkel zum Bauch hochgezogen, Hände überm Kopf, Neigung, untere Gliedmaßen aufzudecken	*Plat.*

Schlaf - Unruhe

Erstickungsgefühl, Atemnot, beim Einschlafen	*AM-C, Ars, CUR, Graph, GRIND, Kali-j, LACH, Lac-c, MERC-PR-RUB, Morph, Naja, Op, SAMB, SPONG, Stront-c, Sulf, Teucr.*
Gähnen, Gliederstrecken	*Acon, AGAR, AMYL, Ant-t, Arn, Asar, Calc-c, Carls, Castor, Cepa, CHEL, CINA, CINCH, Coca, Crot, Cupr-ac, Elat, Euphras, GELS, Hep, Hydroc-ac, IGN, Kali-c, Lyc, Mang, Morph, Nat-m, Nux-v, Plb, RHUS-T, Sec, SIL, SULF.*
Gefühl wie elektrische Schläge beim Einschlafen	*Ant-t, CUPR, Ign, Ipec.*
Haut trocken	*Thea.*
Herzklopfen	*Acon, Alum, Am-c, CACT, JOD, Lil-t, Lycop, Rhus-t, Sep.*

plötzlich hell-wach	*Sulf.*
rollt den Kopf	*Apis, BELL, Helleb, POD, Zinc-m.*
schlaflos abends, vor Mitternacht	*ARS, Lach, LIL-T, Nat-m, Nux-v, Phos-ac, Phos, PULS, RHUS-T, Selen, Thuj.*
schlaflos nach 2.00 - 3.00	*Ap-gr, Bapt, Bellis, Bry, CALC-C, Cinch, COFF, Gels, KALI-C, Kal, Nat-c, Nat-m, Nit-ac, NUX-V, SELEN, Sep.*
Schnarchen dabei	*Cinch, Laur, OP, Sil, Stram, Tub, Zinc-m.*
schrille Schreie, wacht erschreckt auf	*Ant-c, Ant-t, APIS, Aur, BELL, Bor, BRY, Cham, CIC, CINA, Cinch, Cupr-ac, Cyprip, Dig, HELLEB, HYOS, Ign, Jodof, Kali-br, Lyc, Nux-m, Phos, Psor, Puls, Spong, STRAM, Tub, ZINC-M.*
Schwitzen dabei	*Aeth, CALC-C, CHAM, CINCH, Op, Phos-ac, Psor, SIL, Ver-a, Vgl. Nachtschweiße*
sexuelle Gründe	*Cann-i, CANTH, KALI-BR, RAPH, Vgl. Genitalsystem.*
Singen beim Aufwachen	*Sulf.*
Singen dabei	*Bell, Croc, Phos-ac.*
soporöser, tiefer, schwerer Schlaf	*Am-c, Ant-c, APIS, Arn, Cinch, CUPR, HELLEB, Hyos, Kali-br, Lact-v, Laur, Lonic, Lupul, MORPH, Naja, Nux-m, OP, PHOS-AC, Piscidia, Pod, Rhus-t, Sec, STRAM, Sulf.*
spastische Symptome dabei (Zucken, Hochfahren)	*ACON, AETH, AGAR, Ambr, Ant-c, APIS, Ars, BELL, Bor, Brom, Bry, Calc-c, Carb-v, Castor, Caust, CHAM, CINA, Cinch, CUPR-AC, Daphne, Helleb, HYOS, IGN, Kali-c, LYC, Morph, Nit-ac, Nux-v, Passifl, Phos, Samb, Sil, STRAM, Sulf, Tar-h, Val, ZINC-M, Zizia.*
Sprechen dabei	*Bar-c, Bell, Bry, Carb-v, CINA, Graph, HELLEB, Hyos, Kali-c, Lyc, Sep, Sil, Sulf, Zinc-m.*
Tabakmißbrauch	*Gels.*
Teemißbrauch	*Camph-monobr, Cinch, NUX-V, Puls.*
Umhergehen dabei (Somnambulismus)	*Art-v, BRY, KALI-BR, Paeonia, SIL, Vgl. Geist, Gemüt*
unerquicklich, wacht zerschlagen auf	*Alum, ANT-C, Apium-gr, ARS, Brom, Bry, CINCH, Cob, CON, Dig, Ferr-m, Graph, HEP, LACH, Lil-t, LYC, Mag-c, Merc-c, Myr, Nux-v, Op, Phos, Ptel, PULS, Rhus-t, Sarcol-ac, Sep, SULF, Syph, Thuj, Thymol, Tub, Zinc-m.*
Unruhe im Schlaf	*ACON, AGAR, Alum, Ambr, Apis, Apoc, Arg-n, Arn, ARS, BAPT, BELL, Bry, Calc-c, CANN-I, Castor, Caust, CHAM, Cina, CIM, Cinch, Coca, Cocaine, COFF, Eup-perf, Gels, Glon, Graph, HYOS, IGN, JAL, Kali-br, Lac-d, Lyc, Menthol, Nit-ac, Nux-v, Passifl, Psor, Ptel, Puls, Radium, RHUS-T, Ruta, Santon, Sarcol-ac, SCUTEL, STRAM, Stront-c, Sulfon, SULF, Tar-h, Thea, Zinc-m.*
wacht häufig auf (kurzes Schläfchen)	*Bar-c, Calc-c, Dig, Ferr-m, IGN, Lyc, Nit-ac, Nux-v, PHOS, Plat, Sarcol-ac, SELEN, Sil, Stram, SULF.*
wirft Bettzeug ab	*Hep, Op, Sanic, SULF.*
zupft am Bettzeug dabei	*Op.*

Schlaf
Schlaflosigkeit

allgemeine Mittel	*ABSINTH, ACON, Agar, Alfal, Alum, Ambra, Am-c, ANAC, Ant-c, Apis, Apomorph, Aquil, Arn, Arg-n, ARS, Aur, AVENA, Bapt, BELL, But-ac, Cact, Caffeine, CALC-C, CAMPH, CAMPH-MONOBR, CANN-I, Caul, CHAM, Chin-s, Chloral, Chrysanth, CIM, CINCH, COCA, COCAINE, COCC, COFF, Col, CYPRIP, Daphne, Dipod, GELS, HYOS, HYOSC-HYDROBR, IGN, Jod, KALI-BR, Kali-p, Lecith, Lil-t, LUPUL, Lyssin, Mag-p, Merc, NUX-V, OP, PASSIFL. Phos, Picr-ac, PULS, Selen, SCUTEL, Stann, Staph, Sulfon, SULF, SUMB, Stram, Tela-ar, Thea, Val, Xanth, Yohimb, Zinc-p, Zinc-v.*

Schlaflosigkeit
Auftreten - Ursachen

Alkohol-, Drogensüchte	*Ars, Avena, Cann-i, CIM, GELS, HYOS, NUX-V, Op, Sec. Stram, SUMB.*
Angst, treibt ihn aus dem Bett, V.- nach Mitternacht	*Ars.*
Aortenerkrankung	*Crat.*
arterielle Pulsationen	*Acon, BELL, CACT, GLON, Sec, Selen, Sulf, Thea.*
Bett scheint zu hart, kann nicht darauf liegen	*Arn, Bry, PYR.*
Bett scheint zu heiß, unfähig, darauf zu liegen	*Op.*
Brustbeklemmung	*Physal.*
Delirium	*Acon, BELL, Cact, Calc-c, CANN-I, Gels, HYOS, Kali-br, Phos, STRAM, Ver-a, Vgl. Geist, Gemüt*
Entwöhnen des Kindes	*Bell.*
Festgelage, spätes Abendessen	*Puls.*
Kaffeemißbrauch	*Cham, NUX-V.*
Kälte der Knie	*Apis, CARB-V.*
Kälte des Körpers	*ACON, Ambr, Camph, CARB-V, Cistus, VER-A.*
Krämpfe	*Argen-mex, Col, Cupr.*
Menopause, Frauen mit Uterusprolaps oder Uterusreizung	*Senec.*
Mund- u. Halsschmerzen	*Arum, Merc.*
Schmerzen in den Beinen, doch kann sie nicht stillhalten	*Med.*
Schmerzen in den Knochen	*Daphne.*
Schmerzen in den Muskeln, zu sehr ermüdet,erschöpft	*Helon.*

Zahnen	*Bell, Bor, CHAM, Coff, Cyprip, Vgl. Zähne.*

Schlaf - Träume

ältere Leute	*ACON, Ars, Op, Passifl, PHOS.*
Ameisenlaufen in Waden u. Füßen	*Sulf.*
Ängste, leidet an geistiger u. körperlicher Erschöpfung beim Wachen	*Lach, Syph.*
Angstträume	*Abies-n, ACON, Ambr, Anac, APIS, ARG-N, Arn, ARS, BELL, BRY, Calc-c, Caust, Cann-i, Canth, CHAM, Cinch, Euphorb-dath, Ferr-p, Graph, Ign, Kali-c, Lyc, Nat-m, Nit-ac, Nux-v, Oxytr, Puls, RHUS-T, Sec, Sep, SIL, Staph, SULF, Zinc-m.*
Augen halb offen dabei	*Bell, CHAM, Hyos, Ip, OP, Pod, ZINC-M, Vgl. Augen.*
Bauchbeschwerden	*Ant-t, Cupr.*
Blutung	*Phos.*
chronische Nikotinsucht	*Plant.*
emotionelle Ursachen (Kummer, Sorge, Angst, Überregung, Nervosität)	*Absinth, ACON, ALFAL, AMBR, Am-val, Aur, Bry, CANN-I, Cham, Chin-a, Chloral, CIM, Coca, COFF, Col, GELS, HYOS, Hyosc-hydrobr, IGN, KALI-BR, Mosch, Nat-m, NUX-V, OP, Passifl, Phos-ac, Plat, Senec, SEP, STRAM, Sulf, Thea, Val, Zinc-v.*
Erschöpfung, Schwäche, Überanstrengung von Geist oder Körper	*ARN, ARS, Avena, Cann-i, Chin-s, Chloral, CIM, CINCH, Coca, COCC, COLCH, Dipod, GELS, Hyos, Kali-br, Nux-v, Passifl, Piscidia, PHOS.*
Feuer, Flammen, Blitze	*Bell, Euphras, Lach, Phos.*
Fliegen durch die Luft	*Apis, RHUS-GL, Sticta.*
Geschäftsangelegenheiten, die am Tage vergessen werden	*Selen.*
glückliche Träume	*Sulf.*
Hitze allgemein	*Acon, Arn, Bar-c, BELL, Bor, Caust, Cham, HEP, Kali-br, Mag-m, Meph, Op, SANIC, Sil, SULF.*
Hunger	*ABIES-N, Apium-gr, CINA, Ign, Lyc, PSOR, Sulf.*
Ideenreichtum, Gedankenfluß	*Acon, Apium-gr, Apis, Bry, Calc-c, CINCH, COCC, COFF, Gels, Hep, HYOS, Lyc, Meph, Nux-v, Puls, Sep, Ver-a, Yohimb.*
jede 2. Nacht	*Cinch, Lach.*
Jucken	*Acon, AGAR, Alum, Psor, Teucr, Sulf, Val.*
Jucken des Afters	*ALOE, Alum, Coff, Ign, INDIGO.*
Jucken des Skrotum	*Urt.*
Kinder	*ABSINTH, ACON, Ars, BELL, Calc-br, CHAM, CINA, CYPRIP, Hyos, Kali-br, PASSIFL, Phos, Puls, Sulf.*
körperliche Anstrengung, körperlich schwere Arbeit	*Apis, Ars, Bapt, BRY, Nat-m, Nux-v, Phos, RHUS-T, Selen, Staph.*

lacht dabei	*Alum, Caust, Hyos, Lyc.*
lebhaft	*Agar, Arg-n, Brom, CANN-I, Cenchris, Cham, Coff, Daphne, Diosc, Hydroc-ac, HYOS, Indol, Jod, Mang-ac, Nat-m, Petrol, Phos, Puls, Pyr, SULF, Tub, Ver-v, Vgl. Ängstlich*
lüstern, unzüchtig	*Ang-n, Ars, CANN-I, Canth, COB, DIOSC, Ham, HYOS, Ign, Nat-m, Nit-ac, Op, Phos-ac, PHOS, Sil, STAPH, Thuj, Ustil, Ver-v, Vgl. Pollutionen (Männl. Genitale).*
Mund offen	*Merc, Rhus-t, Samb.*
Nase verstopft, muß durch den Mund atmen	*Am-c, Lyc, Nux-v, Samb.*
phantastisch angenehm	*Op.*
Polyneuritis	*Con.*
Räuber	*Bell, Nat-m, Psor, Ver-a.*
Schmerzen	*Ars, Cann-i, CHAM, Col, Mag-m, Merc, Passifl, Puls, Sinap-n.*
schreckliche Träume	*Adon-v, ARG-N, AUR, Bapt, BELL, CACT, Calc-c, Cann-i, Castor, CHAM, CINCH, COLCH, Eupion, Graph, HYOS, Kali-br, Kali-c, LIL-T, Lyc, MERC-C, Nux-v, Op, Phos, Psor, Puls, Ran-sc, RHUS-T, Sec, Sep, Stram, SULF, Thea, ZINC-M.*
seltsame Bilder u. Gestalten	*Bell, Hyos.*
Stöhnen, Wimmern dabei	*Ant-t, Arn, Ars, Aur, BAPT, BELL, Carbo-v, CHAM, Cic, Cupr-ac, GELS, HELLEB, Hyos, Kali-br, Lach, Lyc, MUR-AC, Nat-m, Nit-ac, OP, POD, Puls, Rhus-t, Ver-a.*
Tiere, Schlangen	*Arg-n, Daphne, Lac-c, Op, Ran-sc.*
Tod oder Tote	*Arn, ARS, Calc-c, Cann-i, Crot-casc, Crot-h, Elaps, LACH, Nit-ac, Ran-sc.*
träumerisch	*Alum, Brom, Con, Hyos, Ign, Lyc, Nit-ac, Phos, Sep.*
träumt weiter nach offenbarem Wachsein	*Calc-c, Cinch, Nat-m.*
trunksüchtig	*Ars, Med, Nat-m, Phos.*
trockener Mund	*Apis, Calc-c, Caust, Lach, NUX-M, PARIS, Puls, Tar-h.*
überscharfe Sinne	*Asar, BELL, Calad, Calc-br, Cham, Cocc, COFF, Ign, Nux-v, OP, Tar-h, Val, Zinc-v.*
Unfälle, Fallen von einer Höhe	*Arn, Bell, Calc-c, DIG, Lyc, Nit-ac, Sil, Ver-a.*
Vergessenes	*Selen.*
verwirrt	*Alum, Cinch, Glon, Helleb, Hydroc-ac, Phos.*
Zähneknirschen	*BELL, Cic, CINA, Helleb, Kali-br, POD, SANTON, Spig, Zinc-m.*

SCHLAFKRANKHEIT	*Ars, Atoxyl.*
SCHMERZ IN DER WIRBELSÄULE	*Abrot, Acon, Adon-v, AGAR, ARG-N, Cact, Cim, Gels, HYPER, Lact-v, Lob-syph, Menisp, Niccol-s, OX-AC, Paraf, Physost, Strych, Sec, Tar-h, Ther, ZINC-M, Vgl. Rückenschmerz(Bewegungsapparat)*
SCHWÄCHE DER WIRBELSÄULE	*AESC, Alum-sil, Arg-n, Bar-c, CALC-P, Cocc, CON, Nat-m, Phos, Picr-ac, Selen, Sil, STRYCH, Zinc-picr, Vgl. Rücken (Bewegungsapparat).*
SEEKRANKHEIT (MAL DE MER)	*Amyl, APOMORPH, Aqua-mar, Arn, Cereum-ox, Chloral, COCC, Cucurb, Glon, Kali-br, Kali-p, Morph, Nicot, NUX-V, PETROL, STAPH, TAB, Thea, THER, Vgl Erbrechen (Magen).*
TETANIE	*Acon, Cocc, Graph, Lyc, Merc, Plb, Sec, SOLAN-N.*
TETANUS	*Aconitin, ACON, Amyl, ANGUST, Arn, Bell, Calend, Camph, Carbon-s, Chloral, CIC, COCC, Con, Cupr, CUR, GELS, HYDROC-AC, HYOS, HYPER, Ign, IPEC, Kali-br, Lach, Laur, Led, Lyssin, Mag-p, Morph, Mosch, Nicot, NUX-V, Oenanthe, OP, Ox-ac, PASSIFL, PHYSOST, Phyt, Plat, Scorpio, STRAM, STRYCH, Tab, Tereb, Thebain, UPAS, Ver-a, Zinc-m, Vgl. Trismus (Gesicht)*
TREMOR	
Zucken, Zittern	*ABSINTH, AGAR, Agaricin, Anac, ANT-T, Apis, ARG-N, Ars, Bell, Camph, Can-ind, CAUST, Cham, Cic, CIM, Cinch, COCC, Cod, Ferr-p, GELS, Hep, HYOS, HYOSC-HYDROBR, IGN, Jod, Kali-br, Kali-p, LACH, Latrod, Lith-chlor, Lyc, MED, MERC-S, Morph, Mosch, Nat-m, NUX-V, Op, Oxytr, PHOS-AC, PHOS, Physost, Plb, Rhus-t, Sabad, Scutel, Sil, STRAM, Sulf, Tar-h, Tub, Val, Veratrin, Ver-v, Viscum-alb, ZINC-M, Zinc-p.*
alkoholisch	*ANT-T, Cocaine, Cocc, NUX-V.*
multiple Sklerose	*Acet-ac, Ars, HYOS-HYDROBR.*
(durch) Rauchen	*Kali-c, Nit-ac, Sep.*
senil	*Avena, Can-ind, Cocaine, PHOS.*

ALLGEMEINE SYMPTOME UND KRANKHEITEN (GENERALITIES)

ABSZESS

akuter	*Acon, ANANTH, Anthrac, Apis, ARN, Ars, BELL, Calc-hypoph, Calc-s, Calend, CARB-AC, Chin-s, Cinch, Crot, Fluor-ac, HEP, Hippoz, LACH, Lapis-alb, Lyc, MERC-S, MYRIST-SEB, NIT-AC, Phos-ac, Phos, RHUS-T, SIL, Sil-mar, Syph, SUL, TAR-C, Vespa.*
chronischer	*Arn, Calc-c, CALC-FL, Calc-jod, Calc-p, Carbo-v, Cham, Cinch, Fluor-ac, Graph, Hep, JOD, Jodof, Kali-jod, Merc-j-r, MERC-S, Ol-j-as, Phos, SIL, Sul.*
(um) Eiterung zu beschleunigen	*Guaiac, HEP, Lach, MERC-S, Operc, Phos, Phyt, SIL.*
(an) Gelenken	*Calc-hypoph, Sil.*
(an) Knochen	*Asaf, AUR, Calc-fl, Calc-hypoph, Calc-p, Fluor-ac, Mang, PHOS, Puls, SIL, Symphyt.*
(zum) Kupieren	*Apis, Bell, Bry, HEP, MERC-S.*
(an) Muskeln (tiefgreifend)	*Calc-c.*
Psoas	*Sil, Symphyt.*

ADDISONSCHE KRANKHEIT

Bronzekrankheit	*ADREN, Ant-c, Apomorph, ARG-N, ARS, Ars-jod, Bac, Bell, Calc-ars, Calc-c, Hydroc-ac, JOD, Kreos, Nat-m, Nit-ac, Phos, Sec, SIL, Spig, Sulf, SUPRARENAL-EXT, Thuj, TUB, Vanad.*

AKROMEGALIE	*Pituit-ext, Thyr.*

ALTERSVERFALL	*AGN, ARG-N, Ars, BAR-C, Can-ind, CON, Fluor-ac, Jod, LYC, OOPHOR, Phos, Thiosin.*

ANÄMIE-CHLOROSE

allgemeine Mittel	*Acet-ac, ALET, Alum, ARG-N, ARG-OXY, Arn, ARS, Aur-ars, Bism, Calc-ars, CALC-C, Calc-lact, CALC-P, Calop, Carbo-v, Chin-ars, CHIN-S, Cic, CINCH, Con, Crat, Cupr-ars, CUPR-M, CYCL, Ferr-ac, FERR-ARS, Ferr-carb, Ferr-et-chin, Ferr-p, FERR-JOD, FERR-M, Ferr-mur, Ferr-oxy, FERR-RED, Gossyp, GRAPH, HELON, Hydr, Jod, IRID, Kali-bich, KALI-C, Kali-p, Lecith, LYC, MANG-AC, Merc-s, Nat-c, NAT-M, NIT-AC, Nux-v, Petrol, PHOS, Phyt, Picr-ac, Plat, PLB-AC, PULS, Rubia, Sacchar-of, SEC, Sep, Sil, STRYCH-ET-FERR-CIT, Sulf, Thyr, Vanad, Zinc-ars, Zinc-mur.*
Blutarmut, Chlorose, durch Blutungen	*ARG-OXY, Ars, Calc-c, Crot, Ign, Nat-br.*

(durch) Ernährungsstörungen	*Alet, Alum, CALC-P, Ferr, Helon, Nux-v.*
florider Typ; V.- im Winter	*Ferr-m.*
(durch) Herzkrankheit	*Ars, Crat, Stroph.*
(durch) Hypoxämie	*Picr-ac.*
(durch) Kummer	*Nat-m, Phos-ac.*
(durch) Malaria	*Alston, ARS, NAT-M, Ostrya, Robin.*
(durch) menstruelle Störungen	*Arg-oxy, Ars, CALC-C, Calc-p, Crat, CYCL, FERR, GRAPH, KALI-C, Mang-ac, NAT-M, PULS, Sep.*
perniziöse Anämie	*ARS, PHOS, Picr-ac, Thyr.*
(durch) Syphilis	*Calop.*
(durch) Verlust von Lebenssäften, erschöpfende Krankheit	*Acet-ac, Alston, CALC-P, Chin-s, CINCH, FERR, Helon, Kali-c, NAT-M, PHOS-AC, Phos.*

ASPHYXIE	*Am-c, ANT-T, HYDROC-AC, Sulf-hydr, Upas.*
Asphyxie Neugeborener	*ANT-T, Laur.*

BESCHWERDEN, LEIDEN, KRANKHEITEN
Abusus, Mißbrauch von:

Aconit	*Sulf.*
Alkohol	*AGAR, Apomorph, Ant, ARS, Asar, Aur, Calc-ars, Carbo-v, Carbon-s, Card-m, Coca, Cocc, Colch, Eup-perf, Hydr, Ipec, Lach, Led, LOB-INFL, Lyc, NUX-V, Querc, RAN-B, Strych, Sulf-ac, Sulf, VER-A, Vgl. Alkoholismus (Nervensystem).*
allgemeiner Drogenmißbrauch	*Aloe, NUX-V, Teucr.*
allgemein, pflanzliche Medikamente	*Camph, NUX-V.*
Arsen	*Carbo-v, Ferr, Hep, IPEC, Samb, Ver-a.*
Belladonna	*Hyos, Op.*
Blei(vergiftung)	*ALUM, Bell, Carbon-s, Caust, COL, Jod, Kali-br, KALI-JOD, Merc, Nux-v, OP, Petrol, Plat, Sulf-ac.*
Cantharis	*Apis, Camph.*
Chinin	*ARS, Bell, Col, Carbo-v, Eucal, Ferr, IPEC, Lach, Menyanth, NAT-M, Parth, PULS, Selen.*
Chloral	*Can-ind.*
Colchicum	*Led.*
Digitalis	*Cinch, Nit-ac.*
Eisen	*Cinch, HEP, PULS.*

Gewürz	*Nux-v.*
Jodverbindungen	*Ars, Bell, HEP, Hydr, Phos.*
Kaffee	*Cham, Guar, IGN, NUX-V.*
Kalium-Bromid	*Camph, Melon, Nux-v, Zinc-m.*
Kalium-Chlorat	*Hydr.*
Kamillen	*Cinch, Coff, Ign, Nux-v, Puls, Val.*
Kampher	*Canth, Coff, Op.*
Lebertran	*Hep.*
Magnesium	*Nux-v, Rheum.*
Mercurius-Quecksilber	*Angust, Ant-t, Arg-m, Asaf, AUR, Carbo-v, Caust, Cinch, Clem, Dulc, Fluor-ac, Gauaiac, HEP, JOD, KALI-JOD, Lach, Mez, NIT-AC, Op, Plat-mur, Phyt, Pod, Puls, Rhus-g, Sars, Sulf.*
Mutterkorn	*Cinch, Lach, Nux-v, Sec, Solan-n.*
Narkotika	*Acet-ac, Apomorph, Avena, Camph, Can-ind, CHAM, Cim, Ipec, Macrot, Mur-ac.*
Phosphor	*Lach, Nux-v.*
Salzmißbrauch (Halophagie)	*Ars, Carbo-v, Nat-m, NIT-SP-D, PHOS.*
Schwefel(vergiftung)	*Puls, Selen.*
Silbernitrat(vergiftung)	*Nat-m.*
Stramonium	*Acet-ac, Nux-v, Tab.*
Strychnin	*Cur, EUCAL, Kali-br, Physost.*
Tabak	*ABIES-N, ARS, Calad, Calc-p, Camph, Chin-ars, Cinch, Coca, GELS, IGN, IPEC, Kal, Lyc, Mur-ac, NUX-V, PHOS, PLANT, Plb, SEP, SPIG, Staph, Tab, Ver-a.*
Tabakvergiftung bei Jungen	*Arg-n, Ars, Ver-a.*
Tee	*Abies-n, CINCH, DIOSC, Ferr, Puls, SELEN, Thuj.*
Teermißbrauch, lokal	*Bov.*
Terpentinvergiftung	*Nux-m.*
Veratrum-Mißbrauch	*Camph, Coff.*
Zucker	*Merc-v, Nat-p.*

Beschwerden
Antidote zu Anaesthetika — *ACET-AC, Am-caust, Amyl, Hep, Phos.*

Beschwerden
Art, Modalitäten, Ursachen

Abwassergase, schädliche Ausdünstungen, böse Folgen	*Anthrac, BAPT, Phyt, Pyr.*
alte Leute	*Agar, Aloe, Alumen, ALUM, AMBRA, Ant-c, Ars, Aurant, Aur-m, BAR-C, BAR-M, Caps, CARBO-AN, Carbo-v, Colch, CON, Crot, Fluor-ac, Hydr, Jod, Kali-c, Lyc, Millef, Nit-ac, Nux-m, OP, Phos, Sec, Sulf-ac, VER-A.*

(bei) beleibten Personen	*Allium-s, Am-c, Am-m, ANT-C, Aur-m, Bar-c, Blatta-or, Calc-ars, CALC-C, CAPS, Carbo-v, Ferr, GRAPH, Kali-bich, Kali-br, KALI-C, Lob-infl, Op, Phyt, Puls, Thuj. (Vgl. Fettleibigkeit).*
Bergmannsarbeit, böse Folgen	*Card-m, Nat-ars.*
Bergsteigen, Luftfahrt, böse Folgen	*Ars, Coca.*
Besserung, dann plötzliches Rezidiv	*Sulf.*
Besserung, dann unverändert bleibend	*Caust, Psor, SULF.*
(durch) Entblößen der Füße	*CALC-C, Cupr-m, Nux-m, Sil.*
Eruptionen, Exantheme unterdrückt, böse Folgen	*APIS, Ars, Asaf, BRY, CAMPH, Caust, CIC, CUPR, HELLEB, Mag-s, Op, Psor, Puls, Stram, SULF, TUB, X-ray, ZINC-M.*
extreme Lebenszustände	*Ant-c, BAR-C, Lyc, Millef, Op, VER-A.*
Fremdkörper in Larynx, Trachea	*Ant-t, Ipec, Sil.*
geistige Arbeit, böse Folgen	*ARG-N, GELS, Graph, Lyc, Nat-c, NUX-V, Phos-ac, Sil.*
Gifteiche- u. Rhusvergiftung	*Am-c, ANAC, Apis, Arn, Astac, Cim, CROT-T, Cyprip, Echin, Erech, Euphorb-d, Graph, GRIND, Hedeoma, Hydrophyl, LED, Mez, Plant, Prim-ob, Rhus-d, RHUS-T, SANG, Sep, Tanac, Urt, Vanillin, Verb, XEROPHYL.*
Impfung, böse Folgen	*Acon, ANT-T, Apis, Bell, Crot, Echin, MALANDR, Merc-s, MEZ, Sars, Sep, SIL, Sulf, THUJ.*
(durch) kalte, feuchte Orte, wohnen darin	*Ant-t, ARAN, Ars, Ars-jod, Calc-c, Calc-sil, DULC, NAT-S, Nux-m, RHUS-T, Tereb.*
(durch) kalten trockenen Wind	*ACON, Bry, Caust, Hep, RHOD.*
kaltes Wasser, Lehm, Arbeiten darin	*Calc-c, Mag-p.*
(durch) Kaltwerden	*ACON, Coff, Dulc, Nux-v, Sil.*
Nachtwachen, geistige Anspannung, böse Folgen	*Bellis, Caps, Caust, COCC, COLCH, Cupr, Dipod, GELS, IGN, LAC-D, Nit-ac, NUX-V, PHOS-AC, ZINC-AC. Vgl. Neurasthenie (Nervensystem).*
Nutritionsstörungen, verzögerte Entwicklung	*Bac, BAR-C, CALC-C, CALC-P, Caust, Kreos, Lac-d, Med, Nat-m, Pinus-sylv, SIL, Thyr.*
Pilzvergiftung	*Agar, Atrop, BELL, Camph, Pyr.*
Ptomainvergiftung (verdorbenes Essen)	*Absinth, Acet-ac, ARS, Camph, Carbo-an, Carbo-v, Cepa, Crot, CUPR-ARS, Gunpowder, Kreos, Pyr, Urt, VER-A.*
Schmerzlosigkeit dabei	*Op, STRAM.*
Sonneneinwirkung, Sonnenstich, böse Folgen	*Acon, ANT-C, BELL, Bry, Cact, Camph, GELS, GLON, Hydroc-ac, Lach, NAT-C, Op, Stram, Usnea, VER-V. Vgl. Kollaps (Nervensystem); Modalitäten.*

tödlicher Ausgang, um „Euthanasie" herbeizuführen	*Amyl, Ant-t, ARS, Carbo-v, Lach, Tar-h.*
(durch) Überheben	*ARN, CARBO-AN, Carbo-v, Kali-c, Lyc, NAT-C, Nat-m, Phos, RHUS-T, Sep, Sulf.*
wandernd, umherziehend, wechselhaft	*Apis, Bell, Benz-ac, Berb-v, DIOS, IGN, KALI-BICH, KALI-S, LAC-C, Lil-t, Mag-p, Magnolia, MANG-AC, Phyt, PULS, Sanic, Syph, TUB.*
Wucherung, rasches Wachstum, böse Folgen	*CALC-C, CALC-P, Ferr-ac, Irid, Kreos, PHOS-AC, PHOS.*
Verlust vitaler Lebenssäfte, böse Folgen	*Calc-p, CINCH, Ham, KALI-C, KALI-P, Nat-m, PHOS-AC, Phos, Psor, Sep, Staph.*

Beschwerden, Auftreten

" allmählich	*Calc-sil, Cinch, Radium, Tellur.*
" allmählich, Aufhören allmählich	*Arg-n, PLAT, STANN, Stront-c, Syph.*
allmähliches Auftreten, plötzliches Verschwinden	*Ign, PULS, Sulf-ac.*
atypisch	*Mosch.*
" diagonal, oben links, unten rechts	*AGAR, Ant-t, Stram.*
" diagonal, oben rechts, unten links	*Ambra, Brom, Med, Phos, Sulf-ac.*
plötzlich, Aufhören allmählich	*Puls, Sulf-ac.*
plötzlich, Aufhören plötzlich	*BELL, Cact, Carb-ac, Eup-perf, Eup-purp, Ign, Kali-bich, Lyc, MAG-P, Nit-ac, Oxytrop, Petrol, Poth, STRYCH, Tub.*
plötzlich, Spannung akut zunehmend, schnappendes Aufhören b.d. ersten Bewegung	*Puls, Rhus-t.*
(an) umschriebenen Stellen	*Coff, IGN, KALI-BICH, Lil-t, Ox-ac.*
von oben nach unten	*Cact, KAL.*
von unten nach oben	*Led.*

Beschwerden
Böse Folgen:

Bisse von Insekten, Schlangen, Hunden	*Acet-ac, Am-c, Am-caust, Anthrac, APIS, Arn, ARS, Bell, Calad, Camph, CED, Crot, ECHIN, Golond, GRIND, Guaco, Gymnen, Hydroc-ac, HYPER, Kali-perm, LACH, LED, Mosch, Pyr, Salag. Sisyr, Spirea, Strychnos.*

Kohlenrauch, Leuchtgas, böse Folgen von	*Acet-ac, Am-c, Arn, Bell, Bov, Coff, Op.*
unterdrückte Absonderungen, böse Folgen	*Abrot, Asaf, Aur-mur, BAR-C, Bry, GRAPH, Lach, LOB-INFL, Med, Merc-s, PSOR, Sanic, SIL, Stram, Sul, Zinc-m.*
unterdrückter Fußschweiß, böse Folgen	*BAR-C, Cupr, Formica, Graph, Psor, Sanic, SIL, Zinc-m.*
unterdrückte Gonorrhoe, böse Folgen	*Graph, Psor, MED, Thuj, X-ray.*
unterdrückte Schweiße, böse Folgen	*ACON, Bellis, Dulc, Rhus-t.*

Beschwerden
Chronische Krankheiten,

zu Beginn der Behandlung	*Calc-c, Calc-p, NUX-V, Puls, SULF.*

Beschwerden

Narben - Affektionen	*Calc-fl. FLUOR-AC, Hyper, Phyt, Sil, THIOSIN.*
brechen auf, öffnen sich wieder	*CAUST, Fluor-ac, GRAPH, Mag-pol-am, Sil.*
jucken	*Fluor-ac.*
Schmerz, b. Wetterwechsel	*Nit-ac.*
Verfärbung, Grün-Werden	*Led.*
Verfärbung, Rot. Blau-Werden	*Sulf-ac.*

BLUT - Pyämie -

septische Zustände	*Ail, Am-c, ANTHRAC, Arn, ARS, Ars-hydr, BAPT, Carb-ac, CROT, ECHIN, Kreos, LACH, MUR-AC, Phos, Psor, PYR, RHUS-T, Tar-c. Vgl. Pyämie.*

BUBONENPEST	*Anthrac, Ant-t, ARS, Bapt, Bell, Bubon, Carbo-v, Cinch, CROT, Ign, Jod, LACH, Naja, Operc, PHOS, PYR, Rhus-t, TAR-C.*

DRÜSEN

Abszeß	*Bell, Calc-c, Calc-jod, Cistus, Hep, Lapis-alb, MERC, Nit-ac, Rhus-t, SIL.*
Affektionen, traumatische	*Aster, Con.*
Atrophie	*Jod.*
Entzündung, Adenitis - akute	*Acon, Ail, Alumen, Ananth, APIS, Ars-jod, Bar-c, Bar-jod, BELL, CISTUS, Clem, DULC, Graph, HEP, Jod, JODOF, KALI-JOD, MERC-J-R, MERC-S, Operc, PHYT, Rhus-t, SIL-MAR.*

Entzündung, chronische; Drüsenschwellungen	*Acon-lyc, AIL, ALNUS, Apis, Ars-br, Ars, ARS-JOD, Arum, Astacus, Aur-mur, BAD, BAR-C, BAR-JOD, Bar-mur, BROM, CALC-C, CALC-FL, CALC-JOD, Calc-p, Calend, CARBO-AN, CISTUS, CLEM, CON, Coryd, Crot, Dulc, Ferr-iod, Filix, Graph, Hep, JOD, KALI-JOD, Lach, LAPIS-ALB, Lyc, Med, Merc-cy, Merc-j-fl, MERC-J-R, Merc-s, Nit-ac, PHYT, Psor, Rhus-t, RUMEX, Sal-mar, Scirrhin, SCROPHUL, SIL, Sil-mar, SPONG, SULF, Taxus, Thiosin, Thuj, Tub.*
Schmerz, anfallartig	*Cact, Dig, Glon, Samb.*
Verhärtung	*Alumen, Ars, Ars-br, ASTER, Aur-mur, Bed, BAR-C, BAR-JOD, Bar-m, Bell, Berb-aq, BROM, Calc-c, Calc-chlor, CALC-FL, CARBO-AN, Cinch, CISTUS, Clem, CON, Dulc, Graph, HEKLA, JOD, Kali-jod, LAPIS-ALB, Merc-j-fl, Merc-j-r, Operc, Phyt, RHUS-T, SPONG, Thyr, Trifol-r.*

Drüsenbeschwerden
Lokalisation

Achseln	*Acon-lyc, ASTER, BAR-C, Bell, Calc-c, Carbo-an, CON, Elaps, Graph, Hep, Jugl-r, LACT-AC, Nat-s, Nit-ac, Phyt, Raph, Rhus-t, Sil, Sulf.*
Bronchien	*Bell, Calc-c, Calc-fl, JOD, Merc-c, Tub.*
Exophthalm. Kropf	*Amyl, Ars-jod, Aur, Bad, Bar-c, BELL, Brom, CACT, CALC-C, Can-ind, Chrom-s, Colch, Con, Echin, Ephedra, Ferr-jod, FERR-M, Ferr-p, FLUOR-AC, Fucus, GLON, JOD, Jabor, LYCON, Nat-m, PILOC, Spart-s, Spong, Stram, THYR.*
Hals	*Acon-lyc, AM-C, Astac, Bac, BAR-C, Bar-jod, BELL, BROM, Calc-c, Calc-chlor, Calc-fl, Calc-jod, CARBO-AN, Caust, CISTUS, Dulc, Graph, HEKLA, Hep, Jod, Kali-jod, Kali-m, LAPIS-ALB, Mag-p, MERC-J-FL, MERC-J-R, Merc, Nit-ac, RHUS-T, Rhus-r, Rhus-v, Sal-mar, Sil, Spong, STILL, Sulf.*
Inguinal-, Leistendrüsen	*Apis, Ars, Aur, Bac, BAR-C, Bar-m, Bell, CALC-C, Carbo-an, Clem, Dulc, Graph, Kali-iod, MERC-J-FL, MERC-S, NIT-AC, Ocim, Pall, Pinus-sylv, Rhus-t, Sil, Sulf, Xerophyl.*
Mesenterialdrüsen	*ARS, Ars-jod, Bac, Bar-c, Bar-mur, CALC-C, Calc-fl, CALC-JOD, Con, Graph, JOD, Jodof, Lapis-alb, MERC-C, Mez, Tub.* *Vgl. Tubes Mesenterica.*
Parotisis (Ohrspeicheldrüsenentzündung, Mumps)	*ACON, Ail, Am-c, Anthrac, Ant-t, Aur-mur, BAR-C, Bar-m, BELL, BROM, Calc-c, Carbo-an, Cham, Cistus, Dulc, Euphras, FERR-P, Hep, KALI-BICH, Kali-m, Lach, Mag-p, MERC-C, Merc-cy, Merc-j-fl, Merc-j-r, MERC-S, PHYT, Piloc, PULS, RHUS-T, SIL, Sulf, Sulf-jod, Trifol, Trifol-r.*
Parotitis, anhaltend	*Bar-ac, Bar-c, CON, JOD, Sil.*
Parotitis, gangränös	*Anthrac.*
Parotitis, „Metastasen" zu den Brüsten, Ovarien	*Con, Jabor, Puls.*
Parotitis, „Metastasen" zum Gehirn	*Apis, Bell.*

Parotitis, „Metastasen" zu den Hoden	*Aur, CLEM, HAM, PULS, Rhus-t.*
Schilddrüse (Kropf, Bronchozöle)	*Adren, Am-c, Am-m, Apis, Aur-sulf, Bad, Bar-jod, BELL, BROM, CALC-C, Calc-fl, Calc-jod, Caust, Chrom-s, Cistus, CROT-CASC, Ferr-m, FLUOR-AC, FUCUS, Glon, Hep, HYDR, Hydroc-ac, JOD, JODOTHYR, IRIS, Kali-c, KALI-JOD, LAPIS-ALB, Mag-p, Merc-j-fl, NAT-M, Phos, Phyt, Pineal-gl-ext, Puls, Sil, SPONG, Sulf, THYR.*
Talgdrüsen	*Lyc, Psor, Raph, Sil, Sulf. Vgl. Haut.*
Unterkieferdrüse	*Alnus, ARUM, Asimina, BAR-C, Brom, Calc-c, Calend, Cham, Cistus, Clem, Jod, KALI-BICH, Kali-m, Lyc, Mag-p, Merc-cy, MERC-J, Merc-s, Nat-m, Petrol, Pinus-sylv, Phyt, RHUS-T, Sil, Staph, Sul, Trifol, Trifol-r.*

ENTZÜNDUNGEN

Allgemeine Mittel	*Abrot, ACON, AGROST, Apis, Arn, Ars, BELL, BRY, Canth, Chel, Cinch, FERR-P, Hep, JOD, Kali-bich, Kali-c, Kali-iod, Kali-m, Kali-s, NAT-NIT, SPIRANTH, Sulf, VER-V, Vib-op.*
Förderung der Absorption	*Ant-t, Apis, Kali-jod, Kali-m, Lyc, Phos, Sulf.*
passive	*DIG, GELS, Puls, Sulf.*
postoperative	*Acon, ANTHRAC, Arn, Ars, Ars-jod, BELL, Bellis, Calend, Calc-s, Echin, Gun-powder, HEP, Hyper, Jod, Merc-c, Merc-j-r, Myrtis-s, PYR, Rhus-t, SIL. Vgl. Pyemia.*

FETT (von) bei Pferden	*Thuj.*

FETTIGE DEGENERATION	*ARS, Aur, CUPR, Kali-c, PHOS, Vanad.*

FETTSUCHT (Obesität)	*AM-BR, Am-c, Ant-c, Ars, CALC-ARS, CALC-C, CALOP, Caps, Col, FUCUS, Graph, JODOTHYR, Kali-br, Kali-c, Lac-d, Mang-ac, PHOS, PHYT, Sabal, THYR, Tussil-fr.*
bei Kindern	*ANT-C, Bar-c, CALC-C, CAPS, FERR-M, Kali-bich, Sacchar-of.*

GEFÜHLE

(von) Brennen	*ACON, AGAR, Agrost, Anthrac, APIS, ARS, Bell, CALAD, CANTH, CAPS, Carbo-an, CAUST, CEPA, Cham, Doryph, Eosin, Kreos, Ol-an, Phos-ac, PHOS, Pip-m, Pop-c, Rhus-t, SANG, Sec, Sulf, Tar-h.*
Sticheln	*Acon, ASCLEP, BRY, KALI-C, Mag-p, Nat-s, Nit-ac, RAN-B, Rumex, Scilla.*
Taubheit	*ACON, AGAR, Alum-sil, AMBRA, Ars, Bov, CALC-P, CED, CHAM, Cic, Cocaine, Cod, CON, Helod, Ign, Irid, Kali-br, Nux-v, OLEAND, Onosm, Ox-ac, PHOS, PLAT, Plb, Raph, Rhus-t, Sec, Stann, Thallium.*
Taubheit, gleichzeitig mit Schmerzen	*ACON, Can-ind, CHAM, Cim KAL, PLAT, RHUS-T, Stann, Staph.*

Zusammenschnürung	*Alum-sil, ANAC, Asar, CACT, Caps, CARP-AC, Col, Jod, Lach, Mag-p, Naja, Nat-m, NIT-AC, Plb-m, Sec, Sulf.*

GRANULATIONEN

reichlich	*Calend, Nit-ac, Sab, SIL, Thuj. Vgl. Ulzera.*

HÄMOPHILIE

kleine Wunden bluten reichlich oder anhaltend	*ADREN, Ail, Ars, Bov, Calc-lact, Cinch, CROT, Ferr-m, HAM, Kreos, LACH, Merc, Millef, NAT-SIL, PHOS, SEC, Tereb.*

HÄMORRHAGIEN BLUTUNGEN

allgemeine Mittel	*Acal, ACET-AC, ACHILLEA, ACON, ADREN, Alumen, Alum, Anthrac, ARN, Ars-hyd, Bell, Bothrops, BOV, CACT, Canth, Carbo-v, Chin-s, CINCH, CINNAM, Croc, CROT, Dig, Elaps, Erech, Ergotin, ERIG, Ferr-m, FERR-P, Ficus, Gall-ac, Gelatin, GERAN, HAM, HYDRASTIN, IPEC, KALI-C, Kreos, Lach, Meli, Merc-cy, MILLEF, Mur-ac, Nat-sil, NIT-AC, Op, PHOS, Puls, SAB, Sanguis, SEC, SULF-AC, Sulf, TEREB, Thlaspi, Tilia, TRILL, Ustil, Ver-a, Xanth.*
chronische Folgen	*Stront-c.*
(ohne) Beängstigung	*Ham.*
Fäulnis, Vibrieren in d. Gliedern, Schwäche	*Sec.*
(ohne) Fieber oder Schmerz	*Millef.*
Gesicht hochrot vorher	*Meli.*
Ohnmacht, Ohrenklingen, Verlust des Sehvermögens, allgemeine Kälte, Zuckungen	*CINCH, Ferr-m, Phos.*
hysterische	*Bad, Croc, Hyos, Ign, Kali-iod, Merc-s, Sticta, Sul.*
Verletzungsfolgen	*Aran, ARN, Bov, Euphorb-pil, Ham, MILLEF, Trill.*
vikariierend	*Acet-ac, Ham.*

Hämorrhagien, Blut

dünn, blaß, flüssig	*Ferr, Tilia.*
hellrot	*ACON, Bell, Erech, ERIG, Ferr-m, FERR-P, IPEC, Led, MILLEF, Nit-ac, Phos, Sab, TRILL, Ustil.*
klumpig, dunkel	*Alum, Anthrac, Cinch, CROC, Crot, Elaps, Merc-cy, Merc, Mur-ac, Plat, SULF-AC, Tereb, THLASPI, Trill.*
klumpig, teilweise flüssig	*Erig, Ferr, Plat, Puls, Ratanh, SAB, Ustil.*
nicht-gerinnend, dünn,dunkel	*CROT, Elaps, LACH, SEC, SULF-AC.*
nicht-gerinnend, intermittierend	*Phos.*

venös, dark, klumpig	*Ham, Mangif-ind.*
zersetzt sich rasch	*Acet-ac, Am-c, Anthrac, CROT, Lach, Tereb.*

HAKENWURMKRANKHEIT *Carbon-tetrachl, Chenop, Thymol.*

HODGKINSCHE KRANKHEIT

(Pseudoleukämie)	*Acon-lyc, Acon, ARS, ARS-JOD, BAR-JOD, Calc-fl, Ferr-picr, JOD, Kali-m, Nat-m, Phos, Scrophul.*

KNOCHEN
Allgemeine Störungen, Schädigungen

Brüche, Erschütterungen	*Acon, Arn.*
Brüche, langsame Heilung	*CALC-P, Calend, Jod, Mang-ac, MEZ, Phos-ac, RUTA, Sil, SYMPHYT, Thyr.*
Entwicklung verzögert	*CALC-C, Calc-fl, CALC-P, Sil.*
Entzündung (Osteitis)	*Asaf, Aur-jod, AUR, Conchiol, Hekla, Hep, Jod, KALI-JOD, MERC-S, Mez, NIT-AC, Phos-ac, Phos, Staph, Still, Stront-c.*
Entzündung (Osteomyelitis)	*Acon, Chin-s, Gun-powder, Phos.*
Entzündung, chronische (Osteitisdeformans)	*Aur, Calc-p, Hekla, Nit-ac.*
Exostosen	*Arg-m, Aur, Calc-c, Calc-fl, Fluor-ac, HEKLA, KALI-BICH, KALI-JOD, Lapis-alb, Malandr, Merc-c, MERC-PHOS, Merc-s, Mez, PHOS, PLB-AC, Ruta, SIL, Still, Sulf, Zinc-m.*
Kältegefühl	*Zinc-m.*
Klumpfuß	*Nux-v, Phos, Strych.*
Kondylen, Epiphysen geschwollen	*Conchiolin, Rhus-t.*
Kondylen, Suturen betroffen	*Calc-c, Calc-p.*
(sich) krümmend	*Am-c, Calc-c, Calc-p, Jod, Sil.*
Schädelknochen dünn, weich	*Calc-c, CALC-P.*
Spitzenwachstum, Akromegalie	*Pituit-ext, Thyr.*

Knochen
Erweichung *Calc-c, CALC-JOD, Calc-p, Guaiac, Jod, Merc-s, PHOS.*
Osteomalazie

Knochen
Knoten — *Asaf, AUR-MUR, CINNAB, Fluor-ac, KALI-BICH, KALI-JOD, Merc, Mez, Nux-v, Phyt, SIL, STILL.*
Vgl. Syphilis (Männliches Genitale).

Knochen - Nekrose

allgemeine Mittel — *Angust, ARG-M, Ars, ASAF, Aur-jod, AUR-M, Calc-c, CALC-FL, Calc-hypophos, Calc-p, Calc-sil, Cinch, Con, FLUOR-AC, Graph, Hekla, HEP, Jod, Kali-bich, Kali-jod, Lach, Med, MERC-S, Mez, NAT-SIL-FL, NIT-AC, Phos-ac, PHOS, Plat-mur, SIL, Staph, Sulf-ac, Symphyt, Syph, Sulf, Thea, Ther, TUB, Vitrum.*

Knochen - Nekrose
Lokalisation

Brustbein	*Con.*
(des) Femur	*Stront-c.*
Fußwurzel	*Plat-mur.*
(im) Gesicht	*Hep, Mez, Sil.*
Langknochen	*Angust, Asaf, FLUOR-AC, Mez, Stront-c.*
Mastoid, Gaumen, Schädel, Nase	*Aur-m.*
Mastoid, Schläfen, Nase	*Aur, Calc-fl, Caps, Kali-bich.*
Schädel	*Fluor-ac.*
Schienbein	*Asaf, Carb-ac, Hep, Lach, Nit-ac, Phos.*
Wirbel	*Calc-c, Nat-m, Phos-ac, Sil, Sticta, Syph.*
Wirbel, Unterkiefer	*Phos.*

Knochen - Periostitis
u. Beschwerden des Periosts — *Apis, Aran, ASAF, AUR-M, AUR-MUR, Calc-c, Cinch, Clem, Colch, Con, Ferr-jod, Graph, GUAIAC, Hekla, Jod, KALI-BICH, KALI-JOD, Mang-ac, MERC-S, MEZ, NIT-AC, Phos-ac, Phos, PHYT, Plat-mur, Rhod, Rhus-t, RUTA, Sars, SIL, Still, Symphyt.*

Knochen - Schmerz — *Agar, Angust, ASAF, AUR-M, Aur-mur, Bry, Castor-eq, Caust, Cinch, Crot, Crot-casc, EUP-PERF, Euphorb, FLUOR-AC, Guaiac, Hep, Jod, Ipec, KALI-BICH, KALI-JOD, Lyc, Lyssin, Mang-ac, Merc-c, Merc-s, MEZ, Phos-ac, Phos, PHYT, RHOD, Rhus-t, RUTA, Sil, STAPH, Sulf, SYMPHYT, Syph, Ther, Vitrum.*

brennend	*Aur, Euphorb, Fluor-ac, Kali-jod, Phos-ac, Sulf.*
Gesicht-, Füße	*Aur-m.*
Influenza -	*Eup-perf.*
nächtlich	*ASAF, AUR, Fluor-ac, Hep, Jod, KALI-JOD, Lach, Mang-ac, MERC, MEZ, Phos-ac, Phyt, Rhod, Still, Syph.*
nagend, grabend	*AUR, Carb-ac, Kali-jod, Mang-ac, Merc, Symphyt.*

pulsierend, zuckend, stechend, ziehend, Überempfindlichkeit	*Asaf.*
reißend	*Caust, Colch, Fluor-ac, Phos-ac.*
Röhrenknochen	*Cinnab, Eup-perf, Staph, Stront, Syph.*
Schädel	*Eup-perf, Kali-bich.*
Schienbein	*Agar, Asaf, Castor-eq, Carb-ac, Dulc, MEZ, Staph, Still, Syph.*
stechend, nadelartig	*Arn, SYMPHYT.*
Steißbein	*Castor-eq.*
umschriebene Stellen, V.- Wetterwechsel	*Rhod.*
V.- durch feuchtes Wetter	*Merc, Mez, Nit-ac, Phyt, Rhus-t, Still, Syph.*
Wachstums-Schmerz	*Guaiac, Mang-ac, Phos-ac.*
Wirbel	*Agar.*
wund, gequetscht, (wie) abgekratzt	*IPEC, Paris, PHOS-AC, Rhus-t.*
wund, gequetscht, anhaltend	*Cinch, Conchiol, Eup-perf, Lyssin, Phyt, Ruta.*
wund, gequetscht, schlimmer durch Kälte; wandernd	*Kali-bich.*
Ziehen, Drücken, Empfindlichkeit	*Nit-ac.*
zusammenschnürend, bandartig	*APIS, Carb-ac, Hep, Nit-ac, Sulf.*

Knochen - Wirbelsäule

Spina bifida	*Bry, CALC-P, Psor, Tub.*
Karies der Wirbelsäule (Pottsche Krankheit)	*Arg-m, Aur, Calc-c, Calc-jod, CALC-P, Con, JOD, Kali-jod, Merc-j-r, PHOS-AC, PHOS, Pyr, SIL, Still, Sulf, SYPH, Tub, Vitrum.*
Verletzungen	*Ruta, Symphyt.*
Wirbelsäulenkrümmung	*Calc-c, CALC-P, Ferr-jod, Phos, SIL, Sulf, Ther.*

KNORPEL
PERICHONDRITIS

Entzündung	*Arg-m, Bell, Cham, Cim, Oleand, Plb, RUTA.*
Knorpel - Schmerzen	*Arg-m, Ruta.*
Knorpel - Ulzeration	*Merc-c.*

KREBS

allgemeine Mittel	*Acet-ac, Ananth, ANT-CHLOR, Apis, ARS, Ars-br, Ars-jod, ASTER, Aur-ars, Aur-m-n, Bapt, Bism, Brom, Calc-c, Calc-jod, Calc-ox, Calend, Carb-ac, CARBO-AN, Carbon-s, Carcinos, Choline, Cic, Cinnam, CISTUS, CONDUR, CON, Cupr-ac, Eosin, Euphorb, Form-ac, Formica, Fuligo, GALIUM-AP, Guaco, Graph, Ham, HOANG-N, HYDR, JOD, Kali-ars, KALI-CY, Kali-jod, KREOS, Lach, Lapis-alb, Lyc, Maland, Med, Phos, Phyt, Radium, Rumex, Sang, SEMPERV-T, Scirrhin, Sedum-rep, Sep, Sil, Symphyt, Sulf, Taxus, THUJ.*
Antrum	*Aur, Symphyt.*
Brust	*Ars-jod, Bar-jod, Brom, Bufo, CARBO-AN, Carcinos, Condur, CON, Form-ac, Graph, HYDR, Phyt, PLB-JOD, Nat-cacodyl, Scirrhin. Vgl. Weibl. Genitale.*
Drüsengewebe	*Hoang-nan.*
(zur) Erleichterung von Krebs-Schmerzen	*Alveloz, APIS, Anthrac, ARS, Aster, Bry, CALC-AC, Calc-c, Calc-ox, Carcinos, Ced, Cinnam, Condur, Con, Echin, EUPHORB, HYDR, Mag-p, Morph, Op, Ova-t, Phos-ac, Sil.*
Knochen	*Aur-jod, Phos, Symphyt.*
Magen	*Acet-ac, ARS, Bism, Cadm-s, CONDUR, Form-ac, HYDR, Kreos, Ornithog, Phos, Sec. Vgl. Magen.*
Mastdarm	*Ruta.*
Omentum	*Lob-erin.*
Uterus	*AUR-M-N, Carbo-an, Carcinos, Fuligo, Hydr, Jod, Lapis-alb, Nat-cacodyl, Nit-ac, Sec. Vgl. Weibl. Genitale.*
Zökum	*Ornithog.*

LEUKOZYTHÄMIE - LEUKÄMIE

	Aran, ARS, ARS-JOD, Bar-jod, Benzol, Bry, Calc-c, Ceanoth, Chin-s, Con, FERR-PICR, Ipec, Merc, NAT-M, Nat-s, Nux-v, Phos, PICR-AC, THUJ. Vgl. Anämie.
durch die Milz verursacht	*CEANOTH, Nat-s, Querc, Succin.*

LYMPHANGITIS

	Anthrac, APIS, Ars-jod, BELL, Bothrops, Bufo, Crot, Echin, Hippoz, LACH, Latrod-k, Merc-j-r, MERC-S, Myg, Pyr, RHUS-T.

MARASMUS (Abmagerung, Atrophie)

Allgemeine Mittel	*ABROT, ACET-AC, Ant-jod, Arg-m, ARG-N, ARS, Ars-jod, BAR-C, CALC-C, CALC-P, CALC-SIL, Carbo-an, Carbo-v, Caust, Cetrar, Cinch, Clem, Ferr-m, FERR-P, Fluora-ac, Glycerin, Helon, HEP, HYDR, JOD, Kali-jod, Kali-p, Kreos, Led, LYC, Mang-ac, MERC-C, Merc-s, Nat-c, NAT-M, OL-J-AS, Op, PHOS-AC, Phos, Phyt, PLB-AC, Plb-jod, PLB-M, Psor, Ricin, Rhus-t, SAMB, SANIC, SARS, Sec, Selen, SIL, Stann, Staph, Sulf, SYPH, Tereb, THUJ, TUB, Uran, Vanad, VER-A, Zinc-m.*

(der) befallenen Teile	*Ars, CAUST, Graph, Led, Selen.*
(der) Beine	*ABROT, AM-M, ARG-N, Jod, Pinus-sylv, Sanic, Tub.*
faltiges, schrumpeliges Aussehen	*Abrot, ARG-N, Fluor-ac, Kreos, Op, Sanic, Sars, Sil, SULF.*
(an) Gesicht, Händen, Füßen, Beinen, einzelnen Körperteilen	*Selen.*
(mit) Heißhunger	*ABROT, Acet-ac, Ars-jod, Bar-c, Calc-c, Con, JOD, NAT-M, Sanic, Tub, Thyr.*
(bei) Kindern	*ABROT, Arg-n, ARS, Sulf, Bac, Bar-c, CALC-P, CALC-SIL, JOD, NAT-M, OL-J-AS, Phos, Pod, Psor, Sanic, Sars, SULF, Thyr, TUB.*
(der) mesenter. Drüsen (Tabes mesenterica)	*Ars, Bapt, Bar-c, Calc-ars, CALC-C, Calc-chlor, Calc-hypophos, Calc-jod, CALC-P, Con, Hep, JOD, Merc-c, Plb-ac, Sacchar-of, Sil.*
Nacken, Hals, schlaffe, lockere Haut	*Abrot, Calc-p, Jod, NAT-M, SANIC, Sars.*
progressiv, muskulär	*Ars, Carbon-s, Hyper, Kali-hypoph, PHOS, PLB, Sec.*
rasch fortschreitend mit kaltem Schweiß, Schwäche	*ARS, TUB, VER-A.*
rascher Verlauf	*Jod, Plb-m, Samb, THUJ, TUB.*
so schwach, kann Kopf nicht hochhalten	*ABROT, AEth, Calc-p.*
(von) oben nach unten	*Lyc, Nat-m.*
von unten nach oben	*Abrot.*

MUSKELN

Entzündung (Myositis)	*ARN, Bell, BRY, Hep, Kali-jod, Merc-s, MEZ, RHUS-T.*
Muskelschmerz (Myalgie)	*ACON, Ant-t, ARN, Ars, Bell, Bellis, BRY, Carbon-s, Caust, CIM, Colch, DULC, GELS, Led, MACROT, Merc, Morph, Nux-v, RAN-B, RHAM-CAL, RHUS-T, RUTA, Sal-ac, Stram, STRYCH, Val, VER-A, Ver-v. Vgl. Rheumatismus (Bewegungsapparat).*
Muskelschmerz, hysterisch	*Ign, Nux-v, Plb, Puls.*
Muskelschmerz, krampfartig	*Ant-t, Cholas-ter, CIM, Colch, Col, CUPR-M, MAG-P, Nux-v, Op, Plb-ac, Sec, SULF, Syph, Ver-a.*
Schmerzhaftigkeit, Steifheit	*Angust, ARN, Bad, BAPT, Bell, BELLIS, BRY, Caust, Cic, CIM, Cupr-ac, GELS, Guaiac, Ham, HELON, Jacar, MAGNOL, Merc, Myr, PHYT, Pyr, RHUS-T, RUTA, Sang.*
Schwäche	*Acet-ac, ALET, ALUMEN, Alum, Am-caust, Anhal, ANT-T, Arg-n, Ars, Bry, Calc-c, Carbo-v, Caust, Colch, Collin, CON, GELS, HELLEB, Helon, Hep, Hydr, Ign, Kali-c, Kali-hypophos, KALI-P, Kal, Lob-infl, Mag-p, Merc-v, MUR-AC, Nux-v, Onosm, Pall, Physal, Physost, PICR-AC, Plb-ac, Rhus-t, Sabad, SARCOL-AC, Sil, STRYCH, Tab, VER-A, VER-V, ZINC-M. Vgl. Adynamie (Nervensystem).*

Zuckungen	*Acon, AGAR, Angust, Apis, Ars, Asaf, Atrop, BELL, Bry, Caust, CHAM, CIC, CIM, Cina, COCC, Cod, COL, Croc, CUPR-M, Ferr-red, Gels, Helleb, HYOS, IGN, Kali-br, Kali-c, Lupul, Mez, MORPH, MYG, NUX-V, Op, Phos, Physost, Plb-ac, Puls, SANTON, Sec, Spig, STRAM, STRYCH, Tar-h, Ver-v, ZINC-M, Zizia.*

MYXÖDEM *Ars, Prim-ob, THYR.*

POLYZYTHÄMIE *Phos.*

PROPHYLAKT. MITTEL

Angina	*Bar-c. (30)*
Cholera	*Ars, Cupr-ac, Ver-a.*
Diphtherie	*Apis (30), Diph (30).*
Eiter-Infektion	*Arn.*
Erysipel	*Graph (30).*
Heufieber	*Ars, Psor.*
Hydrophobie	*Bell, Canth, Hyos, Stram.*
Intermitt. Fieber	*Ars, Chin-s.*
Katheter-Fieber	*Camph-ac.*
Keuchhusten	*Dros, Vaccin.*
Masern	*ACON, Ars, Puls.*
Mumps	*Trifol-rep.*
Scharlach	*Bell (30), Eucal.*
Variola	*Ant-t, Hydr, Kali-cy, MALANDR, Thuj, VACCIN, Variol.*

PYÄMIE, SEPTIKÄMIE, SEPSIS

ACON, ANTHRAC, Apium-v, ARN, ARS, Ars-jod, Atrop, BAPT, Bell, Bothrops, BRY, Calend, CARB-AC, CHIN-ARS, CHIN-S, Crot, ECHIN, Gun-powder, Hippoz, Hyos, Irid, LACH, Latrod-has, Merc-cy, Merc-s, Methyl-bl, Mur-ac, Nat-sulf-carb, PYR, RHUS-T, SEC, Sepsin, Sil, Streptococcin, Tar-c, Ver-a.

RACHITIS

ARS, Ars-jod, Calc-ac, CALC-C, Calc-hypoph, CALC-P, Calc-sil, Ferr-p, Fluor-ac, Hekla, Hep, JOD, Kali-jod, Mag-m, Med, Merc-s, Nit-ac, PHOS-AC, PHOS, Pinus-sylv, Sanic, SIL, Sulf, Supraren-ext, Ther, Thuj, Thyr, TUB. Vgl. Skrofulose.

ROTZ

Acon, Ars, Chin-s, CROT, Hep, Hippoz, KALI-BICH, Lach, MERC-S, Phos, Sep, Sil, Thuj.

SKORBUT	*Acet-ac, AGAVE, Alnus, ARS, Bov, Carbo-v, Chin-s, Cinch, FERR-P, Galium-ap, Ham, Kali-chlor, Kali-p, Kreos, Lach, MERC-S, MUR-AC, Nat-m, Nit-ac, Nitro-mur-ac, Phos-ac, PHOS, Rhus-t, Staph, Sulf-ac, Sulf, Urium.*
SKROFULOSE	*AETHIOPS, Alnus, Alum, Ars, ARS-JOD, Aurum-verb, Bac, Bad,-Bariumverb, Brom, Calciumverb, Caps, Carbo-an, CAUST, Cinnab, Cistus, Clem, Con, Diph, DULC, Ferrumverb, Fluor-ac, GRAPH, Helleb, HEP, Hydr, Jodide, Jodof, Kali-bich, Kali-jod, Kreos, Lapis-alb, Lyc, Mag-m, MERCURIUS-V, Mez, Nit-ac, Ol-j-as, Petrol, Phos-ac, Phos, PINUS-SYLV, Plb-jod, Psor, Ruta, Samb, Sedum, SIL, Sil-mer, Still, Sulf, Ther, TUB, Viola-tr.*
STUMMHEIT (im Kindesalter)	*Agraph.*
TUMOREN	*Ananth, Aur-m-n, BAR-C, Bar-jod, Bar-m, Bellis, Calc-ars, CALC-C, CALC-FL, CISTUS, Col, CON, Eucal, FERR-JOD, Ferr-picr, Form-ac, Galium-ap, GRAPH, HEKLA, Hydr, KALI-BR, Kali-jod, Kreos, Lach, LAPIS-ALB, LOB-ERIN, Lyc, Malandr, Mancin, Med, Merc-j-r, Merc-per, Nat-cacodyl, Nat-sil, PHOS, Phyt, PLB-JOD, Psor, SEMPERV-T, SIL, Thiosin, THUJ, THYR, Urea, URIC-AC. Vgl. Krebs.*
Enchondrom	*Calc-fl, Lapis-alb, Sil.*
epithelial	*Acet-ac, Ferr-picr. Vgl. Haut.*
Epulis, Zahnfleischgeschwulst	*Calc-c, Plb-ac, THUJ.*
erektil	*Lyc, PHOS.*
Fettgeschwulst	*Bar-c, Benz-ac, Calc-c, Con, Daphne, Graph, Hep, Kali-c, Mez.*
Fibroid	*CALC-JOD, Calc-s, Chrom-s, Graph, Hydrast-m, KALI-JOD, Lapis-alb, Sec, SIL, Thiosin, Thyr. Vgl. Uterus.*
Fibroid, Blutung	*HYDRAST-M, Lapis-alb, Sab, Thlaspi, TRILL, Ustil.*
Fungoid	*Clem, Mancin, Phos, THUJ.*
Ganglion	*Benz-ac, Kali-m, RUTA, SIL.*
gefäßreich, in der Urethra	*Can-s, EUCAL.*
(der) Harnwege	*Analinum.*
knochenartige Protuberanzen	*CALC-FL, HEKLA, Lapis-alb, Malandr, Ruta, Sil.*
Knotenbildung an der Zunge	*Galium-ap.*
Leberfleck an d. rechten Schläfe, flach, bei Kindern	*Fluor-ac.*
Lipom	*BAR-C, Calc-ars, Calc-c, Lapis-alb, Phyt, THUJ, Uric-ac.*
Neurom	*Calend, Cepa.*
Papillome	*Ant-c, Nit-ac, Staph, THUJ.*

Polypen	*Calc-c, Cepa, FORMICA, Kali-bich, Kali-s, Lemna, Nit-ac, PHOS, Psor, Sang, SANG-N, Sil, Teucr, THUJ. Vgl. Nase, Ohr, Uterus.*
Ranula	*Ambra, Thuj.*
Sarkozele	*Merc-j-r. Vgl. Männl. Genitale.*
zystisch	*Apis, BAR-C, Calc-c, Calc-p, Calc-s, JOD, KALI-BR, Platanus, Sil, Staph. Vgl. Kopfhaut (Kopf); Haut.*

VERLETZUNGEN (TRAUMATISMUS)	*Acet-ac, Acon, Angust, ARN, BELLIS, Bufo, CALEND, CIC, Crot-t, Euphras, Glon, HAM, HYPER, LED, Mag-c, Millef, Nat-s, Physost, RHUS-T, Ruta, Stront-c, Sulf-ac, Verb.*
(durch) Brand, Schnitte, Schuß	*Nat-c.*
chron. Verletzungsfolgen	*ARN, Carbo-v, Cic, CON, Glon, Ham, Hyper, Led, NAT-S, STRONT-C.*
(mit anhalt.) Ekchymose	*Arn, Led, Sulf-ac.*
Gangräne-Neigung	*Calend, Sal-ac, Sulf-ac. Vgl. Sektionswunden.*
geist. Symptome durch Verletzungen	*Cic, GLON, Hyper, Mag-c, Nat-s.*
Muskeln, Sehnen, Gelenke betroffen	*Calend.*
postoperative Störungen	*Acet-ac, Apis, ARN, BELLIS, Berb-v, CALEND, Calc-fl, Camph, Croc, Ferr-p, HYPER, Kali-s, Millef, Naja, Nit-ac, Raph, Rhus-t, STAPH, STRONT, Ver-a.*
Prellungen, Quetschungen	*Acet-ac, ARN, Bellis, CON, Echin, Euphras, HAM, HYPER, Led, RHUS-T, RUTA, Sulf-ac, SYMPHYT, Verb.*
Prellungen des Auges	*Acon, ARN, Ham, LED, SYMPHYT.*
Prellungen der Brust	*Bellis, CON.*
Prellungen der Knochen	*Arn, Calc-p, RUTA, SYMPHYT.*
Prellungen in Körperteilen mit vielen sensorischen Nerven	*Bellis, HYPER.*
Punktionswunden	*Apis, Hyper, LED, Phaseol.*
Rißwunden	*Arn, CALEND, Carb-ac, Ham, Led, HYPER, Staph, Sulf-ac, Symphyt.*
Schnittwunden	*Arn, Calend, Ham, Hyper, Led, STAPH.*
(große) Schwäche durch Verletzungen	*ACET-AC, Camph, Hyper, SULF-AC, Ver-a.*
Sektionswunden	*ANTHRAC, APIS, ARS, Crot, ECHIN, LACH, PYR. Vgl. Pyemia.*
Tetanus, Verhinderung von	*Hyper, Physost.*
Verbrennungen, Verbrühungen	*Acet-ac, Acon, Arn, ARS, Calc-s, Calend, Camph, CANTH, Carb-ac, CAUST, Gaulth, Grind, Ham, HEP, Jabor, KALI-BICH, Kreos, Petrol, Rhus-t. Tereb, URT.*

Verbrennungen, nicht-heilend, böse Folgen	*Carbo-ac, Caust.*
Verstauchungen, Anstrengungen	*Acet-ac, ACON, Agn, ARN, Bell, BELLIS, Calc-c, Calc-fl, Calend, CARBO-AN, Formica, HYPER, Millef, Nux-v, Rhod, RHUS-T, RUTA, Stront, SYMPHYT.*
Verstauchungstendenz	*Nat-c, Nat-m, Psor, SIL.*
Wunden, bläulich, verfärbt	*LACH, Lyssin.*
Wunden durch Kugel (Gewehr)	*Arn, Calend.*
Wunden durch Quetschung	*ARN, Ham, Sulf-ac, Symphyt.*
Wunden, reichlich blutend	*Arn, CROT, Ham, Kreos, LACH, Millef, PHOS-AC.*
Wunden, reichlich blutend nach einem Fall	*ARN, Ham, Millef.*

WASSERSUCHT

Allgemeine Mittel	*Acetan, ACET-AC, Acon, ADON-V, Amelop, Am-benz, APIS, APOC, Arg-phos, ARS, Ars-jod, Asclep--s, Asclep-vinc, Benz-ac, BLATTA-AM, Brass, Bry, Cact, Calc-ars, Calc-c, Caffeine, CAHINCA, Card-m, CINCH, Cochlear, COLCH, CONV, Cop, CRAT, DIG, Dulc, Elat, Eup-purp, Euphorb, Ferr, FLUOR-AC, Galium, HELLEB, Hep, Jod, Iris, Iris-germ, Jatropha, JUNIP, Kali-ac, KALI-ARS, Kali-c, KALI-JOD, KALI-N, Lac-d, LACH, Lact-v, LIATRIS, Lyc, Merc-d, Nasturt, Nit-sp-dulc, Onisc, OXYDEND, PHASEOL, Phos, PILOC, Prun-sp, Psor, Querc, Rhus-t, SAMB-CAN, Samb, SCILLA, Solan-n, Solid, STROPH, Strych-ars, TEREB, Teucr-sc, Thlaspi, Toxicophis, Urium, Ur-ac.*
Allgemeine Wassersucht , Anasarka	*Acetan, Acet-ac, Acon, AEth, APIS, Apoc, Arn, ARS, Cahinca, CINCH, CONV, Cop, Crat, DIG, Dulc, Ferr-m, HELLEB, Kali-c, LIATRIS, Lyc, Merc-c, Oxydend, Picr-ac, Prun-sp, Tereb, Uran-n. Vgl. Wassersucht.*
Allgemeine Wassersucht, Effusion drohend	*APIS, BRY, Cic, Cinch, HELLEB, Jodof, Op, Tub, ZINC-M.*

Wassersucht
Begleitsymptome, Ursachen

Alkoholmißbrauch	*Ars, Fluor-ac, Sulf.*
Chininmißbrauch	*Apoc.*
(mit) Durchfall	*Acet-ac.*
(mit) Durst	*ACET-AC, Acon, APOC, Ars.*
(ohne) Durst	*Apis, Helleb.*
(mit) Harnverhaltung, Fieber, Schwäche	*Helleb.*
Herzkrankheit	*ADON-V, Apis, Apoc, Arn, ARS, Ars-jod, Asclep-s, Aur-m, CACT, CAFFEINE, Collins, CONV, CRAT, DIG, DIGITALIN, Jod, Kal, Liatris, Merc-d., STROPH. Vgl. Herz.*

Leberkrankheit	*APOC, Ars, Asclep-s, Card-m, Ceanoth, Chel, Chimaph, Lac-d, Liatris, LYC, Mur-ac, Polymnia. Vgl. Leber (Abdomen).*
Menstruationsstörung bei Pubertät oder Menopause	*Puls.*
Milzkrankheit	*Ceanoth, Liatris, Querc, Scilla. Vgl. Milz (Abdomen).*
(bei) Neugeborenen	*Apis, Caffeine, Carbo-v, Dig, Lach.*
Nierenkrankheit	*Ampel, Ant-t, APIS, Apoc, Ars, Asclep-s, Aspar, Chimaph, DIG, Digitalin, Eup-purp, Helon, Lac-d, Liatris, MERC-C, Merc-d, Plb, Tereb, Uric-ac. Vgl. Harnwege.*
remittierendes Fieber	*Helleb.*
Scharlach	*Acon, APIS, Apoc, ARS, Asclep-s, Colch, Dig, Dulc, HELLEB, HEP, Junip, Lach, Piloc, Scilla, TEREB.*
(mit) Schmerzhaftigkeit im Uterusgebiet	*Conv.*
(mit) sickerndem Serum	*Ars, Lyc, Rhus-t.*
unterdrücktes Exanthem	*Apis, Helleb, Zinc-m.*
unterdrückte Wechsel-Fieberanfälle	*Carbo-v, Cinch, Ferr-m, Helleb, Lac-d.*
Unterdrückung von Eruptionen, Schweiß, Rheumatismus	*Dulc.*

Wassersucht
Lokalisation

Abdomen - Aszites	*ACET-AC, ADON-V, APIS, APOC, ARS, Aur-m, Aur-m-n, BLATTA-AM, Cahinca, Canth, CINCH, Cop, DIG, DIGITALIN, Fluor-ac, HELLEB, Jod, Kali-c, Lact-v, Led, LYC, Nat-chlor, Oxydend, PRUN-SP, Samb, SENEC, Sep, Tereb, Urna-n.*
Brustkorb (Hydrothorax)	*APIS, Apoc, ARS, Ars-jod, Colch, DIG, Helleb, KALI-C, Lach, Lact-v, MERC-SULF, Scilla, SULF. Vgl. Brust.*
Extremitäten, links	*Cact.*

ZELLGEWEBE - VERHÄRTUNG	*ANTHRAC, Carbo-an, Graph, KALI-JOD, Kreos, Merc, Plb-jod, RHUS-T, Sil.*

ZELLULITIS	*Apis, Arn, ARS, Bapt, Crot, LACH, Mang-ac, MERC-J-R, RHUS-T, Sil, Vespa.*

MODALITÄTEN B.-

abends	*Bor, Lob-infl, Niccol, Nux-v, Stellar.*
Ablenkung, geistige	*Calc-p, Helon, Ox-ac, Pip-menth, Tar-h.*
Absonderungen, Auftreten von	*LACH, Mosch, Stann, ZINC-M.*
Anfassen, Greifen nach (von etwas)	*Anac.*
Aufdecken	*Apis, Camph, Lyc, Onosm, SEC, TAB. Vgl. Verschlimmerungen.*
Aufrechtsitzen	*Ant-t, Apis, Bell.*
Aufrechtstehen	*Ars, Bell, DIOSC, Kali-p.*
Aufrichten im Bett	*KALI-C, Samb.*
Aufstehen	*Ambra, Am-c, ARS, Calc-c, Lith-c, Parth, Samb, Sep.*
Aufstoßen	*Ant-t, ARG-N, Bry, CARBO-V, Diosc, GRAPH, Ign, KALI-C, Lyc, Mosch, Nux-v, Ol-an, Sang.*
Auswurf	*Ant-t, Hep, STANN, Zinc-m. Vgl. Atemwege.*
Baden	*Acon, Apis, Ars, ASAR, CAUST, Euphras, PULS, Spig.*
Baden, in Essig	*Vespa.*
Baden, kalt	*Apis, Asar, Bufo, Meph, Nat-m, Sep.*
Baden, warm	*Ant-c, Bufo, Radium, STRONT, Thea.*
Bedecken, leichtes	*Sec.*
Berührung	*Asaf, Calc-c, Cycl, Mur-ac, Tarax, Thuj.*
Bewegung	*Abrot, AEsc, ALUM, Arn, Ars, Asaf, AUR, Bell, Bellis, Brom, CAPS, Cinch, Coca, Coccus, Commocl, Con, CYCL, DIOSC, DULC, Euphorb, FERR-M, Fluor-ac, Gels, HELON, Homar, Ign, Indigo, Iris, Kali-c, Kali-jod, Kali-p, Kreos, Lith-c, Lith-lact, Lob-infl, Lyc, MAG-C, Mag-m, Magnol, Menyanth, Nat-c, Op, Parth, Pip-menth, Plat, PULS, Pyr, Radium, Rhod, RHUS-T, Ruta, Sabad, SAMB, SEP, Stellar, Sulf, Syph, VAL, Ver-a, Xerophyl, Zinc-m.*
Bewegung, langsam	*Agar, Ambra, Ferr-ac, FERR-M, Plat, Stann, Zinc-m.*
Binnenland, Gebirge	*Syph.*
Blähungsabgang per anum	*Aloe, Arn, Calc-p, Corn-c, Grat, Hep, Iris, Kali-n, Mez.*
Bohren in Nase, Ohren	*Nat-c, Spig.*
Bücken	*Colch.*
Denken an die Symptome	*CAMPH, Helleb.*
Druck	*ARG-N, Asaf, Bor, BRY, CAPS, Chel, CINCH, COL, Con, Cupr-ac, DIOSC, Dros, Euonym, Formica, Guaiac, IGN, Indigo, LIL-T, Mag-m, MAG-P, Menyanth, Nat-c, Nat-m, Nat-s, Nux-v, Picr-ac, PLB-M, PULS, Radium, SEP, Sil, STANN, Ver-a.*
Dunkelheit	*Coca, Con, EUPHRAS, Graph, Phos, SANG.*
Einatmen	*Colch, Ign, SPIG. Vgl. Atemwege.*
Eishalten im Munde	*Coff.*
Erbrechen	*Helianth.*

MODALITÄTEN B.-

Erregung, angenehme	*Kali-p, Pall.*
Essen	*Acet-ac, ALUM, Ambra, ANAC, Brom, Cad-m, Caps, CHEL, Cistus, Con, Ferr-ac, Ferr-m, Graph, HEP, Homar, IGN, JOD, KALI-P, Lach, LITH-C, NAT-C, Nat-m, Onosm, PETROL, Phos, Pip-nig, PSOR, Rhod, Sep, SPONG, Zinc-m.*
Fächeln, gefächelt werden	*ARG-N, CARBO-V, Cinch, Lach, Med.*
Fahren	*Nit-ac.*
Farben, helle Gegenstände	*STRAM, Tar-h.*
Fasten	*Cham, Con, NAT-M.*
Füße auf Stuhl legen	*Con.*
Füße in Eiswasser	*LED, Sec.*
(nach d.) Frühstück	*Nat-s, Staph. Vgl. Essen.*
geistige Beschäftigung	*Ferr-m, Kali-br, HELON, Nat-c.*
Gesellschaft	*AEth, BISM, Kali-c, Lil-t, Lyc, STRAM.*
Getränke, kalte	*Ambra, CUPR-M.*
Getränke, warme	*Alum, Ars, Chel, LYC, Nux-v, Sabad, SPONG. Vgl. Wärme.*
Haar kämmen	*Formica.*
Harnabgang	*GELS, Ign, PHOS-AC, Sil.*
Herabhängen der Glieder	*Con.*
Hinuntersteigen, Absteigen	*Spong.*
Hitze	*ARS, Caps, Gymnocl, Xerophyl. Vgl. Wärme.*
Hochziehen der Beine, Glieder	*Sep, Sulf, Thuj.*
Husten	*Apis, Stann. Vgl. Atemwege.*
Kaffee	*Euphras, Fluor-ac.*
Kälte	*Bellis, Bor, BRY, Cepa, Fagop, Jod, LED, Lyc, Onosm, Op, PHOS, SEC.*
kalte Anwendungen, Waschen	*Alum, APIS, Arg-n, Asar, Bell, Ferr-p, Kali-m, Merc, Phos, PULS, Sul. Vgl. Baden.*
kaltes Wasser	*Agar-em, Aloe, Ambra, BRY, Camph, Can-ind, CAUST, Cupr-m, Fagop, LED, PHOS, Picr-ac, PULS, Sep.*
Kauen	*Bry, Cupr-ac.*
Kopf erhöht	*Ars, Gels.*
Kopf vorgeneigt, beim Liegen	*Col.*
Kopf warm eingepackt	*Hep, Psor, Rhod, Sil.*
Kopf zurückgebeugt	*Hyper, Senega.*
körperl. Bewegung	*Alumen, Brom, Plb-m, RHUS-T, Sep. Vgl. Gehen, Spazierengehen.*
Kratzen	*Asaf, CALC-C, Commocl, Cycl, JUGL-C, Mur-ac, Nat-c, Phos, Sulf.*

Lageänderung	*Apis, Caust, IGN, Nat-s, Phos-ac, RHUS-T, Val, Zinc-m.*
Lage, auf Händen u.Füßen	*Eup-perf.*
Lage, Stellung, halbaufgerichtet	*Ant-t, Apis, Bell, Vgl. Ruhe.*
Licht	*Stram.*
Liegen auf d. Bauch	*ACET-AC, Am-c, Ant-t, COL, Med, POD, TAB.*
Liegen, Kopf erhöht	*Petrol, Puls, Spig.*
Liegen, Kopf niedrig	*Arn, Spong.*
Liegen auf d. linken Seite	*Ign, Mur-ac, Nat-m, Stann, Vgl. Verschlimmerungen*
Liegen auf d. rechten Seite	*Ant-t, Nat-m, PHOS, Sulf, Tab. Vgl. Verschlimmerungen.*
Liegen auf d. rechten Seite, Kopf erhöht	*Ars, Cact, SPIG, Spong.*
Liegen, auf dem Rücken, Schultern hoch	*Acon, Ars.*
Liegen, auf d. schmerzhaften Seite	*Ambra, Am-c, Arn, Bor, BRY, Calc-c, COL, Cupr-ac, Ptel, PULS, Sulf-ac, Vgl. Druck.*
Liegen, Niederlegen	*Acon, Anhal, Arn, BELL, Bellis, Brom, BRY, Calad, Calc-c, Coff, COLCH, Equis, Ferr-m, MANG-AC, NAT-M, Nux-v, Onosm, PICR-AC, Pulex, PULS, Radium, STANN, Strych, Symphor.*
Limonade	*Cycl.*
Luft, kühl, frei	*ACON, Aesc, Aeth, Aloe, ALUM, Ambra, Am-m, AMYL, Ant-c, Ant-t, APIS, ARG-N, Asaf, Bar-c, Bufo, Cact, Can-ind, CEPA, CINCH, Clem, Coca, Commocl, Conv, Crat, Croc, Dig, Diosc, Dros, Dulc, Euonym, Euphras, Gels, GLON, Graph, Jod, KALI-JOD, KALI-S, Lil-t, LYC, MAG-C, Mag-m, Merc-j-r, Mez, Mosch, Naja, NAT-M, Nat-s, Ol-an, Phos, PICR-AC, Plat, PULS, Radium, Rhus-t, SABAD, Sab, Sec, SEP, Stellar, Strych-p, Sulf, TAB, TAR-H, Vib-op, Vgl. Wärme (Verschlimmerung).*
Luft, kühl, muß Fenster offen haben	*AMYL, ARG-N, Bapt, Calc-c, LACH, Med, PULS, Vgl. Asthma (Atemwege).*
Luft, warm	*Aur-m, Calc-c, Caust, Led, Mag-c, Merc, Petrol, Rhus-t, Vgl. Wärme*
magnetisiert werden	*Phos.*
(am) Meere	*Brom.*
Meeresküste	*Med.*
Menses, während der	*Am-c, Cycl, LACH, ZINC-M, Vgl. Weibl. Genitale.*
Menses, zwischen den	*Bell, Bov, Elaps, Ham, Magnol.*
Mitternacht bis Mittag	*Puls.*
Mitternacht, nach	*Lyc.*
morgens	*Apis, Jugl-c, Still, Xerophyl.*
Mund bedeckt	*Rumex.*
Musik	*Tar-h.*

nachts	*Cupr-ac.*
Öl-Anwendungen	*Euphorb-d.*
periodisch jeden 2. Tag	*Alum.*
(nach) Rasieren	*Brom.*
Rauchen	*Aran, Tar-c.*
Recken, Strecken der Glieder	*Amyl, Plb-m, Rhus-t, Sec, Teucr.*
Reiben	*Anac, Calc-c, CANTH, Carb-ac, Diosc, Formica, Indigo, MAG-P, Nat-c, Ol-an, Phos, Plb-m, POD, Rhus-t, Sec, TAR-H.*
Ruhe	*Aesc, Ant-c, Bell, BRY, Cadm-s, Can-ind, COLCH, Crat, Gettysburg Water, Gymnocl, Kali-p, Merc-c, Merc-v, NUX-V, Phyt, Pulex, Scilla, Staph, Strych, Vib-op.*
Säuren	*Ptel, Sang.*
(Hin - u. Her-) Schaukeln	*Cina, Kali-c.*
Schlaf	*Calad, Colch, Merc, Myg, NUX-V, Phos, SANG, Sep.*
Schlürfen von Wasser	*Kali-n.*
Schweiß	*Acon, Ars, Calad, CHAM, Cupr-m, Franciscea, Rhus-t, VER-A, Vgl. Fieber.*
Sich-Bücken	*Gels, KALI-C.*
Sich-Krümmen	*Aloe, Cinch, COL, MAG-P, Vgl. Druck*
(im) Sommer	*Alum, Aur-m, Calc-p, Ferr-m, Sil, Vgl. Wärme.*
Speisen, kalte	*Ambra, Bry, Lyc, Phos, Sil.*
Speisen, warme	*Kreos, Lyc, Vgl. Verschlimmerung.*
Stimulantien	*Gels, Glon.*
(nach) Sturm	*Rhod.*
tagsüber	*Kali-c, Syph, Vgl. Verschlimmerungen.*
Tragen	*Ant-t, CHAM.*
Trösten	*Puls.*
Unterhaltung	*Eup-perf.*
vermittags	*Lil-t.*
Wärme, Hitze	*ARS, Aur-m, Bad, Bell, Bry, Calc-fl, Camph, Caust, Cim, COL, COLLINS, Coff, Coral, Cupr-ac, Cycl, DULC, Formica, HEP, Ign, Kali-bich, Kali-p, Kreos, Lach, Lob-infl, Lyc, MAG-P, Nux-m, NUX-V, Phos-ac, Phyt, Psor, Rhod, Rhus-t, RUMEX, Sabad, Sep, Sil, Solan-lyc, Staph, Stram, Sulf-ac, Thea, Ver-a.*
Wasser, heißes	*Sep.*
Wasser, kaltes	*Aloe, BRY, Caust, JATROPHA, PHOS, Picr-ac.*
Wärme, Hitze, Anwendung von	*Ars, Bry, Calc-fl, LACH, MAG-P, Nux-m, Radium, Rhus-t, Sep.*
Wärme des Kopfes	*Bell, Graph, HEP, PSOR, Sanic, SIL.*

Wein	*Coca.*
Wetter, feucht, naß	*Alum, Asar, CAUST, HEP, Med, Mur-ac, Nux-v.*
Wetter, feucht, warm	*Cham, Kali-c, Sil.*
Wetter, heiß	*Spig.*
Wetter, trocken	*Am-c, Calc-c, Kali-c, Magnol, Petrol, Still, Vgl. Verschlimmerungen.*
Wetter, trocken, warm	*Alum, CALC-P, Nat-s, Nux-m, Rhus-t, Sulf, Vgl. Sommer.*
(im) Winter	*Ilex.*
Zimmer, im geschlossenen	*Euphorb-d, Vgl. Wärme.*

Abenddämmerung bis Tagesanbruch	*Aur, MERC, Phyt, SYPH.*
abends	*ACON, Alfal, AMBRA, Am-br, Am-m, Apis, Ant-t, Arn, BELL, Bry, Cajup, Carbo-v, Caust, CEPA, Cham, Colch, Crot, CYCL, Diosc, Euonym, Euphras, Ferr-p, HELLEB, HYOS, LYC, KALI-S, Merc-c, MERC, Mez, Nit-ac, PHOS, Plat, Plb, PULS, Ran-b, RUMEX, Ruta, SEP, Sil, Stann, Sulf-ac, SYPH, Tab, Vib-op, X-ray, Zinc-m.*
Anstrengen, Überheben	*Arn, Carbon-an, RHUS-T, Ruta.*
Ärger, Zorn	*BRY, CHAM, Col, Ign, NUX-V, STAPH, Vgl. Emotionen (Geist,Gemüt).*
Arme zurückbewegt	*Sanic.*
Aufdecken	*Ars, Bell, Benz-ac, Caps, Dros, Helleb, HEP, Kali-bich, MAG-P, NUX-V, Rheum, RHUS-T, RUMEX, SAMB, Sil, Stront-c.*
Aufstehen	*ACON, Am-m, Ars, Bell, BRY, Caps, Carbo-v, COCC, Con, Dig, Ferr, Lach, Lyc, NUX-V, Phos, PHYT, Puls, Radium, RHUS-T, Sulf.*
Augenbewegung	*BRY, Nux-v, Spig.*
Augenöffnen	*Tab.*
Augenschließen	*Bry, Sep, Ther.*
Baden	*ANT-C, Bellis, Calc-c, Caust, Formica, Mag-p, Nux-m, Physost, RHUS-T, Sep, Sulf, Vgl. Wasser.*
Beißen, starkes	*Am-c, VERBASC.*
Bergsteigen	*ARS, Coca, Vgl. Steigen.*
Berührung	*ACON, Angust, APIS, Arg-m, ARN, Asaf, BELL, Bor, BRY, Calc-c, Camph, Caps, Carbo an, CHAM, Cic, CINCH, Cocc, COLCH, Col, Commocl, Cupr-ac, CUPR-M, Equis, Euphorb-d, Euphras, Ferr-p, Guaiac, Helon, HEP, Hyos, Ign, KALI-C, LACH, LIL-T, Lob-infl, Lyc, Mag-p, Mez, Murex, NIT-AC, NUX-V, Oleand, OX-AC, Phos, PLB-M, Puls, RAN-B, RHOD, Rhus-t, Sab, Sang, Sep, SIL, SPIG, Staph, STRYCH, Sulf, TAR-H, Tellur, THER, Urt, Zinc-m.*
Berührung des Hutes	*Glon.*
Berührung, Kleidung am Hals	*Glon, LACH, Sep.*
Bewegung	*Aesc, Agar, Aloe, Am-c, Amyl, Anhal, Apis, BELL, BERB-V, Bism, BUT-AC, Cact, Cadm-s, CALAD, Calc-ars, Camph, Ceanoth, CIM, Cinch, COCC, COLCH, Cupr-m, Dig, Equis, Ferr-p, GELS, Gettysburg Water, Guaiac, Helon, IBERIS, Ipec, Jugl-c, Kali-m, KAL, Lac-c, LED, Linar, Lob-infl, Mag-p, Med, Meli, MERC, Mez, NAT-M, Nat-s, Nit-ac, Nux-m, NUX-V, Onosm, Pall, Petrol, PHYT, Phos, Picr-ac, Plat, Plb, Pulex, Puls-nut, RAN-B, Rheum, Ruta, SAB, Sang, Scilla, SEC, Senega, Sil, Solan-lyc, SPIG, Still, Strych, Sulf, Tab, TAR-H, Thea, Thymol, Ver-a, Viscum.*
Bewegung, Beginn	*Puls, RHUS-T, Stront-c.*
Bewegung nach unten	*BOR, Gels, Sanic.*
Bett, Drehen im Bett	*CON, Nux-v, Puls.*
Bier	*Bry, Kali-bich, Nux-m.*

Bücken	*AESC, Am-c, Bry, Calc-c, Glon, Lyssin, Merc, Ran-b, Spig, SULF, Val.*
Denken an Symptome	*Bar-c, CALC-P, Caust, GELS, HELON, MED, Nux-v, OX-AC, Oxytr, Pip-m, Sabad, Staph.*
Dentition, Zahnung	*Aeth, BELL, Bor, Calc-c, Calc-p, CHAM, KREOS, Phyt, POD, RHEUM, Zinc-m, Vgl. Zähne.*
Druck	*Acon, Agar, APIS, Arg-m, Bar-c, Bor, Calc-c, Cenchris, Cina, Equis, Guaiac, HEP, Jod, Kali-c, LACH, Led, Lyc, MERC-C, Nat-s, NUX-V, Onosm, Ov-g-p, Phyt, Ran-b, Sil, THER, Vgl. Berührung.*
Dunkelheit	*ARS, Calc-c, Carbo-an, Phos, STRAM, Vgl. Emotionen(Geist, Gemüt)*
Einatmen	*ACON, BRY, Phos, Ran-b, Spig, Vgl. Atemwege.*
Einsamkeit , Ängste	*BISM, Kali-c, Lil-t, Lyc, Pall, STRAM, Vgl. Ängste (Geist, Gemüt).*
einseitig, eine Körperhälfte	*CHAM, Ign, Mez, PULS, Sil, Spig, Thuj, Val.*
emotionelle Erregung	*Acon, AMBRA, ARG-N, Aur, Cinch, Cob, COFF, COLCH, Collins, Col, Con, Cupr-ac, GELS, HYOS, IGN, Kali-p, Lyssin, Nit-sp-d, NUX-V, Petrol, Phos-ac, PHOS, Sil, STAPH, Vgl. Geist, Gemüt.*
Erbrechen	*Aeth, Ant-t, ARS, Cupr-m, IPEC, NUX-V, Puls, Sil.*
Erschütterung	*Cic, Vgl. Stoß.*
Essen, beim	*Abies-n, Aesc, Aeth, Agar, ALOE, Ant-c, ARG-N, ARS, BRY, CALC-C, CARBO-V, Caust, Chionanth, Cina, CINCH, Cocc, COL, Con, CROT-T, Dig, GRAPH, Hyos, Ign, IPEC, Kali-bich, KALI-C, Kali-p, Kreos, Lach, LYC, Mag-m, Nat-m, Nit-ac, NUX-V, Ol-an, Petrol, Phos, PULS, Rheum, Rumex, Samb, SEP, Sil, STAPH, Strych, Sulf, Thea, Zinc-m, Vgl. Verdauungsbeschwerden.*
Essen, nach dem	*Ars, NUX-V, Vgl. Magen.*
extreme Temperaturen	*Ant-c, Ipec, Lach.*
Fahren	*Arg-m, Berb-v, Caust, COCC, Lyssin, Nux-m, PETROL, SANIC, Ther.*
Fasten	*Croc, Jod.*
Fette	*Carbo-v, CYCL, Kali-m, PULS, Thuj.*
Feuchtigkeit	*Amphis, ARAN, ARS-JOD, Aster, Bar-c, CALC-C, Calend, Carbo-v, Chimaph, Chin-s, Cinch, COLCH, Crot, Cur, DULC, Elat, Euphras, Formica, Gels, Kali-jod, Lathyr, Lemna, Magnol, Meli, Mur-ac, NAT-S, Nux-m, PETROL, PHYT, Radium, Rhod, RHUS-T, Ruta, Sep, Sil, Still, SULF, Tub.*
Feuchtigkeit, Einwirkung von	*Am-c, Ant-c, Apis, Aran, Ars, CALC-C, Caust, Cepa, DULC, ELAPS, Meli, MERC, Narcissus, Nat-s, Nux-m, PHYT, Picr-ac, Ran-b, Rhod, RHUS-T, Vgl. Feuchtigkeit*
Feuchtigkeit, Kälte	*Am-c, Ant-t, Aran, Arn, Asclep-t, Aster, Bor, CALC-C, CALC-P, DULC, Gels, GUAIAC, Mang-ac, MERC, Nux-m, Nux-v, Physal, Phyt, RHUS-T, Sil, Thuj, Urt, Ver-a.*
Feuchtigkeit, warme	*Bapt, Brom, Carbo-v, Carbon-s, GELS, Ham, Phos, Sep.*
feuchte Anwendungen	*AM-C, ANT-C, Calc-c, CLEM, Crot, MERC, Rhus-t, SULF, Vgl. Waschen.*

feuchte Wohnungen	*Ant-t, ARAN, Ars, DULC, NAT-S, Tereb.*
Fisch	*Nat-a, Urt.*
Frühling	*Ars-br, Aur, Calc-p, Cepa, Crot, Dulc, Gels, Kali-bich, LACH, NAT-M, Nat-s, Nit-sp-d, Rhus-t, SARS.*
(nach dem) Frühstück	*Cham, NUX-V, Phos, THUJ, Zinc-m, Vgl. Essen.*
(vor dem) Frühstück	*Croc.*
Füße - Aufdecken	*Con, Cupr, SIL.*
Füße - Niederhängen	*Puls.*
Gähnen	*Cina, IGN, KREOS, NUX-V, Rhus-t, SARS.*
Gaslicht	*Glon, Nat-c.*
geistige Anstrengung	*Agar, Aloe, Amyl, ANAC, ARG-N, Aur-m, Calc-c, Calc-p, Cim, COCC, Cupr-m, GELS, Ign, Kali-p, NAT-C, Nat-m, NUX-V, PHOS, Phos-ac, PICR-AC, Sabad, Sep, SIL, Thymol, Vgl. Geist, Gemüt*
Geräusch	*Acon, Asar, BELL, BOR, CALAD, Cham, CINCH, Cocc, COFF, COLCH, Ferr, Glon, IGN, Lyc, Mag-m, Med, Nux-m, NUX-V, Onosm, Phos, Solan-lyc, SPIG, Tar-h, Ther.*
Gewitter, vor, während	*Agar, Gels, Med, Meli, NAT-C, Petrol, PHOS, Phyt, Psor, RHOD, Sep, Sil.*
Gewürze	*NUX-V, Phos.*
Haare schneiden	*Acon, BELL, Glon.*
heiße Getränke	*Chionanth, Lach, Stann.*
helle Gegenstände	*BELL, CANTH, Coccinel, LYSSIN, STRAM.*
Herbst, warme Tage, kalte, feuchte Nächte	*Merc-v.*
Höhen	*Coca.*
Husten	*Ars, Bry, CINA, Hyos, PHOS, Sep, TELLUR, Vgl. Atemwege.*
(nach) Impfung	*Sil, Thuj.*
intermittierend	*Anac, CINCH, Strych, Vgl. periodisch.*
jährlich	*Lach, Rhus-r.*
Kalte	*ACON, Agar, Alumen, ALUM, Am-c, Ant-c, ARS, Bad, Bar-c, Bell, BRY, Calc-c, CAMPH, Caps, CAUST, CHAM, Collins, Cocc, Coff, Con, Crot-casc, DULC, Formica, HEP, KALI-C, Kali-p, Kreos, Lach, Lob-infl, MAG-P, Merc, MEZ, Mosch, Nit-ac, Nux-m, NUX-V, Ran-b, RHOD, RHUS-T, RUMX, Sabad, Selen, SEP, SIL, Spig, Stram, Stront, Sulf-ac, Tab, Ver-a, Xerophyl.*
Kaffee	*Aster, Can-ind, CANTH, Carbo-v, Caust, CHAM, Ign, Kali-c, NUX-V, Psor. Thuj.*
Kalbfleisch	*Ipec, KALI-N.*
Kartoffeln	*Alum.*
(nach) Koitus	*Agar, CALAD, Calc-s, CINCH, KALI-C, Nux-v, PHOS-AC, Phos, SELEN, Sep.*

Kopf entblößen	*Bell, Sil. Vgl. kalte Luft.*
Kränkung durch Beleidigung	*COL, Lyc, Staph.*
Kratzen	*Anac, Ars, Caps, DOLICH, MERC, Mez, PULS, Rhus-t, STAPH, SULF.*
Kummer	*Aur, Gels, IGN, PHOS-AC, Staph, Ver-a. Vgl. Emotionen (Geist, Gemüt).*
Lachen	*Arg-m, DROS, Mang-ac, PHOS, Stann, Tellur.*
Licht	*Acon, BELL, Calc-c, Coca, CON, COLCH, Graph, Ign, LYSSIN, NUX-V, PHOS, Spig, STRAM.*
Liegen auf der linken Seite	*Arg-n, CACT, Calc, Coccus, Iberis, KALI-C, Lyc, Magnol, PHOS, Plat, PTEL, Puls, SPIG, Viscum.*
Liegen auf der rechten Seite	*Can-ind, MAG-M, MERC, RHUS-T, Scroph, Stann.*
Liegen auf dem Rücken	*Acet-ac, NUX-V, Puls, Rhus-t.*
Liegen auf der schmerzhaften, befallenen Seite	*Acon, Ars, BAR-C, Calad, HEP, JOD, KALI-C, NUX-M, PHOS, Ruta, Sil, Tellur, Vib-op.*
Liegen auf der schmerzlosen Seite	*BRY, Cham, Col, Ptel, PULS.*
Liegen, Hinlegen	*Ambra, Ant-t, Arn, ARS, Arum, Aur, BELL, Can-s, Caust, Cenchris, CON, Croc, DIOSC, Dros, Dulc, GLON, HYOS, Iberis, Ipec, Kreos, LACH, Lyc, Menyanth, Nat-m, Nat-s, Plat, PHOS, PULS, Rhus-t, RUMEX, Ruta, Samb, Sil, Tarax, TRIFOL, X-ray.*
Liegen, Kopf tief	*Ars.*
Likör	*AGAR, Ant-c, CAN-IND, CARBO-V, Cim, LACH, Led, NUX-V, Ran-b, Stram, SULF-AC, ZINC-M. Vgl. Alkoholismus (Nervensystem).*
linke Seite	*Agar, Arg-m, Arg-n, Asaf, Aster, BELLIS, CEANOTH, Chimaph, Cim, Colch, Cupr-m, Erig, LACH, Lepid, LIL-T, OX-AC, Pulex, Rumex, Sapon, Sep, Ther, THUJ, Ustil.*
linke Seite, dann rechte	*Lac-c, LACH.*
Luft, freie, im Freien	*ACON, Agar, Benz-ac, Bry, Cadm-s, CAPS, Carbon-s, CHAM, Cic, Cocc, Coff, Coral, Crot, CYCL, Epiph, Euphras, Ign, Kal, Kreos, Linar, Mosch, NUX-V, Ran-b, SENEGA, Solan-lyc, Thea, X-ray. Vgl. Luft kalt.*
Luft kalt, trocken	*Abrot, ACON, AEsc, Agar, Alum, ARS, ASAR, Aur-m, Bac, BAR-C, Bell, BRY, Calc-c, CAMPH, Caps, Carbo-an, CAUST, CHAM, CINCH, CISTUS, Cupr-m, Cur, Euphorb-d, HEP, Ign, KALI-C, Mag-p, MEZ, Nat-c, NUX-V, Plb, PSOR, RHOD, RUMEX, Selen, Sep, SIL, SPONG, Tub, Urt, Viola-od, Viscum.*
Masturbation	*Calc-c, CINCH, Con, NUX-V, PHOS-AC, Sep, STAPH.*
Medikamente	*Nux-v.*
Meer, Baden im Meer	*Ars, Limulus, Mag-m.*
Meeresküste	*AQUA-M, Ars, Brom, NAT-M, NAT-S, Syph.*
Menschen, Anwesenheit von	*Ambra.*
Menses, (zu) Beginn, am Schluß	*Lach.*

Menses, nach den	*Alum, BOR, GRAPH, Kreos, Lil-t, Nat-m, Nux-v, SEP, Zinc-m.*
Menses, vorher	*Am-c, BOV, CALC-C, Cocc, Con, Cupr-m, GELS, LACH, Lyc, Mag-m, PULS, Sars, SEP, Ver-a, ZINC-M.*
Menses, während der	*Am-c, Arg-n, BELL, Bov, Cham, CIM, Con, GRAPH, Ham, Hyos, KALI-C, Mag--c, NUX-V, PULS, SEP, Sil, Sulf, Ver-a, VIB-OP. Vgl. Menstruation (Weibl. Genitale).*
Milch	*AETH, Ant-t, Calc-c, CARBO-V, Cinch, Homar, Mag-c, Nit-ac, Sep, SULF.*
Missetaten anderer	*Colch, STAPH.*
Mitternacht, nach	*Apis, ARS, Bell, Carbo-an, DROS, Ferr-m, KALI-C, Kali-n, Nit-ac, NUX-V, Phos, POD, Rhus-t, Sil, Thuj.*
Mitternacht, um	*Aran, ARS, Mez.*
Mitternacht, vor	*Arg-n, Brom, Carbo-v, Cham, COFF, Led, Lyc, MERC, Mur-ac, Nit-ac, Phos, PULS, Ran-s, RHUS-T, RUMEX, SPONG, Stann.*
Mond - Neumond	*Alum, Caust, Clem, SIL.*
Mond - Vollmond	*ALUM, Calc-c, Graph, Sabad, SIL.*
Mondlicht	*Ant-c, Thuj.*
morgens	*ACAL, Alum, Ambra, AM-M, Arg-n, Aur, BRY, CALC-C, Can-ind, Croc, Crot, Fluor-ac, Glon, Ign, KALI-BICH, Kali-n, Lac-c, LACH, Lil-t, Lith-c, Magnol, Med, Myg, NAT-M, Niccol, NIT-AC, Nuph, NUX-V, Onosm, PHOS, Phos-ac, Pod, PULS, Rhus-t, Rumex, Sep, Sil, Stellar, Strych, SULF, VERBASC.*
morgens früh (2.00 - 5.00)	*AEth, AEsc, ALOE, Am-c, Bac, Bell, Chel, Cina, Coccus, Cur, KALI-BICH, KALI-C, Kali-cy, Kali-p, Nat-s, NUX-V, Ox-ac, POD, Ptel, Rhod, RUMEX, SULF, Thuj, Tub.*
morgens (10.00 - 11.00)	*Gels, NAT-M, SEP, Sulf.*
Musik	*ACON, Ambra, Dig, GRAPH, NAT-C, Nux-v, Pall, Phos-ac, SAB, Sep, THUJ.*
nachmittags	*AEsc, Alum, Am-m, Ars, BELL, Cenchris, Cocc, Coccus, Fagop, Kali-bich, Kali-c, Kali-cy, Kali-n, Lil-t, Lob-infl, RHUS-T, Sep, Sil, Still, THUJ, Verbasc, Xerophyl, X-ray.*
nachmittags, spät	*APIS, Aran, Carbo-v, Colch, COL, HELLEB, LYC, Mag-p, Med, Meli, Ol-an, PULS, Sabad, Zinc. Vgl. abends.*
nachts	*ACON, Ant-t, Arg-n, Arn, ARS, Aster, Bac, Bell, Bry, But-ac, Cajup, Camph, Caust, Cenchris, CHAM, Chionanth, Cina, CINCH, Clem, COFF, COLCH, Comocl, CON, Crot-casc, Cupr-m, CYCL, Diosc, Dolich, DULC, FERR-M, Ferr-p, Gamb, GRAPH, Guaiac, HEP, HYOS, JOD, Iris, KALI-JOD, Lach, Lil-t, Mag-m, Mag-p, Merc-c, MERC, Mez, Nat-m, NIT-AC, Nux-m, PHOS, Phyt, Plat, Plb, Psor, PULS, RHUS-T, Rumex, Sep, SIL, Sulf, SYPH, Tellur, Thea, Thuj, Ver-a, Vib-op, X-ray, ZINC-M. Vgl. abends.*
Narkotika	*Bell, CHAM, COFF, Lach, NUX-V, Thuj.*
nasse Füße	*Calc-c, Cepa, Puls, RHUS-T, SIL.*
Nebel	*Bapt, Gels, Hyper. Vgl. Feuchtigkeit.*
Niesen	*ARS, Bry, Kali-c, Phos, SULF, VERBASC. Vgl. Stoß.*

MODALITÄTEN V.-

Obst	*ARS, Bry, CINCH, COL, Ipec, Samb, VER-A.*
periodisch	*Alum, ARAN, ARS, Ars-met, CACT, Carls, CED, Chrom-ac, CINCH, Cupr-m, EUP-PERF, Ign, Ipec, Kali-bich, NAT-M, Niccol, Primul-ob, Nit-ac, Ran-s, Sep, Sil, Tar-h, TELA-ARS, Thuj, Urt.*
periodisch, jeden 2. Tag	*ALUM, Cinch, Fluor-ac, Nit-ac, Oxytrop.*
" 16.00 - 20.00	*Lyc, Sabad.*
" Neu- u. Vollmond	*Alum.*
" alle 2 Wochen	*Niccol.*
" " 2-3 Wochen	*Ars-met.*
" " 2-4 Wochen	*Carls, Ox-ac, Sulf.*
" " 3 Wochen	*Ars, MAG-C.*
" jedes Jahr	*ARS, Carbo-v, Crot, LACH, Niccol, Sulf, THUJ, Urt.*
Pfirsiche	*Cepa, Glon.*
Pflanzen, am Wasser wachsend	*Nat-s.*
(nach dem) Rasieren	*Caps, CARBO-AN, Ox-ac, Plb.*
Rauchen	*ABIES-N, Bor, Can-ind, Chin-ars, CIC, Cocc, GELS, IGN, Kal, LACT-AC, Lob-infl, NUX-V, Puls, Sec, Spig, Spong, STAPH, Stellar.*
rechte Seite	*AGAR, Am-c, Anac, Apis, Ars, BELL, Bothrops, BRY, CAUST, CHEL, Cinnab, Con, Crot, Cur, Dolich, Equis, Ferr-p, Jod, KALI-C, Lith-c, LYC, MAG-P, MERC, Phyt, Pod, Rhus-t, SANG, Solan-lyc, Tar-h, Viola-od.*
Reisen	*Coca, Plat.*
Ruhe	*Acon, ARN, ARS, Asaf, Aur, Calc-fl, Caps, Comocl, Con, CYCL, Dulc, Euphorb, FERR-M, Indigo, Iris, Kali-c, Kreos, Lith-lact, Lyc, Mag-c, Menyanth, MERC, Oleand, PULS, RHOD, RHUS-T, Sabad, SAMB, Senega, SEP, Stront-c, Sulf, Tar-h, Tarax, Val.*
Säuren	*ANT-C, Ant-t, Ferr-m, Lach, Merc-c, Nux-v, Phos, SEP. Vgl. Magen.*
Schlaf, nach	*Ambra, APIS, Bufo, Cadm-s, Calc-c, COCC, Coccus, Crat, Epiph, Homar, LACH, Merc-c, Morph, OP, Parth, Picr-ac, Rhus-t, Selen, SPONG, Stram, Sulf, Syph, Thasp, Tub, Val.*
Schlucken	*Apis, BELL, Brom, Bry, HEP, Hyos, LACH, Merc-j-fl, Merc-j-r, MERC, Nit-ac, Stram, Sulf. Vgl. Dysphagie (Inn. Hals)*
Schneeschmelzen	*Calc-p.*
Schneesturm	*Con, Formica, Merc, Sep, Urt.*
Schrecken	*ACON, Gels, IGN, Op, Ver-a.*
Schwitzen	*Ant-t, Chin-s, HEP, Merc-c, MERC-S, Nit-ac, Op, Phos-ac, SEP, Stram, Ver-a.*
Sehen, Fixieren der Objekte	*Cina, Croc.*
Sehen, nach oben	*Benzoin, Calc-c, PULS, Sulf.*
Sehen, nach unten	*Acon, KAL, Oleand, SPIG, Sulf.*

Sich-Krümmen	*Diosc.*
Sich-Bücken	*BELL, Kal, Nux-v.*
Sitzen	*Alum, BRY, Caps, Con, CYCL, Dig, Diosc, Dulc, Equis, Euphorb, Ferr-m, Hydrocot, Lyc, Indigo, Kali-c, Nat-c, Nux-v, Phyt, PLAT, Puls, RHUS-T, SEP, Sulf, Tarax, Val.*
Sitzen auf kalten Stufen	*Chimaph, Nux-v.*
sitzende Lebensweise	*Acon, Aloe, Am-c, Anac, Arg-n, Bry, Con, NUX-V, Sep.*
Sonnenauf- bis Sonnen-untergang	*Med.*
Sonne	*ANT-C, BELL, Bry, Cact, Fagop, GELS, GLON, Lach, Lyssin, NAT-C, Nat-m, Puls, Selen. Vgl. Wetter, heiß.*
Sonne, Schmerz durch S'wirkung	*GLON, Nat-m, SANG, Spig, Tab.*
Sprechen	*Ambra, Am-c, Anac, ARG-M, Arum, Calc-c, Can-s, Chin-s, COCC, Mag-m, MANG-AC, Nat-c, NAT-M, Phos-ac, Rhus-t, SELEN, STANN, Sulf, Verbasc.*
Stehen	*AEsc, Aloe, BERB-V, Calc-c, Con, CYCL, Lil-t, Plat, Sulf, Val.*
Steigen	*Am-c, ARS, But-ac, Cact, CALC-C, Can-s, Coca, Glon, KALI-C, Menyanth, Spong.*
Stimme, Gebrauch der	*Arg-m, Arg-n, Arum, Carbo-v, DROS, Mang-ac, Nux-v, PHOS, Selen, STANN, Wyeth.*
Stimulantien	*Ant-c, Cadm-s, Chionanth, Fluor-ac, GLON, Ign, Lach, Led, Naja, NUX-V, Op, ZINC-M.*
Stoß	*Arn, BELL, Berb-v, BRY, CIC, Crot, Glon, Ign, Nux-v, SPIG, Ther.*
Strecken	*Med, Rhus-t.*
Stuhlentleerung, nach	*AEsc. Vgl. Stuhl (Abdomen).*
(vor) Sturm	*BELLIS, Meli, NAT-S, Psor, RHOD, Rhus-t.*
Suppe	*Alum, Kali-c. Vgl. Fette.*
Süßigkeiten	*ANT-C, ARG-N, Ign, LYC, Med, Sang, ZINC-M.*
Tabakkauen	*Ars, Ign, Lyc, Selen, Ver-a.*
Tabakrauch	*Acon, Cic, Cocc, IGN, Staph. Vgl. Rauchen.*
Tee	*ABIES-N, CINCH, Diosc, Lob-infl, Nux-v, Puls, SELEN, Thuj.*
Teigwaren, schwere Speisen	*Carbo-v, Kali-m, PULS.*
Trinken, beim	*Bell.*
Trost	*Cact, Graph, Helleb, Ign, Lil-t, Nat-m, Sabal, Sep, Sil.*
Überessen	*Ant-c, NUX-V, Puls. Vgl. Essen.*
Überhitzung	*ACON, ANT-C, BELL, Brom, BRY, Calc-c, Carbo-v, Glon, Lyc, Nux-m, NUX-V.*
umschriebene Stellen	*Coff, IGN, KALI-BICH, Lil-t, Ox-ac.*
untere Körperhälfte	*Bac-t.*
Unterhaltung	*Ambra, Cocc, PHOS-AC, STANN. Vgl. Sprechen.*

Verlauf, diagonal	*AGAR, Bothrops.*
Verlauf diagonal, oben links, unten rechts	*Agar, Ant-t, Stram.*
Verlauf diagonal, oben rechts, unten links	*Ambra, Brom, Med, Phos, Sulf-ac.*
Verlauf nach außen	*Kali-c, Sulf.*
Verlauf nach oben	*Benzin, Eup-perf, LED.*
Verlauf nach unten	*BOR, Cact, Kal, Lyc, SANIC.*
Verlust von Lebenssäften	*Calc-c, CALC-P, CARBO-V, CINCH, Con, KALI-C, KALI-P, Nux-v, PHOS, PHOS-AC, Puls, SELEN, Sep, STAPH.*
Wachen	*Ambra, Lach, Nit-ac, Nux-v. Vgl. Schlaf.*
wandernde, den Ort ändernde, dauernd wechselnde Symptome	*Apis, Berb-v, IGN, KALI-BICH, KALI-S, LAC-C, Lil-t, MANG-AC, Paraf, Phyt, PULS, Sanic, TUB.*
Wärme, Hitze	*Acon, AEth, Agar, Alum, Ambra, Anac, ANT-C, Ant-t, APIS, Arg-n, Asaf, Bell, BRY, Calc-c, Camph, CEPA, CHAM, Cinch, Clem, COM-OCL, Conv, DROS, Euphras, Ferr-m, Fluor-ac, Gels, Glon, GRAPH, Guaiac, Helianth, Hyos, Iberis, JOD, Jugl-c, Justicia, Kali-jod, KALI-M, Lach, LED, Lyc, Med, MERC, NAT-C, Nat-m, Nit-ac, Nux-m, Op, PULS, SAB, SEC, Stellar, Sulf-ac, Sulf, Tab. Vgl. Wetter, heiß.*
Wärme des Bettes	*Alum, Apis, Bellis, Calc-c, CHAM, Clem, DROS, LED, Lyc, Mag-c, MERC, Mez, PULS, Sab, SEC, SULF, Thuj, Viscum.*
Wäsche-Waschen	*Sep.*
Waschen, Wasser	*AM-C, ANT-C, Ars-jod, Bar-c, Bell, CALC-C, Canth, Cham, Clem, CROT-CASC, Ferr-m, Kreos, Lil-t, Mag-p, MERC, Mez, NAT-S, Nit-ac, Rhus-t, Sep, Sil, Spig, SULF, Urt.*
Wasser, Anblick oder Hören von	*Lyssin.*
Wasser, Arbeiten im W.	*CALC-C, Mag-p.*
Wasser, Trinken von kaltem W.	*Ant-c, Apoc, Arg-n, ARS, Calc-c, CANTH, Clem, Cocc, CROT-T, Cycl, Dros, Ferr-m, Lob-infl, Lyc, Nux-m, RHUS-T, Sabad, Spong, Sulf.*
Wasser, Trinken von warmem W.	*Ambra, Bry, LACH, Phos, PULS, Sep, Stann.*
Wein	*ALUM, Ant-c, Arn, ARS, Benz-ac, CARBO-V, Con, Fluor-ac, Led, Lyc, NUX-V, Op, Ran-b, Selen, Sil, ZINC-M.*
Weinen	*Cham, NAT-M, Puls, SEP, Stann.*
Wetter, heiß	*ACON, AEth, Aloe, ANT-C, BELL, Bor, BRY, Croc, Crot, Crot-t, GELS, GLON, Kali-bich, Lach, NAT-C, NAT-M, Nit-ac, Phos, Picr-ac, POD, Puls, Sab, Selen, Syph. Vgl. Sonne.*
Wetter, stürmisch	*Nux-m, PSOR, Ran-b, RHOD, Rhus-t.*
Wetter, trocken, kalt	*Agar, Alum, Apoc, ASAR, AUR, CAUST, Dulc, Ipec, KALI-C, Kreos, Nit-sp-d, NUX-V, PETROL, Rhus-t, Viscum. Vgl. Luft, kalt.*

Wetter, windig, feucht	*Cepa, Dulc, EUPHRAS, Ipec, NUX-M, Rhod.*
Wetter, windig, trocken	*ACON, Arum, Cham, Cupr-m, HEP, Lyc, Mag-c, NUX-V, Phos, Puls, RHOD.*
Wetterwechsel	*AM-C, Bry, Calc-c, Calc-fl, CALC-P, Chel, Cinch, DULC, Mang-ac, Mag-c, MERC, Nat-s, Nit-ac, NUX-M, PHOS, PSOR, RAN-B, RHOD, RHUS-T, Ruta, Sticta, Stront-c, Sulf, Tar-h. Vgl. Feuchtigkeit.*
Wetterwechsel im Frühling	*Ant-t, Cepa, Kali-s, Nat-s.*
Zähnebürsten	*Coccus, Staph.*
Zimmer geheizt	*Acon, Alum, Ant-c, APIS, Aran-sc, Bapt, Brom, Bufo, CEPA, Crat, CROC, Euphras, GLON, Hyper, JOD, Kali-jod, KALI-S, Lil-t, MERC, PULS, Sab, Vib-op. Vgl. Wärme.*
Zölibat	*Con.*

THERAPEUTISCHER INDEX

Jeder Versuch, das passende Mittel für einen gegebenen Fall auszusuchen, ohne die Gesamtheit der Symptome zu studieren, muß sich als vergeblich erweisen.
Für die homöopathische Verordnung müssen die wesentlichen Punkte beachtet werden: Das bedeutet, daß die **charakteristischen Symptome des individuellen Patienten – überwiegend unabhängig von dem pathologischen Zustand des Falles – ausschlaggebend sein müssen für die Mittelwahl.**

Die charakteristischen Symptome werden besonders gefunden

(1.) in der Lokalisation des befallenen Körperteiles,

(2.) in den Gefühlen,

(3.) in den Modalitäten.

Nur das Studium des Repertoriums wird auf das indizierte Mittel weisen. Aber im Index finden sich zahlreiche Empfehlungen für Mittel, die auf klinischen Beobachtungen beruhen oder von teilweisen Prüfungen herrühren; alle diese Hinweise mögen sich als sehr wertvolle Erweiterungen unserer Materia Medica erweisen, wenn sie sich klinisch weiterhin bewähren. Da manche dieser Empfehlungen bisher keinen Ort in den veröffentlichten Repertorien gefunden haben, hielt ich es für angebracht, sie in diesem therapeutischen Index mit aufzuführen, um unsere Ärzte darauf aufmerksam zu machen und sie ihnen zum weiteren Studium zu empfehlen. – Sogar im besten Falle kann ein klinischer Index nur als Vorschlag gewertet werden.

(O. Boericke)

THERAPEUTISCHER INDEX

Abort, drohender	*Caulophyl, Viburnum.*
Absonderungen, unterdrückte	*Cupr, Psorinum.*
Abszeß	*Bell, Merc, HEPAR, Sil, Anather.*
Addisonsche Krankheit	*Adrenalin, Ars, Phos, Calc-ars.*
Adenitis	*Bell, Merc, Cist, Jod.*
Adenoide Wucherungen	*Agraphis, Calc-jod.*
Adynamie	*Phos-ac, China.*
Agalaktie	*Lactuca, Agnus, Urtica.*
Akne	*Kal-brom, Cimicif, BERB-AQUIF, Led, Hydrocot, Antimon, Kali-brom.*
Akne rosacea	*Oophor, Kreos, Sulf, Carb-an, Radium.*
Akromegalie	*Thyroid, Chrysarob.*
Aktinomykose	*Nitr-ac. Hippoz, Hekla.*
Albuminurie	*Ars, Kalmia, Merc-cor.*
Alkoholismus	*Quercus, Avena, Capsic, Nux.*
Alopezie	*Fluor-ac, Pix-liq.*
Altersentartung, sklerotische Degeneration	*Baryt-m, Plb, Aur-mur.*
Altersverfall	*Oophor, Baryta.*
Amenorrhoe	*Puls, Graph, Nat-mur.*
Anämie	*Ferr-cit, Chin, Nat-m, Calc-phos.*
Anämie, perniziöse	*Ars. T.N.T.*
Anasarka	*Oxydend, Elater, Liatris.*
Aneurysma	*Baryt, Lycop.*
Angina pectoris	*Latrodect, Cactus, Glonoin, Bryon, Haematox, Oxal-ac, Spigel.*
Angiom	*Abrotan.*
Ankylostomiasis, Hakenwurmkrankheit	*Carduus-mar.*
Anorexie	*NUX, HYDRAST, CHINA.*
Antrum	*Hep, Nit-ac, Kali-bich, Euphorb, Amyg.*
Aortitis	*AURUM-ARS.*
Aphasie	*Bothrops, Stram, Kali-brom.*
Aphonie	*Alumen, Arg-m, Nit-ac, Caust, Oxal-ac, Spongia, Aurum.*
Aphthen	*AEthus, BORAX, MERC, Nit-ac, Kali-mur, Hydr-mur.*
Apoplexie, Schlaganfall	*Op, Phos, Arnica, Bell.*
Appendizitis	*Echin, Bell, Lach, Iris-tenac.*
Arteriosklerose	*Am-jod, Plb-jod, Polyg-avic, Baryta. Glonoin 2 D, Aurum, Carduus, Sumbul.*
Arthritis	*Arbut, Sulf, Bry, Elater.*

Askariden, Spulwürmer	*Abrotan, Sabad, Cina, Spig.*
Asthenopie	*Nat-mur, Ruta, Croc, Senega.*
Asthma	*Ipec, Ars, Eucal, ADRENALIN, Nat-sulf.*
Asthma, Kardial-	*Conval, Iberis, Ars-jod.*
Astigmatismus, myopischer	*Lilium.*
Aszites	*Acet-ac, Apocyn, Helleb, Apis, Ars, DIG.*
Atemnot	*Apis, Ars, Ipec, Quebrach, Spong.*
Atrophie	*Ol-jecor, Jod, Ars.*
Augen (entzündet)	*Acon, Euphras, Ruta.*
Augen (Netzhautablösung)	*Naphthalin.*
Autointoxikation	*Skatol, Indol, Sulf.*
Azoturie, übermäß. Stickstoff-ausschwemm. im Urin	*Caust, Senna.*
Balanitis	*Merc.*
Bandwurm	*Filix, Cina, mit Jod versetzt, Pot-jod.*
Barbierkrätze	*Sulf-jod, Thuj.*
Bellsche Lähmung, fazialis-Lähmung	*Am-phos, CAUST, Zinc-pic.*
Bergsteigerkrankheit	*Coca.*
Beri-Beri	*Elater, Rhus, Ars.*
Bilharziosis	*Antimon-tart.*
Biliosität	*Yucca, Euony, Bry, Pod, Merc, Sulf, Nux, Nyctanthes, Chelidon.*
Blase gereizt, Reizblase	*EUP-PURP, Copaiv, Ferr, Nux, Apis, Sarsap.*
Blasenblutung	*Amygd, Hamam, NIT-AC.*
Blepharitis	*Puls, Graph, Merc.*
Blepharospasmen	*Agaric, Physost.*
Blutbrechen	*Ipec, Ham, Phos, Millefol.*
Blutdruck erhöht	*Baryta-mur, Glonoin, Aurum, Verat-vir, Viscum.*
Blutdruck vermindert	*Gels.*
Borborygmen (Kollern)	*Haematoxyl.*
Bradykardie (langsamer Puls)	*Abies-nig, DIGIT, Kalm, Apoc-can.*
Brightsche Krankheit	*Ars, Phos-ac, Apis, Merc-cor, Tereb, Kali-cit, Natrum-mur.*
Bromidrosis	*Silicea, Calc, Butyr-acid.*
Bronchitis	*Acon, BRY, Phos, Tart-c, FERR-PHOS, Sang, Pilocarp.*
Bronchitis, chronische	*Ammoniac, Ars, Seneg, Sulf, Antim-jod.*
Bronchopneumonie	*Kali-bich, Tart-emet, Tuberc, Phos, Squilla.*
Bronchorrhoe	*Ammoniacum, Eucalyp, BALS, PERU, Stan, Bacillin.*

THERAPEUTISCHER INDEX

Brustwarzen, ulzerierte	*Cast-eq, Eup-ar, Ratanh.*
Bubo	*Merc, Nit-ac, Carb-an, Phytol.*
Bulbärparalyse	*Guaco, Plb, Botulin.*
Bursae	*Benz-ac, Ruta, Sil.*
Cheyne-Stokes'sche Atmung	*Antipyr, Grind, Morphin, Parthen.*
Chloasma	*Sep, Paull.*
Chlorose	*Ars, Ferr, Helon, Cupr, Puls.*
Cholelithiasis	*Chionanth, Hydrast.*
Cholera	*Camph, VERAT, Ars, Cupr.*
Cholera infantum	*AEthus, Cuphea, Cal-phos.*
Chorea	*Absinth, Agar, Hippom, Mygal, Tamacet, Tarant-hisp, Ignat, Zinc, Cimicif.*
Darmausstülpungen	*Polygon.*
Delirium	*Bell, Hyos, Agar.*
Diabetes	*Ars-brom, Coca, Codein, Helleb, Syzyg, Phlorid, Uran-nit, Phos, Aur.*
Diaphragmitis	*Cactus, Nux.*
Diarrhoe	*Camph, VERAT, IPEC, CHINA, Puls, PHOS-AC, Merc, Manzanita, Natrum-sulph, Sulf, Podophyl.*
Diarrhoe (chronische)	*Liatris, Chaparo, Coto, Natr-sulf, Sulfur, Calcar.*
Diarrhoe (Zahnen)	*Arundo, CHAM, Calc-phos.*
Diphtherie	*Lach, MERC-CYAN, Merc-bin-jod, Phyt, Carb-ac, Apis, Vinca, Nit-ac, Echinacea.*
Diphtherie, Nasen-	*Am-caust, KAL-BICH.*
Diplopie	*Bell, Gels, Oleand, Hyos.*
Dipsomanie	*Capsicum.*
Drüsenschwellungen	*Bell, Merc-jod, Phytol, Kali-hyd, Alnus.*
Dupuytrensche Kontraktion	*Gels. Thios.*
Dysenterie	*Asclep-t, ALOE, Ipec, MERC-COR, Tromb, Colocy, Colch, Ars. Canth*
Dysmenorrhoe	*Apiol, Puls, Caulop, VIBURN, Mag-phos, Aquilegia.*
Dysmenorrhoe (membranöse)	*Calc-ac, Borax.*
Dyspepsie	*NUX, Hyd, Graph, Petrol, ANACARD, Puls, Lycop, Homar, Carbo.*
Dyspepsie (atonische)	*Hydr.*
Dyspepsie (fermentative)	*Salicyl-acid.*
Dyspepsie (nervöse)	*Ignatia, Anacard.*
Dysphagie, gestörtes Schlukken	*Bell, Lach, Merc, Cajup, Curar, Epilob.*
Dyspepsie, saure	*Robinia.*
Dysurie	*Tritic, Fabian, CANTH, Apis, Sarsap, Camphor, Bell.*
Ekchymosen	*AEthus, ARN, Rhus, Sulf-ac.*

Ekzem	*Arbut, Clem, Dulc, RHUS, Sulf, ARS, Bov, Nat-ars, ANAC, Oleand, Petrol, PSORIN, Alnus, Graph.*
Elephantiasis	*Elaeis, Ars, Hydrocot, Lyc.*
Emphysem	*Am-carb, Ant-ars, Lobel.*
Empyem	*Arnica.*
Enteritis, akute	*Cinch, Croton, Podop.*
Enteritis, chronische	*Ars, Sulf, Arg-nit.*
Entzündungen	*Acon, Bell, Ferr-phos, Sulf.*
Enuresis	*Benz-ac, Caust, Sulf, Rhus-ar, Equiset, Lupul, Uran, Physalis, Bell.*
Epididymitis	*Sabal, Puls.*
Epilepsie	*Absinth, Artem, Sol-carol, Ferr-cyan, Cupr, Hyd-ac, Sil, Calc-ars, OEnanthe.*
Epistaxis, Nasenbluten	*Ambros, Nat-nit, ARN, Ipec, Bry, Hamam, Ferr-phos, NIT-AC, Phos,*
Epitheliom	*Jequir, Ars, Thuj, Chrom-ac.*
Erektion, schmerzhafte, Chordee	*Canth, Salix, Yohimb, Lupul, Agave.*
Erotomanie	*Origan, Phos, Pic-ac, Stram, Plat.*
Erysipel	*Ananth, Bell, APIS, Canth, Graph, RHUS, Verat-vir.*
Erythem	*Bell, Mezer, Antipyrin.*
Erythema nodosum	*Apis, Rhus.*
exophthalmischer Kropf	*Lycopus, Pilocarp.*
Exostosen	*Hekla, Calc-fluor.*
exsudative Pleuritis	*Abrotan.*
Farbenblindheit	*Benzin, Carb-sulf.*
Fehlgeburt (drohende)	*Sabina, Viburn-op.*
Fehlgeburt (wiederholte)	*Syphilin, Bacill.*
Fettgeschwülste	*Thuj, Benz-ac, Bacillin.*
Fettsucht	*Am-brom, Fucus, Calc, Phyt, Thyroid.*
Fibroide	*Calc-jod.*
Fibrom	*Trillium, Ergot, Lapis.*
Fieber	*ACON, Agrostis, Spiranthes, GELS, Bapt, Verat-vir, Ferr-phos.*
Fissuren	*Ledum, Graph, Petrol.*
Fisteln	*Fluor-ac, Nit-ac, Sil.*
Flatulenz, Auftreibung	*Carb, ASAF, NUX-MOS, Mosch, Lyc, China, Carbol-ac, Cajup, Arg-nit.*
Frambösie	*Jatropha, Merc-nit.*
Frostbeulen	*Abrot, AGAR, Tamus, Plantag.*
Furunkel	*Bellis, Calc-pic, Ferr-jod, Ol-myr, BELL, Sil, HEP, Ichthyol.*

Galaktorrhoe	*Salvia, Calc.*
Gallensteine	*China, Calc, Berber, Chionanth, Calculus 8-10 D Trit.*
Ganglion	*Ruta, Benz-ac.*
Gangrän	*Euphorb, Lach, SECALE, Carbo.*
Gastralgie	*Bism, Carb, Coccul, Nux, Cup-ars, Petrol, Phosph.*
Gastralgie (wiederkehrende)	*Graph.*
Gastritis	*Ars, Nux, Oxal-ac, Phos, Hydr.*
Gastroenteritis	*Arg-n, Ars.*
Gehirnerweichung	*Salamand, Phos, Baryta.*
Gelbfieber	*Cadmium, Ars, Crotal.*
Gelbsucht	*Chionanth, Cholest, Bry, Chin, Myric, Podop, Merc, Chel, Kali-pic, Nat-phos.*
Gelbsucht, Ikterus neonatorum	*Lupulus, Cham.*
Gelbsucht, toxische	*Trotyl.*
Gicht	*Am-benz, Lycop, Urtica, Formica, Colchic, Ledum, Lithium, Fraxinus.*
Gicht (nach innen schlagend)	*Cajuput.*
Gifteiche, Rhusdiversiloba	*Anac, Xerophyl, Grind, Cyprip, Rhus, Croton, Graph, Erecht.*
Globus hystericus	*Ignat, Asaf.*
Glossitis	*Lach, Mur-ac, Apis.*
Gonorrhoe	*Cann-sat, Gels, Ol sant, Tussilago, Petros, Merc.*
Grieß	*Hydrang, Solidago, Lycopod, Berberis.*
Haarausfall	*Fragaria*
Hämaturie	*Canth, Ham, Tereb, Nit-ac.*
Hämoglobinurie	*PIC-AC, PHOS.*
Hämophilie	*Nat-sil, Phos.*
Hämoptyse	*Acal, Ferr-phos, Ipec, Millef, Ergot, Eriger, Geran, Hydr-mur, Allium-sat.*
Hämorrhagien, Blutungen	*Adrenalin, Hydrasing, Ipec, Chin, Sabina, Hamam, Millef, Crotal, Trill.*
Hämorrhagien (chronische Folgen)	*Stront.*
Hämorrhoiden	*Negundo, Scrophul, ALOE, MUR-AC, HAMAM, Fluor-ac, NUX, AEs, Collins.*
Hakenwurm	*Chenopod, Thymol.*
Halluzinationen	*Antipyr, Stram, Bell.*
Halophagie	*Nit-sp-d, Ars, Phos.*
Harnröhrenausfluß	*Thuja, Sepia, Santal, Puls, Abies-can.*
Harnsäurediathese	*Hedeom, Ocim.*

Hausmädchenknie	*Sticta, Slag.*
Heimweh	*Caps, Ignatia.*
Heiserkeit	*Acon, Bry, Dros, Carb, Phos, Caust.*
hektisches Fieber	*Bapt, Ars, Chinin-ars.*
Hemianopsie (vertikale)	*Titan.*
Hemikranie	*Ol-an, Onos, Sep, Stann, Coff.*
Hemiplegie	*Oleand, Coccul, Bothrops.*
Hepatitis	*Bry, Merc, Lach, Nat-sulf.*
Herpes circinatus	*Sep, Tellur.*
Herpes facialis	*Camphor, Dulc.*
Herpes labialis	*Caps, Nat-mur, Rhus.*
Herpes präputialis	*Hep, Nit-ac.*
Herpes pudendi	*Calad, Nat-mur, Nit-ac.*
Herpes tonsurans	*Sepia, Tellur, Ars, Bacillin.*
Herpes zoster	*Carb-oxyg, Mentha, Ran-bulb, Rhus.*
Herzbeschwerden	*Acon, CACTUS, NAJA, DIG, Crataeg, Lyc, Spig, Spong, Adon, Conval, Phaseol.*
Herzversagen	*Strych-sulf, 0,011-0,0022 g, Spartein Sulf, 0,016 g, Agaricin 0,006 g, subkutan.*
Herzwassersucht	*Adonis, Dig.*
Heufieber	*Ambros, Aral, Cup-ac, Napht, Arundo, Rosa, SABAD, Linum, Phleum pretense.*
Hirnmüdigkeit	*Anhalon, Zinc, Phos, Anac, Sil.*
Hodgkinsche Krankheit	*Ars-jod, Phos, Jod.*
Hühneraugen	*Ant-crud, Graph, Sil.*
Husten, heiserer	*Bry, Hep, Phos, Samb, Spong, Verbasc.*
Husten, laryngeal bedingt	*Nit-ac, Brom, Caps, Caust, Lach.*
Husten, lockerer	*Kali-sulf, Tart-e, Ipec, Merc, Puls, Squilla, Stann, Cocc-c.*
Husten, phthisischer	*All-sat, Crotal, Phelland, Naja.*
Husten, nervöser	*Ambra, Ign, Hyos, Kali-brom.*
Husten, spastischer	*Corall, Dros, Mephit, Cupr, Mag-phos, BELL, Ipec, Cocc-c.*
Husten, trockener	*Alum, Bell, Hyos, Laur, Con, Mentha, Rumex, Spongia, Sticta.*
Hydrophobie	*Xanthium, Anagallis, Canth.*
Hydrothorax	*Lactuca, Ran-bulb, Kali-carb, Merc-sulf, Fluor-ac, ADONIS.*
Hydrozele	*Rhodod, Graph, Puls.*
Hydrozephalus	*Helleb, Jodof, Zinc.*
Hyperazidität	*Calc, ROBIN, Sulf-ac, Nux.*
Hyperchlorhydrie,	*Chin-ars, Robin, Orexine, Arg-nit, ATROPIN, Anacard, Iris.*

Hysterie	*Aquileg, Castor, Mosch, Pothos, Plat, Sumb, Valer, Ignat, Asaf.*
hysterische Gelenke	*Cotyledon.*
Ichthyosis	*Ars-jod, Syphil.*
Impetigo	*Ars, Tart-c, Mez.*
Impotenz	*Agnus, Calad, Onos, PHOS-AC, Con, Lycop, Selen, YOHIMBIN.*
Influenza	*Eryng, Bapt, Eucal, Lobel-cerul, GELS, RHUS, Eup-perf, Bry, Ars.*
Intermittierendes Fieber	*Helianth, CHIN, ARS, Ipec, NAT-MUR, Caps, Tela-aranea.*
Iritis	*Bell, Merc, Clem, Syph, Dub, Sarcolact-ac.*
Ischias	*Cotyled, Viscum, COLOCY, Rhus, Gnaph.*
kapilläre Blutstauung	*Capsic, Echinac.*
Karbunkel	*ANTHRAC, Ledum, Tar-cub, ARS, Lach, Silic.*
kardiale Atemnot	*Acon-ferox, Aspidos.*
Kardialgie	*Ferr-tart.*
kardio-vaskuläre Spasmen	*Actaea- spicata.*
Karies	*Aur, Asaf, Sil, Phos.*
Karunkel, Urethra-	*Thuj.*
Katalepsie	*Curare, Hydroc-ac, CAN-IND.*
Katarakt	*Cineraria, PHOS, Platanus, Quass, NAPHTH. Calc-fluor.*
Katarrh (chronisch)	*Anemopsis, Nat-sulf, AUR, EUCAL, KALI-BICH, Puls, Sang-nit, Nat-carb.*
Keloid	*Fluor-ac.*
Keuchhusten	*Castan, DROS, Cupr, Mag-ph, Pertuss.*
klimakterische Wallungen	*Amyl-nit, LACH, Sang, Cimic, Sep.*
Knochenbeschwerden	*Aurum, Calc-phos, Fluor-ac, Ruta, Mezer, Silica, Symphyt.*
Kokzygodynie	*Caust, Silica.*
Kolik	*Cham, Mag-phos, Diosc, Plb.*
Kolik, Nierenkolik	*Eryng, Pareira.*
Kolitis	*Merc-dulc, Aloes, Allium-sat.*
Kollaps	*Camph, Morph, Verat, Ars.*
Koma	*Opium, Pilocarp, Bell.*
Komedo	*Abrotan, AEthiops, Baryta.*
Kondylome	*Cinnab, Nat-sulf, Nit-ac, THUJ.*
Konjunktivitis	*Acon, Puls, Euphr, Guar.*
Konvulsionen	*Hydroc-ac, Laburn, CUPR, Cicut, BELL, OEnanth.*
Kopfgrind, Kopfausschlag	*Calc-mur.*
Kopfschmerzen (anämische)	*Chin, Ferr-phos.*
Kopfschmerzen (wie zum Bersten)	*USNEA, Glonoin.*

Kopfschmerzen (kongestive)	*Acon, Bell, Glon, Lach, Meli, Gels.*
Kopfschmerzen (nervöse)	*Cimic, Ign, Coff, Guar, Cannab, Zinc, Niccol.*
Kopfschmerzen (mit Übelkeit)	*Iris, Sang, Nux, Chionanth.*
Kopfschuppen	*Kal-sulf, Ars, Lyc, Badiaga.*
Koryza, Schnupfen	*Cepa, Penthor, NAT-MUR, QUILLAYA, GELS, Euphras, Acon, Ars, Kali-hyd.*
Krebs	*Semp-viv, ARS, Hyd, Ant-chlor, Galium.*
Krebs, Blasen-	*Taraxac.*
Krebs, Brust-	*Aster, Con, Plb-jod, Carcinosin.*
Krebs, Darm-	*Ruta, Hydr, Kali-cyan.*
Krebs, Epithel-	*Acetic-ac.*
Krebs, Magen-	*Geranium.*
Krebs, Zungen-	*Fuligo.*
Krebsschmerzen	*Euphorb.*
Krupp	*ACON, HEP, Kaolin, SPONG, Brom, Jod, Kali-bich, Sang.*
Lagophthalmus	*Physos.*
Laryngitis, akute	*Acon, Hep, Spong, Phos, Caust, Arum.*
Leberflecken	*Nat-hyposulf.*
Leberflecken, Sommersprossen	*Badiaga, Sepia.*
Leberkongestion	*Berb, Bry, Card, Chel, Lept, Merc, Mag-mur, Pod, Sulf.*
Leberzirrhose	*Nasturt, Nat-chl, MERC.*
Lektophobie, Lesefurcht	*Cann-sat.*
Lepra	*Elaeis, Hydrocot, Crotalus, Pyrara.*
Leukodermie	*ARS- SULF.*
Leukodermie (chronische)	*Dros, Selen, Mang, Argent.*
Leukorrhoe	*Alum, Calc, Hyd, Sulf, Puls, Kreos, Sep, Hydr, Eucalyp, Thuj.*
Leukorrhoe (bei kleinen Mädchen)	*Calc, Cub, Hyp, Asperul.*
Leukozythämie	*Ars, Pic-ac, Thuj.*
Lippen rissig	*CONDUR, Graph, Nat-mur.*
Lippen- Zahnfleischgeschwulst (cancrum oris)	*Secal, Kreos, Ars, Bapt.*
Lithiasis	*Asparag, Lycop, Sep.*
Lumbago	*Guaiac, Hyos, RHUS, Tart-em, Macrot, Phytol, Kali-oxal.*
Lungenkongestion	*Acon, Verat-vir, Ferr-phos.*
Lungenödem	*Am-carb, Tart-em, Ars.*
Lupus	*Am-ars, Ars, Hydrocot, Thuj.*

Magenerweiterung	*Hydr-mur.*
Magenulkus	*Geran, Arg-nit, Ars, ATROP, Kali-bich, Uran-nitr.*
Malaria	*Alstonia, Am-pic, Cornus.*
Mangelernährung	*Alfalfa, Calc-phos.*
Manie	*Bell, Hyos, Stram, Lach.*
Marasmus, Verfall	*Abrotan, Jod, Nat-mur, Ars-jod.*
Masern	*Gels, Puls, Ferr-phos, Kal-mur.*
Mastitis	*Bell, Phytol, Con.*
Melancholie, Lypothämie	*Ignatia, Nux-mosch.*
Menieresche Krankheit	*Carb-sulf, Chenop, Nat-sal, Sal-ac, Silica, Pilocarp-mur.*
Meningitis (tuberkulöse)	*Bacil, Cup-cyan, Jodof.*
Menorrhagie	*Chin, Sabina, Croc, Calc, Plat, Sedum, Tellur, Sanguisorba.*
Menstruation (Aufhören)	*Lach, Puls, Graph, Sanguin.*
Menstruation (reichlich)	*Cham, Ipec, Trill, Bell, Sabina.*
Menstruation (schmerzhaft)	*Bell, Vib-op, Mag-phos.*
Menstruation (verzögert)	*Puls, Calc-phos, Caulop, Nat-mur.*
Metritis, chronische	*Aur-mur-nat, Mel-c-s, Merc.*
Migräne	*Menisp, Coff, Sep, Stan.*
Milzbeschwerden	*Ceanoth, Quercus, Helianth, Nat-m, Polymnia.*
Milzbrand	*ECHINACEA.*
Morgenübelkeit	*Amygdal, Nux, Ipec, Cucurb, Coccul, Apomorph, Aletris.*
Morphiumsucht	*Avena.*
Morvansches Syndrom	*Aur-mur, Thuj.*
motorische Ataxie	*Zinc-phos, Plb, Arg-nit, Oxal-ac, Chromium-sulf, ARAGALLIS.*
Mouches volantes	*Caust, Cypriped, China.*
Mumps	*Bell, Merc, Pilocarp, Rhus.*
Muskelentzündung	*Arn, Mez, Rhus.*
Myalgie	*Acon, Bry, Macrot, Rhus.*
Myelitis	*Ars, Plb, Oxal-ac, Secale, Dulc.*
Myokarddegeneration nach Influenza	*Nux, Gels.*
Myokarditis	*Dig, Ars-jod, Aur-mur.*
Myxödem	*Thyroid.*
Nachtschweiße	*Acet-ac, Nat-tell, Popul, Agaricus, Picrot, Salvia, Pilocarp.*
Nachwehen	*Caulophyl, Mag-phos.*
Naevus	*Fluor-ac, Thuj.*

Nagelbettentzündung	*Silicea, Psorin.*
Narben	*Thiosin, Graph.*
Nephritis	*Meth-blue, Koch's Lymph, Berb, Kali-chlor, Canth, Merc-cor, Phos, Tereb, Apis, Eucalyp.*
Nephrolithiasis	*Pareira, Senecio-aur.*
Neuralgie	*Am-val, ACON, Bell, SPIG, Kalm, ARS, Colcy, Phos, Zinc-val.*
Neuralgie (lumbar-abdominale)	*Aran.*
Neuralgie (periodisch)	*Nic-sulf, Ars, Cedr.*
Neuralgie (Samenstrang)	*Ol-an, Oxal-ac, Clemat.*
Neurasthenie	*Anac, ZINC-PICR, Stry-phos, Physostig.*
Neurasthenie, gastrische	*Gentiana, Anacard.*
Neuritis	*Stann, Plb, Hyper, Thallium, Ars.*
Nierenkongestion	*Bell, Tereb, Canth.*
Nikotinsucht	*Daph-ind.*
Niktalopie	*Bell, Helleb.*
Nodositäten der Gelenke	*Am-phos.*
Nymphomanie	*Robin, Canth, Hyos, Phos, Murex.*
Ödem	*Apis, Ars, Dig.*
Ödem der Füße	*Prunus.*
Ödem der Lunge	*Tart-emet.*
Oesophagus	*Cajup, Condur, Bapt.*
Ohr (Absonderungen)	*Kali-mur.*
Ohrabsonderungen, sehr übelriechend	*Elaps.*
Ohrenschmerz	*Bell, Cham, Verbascum-Öl.*
Orchitis	*Puls, Bell, Rhodod, Spong, Aur.*
Osteitis	*Conchiolin.*
Osteomalazie, Knochenerweichung	*Phosph-ac.*
Otitis media (chronische)	*Chenopod, Cap, Bell, Merc, Puls, Calc.*
Otorrhoe	*Kino, Merc, CALC, PULS, Sulf, Hydr, Tellur.*
Ovarialgie	*Zinc-val, Apis, Lach.*
Ovarialzysten	*Oophor, K-brom, Apis.*
Ovariitis	*Apis, Lach, Platina, Colocyn, Sepia, Xanthox.*
Oxalurie	*Senna, Nit-mur-ac.*
Ozaena	*Alum, Hippoz, Aur, Nit-ac, Merc, Hydr, CADMIUM, Sulf.*

THERAPEUTISCHER INDEX

Panaritium	*Am-carb, Fluor-ac, Sil.*
Pankreasbeschwerden	*IRIS.*
Paradentose, eitrige	*Calc-renal.*
Paralysis agitans	*Aur-sulf, Hyos-hydrob, Merc.*
Paralysis (post-diphtherische)	*Gels, Coccul, Lach, Aur-mur, Arg-nit.*
Paraplegie	*MANG-OX , Kal-tart, Lathyr, Thall, Hyper, Anhalon.*
Parese	*AEsc-glab, Badiag.*
Parese (altersbedingte)	*Aur-jod, Phos.*
Parese der Atemwege)	*Lobel-purp.*
Parese (durch Maschine-schreiben)	*Stann.*
Parese (pneumogastrische)	*Grind.*
Parese (spinale)	*Irid.*
Pellagra	*Bovista.*
Pemphigus	*Caltha, Mancin, Ran-scel.*
Perikarditis	*Ant, Ars, Bry, Colch, Spig, Dig.*
Periostitis	*Asaf, Aur, K-bich, Merc, Phos, Mez, Sil, Apis.*
Peritonitis	*Apis, Bell, Bry, Colocy, Merc-cor, Sinapis, Sang-nit, Wyeth.*
Pest	*Ignatia, Operculina.*
Pfortaderkongestion	*AEscul-glabra.*
Pharyngitis, follikuläre	*AEsc-hip, Hydr, Sang, Wyethia.*
Pharyngitis sicca	*Dubois.*
Phimose	*Merc, Guaiac.*
Phlebitis	*Hamam, Puls.*
Phlegmasia alba dolens	*Bufo, Ars. Puls, Rhus, Hamam.*
Phthisis	*Acalyph, Gall-ac, Nat-cacod, Polyg-avic, Silphium, Calc-ars, Kreos.*
Phthisis, laryngeale, Kehlkopfschwindsucht	*Dros, Stan, Selen, Nat-selen.*
Pilzvergiftung	*Absinth.*
Pleuritis	*Acon, BRY, Squill, Asclep, Kal-c.*
Pleuritis (Pleuraerguß)	*Apis, CANTH, Ars, Sulf.*
Pleurodynie, Rippenfell-schmerz	*Bry, Cimic, Ran-bulb.*
Plica polonica	*Vinca, Lycop.*
Pneumonie	*Bry, Phos, Sang, Jod, Chelid, Lyc, Pneumococcin.*
Poliomyelitis	*Lathyrus, BUNGAR,, Kali-phos.*
polychrome Erscheinungen	*Anhalon.*
Polypen	*Phos, Calc, Sang, Thuj.*

Polypen der Nase	*Lemna, CALC, TEUC.*
Polyurie	*Arg, PHOS-AC, Murex, Squill, Uran, Rhus-aromat.*
Priapismus	*Pic-ac, Canth.*
Proktitis	*Ant-crud, Collins, Aloe, Podop.*
Prosopalgie	*Cactus, Verbas, Kalmia, Puls.*
Prostatahypertrophie	*Ferr-pic, Thuj.*
Prostatitis	*Merc-dulc, Sabal, Pic-ac, THUJ, Tritic, Staph.*
Pruritus	*Antipyr, Carbol-ac, Dolich, Fagop, Sulf, Rhus, Pulex, Radium.*
Psoriasis	*Kal-ars, K-brom, Thyroid, ARS, Graph, BORAX, Sulf, Emetin 0,032g*
Pterygium	*Zinc, Ratanh, Sulf.*
Ptomainvergiftung	*Ars, Kreos, Pyrog.*
Ptyalismus, Speichelfluß	*Merc, Iris, Jod, Trifol.*
Purpura	*Crotal, Phos, Ars, Hamam, Naja.*
Pyämie	*Ars-jod, Chinin, Lach, Pyrogen.*
Pyelitis	*Merc-cor, Hep, Tereb, Cup-ars, Epigea, Juniperus.*
Pyorrhoe	*Emetin, Staphis, Plantago.*
Rachitis	*Calc, Iris, Phos, Sil.*
Ranula	*Thuj, Calc, Fluor-ac.*
Raynaudsche Krankheit	*Ars, Secale, Cactustinktur.*
Reisekrankheit	*Coccul.*
Rheumatismus	*Colch, Propyl, Acon, BRY, Dulc, Merc, RHUS, Cimic.*
Rheumatismus (chronischer)	*Stellar, Ol-jecpr, Sulf, Viscum.*
Rheumatismus der Handgelenke	*Actea-spic, Viol-od.*
Rheumatismus (Tripperrheumatismus)	*Irisin, Sarsap, Thuj.*
Rhinitis, atrophische	*Lemna.*
Rotz	*Hippoz, Merc.*
Rückenschmerz	*Oxal-ac, AEsc, Rhus, Puls, Kali-carb, Cimicif, Nux, Ant-tart, Variol.*
Schanker	*Merc-bin-jod, Merc-prot, Merc-sol, Kali-jod.*
Scharlach	*Bell, Rhus, Stram.*
Scharlach, bösartiger	*Am-carb, Mur-ac, Lach, Ailanth, Crotal, Bapt, Nit-ac.*
Schlafkrankheit	*Nux-mosch, Opium, Gels, ATOXYL.*
Schlaflosigkeit	*Tela-aran, COFF, Ign, Cimic, Gels, Opium, Hyos-hydrob, Cyprip, Daph-ind, Passifl, AQUILEG.*
Schlaflosigkeit (bei Delirium tremens)	*Sumbul.*
Schlangengift-Antidote	*Golond, Cedr, Gymne, Sisyr, Guaco, Salag.*

Schluckauf	*Ginseng, Ratanh, Nux, Sulf-ac.*
Schreibkrampf	*Arg-m, Sulf-ac.*
Schwäche	*Chin, Phos-ac, Ars, Curar, Kali-phos, Alfalfa.*
Schwäche (nach Gicht)	*Cyprip.*
Schwindel	*Gels, GRANAT, Phos, Coccul, Con.*
Seborrhoe	*Heracleum, Ars, Graph, Vinca, Nat-mur.*
Seekrankheit	*Apomorph, Petrol, COCCUL, Nux, Tabac.*
Sektionswunden	*Crotal, Ars, Echinac.*
Sepsis	*Crotal, Bapt, Echin, Ars, Lach.*
Sklerose, multiple	*Aur-mur.*
Skorbut	*Acet-ac, Agave, Phos, Merc.*
Skrofulose, Lymphdrüsentuberkulose	*AEthiops, Ferr-jod, Cistus, Merc, Calc, Sulf, Therid.*
Sodbrennen	*Gallic-ac, Bismuth, Caps, Geran, Carbo.*
Somnambulismus, Schlafwandeln	*Kali-phos, Kali-brom.*
Spermatorrhoe	*Salix, Chin, Phos-ac, Staphys.*
-Steine, Gallen-	*China, Berberis, Chelidon.*
-Steine, Nieren-	*Berberis, Pareira, Sarsap.*
Sterilität	*Agnus, Nat-m, Borax.*
Stomatitis	*Borax, Arg-nit, Kal-mur, NIT AC.*
Subinvolutio uteri	*Fraxin, Aur-mur-nat, Epipheg.*
Sykosis	*Asteria, Thuj, Natr-sulf, Aur-mur.*
Synovitis	*Apis, Bry, Calc-fluor.*
Syphilide	*Ars-s-fl, K-hyd, Nit-ac.*
Syphilis	*Calotropis, Coryd, Plat-mur, Merc, K-hyd, Aurum.*
Syphilis (latente)	*Ars-met, Syphil.*
Syphilis (Knoten)	*Coryd, Stilling, K-hyd.*
Tachykardie	*ABIES-NIG, Agnus.*
Tagblindheit	*Bothrops.*
Taubheit	*Calend, Puls, Hydr, Graph.*
Tetanus	*Strych, Upas, Passif, Physos.*
Thrombose	*Bothrops, Lach.*
Tinnitus aurium, Ohrenklingen	*Antipyr, Cannab-ind, Carb-sulf, Sal-ac.*
Tonsillitis	*Am-mur, Guaiac, Baryta-ac, Bell, Merc, Phyt.*
Torticollis	*Lachnanth.*
Traumatismus	*Arnica, Bellis.*

Trismus Kieferklemme	*Linum.*
Tubenkatarrh	*Kal-sulf, Rosa, Hydr.*
Tuberkulose	*Ars-jod, Phelland, Tuberculin, Calcar.*
Tumoren	*Calc-fluor, Conium, Baryta-mur, Thuj, Merc-jod-rub, Hydrast, Phytol, Plb-jod.*
Tympanitis	*Lycop, Tereb, Asaf, Erigeron.*
Typhus	*Bapt, Mur-ac, Ars, Phos-ac, Bry.*
Typhus (Durchfall)	*Epilob.*
Ulzera	*Nit-ac, Sil, Ars, Comocl, Kal-hyd, Lach, Paeon, Calend.*
Urämie	*Am-carb, Cupr-ars, MORPH.*
Urethra-Karunkel	*Cann-sat, EUCALYP.*
Urethritis	*Acon, Apis, CANTH.*
Urethritis (bei Kindern)	*Doryph.*
Uterustumoren	*AUR-M-NAT.*
Uterusverhärtung	*Aur-mur, Kalmia.*
Uterusverlagerung	*Abies-can, Eupion, Heliot, Sep, Puls, Fraxin, Ferr-jod.*
Urtikaria	*Ant-c, Antipyr, Apis, Astac, Bombyx, Copaiv, Fragar, Nat-mur.*
Vaginismus	*Cactus, Plb, Bell.*
Varikosität	*Calc-fluor, Hamam, Puls.*
Variola (Pocken)	*Ant-tart, Saracen.*
Variola (Blutung)	*Crotal, Phos, Ars.*
Venendruck, Gefäßdruck	*Acon, Bell, Ver-v.*
Venendruck, Gefäßdruck mit arteriellen Schädigungen	*Adrenal, Baryt-mur, Tabac, Plb.*
Venendruck, Gefäßdruck (rasche Senkung)	*Glon, Amyl, Nat-nit, Trinitn.*
Venenstauung	*AESC-HIP.*
Verbrennungen	*Cantharis, Urtica, Picric-acid.*
Verhärtungen	*Carban, Plb-jod, Alumen.*
Verstopfung	*Opium, HYDR, Iris, Verat, Mag-mur, Nux, Paraf, Lac-defl, Tan-ac, Mag-phos, Sulf, Alumina, Veratrum.*
Verstopfung bei Kindern	*AEsc, Collins, Bry, Alumina, Paraf, Psorin.*
Vorhofflimmern	*Dig, Quindine.*
Wachstumsschmerzen	*Phos-ac, Guaiacum, Calc-phos.*
Warzen	*Ant-c, Caust, Nit-ac, THUJ, Salicy-ac.*
Warzenfortsatz betr.	*Caps, Onos, Hydr.*
Wassersucht	*Apis, APOCY-CAN, Cahinca, SAMB-CAN, Oxyd, Helleb, Dig, Ars.*
Wechselfieber, Malaria	*Nat-mur, China, Cedron.*

Weilsche Krankheit	*Chelid, Phos.*
Windpocken	*Tart-e, Rhus, Kal-mur.*
Würmer	*Calc, Cina, Santon, Spig, Teuc, Naphth.*
Wundliegen	*Fluor-ac, Arn, Sulf-ac.*
Zahnen	*Bell, CALC-PHOS, TEREB, CHAM.*
Zahnen, Speichelfluß	*Trifolium, Merc.*
Zahngeschwür	*Bell, Merc, Hekla, Phos.*
Zahnschmerz	*Plantago, Mag-carb, Bell, Cham.*
Zellulitis	*Apis, Rhus, Vespa.*
Zerebro-spinale Meningitis	*Cicut, Zinc-cyan, Cupr-acet, Helleb.*
Ziliarneuralgie	*Prunus, Spig, Sapon, Cinnab.*
Zyanose	*Tart-emet, Carbo, Cuprum, Lach, Laurocer, Opium.*
Zystitis	*Epigea, Saurur, Popul, CANTH, Chimaph, Tereb.*
Zysten	*Jod, Apis.*

Index zum Repertorium

Index zum Repertorium

Index zum Repertorium

Index zum Repertorium

Index zum Repertorium

Index zum Repertorium

Index zum Repertorium

Verlag Grundlagen und Praxis GmbH, 2950 Leer,
Wissenschaftlicher Autorenverlag KG., Bergmannstr. 40, Pf. 1507

VERLAGSVERZEICHNIS
1986

NATURMEDIZIN - HUMANES GESUNDHEITSWESEN

	DM
F. Asbeck, Naturmedizin in Lebensbildern, 344 S., mit Abb.,	40,--
Bayr, Stübler, Klunker, Schramm u.a., **Homöopathie in der Diskussion**, 262 S.,	32,--
M. Harms, **Homöopathie jetzt und in Zukunft**, 50 S.,	6,--
F.N. Hirst, Die Wissenschaft und die Homöopathie, Vortrag eines Physikers, gehalten vor dem intern. Ärztekongreß in Washington 1974, 18 S.,	5,--
J.T. Kent, **Zur Theorie der Homöopathie,** Kents Vorlesungen über Hahnemanns Organon, 350 S.,	46,--
J. Peters, **Medizin und Ethik -** Zwei Pole einer Wirklichkeit?, 20 S.,	5,--
F.A. Popp, **Molekulare und biophysikalische Aspekte der Malignität,** 148 S.,	20,-- (leichte Bindemängel: 10,--)
H.-D. Renovanz, **Leitfaden für die Klinische Prüfung in den Phasen III und IV,** 148 S.,	25,--
E. Schlegel, Heilkunst als Weltmitte, das ärztliche Testament des bekanntesten deutschen homöopathischen Arztes der älteren Generation, 80 S.,	15,--
E.H. Schmeer, **Homöopathie - Psychosomatik - Paramedizin,** Grenzgebiete im Reiche des Simile, 168 S.,	24,--

PERSÖNLICHKEITSENTFALTUNG IN FAMILIE, SCHULE UND GESELLSCHAFT

A. Brugger, Splitter, Blüten, Funken, Aphorismen, 26 S., DIN A 6	6,--

H.K. Daunicht,
Die Kenntnis Japans bei den alten Kulturvölkern,
362 S., 50,--

H. Hangen, To mien Kinnertied,
Zum Wandel ländlicher Wohn- und Lebensbedingungen von Kindern im 20. Jahrhundert.
- Untersuchungen in einem ostfriesischen Dorf -
184 S. + Fotos, DIN A 4 38,--

B. Harms, Auguren, Ahnen, Aquädukte,
3. verb. Auflage, 300 S., 29,95

W. Hof, Die philosophische Reichweite der modernen Naturwissenschaften, 204 S., DIN A 4 50,--

W. Kaupert, Tagundnachtgleiche,
Lebensrhythmen in Versen von gestern und heute, 100 S., 10,--

F. Masson,
Als Kriegsgefangener zwischen Weser und Ems, 148 S., 20,--

O. Müller-Serten, Der Traum der Schöpfung, 142 S., 16,--

H. Ploog,
Möglichkeiten und Grenzen der Schriftpsychologie, 22 S., 4,40

P. Seufert, Süchtigkeit und Handschrift, 176 S., m. Bildteil, 32,--

P. Seufert, Das Spielcasino der Inselstadt, 120 S., m. 5 Abb., 16,--

U. Springmeyer, Sprachbetrachtung im Englischunterricht,
- In Fachkreisen auch im Ausland bekannt -, 168 S., 15,--

ZUKUNFTSPERSPEKTIVEN - GEISTIG-SOZIALE STRATEGIEN

F. Scholz, Die Zukunft der Welt - Ist die Pädagogik hilflos?, 124 S., 16,--

PREISÄNDERUNGEN VORBEHALTEN

EINZELPROSPEKTE AUF WUNSCH

Bestellungen über alle Buchhandlungen oder direkt beim Verlag

Indische Bücherliste über Homöopathie bitte anfordern!